The Cleveland Clinic
Pediatría
Revisión integral para la certificación

QUINTA EDICIÓN

The Cleveland Clinic Pediatría
Revisión integral para la certificación

QUINTA EDICIÓN

▬ CAMILLE SABELLA, MD

Associate Professor of Pediatrics
Director, Center for Pediatric Infectious Diseases
Vice Chair for Education, Pediatric Institute
Cleveland Clinic Children's
Cleveland, Ohio

▬ ROBERT J. CUNNINGHAM III, MD

Professor of Pediatrics, CWRU School of Medicine
Vice Chairman, Department of Pediatric Medicine
Division Chief, Pediatric Nephrology & Hypertension
University Hospitals Rainbow Babies & Children's Hospital
Cleveland, Ohio

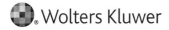 Wolters Kluwer

Philadelphia • Baltimore • New York • London
Buenos Aires • Hong Kong • Sydney • Tokyo

Av. Carrilet, 3, 9.ª planta, Edificio D - Ciutat de la Justícia
08902 L'Hospitalet de Llobregat
Barcelona (España)
Tel.: 93 344 47 18
Fax: 93 344 47 16
Correo electrónico: consultas@wolterskluwer.com

Revisión científica
Capítulos 1-22, 31-32, 42-52, 59-67
Dra. Ana Elena Limón Rojas
Directora Hospital Central Sur de Alta Especialidad de PEMEX

Capítulos 23-30, 33-38, 53-58, 68-69
Dra. Xóchitl Ramírez Machuca
Hospital Central Sur de Alta Especialidad, PEMEX - PICACHO
Encargada del Servicio de Terapia Intensiva Pediátrica
Especialista en Terapia Intensiva Pediátrica

Capítulos 39-41, 70-72
Dra. Patricia Borjas Ale
Pediatra intensivista, Hospitales Star Médica

Traducción
Dr. Bernardo Rivera Muñoz
Médico Cirujano

Dr. Héctor Raúl Planas González
Médico Cirujano

Dirección editorial: Carlos Mendoza
Editor de desarrollo: Karen Estrada
Gerente de mercadotecnia: Juan Carlos García
Cuidado de la edición: M&N Medical Solutrad, S.A de C. V.
Maquetación: M&N Medical Solutrad, S.A de C. V.
Adaptación de portada: Jesús Esteban Mendoza Murillo
Impresión: C&C Offset-China/ Impreso en China

La presente edición está dedicada a nuestros residentes y estudiantes, quienes nos inspiran con su compromiso con la búsqueda del conocimiento.

También dedicamos esta edición a todas las personas que asistieron en el pasado al *Cleveland Clinic Pediatric Board Review Course*, por permitirnos compartir nuestra pasión.

Colaboradores

ELUMALAI APPACHI, MBBS   Division of Pediatric Critical Care, Baylor College of Medicine, Chief, Division of Critical Care, Children's Hospital of San Antonio, San Antonio, Texas

PETER F. AZIZ, MD, FHRS   Pediatric Electrophysiologist, Department of Pediatric Cardiology, Cleveland Clinic Children's, Cleveland, Ohio

LALEH A. BEDOCS, DO, FAAD   Private Practice, Avon, Ohio

ROBERT J. CUNNINGHAM III, MD   Professor of Pediatrics, CWRU School of Medicine, Vice Chairman, Department of Pediatric Medicine, Division Chief, Pediatric Nephrology and Hypertension, University Hospitals Rainbow Babies & Children's Hospital, Cleveland, Ohio

KSHAMA DAPHTARY, MD, MBI   Clinical Assistant Professor, Department of Pediatrics, Cleveland Clinic Lerner College of Medicine of Case Western Reserve University, Program Director, Department of Pediatric Critical Care, Cleveland Clinic Children's, Cleveland, Ohio

MARK H. DEIS, MD   Partner, Pediatric Associates, PSC, Crestview Hills, Kentucky

ARON FLAGG, MD   Departments of Pediatric Hematology, Oncology and Blood and Marrow Transplantation, Cleveland Clinic Children's, Cleveland, Ohio

SCOTT A. FRANCY, MD   Department of Pediatrics, Richard E. Jacobs Health Center, Cleveland Clinic Children's, Cleveland, Ohio

NEIL R. FRIEDMAN, MBChB   Director, Center for Pediatric Neurosciences, Neurological Institute, Cleveland Clinic, Cleveland, Ohio

L. KATE GOWANS, MD   Assistant Professor, Department of Pediatrics, Oakland University William Beaumont School Medicine, Rochester, Michigan, Section Head, Department of Pediatric Hematology/Oncology, Beaumont Children's, Royal Oak, Michigan

AJAY GUPTA, MD   Associate Professor, Department of Neurology, Cleveland Clinic Lerner College of Medicine, Head, Section of Pediatric Epilepsy, Epilepsy Center, Neurological Institute, Cleveland, Ohio

ANZAR HAIDER, MD   Center for Pediatric Endocrinology, Cleveland Clinic Children's, Cleveland, Ohio

MARTIN G. HELLMAN, MD   Clinical Assistant Professor, Department of Pediatrics, University of Pittsburgh, Emergency Medicine Attending, Department of Emergency Medicine, Children's Hospital of Pittsburgh, Pittsburgh, Pennsylvania

VERA F. HUPERTZ, MD   Medical Director, Pediatric Transplant Hepatology, Department of Pediatric Gastroenterology and Hepatology, Cleveland Clinic Children's, Cleveland, Ohio

VERONICA P. ISSAC, MD   Department of General Pediatrics and Adolescent Medicine, Cleveland Clinic Children's, Cleveland, Ohio

BARBARA KAPLAN, MD   Department of Pediatric Gastroenterology, Cleveland Clinic Children's, Cleveland, Ohio

MARSHA H. KAY, MD   Chair, Department of Pediatric Gastroenterology, Cleveland Clinic Children's, Cleveland, Ohio

THOMAS E. KUIVILA, MD   Clinical Assistant Professor, Surgery, Cleveland Clinic Lerner College of Medicine of Case Western Reserve University, Cleveland, Ohio

DEEPAK K. LACHHWANI, MD   Consultant, Neurology, Chief of Neurology, Cleveland Clinic Abu Dhabi, Abu Dhabi, United Arab Emirates

S. JULIE-ANN LLOYD, MD, PhD   Resident, Department of Surgery, Cleveland Clinic Lerner College of Medicine, Resident, Department of General Surgery, Cleveland Clinic, Cleveland, Ohio

LORI MAHAJAN, MD   Department of Pediatric Gastroenterology, Cleveland Clinic Children's, Cleveland, Ohio

ALTON L. MELTON JR, MD   Director, Center for Pediatric Allergy, Cleveland Clinic Children's, Cleveland, Ohio

SUDESHNA MITRA, MD   Center for Pediatric Neurosciences, Cleveland Clinic, Cleveland, Ohio

DANIEL J. MURPHY JR, MD   Professor, Department of Pediatrics (Cardiology), Stanford University, Section Head, Cardiology Clinic, Lucile Packard Children's Hospital Stanford, Palo Alto, California

VELMA L. PASCHALL, MD   Staff Physician, Center for Pediatric Allergy, Cleveland Clinic Children's, Cleveland, Ohio

ATHAR M. QURESHI, MD, FSCAI, FAAP   Associate Professor of Pediatrics, Department of Pediatrics, Baylor College of Medicine, Associate Director, CE Mullins Cardiac Catheterization Laboratories, The Lillie Frank Abercombie Section of Cardiology, Texas Children's Hospital, Houston, Texas

KADAKKAL R. RADHAKRISHNAN, MD, MPCP (UK), MRCPCH, FAAP, DCN, MD(PEDS)   Assistant Professor of Pediatrics, Department of Pediatric Gastroenterology, Cleveland Clinic Lerner College of Medicine of Case Western Reserve University, Pediatric Hepatologist and Gastroenterologist, Department of Pediatric Gastroenterology, Cleveland Clinic Children's, Cleveland, Ohio

NOUHAD RAISSOUNI, MD   Center for Pediatric Endocrinology, Cleveland Clinic Children's, Cleveland, Ohio

SAMIYA RAZVI, MD, DCH   Pediatric Pulmonologist, Department of Pediatrics, Apollo Hospital, Jubilee Hills, Hyderabad, Telangana, India

RICARDO J. RODRIGUEZ, MD   Associate Professor of Pediatrics, Department of Pediatrics, Cleveland Clinic Lerner College of Medicine, Staff Neonatologist, Department of Neonatology—Pediatrics, Cleveland Clinic Children's, Cleveland, Ohio

DOUGLAS G. ROGERS, MD   Clinical Assistant Professor, Department of Pediatrics, Cleveland Clinic Lerner College of Medicine of Case Western Reserve University, Center for Pediatric Endocrinology, Cleveland, Ohio

ELLEN S. ROME, MD, MPH   Professor of Pediatrics, Cleveland Clinic Lerner College of Medicine at Case, Cleveland, Ohio, Head, Center for Adolescent Medicine, Cleveland Clinic Children's, Cleveland, Ohio

JONATHAN H. ROSS, MD   Professor of Urology and Pediatrics, Cleveland, Ohio, Chief of Pediatric Urology, Department of Urology, University Hospitals Rainbow Babies and Children's Hospital, Cleveland, Ohio

CAMILLE SABELLA, MD   Associate Professor of Pediatrics, Director, Center for Pediatric Infectious Diseases, Vice Chair for Education, Pediatric Institute, Cleveland Clinic Children's, Cleveland, Ohio

FEDERICO G. SEIFARTH, MD, FAAP, FACS   Department of Pediatric Surgery, Kalispell Regional Medical Center, Kalispell, Montana

GEORGE E. TILLER, MD, PHD   Regional Chief, Department of Genetics, Southern California Permanente Medical Group, Los Angeles, California

ELIAS I. TRABOULSI, MD   Professor, Department of Ophthalmology, Cleveland Clinic Lerner College of Medicine of Case Western Reserve University, Chair, Department of Pediatric Ophthalmology, Cleveland Clinic, Cleveland, Ohio

KAREN S. VARGO, MD   Clinical Assistant Professor, Department of Pediatrics, Cleveland Clinic Lerner College of Medicine of Case Western Reserve University, Cleveland, Ohio

NICOLA M. VOGEL, MD   Allergist, Core Physicians Allergy and Immunology, Epping, New Hampshire

MICHELE WALSH, MD   Assistant Professor, Department of Pediatrics, Vanderbilt University, Medical Director, Pediatric Emergency Medicine, Division of Pediatric Emergency Medicine, Monroe Carell Jr. Children's Hospital at Vanderbilt, Nashville, Tennessee

ELAINE WYLLIE, MD   Professor, Cleveland Clinic Lerner College of Medicine, Neurologist and Epilepsy Specialist, Cleveland Clinic, Cleveland, Ohio

NATALIE K. YEANEY, MD   Department of Neonatology, Cleveland Clinic Children's, Cleveland, Ohio

ANDREW S. ZEFT, MD   Director, Center for Pediatric Rheumatology, Cleveland Clinic Children's, Cleveland, Ohio

Prefacio

Al igual que en ediciones anteriores, la quinta edición de *The Cleveland Clinic. Pediatría. Revisión integral para la certificación* presenta una compilación de los temas pediátricos revisados en la Cleveland Clinic Annual Pediatric Board Review, que tuvimos el honor y el privilegio de dirigir durante los últimos 22 años. El propósito de este libro, como el de la revisión del Consejo, es proporcionar material pediátrico fundamental en un formato propicio para la revisión del Consejo y la preparación para la certificación. Estamos seguros de que esta obra constituye una excelente herramienta para quienes buscan certificación del Consejo primaria en pediatría, así como para médicos que buscan recertificación del Consejo.

Todos los capítulos contienen preguntas de revisión para reforzar la comprensión del lector de conceptos importantes cubiertos en el texto. Además de capítulos temáticos, hemos incorporado capítulos de "Simulación del examen de certificación", conformados por preguntas que abordan una subespecialidad específica, junto con una explicación detallada de la lógica para las respuestas. Todo ello permite al lector:

- Evaluar sus fortalezas y debilidades
- Revisar conceptos importantes de una manera eficiente
- Adquirir experiencia con preguntas de opción múltiple

Dado que la misión de este libro es proporcionar una revisión intensiva de temas esenciales como preparación para la certificación, es importante señalar que el material presentado no necesariamente es indicativo de la frecuencia de problemas que un médico pediatra encuentra en su práctica. Los exámenes de certificación rara vez incluyen temas cuyo diagnóstico o manejo son controvertidos y no hemos intentado cubrir, en forma extensa, áreas que están a debate. El enfoque se centra en temas bien establecidos que representan conocimientos fundamentales.

En esta quinta edición se han ampliado las preguntas de revisión al final de cada capítulo y un nuevo capítulo de "Simulación del examen de certificación" se suma a los dos capítulos de temas diversos al final del libro.

Estamos en deuda con los muchos colaboradores de este libro que han aportado su experiencia, amor al cuidado de pacientes y compromiso infinito con la revisión del Consejo y con este texto. Su compromiso con la educación y con esta misión es toda una inspiración. Han ayudado a hacer de la Cleveland Clinic Annual Pediatric Board Review un recurso esencial para médicos en preparación para el examen de certificación y para médicos de atención primaria que buscan actualizar sus conocimientos. Confiamos en que encontrarán en este libro un recurso valioso durante su preparación para la certificación o recertificación.

Contenido

The Cleveland Clinic
Pediatría
Revisión integral para la certificación

QUINTA EDICIÓN

Capítulo 1

Dermatología pediátrica

Laleh A. Bedocs

ENFERMEDADES CUTÁNEAS NEONATALES TRANSITORIAS COMUNES

El *eritema tóxico neonatal* (ETN) es uno de los exantemas más comunes, idiopáticos y benignos del recién nacido a término, con una incidencia reportada de 31 a 70% (**Fig. 1-1**). La erupción a menudo ocurre sobre la frente y el tronco, pero puede presentarse en cualquier sitio, excepto en las palmas y las plantas. Las lesiones del ETN se caracterizan por una pápula o pústula pálida central con una base eritematosa moteada circundante; es característico que aparezca y desaparezca en el transcurso de varias horas a días. Toda la erupción, por lo general, se resuelve en un lapso de 1 a 2 semanas. Mientras que el diagnóstico del ETN a menudo es clínico, la biopsia demostrará eosinófilos dentro de la unidad pilosebácea. La tinción de Wright también demostrará un predominio de eosinófilos. Los tratamientos de elección del ETN son la monitorización clínica y tranquilizar a los padres. Sin embargo, es importante tener en cuenta el diagnóstico diferencial en cualesquiera casos en los cuales las lesiones individuales o la cronología parezcan atípicas. El diagnóstico diferencial comprende acné neonatal, candidiasis congénita, pustulosis infecciosa, o infección por virus del herpes simple (HSV, *herpes simplex virus*).

La *miliaria* es una erupción neonatal relativamente común causada por taponamiento de las glándulas ecrinas (sudoríparas) con queratina. Dependiendo de la profundidad de la obstrucción de dichas glándulas, hay dos presentaciones clínicas. La *miliaria cristalina* es una obstrucción superficial que da por resultado vesículas puntiformes sin una base inflamatoria (**Fig. 1-2**). Si la obstrucción ecrina se encuentra en un plano relativamente profundo de la epidermis, el sudor puede escapar del conducto y causar una respuesta inflamatoria, en cuyo caso la lesión tiene una base roja. Esta forma se denomina *miliaria rubra*. El tratamiento consiste en vestir al lactante con ropa ligera y evitar humedad excesiva.

El *acné neonatal*, también conocido como *pustulosis cefálica neonatal*, es una erupción acneiforme benigna que ocurre durante el periodo de recién nacido. El acné neonatal aparece en el transcurso de las primeras semanas de vida; se observan pápulas y pústulas inflamatorias sobre la nariz y las mejillas, sin un componente comedónico. Se cree que es una reacción a especies de *Pityrosporum*, y puede resolverse sin tratamiento o con un champú antilevadura simple. El acné neonatal debe diferenciarse del *acné infantil*, que es una erupción de pápulas o pústulas inflamatorias impulsada por andrógeno, así como comedones abiertos y cerrados. El acné infantil empieza de los 2 a 3 meses de edad, y puede persistir hasta durante 6 a 12 meses, y generar la formación de tejido cicatrizal; a menudo requiere tratamiento con peróxido de benzoilo o retinoides tópicos.

Las *milia* son micropápulas blancas o amarillas que se forman cuando la unidad pilosebácea queda obstruida por queratina (material sebáceo). Por lo general, se encuentran agrupadas sobre la nariz, mejillas, barbilla o la frente, y se resuelven sin tratamiento en un lapso de varios meses.

ERUPCIONES ECCEMATOSAS

Las erupciones eccematosas figuran entre las enfermedades cutáneas más frecuentes en niños desde la lactancia hasta la adolescencia. El término *eccema* describe un conjunto de signos cutáneos, entre ellos:

- Placas eritematosas.
- Microvesículas (a menudo confluentes).
- Exudación y formación de costras.
- Engrosamiento (liquenificación) de la piel afectada, como resultado de rascado crónico.

Hay diferentes estados morbosos que pueden caracterizarse como erupciones eccematosas con base en su forma y presentaciones clínicas. Estas últimas incluyen dermatitis seborreica, dermatitis atópica, dermatitis por contacto alérgica y acrodermatitis enteropática (AE).

La *dermatitis seborreica* a menudo aparece durante las primeras semanas a meses de vida. Generalmente, se presenta en el cuero cabelludo como "costra de leche" pero a menudo se extiende para incluir las cejas, pliegues nasolabiales, ombligo y la zona del pañal (**Fig. 1-3**). Las lesiones individuales son placas eritematosas o de color salmón, bien circunscritas, con descamación suprayacente grasosa, amarilla-anaranjada. En varios estudios se ha demostrado que en los pacientes con dermatitis seborreica hay colonización

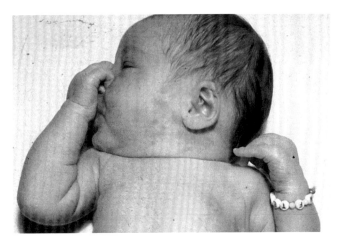

Figura 1-1   Eritema tóxico en un recién nacido. (*Véase* encarte a color.)

por *Pityrosporum ovale*, no así en los testigos no afectados. En casos persistentes, se ha mostrado que el ketoconazol al 2% en champú acelera la resolución. Dado que esta es una respuesta inflamatoria a *Pityrosporum*, los esteroides tópicos de baja potencia también pueden ser útiles en el tratamiento.

El diagnóstico diferencial de la dermatitis seborreica tiene elementos importantes que deben considerarse en casos graves o persistentes. La presentación más común es un paciente que tiene tanto dermatitis seborreica como atópica. Otras posibilidades diagnósticas importantes son psoriasis e histiocitosis de células de Langerhans.

La *dermatitis atópica* es la enfermedad cutánea crónica más común en la práctica pediátrica, con una prevalencia estimada de 10 a 20% en países industrializados **(Fig. 1-4)**. Es una enfermedad hereditaria que consta de piel en extremo xerótica con episodios pruriginosos recurrentes crónicos de inflamación y erupciones eccematosas. La dermatitis atópica es una enfermedad multifactorial precedida por una disfunción de la barrera cutánea. Las mutaciones en proteínas de barrera, como filagrina, y la falta de lípidos de barrera, como ceramidas, crean una epidermis permeable. Esta permeabilidad da lugar a pérdida de agua transepidérmica, incremento de la absorción de alérgenos por contacto, así como aumento del riesgo de infección. Además

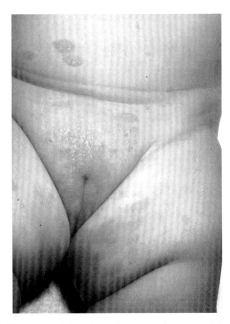

Figura 1-3   Dermatitis seborreica en un lactante. (*Véase* encarte a color.)

de disfunción de barrera, los pacientes con dermatitis atópica tienen regulación inmunitaria aberrante en la piel. Hay sobreproducción de citocinas inflamatorias específicas, las cuales contribuyen a inflamación y picazón.

La presentación clínica de la *dermatitis atópica* es variable, dependiendo de la edad del paciente. Durante el periodo de recién nacido hay una predilección por la cara y las áreas seborreicas. Durante toda la lactancia se encuentra más a menudo sobre las superficies extensoras de los brazos y las piernas. Los niños de mayor edad y los adolescentes muestran la presentación más clásica de erupciones eccematosas localizadas a las fosas antecubital y poplítea, la parte anterior de los tobillos, el cuello y la cara.

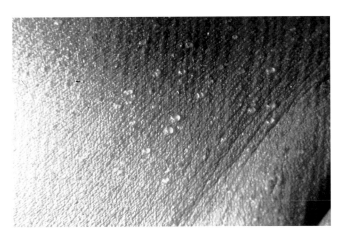

Figura 1-2   Lesiones microvesiculares que representan miliaria. (*Véase* encarte a color.)

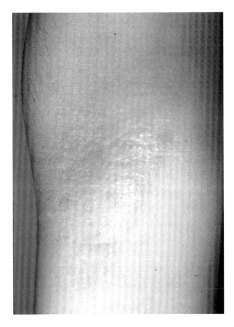

Figura 1-4   Dermatitis atópica en la fosa antecubital de un niño de mayor edad. (*Véase* encarte a color.)

Para que el tratamiento de la dermatitis atópica sea exitoso es necesario abordar todos los componentes contribuidores, entre ellos la barrera defectuosa, la disregulación inmunitaria con inflamación y picazón subsiguientes, infección secundaria, y desencadenantes potenciales.

Como se mencionó, las mutaciones de filagrina y las deficiencias de ceramida llevan a xerosis y defectos de barrera, respectivamente. Durante los meses de invierno, el calor seco exacerba la xerosis. Empero, muchos pacientes con dermatitis atópica también tienen retención importante de sudor, lo que provoca al prurito durante los meses de verano. En general, las condiciones templadas, frías y húmedas son más favorables para pacientes con dermatitis atópica. Ahora se recomienda baño frecuente por la noche para ayudar a hidratar la piel y reducir la colonización por bacterias, que a menudo origina placas eccematosas impetiginizadas. La clave es conservar la hidratación con humectantes inmediatamente después del baño. En este caso, se prefieren los humectantes que contienen ceramida porque ayudan a reducir la xerosis y a reparar la barrera defectuosa.

El propósito primario de los esteroides tópicos en pacientes con dermatitis atópica es mitigar la disregulación inmunitaria. La concentración descontrolada de citocinas inflamatorias en la dermatitis atópica conduce a regulación descendente de péptidos antimicrobianos. Esto aumenta las tasas de colonización y la susceptibilidad a otras infecciones, entre ellas herpes simple. Los esteroides tópicos aún son la piedra angular del tratamiento para exacerbaciones de dermatitis atópica. Cuando se elige la potencia apropiada de esteroides tópicos deben tomarse en consideración el grado de afección de la superficie corporal, la cantidad de liquenificación y la edad del paciente. En varios estudios se ha sugerido que hasta 90% de los pacientes con dermatitis atópica tiene colonización por *Staphylococcus aureus*. Las ceramidasas y toxinas derivadas de *S. aureus* exacerban la inflamación y el escozor. Cuando hay signos de infección o se sospecha colonización, los planes de tratamiento deben incluir baños con cloro diluido y antibióticos tópicos u orales cuando esté indicado.

Como se mencionó, los desencadenantes de exacerbaciones de dermatitis atópica son la temperatura ambiental y la colonización o infección cutánea. Otros causantes bien reconocidos son jabones concentrados que producen resequedad, ropa áspera (por lo común, fibras de lana), y otras infecciones sistémicas o cutáneas que contribuyen al medio inflamatorio. A menudo se buscan alérgenos alimentarios y ambientales como desencadenantes de enfermedad cutánea. No obstante, los pacientes con dermatitis atópica tienen una tasa alta de positividad falsa debido a su concentración alta de eosinófilos e IgE sérica. Poner a prueba y luego suprimir los posibles causales es una práctica que debe instituirse caso por caso para pacientes que demuestran respuestas urticariales específicas a los alimentos, o son reacios a la terapia tópica básica.

La *dermatitis por contacto* se define por una erupción eccematosa que es resultado directo de exposición a un irritante (*dermatitis por contacto irritante*) o un alérgeno (*dermatitis por contacto alérgica*). La diferencia entre un irritante y un alérgeno es que el primero puede afectar a cualquier persona, pero los alérgenos sólo aquejan a quienes son susceptibles. Los ejemplos de irritante son detergentes, solventes, saliva,

orina y heces; los dos últimos contribuyen a la *dermatitis de la zona del pañal por agente irritante*. La dermatitis por hiedra venenosa, también conocida como *Rhus*, es el paradigma de la dermatitis por contacto alérgica **(Fig. 1-5)**. Las placas eritematosas geométricas lineales que se hacen vesiculares y muestran exudación son el resultado de frote de individuos susceptibles contra hojas o tallos que contienen aceites. Los antihistamínicos y los esteroides tópicos potentes son útiles en presencia de enfermedad localizada. Después de la exposición, los pacientes con alergia importante a la familia de alérgenos *Rhus* a menudo requieren tratamiento prolongado con esteroides orales, con disminución lenta y progresiva de las dosis.

Debe considerarse alergia por contacto cuando un paciente presenta una erupción con un patrón eccematoso y vesicular recurrente. Los alérgenos por contacto más comunes son níquel, adhesivos, neomicina, fragancia, entre otros. Las pruebas de parche dermatológicas ayudarán a determinar la causa exacta, y evitar el posible causal es una medida terapéutica.

La *acrodermatitis enteropática* (AE) es una enfermedad autosómica recesiva específica que causa la deficiencia de cinc debido a una mutación en el gen *SLC39A*, que codifica para una proteína transmembrana esencial en la captación de cinc. Los pacientes, por lo general, se presentan con una erupción vesicular eccematosa en la cara (periorificial) y la zona del pañal, así como con alopecia, diarrea espumosa y fétida, e irritabilidad general **(Fig. 70-5)**. Este cuadro clínico no es singular para la AE; puede observarse en otras formas de deficiencia de cinc nutricional, y muchas otras enfermedades de malabsorción o malnutrición. En la AE, los valores de laboratorio anormales incluyen concentraciones séricas bajas de cinc y fosfatasa alcalina (una enzima dependiente del cinc). El tratamiento consta de sulfato de cinc, 5 a 10 mg/kg/día que, por lo general, desencadena una reversión notoria de los síntomas y el exantema en el transcurso de varias semanas.

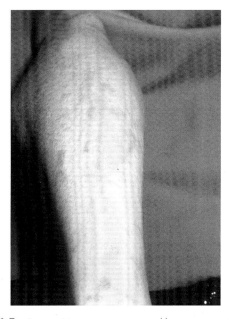

Figura 1-5 Dermatitis por contacto en el brazo en un niño. (*Véase* encarte a color.)

ERUPCIONES PAPULOESCAMOSAS

Las erupciones papuloescamosas son un grupo variable de padecimientos caracterizados por pápulas elevadas que tienen patrones de descamación diferentes. Las dos erupciones que se observan más en una práctica pediátrica general son la pitiriasis rosada y la psoriasis.

La *pitiriasis rosada* (**Fig. 1-6**) es una erupción autolimitada benigna que se observa más en niños de mayor edad y en adolescentes. Dados los pródromos de cefalea y fiebre leve en una minoría de los pacientes, se cree que la causa es viral, y la causa precisa todavía no se identifica universalmente. Hasta 70% de los pacientes se presenta con una lesión inicial llamada "placa heráldica", que es una placa redonda u oval con descamación, de 2 a 4 cm, con un borde elevado. A continuación aparece un exantema típico en el transcurso de 2 a 21 días. Estas lesiones, por lo general, son pápulas un poco elevadas, ovoides, de 2 a 10 mm, con descamación central, y a menudo corren paralelas a las líneas de pliegues de la piel. El exantema dura de 6 a 10 semanas, y se resuelve sin tratamiento. La *sífilis secundaria* a veces imita pitiriasis rosada, pero a diferencia de esta última, a menudo incluye lesiones en las palmas y las plantas.

La *psoriasis* (**Fig. 1-7**) es una afección compleja con una base inmunitaria, y afecta hasta 2 a 3% de la población general. Alrededor de 70% de los pacientes pediátricos con psoriasis tiene un familiar de primer grado que también la padece. La interacción entre predisposición genética y factores ambientales como el frío, el estrés, o incluso lesión cutánea, puede manifestar psoriasis. Las lesiones de psoriasis son de color rosado salmón, con una descamación nacarada "micácea" o difusa clásica. Las placas psoriásicas pueden ocurrir en cualquier sitio, pero a menudo se encuentran en lugares de fricción o lesión, entre ellos el cuero cabelludo, los codos, las manos y las rodillas. Durante la lactancia, la psoriasis a menudo se presenta en la zona del pañal, y debe diferenciarse de dermatitis seborreica persistente. La psoriasis en gotas puede aparecer 2 a 4 semanas después de una infección por estreptococo β-hemolítico del grupo A. Las lesiones en gota son en forma de gotas pequeñas, pero están difusamente dispersas en todo el cuerpo. Muchas veces esta es la primera manifestación de psoriasis en un paciente pediátrico.

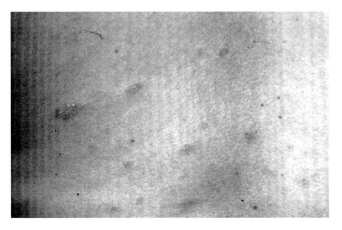

Figura 1-6   Lesiones papuloescamosas de pitiriasis rosada. (*Véase* encarte a color.)

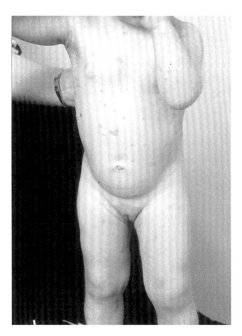

Figura 1-7   Placas de psoriasis con descamación en una niña. (*Véase* encarte a color.)

En muchos pacientes las lesiones desaparecerán por completo con el tratamiento de la infección estreptocócica. Hasta en 40% después hay recaída con psoriasis tipo placa.

La psoriasis, por lo general, es una enfermedad crónica que a menudo es difícil de tratar, y generalmente justifica consulta con un dermatólogo infantil. Para el tratamiento se necesitan esteroides tópicos, análogos de la vitamina D_3 tópicos, y moduladores de la inmunidad sistémicos, o alguna combinación de los anteriores.

MARCAS DE NACIMIENTO VASCULARES

Las marcas de nacimiento vasculares se consideran en dos categorías: malformaciones vasculares y tumores vasculares. El entendimiento de la naturaleza fisiológica de estas dos entidades distintas es importante en el diagnóstico, pero es vital para el manejo.

Las *malformaciones vasculares* son vasos sanguíneos anómalos, malformados, sin proliferación endotelial o recambio celular. Estos vasos malformados pueden ser capilares, venosos, arteriales, linfáticos, o cualquier combinación de los anteriores. Por lo general están presentes (pero no siempre se observan) en el momento del nacimiento, y se agrandan en proporción con el crecimiento del paciente. Los vasos malformados pueden ingurgitarse o cambiar, pero no están proliferando. Los vasos tortuosos o extensamente dilatados pueden tener flujo sanguíneo aberrante. También pueden afectar de manera asimétrica el crecimiento de hueso y tejido blando subyacente, como se observa en el *síndrome de Klippel-Trenaunay*. La magnitud de la malformación no siempre se manifiesta clínicamente, y se necesita investigación con ecografías Doppler o con imágenes de resonancia magnética para evaluación completa. En pacientes que experimentan dolor o tumefacción de la extremidad afectada, está justificada más investigación.

Tradicionalmente, se ha dicho que la malformación vascular más común es la "placa salmón" que se observa en la parte media de la frente, el entrecejo, el surco subnasal (*filtrum*) o los párpados superiores. Esta placa rojiza opaca se torna bastante roja cuando el lactante llora, pero por lo general desaparece por completo hacia los 18 a 24 meses de edad. Es por esta razón que algunos la han refutado como una malformación verdadera, y consideran que más bien es una forma de circulación fetal persistente. La excepción es la placa persistente en la nuca.

Las manchas en vino de Oporto son malformaciones capilares y pueden ocurrir como una lesión aislada o como una manifestación cutánea de enfermedad más extensa, como *síndrome de Sturge-Weber* (SWS, *Sturge-Weber syndrome*). La tríada clásica del SWS consta de una mancha en vino de Oporto facial en la distribución de la rama oftálmica del nervio trigémino **(Fig. 35-8)**, angiomatosis leptomeníngea ipsolateral y calcificaciones corticales, así como glaucoma. Los pacientes con SWS tienen riesgo de crisis convulsivas y retraso mental y se requiere un método multidisciplinario para su manejo.

Los tumores vasculares son neoplasias con proliferación endotelial. El tipo más común de tumor vascular es el *hemangioma infantil*. Otros tipos de tumores vasculares son los granulomas piógenos, los angiomas en penacho y los hemangioendoteliomas kaposiformes. Estos dos últimos tumores son factores de riesgo para la aparición de *síndrome de Kasabach-Merritt*, un síndrome letal que se caracteriza por trombocitopenia y coagulopatía por consumo que se origina dentro del tumor.

Los hemangiomas infantiles son una proliferación benigna de las células endoteliales. Mientras que se desconoce la causa, hay factores de riesgo conocidos, entre ellos embarazos con gestación múltiple, edad materna avanzada, placenta previa y preeclampsia. También se sabe que ocurren tres veces más en lactantes del sexo femenino. Para que se denomine un hemangioma infantil, una lesión no debe estar presente en el momento del nacimiento o apenas debe observarse, y debe proliferar durante varios meses, alcanzar una meseta, y después mostrar involución. Sin este patrón específico, una lesión no debe considerarse un hemangioma infantil. Los hemangiomas infantiles aislados pueden ser superficiales (rojo brillante, "en fresa") **(Fig. 1-8)**,

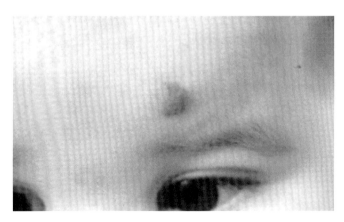

Figura 1-8 Hemangioma superficial ("en fresa"). (*Véase* encarte a color.)

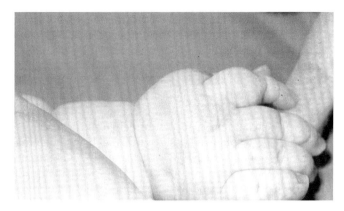

Figura 1-9 Hemangioma profundo. (*Véase* encarte a color.)

profundos (subcutáneos con un tinte azul, "cavernosos") **(Fig. 1-9)**, o mixtos. Los hemangiomas despiertan preocupación cuando se encuentran en áreas en riesgo de un resultado estético inadecuado, o cuando son segmentarios. Los hemangiomas periorbitarios, en la punta de la nariz o en el pabellón auricular, pueden ser destructivos para el desarrollo visual o el crecimiento cartilaginoso, respectivamente. Los hemangiomas en el área de la barba o del cuello pueden ser un indicador cutáneo de tumores dentro de las vías respiratorias. Por último, los hemangiomas segmentarios en posiciones que difieren son factores de riesgo para síndromes como:

- PHACE (malformaciones de la fosa **p**osterior, **h**emangiomas, anomalías **a**rteriales del cuello y la cabeza, anomalías **c**ardiacas, anomalías oculares [*eye abnormalities*]).
- LUMBAR (hemangioma de la parte inferior [*lower body hemangioma*] del cuerpo y otros defectos cutáneos, anomalías **u**rogenitales, **u**lceración, **m**ielopatía, deformidades óseas [*bony deformities*], anomalías **a**norrectales y anomalías **r**enales).

Mientras que los hemangiomas aislados no requieren tratamiento, es importante saber cuáles plantean los factores de riesgo antes mencionados a fin de investigar y tratar en consecuencia.

ALTERACIONES DE LA PIGMENTACIÓN

En su mayor parte, las alteraciones de la pigmentación y las lesiones hiperpigmentadas o hipopigmentadas son benignos. Sin embargo, debido a su naturaleza visible, a menudo producen angustia en los pacientes y las familias. Tiene importancia reconocer las repercusiones psicosociales de estos cambios y lesiones, restablecer la confianza tanto como sea posible, y ofrecer terapia siempre que sea factible. Si bien cada alteración de la pigmentación no cae perfectamente dentro de una categoría es mejor abordar estos casos al separarlos en hipopigmentación *versus* hiperpigmentación.

La hipopigmentación puede ser congénita o adquirida. Algunos síndromes congénitos que comprenden hipopigmentación o despigmentación son la esclerosis tuberosa (TS, *tuberous sclerosis*), el síndrome de Waardenburg, el piebaldismo, el síndrome de Vogt-Koyanagi, el síndrome de Hermansky-Pudlak y el albinismo oculocutáneo. Se encuentran más las formas adquiridas de hipopigmentación o despigmentación. Éstos incluyen hipopigmentación posinflamatoria, pitiriasis alba, tiña versicolor y vitíligo.

La *esclerosis tuberosa* (TS) es una enfermedad autosómica dominante, aunque hasta 70% de los pacientes tiene una mutación *de novo* de TSC1, que codifica para hamartina, o de TSC2, que codifica para tuberina. La hamartina y la tuberina son esenciales en la supresión del crecimiento celular mediante vías reguladoras que controlan el blanco de rapamicina en mamíferos (mTOR, *mammalian-target-of-rapamycin*). Así, el dato característico de la TS es la aparición de hamartomas que afectan diversos sistemas. Hay varios otros datos cutáneos, entre ellos manchas hipopigmentadas, a saber, manchas en hoja de fresno o hipopigmentación en confeti; esta última se localiza en su mayor parte en la piel pretibial **(Fig. 35-5)**. Las manchas en hoja de fresno pueden observarse en 80 a 90% de los pacientes con TS. Otros datos cutáneos son nevos de tejido conjuntivo, llamados piel de zapa (parche de Shagreen) **(Fig. 1-10)**, angiofibromas faciales, y fibromas subungueales. Los síntomas sistémicos son crisis convulsivas y déficits cognitivos. El diagnóstico diferencial para algunas de las lesiones hipopigmentadas de inicio temprano comprende nevo despigmentoso, nevo anémico o vitíligo; este último rara vez puede presentarse durante el periodo neonatal.

Las formas de hipopigmentación adquiridas se observan más en una práctica pediátrica general. La forma más común probablemente es la *hipopigmentación posinflamatoria*. La alteración pigmentaria después de inflamación, que también puede ser hiperpigmentada, puede tardar meses a años en desaparecer. La *pitiriasis alba* da lugar a placas hipopigmentadas con descamación, no bien definidas, que a menudo aparecen en la cara y las extremidades superiores de pacientes que parecen tener una diátesis atópica.

El *vitíligo* **(Fig. 1-11)** es una enfermedad autoinmunitaria que se presenta clínicamente como placas despigmentadas asintomáticas originadas por destrucción de melanocitos por células T citotóxicas. Mientras que la mayoría de los pacientes por lo demás está sano, hay una asociación con enfermedad tiroidea autoinmunitaria y alopecia areata (AA). Los patrones de vitíligo más observados son: generalizado, focal y segmentario. La resolución completa o la

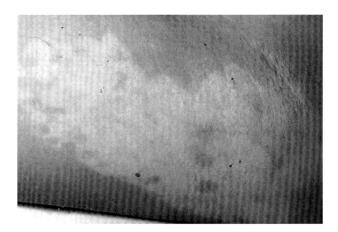

Figura 1-11   Vitíligo. (*Véase* encarte a color.)

repigmentación son poco comunes en el vitíligo, aunque los niños tienden a tener mejores resultados que los adultos. La repigmentación empieza en la unidad folicular, y debido a la densidad más alta de folículos pilosos, las áreas de la cabeza y el cuello tienden a repigmentarse más fácilmente. Además, la exposición al sol ayuda a estimular la proliferación de melanocitos, y la luz ultravioleta a menudo se utiliza como una modalidad terapéutica. Es necesario tener cuidado de no quemar a los pacientes, porque carecen de protección melanocítica en estas áreas. Los inhibidores de la calcineurina por vía tópica en las áreas de la cabeza y el cuello son útiles, al igual que los esteroides tópicos en otras áreas del cuerpo.

La hiperpigmentación y las lesiones hiperpigmentadas a veces están presentes en el momento del nacimiento, pero más a menudo evolucionan con el tiempo.

Las *manchas mongólicas* (melanosis dérmica) **(Fig. 1-12)** se observan desde el nacimiento. Son placas asintomáticas de color negro-azulado generalmente situadas sobre la columna vertebral, hombros y brazos de niños de ascenden-

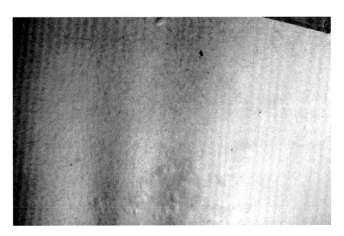

Figura 1-10   Piel de zapa (parche de Shagreen) en un niño con esclerosis tuberosa. (*Véase* encarte a color.)

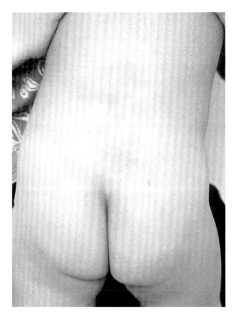

Figura 1-12   Mancha de color negro-azulado, que representa melanosis dérmica (mancha mongólica). (*Véase* encarte a color.)

cia afroamericana, asiática, hispánica o mediterránea. En general, casi todas las lesiones axiales desaparecen, mientras que las lesiones situadas en posición más distal tienden a persistir durante toda la vida.

El *nevo sebáceo* (**Fig. 1-13**) por lo general es una lesión congénita, pero a veces puede evolucionar durante etapas tempranas de la niñez. Compuesta de glándulas sebáceas y folículos pilosos rudimentarios, la lesión se presenta como una placa amarilla-anaranjada, sin pelo, oval o lineal, bien circunscrita, que se oscurece y engruesa durante la pubertad. Generalmente se encuentra en el cuero cabelludo o la cara, pero puede aparecer en cualquier lugar. El nevo sebáceo puede tener diversos tumores benignos en su interior durante la pubertad y la vida. Ahora se entiende que el riesgo de un carcinoma de células basales dentro de la lesión es bastante bajo. La escisión quirúrgica es una opción, pero no es necesaria para todos los pacientes.

Los nevos melanocíticos son lesiones o neoplasias hiperpigmentadas muy comunes. Son un conjunto benigno de melanocitos, células dendríticas cutáneas cuya función es transferir melanina a los queratinocitos. La melanina proporciona el pigmento normal que se encuentra en el pelo y la piel. Los melanocitos se derivan de las células de la cresta neural, y durante etapas tempranas de la vida fetal migran a la piel, un punto notable cuando se evalúa a un niño que tiene un nevo congénito grande. Los nevos melanocíticos se denominan clínicamente con base en la ubicación histológica de los melanocitos. Los nevos de unión son planos. Los nevos compuestos son más elevados. Los intradérmicos, que a menudo se observan en adultos, son pápulas carnosas en forma de domo. El número de nevos que adquiere un paciente durante toda la vida se basa en su tipo de piel, raza, predisposición genética y exposición al sol, porque la luz ultravioleta induce proliferación melanocítica.

Los nevos congénitos (**Fig. 1-14**) merecen un comentario más a fondo que los adquiridos. Están bien formados en

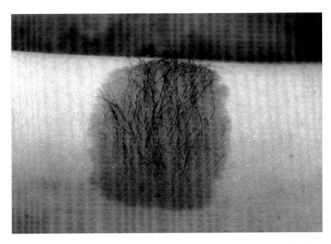

Figura 1-14   Nevo piloso congénito. (*Véase* encarte a color.)

el momento del nacimiento, aunque algunos sugieren que cualquier nevo que aparece en el transcurso del primer año de vida debe considerarse congénito. Los nevos congénitos se categorizan por su tamaño proyectado en el adulto. Los pequeños tendrán menos de 1.5 cm de diámetro, los medios finalmente medirán entre 1.5 a 19.9 cm, y los grandes medirán más de 20 cm de diámetro durante la adultez. La razón por la cual esto es importante es que el tamaño del nevo congénito parece dictar su riesgo de la transformación en melanoma; los nevos congénitos grandes tienen un riesgo estimado de 5 a 10% durante toda la vida. La otra consideración importante en los nevos congénitos es que los nevos gigantes (>40 cm) en la línea media conllevan un riesgo de *melanosis neurocutánea*, en la cual hay melanocitos en el sistema nervioso central que plantean un riesgo de síntomas neurológicos, entre ellos presión intracraneal aumentada, compresión de la médula espinal y crisis convulsivas, y constituyen un riesgo para la transformación en melanoma. Los lactantes que nacen con nevos congénitos grandes a gigantes necesitan remisión inmediata, y la evaluación debe tener un enfoque multidisciplinario.

El melanoma maligno (**Fig. 1-15**) es la forma más letal de cáncer cutáneo, y está en aumento. En 1935, la incidencia

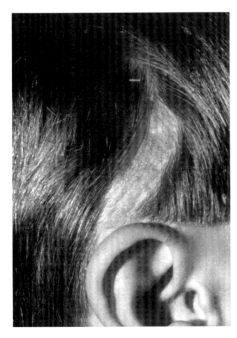

Figura 1-13   Nevo sebáceo. (*Véase* encarte a color.)

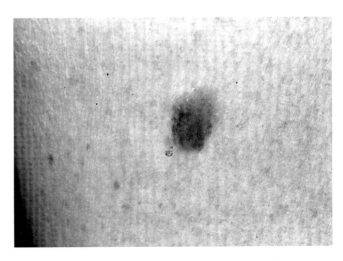

Figura 1-15   Melanoma maligno, caracterizado por forma asimétrica, bordes irregulares y color diverso. (*Véase* encarte a color.)

de melanoma era de 1 en 1 500; según la American Cancer Society, la incidencia actual es de 1 en 40. El melanoma ocurre en un nevo preexistente sólo alrededor de 50% de las veces. Los factores de riesgo para melanoma son tipos de piel más claros, y exposición excesiva al sol, en particular quemaduras repetidas durante la niñez. También hay mutaciones conocidas con factores de riesgo familiares para melanoma. Los signos preocupantes de posible transformación maligna hacia melanoma son:

- Forma asimétrica.
- Bordes irregulares.
- Cambios de color (negro, azul o rojo entremezclado al azar).
- Crecimiento o evolución rápido de un nevo preexistente.
- Inflamación o ulceración.

Un *nevo en halo* es un nevo melanocítico preexistente que empieza a perder pigmento en la periferia formando así un halo de despigmentación. El estudio histológico revela células inmunitarias en el área que están destruyendo los melanocitos y las células del nevo. Por lo general, el color del nevo cambia de café a rosado (inflamado), hasta desaparecer por completo. Si el nevo en sí despierta preocupación, está justificada una biopsia. Algunos creen que hay una predisposición a que estos pacientes presenten vitíligo.

Las *manchas café con leche* (CALM, *café au lait macules*) son manchas o placas más grandes uniformemente hiperpigmentadas. Son lesiones benignas, y se reporta que hasta 33% de los niños por lo demás sanos tienen una o dos CALM. Empero, las CALM son una manifestación cutánea notable de varios padecimientos. Las CALM unilaterales grandes con bordes irregulares despiertan preocupación respecto al síndrome de McCune-Albright, que se caracteriza por displasia fibrosa poliostótica y disfunción endocrina, en su mayor parte pubertad precoz. La presencia de más de seis CALM orienta hacia *neurofibromatosis* (NF1 o NF2) o síndrome de Legius. La neurofibromatosis (NF) es uno de varios síndromes neurocutáneos asociados con manchas con pigmentación variable. La NF tipo 1 explica alrededor de 85% de los casos, con una incidencia de 1 en 4 000 nacimientos. En la NF tipo 1, las CALM aparecen durante la niñez, más a menudo entre el nacimiento y los dos años de edad **(Fig. 35-1)**. Los criterios diagnósticos para NF tipo 1 en niños prepúberes son la presencia de al menos seis CALM de por lo menos 0.5 cm de diámetro, y en pacientes pospuberales, de más de 1.5 cm de diámetro. Las pecas en las axilas (signo de Crowe) se encuentran hasta en 50% de los pacientes. Otros criterios diagnósticos son la presencia de dos o más neurofibromas (de origen en las células de Schwann) **(Fig. 1-16)**, que a menudo aparecen en el momento de la pubertad; nódulos de Lisch (hamartomas amarillo-café en el iris observado en el examen con lámpara de hendidura), y manifestaciones neurológicas (glioma óptico, problemas de aprendizaje, y crisis convulsivas en ~10% de los pacientes). Se cree que hasta 2% de los pacientes en quienes previamente se diagnosticó NF1 en realidad tenía síndrome de Legius, el cual consta de una mutación de SPRED1 que se manifiesta con múltiples CALM y pecas en las axilas o las ingles. En pacientes con síndrome de Legius no se forman neurofibromas cutáneos o plexiformes. En general, cuando

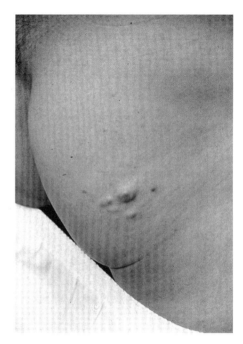

Figura 1-16   Neurofibroma en un niño con neurofibromatosis (NF). (*Véase* encarte a color.)

se estudia a un paciente que tiene múltiples CALM, son los datos asociados los que deben ayudar a dictar el estudio subsiguiente, en contraposición con las CALM mismas, porque son inespecíficas y se encuentran en varias afecciones.

Las manchas hiperpigmentadas propias de la *urticaria pigmentosa* **(Fig. 1-17)** a menudo se confunden con CALM. La urticaria pigmentosa es una variante de la mastocitosis cutánea que puede presentarse durante la niñez. Este grupo de alteraciones se caracteriza por una acumulación de mastocitos, y la extensión de la afección de órganos extracutáneos determina la naturaleza del padecimiento y su pronóstico. Para la población pediátrica, incluso las enfermedades cutáneas más extensas tienen un pronóstico general mejor que el de adultos con enfermedad similar. Probablemente la forma que se encuentra más es un mastocitoma solitario. La urticaria pigmentosa se presenta durante los primeros años de vida, con múltiples manchas, pápulas o nódulos de color

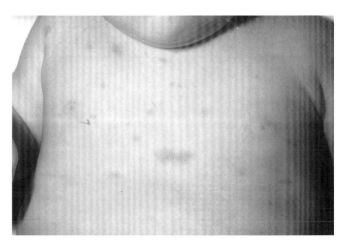

Figura 1-17   Urticaria pigmentosa en el tronco de un lactante. (*Véase* encarte a color.)

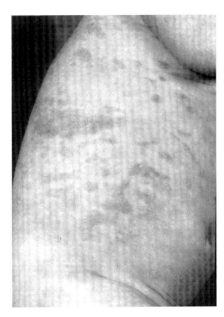

Figura 1-18 Lesiones vesiculares inflamatorias en un recién nacido con *incontinentia pigmenti*. (*Véase* encarte a color.)

café-rojizo. En las lesiones hay *signo de Darier*, lo que significa que se forma una roncha cuando se frotan con firmeza. El tratamiento consta de antihistamínicos orales, según sea necesario. La mayoría de los médicos recomienda evitar alimentos y medicamentos que pueden causar desgranulación de mastocitos; para estas dos entidades en particular, no hay suficiente liberación de histamina como para que cause anafilaxia verdadera. Probablemente es una preocupación con la mastocitosis cutánea difusa u otras formas sistémicas, que afectan múltiples sistemas.

Las alteraciones pigmentarias o las líneas pigmentarias vinculadas con el desarrollo pueden estar presentes en la población pediátrica normal como zonas hiperpigmentadas o hipopigmentadas. En la *incontinentia pigmenti* (IP) también es característico encontrar lesiones tanto hiperpigmentadas como hipopigmentadas. La IP es un síndrome dominante ligado al cromosoma X, lo que significa que es fatal para el feto del sexo masculino. Puede afectar la piel, el sistema nervioso central, los ojos y el esqueleto; de este modo, se requiere un método de cuidado multidisciplinario para estos pacientes. Las manifestaciones cutáneas evolucionan en cuatro fases. Primero se observan vesículas inflamatorias en recién nacidos (**Fig. 1-18**) que evolucionan en varios meses, hacia lesiones verrugosas. Las lesiones a continuación evolucionan hacia placas en espiral de color café a gris, y finalmente se tornan hipopigmentadas.

ACNÉ

El acné puede afectar a pacientes en cualquier etapa de la vida. Si bien la curva de campana de cambios puberales se ha desplazado hacia una edad de inicio más joven, un paciente con acné plenamente desarrollado de entre 2 y 7 años de edad debe ser motivo de investigación para un proceso androgénico aberrante. En este grupo de edad, casi todas las erupciones acneiformes faciales en realidad son dermatitis perioral o queratosis pilar.

El acné en adolescentes es una alteración de la unidad pilosebácea precipitada por el medio hormonal. La queratinización alterada obstruye la unidad pilosebácea, lo que da por resultado la primera etapa de acné comedónico. Las hormonas androgénicas a continuación causan un incremento de la actividad sebácea, lo que origina un ambiente favorable para la proliferación de *Propionibacterium acnes*. La respuesta inflamatoria subsiguiente a la colonización bacteriana causa pápulas y pústulas inflamatorias, e incluso nódulos o quistes más profundos de acné.

El tratamiento del acné busca abordar las causas fisiológicas. En la fase temprana, comedónica, el objetivo del tratamiento es reducir la obstrucción de la unidad folicular, lo cual se logra mediante preparaciones de ácido salicílico, o retinoides, por vía tópica. En las fases papular, pustular e inflamatoria, debe abordarse la proliferación de *P. acnes*. Esto puede lograrse mediante la adición de una preparación tópica de peróxido de benzoilo o un antibiótico tópico. Los antibióticos tópicos más usados son la clindamicina o la eritromicina.

El acné inflamatorio moderado se caracteriza por una densidad aumentada de pápulas y pústulas, primero en la cara, y después en los hombros, la parte alta de la espalda y el tórax. En este punto, un antibiótico oral es una adición apropiada a la terapia, y la clase tetraciclina persiste como la terapia estándar.

El acné quístico nodular representa el extremo más grave del espectro del acné. En pacientes con pápulas inflamatorias grandes y lesiones quísticas profundas a menudo quedan hoyuelos y tejido cicatrizal difusos. En estos pacientes está indicado el ácido *cis*-retinoico (isotretinoína) por vía oral. La isotretinoína es un derivado sintético de la vitamina A que parece ser comedolítico, antiinflamatorio, y afecta la producción de sebo. Si bien la isotretinoína conlleva un perfil de riesgo aumentado (teratogenicidad) y requiere vigilancia, puede alterar la vida de pacientes con acné quístico cicatrizal.

DIAGNÓSTICO VISUAL DE MANIFESTACIONES CUTÁNEAS DE AGENTES CONOCIDOS

Agentes virales

- La *varicela primaria* (**Figs. 1-19 a 1-21**) tiene pródromos de fiebre, malestar general y mialgia durante alrededor de 24 a 48 horas antes del inicio del exantema, que al principio se presenta como manchas y pápulas eritematosas. Éstas progresan rápidamente hacia la formación de vesículas transparentes, después se tornan turbias, y posteriormente se cubren de costras. Hay aparición continua de nuevas lesiones, lo cual conduce a lesiones en diversas etapas al mismo tiempo. Se observan lesiones en las mucosas de la boca y la vagina, no así en las palmas ni en las plantas (a diferencia de las lesiones propias de la viruela).
- La *quinta enfermedad* o *eritema infeccioso* (*parvovirus humano B19*) se presenta con eritema facial en "mejillas abofeteadas" (**Fig. 1-22**). Esto va seguido por una erupción eritematosa reticular, en encaje, en el tronco y las

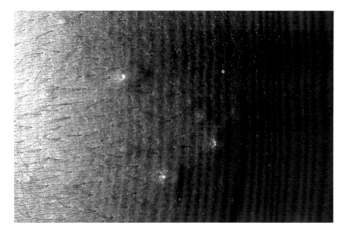

Figura 1-19 Lesión vesicular sobre una base eritematosa, característica de varicela. (*Véase* encarte a color.)

extremidades (**Fig. 1-23**). El exantema puede durar varias semanas, tiempo durante el cual puede recurrir cuando aumenta la temperatura corporal (p. ej., durante el ejercicio o el baño).

■ La infección por *virus del herpes simple* (HSV) se presenta con agrupaciones de vesículas sobre una base eritematosa que evolucionan hacia erosiones antes de cubrirse de costras. El HSV-1 predomina en niños, y se encuentra más a menudo en la mucosa oral, la faringe y los labios. No obstante, es indistinguible clínicamente del HSV-2; quizá se necesite cultivo viral, PCR u otras investigaciones diagnósticas para determinar la causa viral exacta.

■ La *herpangina* es un *enantema* enteroviral que da por resultado vesículas gris-blancuzcas de 1 a 2 mm sobre una base eritematosa, que aparecen en la orofaringe posterior, más notablemente en los pilares amigdalinos y el paladar adyacente. La *enfermedad de manos, pies y boca* también es

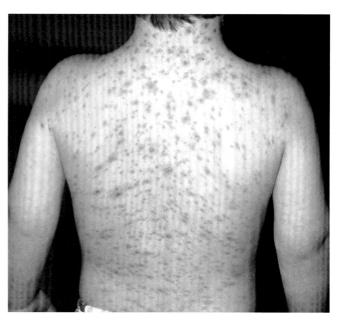

Figura 1-21 Lesiones vesiculares en diferentes etapas de formación en la espalda del mismo niño que se presenta en la figura 1-20. (*Véase* encarte a color.)

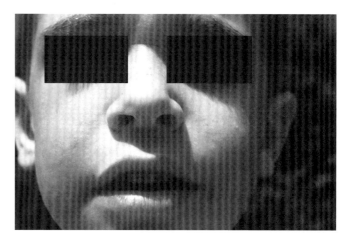

Figura 1-22 Exantema eritematoso facial característico en un niño con eritema infeccioso (cortesía de The Centers for Disease Control and Prevention Public Health Image Library). (*Véase* encarte a color.)

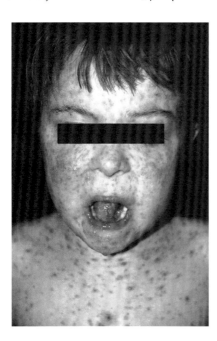

Figura 1-20 Lesiones vesiculares en la cara y el tronco de un niño. Note que las lesiones están en diferentes etapas de formación, que es característico de la varicela. (*Véase* encarte a color.)

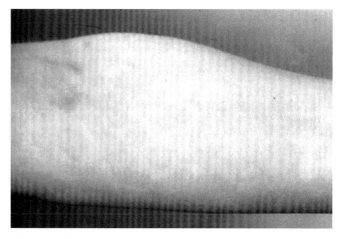

Figura 1-23 Exantema reticular en encaje en un niño con eritema infeccioso (quinta enfermedad). (*Véase* encarte a color.)

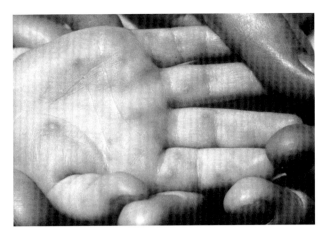

Figura 1-24 Vesículas intradérmicas en un niño con infección por enterovirus. (*Véase* encarte a color.)

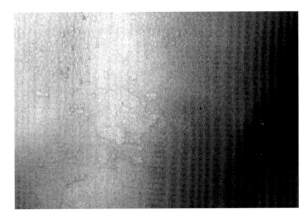

Figura 1-25 Placas con descamación fina, hipopigmentadas, en un niño con tiña versicolor. (*Véase* encarte a color.)

una erupción enteroviral que se presenta más como un *exantema* con vesículas de color gris-blancuzco sobre las palmas y las plantas (**Fig. 1-24**). Las erupciones por enterovirus predominan durante los meses del verano.

- El *molusco contagioso* (*causado por un poxvirus*) provoca pápulas opacas en forma de domo, de 1 a 2 mm, de color carne, típicas, con umbilicación central sobre un núcleo central opaco. Las lesiones pueden ser más grandes o más difusas en pacientes con dermatitis atópica o inmunodeficiencia.
- *Verrugas* (*papilomavirus humano*). Más de 100 tipos de papilomavirus humano causan diversas lesiones de verruga, que varían desde verrugas comunes hasta verrugas filiformes (columnares sobre una base estrecha) y plantares (en las plantas de los pies).

Agentes bacterianos

- La *escarlatina* es el exantema que acompaña a una infección por estreptococo β-hemolítico del grupo A. El exantema en "lija" confluente, eritematoso, fino, aparece primero en áreas intertriginosas; se seca y se descama en el transcurso de una semana a 10 días. Esta enfermedad también se asocia con palidez perioral, *líneas de Pastia* (eritema acentuado de las líneas de los pliegues en las fosas antecubitales), y "lengua en fresa" (protrusión de papilas rojas a través de una superficie blanca de la parte dorsal de la lengua).
- El *impétigo*, causado por bacterias estafilocócicas o estreptocócicas, se presenta con pústulas centradas sobre el orificio folicular. Éstas progresan hacia placas de vesículas (ampollares) o placas con costras meliséricas que se agrandan y pueden diseminarse fácilmente hacia sitios nuevos.

Agentes micóticos

- La *tiña del cuerpo* es una infección superficial de la piel por hongos dermatofitos. Tiene una morfología característica, con un borde de avance eritematoso, papular, a veces microvesicular, con aclaramiento central.
- La *tiña versicolor* (**Fig. 1-25**) es la colonización de la piel por el tipo levadura del hongo dimorfo *Pityrosporum ovale*

u *orbiculare* (también conocido como *Malassezia furfur*). Causa placas con descamación delgada hiperpigmentadas o hipopigmentadas en las áreas superior y media de la espalda y el tórax. Es común en adolescentes y adultos jóvenes, particularmente durante los meses de verano.

Ácaros

La escabiasis (**Fig. 1-26**) es causada por un ácaro microscópico, *Sarcoptes scabiei*. Los pacientes se presentan con pápulas, vesículas, madrigueras o nódulos eritematosos extremadamente pruriginosos. En lactantes y niños de corta edad, las lesiones pueden encontrarse de manera difusa, incluso en el área de la cabeza y el cuello. En niños mayores y en adultos, las lesiones se encuentran en los pliegues interdigitales, muñecas, axilas, área umbilical e ingles. El diagnóstico se confirma mediante raspado de una lesión activa y colocación de la muestra sobre una gota de aceite para buscar el ácaro, huevos o bolitas de heces al microscopio

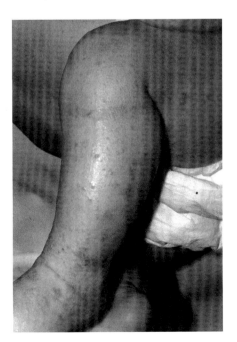

Figura 1-26 Pápulas y vesículas eritematosas pruriginosas de escabiasis. (*Véase* encarte a color.)

óptico. La escabiasis se trata sin riesgos mediante una aplicación de permetrina al 5% en crema sobre toda la superficie de la piel, que se deja toda la noche. La escabiasis se transmite mediante contacto directo, y a veces a partir de fómites que se encuentran en la ropa de cama o en la ropa de la persona afectada. Por esta razón, los miembros de la familia cercana deben tratarse de manera concomitante.

ANORMALIDADES DEL PELO

La *tricotilomanía* (**Fig. 1-27**) se considera una alteración del control de impulsos, en el cual los pacientes habitualmente se arrancan o jalan el pelo del cuero cabelludo, las cejas o las pestañas. La alopecia resultante a menudo es de forma irregular, con diferentes longitudes de pelo, pero nunca con pérdida completa. La determinación del diagnóstico y el método para el manejo en estos pacientes tienen que efectuarse lentamente y de manera considerada.

La *alopecia areata* (AA) es un padecimiento relativamente común, en el cual los pacientes se presentan con una placa numular con pérdida completa de pelo. Los pacientes con AA a menudo sufren durante varios años la formación episódica de placas de alopecia en las cuales, por lo general, vuelve a crecer el pelo con tratamiento o sin él en el transcurso de 6 a 12 meses. Rara vez, los pacientes pediátricos progresan a *alopecia total* o *universal*. Dada la naturaleza autoinmunitaria de la AA, a menudo ocurre en pacientes con un antecedente familiar de enfermedades tiroidea o autoinmunitarias. Los esteroides tópicos son el mejor tratamiento para niños de más corta edad; los adolescentes y adultos a menudo toleran esteroides intralesionales; se ha utilizado minoxidil tópico para propiciar que el pelo vuelva a crecer.

Finalmente, la *tiña de la cabeza* (**Fig. 1-28**) es una infección del cuero cabelludo por dermatofitos. Las áreas afectadas pueden mostrar cualquier grado de inflamación, desde descamación leve hasta formación de costras y de pústu-

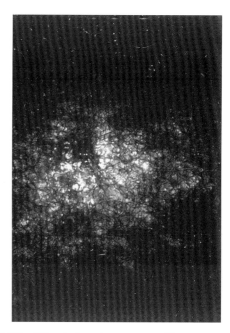

Figura 1-28   Tiña de la cabeza en un niño, que causa pérdida de pelo inflamatoria con formación de costras y pústulas. (*Véase* encarte a color.)

las. A menudo habrá linfadenopatía cervical posterior. En la actualidad, la causa más común en Estados Unidos es el endotrix (crecimiento dentro del tallo del pelo y, por ende, no fluorescente bajo la lámpara de Wood), por *Trichophyton tonsurans*. Este hongo se aísla con facilidad en cultivo a partir de un hisopo humedecido frotado vigorosamente sobre el cuero cabelludo afectado. El pelo de un folículo infectado a menudo se romperá en la superficie de la piel, lo que da un aspecto de "punto negro" al cuero cabelludo. Debido a esta penetración folicular, la tiña del cuero cabelludo no debe tratarse por vía tópica sino con griseofulvina por vía oral durante un mínimo de 6 a 8 semanas. Es necesario reevaluar a los pacientes a fin de asegurar eliminación completa de la infección. Con cierta frecuencia se requieren dos periodos de terapia. El uso de un champú anticaspa o antimicótico puede disminuir el estado de portador de esporas en el cuero cabelludo, y así aminorar la infectividad.

EJERCICIOS DE REVISIÓN

PREGUNTAS

Caso 1

El personal de la sala de cunas le solicita que examine a un recién nacido saludable de tres días de edad que presenta un exantema. El lactante nació mediante cesárea, se ha estado alimentando bien, y ha tenido signos vitales normales. El exantema consta de pápulas de 1 a 2 mm sobre una base eritematosa amplia distribuidas en el tronco.

1. El diagnóstico *más* probable es:
    a) Milia.
    b) Impétigo.
    c) Infección por virus del herpes simple.
    d) Eritema tóxico neonatal.

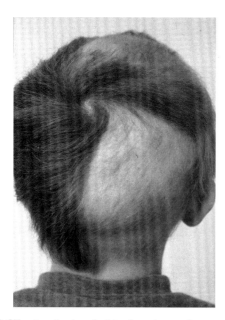

Figura 1-27   Patrón de pérdida de pelo en placas, congruente con tricotilomanía. (*Véase* encarte a color.)

Respuesta

La respuesta es d). Ésta es la descripción clásica de lesiones de eritema tóxico. Las milia son pápulas blancas puntiformes (por lo general sobre la nariz, la barbilla o la frente de lactantes). Las lesiones de impétigo son más pustulares o están cubiertas de costra, y a menudo están más agrupadas. El impétigo puede excluirse con una tinción de Gram. Por lo general, el virus del herpes simple causa agrupaciones de lesiones microvesiculares, que pueden diagnosticarse al abrir una vesícula, tomar una muestra de la base con hisopo y enviarla para examen con anticuerpos fluorescentes directos.

Caso 2

Un niño de ocho años es llevado al consultorio por su madre debido a un exantema que se está diseminando. La madre no puede recordar síntomas de fiebre o enfermedad, y el niño niega que el exantema sea sintomático. El paciente recuerda la aparición de una mancha más grande en la parte inferior izquierda del abdomen varias semanas antes del inicio del resto del exantema.

En la exploración, usted encuentra una placa redonda de 2 cm, con descamación y con un borde elevado en la mancha inicial. El resto del exantema consta de una combinación de pápulas individuales de 1 mm entremezcladas con múltiples pápulas eritematosas redondas a ovoides de 2 a 5 mm, con descamación delgada.

2. El diagnóstico *más* probable que usted contempla inicialmente es:
   a) Dermatitis por contacto.
   b) Pitiriasis rosada.
   c) Psoriasis en gotas.
   d) Sífilis secundaria.

Respuesta

La respuesta es b).

3. Con base en este diagnóstico, la mejor recomendación en cuanto a tratamiento es:
   a) Esteroide tópico de baja potencia, en crema, con el cual se espera resolución en un lapso de 5 a 7 días.
   b) Remisión con un dermatólogo pediatra para considerar fototerapia con luz ultravioleta A.
   c) Remisión con un dermatólogo pediatra para evaluación y posible biopsia.
   d) No se requiere tratamiento o aplicación de emolientes tópicos a menos que el exantema se haga pruriginoso, y tranquilice al paciente respecto a que la erupción a menudo persiste durante seis a ocho semanas.

Respuesta

La respuesta es d). La placa heráldica inicial y la aparición subsiguiente de las lesiones con bordes definidos, ovoides, con descamación, características, son peculiares de la pitiriasis rosada. El tratamiento es principalmente para alivio sintomático de cualquier prurito asociado, y tranquilice al paciente respecto a que el exantema es benigno, aunque de duración prolongada.

Caso 3

Un niño afroamericano de tres años es atendido en su consultorio, con una molestia principal de "zonas calvas". El niño ha estado contento y juguetón. Su padre manifiesta que las zonas calvas se hicieron evidentes en el momento del reciente corte de pelo del niño, hace dos días.

El examen del cuero cabelludo revela tres áreas de pérdida de pelo en la parte parietooccipital, que varían de 0.5 a 2.5 cm de diámetro. Las dos lesiones más pequeñas están casi desprovistas de pelo, y se observan de 5 a 10 puntos negros de pelos rotos dentro de folículos pilosos. La placa de alopecia más grande está enrojecida y muestra un poco de descamación; se pueden observar varias pústulas pequeñas y palpar un ganglio cervical posterior de 1.5 cm sobre el área del cuello adyacente.

4. Usted está bastante seguro de que esto representa:
   a) Alopecia areata.
   b) Alopecia por tracción.
   c) Tricotilomanía.
   d) Tiña de la cabeza.

Respuesta

La respuesta es d).

5. Informe al padre del niño que:
   a) Se obtendrá un cultivo del cuero cabelludo para hongos.
   b) Se debe prescribir al niño tratamiento con griseofulvina, 15 a 20 mg/kg, por vía oral una vez al día durante 6 a 8 semanas; el medicamento debe tomarse con una comida o bebida grasosas.
   c) El padre debe entender que esta enfermedad es transmisible por contacto directo a hermanos y compañeros de juego.
   d) Debe lavar el cabello de su hijo dos veces a la semana con un champú antimicótico.
   e) Todas las anteriores.

Respuesta

La respuesta es e). La tiña de la cabeza a menudo se presenta como alopecia con "puntos negros" notables que representan pelos rotos, debilitados por endotrix. A menudo hay eritema y linfadenopatía cervical posterior asociados.

Caso 4

La madre de un paciente de seis años ha llamado a su consultorio, preocupada respecto a un exantema que se está diseminando en los brazos de su hijo. El niño se siente bien, a excepción de que manifiesta tener prurito. El exantema empezó en la muñeca hace dos días, y ahora se está diseminando de manera difusa, incluso hacia los genitales.

En el examen, las áreas originales de la erupción son lineales, y las áreas restantes son microvesiculares.

6. Para aclarar el interrogatorio, usted pregunta más antecedentes acerca de:
   a) Viaje reciente.
   b) Campamento o juego en bosques.
   c) Contacto con hermanos o compañeros de juego que tienen un exantema similar.
   d) Fiebre o dolor de garganta.

Respuesta

La respuesta es b).

7. Al esclarecer el cuadro con el apoyo de este interrogatorio adicional, usted diagnostica:
   a) Dermatitis por contacto con hiedra venenosa (*Rhus*).
   b) Eritema infeccioso (quinta enfermedad).
   c) Escarlatina.
   d) Dermatitis por níquel.

Respuesta

La respuesta es a). La reducción lineal inicial y la erupción microvesicular subsiguiente son clave para el diagnóstico de una dermatitis por contacto relacionada con hiedra venenosa. El exantema en sí no es contagioso después de que se limpia el aceite de la planta que quedó por la exposición inicial. Si bien puede ocurrir autoinoculación si no se eliminan por completo los aceites mediante lavado, más a menudo, la erupción microvesicular subsiguiente es un resultado de la respuesta inmunitaria al alérgeno por contacto.

8. Se recomienda tratamiento con:
   a) Penicilina o amoxicilina.
   b) Crema emoliente que contiene ácido láctico o urea.
   c) Monitorización con aislamiento hasta que el exantema se haya resuelto.
   d) Esteroide tópico en crema y antihistamínico oral.

Respuesta

La respuesta es d). Si el aceite de la planta puede eliminarse a fondo mediante lavado con jabón varias horas después de la exposición, la dermatitis por contacto subsiguiente se podría disminuir o incluso evitar. Una vez que el exantema es evidente, el tratamiento con esteroides tópicos de potencia moderada y antihistamínicos puede ayudar a disminuir el prurito. Si el exantema es extenso, y se observa alrededor de los ojos, la boca o los genitales, sitios en los cuales el edema puede ser problemático, a menudo se necesitan esteroides orales para controlar la respuesta inmunitaria.

Caso 5

Un lactante de cinco meses se presenta con un hemangioma segmentario, superficial, que se extiende desde la línea media de la frente hasta la parte temporal del cuero cabelludo. Usted confirma un soplo holosistólico típico, respecto al cual los padres del lactante previamente habían mencionado que se había diagnosticado como un defecto del tabique interventricular en un ecocardiograma prenatal.

9. En vista de una segunda anormalidad congénita en este lactante, ¿cuál de los siguientes sería importante considerar?
   a) Síndrome de Sturge-Weber.
   b) Síndrome PHACE.
   c) Hemangiomatosis diseminada.
   d) Síndrome de Klippel-Trenaunay.

Respuesta

La respuesta es b).

10. ¿Cuáles son los datos asociados en este síndrome?
    a) Malformaciones de la fosa posterior.
    b) Anomalías arteriales de la cabeza y el cuello.
    c) Defectos cardiacos, como coartación de la aorta, defecto del tabique interventricular, defecto del tabique interauricular y conducto arterioso permeable.
    d) Anomalías oculares.
    e) Todas las anteriores.

Respuesta

La respuesta es e). Casi todos los hemangiomas son tumores vasculares aislados benignos. Hay algunos que son manifestaciones cutáneas de enfermedad más extensa. Es importante saber cuáles hemangiomas se deben investigar más.

11. ¿Cuál paciente requiere un estudio para producción de andrógeno excesiva y anormal?
    a) Un recién nacido con pustulosis cefálica neonatal.
    b) Un lactante de tres meses de edad con comedones abiertos y cerrados, y acné inflamatorio.
    c) Un niño de cuatro años con comedones abiertos y cerrados y acné inflamatorio.
    d) Una joven de 15 años con acné noduloquístico.

Respuesta

La respuesta es c). Si bien el desarrollo puberal se ha desplazado hacia una edad de inicio más temprana, los niños de 2 a 7 años de edad no deben presentarse con acné comedónico inflamatorio florido. El rango aceptable más temprano de aparición de acné es en un niño de 6 a 7 años de edad que tiene algunos comedones abiertos o cerrados. Los diagnósticos diferenciales más comunes para pápulas y pústulas inflamatorias en niños de 2 a 7 años de edad son dermatitis perioral o queratosis pilar.

12. ¿Cuál respuesta es INCORRECTA?
    a) Manchas café con leche de la neurofibromatosis 1.
    b) Manchas café con leche del síndrome de Legius.
    c) Manchas hiperpigmentadas de la urticaria pigmentosa.
    d) Manchas hiperpigmentadas de la esclerosis tuberosa.

Respuesta

La respuesta es d). La esclerosis tuberosa se asocia con manchas *hipo*pigmentadas, llamadas manchas en hoja de fresno. La piel de zapa, que puede ser hiperpigmentada, es un término para un nevo de tejido conjuntivo que no es macular (plano), sino más bien pápulas hiperpigmentadas que muestran coalescencia hacia placas.

13. Se sabe que en los pacientes con dermatitis atópica, la enfermedad cutánea tiene un componente multifactorial. ¿Cuál de las siguientes opciones es un contribuidor conocido a una exacerbación atópica?
    a) Calor seco y temperaturas invernales.
    b) Calor excesivo y condiciones que propician el sudor.
    c) Colonización bacteriana de la piel.
    d) Ropa áspera.
    e) Todas las anteriores.

Respuesta

La respuesta es e). Los pacientes con dermatitis atópica se sienten mejor en ambientes templados. La colonización bacteriana o las infecciones de cualquier clase pueden exacerbar el medio inflamatorio y causar prurito aumentado para pacientes atópicos. La ropa áspera, calcetines ajustados, puños, e incluso las etiquetas, pueden contribuir a picazón localizada en pacientes atópicos, lo cual provoca liberación de histamina y prurito más difuso.

LECTURAS RECOMENDADAS

Eichenfield LF, Frieden IJ, Esterly NB, eds. *Neonatal dermatology*, 2nd ed. Philadelphia, PA: Elsevier, 2008.
Paller AS, Mancini AJ, eds. *Hurwitz clinical pediatric dermatology*, 4th ed. Edinburgh, London, New York: Elsevier, 2011.
Schachner LA, Hansen RC, eds. *Pediatric dermatology*, 4th ed. Elsevier, 2011.

Capítulo 2

Inmunizaciones

Camille Sabella

El objetivo de la inmunización es prevenir enfermedades infecciosas. En Estados Unidos, los programas de inmunización han dado lugar a la eliminación o al decremento significativo de la incidencia de muchas enfermedades infecciosas. La implementación de inmunización universal contra ciertas infecciones, como rubéola, tétanos y *Haemophilus influenzae* tipo B (Hib), ha disminuido la prevalencia de estas infecciones en más de 99%.

La inmunización *activa* comprende la administración de un microorganismo completo o parte de éste, o de un producto modificado que tenga tal virulencia como para evocar una respuesta inmunitaria. Esta respuesta imita la reacción a la infección natural, pero plantea poco riesgo o ninguno para el receptor. La inmunización activa puede lograrse con vacunas vivas atenuadas o con vacunas muertas (inactivas). La vacunación con una vacuna viva causa una infección activa en quien la recibe pero, por lo general, ocasiona poca o ninguna reacción adversa del huésped en una persona inmunocompetente. Sin embargo, una persona con alteraciones inmunitarias puede experimentar un efecto adverso después de la vacunación con una vacuna de virus vivos. Los microorganismos en vacunas inactivas son incapaces de replicarse en el huésped; por ende, no plantean una amenaza para un huésped con inmunosupresión.

La inmunización *pasiva* comprende la administración de anticuerpos preformados y puede administrarse por las siguientes razones:

■ Prevención o aminoración de una infección en un huésped susceptible que haya quedado expuesto a la infección y que tenga riesgo alto debido a sus complicaciones. Un ejemplo clínico sería la administración de inmunoglobulina (Ig) de varicela-zóster a un huésped susceptible que tenga alteraciones inmunitarias y que haya quedado expuesto a la varicela.
■ Aminoración del efecto de la toxina, o ayuda a suprimirlo, cuando una infección ya está presente. Un ejemplo clínico sería la administración de Ig antitetánica para tratar a un paciente que padece tétanos.
■ Reabastecer de Ig a una persona con síntesis deficiente de anticuerpos debido a un defecto congénito o adquirido de células B. Un ejemplo clínico sería la administración mensual de Ig intravenosa a un niño con agammaglobulinemia ligada a X (de Bruton).

CONSIDERACIONES GENERALES

En general, pueden administrarse múltiples vacunas simultáneamente de una manera segura y eficaz. La respuesta inmunitaria a una de las vacunas incluidas en los programas de inmunización sistemáticos por lo general no interfiere con la respuesta inmunitaria a las otras. El Institute of Medicine Safety Review Committee ha *desestimado* una relación causal entre múltiples inmunizaciones y la aparición de disfunción del sistema inmunitario.

Las dosis recomendadas de vacunas se basan en estudios clínicos y en la experiencia. La administración de una dosis reducida de una vacuna puede dar lugar a una respuesta inmunogénica subóptima a la vacuna. Por ende, *no* se recomienda reducir la dosis de una vacuna ni dividirla, incluso en lactantes prematuros o con peso bajo al nacer.

La administración de *vacunas de virus vivos* por vía parenteral desde poco antes a varios meses después de la administración de productos de Ig puede provocar inmunogenicidad disminuida. Este fenómeno se ha documentado para la *vacuna contra el sarampión*, y se ha teorizado que también sucede con la *vacuna contra la varicela*. El grado y la duración de la inhibición de la respuesta inmunitaria varían con la dosis y la vía de administración del producto de Ig. Si un producto de Ig se ha administrado en el transcurso de 14 días después de la administración de vacuna contra el sarampión, la parotiditis y la rubéola (MMR, *measles, mumps, and rubella*), o contra la varicela, la vacuna debe administrarse después de un periodo que se considere apropiado, dependiendo de la dosis y el tipo de Ig administrada. Si un niño ha recibido un producto de Ig y está programado para recibir una vacunación MMR o contra la varicela, la vacunación debe diferirse hasta que haya transcurrido un tiempo apropiado. En la **tabla 2-1** se resumen los intervalos entre la administración de productos de Ig seleccionados y la vacunación contra el sarampión y contra la varicela, recomendados por el Committee on Infectious Diseases de la American Academy of Pediatrics.

La administración de un anticuerpo monoclonal, como el palivizumab para profilaxis de infección por virus sincitial respiratorio, no hace necesario alterar el programa de administración de vacuna de virus vivos.

La National Childhood Vaccine Injury Act de 1986, exige que los profesionales del cuidado de la salud que administren vacunas sistemáticas:

TABLA 2-1

INTERVALOS RECOMENDADOS ENTRE LA ADMINISTRACIÓN DE UN PRODUCTO DE IG Y LA INMUNIZACIÓN CON VACUNAS CONTRA EL SARAMPIÓN O LA VARICELA

Producto de inmunoglobulina/ indicación	Intervalo recomendado (meses)
Ig antitetánica	3
Ig para profilaxis de hepatitis A	3
Ig de hepatitis B	3
Ig de varicela-zóster	5
Ig intravenosa para terapia de reemplazo	8
Ig intravenosa para síndrome de Kawasaki	11

Ig, inmunoglobulina.
Adaptado de *Red Book: 2015 Report of the Committee on Infectious Diseases*, 30th ed. Elk Grove, IL: American Academy of Pediatrics, 2015:39, Table 1.10.

- Mantengan registros de inmunización permanentes.
- Reporten casos de eventos adversos especificados al Vaccine Adverse Event Reporting System (VAERS).

CONTRAINDICACIONES PARA LA VACUNACIÓN

Las contraindicaciones para la vacunación se comentan en las secciones sobre vacunas específicas. En general, si un lactante o niño tiene una enfermedad febril aguda, a no ser que sea leve y con fiebre baja, las inmunizaciones deben diferirse hasta la recuperación. Un niño por lo demás sano que está recibiendo terapia antimicrobiana, tiene una enfermedad diarreica leve, o recientemente ha quedado expuesto a una enfermedad infecciosa, puede vacunarse. De igual modo, un niño por lo demás sano que tiene un contacto en el hogar que no está inmunizado, que tiene inmunodeficiencia, o es mujer y está embarazada, puede vacunarse. El amamantamiento, la malnutrición y un antecedente familiar de crisis convulsivas o eventos adversos después de inmunizaciones *no* son contraindicaciones para inmunizaciones.

Los lactantes prematuros por lo general pueden inmunizarse a la edad cronológica habitual. La única *excepción* posible se refiere a la inmunización contra la hepatitis B en lactantes que *pesan menos de 2 kg*. Cuando estos lactantes son vacunados contra la hepatitis B *en el momento del nacimiento* tienen tasas de seroconversión más bajas que las que se observan en lactantes a término y en lactantes pretérmino vacunados en una fecha posterior. Empero, los recién nacidos pretérmino médicamente estables parecen responder a la vacunación contra la hepatitis B tan bien como los lactantes de mayor edad. De este modo, se aplican las recomendaciones que siguen para la vacunación contra la hepatitis B de lactantes que pesan menos de 2 kg.

Si la madre es antígeno de superficie del virus de la hepatitis B (HBsAg, *hepatitis B surface antigen*)-*negativa*:

- Se difiere la primera dosis de vacuna contra la hepatitis B hasta que el lactante tenga 30 días de edad si se encuentra estable desde el punto de vista médico, o en el momento del egreso del hospital si es dado de alta antes de los 30 días de edad cronológica. La segunda y tercera dosis de vacuna pueden administrarse a los 1 a 2 meses y a los 6 a 18 meses de edad, respectivamente.

Si la madre es HBsAg-*positiva*:

- Se administra la primera dosis de vacuna contra la hepatitis B al lactante en el transcurso de 12 horas luego del nacimiento, junto con Ig de hepatitis B.
- La serie de inmunización se completa con *tres* dosis subsiguientes de vacuna contra la hepatitis B (la primera dosis administrada no se cuenta como parte de la serie de inmunización), cuando el lactante tiene 1 mes, 2 a 3 meses y 6 a 7 meses de edad.
- Se practican pruebas en el lactante para buscar la presencia de HBsAg y de anticuerpos contra HBsAg (anti-HBs) a los 9 a 18 meses de edad.

INMUNIZACIONES ACTIVAS QUE SE RECOMIENDAN DE MANERA SISTEMÁTICA PARA TODOS LOS NIÑOS

Quienes aplican vacunación deben tener acceso al programa de inmunización más actualizado para personas de 0 a 18 años de edad, así como al programa de inmunización para puesta al día, proporcionado por el Advisory Committee on Immunization Practices de los Centers for Disease Control and Prevention, y aprobado por la American Academy of Pediatrics, la American Academy of Family Physicians, y el American College of Obstetricians and Gynecologists, en http://www.cdc.gov/vaccines/schedules/hcp/child-adolescent.html

Vacuna contra el tétanos

La vacuna contra el tétanos es una vacuna de toxina muerta (toxoide) para eliminar su toxicidad sin restar su capacidad antigénica; por lo general se combina con vacuna contra la difteria y vacuna acelular contra la tos ferina (DTaP, *diphtheria and acellular pertussis vaccine* y Tdap) o con vacuna contra la difteria (DT o Td, *diphtheria vaccine*). La vacunación con una serie primaria y dosis de refuerzo cada 10 años tiene eficacia de casi 100% en la prevención de tétanos. La enfermedad natural por lo general no confiere inmunidad al tétanos.

Después de que se completa la serie primaria, deben administrarse dosis de refuerzo cada 10 años y no de modo más frecuente, excepto para profilaxis de tétanos después de exposición por una herida (*véase* más adelante).

Los efectos adversos incluyen reportes muy poco comunes de reacciones anafilácticas graves, síndrome de Guillain-Barré, y neuritis braquial. *La única contraindicación para la vacuna contra el tétanos es una reacción anafiláctica inmediata a una dosis previa de vacuna que incluye protección contra el tétanos.* Bajo esta rara circunstancia están justificadas la remisión con un alergólogo y una posible desensibilización.

Profilaxis del tétanos en el manejo de heridas

Para niños que ya han recibido tres o más dosis de toxoide tetánico, se recomienda vacunación contra el tétanos si han transcurrido cinco años (para heridas contaminadas) o 10 años (para heridas menores, limpias) desde la última dosis. Para niños que no han recibido vacuna contra el tétanos, o han recibido menos de tres dosis, esta vacuna, junto con *Ig antitetánica*, debe administrarse para heridas contaminadas, mientras que para heridas menores limpias sólo debe administrarse vacuna contra el tétanos. La elección de vacuna contra el tétanos depende de la edad del niño y de si la vacuna contra la tos ferina está contraindicada:

- Para menores de siete años se recomienda DTaP, a menos que la vacuna contra la tos ferina esté contraindicada, en cuyo caso debe administrarse DT (esta última puede diferirse en el primer año de vida).
- Para niños de 7 a 10 años o más debe administrarse vacuna contra la difteria de tipo adulto, en combinación con vacuna contra el tétanos y contra la tos ferina (Tdap), a no ser que esta última se encuentre contraindicada, en cuyo caso deben recibir Td.
- Para adolescentes de 11 a 18 años debe administrarse Tdap en lugar de Td, a menos que hayan recibido Tdap previamente, o que la vacuna contra la tos ferina esté contraindicada.

Vacuna contra la difteria

La vacuna contra la difteria es una vacuna de toxina muerta (toxoide) para eliminar su toxicidad sin restar su capacidad antigénica administrada en combinación con toxoide tetánico y con vacuna acelular contra la tos ferina (DTaP o Tdap) o con toxoide tetánico (DT o Td). La DTaP y la DT deben usarse para lactantes y niños menores de siete años, la Td o Tdap debe administrarse a niños de 7 a 10 años, y la Tdap en adolescentes de 11 a 18 años. Las dosis de toxoide diftérico en las preparaciones de Td y Tdap son significativamente más bajas que las que se encuentran en la DTaP y la DT y, por ende, son menos reactogénicas en niños de mayor edad y en adultos.

La inmunización con toxoide diftérico es eficaz para prevenir la infección y disminuir la colonización por cepas toxinogénicas de *Corynebacterium diphtheriae*, según se evidencia por la rareza de esta enfermedad en países con tasas de inmunización altas.

Las reacciones adversas al toxoide diftérico son locales leves, como hipersensibilidad, hinchazón y eritema. En niños de siete años o más, la incidencia de reacciones locales a la dosis estándar de vacuna contra la difteria contenida en la DTaP y la DT es más alta; por ende, deben inmunizarse con Td o Tdap. La anafilaxia es un evento extraordinariamente raro después de vacunación contra la difteria y el tétanos.

La única contraindicación para la vacunación contra la difteria es un antecedente de un evento inmediato grave o que puso en peligro la vida después de una dosis previa de vacuna contra la difteria.

Vacunas contra la tos ferina

Las vacunas de células enteras que contienen microorganismos inactivos de *Bordetella pertussis* han quedado reemplazadas por vacunas acelulares para inmunización sistemática en Estados Unidos. Estas vacunas contienen uno o más antígenos purificados de las bacterias, y se combinan con toxoides diftérico y tetánico. Las vacunas acelulares causan menos reacciones que las vacunas de células enteras.

Las vacunas acelulares contra tos ferina se recomiendan para lactantes y niños en Estados Unidos, porque se asocian con menos eventos adversos, como fiebre, irritabilidad y reacciones locales que las vacunas de células enteras. Las vacunas Tdap están aprobadas para uso en adolescentes de 11 a 18 años de edad, y pueden usarse en niños de 7 a 10 años que nunca han sido vacunados, o que no tienen vacunación completa contra la tos ferina.

Los eventos adversos después de vacunación contra la tos ferina comprenden:

- Eritema, hinchazón y dolor en el sitio de inyección.
- Fiebre, por lo general leve, muy rara vez de 40.5 °C (104.9 °F) o más alta.
- Anafilaxia o reacciones alérgicas.
- Crisis convulsivas, la mayor parte de las cuales son febriles.
- Episodios de hipotonía-capacidad de respuesta disminuida.
- Llanto persistente e inconsolable.
- Hinchazón de la extremidad.

La incidencia de reacciones sistémicas y locales es significativamente más baja después de vacunación con vacuna acelular contra tos ferina que después de vacunación con vacuna de células enteras. Se considera que las crisis convulsivas que siguen a la administración de dicha vacuna son en su mayor parte crisis convulsivas febriles, y no se asocian con secuelas a largo plazo. De igual modo, los episodios de hipotonía y llanto prolongados no parecen asociarse con secuela alguna. Se ha reportado que la hinchazón de la extremidad que afecta todo el muslo o el brazo, que a veces ocurre con fiebre, eritema y dolor, ocurre después de dosis *de refuerzo* de vacunas acelulares contra la tos ferina. Esta afección se resuelve de manera espontánea y sin secuelas.

El examen de casos de síndrome de muerte súbita del lactante, daño cerebral, trastorno convulsivo y retraso del desarrollo después de vacunación contra la tos ferina *no* ha establecido una relación causal.

Las *contraindicaciones* para la vacunación contra la tos ferina son:

- Reacción anafiláctica inmediata a una dosis previa de la vacuna.
- Encefalopatía grave que ocurre en el transcurso de siete días después de una dosis previa de una vacuna, que no puede explicarse por otra causa.

Los eventos adversos asociados con vacunación contra la tos ferina, como crisis convulsivas en el transcurso de tres días luego de la vacunación, llanto inconsolable en un lapso de tres horas luego de la vacunación, un evento de hipotonía en el transcurso de 48 horas luego de la vacunación, y fiebre de 40.5 °C o más alta, y síndrome de Guillain-Barré que ocurre en el transcurso de seis semanas después de una dosis previa de vacuna que contiene protección contra el tétanos, *no* se consideran contraindicaciones verdaderas para la vacunación adicional. En estas situaciones, la vacunación puede estar indicada si, después de evaluación cuidadosa, se juzga que los beneficios pesen más que el riesgo de complicaciones. En niños que tienen un trastorno neurológico activo por lo general se debe diferir la vacuna contra la tos ferina hasta que el estado se estabilice, a fin de evitar confusión respecto a un posible cambio en la evolución clínica.

Los niños con enfermedades neurológicas estables o con trastornos compulsivos bien controlados pueden inmunizarse con DTaP. Un antecedente familiar de trastorno convulsivo no es una contraindicación para inmunizar a un niño con vacuna contra la tos ferina. El nacimiento pretérmino tampoco es una contraindicación para la vacunación.

Vacunas contra el poliovirus

La vacunación contra el poliovirus, que empezó con la introducción de la vacuna inactiva contra poliovirus (IPV, *inactivated poliovirus vaccine*) durante la década de 1950, seguida por la vacuna oral contra poliovirus (OPV, *oral poliovirus vaccine*) durante la década de 1960, casi ha eliminado la poliomielitis paralítica en todo el mundo. El último caso de poliomielitis adquirido de manera autóctona, causado por el poliovirus natural en Estados Unidos, ocurrió en 1979; desde esa época, *los únicos casos de poliomielitis paralítica autóctona reportados en ese país se han asociado con OPV.*

Hasta el año 2000, en Estados Unidos y en todo el mundo se usó exclusivamente OPV para controlar el poliovirus. No obstante, debido al riesgo de poliomielitis paralítica asociada con vacuna (VAPP, *vaccine-associated paralytic poliomyelitis*) con la OPV, *ahora se recomienda un programa con IPV.* La IPV ahora es la única vacuna contra la poliomielitis disponible en Estados Unidos. La POV aún es la única vacuna que se recomienda en países en los cuales la poliomielitis sigue siendo endémica.

Vacuna inactiva contra poliovirus

La IPV, desarrollada por Jonas Salk a principios de la década de 1950, consta de partículas virales no infecciosas inactivadas con formalina. La vacuna disponible en la actualidad es una formulación mejorada que contiene concentraciones más altas de los tres serotipos del poliovirus, y es altamente inmunogénica contra los tres. Casi 100% de los niños tiene anticuerpos contra los tres serotipos de poliovirus después de dos dosis de IPV durante el primer año de vida y una dosis de refuerzo durante el segundo año.

Dado que la IPV es una vacuna de virus muerto, los eventos adversos asociados con la vacunación son muy poco frecuentes. La IPV no se asocia con riesgo de VAPP o de diseminación a personas que tienen alteraciones inmunitarias. Por consiguiente, la vacuna puede administrarse a personas que tienen inmunodeficiencia y sus contactos. La única contraindicación es una reacción alérgica grave a una dosis previa o a estreptomicina, polimixina B o neomicina, que la vacuna contiene en cantidades traza.

Vacuna oral contra el poliovirus

La OPV, desarrollada por Albert Sabin, y autorizada para uso en 1961, es una vacuna de virus vivos atenuados que contiene las tres cepas del poliovirus. La vacuna es altamente inmunogénica, y brinda protección duradera, probablemente de por vida. La OPV induce inmunidad en las mucosas orofaríngea e intestinal, y el virus pasa hacia la faringe y las heces durante semanas después de la vacunación.

Dado que el virus se expulsa en las heces y la saliva, puede transmitirse a contactos cercanos y proporcionar protección a quienes no han sido inmunizados previamente. La OPV persiste como la mejor vacuna para la erradicación mundial, y fue la mejor durante décadas en Estados Unidos debido a su:

- Costo bajo de producción.
- Facilidad de administración y aceptación por los pacientes.
- Capacidad para transmitir inmunidad a personas no inmunizadas y protegerlas (inmunidad de grupo o colectiva).
- Capacidad para inducir inmunidad intestinal.

El problema con la OPV es su potencial de causar enfermedad paralítica en los receptores de la vacuna y sus contactos. El riesgo general de VAPP, cuando se incluyen tanto receptores como contactos, es de 1/2.4 millones de dosis. El riesgo es más alto después de la primera dosis (aproximadamente 1/760 000 dosis). El riesgo de VAPP es 3 200 a 6 800 veces más alto en personas con inmunodeficiencia que en las que son inmunocompetentes.

La OPV autorizada ya no se encuentra disponible en Estados Unidos.

Vacuna contra el sarampión

La única vacuna contra el sarampión autorizada en Estados Unidos es una vacuna de virus entero atenuado vivo, que se produce en cultivo de células de embrión de pollo, y está disponible en formulaciones combinadas, como vacunas contra sarampión-parotiditis-rubéola (MMR, *measles-mumps-rubella*) y contra sarampión-parotiditis-rubéola-varicela (MMRV, *measles-mumps-rubella-varicella*).

Después de la vacunación a los 12 a 15 meses de edad, se desarrolla inmunidad contra el sarampión en alrededor de 95% de los niños; cuando reciben dos dosis de la vacuna con al menos cuatro semanas de separación, más de 99% desarrolla inmunidad. Debido a esta tasa de fracaso de la vacuna primaria con una dosis, se recomienda de manera sistemática un *programa de dos dosis.* Los brotes de sarampión en Estados Unidos a finales de la década de 1980 y principios de 1990 fueron un resultado directo de tasas de inmunización inadecuadas en niños preescolares. En la actualidad, la mayor parte de los casos de sarampión en ese país se asocia con importación del virus desde otros países, y ocurre en individuos inmunizados o en aquellos cuyo estado de inmunización se desconoce.

Las tasas de seroconversión en lactantes menores de un año de edad inmunizados con vacuna contra el sarampión son significativamente más bajas que las que se observan en niños de un año o mayores. Este dato se ha atribuido a la presencia de anticuerpos pasivos maternos, aunque las deficiencias de la inmunidad humoral durante el primer año de vida tal vez contribuyan a la falta de inmunogenicidad de la vacuna. Sin embargo, durante un brote, la vacuna puede administrarse a una edad tan temprana como los seis meses. Los niños inmunizados antes de su primer cumpleaños deben volver a vacunarse a los 12 a 15 meses de edad, y después recibir una tercera dosis al menos un mes después de la segunda.

Eventos adversos

Alrededor de 5 a 15% de los sujetos vacunados presenta fiebre de 39.4 °C (102.9 °F) o más alta de 7 a 12 días después de la vacunación. Las crisis convulsivas asociadas con estas fiebres, por lo general, son simples y no se asocian con secuelas a largo plazo. En 5% de los sujetos vacunados se presentan exantemas transitorios; rara vez ocurre una trombocitopenia transitoria, y se estima que la encefalitis o la encefalopatía se asocia con menos de 1 en 1 millón de dosis administradas. En múltiples estudios, así como en un reporte del Institute of Medicine Immunization Safety Review Committee, se ha refutado una relación causal entre la vacuna contra el sarampión y el autismo.

Algunas personas que *no* deben recibir vacuna contra el sarampión:

- Embarazadas.
- Niños que han tenido una reacción anafiláctica a una dosis previa de vacuna contra el sarampión.
- Personas con enfermedades que producen alteración inmunitaria (excepto infección asintomática por virus de la inmunodeficiencia humana [HIV]; *véase* más adelante).

Además, en niños que recién han recibido Ig, la vacunación contra el sarampión debe retrasarse durante un periodo especificado con base en la preparación de Ig y la dosis recibida **(tabla 2-1)**.

Infección por HIV y vacuna contra el sarampión

Los lactantes y niños con infección por HIV tienen riesgo de complicaciones graves del sarampión, como neumonía grave. Por ende, debe administrarse vacuna contra el sarampión a personas que tienen infección *asintomática* por HIV, y aquellas con infección sintomática pero *sin* inmunosupresión grave con base en recuentos de linfocitos T CD4$^+$ y porcentajes de éstos. Los individuos con infección por HIV que tienen inmunosupresión grave *no* deben recibir vacuna contra el sarampión debido al riesgo de neumonía relacionada con la vacuna. La inmunosupresión grave se define como un porcentaje de linfocitos T CD4$^+$ menor a 15% (en todas las edades) o recuento de linfocitos T CD4$^+$ menor de 200 linfocitos/mm^3 (mayores de cinco años de edad).

Alergias al huevo y vacuna contra el sarampión

La vacuna contra el sarampión se produce en células de embrión de pollo, pero *no* contiene cantidades importantes de proteínas que tengan reacción cruzada con la clara de huevo. La mayoría de los niños con un antecedente de anafilaxia al huevo no presenta reacción adversa a la vacuna contra MMR. Además, en niños alérgicos al huevo, las pruebas cutáneas con vacuna contra el sarampión no son predictivas de reacción de hipersensibilidad inmediata. Por ende, los niños con un antecedente de alergia al huevo *pueden* recibir la vacuna contra MMR sin pruebas cutáneas previas.

Vacuna contra la parotiditis

La vacuna contra la parotiditis es una cepa atenuada viva preparada en cultivos de células de embrión de pollo y disponible en formulaciones combinadas como vacunas contra MMR y contra MMRV. La vacuna es altamente inmunogénica y la inmunidad inducida por vacuna es duradera.

Las reacciones adversas a la vacuna contra la parotiditis son muy raras. Las recomendaciones y contraindicaciones para vacunación contra la parotiditis son aquellas descritas para la vacunación contra el sarampión (*véase* antes).

Vacuna contra la rubéola

La vacuna contra la rubéola es una vacuna viva atenuada que se hace crecer en cultivos de células diploides humanas y se administra en combinación con la de MMR o con la de MMRV. Al igual que las vacunas contra el sarampión y la parotiditis, la vacuna contra la rubéola es altamente inmunogénica y eficaz, y proporciona inmunidad a largo plazo. Es necesario hacer esfuerzos especiales por inmunizar a personas pospuberales susceptibles, porque el síndrome de rubéola congénita aún es un problema en comunidades donde las tasas de inmunización son bajas.

Los eventos adversos asociados con la vacuna contra la rubéola son linfadenopatía, fiebre y exantema leves que ocurren 5 a 12 días después de la vacunación. En 0.5% de los niños de corta edad vacunados ocurren artralgias transitorias y artritis leve, pero son mucho más comunes en mujeres pospúberes susceptibles.

Al igual que la vacuna contra el sarampión, la de la rubéola no debe administrarse a embarazadas, personas con inmunidad alterada (con excepción de infección por HIV; *véase* la sección precedente sobre vacuna contra el sarampión), y personas que recientemente han recibido Ig.

Vacunas contra *Haemophilus influenzae* tipo b

Las vacunas contra Hib se introdujeron en 1988. Las primeras fueron de polisacárido, que no desencadenaban una respuesta inmunitaria en lactantes y niños menores de dos años. Durante los siguientes años, las vacunas de polisacárido capsular se enlazaron de manera covalente (conjugaron) con proteínas transportadoras. Estas vacunas conjugadas activan células T auxiliares e inducen inmunidad dependiente de T (dependiente del timo), que provoca:

- Respuestas cuantitativas muy aumentadas, especialmente en lactantes.
- Memoria inmunitaria.
- Dependencia de anticuerpos tipo IgG en lugar de IgM.

En Estados Unidos se dispone de tres vacunas contra Hib conjugadas de antígeno único, y tres combinadas que contienen Hib. Todas son altamente inmunogénicas en lactantes y niños. Su eficacia es evidenciada por la eliminación casi completa de enfermedad por Hib invasiva desde su introducción.

Las vacunas contra Hib se recomiendan para uso en todos los lactantes, a partir de los dos meses de vida. Después de la serie primaria, se recomienda una dosis de refuerzo a los 12 a 15 meses de vida.

Los eventos adversos asociados con vacunas contra Hib son poco comunes. Ocurren reacciones locales en el sitio de inyección, pero éstas, por lo general, son leves y breves. Las reacciones sistémicas son raras.

Vacunas contra la hepatitis B

Las vacunas contra la hepatitis B disponibles en Estados Unidos se producen mediante una tecnología de DNA recombinante; tienen eficacia de 90 a 95% en la prevención de infección por virus de la hepatitis B y de hepatitis clínica en niños y adultos. Aun cuando la concentración de anticuerpos puede disminuir con el tiempo y hacerse indetectable, estudios a largo plazo indican que la respuesta de memoria permanece intacta hasta durante 20 años.

La inmunización sistemática contra la hepatitis B se recomienda para *todos los lactantes, niños y adolescentes*. Además, se debe inmunizar a todas las personas que tienen riesgo alto de infección por virus de la hepatitis B **(tabla 2-2)**. *La inmunización sistemática de todos los lactantes es el método más eficaz para prevenir la transmisión de infección por virus de la hepatitis B, y a la postre eliminarla.* Además, deben hacerse esfuerzos especiales por vacunar a todos los niños antes de que lleguen a la adolescencia.

La inmunoprofilaxis después de exposición es el método más eficaz para prevenir la transmisión vertical del virus de la hepatitis B. Las recomendaciones se basan en el estado en cuanto a hepatitis B de la madre embarazada. El manejo de lactantes nacidos de madres HBsAg-*positivas* incluye:

- Administración de Ig de hepatitis B en el transcurso de las 12 horas después del nacimiento.
- Administración de vacuna contra la hepatitis B en el transcurso de las 12 horas después del nacimiento, en un sitio diferente.
- Administración de una segunda dosis de vacuna contra la hepatitis B a los 1 a 2 meses de edad.
- Administración de una tercera dosis de vacuna contra la hepatitis B a los seis meses de edad.
- Práctica de pruebas de lactantes para HBsAg y anti-HBs a los 9 a 18 meses de edad.

El manejo de lactantes hijos de madres en quienes no se practicaron pruebas durante el embarazo debe incluir:

- Administración de vacuna contra la hepatitis B al lactante en el transcurso de las 12 horas después del nacimiento.

TABLA 2-2
PERSONAS QUE TIENEN RIESGO ALTO DE INFECCIÓN POR VIRUS DE LA HEPATITIS B

Niños nativos de Alaska y oriundos de Asia, islas del Pacífico

Niños nacidos de inmigrantes de primera generación que provienen de áreas endémicas para HBV

Adolescentes y adultos heterosexuales que tienen actividad sexual

Contactos domésticos y parejas sexuales de individuos con infección crónica por HBV

Profesionales del cuidado de la salud

Residentes y personal de instituciones para individuos con discapacidades, vinculadas con el desarrollo, o mentales

Pacientes en quienes se practican hemodiálisis

Adoptados y sus contactos domésticos provenientes de países en los cuales la infección por HBV es endémica

Compañeros de cuarto en instalaciones de detención juvenil y otras instalaciones correccionales

Pacientes con padecimientos hemorrágicos que reciben concentrados de factor de la coagulación

Viajeros internacionales a largo plazo a áreas en las cuales la infección por HBV es endémica

HBV, virus de la hepatitis B.

- Práctica de pruebas de la madre para estado en cuanto a HBsAg tan pronto como sea posible después del parto.
- *Si* se encuentra que la madre es HBsAg-*positiva*, administración de Ig de hepatitis B al lactante tan pronto como sea posible pero antes de los siete días de vida, y completar la serie de vacunas contra la hepatitis B a los seis meses de edad.

Para lactantes hijos de madres HBsAg-*negativas*, la vacuna contra la hepatitis B debe administrarse de acuerdo con el programa que sigue:

- Primera dosis: al momento del nacimiento (antes del egreso).
- Segunda dosis: entre los 1 y 2 meses de edad.
- Tercera dosis: entre los 6 y 18 meses de edad.

Las reacciones adversas a la vacuna contra la hepatitis B son dolor local y fiebre leve. La anafilaxia parece ser un evento muy raro. *No* se ha encontrado una relación causal entre vacuna contra la hepatitis B y síndrome de Guillain-Barré o enfermedades desmielinizantes del sistema nervioso central.

Vacuna contra la varicela

La vacuna contra la varicela es una vacuna viva atenuada derivada de la cepa Oka natural que contiene cantidades traza de gelatina y neomicina. La vacuna monovalente se autorizó en Estados Unidos en 1995 para personas saludables de 12 meses de edad o más que son susceptibles a la varicela. La vacuna quadrivalente (MMRV) se autorizó en 2005, y está aprobada para uso en niños saludables de 12 meses a 12 años de edad.

Cuando se administra una dosis de vacuna a niños susceptibles saludables, aparece una respuesta inmunitaria en más de 95%. La tasa de seroconversión en niños mayores de 13 años y en adultos es de alrededor de 80% después de una dosis de vacuna, y de aproximadamente 99% luego de dos dosis. La vacuna tiene eficacia de 95% para prevenir enfermedad moderada o grave, y de 70 a 85% para prevenir varicela leve. La varicela en individuos vacunados es significativamente más leve que en los no vacunados, con una tasa más baja de fiebre, significativamente menos lesiones vesiculares, y recuperación más rápida. En estudios efectuados en Japón y Estados Unidos, se ha documentado inmunidad a largo plazo (10 a 20 años) tras la vacunación.

La vacuna contra la varicela se recomienda como parte del programa de inmunización sistemático durante la niñez. Todos los niños de 12 meses de edad o más que no tienen un antecedente de varicela, deben recibir una dosis de vacuna, a no ser que exista alguna contraindicación (*véase* más adelante). Para todos los niños se recomienda una segunda dosis de dicha vacuna a los 4 a 6 años de edad, a fin de disminuir el riesgo de infección (por lo general, más leve) en sujetos ya vacunados. Los adolescentes susceptibles de 13 años o más deben recibir dos dosis de la vacuna con 4 a 8 semanas de separación.

Efectos adversos

Aparece molestia en el sitio de inyección en alrededor de 20% de quienes reciben la vacuna. En 6 a 10% de los niños inmunizados se presenta un exantema localizado o generalizado, que consta de 2 a 5 lesiones maculopapulares o vesiculares, que aparecen 5 a 26 días después de la inmunización. La transmisión del virus de la cepa de la vacuna a contactos susceptibles ocurre muy rara vez, y sólo si el sujeto vacunado presenta un exantema asociado con la vacuna. Por ende, *los contactos de personas que tienen alteraciones inmunitarias pueden ser vacunados contra la varicela.*

La administración de vacuna contra la varicela está contraindicada en:

- Embarazadas.
- Personas con alteraciones inmunitarias, entre ellas niños con inmunodeficiencias de linfocitos T, enfermedades malignas y los que están recibiendo dosis altas de corticosteroides sistémicos (≥ 2 mg/kg por día, o ≥ 20 mg/día de prednisona).
- Niños que han tenido reacciones anafilácticas a la gelatina o a la neomicina.
- Niños que recientemente han recibido una Ig, igual que para la vacuna contra el sarampión **(tabla 2-1)**.
- Personas con enfermedad intercurrente, definida como moderada o grave, con fiebre o sin ella.

Los niños que sólo tienen alteración de la inmunidad humoral *pueden* ser vacunados contra la varicela. La vacunación contra la varicela debe *considerarse* para niños asintomáticos infectados por HIV que no tienen evidencia de inmunosupresión (porcentaje de linfocitos CD4$^+$ de 15% o más).

Vacunas antineumocócicas

En la actualidad, se dispone de dos vacunas contra *Streptococcus pneumoniae*: una de polisacárido 23-valente (PS23) y una conjugada 13-valente (PCV13). Al igual que con las vacunas contra el Hib, se desarrolló una antineumocócica conjugada para brindar protección contra enfermedad neumocócica en lactantes y niños menores de dos años, el grupo de edad que tiene riesgo más alto de enfermedad neumocócica invasiva.

La vacuna antineumocócica conjugada contiene serotipos neumocócicos capsulares de los cuales depende la mayor parte de los casos de enfermedad invasiva y otitis media en Estados Unidos. En el año 2000 se autorizó una vacuna que contiene protección contra siete serotipos de *S. pneumoniae* (PCV7), y ha quedado reemplazada por una vacuna conjugada que contiene protección contra 13 serotipos. Estas vacunas son inmunogénicas y muy eficaces en la prevención de enfermedad neumocócica invasiva cuando se administran a lactantes, a partir de los dos meses de edad, según se ha evidenciado por un decremento significativo de infecciones neumocócicas invasivas en niños y adultos desde que se autorizó la PCV7. Además, en lactantes y niños inmunizados hay reducción leve de la incidencia de otitis media, mientras que se observa reducción moderada de la incidencia de otitis media recurrente y de estado de portador nasofaríngeo.

La PCV13 está indicada para todos los lactantes, a partir de los dos meses de edad. Se administran cuatro dosis de vacuna hacia los 15 años de edad; también se recomienda

TABLA 2-3
FACTORES DE RIESGO PARA ENFERMEDAD NEUMOCÓCICA INVASIVA EN NIÑOS

Enfermedad de células falciformes

Asplenia

Nativos de Alaska y algunos indios americanos (menores de dos años)

Infección por HIV

Inmunodeficiencias congénitas

Implantes cocleares

Escapes de líquido cefalorraquídeo

Enfermedades crónicas, incluso:
- Cardiopatía crónica
- Enfermedad pulmonar crónica
- Diabetes mellitus

Nefropatía crónica y síndrome nefrótico

Enfermedades asociadas a tratamiento con fármacos inmunosupresores o radioterapia, incluso neoplasias malignas, leucemias, linfomas y enfermedad de Hodgkin, o trasplante de órgano sólido

para niños de 24 a 59 meses que tienen riesgo alto de enfermedad neumocócica invasiva **(tabla 2-3)** si no han recibido su serie de cuatro inyecciones antes de los 24 meses de edad.

Los efectos adversos después de vacunación con vacuna antineumocócica conjugada son leves, e incluyen fiebre baja y reacciones locales.

La vacuna PS23 no es inmunogénica en niños menores de dos años. Esta vacuna se recomienda para niños mayores que tienen riesgo alto de enfermedad neumocócica invasiva **(tabla 2-3)**. Para niños en quienes se ha completado la vacunación con PCV13 antes de los dos años de edad, puede administrarse PS23 a niños de alto riesgo a los 24 meses de edad a fin de proporcionar cobertura antineumocócica más amplia contra serotipos no contenidos en las vacunas conjugadas. Se recomienda una segunda dosis de PS23 a los cinco años después de la primera dosis para niños que tienen alteraciones inmunitarias, enfermedad de células falciformes, o asplenia funcional. Los efectos adversos de la PS23 son reacciones locales leves y, muy rara vez, fiebre y reacciones locales graves.

Vacuna contra la influenza (gripe)

Las vacunas inactivas contra la gripe se producen en huevos embrionados, y están compuestas de vacuna de subvirión o de antígeno de superficie purificado que contiene cepas de virus de la influenza A y B. Se modifican periódicamente de acuerdo con las cepas de virus de la influenza circulantes prevalentes anticipadas. Todas las vacunas contienen proteínas del huevo residuales.

Se estima que la eficacia de la vacuna contra la influenza inactiva en niños sanos es de alrededor de 70%. La protección dura poco; por ende, se requiere vacunación anual. La eficacia no se ha evaluado en lactantes menores de seis meses; en consecuencia, no están indicadas para menores de seis meses. En niños menores de nueve años que no han recibido inmunización previamente se requieren dos dosis de vacuna, administradas con un mes de separación. Una vez que los niños han recibido inmunización, la administración de una dosis de vacuna anual origina una respuesta inmunitaria muy intensa.

Una vacuna contra la influenza, adaptada al frío, viva, atenuada, ha quedado disponible para uso en niños y adultos sanos de 2 a 49 años. Esta vacuna tetravalente se administra por vía intranasal, y previamente se ha mostrado que induce altas respuestas de anticuerpos en quienes la reciben. Empero, en años recientes se ha mostrado que esta vacuna es poco eficaz, en comparación con las vacunas inactivas contra la influenza, y no se recomienda su uso para la temporada de gripe de 2016-2017.

La vacunación anual contra la influenza ahora se recomienda para *todos los lactantes y niños de seis meses o más*. Esto es especialmente crucial para niños con:

- Enfermedades pulmonares crónicas o asma.
- Enfermedad cardiaca importante desde el punto de vista hemodinámico.
- Enfermedades que producen alteración inmunitaria, incluso infección por HIV.
- Hemoglobinopatías, entre ellas anemia de células falciformes.
- Enfermedad renal y metabólica crónica.
- Enfermedades para las cuales se requiere terapia con ácido acetilsalicílico a largo plazo.

Además, la vacunación anual contra la gripe se recomienda para personas que están en estrecho contacto con pacientes de alto riesgo. Las embarazadas que estarán en el segundo o tercer trimestre del embarazo durante la temporada de influenza deben ser vacunadas.

Efectos adversos

La fiebre y las reacciones locales son raras después de la vacunación de niños con vacuna inactiva. Alrededor de 10% de los adolescentes experimenta reacciones locales. La vacunación *no* se asocia con incremento del riesgo de síndrome de Guillain-Barré en lactantes, niños ni adolescentes.

Los efectos adversos de la vacuna *viva* atenuada contra la influenza son secreción abundante por la nariz, estornudos y congestión nasal.

Contraindicaciones

Tradicionalmente, las vacunas contra la influenza han estado contraindicadas en niños que experimentan reacciones graves a huevo o pollo. No obstante, en estudios recientes se ha mostrado que las vacunas inactivas son seguras en niños alérgicos al huevo. Los niños con alergias leves al huevo (sólo urticaria) pueden recibir vacuna inactiva. Los niños que tienen reacciones más graves al huevo (afección cardiovascular, respiratoria o gastrointestinal) pueden vacunarse después de consulta con un alergólogo, y si se toman precauciones.

La vacuna viva atenuada está *contraindicada* en:

- Niños que reciben salicilatos.
- Individuos con síndrome de Guillain-Barré.
- Niños con enfermedades médicas crónicas, incluso asma.
- Niños con hipersensibilidad al huevo o a proteínas de pollo.
- Menores de dos años.

Vacuna contra la hepatitis A

Las vacunas contra la hepatitis A disponibles son inactivas con formalina, están aprobadas para personas de 12 meses o mayores, y se administran en un programa de dos dosis.

La tasa de seroconversión en niños que reciben dos dosis de vacuna contra la hepatitis A es de casi 100%. Su eficacia para prevenir hepatitis A clínica, con base en estudios controlados, aleatorizados efectuados en Estados Unidos y Tailandia, es de 95 a 100%. Se desconoce la duración de la protección con la vacuna contra la hepatitis A, pero en modelos cinéticos se estima que las concentraciones de anticuerpos protectores persistirán durante al menos 25 años o más en adultos, y durante 14 a 20 años en niños.

La vacuna contra la hepatitis A se recomienda de manera sistemática para:

- *Todos* los niños de un año; los que no están inmunizados a los dos años de edad pueden inmunizarse en visitas subsiguientes.
- Viajeros a áreas en las cuales la hepatitis A es endémica.
- Pacientes con enfermedad hepática crónica, incluso quienes esperan trasplante de hígado o ya lo han recibido.
- Varones homosexuales y bisexuales.
- Usuarios de drogas inyectadas e ilícitas.
- Personas que trabajan con virus de la hepatitis A en un laboratorio de investigación.
- Personas con alteraciones en los factores de la coagulación.

La Ig, administrada en el transcurso de 14 días luego de la exposición a hepatitis A, o vacuna, es eficaz tanto para la profilaxis posexposición, como en el entorno de exposición a hepatitis A en el hogar, sexual, perinatal, o en guarderías. Se ha mostrado que la vacuna contra la hepatitis A es igual de eficaz en estas circunstancias, y se prefiere en lugar de la Ig en personas de 12 meses a 40 años de edad, debido a protección a largo plazo y facilidad de administración.

Las reacciones adversas a la vacuna contra la hepatitis A son leves. Las reacciones locales son más comunes. No se han documentado efectos graves. La única contraindicación es una reacción de hipersensibilidad conocida a un componente de la vacuna, como alumbre o fenoxietanol.

Vacunas antimeningocócicas

En la actualidad se dispone de tres vacunas contra cuatro serotipos de *Neisseria meningitidis*: la vacuna de polisacárido tradicional (MPSV4) y dos vacunas conjugadas de polisacáridos (MCV4). Éstas contienen los serogrupos A, C, Y y W135. Al igual que otras vacunas de polisacárido, la antimeningocócica no es inmunogénica en menores de dos años, aunque el componente del grupo A es inmunogénico en lactantes de tres meses o más, y se ha usado para controlar brotes en lactantes.

Las vacunas MCV4 son vacuna antimeningocócica *conjugada* de polisacárido tetravalente, cuya respuesta inmunitaria depende de la inmunidad dependiente de células T más que de células B. Al igual que la vacuna de polisacárido, no proporcionan protección contra el serogrupo B. Una de las vacunas conjugadas está aprobada para lactantes tan pequeños como de dos meses, mientras que la otra ha sido aprobada para niños de nueve meses o más. Las vacunas conjugadas se prefieren en lugar de las vacunas de polisacárido.

Las vacunas MCV4 se recomiendan de manera sistemática para:

- *Todos* los adolescentes de 11 a 18 años.
- Niños con asplenia funcional y anatómica.
- Niños con deficiencias de complemento terminales o de properdina.
- Viajeros a países en los cuales la enfermedad es hiperendémica o epidémica.
- Pacientes con infección por HIV.

Está disponible una vacuna antimeningocócica conjugada en combinación con vacuna contra Hib. Esta vacuna contiene protección contra los serotipos C y Y, y está aprobada para lactantes a partir de los dos meses de edad.

Recientemente se aprobaron dos vacunas antimeningocócicas con actividad contra el serotipo B. En la actualidad se recomiendan para niños de 10 años o más que tienen factores de riesgo para enfermedad meningocócica, entre ellos asplenia y deficiencias de complemento y de properdina, y pueden ser útiles para jóvenes que ingresan al colegio o la universidad.

Las vacunas antimeningocócicas son seguras; después de la administración sólo se reportan reacciones locales leves.

Vacunas contra el papilomavirus humano

La infección anogenital por el papilomavirus humano (HPV, *human papillomavirus*) es la infección de transmisión sexual más prevalente en Estados Unidos. Si bien la infección subclínica y transitoria es común, la infección persistente por este virus explica la mayor parte de los casos de cáncer cervical y lesiones precancerosas en el tracto genital femenino. La mayoría de los adolescentes la adquiere poco después del inicio de la actividad sexual. Los serotipos 16 y 18 de HPV causan la mayor parte de los casos de cáncer cervicouterino, y los serotipos 6 y 11, la mayor parte de las verrugas genitales.

En la actualidad se dispone de tres vacunas contra el HPV producidas mediante procesos de bioingeniería. Una vacuna (HPV4) brinda protección contra los serotipos 6, 11, 16 y 18, está aprobada para varones y mujeres de 9 a 26 años. Una vacuna bivalente (HPV2) brinda protección contra los serotipos 16 y 18, y está aprobada para mujeres de 9 a 25 años. Recientemente se aprobó una tercera vacuna, 9-valente expandida (HPV9) para mujeres de 9 a 26 años y varones de 9 a 15 años.

La American Academy of Pediatrics y el Advisory Committee on Immunization Practices de los Centers for Disease Control and Prevention recomiendan la vacuna HPV9, HPV4 (según la disponibilidad), o HPV2 para inmunización sistemática de mujeres de 11 o 12 años de edad, y recomiendan HPV9 o HPV4 (según la disponibilidad) para inmunización sistemática de varones de 11 o 12 años. La serie de vacunación puede iniciarse a una edad tan joven como los nueve años, y en el caso de abuso sexual se recomienda vacunación contra HPV a partir de los nueve años de edad. La vacuna no debe administrarse a embarazadas ni a individuos que tengan una enfermedad febril moderada a

grave. La vacuna también puede causar episodios de síncope en adolescentes del sexo femenino después de las inyecciones. La única contraindicación es una reacción de hipersensibilidad intensa a una dosis previa o a algún componente de la vacuna.

Vacunas contra rotavirus

La vacuna contra rotavirus se recomienda para todos los lactantes en Estados Unidos. En la actualidad están autorizadas dos vacunas contra rotavirus:

- Una vacuna contra rotavirus, pentavalente, reordenada, humana, oral, viva (RV5).
- Una vacuna contra rotavirus, atenuada, humana, viva (RV1).

En estudios clínicos grandes se ha mostrado que las vacunas contra rotavirus previenen gastroenteritis grave causada por rotavirus, y su uso se ha asociado con decremento significativo del riesgo de gastroenteritis grave que requiere hospitalización.

La RV5 está autorizada como una serie de tres dosis, y la RV1, como una serie de dos dosis. Puede usarse una u otra vacuna para proteger a lactantes contra enfermedad por rotavirus. La RV5 debe administrarse por vía oral a los 2, 4 y 6 meses de edad, mientras que la RV1 se administra a los 2 y 4 meses de edad. La primera dosis de vacuna contra rotavirus debe administrarse de las 6 a las 14 semanas y 6 días de edad. La inmunización no debe iniciarse en lactantes de 15 semanas o más. Estas vacunas pueden administrarse a un intervalo mínimo de cuatro semanas. Todas las dosis deben haberse administrado hacia los ocho meses de edad.

Precauciones y contraindicaciones

La vacuna contra rotavirus puede administrarse de manera concurrente con otras vacunas durante la niñez; puede administrarse a lactantes que tienen enfermedad leve y transitoria, y a lactantes alimentados al seno materno, de acuerdo con el mismo programa que para lactantes no alimentados al seno materno. Se puede inmunizar a lactantes que viven en hogares donde hay embarazadas o individuos con alteraciones inmunitarias. Datos después de la comercialización indican que hay un pequeño riesgo de intususcepción por las vacunas contra rotavirus autorizadas en la actualidad; el riesgo atribuible es de un caso de intususcepción excesivo por cada 30 000 lactantes vacunados a un caso excesivo por cada 100 000 lactantes vacunados. El riesgo parece ocurrir principalmente durante la primera semana después de la primera o segunda dosis.

La vacuna contra rotavirus está contraindicada para niños que tienen antecedente de intususcepción, o en quienes se sospecha inmunodeficiencia combinada grave (SCID, *severe combined immunodeficiency*).

Las precauciones para la inmunización con vacuna contra rotavirus son:

- Inmunidad alterada (excepto SCID, que es una contraindicación).
- Enfermedad moderada a grave, incluso gastroenteritis.

■ Enfermedad crónica preexistente del tracto intestinal.
■ Espina bífida o extrofia vesical.

La vacuna contra rotavirus no debe administrarse a quienes tienen antecedente de reacción alérgica grave después de una dosis previa o a un componente de la vacuna. El aplicador oral de la vacuna RV1 contiene goma de látex; así, los lactantes con alergia grave al látex no deben recibir RV1.

Vacunas a usar en circunstancias especiales

Vacunas contra la rabia

En Estados Unidos, hay dos vacunas autorizadas contra la rabia; ambas constan de preparaciones de virus entero inactivo:

■ Vacuna de células diploides humanas.
■ Vacuna purificada de células de embrión de pollo.

La decisión de proporcionar profilaxis posexposición depende del tipo de exposición, el animal agresor, la naturaleza del ataque y el riesgo de rabia asociado con cada especie de animal en la localidad en la cual ocurrió el ataque. Es necesario consultar al personal de departamentos de salud locales para que ayude en la toma de decisiones.

En Estados Unidos es más probable que los *murciélagos, mapaches, zorros* y *zorrillos* tengan rabia que otros animales; por ende, las personas que han sido mordidas por estos animales requieren profilaxis posexposición, a menos que se sepa que el área geográfica está libre de rabia, o hasta que se pruebe que el animal está libre de rabia mediante práctica de pruebas inmunofluorescentes. Además de mordeduras por estos animales, la exposición insignificante a murciélagos ha dado lugar a infección de seres humanos. Por ende, está indicada profilaxis posexposición cuando un murciélago haya estado físicamente presente, y sea imposible excluir de manera fiable una mordedura, arañazo o contaminación de mucosas, a no ser que la práctica de pruebas expedita en el murciélago haya excluido infección por virus de la rabia.

Los perros, gatos y hurones que han mordido a un ser humano deben ser observados por un veterinario durante 10 días. Si se prueba o se sospecha que tienen rabia, debe administrarse profilaxis posexposición inmediata.

Las personas que han sido mordidas por roedores, conejos, liebres y ganado vacuno casi nunca requieren vacunación antirrábica. Estos casos deben considerarse individualmente en consulta con los funcionarios de salud pública locales.

La profilaxis posexposición requiere:

■ Cuidado de la herida local.
■ Administración de Ig de la rabia, a menos que la persona que ha sido mordida haya recibido antes profilaxis preexposición con vacuna contra la rabia o ha tenido un título adecuado de anticuerpos contra el virus de la rabia después de inmunización previa.
■ Administración de vacuna contra la rabia.

El cuidado de la herida local comprende tratamiento local expedito y a fondo de todas las heridas, y una evaluación de la necesidad de profilaxis contra el tétanos. La Ig de la rabia debe administrarse de manera concomitante con la primera dosis de vacuna contra la rabia. Tanto como sea posible de la dosis de Ig de la rabia se administra localmente para infiltrar la herida; el resto de la dosis se administra por vía intramuscular. La vacuna se aplica por vía intramuscular en el primer día de la terapia; y dosis repetidas en los días 3, 7 y 14.

La profilaxis preexposición (una serie de tres dosis) con vacuna contra la rabia está indicada para personas en grupos de alto riesgo, como veterinarios, personas que manejan animales, ciertos trabajadores de laboratorio, y personas que se mudan a un área donde la rabia de cánidos es común.

En los niños, los eventos adversos después de vacunación contra la rabia son poco comunes. Ocurren reacciones locales en alrededor de 20% de los adultos vacunados, y se reportan reacciones sistémicas leves en 10 a 20%. Se han reportado reacciones tipo enfermedad del suero en adultos que reciben dosis de refuerzo de vacuna de células diploides humanas para profilaxis preexposición, pero son raras después de vacunación primaria y de vacunación con las otras vacunas contra la rabia.

EJERCICIOS DE REVISIÓN

PREGUNTAS

1. Un niño de ocho años que no ha recibido inmunizaciones previas sufre una herida por punción en el pie. ¿Cuál de los regímenes que siguen debe administrar al niño para profilaxis posexposición contra tétanos?
   a) Vacuna DTaP.
   b) Vacuna Td.
   c) Vacuna DTaP e Ig antitetánica.
   d) Vacuna Tdap e Ig antitetánica.
   e) Ig antitetánica.

Respuesta

La respuesta es d). Las heridas por punción, las quemaduras y la congelación, además de las heridas contaminadas con suciedad, tierra, heces y saliva, deben considerarse heridas "contaminadas". Por ende, para un niño que no ha recibido inmunizaciones previas o que ha recibido menos de tres dosis contra el tétanos, debe administrarse Ig antitetánica además de vacuna contra el tétanos. La elección de vacuna contra el tétanos depende de si también debe administrarse la vacuna contra la tos ferina. Dado que esta última enfermedad aún es común entre adolescentes y adultos jóvenes, en la actualidad se recomienda una vacuna que contiene protección contra tos ferina al menos para la primera dosis en quienes necesitan vacunación contra el tétanos. Dado que este niño tiene más de siete años, debe recibir Tdap, que contiene una dosis más baja de toxoide diftérico y, por ende, es menos reactogénica que la dosis más alta de dicho toxoide.

2. ¿Cuál de las siguientes es una afirmación *verdadera* acerca de la vacunación acelular contra la tos ferina?
   a) En comparación con las vacunas de células enteras, las vacunas acelulares contra la tos ferina tienen mayor eficacia.
   b) Las vacunas acelulares son menos reactogénicas que las vacunas de células enteras.
   c) Los niños que tienen alteraciones inmunitarias no deben recibir vacunas acelulares contra tos ferina.
   d) Tanto *a* como *b*.

Respuesta

La respuesta es b). La principal ventaja de las vacunas acelulares contra tos ferina sobre las vacunas de células enteras es que se asocian con una tasa significativamente disminuida de efectos adversos locales y sistémicos. Evidencia reciente muestra que las vacunas acelulares disponibles en la actualidad pueden ser menos eficaces que las vacunas de células enteras. Dado que las vacunas acelulares contra tos ferina están compuestas de antígenos purificados de *Bordetella pertussis*, no están contraindicadas en niños con alteraciones inmunitarias.

3. ¿Cuál es una contraindicación absoluta para la vacunación contra la tos ferina?
 a) Fiebre de 41 °C después de una dosis previa de la vacuna.
 b) Un episodio de hipotonía en el transcurso de 48 horas luego de una dosis previa de la vacuna.
 c) Llanto inconsolable durante 3 horas después de una dosis previa de la vacuna.
 d) Encefalopatía inexplicable grave después de una dosis previa de la vacuna.
 e) Todas las anteriores.

Respuesta

La respuesta es d). Las contraindicaciones absolutas para las vacunaciones contra la tos ferina son una reacción anafiláctica inmediata a una dosis previa de vacuna, y encefalopatía que ocurre en el transcurso de siete días luego de la vacunación. La encefalopatía se define como una alteración del conocimiento, o crisis convulsivas, agudas, graves e importantes, que persisten durante más de algunas horas sin recuperación en el transcurso de 24 horas, y no se explican por otra causa. La fiebre de 40.5 °C (104.9 °F) o más, el estado parecido a colapso o choque, y el llanto inconsolable después de la vacunación, si bien alguna vez se consideraron contraindicaciones, ahora son *precauciones*, porque no se ha probado que causen secuelas permanentes. En estas circunstancias, la decisión de administrar la vacuna contra la tos ferina debe considerarse con sumo cuidado, y se debe basar en la evaluación clínica del evento adverso más temprano, la probabilidad de exposición a tos ferina en la comunidad, y los beneficios y riesgos generales de la vacuna.

4. ¿Cuál opción es *verdadera* acerca de la vacunación contra el poliovirus?
 a) La IPV es menos inmunogénica que la OPV.
 b) La VAPP es un riesgo de la inmunización con OPV.
 c) Se ha descrito VAPP después de la administración de IPV.
 d) Tanto *a* como *b*.

Respuesta

La respuesta es b). La inmunogenicidad de la IPV contra los tres serotipos de poliovirus es comparable con la de la OPV. La VAPP sólo es un riesgo de vacunación con OPV, no con IPV. La IPV es una vacuna inactivada con formalina, y no es capaz de causar poliomielitis. El riesgo de VAPP es la principal razón por la cual en Estados Unidos en la actualidad se recomienda un programa por completo con IPV contra la poliomielitis. Desde 1979, los únicos casos de poliomielitis autóctona en ese país han sido causados por la administración de OPV.

5. ¿Quién de los siguientes puede recibir la vacuna MMR?
 a) Un niño de 12 meses con infección por HIV avanzada y un porcentaje de CD4+ de 10%.
 b) Una estudiante universitaria de 18 años, embarazada.
 c) Un niño de 12 meses con antecedente de anafilaxia después de ingestión de huevo.
 d) Una niña de 15 meses de edad que tuvo enfermedad de Kawasaki a los 12 meses, y recibió terapia con Ig intravenosa.

Respuesta

La respuesta es c). La vacuna contra el sarampión sólo contiene una pequeña cantidad de proteínas que muestran reacción cruzada con clara de huevo, y la mayoría de los niños con antecedente de anafilaxia después de ingestión de huevo no presentan reacción adversa a la vacunación con MMR. Los niños que tienen infección por HIV asintomática o que presentan síntomas pero que no tienen inmunosupresión grave, pueden recibir la vacuna MMR. Sin embargo, los niños con infección por HIV avanzada, y aquellos con un porcentaje bajo de linfocitos T CD4+ (<15%) no deben recibir la vacuna MMR debido al riesgo de neumonía asociada. El embarazo es una contraindicación para la administración de la vacuna MMR debido al riesgo teórico de infección fetal por una vacuna de virus vivos. En niños que han recibido terapia con Ig intravenosa para enfermedad de Kawasaki, la administración de la vacuna MMR y contra la varicela debe diferirse durante 11 meses después de la administración de la Ig intravenosa. La Ig interfiere con la respuesta inmunitaria a estas vacunas de virus vivos.

6. Un lactante nacido de una madre cuyo estado HBsAg en el momento del parto se desconoce, debe recibir:
 a) Una primera dosis de vacuna contra la hepatitis B en algún momento en el transcurso de los primeros dos meses de vida.
 b) Vacuna contra la hepatitis B en el transcurso de 12 horas después del nacimiento; el lactante a continuación debe recibir Ig de hepatitis B en el transcurso de siete días luego del nacimiento si se encuentra que la madre es HBsAg-positiva.
 c) Ig de hepatitis B y una primera dosis de vacuna contra la hepatitis B entre los tres y los seis meses de vida.
 d) Vacuna contra la hepatitis B e Ig de hepatitis B en el transcurso de las primeras 12 horas de vida.

Respuesta

La respuesta es b). El manejo del lactante y la madre en situaciones en las cuales se desconoce el estado de ella en cuanto a hepatitis B, es como sigue: el lactante debe recibir vacuna contra la hepatitis B en el momento del nacimiento (dentro de un lapso de 12 horas). Se deben practicar pruebas para hepatitis B en la madre tan pronto como sea posible después del parto. Si se encuentra que la madre es HBsAg-positiva, el lactante debe recibir Ig de hepatitis B tan pronto como sea posible, pero antes de los siete días de edad. Esta recomendación se basa en el hecho de que la administración de la vacuna contra la hepatitis B en el momento del nacimiento es muy eficaz para prevenir la transmisión perinatal en lactantes a término. Los beneficios adicionales de la coadministración de Ig de hepatitis B en estas situaciones son bajos, y no justifican el uso sistemático de Ig de hepatitis

B cuando se desconoce el estado de la madre, hasta que se pruebe que la madre es HBsAg-positiva.

7. ¿En quién está contraindicada la vacunación contra la varicela?

   a) Un niño de 12 meses cuya madre recibe quimioterapia por linfoma.
   b) Un niño de 18 meses cuya madre está embarazada.
   c) Un niño de 12 meses con diagnóstico reciente de leucemia linfoblástica aguda, que recibe quimioterapia de inducción.
   d) Un niño saludable de 13 años sin antecedente de varicela.

Respuesta

La respuesta es c. La vacuna contra la varicela es de virus vivos atenuados. Por consiguiente, las personas que tienen alteraciones inmunitarias, incluso aquellas con enfermedades malignas, no deben recibirla. La vacuna se recomienda como parte del programa sistemático de inmunización durante la niñez, y se debe vacunar a todos los niños de 12 meses o más que sean susceptibles. Dado que la transmisión del virus desde un receptor de vacuna hacia una persona susceptible ocurre muy rara vez, los *contactos* de personas que tienen alteraciones inmunitarias y de embarazadas pueden vacunarse contra la varicela.

8. La vacuna contra la hepatitis A está indicada en cada una de las personas que siguen, *excepto*:

   a) Un niño de cuatro meses con atresia biliar.
   b) Una niña de tres años que viaja con su familia a Centroamérica.
   c) Una niña de dos años con hepatitis B crónica.
   d) Un adolescente que incurre en conducta de alto riesgo.

Respuesta

La respuesta es a). La vacuna contra la hepatitis A no se recomienda para niños menores de 12 meses. Por ende, un niño de cuatro meses con atresia biliar no debe recibir la vacuna. Todos los niños deben recibir de manera sistemática la vacuna contra la hepatitis a los 12 a 23 meses de edad. Se debe vacunar a los niños con enfermedad hepática crónica, incluso aquellos con hepatitis B y hepatitis C crónica que tienen 12 meses de edad o más. Quienes viajan a áreas en las cuales la hepatitis A es endémica, y todos los adolescentes, deben recibir la vacuna contra la hepatitis A, la cual es endémica en todos los países, excepto en Europa occidental y Escandinavia, Australia, Canadá, Japón y Nueva Zelanda.

9. ¿Cuál opción es *verdadera* acerca de la vacunación antineumocócica?

   a) Una vacuna conjugada 13-valente está indicada para todos los niños de dos años o mayores.
   b) Una vacuna de polisacárido 23-valente no es inmunogénica en niños menores de dos años.
   c) Los niños con inmunodeficiencias congénitas deben recibir vacunación antineumocócica de polisacárido en lugar de la vacuna conjugada.
   d) La vacuna antineumocócica de polisacárido se asocia con reacciones adversas importantes, en comparación con la vacuna conjugada.

Respuesta

La respuesta es b). Una vacuna antineumocócica de polisacárido 23-valente, al igual que otras vacunas de polisacárido,

desencadenan respuestas independientes de células T, lo que ocasiona respuestas inmunitarias débiles y variables, con influencia mínima de células T. Por ende, con estas vacunas hay respuesta de subclase de IgG restringida, formación nula de células de memoria y efecto de refuerzo nulo. El resultado es que estas vacunas son poco inmunogénicas en niños menores de dos años. La conjugación con proteína de la vacuna de polisacárido permite una respuesta dependiente de células T, que depende de respuestas de IgG1 e IgG3 (en lugar de IgG2 e IgG4, que se forman en etapas más tempranas de la vida). Por tanto, estas vacunas conjugadas son inmunogénicas en lactantes. En la actualidad, la vacuna conjugada antineumocócica 13-valente está indicada para todos los lactantes, a partir de los dos meses de edad. Ni la vacuna antineumocócica de polisacárido ni la conjugada son vacunas de virus vivos y, por ende, no están contraindicadas para personas con inmunidad alterada. Ambas vacunas tienen excelentes perfiles de seguridad, y sólo causan eventos adversos leves después de la vacunación.

10. La vacuna contra la influenza está indicada para cada uno de los pacientes que siguen, *excepto*:

   a) Un niño de dos años con asma.
   b) Una niña de cinco años con artritis reumatoide juvenil que está recibiendo terapia con ácido acetilsalicílico a largo plazo.
   c) Un niño de cuatro meses con cardiopatía congénita.
   d) Una niña de dos años con infección por HIV.
   e) Un receptor de trasplante cardiaco de seis años de edad.

Respuesta

La respuesta es c). La vacuna contra la influenza inactiva es una vacuna de subvirión o de antígeno purificado, que se modifica periódicamente de acuerdo con las cepas de virus de la influenza circulantes prevalentes anticipadas. Está indicada para todos los lactantes y niños de seis meses o más. Es necesario poner atención a administrar vacuna inactiva a lactantes y niños con enfermedades pulmonares, cardiacas, renales o metabólicas crónicas; enfermedades que producen inmunidad alterada, incluso infección por HIV; hemoglobinopatías, y enfermedades para las cuales se requiere terapia con ácido acetilsalicílico a largo plazo. La eficacia de la vacuna no se ha evaluado en lactantes menores de seis meses.

11. ¿Cuál de las siguientes opciones es verdadera respecto a las vacunas de rotavirus disponibles en la actualidad?

   a) Están contraindicadas en lactantes que tienen inmunodeficiencia combinada grave.
   b) Están contraindicadas en lactantes alimentados al seno materno.
   c) Pueden administrarse a lactantes en cualquier momento durante el primer año de vida.
   d) Deben diferirse en lactantes que tienen un contacto en el hogar que sea mujer y esté embarazada.

Respuesta

La respuesta es a). Las dos vacunas contra rotavirus disponibles son vacunas vivas que se administran por vía oral a lactantes. La RV5 es una vacuna pentavalente, reordenada, humana-bovina, oral, viva, mientras que la RV1 es una vacuna atenuada, humana, oral, viva. Deben administrarse a lactantes sanos a partir de las seis semanas de edad, pero la primera dosis no debe administrarse a lactantes de 15 semanas o más. La serie de vacunas contra rotavirus debe estar completa hacia los ocho meses de edad. Dado que son vacunas vivas, están contraindicadas en lactantes que tienen SCID. No están contraindicadas en lactantes alimentados al seno materno o en lactantes que tienen contactos con alteraciones inmunitarias o embarazadas en el hogar.

12. Un niño de cinco años no inmunizado presenta inicio repentino de fiebre, dolor de garganta y babeo. Usted sospecha epiglotitis. ¿Qué tipo de vacuna disponible hoy en día probablemente habría prevenido esta infección?

    a) Vacuna de virus vivos.

    b) Una vacuna de polisacárido capsular/vacuna conjugada de proteína.

    c) Una vacuna de toxoide.

    d) Una vacuna de polisacárido capsular.

    e) Una vacuna de virus inactivos.

Respuesta

La respuesta es b). La vacuna contra Hib disponible en la actualidad es una vacuna de polisacárido capsular/vacuna conjugada de proteína, y explica su eficacia en lactantes de corta edad. Las ventajas de una vacuna conjugada sobre una vacuna de polisacárido residen en su capacidad para inducir una respuesta dependiente de células T que da lugar a respuestas cuantitativas muy aumentadas en lactantes, memoria inmunitaria, y dependencia de anticuerpos tipo IgG más que de IgM, e IgG1 y 3, que se forman en etapas más tempranas de la vida.

13. ¿Cuál opción es verdadera respecto a las vacunas antimeningocócicas disponibles en la actualidad?

    a) Se recomiendan de manera sistemática para todos los lactantes en Estados Unidos.

    b) Son vacunas vivas atenuadas.

    c) Pueden administrarse a niños asplénicos durante la lactancia.

    d) Las vacunas pueden reemplazar la quimioprofilaxis posexposición con rifampina.

    e) Las vacunas de polisacárido se prefieren sobre las vacunas conjugadas.

Respuesta

La respuesta es c). Las vacunas antimeningocócicas disponibles en la actualidad están aprobadas para lactantes tan pequeños como de dos meses que tienen riesgo aumentado de enfermedad meningocócica, incluso lactantes asplénicos. Las vacunas antimeningocócicas (MCV4) se recomiendan de manera sistemática para adolescentes y niños que tienen riesgo alto de enfermedad meningocócica. Son vacunas conjugadas de polisacárido/proteína, aunque una de las vacunas es una vacuna de polisacárido. Las vacunas conjugadas se prefieren sobre las de polisacárido, y no pueden reemplazar la profilaxis posexposición.

LECTURAS RECOMENDADAS

American Academy of Pediatrics. Immunization in special clinical circumstances. In: Kimberlin DW, Brady MT, Jackson MA, et al., eds. *Red Book®: 2015 Report of the Committee on Infectious Diseases*. Elk Grove, IL: American Academy of Pediatrics, 2015:68–107.

American Academy of Pediatrics. Immunization in special clinical circumstances. In: Kimberlin DW, Brady MT, Jackson MA, et al., eds. *Red Book®: 2015 Report of the Committee on Infectious Diseases*. Elk Grove, IL: American Academy of Pediatrics, 2015: 535–547.

American Academy of Pediatrics. Immunization in special clinical circumstances. In: Kimberlin DW, Brady MT, Jackson MA, et al., eds. *Red Book®: 2015 Report of the Committee on Infectious Diseases*. Elk Grove, IL: American Academy of Pediatrics, 2015: 608–621.

American Academy of Pediatrics, Committee on Infectious Diseases. Immunization for *Streptococcus pneumoniae* infections in high-risk children. *Pediatrics* 2014;134(6):1230–1233.

American Academy of Pediatrics, Committee on Infectious Diseases. Recommendations for the prevention *Streptococcus pneumoniae* infections in infants and children: use of 13-valent pneumococcal conjugate vaccine (PCV13) and pneumococcal polysaccharide vaccine (PPSV23). *Pediatrics* 2010;126(1):186–190.

American Academy of Pediatrics, Committee on Infectious Diseases. Recommendations for prevention and control of influenza in children, 2014–2015. *Pediatrics* 2014;134(5):e1503–e1519.

Anderson EJ, Rupp A, Shulman ST, et al. Impact of rotavirus vaccination on hospital-acquired rotavirus gastroenteritis in children. *Pediatrics* 2011;127(2):e264–e270.

Centers for Disease Control and Prevention. A comprehensive immunization strategy to eliminate transmission of hepatitis B virus infection in the United States: recommendations of the Advisory Committee on Immunization Practices (ACIP). Part II: immunization of adults. *MMWR Recomm Rep* 2006;55(RR-16):1–33.

Centers for Disease Control and Prevention. National Center for Immunization and Respiratory Diseases. General recommendations on immunization—recommendations of the Advisory Committee on Immunization Practices. *MMWR Recomm Rep* 2011;60(2):1–64.

Centers for Disease Control and Prevention. Updated recommendations by the Advisory Committee on Immunization Practices regarding routine poliovirus vaccination. *MMWR Morb Mortal Wkly Rep* 2009;58(30):829–830.

Markowitz LE, Dunne EF, Saraiya M, et al. Quadrivalent human papillomavirus vaccine: recommendations of the Advisory Committee on Immunization Practices (ACIP). *MMWR Recomm Rep* 2007; 56(RR-2):1–24.

Rubin LG, Levin MJ, Ljungman P, et al. 2013 IDSA clinical practice guideline for vaccination of the immunocompromised host. *Clin Infect Dis* 2014;58(3):309–318.

Capítulo 3

SIMULACIÓN DEL EXAMEN DE CERTIFICACIÓN: Pediatría general

Scott A. Francy

PREGUNTAS

1. ¿Cuál de las siguientes es la causa *menos* probable de muerte en un niño de 2 a 18 años de edad?

a) Suicidio.
b) Homicidio.
c) Accidente en vehículo motorizado.
d) Cáncer.

Respuesta

La respuesta es d). Las lesiones no intencionales, el suicidio y el homicidio son causas más comunes de muerte que el cáncer.

2. Los padres de un niño de cuatro años de edad están preocupados porque durante las últimas dos semanas el niño se ha estado despertando a la mitad de la noche. El niño se despierta atemorizado, confundido y desorientado. Presenta rubor y sudoración profusa durante los episodios. El niño vuelve a quedar dormido en algunos minutos, y a la mañana siguiente no recuerda el evento. Hay un lactante de tres semanas de edad en el hogar. ¿Cuál es la causa *más* probable de la alteración del sueño de este niño?

a) Terror nocturno.
b) Pesadilla.
c) Ansiedad por separación.
d) Depresión.
e) Rivalidad con el hermano.

Respuesta

La respuesta es a). Lo más probable es que este niño esté experimentando *terrores nocturnos*, que ocurren en 1 a 4% de los niños. Son más comunes en niños que en niñas y su incidencia es más alta en niños en edad preescolar. La alteración por lo general ocurre durante el sueño sin movimientos oculares rápidos; es característico que el interrogatorio revele temor, confusión y desorientación, junto con signos intensos del sistema nervioso autónomo. Los episodios pueden acompañarse de sonambulismo, que por lo general dura algunos minutos. Típicamente, el niño no se hace lúcido antes del final del episodio, y a la mañana siguiente no recuerda el evento. Los episodios suelen relacionarse con un evento estresante precipitante específico, como el nacimiento de un hermano. Los eventos son autolimitados. El manejo comprende un entendimiento de los factores precipitantes, restablecimiento de la confianza y apoyo.

A diferencia de los terrores nocturnos, las *pesadillas*:

- Son más comunes en niñas que en niños.
- Ocurren durante el sueño con movimientos oculares rápidos.
- No se confinan a niños en sus años preescolares.

Además, una persona que ha tenido una pesadilla se despierta, alcanza la lucidez rápidamente y a menudo recuerda el contenido del sueño.

La ansiedad por separación y la depresión pueden causar alteraciones del sueño, pero no se asocian comúnmente con episodios de temor y confusión. La rivalidad entre hermanos rara vez se manifiesta como una alteración del sueño.

3. Un niño de ocho años que tiene un antecedente de succión del pulgar durante toda la vida sigue succionándose el pulgar. De las que siguen, la *mejor* manera de asesorar a la familia sería:

a) Recomendar modificación de la conducta con el uso de reforzamiento positivo.
b) Asegurarle que el problema se resolverá de manera espontánea.
c) Recomendar un dispositivo dental oclusivo para el niño.
d) Recomendar la práctica de pruebas psicológicas en el niño.
e) Recomendar que la familia recuerde constantemente al niño que deje de succionarse el pulgar.

Respuesta

La respuesta es a). La succión del pulgar, si bien es normal durante la lactancia, no debe considerarse normal después de los cinco años de edad o después de que han empezado a brotar los dientes permanentes. Las complicaciones potenciales en niños de mayor edad son maloclusión y protrusión de incisivos superiores. Hay controversia respecto al manejo de la succión del pulgar en el niño de mayor edad, aunque la mayoría de los expertos recomienda modificación de la conducta con reforzamiento positivo como la intervención más apropiada. Por lo general no se recomiendan dispositivos dentales oclusivos, y la práctica de pruebas psicológicas no está justificada a menos que haya otras conductas anormales.

4. Un niño de cinco años a quien usted está atendiendo por vez primera tiene enuresis. La mejor intervención *inicial* para este niño es:

- **a)** Decir a los padres que despierten al niño cada noche cuando vayan a dormir para dejar que el niño orine en el inodoro.
- **b)** Usar técnicas de reforzamiento negativo cada mañana después de que el niño se ha orinado en la cama.
- **c)** Obtener un examen general de orina.
- **d)** Usar dispositivos de condicionamiento.
- **e)** Obtener electrolitos urinarios y séricos.

Respuesta

La respuesta es c). La enuresis (orinarse en la cama) es un problema común encontrado por los pediatras. La enuresis persistente (primaria), en la cual el niño nunca ha estado seco por la noche, explica 75% de los casos, y a menudo es el resultado de entrenamiento inapropiado o insuficiente en el uso del inodoro. En la enuresis de tipo regresivo, el niño ha controlado el esfínter vesical durante un año, y después empieza a orinarse en la cama. Este tipo a menudo es el resultado de un evento estresante o traumático en la vida del niño. En ambos tipos de enuresis, rara vez se encuentra una causa orgánica. Un examen físico exhaustivo y un examen general de orina están indicados para excluir enfermedades como infección de las vías urinarias y diabetes mellitus. Los métodos de manejo que se han sugerido son modificación de la conducta con reforzamiento positivo, evitar la ingestión de líquidos a la hora de dormir, y hacer que los niños de mayor edad laven su ropa y sus sábanas. El castigo y el reforzamiento negativo deben evitarse. Los dispositivos de condicionamiento, como las alarmas, deben reservarse para casos recurrentes y resistentes a tratamiento. La farmacoterapia con acetato de desmopresina debe usarse con precaución, porque los efectos secundarios pueden incluir hiponatremia, crisis convulsivas y sobrecarga de volumen.

La FDA ha solicitado que los fabricantes actualicen la información de prescripción para la desmopresina, para incluir nueva información importante acerca de la hiponatremia grave y crisis convulsivas. Ciertos pacientes que están tomando desmopresina tienen riesgo de presentar hiponatremia grave, que puede provocar crisis convulsivas y muerte. Los niños tratados con formulaciones de desmopresina por *vía intranasal* para enuresis nocturna primaria (PNE, *primary nocturnal enuresis*) son en particular susceptibles a hiponatremia grave y crisis convulsivas; por ende, ya no están indicadas para el tratamiento de enuresis nocturna primaria, y no deben usarse en pacientes hiponatrémicos ni en aquellos con un antecedente de hiponatremia. El tratamiento de la PNE con desmopresina en *tabletas* debe interrumpirse durante enfermedades agudas que pueden llevar a desequilibrio de líquido y/o electrolitos. *Todas* las formulaciones de desmopresina deben usarse con precaución en pacientes que tienen riesgo de intoxicación por agua con hiponatremia. FDA ALERT [12/4/2007].

5. Una niña de siete años previamente sana presenta descamación en placas en el cuero cabelludo y pérdida de pelo. La tinción del cuero cabelludo y el pelo con hidróxido de potasio revela hifas fúngicas ramificadas. ¿Cuál de las siguientes explicaciones es *verdadera* respecto al tratamiento de la enfermedad de esta niña?

- **a)** En el transcurso del tratamiento se requerirá vigilancia sistemática con pruebas de función hepática.
- **b)** Probablemente se requerirá terapia antibacteriana adjunta.
- **c)** Deben usarse antimicóticos tópicos como terapia de primera línea.
- **d)** Probablemente se requerirá terapia antimicótica sistémica durante 6 a 8 semanas para erradicar la infección.

Respuesta

La respuesta es d). La micosis del cuero cabelludo (tiña de la cabeza) **(Fig. 1-27)** puede presentarse en la forma de:

- Descamación en placas con pérdida de pelo.
- Áreas bien definidas de pérdida de pelo y pelos rotos.
- Pústulas separadas sin pérdida de pelo.
- Masas inflamatorias con textura esponjosa, rodeadas por pústulas (querion).

En Estados Unidos, *Trichophyton tonsurans* es la causa más común de tiña de la cabeza. A menudo pueden observarse hifas o esporas de hongos cuando las áreas con descamación o el pelo se examinan con una preparación con hidróxido de potasio, o cuando material proveniente del área afectada se coloca en una placa de Petri con medio apropiado para hongos y se incuba durante 2 a 3 semanas. Dado que *T. tonsurans* no produce fluorescencia, un examen bajo luz ultravioleta (lámpara de Wood) no es una herramienta diagnóstica fiable.

El tratamiento eficaz de la tiña de la cabeza requiere terapia sistémica con un antimicótico oral. Los fármacos tópicos no pueden penetrar el pelo y, por ende, son ineficaces. La griseofulvina aún es el fármaco preferido con base en su historia prolongada de éxito y registro de seguridad probado. La terbinafina, el itraconazol o el fluconazol son opciones alternativas.

La griseofulvina debe administrarse con una comida que contenga lípido a fin de aumentar la absorción, que puede ser errática. Dado que la griseofulvina es fungistática, se requiere terapia prolongada (6 a 8 semanas o más), y se debe continuar durante al menos dos semanas después de la resolución clínica. Los efectos secundarios adversos son náuseas, cefalea, exantema y, rara vez, leucopenia y transaminasas altas. La vigilancia sistemática con pruebas de función hepática no está indicada en niños sanos que reciben griseofulvina para el tratamiento de tiña de la cabeza. Puede usarse champú con sulfuro de selenio, con antimicóticos orales, a fin de reducir la diseminación de hongos. Es posible usar corticosteroides como una terapia adjunta para el tratamiento de querion. Los fármacos antibacterianos no están indicados para el tratamiento de tiña de la cabeza o querion.

6. Un adolescente presenta una erupción cutánea que consta de lesiones maculares de color salmón-rosado, de aproximadamente 5 a 7 mm, con placas con descamación en el centro. Las lesiones se encuentran en el tronco en un patrón simétrico y bilateral. No hay afección de las manos ni de los pies. El examen adicional revela una placa con descamación de forma oval de 2 × 3 cm en el tórax. De los que siguen, el diagnóstico *más* probable es:

a) Sífilis.
b) Pitiriasis rosada.
c) Tiña del cuerpo.
d) Eritema multiforme.

Respuesta
La respuesta es b). La descripción de esta erupción es más congruente con pitiriasis rosada, un padecimiento auto-limitado que comúnmente afecta a niños y adolescentes saludables **(Fig. 1-6)**. Su incidencia es más alta en adolescentes y es un poco más alta en el sexo femenino que en el masculino. Aún se desconoce la causa pero se sospecha una infección viral. Si bien con cierta frecuencia se observan casos atípicos, la forma clásica empieza con una *placa heráldica*, una lesión con descamación, rosada, oval, solitaria, que generalmente se encuentra en el tronco. Varios días después de la aparición de la placa heráldica, sobreviene una erupción secundaria en la cual se forman pequeñas agrupaciones de manchas con un centro con descamación, en un patrón en abeto. La erupción por lo general no afecta la cara, los pies ni las manos. Con cierta frecuencia hay prurito. El diagnóstico por lo general puede efectuarse en clínica, aunque los casos atípicos pueden ser difíciles de diagnosticar. El diagnóstico diferencial de la pitiriasis debe descartar:

- Sífilis secundarixa: es más característico que afecte las palmas y las plantas.
- Eritema multiforme: típicamente no aparece en un patrón en abeto simétrico.
- Tiña del cuerpo: puede confundirse con la mancha heráldica, pero rara vez causa grupos de lesiones.
- Erupciones farmacológicas: típicamente se manifiestan como exantemas morbiliformes, urticaria, o como lesiones eritematosas demarcadas "fijas".
- Psoriasis en gotas: no se observa placa heráldica, y la descamación por lo general es gruesa y difusa. Con la excepción de la psoriasis en gota, ninguna de estas lesiones por lo general se asocia con descamación alguna como se describe en la pregunta.

7. Una niña de cuatro años presenta irritación vaginal esporádica. No tiene antecedente de fiebre ni de micción imperiosa o polaquiuria y el examen revela hiperemia leve bilateral de la vulva, con un olor fétido. No se nota secreción. El paso inicial *más* apropiado para el manejo de esta niña sería:

a) Remitir a la niña para un estudio de abuso sexual.
b) Obtener un cultivo vaginal para estreptococos del grupo A.

c) Dar instrucciones respecto a la higiene apropiada y los hábitos de defecación y micción.
d) Recomendar una prueba de tratamiento con un antibiótico antiestafilocócico.

Respuesta
La respuesta es c). Esta niña presenta vulvovaginitis inespecífica, que en niñas de corta edad depende más a menudo de higiene perineal inadecuada, que ocasiona contaminación del área vaginal con flora fecal. La irritación también puede originarse por jabones, champús, baños de burbujas, detergentes y ropa entallada. Las características clínicas son signos intermitentes de irritación vaginal, incluso eritema y un olor fétido. Los conceptos más importantes en el manejo de este problema común son el restablecimiento de la confianza de la niña y su familia, y recalcar la importancia de la higiene perineal apropiada. Esto incluye baños de asiento y eliminación de irritantes potenciales. Es prudente el seguimiento estrecho, porque los síntomas recurrentes o resistentes al tratamiento justificarían investigación para abuso sexual.

Las niñas con vulvovaginitis por estreptococos del grupo A se presentan con un exantema eritematoso, doloroso, progresivo y agudo, que a menudo afecta el área perianal. El drenaje purulento también es común.

8. Los padres de un niño de 14 meses, por lo demás sano, están preocupados porque todavía no camina solo. Es capaz de jalar con la suficiente fuerza para sostenerse en pie y caminar con ayuda, y tiene un vocabulario de seis palabras. El siguiente paso *más* apropiado en el cuidado de este niño es:

a) Consulta neurológica.
b) Terapia física y del lenguaje.
c) Restablecimiento de la confianza y una evaluación de seguimiento en dos meses.
d) Biopsia muscular.
e) Análisis del suero y la orina para aminoácidos, y análisis de la orina para ácidos orgánicos.

Respuesta
La respuesta es c). La edad promedio para alcanzar la capacidad para caminar solo es a los 12 a 13 meses, y la mayoría de los niños está caminando hacia los 15 meses. Este paciente puede jalar con la suficiente fuerza para sostenerse en pie y caminar con ayuda. Sus habilidades de lenguaje están poco avanzadas para su edad. Dadas las opciones, es más apropiado tranquilizar a los padres y reevaluar el desarrollo del niño en dos meses.

9. Un lactante a término de dos meses de edad no está "durmiendo de corrido toda la noche". Usted dice a los agotados padres que la mayoría de los lactantes (70 a 80%) duerme sin pausa toda la noche (sueño ininterrumpido durante 6 a 8 horas) hacia los:

a) 2 meses.
b) 4 a 6 meses.
c) 7 a 9 meses.
d) 12 meses.

Respuesta
La respuesta es b). Hacia los 4 a 6 meses de edad, los requerimientos de sueño totales son de 14 a 16 horas por

día. Entre 70 a 80% de los lactantes duerme un periodo de 6 a 8 horas hacia los 4 a 6 meses de edad.

10. Un niño de 18 meses típicamente debe ser capaz de:

a) Pararse sobre un pie.
b) Saltar desde el suelo con ambos pies.
c) Subir las escaleras alternando los pies hacia adelante.
d) Caminar hacia atrás.

Respuesta

La respuesta es d). Las habilidades mencionadas en la pregunta, y la edad promedio en que se alcanzan, son como sigue:

- Pararse sobre un pie: 23 meses (16 a 30 meses).
- Saltar desde el suelo con ambos pies: 23 meses (18 a 30 meses).
- Subir las escaleras alternando los pies hacia adelante: 30 meses (23 a 33 meses).
- Caminar hacia atrás: 15 meses (11 a 20 meses).

11. Un niño de cuatro años debe ser capaz de efectuar todo lo que sigue, *excepto*:

a) Copiar un círculo.
b) Pedalear un triciclo.
c) Saltar sobre un pie.
d) Saltar la cuerda.

Respuesta

La respuesta es d). Los niños de 3 a 4 años deben ser capaces de copiar un círculo, pedalear un triciclo y saltar sobre un pie. Un niño típico de cinco años de edad debe ser capaz de saltar la cuerda.

12. Los padres de una niña saludable de 14 meses y con desarrollo típico para su edad están preocupados porque se golpea la cabeza cuando pasa por la transición al sueño; no se golpea en otros momentos. La acción apropiada por parte del pediatra incluiría:

a) Remitir a la paciente para pruebas psicológicas, de manera específica para autismo.
b) Asegurar a los padres que esto típicamente se resuelve hacia los cuatro años de edad.
c) Empezar un periodo de tratamiento de prueba con diazepam en los momentos en que la niña se golpea la cabeza.
d) Comentar el riesgo aumentado de retraso mental o lesión cerebral en niños que se golpean la cabeza.
e) Informar a los padres que esto podría haberse resuelto hacia los 12 meses de edad.

Respuesta

La respuesta es b). Los golpes en la cabeza son un trastorno de la transición sueño-vigilia, junto con el balanceo del cuerpo son muy comunes. Ocurren en casi 60% de los niños de 9 a 12 meses de edad y en 20% de los niños de dos años, por lo general se resuelven a los cuatro años de edad. Una sesión típica por lo general dura menos de 15 minutos. No es un signo de lesión del sistema nervioso central, cefalea, enfermedad de los oídos, abandono, abuso u otra enfermedad.

13. Un niño de cuatro años llega a su consultorio con una mordedura de perro en el antebrazo, que ocurrió hace aproximadamente 18 horas. El examen revela una herida pequeña de 7 mm, así como heridas por punción manifiestas adyacentes. La madre afirma que el área está mucho más hinchada, roja y caliente que hace 6 horas; también ha notado algo de drenaje a partir de la herida. Las afirmaciones que siguen acerca de las mordeduras de perro son verdaderas, *excepto*:

a) Las mordeduras de perro tienen menos probabilidades de quedar infectadas que las de gato.
b) El eritema y la hinchazón notados probablemente representan infección, y no sólo traumatismo tisular local.
c) La cefalexina es el mejor antibiótico inicial debido a su buena cobertura contra estafilococos y estreptococos.
d) Después de irrigación copiosa puede procederse al cierre primario de algunas heridas faciales dependientes de mordeduras de perro en las primeras 6 horas después de la mordedura.

Respuesta

La respuesta es c). Alrededor de 5 a 15% de las mordeduras de perro, y 25 a 50% de las de gato, quedan infectadas. La irrigación copiosa es una parte importante del manejo inicial. Tiene importancia conocer el estado del paciente en cuanto a tétanos y evaluar el riesgo de rabia. Algunas heridas faciales pueden ser apropiadas para colocación de puntos de sutura. Las lesiones por aplastamiento, las mordeduras de animales y las heridas por punción tienen la tasa más alta de infección. Los microorganismos que probablemente causen infección son *Staphylococcus aureus*, especies de *Pasteurella*, estreptococos, especies de *Corynebacterium*, especies de *Eikenella*, especies de *Capnocytophaga*, y anaerobios. La amoxicilina-clavulanato tiene excelente actividad contra estos microorganismos y es el fármaco de primera línea oral preferido para tratar mordeduras de animales. La cefalexina, una cefalosporina de primera generación, carece de actividad contra *Pasteurella* o muchas bacterias anaerobias, por tanto, no es el fármaco de primera línea para tratar mordeduras de animales.

14. Se cree que un niño de seis y medio meses de edad, alimentado al seno materno (nacido a las 38 semanas de gestación, con un peso de 2 600 g) tiene raquitismo por deficiencia de vitamina D. Los datos en el examen probablemente incluirían los que siguen, *excepto*:

a) Crecimiento inadecuado.
b) Rosario costocondral.
c) Piernas arqueadas.
d) Ablandamiento del cráneo (craneotabes).
e) Ampliación de las epífisis.

Respuesta

La respuesta es c). El *raquitismo por deficiencia de vitamina D* se caracteriza por fracaso de la mineralización del hueso en crecimiento, secundario a falta de sales de calcio y fósforo. La deficiencia de vitamina D puede ocurrir en lactantes alimentados al seno materno que son de piel oscura o no son expuestos a la luz solar. En ocasiones se observan manifestaciones esqueléticas en etapas tan tempranas como los primeros meses de vida, especialmente en lactantes con peso bajo al nacer.

El craneotabes, un adelgazamiento de la tabla externa del cráneo, puede detectarse por una sensación de pelota de ping-pong cuando se ejerce presión sobre los huesos parietal u occipital. Puede observarse ampliación de las epífisis o agrandamiento de las mismas, especialmente en las muñecas o los tobillos. La combadura o el arqueo de las diáfisis del peroné, la tibia o el fémur sólo se exacerba por la *carga de peso*, de modo que es poco probable que haya piernas arqueadas en este niño de seis y medio meses de edad. Otra manifestación temprana puede ser agrandamiento de las uniones costocondrales, también conocido como el *rosario raquítico*.

15. Un lactante de ocho semanas de edad que está recibiendo una cantidad apropiada de alimentación con fórmula tiene vómito y episodios de sofocación excesivos, y muestra postura anormal de la cabeza después de ser alimentado. Usted sospecha reflujo gastroesofágico. ¿Cuál opción es *verdadera* respecto al reflujo gastroesofágico?

a) Sin terapia, la mayoría de los niños sigue teniendo síntomas hasta los años de la edad escolar.

b) El síndrome de Sandifer es una complicación.

c) Se usan bloqueadores del receptor histamina₂ para aumentar el vaciamiento gástrico.

d) Los niños de mayor edad con reflujo tienen mejor pronóstico a largo plazo que los lactantes.

e) Carece de un papel en la enfermedad reactiva de las vías respiratorias.

Respuesta

La respuesta es b). Los episodios de *reflujo gastroesofágico* fisiológico ocurren en lactantes y niños saludables. Es muy común en lactantes saludables. Sin embargo, el reflujo puede producir efectos patológicos. En situaciones anormales, una frecuencia aumentada de reflujo y de su volumen provoca esofagitis. Los síntomas de reflujo anormal son irritabilidad, problemas de alimentación, sueño interrumpido, poco aumento de peso, episodios de sofocación y síntomas respiratorios, que pueden incluir enfermedad reactiva de las vías respiratorias, laringoespasmo y apnea. El *síndrome de Sandifer consta de enfermedad por reflujo gastroesofágico, anemia por deficiencia de hierro, vómitos, inclinación de la cabeza, arqueo, irritabilidad y rumiación.* En 85% de los lactantes con reflujo patológico éste se manifiesta durante la primera semana de vida. Los niños de mayor edad pueden presentarse con ardor retroesternal. Un 60% de los lactantes con reflujo está libre de síntomas hacia los dos años de edad, mientras que los niños mayores en quienes se diagnostica enfermedad por reflujo gastroesofágico tienen una evolución más crónica. Las opciones de tratamiento para lactantes con reflujo patológico son colocación en la posición apropiada (posición prona o sentado completamente erguido, cambios de la dieta (alimentos más espesos, alimentaciones pequeñas y frecuentes), terapia médica (fármacos procinéticos, reductores de ácido, protectores de la mucosa) e intervención quirúrgica (funduplicatura). De manera específica, se usan bloqueadores

del receptor histamina₂ para tratar esofagitis o prevenirla, pero no aumentan el vaciamiento gástrico.

16. Un lactante de dos semanas de edad alimentado al seno materno presenta ictericia, vómito, letargo e irritabilidad persistente. El examen revela poco aumento de peso, ictericia y hepatomegalia. La madre del lactante reporta episodios de hipoglucemia en la sala de cunas. Usted sospecha galactosemia. ¿Cuál de los datos clínicos que siguen por lo general *no* se asocia con galactosemia clásica?

a) Hepatomegalia.

b) Cataratas.

c) Crisis convulsivas.

d) Presencia de sustancias reductoras en orina.

e) Atresia coanal.

Respuesta

La respuesta es e). La *galactosemia* clásica se origina por una deficiencia de galactosa-1-fosfato uridiltransferasa, que ocasiona la acumulación de galactosa-1-fosfato en lactantes que ingieren lactosa (glucosa y galactosa). La acumulación provoca lesión parenquimatosa en los riñones, el hígado y el cerebro. Las manifestaciones clínicas son ictericia, vómito, hepatomegalia, crisis convulsivas, letargo, hipoglucemia, falta de crecimiento y desarrollo, y cataratas. Cuando la enfermedad no se diagnostica durante el periodo neonatal, la ingestión continua de lactosa puede causar daño hepático (cirrosis) y cerebral (retraso mental) irreversible. Los pacientes con galactosemia tienen riesgo aumentado de sepsis neonatal por *Escherichia coli*. Las valoraciones de enzimas específicas confirman el diagnóstico. El tratamiento se centra en la eliminación de lactosa de la dieta.

17. Una niña de dos años con falta de crecimiento y desarrollo es remitida a su consultorio para evaluación adicional. En la entrevista, usted recaba un antecedente de heces voluminosas/grasosas y sibilancias recurrentes. La causa *más* probable de estos síntomas es:

a) Hipotiroidismo.

b) Enfermedad celiaca.

c) Acidosis tubular renal.

d) Fibrosis quística.

e) Malabsorción de carbohidratos.

Respuesta

La respuesta es d). Si bien todas las enfermedades listadas pueden manifestarse como falta de crecimiento y desarrollo, el antecedente adicional de esteatorrea y sibilancias hacen que el diagnóstico más probable sea fibrosis quística.

Las manifestaciones gastrointestinales de la fibrosis quística son:

- Manifestaciones intestinales:
  - Íleo meconial durante el periodo de recién nacido: obstrucción intestinal secundaria a una masa de meconio espesa y viscosa.
  - Síndrome obstructivo intestinal distal: dolor abdominal de tipo cólico, distensión y una masa palpable (heces espesas que causan obstrucción parcial).

- Prolapso rectal.
- Deficiencia de vitaminas liposolubles: vitaminas A, D, E y K.
- Manifestaciones hepatobiliares:
  - Colestasis neonatal prolongada en 5 a 10% de los casos.
  - Cirrosis en alrededor de 10% de los pacientes mayores de 25 años.
  - Colelitiasis y colecistitis en pacientes adultos jóvenes.
- Manifestaciones pancreáticas:
  - Insuficiencia pancreática exocrina en 80 a 90% de los pacientes con fibrosis quística.

18. Una niña de 12 años que tiene antecedente de infección de las vías respiratorias superiores y fiebre, en resolución, ahora se presenta con vómito, confusión y letargo. En la actualidad está afebril. Recibió tratamiento para infección de las vías respiratorias con reposo, líquidos y ácido acetilsalicílico. Las concentraciones séricas de electrolitos y glucosa son normales. Usted sospecha síndrome de Reye. La estudiante de medicina que trabaja con usted le pregunta cuál resultado de laboratorio predice mejor la progresión a coma. Usted le informa que es la:

- **a)** Concentración sanguínea de amoniaco.
- **b)** Nitrógeno ureico sanguíneo.
- **c)** Biometría hemática completa.
- **d)** Velocidad de sedimentación globular.
- **e)** Concentración sérica de albúmina.

Respuesta

La respuesta es a). Se cree que el *síndrome de Reye* es una alteración de la función mitocondrial. Si bien se desconoce la causa exacta, en ocasiones hay un síndrome viral con *gripe* o *varicela* antes del inicio de los síntomas. Los estudios han sugerido un enlace entre el uso de ácido acetilsalicílico durante infección por gripe o varicela y la aparición de síndrome de Reye, que da lugar a encefalopatía aguda y degeneración grasa del hígado.

El síndrome de Reye clásico sigue una evolución estereotípica, bifásica. Una enfermedad febril prodrómica que está empezando a resolverse va seguida por el inicio repentino de vómito y cambios del estado mental, que pueden progresar a crisis convulsivas, coma y muerte. El examen neurológico es no focal. Las concentraciones de aminotransferasas y el tiempo de protrombina están aumentados. Los pacientes en quienes la concentración sérica de amoniaco está aumentada tres veces o más tienen mayor probabilidad de progresar a coma.

19. Un lactante de siete meses que recibe alimentación parenteral es transferido al hospital donde usted labora. Durante el examen, nota descamación y eritema alrededor de la boca y el ano. Estos datos son *más* congruentes con una deficiencia de:

- **a)** Vitamina D.
- **b)** Cinc.
- **c)** Vitamina A.
- **d)** Selenio.
- **e)** Cobre.

Respuesta

La respuesta es b). El *cinc* es un cofactor esencial para cientos de enzimas. Desempeña un papel en el metabolismo de grasas, proteínas, carbohidratos y ácidos nucleicos. El cinc se encuentra en carnes, cereales y frutos secos. Una deficiencia puede sobrevenir por ingestión baja en la dieta, malabsorción o excreción aumentada. La deficiencia de cinc se manifiesta como dermatitis perioral y facial, alopecia, estomatitis angular, cicatrización inadecuada de heridas, diarrea, disgeusia o falta de crecimiento y desarrollo.

La *acrodermatitis enteropática* **(Fig. 70-5)** es una enfermedad autosómica recesiva en la que la absorción de cinc a partir de la dieta es insuficiente como consecuencia de transporte reducido de dicho elemento a través de la mucosa del intestino delgado.

20. Un niño de cuatro semanas de edad es llevado a la sala de urgencias con un antecedente de varios episodios de vómito no biliares en proyectil durante los 2 a 3 días anteriores. Los resultados de laboratorio son como sigue:

- Na = 139 mmol/L.
- K = 3.4 mmol/L.
- Cl = 94 mmol/L.
- CO_2 = 34 mmol/L.

El diagnóstico *más* probable es:

- **a)** Hiperplasia suprarrenal congénita.
- **b)** Alergia a la proteína de la leche.
- **c)** Estenosis pilórica.
- **d)** Enfermedad por reflujo gastroesofágico.

Respuesta

La respuesta es c). La *estenosis pilórica* se origina por hipertrofia del músculo circular del canal pilórico. Es más común en lactantes varones y primogénitos. Se nota aumento de la incidencia en los hermanos y en la descendencia futura de los niños afectados. La estenosis pilórica se manifiesta como vómito no biliar que por lo general es progresivo. El vómito prolongado puede causar deshidratación y pérdida de peso. Los resultados de laboratorio pueden revelar una alcalosis metabólica hiperclorémica e hipopotasemia.

La *hiperplasia suprarrenal congénita* puede presentarse con crisis de pérdida de sal y vómito, falta de aumento de peso y colapso cardiovascular potencial. De los casos de hiperplasia suprarrenal congénita, 90% se origina por una deficiencia de 21-hidroxilasa. De los casos de esta última deficiencia, 75% son por la pérdida de sal. Los resultados de laboratorio pueden revelar una acidosis metabólica, hiperpotasemia e incremento de la concentración urinaria de sodio, con hipoglucemia o sin ella.

21. ¿Qué porcentaje de recién nacidos expulsará heces de meconio en el transcurso de las primeras 48 horas de vida?

- **a)** 50 a 60%.
- **b)** 60 a 70%.
- **c)** 70 a 80%.
- **d)** 80 a 90%.
- **e)** 90 a 100%.

Respuesta

La respuesta es e). De los recién nacidos, 94 a 99% defeca durante las primeras 48 horas de vida. En la *enfermedad de Hirschsprung* hay carencia de células ganglionares en un área afectada del intestino. La inervación anormal se extiende en dirección proximal una distancia variable desde el recto. La transición a intestino normal por lo general está en el área rectosigmoidea. El diagnóstico se efectúa hacia un mes de edad en 50% de los pacientes con enfermedad de Hirschsprung y hacia un año en 80%. Los síntomas son distensión abdominal, vómito y estreñimiento. Los recién nacidos se presentan más frecuentemente con vómito, mientras que los lactantes mayores y niños por lo general se presentan con estreñimiento. La enfermedad de Hirschsprung no se caracteriza por encopresis importante. El diagnóstico se efectúa mediante manometría anorrectal, enema de bario o biopsia rectal. Se ha notado una asociación entre trisomía 21 y enfermedad de Hirschsprung.

22. Un paciente de 15 años en quien dos años antes se resecó el íleon terminal acude con usted después de haberse "perdido para el seguimiento". Se queja de pérdida de coordinación. La deficiencia de una de las siguientes vitaminas es la *más* probable causa de este síntoma, ¿cuál?

   a) Vitamina A.
   b) Vitamina D.
   c) Vitamina C.
   d) Vitamina K.
   e) Vitamina B$_{12}$.

Respuesta

La respuesta es e). La resección del íleon terminal se asocia con deficiencias de:

- *Vitamina A:* ceguera nocturna, xeroftalmía, hiperqueratosis folicular, crecimiento inadecuado.
- *Vitamina D:* abombamiento frontal, rosario raquítico, diáfisis de las piernas arqueadas, ampliación de las epífisis.
- *Vitamina E (antioxidante de membrana):* anemia hemolítica (decremento de la vida media de los eritrocitos), trastornos neurológicos progresivos (p. ej., pérdida de reflejos tendinosos profundos, pérdida de la coordinación, debilidad).
- *Vitamina K:* diátesis hemorrágica, petequias, púrpura, equimosis.
- *Vitamina B$_{12}$:* glositis, queilosis, anemia megaloblástica, neuropatía periférica.

23. En el hospital se da de alta a un niño de 12 meses después de reducción radiológica exitosa de una intususcepción. Los padres preguntan acerca de la probabilidad de un episodio recurrente. Usted les dice que el riesgo es más cercano a:

   a) 10%.
   b) 25%.
   c) 40%.
   d) 55%.

Respuesta

La respuesta es a). La *intususcepción* es una causa común de obstrucción intestinal en menores de dos años. La intususcepción es la invaginación de un segmento de intestino hacia otro. La afección del mesenterio del segmento proximal causa congestión venosa y linfática. En menores de dos años, 80 a 90% de los casos es idiopático, sin una cabeza de la invaginación identificable. Las cabezas son más comunes en niños de mayor edad. Los ejemplos de puntos guía de la invaginación son pólipos, quistes de duplicación, linfomas, hematomas asociados con púrpura de Henoch-Schönlein, placas de Peyer hipertróficas, divertículos de Meckel y hemangiomas. La intususcepción ileocólica explica casi 90% de los casos.

La presentación clínica, por lo general, se caracteriza por el inicio repentino de episodios intermitentes de cólico abdominal que a menudo provocan llanto inconsolable. Entre los ataques iniciales el niño tal vez sea asintomático; por lo general se presenta vómito biliar. Con el tiempo, el niño quizá se torne indiferente o letárgico. El examen en ocasiones revela una masa en el abdomen en forma de embutido en el cuadrante superior derecho y vacuidad en el cuadrante inferior derecho. Es factible observar sangre microscópica en las heces o heces en "jalea de grosella".

El diagnóstico y la terapia son auxiliados mediante ecografía o enema con aire con fluoroscopia. Debe obtenerse una consulta quirúrgica antes de que se emprenda cualquier tipo de procedimiento radiográfico, diagnóstico o terapéutico. Los niños con evidencia de aire intraperitoneal libre, irritación peritoneal y síntomas prolongados son candidatos a intervención quirúrgica.

El riesgo de recurrencia después de reducción no quirúrgica exitosa es de alrededor de 10%.

24. Una madre lleva a consulta a su lactante a término de tres semanas de edad después de que nota sangre y moco en las heces del lactante cuatro veces en las 36 horas previas a la consulta. Las heces, por lo demás, "tienen aspecto de semillas y no son duras". El examen físico del niño resultó normal en su visita a las dos semanas. El lactante está bebiendo 2 a 3 onzas de una fórmula basada en leche de vaca cada 2 a 3 horas. La madre ha notado irritabilidad aumentada durante los últimos días. El examen efectuado hoy resulta normal, excepto por una cantidad pequeña obvia de sangre macroscópica con heces en el pañal. La explicación *más* probable de estos datos es:

   a) Colitis asociada con alergia alimentaria.
   b) Enfermedad inflamatoria intestinal.
   c) Enterocolitis necrosante.
   d) Intususcepción.

Respuesta

La respuesta es a). La causa más probable de los síntomas del lactante es *alergia a la proteína de leche de vaca*. La enterocolitis puede aparecer en un lactante días a semanas después de la ingestión inicial de proteína de leche de vaca. Los pacientes por lo general presentan síntomas tipo cólico, heces sanguinolentas y diarrea en el transcurso de los primeros 2 a 3 meses de vida. Otros síntomas pueden incluir vómito, eccema y alimentación inadecuada. El aumento de peso casi siempre ha sido normal. La lesión de la mucosa del intestino delgado puede llevar a malabsorción de carbohidratos.

Entre 30 y 50% de los lactantes con alergia a la proteína de leche de vaca también es intolerante a la proteína de soya. La mayoría de los lactantes con alergia a proteína responde a una fórmula que contiene hidrolizado de caseína o aminoácido. Después de eliminar la proteína causal casi todos los síntomas del lactante se resuelven en el transcurso de algunos días. La sospecha de alergia a la proteína de leche de vaca en un lactante alimentado al seno materno debe tratarse al eliminar la proteína de leche de la dieta de la madre. En muchos lactantes aparece tolerancia hacia los 12 meses y más de 50% tolera la proteína de leche de vaca hacia los cuatro años de edad.

La enterocolitis necrosante, por lo general, se sospecharía en un lactante pretérmino que tiene aspecto enfermo. La enfermedad inflamatoria intestinal sería poco común a esta edad. La intususcepción sería menos probable que la alergia a la proteína de leche de vaca dado este escenario clínico.

25. Durante su turno nocturno en la sala de urgencias se le solicita que atienda a un lactante varón de siete meses que ha presentado varios episodios de vómito y diarrea de 2 a 3 días de evolución. La madre describe al lactante como despierto pero un tanto irritable. En el examen el lactante luce alerta pero irritable, muestra mucosas secas, una fontanela hundida, ojos un poco hundidos, taquicardia y un tiempo de llenado capilar de 2 a 3 segundos. La concentración sérica de sodio es de 140 mEq/L. Usted estima que su porcentaje de deshidratación es de:

a) <1%.
b) 1 a 4%.
c) 5 a 10%.
d) 11 a 20%.

Respuesta

La respuesta es c). Los datos clínicos descritos en este caso se correlacionan con una *deshidratación* isotónica de 5 a 10%. Un lactante con deshidratación de menos de 5% puede presentar sólo sed e inquietud, uno con deshidratación mayor de 10 a 15%, puede parecer letárgico o presentar obnubilación, tener extremidades frías, un tiempo de llenado capilar mayor de 3 segundos, mucosas muy secas, poca elasticidad de la piel, taquicardia y ojos muy hundidos.

26. Un niño de siete años es llevado a su consultorio con picazón perianal de varios días de evolución. La madre del paciente siguió las instrucciones de la enfermera encargada de asignar prioridades de tratamiento, y notó un "gusano blanco o algo" en la región perianal de su hijo por la noche. Usted diagnostica infección por *Enterobius vermicularis*. La mejor opción de tratamiento para este niño es:

a) Trimetoprim/sulfametoxazol.
b) Amoxicilina.
c) Eritromicina.
d) Pamoato de pirantel.

Respuesta

La respuesta es d). La infección por *E. vermicularis* (oxiuros) es común en niños en edad preescolar y escolar (5 a 10%). La transmisión fecal-oral es la vía más importante.

Los huevecillos son ingeridos y se incuban en el duodeno. Los oxiuros adultos maduran en el ciego. Los gusanos hembra migran al ano y depositan sus huevecillos en la región perianal. La picazón causa autoinfección y posible transmisión.

El diagnóstico puede efectuarse al observar directamente la región perianal por la noche, o al aplicar cinta adhesiva transparente en la piel perianal y buscar huevecillos. De las opciones de tratamiento listadas, sólo el pamoato de pirantel tiene actividad contra *E. vermicularis*. El mebendazol es un medicamento eficaz que se usó en el pasado, pero que en la actualidad no se encuentra disponible en Estados Unidos. El pamoato de pirantel tiene una eficacia que se aproxima a 95 a 100% si se administran dos dosis con dos semanas de separación; puede provocar reacciones adversas como anorexia, náuseas, vómito, cólicos abdominales y diarrea; se asocia también con efectos neurotóxicos e incrementos transitorios de enzimas hepáticas.

27. Se le solicita que atienda a un lactante de cinco días de edad debido a alimentación inadecuada, distensión abdominal e inicio agudo de vómito biliar. Este lactante a término es el producto de un parto vaginal no complicado y tuvo puntuaciones Apgar de 9 a 1 minuto y a los 5 minutos. En la sala de cunas, se alimentó "bien, no de manera excelente" y expulsó meconio en el transcurso de algunas horas después del nacimiento. Ha tenido algunas otras defecaciones en el hogar desde el egreso al segundo día. Los datos importantes en el examen son distensión e hipersensibilidad del abdomen. La enfermedad que *más* probablemente está causando este cuadro clínico es:

a) Enfermedad de Hirschsprung.
b) Enfermedad por reflujo gastroesofágico.
c) Estenosis pilórica.
d) Vólvulo del intestino medio.
e) Íleo meconial.

Respuesta

La respuesta es d). En el caso descrito, un inicio agudo de vómito biliar en combinación con un antecedente de expulsión normal de meconio durante las primeras 24 horas de vida hace que la mejor opción sea *vólvulo del intestino medio*.

Durante el desarrollo fetal, el intestino medio gira 270° en dirección contraria a la de las manecillas del reloj. La arteria mesentérica superior sirve como un eje para esta rotación. Las anormalidades de la fijación y de la rotación predisponen a vólvulo del intestino medio, que ocurre más a menudo durante el periodo de recién nacido, pero que en ocasiones aparece en etapas más avanzadas de la vida. Un vólvulo llega a obstruir el riego sanguíneo intestinal, lo cual causa isquemia e infarto. Los signos y síntomas de vólvulo del intestino medio son inicio agudo de vómito biliar, distensión y dolor abdominal, y la expulsión de sangre o moco por el recto. El manejo inicial del lactante descrito en la pregunta incluiría colocación de una sonda nasogástrica, administración de líquidos por vía intravenosa y antibióticos por vía parenteral, y consulta e intervención quirúrgicas.

La expulsión de meconio durante las primeras 24 horas de vida hace que la enfermedad de Hirschsprung y el íleo meconial sean menos probables. La presencia de vómito biliar y el resto del escenario como se presentó, hacen que la enfermedad por reflujo y la estenosis pilórica sean poco probables.

28. Un niño de cinco años y su hermano de siete años han tenido fiebre y múltiples episodios de vómito y diarrea de dos días de evolución. Antes de los últimos dos días el niño de cinco años había estado saludable, específicamente sin antecedente alguno de dolor abdominal. Durante las últimas 48 horas se le han administrado dos dosis correctas de acetaminofén. El paciente es llevado a consulta porque ha estado vomitando "material transparente", pero ahora su madre ha notado posible vómito sanguinolento. El examen no revela datos anormales excepto dolor abdominal vago a la palpación. El niño presenta un oportuno episodio de hematemesis en el consultorio. La causa *más* probable de la hematemesis de este paciente es:

- **a)** Enfermedad ulcerosa péptica.
- **b)** Várices esofágicas.
- **c)** Síndrome de Münchausen por proximidad.
- **d)** Enfermedad de Crohn.
- **e)** Desgarro de Mallory-Weiss.

Respuesta
La respuesta es e). La causa más probable de la hematemesis de este paciente es un *desgarro de Mallory-Weiss*, que complica la evolución de una gastroenteritis. Un desgarro de Mallory-Weiss es una lesión en la mucosa esofágica o gástrica que ocurre en respuesta a arcadas y vómito enérgico. Por lo general, es una enfermedad autolimitada. La edad del paciente, la ausencia de síntomas o problemas previos y el historial actual de una enfermedad aguda hacen que las otras opciones ofrecidas sean menos probables.

29. Un niño de ocho años es llevado a su consultorio con tos, congestión nasal y drenaje nasal purulento de 14 días de evolución. Fue atendido hace cuatro días por síntomas similares y se le diagnosticó una infección viral de las vías respiratorias superiores. La madre afirma que durante los cuatro días anteriores el niño ha tenido diario fiebre, tos en empeoramiento, que es más intensa por la noche y drenaje nasal purulento persistente. En el examen físico, la temperatura es de 38.9 °C, el pulso es de 110 por minuto, la frecuencia respiratoria de 20 por minuto, y la presión arterial es de 90/60 mm Hg. Hay secreción mucopurulenta por la nariz y en la garganta, y mucosa nasal eritematosa bilateral. Los campos pulmonares están limpios a la auscultación y el resto del examen resulta normal. El paso siguiente en el manejo es:

- **a)** Obtener una tomografía computarizada (CT, *computed tomography*) de los senos paranasales.
- **b)** Obtener una radiografía simple de los senos paranasales.
- **c)** Prescribir un antihistamínico.
- **d)** Prescribir un antibiótico.
- **e)** Prescribir un descongestionante.

Respuesta
La respuesta es d). Muy probablemente el niño tiene sinusitis bacteriana aguda (ABS, *acute bacterial sinusitis*), es un diagnóstico clínico que puede efectuarse cuando un niño tiene síntomas de las vías respiratorias superiores que tienen una de las características siguientes:

- Persistentes (han durado más de 10 días y no disminuyen).
- Intensos: definidos por fiebre alta y drenaje nasal purulento presentes durante 3 a 4 días consecutivos en un niño que en general tiene aspecto enfermo.
- En empeoramiento: definido como empeoramiento de síntomas respiratorios o inicio reciente de secreción nasal, tos diurna o fiebre, tras un periodo de mejoría.

Estos criterios clínicos sirven para ayudar a diferenciar entre infección viral de las vías respiratorias superiores y sinusitis bacteriana aguda, en un niño. Un niño que satisface los criterios clínicos para ABS debe tratarse con un antibiótico oral. Los antihistamínicos y los descongestionantes no tienen un papel en el tratamiento de ABS. Las pruebas radiográficas para ABS no están indicadas porque no diferenciarán entre sinusitis bacteriana e infecciones no complicadas de las vías respiratorias superiores. Los estudios de imágenes de los senos paranasales deben reservarse para pacientes en quienes se sospecha una complicación de ABS, como celulitis orbitaria o una complicación del sistema nervioso central.

30. Para el niño mencionado en la pregunta 29, ¿cuál es el antibiótico más apropiado para prescribir?

- **a)** Amoxicilina.
- **b)** Azitromicina.
- **c)** Clindamicina.
- **d)** Trimetoprim-sulfametoxazol.

Respuesta
La respuesta es a). La amoxicilina aún es el mejor tratamiento para la mayor parte de los casos de ABS no complicada debido a su eficacia contra los microorganismos patógenos más probables, su bajo costo y tolerabilidad. *Streptococcus pneumoniae* y *Haemophilus influenzae* no tipificable, cada uno, explican alrededor de 30% de los casos de ABS, mientras que *Moraxella catarrhalis* explica aproximadamente 10% de los casos. De 50 a 75% de los casos de ABS causados por *H. influenzae* y *M. catarrhalis* se resolverá sin antibióticos, mientras que sólo 15% de la ABS causada por *S. pneumoniae* se resolverá de manera espontánea. También cabe hacer notar que la amoxicilina en dosis altas es eficaz incluso contra cepas de neumococos resistentes. La azitromicina no es una buena opción para el tratamiento de ABS, porque un porcentaje importante de las bacterias que causan esta última es resistente. La clindamicina no proporciona cobertura contra *H. influenzae* ni *M. catarrhalis* y no es un buen fármaco de primera línea. No se recomienda trimetoprim-sulfametoxazol para el tratamiento de ABS debido a que ahora tiene poca actividad contra neumococos.

31. Usted está atendiendo a una niña de 18 meses de edad no inmunizada que previamente estaba sana, presenta fiebre alta, irritabilidad y un exantema que empezó en la cabeza y el cuello y se ha diseminado al tronco y las extremidades. El interrogatorio adicional revela que la niña presentó fiebre, tos, enrojecimiento de ambos ojos, y secreción abundante por la nariz cuatro días antes del inicio del exantema. Los datos importantes en el examen físico son fiebre alta, aspecto enfermo, conjuntivitis bulbar bilateral, tos profunda, rinorrea y un exantema morbiliforme en la cara, cuello, tronco y extremidades. El examen de la boca revela lesiones azuladas pequeñas en la mucosa de los carrillos.

El diagnóstico más probable es:

a) Infección por virus del herpes humano 6.
b) Enfermedad de Kawasaki.
c) Sarampión.
d) Rubéola.

Respuesta

La respuesta es c). El sarampión es más probable dado el pródromo de tos, coriza y conjuntivitis, un aspecto enfermo con un exantema morbiliforme, manchas de Koplik, tos profunda y el estado en cuanto a inmunización. El virus del herpes humano 6 es una causa común de fiebre y roséola en lactantes y niños de corta edad. Si bien muchos de los datos clínicos de la enfermedad de Kawasaki son similares a los del sarampión, el pródromo clásico, las manchas de Koplik y la duración corta de la fiebre hacen que esto sea menos probable. La rubéola se asocia con una enfermedad más leve que el sarampión, y se caracteriza por fiebre leve y un exantema característico.

32. Para la niña mencionada en la pregunta 31 la mejor opción de tratamiento sería:

a) Inmunoglobulina intravenosa.
b) Ribavirina.
c) Vitamina A.
d) Vitamina C.

Respuesta

La respuesta es c). La vitamina A se recomienda para todos los niños en quienes se diagnostica sarampión. Esto se basa en que:

- En estudios en países en desarrollo se ha mostrado que el tratamiento con vitamina A en niños con sarampión se asocia con tasas más bajas de morbilidad y mortalidad.
- Los niños en Estados Unidos con sarampión más grave tienen concentración más baja de vitamina A.

La inmunoglobulina intravenosa estaría indicada para niños con enfermedad de Kawasaki. Si bien la ribavirina tiene actividad *in vitro* contra el virus del sarampión, no hay datos clínicos que muestren que sea eficaz, y no está aprobada para el tratamiento de sarampión. No se ha mostrado que la vitamina C sea eficaz en el tratamiento de sarampión.

LECTURAS RECOMENDADAS

American Academy of Pediatrics. Measles. In: Kimberlin DW, Brady MT, Jackson MA, et al., eds. *Red Book®: 2015 report of the Committee on Infectious Diseases.* Elk Grove, IL: American Academy of Pediatrics, 2015:535–547.

Bhargava S. Diagnosis and management of common sleep problems in children. *Pediatr Rev* 2011;32(3):91–99.

Black KD, Cico SJ, Caglar D. Wound management. *Pediatr Rev* 2015; 36:207–216.

Browning JC. An update on pityriasis rosea and other similar childhood exanthems. *Curr Opin Pediatr* 2009;21(4):481–485.

Keely BP. Superficial fungal infections. *Pediatr Rev* 2012;33(4): e22–e37.

Lawless MR, McElderry DH. Nocturnal enuresis: current concepts. *Pediatr Rev* 2001;22:399–407.

MacMillan JA, DeAngelis CD, Feigin RD, et al., eds. *Oski's pediatrics: principles and practice.* Philadelphia, PA: Lippincott Williams & Wilkins, 2006.

Roy CC, Silverman A, Alagille D, et al., eds. *Pediatric clinical gastroenterology.* St. Louis, MO: Mosby-Year Book, 1995.

Rudolph AM, Hoffman JIE, Rudolph CD, et al., eds. *Rudolph's pediatrics.* New York: McGraw-Hill, 2011.

U.S. Food and Drug Administration, Center For Drug Evaluation and Research. Available from: http://www.fda.gov/CDER/DRUG/InfoSheets/HCP/desmopressinHCP.htm

Vandenplas Y, Rudolph CD, Di Lorenzo C, et al. Pediatric gastroesophageal reflux clinical practice guidelines: joint recommendations of the North American Society for Pediatric Gastroenterology, Hepatology, and Nutrition (NASPGHAN) and the European Society for Pediatric Gastroenterology, Hepatology, and Nutrition (ESPGHAN). *J Pediatr Gastroenterol Nutr* 2009;49(4):498–547.

Wald ER, Applegate KE, Bordley C, et al. Clinical practice guidelines for the diagnosis and management of acute bacterial sinusitis in children aged 1 to 18 years. *Pediatrics* 2013;132:e262–e280.

Wyllie R, Hyams JS, eds. *Pediatric gastrointestinal and liver disease.* Philadelphia, PA: WB Saunders, 2010.

Capítulo 4

Dolor abdominal

Barbara Kaplan

El dolor abdominal ocurre en alrededor de 10 a 20% de los niños en edad escolar y es la causa de múltiples visitas al consultorio y de inasistencias a la escuela. Las causas de dolor consideradas en la evaluación de estos niños son extensas. Sin embargo, pueden dividirse en dos grupos generales:

- Dolor funcional.
- Dolor de causa orgánica identificable.

En series grandes que evalúan a niños con síntomas de dolor abdominal crónico se encuentran causas orgánicas en 10 a 20%, mientras que 80 a 90% experimenta dolor que puede categorizarse como funcional.

La evaluación de niños que tienen dolor abdominal crónico debe incluir un interrogatorio detallado para recabar las características del dolor, entre ellas intensidad, cronología y ubicación, factores que precipitan el dolor y lo alivian, apetito, ingesta en la dieta e interrogatorio respecto a las heces. Es necesario enfocar la atención en los "signos de alerta" observados en el interrogatorio o el examen físico que desencadenarían una búsqueda de una causa orgánica; entre ellos se cuentan los siguientes:

DATOS DEL INTERROGATORIO

- Edad < 5 años.
- Disfagia.
- Vómito persistente.
- Dolor persistente en el cuadrante superior derecho o inferior derecho.
- Pérdida de sangre gastrointestinal.
- Diarrea grave crónica o diarrea nocturna.
- Artritis.
- Fiebre inexplicable.
- Antecedente familiar de enfermedad celiaca, enfermedad inflamatoria intestinal o enfermedad ulcerosa péptica.

DATOS DEL EXAMEN FÍSICO

- Hepatomegalia o esplenomegalia.
- Enfermedad perianal.
- Pérdida de peso involuntaria.

- Desaceleración del crecimiento lineal.
- Retraso de la pubertad.

DOLOR ABDOMINAL FUNCIONAL

El término dolor abdominal funcional, según se define mediante los criterios Roma III como alteración gastrointestinal funcional relacionado con dolor abdominal (AP-FGID, *abdominal pain-related functional gastrointestinal disorder*) se usa para describir dolor abdominal crónico o recurrente en niños, para el cual no hay una causa estructural, inflamatoria, infecciosa, neoplásica o metabólica. El dolor abdominal funcional en niños de corta edad fue descrito por vez primera por Apley hace 50 años en un grupo de infantes que presentó un dolor abdominal vago inespecífico que duró más de tres meses, y para el cual fue imposible identificar una causa orgánica. Denominó a este complejo de síntomas variables *dolor abdominal recurrente de la niñez*. A medida que se han reconocido patrones de dolor abdominal funcional en niños —una entidad ampliamente definida— se le ha subdividido en cuatro patrones más específicos:

- Dispepsia funcional: dolor abdominal asociado con dispepsia y localizado en la parte alta del abdomen.
- Síndrome de intestino irritable: dolor abdominal que se asocia con un patrón de defecación alterado.
- Dolor abdominal funcional de la niñez: episodios de dolor abdominal inespecífico, vago, aislado, que no satisfacen los criterios para otros tipos de dolor abdominal funcional.
- Migraña abdominal: episodios paroxísticos de dolor periumbilical agudo e intenso que dura una hora o más, con periodos interpuestos de salud habitual que duran semanas a meses. El dolor se asocia con dos de los siguientes síntomas: anorexia, náuseas, vómito, cefalea, fotofobia o palidez.

No están del todo claros los aspectos fisiopatológicos de este grupo heterogéneo de enfermedades, sin embargo, tiene importancia reconocer que el dolor que experimenta el niño afectado es genuino y no simplemente una excusa para evitar actividades específicas. Los mecanismos patogénicos propuestos de síntomas en pacientes con dolor abdominal funcional implican una disregulación del sistema nervioso entérico, el "cerebro intestinal". Se ha emitido la teoría de que los individuos con dolor abdominal funcional muestran un patrón de hiperalgesia visceral, un umbral disminuido para dolor relacionado con cambios bioquímicos en las neuronas aferentes de los sistemas nerviosos entérico y central. Lo más probable es que la aparición de AP-GID sea multifactorial y se relacione con una combinación de factores predisponentes, entre ellos aspectos genéticos, aprendizaje social, comorbilidades psicológicas, motilidad intestinal anormal y diferentes procesos inflamatorios de la mucosa desencadenados por infección, alergia o inflamación primaria. Esto lleva al desarrollo de reactividad intestinal anormal a estímulos fisiológicos normales asociados con el consumo de alimentos, distensión abdominal, inflamación o estrés psicológico.

Dispepsia funcional

La *dispepsia funcional* se define como dolor abdominal persistente o recurrente localizado en la parte alta del abdomen que ocurre una vez por semana durante al menos dos meses. Al igual que en todas las enfermedades funcionales, no hay un proceso inflamatorio, anatómico, metabólico o neoplásico que explique los síntomas del niño. Las molestias o el ardor en la zona epigástrica o en la parte media del abdomen ocurren en ausencia de inflamación gastrointestinal, reflujo gastroesofágico o anormalidades estructurales asociados. Otros síntomas dispépticos pueden incluir náuseas, meteorismo, regurgitación, pirosis, eructos, anorexia, saciedad temprana y sensación de plenitud en la parte alta del abdomen. Estos síntomas pueden ser similares a los reportados por pacientes que tienen enfermedad acidopéptica, intolerancia a la lactosa y enfermedad de la vesícula biliar o pancreática. Los pacientes con dispepsia funcional también pueden tener un componente de intestino irritable para su dolor, con cólicos en la parte baja del abdomen y alteración de la frecuencia de la defecación o de la consistencia de las heces. La evaluación de estos pacientes puede incluir una biometría hemática completa, perfil metabólico integral, cuantificación de la velocidad de sedimentación, estudios celiacos y medición de las concentraciones de amilasa y lipasa. En casos seleccionados, debe efectuarse una endoscopia de la parte alta del tubo digestivo con biopsia a fin de excluir inflamación o infección importante de la mucosa. Al igual que para todos los pacientes con dolor abdominal funcional, la educación y el restablecimiento de la confianza son los componentes más importantes del tratamiento. Se recomienda evitar alimentos y medicamentos (como antiinflamatorios no esteroideos) agravantes. En pacientes con dispepsia funcional, la reducción del estrés y una prueba de tratamiento empírica con un antagonista de receptor histamina$_2$ (H$_2$) o inhibidores de la bomba de protones pueden disminuir los síntomas.

Síndrome de intestino irritable

Los individuos con síndrome de intestino irritable experimentan dolor que ocurre al menos una vez a la semana durante, por lo menos, dos meses. El dolor típicamente se describe como de tipo cólico, y se asocia con un patrón de defecación alterado. Los pacientes con síndrome de intestino irritable reportan al menos 2 de los 3 síntomas siguientes:

- Alivio del dolor con la defecación.
- Inicio asociado con un cambio de la frecuencia de defecación.
- Inicio asociado con un cambio de la forma de las heces.

El síndrome de intestino irritable afecta entre 10 y 20% de los adolescentes y adultos. Los pacientes con síndrome de intestino irritable típicamente experimentan dolor abdominal en la región periumbilical o en la parte baja del abdomen. Puede haber diarrea o estreñimiento y síntomas como necesidad imperiosa de defecar, esfuerzo durante la defecación, sensación de evacuación incompleta, alivio del dolor con la expulsión de heces, expulsión de moco y flatulencia o meteorismo aumentado. Los síntomas de síndrome de intestino irritable pueden ser similares a los descritos por pacientes que tienen enfermedad inflamatoria intestinal, infecciones parasitarias o intolerancia a la lactosa, todos los cuales deben considerarse en la evaluación. La investigación debe incluir biometría hemática completa, perfil metabólico integral, medición de la velocidad de sedimentación, estudios celiacos, estudios de función tiroidea y examen de las heces para buscar sangre oculta, huevecillos y parásitos. Otros estudios que se recomiendan en pacientes específicos son pruebas de hidrógeno en aire espirado para detección de intolerancia a la lactosa o fructosa, y medición de la calprotectina fecal. Para pacientes con síntomas resistentes a tratamiento o sugestivos de enfermedad inflamatoria intestinal quizá esté indicada una colonoscopia para detectar evidencia de inflamación de la mucosa. Una vez que se ha hecho el diagnóstico de síndrome de intestino irritable, el tratamiento se enfoca en la educación, tranquilizar al paciente e identificar posibles factores desencadenantes psicosociales. Estudios limitados en los que se evalúa el tratamiento de niños con dolor abdominal funcional apoyan los beneficios de la terapia cognitiva conductual, dietas altas en fibra y aceite de menta. Otros medicamentos prescritos son antidiarreicos, anticolinérgicos, antidepresivos tricíclicos e inhibidores selectivos de la recaptación de serotonina.

Dolor abdominal funcional de la niñez

Los niños con este padecimiento experimentan dolor abdominal episódico o continuo una vez por semana durante al menos dos meses; estos pacientes no satisfacen los criterios específicos para dispepsia funcional o síndrome de intestino irritable. El dolor descrito es inespecífico, vagamente localizado, a menudo al área periumbilical y de intensidad variable. El inicio del dolor abdominal es gradual, con agrupación de episodios de dolor que pueden durar semanas a meses, y que ocurren diario o varias veces por semana. No se reporta relación temporal consistente con la actividad o con las comidas. Por lo regular, el dolor no despierta al niño, pero llega a interferir con su funcionamiento diario; también es posible que experimenten otros síntomas somáticos, entre ellos náuseas, cefalea, fatiga y dificultad para dormir. Quizá se identifiquen estresores o "desencadenantes" psicológicos que precipitan síntomas o se recabe un antecedente familiar asociado de otros síndromes de dolor crónico. Sin embargo, es importante reconocer que un antecedente de ansiedad, depresión, problemas conductuales y eventos negativos de la vida no diferencia entre niños con dolor funcional y quienes tienen una causa orgánica para sus síntomas.

Los datos del examen físico y los resultados de los estudios de laboratorio en niños con dolor abdominal funcional de la niñez son normales, por tanto, el diagnóstico carece de un marcador diagnóstico específico; la evaluación en estos niños puede ser variable, dependiendo de la presencia o ausencia de "signos de alarma", la duración del dolor y su intensidad, las repercusiones sobre la vida cotidiana y la magnitud de preocupación. La evaluación de laboratorio de estos pacientes puede incluir una biometría hemática completa; perfil metabólico integral; cuantificación de la velocidad de sedimentación; estudios celiacos; medición de las concentraciones de amilasa y lipasa; examen general de orina; urocultivo; examen de las heces para buscar sangre oculta, así como huevecillos y parásitos, y prueba de hidrógeno en aire espirado para detectar intolerancia a la lactosa y fructosa. Las ecografías abdominal y pélvica como una prueba de detección en ausencia de "signos de alarma" tienen rendimiento diagnóstico bajo.

El diagnóstico de dolor abdominal funcional de la niñez, así como de otros tipos de dolor funcional es un diagnóstico positivo, no sólo un reflejo de una incapacidad para identificar "correctamente" un problema orgánico subyacente. El reconocimiento de que el dolor es real y no inventado tiene particular importancia en la ayuda al paciente y la familia. El tratamiento incluye restablecimiento de la confianza y una explicación de la hipersensibilidad visceral, así como la interacción del sistema nervioso entérico en niños con dolor abdominal funcional. Es importante identificar desencadenantes, explicar el vínculo entre estrés y síntomas, y limitar la discapacidad inducida por dolor. Se ha mostrado que la terapia cognitiva conductual, las técnicas de relajación y la autohipnosis son eficaces en el tratamiento de niños con dolor abdominal funcional. Al igual que en niños con síndrome de intestino irritable es factible emplear medicamentos de manera selectiva en el tratamiento de pacientes individuales.

DOLOR ABDOMINAL CON UNA CAUSA ORGÁNICA

La lista de causas orgánicas potenciales de dolor abdominal en niños es extensa (**tabla 4-1**). El dolor puede originarse por enfermedad en el tracto gastrointestinal, el hígado, la vesícula biliar, el páncreas o el sistema genitourinario, y también puede ser una consecuencia de enfermedades metabólicas, hematológicas o musculoesqueléticas. Las causas orgánicas de dolor abdominal pueden subcategorizarse en relativamente comunes, menos comunes y raras.

Causas comunes de dolor abdominal

Las causas comunes de dolor abdominal son:

- Reflujo gastroesofágico.
- Gastritis y enfermedad ulcerosa péptica.

TABLA 4-1
CAUSAS ORGÁNICAS DE DOLOR ABDOMINAL EN NIÑOS

Gastrointestinales
   Reflujo gastroesofágico
   Enfermedad ulcerosa péptica
   Intolerancia a carbohidratos
   Estreñimiento
   Enfermedad celiaca
   Intususcepción
   Enfermedad parasitaria
   Enfermedad inflamatoria intestinal
Hepatobiliares/pancreáticas
   Colelitiasis
   Colecistitis
   Quiste del colédoco
   Pancreatitis
Genitourinarias
   Pielonefritis/cistitis
   Nefrolitiasis
   Obstrucción de la unión uteropélvica
   Dolor pélvico intermenstrual
   Enfermedad inflamatoria pélvica
   Endometriosis
   Quiste ovárico
   Síndrome de Fitz-Hugh y Curtis
Metabólicas/hematológicas/diversas
   Porfiria intermitente aguda
   Diabetes mellitus
   Intoxicación por plomo
   Enfermedad de células falciformes
   Fiebre mediterránea familiar
   Edema angioneurótico
   Púrpura de Henoch-Schönlein
   Musculoesqueléticas
   Traumatismo
   Hernia

- Intolerancia a carbohidratos.
- Parásitos intestinales.
- Estreñimiento.

Reflujo gastroesofágico

El *reflujo gastroesofágico* se define como la regurgitación del contenido gástrico hacia el esófago o la orofaringe; los síntomas son dolor abdominal epigástrico y periumbilical, dolor retroesternal, pirosis, regurgitación crónica, disfagia, odinofagia y eructos aumentados. Los síntomas respiratorios atribuidos a reflujo gastroesofágico son sibilancias, tos nocturna y ronquera. Los síntomas se producen por el flujo retrógrado del contenido gástrico hacia el esófago, con o sin la aparición de inflamación esofágica. Se cree que la relajación transitoria del esfínter esofágico inferior que no se asocia con propagación peristáltica esofágica normal con la deglución es uno de los factores primarios de los cuales depende el reflujo en lactantes y niños. Los factores relacionados con la aparición de síntomas y lesión esofágica en pacientes con reflujo gastroesofágico son la frecuencia de eventos de reflujo, los mecanismos de limpieza esofágica, la motilidad del esófago, función de barrera de la mucosa esofágica, acidez gástrica, vaciamiento gástrico, reactividad de las vías respiratorias e hipersensibilidad visceral. La evaluación de niños seleccionados que padecen reflujo gastroesofágico depende de los síntomas del paciente individual, y puede incluir una endoscopia gastrointestinal alta para evaluar la presencia o ausencia de inflamación o cambios de la mucosa esofágica asociados con el diagnóstico de esofagitis eosinofílica, vigilancia del pH y la impedancia esofágicos, y un estudio del vaciamiento gástrico. Los pacientes con síntomas a menudo reciben tratamiento empírico con modificaciones de la dieta, mantenimiento de una posición erecta después de las comidas, y la administración de antiácidos, antagonistas de receptor H_2, o inhibidores de la bomba de protones. Otros medicamentos para tratar el reflujo se prescriben con poca frecuencia e incluyen agentes citoprotectores y medicamentos procinéticos.

Gastritis y enfermedad ulcerosa péptica

La gastritis y la enfermedad ulcerosa péptica ocurren en niños como resultado de lesión primaria de la mucosa, secundarias a enfermedad subyacente o exposición a irritantes gástricos. La inflamación primaria se origina más por infección por el microorganismo *Helicobacter pylori*, una bacteria flagelada espiral gramnegativa enlazada por vez primera con enfermedad ulcerosa péptica en pacientes adultos en 1982. Desde entonces, la infección por *H. pylori* se ha asociado con enfermedad ulcerosa péptica y gastritis nodular crónica en niños. También se ha reportado *H. pylori* en 20% de los niños con úlceras gástricas, y 90% de aquellos con úlceras duodenales. El diagnóstico de infección por *H. pylori* se efectúa con mayor exactitud por medio de endoscopia, biopsia de la mucosa gástrica, y la identificación histológica de bacterias adherentes a la mucosa gástrica. Los títulos de inmunoglobulina G séricos contra *H. pylori* tienen valor limitado en la detección de infección, porque la sensibilidad y especificidad de estas pruebas en niños son variables. Una prueba de ^{13}C-ureasa en el aire espirado, y una investigación de antígeno de *H. pylori* en las heces, ofrecen métodos no invasivos para detectar colonización gástrica bacteriana, y confirmar erradicación exitosa después de tratamiento.

También es posible que la exposición a irritantes gástricos, como antiinflamatorios no esteroideos, aspirina y alcohol propicien la gastritis y las úlceras. La gastroenteritis eosinofílica, gastritis hipertrófica y la enfermedad de Crohn gastroduodenal son otras enfermedades asociadas con inflamación gástrica que causan la formación de úlceras, o inflamación. Las enfermedades sistémicas asociadas con incremento de la producción de ácido son causas secundarias de enfermedad ulcerosa péptica en niños, entre ellas se incluyen las siguientes:

- Síndrome de Zollinger-Ellison.
- Mastocitosis sistémica.
- Insuficiencia renal.
- Hiperparatiroidismo.
- Choque.
- Quemaduras.
- Sepsis.

Los síntomas de niños con enfermedad ulcerosa péptica varían; los más pequeños quizá muestren dolor abdominal inespecífico y vago, poco apetito, eructos, saciedad temprana, náuseas y vómito, en tanto que niños de mayor edad experimentan los síntomas clásicos de enfermedad acidopéptica, como ardor epigástrico posprandial, náuseas y vómito. Los medicamentos que se usan para tratar enfermedad ácidopéptica son:

- Antagonistas del receptor H_2.
- Inhibidores de la bomba de protones.
- Agentes citoprotectores.

Los antagonistas de receptor H_2 disminuyen la secreción del líquido y ácido al actuar como agonistas competitivos para la acción de la histamina sobre receptores H_2. Los inhibidores de la bomba de protones inhiben de manera irreversible la H^+/K^+-adenosina trifosfatasa, lo cual bloquea la producción de ácido gástrico por la célula parietal. Los agentes citoprotectores se unen a la mucosa gástrica lesionada. Para el tratamiento de infección por *H. pylori*, se recomiendan regímenes de terapia triple con un inhibidor de la bomba de protones en combinación con amoxicilina y claritromicina.

Intolerancia a carbohidratos

La malabsorción de carbohidratos ocurre como resultado de incapacidad para digerir y absorber los azúcares de la dieta específicos. Cuando los carbohidratos no se absorben en el intestino delgado, crean una carga osmótica que estimula el peristaltismo y la producción de líquido intraluminal. El resultado es un flujo de salida aumentado de líquido intestinal en la forma de diarrea. El azúcar no absorbido puede excretarse en las heces o ser fermentado por bacterias del colon hacia hidrógeno, metano, dióxido de carbono y ácidos grasos de cadena corta. Tales subproductos son la causa de la aparición de los síntomas de dolor abdominal, flatulencia, borborigmos, distensión abdominal y diarrea. Los pacientes con malabsorción de carbohidratos expulsan heces ácidas, con un pH menor de 5.7 y, dependiendo del tipo de carbohidrato malabsorbido, quizá haya sustancias reductoras en las heces.

El tipo más común de intolerancia a carbohidrato es la intolerancia a la lactosa de la dieta, que se origina por un decremento o ausencia de la actividad de enzima lactasa de la mucosa. La lactasa es un complejo enzimático intestinal que se encuentra dentro del borde en cepillo de las vellosidades del intestino delgado. La lactasa hidroliza lactosa, un polisacárido no absorbible, hacia dos monosacáridos absorbibles: glucosa y galactosa. Los tres tipos de deficiencia de lactasa son:

- Deficiencia congénita de lactasa.
- Hipolactasia tipo adulto.
- Deficiencia adquirida de lactasa.

La deficiencia congénita de lactasa se asocia con falta completa de actividad de lactasa en la mucosa; es muy rara, y una causa de diarrea infantil. La hipolactasia de tipo adulto primaria es la más común de las intolerancias a la lactosa y se presenta como una pérdida parcial de la actividad de lactasa intestinal, determinada genéticamente. La prevalencia de deficiencia de lactasa tipo adulto varía en todo el mundo; es más alta entre poblaciones asiáticas, en nativos americanos, y en afroamericanos, y más baja en personas originarias del norte de Europa. Los síntomas típicamente aparecen durante la adolescencia o en etapas tempranas de la adultez. La deficiencia adquirida de lactasa puede aparecer a cualquier edad; ocurre pérdida de la actividad de lactasa de la mucosa como resultado de lesión de la mucosa secundaria a una infección o inflamación aguda. Esta deficiencia transitoria, asociada con síntomas típicos de intolerancia a la lactosa, se resuelve en el transcurso de semanas a meses, con restitución de la actividad normal de lactasa.

La intolerancia a la lactosa puede diagnosticarse por medio de una prueba no invasiva de hidrógeno en aire espirado-lactosa. El criterio para un resultado positivo es un aumento de la excreción de ion hidrógeno en el aire espirado de más de 20 ppm sobre la basal después de la administración de una carga oral de lactosa. Además, en la evaluación de las heces un pH ácido y la presencia de sustancias reductoras sugieren malabsorción de lactosa. La actividad de lactasa de la mucosa también puede evaluarse a partir de especímenes de biopsia de mucosa del intestino delgado para confirmar el diagnóstico de deficiencia de lactasa. El tratamiento de la intolerancia a la lactosa comprende la eliminación de la ingesta de lactosa en la dieta, o la limitación de la misma, y la administración de enzima lactasa suplementaria oral.

La ingesta de cantidades excesivas de otros azúcares no absorbibles o que se absorben de manera incompleta, incluso el sorbitol y la fructosa, también puede producir dolor abdominal y meteorismo. Estos productos comúnmente se encuentran en frutas, jugos de fruta y alimentos artificialmente endulzados.

Parásitos intestinales

Las infecciones parasitarias pueden ser una causa de dolor abdominal inespecífico en niños. Los niños con infecciones parasitarias pueden ser asintomáticos o tener síntomas de dolor abdominal, diarrea, malabsorción y pérdida de peso. El inicio de los síntomas en ocasiones es agudo o más crónico.

Giardia lamblia es la causa más común de infección por protozoarios intestinal en Estados Unidos. Los microorganismos *Giardia* se transmiten por la vía fecal-oral de una persona a otra, o desde agua y alimento contaminados; los reservorios naturales para este parásito son seres humanos, perros y castores. Las personas que tienen riesgo más alto son los niños que asisten a guarderías, residentes de instalaciones de cuidado a largo plazo, campistas expuestos a agua contaminada y personas que viajan a áreas de endemicidad. La infección aparece tras la ingesta de quistes, la forma infecciosa del parásito. Dentro del tracto gastrointestinal, *Giardia* se desenquista en la parte proximal del intestino delgado y se desarrolla hacia un parásito flagelado binucleado que se adhiere a la superficie de la mucosa. La infección parasitaria altera la absorción, lo que causa síntomas. La infección por *Giardia* se diagnostica mediante examen directo de las heces o la detección de antígeno de *Giardia* en muestras de heces. En pacientes sintomáticos se recomienda tratamiento con metronidazol o nitazoxanida, mientras que los pacientes asintomáticos casi nunca requieren tratamiento.

Cryptosporidium parvum es un protozoo coccidio formador de esporas, que se transmite por contacto con animales o personas infectados o por exposición a agua contaminada. *Cryptosporidium* se ha reportado como una causa de brotes de diarrea en guarderías, epidemias transmitidas por el agua y viajeros. Los reservorios naturales son el ganado vacuno doméstico y animales salvajes. En personas inmunocompetentes, la infección es autolimitada; puede ser asintomática o causar síntomas gastrointestinales, entre ellos cólicos, dolor abdominal, vómito y diarrea. En personas con alteraciones inmunitarias, *Cryptosporidium* se ha reconocido como un agente patógeno más importante que causa diarrea acuosa prolongada, crónica. La infección por *Cryptosporidium* se diagnostica mediante examen directo de las heces o la detección de antígeno de *Cryptosporidium* en muestras de heces. Un periodo de tratamiento de tres días de duración con nitazoxanida es eficaz en el tratamiento de niños inmunocompetentes que tienen diarrea causada por esta infección.

Blastocystis hominis y *Dientamoeba fragilis*, otros protozoos intestinales, también han quedado implicados como posibles agentes causales de dolor abdominal. Tales parásitos han sido identificados en las heces de individuos asintomáticos, y continúa el debate respecto a si son o no agentes patógenos verdaderos o microorganismos comensales. El diagnóstico se efectúa mediante examen directo de las heces. No se han establecido las indicaciones para tratamiento.

Estreñimiento

El estreñimiento es una de las causas más comunes de dolor abdominal en niños; explica 3% de las visitas ambulatorias pediátricas generales y 25% de las visitas a gastroenterología pediátrica. El estreñimiento se define como un retraso de la defecación o dificultad para defecar que dura dos semanas o más. La mayoría de los casos de estreñimiento en niños es funcional, ya sea situacional, secundario a fobia al inodoro, evitación de baños en la escuela, o intervención excesiva de los padres; también puede ser constitucional y originarse por inercia del colon o una predisposición genética, o secundario a sequedad de las heces y volumen de heces reducido en niños que comen dietas bajas en fibra o con una ingesta de líquido limitada. Es importante que en la evaluación de estos pacientes se consideren causas orgánicas de estreñimiento, como malformaciones anatómicas, estenosis anal, ano imperforado, desplazamiento anterior de la abertura anal y masa pélvica, enfermedades metabólicas, hipotiroidismo, hipopotasemia, hipercalcemia, malabsorción, enfermedad celiaca y fibrosis quística. El estreñimiento también puede originarse por medicamentos, o aparecer como un componente de una enfermedad miopática o neuropática sistémica generalizada o localizada, o sobrevenir por una anormalidad nerviosa o muscular intestinal específica, como en la enfermedad de Hirschsprung. El estreñimiento se trata con regímenes terapéuticos. La *modificación de la dieta* con un incremento de la ingesta de líquido y fibra, la modificación conductual y los medicamentos, son las terapias primarias que se recomiendan para estos niños. Los medicamentos indicados en el tratamiento del estreñimiento incluyen agentes osmóticos, agentes formadores de volumen, lubricantes y, menos a menudo, laxantes estimulantes.

Causas menos comunes de dolor abdominal

Las causas menos comunes de dolor abdominal son:

- Enfermedad inflamatoria intestinal (enfermedad de Crohn) (*véase* el capítulo 5).
- Intususcepción.
- Colelitiasis.
- Colecistitis.
- Pancreatitis.
- Enfermedad celiaca (*véase* el capítulo 9).
- Nefrolitiasis.
- Enfermedad de células falciformes.
- Dolor pélvico intermenstrual.

Intususcepción

La intususcepción es la causa más común de obstrucción intestinal en niños de 3 meses a 6 años de edad; es el deslizamiento de un segmento proximal del intestino hacia dentro de la luz de un segmento distal, lo que puede ocurrir en cualquier lugar en el intestino, aunque a menudo las intususcepciones son ileocólicas. Casi todos los casos de intususcepción (70 a 90%) son idiopáticos. Ocurren máximos estacionales en la primavera y el otoño, las estaciones con mayor incidencia de gastroenteritis, lo que sugiere que los agrandamientos de ganglio linfático mesentérico ileal distal y la hipertrofia de placas de Peyer secundaria a infección intercurrente pueden servir como punto de inicio de invaginación para una intususcepción. Otros puntos de inicio de invaginación que se sabe causan intususcepción son pólipos intestinales, hemangioma, divertículo de Meckel, linfoma, infestación por *Ascaris lumbricoides* y cuerpos extraños deglutidos. La intususcepción llega a presentarse después de un episodio de púrpura de Henoch-Schönlein y en pacientes con fibrosis quística, en la cual las heces espesas sirven como el punto de inicio de invaginación. Los síntomas de intususcepción son el inicio repentino de dolor tipo cólico de gran intensidad, vómito, fiebre, letargo y la expulsión de heces en "jalea de grosella". *En dos terceras partes de los pacientes es palpable una masa abdominal en forma de embutido, típicamente en el cuadrante superior derecho.* El diagnóstico puede confirmarse con ecografía y es posible demostrar y reducir la intususcepción mediante una enema neumática o hidrostática (de solución salina o de medio de contraste).

Colelitiasis

Los cálculos biliares en niños y adolescentes son una causa de dolor abdominal tipo cólico recurrente localizado en el cuadrante superior derecho. Otros síntomas son náuseas, vómito e intolerancia a alimentos grasosos. La ictericia quizá sea el único síntoma de cálculos biliares en lactantes. En niños más pequeños con cálculos biliares, típicamente hay una enfermedad predisponente subyacente asociada, la cual suele ser enfermedad hemolítica, predominantemente enfermedad de células falciformes y esferocitosis hereditaria. La **tabla** 4-2 lista otras enfermedades asociadas con cálculos biliares que se forman como resultado de precipitación de los constituyentes insolubles de la bilis, colesterol, pigmentos biliares y sales de calcio. Con base en su composición, se

TABLA 4-2
FACTORES PREDISPONENTES PARA COLELITIASIS EN PACIENTES PEDIÁTRICOS
Enfermedad hemolítica: enfermedad de células falciformes y esferocitosis hereditaria Obesidad
Hiperlipidemia
Embarazo
Fibrosis quística
Nutrición parenteral total
Enfermedad o resección ileal
Medicamentos: furosemida, ceftriaxona, octreótido, ciclosporina, tacrolimus y anticonceptivos orales

determina que los cálculos biliares son pigmentados o de colesterol. Los cálculos negros son el tipo más común de cálculos pigmentados y se encuentran en niños pequeños y pacientes que tienen enfermedad hemolítica subyacente o que están recibiendo nutrición parenteral a largo plazo. Los cálculos de colesterol son más frecuentes en adolescentes. Los cálculos biliares se identifican mejor con ecografía **(Fig. 4-1)** porque los cálculos de colesterol y algunos pigmentados son radiotransparentes, y no quedan de manifiesto en radiografías estándar del abdomen. Las complicaciones de los cálculos biliares en niños son colecistitis, colangitis y pancreatitis.

Colecistitis

La colecistitis (aguda o crónica) puede producirse por una inflamación de la vesícula biliar, típicamente secundaria a obstrucción del conducto cístico por un cálculo biliar; por lo general, hay factores predisponentes para la formación de cálculos biliares. Los síntomas de presentación a menudo incluyen dolor en el cuadrante superior derecho que llega a irradiarse a la espalda o al hombro derecho,

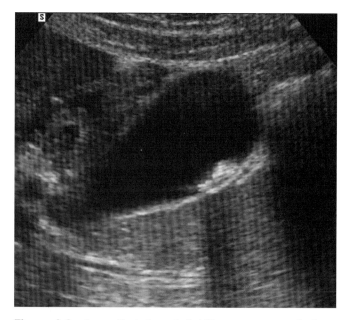

Figura 4-1 Ecografía de la vesícula biliar que muestra cálculos. (Cortesía de Janet Reid, MD).

náuseas, anorexia y vómito; en ocasiones se observa fiebre e icteria. El diagnóstico diferencial del dolor en el cuadrante superior derecho del abdomen también incluye hepatitis, enfermedad ulcerosa péptica, pancreatitis, perihepatitis gonocócica (síndrome de Fitz-Hugh-Curtis), apendicitis, pielonefritis o cálculo renal. El examen físico a menudo revela hipersensibilidad difusa a la palpación del cuadrante superior derecho, que se intensifica cuando se solicita al paciente que inspire a profundidad (signo de Murphy). La ecografía, que a menudo revela cálculos biliares, dilatación de la vesícula biliar y engrosamiento de la pared de la vesícula biliar, es el estudio inicial de imágenes recomendado. Los estudios de imágenes hepatobiliares nucleares pueden ser útiles cuando el diagnóstico aún es incierto después de la ecografía.

Pancreatitis

Las formas aguda y crónica de pancreatitis se han reconocido cada vez más como causas importantes de dolor abdominal en niños. Los síntomas de pancreatitis son dolor localizado a la región epigástrica o el cuadrante superior izquierdo con irradiación hacia la espalda, náuseas, vómito, deshidratación, y en algunos casos fiebre leve. Los pacientes quizá estén más cómodos en la posición antálgica, con las caderas y rodillas flexionadas, y sentados inclinados hacia adelante. Los datos físicos pueden incluir hipersensibilidad epigástrica o en el cuadrante superior izquierdo e icteria leve. En niños rara vez ocurren otros signos y síntomas asociados con pancreatitis más grave, entre ellos choque/hipotensión, equimosis en el flanco (signo de Turner) y una coloración azul del ombligo (signo de Cullen).

La lista de causas de pancreatitis aguda y crónica es extensa e incluye traumatismo, enfermedades infecciosas o metabólicas, enfermedad estructural o inflamatoria del páncreas o del árbol biliar, exposición a medicamentos o toxinas específicas, y otras enfermedades inflamatorias o vasculíticas sistémicas subyacentes que pueden afectar el páncreas. La pancreatitis se asocia con el uso de antibióticos, anticonvulsivos, diuréticos o quimioterapéuticos específicos y con el consumo de alcohol. La pancreatitis también se asocia con hipercalcemia, hiperlipidemia (tipos I, IV y V), fibrosis quística, cálculos biliares, quiste del colédoco, lupus eritematoso sistémico, enfermedad de Crohn, enfermedad de Kawasaki, síndrome hemolítico-urémico y choque. Las formas hereditarias de pancreatitis son secundarias a anormalidades del gen serina proteasa 1 (*PRSS1*), el gen que codifica para tripsinógeno catiónico; mutaciones del inhibidor de la serina proteasa Kazal tipo 1 (gen *SPINK1*), un inhibidor de la tripsina pancreática, y con mutaciones del regulador de la conductancia transmembrana de la fibrosis quística (CFTR, *cystic fibrosis transmembrane regulator*).

El diagnóstico de pancreatitis aguda se establece al demostrar un aumento de las concentraciones séricas de amilasa y lipasa. El incremento de la concentración de amilasa puede ser útil, pero es inespecífico porque puede estar alta en pacientes con otras enfermedades médicas, como parotitis, lesión intestinal, enfermedad tuboovárica, insuficiencia renal y macroamilasemia. *El aumento de la concentración de lipasa más de tres veces el límite normal superior es más específico*; la concentración sérica de lipasa quizá permanezca alta más tiempo que la de amilasa. Quizá se sospeche pancreatitis tras un examen radiográfico del abdomen, con datos de un asa centinela o un signo del colon cortado. En niños, la ecografía es más útil en la evaluación de los pacientes para buscar evidencia de anormalidades anatómicas, obstrucción de conductos pancreáticos o biliares, e inflamación del páncreas. La tomografía computarizada (CT) y la colangiopancreatografía con resonancia magnética (MRCP, *magnetic resonance cholangiopancreatography*) también pueden utilizarse en la evaluación de pacientes específicos.

Causas poco comunes de dolor abdominal

- Quistes del colédoco.
- Porfiria intermitente aguda.
- Fiebre mediterránea familiar (FMF).
- Obstrucción de la unión ureteropélvica (UPJ, ureteropelvic junction).
- Endometriosis.
- Púrpura de Henoch-Schönlein.
- Intoxicación por plomo.
- Edema angioneurótico.
- Tumores/linfoma.

Quiste del colédoco

Un quiste del colédoco es una dilatación quística congénita de la totalidad o de una porción del árbol biliar intrahepático o extrahepático. El tipo I, la dilatación del colédoco, es el más común y se encuentra en 70% de los pacientes. La tríada de síntomas de presentación clásica en niños con un quiste del colédoco comprende:

- Icteria.
- Dolor abdominal intermitente.
- Masa abdominal.

Los pacientes rara vez se presentan con los tres síntomas juntos. En 50% de los casos los quistes se diagnostican en el periodo de recién nacido, durante un estudio para icteria neonatal. Los quistes del colédoco son cuatro veces más frecuentes en niñas que en niños y son más comunes en la población asiática. Cuando se sospecha el diagnóstico debe confirmarse mediante ecografía **(Fig. 4-2)**. El tratamiento de los quistes del colédoco es quirúrgico, con resección completa del quiste debido al potencial de que surja adenocarcinoma a partir del quiste o de su remanente después de resección incompleta o parcial.

Porfiria intermitente aguda

La porfiria intermitente aguda es una enfermedad hereditaria de la biosíntesis del hem. Es la más común de las porfirias agudas y se caracteriza por una deficiencia de la enzima porfobilinógeno desaminasa. La enfermedad se hereda de una manera autosómica-dominante con penetrancia variable. Sólo aparecen síntomas clínicos en 10 a 15% de los portadores del gen. El padecimiento se expresa más a menudo después de la pubertad y ocurre con mayor frecuencia en

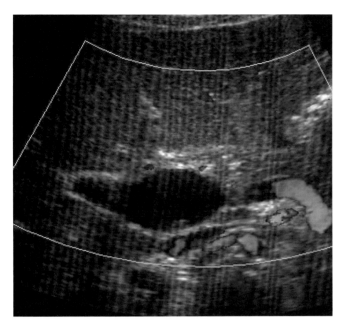

Figura 4-2   Ecografía hepatobiliar con Doppler que muestra un quiste del colédoco. (Cortesía de Janet Reid, MD).

mujeres. Los síntomas característicos son inicio agudo de dolor abdominal intenso, náuseas y vómito; pueden acompañarse de síntomas neurológicos y psiquiátricos, entre ellos debilidad muscular, confusión, alucinaciones y crisis convulsivas. Los ataques son desencadenados por estrés o exposición a factores precipitantes exógenos, como ayuno, tabaquismo, alcohol, y diversos medicamentos, como sulfonamidas o barbitúricos. En las mujeres, los ataques premenstruales son comunes; su frecuencia y la gravedad son variables. *La porfiria intermitente aguda se diagnostica durante un ataque agudo al detectar excreción urinaria aumentada de ácido aminolevulínico y porfobilinógeno; el diagnóstico se establece más al confirmar la deficiencia de porfobilinógeno desaminasa eritrocitaria.* Los ataques se previenen al evitar precipitantes. Las piedras angulares de la terapia son glucosa y hem por vía oral e intravenosa.

Fiebre mediterránea familiar

La FMF es una enfermedad autosómica-recesiva hereditaria que se caracteriza por ataques agudos recurrentes de fiebre y poliserositis. La FMF se origina por mutaciones sin sentido o de sentido erróneo en el gen *MEFV*, que regula la producción de pirina, una proteína presente en los leucocitos, que se cree activa la biosíntesis de inactivadores del factor quimiotáctico. En ausencia de pirina, no se producen inactivadores, lo que origina la respuesta inflamatoria exagerada que se observa en pacientes con FMF. Las manifestaciones de esta enfermedad son fiebre, uno o más síntomas de peritonitis (incluso dolor abdominal), artritis/artralgia (sobre todo en las articulaciones más grandes), pleuritis, y diversas lesiones cutáneas. Ocurre principalmente en grupos étnicos de origen Mediterráneo, árabes, armenios, judíos sefarditas y, menos a menudo en turcos, griegos, hispanos e italianos. En 50% de los pacientes los síntomas empiezan durante la primera década de la vida. La frecuencia de ataques varía, y

los ataques agudos duran 2 a 3 días. Los ataques empiezan con fiebre alta, que puede aumentar a 40 °C y puede asociarse con escalofríos. El 90% de los pacientes experimenta dolor abdominal durante los ataques. El dolor es difuso y llega a ser tan intenso que se asemeja al de abdomen agudo. Durante los ataques agudos la velocidad de sedimentación y las concentraciones de reactivos de fase aguda, como la proteína C reactiva, el fibrinógeno plasmático y la haptoglobina sérica, están altas. La FMF se diagnostica con base en criterios clínicos y/o pruebas genéticas. La colchicina disminuye la frecuencia, la duración y la gravedad de los ataques, y evita la complicación a largo plazo de disfunción renal secundaria a amiloidosis.

Púrpura de Henoch-Schönlein

La púrpura de Henoch-Schönlein es una vasculitis sistémica que afecta los vasos sanguíneos de la piel, el tracto gastrointestinal, los riñones y las articulaciones. Se desconoce la causa, sin embargo, la observación clínica sugiere que una infección o medicación desencadena una respuesta inmunitaria que conduce al depósito de inmunocomplejos de inmunoglobulina A en las paredes de los vasos sanguíneos. La púrpura de Henoch-Schönlein afecta principalmente a niños de 3 a 10 años; la incidencia máxima se observa entre los 4 y los 5 años de edad. Los niños son afectados con mayor frecuencia que las niñas. Se nota una variación con las estaciones del año, con una incidencia máxima entre noviembre y enero. En dos terceras partes de los pacientes afectados, una infección respiratoria superior precede al inicio de los síntomas por 1 a 3 semanas. El sistema gastrointestinal está afectado en dos terceras partes de los pacientes con púrpura de Henoch-Schönlein y en 14 a 36% de los pacientes, los síntomas gastrointestinales preceden a la aparición del exantema purpúrico característico. Los síntomas gastrointestinales pueden incluir dolor abdominal tipo cólico, vómito y diarrea sanguinolenta o melena. En 95 a 100% de los pacientes aparecen petequias y un exantema macular sin blanqueamiento, rojo, que afecta de manera simétrica las superficies extensoras de los brazos, las piernas, y las nalgas, con preservación del tronco. En 20 a 50% de los pacientes se nota afección renal. En aquellos con púrpura de Henoch-Schönlein aparecen glomerulonefritis con hematuria y con proteinuria leve a moderada e hipertensión. Los pacientes con afección renal leve tienen riesgo bajo para la aparición de enfermedad renal residual. La complicación gastrointestinal más común es la intususcepción. Las complicaciones más habituales de la púrpura de Henoch-Schönlein son isquemia intestinal, perforación intestinal, apendicitis aguda, hemorragia gastrointestinal masiva, pancreatitis, hidropesía de la vesícula biliar, y colitis seudomembranosa. El diagnóstico se basa en las características clínicas con datos de laboratorio de apoyo de leucocitosis, una velocidad de sedimentación alta, hematuria, proteinuria, y heces guayaco-positivas. El tratamiento de la púrpura de Henoch-Schönlein es principalmente de apoyo, con vigilancia cuidadosa por si aparecieran complicaciones renales y gastrointestinales. Los corticosteroides pueden aliviar las artralgias y los síntomas gastrointestinales, pero no influyen sobre el resultado a largo plazo de la

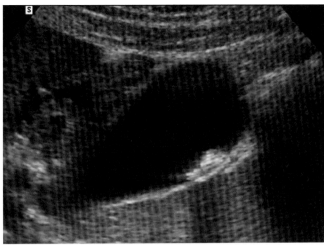

Figura 4-3 Tomografía computarizada abdominal/pélvica que muestra obstrucción de la unión ureteropélvica del lado izquierdo. (Cortesía de Janet Reid, MD).

enfermedad renal. Hasta 40% de los pacientes con púrpura de Henoch-Schönlein puede tener recaída.

Obstrucción de la unión ureteropélvica

La UPJ es el sitio de obstrucción más común en el tracto urinario superior en niños. La enfermedad es más a menudo congénita y puede ser secundaria a una estenosis ureteral intrínseca o compresión externa del uréter. La incidencia es de 1 por cada 500 nacidos vivos, afecta más a niños que a niñas y se encuentra con mayor frecuencia en el lado izquierdo; puede aparecer a cualquier edad y detectarse en una ecografía prenatal sistemática. *Los recién nacidos suelen presentar una masa abdominal.* Los niños de mayor edad típicamente tienen episodios agudos de dolor abdominal tipo cólico unilateral, intenso, que se irradia hacia el flanco y suele asociarse con náuseas y vómito. Los síntomas pueden durar varias horas y después se resuelven de manera espontánea. El diagnóstico se sospecha con base en el interrogatorio y, por lo general, se confirma mediante ecografía o CT **(Fig. 4-3)**. El tratamiento consta de intervención quirúrgica para aliviar la obstrucción.

EJERCICIOS DE REVISIÓN

PREGUNTAS

1. ¿Cuál no es una característica distintiva del dolor abdominal funcional en niños?
   a) Dura más de dos meses.
   b) Empieza antes de los cinco años de edad.
   c) Interrumpe las actividades cotidianas normales.
   d) A menudo es intenso y está difusamente localizado.

Respuesta

La respuesta es b). El inicio de dolor en niños antes de los cinco años de edad requiere una evaluación más a fondo para buscar una causa orgánica del dolor. Otros "signos de alerta" en el interrogatorio que sugieren una causa orgánica son dolor que interrumpe el sueño, inicio agudo del dolor y localización lejos de la región periumbilical.

2. La terapia inicial más apropiada para una niña de 11 años en quien recientemente se diagnosticó dolor abdominal funcional es:
   a) Antiespasmódicos.
   b) Una dieta libre de lactosa.
   c) Instrucción, tranquilizar al paciente y limitar la discapacidad inducida por dolor.
   d) Antidepresivos.
   e) Autohipnosis.

Respuesta

La respuesta es c). La intervención terapéutica inicial más eficaz en niños con dolor abdominal funcional consta en darle información, tranquilizarlo y explicarle los factores fisiopatológicos que contribuyen a la aparición del dolor. Quizá sea útil identificar factores desencadenantes y limitar la discapacidad inducida por dolor. En ciertos pacientes puede considerarse el uso de medicamentos y modificaciones de la dieta, pero no se usan como terapia inicial.

3. Un niño de 13 años es llevado a su consultorio para evaluación de dolor abdominal epigástrico de dos meses de evolución. Su madre, una gastroenteróloga, había tratado al niño con un inhibidor de la bomba de protones, con disminución parcial de los síntomas. El niño tiene náuseas asociadas y ha perdido 2.5 kg durante los dos meses pasados. El dato notorio en el examen es molestia epigástrica moderada. La hemoglobina es de 11.5 g/dl, y el hematocrito de 35.2%. El resto de la biometría hemática completa es normal. Un panel metabólico completo y velocidad de sedimentación globular resultan normales. ¿Cuál sería la prueba más útil para establecer el diagnóstico en este paciente?
   a) Ecografía abdominal.
   b) CT abdominal.
   c) Endoscopia de la parte alta del tubo digestivo, con biopsia.
   d) Título de anticuerpos contra Helicobacter.
   e) Mediciones de amilasa y lipasa.

Respuesta

La respuesta es c). La endoscopia de la parte alta del tubo digestivo, con biopsia, es la prueba más útil y específica para detectar gastritis y/o enfermedad ulcerosa péptica, que es más probable dado el antecedente de dolor abdominal epigástrico, náuseas, pérdida de peso, anemia y respuesta parcial al inhibidor de la bomba de protones. La ecografía y la CT del abdomen no son pruebas sensibles para detectar gastritis y enfermedad ulcerosa péptica. Si bien la gastritis crónica, la úlcera gástrica y la enfermedad ulcerosa duodenal se asocian con infección por H. pylori, el estándar para la detección de esta infección es la endoscopia de la parte alta del tubo digestivo y la biopsia. La pancreatitis no es un diagnóstico probable en este paciente, por lo que la amilasa y la lipasa revelen el diagnóstico.

4. Un niño de 11 meses es llevado a la sala de urgencias por inicio agudo de dolor abdominal tipo cólico intermitente, vómito, letargo y heces en "jalea de grosella". ¿Cuál es el diagnóstico más probable?

a) Apendicitis aguda.
b) Obstrucción de la UPJ.
c) Intususcepción.
d) Quiste del colédoco.

Respuesta
La respuesta es c). Todas las opciones son posibles causas de dolor abdominal en un niño de esta edad. Los datos característicos de intususcepción son el inicio repentino de dolor abdominal tipo cólico, intermitente, intenso y vómito, seguidos por la aparición de letargo y la expulsión de heces en "jalea de grosella". Una masa abdominal en forma de embutido puede ser palpable en el cuadrante superior derecho.

5. Un joven de 16 años es evaluado en la sala de urgencias por el inicio agudo de dolor intenso en el epigastrio y en el cuadrante superior izquierdo del abdomen, que se irradia hacia la espalda; también ha sufrido náuseas y vómito. El joven había estado bien, excepto por una infección de las vías respiratorias superiores hace una semana; el día previo al inicio de los síntomas se cayó de su bicicleta mientras practicaba ciclismo de montaña. El joven no está recibiendo medicamentos. El examen físico revela signos vitales estables, pero se encuentran signos de deshidratación moderada. El joven está más cómodo al sentarse en la posición genupectoral. Hay hipersensibilidad en las áreas del cuadrante superior izquierdo y el epigastrio. ¿Cuál de las siguientes pruebas es más probable que resulte útil para confirmar el diagnóstico?
a) Aspartato aminotransferasa.
b) Alanina aminotransferasa.
c) Amilasa y lipasa.
d) Glucosa sérica.
e) Examen general de orina.

Respuesta
La respuesta es c). El interrogatorio de este joven sugiere pancreatitis aguda, que puede ser secundaria a traumatismo, una causa común de pancreatitis en el grupo de edad pediátrica. Por tanto, es más probable que las concentraciones de amilasa y lipasa sean útiles en el establecimiento del diagnóstico.

6. Un niño de nueve años ha tenido dolor crónico intermitente en el lado izquierdo del abdomen, que se localiza al cuadrante superior izquierdo, con irradiación hacia el flanco izquierdo. Dichos episodios ocurren de manera aguda y breve, y es cuando el paciente sufre dolor intenso, pero después hay resolución espontánea. El niño ahora es atendido en la sala de urgencias con vómito, deshidratación y dolor abdominal intenso continuo. No ha tenido fiebre, disuria ni poliuria. El dato notorio en el examen es plenitud en el cuadrante superior izquierdo. El diagnóstico más probable es:
a) Vómito cíclico.
b) Cólico apendicular.
c) Malrotación intestinal.
d) Obstrucción de la UPJ.
e) Cetoacidosis diabética.

Respuesta
La respuesta es d. El antecedente de dolor abdominal intermitente crónico, con episodios agudos de dolor abdomi-

nal tipo cólico, unilateral, intenso, que irradia al flanco y a menudo se asocia con náuseas y vómito, sugiere a obstrucción de la UPJ.

7. Una joven de 15 años con enfermedad de células falciformes es atendida en su consultorio con dolor intermitente en el cuadrante superior derecho del abdomen y náuseas, de seis meses de evolución. La paciente ha quedado hospitalizada varias veces durante los últimos seis meses con crisis de dolor, sin embargo, manifiesta que el dolor abdominal es claramente distinto de sus crisis de dolor. El dolor es peor después de las comidas y puede ocurrir a cualquier hora del día; el examen resulta normal. El estudio de imágenes que debería solicitarse para esta paciente es:
a) CT abdominal.
b) Escaneo hepatobiliar.
c) Ecografía abdominal.
d) MRCP.
e) Radiografía simple del abdomen.

Respuesta
La respuesta es c). Esta joven con enfermedad de células falciformes probablemente tiene cálculos biliares con base en el interrogatorio y la enfermedad hemolítica subyacente. Los cálculos pigmentados se observan con mayor frecuencia en pacientes que tienen enfermedad hemolítica. Dado que los cálculos de colesterol y algunos pigmentados pueden ser radiotransparentes, se identifican mejor con ecografía.

8. Una niña de 13 años es llevada a su consultorio para evaluación de dolor abdominal que ha estado presente durante los últimos cuatro meses. El dolor está poco localizado al área periumbilical, sin localización o irradiación. La paciente califica su dolor como de 6/10. El dolor es peor por la mañana y puede estar presente también por la tarde y antes de acostarse. No hay desencadenantes específicos, como dieta o actividad que precipiten el dolor. La paciente no tiene un antecedente de cambio del apetito, náuseas o vómito, cambio del patrón de defecación o pérdida de peso; por lo demás está sana. Los padres están más preocupados porque la niña ha faltado 1 o 2 días a la escuela por semana durante los últimos tres meses. El examen físico resulta normal.

Los análisis de laboratorio, incluso biometría hemática completa, panel metabólico completo, velocidad de sedimentación globular, examen general de orina, examen de heces para buscar huevecillos y parásitos, y pruebas de hidrógeno en aire espirado para detectar intolerancia a lactosa y fructosa, resultan normales.

El diagnóstico más probable como la causa del dolor abdominal crónico es:
a) Enfermedad de Crohn.
b) Enfermedad celiaca.
c) Pancreatitis.
d) Dolor abdominal funcional.
e) Fiebre mediterránea familiar.

Respuesta
La respuesta es d). La edad de la paciente, la ausencia de "signos de alerta" en el interrogatorio, y los resultados normales en el examen y en los análisis de laboratorio, son más congruentes con un diagnóstico de dolor abdominal funcional.

9. Una niña de tres años previamente sana es atendida en su consultorio para evaluación de inicio reciente de dolor en el cuadrante superior derecho del abdomen, e ictericia escleral. El dato notorio en el examen fue ictericia moderada y la presencia de una masa en el cuadrante superior derecho.

Los datos notorios en los análisis de laboratorio fueron los siguientes:

- Hemoglobina de 12.13/dl, hematocrito de 37.2%, y recuento leucocitario de 13 700 células/mm3
- AST de 60 U/L, ALT de 76 U/L y bilirrubina de 3.2 mg/dl
- Amilasa de 100 y lipasa de 75

El diagnóstico más probable es:
  a) Quiste de duplicación intestinal.
  b) Estenosis pilórica.
  c) Hidronefrosis.
  d) Quiste del colédoco.
  e) Estreñimiento.

Respuesta

La respuesta es d). El quiste del colédoco es una dilatación quística congénita del árbol biliar intrahepático y extrahepático. La mayor parte de los casos comprende dilatación del colédoco. Esta enfermedad es más común en niñas que en niños, y en la población asiática. En 50% de los pacientes el diagnóstico se efectúa durante la lactancia, y la ictericia es el dato de presentación más común. La ictericia, el dolor abdominal intermitente y una masa en el abdomen forman la tríada clínica clásica de este diagnóstico.

LECTURAS RECOMENDADAS

Apley J, Narsh N. Recurrent abdominal pain: a field survey of 1,000 school children. *Arch Dis Child* 1958;33:165–170.

Boyle J. Recurrent abdominal pain: an update. *Pediatr Rev* 1997;18: 310–320.

Brent M, Lebato D, LeLeiko N. Psychological treatments for pediatric functional gastrointestinal disorders. *J Pediatr Gastroenterol Nutr* 2009;48:13–21.

Brown LK, Beattie RM, Tighe MP. Practical management of functional abdominal pain. *Arch Dis Child* 2015;101(7):677–683.

Clayton KM. Focus on diagnosis: pediatric abdominal imaging. *Pediatr Rev* 2010;31:506–510.

Collins B, Thomas D. Chronic abdominal pain. *Pediatr Rev* 2007;28: 323–331.

Dhroove C, Saps M. A million dollar work-up for abdominal pain: is it worth it? *J Pediatr Gastroenterol Nutr* 2010;51(5):579–583.

DiLorenzo C, Colletti RB, Lehmann HP, et al. Chronic abdominal pain in children: a technical report of the American Academy of Pediatrics and the North American Society for Pediatric Gastroenterology, Hepatology and Nutrition. *J Pediatr Gastroenterol Nutr* 2005;40:249–261.

DiLorenzo C, Colletti RB, Lehmann HP, et al. Chronic abdominal pain in children: a clinical report of the American Academy of Pediatrics and the North American Society for Pediatric Gastroenterology, Hepatology and Nutrition. *J Pediatr Gastroenterol Nutr* 2005;40:245–248.

Drossman DA. The functional gastrointestinal disorders and the Rome III process. *Gastroenterology* 2006;130:1377–1390.

Hyams J. Irritable bowel syndrome, functional dyspepsia and functional abdominal pain syndrome. *Adolesc Med Clin* 2004;15: 1–15.

Koletzko S, Jones N, Goodman K, et al. Evidence-based guidelines from ESPGHAN and NASPGHAN for *Helicobacter pylori* infection in children. *J Pediatr Gastoenterol Nutr* 2011;53(2):230–243.

Levy RL, Langer SL, Walker LS, et al. Cognitive-behavioral therapy for children with functional abdominal pain and their parents decreases pain and other symptoms. *Am J Gastroenterol* 2010;105(4):946–956.

Ross A, LeLeiko NS. Acute abdominal pain. *Pediatr Rev* 2010;31:135–144.

Tanaka Y, Kanazawa M, Funudo S, et al. Biophysiosocial model of irritable bowel syndrome. *J Neurogastroenterol Motil* 2011;17(2): 131–139.

Capítulo 5

Enfermedad inflamatoria intestinal

Lori Mahajan

Enfermedad inflamatoria intestinal (IBD, *inflammatory bowel disease*) es un término general que hace referencia a dos enfermedades crónicas del tracto gastrointestinal: enfermedad de Crohn (CD, *Crohn disease*) y colitis ulcerosa (UC, *ulcerative colitis*). Si bien el espectro clínico de síntomas llega a ser similar en ambas, la diferenciación clínica entre CD y UC tiene implicaciones terapéuticas importantes.

DATOS EPIDEMIOLÓGICOS DE LA ENFERMEDAD INFLAMATORIA INTESTINAL

Cada año se diagnostica IBD en 4 500 niños y en Estados Unidos hay alrededor de un millón de personas que tienen CD o UC. La incidencia máxima es entre los 15 y los 25 años de edad, y 25% de los casos recién diagnosticados ocurre en el grupo de edad de la niñez y la adolescencia. En el grupo de edad pediátrica la CD es más común que la UC; la relación es de 60% *versus* 20 a 30%; entre 10 y 20% de los niños con diagnóstico de IBD no debe clasificarse como con CD o UC y se ubica en una categoría llamada colitis indeterminada.

ENFERMEDAD DE CROHN

La CD puede afectar cualquier porción del tracto gastrointestinal desde la boca hasta el ano, pero afecta más a menudo el íleon terminal. El íleon terminal y el colon están involucrados en alrededor de 50% de los pacientes y 40% tiene enfermedad del intestino delgado aislada. En pacientes con esta última, la inflamación se localiza en el íleon terminal en 50% y el mismo porcentaje tiene afección multifocal del intestino delgado. En 10% de los pacientes la enfermedad de Crohn es aislada al intestino grueso sin afección del intestino delgado. La inflamación por lo general es en placas y las ulceraciones están entremezcladas con mucosa normal. En el examen macroscópico, la pared del intestino está engrosada por inflamación y edema crónicos, como resultado la luz intestinal quizá se estreche y haya despla-

zamiento de asas adyacentes de intestino; el mesenterio puede estar engrosado y edematoso. La grasa migra sobre la superficie serosa del intestino y crea un aspecto característico de "envoltura grasa". En el examen al microscopio la lesión diagnóstica es un granuloma, pero solo se identifican granulomas en 25% de las muestras de biopsia endoscópica de la mucosa del intestino grueso y solo en 40% de los especímenes resecados quirúrgicamente. En la endoscopia el aspecto de la mucosa puede ser de ulceraciones superficiales sobre folículos linfoides o de úlceras lineales grandes (en "garra de oso"). Quizá haya un aspecto en guijarro cuando las ulceraciones lineales aíslan bloques de mucosa en regeneración.

La lesión inflamatoria inicial por lo general evoluciona hacia enfermedad estenosante (fibroestenótica) o penetrante (fistulizante). Las fístulas se forman cuando la inflamación transmural erosiona hacia estructuras adyacentes. El sitio más común de formación de fístula es un asa adyacente de intestino, pero es factible que se formen fístulas en cualquier sitio, incluso el perineo, la pared abdominal, la vejiga urinaria o la vagina. Una úlcera también puede erosionar la pared intestinal y tener un extremo ciego en una masa inflamatoria localizada, o flemón. La enfermedad estenosante ocurre cuando sobreviene inflamación circunferencial, de modo que la fibrosis restringe el tamaño de la luz intestinal y limita el flujo de contenido por el intestino.

Entre 1950 y 2000, y más recientemente de 1994 a 2005, se documentó un incremento general de la incidencia. En alrededor de 60% de los pacientes pediátricos con CD el diagnóstico se efectúa entre los 16 y los 20 años de edad, y en 30%, entre los 11 y los 15 años; solo en 10% de los pacientes la enfermedad se presenta entre los 6 y los 10 años de edad. La incidencia en menores de cinco años es baja, pero se ha mostrado que tiene un aumento de 5% por año; las niñas tienen 20% más probabilidades que los niños de presentar CD. La CD es más común en las poblaciones blanca y judía.

La frecuencia de CD es más alta en pacientes con ciertos padecimientos, entre ellos:

- Síndrome de Turner.
- Enfermedad de almacenamiento de glucógeno tipo 1B.

- Fibrosis quística.
- Paquidermoperiostosis.
- Síndrome de Hermansky-Pudlak.

COLITIS ULCEROSA

La inflamación propia de la UC se limita al intestino grueso. Clásicamente, la inflamación es continua desde la parte distal del colon hacia la proximal. En el momento del diagnóstico inicial en niños, alrededor de 66% tiene enfermedad que afecta todo el colon, la cual se limita al recto en 15%, y al hemicolon izquierdo en 25%. En niños a veces ocurre que no hay afección del recto en el momento del diagnóstico inicial, pero durante la evolución de la UC aparece inflamación continua. De los niños que primero tienen inflamación del lado izquierdo o inflamación limitada al recto, 75% progresa a enfermedad de todo el colon en el transcurso de 10 años.

Los cambios endoscópicos en la UC constan de eritema y edema de la mucosa, que producen un aspecto granular. Cuando hay UC grave es factible observar ulceración profunda y desprendimiento de la mucosa. Los datos histológicos típicos son inflamación ininterrumpida de las criptas, con abscesos de criptas y células inflamatorias crónicas.

Los síntomas por lo general empiezan entre los 16 y 20 años; se presentan en aproximadamente 33% de los niños de 11 a 15 años. En un 10% de los pacientes aparecen síntomas en el transcurso de la primera década de la vida, pero la UC es poco común antes de los seis años de edad.

Los datos epidemiológicos de la UC son similares a los de la CD. La UC es más común en personas de raza blanca que en las de color, y se identifica más a menudo en la población judía. Los niños tienen más probabilidad que las niñas de presentar UC. La IBD es más común en el norte de Estados Unidos y la incidencia es más alta en áreas urbanas que en entornos rurales.

CONSIDERACIONES CAUSALES

Se desconoce la causa exacta de la IBD, pero cabe sospechar de disregulación inmunitaria originada por una predisposición genética, con una respuesta inflamatoria inapropiada subsiguiente a microorganismos comensales intestinales.

En diversos estudios se ha investigado la relación entre IBD y anormalidades nutricionales, infecciosas y psicológicas. La incidencia de CD es más alta en personas que comen dietas altas en azúcar, y más baja en aquéllos con una ingestión más alta de líquidos, frutas, vitamina C y magnesio. Las dietas ricas en verduras y potasio también se han asociado con un riesgo más bajo de aparición de la enfermedad. El tabaquismo aumenta el riesgo relativo de CD y disminuye el riesgo de UC. Diversos microorganismos infecciosos han quedado implicados en la fisiopatología de la IBD. El sarampión en etapas tempranas de la vida se ha asociado con riesgo más alto de CD. La investigación sobre el posible papel de *Mycobacterium paratuberculosis* ha dado resultados contradictorios, pero estudios más recientes de hibridación de DNA sugieren que no se asocia con IBD. Se ha demostrado que las anormalidades del moco intestinal aumentan el proceso inflamatorio y se asocian con IBD. También se ha observado permeabilidad intestinal anormal en pacientes con IBD y no se ha asociado algún factor emocional específico con su aparición. Una predisposición a la presencia de IBD en ciertos grupos étnicos y una incidencia aumentada entre familiares de personas inicialmente identificadas, sugieren una predisposición genética a IBD. Estudios en gemelos demuestran una tasa de concordancia alta, alrededor de 30%, para CD entre gemelos monocigóticos; en la UC se observan incrementos menos notorios (15%) de las tasas de concordancia para gemelos monocigóticos. La tasa de concordancia para gemelos dicigóticos es de alrededor de 4% tanto para UC como para CD. La incidencia tanto de CD como de UC está aumentada en familiares de primer grado y más lejanos de personas inicialmente identificadas. En general, 10 a 20% de los pacientes con IBD reporta tener un familiar con IBD. Después de que se ha identificado un caso índice, la probabilidad de que aparezca CD en un hermano es de 5 a 10% en algún momento de la vida; en tanto que el riesgo de que ocurra CD en la descendencia de un padre con CD es similar, alrededor de 10%. En familias en las cuales ambos padres tienen CD, el riesgo escala hasta 50%. Estadísticas familiares para UC tienden a seguir los mismos patrones, pero con asociaciones menos notorias. En general, la IBD se encuentra con frecuencia 5 a 10 veces mayor en los familiares de individuos con CD o UC que en familias control. En familias con IBD, la enfermedad en general se diagnostica a una edad más temprana, tiende a afectar el intestino delgado y es relativamente común que los individuos afectados sean judíos. La ausencia de incremento del riesgo en hermanos adoptados y en cónyuges indica como poco probable una influencia ambiental.

Los polimorfismos de *NOD2/CARD15*, entre los aproximadamente 160 genes y *loci* de riesgo de IBD definidos en la actualidad, ofrecen la contribución más importante al riesgo de aparición de IBD. Se encontró que tres variaciones del gen se asocian con CD, pero no con UC; esas tres variantes de *NOD2* son portadas por 30% de los pacientes con CD. Los pacientes que portan una de estas variantes tienen cuadruplicación del riesgo de aparición de CD, mientras que los que portan dos de las variantes tienen aumento de 20 veces el riesgo. Los aspectos fisiopatológicos de la manera en que las mutaciones o los polimorfismos en el *gen NOD2* afectan la aparición de CD se han explicado por una capacidad alterada del sistema inmunitario para responder a productos bacterianos, lo que sugiere una respuesta del huésped defectuosa a la flora intestinal normal.

A últimas fechas, en estudios de asociación del genoma completo, se han identificado varias otras áreas de riesgo que también afectan el riesgo de aparición de IBD; algunas protegen contra la aparición de IBD, y otras están enlazadas con un incremento del riesgo de IBD. Los polimorfismos en el *locus* IBD5 (en el cromosoma 5), en genes de antígeno leucocitario humano (HLA, *human leukocyte antigen*) clase II (*locus* IBD3), y en genes de regulación de autofagia, entre otros, también se han asociado con la aparición de CD.

SÍNTOMAS

En la **tabla 5-1** se listan las diversas características de presentación de la CD y la UC. *El sangrado rectal es más común en la UC, mientras que la pérdida de peso y la falta de crecimiento son más comunes en la CD.* La presentación clásica de UC es diarrea sanguinolenta. Pacientes ocasionales en quienes la inflamación se limita al recto quizá se presenten con heces formadas cubiertas con sangre y moco. La mayoría de los niños también tiene dolor abdominal tipo cólico, que se alivia con la expulsión de heces. Las defecaciones por lo general son más frecuentes por las mañanas, cuando los pacientes llegan a experimentar espasmo rectal asociado con irritabilidad muscular. El espasmo muscular crea la sensación de presencia de heces dentro de la bóveda rectal, así que los pacientes entran y salen del baño hasta que disminuye el espasmo.

Los niños con CD más a menudo tienen dolor abdominal en el cuadrante inferior derecho, secundario a inflamación ileal. El dolor no necesariamente se asocia con las comidas o con la defecación. Si hay afección del tracto gastrointestinal superior (región gastroduodenal), quizá experimenten dolor epigástrico que simula el que se asocia con enfermedad ulcerosa péptica. Ocurre diarrea en alrededor de 50% de los pacientes con CD. Es más probable que haya sangre en las heces de pacientes con enfermedad del colon distal. Muchos niños con CD tienen úlceras aftosas orales; por lo general persisten durante un periodo más prolongado que las lesiones asociadas con inflamación viral. Hay inflamación perianal en 25% o más de los niños con CD. Los datos más comunes son fisuras rectales y acrocordones circundantes. *La presencia de enfermedad perianal importante o la inflamación del intestino delgado hacen la distinción entre CD y UC.*

La falta de crecimiento es un dato característico de la CD, aunque en ocasiones también se presenta en la UC. Es característico que las mediciones seriadas del crecimiento demuestren disminución de peso y falta de crecimiento que preceden a otros signos y síntomas de enfermedad **(Fig. 5-1)**. Hasta en 90% de los pacientes se observa desaceleración de la velocidad de crecimiento. La falta de crecimiento es secundaria a ingesta calórica insuficiente en la mayoría de los niños. La fiebre es más común en pacientes con CD que en aquéllos con UC, por lo general es leve y ocurre sin otros síntomas gastrointestinales. La artritis es más común en la CD que en la

UC y llega a preceder a la aparición de síntomas intestinales por meses o años **(tabla 5-1)**. Una forma típica de afección articular es la artritis migratoria unilateral de las articulaciones grandes de las extremidades inferiores. Las articulaciones pueden mostrar edema o hinchazón, pero la artritis no se asocia con destrucción articular. La inflamación articular generalmente avanza junto con la actividad de la enfermedad intestinal subyacente. Ocurre espondilitis anquilosante independiente de la enfermedad intestinal en 2 a 6% de los pacientes con IBD. En la CD se encuentran dedos en palillo de tambor a consecuencia de osteoartropatía hipertrófica.

Las manifestaciones cutáneas más comunes son eritema nudoso y pioderma gangrenoso, que ocurren en 1 a 4% de los pacientes con IBD **(tabla 5-2)**. Otras enfermedades de la piel menos comunes son poliarteritis nudosa y epidermólisis ampollosa. Las complicaciones oculares son poco comunes y se observan en menos de 10% de los pacientes. La epiescleritis produce enrojecimiento indoloro de los ojos, sin cambios de la visión. La iritis y la uveítis a menudo son dolorosas y llegan a afectar la visión. Las cataratas subcapsulares se asocian con el uso de corticosteroides.

Los pacientes con IBD pueden tener síntomas relacionados con su estado hipercoagulable. Las concentraciones altas de fibrinógeno, factor V y factor VIII, y las concentraciones deprimidas de antitrombina III se vinculan con coagulación patológica. Las manifestaciones son trombosis venosa profunda, émbolos pulmonares y complicaciones neurovasculares. Los pacientes con CD son susceptibles a la formación de cálculos de oxalato de calcio y de ácido úrico, lo que se encuentra hasta en 5% de los casos.

Las complicaciones hepatobiliares son raras en niños, pero en ocasiones se han identificado colangitis esclerosante primaria y UC. Es característico que los niños sean asintomáticos en el momento del diagnóstico, el cual se efectúa al notar resultados persistentemente anormales en estudios de función hepática. De manera ocasional se ha identificado hepatitis autoinmunitaria en niños con IBD. Las complicaciones gastrointestinales comprenden hemorragia masiva que ocurre en 1 a 3% de los pacientes con IBD. Los eventos hemorrágicos importantes por lo general van precedidos por "sangrado de advertencia" que debe alertar al médico respecto a un problema inminente. La obstrucción intestinal suele ser parcial y se asocia con CD. Las estrecheces del colon son más características de pacientes con UC. En pacientes con UC, una dilatación tóxica del colon llega a causar perforación espontánea. El llamado megacolon tóxico ocurre en pacientes con UC grave y se precipita por el uso de fármacos que lentifican el tránsito intestinal.

DIAGNÓSTICO

El diagnóstico de IBD es sugerido por un interrogatorio compatible y datos físicos apropiados. Las mediciones seriadas del crecimiento y el cálculo de la velocidad de crecimiento son particularmente útiles para el examen físico habitual. Los análisis de laboratorio de rutina comprenden una biometría hemática completa, perfil metabólico integral y medición de la velocidad de sedimentación. La anemia es común y se encuentra en 70% de los pacientes; 60% de los cuales presen-

TABLA 5-1

DATOS DE PRESENTACIÓN DE CD Y UC DURANTE LA NIÑEZ

	Enfermedad de Crohn	Colitis ulcerosa
Dolor abdominal	++++	++++
Diarrea	++	+++
Pérdida de peso	++++	++
Fiebre	++	+
Sangrado rectal	++	++++
Artritis	+	+
Fisuras/fístulas perianales	++	−
Falta de crecimiento	+++	+

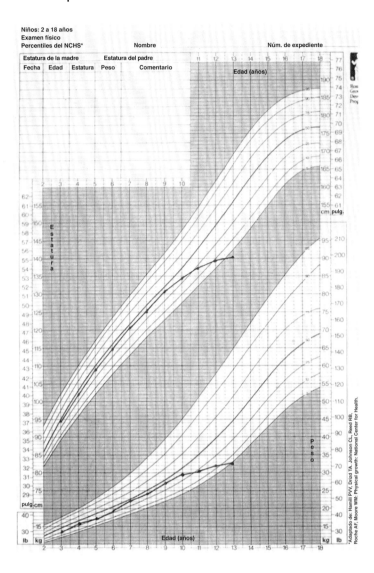

Figura 5-1 Gráfico de crecimiento característico de un paciente con CD.

tan hipoalbuminemia y trombocitosis. Hay sangre oculta en las heces de 35% de los pacientes y la velocidad de sedimentación está alta hasta en 80% de los casos. Las infecciones bacterianas y parasitarias deben excluirse mediante práctica de pruebas fecales apropiadas.

TABLA 5-2

COMPARACIÓN DE LAS MANIFESTACIONES EXTRAINTESTINALES DE CD Y UC EN NIÑOS

	Enfermedad de Crohn (%)	Colitis ulcerosa (%)
Articulaciones	10	15
Ojos	0.2	1-2
Piel	5-15	2-5
Hígado	1-2	1-2
Fístulas	15	0
Enfermedad/cálculos renales	5	1-5

Con información de Hamilton JR, Bruce GA, Abdourhaman M, et al. Inflammatory bowel disease in children and adolescents. *Adv Pediatr* 1979;26:311–341; Grand RJ, Ramakrishna J, Calenda KA. Inflammatory bowel disease in the pediatric patient. *Gastroenterol Clin North Am* 1995;24:613–632; Michener WM, Whelan G, Greenstreet RL, *et al.* Comparison of the clinical features of Crohn's disease and ulcerative colitis with onset in childhood or adolescence. *Cleve Clin Q* 1982;49:13–16.

Se han usado pruebas de anticuerpos disponibles comercialmente para ayudar en el diagnóstico de IBD. Las pruebas para detectar anticuerpos citoplasmáticos antineutrófilos perinucleares (pANCA, *perinuclear antineutrophil cytoplasmic antibody*), proteína de membrana externa de *Escherichia coli* (anti-Omp C, *outer membrane protein of* Escherichia coli) y anticuerpos contra *Saccharomyces cerevisiae* (ASCA, *anti–Saccharomyces cerevisiae antibody*) están a la venta y son útiles para ayudar a distinguir entre CD y UC. La presencia de ASCA muestra asociación importante con CD del intestino delgado. Las pruebas para pANCA resultan positivas en 70% de los niños con UC que afecta todo el colon; es menos probable que el resultado de las pruebas de anticuerpos resulte positivo en quienes tienen UC limitada al lado izquierdo del colon. *En análisis recientes se ha encontrado que la práctica de pruebas serológicas es poco valiosa como una herramienta de detección para IBD pediátrica; la combinación de anemia y velocidad de sedimentación alta son igual de eficaces.*

El diagnóstico de CD y UC por lo general se establece mediante una combinación de evaluación radiográfica y endoscópica. En 80 a 90% de los niños con CD hay anormalidades en una serie gastrointestinal alta y examen de tránsito por el intestino delgado. El intestino delgado afectado

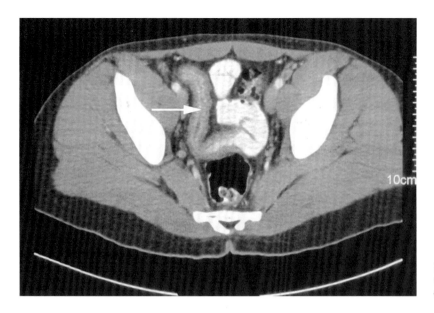

Figura 5-2   Tomografía computarizada abdominal que muestra íleon terminal engrosado (*flecha*) en un paciente con CD.

es nodular y se observa desplazamiento de asas intestinales adyacentes. En algunos pacientes hay estrecheces del intestino delgado, con dilatación de los segmentos proximales. La tomografía computarizada es útil para identificar abscesos y demostrar edema de la pared del intestino (**Fig. 5-2**).

La endoscopia permite observar la mucosa directa, con muestreo histológico. Si el área rectosigmoidea es normal a simple vista, en el estudio histológico es poco probable que haya UC. La afección segmentaria, la enfermedad ileal o la identificación de granulomas en especímenes de biopsia establece un diagnóstico de CD. Es posible que se demuestren anormalidades histológicas importantes en tejido que macroscópicamente parece normal. La endoscopia del intestino delgado con cápsula es una nueva técnica que tiene un rendimiento más alto que el examen con bario en la identificación de pacientes con CD del intestino delgado. El enema de bario por lo general no es útil para establecer un diagnóstico de CD o UC. La imagen por resonancia magnética (MRI, *magnetic resonance imaging*) es sensible y específica para identificar CD en el intestino delgado, y plantea también la ventaja de estar libre de radiación ionizante; se usa cada vez más en muchos centros como un adjunto para la endoscopia para la evaluación de IBD pediátrica, aunque su uso es limitado por el costo y la necesidad de sedación en niños de corta edad.

TRATAMIENTO

El objetivo del tratamiento de la IBD durante la niñez es establecer remisión y mantenerla, mientras que se permite el crecimiento normal y se preserva la calidad de vida.

Si bien es importante mantener la remisión, también lo es minimizar las complicaciones relacionadas con la terapia. La terapia que se utiliza para establecer remisión depende de la gravedad de la afección del intestino, y de la extensión de la misma (**tabla 5-3**). La terapia para IBD leve comprende el uso de fármacos con ácido 5-aminosalicílico (5-ASA) administrado por vía tópica mediante supositorio o enema en

TABLA 5-3

TERAPIA PARA ENFERMEDAD INFLAMATORIA INTESTINAL EN NIÑOS Y ADOLESCENTES

Enfermedad leve: 5-ASA
Tópica para enfermedad del colon distal
    Supositorios (enfermedad limitada al recto)
    Enemas (enfermedad confinada al colon distal)
Combinación de 5-ASA tópica y uno de los productos orales
Oral para enfermedad limitada al colon
    Enfermedad del hemicolon izquierdo
    Balsalazida
    Enfermedad de todo el colon
    Sulfasalazina
    Olsalazina
    Mesalamina (Pentasa®, Asacol®)
Oral para enfermedad más extensa del colon o una combinación de enfermedad de los intestinos grueso y delgado
    Mesalamina
    Liberación dependiente del pH: Asacol®
    Liberación temporizada: Pentasa®
Enfermedad moderada: 5-ASA como se describió arriba, más consideración de los que siguen:
Glucocorticoides
    Tópicos para enfermedad del colon distal
    Orales
Antibióticos
    Metronidazol
    Ciprofloxacina
Inmunomoduladores
    Azatioprina
    6-mercaptopurina
    Metotrexato
Enfermedad grave: terapia aditiva para enfermedad grave
Glucocorticoides
    Intravenosos
Enfermedad de Crohn
    Infliximab
Colitis ulcerosa
    Ciclosporina
    Tacrolimus

5-ASA, ácido 5-aminosalicílico.

pacientes con enfermedad del colon limitada o por vía oral para aquéllos con enfermedad más extensa. Una combinación de fármacos orales y tópicos es más eficaz en presencia de enfermedad del hemicolon izquierdo que no mostró respuesta a la administración de fármacos únicos. Para niños que tienen enfermedad más grave o que no están mostrando respuesta a la terapia con 5-ASA, típicamente se añaden esteroides. Los esteroides por vía intravenosa se utilizan para pacientes que tienen enfermedad grave o no responden a medicamentos con 5-ASA y esteroides orales.

La formulación de aminosalicilatos permite cierto margen respecto a cuál producto se selecciona para un paciente individual. Los conjugados de 5-ASA están disponibles, como sulfasalazina (Azulfidine®), olsalazina (Dipentum®), balsalazida (Colazal®) y mesalamina MMX (Lialda®). La sulfasalazina está compuesta de sulfapiridina y 5-ASA, este último se libera en el colon después de ser metabolizado por bacterias de dicho órgano. La olsalazina consta de dos moléculas de 5-ASA unidas por un enlace diazo. Después de degradación bacteriana, el 5-ASA es liberado en el colon. Lamentablemente la olsalazina causa diarrea como un efecto secundario, de modo que su uso es limitado.

Las preparaciones de mesalamina son 5-ASA puro cubierto con etilcelulosa como una cápsula de liberación temporizada (Pentasa®) o con resina acrílica, como una tableta que se disuelve a un pH de 7 o más alto (Asacol®). Lialda®, la formulación más nueva, se administra como una dosis diaria única, lo que mejora el apego a las indicaciones entre adolescentes. Una preparación de mesalamina oral es el producto con 5-ASA preferido en el tratamiento de enfermedad del intestino delgado y de la parte proximal del intestino grueso. La mesalamina en supositorios se usa para tratar proctitis y los enemas son útiles en el tratamiento de enfermedad que se extiende hasta el ángulo esplénico.

La sulfasalazina y las preparaciones de mesalamina más nuevas muestran una relación de dosis-respuesta, pero la toxicidad del fármaco transportador (sulfapiridina) en la sulfasalazina limita la dosis. Una relación entre dosis y respuesta de la mesalamina oral es evidente en dosificaciones de hasta 4.8 g/día y los efectos secundarios son menores que con la sulfasalazina. Los efectos secundarios comunes de la sulfasalazina son cefalea, náuseas y vómito; los efectos secundarios menos comunes son reacciones alérgicas, pancreatitis, hepatotoxicidad, nefritis intersticial y anemia hemolítica. Los productos con 5-ASA por lo general se usan para alcanzar remisión en pacientes con enfermedad leve y mantener remisión después de tratamiento de la fase activa de la enfermedad.

Los glucocorticoides son muy eficaces para establecer remisión en pacientes con enfermedad moderada y grave, pero ineficaces para mantener remisión. La prednisona por lo general se administra por vía oral al principio y después por vía intravenosa si el tratamiento oral fracasa. La budesonida es una formulación de esteroide oral con cubierta que recientemente quedó disponible, y que libera fármaco activo al íleon terminal y la parte proximal del intestino grueso. En la actualidad se usa para CD del íleon distal y del hemicolon derecho.

La toxicidad es una preocupación importante con el uso de glucocorticoides. Los efectos secundarios estéticos que despiertan preocupación para los adolescentes son exacerbación de acné facial y crecimiento de pelo. La facies de luna llena, el aumento de peso y las estrías también son efectos secundarios molestos. Las preocupaciones médicas comprenden falta de crecimiento, cataratas, glaucoma, osteoporosis, miopatía, hipertensión y depresión. La budesonida causa significativamente menos efectos secundarios porque la mayor parte del fármaco es desactivada después del primer paso por el hígado.

Los glucocorticoides son ineficaces en el tratamiento de enfermedad perianal o en el mantenimiento de remisión en pacientes con IBD; estas limitaciones, junto con los efectos secundarios de la terapia con esteroides, han propiciado el desarrollo de diversas terapias alternativas. Los medicamentos de uso más frecuente son inmunomoduladores, que incluyen azatioprina y 6-mercaptopurina. Esos dos fármacos se usan para inducir y mantener remisión en pacientes con CD y UC. Su inicio de acción es después de 3 a 4 meses, de modo que por lo general se usan como medicamentos para disminuir la necesidad de esteroides en pacientes que requieren la administración frecuente de glucocorticoides. Las complicaciones de la terapia con 6-mercaptopurina y azatioprina son supresión de la médula ósea, pancreatitis, leucopenia y toxicidad hepática. La medición de laboratorio de los metabolitos activos 6-tioguanina (6-TG) y 6-metil-mercaptopurina (6-MMP) han originado ajustes de la dosis, lo que es útil para prevenir efectos secundarios y para usar dosis de fármacos que tienen más probabilidades de mantener la remisión. Recientemente se han emitido informes acerca de que el uso de azatioprina en combinación con infliximab (Remicade®) causó linfoma de células T hepato-esplénico en adolescentes. La azatioprina y la 6-mercaptopurina aumentan un poco el riesgo de cáncer cutáneo no melanoma (NMSC, *nonmelanoma skin cancer*). En pacientes tratados con estos medicamentos son importantes la protección de la luz ultravioleta (UV) y las pruebas de detección de enfermedades dermatológicas durante toda la vida.

El metotrexato también es útil en el manejo de IBD, particularmente en pacientes con síntomas articulares, se le administra por vía oral o intramuscular; el inicio de acción habitual es después de 3 a 4 semanas. Los efectos secundarios son supresión de la médula ósea y hepatotoxicidad. El metotrexato, la azatioprina y la 6-mercaptopurina han sido asociadas con deformidades fetales. No se ha reportado un incremento del riesgo de linfoma con el uso combinado de metotrexato e infliximab (Remicade®).

La terapia nutricional es más eficaz en la CD que en la UC. El uso de dietas poliméricas o elementales como la única fuente de nutrición se ha asociado con tasas de remisión similares a las que se alcanzan con glucocorticoides en series pequeñas de pacientes pediátricos con CD. Además, la terapia con dieta ha provocado incrementos del peso corporal y de la velocidad del crecimiento; sin embargo, debido a fatiga nutricional e incapacidad para sostener la dieta, el apego a las indicaciones casi siempre ha sido inadecuado. Una vez que se suspende la terapia con dieta, la tasa de recaída es más alta que después de la suspensión de esteroides.

Otros tratamientos son antibióticos, en particular metronidazol, ciprofloxacina y, en fecha más reciente, rifaximina.

Todos inhiben el crecimiento de bacterias anaerobias, pero no está claro si la mejoría en pacientes con IBD depende de su actividad antibacteriana. La administración de ambos antibióticos (metronidazol y ciprofloxacina) juntos ha sido asociada con mayor mejoría clínica que la administración de uno u otro en pacientes con IBD.

Una de las formas de terapia más nuevas para IBD son los anticuerpos monoclonales contra el factor de necrosis tumoral (TNF, *tumor necrosis factor*), particularmente en pacientes con CD. El infliximab es un anticuerpo monoclonal contra el TNF. Se administra por vía intravenosa, y la mayoría de los pacientes muestra respuesta en el transcurso de días a semanas después de la administración. El infliximab se ha utilizado con éxito para cerrar fístulas e inducir remisión. En pacientes que pierden su tolerancia al infliximab, se han usado con buenos resultados inhibidores del TNF humanizados (adalimumab y certolizumab), aunque se dispone de información limitada en niños.

Alrededor de la mitad de los pacientes con CD tradicionalmente ha requerido intervención quirúrgica, que por lo general se efectúa para tratar estrecheces, aunque en el pasado se realizaba más a menudo para el tratamiento de fístulas y de fracaso de la terapia médica para inducir remisión. La plastia de estrechez es una operación que preserva el intestino, que ha aliviado con eficacia obstrucción en adultos y niños, sin pérdida del área de superficie de mucosa. La intervención quirúrgica en pacientes con CD a la postre se asocia de manera invariable con recaída, y no es curativa. La recaída ocurre menos si durante el periodo posoperatorio se administran moduladores de la inmunidad como quimioprofilácticos. Los avances en la terapia médica deben asociarse con un requerimiento reducido de intervención quirúrgica en el futuro.

En pacientes con UC, la extirpación del colon "cura" la enfermedad. Los métodos de uso más común son anastomosis ileorrectal y bolsa ileal-anastomosis anal. La anastomosis ileorrectal se asocia con defecaciones frecuentes, que se reducen con intervención quirúrgica con creación de bolsa. La "bolsitis" es la inflamación de la bolsa creada quirúrgicamente, y se asocia con diarrea y dolor abdominal. La bolsitis por lo general muestra respuesta a antibióticos, y tiende a ocurrir con menor frecuencia con el tiempo.

EJERCICIOS DE REVISIÓN

PREGUNTAS

1. Una niña de 12 años tiene diarrea no sanguinolenta persistente, dolor en el cuadrante inferior izquierdo del abdomen y pérdida de peso, de un año de evolución. ¿Cuál característica, si está presente, constituye un indicio importante en la diferenciación entre UC y enfermedad de Crohn?
  a) Síntomas articulares.
  b) Enfermedad limitada al intestino grueso.
  c) Enfermedad del intestino delgado.
  d) Cálculo renal.

Respuesta
La respuesta es c). La UC solo afecta el colon, mientras que la CD puede afectar el intestino delgado, el colon o ambos.

Las manifestaciones extraintestinales son frecuentes tanto en la UC como en la CD.

2. Un niño de 13 años presenta un absceso perianal que requiere drenaje quirúrgico. Previamente había estado bien, excepto por episodios intermitentes de dolor abdominal que por lo general se resolvieron de manera espontánea. La revisión del gráfico de crecimiento del niño muestra crecimiento nulo durante el último año. Se emite un diagnóstico de IBD después de que una colonoscopia muestra inflamación difusa del colon.
¿Cuál de las siguientes características *distingue* entre CD y UC?
  a) Enfermedad perianal.
  b) Inicio durante los años de la adolescencia.
  c) Falta de crecimiento.
  d) Inflamación del colon.
  e) Dolor abdominal.

Respuesta
La respuesta es a). La falta de crecimiento llega a presentarse durante los años de la adolescencia tanto en pacientes con UC como en aquéllos con CD, pero es más común en los que padecen CD. Empero, la presencia de enfermedad perianal importante *distingue* entre CD y UC.

3. La terapia inicial para IBD leve típicamente incluye todos los que siguen, *excepto*:
  a) Ciclosporina.
  b) Mesalamina.
  c) Sulfasalazina.
  d) Olsalazina.
  e) 5-ASA en supositorios.

Respuesta
La respuesta es a). El tratamiento con ciclosporina se limita a pacientes que presentan UC resistente a tratamiento; es factible usar diversos medicamentos con 5-ASA, dependiendo de la ubicación de la enfermedad y de la extensión de la misma.

4. La *mejor* opción de producto con ASA para el tratamiento de enfermedad del intestino delgado es:
  a) Balsalazida.
  b) Olsalazina.
  c) Sulfapiridina.
  d) 5-ASA en enemas.
  e) Mesalamina de liberación temporizada.

Respuesta
La respuesta es e). La elección más apropiada para el tratamiento de enfermedad del intestino delgado sería mesalamina con liberación dependiente del pH o de liberación temporizada. Los otros dímeros de 5-ASA se usan mejor para enfermedad aislada del intestino grueso.

5. Usted atiende a una niña de 10 años que padece CD que afecta el íleon distal y el colon. La paciente tiene síntomas persistentes de dolor abdominal y diarrea a pesar del uso consistente de mesalamina y varios periodos de tratamiento con esteroides intrahospitalarios y ambulatorios. El gastroenterólogo pediatra de la niña decide prescribirle azatioprina.

Los efectos secundarios más comunes de la azatioprina son todos los que siguen, *excepto*:

a) Pancreatitis.
b) Supresión de la médula ósea.
c) Toxicidad hepática.
d) Miocardiopatía.

Respuesta

La respuesta es d). En alrededor de 5% de los niños en quienes se inicia tratamiento con azatioprina ocurre pancreatitis. La toxicidad de la médula ósea quizá sea un efecto secundario agudo o crónico. Las anormalidades de la función hepática por lo general aparecen después de terapia prolongada.

6. Un niño de siete años es evaluado por su pediatra después de que la familia cambió de domicilio. El padre reporta que el niño a menudo se queja de dolor abdominal casi todas las mañanas antes de ir a la escuela, que los síntomas por lo general disminuyen hacia el final del día y que tiene defecaciones normales. Al revisar el gráfico de crecimiento se nota que no ha habido crecimiento durante los últimos 18 meses. En el examen físico se encuentran palidez leve y un acrocordón perianal grande, pero no hay otros datos notorios. Usted sospecha un diagnóstico de CD.

Al comentar las expectativas actuales del crecimiento, le explica al padre que la causa *más* común de falta de crecimiento en niños con CD es:
a) Utilización excesiva de calorías.
b) Ingesta calórica disminuida.
c) Pérdida de proteína por inflamación del intestino.
d) Sobrecrecimiento bacteriano.
e) Deficiencia de hormona del crecimiento.

Respuesta

La respuesta es b). Si bien cualquiera de los anteriores puede ocurrir en niños con CD y falta de crecimiento, la causa de problemas de crecimiento por lo general es ingesta calórica inadecuada. La ingesta calórica aumentada en niños con CD en ocasiones da lugar a mejoría clínica.

7. Usted da seguimiento a una niña de nueve años con diagnóstico reciente de CD, que presenta dolor abdominal y diarrea. Los medicamentos de mantenimiento que se administran a la niña son mesalamina y metronidazol. Durante las cuatro semanas pasadas la niña ha tenido dolor abdominal y diarrea intermitentes pese a la terapia actual; en la semana pasada, la niña tuvo dos episodios de vómito cada mañana y múltiples defecaciones voluminosas, aguadas y sanguinolentas cada día. El examen físico demuestra deshidratación moderada, palidez y distensión abdominal leve. Las evaluaciones de laboratorio iniciales revelan hemoglobina sérica de 8.8 g/dL, nitrógeno ureico sanguíneo (BUN, *blood urea nitrogen*) sérico de 27, creatinina sérica de 1.1, y velocidad de sedimentación globular (ESR, *erythrocyte sedimentation rate*) de 28 mm/hora.

El tratamiento *más* apropiado para esta paciente es:
a) Evaluación ambulatoria en el consultorio y terapia con prednisona por vía oral.
b) Evaluación ambulatoria en el consultorio y terapia con antibiótico oral de amplio espectro.
c) Admisión al hospital para administración de líquidos y esteroides por vía intravenosa.
d) Admisión al hospital para transfusión de sangre y consulta quirúrgica.
e) Admisión al hospital para administración de líquidos por vía intravenosa y terapia con 6-mercaptopurina.

Respuesta

La respuesta es c). La paciente está deshidratada y tiene síntomas sugestivos de inflamación aumentada del colon probablemente debido a una exacerbación de CD. La prioridad en este caso es la hidratación y administrar esteroides por vía intravenosa. Los inmunomoduladores, como la 6-mercaptopurina, tardan varios meses en alcanzar efecto terapéutico.

8. Usted asesora a los padres de un niño de 14 años en quien recién se diagnosticó UC acerca de las complicaciones a largo plazo de la enfermedad. Una colonoscopia reveló inflamación en todo el colon. ¿Cuál complicación a largo plazo tiene más riesgo de adquirir este paciente?
a) Adenocarcinoma del colon.
b) Fístula perianal.
c) Estrechez del colon.
d) Diarrea inducida por ácido biliar.
e) Cálculos biliares.

Respuesta

La respuesta es a). El paciente tiene más riesgo de adenocarcinoma del colon. Los pacientes con UC crónica tienen mayor riesgo de aparición de cáncer colorrectal que la población general. Los factores que aumentan el riesgo de aparición de cáncer colorrectal son duración de la enfermedad por más de ocho años, afección anatómica más extensa de colitis, y presencia de colangitis esclerosante primaria.

9. Un niño de 12 años con antecedente personal patológico de UC diagnosticada hace tres años presenta fiebre leve intermitente, fatiga, ictericia, prurito y dolor abdominal epigástrico leve intermitente de cuatro semanas de evolución. Las medicaciones actuales son mesalamina y azatioprina. Debido a la ictericia progresiva, se presenta para evaluación adicional. La exploración física muestra ictericia y marcas de rascado en la piel. El niño no tuvo linfadenopatía, pero tiene hepatomegalia y esplenomegalia moderadas. Hay hipersensibilidad leve en el cuadrante superior derecho.

En seguida se dan los datos de los análisis del suero:

Fosfatasa alcalina (U/L)	391	Índice internacional normalizado (INR)	0.9
Aspartato amino-transferasa (AST) (U/L)	63	IgM contra virus de Epstein-Barr (EBV)	Negativo
Alanina amino-transferasa (ALT) (U/L)	55	Anticuerpo contra el antígeno central del virus de la hepatitis B, total	Negativo
Bilirrubina total (mg/dL)	3.8	Anticuerpo contra el virus de la hepatitis C IA	Negativo
γ-glutamil trans-peptidasa (GGT) (U/L)	324	Antígeno de superficie del virus de la hepatitis B	Negativo
Albúmina (g/dL)	3.9	Anticuerpo contra el antígeno de superficie del virus de la hepatitis B	Positivo

¿Cuál es el diagnóstico más probable?
a) Cálculos biliares.
b) Hepatitis C aguda.
c) Colangitis esclerosante primaria.
d) Hepatitis B aguda.
e) Reacción farmacológica.

Respuesta

La respuesta es c). Algunos pacientes con UC presentan colangitis esclerosante primaria. Algunos niños son asintomáticos en el momento del diagnóstico, el cual se efectúa cuando se observan resultados persistentemente anormales de las pruebas de función hepática. Otros pacientes quizá se presenten con signos y síntomas de colestasis y fatiga crónica.

LECTURAS RECOMENDADAS

Benchimol EI, Guttmann A, Griffiths AM. Increasing incidence of paediatric inflammatory bowel disease in Ontario, Canada: evidence from health administrative data. *Gut* 2009;58(11):1490–1497.

Benor S, Russel GH. Shortcomings of the inflammatory bowel disease serology 7 panel. *Pediatrics* 2010;125;1230–1236.

Bernstein CN, Wajda A, Svenson LW, et al. The epidemiology of inflammatory bowel disease in Canada: a population-based study. *Am J Gastroenterol* 2007;102:1749–1757. quiz 1748, 1758.

Biancone L, Calabrese E, Petruzziello C, et al. Treatment with biologic therapies and the risk of cancer in patients with IBD. *Nat Clin Pract Gastroenterol Hepatol* 2007;4:78–91.

Bousvaros A, Antonioli DA, Colletti RB, et al. Differentiating ulcerative colitis from Crohn disease in children and young adults: report of a working group of the North American Society for Pediatric Gastroenterology, Hepatology, and Nutrition and The Crohn's and Colitis Foundation of America. *J Pediatr Gastroenterol Nutr* 2007;45:3–14.

de'Angelis GL, Fornaroli F, de'Angelis N, et al. Wireless capsule endoscopy for pediatric small-bowel diseases. *Aliment Pharmacol Ther* 2007;25:941–947.

Kozuch PL, Hanauer SB. General principles and pharmacology of biologics in inflammatory bowel disease. *Gastroenterol Clin North Am* 2006;35:757–773.

Mack DR, Langton C, Markowitz J, et al. Laboratory values for children with newly diagnosed inflammatory bowel disease. *Paediatr Drugs* 2006;8:279–302.

Mackey AC, Green L, Liang LC, et al. Hepatosplenic T cell lymphoma associated with infliximab use in young patients treated for inflammatory bowel disease. *J Pediatr Gastroenterol Nutr* 2007;44:653–674.

Ooi CY, Bohane TD, Lee D, et al. Thiopurine metabolite monitoring in paediatric inflammatory bowel disease. *Acta Paediatr* 2007;96:128–130.

Rufo PA, Bousvaros A. Current therapy of inflammatory bowel disease in children. *J Pediatr Gastroenterol Nutr* 2007;44:265–267.

Sabery N, Bass D. Use of serologic markers as a screening tool in inflammatory bowel disease compared with elevated erythrocyte sedimentation rate and anemia. *Pediatrics* 2007;119:1113–1119.

Capítulo 6

Hepatitis viral

Marsha H. Kay

Si bien varios avances recientes han aumentado el entendimiento de las causas de la hepatitis viral y las consecuencias de la misma, los diversos agentes de los cuales depende la hepatitis viral han estado presentes durante varios miles de años. La ictericia epidémica asociada con fiebre, anorexia, malestar general y fatiga fue descrita por Hipócrates hace más de 2 000 años. Desde la década de 1940 hasta la de 1960, la hepatitis A y la hepatitis B se diferenciaron como entidades clínicas separadas. En 1970, Dane y colaboradores identificaron la partícula viral que causa la hepatitis B; en 1972, Feinstone identificó el virus de la hepatitis A (HAV, *hepatitis A virus*) y en 1989 se creó un inmunoensayo para detectar anticuerpos contra el virus de la hepatitis C (HCV, *hepatitis C virus*). En 1994, la partícula viral de la hepatitis C se identificó mediante estudio con microscopio inmunoelectrónico en Japón. En 1993 se hicieron disponibles pruebas de investigación para detectar el anticuerpo contra el virus de la hepatitis E, aunque el virus se reconoció por vez primera como una entidad separada en 1983. Pese a la identificación de la hepatitis E en las décadas de 1980 y 1990, el agente se identificó de manera retrospectiva como la causa de una epidemia grande de hepatitis viral en India en 1955 y de un segundo brote importante en 1980, con una tasa de letalidad alta entre embarazadas. Hay investigación en proceso para identificar "nuevos virus de la hepatitis" para añadirlos a la lista de virus reconocidos actualmente, que incluyen los agentes que causan las hepatitis A, B, C, D, E, F y G.

De acuerdo con datos recientes provenientes de los U.S. Centers for Disease Control and Prevention (CDC), la incidencia anual de casos nuevos de infección por virus de la hepatitis A y B en Estados Unidos está disminuyendo. Los decrementos más notorios se han observado en la población pediátrica como resultado de estrategias de vacunación pediátrica para hepatitis tanto A como B. Después de una declinación de la incidencia de hepatitis C aguda durante la década de 1990, a partir de 2003 las tasas alcanzaron una meseta, con un incremento leve de los casos reportados en 2012, el año más reciente respecto al cual se dispone de datos. La prevalencia de cada tipo de hepatitis en Estados Unidos varía con la edad de los pacientes. En adultos, la hepatitis B es la más común; explica alrededor de 50% de los casos, seguida por la hepatitis A (30%) y C (20%); la hepatitis D y E explican menos de 1% de los casos, aunque quizá se subestime la tasa verdadera de infección por el virus de la hepatitis E (HEV, *hepatitis E virus*), y se comenta con mayor detalle al final del capítulo. Se anticipa que la prevalencia relativa de

hepatitis C y su reconocimiento aumenten en los años venideros. Debido a la probabilidad alta de que haya infección crónica, esta entidad probablemente será la forma más prevalente de hepatitis viral en adultos en Estados Unidos. En niños, la hepatitis A es la forma más común en dicho país; si bien la tasa sigue disminuyendo de manera significativa con la vacunación universal, la hepatitis C ahora es la segunda forma más frecuente, y la hepatitis B la tercera. Con el decremento significativo de las tasas de hepatitis A y B en pacientes pediátricos la prevalencia relativa de hepatitis C probablemente aumentará y se anticipa que la hepatitis C se convertirá en la forma más prevalente de hepatitis viral en niños y adolescentes estadounidenses. El incremento relativo de la importancia de la infección por HCV es la consecuencia de dos factores: estrategias de vacunación eficaces para hepatitis A y B, que han disminuido las tasas de dichas enfermedades en niños, adultos jóvenes y sus contactos, y la tasa alta de infección crónica después de hepatitis C. En la actualidad, la hepatitis D y E explican menos de 1% de los casos de hepatitis viral pediátrica en Estados Unidos.

La Organización Mundial de la Salud (OMS) estima que alrededor de un tercio de la población mundial, unas 2 000 millones de personas, han quedado infectadas por virus de la hepatitis y se calcula que cada año mata alrededor de 1 millón de individuos. La agencia de las Naciones Unidas ha advertido que dado que la mayoría de quienes portan hepatitis no lo sabe, es factible que sin saberlo la transmitan a otros y en cualquier momento de su vida puede progresar a discapacitarlos o matarlos.

HEPATITIS A

El HAV es un virus RNA de la familia *Picornaviridae*. La infección por HAV solo causa enfermedad aguda; la mayoría de los pacientes infectados es asintomática. La hepatitis A ocurre con mayor frecuencia en países en desarrollo, en los cuales la prevalencia llega a 100% y la mayoría de los individuos ha quedado infectada hacia los cinco años de edad. La aparición de infección por HAV es cíclica en países desarrollados y hay picos cada 10 a 15 años; el último pico en Estados Unidos ocurrió en 1995; alrededor de 30% de los adultos estadounidenses ha tenido infección por virus de la hepatitis A. Se estima que solo una quinta parte de los individuos con hepatitis A es objeto de pruebas diagnósticas, los resultados de las cuales por ley deben reportarse a los CDC; por ejemplo, en 1990 se reportaron 29 000 casos en Estados Unidos, aunque se estimó que ese año hubo entre 130 000 a 150 000. El informe del CDC en 2012 (dato más reciente) indica un decremento significativo del número de casos de HAV reportados en Estados Unidos (1 562 casos agudos reportados, tasa estimada ajustada de 3 050 infecciones nuevas al tomar en cuenta infecciones asintomáticas y reporte insuficiente); ahora hay tasas similares en todos los grupos de edad (0.31 a 0.96 casos/100 000 habitantes. Esto es el resultado de la disponibilidad de la vacuna contra HAV a partir de 1995, con los decrementos comparativos más grandes de las tasas de infección durante la niñez. En la actualidad, 50% de los casos de infección por HAV en Estados Unidos se debe a viajes de adultos al extranjero. El periodo de incubación medio para el HAV es de 28 días, con un rango de 15 a 50 días. *Los pacientes son contagiosos desde 14 días antes de la aparición de síntomas y durante una semana después de que aparece la ictericia.* La vía de transmisión primaria es fecal-oral, aunque también ocurre transmisión desde mariscos contaminados y, rara vez, transmisión percutánea y asociada con transfusión. El diagnóstico se establece por la presencia de cifras altas de inmunoglobulina M (IgM) anti-HAV, detectable a las cinco semanas después de la exposición, en el momento en que han aparecido los síntomas clínicos **(Fig. 6-1)**. Este anticuerpo normalmente persiste 3 a 4 meses. La inmunoglobulina G (IgG) anti-HAV, que por lo general es posible detectar cuatro meses después de la exposición, llega a persistir durante años. *Los niños con hepatitis A, en especial los menores de tres años, por lo general son asintomáticos.* Si tienen síntomas, son similares a los de una infección viral del tracto respiratorio superior. La frecuencia e intensidad de síntomas clínicos como náuseas, vómito, diarrea, fatiga, orina oscura y anorexia es más alta en adolescentes y adultos. La fracción de individuos hospitalizados con infección aguda por HAV aumenta con la edad; la tasa es de 22% en menores de cinco años, y de 52% en personas de 60 años o más. La insuficiencia hepática fulminante por hepatitis A es poco común, pero puede ser mortal; en Estados Unidos hay alrededor de 100 casos por año (tasa

de mortalidad de 0.3%). No existe un estado de portador a largo plazo.

Se dispone de dos métodos para prevenir hepatitis A:

- Inmunoprofilaxis pasiva.
- Inmunización activa.

Antes de 1995, la inmunoglobulina (Ig) antihepatitis A era la única forma de profilaxis disponible, y se administraba antes de viajar a áreas endémicas o después de exposición aguda. Las áreas en las cuales la hepatitis A es endémica son México, El Caribe, Sudamérica, Centroamérica, África y Asia (excepto Japón). Este tipo de inmunidad adquirida de manera pasiva dura 12 semanas o menos, y se debe volver a administrar Ig en casos de exposición continua. La Ig antihepatitis A también está indicada para:

- Después de exposición, si se administra en el transcurso de 14 días después de exposición a miembros del hogar o contactos íntimos de individuos con hepatitis A aguda, en los menores de 12 meses de edad, personas que tienen alteraciones inmunitarias, o aquéllas con enfermedad hepática crónica.
- Brotes en entornos de cuidado diurno o de custodia.
- Brotes con una fuente común.

Ahora se dispone de tres vacunas contra la hepatitis A, dos de las cuales están aprobadas para uso en pacientes pediátricos. Ahora se recomienda inmunización sistemática para todos los niños de 12 meses o mayores, independientemente de su residencia. La coadministración de vacuna contra el HAV con otras inmunizaciones no se asocia con alteración de la inmunidad inducida por vacuna. Además de todos los niños, se recomienda vacunación para viajeros y poblaciones de alto riesgo, que incluyen nativos americanos, alaskianos, usuarios de drogas ilícitas, trabajadores de laboratorio, personas que manipulen primates, e individuos con hepatopatía crónica, pacientes con alteraciones en el factor de la coagulación y varones homosexuales; se requiere una dosis de refuerzo para todas las vacunas contra la hepa-

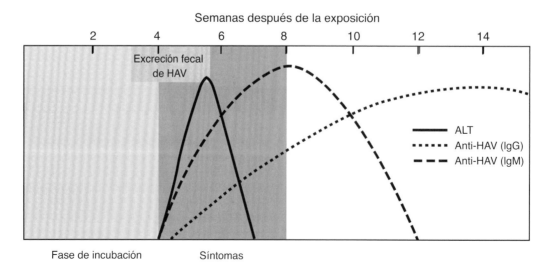

Figura 6-1 Infección por HAV: la aparición de anticuerpos de inmunoglobulina G (IgG) contra HAV (IgG anti-HAV) indica inmunidad a la infección. ALT, alanina aminotransferasa; IgM, inmunoglobulina M. (*Véase* el encarte a color.)

titis A. Una vacuna combinada que brinda protección contra HAV y contra el virus de la hepatitis B (HBV, *hepatitis B virus*) se encuentra disponible para uso en adultos de 18 años o más; también requiere dosis de refuerzo. La vacunación contra el HAV se recomienda para profilaxis posexposición de individuos de entre 12 meses y 40 años, mientras que la Ig se recomienda para los menores de 12 meses de edad y quienes tienen alteraciones inmunitarias. Tanto la vacuna como la Ig anti-hepatitis A son muy eficaces, y se asocian con una reducción de la tasa de hepatitis A aguda a 5% o menos de los contactos expuestos.

HEPATITIS B

El HBV es un virus DNA de la familia *Hepadnaviridae*, con un periodo de incubación medio de 120 días (rango, 45 a 160 días). En la actualidad, hay ocho genotipos (A-H) y dos subtipos (Aa/Ae, Ba/Bj). Es muy común en todo el mundo; 2 000 millones de individuos han quedado infectados, y hay más de 400 millones de portadores. Las áreas en las cuales la hepatitis B es altamente endémica son China, África subsahariana, sudeste de Asia, la cuenca del Mediterráneo y Alaska (entre la población esquimal). En Asia, la tasa de portador de antígeno de superficie del virus de la hepatitis B (HBsAg , *hepatitis B surface antigen*) es de 5 a 20% de la población general.

Datos de los CDC de 2012, el año más reciente respecto al cual se dispone de datos, sugieren que ese año en Estados Unidos hubo 2 895 casos agudos de infección por HBV. Al tomar en cuenta el reporte insuficiente y los casos asintomáticos, se estima que ese año el número de infecciones agudas por HBV fue de alrededor de 18 760. Dichas tasas han disminuido de manera notoria desde 1990. En general, en Estados Unidos, alrededor de 0.5 a 0.7% de la población es portadora a largo plazo (~1.25 millones de individuos); 4.9% de la población ha tenido infección por HBV en algún momento de su vida. La tasa de mortalidad es de 1.4%. *El principal factor de riesgo para infección por HBV en niños es tener una madre positiva para HBsAg, en especial si también es positiva*

para antígeno temprano del virus de la hepatitis B (HBeAg, hepatitis B early antigen). Sin inmunoprofilaxis, las tasas de transmisión de la madre al lactante se acercan a 90%, y hasta 30 a 90% de estos niños permanece como portador a largo plazo hasta al menos los 30 años de edad. Los niños adoptados que provienen de áreas de endemicidad son otra población en riesgo en Estados Unidos; se reportan tasas de infección del rango de 2 a 5%. En la actualidad, casi todas las nuevas infecciones durante la niñez, excluyendo infecciones perinatales, se encuentran en los propios niños inmigrantes, niños hijos de madres inmigrantes infectadas, y niños que adquieren el HBV de manera horizontal dentro de sus hogares o enclaves. Los niños también adquieren HBV por vía intravenosa a partir de fármacos y productos de la sangre, después de tatuajes y perforaciones, en el transcurso de cuidado institucionalizado (sobre todo si la incidencia de mordeduras es alta) y por conductas sexuales de alto riesgo.

Datos serológicos de la hepatitis B

La mayoría de los individuos infectados adquiere HBsAg; la detección coincide con el inicio de los síntomas y valores aumentados en la química hepática sérica. Suele ser detectable 45 días después de la infección y la concentración puede disminuir antes de que se resuelvan los síntomas **(Fig. 6-2)**. La persistencia de este antígeno durante seis meses o más indica un estado de portador a largo plazo **(Fig. 6-3)**. El HBeAg, una proteína soluble de bajo peso molecular asociada con el centro del virus, es un marcador de infectividad. El anti-HBc es un anticuerpo contra el antígeno central del virus de la hepatitis B (HBcAg, *hepatitis B core antigen*). El HBcAg no es detectable mediante pruebas disponibles en el comercio. En un inicio, el anti-HBc es un anticuerpo IgM y después un anticuerpo IgG. La concentración aumenta poco después del inicio de los síntomas y la aparición de HBsAg, y el anti-HBc por lo regular persiste muchos años. Su presencia indica infección aguda, resuelta o crónica, pero no se detecta anti-HBc después de inmunización. La aparición de anti-HBe indica riesgo reducido de transmisión del HBV, mas no inmunidad. *La aparición de anticuerpo contra HBsAg*

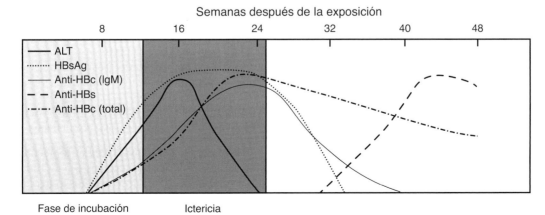

Figura 6-2 Infección aguda por virus de la hepatitis B (HBV): la aparición de anticuerpos contra el antígeno de superficie del virus de la hepatitis B (anti-HBs) indica inmunidad a la infección. ALT, alanina aminotransferasa; anti-HBc, anticuerpos contra el antígeno central del virus de la hepatitis B; HBsAg, antígeno de superficie del virus de la hepatitis B. (*Véase* el encarte a color.)

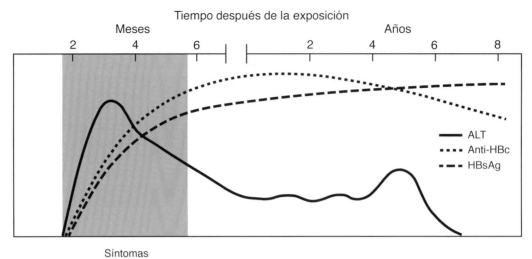

Figura 6-3 Infección crónica por virus de la hepatitis B (HBV): nótese la persistencia del HBsAg. ALT, alanina aminotransferasa; anti-HBc, anticuerpo contra el antígeno central del virus de la hepatitis B; HBsAg, antígeno de superficie del virus de la hepatitis B. (*Véase* el encarte a color.)

(anti-HBs, antibody to HBsAg) indica inmunidad, y el anti-HBs se adquiere después de inmunización eficaz o de la resolución de la infección. El DNA del HBV se encuentra en el centro del virus, y en la actualidad es la mejor medida para la replicación viral. Rara vez, los pacientes son positivos tanto para HBsAg como para anti-HBs; este dato quizá representa desarrollo de inmunidad al virus de la vacuna en un paciente que ya era un portador a largo plazo de virus natural y se asocia con enfermedad crónica.

Los síntomas clínicos son más frecuentes con la infección por HBV que por HAV y se presenta hepatitis fulminante en una proporción más alta de los pacientes. Los síntomas de infección son anorexia, malestar general, náuseas, vómito y dolor abdominal. *La enfermedad crónica ocurre en aproximadamente 10% de los adultos, 50% de los niños de mayor edad que quedan infectados, y 90% de los lactantes que adquieren la infección de manera vertical.* La tasa alta de adquisición perinatal refleja el inóculo viral grande en la sangre materna durante el parto, y en secreciones maternas después del parto, y la inmunotolerancia del lactante al virus. Los factores asociados con inmunotolerancia a infección por HBV y, por ende, con infección crónica, son regulación descendente de la expresión de señales de reconocimiento inmunitario sobre la superficie de hepatocitos infectados, variación antigénica viral, supresión de la respuesta inmunitaria al inducir tolerancia, agotamiento de linfocitos T citotóxicos específicos para virus, e interferencia con la función de citocinas. En niños con infección crónica por HBV que han adquirido la infección de modo vertical, es característico que las concentraciones de transaminasas sean normales o muestren aumento mínimo, por lo general hasta de 100 unidades internacionales (IU)/L, con cifras simultáneamente altas de replicación viral. En niños de mayor edad que adquieren la infección horizontalmente, el patrón de aumento de transaminasas se asemeja más al observado en adultos. *La infección crónica por HBV llega a causar hepatitis crónica, necrosis hepática, cirrosis y carcinoma hepatocelular (HCC, hepatocellular carcinoma).* El riesgo de HCC en un individuo con infección crónica por HBV es entre 200 y 500 veces mayor que el de un paciente no infectado, y el riesgo se correlaciona con la duración de la infección. En Taiwán, 80% de los niños con HCC es seropositivo para anti-HBe y los pacientes con estado de portador crónico de HBsAg tienen un riesgo de 25% durante toda la vida de presentar HCC; las tasas son más altas en pacientes positivos para HBeAg. La hepatitis C también aumenta de manera significativa el riesgo durante toda la vida de HCC en pacientes pediátricos. La tasa de HCC ha disminuido 75% en niños de 6 a 14 años en Taiwán después de que en ese país se inició la vacunación universal contra HBV en 1984.

Se dispone de estrategias eficaces para prevenir infección por HBV, entre ellas vacunación e inmunoprofilaxis pasiva. Los dos tipos de vacuna contra el HBV son vacuna derivada de plasma y vacuna recombinante; esta última se usa principalmente porque la vacuna derivada de plasma ya no se fabrica en Estados Unidos. La inmunoglobulina antihepatitis B (HBIg, *hepatitis B immunoglobulin*) se usa conjuntamente con la vacuna. Cuando se administran HBIg y vacunas contra HBV en el momento del nacimiento y se sigue un programa de vacunación apropiado, se previene la infección perinatal por HBV en más de 90% de los lactantes, mientras que la tasa de eficacia es de 75 a 80% cuando la vacuna contra HBV o la HBIg no se complementan. La vacunación contra el HBV y la administración de HBIg están indicadas para:

■ Neonatos con una madre positiva para HBsAg.
■ Contactos íntimos de un paciente que tiene infección aguda o crónica por HBV.
■ Individuos negativos para HBsAg que sufren una lesión por pinchadura de aguja positiva para HBsAg.

La American Academy of Pediatrics recomienda vacunación universal contra la hepatitis B para todos los lactantes en el momento del nacimiento. En todos los niños y adolescentes que no han sido inmunizados contra HBV se debe empezar la serie tan pronto como sea posible. Parece ser que la vacunación administrada en el momento del nacimiento tiene una respuesta menos duradera que la que se administra a los seis meses o más de edad, y estos niños probablemente requerirán una dosis de refuerzo durante los años de la adolescencia. Sin embargo, esto no debe interpretarse como una recomendación para retrasar la vacunación en el momento del nacimiento, porque ello provocaría una tasa muy alta de infección por HBV en lactantes hijos de madres con infección crónica por HBV.

Además de los grupos listados en el texto precedente se recomienda vacunación contra el HBV para contactos íntimos o domésticos de un paciente con infección crónica por HBV, poblaciones étnicas con riesgo alto de infección, todos los usuarios de drogas inyectadas, individuos sexualmente activos que tienen más de una pareja por cada periodo de seis meses o un antecedente de enfermedad de transmisión sexual, varones homosexuales sexualmente activos, personal del cuidado de la salud, residentes y personal de instituciones para individuos con discapacidades vinculadas con el desarrollo, pacientes en quienes se están efectuando hemodiálisis (que también requieren dosis de refuerzo), pacientes con padecimientos hemorrágicos que requieren concentrados de factor de la coagulación, viajeros a áreas en las cuales la infección por HBV es endémica, y reclusos de instalaciones de detención o correccionales juveniles.

Una vez que se establece la infección crónica, la tasa de seroconversión espontánea y de aparición de anti-HBs es baja. No obstante, llega a ocurrir seroconversión desde estado positivo para HBeAg hacia positivo para anti-HBe y esto indica un estado menos contagioso. La desaparición de HBeAg por lo general se asocia con una reducción de la concentración de DNA del HBV. La eliminación de HBeAg y la aparición de anti-HBe en ocasiones están precedidas por un incremento agudo de las concentraciones séricas de aminotransferasas. Debido a los riesgos a largo plazo asociados con infección crónica por HBV, la autora recomienda que los pacientes con infección crónica sean evaluados a fin de determinar si son idóneos para recibir terapia antiviral. Los objetivos de la terapia son eliminar el estímulo para la inflamación continua al eliminar el virus, lo cual interrumpe la progresión a fibrosis y cirrosis y disminuye el riesgo de aparición de HCC. El interferón-α (IFN-α), una proteína de origen natural producida por linfocitos B y monocitos, en la actualidad es la piedra angular de la terapia. La forma sintética de IFN-α se produce mediante técnicas de DNA recombinante con el uso de *Escherichia coli*. El IFN-α actúa al inducir la síntesis de proteína dentro de las células del receptor y las proteínas afectan las diversas etapas del ciclo de replicación viral. El IFN-α interrumpe la traducción del genoma viral hacia proteínas especificadas por el virus y como resultado de sus acciones inmunorreguladoras hay alteración de la expresión de antígeno del complejo mayor de histocompatibilidad (MHC), activación de macrófagos, inducción de citocinas y regulación de la actividad de células T. El IFN-α se administra mediante inyección subcutánea. El interferón estándar se administra tres veces a la semana; la dosificación se basa en el peso corporal y la duración de la terapia varía de 6 a 12 meses. En fecha más reciente se están evaluando para niños formas pegiladas de interferón con una vida media más prolongada que, por ende, requieren inyección solo una vez a la semana. Los niños con infección crónica por HBV con las características que siguen tienen más probabilidades de mostrar respuesta a la terapia antiviral:

- Concentraciones aumentadas de transaminasas séricas.
- Concentración baja de DNA del HBV.
- Enfermedad adquirida horizontalmente.
- Edad más joven del paciente.
- Infección de corta duración.
- Negatividad para antivirus de la inmunodeficiencia humana (HIV, *human immunodeficiency virus*).
- Datos de actividad en el estudio histológico del hígado.

En niños que reciben terapia quizá haya aumento de las transaminasas antes de que se note una respuesta. Mientras reciben este medicamento, los pacientes quizá exhiban síntomas parecidos a los de gripe, que por lo general son más intensos al inicio de la terapia. Es necesario vigilar a los pacientes por si aparecieran efectos secundarios del medicamento: alteraciones hematológicas y cardiacas, pérdida de peso, aparición de anticuerpos antitiroideos y problemas psiquiátricos. Una respuesta positiva a la terapia consta de normalización de las concentraciones de aminotransferasas, disminución de las alteraciones en el estudio histológico del hígado, pérdida de HBsAg y la aparición de anti-HBs. Otros fármacos aprobados por la Food and Drug Administration (FDA), los análogos de nucleósidos, incluso lamivudina, se evalúan como terapia para infección crónica por HBV, ya sea como monoterapia o conjuntamente con IFN, aunque los datos pediátricos son limitados. La lamivudina es un análogo de nucleósido con potente actividad contra HBV. La administración se asocia con un decremento rápido de la concentración sérica de DNA del HBV. La terapia parece ser más eficaz en pacientes que tienen aminotransferasas altas y puntuaciones altas de actividad histológica, pero llega a complicarse por la aparición de mutantes del gen que codifica para la polimerasa del HBV en la región de la transcriptasa inversa, que pueden originar concentración aumentada de DNA del HBV. Otros medicamentos aprobados por la FDA para infección por HBV en adultos y adolescentes de edades variables son el adefovir dipivoxil, un análogo de nucleósido oral, y el entecavir, un análogo de nucleósido de guanosina oral. El adefovir dipivoxil y el entecavir están bajo evaluación para pacientes pediátricos. En la actualidad, los análogos de nucleósidos se consideran un tratamiento secundario para pacientes pediátricos con infección crónica por HBV y transaminasas séricas altas, y evidencia de replicación viral activa; para estos pacientes el IFN-α aún se considera el tratamiento primario.

La cirrosis secundaria a infección por HBV en la actualidad es una indicación para trasplante de hígado. Sin profilaxis, la tasa de recurrencia en aloinjertos es muy alta, hasta de 75%, a menudo debido a autoinfección desde otros sitios. Hay bajo estudio diversas estrategias de profilaxis y tratamiento en el momento de trasplante a fin de disminuir la tasa de recurrencia de infección por HBV en injertos, aunque hasta la fecha estos regímenes son muy costosos.

HEPATITIS DELTA

El virus de la hepatitis delta (HDV, *hepatitis delta virus*) es un virus RNA defectuoso que *requiere la maquinaria del HBV para replicación*. Consta de un genoma RNA y un antígeno de proteína delta (HDAg, *delta protein antigen*), ambos son

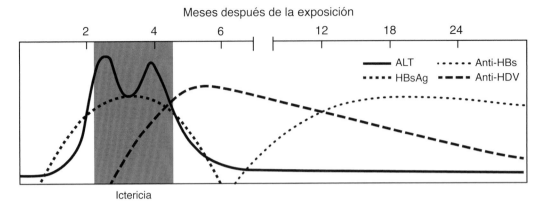

Figura 6-4   Resolución de la infección aguda por virus de la hepatitis delta y por virus de la hepatitis B: la aparición de anticuerpos contra el antígeno de superficie del virus de la hepatitis B (anti-HBs) indica inmunidad a la infección. ALT, alanina aminotransferasa; HBsAg, antígeno de superficie del virus de la hepatitis B; anti-HDV, anticuerpos contra el virus de la hepatitis delta. (*Véase* el encarte a color.)

encapsulados por el HBsAg. La prevalencia de este virus está aumentada en países en desarrollo y en la cuenca del Mediterráneo, incluso el sur de Italia, Europa Oriental, Sudamérica, África y el Medio Oriente. La infección por HDV a menudo se transmite por contacto intrafamiliar o íntimo, y en países desarrollados la transmisión es percutánea. Hay dos tipos de infección: en la coinfección un individuo adquiere infecciones por HBV y por HDV al mismo tiempo; la coinfección perinatal es rara. La superinfección ocurre cuando un portador de HBV a largo plazo queda infectado por HDV y puede ser la causa de un deterioro agudo del estado de un portador de HBV por lo demás estable. El diagnóstico se establece al medir IgG anti-HDV (disponible en el comercio) o IgM anti-HDV, HDAg, o RNA del HDV (basado en investigación) (**Figs.** 6-4 y 6-5). El periodo de incubación para la coinfección es similar al que se observa para la infección por HBV. El periodo de incubación para la superinfección es de 2 a 8 semanas. La coinfección generalmente causa hepatitis

aguda, que es fulminante en 5% de los pacientes. La superinfección en ocasiones produce hepatitis crónica o fulminante. El HDV es directamente hepatotóxico, y la infección acelera la progresión a cirrosis en comparación con la infección por HBV sola, conlleva un riesgo más alto de aparición de HCC, y se asocia con una tasa de mortalidad más alta. La infección por HDV se previene mediante vacunación eficaz contra HBV. La terapia para infección crónica es similar a la que se utiliza para infección crónica por HBV, aunque la tasa de respuesta a la terapia con IFN-α está reducida. La eliminación de infección por HDV requiere eliminación de la infección por HBV.

HEPATITIS C

El HCV es un virus RNA monocatenario que explicó alrededor de 90% de los casos de hepatitis postransfusión o hepatitis no A y no B antes de que en 1990 quedaran disponibles

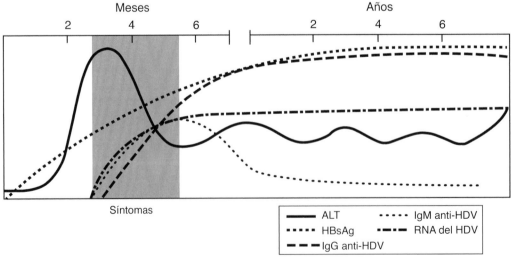

Figura 6-5   Infección crónica por virus de la hepatitis delta y por virus de la hepatitis B: note la persistencia de HBsAg y RNA del HDV. ALT, alanina aminotransferasa; HBsAg, antígeno de superficie del virus de la hepatitis B; HDV, virus de la hepatitis delta; IgG, inmunoglobulina G; IgM, inmunoglobulina M. (*Véase* el encarte a color.)

las pruebas para detectar anticuerpos contra HCV. Este virus se transmite principalmente por vías parenterales y se replica sobre todo en los hepatocitos. El periodo de incubación es amplio; varía de 2 a 52 semanas. La partícula de HCV se identificó en 1994 mediante microscopia inmunoelectrónica en Japón; es un virus de 9.5 kb con envoltura, heterogeneidad genómica importante originada por mutaciones frecuentes. Hay nueve genotipos importantes y al menos 90 subtipos. La prevalencia de los diferentes fenotipos varía con la región geográfica, y los genotipos se asocian con diferentes tasas de respuesta a la terapia antiviral. El genotipo 1, el más común en Estados Unidos, se asocia con una tasa de respuesta disminuida a las terapias antivirales "más antiguas". El HCV ahora se clasifica en la familia de *Hepacivirus*.

En 2012 se reportaron 1 778 casos de infección aguda por HCV a los CDC. Cuando se ajustó para reporte insuficiente, el número estimado de nuevas infecciones por HCV en 2012 fue de 21 870. Entre 2005 y 2009 hubo aumento de 12.5% de la tasa de casos de infección aguda por HCV reportados a los CDC, con un incremento de 75% adicional de los casos entre 2010 y 2012. Se cree que este aumento de casos se relaciona con casos nuevos en adolescentes y adultos jóvenes, que por lo general son caucásicos que viven en áreas no urbanas, especialmente en los estados del este y del Medio Oeste, y que tienen un antecedente de uso de drogas inyectadas, con uso previo de agonistas opioides como oxicodona. La seroprevalencia de infección por virus de la hepatitis C en la población general en Estados Unidos es de alrededor de 1.6 a 1.8%; 2.7 a 3.9 millones de personas tienen hepatitis C crónica. Las tasas de prevalencia más bajas en todo el mundo se observan en el Reino Unido y en países escandinavos, donde la tasa es de 0.01 a 0.1%. Los países con tasas de prevalencia altas son los países del Mediterráneo, Brasil, Medio Oriente y el subcontinente indio, con tasas que varían entre 1 y 5%. La tasa de seroprevalencia en Estados Unidos es de 0.2% en niños de hasta 12 años de edad y 0.4% en niños y jóvenes de 12 a 19 años, pero puede seguir aumentando en el grupo de adolescentes, como se describió. En contraste, la tasa de prevalencia en pacientes pediátricos es superior a 14% en Camerún. Más de 4 millones de estadounidenses están infectados y se estima que en todo el mundo al menos 200 millones de individuos son positivos para anti-HCV. Los factores de riesgo para transmisión en adultos son: uso de drogas intravenosas, *esnifado* de drogas, transfusión de sangre, administración de productos de la sangre, diálisis, lesión por pinchadura con aguja, y exposición ocupacional o sexual. Hasta 40% de los adultos con infección por HCV carece de un factor de riesgo identificado. Los factores de riesgo para la adquisición en niños incluyen los factores precedentes y adquisición perinatal, que es la causa pediátrica más importante en Estados Unidos. Alrededor de 0.75% de las embarazadas estadounidenses es positivo para HCV. *Se cree que la tasa de transmisión de madre a lactante es de 4 a 6%; el riesgo está aumentado cuando la madre tiene coinfección por HIV o tiene cargas virales altas de HCV en el momento del parto.* La tasa de transmisión perinatal en lactantes hijos de madres coinfectadas por HIV y HCV es de alrededor de 20%. Los niños que adquieren la infección durante el periodo perinatal quizá tengan una tasa alta de enfermedad crónica debido

a inmunotolerancia, aunque se requieren estudios longitudinales para determinar el riesgo exacto. Si bien no hay diferencias importantes de las tasas de transmisión perinatal entre lactantes nacidos por vía vaginal *versus* los nacidos por cesárea, la rotura prolongada (más de 6 horas) de membranas es un factor de riesgo independiente para la transmisión de HCV. Otros pacientes pediátricos en riesgo son receptores de productos de la sangre, en especial antes de 1990, como hemofílicos, sobrevivientes de leucemia u otras enfermedades malignas de la niñez, y niños en quienes se ha practicado intervención quirúrgica cardiaca. Los niños que han recibido un número más alto de transfusiones tienen una tasa de prevalencia más alta de infección que se cree se relaciona con una exposición más amplia al fondo común de donantes. Las secuencias virales se detectan mediante reacción en cadena de la polimerasa (PCR, *polymerase chain reaction*), y los anticuerpos se detectan por medio de valoración inmunoabsorbente ligada a enzima (ELISA, *enzyme-linked immunosorbent assay*) o valoración de inmunoelectrotransferencia recombinante (RIBA, *recombinant immunoblot assay*), la prueba preferida. Los pacientes que recibieron productos de sangre o suero antes de 1990, cuando quedaron disponibles las pruebas de detección, deben considerarse en riesgo de esta infección; se ha informado infección adquirida a partir de la administración intravenosa de lg después de 1990.

Alrededor de 10 a 30% de los pacientes con infección aguda por HCV presenta ictericia, 10 a 20% tiene síntomas inespecíficos, y la mayoría es asintomática. Los síntomas de infección por HCV son fatiga, dolor abdominal, anorexia, pérdida de peso y malestar general. En una fracción de los pacientes la evolución de la infección aguda por HCV es más fulminante que la de la infección por HAV o HBV **(Fig. 6-6)**. La infección por HCV en ocasiones se vincula con anemia aplástica o agranulocitosis. La tasa de mortalidad de pacientes con infección es de 1 a 2%. *Se cree que ocurre enfermedad crónica en alrededor de 80% de los pacientes infectados, aunque el rango es de 50 a 80%, dependiendo de la serie.* La mayoría de los pacientes con infección crónica por HCV se identifica como parte de un estudio para concentraciones altas de transaminasas. Un 70% de los pacientes con infección crónica por HCV tiene síntomas inespecíficos. La infección crónica se caracteriza por concentraciones fluctuantes de aminotransferasas, que en algunos casos son persistentemente normales a pesar de positividad para RNA del HCV **(Fig. 6-7)**. La cirrosis finalmente se presenta en 50% de aquéllos con infección crónica, por ende, 25 a 40% de los pacientes infectados tiene el padecimiento.

La hepatitis C es uno de los principales factores de riesgo para la aparición de HCC. La incidencia anual de HCC en pacientes con infección crónica por HCV que tienen cirrosis es de 3 a 4%. Las pruebas de detección seriadas con ecografía, y la medición regular de la concentración sérica de α-fetoproteína, se usan para detectar HCC, que en algunos casos no se sospecha durante el preoperatorio, y se diagnostica en el hígado al momento de trasplante. En Japón, 60 a 80% de los pacientes con HCC es positivo para hepatitis C. En la actualidad, la infección por HCV con cirrosis o HCC asociado es la principal indicación para trasplante de hígado en adultos en Estados Unidos. Se estima que cada año 8 000

Semanas después de la exposición

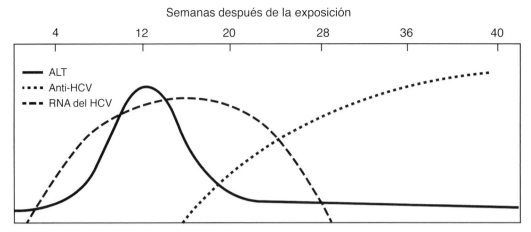

Figura 6-6   Infección aguda por HCV. La normalización sostenida de las concentraciones séricas de aminotransferasas, y la negatividad persistente para RNA del HCV, sugieren resolución de la infección. Note que los anticuerpos contra el HCV (anti-HCV) llegan a persistir incluso con resolución de la infección. ALT, alanina aminotransferasa; HCV, virus de la hepatitis C. (*Véase* el encarte a color.)

a 10 000 personas mueren como resultado de enfermedad hepática crónica causada por infección por HCV. Se predice que en dicho país las tasas de morbilidad y mortalidad serán más altas en el futuro; debido al periodo prolongado entre la infección y la aparición de enfermedad clínica, se anticipa que la tasa máxima se observará en 2030.

En la actualidad, no se dispone de una vacuna para prevenir infección por HCV. La frecuencia de normalización de aminotransferasas en adultos no tratados varía de 0 a 4%; la tasa es de 3 a 10% en niños no tratados con 1 a 6 años de seguimiento. Se desconoce la tasa de eliminación espontánea de RNA del HCV. La terapia para infección crónica por HCV comprende IFN-α. La adición de polietilenglicol al interferón (interferón pegilado) aumenta la vida media del medicamento, disminuye la incidencia de síntomas tipo gripe y se asocia con una tasa de respuesta viral sostenida más alta en comparación con el interferón estándar. La coadministración de interferón y el análogo de nucleósido oral

ribavirina ahora es el régimen de tratamiento aprobado por la FDA para niños de tres años o más que tienen infección crónica por HCV. La coadministración de ribavirina se asocia con aumento significativo de la tasa de eliminación de virus a largo plazo. La hemólisis es una complicación potencial de la terapia combinada. La respuesta al IFN varía con base en diversos factores del huésped. La mejor respuesta por lo general ocurre en pacientes que tienen concentración baja de RNA del HCV, cifras elevadas de aminotransferasas e inflamación en la biopsia de hígado sin esteatosis o cirrosis y en quienes son negativos para anti-HIV. Ciertos genotipos virales, que varían en cada país, como los genotipos 2 y 3, se asocian con respuesta significativamente mejorada a la terapia antiviral. La genotipificación ahora se usa para determinar la duración de la terapia antiviral y asesorar a las familias respecto a la probabilidad de respuesta a diferentes regímenes antivirales. La adquisición horizontal, la duración corta de la infección y la edad más joven del paciente son factores que incremen-

Tiempo después de la exposición

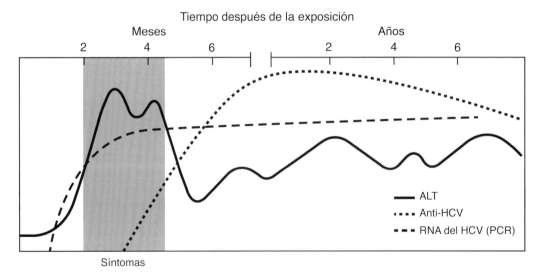

Figura 6-7   Infección crónica por HCV. La fluctuación de las concentraciones de aminotransferasas es característica. La positividad persistente para RNA del HCV puede ocurrir en la infección crónica. ALT, alanina aminotransferasa; PCR, reacción en cadena de polimerasa; HCV, virus de la hepatitis C. (*Véase* el encarte a color.)

tan la probabilidad de una respuesta. Los criterios para una respuesta a terapia antiviral incluyen pérdida persistente de RNA del HCV, normalización persistente de las concentraciones de aminotransferasas y datos mejorados en la biopsia hepática. Los pacientes permanecen positivos para anti-HCV, que no es un anticuerpo protector. Informes recientes sugieren que el tratamiento para infección aguda por HCV con interferón pegilado en el transcurso de 8 a 12 semanas luego de la exposición se asocia con tasas de respuesta virológica sostenida significativamente más altas en comparación con el tratamiento de pacientes que tienen enfermedad establecida. En 2011, la FDA aprobó la adición de dos inhibidores de proteasa, boceprevir y telaprevir, como parte de terapia combinada conjuntamente con interferón-α pegilado y ribavirina para pacientes de 18 años o más con infección crónica compensada por HCV genotipo 1. En 2014, la FDA aprobó el primer régimen libre de interferón para genotipo 1 en adultos: sofosbuvir/ledipasvir (Harvoni Gilead Sciences), que consta de dos antivirales de acción directa. Se dispone de otros fármacos similares aprobados actualmente para pacientes de 18 años o más. Estos regímenes se asocian con efectos adversos reducidos en comparación con regímenes basados en interferón/ribavirina, así como con tasas de respuesta virológica sostenida mayor de 90% para el genotipo 1. Los costos actuales del periodo de terapia con estos medicamentos están en el rango de $60 000 a $170 000 (USD), dependiendo de la duración del tratamiento requerido. La adición de estos medicamentos a regímenes de tratamiento estándar ha dado lugar a tasas significativamente mejoradas de respuesta viral sostenida en pacientes idóneos para estos medicamentos, y es muy probable el uso futuro después de estudio en pacientes en edad pediátrica.

HEPATITIS E

El HEV es una forma entérica y epidémica de la hepatitis no A, no B y no C. Es un virus RNA monocatenario que pertenece a la familia *Hepeviridae*; hay al menos cuatro genotipos. Se dispone de pruebas basadas en investigación para detectar anti-HEV y RNA del HEV mediante PCR, y se dispone de varios ensayos en el comercio fuera de Estados Unidos.

Parece haber dos patrones de presentación de la infección. El primero es epidemias grandes y casos esporádicos en áreas de endemicidad. Las áreas de prevalencia alta son el subcontinente indio, Medio Oriente, Sudeste Asiático y Asia Central, África del Norte, África Occidental, Sudáfrica y México. En estas áreas endémicas, los pacientes con infección por HEV en general son de mayor edad que los infectados por HAV; la incidencia máxima se observa entre los 15 y 34 años de edad. El periodo de incubación es de 2 a 9 semanas, con una media de 40 a 45 días. La transmisión es fecal-oral, a menudo por contaminación fecal del agua potable, aunque en áreas endémicas se han reportado casos esporádicos transmitidos por alimentos, y transmisión por transfusión sanguínea. El inicio de los síntomas es repentino. *La tasa de mortalidad es de 0 a 2%, excepto en embarazadas, en quienes la tasa de mortalidad durante el tercer trimestre es de hasta 20%.* La infección también es un factor de riesgo para parto prematuro. En países en desarrollo, como India y Nepal, el HEV explica más de 50% de los casos de insuficiencia hepática aguda. La infección aguda por HEV también se asocia con hepatitis fulminante o con descompensación hepática en pacientes con infección crónica por HBV. En países donde el HEV es endémico no se ha documentado enfermedad crónica del hígado después de infección aguda por HEV.

En el pasado, se creía que la mayoría de los pacientes con infección por HEV en áreas industrializadas había viajado a las áreas endémicas. Ahora se reconoce que hay casos clínicos aislados de infección por HEV que ocurren entre grupos de tamaño considerable de residentes seropositivos en su mayor parte asintomáticos en países desarrollados, incluso Estados Unidos. Esto recibe apoyo por datos recientes de la tercera National Health and Nutrition Examination Survey (NHANES), que demostró que 21% de los residentes estadounidenses fue positivo para IgG anti-HEV genotipo 3, y que las tasas de seropositividad aumentaron de una manera lineal con la edad, de modo similar al patrón que se observa en países en desarrollo. Se carece de datos actuales sobre la incidencia de infección por HEV proveniente de los CDC, porque muy pocos especímenes se remiten para análisis. El papel del HEV en términos de insuficiencia hepática aguda idiopática en Estados Unidos y otros países desarrollados requerirá estudio adicional. En países desarrollados, la infección crónica es rara, pero es más frecuente en personas coinfectadas por HIV, en quienes tienen alteración inmunitaria grave y en receptores de trasplante de hígado. Los casos esporádicos en países industrializados se han asociado con consumo de jabalí o de cerdo doméstico y se cree también que otras fuentes de alimentos, entre ellas marisco crudo o no bien cocido, están vinculadas con infección. No se conoce un método de prevención, excepto por prácticas higiénicas. Las vacunas contra el HEV se encuentran en la etapa de desarrollo inicial.

OTROS VIRUS DE LA HEPATITIS Y OTRAS CAUSAS DE HEPATITIS EN PACIENTES PEDIÁTRICOS

Se han identificado al menos otras tres causas de hepatitis viral. El virus de la hepatitis F, un agente entérico que se identificó en 1994, es un virus DNA bicatenario que se ha transmitido experimentalmente a primates.

El virus de la hepatitis G (HGV, *hepatitis G virus*) es un virus RNA de la familia *Flaviviridae* (género *Pegivirus*), similar al HCV. Tiene una distribución mundial, se transmite por vía parenteral y llega a estar presente dentro del fondo común de donantes de sangre aceptados en Estados Unidos y en el extranjero (tasa de 1.5 a 4% en países desarrollados). La infección puede ocurrir después de transfusión de sangre o adquirirse en la comunidad. Los donantes de sangre infectados por lo general no se identifican por concentraciones altas de aminotransferasas. La incidencia de infección por HGV es de hasta 17% después de transfusión de sangre infectada, con un riesgo más alto de adquisición con transfusiones múltiples. La transmisión no asociada con transfusión ocurre por las vías percutánea, trasplante, inyección, hemodiálisis, de madre a lactante y sexual. En la actualidad se desconocen las consecuencias a largo plazo de la infección. El HGV puede coinfectar con HBV, HCV y HIV, lo cual ocurre más a menudo en usuarios de drogas inyectadas. El RNA del HGV se identifica mediante pruebas de investigación; en la actualidad no se dispone de pruebas comerciales.

El virus de la hepatitis GB representa varios virus (incluso el HGV antes descrito) que son estructuralmente similares al HCV y se clasifican también en la familia *Flaviviridae*. Se cree que al menos un tipo ha causado hepatitis en la década de 1960, aunque los virus causales solo recientemente se han identificado. Se requieren pruebas de investigación especializadas para la identificación de este grupo de virus.

Las infecciones por citomegalovirus y por virus de Epstein-Barr llegan a presentarse como hepatitis aguda en pacientes pediátricos. Otras causas menos comunes de hepatitis viral en niños son infecciones por parvovirus humano B19, virus del herpes simple, ecovirus y adenovirus. Otras causas de hepatitis en pacientes pediátricos son medicamentos y toxinas (p. ej., alcohol, anticonvulsivos, acetaminofén, isoniazida, propiltiouracilo, sulfonamidas e intoxicación por *Amanita phalloides*) y causas metabólicas (p. ej., enfermedad de Wilson, deficiencia de α_1-antitripsina, enfermedad autoinmunitaria y enfermedad inflamatoria intestinal). Éstas se comentan en otros capítulos de este libro.

EJERCICIOS DE REVISIÓN

PREGUNTAS

1. La forma más común de hepatitis viral en niños en Estados Unidos es:
   a) Hepatitis A.
   b) Hepatitis B.
   c) Hepatitis C.
   d) Hepatitis D.
   e) Hepatitis E.

Respuesta
La respuesta es a). La hepatitis A es la forma más común de hepatitis viral en niños estadounidenses. Con la vacunación creciente, la frecuencia de hepatitis A ha disminuido significativamente durante la niñez. La infección por otros virus de la hepatitis, como el HCV, para el cual no se dispone de vacuna y se asocia con una tasa alta de infección crónica, puede hacerse cada vez más común en niños estadounidenses.

2. Todas las opciones son verdaderas respecto a la hepatitis B, *excepto*:
   a) El HBV es un virus DNA con un periodo de incubación medio de 120 días.
   b) Se requiere un inóculo viral más pequeño para infección por HBV que para infección por HIV.
   c) La vía parenteral y perinatal son importantes en la transmisión de infección por HBV.
   d) La positividad para HBeAg indica un estado de portador a largo plazo.
   e) La infección crónica se asocia con riesgo aumentado de HCC.

Respuesta
La respuesta es d). La positividad para HBsAg durante más de seis meses indica un estado de portador a largo plazo. La positividad para HBeAg se asocia con riesgo aumentado de transmisión de la infección, pero no es específica para estado de portador crónico del virus.

3. ¿Cuáles opciones son *verdadera(s)* respecto a la hepatitis C?
   a) Los pacientes pueden ser asintomáticos.
   b) No existe estado de portador a largo plazo.
   c) La detección se demora debido a un retraso de la formación de anticuerpos.
   d) La transmisión ocurre principalmente por la vía fecal-oral.
   e) Tanto *a* como *c*.
   f) Tanto *b* como *d*.

Respuesta
La respuesta es e). La infección crónica se presenta en alrededor de 50 a 80% de los pacientes con infección por HCV; esta tasa es mucho más alta que la que se observa en adultos infectados por HBV, por ejemplo. Si bien no se conocen todas las vías de infección, se cree que el HCV se transmite principalmente por contacto con sangre o líquidos corporales infectados, más que por la vía fecal-oral.

4. ¿Cuáles opciones son *verdadera(s)* respecto a niños?
   a) Alrededor de 90% de los lactantes hijos de madres que padecen infección crónica por HBV adquiere la infección en el momento del nacimiento, incluso si se administran vacuna e inmunoglobulina en el transcurso de las primeras 48 horas después del nacimiento.
   b) El riesgo de transmisión de HCV de la madre al lactante está aumentado en madres coinfectadas por HIV o que tienen una carga viral alta de HCV en el momento del parto.
   c) En la actualidad, no se dispone de tratamiento eficaz para infección crónica por HBV en niños.
   d) La infección por HEV se adquiere principalmente por exposición parenteral.
   e) Tanto *b* como *d*.

Respuesta
La respuesta es b). Se evita que alrededor de 90% de los lactantes hijos de madres con infección crónica por HBV adquieran la enfermedad si reciben Ig y vacuna, que trabajan de manera sinérgica, en el momento del nacimiento o en el transcurso de 48 horas. La infección crónica por HBV en niños es tratable con IFN-α, que es más eficaz en pacientes que adquirieron la infección de manera horizontal y tienen una carga viral baja. Se cree que la hepatitis E se transmite por la vía fecal-oral.

5. ¿Cuál opción es *verdadera* respecto a la infección por HEV?
   a) La infección sintomática es común en Estados Unidos.
   b) La infección se asocia con una tasa alta de portador a largo plazo.
   c) La detección de HBeAg en la sangre indica infección aguda.
   d) La infección en embarazadas se asocia con una tasa de mortalidad alta.
   e) Éste es un agente nuevo; los primeros casos de infección se reportaron a mediados de la década de 1990.

Respuesta

La respuesta es d). La infección por HEV en embarazadas se asocia con una tasa de mortalidad alta. Hasta la fecha, la infección sintomática en Estados Unidos y otros países desarrollados se ha reportado principalmente en pacientes que han viajado a áreas endémicas y después han regresado a su lugar de origen, aunque recientemente se ha reconocido que un gran número de estadounidenses es positivo para IgG anti-HEV. La positividad para HBeAg es un marcador para infección por HBV, no para infección por HEV. Si bien solo se ha identificado el agente del cual depende la infección por HEV, durante más de 50 años han ocurrido brotes de este tipo de infección.

6. ¿Cuál es la opción *verdadera* respecto a la infección por HCV?

a) La infección crónica se asocia con una tasa aumentada de HCC.
b) La infección crónica se asocia con una tasa aumentada de hepatoblastoma.
c) Los anticuerpos anti-HCV son protectores; su aparición coincide con resolución de la enfermedad.
d) La mayoría de los pacientes es asintomática en el momento de la infección.
e) La infección crónica por HBV confiere un riesgo aumentado para la aparición de infección crónica por HCV.

Respuesta

La respuesta es a). Al igual que en la hepatitis B, la infección crónica por HCV se asocia con incremento de 200 a 500 veces del riesgo para la aparición de HCC. Los anticuerpos anti-HCV no son protectores. La mayoría de los pacientes es asintomática en el momento de la infección, y desconoce que es portadora a largo plazo. Si bien las infecciones por HBV y HCV comúnmente ocurren en los mismos individuos debido a factores de riesgo comunes, la infección por HBV no predispone a la aparición de infección por HCV.

7. Todas las propuestas siguientes son verdaderas respecto al tratamiento de infecciones por HBV y HCV, *excepto*:

a) La ribavirina aumenta el riesgo de hemólisis.
b) Las alteraciones psiquiátricas son una contraindicación relativa para la terapia con IFN.
c) La terapia es exitosa a largo plazo en más de 80% de los pacientes tratados que tienen infección por HBV.
d) Se están desarrollando nuevas formas de IFN en un intento por proporcionar concentraciones séricas más estables.
e) Los pacientes con infección crónica por HCV y concentraciones normales de aminotransferasas muestran respuesta inadecuada a los regímenes de tratamiento actuales.

Respuesta

La respuesta es c). En la actualidad, las tasas de eliminación del virus a largo plazo después de terapia para infección crónica por HBV o HCV están en el rango de 20 a 50% utilizando regímenes basados en interferón. Estas tasas relativamente desalentadoras han dado pie al uso de terapia combinada o de formas mejoradas de IFN, como el IFN pegilado, en un esfuerzo por mejorar las tasas de respuesta sostenida al disminuir la aparición de mutantes de escape y proporcionar concentraciones séricas más consistentes de medicamento. El desarrollo de regímenes para tratar infección por HCV utilizando una combinación de antivirales de acción directa desde 2011, ha aumentado significativamente la tasa de respuesta virológica sostenida como un resultado de la terapia primaria.

8. Desde la disponibilidad de vacunación contra la hepatitis A a partir de 1995, los datos más recientes emitidos por los CDC (2012) indican un decremento del número de casos reportados de infección por HAV en Estados Unidos.

a) Cierto.
b) Falso.

Respuesta

La respuesta es a). Cierto. Los datos respecto a 2012 emitidos por los CDC indican un decremento significativo del número de casos de infección por HAV reportados en Estados Unidos. Esta tendencia se ha enlazado a la disponibilidad de vacuna contra HAV a partir de 1995.

9. Con base en los datos actuales emitidos por los CDC, los niños no vacunados persisten como el grupo de más alto riesgo para hepatitis A en Estados Unidos.

a) Cierto.
b) Falso.

Respuesta

La respuesta es b). Falso. Los adultos estadounidenses que viajan al extranjero comprenden 50% de las infecciones agudas por hepatitis A que ocurren en ese país cada año.

10. La indicación viral más común para trasplante de hígado ortotópico (OLT, *orthotopic liver transplantation*) en Estados Unidos, según datos de la UNOS (United Network for Organ Sharing) es infección crónica asociada con:

a) HAV.
b) HBV.
c) HCV.
d) HDV.
e) HEV.

Respuesta

La respuesta es c). HCV. De acuerdo con datos emitidos por la UNOS, la infección crónica por HCV no solo es la infección viral más común que produce la necesidad de un OLT, sino que también es la indicación más común para OLT en adultos estadounidenses; en la actualidad, la cirrosis y la hepatopatía terminal asociadas con infección por HCV explican 30% de los OLT en ese grupo.

LECTURAS RECOMENDADAS

American Academy of Pediatrics. Hepatitis A. In: Kimberlin DW, Brady MT, Jackson MA, et al., eds. *Red Book®: 2015 Report of the Committee on Infectious Diseases.* Elk Grove, IL: American Academy of Pediatrics, 2015:391–399.
American Academy of Pediatrics. Hepatitis B. In: Kimberlin DW, Brady MT, Jackson MA, et al., eds. *Red Book®: 2015 Report of the Committee on Infectious Diseases.* Elk Grove, IL: American Academy of Pediatrics, 2015:400–423.
American Academy of Pediatrics. Hepatitis C. In: Kimberlin DW, Brady MT, Jackson MA, et al., eds. *Red Book®: 2015 Report of the Committee on Infectious Diseases.* Elk Grove, IL: American Academy of Pediatrics, 2015:423–430.
Arora NK, Das MK, Mathur P, et al. Hepatitis C in childhood. *Int Semin Pediatr Gastroenterol Nutr* 2004;12(4):3–9.

Centers for Disease Control and Prevention. Increases in Hepatitis C Virus Infection Related to Injection Drug Use Among Persons Aged ≤30 Years—Kentucky, Tennessee, Virginia, and West Virginia, 2006–2012. *MMWR Morb Mortal Wkly Rep* 2015;62:453–454.

Chang MH. New insights in hepatitis B virus infection. *Int Semin Pediatr Gastroenterol Nutr* 2004;12(4):9–14.

Elisofon SA, Jonas MM. Hepatitis B and C in children: current treatment and future strategies. *Clin Liv Dis* 2006;10:133–148.

Fujiwara S, Yokokawa Y, Morino K, et al. Chronic hepatitis E: a review of the literature. *J Viral Hepat* 2014;21(2):78–89.

Gutierrez JA, Lawitz EJ, Poordad F. Interferon-free direct acting antiviral therapy for chronic hepatitis C. *J Viral Hepat* 2015;22(11): 861–870.

Jacobson KR, Murray K, Zellos A, et al. An analysis of published trials of interferon monotherapy in children with chronic hepatitis C. *J Pediatr Gastroenterol Nutr* 2002;34(1):52–58.

Jonas MM, Block JM, Haber BA, et al. Treatment of children with chronic hepatitis B virus infection in the United States: patient selection and therapeutic options. *Hepatology* 2010;52(6):2192–2205.

Jonas MM, Lok ASF, McMahon BJ, et al. Antiviral therapy in the management of chronic hepatitis B viral infection in children: a systematic review and meta-analysis. *Hepatology* 2016;63(1):307–318.

Kim WR, Lake JR, Smith JM, et al. OPTN/SRTR 2014 Annual Data Report. *Am J Transplant* 2016;16(S2):69–98.

Leach CT. Hepatitis A in the United States. *Pediatr Infect Dis J* 2004; 23(6):551–552.

National Center for HIV/AIDS VHS&TPDoVHC. Viral hepatitis surveillance United States 2012. *Viral Hepatitis—Statistics & Surveillance.*

National Center for HIV/AIDS, Viral Hepatitis, STD, and TB Prevention. https://www.cdc.gov/hepatitis/statistics/2012surveillance/commentary.htm#summary. Accessed June 15, 2015.

Nowicki MJ, Balistreri WF. Hepatitis A to E: building up the alphabet. *Contemp Pediatr* 1992;9(11):118–128.

Nowicki MJ, Balistreri WF. The C's, D's, and E's of viral hepatitis. *Contemp Pediatr* 1992;9(12):23–42.

Ohmer S, Honegger J. New prospects for the treatment and prevention of hepatitis C in children. *Curr Opin Pediatr* 2016;28:93–100.

Rustgi VK. The epidemiology of hepatitis C infection in the United States. *J Gastroenterol* 2007;42:513–521.

Schwarz KB, Gonzalez-Peralta RP, Murray KF, et al. The combination of ribavirin and peginterferon is superior to peginterferon and placebo for children and adolescents with chronic hepatitis C. *Gastroenterology* 2011;140(2):450–458.e1.

Stapleton JT, Foung S, Muerhoff AS, et al. The GB viruses: a review and proposed classification of GBV-A, GBV-C (HGV), and GBV-D in genus Pegivirus within the family Flaviviridae. *J Gen Virol* 2011;92(pt 2):233–246.

Terrault NA, Bzowej NH, Chang KM, et al. AASLD guidelines for treatment of chronic hepatitis B. *Hepatology* 2016;63(1):261–283.

Teshale EH, Hu DJ, Holmberg SD. The two faces of hepatitis E virus. *Clin Infect Dis* 2001;51(3):328–334.

Victor JC, Monto AS, Surdina TY, et al. Hepatitis A vaccine versus immune globulin for postexposure prophylaxis. *N Engl J Med* 2007; 357:1685–1694.

Xue MM, Glenn JS, Leung DH. Hepatitis D in children. *J Pediatr Gastroenterol Nutr* 2015;61(3):271–281.

Capítulo 7

Cuerpos extraños e ingesta de cáusticos

Lori Mahajan

CUERPOS EXTRAÑOS

En el primer caso registrado de una ingesta de un cuerpo extraño, Federico Wilhelm, más tarde conocido como Federico El Grande, deglutió una hebilla de calzado a los cinco años de edad, que al parecer pasó sin contratiempos. En 1937, Jackson y Jackson reportaron 3 266 ingestiones de cuerpos extraños que pasaron hacia el esófago o hacia las vías respiratorias. Acuñaron la frase: "los puntos de avance perforan, no así los puntos traseros", que después se denominó *axioma de Jackson*. Además, sus escritos formaron la base para la regulación de partes pequeñas por la U.S. Consumer Product Safety Commission que aún está en vigor, y que prohíbe juguetes y otros artículos destinados para uso por niños de tres años o menores, que representen un peligro de sofocación, deglución e inhalación con base en criterios de tamaño ($\leq 5.7 \times 3.2$ cm). En 1966, Bigler reportó haber extraído un cuerpo extraño del esófago con una sonda de Foley, y en 1972, Morissey reportó el primer caso de extracción endoscópica de un cuerpo extraño. Hacia 1978, Ament, van Thiel y Bendig habían publicado tres informes de la extracción endoscópica de cuerpos extraños en un total de 16 pacientes. A partir de la década de 1980 se reportaron varias series grandes de recuperación endoscópica o radiológica de cuerpos extraños.

Epidemiología

El tipo y la incidencia de cuerpos extraños ingeridos y reportados varían con la región geográfica y la especialidad de los autores. Uno de los reportes más grandes publicados durante las últimas dos décadas fue el de Nandi y Ong, quienes reportaron 2 934 ingestiones de cuerpo extraño en China en el British Journal of Medicine. En su serie, 84% de los cuerpos extraños ingeridos fueron espinas de pescado, por lo general alojadas en el esófago, dichas espinas son el objeto que más a menudo se observa en países donde el pescado es una parte importante de la dieta. La serie de Nandi y colaboradores incluyó 343 niños e informó inges-

tiones de espinas de pescado en 146 menores; las monedas fueron el segundo objeto más frecuente en este estudio con 134 casos. En Estados Unidos la ingestión de monedas es el tipo de cuerpo extraño más común durante la niñez, se desconoce la incidencia exacta de este problema pero datos emitidos por la American Association of Poison Control Centers sugieren que solo en 2008 hubo más de 112 000 casos por niños y adolescentes estadounidenses. Datos del National Health Service de Suecia indican una incidencia anual de ingestión de cuerpo extraño de 122 por millón de habitantes, y en Estados Unidos este problema causa alrededor de 1 500 muertes al año en pacientes de todas las edades.

Un 80% de los casos de ingestión de cuerpo extraño ocurre en niños, sobre todo en aquéllos entre 6 y 36 meses de edad; las monedas son los objetos más comunes. En adultos, los cuerpos extraños más ingeridos de manera no intencional son carne y espinas de pescado. La ingesta intencional ocurre principalmente en individuos con alteraciones psiquiátricas y en prisioneros; los individuos bajo la influencia del alcohol llegan a deglutir de manera no intencional objetos debido a percepción alterada. La ingestión de cuerpos extraños por miembros de pandillas como parte de prácticas de iniciación ocurre de manera episódica. Un número significativo de personas que han tenido una ingesta de este tipo no busca atención médica y los objetos son desechados sin incidentes. En un 80 a 90% de personas que buscan atención médica por esta situación, el objeto pasa por el tubo digestivo de manera espontánea; para 10 a 20% se requiere extracción endoscópica, en tanto que en 1% o menos se requiere intervención quirúrgica. La perforación del tracto intestinal, la secuela más grave de la ingesta de cuerpo extraño, ocurre en menos de 1% de los casos. Las tasas más altas reportadas en algunas series se relacionan principalmente con la subespecialidad de los autores que reportan los datos o en series con una fracción grande de ingestiones intencionales. Por ejemplo, se anticiparía que la tasa de perforación fuera más alta en series reportadas por cirujanos torácicos que en una serie de todos los pacientes que se presentan a una sala de urgencias para evaluación. Los objetos afilados o puntiagudos se asocian con una tasa de perforación significativamente más alta que los objetos romos. Alrededor de 75% de las perforaciones ocurre en el apéndice o cerca de la válvula ileocecal. Asimismo, es más probable que el atrapamiento de cuerpo extraño y la perforación subsiguiente ocurran en la región de una malformación congénita, como un divertículo de Meckel o en un sitio de intervención quirúrgica previa.

El número más grande de cuerpos extraños ingeridos por un individuo único fue de 2 533, reportado por Chalk y colaboradores en 1928. La mujer, que sufría depresión, fue enviada a una sala de costura para terapia y ahí ingirió un surtido de alfileres, agujas y bobinas; llama la atención que los objetos fueron desechados sin contratiempos y ella sobrevivió. En 1987, Henderson y colaboradores reportaron un caso de ingesta de 500 alfileres de cabeza grande, lo que ocasionó la muerte del paciente en el transcurso de dos meses como consecuencia de múltiples perforaciones intestinales. Un alto número de personas con alteraciones psiquiátricas ingieren cuerpos extraños en la creencia de que al tragarlos "salvan algo valioso", lo que a menudo produce dolor, distensión y obstrucción abdominales o anemia y requiere extracción quirúrgica de los cuerpos extraños, que llegan a pesar varios kilogramos. Uno de los reportes más destacados de ingestión de cuerpo extraño fue el de Yamamoto y colaboradores en 1985, quienes informaron la extracción endoscópica de un palillo chino del duodeno de un varón de 71 años de edad que había ingerido el objeto 60 años antes.

Cuerpos extraños en el esófago

Datos clínicos y radiográficos

Un 90% de los niños tiene antecedentes de ingestión de un cuerpo extraño; alrededor de 90% de dichos objetos es radioopaco. Es necesario obtener una radiografía en cada caso de ingestión de un objeto opaco, porque éste quizá se aloje en el esófago, incluso en pacientes asintomáticos.

En niños, el sitio más común de obstrucción en el tracto gastrointestinal es el esófago. De 60 a 70% de los cuerpos extraños que quedan atrapados en el esófago están situados en la parte proximal del esófago, en la región del músculo cricofaríngeo. El segundo sitio más común es justo por arriba del esfínter esofágico inferior; aproximadamente 20% de las obstrucciones ocurre en la parte media del esófago.

Las monedas son los cuerpos extraños que con más frecuencia son ingeridos por niños estadounidenses. *La proyección anteroposterior en una radiografía por lo general mostrará el anverso o reverso de la moneda, en tanto que la proyección lateral mostrará el canto* (**Fig. 7-1**). *Ese patrón es el opuesto del aspecto radiográfico de una moneda alojada en la tráquea.* Las monedas alojadas en el esófago muestran el *anverso o reverso* en la proyección anteroposterior, aunque también se ha informado la observación del canto en dicha proyección.

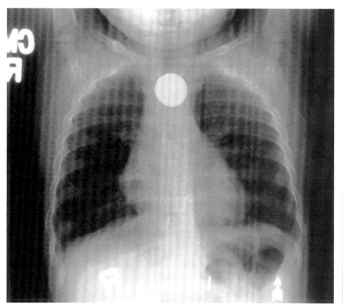
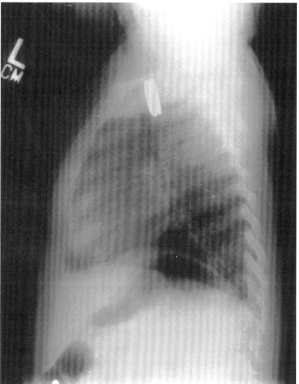

Figura 7-1   Radiografías anteroposterior **(A)** y lateral **(B)** de un lactante de 11 meses con antecedente de estridor, sibilancias y tos persistente, de tres meses de evolución. Se encontraron dos monedas en la parte proximal del esófago y se observaron mejor en la radiografía lateral. Se notó estrechamiento de la tráquea como resultado de edema.

Síntomas

Los síntomas de obstrucción por cuerpo extraño varían de acuerdo con la edad del paciente y la naturaleza del cuerpo extraño. Los síntomas en niños de corta edad son inespecíficos e incluyen sofocación, babeo y alimentación inadecuada. Algunos niños modifican su dieta para compensar una obstrucción parcial (por ejemplo, al consumir solo líquidos). Los niños de mayor edad y los adolescentes a veces informan disfagia o dolor retroesternal; en otras ocasiones los únicos síntomas de un cuerpo extraño esofágico son respiratorios, como sibilancias, estridor, lenguaje alterado e infección recurrente. El objeto quizá sea percibido de manera incidental en una radiografía obtenida para evaluar sospecha de neumonía o enfermedad reactiva de las vías respiratorias. La causa del estridor es edema secundario a la obstrucción, con presión subsiguiente sobre la tráquea. Rara vez un paciente con un cuerpo extraño esofágico se presenta con hematemesis masiva como el problema inicial; esto se origina por erosión del objeto hacia la aorta. Por desgracia, la identificación del cuerpo extraño como la causa subyacente de la hematemesis por lo general se efectúa en la autopsia pues la hematemesis pone en peligro la vida y estos pacientes a menudo no consiguen ser reanimados.

Manejo

Si los pacientes son sintomáticos (esto es, son incapaces de deglutir sus secreciones o experimentan dificultad respiratoria) está indicada endoscopia urgente para extraer el cuerpo extraño; la neumonía por aspiración es una de las complicaciones potenciales del fracaso en este procedimiento. En algunas instituciones un radiólogo intervencionista extrae cuerpos extraños lisos con sondas, un procedimiento peligroso porque el objeto puede "girar" a medida que se extrae la sonda y quedar plano sobre las cuerdas vocales, lo que causa alteración respiratoria inmediata.

Si los pacientes son sintomáticos (esto es, experimentan disfagia o una "sensación de que hay algo ahí") pero son capaces de manejar sus secreciones, cabe diferir la endoscopia durante 12 a 24 horas para permitir que transcurra un periodo apropiado de ayuno preanestésico; debe obtenerse una radiografía antes de la endoscopia a fin de verificar que el cuerpo extraño aún esté en el esófago. Tal estrategia de manejo se aplica para objetos como monedas, no así para pilas en el esófago, que son una excepción (*véase* más adelante). Los objetos como las monedas quizá pasen de manera espontánea, en especial monedas situadas en la parte distal del esófago; hay expulsión espontánea hasta en un tercio de esos casos. No se ha mostrado que el glucagon sea eficaz en pacientes pediátricos para facilitar el paso de monedas esofágicas. Sin embargo, con base en el costo por cada caso, se ha mostrado que la hospitalización para observación de una moneda situada en el esófago con endoscopia, para monedas que no pasan en el transcurso de 16 horas, tiene un menor costo-beneficio que la extracción endoscópica más temprana.

Cuerpos extraños en el estómago y el intestino delgado

Casi todos los cuerpos extraños que llegan al estómago pasan sin contratiempos por el resto del tracto gastrointesti-
nal en el transcurso de 4 a 6 días y se instruye a los pacientes para que consuman una dieta regular. El uso de procinéticos como metoclopramida, no está indicado para acelerar el paso. Los padres deben vigilar las heces de sus hijos para detectar el paso del cuerpo extraño; algunos han usado detectores de metal para este propósito. Si un paciente es asintomático y el cuerpo extraño no se ha notado en las heces, la autora de este capítulo recomienda esperar tres semanas antes de obtener una radiografía para localizar un cuerpo extraño gástrico conocido; si el paciente permanece asintomático por lo general espera otras tres semanas después de obtener la radiografía y obtiene una segunda seis semanas después de la ingestión. Si el objeto aún está en el estómago, se sugiere realizar una extracción endoscópica en ese momento. Desde un punto de vista anecdótico, la autora de este capítulo ha observado que en casos de ingestión de múltiples monedas, el paso por el estómago se retrasa porque las monedas parecen adherirse una a otra y en ocasiones requiere extracción endoscópica (**Fig. 7-2**). No se ha reportado toxicidad por retención de monedas modernas de un centavo de "cobre" que contienen cinc después del cambio de la composición de dichas monedas en 1982, a una moneda con predominio de cinc. Antes del lanzamiento de las diversas monedas de euro se llevaron a cabo estudios de toxicidad por cinc después de la ingestión; tales monedas tienen un contenido más bajo de cinc que el centavo estadounidense y hasta la fecha no se han identificado casos de intoxicación después de ingestión.

Los sitios "problemáticos" torrente abajo para cuerpos extraños son el píloro, las curvas fijas del asa en C del duodeno y la válvula ileocecal. El asa en C duodenal plantea un problema debido a su ubicación retroperitoneal fija. Los objetos que requieren extracción endoscópica del estómago

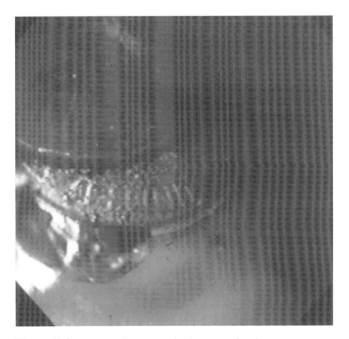

Figura 7-2   Vista endoscópica de dos monedas de un centavo en el estómago de un paciente de cuatro años. Las monedas habían permanecido durante varias semanas sin pasar. Se usan pinzas de cocodrilo para extraerlas. Note la erosión de las monedas por contacto prolongado con ácido gástrico. (*Véase* encarte a color).

y la parte proximal del intestino delgado se clasifican en dos categorías: los que requieren extracción debido a su tamaño y los que requieren extracción debido a su composición y características físicas.

Los objetos en el estómago de un paciente adulto que tienen una longitud mayor de 10 cm no logran pasar por el asa en C duodenal y, por ende, deben extraerse por vía endoscópica en el momento de la identificación. Nunca se ha reportado el paso exitoso de un cepillo dental por el duodeno. Es poco probable que un objeto ovoide con una longitud de más de 5 cm o un grosor mayor de 2 cm pase por el píloro en un adulto y debe extraerse. Se requieren modificaciones de tamaño apropiadas para hacer recomendaciones en pacientes más jóvenes. Los pacientes con malformación congénita como membrana duodenal, páncreas anular o anastomosis quirúrgica a menudo son incapaces de expulsar objetos significativamente más pequeños que los ya indicados. El tamaño de un objeto quizá se vea aumentado en las radiografías y, por ende, se requiere cierta estimación; quizá sea útil medir un objeto similar si se conoce cuál fue el objeto ingerido.

Manejo de cuerpos extraños ingeridos específicos

Carne

Un trozo de carne atorado es el cuerpo extraño que más a menudo causa obstrucción en adolescentes y adultos. Hasta 95% de los adolescentes y adultos que experimentan una impacción de carne tiene enfermedad esofágica subyacente. Las enfermedades que predisponen a que un trozo de carne se atore en el esófago son un esófago estrecho o estrechamiento por diversas causas, entre ellas enfermedad ácido-péptica, después de la ingestión de cáustico y, durante el posoperatorio, alteración de la motilidad esofágica y esofagitis eosinofílica. Esta última (que se reconoce cada vez más en niños y adultos) produce un aspecto del esófago en anillo y es una de las afecciones más comunes asociadas con un trozo de carne atorado.

En pacientes que son sintomáticos e incapaces de manejar sus secreciones, se requiere endoscopia inmediata para aliviar la obstrucción y prevenir la complicación potencial de aspiración. Los pacientes sintomáticos pero que son capaces de manejar sus secreciones requieren endoscopia en el transcurso de 12 horas. La radiografía con medio de contraste está contraindicada debido al potencial de aspiración del medio de contraste, además del alimento que obstruye la vía. El uso de ablandadores de carne también está contraindicado pues se les ha asociado con perforación esofágica e hipernatremia.

Pilas

Entre 1985 y 2009 se reportaron más de 56 000 casos de ingestión de pilas de botón a los centros de control de envenenamientos de Estados Unidos, y entre 1990 y 2008 se reportaron más de 8 600 ingestiones de pilas de botón y cilíndricas a la National Battery Ingestion Hotline (NBIH), además de casos reportados en la literatura médica. En clínica, ocurrieron resultados moderados importantes, mayo-res o mortales en 1.3% de las ingestiones de pilas de botón, con una tasa atribuida a la prevalencia aumentada de pilas de litio de 20 mm. En las series más recientes, los niños menores de seis años comprenden más de 60% de los casos de ingestiones de pilas de botón. En los datos de la NBIH, todas las muertes, y 85% de la morbilidad importante después de ingerir pilas ocurrieron en menores de cuatro años. El análisis de regresión logística identificó el diámetro de pilas de botón de 20 a 25 mm como el factor predictivo de mayor importancia de un resultado adverso importante clínicamente.

La aparición temprana de complicaciones después de la ingestión de una pila alcalina quizá es una consecuencia de la naturaleza de la pila, el material cáustico que contiene (hidróxido de sodio o de potasio en pilas alcalinas) y por la generación de corriente, en especial con pilas de litio, que ocurre incluso con pilas "usadas". Las pilas de litio son en particular perjudiciales debido a la descarga de corriente y daño debido a hidrólisis de tejido local, que es peor en el polo negativo de la pila.

Debe obtenerse una radiografía *inmediatamente* después de la ingestión de cualquier pila. Si ésta se encuentra alojada en el esófago, se indica endoscopia urgente para extraerla a fin de evitar las complicaciones mencionadas, incluso si el paciente es asintomático. *La recomendación actual es intentar extraer una pila alojada en el esófago en el transcurso de 2 horas después de la ingestión.* Esto se debe al incremento significativo de la morbilidad y la mortalidad después de la ingestión de pilas reportado durante la última década como resultado de la popularidad aumentada de la pila de litio de 20 mm en Estados Unidos y el extranjero.

Si la pila está situada en el estómago y el paciente es asintomático, cabe observar al paciente. Si aparecen síntomas importantes mientras la pila se encuentra en el estómago, se indica recuperación endoscópica. Si una pila en el estómago mide más de 15 mm en un paciente de tamaño adulto y no pasa por el píloro en el transcurso de 48 horas después de la ingestión, debe considerarse recuperación endoscópica, porque esas pilas tienden a atorarse, problema que representa menos de 3% de los casos. Se ha reportado ulceración gástrica después de la ingestión de una pila. El envenenamiento por mercurio es una preocupación teórica después de la ingestión de una pila de botón, aunque esto no se ha reportado y las pilas de mercurio en la actualidad están prohibidas en Estados Unidos. La toxicidad por litio es una preocupación teórica: después de la retención gástrica de una pila de litio durante más de 96 horas un paciente experimentó aumento de la concentración sérica de litio pero se mantuvo asintomático, dicha concentración se normalizó en el transcurso de 24 horas luego de la extracción endoscópica de la pila.

Cuerpos extraños afilados y puntiagudos

Tales objetos representan una fracción relativamente pequeña de los cuerpos extraños ingeridos por pacientes pediátricos. Los objetos comunes ingeridos son mondadientes (palillos), clavos, agujas, vidrio y alfileres de seguridad. El uso de pañales con pestañas de plástico adhesivas ha disminuido la frecuencia de ingestiones de alfileres de seguridad (imperdibles) en Estados Unidos, aunque las prácticas culturales en algunos países en los cuales se fijan objetos con alfileres a la ropa de lactantes dan lugar a una tasa aumentada de ingestión de alfileres de seguridad en esos países y comunidades. El riesgo de perforación aumenta significativamente cuando se ingiere un objeto afilado; desde 1% hasta 15 y 35%, dependiendo del número de objetos ingeridos, y de su tiempo de contacto dentro del tracto gastrointestinal. Los alfileres de cabeza grande son la excepción y por lo general pasan sin contratiempos siguiendo el axioma de Jackson; la cabeza roma pasa primero por el tracto digestivo; sin embargo, la ingestión de un gran número de alfileres de cabeza grande se asocia con una tasa más alta de perforación intestinal y se ha reportado la impacción gástrica de un solo alfiler de cabeza grande. La ingestión de vidrio representa un cuerpo extraño cuyo diagnóstico radiográfico plantea un desafío si el interrogatorio no es claro, porque el vidrio no es radioopaco y, por ende, es difícil de localizar antes de endoscopia.

En función de su tamaño y ubicación debe considerarse la extracción endoscópica de objetos afilados que no son alfileres de cabeza grande. En algunos casos, se emplea un sobretubo, aunque su uso se asocia con un incremento del riesgo de perforación esofágica; hay otros dispositivos protectores para disminuir el riesgo de complicaciones relacionadas con la extracción de objetos extraños afilados, como un gancho de látex para cuerpo extraño. La ingestión de objetos afilados es común con ingestiones intencionales en las poblaciones de prisión, o en sujetos con alteraciones psiquiátricas, y se asocia con una tasa muy alta de complicaciones en estas circunstancias.

Imanes

La ingestión de imanes se reportan cada vez más en pacientes pediátricos, lo que se debe a su naturaleza omnipresente y a la percepción de que son objetos benignos. Cada vez más se utilizan imanes potentes de tierras raras en juguetes de niños, alhajas y objetos caseros comunes. En 2008, la Consumer Product Safety Review identificó a los imanes como el número uno de los cinco principales peligros ocultos en el hogar. Desde 2002 más de 16 000 niños han sido atendidos en salas de urgencias después de deglutir imanes pequeños, de potencia alta, como los que se encuentran en juguetes de escritorio populares. Durante la década pasada se reportaron muchas muertes y casi 500 lesiones relacionadas con la ingesta de imanes. Si bien la ingestión de un imán por lo general es benigna si se encuentra en el estómago o en una zona distal, la ingestión de más de un imán es muy peligrosa, porque pueden atraerse uno a otro y provocar fistulización, obstrucción y perforación. Por ende, la evaluación radiográfica y la extracción endoscópica temprana de imanes múltiples están indicadas si están situados dentro del alcance del endoscopio.

Cocaína y otras drogas

El fenómeno de la ingestión de cocaína se conoce como síndrome del "transportador de bolsas de droga en el interior de su cuerpo" (*body bagger*) o del "transportador de paquetes de droga en el interior de su cuerpo" (*body packer*). En el pasado era poco común en niños y ocurría sobre todo en adolescentes de mayor edad y adultos jóvenes, sin embargo, debido al mayor escrutinio en las aduanas y los agentes de patrulla fronteriza estadounidenses ahora se está reclutando a niños de más corta edad para que actúen como "mulas" (que transporten drogas). En un intento por introducir de contrabando cocaína, un individuo ingiere varios condones, cada uno por lo general lleno con 3 a 5 g de cocaína. Otras drogas contrabandeadas de esta manera son heroína, anfetaminas y éxtasis; puesto que la rotura de tan solo un condón propicia la absorción de 1 a 3 g de cocaína, es mortal, y la recuperación endoscópica de los condones está contraindicada debido al riesgo de perforar el condón. En pacientes asintomáticos, el único tratamiento recomendado es observar el paso de los condones. Los pacientes sintomáticos requieren estabilización y se ha informado la administración de carbón activado. Algunos pacientes han sido objeto de intervención quirúrgica para extraer los condones si hay muchas bolsas en el tracto gastrointestinal.

INGESTIÓN DE CÁUSTICOS

Epidemiología

Se estima que en Estados Unidos ocurren más de 1.2 millones de exposiciones a tóxico no farmacéuticas, pero es difícil determinar el número anual exacto de ingestiones de cáusticos. En más de 90% de los casos, la exposición es a una sustancia única y un porcentaje similar de exposiciones sucede en el hogar. Las ingestiones de cáusticos son más frecuentes en menores de seis años; la mayor parte de casos ocurre en niños de 12 a 48 meses de edad. Los niños por lo general son ambulatorios, con acceso a gabinetes o áreas donde se almacenan productos de limpieza. Si bien explican 51% de las ingestiones, los menores de seis años solo explican 2.0% de las muertes originadas por ingestión de cáusticos (la tasa de letalidad es de 0.002%), principalmente debido a la naturaleza accidental de sus ingestiones.

Más de 50% de las ingestiones en adolescentes o adultos ocurre como parte de un intento suicida. En 2008, el año más reciente respecto al cual se dispone de datos, hubo 1 101 muertes originadas por ingestión de cáusticos en Estados Unidos. En ese año, 70% de las muertes ocurrió en pacientes de 20 a 59 años de edad; 73% de las muertes de adolescentes y 80% de las de adultos causadas por cáusticos fueron resultado de ingestión intencional (tasas de letalidad en adultos de 0.14%). La tasa de letalidad significativamente mayor en adolescentes y adultos en comparación con la que se observa en pacientes pediátricos depende sobre todo de los diferentes resultados que se asocian con una ingestión intencional de un cáustico en volumen alto y concentración elevada, en contraste con una ingestión no intencional de volumen más bajo de un cáustico de concentraciones variables, que es más característico de lo que ocurre en niños.

El blanqueador casero se observa en 30 a 40% de las ingestiones de cáustico, los detergentes de lavandería en 20% y los ácidos y álcalis en diversos limpiadores (horno, inodoro, azulejos y drenaje) en 50%. Si bien hay leyes estadounidenses para reducir la concentración de diversos agentes caseros, las sustancias químicas agrícolas e industriales representan una peligrosa fuente de ingestión de cáusticos y el uso de recipientes "no originales" para almacenar productos de limpieza y productos relacionados aumenta de forma considerable el riesgo de consumo accidental. En una serie reciente el riesgo de "envenenamiento" después de exposición a un producto de limpieza casero aumentó por un factor de 13 si el producto estuvo almacenado en recipientes de cocina, como ollas o cacerolas, o en recipientes de alimentos, en comparación con el riesgo asociado con otros tipos de almacenamiento. Los niños de 3 a 5 años capaces de "ayudarse a sí mismos", están en riesgo particular de lesión por productos almacenados en recipientes de alimentos o bebidas, en comparación con los niños más pequeños.

Fuera de Estados Unidos quizá no haya legislación para reducir las concentraciones de diversos cáusticos caseros, así que la lesión después de ingestión no intencional quizá sea más grave y su incidencia mayor. Los agentes cáusticos se subdividen en álcalis fuertes, ácidos fuertes, álcalis débiles y ácidos débiles.

Mecanismo de lesión

La lesión después de la ingestión depende tanto de la concentración como del pH de un agente. La ingestión de un álcali fuerte provoca necrosis por licuefacción, que se asocia con penetración profunda y perforación, por lo general en el esófago y a veces también en el estómago. Los álcalis por lo general son inodoros e insípidos, lo que propicia el consumo de un volumen grande. Los álcalis con un pH de 9 a 11, incluso algunos detergentes caseros, rara vez causan lesión grave. La ingestión de incluso cantidades pequeñas de un álcali con pH mayor de 11 causa quemaduras graves y la ingestión de una sustancia con pH mayor de 12.5 ocasiona lesión, al margen de la concentración. Los ejemplos específicos de álcali fuerte son hidróxido de sodio (productos con sosa cáustica, limpiador de drenajes, limpiador de hornos y detergentes para lavar platos) y fosfatos de sodio (detergentes para lavar platos y de lavandería). Las formas granulares de detergentes se asocian con una tasa más alta de lesión que las formas líquidas y a menudo las familias no perciben que representen un cáustico potencial. Además, los detergentes llegan a asociarse con lesión importante en la boca, la faringe y las vías respiratorias después de ingestión.

Las ingestiones de ácido representan alrededor de 15% de las ingestiones en niños. La ingestión de un ácido fuerte provoca necrosis coagulativa, que limita la extensión de la penetración (**Fig. 7-3**). La viscosidad y densidad relativa bajas de productos ácidos causan tránsito rápido al estómago, y la lesión gástrica es más común que la esofágica, sobre todo en el área prepilórica; sin embargo, su sabor amargo y la aparición de dolor con la ingestión propician volúmenes más bajos de consumo. La lesión gástrica después de ingesta propicia obstrucción de la salida gástrica o perforación del estómago. Los ácidos fuertes específicos son el ácido sulfúrico (limpiador de drenajes), el ácido clorhídrico (limpiador de inodoros), bisulfato de sodio (limpiador de inodoros), ácido fluorhídrico (limpiador de metales, productos para fotografía), ácido fosfórico e hipoclorito de sodio, que tiene una concentración baja en el blanqueador (relativamente no tóxico) y una concentración muy alta en limpiadores de

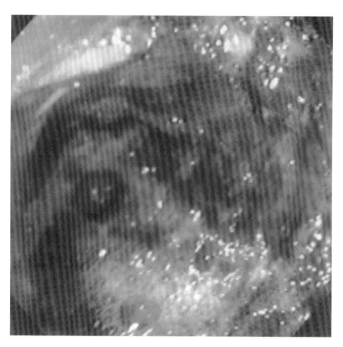

Figura 7-3   Aspecto endoscópico del estómago después de una ingestión de cáustico (un ácido fuerte) intencional en un adolescente. Note el aspecto negro de los pliegues rugosos, que representa necrosis coagulativa. El paciente más tarde evolucionó a presentar obstrucción de la salida gástrica. (*Véase* encarte a color).

piscinas y azulejos y, por ende, se asocia con una tasa alta de toxicidad.

Manifestaciones clínicas

En múltiples estudios se ha demostrado que la presencia o ausencia de síntomas no predice la probabilidad de que ha ocurrido una ingestión, o se correlaciona con la gravedad de la lesión del tracto gastrointestinal. En una revisión efectuada por Gaudreault y colaboradores de 378 ingestiones pediátricas, 12% de los niños asintomáticos tuvo quemaduras esofágicas graves, mientras que 82% de los niños sintomáticos no tuvo quemaduras esofágicas. La presencia o ausencia de lesiones orales también es un indicador inadecuado de lesión esofágica. En una serie turca reciente de 473 ingestiones de cáustico pediátricas, principalmente de agentes alcalinos, en 240 de los 389 (61%) pacientes sin quemaduras en la cavidad oral se encontraron lesiones esofágicas en la endoscopia. En esa serie, 80% de los pacientes tuvo una lesión esofágica y 17% sufrieron lesión gástrica. Los síntomas más comunes después de una ingestión de cáustico son disfagia, babeo, dolor retroesternal, dolor abdominal y vómito. Si bien los síntomas menores no excluyen la presencia de lesión importante, un número mayor de síntomas se correlaciona con más probabilidad de lesión importante. Los síntomas que afectan las vías respiratorias son menos comunes, aunque la disnea se asocia con un riesgo alto de lesión gastrointestinal importante.

Manejo

En pacientes con un antecedente cuestionable de ingestión, asintomáticos y sin quemaduras orales, la autora de este capítulo recomienda observación y consumo de líquidos. Si después aparece disfagia (lo que ocurre en cualquier momento entre las 2 y las 6 semanas después de la ingestión) debe solicitarse una serie gastrointestinal alta para excluir una estrechez esofágica antes de endoscopia. En pacientes con un antecedente cuestionable de ingestión, las quemaduras esofágicas, si las hay, suelen ser menores, los líquidos por lo general son tolerados y no se requiere otra terapia específica. Los pacientes con antecedente de ingerir blanqueador casero rara vez requieren terapia y la observación es el único tratamiento requerido, a menos que se tornen sintomáticos. Si los pacientes tienen un antecedente fuerte de ingestión, presentan quemaduras orales o son sintomáticos, es recomendable la evaluación endoscópica en el transcurso de 24 horas para evaluar la magnitud de la lesión del esófago y el estómago. Rara vez está indicada evaluación endoscópica en pacientes con ingestión de alisador de pelo "sin sosa cáustica". A pesar de un pH muy alto, de 12 o más, la lesión por lo general se limita a la cara o la mucosa oral; es preciso practicar endoscopia en *todos* los casos de ingestión intencional, incluso si el paciente es asintomático, porque hay una probabilidad más alta de preservación de la orofaringe por la deglución rápida del cáustico, y la presencia o ausencia de quemaduras o síntomas orales en estas circunstancias es un indicador inadecuado de la extensión de la lesión oral o gástrica.

La administración de ipecacuana está contraindicada después de una ingestión de cáustico debido a la reexposición potencial de la mucosa esofágica al agente cáustico. La dilución oral o los agentes neutralizantes también están contraindicados pues propician vómito, lesión esofágica adicional y cuando se administran con cáusticos granulares (como detergentes para lavar platos) llegan a provocar una reacción exotérmica, con lesión resultante. No deben colocarse sondas nasogástricas a ciegas debido al riesgo de perforación esofágica si hay ulceración esofágica grave. A veces se colocan sondas nasogástricas en pacientes con quemaduras circunferenciales graves en el momento de la endoscopia como una endoprótesis para mantener abierto el esófago cuando se anticipa aparición de estrecheces. Hay controversia respecto a la administración de corticosteroides y por lo general se confina a pacientes con síntomas que afectan las vías respiratorias. Si se inician corticosteroides se requiere de la administración concomitante de antibióticos de amplio espectro.

La lesión esofágica se clasifica por grados en el momento de endoscopia para dirigir la terapia. La endoscopia persiste como el estándar para estadificar la lesión e identificar a pacientes que tienen mayor riesgo de presentar complicaciones. La probabilidad de complicaciones se correlaciona con el grado de lesión. La lesión grado 1, que se observa en 80% de los afectados, consta de edema o eritema, los pacientes se alimentan con normalidad y en ocasiones reciben el alta médica después del procedimiento. La lesión esofágica grado 2 consta de ulceraciones lineales y tejido necrótico con placas blanquecinas. Quienes padecen esta lesión requieren nutrición intravenosa, pero por lo general evolucionan bien en el seguimiento a largo plazo; las lesiones grado 2 rara vez progresan a estenosis esofágica. La lesión esofágica grado 3 se caracteriza por lesión circunferencial, que puede ser transmural con desprendimiento de mucosa. Tales pacientes requieren nutrición intravenosa pues a menudo se forman estrecheces y es necesario colocar una endoprótesis esofágica; deben recibir seguimiento a largo plazo, en ocasiones precisan de procedimientos endoscópicos y dilataciones repetidas, así como intervención quirúrgica y a largo plazo tienen mayor riesgo de presentar carcinoma esofágico. Los pacientes con evidencia de lesión grado 4 (perforación en la endoscopia, o evidente mediante radiografía o en el momento de la intervención quirúrgica) tienen muy mal pronóstico y una tasa de letalidad alta causada por complicaciones sistémicas. Si se sospecha perforación está contraindicada la endoscopia y el tratamiento inicial debe ser quirúrgico.

Complicaciones a largo plazo

La aparición de estrecheces esofágicas es la principal complicación después de ingestión de cáustico. En 80% de los pacientes en quienes finalmente se forman estrecheces, éstas aparecen en el transcurso de ocho semanas luego de la ingestión. Las estrecheces se forman en etapas tan tempranas como tres semanas después de la ingestión. Otras complicaciones son disfagia, anormalidades de la motilidad esofágica, obstrucción de la salida gástrica y lesión pancreática e intestinal. El carcinoma esofágico (tanto adenocarcinoma como carcinoma de células escamosas) es una complicación tardía pero de la lesión grave por cáustico. La incidencia después de la ingestión de cáustico varía de 2 a 30%, dependiendo de la serie; el carcinoma aparece 1 a 3 décadas después de la ingestión. La incidencia es de 1 000 veces o más la tasa de aparición esperada en pacientes de una edad similar. El cáncer suele ubicarse en el sitio de la bifurcación traqueal, un área de estrechamiento anatómico del esófago y tal vez se relacione con exposición aumentada al cáustico en ese sitio. Después de una ingestión grave de cáustico se recomiendan pruebas para detectar displasia a fin de permitir la detección temprana de cambios precancerosos. La intervención quirúrgica de derivación esofágica no previene la aparición de cáncer esofágico después de una ingestión de cáustico.

EJERCICIOS DE REVISIÓN

PREGUNTAS

1. Todos los cuerpos extraños en el esófago requieren extracción inmediata.
  a) Cierto.
  b) Falso.

Respuesta
La respuesta es b). Las monedas en un paciente asintomático no requieren extracción inmediata, en especial si están localizadas en la región del esfínter esofágico inferior. Cabe obtenerse radiografías de seguimiento antes de 24 horas después de la ingestión. Hasta en una tercera parte de los casos la moneda ahora ha pasado al estómago. *Todas las pilas en*

el esófago requieren extracción endoscópica inmediata. Todos los cuerpos extraños alojados en el esófago deben extraerse en el transcurso de 24 horas luego de la ingestión.

2. ¿Cuál afirmación es *verdadera* respecto a las impacciones de carne en el esófago?

- **a)** La obstrucción se debe confirmar con estudios de contraste con bario.
- **b)** Está indicado administrar ablandadores de carne.
- **c)** Está indicada endoscopia inmediata (en el transcurso de 2 horas) en pacientes que son capaces de manejar sus secreciones.
- **d)** La obstrucción puede indicar enfermedad esofágica subyacente.
- **e)** Todas las anteriores.

Respuesta

La respuesta es d). Si los pacientes son capaces de manejar sus secreciones, se recomienda endoscopia en el transcurso de 12 horas, pero no se requiere endoscopia inmediata. La administración de ablandador de carne está contraindicada, porque esto llega a producir perforación esofágica e hipernatremia. Hay enfermedad esofágica en la mayoría de los niños y adultos con impacción de carne en el esófago.

3. Las pilas de botón se deben extraer cuando:

- **a)** Permanecen en el estómago durante 24 horas.
- **b)** Están alojadas en el esófago.
- **c)** Siempre que se ingieren.
- **d)** Tanto *a* como *b*.
- **e)** Ninguna de las anteriores.

Respuesta

La respuesta es b). Las pilas de botón se deben extraer cuando están alojadas en el esófago, debido al riesgo de perforación que puede ocurrir en etapas tan tempranas como 6 horas después de la ingestión. Es probable que las pilas de botón en el estómago pasen sin secuelas. Por lo general se requiere extracción endoscópica de pilas mayores de 20 mm que permanecen en el estómago durante más de 48 horas. El estándar recomendado es la extracción de pilas alojadas en el esófago en el transcurso de 2 horas luego de la ingestión.

4. ¿Cuál opción es *verdadera* respecto a las ingestiones de cáustico?

- **a)** Las ingestiones de blanqueador por lo general se asocian con lesión del esófago.
- **b)** La lesión esofágica siempre se asocia con lesión oral.
- **c)** El riesgo de carcinoma esofágico está aumentado después de ingestión de cáustico.
- **d)** Todas las anteriores.
- **e)** Ninguna de las anteriores.

Respuesta

La respuesta es c). La tasa de cáncer esofágico en pacientes de 20 a 30 años después de una lesión grave por cáustico es significativamente más alta que en personas de ese grupo de edad sin dicha lesión. Están indicadas pruebas de detección regulares para displasia, a fin de detectar cambios precancerosos en estos pacientes en riesgo. La ingesta de blanqueador casero por lo general no causa lesión importante. La presencia o ausencia de quemaduras orales no predice la probabilidad de lesión esofágica o su gravedad.

5. ¿Cuál opción es *verdadera*?

- **a)** Los condones llenos de cocaína ingeridos por "transportadores de bolsas de droga en el interior de su cuerpo" deben extraerse por vía endoscópica a fin de minimizar su toxicidad potencial.
- **b)** En 80 a 90% de los casos de ingestión de cuerpo extraño, finalmente se requiere endoscopia para evaluación o terapia.
- **c)** La presencia o ausencia de síntomas con la deglución es el mejor factor discriminante para determinar una localización esofágica o gástrica de una moneda ingerida.
- **d)** La administración de ipecacuana para inducir el vómito está contraindicada después de la ingestión de cáustico.
- **e)** Las monedas son el cuerpo extraño que más causa obstrucción en adultos en Estados Unidos.

Respuesta

La respuesta es d). La administración de ipecacuana está contraindicada después de la ingestión de cáustico debido al potencial de volver a lesionar el esófago cuando se vomita el agente cáustico. Los condones llenos de cocaína no deben extraerse por vía endoscópica porque pueden romperse. Se estima que 80 a 90% de los cuerpos extraños ingeridos pasa de manera espontánea y no requieren extracción endoscópica. La presencia o ausencia de síntomas no predice una ubicación esofágica de una moneda ingerida, debe obtenerse una radiografía para precisar su ubicación. El cuerpo extraño que más a menudo causa obstrucción en adolescentes y adultos es el alimento, por lo general carne.

6. ¿Cuál es el axioma de Jackson?

- **a)** Todas las pilas de botón se deben extraer por vía endoscópica.
- **b)** Los puntos de avance perforan, no así los puntos traseros.
- **c)** Los puntos traseros perforan, no así los puntos de avance.
- **d)** Los objetos en el estómago mayores de 10 cm no pasan por el asa en C del duodeno.

Respuesta

La respuesta es b).

7. Respecto a las ingestiones de sustancias alcalinas, ¿qué opciones son *verdaderas*?

- **a)** Por lo general son inodoras e insípidas, lo que propicia una ingesta de un volumen más grande.
- **b)** Se requiere endoscopia después de la ingestión de alisador de pelo alcalino, con un pH de 12 o más.
- **c)** La lesión depende tanto de la concentración como del pH del producto.
- **d)** Los agentes comunes son el limpiador de inodoros y el limpiador de piscinas.
- **e)** *a* y *c*.
- **f)** *a, c* y *d*.

Respuesta

La respuesta es e). Dado que la lesión por lo general se limita a la cara y la mucosa oral, rara vez está indicada endoscopia después de la ingestión de alisador de pelo alcalino. Los limpiadores de inodoros (ácido clorhídrico y sulfato de sodio) y los limpiadores de piscinas (hipoclorito de sodio) por lo general son ácidos fuertes.

8. Un niño de tres años deglute tres imanes redondos, cada uno menor de 1 cm de diámetro. Es asintomático. Se obtiene una radiografía que localiza los tres imanes al estómago. Con base en los datos disponibles en la actualidad, el mejor método sería "observar y esperar" el paso de los imanes.

    a) Cierto.

    b) Falso.

Respuesta

La respuesta es b). Un método de observación y espera sería apropiado si solo se hubiera ingerido un imán, si estuviera localizado en el estómago o en posición distal, y si el paciente fuera asintomático. Sin embargo, la presencia de múltiples imanes justifica intervención temprana si es posible, porque algunos imanes pasan hacia el intestino delgado o el colon y otros permanecen en el estómago, así que la atracción entre ellos puede causar perforación o formación de una fístula enteroentérica.

LECTURAS RECOMENDADAS

Betalli P, Falchetti D, Giuliani S, et al. Caustic ingestion in children: is endoscopy always indicated? The results of an Italian multicenter observational study. *Gastrointest Endosc* 2008;68:434–439.

Bronstein AC, Spyker DA, Cantilena LR Jr, et al. 2008 Annual Report of the American Association of Poison Control Centers' National Poison Data System (NPDS): 26th Annual Report. *Clin Toxicol* 2009;47(10):911–1084.

Dogan Y, Erkan T, Cokugras FC, et al. Caustic gastroesophageal lesions in childhood: an analysis of 473 cases. *Clin Pediatr* 2006; 45:435–438.

Kay M, Wyllie R. Caustic ingestions and the role of endoscopy. *J Pediatr Gastroenterol Nutr* 2001;32:8–10.

Kay M, Wyllie R. Techniques of foreign body removal in infants and children. *Tech Gastrointest Endosc* 2002;4(4):188–195.

Kay M, Wyllie R. Foreign bodies and bezoars. In: Liacouras CA, Piccoli DA, eds. *Pediatric gastroenterology: the requisites in pediatrics*, 1st ed. Philadelphia, PA: Elsevier, 2008:64–73.

Kramer R, Lerner D, Lin T, et al. Management of ingested foreign bodies in children: a clinical report of the NASPGHAN Endoscopy Committee. *J Pediatr Gastroenterol Nutr* 2015;60(4):562–574.

Liacouras CA. Eosinophilic esophagitis. *Gastroenterol Clin North Am* 2008;37(4):989–998.

Litovitz T, Schmitz BF. Ingestion of cylindrical and button batteries: an analysis of 2,382 cases. *Pediatrics* 1992;89:747–757.

Litovitz T, Whitaker N, Clark L. Preventing battery ingestions: an analysis of 8648 cases. *Pediatrics* 2010;125(6):1178–1183.

Litovitz T, Whitaker N, Clark L, et al. Emerging battery-ingestion hazard: clinical implications. *Pediatrics* 2010;125(6):1168–1177.

Liu S, de Blacam C, Lim FY, et al. Magnetic foreign body ingestions leading to duodenocolic fistula. *J Pediatr Gastroenterol Nutr* 2005;41:670–672.

McKenzie LB, Ahir N, Stolz U, et al. Household cleaning product-related injuries treated in US emergency departments in 1990–2006. *Pediatrics* 2010;126(3):509–516.

Straumann A, Bussmann C, Zuber M, et al. Eosinophilic esophagitis: analysis of food impaction and perforation in 251 adolescent and adult patients. *Clin Gastroenterol Hepatol* 2008;6(5):598–600.

Traub SJ, Kohn GL, Hoffamn RS, et al. Pediatric "body packing." *Arch Pediatr Adolesc Med* 2003;157(2):174–177.

Waltzman ML, Baskin M, Wypij D, et al. A randomized clinical trial of the management of esophageal coins in children. *Pediatrics* 2005;116:614–619.

Capítulo 8

Ictericia y enfermedad hepática neonatales

Vera F. Hupertz

A menudo los padres del paciente son quienes observan por primera vez la ictericia en el neonato. La pigmentación amarilla de la piel y las escleróticas empieza en la cabeza y progresa en una dirección caudal, las posibles causas incluyen varias enfermedades (algunas benignas y otras no) que serán descritas en este capítulo. Un interrogatorio y exploración física cuidadosos facilitan el diagnóstico diferencial.

HIPERBILIRRUBINEMIA INDIRECTA (NO CONJUGADA)

Causas y aspectos fisiopatológicos

La bilirrubina se forma por la destrucción del grupo hem tanto eritropoyético como no eritropoyético. El hem eritropoyético, que se deriva de la destrucción de eritrocitos, explica 85% de la bilirrubina total; el hem no eritropoyético se deriva de la descomposición de proteínas, como la mioglobina, catalasa, triptófano pirrolasa y citocromos. La descomposición del hem es catalizada por la hem oxigenasa en presencia de citocromo P-450. La hem oxigenasa se produce en mayores cantidades durante periodos de estrés, como el ayuno. La bilirrubina se conjuga en los microsomas del retículo endoplásmico liso a dos moléculas de glucurónido. El glucurónido es sintetizado por la uridín difosfato glucosa (UDPG, *uridine diphosphate glucose*) deshidrogenasa. A continuación, la bilirrubina conjugada (directa) se excreta hacia la bilis y después hacia los intestinos, donde las bacterias la transforman en urobilinógeno.

En la ictericia tanto fisiológica como por la leche materna, la concentración de bilirrubina indirecta (no conjugada) está alta. Esta fracción de bilirrubina no se mide, de modo que su valor se obtiene al restar el valor para la bilirrubina directa del valor para la bilirrubina total. El valor para la bilirrubina directa es normal en todos los casos de ictericia fisiológica y por la leche materna. Se cree que la ictericia fisiológica se origina por retraso de la conjugación y recambio aumentado de hemoglobina, además de un sistema secretor inmaduro dentro del hígado (tracto biliar) y un sistema excretor inmaduro fuera del hígado (intestinos). Se desconoce la causa exacta de la ictericia por la leche materna; un factor quizá sea el aporte insuficiente de leche según se evidencia por una pérdida de peso mayor durante los primeros días de vida en lactantes alimentados al seno materno. Las concentraciones altas de 5β-pregnano-3α, 20β-diol, o ácidos grasos de cadena larga no esterificados que se encuentran en la leche materna de algunas mujeres, además de glucuronidasa, tal vez interfieran con la glucuronidación de la bilirrubina.

La anemia hemolítica causa hiperbilirrubinemia indirecta porque la inducción de hem oxigenasa activada por el grupo hem incrementa la bilirrubina. Además, la conjugación es más lenta en lactantes debido a su concentración más baja de UDPG deshidrogenasa. La anemia hemolítica se ha asociado con incompatibilidades del grupo sanguíneo, síndromes hemolíticos hereditarios e infecciones neonatales de origen bacteriano o viral.

Los defectos enzimáticos genéticos son la causa de síndrome de Crigler-Najjar tipos I y II, y síndrome de Gilbert. Ambos tipos de síndrome de Crigler-Najjar se originan por falta de uridín difosfato (UDP, *uridine diphosphate*) glucuronosil transferasa; la herencia es autosómica recesiva. El síndrome de Gilbert se produce por una deficiencia de UDP glucuronosil transferasa; la herencia es autosómica dominante con penetrancia incompleta.

Presentación clínica

Todos los lactantes con los padecimientos descritos en el texto precedente tienen diversos grados de ictericia. Los lactantes con ictericia fisiológica o ictericia por la leche materna tienen aspecto saludable, sin signos de letargo ni organomegalia. La cronología y el grado de ictericia y un antecedente de alimentación al seno materno a menudo permiten diferenciar ambas. La orina es de color normal porque la bilirrubina no conjugada no es hidrosoluble. Las heces no se tornan de color acólico porque ocurre excreción de bilirrubina conjugada. La ictericia rara vez aparece durante las primeras 36 horas de vida. La concentración de bilirrubina a menudo alcanza un máximo hacia el día 4 a 6 de vida; la concentración máxima es de 6 a 12 mg/dL en la ictericia fisiológica. En la ictericia por la leche materna, la concentración máxima de bilirrubina llega a incluso 20 mg/dL y por lo general aparece hacia el día 5 a 6 de vida. La ictericia asociada con anemia hemolítica se presenta en el transcurso de las primeras 36 horas de vida y en ocasiones se vincula con hidropesía fetal o hepatoesplenomegalia.

El *síndrome de Crigler-Najjar* se asocia con aumento rápido temprano de bilirrubina que, en ausencia de tratamiento, provoca una encefalopatía aguda o disfunción neurológica (kernícterus). La orina es de color pálido. Además, dado que no se excreta bilirrubina no conjugada, las heces son de color de arcilla. Un periodo de tratamiento de prueba con fenobarbital hace que la concentración de bilirrubina disminuya en pacientes con síndrome de Crigler-Najjar tipo II, pero no en aquéllos con el tipo I.

En pacientes con *síndrome de Gilbert*, la concentración de bilirrubina aumenta hasta un grado de detección clínica durante estrés fisiológico, como ayuno y enfermedad intercurrente; es más común en niños, con una proporción varones/mujeres de 2:1 a 7:1.

Las "señales de alerta" de hiperbilirrubinemia no conjugada neonatal son:

- Ictericia durante las primeras 36 horas de vida.
- Concentración de bilirrubina total por arriba de 12 mg/dL.
- Hiperbilirrubinemia persistente después de 12 días de vida en lactantes a término, o luego de 15 días en lactantes pretérmino.
- Concentración alta de bilirrubina conjugada (>1.0 mg/dL si la bilirrubina total es <5 mg/dL o >15% si la bilirrubina total es >5 mg/dL)

Diagnóstico

Si un lactante tiene ictericia más allá de las dos semanas de edad, es necesario medir las concentraciones de bilirrubina total y directa. Si el componente directo es menor de 1.0 mg/dL y la bilirrubina total está alta, se diagnostica hiperbilirrubinemia indirecta. Un resultado positivo en la prueba de Coombs identifica un problema de isoinmunización que puede asociarse con:

- Incompatibilidad Rh.
- Incompatibilidad ABO.
- Incompatibilidad Kell.

Si la prueba de Coombs resulta negativa deben buscarse otras causas **(tabla 8-1)**.

Tratamiento y complicaciones

El objetivo del tratamiento es evitar la complicación más grave de la hiperbilirrubinemia indirecta, el kernícterus. Diversos tratamientos incluyen fototerapia, exanguinotransfusión, reemplazo enzimático, alteración de la alimentación al seno materno e interrupción de la circulación enterohepática. En la ictericia por la leche materna se recomienda maximizar las oportunidades de alimentación al seno materno y no suplementar el amamantamiento ni suspenderlo. La fototerapia cambia la evolución de la hiperbilirrubinemia indirecta al convertir la forma insoluble de bilirrubina en urobilina, una forma hidrosoluble y no tóxica que llega a excretarse en la orina.

El tratamiento del síndrome de Crigler-Najjar tipo II consta de fenobarbital, capaz de disminuir la bilirrubina hasta cifras

TABLA 8-1	
CAUSAS DE HIPERBILIRRUBINEMIA INDIRECTA (COOMBS-NEGATIVA)	
Causas	**Enfermedad subyacente**
Sangre extravasada	Cefalohematoma, equimosis, petequias, hemorragia, sangre deglutida
Errores congénitos del metabolismo	Síndrome de Crigler-Najjar (tipos I, II, III)
	Síndrome de Gilbert
	Síndrome de Lucy-Driscoll
Hormonal	Hipotiroidismo
	Hipopituitarismo
	Anencefalia
	Lactantes de madres diabéticas
Fármacos	Antibióticos (sulfonamidas, ceftriaxona)
	Chuen-lin (hierba china)
Anormalidades de los eritrocitos	Esferocitosis
	Eliptocitosis
	Estomatocitosis
Hemoglobinopatías	Enfermedad de células falciformes
	Enfermedad por hemoglobina C
Coagulación intravascular diseminada	Sepsis
Deficiencias de enzimas	Prematuridad
Transfusión de gemelo a gemelo	
Transfusión de la madre al lactante	
Hipoxia intrauterina	

aceptables. En los tipos I y II quizá se requiera fototerapia a largo plazo. Si la fototerapia no se aplica de manera consistente es posible que aparezca kernícterus. Debido a la morbilidad alta asociada y temas de calidad de vida relacionados con la fototerapia nocturna diaria de por vida, el trasplante de hígado es una terapia aceptada y recomendada para la enfermedad tipo I.

Pronóstico

El pronóstico para pacientes con ictericia fisiológica no complicada, ictericia por la leche materna y síndrome de Gilbert es excelente, sin secuelas a largo plazo. Si aparece kernícterus, el lactante tendrá retraso mental y motor grave. Si se efectúa trasplante de hígado para síndrome de Crigler-Najjar tipo I, la probabilidad de esperanza de vida normal supera 85% y no se necesita fototerapia adicional; sin embargo, estos pacientes requerirán inmunosupresión de por vida.

COLESTASIS NEONATAL

Etiología

La hepatopatía colestásica en lactantes tiene muchas causas. La colestasis neonatal ocurre en 0.04 a 0.2% de los nacidos vivos (1 de 2 500 nacidos vivos a término). *La causa más común de*

TABLA 8-2

CAUSAS Y FRECUENCIA DE LA COLESTASIS NEONATAL

Enfermedad	Frecuencia porcentual[a]
Hepatitis neonatal idiopática	26
Atresia biliar extrahepática	25.89
Infección	11.47
Colestasis asociada a nutrición parenteral	6.44
Causas endocrinas/metabólicas	6.32
Deficiencia de α_1-antitripsina	4.14
Hipoxia/isquemia perinatal	3.66
Escasez de conducto biliar sindrómica y no sindrómica	3.43

[a] Con información de Gottesman LE, Del Vecchio MT, Aronoff SC. Etiologies of conjugated hyperbilirubinemia in infancy: a systematic review of 1692 subjects. *BMC Pediatr* 2015;15:192.

colestasis neonatal es la atresia biliar (25 a 40%). En la **tabla 8-2** se listan otras causas, en orden de frecuencia decreciente.

Los síndromes colestásicos intrahepáticos comprenden enfermedades como el *síndrome de Alagille, la enfermedad de Byler* (PFIC1) y otros *síndromes por defecto de ácido biliar* (p. ej., deficiencia de la bomba canicular exportadora de sales biliares [BSEP, *bile salt export pump*], y deficiencia de proteínas relacionadas con resistencia a múltiples fármacos [MDR, *multidrug resistance*] 3). Los defectos endocrinos y metabólicos que se asocian con colestasis son:

- Enfermedad tiroidea (hipertiroidismo o hipotiroidismo).
- Panhipopituitarismo.
- Fibrosis quística.
- Citopatías mitocondriales.
- Tirosinemia.
- Galactosemia.
- Fructosemia hereditaria.
- Enfermedad de almacenamiento de glucógeno tipo 4.
- Enfermedad de Niemann-Pick tipos B y C.
- Enfermedad de Gaucher.
- Hemocromatosis neonatal.
- Enfermedad de Wilson.
- Deficiencia de citrina.
- Acidemias orgánicas.

Fisiopatología

La atresia biliar extrahepática es un proceso inflamatorio, esclerosante y progresivo que puede afectar cualquier porción del árbol biliar extrahepático. La obliteración segmentaria o completa de la luz de los conductillos da pie a progresión rápida a enfermedad hepática terminal. Los dos tipos de presentación se relacionan con la causa subyacente de la enfermedad. La forma fetal posiblemente se origina por una mutación de gen desconocida o por un fenómeno adverso intrauterino, también desconocido, porque a menudo hay anomalías de lateralidad asociadas. La forma perinatal (más común) probablemente es secundaria a un fenómeno adverso, como una infección viral.

Las anomalías asociadas con atresia biliar extrahepática son:

- Poliesplenia o asplenia.
- Defectos cardiovasculares.
- *Situs inversus* abdominal.
- Malrotación intestinal.
- Anomalías de la vena porta.
- Anormalidades de la arteria hepática.

La *deficiencia de α_1-antitripsina* se hereda como una enfermedad autosómica codominante. La hepatopatía asociada con la deficiencia de α_1-antitripsina ocurre en pacientes con el fenotipo PiZZ, aunque en raras ocasiones se asocia con PiZS y PiZ nulo. Se cree que el daño hepático se origina por la acumulación de un producto anormal del gen que codifica para α_1-antitripsina dentro de los hepatocitos. Desde el punto de vista histológico, la biopsia hepática revela células gigantes, hematopoyesis extramedular, colestasis hepatocelular y tapones en los canalículos y glóbulos eosinofílicos positivos para tinción con ácido peryódico de Schiff y resistentes a diastasa.

Dos tipos de síndromes de escasez o insuficiencia de conductos biliares se asocian con colestasis neonatal: el síndrome de Alagille (displasia arteriohepática) y el síndrome de escasez de conductos biliares no sindrómico. En la microscopia, ambos tienen aspecto idéntico y solo se diferencian por las anomalías asociadas que se observan en pacientes con síndrome de Alagille. En la microscopia óptica, las dos enfermedades se caracterizan por un bajo número de conductos biliares (<0.5 conductos/tríada portal); como resultado, no hay drenaje adecuado de bilis desde el hígado.

Las anormalidades asociadas con síndrome de Alagille son:

- Oftálmicas: embriotoxón posterior.
- Cardiacas: estenosis pulmonar, tetralogía de Fallot, otras.
- Esqueléticas: vértebras en mariposa, dedo de la mano con acortamiento del tercio distal de las falanges mostrando una apariencia fusiforme, crecimiento disminuido.
- Renales: nefritis intersticial, enfermedad glomerular.
- Faciales: frente prominente, hipertelorismo, eminencia malar aplanada, barbilla puntiaguda.
- Otras: retraso del desarrollo o retraso mental (posiblemente relacionado con la nutrición).

Dos causas importantes de enfermedad hepática en pacientes con alteraciones metabólicas son:

- Defecto genético por alteración de la vía metabólica dentro de las células hepáticas (p. ej., deficiencia de α_1-antitripsina, enfermedad de almacenamiento de glucógeno).
- Metabolismo inapropiado de productos, que lleva a la producción de metabolitos tóxicos (p. ej., defectos de ácidos biliares).

Tales procesos llegan a causar hipoglucemia, acidosis láctica, estasis biliar o hiperamonemia.

Presentación clínica

La mayoría de los lactantes y niños que tienen padecimientos colestásicos se presenta con ictericia. En lactantes, la ictericia quizá no se note sino hasta que la concentración sérica de bilirrubina alcanza alrededor de 7 mg/dL, pero en niños de mayor edad es evidente con mayor facilidad a una concentración de bilirrubina de 2 a 3 mg/dL. La ictericia después de los 12 días de edad en un lactante a término o tras 15 días en un lactante prematuro, es poco común y requiere evaluación adicional. El prurito también es un síntoma característico de la colestasis, aunque los lactantes tal vez no lo presenten. Otros síntomas clínicos que ocurren con frecuencias variables son falta de crecimiento y desarrollo, vómito, alimentación inadecuada, letargo y alteraciones del sueño; se les observa comúnmente en niños con tirosinemia, galactosemia y otras enfermedades metabólicas, así como en casos de sepsis. La prematurez a menudo se asocia con hepatitis neonatal, mientras que la mayoría de los niños con atresia biliar es a término. Los pacientes que tienen atresia biliar extrahepática por lo general nacen con un peso apropiado para su edad gestacional.

Un peso bajo al nacer se asocia más a menudo con colestasis intrahepática, como en el síndrome de Alagille y en infecciones congénitas. Las heces en ocasiones son acólicas y de color de arcilla pálido, lo que quizá es el dato clínico de mayor importancia que indica obstrucción biliar.

La exploración física a veces revela ictericia, si ésta depende de causas como atresia biliar y síndrome de Alagille, el paciente parece estar bien. Un aspecto enfermo es más común en pacientes con infección (p. ej., sepsis) o un error congénito del metabolismo. Una infección congénita suele asociarse con peso bajo al nacer, microcefalia y coriorretinitis. La cardiopatía congénita a menudo se vincula con atresia biliar extrahepática y escasez de conductos biliares sindrómica (síndrome de Alagille). Los rasgos faciales característicos del síndrome de Alagille se tornan más prominentes con la edad. Las características dismórficas también se observan con cierta frecuencia en pacientes con diversos defectos cromosómicos. La poliesplenia, que a veces acompaña a la atresia biliar, suele asociarse con un hígado en la línea media. La hepatomegalia es común y en presencia de enfermedad avanzada el hígado a menudo es casi pétreo debido a cirrosis. La hepatomegalia también se observa en la enfermedad de almacenamiento de glucógeno tipos I, III, IV, VI y VIII (**tabla 8-3**), en ocasiones acompañada de diversos grados de hipoglucemia e hipotonía. Si una masa quística es palpable, la ecografía quizá confirme el diagnóstico de quiste del colédoco. Los pacientes con infección congénita y enfermedad hepática avanzada suelen tener esplenomegalia; es necesario precisar el color de las heces para identificar si hay o no acolia. Los signos de insuficiencia hepática grave mayores que los esperados para el grado de colestasis se asocian con enfermedades metabólicas como enfermedad hepática aloinmunitaria gestacional (hemocromatosis neonatal) y tirosinemia. Pueden aparecer con rapidez púrpura, sangrado, ascitis y edema, con necrosis masiva de hepatocitos.

Diagnóstico

En la **tabla 8-4** se listan las pruebas diagnósticas que deben efectuarse primero, las cuales ayudan a establecer el diagnóstico de colestasis y el grado de disfunción. Las pruebas deben solicitarse después de consideración razonada del volu-

TABLA 8-3

ENFERMEDADES DE ALMACENAMIENTO DE GLUCÓGENO LIGADOS CON DATOS HEPÁTICOS

Tipo	Pruebas diagnósticas	Datos
GSD I (enfermedad de von Gierke, deficiencia de glucosa-6-fosfatasa)	Pruebas de DNA, biopsia hepática con valoración de enzimas	Hepatomegalia, hipoglucemia cetósica
GSD III (deficiencia de enzima desramificante)	Valoración de fibroblastos o de enzimas hepáticas	Hepatomegalia, hipoglucemia cetósica
GSD IV (deficiencia de enzima desramificante)	Biopsia de fibroblastos, músculo o hígado	Hepatomegalia, cirrosis
GSD VI (enfermedad de Hers, deficiencia de fosforilasa hepática)	Biopsia de hígado y valoración de enzimas	Hepatomegalia, hipoglucemia
GSD VIII (deficiencia de fosforilasa b cinasa)	Biopsia de hígado y músculo	Hepatomegalia, hipoglucemia, fatiga

GSD (*glycogen storage disease*), enfermedades de almacenamiento de glucógeno.

TABLA 8-4

ESTUDIOS DIAGNÓSTICOS DE PRIMERA LÍNEA PARA COLESTASIS NEONATAL

Interrogatorio y exploración física	Embarazo
	Antecedentes familiares
	Evolución neonatal
	Color de las heces
	Anomalías extrahepáticas
	Organomegalia
	Signos de disfunción hepática
Bilirrubina fraccionada	Bilirrubina total y bilirrubina directa (anormales si la bilirrubina directa es >1.0 mg/dL si la bilirrubina total es <5 mg/dL o >15% del total si la bilirrubina total es >5 mg/dL)
Pruebas de lesión hepática	ALT (alanina aminotransferasa)
	AST (aspartato aminotransferasa)
	Fosfatasa alcalina
	GGTP
Pruebas de función hepática	Tiempo de protrombina
	Tiempo de tromboplastina parcial
	Albúmina
	Glucosa
	Colesterol
	Amoniaco
Hematología	Biometría hemática completa con recuento diferencial, plaquetas
Evaluación para infección	Cultivos bacterianos de sangre, orina y líquido de ascitis (si lo hay)
	Estudios serológicos virales (IgM)

GGTP, γ-glutamiltranspeptidasa.

men de sangre que es posible extraer sin riesgo al lactante en el transcurso de un breve periodo. Deben evaluarse primero las enfermedades que con mayor probabilidad pongan

TABLA 8-5

SUPLEMENTACIÓN DE VITAMINAS LIPOSOLUBLES

Vitamina	Deficiencia	Tratamiento	Toxicidad
Vitamina A	Daño corneal	5 000 a 25 000 U/día	Hepatotoxicidad Seudotumor cerebral Dermatitis
Vitamina D	Raquitismo Hipocalcemia	800 a 8 000 U/día	Hipercalcemia Arritmia Letargo Nefrocalcinosis
Vitamina E	Ataxia Neuropatía periférica Oftalmoplejía	TPGS 15 a 100 U/kg por vía o α-toco-ferol, 25 a 100 IU/kg por día	Hiperosmolaridad secundaria al PEG en el TPGS si el paciente tiene insuficiencia renal
Vitamina K	Coagulopatía	2.5 mg dos veces a la semana a 5 mg/día. Quizá se requiera vitamina K parenteral	Diátesis de coagulación

PEG (*polyethylene glycol*), polietilenglicol; TPGS (*tocopheryl polyethylene glycol succinate*), succinato de tocoferil polietilenglicol.

en peligro la vida o para las cuales se dispone de un tratamiento específico.

Mientras se completa la evaluación inicial, el estudio diagnóstico adicional debe incluir ecografía del sistema hepático y biliar. La ecografía abdominal permite estimar el tamaño y la textura del hígado y evaluar la vesícula biliar, que a menudo falta o es pequeña en presencia de atresia biliar extrahepática. También detecta un quiste del colédoco, ascitis, esplenomegalia u otras anormalidades intraabdominales. Deben efectuarse análisis de laboratorio específicos a fin de definir enfermedades específicas: fenotipificación para α_1-antitripsina, anticuerpos inmunoglobulina M (IgM) contra toxoplasmosis, infecciones por rubéola (TORCH), cultivos de muestras de lesiones vesiculares para herpesvirus y urocultivo para citomegalovirus. Deben efectuarse estudios de aminoácidos del suero y la orina, y pruebas de detección en orina para ácidos orgánicos, a fin de detectar enfermedad metabólica. La gammagrafía hepatobiliar con ácido dimetil- iminodiacético (HIDA, *hepatic dimethyl iminodiacetic acid*) o ácido diisopropiliminodiacético (DISIDA, *diisopropyliminodiacetic acid*) hepático, brinda información acerca de la captación hepática y la capacidad excretora del hígado. La falta de excreción sugiere un proceso obstructivo, aunque también ocurre en otras enfermedades en las cuales la colestasis se origina por daño hepatocelular tan grave que las células no excretan el radionúclido. La captación retrasada por el hígado indica disfunción hepatocelular, como en casos avanzados de atresia biliar y hepatitis neonatal u otras formas de hepatitis. Lamentablemente, pese a tener una sensibilidad alta para el diagnóstico de atresia biliar, la especificidad es muy baja, lo cual hace que sea poco fiable. Dado que la atresia biliar es un proceso progresivo, una gammagrafía hepatobiliar en etapas demasiado tempranas quizá dé resultados tranquilizantes, pero deba repetirse. Se han evaluado otros procedimientos de obtención de imágenes diagnósticas, como colangiopancreatografía con resonancia magnética (MRCP, *magnetic resonance cholangiopancreatography*) y colangiopancreatografía retrógrada endoscópica (ERCP, *endoscopic retrograde cholangiopancreatography*), aunque ofrecen sensibilidad y especificidad altas, requieren anestesia general y personal con experiencia en este tipo de procedimientos.

Debe obtenerse una biopsia hepática, porque tiene sensibilidad y especificidad altas para atresia biliar y detecta otras causas neonatales de colestasis. Si se identifican datos congruentes con atresia biliar, debe realizarse una colangiografía abierta, que debe realizar un cirujano pediatra experimentado que esté preparado para llevar a cabo una portoenterostomía (procedimiento de Kasai) bajo la misma anestesia si es imposible identificar el sistema biliar externo.

Tratamiento

El tratamiento de la colestasis debe dirigirse al proceso subyacente. Además, deben tratarse las complicaciones de la colestasis como deficiencias de vitaminas liposolubles y prurito. La atresia biliar extrahepática en la actualidad se trata con una portoenterostomía para permitir flujo de bilis hacia la luz intestinal. La suplementación de vitaminas liposolubles es esencial si persiste la colestasis (**tabla 8-5**).

El tratamiento para el prurito es con medidas conservadoras, como baños de avena, emolientes, antihistamínicos y rifampicina (10 mg/kg por día). En algunos casos, el prurito intenso es una razón convincente para trasplante de hígado. Los xantomas llegan a ser desfigurantes y se tratan con resinas fijadoras de sales biliares, como colestiramina. Algunos niños con colestasis muestran respuesta a la terapia con sales biliares, como el ácido ursodesoxicólico; dicha sal biliar particular propicia un mejor flujo de bilis al aumentar la fluidez de la bilis mediante la estimulación de la secreción biliar de bicarbonato y en ocasiones afecta también el sistema inmunitario local del árbol biliar. El crecimiento inadecuado requiere el suministro de calorías adicionales y posiblemente la colocación de una sonda nasogástrica o de un tubo de gastrostomía semipermanente. No debe demorarse la administración de las inmunizaciones, incluso las vacunas contra la hepatitis A y B. Los episodios repetidos de colangitis llegan a dañar más el hígado de pacientes en quienes se ha practicado una portoenterostomía, y deben atenderse con rapidez y de manera adecuada con antibióticos de amplio espectro que alcancen buenas concentraciones dentro del hígado, como la piperacilina/tazobactam. Quizá también sea necesario manejar la ascitis con restricción de líquido y diuréticos. La encefalopatía recibe tratamiento con antibióticos o lactulosa, si la enfermedad progresa cabe considerar trasplante de hígado, no solamente para curar la enfermedad subyacente sino también para mejorar la calidad de vida del paciente que se ve muy afectada por el crecimiento inadecuado, los xantomas, el prurito y el letargo.

Las enfermedades metabólicas específicas como la tirosinemia quizá requieran nitisinona y restricciones de la dieta específicas; es necesario consultar a un especialista en metabolismo.

Pronóstico

El pronóstico de lactantes con atresia biliar mejora notoriamente con remisión temprana a un subespecialista, y con intervención quirúrgica temprana. Las razones para la remisión tardía son seguimiento médico inadecuado, hacer caso omiso de la ictericia hasta que el paciente muestra falta de crecimiento y desarrollo, disminución leve de la concentración sérica de bilirrubina, diagnóstico erróneo de ictericia por la leche materna, heces pigmentadas, hígado en el lado izquierdo o en la línea media, un resultado no diagnóstico de la biopsia temprana e insuficiente experiencia quirúrgica. El pronóstico también depende de la experiencia del personal del centro quirúrgico pediátrico. La colangitis causa daño adicional del hígado. El retraso en el desarrollo deriva de deficiencias de vitaminas y ansiedad parental/social; es necesario animar a los niños a que participen en todas las actividades apropiadas para su edad que puedan realizar sin riesgos.

En 15% de los pacientes con deficiencia de α_1-antitripsina ocurre enfermedad hepática hacia los 20 años de edad. Si la enfermedad del hígado se presenta durante el periodo neonatal, se presenta cirrosis micronodular en 50% de los pacientes. La mortalidad de los pacientes con síndrome de Alagille es de 17 a 25%, causada por complicaciones de enfermedad hepática o cardiacas. La supervivencia después de trasplante es de 75% debido a la presencia de otros padecimientos que producen complicaciones, como enfermedad del corazón.

La esperanza de vida de lactantes con colestasis ha mejorado de manera notoria en comparación con la que se observaba hace 20 a 30 años. La corrección de deficiencias de vitaminas, el tratamiento sintomático del prurito y el trasplante de hígado han mejorado en forma notable el resultado de estos niños.

EJERCICIOS DE REVISIÓN

PREGUNTAS

Caso

Un lactante varón a término, hijo de una madre de 32 años de edad gesta I, para I, sin factores de riesgo prenatales, pesó 2.27 kg en el momento del nacimiento. Fue evidente que tenía ictericia a las 24 horas, con una concentración de bilirrubina total de 4.5 mg/dL. Se permitió que el neonato fuera a casa con la recomendación de dar seguimiento estrecho. No se dio tal seguimiento y en la visita a las dos semanas de edad mostró un aumento apropiado de peso con alimentación al seno materno. La exploración física reveló que el bebé estaba alerta pero tenía ictericia.

1. ¿Cuál es el siguiente paso *más* apropiado?:
   a) Tranquilizar a la madre al decirle que todo está bien.
   b) Tranquilizar a la madre, pero obtener una concentración de bilirrubina total.
   c) Tranquilizar a la madre pero obtener una concentración de bilirrubina total y directa.
   d) Suspender el amamantamiento.

Respuesta

La respuesta es c). Si bien lo más probable es que la bilirrubina sea casi en su totalidad indirecta, la medición de la bilirrubina directa es importante para excluir enfermedad del hígado. La ictericia a las dos semanas de edad es anormal, aunque el lactante parezca estar bien. Es preciso tranquilizar a la madre acerca de los datos de la exploración física e informarle acerca de la probabilidad más alta de un proceso fisiológico. La concentración de bilirrubina total es importante, pero no excluye enfermedad hepática subyacente. En la ictericia por la leche materna, la suspensión del amamantamiento quizá dé lugar a una disminución de la bilirrubina total, pero no se recomienda debido a su interferencia con el proceso de lactancia.

2. La bilirrubina total fue de 7.0 mg/dL, y la bilirrubina directa fue de 1.1 mg/dL. ¿Cuál sería el paso siguiente?
   a) Efectuar frotis de sangre para buscar hemólisis.
   b) Efectuar pruebas de función hepática.
   c) Practicar ecografía del hígado.
   d) Prescribir supositorios de glicerina para el lactante.

Respuesta

La respuesta es b). La hiperbilirrubinemia directa siempre es anormal. Deben evaluarse las enzimas hepatocelulares séricas (alanina aminotransferasa y aspartato aminotransferasa), las enzimas biliares (fosfatasa alcalina) y los electrolitos séricos. Si bien la hemólisis propicia una concentración alta de bilirrubina, no causa hiperbilirrubinemia directa (bilirrubina directa ≥ 1.0 mg/dL). La ecografía es necesaria pero no como una prioridad, ayuda a excluir una lesión obstructiva o a confirmar su presencia, como un quiste del colédoco o una masa. Hay signos que sugieren atresia biliar, como vesícula biliar pequeña o ausente, o un signo de cordón triangular, pero incluso si no se observan es posible que persista este diagnóstico. Si bien es importante aumentar la excreción biliar, el grado de hiperbilirrubinemia del paciente en este punto es tal que no se requiere terapia.

3. Los resultados de los análisis de laboratorio mostraron que las concentraciones de alanina aminotransferasa y de aspartato aminotransferasa fueron más de dos veces el límite normal superior y que la concentración de fosfatasa alcalina fue de tres veces el límite normal superior. Se deben evaluar todas las opciones siguientes, excepto:
   a) Cloro en el sudor.
   b) Títulos de IgG contra TORCH.
   c) Concentraciones séricas de hormonas tiroideas.
   d) Anticuerpos contra hepatitis viral.

Respuesta

La respuesta es b). Si bien es importante hacer una evaluación para las diversas infecciones TORCH, lo más probable es que las concentraciones séricas de IgG a esta edad sean de origen materno. Es más apropiado verificar la concentración sérica de IgM para toxoplasma y rubéola, un urocultivo para citomegalovirus y cultivos para virus del herpes simple según sea apropiado. La fibrosis quística es una causa metabólica de colestasis y debe considerarse como parte del estudio, lo más probable es que la colestasis sea secundaria a una viscosidad aumentada de la bilis. El hipotiroidismo y el hipertiroidismo se asocian con hiperbilirrubinemia. Las pruebas tiroideas en suero forman parte del proceso de pruebas de detección estatales en Estados Unidos durante el periodo neonatal y los resultados pueden ser fácilmente revisados. Si las pruebas no están disponibles por alguna razón, éstas deben efectuarse. Es necesario medir anticuerpos IgM antihepatitis A, antígeno de superficie del virus de la hepatitis B (HBsAg, *hepatitis B surface antigen*), IgM contra antígeno central del virus de la hepatitis B y anticuerpos contra el virus de la hepatitis C. La medición de IgM contra hepatitis A busca excluir una infección aguda, mientras que la IgG quizá represente el estado de anticuerpos de la madre. En Estados Unidos todos los neonatos son inmunizados contra hepatitis B en el momento del nacimiento, pero si hay alguna duda al respecto, deben efectuarse pruebas serológicas. Los anticuerpos contra el virus de la hepatitis C son los propios del paciente o de origen materno. Si la prueba de anticuerpos resulta positiva, están indicados análisis adicionales para RNA del virus de la hepatitis C mediante reacción en cadena de la polimerasa después de un mes de edad.

4. El estudio de este niño resultó negativo; no mostró signos de enfermedad metabólica o infecciosa. La ecografía no mostró evidencia de obstrucción biliar. Los conductos biliares extrahepáticos y la vesícula biliar no se visualizaron, pero el lactante acababa de tomar un biberón. Se efectuó una gammagrafía con HIDA y mostró excreción nula de radionúclido hacia los intestinos en 24 horas. ¿Cuál es el paso siguiente?

a) Consultar a un cirujano pediátrico para efectuar intervención quirúrgica biliar.
b) Realizar una biopsia de hígado.
c) Suspender el amamantamiento.
d) Esperar y ver.

Respuesta
La respuesta es b). Con un resultado anormal en la gammagrafía con HIDA el siguiente paso es efectuar una biopsia hepática para buscar expansión del tracto portal y proliferación de conductos biliares, congruentes con obstrucción extrahepática. Si el estado de coagulación y de las plaquetas del paciente son normales o corregibles se obtiene una biopsia hepática percutánea relativamente sin riesgos; por lo demás, quizá se requiera una laparotomía abierta. Sin un dato patológico congruente con atresia biliar sería prematuro hacer que un cirujano practicara una portoenterostomía. Aun así, es importante mantener una línea de comunicación con el cirujano, porque el tiempo es esencial. Si se notifica al cirujano que se está evaluando a un niño que tal vez tenga atresia biliar quizá la intervención quirúrgica se realice a la brevedad posible. En el pasado algunos médicos recomendaban la suspensión del amamantamiento, de modo que pudiera suministrarse una fórmula alta en triglicéridos de cadena media (cuya absorción no requiere bilis), pero esto no es indispensable mientras el niño consiga absorber un

número suficiente de calorías y continúe aumentando de peso y creciendo. Hay cierta preocupación respecto a que las fórmulas excesivamente altas en triglicéridos de cadena media propicien una deficiencia de ácidos grasos esenciales (los ácidos grasos esenciales son triglicéridos de cadena larga). Es inapropiado ver y esperar, porque los lactantes evolucionan mejor después de una portoenterostomía cuando se les practica intervención quirúrgica temprana.

5. Se practicó una portoenterostomía, el lactante empezó a defecar heces de color verde y hubo una disminución notoria de la ictericia. ¿Qué sería *más* apropiado decir a la familia?

a) Las vitaminas en su fórmula deben ser más que suficientes.
b) Es posible que el hígado siga inflamado, incluso con excreción inicial, de modo que se necesitará seguimiento estrecho.
c) Las inmunizaciones se deben suspender debido a la enfermedad hepática del paciente.
d) Los resultados esperados son crecimiento inadecuado y retraso del desarrollo.

Respuesta
La respuesta es b). Debido a la naturaleza de la enfermedad, que es un proceso inflamatorio progresivo, además de complicaciones como episodios de colangitis repetidos, el daño hepático persiste y en el futuro quizás sea necesario un trasplante de hígado. Si continuara la colestasis el lactante debe recibir vitaminas liposolubles (vitaminas A, D, E y K) suplementarias. A menudo se administra un suplemento mayor que la ingesta diaria recomendada a fin de compensar absorción inadecuada. Los pacientes con enfermedad del hígado deben recibir todas las inmunizaciones necesarias, en especial las vacunas contra hepatitis A y B. La vacunación tiene importancia especial si el trasplante de hígado se hace necesario, porque en la actualidad no se recomienda administración de vacunas vivas después de trasplante de hígado. Con vigilancia estrecha, es factible apoyar al crecimiento por medio de ingreso calórico adicional, con una fórmula concentrada o incluso alimentación nasogástrica. Es poco probable que ocurra retraso del desarrollo, en especial si se vigilan de manera estrecha el estado nutricional y la suplementación de vitaminas liposolubles del lactante.

6. Los padres de este bebé están interesados en tener más hijos, y solicitan información acerca del riesgo para la progenie futura; la *mejor* respuesta de usted sería:

a) La herencia de esta enfermedad es autosómica dominante, de modo que el riesgo de tener otro bebé afectado es de 50%.
b) La herencia de esta enfermedad es autosómica recesiva, de modo que su riesgo de tener otro bebé afectado es de uno en cuatro.
c) La enfermedad se transmite por infección materna, de modo que la mejor protección es que la madre evite todos los contactos enfermos.
d) La enfermedad no es hereditaria, de modo que el riesgo para lactantes futuros es el mismo que el que se observa en la población general.

Respuesta
La respuesta es d). Ningún patrón de herencia específico se asocia con atresia biliar extrahepática, se cree que se ori-

gina por un agente infeccioso o una toxina, no identificado, o por un fenómeno adverso *in utero* que afecta la formación de la placa ductal. La herencia de la enfermedad de Gilbert es autosómica dominante con penetrancia incompleta. Los síndromes de Crigler-Najjar (tipos I y II) se heredan en un patrón autosómico recesivo, y la deficiencia de α_1-antitripsina, en un patrón autosómico-codominante. Si bien se dispone de datos para apoyar una posible causa infecciosa (modelos nuevos en animales) o una toxina en la atresia biliar, no se han identificado factores específicos ni factor de riesgo materno alguno. Decir a la madre que evite todos los contactos enfermos le generaría ansiedad indebida y quizá tendría un efecto adverso sobre su embarazo.

LECTURAS RECOMENDADAS

Balistreri WF, Bezerra JA. Whatever happened to "neonatal hepatitis"? *Clin Liver Dis* 2006;10:27–53.

Bassett MD, Murray KF. Biliary atresia: recent progress. *J Clin Gastroenterol* 2008;42:720–729.

Benchimol EI, Walsh CM, Ling SC. Early diagnosis of neonatal cholestatic jaundice: Test at 2 weeks. *Can Fam Physician* 2009;55:1184–1192.

Brumbaugh D, Mack C. Conjugated hyperbilirubinemia in children. *Pediatr Rev* 2012;33:291–302.

Chardot C, Carton M, Spire-Bendelac N, et al. Is the Kasai operation still indicated in children older than 3 months diagnosed with biliary atresia? *J Pediatr* 2001;138:224–228.

D'Alessandro AM, Knechtle SJ, Chin LT, et al. Liver transplantation in pediatric patients: twenty years of experience at the University of Wisconsin. *Pediatr Transplant* 2007;11:661–670.

Gottesman LE, Del Vecchio MT, Aronoff SC. Etiologies of conjugated hyperbilirubinemia in infancy: a systematic review of 1692 subjects. *BMC Pediatr* 2015;15:192.

Kaufman SS, Murray ND, Wood RP, et al. Nutritional support for the infant with extrahepatic biliary atresia [Review]. *J Pediatr* 1987; 110:679–686.

Kianifar HR, et al. Accuracy of hepatobiliary scintigraphy for differentiation of neonatal hepatitis from biliary atresia: systematic review and meta-analysis of the literature. *Pediatr Radiol* 2013;43:905–919.

Lang T, et al. Alpha-1-antitrypsin deficiency in children: liver disease is not reflected by low serum levels of alpha-1-antitrypsin—a study on 48 pediatric patients. *Eur J Med Res* 2005;10:509–514.

Mitchell ML, Hsu HW, Sahai I. Changing perspectives in screening for congenital hypothyroidism and congenital adrenal hyperplasia. *Curr Opin Endocrinol Diabetes Obes* 2014;21:39–44.

Poupon R, Chazouilleres O, Poupon RE. Chronic cholestatic diseases [Review]. *J Hepatol* 2000;32:129–140.

Russo P, et al. Design and validation of the biliary atresia research consortium histologic assessment system for cholestasis in infancy. *Clin Gastroenterol Hepatol* 2011;9:357–362.e2.

Setchell KD, Heubi JE. Defects in bile acid biosynthesis—diagnosis and treatment. *J Pediatr Gastroenterol Nutr* 2006;43(suppl 1):S17–S22.

Shneider BL. Genetic cholestasis syndromes. *J Pediatr Gastroenterol Nutr* 1999;28:124–131.

Sokol RJ, Treem WR. Mitochondria and childhood liver diseases. *J Pediatr Gastroenterol Nutr* 1999;28:4–16.

Volpert D, White F, Finegold MJ, et al. Outcome of early hepatic portoenterostomy for biliary atresia. *J Pediatr Gastroenterol Nutr* 2001; 32:265–269.

Capítulo 9

Enfermedades comunes de la mucosa y luz gastrointestinales

Kadakkal R. Radhakrishnan

ENFERMEDAD CELIACA

La enfermedad celiaca, también llamada enteropatía sensible al gluten o celiaquía, es una intolerancia intestinal permanente a la proteína del trigo gliadina, y proteínas relacionadas, en la dieta. Este padecimiento sólo ocurre en individuos que tienen susceptibilidad genética.

Datos epidemiológicos

En Estados Unidos, la incidencia reportada de enfermedad celiaca usando positividad persistente para anticuerpos inmunoglobulina A (IgA, *immunoglobulin A*) contra transglutaminasa es de 1 por cada 104 individuos, y de 1 por cada 105 cuando se usan anticuerpos IgA antiendomisiales para detectar esta alteración. En Suecia, la incidencia varía desde 1 por cada 77 individuos hasta 1 por cada 285; en Finlandia, la incidencia de enfermedad celiaca probada con biopsia es de 1 por cada 99 individuos. El padecimiento en general es poco común en Asia y África, aunque la incidencia más alta de la enfermedad mediante métodos serológicos se reportó en África subsahariana en 1 por cada 60 individuos.

La enfermedad celiaca se asocia con otros padecimientos, entre ellos:

- Diabetes tipo 1 (7% de los pacientes tiene enfermedad celiaca).
- Síndrome de Down (hasta 7% tiene enfermedad celiaca).
- Hipotiroidismo (20% de los pacientes con enfermedad celiaca quizá tenga hipotiroidismo).
- Linfoma de células T del intestino (el riesgo relativo es de tres en pacientes con enfermedad celiaca).

Patogenia

Se cree que la patogenia de la enfermedad celiaca depende de tres componentes (**Fig. 9-1**):

- Susceptibilidad genética (HLA-DQ2 y DQ8 se observan en más de 90% de los individuos con enfermedad celiaca, pero estos mismos genes también están presentes en 30% de los sujetos de raza blanca que no tienen la enfermedad).
- Exposición a proteínas incriminatorias, en especial gliadina.
- Respuesta inflamatoria mediada por células T en el intestino delgado, que causa inflamación y cambio de la mucosa en individuos que tienen susceptibilidad genética.

Factores de la dieta

Los tres cereales principales que están implicados en la enfermedad celiaca caen bajo la tribu *Triticeae* e incluyen los siguientes:

- Trigo (gliadina).
- Cebada (hordeína).
- Centeno (secalina).

La avena, que se considera parte de la tribu *Avenae*, rara vez activa enfermedad celiaca, está implicada en una pequeña fracción de los pacientes. Todas estas proteínas muestran similitud estructural; los últimos 33 aminoácidos son resistentes a digestión. Se cree que esta secuencia de aminoácidos es la secuencia estimulante de la inflamación.

Manifestaciones clínicas

Las manifestaciones *clásicas* de la enfermedad celiaca son:

- Falta de crecimiento y desarrollo.
- Heces sueltas y/o diarrea.

Sin embargo, una presentación *más común* es un paciente *asintomático* que se identifica incidentalmente por medio de investigación serológica. La deficiencia de hierro resistente a tratamiento en *adultos* es una manifestación común de la enfermedad celiaca.

Las presentaciones *poco comunes* de la enfermedad celiaca son:

- Estreñimiento.
- Osteoporosis.

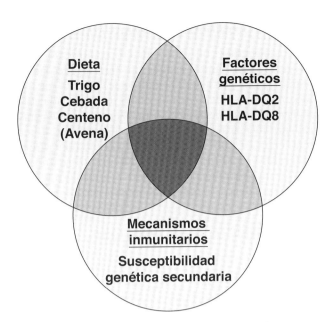

Figura 9-1 Esquema que muestra la relación entre los tres componentes que se cree son importantes en la patogenia de la enfermedad celiaca.

- Deficiencia de vitaminas liposolubles.
- Aumento de transaminasas.
- Depresión.
- Dermatitis herpetiforme.

Diagnóstico

El *diagnóstico definitivo* se establece mediante endoscopia y biopsia del intestino delgado en el entorno clínico apropiado. Los cambios en el intestino delgado son atrofia subtotal a total de las vellosidades, e incremento de la infiltración por células redondas.

Los métodos serológicos de diagnóstico son:

- IgA contra transglutaminasa (TTG, *tissue transglutaminase*) tisular: la sensibilidad es de más de 90%, y la especificidad mayor de 95%.
- Anticuerpos IgA antiendomisiales: sensibilidad mayor de 95% y especificidad de más de 98%.
- Anticuerpos IgG e IgA contra gliadina: tasa de positividad falsa relativamente alta (especificidad baja).

Cuando se investiga enfermedad celiaca se recomienda medición de la concentración total de IgA, dada la incidencia alta de deficiencia de IgA en la población general.

El anticuerpo contra gliadina deaminada (IgA) tiene sensibilidad y especificidad similares a las de los anticuerpos contra endomisio y transglutaminasa. Por ende, añadir anticuerpos contra gliadina deaminada al panel quizá no produzca beneficios adicionales en los análisis para diagnosticar enfermedad celiaca.

Pruebas genéticas

Los genes *HLA-DQ2* y *DR8* se encuentran en 30% de la población caucásica, pero solo 3% de estos individuos presenta enfermedad celiaca. Un resultado positivo de la prueba para uno u otro gen, o para ambos, no supone el diagnóstico de enfermedad celiaca, pero aumenta el riesgo.

- *HLADQ2* homocigoto: riesgo 30 veces más alto de enfermedad celiaca que en la población general.
- *HLADR8* homocigoto: riesgo 10 veces más alto para enfermedad celiaca.
- *HLADQ2/HLADR8*: riesgo 14 veces más alto para enfermedad celiaca.

Los pacientes con riesgo genético más alto quizá tengan que ser vigilados con pruebas para anticuerpos propios de enfermedad celiaca a fin de evaluar si existe esta última, lo anterior debe basarse en el juicio clínico y se pondrá en práctica después de una plática con la familia.

La negatividad para *HLADQ2* y *DR8 en esencia* excluye enfermedad celiaca y ese es el aspecto más beneficioso de esta prueba.

Reviste importancia recordar otras enfermedades que causan atrofia de las vellosidades, entre ellas:

- Enfermedad de Crohn grave.
- Estados de inmunodeficiencia mediada por células, congénita y adquirida.
- Enteritis por radiación.
- Alergia grave a la proteína de la leche de vaca.
- Infección por *Giardia*.

Tratamiento

El tratamiento definitivo para enfermedad celiaca consta de institución completa y de por vida de una dieta libre de gluten. Se recomienda a los pacientes no compartir utensilios de cocina a fin de evitar el riesgo de contaminación; están indicados estudios serológicos de seguimiento de anticuerpos antiendomisiales de preferencia cada seis meses a fin de evaluar la respuesta a la dieta y el apego a las indicaciones; es posible reintroducir la avena después de seis meses de una dieta libre de gluten estricta. En pacientes con enfermedad celiaca se deben obtener anualmente una biometría hemática completa y paneles metabólicos, y cada 2 a 3 años densidades óseas a partir de los 10 años de edad.

FIBROSIS QUÍSTICA Y SISTEMA GASTROINTESTINAL

La fibrosis quística (CF, *cystic fibrosis*) es la enfermedad genética más común que afecta el páncreas. La prevalencia de CF es de 1 por cada 2 500 sujetos de raza blanca, 1 por cada 15 000 afroamericanos, y 1 por cada 100 000 asiáticos.

Patogenia

La CF se origina por mutaciones que afectan el gen regulador de la conductancia transmembrana de la CF (CFTR). Se han reportado más de 1 400 mutaciones en el gen *CFTR*, pero solo 10 de ellas causan 90% de la enfermedad. La mutación más común es delta 508 homocigota y explica 70% del padecimiento. De los niños con mutaciones delta 508 homocigota, 99% tiene insuficiencia pancreática hacia el año de edad; 70% de los niños con mutaciones delta 508 compuestas tiene insuficiencia pancreática hacia el año de edad.

Insuficiencia pancreática

Los pacientes con CF no tratada a menudo tienen heces grasosas debido a malabsorción de grasa. La malabsorción grave propicia falta de crecimiento y desarrollo, e hipoalbuminemia. Las deficiencias de vitaminas liposolubles y sus consecuencias en la CF son:

- Vitamina E: hemólisis y ataxia.
- Vitamina K: coagulopatía.
- Vitamina A: ceguera nocturna, xerosis de la córnea y de la conjuntiva.

Los pacientes en ocasiones compensan la malabsorción con una ingestión aumentada de proteína, carbohidratos y grasa; sin embargo, los pacientes con CF a menudo se descompensan cuando la ingestión disminuye como resultado de infecciones intercurrentes.

Otras manifestaciones gastrointestinales

Se observa íleo meconial en 10 a 20% de los recién nacidos con CF que se presentan con síntomas de malabsorción. Los niños de mayor edad con CF se presentan con manifestaciones causadas por síndrome de obstrucción intestinal distal. La enfermedad por reflujo gastroesofágico (GERD, *gastroesophageal reflux disease*) así como la hipersecreción de ácido gástrico son bastante comunes y se observan hasta en 40% de los pacientes. El prolapso rectal es una presentación bien reconocida de la CF. La colonopatía fibrosante es una complicación yatrogénica de la CF; ocurre por suplementación de lipasa de más de 20 000 IU/kg.

Enfermedad hepática relacionada con fibrosis quística

La esteatosis hepática es la anormalidad más común del hígado en pacientes con CF y se manifiesta en alrededor de 60%. Hay colestasis neonatal en 5% de los pacientes, mientras que son bien reconocidas la ictericia neonatal y la enfermedad hemorrágica de inicio tardío. La cirrosis biliar focal, que a menudo no genera datos clínicos específicos, se observa en 10% de los pacientes con CF a los tres meses de edad y la incidencia aumenta a 70% en adultos jóvenes. En 5% de los pacientes con CF sobreviene cirrosis biliar multilobulillar y llega a evolucionar hacia hipertensión portal.

Evaluación de pacientes con fibrosis quística

La evaluación gastrointestinal de pacientes con sospecha de CF o con CF probada comprende:

- Análisis de cloro en el sudor y de mutación.
- Estimación de la grasa fecal 72 (y una vez al año).
- Estimación liposoluble (y una vez al año).
- Ecografía del abdomen (y una vez al año).
- Evaluación nutricional (cada seis meses).

Manejo de problemas gastrointestinales

Todos los pacientes con CF requieren seguimiento clínico estrecho; es importante asegurar un ingreso adecuado de calorías para estos pacientes. El ingreso de energía debe ser de alrededor de 120% de la ingesta diaria recomendada (RDA, *recommended daily allowance*), con 40% como ácidos grasos de cadena larga. Se recomienda que la ingestión de proteína se mantenga en 100% de la RDA. La suplementación de enzimas debe ser entre 5 000 a 10 000 por kilogramo para lipasa. La suplementación de vitaminas liposolubles (A, D, E, K) debe ser de 5 a 10 veces la RDA para dichas vitaminas.

INTOLERANCIA A LA LACTOSA

La intolerancia a la lactosa es la entidad prototipo para la malabsorción originada por una falta de enzimas del borde en cepillo. La intolerancia a la lactosa se origina por deficiencia o inactividad de enzima lactasa/florizina. La mayoría de los asiáticos y de los nativos americanos, 80% de los afroamericanos y 30 a 50% de los sujetos de raza blanca son intolerantes a la lactosa. La intolerancia primaria a la lactosa es rara; las manifestaciones comunes son acumulación de gas, meteorismo y diarrea. Las mujeres por lo general son más sintomáticas que los varones. Asimismo, los síntomas se hacen más evidentes con la edad.

Diagnóstico

La intolerancia a la lactosa se diagnostica con una prueba de hidrógeno en aire espirado con el uso de lactosa. La dosis de lactosa en esta prueba es de 50 g, que es equivalente a cuatro tazas de leche. Los pacientes soplan hacia el aparato cada 15 minutos. Un aumento del H_2 en el aire espirado mayor de 20 ppm confirma el diagnóstico; esta prueba resulta positiva en 90% de los pacientes con dicha intolerancia. Los pacientes deben ayunar 6 horas antes de la prueba y abstenerse de tomar antibióticos en el transcurso de 10 días antes de la prueba.

Intolerancia secundaria a la lactosa

La hipolactasia primaria nunca debe diagnosticarse antes de los cinco años de edad. Los menores de cinco años quizá tienen intolerancia secundaria a la lactosa, originada por:

- Gastroenteritis por rotavirus u otros estados posinfecciosos.
- Enfermedad celiaca.
- Enfermedad de Crohn.
- Inmunodeficiencia.

Deficiencia congénita de lactasa

La deficiencia congénita de lactasa es muy rara; los neonatos alimentados al seno materno que la padecen presentan diarrea profusa durante el periodo de recién nacidos. Las heces son positivas para sustancias reductoras. Esta deficiencia es más común en Escandinavia. El diagnóstico se efectúa al eliminar la lactosa de la dieta.

ENFERMEDADES EOSINOFÍLICAS DEL SISTEMA GASTROINTESTINAL

Los eosinófilos, presentes en el tracto gastrointestinal *in utero*, normalmente residen ahí. Quizá estén involucrados en el desarrollo gastrointestinal y se cree que desempeñan un papel importante en la defensa del huésped contra infecciones parasitarias. Además sirven como células presentadoras de antígeno a células T.

Esofagitis eosinofílica

La esofagitis eosinofílica (EE, *eosinophilic esophagitis*) primaria puede ser una enfermedad atópica, no atópica o familiar (10%). Se cree que por lo general representa una respuesta adversa a un antígeno en la dieta. También ocurre como parte del espectro de gastroenteritis eosinofílica (EG, *eosinophilic gastroenteritis*).

Se desconoce la incidencia precisa de EE, aunque ocurre en alrededor de 3.5% de los niños con GERD y 7% de los niños con esofagitis. Además, la EE está presente en 20% de los pacientes con disfagia y en 50% de aquéllos con disfagia inexplicable. En 70 a 95% de los niños que no muestran respuesta a los inhibidores de la bomba de protones hay EE y existe un notorio predominio en varones.

Las características clínicas de la EE son disfagia, vómito y dolor (dolor torácico, epigástrico y/o abdominal). La impacción de alimentos es una presentación común.

Los datos endoscópicos en la EE son surcos, líneas verticales y corrugación; es factible observar en el esófago anillos de aspecto parecido al de la mucosa traqueal. En pacientes con EG suelen observarse placas blanquecinas adherentes que son abscesos cargados de eosinófilos; rara vez se aprecian estrecheces. Una respuesta a la dietoterapia de evitación de antígeno específico apoya el diagnóstico de EE atópica.

Gastroenteritis eosinofílica

Es un término que se designa para hacer referencia a la inflamación eosinofílica del estómago y el intestino delgado, aunque la designación de enfermedades gastrointestinales eosinofílicas (EGID, *eosinophilic gastrointestinal disorders*) se refiere a un amplio espectro de inflamación eosinofílica de uno o más sitios gastrointestinales, incluso esofagitis, gastritis, enteritis y colitis. Un antecedente de enfermedades alérgicas es común en pacientes que tienen EG primaria, aunque las causas secundarias, en especial infecciones parasitarias, quizá causen inflamación eosinofílica.

Los datos clínicos de la EG llegan a incluir:

- Falta de crecimiento y desarrollo.
- Dolor abdominal.
- Irritabilidad.
- Falta de motilidad gástrica.
- Náuseas, vómito y diarrea.
- Disfagia.
- Anemia microcítica.
- Enteropatía perdedora de proteína.

El estudio inicial para EG incluye interrogatorio y exploración física completos, cuantificación de IgE, y velocidad de sedimentación globular. En pacientes seleccionados se consideran pruebas cutáneas y prueba radioalergoabsorbente (RAST, *radioallergosorbent test*) para antígenos alimentarios comunes. Debe realizarse una búsqueda de infecciones parasitarias. Por último, en algunos pacientes cabe efectuar esofagogastroduodenoscopia y colonoscopia.

El tratamiento de la EE y de la EG comprende:

- Fluticasona o budesonida deglutida para pacientes con EE moderada.
- Periodos de tratamiento breves (2 a 3 semanas) con esteroides sistémicos para EG y para EE grave (estrecheces o falta de respuesta a la fluticasona o la budesonida).
- Periodo de tratamiento de prueba con dieta elemental y eliminación de constituyentes de la dieta en pacientes seleccionados con EE y EG.
- Anticuerpo contra IL-5 (mepolizumab) para pacientes con enfermedad muy grave y que no están mostrando respuesta a las opciones de tratamiento anteriores.

EJERCICIOS DE REVISIÓN

PREGUNTAS

1. Una niña de raza blanca de 19 meses de edad ha perdido peso desde el percentil 50 hasta el 5 desde los 10 meses de edad. Muestra apetito disminuido, se ha tornado más irritable, y tiene 3 a 4 defecaciones sueltas al día. Los datos notorios en la exploración física son abdomen protuberante y pliegues laxos de piel en los brazos y los muslos. Una biometría hemática completa muestra anemia microcítica hipocrómica y resultados normales de la velocidad de sedimentación globular, la proteína C reactiva y el panel metabólico completo. El examen general de orina y el *Hemoccult* de las heces resultan negativos. ¿Cuál es el diagnóstico más probable?

- **a)** Alergia a la proteína de la leche de vaca.
- **b)** Enfermedad celiaca.
- **c)** Colitis ulcerosa.
- **d)** Inmunodeficiencia.
- **e)** Ascariasis.
- **f)** Todas las anteriores.

Respuesta

La respuesta es b). La enfermedad celiaca es una de las causas más comunes de falta de crecimiento y desarrollo en el mundo occidental; ocupa el segundo lugar solo después de la ingestión nutricional baja. Los síntomas empiezan después de la introducción de alimentos de destete que contienen gluten en la dieta del niño. La presentación de la niña en este escenario es clásica para enfermedad celiaca. La colitis ulcerosa es menos probable dadas la edad y la ausencia de sangre en las heces; es poco común que la alergia a la proteína de la leche de vaca persista más allá de los 12 meses. En general es poco común que una inmunodeficiencia celular se manifieste a esta edad y la ascariasis rara vez se presenta de esta manera.

2. Un lactante varón de dos meses presenta irritabilidad durante menos de un día y más tarde presenta crisis convulsiva generalizada. Inicia tratamiento para sepsis y una tomografía computarizada de la cabeza que muestra una hemorragia en el lóbulo parietal derecho. El paciente requirió intervención quirúrgica al tercer día de vida por íleo meconial. El paciente tuvo una hiperbilirrubinemia conjugada leve (4.8/2.7); aspartato aminotransferasa (AST, *aspartate aminotransferase*), 202; alanina aminotransferasa (ALT, *alanine aminotransferase*), 313; tiempo de protrombina (PT, *prothrombin time*), 39 segundos, y tiempo parcial de tromboplastina (PTT, *partial thromboplastin time*), 42 segundos. ¿Cuál es la prueba más útil para confirmar el diagnóstico?

    a) Valoración de factor V.
    b) Gammagrafía con HIDA.
    c) Cloro en el sudor.
    d) Ecografía del abdomen.
    e) Estimación de la grasa en heces de 72 horas.

Respuesta
La respuesta es c). La CF es una causa reconocida de enfermedad hemorrágica del recién nacido de inicio tardío. En este paciente, el antecedente de íleo meconial es un indicio para el diagnóstico. Un 5% de los pacientes con CF tiene ictericia colestásica en el momento del nacimiento.

3. Durante rondas de enseñanza, usted se encuentra con un paciente con diarrea por rotavirus, el cual sigue teniendo diarrea durante 10 días después del inicio. Usted dice a los residentes que la diarrea es secundaria a malabsorción debida a pérdida de las células que revisten las vellosidades. Un residente le pregunta cuánto tiempo se requeriría para la recuperación de las células intestinales promedio; la mejor respuesta es:

    a) 1 día.
    b) 2 a 3 semanas.
    c) 3 a 5 días.
    d) 1 a 2 meses.
    e) 8 a 10 días.

Respuesta
La respuesta es c).

4. Un varón de raza blanca de 14 años ha tenido problemas para deglutir, durante dos años de evolución. Hoy tiene dificultades para manejar sus secreciones después de comer un bistec y afirma que "está atorado"; tuvo un evento similar hace un año. El paciente por lo demás está sano excepto por alergia estacional leve. Niega antecedente de "pirosis". El diagnóstico más probable es:

    a) Anomalía congénita del esófago.
    b) Masa mediastínica.
    c) Estenosis mitral.
    d) EE.
    e) GERD con estrechez.
    f) Funcional.

Respuesta
La respuesta es d). El antecedente de alimento "atorado" es una presentación clásica de EE.

5. Un niño de 11 años con fibrosis quística presenta esteatorrea y pérdida de peso. Sus padres señalan que el paciente no se ha apegado a su régimen de enzimas antes de las comidas. Como parte de la evaluación, usted solicita concentraciones de vitaminas liposolubles, y encuentra que la concentración de vitamina A es muy baja. ¿Cuál sería el síntoma/signo más temprano de deficiencia de vitamina A?

    a) Dificultad con la marcha.
    b) Piel seca.
    c) Visión doble.
    d) Ceguera nocturna.
    e) Formación fácil de equimosis.

Respuesta
La respuesta es d). La ceguera nocturna es el dato más temprano de la deficiencia de vitamina A. Los otros datos de deficiencia de vitamina A son xerosis conjuntival, queratomalacia y manchas de Bitot.

6. Una niña de dos años que tiene síndrome de Down ha tenido diarrea durante cinco meses, y también tiene lentificación del aumento de peso. Tiene 4 a 6 evacuaciones sueltas diario, sin hematoquecia. La biometría hemática completa muestra hemoglobina de 8.2 g/dL y volumen corpuscular medio (MCV, *mean corpuscular volume*) de 66 fL, con recuentos normales de leucocitos y plaquetas. Un panel metabólico básico, proteína C reactiva y velocidad de sedimentación globular resultan normales. La prueba que ayudará a establecer *mejor* la causa de los síntomas de la paciente es:

    a) TSH.
    b) Examen de heces para buscar *Giardia*.
    c) RAST de IgE para alérgenos alimentarios comunes.
    d) Colonoscopia.
    e) Estudio serológico celiaco.

Respuesta
La respuesta es e). Esta niña probablemente tiene enfermedad celiaca con base en su predisposición (síndrome de Down) y sus síntomas.

LECTURAS RECOMENDADAS

Khan S, Orenstein SR. Eosinophilic gastroenteritis. *Gastroenterol Clin North Am* 2008;37:333–348.

National Institutes of Health Consensus Development Conference Statement on Celiac Disease, June 28–30, 2004. *Gastroenterology* 2005;128(4 suppl 1):S1–S9.

North American Society for Pediatric Gastroenterology. Guideline for the Diagnosis and Treatment of Celiac Disease in Children: Recommendations of the North American Society for Pediatric Gastroenterology, Hepatology and Nutrition. *J Pediatr Gastroenterol Nutr* 2005;40:1–19.

Putnam PE. Eosinophilic esophagitis in children: clinical manifestations. *Gastroenterol Clin North Am* 2008;37:369–381.

Rubio-Tapia A, Hill ID, Kelly CP, et al. ACG Clinical Guidelines: diagnosis and management of celiac disease. *Am J Gastroenterol* 2013; 108(5):656–676.

Wyllie R, Hyams J, Kay M, eds. *Pediatric gastrointestinal and liver disease: pathophysiology, diagnosis, management*, 4th ed. Philadelphia, PA: Saunders, 2011.

Capítulo 10

SIMULACIÓN DEL EXAMEN DE CERTIFICACIÓN: Gastroenterología

Lori Mahajan

PREGUNTAS

1. Mencione la anormalidad hematológica *más* probable que sobrevendría por alimentar a un lactante exclusivamente con leche de cabra.

 a) Trombocitosis.
 b) Anemia por deficiencia de hierro.
 c) Anemia por deficiencia de folato.
 d) Anemia por deficiencia de vitamina B_{12}.
 e) Neutropenia.

Respuesta

La respuesta es c). Si bien tiene composición similar a la de la leche de vaca, la leche de cabra es muy baja en ácido fólico. Los lactantes alimentados exclusivamente con leche de cabra son susceptibles a anemia megaloblástica originada por deficiencia de folato.

2. Una dieta vegetariana estricta (excluyendo huevos y productos lácteos) para un niño de corta edad es probable que lleve a una deficiencia de:

 a) Vitamina B_1.
 b) Vitamina B_{12}.
 c) Vitamina C.
 d) Vitamina D.
 e) Vitamina E.

Respuesta

La respuesta es b). Los vegetarianos que consumen huevos se conocen como *ovovegetarianos*, los que consumen productos lácteos se les llama *lactovegetarianos*, y los que consumen ambos se llaman *ovolactovegetarianos*. Los vegetarianos que no consumen huevos ni productos lácteos se llaman *veganos*. Esta dieta casi no contiene vitamina B_{12}; por ende, los veganos tienen riesgo alto de presentar un estado de deficiencia. Las madres veganas que amamantan deben recibir vitamina B_{12} suplementaria a fin de prevenir la aparición de acidemia metilmalónica en sus lactantes. (La adenosilcobalamina, un metabolito de la vitamina B_{12}, sirve como una coenzima en el metabolismo del ácido metilmalónico. Por ende, la deficiencia de vitamina B_{12} propicia acidemia metilmalónica que se caracteriza por cetosis, acidosis, anemia, neutropenia, trombocitopenia, hiperamonemia, coma y muerte.)

3. Un niño de tres años que se encuentra en el estado posterior al procedimiento de Kasai por atresia biliar a las 12 semanas de edad, presenta irritabilidad, prurito y torpeza crecientes, de un mes de evolución. Los registros indican que no ha ganado peso durante los últimos seis meses. El examen revela una marcha con base amplia, agrandamiento tanto del hígado como del bazo, y reflejos tendinosos profundos disminuidos en todas las extremidades. ¿Cuál deficiencia de nutriente *más* probablemente explica estos síntomas y signos?

 a) Vitamina A.
 b) Vitamina B_{12}.
 c) Vitamina D.
 d) Vitamina E.
 e) Cinc.

Respuesta

La respuesta es d). La vitamina E (α-tocoferol) es un antioxidante liposoluble que se encuentra en la leche y en una amplia variedad de alimentos. Sólo se necesita suplementación en estados específicos, como en lactantes pretérmino que muestran absorción inadecuada y en enfermedades clínicas que causan malabsorción de grasa (atresia biliar, fibrosis quística, insuficiencia pancreática, síndrome de intestino corto). Las manifestaciones clínicas de deficiencia de vitamina E son degeneración neurológica progresiva, como ataxia cerebelosa, neuropatía periférica, anormalidades de la columna posterior con pérdida de los reflejos tendinosos profundos y debilidad.

4. Un recién nacido a término presenta vómito bilioso poco después del nacimiento. El embarazo de la madre se complicó por polihidramnios. Los datos físicos sugieren trisomía 21. En el examen, el abdomen del recién nacido está blando y no distendido. ¿Cuál es el diagnóstico *más* probable?

a) Estenosis pilórica.
b) Vólvulo del intestino medio.
c) Enfermedad de Hirschsprung.
d) Duplicación ileal.
e) Atresia duodenal.

Respuesta

La respuesta es e). El vómito bilioso sin distensión abdominal es la presentación más característica de obstrucción duodenal congénita. La incidencia relativa de diversas formas de este padecimiento es atresia duodenal en 42%, páncreas anular en 33% y diafragma duodenal en 23% de los neonatos. Hay síndrome de Down hasta en 30% de los lactantes con atresia duodenal. Ocurre polihidramnios en aproximadamente 50% de los embarazos en los cuales hay obstrucción duodenal congénita; esto sucede porque la obstrucción intestinal alta evita la absorción normal de líquido amniótico en la parte distal del intestino delgado. El dato radiográfico de distensión notoria del estómago y primera porción del duodeno sin aire en el intestino distal se conoce como el *signo de la doble burbuja* y es patognomónico de atresia duodenal **(Fig. 65-3)**.

La estenosis pilórica por lo general no está presente en el momento del nacimiento, pero se presenta entre las tres semanas y los cinco meses de edad. En esta enfermedad, el vómito es no bilioso y la obstrucción es proximal a la segunda porción del duodeno, donde la bilis entra a la luz del intestino. Un vólvulo del intestino medio por lo general tampoco está presente en el momento del nacimiento; esto siempre debe considerarse en el diagnóstico diferencial de cualquier lactante que primero evoluciona bien durante varios días a varios meses de vida y después presenta vómito bilioso. La enfermedad de Hirschsprung en ocasiones se presenta con vómito bilioso; sin embargo, habría notoria distensión del abdomen debido a la ubicación distal de la obstrucción. Por la misma razón, la presentación no es congruente con duplicación ileal; como tal, una obstrucción distal daría lugar a distensión abdominal importante. El íleon es la ubicación más común para quiste de duplicación gastrointestinal (GI, *gastrointestinal*). La presentación por lo general ocurre durante la niñez o la adultez.

5. Un lactante varón de dos semanas alimentado exclusivamente al seno materno es llevado a la sala de urgencias con vómito bilioso y distensión abdominal. Los padres reportan que el niño había estado un poco irritable, con ingestión disminuida durante las 12 horas precedentes. No ha defecado hoy, aunque antes había defecado con normalidad. ¿Cuál es el diagnóstico *más* probable?

a) Vólvulo del intestino medio.
b) Enfermedad de Hirschsprung.
c) Sepsis.
d) Alergia a la proteína de la leche.
e) Gastroenteritis viral.

Respuesta

La respuesta es a). La malrotación intestinal es una anomalía congénita que ocurre en alrededor de 1 de cada 500 nacidos vivos; se produce por fracaso de la rotación en dirección contraria a la de las manecillas del reloj, de 270°, normal, del intestino medio alrededor de la arteria mesentérica superior durante el desarrollo fetal. Los síntomas pueden ser intermitentes y crónicos, o agudos y desastrosos. Alrededor de 50% de los lactantes con esta enfermedad presentará síntomas durante el primer mes, mientras que 90% se hará sintomático en el transcurso del primer año de vida. El vómito es el signo de presentación más común y es bilioso en más de 80% de los pacientes. La mejor prueba diagnóstica es una serie gastrointestinal alta. Dado que la malrotación intestinal con vólvulo del intestino medio en ocasiones conduce con rapidez a isquemia intestinal irreversible y muerte, todo individuo en quien se sospeche esta anomalía clínica debe ser objeto de un estudio gastrointestinal alto de inmediato.

6. Un recién nacido a término presenta vómito bilioso y distensión abdominal en el primer día de vida. Todavía no ha habido expulsión de meconio. El embarazo se complicó por diabetes mellitus materna dependiente de insulina. En el examen, el abdomen del recién nacido muestra distensión notoria, pero no hipersensibilidad. El examen rectal resulta normal. ¿Cuál es el diagnóstico *más* probable?

a) Malrotación intestinal con vólvulo.
b) Síndrome del hemicolon izquierdo hipoplásico.
c) Íleo meconial.
d) Atresia yeyunal.
e) Enfermedad de Hirschsprung.

Respuesta

La respuesta es b). Los lactantes de madres con diabetes mellitus dependiente de insulina tienen aumento hasta de ocho veces el riesgo de malformación congénita en comparación con los hijos de madres sin esta enfermedad. Las malformaciones gastrointestinales asociadas incluyen al síndrome del hemicolon izquierdo pequeño o hipoplásico, también denominado inmadurez funcional del colon. Además, hay incidencia aumentada de atresia duodenal y anorrectal.

7. Una lactante de raza blanca de seis días de edad, por lo demás sana, es llevada a su consultorio para evaluación de sangre en las heces. Fue dada a luz en el hogar sin complicaciones y su alimentación ha sido sólo al seno materno; es la primera vez que un médico la examina. La lactante tiene lo que parecen ser áreas de equimosis en las nalgas y las extremidades inferiores; hay taquicardia leve y sangre macroscópica en las heces. El examen físico por lo demás resulta normal. ¿Cuál es el diagnóstico *más* probable?

a) Sepsis.
b) Infección por *Salmonella*.
c) Enfermedad hemorrágica del recién nacido.
d) Abuso físico.
e) Poliposis del colon.

Respuesta

La respuesta es c). Un decremento moderado de las concentraciones séricas de factores II, VII, IX y X normalmente ocurre en todos los recién nacidos hacia las 72 horas después del nacimiento. Esta deficiencia de factores dependientes de vitamina K es secundaria a falta de vitamina K libre en la madre, así como en la leche materna (que es una fuente inadecuada de esta vitamina) y falta de flora intestinal bacteriana que en circunstancias normales produce vitamina K. Ciertos medicamentos maternos, entre ellos anticonvulsivos (fenobarbital, fenitoína) y antituberculosos (isoniazida y rifampicina), se han identificado como factores de riesgo para enfermedad hemorrágica del recién nacido. La administración de 1 mg de vitamina K liposoluble natural (hidroquinona) por vía intramuscular en el momento del nacimiento evita la disminución de los factores dependientes de vitamina K en lactantes a término. En el escenario clínico, el parto en el hogar implica que no se administró vitamina K profiláctica; esto fue seguido por la aparición de enfermedad hemorrágica clásica del recién nacido. Los sitios de hemorragia en esta afección son el tracto gastrointestinal y los sitios intracraneal, de circuncisión, cutáneo y de inyección.

8. Una joven de 14 años presenta fiebre leve y dolor en el cuadrante inferior derecho, intermitentes, de ocho meses de evolución. El apetito de la paciente ha declinado porque el dolor empeora con la alimentación. El peso y la estatura han disminuido desde el percentil 50 hasta por debajo del percentil 10 para su edad durante los dos años anteriores y los padres están preocupados respecto a que la paciente haya desarrollado un trastorno alimentario. El examen revela dolor leve y sensación de plenitud en el cuadrante inferior derecho. No hay signos peritoneales y las heces resultan positivas para *Hemoccult*. La prueba diagnóstica inicial *más* apropiada sería:

   a) Tomografía computarizada (CT) del abdomen a fin de excluir perforación del apéndice.
   b) Enema de bario.
   c) Serie gastrointestinal alta con tránsito del intestino delgado.
   d) Ecografía abdominal.
   e) Coprocultivo.

Respuesta

La respuesta es c). En el escenario clínico presentado hay varios "signos de alerta" que sugieren un proceso morboso orgánico más que un trastorno alimentario en esta adolescente que presenta pérdida importante de peso. La fiebre leve y el dolor localizado a la región del cuadrante inferior derecho presentados de manera intermitente en una adolescente con fracaso del crecimiento son síntomas altamente sugestivos de enfermedad inflamatoria intestinal, específicamente enfermedad de Crohn. La sensación de plenitud en el cuadrante inferior derecho en el examen, además del resultado positivo de las heces en el *Hemoccult*, sugieren este diagnóstico. La presentación de la enfermedad de Crohn en ocasiones es insidiosa y a menudo no hay diarrea ni sangre visible en las heces. Es posible que los únicos síntomas sean falta de crecimiento o manifestaciones extraintestinales, como artralgia/artritis, exantemas (eritema nudoso, pioderma gangrenoso), uveítis, úlceras aftosas bucales, anemia y osteopenia.

En la enfermedad de Crohn, la inflamación llega a involucrar diferentes regiones del tracto gastrointestinal desde la boca hasta el ano. De las pruebas diagnósticas listadas, la serie gastrointestinal alta con tránsito del intestino delgado es la prueba diagnóstica inicial más apropiada para la evaluación de posible enfermedad de Crohn. En una evaluación adicional este estudio debe ir seguido por endoscopia de las partes alta y baja del tubo digestivo, y quizá endoscopia con cápsula inalámbrica para visualización directa de la mucosa del intestino delgado.

En ausencia de signos peritoneales, en la actualidad no está indicada una CT del abdomen y expondría a la paciente a radiación innecesaria. Un enema de bario no proporcionaría visualización adecuada del íleon terminal (que es el área de interés) y causaría molestias importantes a la paciente. Una ecografía del abdomen quizá muestre mostrar engrosamiento de la pared del intestino, pero éste no es un estudio que se solicite de manera sistemática para la evaluación del intestino cuando se sospecha enfermedad inflamatoria intestinal; su valor diagnóstico depende mucho del operador. Un coprocultivo también tendría un bajo rendimiento dada la cronicidad de los síntomas.

9. Un niño de dos años es llevado a la sala de urgencias después de la expulsión indolora de heces de color rojo oscuro voluminosas. El examen revela taquicardia leve y se encuentran heces hemopositivas y alquitranadas en la bóveda rectal. La concentración de hemoglobina es de 6.8 g/dL. ¿Cuál es el diagnóstico *más* probable?

   a) Enfermedad inflamatoria intestinal.
   b) Enfermedad ulcerosa péptica.
   c) Pólipo del colon.
   d) Divertículo de Meckel.
   e) Diátesis hemorrágica.

Respuesta

La respuesta es d). Los divertículos de Meckel representan la anomalía gastrointestinal congénita más común; ocurre en 1 a 4% de los lactantes. El divertículo representa un remanente del conducto onfalomesentérico o vitelino; por lo regular está situado en el borde antimesentérico de la parte distal del intestino delgado a unos 50 cm desde la válvula ileocecal. La enfermedad relacionada con un divertículo de Meckel ocurre más a menudo en varones. En casos sintomáticos, 80% de los divertículos contiene tejido ectópico y el tejido es gástrico; el tejido pancreático es el segundo dato más común. La presentación más frecuente es sangrado rectal indoloro causado por producción de ácido por las células parietales de la mucosa gástrica, con formación de una úlcera marginal en la unión de las mucosas gástrica e ileal. Un divertículo de Meckel también puede actuar como una cabeza o punto guía para una intususcepción.

Como en este escenario clínico, cuando ocurre sangrado a partir de un divertículo de Meckel, las heces a menudo son de color rojo oscuro o rojo ladrillo. El sangrado en ocasiones propicia anemia importante, pero a menudo es autolimitado debido a contracción de los vasos esplácnicos a medida que sobreviene hipovolemia. La prueba diagnóstica más sensible, conocida como gammagrafía de Meckel, permite la visualización del divertículo después de la infusión intravenosa de pertecnetato de tecnecio-99m.

Las células secretoras de moco de la mucosa gástrica ectópica captan pertecnetato, lo que permite la visualización del divertículo. La sensibilidad de la gammagrafía en ocasiones mejora al administrar bloqueadores del receptor de histamina (H_2) antes del estudio.

La enfermedad inflamatoria intestinal y la enfermedad ulcerosa péptica tienen una presentación más insidiosa, y se asocian con dolor abdominal. Si bien un pólipo juvenil ciertamente es una posibilidad en este rango de edad, el sangrado es más bien de color rojo brillante, porque el pólipo está situado en el colon (en posición más distal). Un sangrado gastrointestinal aislado sería una presentación en extremo rara de una enfermedad hemorrágica en un niño de dos años de edad.

10. Un lactante de 20 meses es llevado a su consultorio con un antecedente de 1 a 4 defecaciones sueltas, no sanguinolentas, por día, de tres meses de evolución. La madre está preocupada porque ve partículas de alimento no digerido en las heces. El interrogatorio no revela fiebre recurrente, dolor abdominal, pérdida de peso o síntomas nocturnos. El crecimiento y desarrollo han sido normales. El examen, incluso el del recto, resulta normal. ¿Cuál es el diagnóstico *más* probable?

a) Diarrea crónica inespecífica.
b) Enfermedad inflamatoria intestinal.
c) Intolerancia a la lactosa.
d) Giardiasis.
e) Alergia a la proteína de la leche de vaca.

Respuesta
La respuesta es a). La diarrea crónica inespecífica (diarrea del lactante) es el diagnóstico más probable en este paciente dado el crecimiento y desarrollo normales. (La falta de crecimiento y desarrollo se esperaría en la enfermedad inflamatoria intestinal o alergia a la proteína de la leche de vaca no tratada, a esta edad). La intolerancia a la lactosa se observa más en niños en edad escolar. La giardiasis también propicia dolor abdominal, pérdida de peso y síntomas nocturnos.

La diarrea crónica inespecífica es la causa más común de diarrea crónica durante la lactancia y por lo general empieza después del primer año de edad; dicho padecimiento en ocasiones dura hasta los 40 meses de edad. La presencia de materia vegetal (como chícharos o maíz) en las heces es normal y congruente con masticación inadecuada en lugar de un síndrome de malabsorción. La diarrea es secundaria a la ingestión de jugos altos en fructosa y sorbitol, así como a "sobrecarga de líquido del colon". La defecación regularmente ocurre durante el día y no por la noche. La limitación de la ingestión de jugos y de líquido en general entre las comidas, así como el incremento de la grasa de la dieta, a menudo resuelven este patrón.

11. En Estados Unidos, ¿cuál es la causa *más* común de prolapso rectal?

a) Diarrea crónica.
b) Estreñimiento crónico.

c) Malnutrición.
d) Malformaciones anorrectales.
e) Infestación parasitaria.

Respuesta
La respuesta es b). Prolapso rectal se refiere a la exteriorización de tejido rectal a través del ano. Cuando se visualiza, el tejido que sobresale generalmente es rectal y no un pólipo u otro tejido. Las causas de prolapso rectal son:

- Estreñimiento crónico.
- Diarrea aguda o crónica.
- Tos ferina.
- Síndrome de Ehlers-Danlos.
- Fibrosis quística.

De las causas listadas, la más común en Estados Unidos es el estreñimiento crónico.

12. Una lactante de tres meses es llevada al consultorio para evaluación de estreñimiento. Ha estado expulsando heces pequeñas y duras cada 4 a 5 días, la madre está preocupada respecto a la irritabilidad y el esfuerzo de la lactante antes y durante la defecación. La paciente expulsó meconio en el transcurso de las primeras horas de vida. Las pruebas de detección en recién nacidos resultaron normales. La dieta actual consta de 900 mL de fórmula basada en leche de vaca al día. El examen físico, incluso el rectal, resulta normal. ¿Cuál es la recomendación nutricional *más* apropiada?

a) Cambio a fórmula de soya.
b) Cambio a fórmula con un contenido más bajo de hierro (1.5 mg/L).
c) Iniciar cereal de arroz.
d) Cambio a fórmula elemental.
e) Dar jugo de pera o de manzana además de la fórmula actual.

Respuesta
La respuesta es e). La recomendación nutricional más apropiada es la adición de jugo de pera o de manzana pasteurizado; estos jugos en particular contienen cantidades aumentadas de sorbitol y fructosa, que actúan como laxantes osmóticos naturales. La fórmula de soya y el cereal de arroz llegan a exacerbar la afección y dificultar la defecación. Las fórmulas con más bajo contenido de hierro no tienen un lugar en la nutrición de lactantes y deben evitarse. El contenido de hierro de fórmulas estándar para lactante no provoca estreñimiento. Si bien casi todas las fórmulas elementales aumentarían la defecación, estas fórmulas sólo están indicadas para lactantes alérgicos a la proteína de la leche de vaca o a la proteína de soya; son significativamente más costosas y podrían representar una carga financiera innecesaria para la familia en este escenario clínico.

13. Se da seguimiento en el consultorio a una joven de 15 años por cefaleas recurrentes, para las cuales se prescribió ibuprofeno. La paciente vuelve con dolor epigástrico de gran intensidad y heces melénicas. El gastroenterólogo realiza endoscopia de la parte alta del tubo digestivo, y encuentra una úlcera gástrica grande. ¿Cuál es el mecanismo *más* probable por el cual el ibuprofeno causó la úlcera?

a) Producción disminuida de pepsinógeno.

b) Producción aumentada de gastrina.

c) Estimulación de crecimiento excesivo de *Helicobacter pylori*.

d) Inhibición de la síntesis de prostaglandina.

e) Desgranulación de mastocitos gástricos con liberación de histamina.

Respuesta

La respuesta es d). Los medicamentos antiinflamatorios no esteroideos son una causa común de gastritis y enfermedad ulcerosa péptica. Estos fármacos ocasionan daño a la mucosa gastrointestinal por la inhibición de la síntesis de prostaglandina, lo que inhibe las secreciones de moco y de bicarbonato en la mucosa.

14. Un joven de 16 años acude al consultorio manifestando agrandamiento de ambas mamas desde que usted le prescribió medicamento para el reflujo gastroesofágico seis meses antes. ¿Qué medicamento podría haber dado lugar a este síntoma?

a) Omeprazol (Prilosec®).

b) Lansoprazol (Prevacid®).

c) Metoclopramida (Reglan®).

d) Ranitidina (Zantac®).

e) Famotidina (Pepcid®).

Respuesta

La respuesta es c). La metoclopramida, un antagonista de la dopamina, aumenta la presión del esfínter esofágico inferior y mejora el vaciamiento gástrico; suele utilizarse en el tratamiento de enfermedad por reflujo gastroesofágico y gastroparesia. Los efectos secundarios potenciales exigen precaución con su uso. La metoclopramida cruza la barrera hematoencefálica y provoca efectos secundarios en el sistema nervioso central, entre ellos irritabilidad y sedación, y efectos secundarios extrapiramidales, como tortícolis. Estos efectos secundarios son transitorios o reversibles con difenhidramina en la mayoría de los pacientes. Empero, han ocurrido cambios irreversibles, como discinesia tardía. El antagonismo del receptor de dopamina también propicia hiperprolactinemia, lo que provoca impotencia, galactorrea, ginecomastia o amenorrea. Dichos efectos secundarios por lo general se revierten cuando se suspende el medicamento.

15. Una joven de 16 años presenta ictericia intermitente de las escleróticas, de varios años de evolución. Manifiesta que las escleróticas se tornan amarillas más a menudo durante o después de padecer resfriados o enfermedades parecidas a gripe; en ocasiones esto sucede durante periodos de estrés o menstruación. Por lo demás, la paciente está sana y no toma medicamentos. El examen físico resulta por completo normal. La evaluación de laboratorio es como sigue:

Bilirrubina indirecta = 4 mg/dL
Bilirrubina directa = 0.3 mg/dL

Las concentraciones de aminotransferasas y albúmina, y los estudios de la coagulación, resultan normales. ¿Cuál es el diagnóstico *más* probable?

a) Síndrome de Gilbert.

b) Infección por virus de Epstein-Barr.

c) Hepatitis viral crónica.

d) Hepatitis A.

e) Síndrome de Rotor.

Respuesta

La respuesta es a). El síndrome de Gilbert es una causa hereditaria de hiperbilirrubinemia no conjugada, leve y recurrente. La afección regularmente se manifiesta después de la pubertad con ictericia leve durante periodos de ayuno, estrés, menstruación o enfermedad concomitante. El síndrome se produce por expresión anormal de la enzima uridín difosfato (UDP, *uridine diphosphate*) glucuronosil transferasa. No hay implicaciones negativas asociadas para la salud o la longevidad. Algunos pacientes presentan síntomas que varían desde fatiga ocasional hasta dolor en el abdomen. No está indicada terapia.

16. ¿Después de cuál de los procedimientos quirúrgicos listados a continuación es *más* probable que ocurra deficiencia de vitamina B_{12} en un niño?

a) Gastroyeyunostomía.

b) Resección del yeyuno.

c) Resección del íleon.

d) Colectomía.

e) Colostomía.

Respuesta

La respuesta es c). Los receptores de vitamina B_{12} están restringidos al íleon y no hay adaptación de la absorción de vitamina después de resección ileal. La malabsorción de vitamina B_{12} se presenta casi invariablemente después de resección de más de 100 cm del íleon terminal.

17. Un niño de dos años acaba de deglutir una moneda de 5 centavos de dólar. El examen físico revela un niño tranquilo y no angustiado. ¿Cuál es el primer paso *más* apropiado en el manejo de este paciente?

a) Administrar glucagon por vía intramuscular.

b) Administrar papaína.

c) Admitir al paciente para observación.

d) Obtener radiografías simples del tórax y el abdomen.

e) Efectuar endoscopia urgente.

Respuesta

La respuesta es d). Las monedas representan el cuerpo extraño ingerido con mayor frecuencia por niños. El primer paso en el manejo de niños con sospecha de ingestión de cuerpo extraño es la evaluación radiográfica expedita a fin de determinar el número de monedas ingeridas y su ubicación. Si se localiza en el esófago debe observarse el anverso o el reverso de la moneda en una proyección anteroposterior y el canto en la proyección lateral. Sucede lo contrario para monedas en la tráquea (el canto de la moneda se observa en la proyección anteroposterior y la proyección lateral muestra el anverso o reverso de la moneda).

18. Un niño de tres años es llevado al consultorio después de deglutir una moneda de 1 centavo de dólar. La radiografía revela que la moneda está en el estómago. ¿Cuál es el siguiente paso *más* apropiado en el manejo?

a) Administrar un antiemético al niño.
b) Efectuar lavado gástrico.
c) Admitir al paciente para observación por si aparecieran signos de obstrucción intestinal.
d) Dar de alta al paciente y recomendar a la madre que examine las heces para buscar la moneda.
e) Remitir al paciente con un gastroenterólogo para extracción endoscópica de la moneda.

Respuesta

La respuesta es d). Como regla general, si una moneda pasa de manera espontánea al estómago se espera que pase por el resto del tracto gastrointestinal. Una vez que se determina que la moneda está en el estómago, deben darse instrucciones a los padres para que examinen las heces del paciente para buscar la moneda. Es factible retrasar la extracción endoscópica hasta cuatro semanas, a menos que aparezcan síntomas de obstrucción de la salida gástrica (vómito, dolor en el abdomen). Si después de cuatro semanas los padres no han confirmado la expulsión de la moneda en las heces, debe obtenerse otra radiografía antes de extracción endoscópica a fin de confirmar la presencia y ubicación de la moneda.

19. Se encuentra a una niña de tres años llorando y babeando enfrente de un recipiente de limpiador de hornos abierto. El frasco previamente estaba lleno, pero ahora está hasta la mitad. En el examen en la sala de urgencias, la paciente tiene ampollas y ulceración en los labios y la mucosa de los carrillos. ¿Qué debe incluir el manejo inicial?

a) Inducción de vómito para disminuir la cantidad de agente cáustico en el tracto gastrointestinal.
b) Administración de leche u otro agente neutralizante.
c) Lavado gástrico.
d) Líquidos por vía intravenosa, ayuno absoluto y admisión al hospital.

Respuesta

La respuesta es d). El escenario clínico presentado es congruente con una ingestión importante de un álcali fuerte. No debe inducirse el vómito debido al riesgo de aumentar la lesión del esófago por reexposición, así como por el riesgo de aspiración pulmonar. Asimismo, la administración de leche u otro agente neutralizante está contraindicada porque esto podría inducir el vómito o dar lugar a una reacción exotérmica perjudicial, con lesión térmica del tracto gastrointestinal. El lavado gástrico también está contraindicado, porque el paso de una sonda nasogástrica/orogástrica probablemente induciría el vómito.

Después de una ingestión de cáustico, en niños sintomáticos se debe administrar terapia con líquido por vía intravenosa, admitirlo al hospital y colocarlo en ayuno absoluto en tanto se efectúa la evaluación endoscópica del daño del tracto gastrointestinal superior. La evaluación endoscópica debe efectuarse 12 a 24 horas después de la ingestión. Si se realiza en etapas demasiado tempranas cabe la posibilidad de subestimar el daño.

20. Un lactante varón de 14 meses contrajo una gastroenteritis viral y permaneció recibiendo líquidos claros durante varios días. Tras reincorporar sólidos y líquidos normales presentó distensión abdominal importante, diarrea acuosa en empeoramiento y flatulencia. ¿Cuál es la causa *más* probable de los síntomas?

a) Gastroenteritis viral persistente.
b) Enfermedad inflamatoria intestinal.
c) Enteropatía sensible al gluten.
d) Alergia a la proteína de la leche.
e) Intolerancia a la lactosa.

Respuesta

La respuesta es e). Este paciente ha adquirido intolerancia (secundaria) a la lactosa; esta forma transitoria de intolerancia a la lactosa ocurre después de una infección viral debido a daño del borde en cepillo intestinal (y pérdida de disacaridasas, como la lactasa). Como resultado, la lactosa no se digiere en el intestino delgado, pasa al colon y es metabolizada por bacterias intestinales hacia gas hidrógeno y sustancias osmóticamente activas, con diarrea acuosa resultante. La lactasa es la última disacaridasa en volver a la función normal después de lesión, de modo que la intolerancia a la lactosa dura semanas. La deficiencia secundaria de lactasa debido a lesión de la mucosa intestinal puede aparecer a cualquier edad; no obstante, los niños menores de dos años son más susceptibles por la sensibilidad alta del intestino a agentes infecciosos, reserva baja debido a área de superficie limitada del intestino delgado y dependencia alta de productos lácteos para la nutrición.

21. Una niña de siete años es llevada al consultorio con un antecedente de expulsión de sangre de color rojo brillante, indolora e intermitente por el recto con la defecación. Los padres han notado heces formadas y sangre no sólo en su exterior, sino también mezclada dentro de ellas. El examen no muestra fisuras ni acrocordón anales. Hay sangre macroscópica en el dedo enguantado después del examen digital del recto.

¿Cuál es la causa *más* probable del sangrado rectal de esta paciente?

a) Pólipo juvenil.
b) Hemorroides.
c) Divertículo de Meckel.
d) Colitis ulcerosa.
e) Intususcepción.

Respuesta

La respuesta es a). Los pólipos juveniles son lesiones inflamatorias, benignas, que se encuentran predominantemente en la región rectosigmoidea de alrededor de 1% de los niños en edad escolar, y de los adolescentes. Por lo general se presentan con sangrado rectal indoloro; la sangre es de color rojo brillante dado que la lesión a menudo tiene ubicación distal. Un divertículo de Meckel es un remanente del conducto onfalomesentérico que persiste en alrededor de 2% de la población general y hay un predominio en varones. Es característico que el sangrado dependa de ulceración péptica de mucosa ileal adyacente debido a mucosa gástrica ectópica dentro del divertículo. El sangrado a menudo es masivo, indoloro y de color rojo brillante a rojo oscuro. Las hemorroides sintomáticas son poco comunes en el grupo de edad pediátrica y, si están presentes, tal vez se asociarían con estreñimiento crónico, enfermedad inflamatoria intestinal subyacente o hipertensión portal. La colitis ulcerosa y la intususcepción podrían generar síntomas asociados, entre ellos dolor.

22. Un varón de 15 meses es llevado a su revisión periódica de niño sano. La madre reporta que las heces han sido más aguadas durante los últimos meses y le preocupa que el niño no aumenta de peso. En el examen, el peso del niño ha disminuido desde el percentil 50 hasta el 10 para la edad y parece malnutrido. El abdomen es timpánico, sin masas palpables. Los datos importantes en los análisis de laboratorio son anemia microcítica leve y concentración significativamente alta de IgA antitransglutaminasa tisular, así como IgG e IgA contra gliadina deaminada. La mejor recomendación es proporcionar:

a) Suplementación de hierro e incremento de alimentos/líquidos con alto contenido de calorías.

b) Una dieta libre de gluten estricta.

c) Una dieta libre de gluten estricta durante varios meses, seguida por endoscopia de la parte alta del tubo digestivo con biopsia.

d) Endoscopia de la parte alta del tubo digestivo con biopsia.

Respuesta

La respuesta es d). La endoscopia de la parte alta del tubo digestivo con biopsia duodenal persiste como la prueba diagnóstica estándar para enfermedad celiaca. Los pacientes con resultados positivos del estudio serológico deben ser objeto de endoscopia, con biopsias de varias áreas del duodeno. Los datos histológicos de la enfermedad celiaca son linfocitos intraepiteliales aumentados y anormalidades de las vellosidades que varían desde anormalidades leves hasta pérdida total de las vellosidades. No se recomienda iniciar una dieta libre de gluten antes de biopsia intestinal.

LECTURAS RECOMENDADAS

Kliegman RM, Stanton B, Geme J, et al., eds. *Nelson textbook of pediatrics*, 20th ed. Philadelphia, PA: Saunders, 2016.

Kramer R, Lerner D, Lin T, et al. Management of ingested foreign bodies in children: a clinical report of the NASPGHAN Endoscopy Committee. *JPGN* 2015;60(4):562–574.

Walker WA, Kleinman RE, Mieli-Vergani G, et al., eds. *Walker's pediatric gastrointestinal disease: pathophysiology, diagnosis, management*, 5th ed. New York: McGraw-Hill, 2008.

Wyllie R, Hyams J, Kay M, eds. *Pediatric gastrointestinal and liver disease: pathophysiology, diagnosis, management*, 5th ed. Philadelphia, PA: Saunders, 2016.

Capítulo 11

Líquidos y electrolitos

Robert J. Cunningham III

La terapia apropiada con líquido y electrolitos exige que el médico comprenda algunos principios básicos que pueden aplicarse de manera sistemática para calcular las necesidades para un paciente individual. Las necesidades de agua de mantenimiento se basan en los estudios realizados por Holliday y Segar sobre los gastos de energía de niños hospitalizados, en los que el gasto promedio de energía se midió en función del peso corporal. A continuación se calculó la necesidad de agua al suponer que el niño estaba consumiendo 2 g de proteína/kg por día. Una segunda suposición fue que los productos del metabolismo de proteína iban a excretarse en orina que no estaba concentrada ni diluida —es decir, orina con una densidad relativa de 1.008 a 1.015—. Dadas estas dos suposiciones, la necesidad de agua es de 1 mL/caloría gastada. En la **figura 11-1** se muestra un gráfico simplificado de los datos sobre gasto de energía descritos en el trabajo original de Holliday y Segar. Al dividir la línea continua en tres segmentos, es posible hacer un cálculo aproximado de las necesidades diarias de líquido:

- 100 mL/kg para los primeros 10 kg de peso corporal.
- 50 mL/kg para los segundos 10 kg de peso corporal.
- 20 mL/kg para cada kilogramo por arriba de 20 kg (al menos hasta que se llega a 80 kg).

Se trata de un método simple para estimar las necesidades de agua de mantenimiento. En la **tabla 11-1** se resumen las necesidades diarias de electrolitos.

En la **tabla 11-2** se presentan las necesidades de líquido de un niño de 40 kg, en tanto que la **tabla 11-3** muestra otro método en el que se usan tasas por hora. Note que este sistema se basa en los mismos datos y los resultados son casi idénticos a los de la **tabla 11-2**.

En la **tabla 11-4** muestra las necesidades de electrolitos de un niño de 40 kg. Note que en solución salina (NS, *normal saline*) al 0.2% normal, la concentración de NaCl es de 34 mEq/L, y si se agregan 20 mEq de KCl a cada litro de líquido, un cálculo correcto de las necesidades de agua automáticamente da la totalidad correcta de Na, K y Cl. Esa es la razón por la cual las soluciones disponibles comercialmente contienen NS al 0.2%, pues proporcionan concentraciones adecuadas de electrolitos si el paciente no tiene déficit, se

encuentra estable, y requiere líquidos por vía intravenosa (IV) solo para mantener la homeostasis.

¿Por qué, entonces, en las recomendaciones actuales se especifica que se use NS al 0.9% en el entorno de hospitales para administración de líquido tanto de reemplazo como de mantenimiento? La respuesta es que el entorno de hospitales en la década de 1950 cuando se efectuaron los estudios originales difiere notoriamente del actual. Los niños hospitalizados hoy sufren muchas afecciones que estimulan la arginina vasopresina (AVP, *arginine vasopressin*) y ello propicia incremento de resorción de agua en el túbulo distal, mayor que el que se requiere para la homeostasis, con hiponatremia consiguiente. La hiponatremia en pacientes hospitalizados se asocia con morbilidad aumentada, lo que incluye incremento del riesgo de crisis convulsivas, déficits neurológicos permanentes, duración aumentada de la estancia en el hospital e incremento de la tasa de readmisión después del egreso. Las crisis convulsivas secundarias a hiponatremia deben tratarse de manera enérgica con NaCl al 3% para suspender la crisis convulsiva y aumentar el Na sérico 5 mmol/L. La corrección debe proceder con mayor lentitud. Las correcciones rápidas pueden causar síndrome de desmielinización osmótica y daño neurológico permanente. El uso de NS al 0.9% como líquido de mantenimiento en pacientes hospitalizados ha reducido la incidencia de hiponatremia y de su morbilidad asociada.

Una situación que el pediatra encuentra más a menudo es cuando el paciente llega con un antecedente de diarrea y deshidratación, y requiere no solo líquidos IV de mantenimiento, sino también reabastecimiento de un déficit de líquido y electrolitos que ha sobrevenido por vómito y diarrea. En la **figura 11-2** se muestran los datos físicos que ayudan a estimar la gravedad del déficit.

Note que en la **figura 11-2** se da un estimado del porcentaje de deshidratación. Para traducir esto a cuánto "líquido" ha perdido el paciente, se multiplica la pérdida porcentual con el peso corporal en kilogramos. El resultado es el déficit de líquido en litros. Por ejemplo, si usted evalúa a un niño de un año de edad que parece deshidratado, y el mejor estimado a partir de los datos físicos parece ser que tiene deshidratación de 10%, y pesa 10 kg, entonces el déficit de

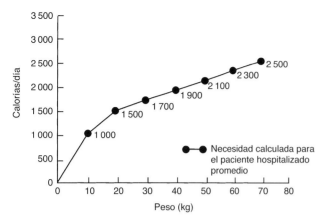

Figura 11-1   Necesidad de energía en función del peso corporal. Este cálculo permite estimar las necesidades de líquido y funciona a 1 mL de líquido por cada caloría gastada. (Modificada de Holliday MA, Segar WF. The maintenance need for water in parenteral fluid therapy. *Pediatrics* 1957;19:825.)

TABLA 11-1

NECESIDADES DE ELECTROLITOS DE MANTENIMIENTO

La manera más fácil de recordar es 1… 2… 3
1. mEq de potasio/kg/día
2. mEq de sodio/kg/día
3. mEq de cloruro/kg/día

TABLA 11-2

CÁLCULOS DE MANTENIMIENTO PARA UN NIÑO DE 40 KG: LÍQUIDOS

Necesidad de agua
100 mL/kg/24 horas × 10 kg = 1 000 mL *más*
50 mL/kg/24 horas × 10 kg = 500 mL *más*
20 mL/kg/24 horas × 20 kg = 400 mL
Necesidad total de agua = 1 900 mL

TABLA 11-3

CÁLCULOS DE MANTENIMIENTO PARA UN NIÑO DE 40 KG: LÍQUIDOS USANDO TASAS POR HORA DE ADMINISTRACIÓN DE LÍQUIDO

4 mL/kg/hora × 10 kg × 24 horas = 960 mL *más*
2 mL/kg/hora × 10 kg × 24 horas = 480 mL *más*
1 mL/kg/hora × 20 kg × 24 horas = 480 mL
Necesidad total de agua: 1 920 mL

TABLA 11-4

CÁLCULOS DE MANTENIMIENTO PARA UN NIÑO DE 40 KG: ELECTROLITOS

Gravedad del déficit
K = 1 mEq/kg/24 horas × 40 kg = 40 mEq
Na = 2 mEq/kg/24 horas × 40 kg = 80 mEq
Cl = 3 mEq/kg/24 horas × 40 kg = 120 mEq
Por ende, 2 L de NS al 0.2% *más* 20 mEq de KCl/L se aproximarán a los requerimientos
El NaCl al 0.2% proporciona 34 mEq de Na/L
Se recomienda añadir dextrosa al 5%

NS, solución salina.

TABLA 11-5

ESTIMACIÓN DEL DÉFICIT DE AGUA LIBRE O DEL EXCESO DE AGUA LIBRE

Volumen de déficit o exceso de agua libre = (Na deseado − Na medido) × 5 mL × peso corporal en kilogramos
■ Un resultado positivo es un exceso de agua libre; un número negativo es el déficit de agua libre

% de pérdida de peso	Sensorio	Mucosas	Piel/ turgencia	Ojos	Signos vitales	Producción de orina
3 a 5	Normal	Normales/ secas	Normal/ disminuida	Normales	Normales	Normal
6 a 10	Letárgico	Secas	Turgencia disminuida	Hundidos	Pulso aumentado Frecuencia respiratoria normal/aumentada	Disminuida
10 a 15	Semicoma	Resecas	Decremento notorio de la turgencia	Muy hundidos	Pulso aumentado Frecuencia respiratoria aumentada BP aumentada/disminuida	Disminuida
>15	Coma	Resecas	Fría/seca	Muy hundidos	Pulso débil Frecuencia respiratoria aumentada BP aumentada/disminuida	No hay

Figura 11-2   Signos clínicos en función del grado de deshidratación. Como se señala en el texto, estos signos dependen de los volúmenes de líquido intravascular y extravascular. BP (*blood pressure*), presión arterial.

líquido es 0.10 (10%) × 10 kg = 1 kg (o 1 L). ¡Recuerde que 1 L (o 1 000 mL) de agua pesa 1 kg!

Cuando se calcula una prescripción de líquido para un paciente individual, la tarea debe comprender dar respuesta a tres preguntas:

- ¿Cuál es el déficit?
- ¿Cuál es la necesidad de líquido de mantenimiento?
- ¿Cuál es el estimado de pérdidas continuas durante las siguientes 24 horas?

Si este método se aplica de manera consistente, los cálculos de líquido y electrolitos dejarán de ser desconcertantes, y pueden hacerse una rutina. La principal fuente de error cuando se utiliza el método es la estimación de las pérdidas continuas; esto siempre es un estimado y si bien es (se espera) una suposición razonada, al igual que cualquier cálculo hacia el futuro, está sujeto a error. Por lo tanto, cuando se trata a un paciente con un régimen de líquido y la respuesta no es la esperada, es preciso verificar y determinar si hay una fuente de pérdida continua de líquido que no se anticipó. O bien, por el contrario, ¿se anticiparon pérdidas de líquido que no están presentes?

Otro cálculo que se utiliza con frecuencia en exámenes de certificación es el de déficit de agua libre o exceso de agua libre. Para resolver esto en un paciente dado, es necesario conocer su peso (en kilogramos) y el Na sérico en mEq/L. A continuación, hay dos suposiciones factibles (**tabla 11-5**):

- El volumen de distribución del Na es el volumen del líquido extracelular, y se calcula al tomar 0.6 (L/kg) × peso (kg) = volumen de distribución del Na (en litros).
- El número de iones Na permanecerá constante; el cambio de la concentración será el resultado de añadir agua o de sustraerla.

En los ejercicios de revisión se presentan tres casos para los cuales se solicita estimar los déficits de líquido y calcular los regímenes de reemplazo.

EJERCICIOS DE REVISIÓN

PREGUNTAS

Caso 1

Se le solicita atender a un niño de un año que tiene vómito y diarrea de cuatro días de evolución. Inicialmente, la madre dio al niño una solución de mantenimiento de electrolitos oral (Pedialyte®) cada 3 a 4 horas, pero el lactante ha estado vomitando todo lo que bebe o come durante las últimas 24 horas. La madre desconoce cuándo fue la última micción del niño.

El lactante pareció somnoliento y respondió solo de manera desinteresada cuando se le extrajo sangre.

- Temperatura, 38 °C; pulso, 142 latidos por minuto; frecuencia respiratoria, 32 latidos por minuto; peso, 10 kg.
- La turgencia de la piel estuvo disminuida, con signo del pliegue obvio. Los lechos ungueales fueron rosados, con llenado capilar expedito. Las órbitas fueron "blandas".

1. El grado de deshidratación estimado es:
- **a)** 3.5%.
- **b)** 5%.
- **c)** 10%.
- **d)** 15%.

Respuesta

La respuesta es c). El autor estima que el grado de deshidratación es de 10%. La turgencia de la piel está disminuida, con signo del pliegue obvio, lo cual sugiere deshidratación de 5 a 10%. El paciente está indiferente, y solo muestra respuesta cuando se extrae sangre; esto también sugiere una magnitud de deshidratación de alrededor de 10%. El hecho de que haya llenado capilar y no se comenta que las extremidades están frías o que el pulso no es más alto o filiforme, va en contra de deshidratación de 15%.

2. Calcular las necesidades de líquido para las siguientes 24 horas suponiendo que la diarrea persista y que el niño pierda otros 400 mL de líquido durante las 24 horas siguientes.
- **a)** 1 200 mL.
- **b)** 1 600 mL.
- **c)** 2 100 mL.
- **d)** 2 400 mL.

Respuesta

La respuesta es d). A continuación se muestran los cálculos efectuados por el autor:

- Déficit: 10 kg × 10% = 1 kg = 1 000 mL.*
- Mantenimiento: 10 kg × 100 mL/kg = 1 000 mL.
- Pérdidas continuas (un estimado) = 400 mL.
- Total = 2 400 mL.

3. ¿Cuál opción representaría la *mejor* elección para las órdenes de líquido iniciales?
- **a)** Dextrosa al 5% en agua (D_5W)/NS al 0.45% para administrar a 100 mL/hora. Se añaden 20 mEq de KCl/L después de la micción.
- **b)** D_5W/NS al 0.9% para administrar a 150 mL/hora durante las 8 horas siguientes. Se añaden 20 mEq de KCl/L después de la micción.
- **c)** D_5W/NS al 0.45% para administrar a 150 mL/hora durante las siguientes 8 horas.
- **d)** NS al 0.9% para administrar a 150 mL/hora durante las siguientes 8 horas.

Respuesta

La respuesta es b). Un buen método general es reabastecer en las primeras 8 horas la mitad de la necesidad estimada para 24 horas, pues esto ayuda a eliminar el déficit con mayor rapidez. Una opción que no se ha dado y que sería muy razonable, sería restituir el volumen sanguíneo circulante con rapidez administrando primero un bolo de NS al 0.9%, a 20 mL/kg durante 20 minutos, o con tanta rapidez como lo permita la venoclisis. A magnitudes de deshidratación que alteran el volumen sanguíneo circulante, el primer objetivo es normalizar el volumen intravascular y después proceder con la reanimación normal con líquido. El autor no incluye el bolo de líquido en sus cálculos, y daría los líquidos como se describió en la opción *b* después de la NS al 0.9%.

*1 kg = 1 000 mL de líquido.

4. ¿Cuál opción es *más* útil en la evaluación de la suficiencia de la terapia?

   a) Normalización de electrolitos (equilibrio electrolítico).
   b) Magnitud de estado de alerta, turgencia de la piel, frecuencia del pulso y nitrógeno ureico sanguíneo (BUN, *blood urea nitrogen*), del paciente.
   c) Presencia de diarrea, reanudación de la producción de orina, y decremento de la irritabilidad.
   d) Depuración normal de creatinina, decremento del recuento leucocitario y de la concentración de hemoglobina a valores normales, que estuvieron aumentados como consecuencia de hemoconcentración.

Respuesta

La respuesta es b). La mejor manera de evaluar el equilibrio de líquido es el examen repetido del paciente. Los valores de laboratorio son poco beneficiosos en la evaluación continua de la terapia con líquido.

El segundo caso es una leve variación del primero, pero con implicaciones importantes para la terapia con líquido.

Caso 2

Un lactante de ocho meses es llevado a la sala de urgencias con un antecedente de fiebre, diarrea durante 96 horas, y vómito durante las últimas 24 horas. Hace cuatro días aparecieron fiebre y diarrea profusa. Se cambió al paciente a una solución de electrolitos de mantenimiento oral (Pedialyte®), pero no recibió alimento, de modo que se le suministró leche descremada hervida durante las 48 horas siguientes. Ayer, el niño se tornó irritable y empezó a vomitar todo lo que comía o bebía.

La exploración física revela un lactante muy irritable con llanto de tono intenso cuando se le despierta. Temperatura, 38°C; pulso, 130 por minuto; presión arterial, 80/45 mm Hg. La fontanela es plana, pero no está hundida, los globos oculares se palpan normales, y la piel tiene una consistencia de "masilla *silly putty*" o pastosa.

5. El grado estimado de deshidratación es:

   a) 3.5%.
   b) 5%.
   c) 10%.
   d) 15%.

Respuesta

La respuesta es c).

6. ¿Cuál considera que sería el sodio sérico en este paciente en el momento de la presentación?

   a) 125 mEq/L.
   b) 135 mEq/L.
   c) 145 mEq/L.
   d) 155 mEq/L.

Respuesta

La respuesta es d). Si bien este paciente no parece tener tanta "contracción de volumen" como el primero, hay una diferencia crucial entre ambos. El segundo paciente recibió leche descremada hervida como solución de reemplazo de líquido.

Hervir la leche elimina el agua y, así, la hace rica en solutos; esto se está usando para reemplazar pérdidas secundarias a diarrea, en que las pérdidas son más agua que soluto. Dado que una pérdida de soluto baja se reemplaza con una solución muy alta en soluto, el paciente tiene riesgo alto de hipernatremia. Los pacientes con deshidratación hipertónica no presentan el mismo cuadro clínico que aquellos con las formas de deshidratación más rutinarias que el médico está acostumbrado a evaluar. Los signos de deshidratación son el resultado de contracción del líquido intravascular y extracelular (**Fig. 11-2**). Si se administran soluciones hipertónicas hacia el espacio extracelular, el soluto sirve para arrastrar líquido desde el espacio intracelular hacia los compartimientos intravascular y extracelular. Por ende, la deshidratación en estados hipertónicos es un fenómeno intracelular y el volumen de líquido extracelular se mantiene. Los indicios de que este paciente estuvo hipertónico, además del antecedente de que se le suministró leche descremada hervida, son el llanto de tono alto y la irritabilidad extrema. La otra característica es la consistencia de la piel en "masilla *silly putty*" o pastosa, un rasgo de pacientes con deshidratación hipertónica. Estos indicios deben alertar respecto al hecho de que el paciente puede estar hipertónico y, por ende, más deshidratado de lo que parece a primera vista. Se obtuvieron los valores de electrolitos siguientes:

- Na = 156 mEq/L.
- K = 5.4 mEq/L.
- Cl = 123 mEq/L.
- HCO_3 = 17 mEq/L.
- BUN = 36 mg/dL.
- Creatinina = 1.2 mg/dL.
- Glucosa = 126 mg/dL.

Calcule la osmolaridad sérica.

A continuación se muestra la fórmula para calcular la osmolaridad sérica, junto con los cálculos para este paciente.

- $(2 \times [Na]) + 10 + ([BUN]/3) + ([glucosa]/18)$.
- $(2 \times 156) + 10 + (36/3) + (126/18) = 341$ mOsm/L.

En la mayor parte de los casos, un estimado razonable de la osmolaridad puede obtenerse al multiplicar el valor para el sodio sérico por 2 y añadir 10. La glucosa y el BUN no añaden mucho al cálculo cuando la concentración está dentro del rango normal. Es obvio que si una u otro está alto, contribuyen de manera significativa a la osmolaridad sérica.

7. Calcule las necesidades de líquido para las siguientes 24 horas, suponiendo otros 400 mL de diarrea.

   a) 2 000 mL.
   b) 2 400 mL.
   c) 3 000 mL.
   d) 3 500 mL.

Respuesta

La respuesta es b). La respuesta es, como en el primer caso, 2 400 mL. El porcentaje de deshidratación, la necesidad de líquido de mantenimiento y las pérdidas continuas son idénticos a los del primer paciente.

8. ¿Cuál es el régimen óptimo de líquido?

   a) D_5W/NS al 0.45% para administrar a 150 mL/hora durante 8 horas, y a 100 mL/hora durante las siguientes 16 horas. Se añaden 20 mEq de KCl/L después de que el paciente orina.
   b) D_5W/NS al 0.9% *más* 20 mEq de KCl/L para administrar a 150 mL/hora durante 8 horas, y a 75 mL/hora a partir de entonces.

c) D$_5$W/NS al 0.45% *más* 20 mEq de KCl/L para administrar a 70 mL/hora durante 48 horas.

d) Administrar líquidos según se esbozó en la opción *b* e introducir alimentaciones orales a *libre demanda* las 24 horas.

Respuesta

La respuesta es c). Es aquí donde el segundo caso difiere significativamente del primero. El método que se usó para obtener esta respuesta fue calcular el mantenimiento para las segundas 24 horas (1 000 mL), añadirlo a las necesidades para las primeras 24 horas (2 400 mL), y dividir la suma resultante entre 48 horas, de modo que la deshidratación se corregiría lentamente. ¿Por qué es necesario tomarse este tiempo? La razón es que la hipernatremia ha aparecido en el paciente durante un periodo de cuatro días y la respuesta normal del cerebro es generar osmoles "idiogénicos" a partir de aminoácidos (lisina). Esta respuesta sirve para mantener la osmolaridad intracraneal idéntica a la del suero, de modo que a medida que progresa la deshidratación, las células cerebrales están protegidas contra deshidratación grave. Solo hay una barrera vascular entre la sangre circulante y las células cerebrales. Si no se formaran osmoles idiogénicos, la deshidratación intracelular de las células cerebrales sería grave y pondría en peligro la vida. Se requieren 48 horas para que aparezcan estos osmoles, y tiempo para que se metabolicen a medida que la osmolaridad se normaliza. Si se administraran líquidos con rapidez, la osmolaridad sérica disminuiría de manera repentina, ocurriría un movimiento neto de agua desde la circulación hacia el cerebro, y el resultado sería la aparición de edema cerebral, crisis convulsivas, y posiblemente la muerte. Por ende, en pacientes con hipernatremia grave, la corrección debe proceder a una tasa suficientemente lenta como para dar tiempo a las células cerebrales para metabolizar los osmoles idiogénicos. De esta manera, ¡se previenen desviaciones intracraneales repentinas de líquido!

Note que la exposición precedente se refiere a pacientes en quienes aparece hipernatremia en el transcurso de días, no de horas. En un paciente que tiene diabetes insípida y en quien la concentración sérica de sodio aumenta desde 140 mEq/L por la mañana hasta 168 mEq/L por la tarde, la concentración de sodio puede corregirse rápido; no se han formado osmoles idiogénicos porque el proceso toma tiempo. Una buena regla general para la corrección de la hipernatremia o de la hiponatremia es no intentar corregir las anormalidades a un ritmo diferente del ritmo al cual se establecieron.

Después de las primeras 18 horas de terapia, se obtuvieron los siguientes valores de electrolitos:

- Na = 152 mEq/L.
- K = 5.4 mEq/L.
- Cl = 115 mEq/L.
- HCO$_3$ = 22 mEq/L.
- BUN = 27 mg/dL.
- Creatinina = 0.8 mg/dL.
- Glucosa = 378 mg/dL.

9. Su siguiente paso en el tratamiento sería:

a) Administrar 1 U/kg de insulina regular por vía subcutánea.

b) Administrar 0.1 U/kg cada hora por vía intravenosa hasta que la glucemia sea menor de 200 mg/dL.

c) Eliminar la dextrosa de los líquidos IV.

d) Continuar el tratamiento actual y administrar insulina solo si la glucemia es de mayor de 500 mg/dL.

Respuesta

La respuesta es c). El mejor tratamiento es eliminar la dextrosa de las soluciones IV. De nuevo, debe evitarse una disminución repentina de la osmolaridad; por ende, la glucosa en sangre tampoco debe disminuir repentinamente. La hiperglucemia es una complicación frecuente de la deshidratación hipernatrémica y debe darse seguimiento cuidadoso a la glucemia.

Después de 30 horas de tratamiento se obtuvieron los valores de electrolitos que siguen:

- Na = 148 mEq/L.
- K = 5.4 mEq/L.
- Cl = 112 mEq/L.
- HCO$_3$ = 25 mEq/L.
- BUN = 23 mg/dL.
- Creatinina = 0.7 mg/dL.
- Glucosa = 150 mg/dL.

10. Quince minutos más tarde, el paciente presenta una crisis convulsiva. La causa *más* probable es:

a) Hipocalcemia.

b) Hipoglucemia.

c) Deficiencia de piridoxina.

d) Hemorragia intracraneal.

Respuesta

La respuesta es a). La respuesta es hipocalcemia, lo cual también es una complicación de la deshidratación hipernatrémica. Debe darse seguimiento estrecho a las cuantificaciones de calcio sérico y administrar suplementos de calcio si hay hipocalcemia.

11. Calcule el déficit de agua libre.

a) 6 L.

b) 6.68 L.

c) 680 mL.

d) 340 mL.

Respuesta

La respuesta es c). *Véase* la **tabla 11-5**.

El volumen de distribución es 10 kg × 0.6 = 6 L.
6 L × 156 mEq/L = 936 mEq de Na.
936 mEq Na/140 mEq /L = volumen distal/L o 6.68 L.
Déficit = 6.68 L – 6.0 L = 680 mL.

Por ende, el déficit de agua libre = 680 mL.

Resumen de la deshidratación hipernatrémica

La deshidratación hipernatrémica ocurre cuando se pierde líquido hipotónico (p. ej., diarrea) y se reemplaza con uno hipertónico. Una fuente de líquido hipertónico casi siempre puede identificarse y la leche descremada hervida es un remedio antiguo, "de la abuela". Cuando se sospecha deshidratación hipertónica debe iniciarse lentamente la reanimación con líquido, obtenerse las cuantificaciones de electrolitos con tanta rapidez como sea posible y, si el sodio sérico está alto, adaptar el programa de reanimación con líquido durante 24 horas. Es necesario ejercer vigilancia por si apareciera tanto hiperglucemia como hipocalcemia. La variable crucial es el tiempo que se requiere para corregir el déficit, no el tipo de líquidos que se elija administrar. Si se corrige demasiado rápido con un líquido más hipertónico (p. ej., NS a la 0.9%), los riñones excretarán el sodio adicional y conservarán agua, y la corrección de la osmolaridad sérica procederá a casi el mismo ritmo que si se hubiera corregido con agua pura. La única manera de limitar la tasa de disminución del sodio sérico es cambiar el marco temporal durante el cual se está haciendo la corrección.

Caso 3

Una niña de raza blanca de 10 años de edad, con retraso del desarrollo, estuvo bien hasta cuatro días antes de la admisión, cuando presentó fiebre leve. Dado que la paciente no parecía estar muy enferma, estos síntomas se trataron solo con ácido acetilsalicílico. La ingestión de líquidos se mantuvo bien hasta dos días antes de la admisión, cuando disminuyó de manera significativa, y la paciente después empezó a rehusar líquidos. El día previo a la admisión, la ingestión permaneció inadecuada y la paciente expulsó heces acuosas verdes. Alrededor de 12 horas antes de la admisión hubo un pico de temperatura de 41 °C, y apareció un exantema eritematoso en la cara, el tronco y las extremidades superiores. El interrogatorio detallado reveló que al parecer la paciente no había orinado durante los últimos dos días.

La exploración física reveló una niña semicomatosa con un exantema generalizado. Su peso fue de 44 kg (área de superficie, 1.15 m²); presión arterial, 70/50 mm Hg en posición supina, y 50/0 mm Hg sentada; pulso, 200 por minuto; respiraciones, 32 por minuto. Las mucosas estuvieron resecas, y las extremidades periféricas estuvieron frías y moderadamente cianóticas. Hubo un exudado amigdalino blanquecino, y lengua roja y carnosa.

12. El grado de deshidratación estimado es:
   a) 3.5%.
   b) 5%.
   c) 10%.
   d) 15%.

Respuesta
La respuesta es d). Esta paciente tiene deshidratación de 15% y está en choque. La presión arterial es baja, de 70/50 mm Hg, el pulso es de 200 por minuto, y tiene extremidades mal perfundidas, lo que se evidencia por el hecho de que están tanto frías como cianóticas.

13. ¿Cuál sería el primer paso en la terapia?
   a) D_5W/NS al 0.45% para administrar a 490 mL/hora durante 8 horas.
   b) D_5W/NS al 0.45% más 20 mEq de KCl/L para administrar a 490 mL/hora.
   c) NS al 0.9%, 900 mL, para administrar durante 20 minutos, seguidos por D_5W/NS al 0.45% más 20 mEq de KCl para administrar a 500 mL/hora.
   d) NS al 0.9%, 900 mL, para administrar durante 30 minutos, seguidos por D_5W/NS al 0.45% para administrar a 500 ml/hora. Se añaden 20 mEq de KCl/L cuando el paciente ha orinado dos veces.
   e) NS al 0.9%, 900 mL, para administrar durante 20 minutos, seguidos por D_5W/NS al 0.45% para admi-

nistrar a una tasa de 200 mL/hora durante 24 horas. Se añaden 20 mEq de KCl/L cuando el paciente ha orinado dos veces.

Respuesta
La respuesta es d). La infusión de NS al 0.9% puede tener que repetirse más de una vez para restablecer el volumen vascular circulante. Usted querría ver perfusión mejorada y la evidencia de esto sería un incremento de la presión arterial, una frecuencia del pulso más baja y extremidades más calientes. Un ritmo de 500 mL/hora parece alto, pero como se muestra a partir de los cálculos que se presentan a continuación, reemplazará alrededor de la mitad del déficit en 8 horas.

Método para los cálculos de líquido:

- Déficit (0.15 × 44 kg) = 6 600 mL.
- Mantenimiento: 1 980 mL/día = 8 580 mL/24 horas.

Suponiendo que *no* haya pérdidas continuas, si el volumen intravascular está disminuido, se administran 20 mL de NS al 0.9%/kg durante 20 minutos. En la mayor parte de los casos, usted debe calcular los líquidos totales para un día y después administrar la mitad del total en las primeras 8 horas. Después de iniciar la terapia, le entregan los valores de laboratorio que siguen:

- Na = 145 mEq/L.
- K = 3.3 mEq/L.
- Cl = 110 mEq/L.
- HCO_3 = 10 mEq/L.
- BUN = 96 mg/dL.
- Creatinina = 6.7 mg/dL.
- Hemoglobina = 15.8 g/dL.
- Hematocrito = 50%.

14. El paso siguiente es:
   a) Disminuir la tasa de administración de líquido a la pérdida insensible, eliminar KCl de los líquidos IV, y administrar 1 mEq de $NaHCO_3$/kg.
   b) Obtener un examen general de orina y una muestra de orina para medición del sodio y la creatinina.
   c) Disminuir la tasa de administración de líquido IV a 2/3 del mantenimiento, y corregir la acidosis con una solución de D_5W/NS al 0.33% *más* 50 mEq de $NaHCO_3$/L.
   d) Solicitar ecografía renal y un urocultivo, y continuar la administración actual de líquidos IV.

Respuesta
La respuesta es b). No se debe suponer que un paciente está en insuficiencia renal sino hasta que la hidratación sea normal y haya evidencia de dicha insuficiencia. La contracción de volumen y la deshidratación grave pueden causar serias anormalidades de laboratorio. Las opciones tanto *a* como *c* suponen que esta paciente se encuentra en insuficiencia renal; incluso si esto resulta ser el caso, necesita volumen circulante adecuado. Se debe regresar a la paciente a un estado normal de hidratación antes de que se disminuya la administración de líquido IV. La opción *d* es menos probable que la *b* para ayudar a determinar si se encuentra en insuficiencia renal aguda.

El examen general de orina muestra los valores que siguen:

- Densidad relativa = 1.027.

- Proteína = 1+.
- Cetonas = 3+.
- pH = 5.0.
- Na = 4 mEq/L.
- Creatinina = 450 mg/L.

15. ¿Con qué opción son *más* congruentes los datos presentados?

- **a)** Insuficiencia renal crónica.
- **b)** Insuficiencia renal aguda.
- **c)** Glomerulonefritis.
- **d)** Deshidratación aguda.

Respuesta

La respuesta es d). La excreción fraccionaria de sodio es menor de 1%, lo cual indica que los túbulos renales siguen conservando sodio y, por ende, volumen, en presencia de deshidratación. Esa es la respuesta deseada. Si el sodio urinario estuviera alto, significaría que los riñones han perdido la capacidad de conservar sodio, lo que sería una consecuencia de daño tubular. En general, cuando usted ve una concentración de sodio en orina menor de 10 mEq/L, puede suponer que los riñones están conservando bien el sodio.

El método para calcular la excreción fraccionaria de sodio (FE$_{Na}$, *fractional excretion of sodium*) es como sigue:

- FE$_{Na}$ = ([$U_{Na} \times P_{Cr}$]/[$U_{Cr} \times P_{Na}$]) × 100 = ([4 mEq/L × 6.7 mg/dL]/[450 mg/dL × 145 mEq/L]) × 100 = 0.0004 × 100 = 0.04%.
- El FE$_{Na}$ menor de 1% indica deshidratación.
- El FE$_{Na}$ mayor de 1% indica insuficiencia renal aguda.

Comentario

El escenario precedente es real y el autor lo eligió para demostrar que incluso si un paciente tiene anomalías graves y concentración muy alta de creatinina, debe seguirse este método. La paciente en este ejemplo recibió 8 L de líquidos IV durante 24 horas, y su creatinina sérica fue de 1.2 mg/dL, con un BUN de 35 mg/dL en el día después de que se han administrado los líquidos IV. Y sí, ¡la paciente tenía faringitis estreptocócica! La faringe estaba muy inflamada y el dolor era lo suficientemente intenso como para que no tomara líquidos por vía oral durante 2 a 3 días antes de que se le atendiera. Se administró penicilina para esta enfermedad, además de la hidratación IV.

16. La razón por la cual las recomendaciones para los líquidos de mantenimiento en niños hospitalizados han cambiado es:

- **a)** Varios niños tratados con NS al 0.2% presentan hipotensión.
- **b)** El sodio aumentado que ahora se recomienda es necesario para promover excreción de potasio.
- **c)** Los niños hospitalizados a menudo tienen enfermedades que estimulan la liberación de AVP, con hiponatremia consiguiente.
- **d)** Sobreviene acidosis cuando se usan concentraciones más bajas de sodio en líquidos intravenosos.

Respuesta

La respuesta es c). *Véase* la explicación en el texto.

17. Tanto la hipernatremia ([Na] >160 mmol/L) como la hiponatremia ([Na] <125 mmol/L) deben corregirse rápidamente en 12 horas.

- **a)** Cierto.
- **b)** Falso.

Respuesta

La respuesta es b). En ambos casos es preciso que la corrección sea deliberada y el Na sérico se debe aumentar (a 135 mmol/L) o disminuir (45 mmol/L) durante 24 a 48 horas. La excepción es el paciente con hiponatremia y crisis convulsivas. Debe administrarse NS al 3% por vía intravenosa para suspender las crisis convulsivas y aumentar el [Na] sérico 5 mmol/L. A continuación se procede a corregir con mayor lentitud e intentar aumentar el [Na] solo 8 a 10 mmol/L en un periodo de 24 horas.

LECTURAS RECOMENDADAS

Finberg L. Hypernatremic (hypertonic) dehydration in infants. *N Engl J Med* 1973;289:196.

Finberg L, Kravath R, Fleischman A. *Water and electrolytes in pediatrics.* Philadelphia, PA: Saunders, 1982.

Friedman AL. Pediatric hydration therapy: historical review and a new approach. *Kidney Int* 2005;67:380–388.

Holliday MA, Segar WF. The maintenance need for water in parenteral fluid therapy. *Pediatrics* 1957;19:825.

Mathew OP, Jones AS, James E, et al. Neonatal renal failure: usefulness of diagnostic indices. *Pediatrics* 1980;65:57–60.

Moritz M, Ayus JC. Maintenance intravenous fluids in acutely ill patients. *N Engl J Med* 2015;373:1350–1360.

Roberts KB. Fluid and electrolytes: parenteral fluid therapy. *Pediatr Rev* 2001;22:380–386.

Capítulo 12

Proteinuria y hematuria

Robert J. Cunningham III

En este capítulo se comenta la evaluación del niño o el adolescente con proteinuria o hematuria. Dado que, en comparación con la hematuria, es más probable que la proteinuria indique enfermedad renal importante, la exposición se centra primero en las principales causas de proteinuria y su evaluación, después de lo cual se consideran las causas y el estudio de la hematuria.

PROTEINURIA Y SÍNDROME NEFRÓTICO

La forma más grave de proteinuria es el síndrome nefrótico, que se caracteriza por:

- Proteinuria (>40 mg/m^2 por hora).
- Colesterol sérico alto.
- Evidencia de edema.

Para entender el método para el diagnóstico y tratamiento de pacientes que presentan grados menores de proteinuria, es necesario entender primero el fundamento razonado para la evaluación de personas con síndrome nefrótico. En 10% de los pacientes, la enfermedad es secundaria a un padecimiento sistémico. Las *tres enfermedades* que se observan comúnmente en el grupo de edad pediátrica son púrpura de Henoch-Schönlein, lupus eritematoso sistémico y síndrome hemolítico-urémico. En el otro 90% de los casos, el síndrome nefrótico representa una enfermedad renal primaria y las tres causas histológicas más comunes de síndrome nefrótico primario en niños (**tabla 12-1**) son:

- Enfermedad de cambios mínimos.
- Glomeruloesclerosis segmentaria focal (FSGS, *focal segmental glomerulosclerosis*).
- Glomerulonefritis membranoproliferativa (MPGN, *membranoproliferative glomerulonephritis*).

Los datos que se presentan en la **tabla 12-1** se derivan del International Study of Kidney Disease, un estudio cooperativo efectuado durante las décadas de 1960 y 1970 en un gran número de centros en Estados Unidos, Canadá, Europa y Japón. Los datos representan los diagnósticos histológicos de todos los pacientes de 1 a 17 años de edad que se presentaron con síndrome nefrótico. Aún son importantes hoy, aunque la incidencia de FSGS *está* aumentando en comparación con la de la enfermedad de cambios mínimos. Un paciente menor de un año en quien se diagnostica síndrome nefrótico debe remitirse directamente a un nefrólogo pediatra porque existe la posibilidad de que presente síndrome nefrótico congénito, enfermedad que pone en peligro la vida (*véase* más adelante).

En la **tabla 12-2** se resumen las características clínicas de los pacientes que presentan los tres tipos principales de síndrome nefrótico.

Enfermedad de cambios mínimos

Los pacientes con enfermedad de cambios mínimos por lo general son de edad preescolar. El padecimiento es más frecuente en niños y la proporción entre varones y mujeres es de 6:4. De estos niños, 23% tiene hematuria y 18% hipertensión. La hematuria casi siempre es microscópica. Hay aumento grave de los valores de colesterol, por lo general en el rango de 300 a 500 mg/dL; la concentración sérica de colesterol mayor de 250 mg/dL es poco común. Los valores de creatinina sérica tal vez estén altos, aunque los aumentos por lo general son leves. *El dato característico de la enfermedad de cambios mínimos es que esta forma de síndrome nefrótico muestra respuesta a la terapia con prednisona diaria, con eliminación total de la proteinuria.* Además, 90% de los pacientes con enfermedad de cambios mínimos que mostrarán respuesta a la terapia con prednisona lo hace en el transcurso de cuatro semanas, pero la administración diaria de esteroides se continúa durante un periodo de seis semanas.

Una vez que un paciente ha mostrado respuesta a la terapia diaria con prednisona, las recaídas son la regla más que la excepción. Los pacientes que han mostrado respuesta a la terapia con prednisona, con desaparición total de la proteinuria, se dividen en tres subgrupos de acuerdo con su evolución:

- En 39% nunca hay una recaída, y nunca requiere otro periodo de terapia con prednisona.
- En 19% hay recaídas a intervalos poco frecuentes (menos de dos en un lapso de seis meses).

TABLA 12-1

ESTUDIO HISTOLÓGICO DE PACIENTES NO SELECCIONADOS CON SÍNDROME NEFRÓTICO

Datos histológicos	Núm.	%
Enfermedad de cambios mínimos	398	76.4
Esclerosis focal	45	8.6
Glomerulonefritis membranoproliferativa	39	7.5
Glomerulonefritis proliferativa mesangial	12	2.3
Glomerulonefritis proliferativa	12	2.3
Glomerulonefritis membranosa	8	1.5
Otro	7	1.4
Total	521	100.0

- En 40% hay recaídas más frecuentes (más de dos en seis meses).

En los estudios iniciales efectuados se utilizó un periodo de cuatro semanas de administración diaria de prednisona para el episodio de presentación. Después, en un estudio efectuado por el grupo cooperativo alemán se mostró que los pacientes tratados diariamente durante seis semanas con prednisona, seguido por seis semanas de administración de prednisona en días alternos, se observó disminución del porcentaje de pacientes en el subgrupo que presentó recaídas frecuentes. Ahora es el tratamiento estándar aceptado para el episodio inicial de enfermedad de cambios mínimos.

El primer grupo plantea poca dificultad. A los pacientes en el segundo grupo es factible tratarlos con prednisona diario *hasta que la proteinuria desaparece durante cuatro días*, después de lo cual se administra terapia con prednisona en días alternos durante 2 a 3 semanas. Para pacientes que presentan recaída solo 1 a 3 veces cada año, la exposición a prednisona es aceptable, y los efectos secundarios son mínimos. Los pacientes en el tercer grupo son difíciles de manejar. Dado que ni los efectos secundarios de la terapia con esteroides ni el edema asociado con la necrosis es aceptable, se utilizan varias terapias alternativas. La monoterapia con ciclofosfamida o clorambucilo ofrece una probabilidad de 70% de una remisión de 2.5 a 3 años. De igual modo, es factible administrar terapia diaria con ciclosporina en lugar de prednisona, y mantener en remisión a los pacientes con enfermedad de cambios mínimos. Las ventajas de estas terapias deben sopesarse contra sus efectos secundarios.

Los efectos secundarios de la ciclofosfamida son:

- Pérdida de pelo.
- Leucopenia.
- Cistitis hemorrágica.
- Esterilidad en pacientes varones mientras están tomando el fármaco, y posiblemente durante 5 a 10 años después de la terapia.
- Riesgo de neoplasia, aunque no se han reportado casos de cáncer después del uso de ciclofosfamida para tratar síndrome nefrótico.

Los efectos secundarios del clorambucilo son:

- Leucopenia.
- Esterilidad en pacientes varones, tal vez similar a la asociada con ciclofosfamida.
- Riesgo de neoplasia, con casos reportados de linfoma después del uso de clorambucilo para tratar síndrome nefrótico.

Los efectos secundarios de la ciclofosfamida son:

- Hiperplasia gingival.
- Hipertensión.
- Insuficiencia renal.
- Cefalea.
- Temblores.

Los linfomas asociados con terapia con clorambucilo para síndrome nefrótico con recaídas frecuentes ocurrieron en *dos* pacientes que habían recibido una dosis total de clorambucilo mayor de 14 mg/kg. La dosificación administrada en la actualidad es de 0.01 mg/kg por día durante ocho semanas, lo que totaliza una dosis de 8.4 mg/kg. No se han reportado tumores desde que la terapia estándar se disminuyó a esta dosis total.

La elección del fármaco depende de la capacidad del paciente para tolerar efectos secundarios. La mayoría de los jóvenes más bien no tomaría ciclofosfamida debido a la pérdida de pelo, aunque se trata de un efecto secundario temporal, y el pelo vuelve a crecer.

El pronóstico a largo plazo de pacientes con enfermedad de cambios mínimos es excelente. La enfermedad casi siempre remite, y la proteinuria y el edema se resuelven.

Cabe hacer notar dos complicaciones importantes de esta enfermedad:

TABLA 12-2

SÍNDROME NEFRÓTICO: CARACTERÍSTICAS CLÍNICAS EN EL MOMENTO DEL DIAGNÓSTICO

Característica	Enfermedad de cambios mínimos (%)	FSGS (%)	MPGN (%)
Edad <6 años	79.6	50.0	2.6
Sexo femenino	39.9	30.6	64.1
Hipertensión (>percentil 98)	13.5	33.3	27.0
Hematuria	23.0	48.0	48.0
Concentración baja de C3	1.5	3.7	74.0
Colesterol (<250 mg/dL)	5.4	8.6	19.4
Creatinina aumentada	32.5	40.6	50.0
Respuesta a la prednisona	93.0	7.0	0

C3, tercer componente del complemento; FSGS, glomeruloesclerosis segmentaria focal; MPGN, glomerulonefritis membranoproliferativa.

- Peritonitis primaria.
- Trombosis vasculares o émbolos pulmonares.

Los pacientes en quienes el síndrome nefrótico recurre y presentan ascitis son susceptibles a peritonitis primaria. Los microorganismos más comunes que causan esto son *Streptococcus pneumoniae* y *Escherichia coli*. Este diagnóstico debe excluirse en cualquier paciente con síndrome nefrótico que esté recibiendo terapia con esteroides, y se presente con dolor abdominal, con fiebre o sin ella.

En pacientes con síndrome nefrótico activo, que se encuentran en un estado hipercoagulable, llegan a aparecer trombosis vasculares o émbolos pulmonares. Esas entidades deben considerarse en pacientes con síndrome nefrótico que se presentan con dolor en una extremidad, un cambio de color de una extremidad, o un inicio repentino de dolor torácico.

Cuando la proteinuria no desaparece por completo después de cuatro semanas de terapia diaria con esteroide, deben considerarse otros diagnósticos y biopsia renal. En esos casos, la continuación de la terapia diaria con prednisona expone a los pacientes a los efectos secundarios de la terapia con esteroide sin mucha esperanza de beneficio, de modo que simultáneamente experimentan lo peor de la enfermedad y lo peor del tratamiento.

Glomeruloesclerosis segmentaria focal

El diagnóstico más probable en pacientes jóvenes que satisfacen los criterios para enfermedad de cambios mínimos pero no muestran respuesta a la terapia con prednisona es FSGS. En la **tabla 12-2** se muestran las características clínicas de pacientes con este diagnóstico histológico; es difícil distinguir entre FSGS y enfermedad de cambios mínimos con base en los signos y síntomas clínicos de un paciente en el momento de la presentación. Un porcentaje grande de pacientes con FSGS tiene hematuria (33%) e hipertensión (48%). Al igual que en la enfermedad de cambios mínimos, en la FSGS hay aumento grave del colesterol sérico, y la concentración de creatinina también es posible que se encuentre alta. *La única característica consistente que distingue a los pacientes con FSGS es que su proteinuria persiste pese a terapia con prednisona.* Solo 7% de los pacientes con FSGS inicialmente muestra respuesta a la terapia con prednisona. El pronóstico para pacientes con FSGS es ominoso; 50 a 70% progresa a insuficiencia renal crónica en el transcurso de un periodo de 5 a 10 años. Si bien se dispone de varias opciones de tratamiento, incluso ciclosporina en dosis altas y metilprednisolona por vía intravenosa en dosis altas, las tasas de éxito con estas opciones no exceden 50 a 60%.

Por desgracia, la importancia de la FSGS está aumentando porque la incidencia también lo está haciendo, particularmente en la población afroamericana de *varones* adolescentes y adultos jóvenes. Un estudio realizado en Houston, Texas, examinó la incidencia de FSGS en biopsias renales antes de 1990 y la comparó con lo ocurrido entre 1990 y 1998. El porcentaje de biopsias que mostró FSGS aumentó desde 23 hasta 47% en este periodo. En niños mayores de ocho años, la incidencia reportada de FSGS se duplicó des-

de 33 hasta 67%; en adultos también está en aumento, sobre todo en varones afroamericanos jóvenes.

Las razones del incremento de la incidencia de esclerosis segmentaria focal (FSGS) en individuos de ascendencia africana se ha esclarecido durante los últimos seis años. Los pacientes que tienen dos alelos del gen que codifica para la apolipoproteína L1 (*APOL1*) en el cromosoma 22q, son mucho más susceptibles a lesión renal y FSGS que los que carecen de este alelo. Los heterocigotos para *APOL1*, que tienen una copia única del gen están protegidos contra *Trypanosoma brucei rhodesiense*, el microorganismo que causa la enfermedad del sueño y que es endémico en África occidental. Parece ser que los individuos que tienen dos copias de este gen tienen riesgo muy aumentado de enfermedad renal. Esto quedó de manifiesto por vez primera en afroamericanos con infección por virus de inmunodeficiencia humana que tienen incremento de 50 veces el riesgo de presentar FSGS en comparación con individuos de ascendencia europea. Ahora parece ser que el gen *APOL1* tal vez también aumenta el riesgo de FSGS en respuesta a varios otros fenómenos adversos. Por ende, los pacientes con lupus eritematoso sistémico tienen riesgo más alto de enfermedad renal progresiva si también tienen dos variantes de riesgo *APOL1*. Se especula que quizá haya otros desencadenantes virales. La combinación de una infección viral superpuesta sobre una estructura genética que incluye dos copias de *APOL1* tal vez sea el desencadenante que hace que los afroamericanos sean más susceptibles a presentar FSGS.

Otra frustración es que esta enfermedad recurre en un riñón trasplantado en alrededor de 30% de los pacientes que han recibido trasplante. Hasta la fecha, es imposible predecir en quién recurrirá la enfermedad.

Glomerulonefritis membranoproliferativa

Las características clínicas de la MPGN difieren significativamente de las de la enfermedad de cambios mínimos y de la FSGS. La MPGN es más común en niñas y niños de ocho años o mayores. La hematuria y la hipertensión son comunes, y la *concentración del tercer componente del complemento (C3, third component of complement)* *está deprimida* en 75% de los casos en el momento de la presentación inicial. Si se sospecha que la causa del síndrome nefrótico es MPGN, debe obtenerse una biopsia renal antes de iniciar la terapia. La terapia con esteroides diario en ocasiones exacerba hipertensión y hay múltiples reportes anecdóticos de la aparición de hipertensión maligna en pacientes con MPGN tratados con prednisona en dosis altas. Los pacientes con MPGN a menudo se tratan con una dosis baja de prednisona en días alternos durante años. Pese a la terapia, aparece insuficiencia renal en 10 a 40% de los pacientes.

Síndrome nefrótico congénito

El síndrome nefrótico congénito debe considerarse en cualquier lactante que presente proteinuria y edema durante el primer año de vida. Esta enfermedad es hereditaria (en un patrón autosómico-recesivo), y la frecuencia más alta se observa en la población finlandesa. El síndrome nefrótico congénito se asocia con:

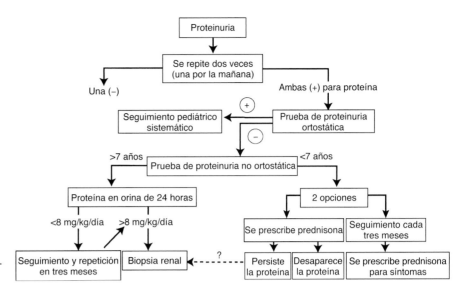

Figura 12-1 Algoritmo para la evaluación de proteinuria.

- Antecedente materno de oligohidramnios durante el embarazo.
- Concentración alta de α-fetoproteína en el líquido amniótico.
- Placenta muy grande en el momento del parto.

La mayoría de los pacientes presenta edema durante la primera semana de vida, y todos tienen edema hacia los tres meses de edad. En estos pacientes, la biopsia renal muestra esclerosis mesangial difusa. El pronóstico es grave, sin terapia enérgica la mayoría de los niños muere de sepsis durante el primer año de vida, más comúnmente causada por *E. coli*. Los pacientes por lo general mueren antes de que aparezca insuficiencia renal. Dado que las pérdidas urinarias de proteína son masivas, lo cual da por resultado malnutrición proteínica y una inmunodeficiencia, el método terapéutico comprende detener las pérdidas de proteína con nefrectomía unilateral o bilateral. *También* se han usado diálisis peritoneal e infusiones diarias de albúmina para mantener a estos lactantes hasta que crecen lo suficiente como para recibir un trasplante renal exitoso. La tasa de éxito es alta y la enfermedad *rara vez* recurre en el nuevo riñón si los pacientes logran crecer lo suficiente como para recibir un trasplante renal.

Evaluación de proteinuria

La pregunta que suele confrontar el pediatra es cómo evaluar a un paciente cuando se descubre proteinuria en un examen general de orina de rutina. En el algoritmo que se presenta en la **figura 12-1** se esboza un método para el estudio de pacientes que tienen este dato. La primera regla es que la proteinuria no es importante a menos que *sea persistente y esté presente en las posiciones tanto supina como de pie*. Por ende, cuando se prueban ocho muestras de orina y se encuentra proteinuria en solo cinco, el paciente no requiere evaluación adicional. Cuando no hay proteína en especímenes obtenidos en la posición supina, el paciente probablemente tiene *proteinuria postural*, una entidad benigna. Si examina el algoritmo notará que el segundo espécimen de orina obtenido es de la primera micción matutina, para medir la filtración de orina en la posición supina mientras

el paciente dormía. Si esta muestra resulta negativa para proteína, se reduce la extensión de la evaluación y se evita al paciente la incomodidad de la práctica de una prueba de proteinuria ortostática, esbozada en la **tabla 12-3**.

Si la proteína en la orina es tanto persistente como no postural, la edad del paciente dicta cómo proceder. Es importante vigilar en la clínica a los niños menores de siete años y darles tratamiento solo si la proteinuria empeora o aparece edema. Es prudente verificar la concentración sérica de proteína; si se reducen las cifras de albúmina, está justificado tratamiento con prednisona.

La decisión difícil surge cuando se da un periodo de tratamiento de prueba con prednisona a un paciente asintomático y la proteinuria no desaparece. Entonces, el siguiente paso lógico es obtener una biopsia renal, aunque si el paciente no tiene edema, la función renal es normal y la proteinuria persiste, cabe diferir la biopsia y dar seguimiento. Esa es la

TABLA 12-3
PRUEBA PARA PROTEINURIA ORTOSTÁTICA

1. Se solicita al paciente que orine antes de acostarse entre las 9:00 a.m. y las 10:00 p.m., y que guarde el espécimen en un recipiente etiquetado.
2. A continuación, el paciente debe ir a su cama y acostarse. A la medianoche, el paciente debe orinar en un recipiente (mientras está en cama). De nuevo, se coloca la muestra de orina en un recipiente y se etiqueta.
3. El paciente debe orinar de nuevo entre las 5:00 a.m. y las 6:00 p.m. (permaneciendo en cama y acostado). Nuevamente, se coloca la muestra en un recipiente etiquetado. Se repite el procedimiento entre las 7:00 a.m. y las 7:30 a.m. (con el paciente aún en la cama y acostado).
4. A continuación el paciente puede levantarse. Se obtiene otra muestra de orina entre las 9:00 a.m. y las 9:30 a.m., ya sea en posición de pie o sentado. Se coloca la muestra en un recipiente etiquetado. Los pacientes deben llevar la muestra de orina con ellos a la siguiente visita a la clínica (los cinco especímenes en recipientes separados).

El resultado es positivo cuando las muestras de las 5:00 y las 7:00 a.m. resultan negativos para proteína. Este dato es indicativo de proteinuria *postural*, que tiene un pronóstico excelente.

razón de la línea discontinua y el "?" que llevan a biopsia en el algoritmo. Recuerde que en niños de esta edad el diagnóstico más probable es enfermedad de cambios mínimos.

En niños mayores de siete años es necesario cuantificar las concentraciones de albúmina sérica y de proteína total. Además, debe obtenerse una muestra de orina de 24 horas para cuantificación de la concentración de proteína. En el algoritmo se recomienda biopsia renal si la concentración de proteína es de más de 800 mg/m^2. Otra opción es el tratamiento con un inhibidor de la enzima convertidora de angiotensina (ACE, *angiotensin-converting enzyme*) o un bloqueador del receptor de angiotensina (ARB, *angiotensin receptor blocker*). Ambos inhiben la vasoconstricción de la arteriola eferente, lo que disminuye la presión transglomerular y esto, a su vez, da lugar a un decremento del movimiento de proteína a través del filtro glomerular. Por otra parte, si el paciente es asintomático, otra opción es repetir la prueba en orina de 24 horas en 4 a 6 semanas. Si la proteinuria disminuye, es aceptable dar seguimiento al paciente en clínica, y repetir la prueba de orina en 24 horas a intervalos mensuales. Si la proteinuria va en aumento, se requiere una biopsia renal.

HEMATURIA

La hematuria aislada despierta menos preocupación que la proteinuria para el nefrólogo pediátrico. Si un paciente se presenta tanto con hematuria como con proteinuria, la evaluación debe seguir el algoritmo para proteinuria. La evaluación de hematuria aislada es un poco más sencilla.

En la **tabla** 12-4 se esbozan las posibles causas de hematuria aislada. Si bien muchas enfermedades se asocian con hematuria, es posible excluir varias de ellas mediante un interrogatorio detallado sobre los antecedentes familiares en el que se incluyan preguntas acerca de:

- Padres o abuelos que han requerido diálisis o trasplante renal; esta línea de interrogatorio identifica pacientes en riesgo de *síndrome de Alport*, un rasgo hereditario, autosómico dominante.
- *Pérdida de la audición*, en particular de frecuencia alta, que se asocia con síndrome de Alport. Las *cataratas* que aparecen a una edad temprana también forman parte del síndrome, pero no se encuentran con tanta frecuencia como la pérdida de la audición. Si bien el síndrome de Alport no es una causa común de hematuria, tiene implicaciones muy serias y, por ende, no debe pasarse por alto.
- Un antecedente familiar de hematuria benigna, que orienta hacia *enfermedad de membrana basal delgada*.
- Un antecedente familiar de nefrolitiasis, que sugiere la presencia de *hipercalciuria*, una causa muy común de hematuria; 80% de los pacientes con hipercalciuria tiene un antecedente familiar de nefrolitiasis.
- Un antecedente de rasgo de *células falciformes*, que es una causa muy común de hematuria, tanto macroscópica como microscópica, en la población afroamericana. La incidencia de hematuria es más alta en individuos con rasgo de células falciformes que en aquellos con enfermedad de células falciformes homocigota.

Después de un interrogatorio y una exploración física detallados, deben llevarse a cabo ciertos estudios en pacientes con hematuria aislada; éstos se listan en la **tabla** 12-5.

Además de hipercalciuria y rasgo de células falciformes, otras dos entidades son causas comunes de hematuria, y merecen mención especial:

- Nefropatía por inmunoglobulina A (IgA).
- Glomerulonefritis posestreptocócica.

Nefropatía por inmunoglobulina A

Pocos datos del interrogatorio son específicos para nefropatía por IgA; solo mediante biopsia renal el diagnóstico adquiere certidumbre. Un dato clínico que *sugiere* el diag-

---

TABLA 12-4

CAUSAS DE HEMATURIA

Causas glomerulares
Secundaria a enfermedades sistémicas
   Lupus eritematoso sistémico
   Púrpura de Henoch-Schönlein
   Síndrome hemolítico-urémico
   Endocarditis bacteriana subaguda
   Nefritis por derivación (que se observa en pacientes con una derivación ventriculoauricular)
Enfermedades renales primarias
   Glomerulonefritis posestreptocócica
   Nefropatía por inmunoglobulina A
   Glomerulonefritis membranoproliferativa
   Síndrome de Alport
   Enfermedad de membrana basal delgada (hematuria recurrente familiar benigna)

Causas no glomerulares
Cálculos renales
Hipercalciuria
Hemoglobinopatías
   Rasgo de células falciformes
   Enfermedad de células falciformes (menos común que el rasgo)
   Enfermedad de células falciformes
Tumores renales (una causa rara en niños a menos que haya un tumor palpable)
Malformaciones vasculares
Trombocitopenia
Riñones poliquísticos
Esclerosis tuberosa con angiomiolipomas

TABLA 12-5

ESTUDIOS RECOMENDADOS PARA PACIENTES CON HEMATURIA

Examen general de orina
Cuantificación de electrolitos y creatinina séricos, y concentraciones sanguíneas de urea
Biometría hemática completa
Proporción entre calcio y creatinina urinarios
Prueba de detección de células falciformes en pacientes específicos
Ecografía renal en pacientes con hematuria macroscópica o con dolor abdominal asociado
Urocultivo en pacientes seleccionados o en aquellos en los que se encuentra piuria o esterasa leucocitaria en el examen general de orina

nóstico es que la hematuria asociada con nefropatía por IgA a menudo aumenta de manera notoria con infecciones virales menores o de las vías respiratorias superiores. En muchos casos, la hematuria es microscópica, pero se torna macroscópica cuando sobreviene una enfermedad menor. De los pacientes con nefropatía por IgA, 80 a 90% tiene una evolución benigna. En 10 a 15% de los pacientes restantes, que tienen riesgo de enfermedad renal crónica, la proteinuria está presente en el momento del diagnóstico o aparece con el tiempo. Por ende, es innecesario realizar una biopsia renal cuando se evalúa por vez primera a pacientes que tienen hematuria aislada; si después se presenta proteinuria persistente, tal vez se requiera una investigación más exhaustiva, incluso una biopsia renal. Una entidad que debe incluirse aquí es la púrpura de Henoch-Schönlein o anafilactoide, padecimiento que se asocia con hematuria, capaz de persistir 1 a 2 años después de que se han disipado otros signos de la enfermedad. La razón para incluir este síndrome con la nefropatía por IgA es que los *datos histológicos en el material de biopsia renal de pacientes con púrpura de Henoch-Schönlein son idénticos a los que se observan en la nefropatía por IgA*. La evolución clínica y el pronóstico para ambas enfermedades son muy similares; los niños en riesgo para la aparición de insuficiencia renal crónica asociada con púrpura de Henoch-Schönlein tienen proteinuria persistente, al igual que los niños en riesgo para la aparición de insuficiencia renal en asociación con nefropatía por IgA.

Glomerulonefritis posestreptocócica

La glomerulonefritis posestreptocócica es otra causa común de hematuria en niños y adolescentes; esta enfermedad aparece luego de una infección por estreptococos del grupo A, más comúnmente faringitis en el norte de Estados Unidos, e impétigo en el sur de dicho país, y se reconoce 10 a 14 días después de la infección. *No se previene mediante antibioticoterapia oportuna de la infección estreptocócica. Los datos característicos de la glomerulonefritis posestreptocócica son hematuria, hipertensión y edema.*

En el momento del diagnóstico se observa una *concentración baja de C3*, que en ocasiones persiste durante seis semanas. Por ende, si ocurre hematuria en un paciente después de una infección estreptocócica, vale la pena cuantificar la concentración de C3. Muchos casos de glomerulonefritis posestreptocócica son subclínicos y los pacientes manifiestan pocos síntomas; por ende, no se busca atención médica durante la fase "aguda" de la enfermedad. La hematuria que se asocia con glomerulonefritis posestreptocócica en ocasiones persiste durante 12 a 18 meses, aunque la concentración de C3 se ha normalizado y no hay evidencia de la enfermedad. Por consiguiente, es probable que la incidencia de glomerulonefritis posestreptocócica sea subestimada. En un estudio de seis años de duración de niños en edad escolar del condado Galveston, la incidencia de hematuria encontrada en el examen general de orina aumentó 2 a 3 veces en el año después de una epidemia de impétigo. Este dato da más credibilidad a la afirmación de que la glomerulonefritis posestreptocócica subclínica es una causa muy común de hematuria.

Otras causas de hematuria

Si bien la *infección de las vías urinarias* llega a causar hematuria, la hematuria aislada es rara. El examen general de orina resultará positivo no solo para hemoglobina, sino también para esterasa leucocitaria. Deben obtenerse urocultivos cuando se sospeche el diagnóstico. En general, la hematuria aislada no debe atribuirse a una infección de las vías urinarias sintomática sin *un urocultivo con resultados positivos* y una búsqueda concomitante de otras causas.

Hay controversia respecto al papel de los estudios de imágenes en la evaluación de microhematuria persistente, mientras que se recomiendan estudios de imágenes para pacientes con hematuria macroscópica. Las lesiones congénitas con hidronefrosis asociada llegan a causar hematuria macroscópica intermitente. Otras enfermedades que es posible diagnosticar con ecografía renal son cálculos, quistes y tumores renales.

El cáncer es una causa rara de hematuria en niños. Los niños con tumor de Wilms a menudo tienen hematuria cuando la masa abdominal es palpable en la exploración física. *Este tumor rara vez se presenta con hematuria*; primero se nota la masa en el abdomen.

Aun cuando los padres a menudo se preocupan respecto a la posibilidad de cáncer, se muestran renuentes a manifestar sus preocupaciones. Por ende, el pediatra debe abordar los temores de la familia y explicar que es poco probable que la hematuria sea un signo de cáncer.

EJERCICIOS DE REVISIÓN

PREGUNTAS

1. Un paciente de 10 años con antecedente de hematuria macroscópica intermitente y proteinuria 1+ que es más pronunciada durante una infección de las vías respiratorias superiores, ¿qué datos es más probable que presente?
   a) Concentración baja de C3.
   b) Cristales de oxalato de Ca en el examen general de orina.
   c) Orina con densidad relativa de 1.020 y pH de 5.0, y un cilindro eritrocitario en el examen al microscopio.
   d) Evidencia de anemia hemolítica con anisocitosis y poiquilocitosis, y demostración de muy pocas plaquetas en un frotis.

Respuesta
La respuesta es c). El hecho de que el paciente tenga hematuria *y* proteinuria leve, indica que esto quizá es una lesión glomerular. El antecedente de hematuria constante que aumentó de manera notoria incluso con una infección leve de las vías respiratorias superiores es casi característico de nefropatía por IgA. En esta enfermedad, la concentración de C3 es normal y no hay asociación con anemia hemolítica.

Elija el padecimiento que coincida con la descripción clínica que la represente mejor:

2. Un niño de cuatro años presentó hace un mes inflamación, ascitis y una concentración de colesterol de 648 mg/dL.

Después de tratamiento con prednisona (2 mg/kg por día) durante un mes, sigue teniendo proteinuria 4+, pero menos inflamación. (También ha estado tomando 2 mg de furosemida/kg/día).

a) Síndrome nefrótico de cambios mínimos.
b) FSGS.
c) MPGN.
d) Glomerulonefritis membranosa.
e) Glomerulonefritis posestreptocócica.

Respuesta
La respuesta es b). La enfermedad de cambios mínimos es el diagnóstico más probable en un niño de cuatro años. Empero, dada la falta de respuesta a un periodo de terapia con prednisona durante cuatro semanas, el diagnóstico más probable pasa a ser FSGS.

3. Un niño de cuatro años presentó hace un mes hinchazón, ascitis y una concentración de colesterol de 648 mg/dL. Después de tratamiento con prednisona (2 mg/kg/día) durante un mes, la proteinuria ha desaparecido. No obstante, cada vez que se disminuye la dosis de prednisona de manera lenta y progresiva a terapia en días alternos, la proteinuria reaparece.

a) Síndrome nefrótico de cambios mínimos.
b) FSGS.
c) MPGN.
d) Glomerulonefritis membranosa.
e) Glomerulonefritis posestreptocócica.

Respuesta
La respuesta es a). Sin embargo, este paciente entra en el grupo de "recaídas frecuentes".

4. Un niño de cuatro años con antecedente de otitis media desde hace 10 días, ahora presenta hematuria macroscópica y presión arterial aumentada (130/94 mm Hg).

a) Síndrome nefrótico de cambios mínimos.
b) FSGS.
c) MPGN.
d) Glomerulonefritis membranosa.
e) Glomerulonefritis posestreptocócica.

Respuesta
La respuesta es e). Los indicios de que la glomerulonefritis posestreptocócica es el diagnóstico más probable en este paciente son: infección previa, hipertensión y un examen general de orina que muestra hematuria (sin mencionar proteinuria, que en ocasiones está presente).

5. Una niña de siete años que fue adoptada y proviene de China, tiene hematuria macroscópica episódica y hematuria microscópica persistente.

a) Síndrome nefrótico de cambios mínimos.
b) FSGS.
c) MPGN.
d) Glomerulonefritis membranosa.
e) Glomerulonefritis posestreptocócica.

Respuesta
La respuesta es d). Es la más complicada de las preguntas. La glomerulonefritis membranosa es muy rara durante la niñez. Cuando está presente, se debe pensar en causas infecciosas, como hepatitis B (se observa glomerulonefritis mem-

branosa en portadores crónicos de hepatitis B). Cuando se diagnostica glomerulonefritis membranosa en un lactante, debe considerarse sífilis congénita. El indicio en esta pregunta es que la niña fue adoptada en China, donde la incidencia de hepatitis B y de estado de portador crónico de hepatitis B es alta.

6. Una niña de 13 años presentó hinchazón en las extremidades inferiores, aumento leve de la presión arterial (134/92 mm Hg), proteína 3+ y hemoglobina 2+ en el examen general de orina. El resultado de la prueba sanguínea muestra una concentración sérica de creatinina de 1.4 mg/dL, y una concentración de colesterol de 249 mg/dL.

a) Síndrome nefrótico de cambios mínimos.
b) FSGS.
c) MPGN.
d) Glomerulonefritis membranosa.
e) Glomerulonefritis posestreptocócica.

Respuesta
La respuesta es c). Esta adolescente tiene síndrome nefrótico y muestra las características clínicas de la enfermedad. Tiene hematuria, hipertensión y una concentración sérica de colesterol casi normal.

7. ¿Cuál de los pacientes mencionados (preguntas 2 a 6) es probable que tenga una concentración baja de C3?

Respuesta
Las respuestas son 4 y 6. Tres enfermedades asociadas con una concentración baja de C3 son:

- Glomerulonefritis posestreptocócica.
- MPGN.
- Lupus eritematoso sistémico.

8. Una niña de siete años es enviada a su consultorio para una evaluación de disuria y polaquiuria. Ha tenido cuatro infecciones previas de las vías urinarias, las cuales se diagnosticaron cuando se quejó de disuria y polaquiuria, y se encontró sangre en la orina. Durante sus últimos dos episodios, los urocultivos resultaron negativos (no se obtuvieron urocultivos durante los primeros dos episodios). El examen general de orina muestra 15 a 20 eritrocitos y resulta negativo para proteína. ¿Qué pregunta única respecto a los antecedentes familiares plantearía?, ¿qué análisis de laboratorio único efectuará si el antecedente familiar resulta positivo?

Respuesta
La respuesta es que usted debe buscar *un antecedente familiar de cálculos renales*, y el estudio de laboratorio importante es una *proporción entre calcio y creatinina urinarios* o una *recolección de orina de 24 horas para cuantificación de calcio*. La hipercalciuria es una de las causas más frecuentes de cálculos renales, también es causa de disuria y polaquiuria.

9. Todas las que siguen son complicaciones del síndrome nefrótico, *excepto*:

a) Peritonitis por *E. coli*.
b) Émbolo pulmonar.
c) Trombosis de una extremidad.
d) Peritonitis por *Haemophilus influenzae*.
e) Kwashiorkor.

Respuesta

La respuesta es d). Los dos microorganismos que más causan peritonitis son *S. pneumoniae* y *E. coli*. La trombosis también es una complicación conocida; en un paciente con síndrome nefrótico no remitente es factible que aparezca malnutrición proteínica (como en el síndrome nefrótico congénito). *H. influenzae* es una causa muy rara de peritonitis en estos pacientes.

10. ¿Cuál de las afirmaciones que siguen es *cierta* respecto al síndrome nefrótico congénito? (Quizá sea correcta más de una respuesta).

    a) El pronóstico es grave; la muerte a menudo ocurre en el transcurso del primer año.
    b) Puede heredarse como un rasgo autosómico-recesivo.
    c) Se asocia con una placenta anormalmente grande.
    d) Se asocia con polihidramnios.
    e) Las causas importantes de muerte son insuficiencia renal temprana e hiperpotasemia.

Respuesta

La respuesta es: todas son verdaderas, con excepción de e). La principal causa de muerte es sepsis e infección. La mayoría de los pacientes muere por otras causas antes del inicio de insuficiencia renal.

11. Un varón afroamericano de 13 años presenta hinchazón en la parte baja de la pierna de dos semanas de evolución. El examen revela edema 2+ con signo de Godet, aumento de peso de 5 kg al cabo de un mes y presión arterial normal. El examen general de orina revela proteína 4+ y sangre moderada con 1 a 2 cilindros eritrocitarios en el análisis del sedimento. La creatinina sérica es de 0.5 mg/dL, el nitrógeno de urea sérico es de 15 mg/dL, los electrolitos son normales, el colesterol sanguíneo es de 450 mg/dL, y la albúmina sérica es de 1.1 g/dL.

    El diagnóstico *más* probable es:

    a) Glomerulonefritis membranoproliferativa (MPGN).
    b) Síndrome nefrótico de cambios mínimos.
    c) Glomeruloesclerosis segmentaria focal (FSGS).
    d) Glomerulonefritis membranosa.
    e) Nefritis intersticial aguda (AIN, *acute interstitial nephritis*).

Respuesta

La respuesta es c). La FSGS es la enfermedad más probable en un varón afroamericano de esta edad. La mayoría de los pacientes con enfermedad de cambios mínimos (>80%) es observada hacia los ocho años de edad. La MPGN se observa en adolescentes, pero con frecuencia mucho mayor en mujeres que en varones. La glomerulonefritis membranosa en ocasiones se observa a esta edad, pero con frecuencia muy baja (<5%). La AIN puede presentarse con proteinuria, pero menos de 1% de los pacientes es francamente nefrótico, de modo que el colesterol de 450 mg/dL no sería congruente con esta enfermedad. Por lo general también hay un antecedente de consumo de fármacos (de prescripción o de venta sin receta) o de drogas ilícitas.

12. Un varón de nueve meses tiene aumento repentino de 2 kg de peso, hinchazón en los pies (edema 3+ con signo de Godet), y se nota ascitis en la exploración física. La proteína en orina es de 4+, y hay también algunos eritrocitos. La química sanguínea muestra proteína total de 4 g/dL, albúmina de 1.1 g/dL, creatinina sérica de 0.4 mg/dL y nitrógeno de urea en la sangre de 15 mg/dL.

    Usted debe:

    a) Empezar prednisona, 2 mg/kg/día, y continuarla durante las seis semanas siguientes.
    b) Obtener las concentraciones de complemento C3 y C4.
    c) Empezar furosemida, 1 mg/kg por vía oral dos veces al día.
    d) Remitir para una biopsia renal.
    e) Empezar amoxicilina, 50 mg/kg al día a fin de prevenir peritonitis bacteriana espontánea por *Streptococcus pneumoniae*.

Respuesta

La respuesta es d). Los niños menores de un año requieren una biopsia renal para buscar esclerosis mesangial difusa que se observa en el síndrome nefrótico infantil y congénito. La edad de menos de un año no favorece el diagnóstico de enfermedad de cambios mínimos y, por ende, no está indicada prednisona. Las concentraciones de complemento son normales en las enfermedades que se observan en este grupo de edad y, por ende, probablemente no serían de ayuda. El inicio de furosemida y/o el tratamiento con antibióticos profilácticos para prevenir peritonitis espontánea son opcionales, *pero* la remisión y la biopsia renal son una necesidad absoluta.

LECTURAS RECOMENDADAS

Arbeitsgemeinschaft Für Pädiatrische Nephrologie. Effect of cytotoxic drugs in frequently relapsing nephrotic syndrome with and without steroid dependence. *N Engl J Med* 1982;306:451–453.

Bonilla-Felix M, Parra C, Dajani T, et al. Changing patterns in the histopathology of idiopathic nephrotic syndrome in children. *Kidney Int* 1999;55:1885–1890.

Brouhard BH. Hematuria. In: Kliegman R, Nieder ML, Super DM, eds. *Practical strategies in pediatric diagnosis and therapy.* Philadelphia, PA: Saunders, 1996:424–433.

Cunningham RJ. Proteinuria. In: Kliegman R, Nieder ML, Super DM, eds. *Practical strategies in pediatric diagnosis and therapy.* Philadelphia, PA: Saunders, 1996:415–424.

Dodge WF, West EF, Smith EH, et al. Proteinuria and hematuria in schoolchildren: epidemiology and early natural history. *J Pediatr* 1976;88:327.

Gorensek MJ, Lebel MH, Nelson JD. Peritonitis in children with nephrotic syndrome. *Pediatrics* 1988;81:849–856.

Report of the International Study of Kidney Disease in Children. Nephrotic syndrome in children: prediction of histopathology from clinical and laboratory characteristics at the time of diagnosis. *Kidney Int* 1978;13:159–165.

Report of the International Study of Kidney Disease in Children. Minimal-change nephrotic syndrome in children: deaths during the first 5 to 15 years' observation. *Pediatrics* 1984;73: 497–501.

Capítulo 13

Hipertensión, obesidad, diabetes mellitus tipo 2 e hiperlipidemia

Robert J. Cunningham III

INTRODUCCIÓN

La evaluación del riesgo de enfermedad cardiovascular de un paciente tradicionalmente requería una evaluación de los factores siguientes:

- ¿Hay un antecedente familiar de infarto de miocardio (MI, *myocardial infarction*) o enfermedad cerebrovascular (CVA, *cerebrovascular accident*) en familiares antes de los 55 años?
- ¿El paciente fuma y, de ser así, cuántos cigarrillos al día?
- ¿Es hipertenso?
- ¿Tiene un perfil de lípidos anormal?
- ¿Es obeso?
- ¿Tiene diabetes mellitus? (En adultos, más a menudo es tipo 2).
- ¿Hace ejercicio con regularidad?

Tales evaluaciones hasta ahora han sido competencia de los médicos internistas o familiares que atienden a pacientes de mayor edad y que han mostrado varios de estos riesgos. Lamentablemente, estos factores ahora se encuentran en la población pediátrica con una frecuencia cada vez mayor, de modo que el pediatra ahora necesita evaluarlos y abordarlos. Este paradigma desafiante es la base de este capítulo.

EPIDEMIOLOGÍA

La hipertensión se ha convertido en un problema cada vez más común durante los últimos 20 años y la incidencia reportada ha estado aumentando a un ritmo alarmante. Fixler y colaboradores estudiaron a niños en el sistema escolar de Dallas durante la década de 1970 y encontraron que 8% de ellos tuvo una lectura de presión arterial por arriba del percentil 95 para la edad cuando se obtuvo una sola lectura. Sin embargo, menos de 2% de los niños tuvo tres de esas lecturas cuando éstas se obtuvieron en visitas separadas. En contraste, en estudios realizados en 2002 se mostró que la incidencia de hipertensión cuando se obtuvieron lecturas de presión arterial en niños en tres visitas separadas había aumentado a 9.5%.

La incidencia de obesidad y de diabetes mellitus tipo 2 ha ido en aumento de manera significativa y corre paralela con el aumento de la hipertensión durante la niñez. El incremento de la obesidad y de la diabetes mellitus tipo 2 es más notorio en adolescentes varones; en particular, los adolescentes hispanos y afroamericanos tienen el riesgo más alto de obesidad (**tabla 13-1**). También hay una correlación directa entre la incidencia aumentada de obesidad y diabetes mellitus tipo 2. En la población adulta, el síndrome metabólico es una entidad reconocida e incluye 3 de los 5 elementos que siguen:

- Obesidad.
- Hipertensión.
- Resistencia a la insulina.
- Hiperlipidemia.
- Hiperglucemia.

Dicho síndrome se asocia con un riesgo muy alto de enfermedad cardiovascular y cerebrovascular. El fenómeno alarmante en pediatría es que 28 a 30% de los niños varones que tienen sobrepeso (percentil >95) tendrá tres o más de estos elementos del síndrome metabólico. Esto indica que tienen riesgo mucho más alto de MI o CVA antes que las generaciones previas que no mostraban estos criterios sino hasta la mediana edad.

HIPERTENSIÓN

Definiciones

Los nomogramas de presión arterial son similares a los gráficos de crecimiento para lactantes y niños (**tabla 13-2**). Los niños cuya presión arterial cae entre los percentiles 90 y 95 tienen hipertensión *limítrofe*, y aquellos cuya presión arterial está constantemente entre los percentiles 95 y 99 tienen

TABLA 13-1

DIFERENCIAS DE LA INCIDENCIA DE OBESIDAD ENTRE GRUPOS ÉTNICOS EN ESTADOS UNIDOS ENTRE 1988-1994 Y 1999-2000

	% de sobrepeso	
Periodo	1988-1994	1999-2000
Grupo étnico	Niños y jóvenes de 12 a 19 años	
Caucásicos no latinoamericanos	12	14
Afroamericanos no latinoamericanos	11	20
Estadounidenses de origen mexicano	14	28
	Niñas y jóvenes de 12 a 19 años	
Caucásicos no latinoamericanos	9	13
Afroamericanos no latinoamericanos	16	27
Estadounidenses de origen mexicano	14	19

Con información de Ogden CL, Flegtal KM, Carroll MD *et al.* Prevalence and trends in overweight among US children and adolescents, 1999-2000. *JAMA* 2002;288:1728-1732.

hipertensión *importante*. Se considera que los niños cuya presión arterial es más alta que el percentil 99 para la edad, tienen hipertensión *grave*.

El estudio efectuado por Fixler y colaboradores aclaró dos aspectos en cuanto al diagnóstico de hipertensión en niños. En primer lugar, la presión arterial quizá sea lábil y, por ende, se requieren mediciones repetidas antes de que se considere cualquier evaluación o tratamiento. En el transcurso de una visita única, la presión arterial tal vez varíe de manera notoria y es necesario documentar presiones en al menos tres visitas antes de comenzar a investigar respecto a posibles causas.

Una segunda consideración importante, especialmente en niños de mayor edad, es asegurarse de que el manguito para medir la presión arterial sea del tamaño apropiado. El límite de circunferencia está marcado con claridad en casi todos los manguitos y la longitud debe cubrir al menos dos tercios de la parte superior del brazo. El uso de un manguito más pequeño que el recomendado, algo que es en particular común en adolescentes atléticos u obesos, mostrará una lectura de presión falsamente alta debido a compresión arterial insuficiente.

Etiología

Una vez que se ha determinado que el tamaño del manguito es apropiado y que se observa que la presión arterial está constantemente alta, es posible aplicar la evaluación y el tratamiento que se esbozan en el algoritmo mostrado en la **figura 13-1**.

Nuevos avances en el diagnóstico de hipertensión pediátrica incluyen el uso de monitores de presión arterial ambulatorios, que son más exactos que hacer que los pacientes vigilen la presión arterial en el hogar. Esto aborda el tema de la "hipertensión de bata blanca", una afección en la cual se supone que el paciente está demasiado nervioso durante visitas al médico, lo que origina lecturas de hipertensión que solo están presentes en el consultorio. La recomendación es practicar un estudio de 24 horas, el cual se efectúa en casi todos los centros de hipertensión pediátricos. El paciente va a su hogar con un manguito de presión arterial en el brazo no dominante que registra las presiones durante todo el día y la noche; esto permite una evaluación más realista, con 48 a 72 lecturas durante un periodo de 24 horas. Estos estudios ahora se efectúan con más frecuencia y se utilizan no solo para establecer el diagnóstico de hipertensión, sino también para evaluar la eficacia de la terapia.

Los pacientes cuya presión arterial está por arriba del percentil 99 para la edad son candidatos para una evaluación más a fondo. Mientras más alta es la presión arterial, más

TABLA 13-2

CLASIFICACIÓN DE LA HIPERTENSIÓN EN EL JOVEN POR GRUPO DE EDAD

	Hipertensión moderada Percentil 90 a 95 (mm Hg)	Hipertensión importante Percentil 95 a 99 (mm Hg)	Hipertensión grave >percentil 99 (mm Hg)
Recién nacidos (7 días)		SBP 96 a 105	SBP ≥106
(8 a 30 días)		SBP 104 a 109	SBP ≥110
Lactantes (≤2 años)	SBP 104 a 111 DBP 70 a 74	SBP 112 a 117 DBP 76 a 81	SBP ≥118 DBP ≥82
Niños (3 a 5 años)	SBP 108 a 115 DBP 70 a 75	SBP 116 a 123 DBP 76 a 83	SBP ≥124 DBP ≥84
Niños (6 a 9 años)	SBP 114 a 121 DBP 74 a 77	SBP 122 a 129 DBP 78 a 85	SBP ≥130 DBP ≥86
Niños (10 a 12 años)	SBP 122 a 125 DBP 78 a 81	SBP 126 a 133 DBP 82 a 89	SBP ≥134 DBP ≥90
Niños (13 a 15 años)	SBP 130 a 135 DBP 80 a 85	SBP 136 a 143 DBP 86 a 91	SBP ≥144 DBP ≥92
Adolescentes (16 a 18 años)	SBP 136 a 141 DBP 84 a 91	SBP 142 a 149 DBP 92 a 97	SBP ≥150 DBP ≥98

DBP, presión arterial diastólica (*diastolic blood pressure*); SBP, presión arterial sistólica (*systolic blood pressure*).

Con información de National Heart, Lung, and Blood Institute, Task Force on Blood Pressure Control in Children. *Report of the second task force on blood pressure control in children—1987*. U.S. Department of Health and Human Services, Public Health Service, National Institutes of Health, 1987:1–32.

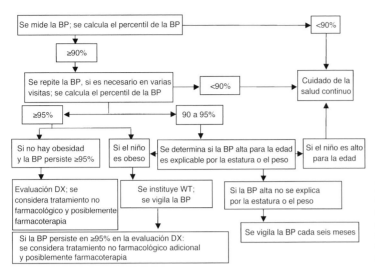

Figura 13-1 Algoritmo en el que se presenta un esbozo de la evaluación y el tratamiento de la hipertensión. BP, presión arterial (*blood pressure*); DX, evaluación diagnóstica; WT, control del peso (*weight control*). (Reproducida con autorización de Report of the Second Task Force on Blood Pressure Control in Children, -1987. *Pediatrics* 1987;79(1):1-25. Copyright © 1987 por la American Academy of Pediatrics).

urgente es la necesidad de evaluación. Tanto una lectura más alta de presión arterial como una edad de inicio más joven aumentan la probabilidad de identificar una causa secundaria de la hipertensión.

En la **tabla 13-3** se listan las causas de hipertensión por edad. Note que la enfermedad renal y la coartación de la aorta destacan en los grupos de edad *más joven*.

Los puntos del interrogatorio que ayudan a determinar la causa de la hipertensión son un interrogatorio detallado sobre los antecedentes familiares y evidencia de enfermedad del parénquima renal (p. ej., un antecedente de infecciones de las vías urinarias o datos anormales en la ecografía prenatal). También deben hacerse preguntas para determinar si el paciente tiene episodios de sudoración, rubor y palpitaciones, que son síntomas de un feocromocitoma. Si están presentes, es esencial obtener recolección de orina de 24 horas para cuantificación de metanefrinas a fin de detectar exceso de catecolamina. Si es imposible efectuar una recolección de orina de 24 horas, las metanefrinas séricas también son útiles para la investigación, pero la sensibilidad de la prueba es más baja.

Dos lesiones que deben considerarse durante la exploración física son:

- Coartación de la aorta.
- Estenosis de arteria renal.

La evidencia de coartación de la aorta incluye la falta de un pulso femoral y un retraso entre el momento en que se palpa el pulso humeral o radial con una mano y el pulso femoral con la otra ("retraso radio-femoral"). Otro indicio de coartación aórtica es una lectura de presión arterial más baja en la pierna que en el brazo. En circunstancias normales, la lectura de presión arterial en la pierna es más alta que en el brazo. Cabe hacer notar que debido a la formación de vasos colaterales, las presiones en la pierna llegan a normalizarse en un niño de mayor edad con coartación no diagnosticada.

La causa más común de hipertensión grave durante la niñez es la estenosis de arteria renal. Un soplo en el abdomen o el flanco despierta la sospecha de una estenosis de arteria renal. El origen del soplo es flujo sanguíneo turbulento en el sitio de la estrechez, semejante al flujo de agua por una manguera. Imagine un acodamiento en la manguera: el ruido resultante es como el soplo que se ausculta en una arteria renal estrechada.

Evaluación diagnóstica

Los estudios de laboratorio iniciales que se recomiendan para un niño con hipertensión son:

- Examen general de orina.
- Medición de los electrolitos séricos.
- Medición de la creatinina sérica.
- Lipografía en ayunas: lipograma.
- Ecocardiografía.
- Ecografía renal (con estudios de flujo Doppler si es posible).
- Otros estudios son sugeridos por datos del interrogatorio o la exploración física.

El propósito de casi todos estos estudios es manifiesto. Un ecocardiograma debe obtenerse para buscar evidencia de

TABLA 13-3

CAUSAS COMUNES DE HIPERTENSIÓN DURANTE LA NIÑEZ

1 a 6 años de edad	6 a 12 años de edad	12 a 18 años de edad
Enfermedad del parénquima renal	Enfermedad del parénquima renal	Hipertensión esencial
Enfermedad renovascular	Enfermedad renovascular	Yatrogénica
Coartación de la aorta	Hipertensión esencial	Enfermedad del parénquima renal
Causas endocrinas[a]	Coartación de la aorta	Enfermedad renovascular[a]
Iatrogénica[a]	Causas endocrinas[a]	Causas endocrinas[a]
Hipertensión esencial[a]	Yatrogénica[a]	Coartación de la aorta[a]

[a] Menos común.

TABLA 13-4

FÁRMACOS APROBADOS PARA EL TRATAMIENTO DE HIPERTENSIÓN EN NIÑOS: TERAPIA INICIAL

Clase de fármacos	Ejemplos	Acción	Uso	Efectos secundarios comunes
Diuréticos	■ Tiazida ■ De asa (furosemida)	■ Aumenta la excreción de sal y agua	■ Disminuye la retención de sal ■ Disminuye el componente de volumen de la presión arterial	■ Hipopotasemia ■ Alcalosis ■ Disminución de volumen
Inhibidores de la enzima convertidora de angiotensina	■ Captopril ■ Enalapril ■ Lisinopril	■ Evita la conversión de angiotensina I en angiotensina II, lo que disminuye la vasoconstricción y la retención de sal	■ Oral ■ Hipertensión persistente, hiperreninemia ■ Diabetes mellitus	■ Tos ■ K⁺ sérico aumentado con función renal alterada ■ Función renal disminuida (un riñón con estenosis de la arteria renal o dos riñones con una estenosis)
Bloqueadores de los canales de calcio	■ Nifedipina ■ Amlodipina ■ Diltiazem ■ Verapamil	■ Disminuye la concentración de calcio en el músculo liso vascular ■ Disminuye la resistencia periférica ■ Disminuye la frecuencia cardiaca y la contractilidad miocárdica	■ Oral/sublingual ■ Disminución aguda de la presión arterial (nifedipina) ■ Control a largo plazo de la presión arterial	■ Edema ■ Estreñimiento
Bloqueadores β	■ Atenolol (Inderalici®)	■ Bloqueo de receptor β periférico ■ Disminuye la frecuencia cardiaca	■ Hipertensión persistente ■ Generalmente oral; puede ser IV	■ Bradicardia ■ Exacerbación de asma ■ Impotencia ■ Hipoglucemia no reconocida

IV, intravenosa.

hipertrofia septal o del ventrículo izquierdo. Un lipograma detecta anormalidades de lípido que predispondrían al paciente a aterosclerosis. Si un paciente tiene tanto hipertensión como anormalidades de lípidos, ambas enfermedades requieren tratamiento.

Manejo y tratamiento

Cuando se encuentra una causa subyacente de hipertensión, es primordial corregirla, pero casi nunca es evidente. En estas situaciones, el siguiente paso depende de la gravedad de la hipertensión y de la eficacia de la terapia no farmacológica.

Los niños con hipertensión limítrofe deben ser vigilados clínicamente. Si tienen sobrepeso, se recomienda asesoramiento acerca de la dieta y la pérdida de peso. Los pacientes con hipertensión importante (percentil 95 a 99) deben recibir orientación respecto tanto a pérdida de peso como a restricción de sal. Los niños que permanecen hipertensos pese a estas medidas o, como es frecuente, no pierden peso, son idóneos para medicación antihipertensiva. Pocos fármacos están aprobados para el tratamiento de hipertensión en niños. En la **tabla 13-4** se listan los que podrían usarse como terapia inicial, entre ellos:

■ Diuréticos.
■ Inhibidores de la enzima convertidora de angiotensina (ACE, *angiotensin-converting enzyme*) (¡contraindicados durante el embarazo!).
■ Bloqueadores de los canales de calcio.
■ Bloqueadores β.

En la **tabla 13-4** se listan los mecanismos de acción y los efectos secundarios de cada clase de fármacos. La **tabla 13-5** presenta los fármacos que se usan con menor frecuencia. Los efectos adversos de estos medicamentos determinan la tolerabilidad y finalmente el éxito del régimen de tratamiento. Los bloqueadores del receptor de angiotensina se empiezan a usar en niños con mayor frecuencia, y sus efectos secundarios son similares a los esbozados para los inhibidores de la ACE, con la excepción de que hay una incidencia muy baja de tos.

DIABETES TIPO 2

La diabetes mellitus tipo 2 es una enfermedad que se relaciona tanto con una predisposición genética como con la presencia de obesidad. La tendencia genética se hereda como un rasgo autosómico dominante y el dato característico es la insensibilidad a la insulina. El primer signo clínico a menudo es la presencia de acantosis *nigricans*. Este dato característico es un incremento de la pigmentación y una "rugosidad" de la piel, sobre todo en la parte posterior del cuello y en la región axilar. Cuando se enseña la acantosis *nigricans* a un padre, la respuesta a menudo es que se había exasperado por la suposición de que el paciente no se lavaba bien el cuello. Esto debe buscarse en cualquier paciente obeso y particularmente en aquellos en quienes hay un antecedente de diabetes en uno u otro padre. El oscurecimiento de la piel es el resultado de hiperinsulinemia. Si esto se encuentra en la exploración física, la evaluación de laboratorio para determinar si el paciente tiene diabetes mellitus

TABLA 13-5

FÁRMACOS APROBADOS PARA EL TRATAMIENTO DE HIPERTENSIÓN EN NIÑOS: USADOS CON MENOR FRECUENCIA

Clase de fármacos	Ejemplos	Uso	Acción	Efectos secundarios comunes
Bloqueadores α	■ Prazosina	■ Receptor α periférico	■ Bloqueo persistente ■ Solo oral	■ Mareo ■ Cefaleas ■ Hipertensión
Bloqueadores α/β combinados	■ Labetalol	■ Bloqueadores α/β; menos bloqueo que con fármacos únicos	■ Oral o IV ■ Hipertensión persistente o aguda	■ Frecuencia cardiaca disminuida ■ Impotencia
Vasodilatador periférico	■ Hidralazina ■ Diazóxido ■ Minoxidil ■ Nitroprusiato de sodio	■ Vasodilatación periférica directa	■ Disminución inmediata de la presión arterial ■ Oral o IV	■ Retención de sodio específica para fármaco ■ Hidralazina: síndrome tipo lupus ■ Minoxidil: hirsutismo
Estimulación α central	■ Clonidina	■ Eferencias simpáticas disminuidas desde el sistema nervioso central	■ Oral ■ Hipertensión persistente	■ Hipertensión de rebote si se suspende de manera aguda ■ Somnolencia

IV, intravenosa.

tipo 2 debe incluir una prueba de tolerancia a la glucosa con concentración de insulina. A menudo, la concentración de insulina en ayunas estará alta y así es factible medir las concentraciones de insulina y de glucosa en ayunas como una prueba de detección. Los pacientes con diabetes tipo 2 temprana a menudo no tienen hiperglucemia y, por ende, la cuantificación de la glucemia en ayunas y la prueba de tolerancia a la glucosa tienen poco valor sin medición de la concentración de insulina.

¡El mejor tratamiento es *animar a la pérdida de peso*! En los pacientes que pierden peso exitosamente y alcanzan un peso compatible con su percentil, es posible que desaparezca la acantosis *nigricans*; incluso una pérdida de peso pequeña, de 3 a 5%, ayuda a restituir la sensibilidad normal a la insulina. Esbozar planes para la pérdida exitosa de peso está más allá del objetivo del presente capítulo, pero hay tres componentes respecto a los cuales hay acuerdo casi universal: primero, todos los refrescos azucarados se deben eliminar de la dieta; un segundo punto es que el paciente debe aumentar la basal de actividad física y, en tercer lugar, las reglas para el niño también deben aplicarse a los padres. Para los pacientes con hiperinsulinemia documentada una opción es prescribir *metformina*, un compuesto biguanida que sirve para aumentar tanto la liberación hepática de glucosa como la sensibilidad periférica a la insulina, de modo que mueve con mayor eficacia la glucosa hacia las células adiposas y musculares. Hay cierta evidencia de que la mejora de la sensibilidad a la insulina también promoverá la pérdida de peso. Los efectos secundarios importantes de este fármaco son molestias gástricas, que son comunes, y *acidosis láctica*, no tan común, pero es un efecto adverso potencialmente mortal.

HIPERLIPIDEMIA

La importancia de la hiperlipidemia en la población pediátrica se ha reexaminado recientemente y en las recomendaciones se ha sugerido un método más enérgico para la

terapia. Previamente, la American Academy of Pediatrics había considerado aceptable una concentración sérica total de colesterol de 200 mg/dL o más baja, pero con la evidencia de que concentraciones aún más bajas de colesterol total se asocian con un riesgo aumentado de enfermedad cardiovascular en la población adulta, los estándares pediátricos también están cambiando. La pérdida de peso, una dieta con no más de 7% de calorías provenientes de grasas saturadas, ingestión total de colesterol menor de 200 mg/día y aumento en el ejercicio son la primera línea de terapia para los pacientes con sobrepeso. Ahora se recomienda que el médico valore la intervención farmacológica para niños con una concentración de lipoproteína de baja densidad (LDL, *low-density lipoprotein*) mayor de 190 mg/dL (160 mg/dL si hay un antecedente familiar de cardiopatía temprana o en presencia de otros dos factores de riesgo). Los pacientes pediátricos por lo general no toleran bien los fármacos disponibles para el tratamiento de hiperlipidemia, con la excepción de los inhibidores de la hidroximetilglutaril-coenzima A (HMG-CoA). Como resultado, esto se utiliza con frecuencia creciente para el tratamiento de hiperlipidemia en niños de una edad tan corta como ocho años. Estos fármacos disminuyen 30 a 50% el colesterol, aminoran la síntesis endógena de colesterol y regulan en dirección ascendente los receptores de LDL, lo cual da lugar a una depuración aumentada de LDL de la circulación.

El principal efecto adverso es un incremento de las enzimas hepáticas. Así, cuando se planea prescribir a un paciente uno de estos fármacos, es imprescindible obtener estudios de función hepática basales antes del inicio de la terapia, y de nuevo en el transcurso de 1 a 2 meses después. También se observa rabdomiólisis, aunque con poca frecuencia. Es necesario recomendar a los pacientes que busquen atención médica si experimentan dolores musculares o fatiga después de que se ha instituido la terapia. Se debe verificar la concentración de creatina fosfocinasa (CPK, *creatine phosphokinase*) y si está alta es necesario suspender el fármaco. Tales medicamentos están *contraindicados* durante el embarazo.

EJERCICIOS DE REVISIÓN

PREGUNTAS

1. Un niño de 16 años, con antecedente de diabetes mellitus dependiente de insulina de 13 años de evolución es remitido a usted por episodios sincopales/convulsivos. Éstos ocurren 3 a 4 veces por semana, duran varios minutos y se alivian mediante la administración de glucosa. Se ha documentado que la glucemia durante los episodios es menor de 50 mg/dL. El paciente es incapaz de saber que su glucemia está baja, como podía hacerlo en el pasado.

Ha tenido hipertensión y en la actualidad está tomando propranolol, clorotiazida, un suplemento de potasio y besilato de amlodipina para el control de la presión arterial.

La exploración física no revela datos notorios; la presión arterial es de 115/75 mm Hg, y los estudios de laboratorio muestran un valor de 6.1% (normal, 3 a 6%) para la hemoglobina A_{1c}. Usted recomienda:
   a) Suspender el besilato de amlodipina.
   b) Terapia con bomba de insulina.
   c) Suspender la clorotiazida.
   d) Añadir un inhibidor de la ACE.
   e) Suspender el propranolol.

Respuesta
La respuesta es e). El propranolol está contraindicado en pacientes con diabetes mellitus porque bloquea los síntomas de hipoglucemia. El paciente no se percata de que está apareciendo hipoglucemia y, por ende, no puede intervenir. Ocurren crisis convulsivas cuando la concentración de azúcar disminuye demasiado y la concentración de glucosa en el cerebro disminuye con rapidez.

2. Un joven de 16 años es llevado al consultorio para un examen de rutina. Ha padecido diabetes dependiente de insulina durante 13 años. Ha estado bien, pero admite que tiene nicturia y poliuria. La última medición de hemoglobina A_{1c} fue de 13.2%.

La exploración física muestra una presión arterial de 142/92 mm Hg. El resto del examen no revela datos notorios. Los datos de laboratorio muestran:

- Hemoglobina A_{1c} = 14.1%.
- Examen general de orina.
- Densidad relativa = 1.035.
- pH = 6.0.
- Sangre, negativa.
- Glucosa >1 000 mg/dL.
- Cetonas, trazas.
- Proteína = 1+.

La *mejor* clase de fármaco para controlar la presión arterial del paciente sería:
   a) Bloqueador de los canales de calcio.
   b) Bloqueador β.
   c) Vasodilatador periférico.
   d) Inhibidor de la ACE.
   e) Diurético.

Respuesta
La respuesta es d). Este paciente debe tomar un inhibidor de la ACE, pues es el mejor fármaco para quien tiene hipertensión y diabetes mellitus; hay evidencia convincente de que los inhibidores de la ACE ralentizan la progresión de la nefropatía diabética. El hecho de que este paciente tenga tanto hipertensión como proteinuria, implica que quizá haya un elemento de nefropatía diabética.

3. Se le pide que atienda a un lactante hipertenso en la sala de cunas de cuidado intensivo. Nació a las 28 semanas después de un embarazo complicado. Tiene tres semanas de edad y había estado evolucionando bien hasta hace varios días, cuando las lecturas de presión sistólica en el catéter en la arteria umbilical aumentaron a 110 mm Hg.

La exploración física no revela datos notorios. Se le colocó un catéter en la arteria umbilical y un tubo endotraqueal oral.

La causa *más* probable de la hipertensión del paciente es:
   a) Estimulación del sistema de renina-angiotensina.
   b) Concentración aumentada de epinefrina.
   c) Inmadurez renal.
   d) Producción aumentada de cortisol.
   e) Hipotiroidismo congénito.

Respuesta
La respuesta es a). La causa más probable es un trombo secundario al catéter en la arteria umbilical. Quizá sea un coágulo muy pequeño que solo afecta una rama periférica de la arteria renal y los resultados de los estudios sean normales. Si bien estos pacientes a menudo requieren tratamiento médico, la presión arterial regularmente es normal hacia un año de edad, incluso sin medicamentos.

4. Una joven de 15 años es llevada al consultorio para una visita de seguimiento por hipertensión. La hipertensión de la paciente es secundaria a formación crónica de tejido cicatrizal en los riñones por pielonefritis. Su medicación actual es captopril, 25 mg tres veces al día. La paciente se apega a una dieta baja en sodio, no tiene quejas y ha estado bien.

La presión arterial es de 135/72 mm Hg. El resto de la exploración física resulta normal.

Los estudios de laboratorio revelan:

- Hemoglobina = 13.5 g/dL.
- Na = 137 mEq/L.
- K = 6.5 mEq/L.
- Cl = 102 mEq/L.
- HCO_3 = 19 mEq/L.
- Nitrógeno ureico sanguíneo = 43 mg/dL.
- Creatinina = 3.1 mg/dL.

La explicación *más* probable para la hiperpotasemia es:
   a) Producción disminuida de orina.
   b) Acidosis metabólica.
   c) Decremento de la producción de aldosterona.
   d) Ingestión aumentada de potasio.
   e) Decremento de la producción de cortisol.

Respuesta
La respuesta es c). La producción de aldosterona está disminuida porque el inhibidor de la ACE inhibe la producción de angiotensina II; sin estimulación por angiotensina II, la secreción de aldosterona está disminuida. Dado que la concentración sérica de creatinina de la paciente es de 3.1 mg/dL, queda de manifiesto que la tasa de filtración glomerular es baja. A medida que la tasa de filtración disminuye, la excreción de K^+ se hace cada vez más dependiente de la acción de la aldosterona sobre los túbulos, que estimula el intercambio de Na^+/K^+.

5. Se atiende a un joven de 14 años con síntomas de cefaleas que aparecen temprano por la mañana, son pulsátiles y se alivian con ibuprofeno. Las presenta 2 a 3 veces por semana. Su abuela tiene hipertensión y tuvo una apoplejía a los 52 años de edad; ella tiene un aparato para medir la presión arterial en el hogar y ha estado midiendo la presión arterial del joven, que ha sido de 110 a 114 mm Hg/72 a 76 mm Hg. Usted revisa el registro de la presión arterial en el consultorio durante los seis meses pasados y las mediciones han estado en el rango de 130 a 145 mm Hg de presión sistólica en las dos visitas pasadas. La exploración física y el examen general de orina resultan normales. El *mejor* paso siguiente es:

a) Obtener un ecocardiograma y un panel de función renal.

b) Empezar tratamiento con un inhibidor de la ACE, y ver si las cefaleas disminuyen.

c) Hacer que la abuela mida la presión diario, la registre y la lleve al consultorio.

d) Remitir al paciente para un estudio de la presión arterial ambulatorio.

Respuesta

La respuesta es d). Se ha mostrado que los estudios ambulatorios son más exactos que hacer que los padres lleven un registro de las presiones arteriales en el hogar. Si se confirma el diagnóstico de hipertensión, debe obtenerse un ecocardiograma para evaluar la masa del ventrículo izquierdo. También estaría indicado un panel de función renal para evaluar la función de los riñones. Un inhibidor de la ACE es una opción razonable para terapia, pero primero debe establecerse el diagnóstico.

LECTURAS RECOMENDADAS

Daniels SR, Greer FR, Committee on Nutrition. Lipid screening and cardiovascular health in childhood. *Pediatrics* 2008;122:198–208.

Daniels SR, Pratt CA, Hayman LL. Recent advances in preventive cardiology and lifestyle medicine: reduction of risk for cardiovascular disease in children and adolescents. *Circulation* 2011;124:1673–1686.

Expert Panel on Integrated Guidelines for Cardiovascular Health and Risk Reduction in Children and Adolescents, National Heart, Lung, and Blood Institute. Expert panel on integrated guidelines for cardiovascular health and risk reduction in children and adolescents: summary report. *Pediatrics* 2011;128(suppl 5):S213–S256.

Kay JD, Sinaiko AR, Daniels SR. Pediatric hypertension. *Am Heart J* 2001;142:422–432.

National Heart, Lung, and Blood Institute, Task Force on Blood Pressure Control in Children. *Report of the second task force on blood pressure control in children—1987*. U.S. Department of Health and Human Services, Public Health Service, National Institutes of Health, 1987:1–32.

Norwood VF. Hypertension. *Pediatr Rev* 2002;23:197–209.

Ogden CL, Flegtal KM, Carroll MD, et al. Prevalence and trends in overweight among US children and adolescents, 1999–2000. *JAMA* 2002;288:1728–1732.

Report of the Second Task Force on Blood Pressure Control in Children—1987. Task Force on Blood Pressure Control in Children. National Heart, Lung, and Blood Institute, Bethesda, Maryland. *Pediatrics* 1987;79:1–25.

Sorof JM, Lai D, Turner J, et al. Overweight, ethnicity, and the prevalence of hypertension in school-aged children. *Pediatrics* 2004;113:475–482.

Vogt B, Davis ID. Treatment of hypertension in pediatric nephrology. In: Avner ED, Harmon WE, Niaudet P, eds. *Pediatric nephrology*. Philadelphia, PA: Lippincott Williams & Wilkins, 2004:1199–1220.

Capítulo 14

SIMULACIÓN DEL EXAMEN DE CERTIFICACIÓN:
Problemas acidobásicos y complejos de líquidos y electrolitos

Robert J. Cunningham III

En este capítulo se utiliza un formato de simulación del Examen de certificación para revisar los aspectos fisiológicos del equilibrio acidobásico, y se transmite un método que permitirá abordar problemas más complejos de líquidos. Se presentan varios casos con preguntas importantes. Las respuestas correctas y la lógica usada para llegar a cada respuesta aparecen después de cada pregunta.

PREGUNTAS

Caso 1

Usted evalúa a un niño de seis años por su estatura corta. Los datos en la exploración física son normales, excepto porque la estatura está por debajo del percentil 5; cuando tenía tres años de edad ya se ubicaba en el percentil 5 y ha descendido lentamente por la curva hasta justo por debajo del quinto percentil. El peso es proporcional a la estatura.

El examen general de orina resulta normal, con un pH urinario de 6.5. No se notan proteína, sangre ni leucocitos. Los valores de electrolitos son como sigue:

- Na = 141 mEq/L.
- K = 3.9 mEq/L.
- Cl = 110 mEq/L.
- HCO_3 = 19 mEq/L.

1. ¿Con cuál opción son *más* congruentes los datos?
   a) Insuficiencia renal crónica.
   b) Cetoacidosis diabética.
   c) Defecto del ciclo de la urea, con acidosis.
   d) Acidosis tubular renal (RTA, *renal tubular acidosis*).

Respuesta

La respuesta es d). Cuando se atiende a un paciente que tiene evidencia de acidosis, el primer paso es calcular la brecha aniónica, como se muestra:

$$Na - (Cl + HCO_3) = 141 - (110 + 19) = 12$$

Un valor normal para la brecha aniónica es de 8 a 16. La acidosis con una brecha aniónica *normal* puede originarse por:

- Pérdida renal de bicarbonato.
- RTA.
- Inhibidores de la anhidrasa carbónica.
- Después de hipocapnia.
- Pérdida gastrointestinal de bicarbonato.
- Heces diarreicas.
- Drenaje de ileostomía, fístulas digestivas.
- Conductos ileales.
- Administración de resinas de intercambio catiónico.
- Administración de ácido.
- Cloruro de arginina, ácido clorhídrico.
- Nutrición parenteral.
- Acidosis por dilución.

El origen de la brecha aniónica es que en circunstancias normales, los iones de Na^+ están equilibrados por la suma de los iones de Cl y HCO_3, además de otros aniones que no se toman en cuenta en la ecuación. La brecha aniónica de 8 a 16 explica estos iones, que incluyen PO_4, albúmina y otras moléculas de proteína que tienen una carga negativa. No hay cambio neto porque los números de moléculas con carga positiva y negativa en la circulación son iguales.

Puesto que el valor normal para la brecha aniónica es de 8 a 16, éste se encuentra dentro del límite normal.

Todas las causas de una acidosis con brecha aniónica normal representan situaciones de una pérdida directa de bicarbonato o una adición de ácido a los líquidos corporales. En la mayor parte de los casos es necesario dirigirse al riñón o al tracto gastrointestinal, los dos órganos con la capacidad para eliminar bicarbonato. Las situaciones de adición activa de H^+ a la sangre son especiales. La que se encuentra más a menudo en la práctica es el paciente que depende de nutrición parenteral total. En este escenario, no hay anión adicional presente en la circulación. El mecanismo para la aparición de acidosis es pérdida de bicarbonato, y con cada pérdida de un ion de bicarbonato se pierde simultáneamente un catión (p. ej., Na^+). De esta manera, se mantiene la neutralidad eléctrica y se preserva una brecha aniónica normal.

En el ejemplo mencionado, imagine que se está considerando el diagnóstico de RTA y que se ha obtenido una muestra de orina de la primera micción matutina, junto con gases arteriales. El resultado se muestra en el siguiente cuadro:

Examen general de orina	Gases arteriales
pH = 6.0	pH = 7.34
Densidad específica = 1.025	HCO_3 = 18 mEq/L
Glucosa, negativa	Pco_2 = 32 mm Hg
Proteína, negativa	
Hemoglobina, negativa	

2. Estos resultados son eficaces para:
   a) Confirmar un diagnóstico de RTA tipo I (distal).
   b) Confirmar un diagnóstico de RTA tipo II (proximal).
   c) Excluir RTA como una causa de acidosis.
   d) Establecer acidemia sin identificar un defecto específico.

Respuesta

La respuesta es d). Ahora se ha establecido que el paciente tiene acidemia; el bicarbonato es bajo, el pH es bajo, y hay una Pco_2 baja compensadora. ¿Cómo se sabe que se trata de una acidosis metabólica y no una respuesta compensadora a una alcalosis respiratoria? La respuesta es que el pH es menor de 7.40 y nunca ocurre sobrecompensación.

Después de la administración de cloruro de amonio, un ácido, se obtuvieron los resultados que siguen:

Examen general de orina	Gases arteriales
pH = 6.0	pH = 7.29
Densidad específica = 1.014	HCO_3 = 14 mEq/L
	Pco_2 = 32 mm Hg

3. El diagnóstico es congruente con:
   a) RTA distal tipo I.
   b) RTA proximal tipo II.

Respuesta

La respuesta es a). Este paciente ha recibido una carga de ácido, e incluso ante acidosis grave, la orina tiene un pH de 6.0; ese dato indica un defecto de los túbulos distales y una incapacidad para excretar ácido. La respuesta normal a la carga de ácido sería excretar suficiente H^+ como para impulsar el pH urinario a un valor de 5.5 o más bajo. Por ende, un pH de 6.0 indica que la función del túbulo distal es inadecuada. Si el paciente tuviera una RTA tipo II (proximal), con una concentración de bicarbonato de 15 mEq/L, el túbulo proximal no resorbería todo el bicarbonato que se le presenta. El pH del líquido que entra al túbulo distal sería >7.0 (**Fig. 14-1**), pero con la adición de

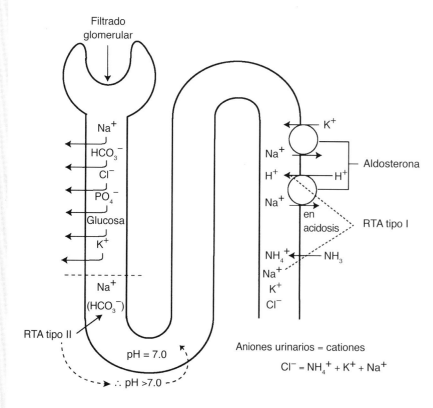

Figura 14-1 Filtrado glomerular. En el túbulo proximal, representado por la sección por arriba de la *línea discontinua*, el bicarbonato se resorbe de regreso hacia la circulación. Ésta también es el área donde se resorben K^+, Cl, PO_4, glucosa y aminoácidos. En circunstancias normales, el pH del líquido que sale del túbulo proximal es de 7.0. En la acidosis tubular renal (RTA) tipo II, el túbulo proximal no resorbe todo el bicarbonato, y escapa HCO_3, de modo que el pH del líquido de salida es de más de 7.0. En la RTA tipo I, el transporte de ácido en el túbulo distal fracasa; esto se representa por la *línea discontinua*, que indica que el sistema de transporte no es funcional para H^+. Durante la acidosis se secreta NH_3 y "captura" el ion de H^+, lo que se excreta en la orina. El principal anión es el cloruro, y esto es igual a la suma de los iones de NH_4^+ + K^+ + Na^+. Por consiguiente, el $(K^+ + Na^+)$ − Cl⁻ urinario será negativo en la acidosis con secreción de ion de H^+ normal en los túbulos distales, pero en la RTA tipo I $(K^+ + Na^+)$ − Cl⁻ será neutro positivo o + debido a la falta de NH_4^+ en la orina.

ácido por las células de los túbulos distales, el pH disminuiría a al menos 5.5, si no es que a una cifra más baja.

4. El dato adicional del interrogatorio que aumentaría la sospecha de RTA incluiría:

a) Padre con antecedente de enfermedad poliquística.
b) Madre con antecedente de cálculos renales.
c) Padre con un antecedente de anemia.
d) Hermano que también está en el quinto percentil para estatura.

Respuesta

La respuesta es b). En un individuo con una incapacidad crónica para excretar una carga de ácido, el H^+ se amortigua en el hueso. Por cada dos iones de H^+ que son amortiguados en el hueso, se libera un ion de Ca^{2+} y debe excretarse. Como resultado, aparece hipercalciuria y predispone a la formación de cálculos renales. Cuando se forman cálculos renales en un adulto, la RTA debe considerarse una causa predisponente.

5. Si se iniciara terapia con bicarbonato de sodio o citrato de sodio en este niño, ¿cuál es el principal efecto secundario a evitar?

a) Hipopotasemia.
b) Acidosis metabólica.
c) Sobrecarga de volumen.
d) Hipernatremia.

Respuesta

La respuesta es a). La hipopotasemia aparece en pacientes con RTA y se exacerba por tratamiento con soluciones base que contienen sodio pero no potasio. La razón es que el paciente tiene acidosis y la concentración de aldosterona está alta en un intento por incrementar la excreción de H^+. El K^+ se excreta mediante el mismo mecanismo; los iones de K^+ se excretan en el túbulo distal en intercambio por iones de Na^+. Cuando se trata a un paciente con soluciones de sodio, el resultado es resorción disminuida de sodio en el túbulo proximal y aumento del paso de Na^+ al túbulo distal. Con una concentración alta de aldosterona y un incremento de la cantidad de sustrato disponible para intercambio, la excreción de potasio está aumentada y sobreviene hipopotasemia (**Fig. 14-1**).

Caso 2

Un niño de seis años es llevado a la sala de urgencias con insuficiencia respiratoria. La frecuencia respiratoria es de 44 por minuto y las respiraciones son profundas. La exploración física muestra que el niño está moviendo aire extremadamente bien y no tiene estertores, sibilancias ni ronquidos. La presión arterial es de 130/70 mm Hg, el pulso es de 90 por minuto, la temperatura es de 37.4 °C y el peso es de 25 kg. El niño tuvo una enfermedad viral 7 a 10 días antes, con diarrea, pero pareció estar evolucionando bien, con buen apetito. La cuantificación inicial de gases arteriales y de electrolitos en sangre muestra:

- pH = 7.25.
- P_{CO_2} = 20 mm Hg.
- Na = 128 mEq/L.

TABLA 14-1

CAUSAS DE ACIDOSIS CON BRECHA ANIÓNICA

M	Intoxicación por **m**etanol
U	**U**remia
D	Cetoacidosis **d**iabética
P	Intoxicación por **p**araaldehído
I	Errores congénitos del metabolismo (o **i**ntoxicación por isoniazida)
L	Acidosis **l**áctica
E	Intoxicación por **e**tilenglicol (anticongelante)
S	Intoxicación por **s**alicilato

- K = 5.1 mEq/L.
- HCO_3 = 5 mEq/L.
- Cl = 98 mEq/L.

6. Esta presentación clínica es congruente con todas las que siguen, *excepto*:

a) Insuficiencia renal aguda (uremia).
b) Intoxicación por salicilato.
c) Diarrea.
d) Cetoacidosis diabética.

Respuesta

La respuesta es c). La diarrea daría lugar a una acidosis sin brecha aniónica. La brecha aniónica aquí es de 128 − (98 + 5) o 25. Se trata de una brecha alta y, por ende, no es congruente con una pérdida gastrointestinal de bicarbonato. En casos de acidosis con brecha aniónica, la fórmula nemotécnica *MUDPILES* es útil. En la **tabla 14-1** se esbozan las causas de acidosis con brecha aniónica.

Por consiguiente, el escenario clínico en este caso sería congruente con uremia, cetoacidosis diabética o intoxicación por salicilato.

Se reportó que la glucosa en sangre era de 473 mg/dL. Se instituyó la terapia que sigue en la sala de urgencias:

- Se iniciaron líquidos por vía intravenosa: solución salina normal (NS, *normal saline*) al 0.9% + KCl de 30 mEq/L administrada a 125 mL/hora.
- Se administró bicarbonato de sodio (2 mEq/kg) por vía intravenosa durante 5 minutos para corregir la acidosis.
- Se administró insulina (0.2 U/kg) por vía intravenosa durante la primera hora, y después la tasa se ajustó a 0.1 U/kg por hora.

7. Cuando el paciente llegó al pabellón pediátrico se encontraba en coma y carecía de capacidad de respuesta. La causa probable es:

a) Hipoglucemia.
b) Hipopotasemia.
c) Acidosis del sistema nervioso central en empeoramiento.
d) Deshidratación progresiva.
e) Hipercapnia.

Respuesta

La respuesta es c). El pH del líquido cefalorraquídeo (CSF, *cerebrospinal fluid*) se mantiene mediante el transporte activo

Antes de tratamiento con bicarbonato de sodio
Barrera
hematoencefálica

Sangre	CSF
pH = 7.02 (normal = 7.40)	pH = 7.27 (normal = 7.25–7.32)
$[HCO_3^-]$ = 5 mEq/L	$[HCO_3^-]$ = 9 mEq/L
P_{CO_2} = 20 mm Hg	P_{CO_2} = 20 mm Hg

$$pH = pK + \log \frac{[HCO_3^-]}{(P_{CO_2})0.03}$$

$$= pK + \log \frac{[9]}{0.03(20)}$$

Después de infusión de bicarbonato

Sangre	CSF
pH = 7.37	pH = 7.07
$[HCO_3^-]$ = 18 mEq/L	$[HCO_3^-]$ = 9 mEq/L
P_{CO_2} = 32 mm Hg	P_{CO_2} = 32 mm Hg

$$pH = pK + \log \frac{[9]}{0.03(32)}$$

Figura 14-2 Equilibrio acidobásico en la sangre y el líquido cefalorraquídeo (CSF) de un paciente como el descrito en el caso 4. Cuando el pH de la sangre fue de 7.02, el bicarbonato sérico fue de solo 5 mEq/L y la P_{CO_2} fue de 20 mm Hg. Tienen lugar transporte activo de bicarbonato y difusión rápida de dióxido de carbono hacia el CSF. Después de tratamiento con bicarbonato IV, se corrige el pH de la sangre y la concentración de bicarbonato aumenta a 18 mEq/L. Con esta mejora, la hiperventilación compensadora se ralentiza y la P_{CO_2} aumenta con rapidez. Este dióxido de carbono también se difunde libremente hacia el CSF. El bicarbonato no se transporta rápidamente. En la parte inferior de cada panel de CSF, la ecuación de Henderson-Hasselbalch muestra que el pH del CSF en realidad disminuyó con el tratamiento porque la P_{CO_2} aumentó, mientras que la concentración de bicarbonato permaneció constante. Por tanto, el numerador permaneció igual, el denominador aumentó y la acidosis en el CSF en realidad empeoró.

de bicarbonato a través de la barrera hematoencefálica. El pH del CSF normalmente es un poco más bajo que el pH sérico (por lo general 7.25 a 7.30), mientras que el pH de la sangre arterial es estable alrededor de 7.40 (**Fig. 14-2**). Sin embargo, el pH del CSF se mantiene durante la aparición de acidosis arterial mediante un transporte activo de bicarbonato. Antes de que el paciente recibiera cualquier bicarbonato, la concentración de bicarbonato en el CSF era de 9 mEq/L, y la del plasma, de 5 mEq/L.

Después de la infusión, la concentración de bicarbonato arterial aumenta, no así la del CSF, porque el bicarbonato entra al CSF mediante transporte activo, un proceso que requiere tiempo. La P_{CO_2} aumenta con rapidez a medida que el impulso respiratorio disminuye porque la acidosis arterial ha disminuido. El dióxido de carbono se difunde con rapidez hacia el CSF. Como resultado, el denominador de la ecuación de Henderson-Hasselbalch aumenta sin un incremento concomitante del numerador. El resultado neto es una disminución rápida del pH del CSF (parte inferior de la **Fig. 14-2**).

Por esta razón, no es prudente corregir con rapidez una acidosis sistémica que ha evolucionado en cuestión de días. Si va a administrarse bicarbonato, debe infundirse durante varias horas, y permitir que transcurra tiempo para el transporte activo de bicarbonato a través de la barrera hematoencefálica a un ritmo similar a aquél al cual se corrige la acidosis sistémica.

Caso 3

Un niño de tres años es llevado a la sala de urgencias con respiración rápida y capacidad de respuesta en disminución. No ha estado enfermo y estaba jugando en el patio de la casa de su abuela esta mañana, pero cuando entró a la casa para dormir su siesta, se encontró que tenía letargo y estaba respirando con rapidez.

La exploración física revela una frecuencia respiratoria de 44 por minuto y una presión arterial de 100/60 mm Hg. El paciente está semicomatoso, pero no tiene signos de traumatismo ni se notan signos neurológicos focales.

- Na = 141 mmol/L.
- K = 4.8 mmol/L.
- Cl = 101 mmol/L.
- HCO_3 = 9 mmol/L.
- Nitrógeno ureico sanguíneo (BUN, *blood urea nitrogen*) = 14 mg/dL.
- Creatinina = 0.9 mg/dL.
- Glucosa = 115 mg/dL.
- Bilirrubina = 0.9 mg/dL.
- Transaminasas, normales.
- Tiempo de protrombina = 12 segundos.

8. Los datos son *más* congruentes con:
   a) RTA.
   b) Ingestión de cloruro de amonio.
   c) Cetoacidosis diabética.
   d) Intoxicación por salicilato.
   e) Síndrome de Reye.

Respuesta

La respuesta es d). Las opciones *a* y *b* darían lugar a una acidosis sin brecha aniónica y el valor de la brecha aniónica en este caso es de 31. La opción *c* se excluye por una glucemia normal, en tanto que la opción *e* es poco probable porque no hay un antecedente de una enfermedad precedente, y el tiempo de protrombina y la concentración de transaminasa son normales.

9. Los estudios que ayudarían a establecer el diagnóstico son:
   a) Examen general de orina.
   b) Electroforesis de proteínas séricas.
   c) Concentración sanguínea de amoniaco.
   d) Concentración de salicilato.

Respuesta

La respuesta es d). El diagnóstico más probable es intoxicación por salicilato. Un indicio es que el niño estaba en la casa de su abuela, un lugar que probablemente no es seguro para niños, y donde probablemente hay ácido acetilsalicílico a la mano. Un examen general de orina no sería útil. No hay razón para sospechar que las proteínas séricas sean anormales y, si el síndrome de Reye fuera más probable, una concentración de amoniaco en sangre sería útil.

10. Las modalidades de tratamiento que aumentan la excreción de salicilatos son todas las que siguen, *excepto*:
   a) Hidratación intravenosa (IV) y alcalinización de la orina.

b) Hemodiálisis.

c) Diálisis peritoneal.

d) Administración de manitol por vía intravenosa.

Respuesta

La respuesta es d). El ácido acetilsalicílico es una sustancia ácida y la excreción del ácido se facilita cuando se alcaliniza la orina. Tanto la hemodiálisis como la diálisis peritoneal aumentan la tasa de extracción de salicilato, pero de las dos, la hemodiálisis es mucho más eficiente y se prefiere para intoxicación grave. El tratamiento con manitol aumenta el flujo de orina, pero no mejora la secreción tubular de salicilato y, por ende, no facilita su eliminación.

Caso 4

KF es una niña de raza blanca de 14 meses de edad que presenta falta de crecimiento y desarrollo. La niña pesó 2.9 kg al nacer, con puntuaciones Apgar de 9 y 9 a los 1 y 5 minutos, respectivamente. Su crecimiento estuvo a lo largo del percentil 10 durante los primeros seis meses de vida, pero después cayó por debajo del quinto percentil. La niña ha estado hospitalizada tres veces con síntomas de taquipnea y los resultados de muchas cuantificaciones de HCO_3 han variado de 18 a 20 mEq/L.

La exploración física revela una niña rubia pequeña, con datos normales. La estatura y el peso están por debajo del percentil 5; la circunferencia de la cabeza está en el percentil 50.

Los valores de electrolitos son:

- Na = 140 mEq/L.
- Cl = 109 mEq/L.
- HCO_3 = 18 mEq/L.
- K = 4.9 mEq/L.

La medición de gases arteriales muestra:

- pH = 7.34.
- P_{CO_2} = 34 mm Hg.
- HCO_3 = 19 mEq/L.

11. ¿Cuál es el paso *más* apropiado?

a) Obtener una muestra de orina de la primera micción matutina para cuantificación del pH.

b) Verificar la concentración sérica de creatinina.

c) Medir simultáneamente el pH sérico y urinario después de una carga de cloruro de amonio.

d) Obtener una orina de 24 horas para cuantificación de aminoácidos y fósforo.

Respuesta

La respuesta es a). La primera orina matutina es la que tiene más probabilidades de tener un pH bajo y la que por sí misma quizá elimine la RTA tipo I como una posibilidad. La brecha aniónica es de 13, que es normal; por tanto, la medición de la concentración sérica de creatinina no será útil, porque ésta es una acidosis sin brecha aniónica. La obtención de un pH sérico y urinario después de una carga de ácido tal vez sea innecesaria si el pH de la muestra de orina de la primera micción matutina es menor de 5.5. Una orina de 24 horas podría ser útil si se estableciera que el defecto fue del túbulo proximal (esto es, RTA tipo II). Entonces se estaría buscando evidencia más generali-

zada de disfunción del túbulo proximal, o síndrome de Fanconi, en el cual un fracaso generalizado de la resorción en los túbulos proximales lleva a eliminación de bicarbonato, glucosa, fósforo y aminoácidos. Todos éstos se resorben principalmente en el túbulo proximal (**Fig. 14-1**).

12. Una muestra de orina de la primera micción matutina revela un pH de 5.0, con Na urinario de 70 mEq/L, K urinario de 27 mEq/L y Cl urinario de 120 mEq/L. Estos valores:

a) Excluyen el diagnóstico de RTA.

b) Excluyen el diagnóstico de RTA distal (tipo I).

c) *a* y *b*.

d) Ni *a* ni *b*.

Respuesta

La respuesta es b). El hecho de que el pH de la orina sea menor de 5.5 establece que es posible que la orina de la paciente se acidifique y excluye la posibilidad de RTA tipo I. Además, los electrolitos urinarios muestran que hay secreción de H^+ hacia la orina. El $(Na^+ + K^+) - Cl^-$ de la orina es -23 y el catión no medido probablemente es NH_4^+; esto indica que el túbulo distal está secretando ion de hidrógeno en respuesta a acidosis, lo que excluye RTA tipo I. Aún es posible que la paciente tenga un escape de bicarbonato. Si el bicarbonato sérico es suficientemente bajo como para que todo el bicarbonato presentado al túbulo proximal se resorba, el pH urinario quizá sea tan bajo como éste y aún es factible que la paciente tenga una RTA tipo II.

13. Si una muestra de sangre para cuantificar el pH plasmático, obtenida al mismo tiempo que la muestra de orina de la primera micción matutina, mostró un pH de 7.38, con una concentración de bicarbonato de 25 mEq/L, esto:

a) Excluiría el diagnóstico de RTA.

b) Excluiría el diagnóstico de RTA distal (tipo I).

c) *a* y *b*.

d) Ni *a* ni *b*.

Respuesta

La respuesta es c). No obstante, si la concentración de bicarbonato es de 25 mEq/L y el pH de 7.38 en el momento en que se recolecta la orina, se ha establecido que el paciente es capaz de reabsorber bicarbonato normalmente y no tiene RTA tipo I ni tipo II.

En este caso, el bicarbonato fue de 17 mEq/L en el momento en que se obtuvo el pH urinario, y cuando se administró a la paciente una infusión IV de bicarbonato de sodio, el pH urinario "saltó" a 8.0 cuando el bicarbonato sérico alcanzó 19 mEq/L. Por ende, el paciente tenía escape de bicarbonato, lo que indica un umbral renal bajo para la resorción de bicarbonato y es congruente con RTA tipo II (proximal).

Caso 5

Un niño de tres meses es atendido en su consultorio por vómito recurrente de 10 días de evolución. La madre manifiesta que el vómito se ha hecho progresivamente más enérgico, y ocurre con cada alimentación. Usted hace que la madre dé al niño un biberón en el consultorio y observa ondas peristálticas que atraviesan el abdomen, lo cual va seguido por vómito en proyectil.

La exploración física revela un lactante letárgico con peso de 7.2 kg, pulso de 120, presión arterial de 80/40 mm Hg, y frecuencia respiratoria de 16 por minuto. La turgencia de la piel es inadecuada y el llanto es débil.

14. ¿Cuál de los patrones de electrolitos séricos/gases arteriales que siguen es *más* probable en este niño?

a) Na = 137, K = 4.6, Cl = 110, HCO_3 = 22.
b) Na = 134, K = 4.6, Cl = 105, HCO_3 = 23.
c) Na = 132, K = 3.2, Cl = 90, HCO_3 = 35.
d) Na = 132, K = 3.2, Cl = 100, HCO_3 = 32.

Respuesta

La respuesta es c). Esta es una descripción clínica clásica de un paciente con estenosis pilórica, de modo que usted esperaría ver una *alcalosis*. Por ende, las opciones *a* y *b* son incorrectas. ¿Por qué *d* es incorrecta? Note que la brecha aniónica en la opción *d* sería 0. Eso es imposible, de modo que la opción es *c*.

15. ¿Cuál de los que siguen proporcionaría el *mejor* método para la terapia IV para este niño?

a) Dextrosa al 5% en agua (D_5W, *[5% dextrose in water]*)/NS al 0.2% + KCl de 20 mEq/L para administrar a 30 mL/hora.
b) D_5W/NS al 0.45% + KCl de 20 mEq/L para administrar a 30 mL/hora.
c) D_5W/NS al 0.9% para administrar a 90 mL/hora durante 8 horas, después se añade KCl de 20 mEq/L y se administra a 60 mL/hora durante las siguientes 16 horas.
d) D_5W/NS al 0.9% + KCl de 30 mEq/L para administrar a 90 mL/hora durante 8 horas y a 50 mL/hora durante las siguientes 16 horas.

Respuesta

La respuesta es d). Este paciente está cerca de tener deshidratación de 10% y requiere 1 520 ml de líquido durante las siguientes 24 horas. Tanto *c* como *d* dan aproximadamente la mitad de esa cantidad durante las primeras 8 horas, pero *d* da más K^+ y más Cl. La corrección de la alcalosis requiere reemplazo de volumen y reabastecimiento adecuado de cloruro. En términos sencillos, el riñón siempre preserva el volumen y la preservación del volumen tiene prioridad sobre el equilibrio químico normal. El sodio se resorbe en el túbulo proximal y para mantener el volumen se resorbe ávidamente. Por cada ion de Na^+ que se resorbe es preciso que haya un anión acompañante. Si los números de iones de cloruro disponibles para acompañar a los iones de sodio son insuficientes, el sodio recurre a su segunda opción, un ion de bicarbonato, incluso si ya hay demasiado. En un experimento efectuado en estudiantes de medicina voluntarios se mostró que la alcalosis metabólica persiste por tiempo indefinido hasta que se restituye el equilibrio de cloruro. Se colocó sonda nasogástrica y el contenido del estómago se drenó durante 48 horas. Apareció la alcalosis esperada, tras lo cual fue retirada la sonda nasogástrica. La alcalosis persistió hasta durante 15 días cuando se mantuvo a los sujetos con una dieta baja en cloruro de sodio.

Es importante notar que los escenarios clínicos que dan lugar a deshidratación con alcalosis persistente se asocian con pérdida excesiva de cloruro. Esto ocurre en pacientes que abusan de la furosemida y en quienes tienen síndrome de Bartter. En ambos, el cloruro excesivo perdido está en la orina. Los niños con fibrosis quística en ocasiones presentan un cuadro similar; aquí, la pérdida de cloruro está en el sudor.

Caso 6

TW es una niña de seis años llevada a su consultorio porque los padres sospechan que tiene diabetes mellitus. Ella ha empezado a orinar con demasiada frecuencia, ha perdido peso durante los últimos seis meses y no ha crecido al mismo ritmo que sus amigos durante el último año. El apetito de la niña no ha cambiado de manera apreciable, aunque los padres creen que ella quizá come menos porque bebe mucho más agua, que es su bebida preferida.

La paciente es el producto de un embarazo y parto normales, y se ha desarrollado normalmente. Está en primer grado y tiene buen rendimiento escolar. La familia tiene un antecedente de diabetes de inicio en el adulto (tipo 2); ambas abuelas reciben tratamiento para diabetes con dieta e hipoglucemiantes orales.

La exploración física revela una niña saludable que está en el quinto percentil para la estatura y que interrumpe el examen dos veces para beber agua.

16. Este caso es *más* congruente con:

a) Insuficiencia renal.
b) Diabetes mellitus.
c) Diabetes insípida.
d) Hipotiroidismo.

Respuesta

La respuesta es c). La diabetes mellitus es poco probable porque el apetito de la paciente no ha aumentado. La insuficiencia renal crónica se asocia con incapacidad para concentrar orina y con pérdida del apetito, de modo que también es una posibilidad. La sed de la niña parece exagerada; ni siquiera pudo permitir que terminara el examen sin beber dos veces agua. El hipotiroidismo quizá provoque orina diluida pero, de nuevo, el grado de la sed excluiría esto, y la paciente probablemente habría aumentado de peso si tuviera hipotiroidismo.

17. Los valores de laboratorio para esta paciente son:

Na = 151 mEq/L.
K = 4.9 mEq/L.
Cl = 110 mEq/L.
HCO_3 = 27 mEq/L.
Creatinina = 0.7 mg/dL.
BUN = 12 mg/L.
Glucosa = 96 mg/dL.

La osmolaridad sérica que es *más* probable se obtendrá a partir de estos datos es:

a) 270 mOsm/kg.
b) 290 mOsm/kg.
c) 300 mOsm/kg.
d) 315 mOsm/kg.

Respuesta

La respuesta es d). La osmolaridad se calcula con la fórmula $(2 \times [Na]) + 10 + (glucosa/18) + (BUN/3)$.

18. El *mejor* paso siguiente en la evaluación de esta niña es:

a) Determinar simultáneamente las osmolaridades urinaria y sérica.

b) Hacer que la paciente acuda al consultorio a primera hora por la mañana para efectuar estos estudios, pero no permitirle que tome líquidos después de medianoche.

c) Administrar acetato de desmopresina (DDVAP®) intranasal y repetir la cuantificación de electrolitos.

d) Ingresar a la paciente en el hospital y efectuar privación de agua en condiciones controladas.

Respuesta

La respuesta es a). Si la osmolaridad urinaria es menor que la sérica, que está claramente alta, se establece el diagnóstico de diabetes insípida. Hacer que la paciente acuda para una visita matutina después de ser privada de líquido por la noche es *peligroso*. Si se sospecha genuinamente diabetes insípida, cualquier privación de agua debe llevarse a cabo en circunstancias muy controladas y suspenderla después de que se ha perdido 7% del peso corporal. La administración de DDVAP® de inmediato supone un diagnóstico de diabetes insípida central. La opción *d* es razonable y puede considerarse también, pero se requiere hospitalización.

19. Si la orina de la paciente no se concentra después de privación de agua, el siguiente paso sería:

a) Administrar DDVAP®.

b) Prescribir una dieta alta en proteína y repetir el estudio en una semana.

c) Obtener una tomografía computarizada de la fosa hipofisaria.

d) Continuar la privación de líquidos hasta que la paciente haya perdido 10% del peso corporal.

e) Tanto *a* como *c*.

Respuesta

La respuesta es e), tanto *a* como *c* son correctas. Si la orina de un paciente no se concentra incluso con privación de agua, la administración de DDVAP® es la segunda parte de la prueba. No obstante, la diabetes insípida nefrogénica es rara, más aún en niñas, y por lo general es evidente poco después del nacimiento. La diabetes insípida central es más común, y una de las causas más frecuentes de esta enfermedad es un tumor hipofisario. Es necesario emprender una búsqueda de la causa de diabetes insípida.

Caso 7

JT es un niño de 12 años que pesa 50 kg, admitido desde la sala de urgencias, donde recibió terapia para una fractura de cráneo deprimida que sufrió cuando cayó desde un árbol mientras trataba de recuperar a su gato. Tiene múltiples equimosis, pero ninguna otra fractura. Los datos en la radiografía de tórax y el examen general de orina son normales. Se le iniciaron líquidos IV (D_5W/NS al 0.3% + KCl de 20 mEq/L) a una tasa de mantenimiento.

Sin embargo, 12 horas después de la admisión, los valores de electrolitos revelan:

- Na = 127 mEq/L.
- K = 4.9 mEq/L.
- Cl = 97 mEq/L.
- HCO_3 = 22 mEq/L.
- Creatinina = 0.4 mg/dL.
- BUN = 9 mg/dL.

20. La hiponatremia de este paciente *más* probablemente es el resultado de:

a) Intoxicación por agua.

b) Secreción inapropiada de hormona antidiurética (SIADH, *inappropriate secretion of antidiuretic hormone*).

c) Diabetes insípida.

d) Reemplazo insuficiente de sodio.

Respuesta

La respuesta es b). La SIADH se observa con cierta frecuencia después de traumatismo encefálico. La osmolaridad sérica en este paciente es de 270 mOsm/kg, y en la diabetes insípida estaría alta, no baja. Cuando la función renal es normal, el riñón conserva sodio y, por ende, el reemplazo insuficiente no es razonable. De hecho, siempre que se observa hiponatremia, el primer pensamiento no debe ser "¿por qué hay tan poco sodio?", sino "¿por qué hay tanta agua?". La hiponatremia por lo general es un fenómeno de dilución, no uno de ingestión insuficiente de sal. La intoxicación por agua no parece razonable cuando se examinan los líquidos que ha recibido este paciente durante las 12 horas anteriores. No hay razón para suponer que estuvo intoxicado por agua antes de la caída.

21. El *mejor* tratamiento inicial para este paciente es:

a) Restringir los líquidos a la pérdida insensible.

b) Cambiar los líquidos IV a D_5W/NS al 0.9% + KCl de 20 mEq/L, y mantener la tasa de administración en la de mantenimiento.

c) Cambiar los líquidos IV a D_5W/NS al 0.9% + KCl de 20 mEq/L, y disminuir la tasa de administración a 2/3 del mantenimiento.

d) Administrar 2 mg de furosemida por kilogramo, y devolver el sodio por vía intravenosa después de la diuresis como NaCl al 3%.

Respuesta

La respuesta es a). El primer paso en el tratamiento del SIADH es la restricción de líquido a pérdidas insensibles ($\sim$400 mL/m^2 por día). El riñón está excretando Na^+ normalmente, pero está preservando un exceso de agua bajo la influencia de la hormona antidiurética (ADH, *antidiuretic hormone*). Por ende, las opciones *b* y *c* no resolverán el problema, y lo más probable es que la concentración de Na^+ siga disminuyendo si se usa una u otra de estas estrategias. La opción *d* es demasiado drástica, y por lo general se reserva para casos de SIADH muy resistentes a tratamiento, o para pacientes que tienen riesgo de crisis convulsivas.

22. Estime el exceso de agua libre. Aproximadamente es de:

a) 30 L.

b) 27.2 L.

c) 3.2 L.

d) 1.4 L.

Respuesta

La respuesta es c).

Véase la **tabla 11-5**.

El cálculo estimado es:

$(127 \text{ mEq/L} - 140 \text{ mEq/L}) \times 5 \text{ mL} \times 50 = -3\,250 \text{ mL}$ o 3.2 L.

El nuevo volumen de distribución es de 3.2 L menos que el volumen de distribución actual, de ahí el número negativo.

LECTURAS RECOMENDADAS

Adrogue HJ, Wesson DE. *Acid–base*. Houston, TX: Libra and Gemini Publications, 1991.

Arief AI, de Fronzo RA. *Fluid electrolyte and acid–base disorders*. New York: Churchill Livingstone, 1985.

Chan JCM, Gill JR Jr. *Kidney electrolyte disorders*. New York: Churchill Livingstone, 1990.

Finberg L, Kravath R, Fleischman A. *Water and electrolytes in pediatrics*. Philadelphia, PA: Saunders, 1982.

Gluck SL. Acid–base. *Lancet* 1998;352:474–479.

Roth KS, Chan JCM. Renal tubular acidosis: a new look at an old problem. *Clin Pediatr* 2001;40:533–543.

Capítulo 15

SIMULACIÓN DEL EXAMEN DE CERTIFICACIÓN: Nefrología

Robert J. Cunningham III

En este capítulo se utiliza un formato de simulación del Examen de certificación para revisar los principios generales en nefrología pediátrica. Se presentan varios casos, cada uno seguido por una explicación de la respuesta correcta y la lógica que se usó para llegar a esa solución particular.

PREGUNTAS

1. Una niña de raza blanca, de tres años de edad, previamente sana, es presentada para una exploración física sistemática y se encuentra que tiene presión arterial (BP, *blood pressure*) de 164/93 mm Hg. Cuando se profundiza en el interrogatorio y exploración física, los padres manifiestan que a últimas fechas la niña ha estado cada vez más irritable. Se notan ocho lesiones *café con leche* que miden más de 3 × 2 cm. ¿Cuál es la causa *más* probable de la hipertensión?

a) Coartación de la aorta torácica.
b) Estenosis de arteria renal.
c) Infección de las vías urinarias.
d) Displasia renal.

Respuesta
La respuesta es b). El interrogatorio y la exploración física de la paciente son congruentes con un diagnóstico de neurofibromatosis (enfermedad de von Recklinghausen). La neurofibromatosis se diagnostica cuando el interrogatorio y exploración física revelan al menos dos de las siguientes opciones:

- Seis o más manchas *café con leche* de más de 5 mm de diámetro en individuos prepúberes, y mayores de 15 mm en individuos pospúberes.
- Dos o más neurofibromas de cualquier tipo o un neurofibroma plexiforme.
- Pecas en las regiones axilares o inguinales.
- Glioma óptico.
- Dos o más nódulos de Lisch (hamartomas en el iris).
- Una lesión ósea distintiva, como displasia del esfenoides o adelgazamiento de la corteza de huesos largos, con seudoartrosis o sin ella.
- Un familiar de primer grado (padre, hermano o hijo) con neurofibromatosis.

La hipertensión en estos pacientes por lo general es secundaria a *estenosis de arteria renal*, que se presenta debido a compresión extrínseca de dicha arteria, formación de neurofibroma vascular o dilatación aneurismática, y puede ocurrir a cualquier edad. La coartación de la aorta abdominal en ocasiones se asocia con neurofibromatosis y otras enfermedades, como esclerosis tuberosa, síndrome de Williams u otras alteraciones vasculíticas. Sin embargo, la coartación de la aorta torácica no es un dato característico de neurofibromatosis pues se observa en otras enfermedades como el síndrome de Turner. Además, los feocromocitomas se han asociado con neurofibromatosis, pero esto se observa con mayor frecuencia en adultos, mientras que los pacientes pediátricos con neurofibromatosis comúnmente tienen estenosis de arteria renal. Las infecciones de las vías urinarias por lo general no causan hipertensión. La displasia renal en ocasiones se asocia con hipertensión; sin embargo, los signos de presentación son falta de crecimiento y desarrollo.

2. Un niño de cuatro años se presenta con edema generalizado de cinco días de evolución, que empezó alrededor de una semana después de una infección de las vías respiratorias superiores. En la exploración física usted encuentra un niño alerta e interactivo, que evidentemente tiene edema periorbitario y ascitis. El examen general de orina revela una densidad relativa de 1.020, pH de 7.0, proteinuria 4+ y por lo demás no revela otros datos significativos. Se encontró que la concentración sérica de colesterol es de 648 mg/dL, la albúmina es de 2.3 g/dL, el C3 es de 85 mg/dL, el C4 es de 128 mg/dL, y la creatinina sérica de 0.3 mg/dL. ¿Cuál es el siguiente paso apropiado en el manejo de este niño?

a) Efectuar una biopsia renal.
b) Empezar terapia con amoxicilina.
c) Empezar terapia con prednisona oral.
d) Admitir al paciente para administración de líquidos por vía intravenosa.

Respuesta
La respuesta es c). Este paciente presenta síndrome nefrótico, según se define por edema, hipoalbuminemia y proteinuria. La causa más común en niños es la *enfermedad de cambios mínimos*, que tiene una incidencia máxima en

niños en edad preescolar. Los niños quedan más afectados que las niñas en este grupo de edad. La presentación clínica incluye edema generalizado, a menudo precedido por una infección; la evaluación de laboratorio revelará proteinuria, hipoalbuminemia e hipercolesterolemia. También ocurre un estado hipercoagulable debido a alteración de las proteínas anticoagulantes. En el síndrome nefrótico causado por enfermedad de cambios mínimos, las concentraciones séricas de complemento son normales.

El manejo de síndrome nefrótico recién diagnosticado, congruente clínicamente con enfermedad de cambios mínimos, demográficamente comprende un periodo de terapia con prednisona por vía oral. Para inducir remisión inicial, se prescribe una dosificación de 60 mg/m^2 por día, con una dosis máxima de 80 mg/día. Si bien 80% de los pacientes mostrará respuesta en el transcurso de las primeras dos semanas de terapia, se administra un periodo de tratamiento de 4 a 6 semanas antes de declarar que hay resistencia a esteroides. Si el paciente es resistente a esteroides debe practicarse una biopsia renal a fin de determinar un diagnóstico y alterar la terapia con base en ello.

Si bien los pacientes con síndrome nefrótico tienen riesgo más alto de presentar infecciones, en especial debidas a *Streptococcus pneumoniae*, en este momento no se recomiendan antibióticos profilácticos. Sin embargo, estos pacientes deben recibir las vacunas antineumocócicas polivalentes. Aquéllos con síndrome nefrótico tienen una sobrecarga de volumen corporal total, originada por edema intersticial como resultado de la hipoalbuminemia. Es posible que el tratamiento con líquidos por vía intravenosa propicie más paso de líquido hacia el espacio intersticial (tercer espacio), y empeoramiento del estado nefrótico. Si hay signos de disminución del volumen intravascular, debe considerarse reemplazo usando solución de reemplazo coloide (esto es, terapia con infusión de albúmina).

3. El obstetra lo llama debido a una preocupación respecto a que una de sus pacientes porta un bebé con enfermedad renal poliquística, que se descubrió en la ecografía fetal prenatal a las 28 semanas de gestación. La ecografía muestra muchos quistes enormes en el riñón izquierdo, y un riñón derecho grande, sin quistes obvios. La *mejor* recomendación sería:

a) Tener una plática respecto a aborto terapéutico.
b) Tener una plática con la madre respecto al hecho de que lo más probable es que este lactante tenga dificultad respiratoria grave inmediatamente después del nacimiento, y si el lactante sobrevive, lo más probable es que caiga en insuficiencia renal poco después del nacimiento.
c) Informar a la madre que probablemente esto representa enfermedad poliquística autosómica dominante, y que ella y su esposo deben ser objeto de una ecografía renal para excluir esta posibilidad.
d) Recomendar que se repita una ecografía renal poco después del nacimiento y lo más probable es que el bebé evolucione bien.

Respuesta
La respuesta es d). Este paciente presenta enfermedad quística unilateral. El diagnóstico es congruente con un riñón displásico multiquístico. El riñón displásico consta de un grupo de quistes con una pequeña cantidad de tejido conjuntivo y sin parénquima renal identificable. La displasia quística quizá ocurra como consecuencia de anormalidades obstructivas congénitas. El riñón contralateral quizá esté agrandado para compensar el riñón displásico multiquístico; no obstante, el parénquima debe tener aspecto y función normales. Con el tiempo, el riñón displásico muestra involución y deterioro de su función. El manejo incluye ecografía renal posnatal para confirmar el diagnóstico. Alrededor de 40% de los pacientes tiene reflujo vesicoureteral contralateral, por ende, quizá esté justificado un cistouretrograma miccional. Es necesario dar seguimiento a estos pacientes con vigilancia ecográfica y no es preciso extirpar el riñón afectado, a menos que aparezcan infecciones recurrentes de las vías urinarias o hipertensión.

La enfermedad renal poliquística autosómica dominante (ADPKD, *autosomal-dominant polycystic kidney disease*) y la enfermedad renal poliquística autosómica recesiva (ARPKD, *autosomal-recessive polycystic kidney disease*) son defectos congénitos que causan formación de quiste dentro de los riñones, sin displasia. El defecto causa afección renal bilateral. El manejo y el pronóstico varían dependiendo de los datos clínicos.

4. Una niña de 18 meses llega a su consultorio con disuria y fiebre. El examen general de orina muestra esterasa leucocitaria 3+ y el examen al microscopio revela leucocitos demasiado numerosos como para contarlos, además de muchas bacterias. Usted diagnostica una infección de las vías urinarias, prescribe tratamiento con trimetoprim-sulfametoxazol durante 10 días y los síntomas se resuelven. La paciente ha tenido otra infección de las vías urinarias, de modo que ahora obtiene una ecografía, que resulta normal, y un cistouretrograma miccional, que muestra reflujo grado III del lado izquierdo. No hay reflujo en el lado derecho. El curso de acción *más* apropiado ahora es:

a) Remitir a la paciente con un urólogo para reimplante ureteral.
b) Empezar antibioticoterapia profiláctica una vez al día.
c) Hospitalizar a la paciente y tratarla con antibióticos por vía intravenosa.
d) No está justificada evaluación o intervención adicional.

Respuesta
La respuesta es b). Con base en las pautas de la American Academy of Pediatrics, todos los niños de dos meses a dos años de edad que se presenten con una primera infección febril de las vías urinarias, deben ser objeto de una ecografía renal y de un cistouretrograma miccional, de detección a fin de evaluar si hay reflujo vesicoureteral.

Las infecciones recurrentes de las vías urinarias en presencia de reflujo vesicoureteral en ocasiones propician formación de tejido cicatrizal en los riñones e insuficiencia renal crónica; por ende, deben evitarse. En presencia de reflujo, deben prescribirse antibióticos profilácticos una vez al día, de preferencia a la hora de acostarse. Las elecciones aceptables son trimetoprim-sulfametoxazol, nitrofurantoína o amoxicilina. Deben efectuarse urocultivos trimestrales de manera sistemática, así como durante periodos de síntomas de infección urinaria o fiebres inexplicables. Después del primer cistouretrograma miccional es factible efectuar reevaluaciones usando cistogramas con radionúclido a fin de disminuir el riesgo de exposición a radiación.

Ningún dato absoluto define las tasas de resolución con base en el grado; sin embargo, estudios retrospectivos grandes muestran que el reflujo grados I a III a menudo se resuelve. De los casos que se resuelven, alrededor de 80% lo hace en el transcurso de cinco años luego del diagnóstico. Además, un 80% de los casos de reflujo grados I a II se resuelve de manera espontánea, en comparación con 60% de los de reflujo grado III, y 40% de los de reflujo grado IV. La intervención quirúrgica debe considerarse en niños que tienen infecciones concomitantes o con reflujo de grado alto (IV o V) y evidencia de cicatrices renales, o en niños mayores de seis años con reflujo de alto grado persistente.

5. Se le solicita que atienda a un lactante varón de cinco días de edad en la sala de urgencias por edema generalizado. Después de examinar al niño, su diagnóstico presuntivo es síndrome nefrótico congénito tipo finlandés. Todas las opciones siguientes son ciertas, *excepto*:

a) Se asocia con una placenta anormalmente grande y oligohidramnios.
b) Se asocia con hipotiroidismo.
c) Debe manejarse con terapia de nutrición enérgica.
d) Los corticosteroides son la piedra angular de la farmacoterapia.

Respuesta

La respuesta es d). El síndrome nefrótico congénito es una enfermedad hereditaria que comprende un defecto en el cromosoma 19, NPHS1, que codifica para la nefrina; este defecto causa una alteración del filtro capilar glomerular. El resultado es pérdida de proteína en la orina, inicialmente albuminuria; sin embargo, debido a la gravedad de la proteinuria, ocurren pérdidas de inmunoglobulina, antitrombina III, proteína transportadora de vitamina D y globulina transportadora de hormonas tiroideas. Estos niños a menudo nacen de manera prematura y están por debajo del quinto percentil para el peso (con pesos normales al nacer) y la placenta está agrandada (constituye al menos 25% del peso al nacer). Alrededor de 90% de estos niños presenta edema generalizado en el transcurso de la primera semana de vida. La pérdida progresiva de proteína causa malnutrición, hipotiroidismo, notorio incremento de la susceptibilidad a infecciones, y un estado hipercoagulable. *También se pierden proteínas de alto peso molecular, incluso IgG y factores del complemento. Como resultado, una complicación importante es la infección y la sepsis bacteriana es un dato frecuente.* Debido a un estado de kwashiorkor, estos pacientes necesitan terapia de nutrición enérgica para alcanzar crecimiento y desarrollo normales. Debido a las pérdidas altas de proteína, suelen requerir terapia con infusión de albúmina diario. En muchos casos está indicada nefrectomía médica o quirúrgica para disminuir el grado de proteinuria. Se requiere suplementación con tiroxina, a menudo desde el nacimiento, con ajustes para el crecimiento. La principal causa de muerte temprana es sepsis. Los *pacientes* que sobreviven durante los primeros 12 meses son objeto de trasplante renal. La principal barrera es superar las deficiencias nutricionales y alcanzar un peso seco que permita que se realice un trasplante renal. Muchos de los pacientes que han recibido un trasplante han sido objeto de nefrectomías para limitar las pérdidas de proteína y permitir un crecimiento más normal. Se ha reportado enfermedad recurrente en el trasplante, pero es un fenómeno raro.

6. Se le solicita que atienda a un paciente en la unidad de cuidados intensivos pediátricos, con disminución de orina después de un accidente automovilístico durante el cual presentó un hematoma renal y desgarro hepático para los cuales se procedió a una laparotomía exploradora. La creatinina sérica es de 2.4 mg/dL, el Na sérico es de 137 mEq/L, el Na urinario es de 9 mEq/L, y la creatinina urinaria es de 278 mg/dL. ¿Con cuál diagnóstico es congruente esta información?

a) Necrosis tubular aguda.
b) Disminución del volumen intravascular.
c) Síndrome de compresión renal.
d) Enfermedad glomerular subyacente.

Respuesta

La respuesta es b). Este paciente tiene insuficiencia renal aguda, que desde el punto de vista clínico quizá se constituya en una etiología prerrenal o renal. La excreción fraccionaria de sodio (FENa, *fractional excretion Na*) calculada como:

$$\frac{U_{Na} \times P_{Cr}}{P_{Na} \times U_{Cr}} \times 100$$

ayuda a diferenciar entre causas prerrenales y causas renales de insuficiencia renal aguda. En esta ecuación, U_{Na} es el sodio urinario, P_{Cr} la creatinina plasmática, P_{Na} el sodio plasmático y U_{Cr} la creatinina urinaria, todas medidas en muestras al azar de orina y sangre. Tales valores deben obtenerse cuando el paciente no está tomando diuréticos. En presencia de insuficiencia renal aguda, una FENa mayor de 2.5% es indicativa de una causa renal, mientras que una FENa menor de 1% es indicativa de una causa prerrenal. En este paciente, la FENa es menor de 1%. El manejo debe incluir determinación de la causa prerrenal (esto es, disminución del volumen intravascular, gasto cardiaco inadecuado, perfusión renal reducida), y se debe implementar intervención apropiada. En la mayor parte de los casos, si el Na urinario es menor de 10 mEq/L, el riñón está conservando ávidamente Na y la FENa será menor de 1%.

7. Un varón adolescente de 15 años acude a su consultorio para una exploración física sistemática después de una práctica de futbol americano. Usted encuentra que el joven está sano y que está en el percentil 95 para estatura y en el percentil 75 para peso. Es un joven activo que juega futbol americano y basquetbol. Los signos vitales son normales, al igual que la exploración física. Una prueba de orina con tira sumergible sistemática en el consultorio revela proteinuria 2+.

El siguiente paso apropiado en la evaluación de la proteinuria es:

a) Obtener muestras de orina de la primera micción
matutina en tres días.
b) Obtener una recolección de orina de 24 horas.
c) Efectuar una biopsia renal.
d) Iniciar tratamiento con un inhibidor de la enzima
convertidora de angiotensina.

Respuesta

La respuesta es a). La proteinuria quizá sea un dato transitorio en la orina y está influida por muchos factores. En
ocasiones hay pruebas con resultados falsos positivos con
una orina alcalina o hematuria macroscópica. La proteinuria transitoria en ocasiones sobreviene con el ejercicio, la
fiebre, enfermedad cardiaca intrínseca y otras por el estilo.
La proteinuria ortostática es una proteinuria transitoria
que se ha asociado con obtención de muestras de orina
más tarde durante el día, y regularmente se encuentra en
varones adolescentes altos y atléticos. Para diferenciar proteinuria ortostática, una opción es obtener tres muestras
de orina de la primera micción matutina y verificar si contienen proteína; dado que esta orina se produce durante
la noche, mientras el paciente se encuentra en posición
supina, no debe haber proteína en la muestra.

Si hay proteína en todas las muestras de orina de la primera micción matutina, debe obtenerse una recolección
de orina de 24 horas a fin de cuantificar el grado de proteinuria. Además, debe obtenerse evaluación de laboratorio, incluso un panel de función renal, biometría hemática
completa y concentraciones de C3 y C4. Si la proteinuria es de más de 8 mg/kg por día, debe efectuarse una
biopsia renal para determinar su causa. Se recomiendan
inhibidores de la *enzima* convertidora de angiotensina o
bloqueadores del receptor de angiotensina para disminuir
la presión de filtración glomerular, lo que aminora la proteinuria y preserva la función renal.

8. Una niña de cinco años presenta hematuria macroscópica, y edema facial leve, de dos días de evolución. La
paciente tuvo una faringitis hace dos semanas, para la cual
fue atendida en un centro de atención urgente. Según la
madre, la prueba rápida para estreptococos del grupo A
resultó positiva, y la paciente recibió tratamiento con penicilina por vía intramuscular. Los signos vitales muestran
una temperatura de 37.7 °C, frecuencia cardiaca (HR, *heart
rate*) de 90 latidos/minuto, frecuencia respiratoria (RR, *respiratory rate*) de 18/minuto, y BP de 118/86 mm Hg. Los
únicos datos importantes en la exploración física son edema
periorbitario y ascitis leves. El análisis único de laboratorio
más apropiado que se debe obtener es:

a) Título de antiestreptolisina O (ASO).
b) Concentración de C3.
c) Anticuerpos antinucleares (ANA).
d) Ecografía renal.

Respuesta

La respuesta es b). El diagnóstico más probable es glomerulonefritis posestreptocócica (PSGN, *poststreptococcal
glomerulonephritis*), de la cual la anormalidad de laboratorio característica es una concentración deprimida de C3.

La PSGN es la causa más común de glomerulonefritis en
niños, y afecta a estudiantes en edad preescolar y de primaria. Los niños son afectados con mayor frecuencia que
las niñas. La concentración sérica de C3 está deprimida
inicialmente, pero debe normalizarse en el transcurso de
8 a 12 semanas después de la presentación. Si no ocurre
esto, debe considerarse lupus eritematoso sistémico o glomerulonefritis membranoproliferativa. No se dispone de
tratamiento específico para la PSGN; no obstante, es necesario vigilar al paciente por si sobreviniera hipertensión,
que debe tratarse si está presente. Se prefiere un diurético
porque el mecanismo de la hipertensión es retención de
sodio y agua. Lo más probable es que la paciente en este
caso se trataría con furosemida para la hipertensión leve.
La antibioticoterapia solo está justificada si es necesaria
para tratar la infección estreptocócica. Los esteroides por
lo general no están indicados en el tratamiento de PSGN.
En casos raros ocurre una forma rápidamente progresiva de
PSGN capaz de causar insuficiencia renal; sin embargo, en
98% de los casos se espera una recuperación completa. La
proteinuria quizá persista durante semanas y la hematuria
hasta durante dos años, lo cual debe explicarse a la familia.

9. Una niña de 12 años es llevada a su consultorio para evaluación de enuresis. Se queja de accidentes diurnos y nocturnos, y manifiesta que no percibe cuándo tiene que orinar. Nunca ha sido entrenada por completo en el uso del
inodoro por los padres. La niña señala que tiene continencia intestinal. Niega cualquier dolor en la espalda o las
extremidades inferiores. Usted verifica que la paciente tuvo
algunos episodios febriles sin causa manifiesta cuando era
una niña de corta edad. No hay antecedentes familiares contribuidores. Tampoco encuentra anormalidades en la exploración física. Es apropiado obtener todos los estudios que
siguen, *excepto*:

a) Ultrasonografía renal.
b) Cistouretrograma miccional.
c) Examen general de orina.
d) Imágenes de resonancia magnética (MRI, *magnetic
resonance imaging*) de la columna vertebral.

Respuesta

La respuesta es d). La enuresis es un problema común
en niños; alrededor de 15% de los niños de cinco años se
orina en la cama. La incidencia disminuye con la edad y se
resuelve de manera espontánea a una tasa de aproximadamente 15% por año. Cuando se evalúa a estos niños, los
aspectos clave para verificar en el interrogatorio son la presencia de síntomas diurnos, antecedente familiar de enuresis, resumen de ingestión de líquido, diario de micción
(específicamente obtener información para verificar la
capacidad de la vejiga urinaria), diario de defecación (para
determinar si hay estreñimiento o encopresis asociado),
antecedentes personales patológicos y antecedentes personales sociales (especialmente en la enuresis secundaria).
Debe efectuarse exploración física (para evaluar si hay
anormalidades lumbosacras, como mechones de pelo
sobre el sacro, hoyuelo sacro, etc.) y examen abdominal/
rectal, y mediciones del crecimiento (para verificar si hay
enfermedad renal crónica). La evaluación debe incluir un

examen general de orina a fin de determinar la capacidad de concentración urinaria para excluir diabetes insípida, diabetes mellitus o infección de las vías urinarias. Los estudios de imágenes urológicos, incluso una ecografía renal y cistouretrograma miccional, deben efectuarse en niños que tienen molestias diurnas importantes, antecedente de infecciones de las vías urinarias o signos de anormalidades urológicas estructurales (como vejiga neurogénica, médula espinal anclada y reflujo vesicoureteral). La MRI de la columna vertebral se debe reservar para niños que tienen anormalidades de la parte lumbosacra de la columna vertebral en la exploración física, síntomas de encopresis, anormalidades neurológicas de las extremidades inferiores o evidencia de vejiga neurogénica o neuropática en un cistouretrograma miccional.

10. Un joven de 14 años acude a la sala de urgencias en el norte de Minnesota en diciembre, con una sensación de hormigueo en los dedos de las manos y de los pies, así como calambres en las piernas. Había estado jugando futbol americano en exteriores durante alrededor de 6 horas esa tarde. En la exploración física usted observa enrojecimiento de las puntas de los dedos de las manos y de los pies; sin embargo, el examen neurológico solo revela un decremento de la sensación en las puntas de los dedos de las manos, con examen motor intacto. La anormalidad de electrolitos esperada que causa los síntomas *más* probablemente es:

a) Hipernatremia.
b) Hipopotasemia.
c) Hipermagnesemia.
d) Hiperfosfatemia.

Respuesta
La respuesta es b). La hipotermia causa una desviación intracelular de potasio, que causa hipopotasemia. Si un paciente está próximo a morir, sobreviene hiperpotasemia originada por necrosis tisular. Cuando se maneja a un paciente que presenta hipotermia es imprescindible iniciar reanimación de inmediato, incluso evaluación para cambios electroconductivos cardiacos. Incluso cuando la reanimación es prolongada, la recuperación completa es posible debido a los efectos neuroprotectores de la hipotermia. El manejo debe incluir restitución externa pasiva de la temperatura (eliminación de ropa mojada o fría) y restitución externa activa de la temperatura (uso de frazadas alentadoras, aire caliente forzado, baño caliente). La restitución interna de la temperatura debe reservarse para casos graves. Es factible tratar las arritmias cardiacas con desfibrilación, aunque quizá sean resistentes en tanto no se haya restituido la temperatura. Las anormalidades de electrolitos deben corregirse por vía intravenosa.

11. Un lactante del sexo femenino, afroamericano, de 15 meses de edad, es llevado a su consultorio debido a falta de crecimiento y desarrollo. La exploración física revela arqueo de las piernas y, como parte de la evaluación, se obtienen radiografías que muestran regiones metafisarias desflecadas (deshilachadas) y en cúpula de fémur, tibia y peroné de ambas extremidades. No hay fractura aguda. La madre manifiesta que la lactante aún es alimentada al seno materno y solo bebe alrededor de 360 mL de leche por

día. No come otros alimentos lácteos. La madre también señala que la paciente no es expuesta mucho a la luz solar. La paciente por lo demás tiene desarrollo normal según la madre. ¿Cuál de los perfiles de electrolitos que siguen es *más* probable que tenga esta niña?

a) $Ca = 10.1$ mg/dL, $PO_4 = 2.3$ mg/dL, hormona paratiroidea (PTH, *parathyroid hormone*) = 85 IU/mL, $Na = 140$ mEq/L, $K = 4.5$ mEq/L, $Cl = 99$ mEq/L, $HCO_3 = 27$ mEq/L.
b) $Ca = 8.2$ mg/dL, $PO_4 = 4.0$ mg/dL, PTH = 189 IU/mL, $Na = 140$ mEq/L, $K = 4.5$ mEq/L, $Cl = 99$ mEq/L, $HCO_3 = 21$ mEq/L.
c) $Ca = 13.1$ mg/dL, $PO_4 = 4.0$ mg/dL, PTH = 185 IU/mL, $Na = 140$ mEq/L, $K = 4.5$ mEq/L, $Cl = 99$ mEq/L, $HCO_3 = 27$ mEq/L.
d) $Ca = 8.1$ mg/dL, $PO_4 = 7.0$ mg/dL, PTH = 189 IU/mL, $Na = 140$ mEq/L, $K = 4.5$ mEq/L, $Cl = 99$ mEq/L, $HCO_3 = 20$ mEq/L.

Respuesta
La respuesta es b). Esta lactante probablemente tiene *raquitismo por deficiencia de vitamina D* originado por causas nutricionales. Las anormalidades de electrolitos que se observan en el raquitismo con deficiencia de vitamina D incluyen el hecho de que quizá haya una acidosis metabólica de brecha aniónica aumentada debido a malnutrición. La opción a representa raquitismo hipofosfatémico ligado al cromosoma X, que ocurre en pacientes varones más que en mujeres. Las anormalidades de electrolitos específicas incluyen un fosfato sérico deprimido, fosfatasa alcalina alta, y concentración normal o disminuida de $1,25 (OH)_2$ vitamina D. El calcio sérico, la PTH, la 25 (OH) vitamina D, y los electrolitos son normales. La opción c representa hiperparatiroidismo, según lo muestran el calcio sérico alto, el fósforo normal, la PTH sérica alta y las concentraciones normales de electrolitos. La opción d representa osteodistrofia renal, por lo demás conocida como raquitismo renal, según se caracteriza por cifras séricas de fósforo y PTH altas, así como concentración sérica de calcio deprimida y posible presencia de acidosis.

- Calcio sérico normal bajo a normal.
- Fosfato bajo a normal *bajo*.
- Fosfatasa alcalina alta.
- PTH alta.
- Concentración disminuida de 25 (OH) vitamina D.
- Concentración normal baja a un poco disminuida de $1,25 (OH)_2$ vitamina D.

12. Una niña de siete años, adoptada, proveniente de China, es presentada para evaluación de hematuria macroscópica episódica y hematuria microscópica persistente. La niña manifiesta que la hematuria es indolora, ocurre aproximadamente una vez al mes y dura alrededor de dos días cada vez. En su evaluación, se descubre proteinuria importante y obtiene una biopsia renal que confirma un diagnóstico de nefropatía membranosa (MN, *membranous nephropathy*). Debe realizarse una evaluación de laboratorio para evaluar alguna de las siguientes condiciones, ¿cuál sería?

a) Hepatitis B.
b) Enfermedad de Wilson.

c) Virus de la inmunodeficiencia humana.
d) *Shigellosis.*

Respuesta

La respuesta es a). La MN quizá sea idiopática, pero a menudo es secundaria a diversas causas. La hepatitis B llega a vincularse con MN y generalmente ocurre en niños que provienen de áreas endémicas, que no han sido vacunados contra el virus. Por lo general, son asintomáticos sin enfermedad activa, pero tienen positividad para antígeno de superficie del virus de la hepatitis B, y para antígeno del virus de la hepatitis B.

La MN está presente en alrededor de 10 a 20% de los pacientes con lupus eritematoso sistémico. Los niños en ocasiones se presentan sin datos sistémicos y solo con enfermedad renal. En todos los niños con MN debe investigarse anticuerpos antinucleares y efectuar una evaluación apropiada. Las enfermedades malignas, específicamente cáncer de pulmón y de colon, propician los datos renales de la MN, pero éstos ocurren en adultos y rara vez en niños. Los medicamentos como la penicilamina o el oro, como se usan en pacientes con artritis reumatoide, y los antiinflamatorios no esteroideos, quizá provoquen MN. La enfermedad de Wilson y la *shigellosis* por lo regular no causan manifestaciones renales. Es posible que el virus de la inmunodeficiencia humana sea responsable de diversas formas de nefropatía, pero por lo general se asocia con una forma colapsante de glomeruloesclerosis segmentaria.

13. Se le solicita que atienda a un paciente en la unidad de cuidados intensivos. Una joven de 15 años fue presentada inconsciente después de una sospecha de intento de suicidio por ingestión. Los datos de la química sérica son:

Na = 143 mEq/L	Nitrógeno ureico sanguíneo = 35 mg/dL
K = 5.4 mEq/L	Creatinina = 1.2 mg/dL
Cl = 102 mEq/L	Glucosa = 126 mg/dL
HCO_3 = 12 mEq/L	

¿Cuál es el agente que *posiblemente* ingirió?
a) Etilenglicol.
b) Acetaminofén.
c) Hierro.
d) Acetazolamida.

Respuesta

La respuesta es a). Esta paciente tiene acidosis metabólica con una brecha aniónica alta (Na – [Cl + HCO_3]), de 19. El diagnóstico diferencial habitual incluye ingestión de salicilato, metanol, etanol o etilenglicol; acidosis láctica que quizá sea secundaria a enfermedad maligna, hipoperfusión sistémica o terapia con metformina para diabetes mellitus tipo 2; cetoacidosis diabética o insuficiencia renal que causa uremia. Un dato clave para verificar cuando se aborda una anormalidad acidobásica es si hay una brecha aniónica alta. En presencia de acidosis sin brecha aniónica, el diagnóstico diferencial debe comprender diarrea o acidosis tubular renal.

14. Una niña de raza blanca de tres años, con un antecedente conocido de síndrome nefrótico que muestra respuesta a esteroide, es llevada a la sala de urgencias con falta de aliento, *dolor torácico* y fiebre. La niña había recaído recientemente y en la actualidad recibe esteroides orales, 2 mg/kg por día. La exploración física revela temperatura de 38.1 °C, HR de 150/minuto, RR de 28/minuto, y BP de 118/74 mm Hg; edema periorbitario; la auscultación del tórax revela ruidos respiratorios disminuidos en la base derecha; en el examen del abdomen se encuentran ascitis con hipersensibilidad abdominal notoria, y evidencia de hipersensibilidad de rebote.

El siguiente paso *más* importante en su evaluación es:
a) Gammagrafía pulmonar de ventilación/perfusión.
b) Paracentesis.
c) Hemocultivo.
d) Ecografía renal.

Respuesta

La respuesta es b). La peritonitis bacteriana espontánea es la complicación peligrosa para la vida más común de la nefrosis. Debe efectuarse una paracentesis y enviar el líquido para recuento de células, tinción de Gram y cultivo. Es factible iniciar antibioticoterapia empírica y dirigirla hacia las causas bacterianas más comunes, específicamente neumococos y *Escherichia coli*. También deben obtenerse una biometría hemática completa y hemocultivos antes del inicio de antibióticos.

Otra complicación de la nefrosis es la trombosis. Debido a pérdidas urinarias de antitrombina, activación plaquetaria aumentada y la presencia de fibrinógeno de alto peso molecular, los pacientes con síndrome nefrótico tienen riesgo de fenómeno tromboembólico, como émbolo pulmonar, trombosis venosa profunda, o trombosis de vena renal. Por ende, en una situación aguda, quizá esté justificada una gammagrafía pulmonar de ventilación/ perfusión, venografía o MRI. Es factible que la ecografía renal con Doppler arroje resultados falsos positivos y falsos negativos; por consiguiente, no es la prueba que se utilizaría para evaluar posible trombosis.

Otras complicaciones a largo plazo del síndrome nefrótico incluyen susceptibilidad aumentada a infecciones secundaria a inmunosupresores e hipercolesterolemia. Los pacientes tal vez sean resistentes al tratamiento y presenten episodios frecuentes de nefrosis, lo que quizá altere el crecimiento y cause kwashiorkor. También llegan a ocurrir efectos secundarios por el uso de esteroide a largo plazo.

15. Una niña de 13 años es presentada para evaluación de calambres en las piernas, que han empeorado progresivamente durante las últimas semanas. La paciente también ha notado hormigueo en los dedos de las manos. Manifiesta que recientemente se ha estado levantando por la noche para orinar y que tiene deseo de comer alimentos salados. Usted obtiene los resultados de la evaluación de laboratorio, que muestran potasio sérico de 2.3 mmol/L, bicarbonato de 32 mmol/L y magnesio sérico de 1.0 mg/dL. El tratamiento a largo plazo de este padecimiento comprende todos los que siguen, *excepto:*

a) Potasio oral.

b) Magnesio oral.

c) Diuréticos tiazida.

d) Diuréticos ahorradores de potasio.

Respuesta

La respuesta es c). Esta paciente tiene síndrome de Gitelman, una enfermedad autosómica recesiva que por lo general se presenta al final de la niñez y durante la adolescencia. Los pacientes por lo general se presentan con calambres en los brazos y las piernas, secundarios a hipopotasemia e hipomagnesemia. Hasta 10% llegan a presentarse con tetania, por lo general relacionada con una enfermedad aguda (diarrea, vómito), que empeora la hipomagnesemia. Algunos pacientes muestran fatiga intensa, lecturas de BP más bajas que el promedio y poliuria/nocturia como resultado de cierta pérdida de sal.

El defecto genético en el síndrome de Gitelman es una mutación en el gen que codifica para el cotransportador de Na-Cl sensible a tiazida en el túbulo distal. Un defecto en este transportador causa pérdida de magnesio y un decremento notorio de la excreción de calcio, que es similar al inducido por la terapia con tiazida, y lo opuesto de la hipercalciuria que se observa en el síndrome de Bartter clásico.

El tratamiento comprende corrección de las anormalidades de electrolitos, específicamente suplementos de magnesio y potasio orales. El tratamiento es de por vida. El tratamiento con un diurético tiazida en ocasiones resulta beneficioso en el síndrome de Bartter, en el cual ocurre pérdida urinaria de calcio, no así en el síndrome de Gitelman. Además, un antiinflamatorio no esteroideo o un diurético ahorrador de potasio (como la espironolactona o la amilorida) quizá aumente la concentración plasmática de potasio hacia cifras normales, revierta en su mayor parte la alcalosis metabólica y corrija parcialmente la hipomagnesemia.

El síndrome de Bartter clásico por lo general se presenta en lactantes mayores y llega a vincularse con retraso del crecimiento y mental. Los niños presentan hipopotasemia, alcalosis metabólica, poliuria, polidipsia y decremento de la capacidad para concentrar orina. La excreción urinaria de calcio está aumentada y la concentración plasmática de magnesio es normal o está levemente reducida. Esto se origina por un defecto primario en la resorción de cloruro de sodio en el extremo ascendente grueso medular del asa de Henle. El tratamiento del síndrome de Bartter comprende corrección de electrolitos. No obstante, dado que estos pacientes tienen hipercalciuria, un diurético tiazida quizá otorgue cierto beneficio.

16. Un niño de ocho años es llevado a su consultorio con síntomas de ardor en manos y pies, en especial después de sus juegos de beisbol de verano. Hay ardor intenso en las palmas y las plantas, y la madre nota también que el niño no suda. Uno de los hermanos de la madre se quejó de datos similares cuando era joven y es tratado con diálisis a los 45 años de edad, en tanto que un segundo hermano padece miocardiopatía grave y está en una lista de espera para reci-

bir un trasplante cardiaco. ¿Cuáles lesiones cutáneas podría usted ver en este niño?

a) Manchas *café con leche* en el tórax y el abdomen.

b) Manchas en hoja de fresno.

c) Angioqueratomas en la región inguinal.

d) Angiomas arácneos en el área del tórax y el abdomen.

Respuesta

La respuesta es c). Este historial es altamente sugestivo de *enfermedad de Fabry*, y las lesiones cutáneas características son *angioqueratomas* en las regiones de las ingles y umbilical. Se trata de una enfermedad *recesiva ligada al cromosoma X*, y se origina por la falta de la enzima α-galactosidasa A. Los pacientes por lo general empiezan alrededor de los 10 años de edad con síntomas de ardor en las palmas y los pies, y con lesiones cutáneas, y es característico que no suden. Con el tiempo, presentan enfermedad renal o cardiaca como resultado de la acumulación de globotriaosilceramida, que es el sustrato para la galactosidasa A. El diagnóstico se confirma al medir la galactosidasa A en leucocitos. Ahora se dispone de terapia de reemplazo enzimático, capaz de prevenir complicaciones cardiacas y renales.

17. Un niño de cuatro años presentó síndrome nefrótico, tuvo presión arterial normal y ha mostrado respuesta a la terapia con prednisona diaria después de 15 días, con desaparición total de la proteinuria. Cuando usted lo atiende en la clínica, la madre se queja de que el niño es muy hiperactivo y más emocional de lo que solía ser. La madre ha solicitado suspender el régimen de seis semanas de terapia diaria y pasar de inmediato a prednisona cada dos días. La mejor recomendación para esta madre es:

a) La suspensión de la prednisona diaria dará lugar a una recaída inmediata.

b) Cambiar a terapia en días alternos aumentará sus probabilidades de insuficiencia renal en el futuro.

c) Suspender la prednisona no ayudará a tratar la hiperactividad y la labilidad emocional.

d) Los periodos más breves de tratamiento con prednisona se asocian con un riesgo aumentado de recaídas frecuentes del síndrome nefrótico.

Respuesta

La respuesta es d). Muchos pacientes evolucionarán bien con prednisona en días alternos sin presentar recaída. El riesgo de insuficiencia renal en el síndrome nefrótico con capacidad de respuesta a esteroide es muy bajo y no estará influido por la suspensión de la terapia diaria. La hiperactividad y la labilidad emocional son efectos secundarios de la prednisona. Los maestros de escuela a menudo reconocen cuáles días el niño toma prednisona cuando la recibe en días alternos, por el cambio de conducta. La razón para un periodo de tratamiento con prednisona diaria durante seis semanas, seguido por un periodo de terapia de seis semanas en días alternos, es que se ha demostrado que disminuye el porcentaje de niños que presentan recaídas frecuentes, en comparación con los que solo reciben periodos de terapia de cuatro semanas diario y en días alternos.

LECTURAS RECOMENDADAS

Avner ED, Harmon WE, Niaudet P. *Pediatric nephrology*, 7th ed. Philadelphia, PA: Lippincott Williams & Wilkins, 2016.

Skorecki K, Chertow GM, Marsden PA, et al. *Brenner and Rector's The Kidney*, 2 Volumes. 10th ed. Philadelphia, PA: Elsevier, 2016.

Conley S. Fluid and electrolyte therapy: hypernatremia. *Pediatr Clin North Am* 1990;37(2):365–370.

Hogg RJ. Evaluation and management of proteinuria and nephrotic syndrome in children: recommendations from a pediatric nephro-logy panel established at the National Kidney Foundation conference on Proteinuria, Albuminuria, Risk, Assessment, Detection, and Elimination (PARADE). *Pediatrics* 2000;105(6):1242–1249.

Perry PL, Belsha CW. Fluid and electrolyte therapy: hypernatremia. *Pediatr Clin North Am* 1990;37(2):351–361.

Warshaw B. Nephrotic syndrome in children. *Pediatric Ann* 1994;23 (9):49.

Capítulo 16

Enfermedades suprarrenales

Anzar Haider

Las enfermedades suprarrenales representan un sistema de retroalimentación clásica y subrayan la importancia de la fisiología y la bioquímica en el entendimiento de las enfermedades.

ANATOMÍA

La glándula suprarrenal es un órgano en forma de pirámide que está encima del lado superior de los riñones. Desde el punto de vista funcional, consta de dos tejidos endocrinos; el externo —derivado del tejido mesodérmico— se desarrolla hacia la *corteza suprarrenal* y el interno —derivado de las crestas neurales ectodérmicas— forma la *médula*.

La corteza suprarrenal fetal se forma hacia la quinta semana de gestación; consta de dos zonas: una zona externa "zona adulta/definida" que produce glucocorticoides y mineralocorticoides, y una "zona fetal" mucho más grande, que principalmente produce andrógenos (dehidroepiandrosterona [DHEA]) para la síntesis de estrógeno por la placenta. La zona fetal muestra regresión después del nacimiento, y entonces prolifera la zona del adulto/definida, y hacia los 5 a 6 años de edad se desarrolla una zona reticular específica para andrógeno.

FISIOLOGÍA Y REGULACIÓN DE LA CORTEZA SUPRARRENAL

La corteza suprarrenal en niños de mayor edad y en adultos está dividida en tres zonas:

- Zona glomerulosa: es la más externa, y produce principalmente aldosterona.
- Zona fasciculada: la zona media que sintetiza glucocorticoides.
- Zona reticular: la zona interna que secreta principalmente andrógenos (DHEA y androstenediona).

Todas las hormonas suprarrenales se sintetizan a partir del colesterol mediante una serie de enzimas P450 (CYP) e hidroxiesteroide deshidrogenasa (HSD, *hydroxysteroid dehydrogenase*). La aldosterona es regulada por el sistema de renina-angiotensina, y está influida por la concentración de sodio y la presión arterial. La secreción de cortisol está bajo el control de la hormona adrenocorticotrópica (ACTH, *adrenocorticotrophic hormone*) que, a su vez, es estimulada por la hormona liberadora de corticotropina (CRH, *corticotropin-releasing hormone*) a partir del hipotálamo. Ninguna señal estimuladora directa explica la liberación de la secreción de andrógeno suprarrenal; sin embargo, la ACTH tiene una función permisiva en la secreción de andrógenos suprarrenales.

ENFERMEDADES DE LA CORTEZA SUPRARRENAL

Las secreciones de la corteza suprarrenal constan de glucocorticoide, mineralocorticoide y andrógeno y es factible clasificarlas ampliamente hacia estados hipofuncionales e hiperfuncionales.

La insuficiencia suprarrenal (hipofunción) se denomina primaria cuando el defecto está en la glándula suprarrenal en sí, y secundaria si el defecto está en la región hipotalámica o hipofisaria.

Insuficiencia suprarrenal primaria (cortisol bajo, ACTH alta)

Los pacientes con insuficiencia suprarrenal primaria en ocasiones se presentan en crisis suprarrenales con colapso cardiovascular que llega a ser mortal. Los datos clínicos son el resultado de defectos combinados de las secreciones de glucocorticoides y mineralocorticoides. Hay causas congénitas y adquiridas.

Insuficiencia suprarrenal primaria congénita

Las causas de insuficiencia suprarrenal primaria son:

- Hipoplasia suprarrenal congénita.
- Hiperplasia suprarrenal congénita (CAH, *congenital adrenal hyperplasia*).
- Deficiencia familiar de glucocorticoides (resistencia a la ACTH).

■ Enfermedad metabólica: adrenoleucodistrofia (ALD), enfermedad de Wolman, síndrome de Smith-Lemli-Opitz.

Los lactantes con *hipoplasia suprarrenal congénita* presentan hipoglucemia, ictericia, falta de crecimiento y desarrollo, y vómito durante el periodo de recién nacido, por lo general dos semanas después del nacimiento. Estos pacientes tienen deficiencia grave de glucocorticoide, mineralocorticoide y andrógeno, de modo que es factible que presenten deshidratación, hipotensión, hiponatremia e hiperpotasemia. Por lo general, están afectados los varones y esto se origina por una mutación ligada a X en el gen *DAX-1* en el cromosoma Xp21. Este gen tiene importancia en el desarrollo de las glándulas suprarrenales y de las gónadas. El gen es contiguo al gen que codifica para la glicerol cinasa, y del cual depende la distrofia muscular de Duchenne. A últimas fechas también se ha identificado un gen autosómico (SF-1); la mutación heterocigota causa hipoplasia suprarrenal y gonadal.

La *hiperplasia suprarrenal congénita* es un grupo de padecimientos hereditarios autosómicos recesivos, de una de las enzimas en la vía del cortisol, que ocasiona hiperplasia de la glándula suprarrenal con concentración baja de cortisol y alta de ACTH. La forma más común del defecto enzimático es 21-hidroxilasa, seguido por 11β-hidroxilasa y 3β-hidroxiesteroide deshidrogenasa. Los defectos menos frecuentes son 17α-hidroxilasa, proteína StAR (proteína reguladora de la esteroidogénesis aguda), y la recientemente descrita P-450 oxidorreductasa. En la **figura 16-1** se describe la vía de la esteroidogénesis suprarrenal. Los defectos enzimáticos se comentan en detalle más adelante.

La *deficiencia familiar de glucocorticoide* se transmite de una manera autosómica recesiva. Los pacientes tienen resistencia a ACTH y quizá tengan mutaciones en el receptor MC2 o después del receptor.

El *síndrome de la triple A* (síndrome de Allgrove) consiste en resistencia a la ACTH, acalasia y alacrimia; muchos pacientes también manifiestan síntomas neurológicos. Este síndrome se origina por mutaciones en el gen *AAAS* cuyo producto ALADIN se expresa en el sistema nervioso central (CNS, *central nervous system*) y el sistema gastrointestinal.

La *adrenoleucodistrofia* (ALD) es un padecimiento ligado a X que se caracteriza por desmielinización del CNS e insuficiencia suprarrenal progresivas. Los signos de insuficiencia suprarrenal en ocasiones constituyen la manifestación inicial de este padecimiento, y la única, aunque los síntomas neurológicos quizá precedan a la deficiencia suprarrenal. Se origina por una mutación del gen en el cromosoma Xq28. El diagnóstico se establece al encontrar una concentración alta de ácidos grasos de cadena muy larga (VLCFA, *very long chain fatty acids*) en el plasma; esta enfermedad debe excluirse en todos los varones que se presenten con insuficiencia suprarrenal.

Insuficiencia suprarrenal primaria adquirida

Las causas de insuficiencia suprarrenal primaria adquirida son:

■ Adrenalitis autoinmunitaria (aislada).
■ Síndrome poliglandular autoinmunitario (APS, *autoimmune polyglandular syndrome*) tipo 1 y tipo 2.
■ Infecciones suprarrenales (tuberculosis, infección por virus de inmunodeficiencia humana, micosis, sepsis).
■ Hemorragia, infarto e infiltración suprarrenales.
■ Medicamentos (mitotano, ketoconazol, megestrol, medroxiprogesterona).

La *adrenalitis autoinmunitaria* es la causa más común de insuficiencia suprarrenal adquirida, quizá ocurra como un problema aislado o como parte del APS. Hay dos tipos asociados con insuficiencia suprarrenal.

El *APS tipo I* regularmente se presenta en pacientes más jóvenes (primera década de la vida), y se llama también APECED (poliendocrinopatía autoinmunitaria con displasia ectodérmica cutánea [*autoimmune polyendocrinopathy with cutaneous ectodermal dysplasia*]). Esto se origina por una mutación en el gen *AIRE* en el cromosoma 21. Se caracteriza principalmente por:

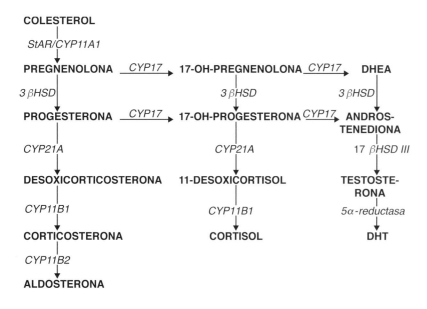

3 βHSD, 3β-OH esteroide deshidrogenasa; DHEA, dehidroepiandrosterona; DHT, dihidrotestosterona.

Figura 16-1 La vía de la esteroidogénesis suprarrenal.

- Hipoparatiroidismo: 93%.
- Insuficiencia suprarrenal: 73%.
- Candidiasis mucocutánea: 83% (por lo general la primera manifestación).
- Otras manifestaciones menores: hipogonadismo primario, tiroiditis de Hashimoto, vitiligo, alopecia.

El *APS tipo II* se caracteriza por:

- Hipotiroidismo.
- Insuficiencia suprarrenal.
- Diabetes mellitus tipo 1.

También se llega a observar afección de otros órganos endocrinos; ocurre al final de la adolescencia y parece tener un patrón de transmisión autosómico dominante. La insuficiencia suprarrenal suele ser la primera manifestación.

Insuficiencia suprarrenal secundaria (cortisol bajo, ACTH baja)

Los signos y síntomas de insuficiencia suprarrenal secundaria son inespecíficos y más leves que en la insuficiencia suprarrenal primaria; también se les clasifica en congénita y adquirida.

Las causas congénitas son:

- Hipopituitarismo.
- Displasia septoóptica.
- Defectos de la línea media cerebral.
- Defecto aislado de ACTH.

Las causas adquiridas son:

- Craneofaringioma.
- Radiación craneal.
- Lesiones hipofisarias e hipotalámicas infiltrativas (histiocitosis de células de Langerhans, sarcoidosis).
- Hipofisitis.
- Intervención quirúrgica en el área hipotálamo-hipofisaria.
- Terapia con esteroide.

En estos padecimientos, la función de mineralocorticoide está intacta; así, estos pacientes quizá no presenten pérdida de sal ni colapso cardiovascular. La deficiencia de ACTH generalmente se presenta en el contexto de enfermedad hipotálamo-hipofisaria multitrófica. Los recién nacidos en ocasiones muestran hipoglucemia, alimentación inadecuada e ictericia. Los niños de mayor edad quizá exhiban síntomas inespecíficos de fatiga inapropiada, anorexia, debilidad, dolor abdominal poco definido, náusea y recuperación prolongada de enfermedad. En la insuficiencia suprarrenal secundaria *no* se encuentran síntomas de hipotensión ortostática, deseo de comer sal ni pigmentación cutánea generalizada —características de la insuficiencia suprarrenal primaria—.

Investigaciones de laboratorio de insuficiencia suprarrenal

Los datos de laboratorio quizá incluyan una concentración matutina baja de cortisol, que se asocia con concentración alta de ACTH en la insuficiencia suprarrenal primaria, pero con ACTH normal o baja en la secundaria. La insuficiencia de mineralocorticoides ocurre en la insuficiencia suprarrenal *primaria* y es posible diagnosticarla por incremento de la actividad de renina plasmática; concentraciones bajas de aldosterona, sodio y bicarbonato, y concentración alta de potasio. Dado que la actividad de mineralocorticoide es normal en la insuficiencia suprarrenal secundaria, no hay hiperpotasemia, pero la hiponatremia ocurre debido a decremento de la excreción de agua por falta de actividad de glucocorticoide.

Tratamiento de la insuficiencia suprarrenal

Debe administrarse hidrocortisona, 10 a 15 mg/m^2 por día en 2 a 3 dosis divididas, para reemplazar la deficiencia de glucocorticoide. Cuando hay deficiencia de mineralocorticoide (que regularmente se encuentra en estados de insuficiencia suprarrenal primaria) debe añadirse fludrocortisona.

Exceso de glucocorticoide (hipercortisolismo)

El *síndrome de Cushing* es una enfermedad de secreción excesiva de glucocorticoide y el efecto de exposición prolongada a cortisol; este síndrome es raro en niños. La causa más común en esta edad es administración exógena de una dosis farmacológica de glucocorticoide.

El síndrome de Cushing endógeno incluye la *enfermedad de Cushing* si la fuente es producción aumentada a partir de la hipófisis, causada por un microadenoma hipofisario secretor de ACTH, lo que explica 75% de los casos de síndrome de Cushing en niños mayores de siete años. En menores de esa edad, las fuentes suprarrenales de síndrome de Cushing son comunes (adenoma, carcinoma o hiperplasia bilateral, suprarrenal). Casi todos los tumores suprarrenales en niños que presentan síndrome de Cushing son malignos.

Los datos clínicos son aumento de peso, desaceleración del crecimiento, fatiga, debilidad muscular y labilidad emocional. En ocasiones hay plétora facial aumentada, formación fácil de equimosis, estrías violáceas, hirsutismo e hipertensión. *La falta de crecimiento en el síndrome de Cushing es la característica más importante que lo distingue de la obesidad exógena y quizá obvie la necesidad de un estudio costoso para obesidad.*

Los valores altos de cortisol salival a la medianoche, cortisol libre en orina de 24 horas y concentración de cortisol obtenida temprano por la mañana después de una administración de dexametasona por la noche (prueba de supresión nocturna con dexametasona) son datos que quizá permitan detectar hipercortisolemia. La prueba de supresión con dexametasona en dosis baja y dosis alta en ocasiones son útiles para distinguir entre una fuente hipofisaria de una suprarrenal. Los valores de cortisol no están suprimidos en enfermedades de origen suprarrenal.

El síndrome de Cushing iatrogénico se trata mediante suspensión gradual del glucocorticoide exógeno y empleando una dosis eficaz mínima o dosificación en días alternos.

Deficiencia de mineralocorticoide

La deficiencia de mineralocorticoide causa pérdida de sal, con vómito, deshidratación, hiponatremia, hiperpotasemia y acidosis. Las causas de deficiencia de mineralocorticoide son hipoplasia suprarrenal congénita, insuficiencia suprarrenal primaria, CAH (deficiencia de proteína StAR, 3βHSD, CYP21), CYP11B2 (deficiencia de aldosterona sintasa) (**Fig. 16-1**) y resistencia a la aldosterona (seudohipoaldosteronismo). El tratamiento de esta última enfermedad incluye reemplazo de sal y resinas de intercambio.

Exceso de mineralocorticoide

El exceso de mineralocorticoide causa hipertensión. Los pacientes con deficiencia de enzima CYP11B1 y CYP17 también se han asociado con hipopotasemia, del mismo modo, en el defecto de CYP11B1 quizá haya virilización en niñas en el momento del nacimiento. La hipertensión ocurre debido a concentración alta de 11-desoxicorticosterona (DOC). El defecto de *CYP17* causa deficiencia de cortisol y andrógeno. En esta enfermedad hay bloqueo de la conversión desde mineralocorticoide hacia glucocorticoide y la vía de andrógeno. Los pacientes con 46XY en ocasiones tienen genitales con virilización incompleta, fenotípicamente femeninos o ambiguos. Las mujeres afectadas tienen genitales externos normales, pero no progresan hacia maduración sexual normal durante la adolescencia.

Un defecto de *11βHSD* causa exceso aparente de mineralocorticoides (AME, *apparent mineralocorticoid excess*) debido a acumulación excesiva de cortisol por fracaso para metabolizarlo a cortisona inactiva.

El *síndrome de Liddle* sobreviene por una mutación activadora del canal de sodio epitelial, que ocasiona incremento de la absorción de sodio. Se transmite de un modo autosómico dominante, y se caracteriza por renina y aldosterona bajas, e hipertensión.

Exceso de andrógeno (esteroide sexual) suprarrenal

Las causas suprarrenales de exceso de andrógeno son: adrenarquia prematura, tumores suprarrenales y CAH (CYP21, CYP11B1, 3βHSD en mujeres).

La *adrenarquia prematura* quizá dependa de una activación temprana de andrógeno suprarrenal y regularmente se presenta entre los 5 y los 8 años de edad; es una enfermedad benigna y se caracteriza por desarrollo de vello púbico o axilar. Los pacientes después presentan pubertad normal.

Un *tumor adrenocortical* produce exceso de andrógeno con datos de virilización (agrandamiento del clítoris, hirsutismo) en mujeres, adrenarquia temprana, profundización de la voz y crecimiento acelerado. En varones, los testículos tal vez sean pequeños, pero tienen características secundarias de pubertad. Las concentraciones de andrógenos suprarrenales (androstenediona y DHEA) tal vez estén elevadas. Las concentraciones de hormona luteinizante (LH, *luteinizing hormone*) y hormona estimulante del folículo (FSH, *follicle-stimulating hormone*) quizá se muestren bajas. La tomografía computarizada o las imágenes de resonancia magnética en ocasiones identifican el tumor. El tratamiento comprende resección quirúrgica del tumor.

Hiperplasia suprarrenal congénita

Los datos clínicos de CAH varían con la extensión y las localizaciones del defecto enzimático, y se esbozan en la **tabla 16-1**.

La CAH con deficiencia enzimática en CYP21, CYP11 y 3βHSD causa incremento de las concentraciones de andrógeno, lo cual provoca genitales ambiguos en el momento del nacimiento y virilización posnatal en mujeres.

Deficiencia de 21-hidroxilasa (CYP21)

La deficiencia de 21-hidroxilasa (CYP21) es la forma más común de CAH y explica 95% de los casos; la incidencia general es de 1 por 15 000 nacidos. Esta alteración se produce por una mutación en el gen *CYP21A* presente en el cromosoma 6. La gravedad de los defectos en la enzima determina el fenotipo de este padecimiento. Ocurren tres formas principales clínicamente:

TABLA 16-1
CARACTERÍSTICAS DE LAS FORMAS CLÍNICAS DE HIPERPLASIA SUPRARRENAL CONGÉNITA

Enfermedad	21-hidroxilasa Pierde sal	21-hidroxilasa Virilizante simple	21-hidroxilasa De inicio tardío	11β-hidroxilasa	3βHSD	17α-hidroxilasa	Hiperplasia lipoide
Mutación de gen	*CYP21A*	*CYP21A*	*CYP21A*	*CYP11B1*	*HSD3B2*	*CYP17*	*CYP11A1*
Ambigüedad genital	Sí en XX No en XY	Sí en XX No en XY		Sí en XX No en XY	Sí en XX Sí en XY	Sí en XY	Sí en XY
HCO₃	↓			*↑	↓	↑	↓
Concentración de Na⁺	↓			*↑	↓	↑	↓
Concentración de K⁺	↑			*↓	↑	↓	↑
Andrógeno	↑	↑	↑	↑	en XX ↓ en XY	↓	↑
Presión arterial	↓			*↑	↓	↑	↓
Analito diagnóstico	17-OHP	17-OHP	17-OHP	DOC, 11-desoxicortisol	DHEA 17-preg	DOC Corticosterona	Todos bajos
Terapia	Gluco y mineralo	Gluco y mineralo	Gluco	Gluco	Gluco y mineralo	Glucocorticoide	Gluco y mineralo

*, periodo posneonatal; ↓, disminuido; ↑, aumentado; 17-OHP, 17-hidroxiprogesterona; 17-preg, 17 hidroxipregnenolona; DHEA, dehidroepiandrosterona; DOC, desoxicorticosterona; gluco, glucocorticoide; mineralo, mineralocorticoide.

- Forma con pérdida de sal clásica (<1% de actividad enzimática).
- Forma virilizante simple (1 a 2% de actividad enzimática).
- No clásica (de inicio tardío) (20 a 60% de actividad enzimática).

Forma con pérdida de sal clásica

El defecto enzimático causa deficiencia de cortisol, que mediante un mecanismo de biorretroacción clásico causa un incremento de las secreciones de ACTH, lo cual hace que la concentración aumentada del analito suprarrenal 17-hidroxiprogesterona proximal al defecto enzimático se desvíe a incremento de la producción de andrógeno suprarrenal (androstenediona). Éste, a su vez, es convertido en testosterona, virilizando los genitales externos en la mujer, quien tal vez presente clítoris agrandado con fusión de los pliegues labioescrotales, formando un seno urogenital. Los genitales internos son normales, con desarrollo normal de ovarios y estructuras müllerianas. El defecto enzimático también causa deficiencia de aldosterona, lo cual provoca pérdida de sal, que se manifiesta como vómito, letargo y pérdida de peso. Los recién nacidos varones tienen genitales de aspecto normal, y a las 2 a 3 semanas de edad presentan vómito y pérdida de peso como datos clínicos de pérdida de sal.

Forma virilizante simple clásica

La forma virilizante simple de la deficiencia de 21-hidroxilasa se presenta con ambigüedad de los genitales en mujeres, pero genitales normales en varones. No hay pérdida de sal, porque no hay afección grave de la vía de la aldosterona. En etapas más avanzadas de la lactancia o la niñez, los varones y las mujeres en quienes la virilización no se ha manifestado probablemente presenten desarrollo prematuro de vello púbico y axilar, acné, crecimiento acelerado y edad ósea avanzada; los varones tal vez presenten agrandamiento del falo.

CAH no clásica

Los pacientes con esta forma de deficiencia de 21-hidroxilasa tienen deficiencia leve de enzima y en cualquier momento después del nacimiento presentan datos de exceso de andrógeno. Las mujeres afectadas nacen con genitales normales, pero desarrollan características de exceso de andrógeno, con o sin datos de síndrome de ovario poliquístico (PCOS, *polycystic ovarian syndrome*). Los varones tal vez muestren pubarca prematura con testículos más pequeños para el tamaño del falo.

Diagnóstico de deficiencia de 21-hidroxilasa

La medición de 17-hidroxiprogesterona (al azar o estimulada con ACTH) sirve como la herramienta de detección ideal en el diagnóstico de CAH. Una concentración de 17-hidroxiprogesterona de 10 000 ng/dL es característica de la forma clásica, mientras que en el tipo no clásico se observan aumentos más cercanos a 1 000 ng/dL.

En muchos estados en Estados Unidos se han adoptado pruebas de detección para identificar a pacientes afectados antes de que se enfermen. Las pruebas de detección tempranas para CAH detectan 70% de los varones y 25% de las mujeres que pasan inadvertidas en el examen clínico. El diagnóstico y tratamiento tempranos evitan crisis suprarrenal y muerte del lactante, además de que permiten realizar una asignación más temprana de género.

Deficiencia de 11-hidroxilasa (CYP11B1)

La deficiencia de CYP11B1 explica alrededor de 5% de los casos de CAH. En esta alteración, el bloqueo enzimático causa sobreproducción de 11-desoxicortisol y DOC. El 11-desoxicortisol es desviado a andrógeno, que causa virilización del feto femenino. La DOC alta induce retención de sodio, con incremento del volumen plasmático que causa hipertensión con renina suprimida e hipopotasemia, que quizá sean evidentes después del periodo neonatal.

Deficiencia de 3βHSD2

La deficiencia de 3βHSD explica 3% de los casos de CAH. La actividad disminuida de esta enzima causa conversión reducida de pregnenolona en progesterona, de 17-hidroxipregnenolona en 17-hidroxiprogesterona, y de DHEA en androstenediona, lo que ocasiona decremento de la síntesis de aldosterona, cortisol y androstenediona, respectivamente. La DHEA es un andrógeno débil, pero una concentración acumulada excesiva es suficiente para causar virilización en mujeres. Los varones tienen masculinización incompleta, con un grado variable de ambigüedad de los genitales.

Tratamiento y vigilancia

El principio de la terapia es reemplazar la hormona deficiente y reducir la hormona excesiva. La administración de glucocorticoide reemplaza el cortisol, reduce la secreción de ACTH y suprime andrógenos suprarrenales, lo cual evita que avance la virilización. La hidrocortisona por vía oral en una dosis de 10 a 15 mg/m^2 proporciona una dosis de mantenimiento óptima en niños en crecimiento.

Durante periodos de estrés (fiebre >38 °C, enfermedad) la dosis se debe duplicar o triplicar, e incluso quizá se cuadruplique o quintuplique durante estrés importante (p. ej., intervención quirúrgica). Si el paciente no la tolera por vía oral, deben considerarse inyecciones de hidrocortisona por vía intramuscular, 50 mg/m^2.

La eficacia del tratamiento se vigila mejor al medir el precursor de hormona para la enzima suprarrenal defectuosa (17-hidroxiprogesterona y androstenediona en pacientes con deficiencia de 21-hidroxilasa, y 11-desoxicortisol y DOC en aquellos con deficiencia de 11-hidroxilasa). Los pacientes también deben vigilarse en cuanto a signos de sobredosis, como aumento rápido de peso, hiperpigmentación y desaceleración del crecimiento.

Los lactantes con la forma de pérdida de sal requieren suplementación con un mineralocorticoide (fludrocortisona, 0.1 a 0.2 mg) y 1 a 2 g de NaCl, además de glucocorticoides. Los niños de mayor edad quizá no requieran suplemento de sal. Es pertinente vigilar la actividad de renina plasmática a fin de evaluar la eficacia del tratamiento.

TABLA 16-2

DATOS CLÍNICOS DE LOS SÍNDROMES FAMILIAR Y ESPORÁDICO DE FEOCROMOCITOMA

Síndrome genético	Gen	Datos clínicos
Síndrome de von Hippel-Lindau	VHL	Feocromocitomas (10 a 20%); hemangioblastomas del CNS; quistes hepáticos, pancreáticos y renales; angiomas retinianos
Síndrome de neoplasia endocrina múltiple tipo 2A	RET	Cáncer medular de la tiroides, hiperparatiroidismo primario, feocromocitoma (>50%)
Síndrome de neoplasia endocrina múltiple tipo 2B	RET	Cáncer medular de la tiroides, neuromas de la mucosa de la lengua y los labios, hábito marfanoide, ganglioneuromatosis de GI, feocromocitoma 50%
Síndrome de neurofibromatosis tipo 1	NF-1	Manchas *café con leche*, pecas axilares, nódulos de Lisch, neurofibromatosis, feocromocitoma
No síndrome familiar	SDHB	Paraganglioma de la cabeza y el cuello/feocromocitoma, con riesgo aumentado de enfermedad maligna
	SDHD	Paraganglioma de la cabeza y el cuello/feocromocitoma

Las mujeres que presentan la forma clásica de la enfermedad y tienen genitales externos anormales tal vez requieran genitoplastia.

La hipertensión en pacientes con deficiencia de 11-hidroxilasa o 17-hidroxilasa se trata con un bloqueador de los canales de calcio.

Quizá se necesite hormonoterapia gonadal para terapia de reemplazo de esteroides sexuales en pacientes con deficiencia de 3βHSD o de proteína StAR.

Deficiencia de andrógeno suprarrenal

La deficiencia de andrógeno suprarrenal aislada quizá no sea importante si la producción de andrógeno gonadal está intacta. Es posible que el defecto de andrógeno en las vías tanto gonadal como suprarrenal se presente con genitales ambiguos o feminización de los genitales externos. Los ejemplos incluyen deficiencia de proteína StAR, 3βHSD y 17-hidroxilasa.

ENFERMEDADES DE LA MÉDULA SUPRARRENAL

El *feocromocitoma* es un raro tumor productor de catecolamina de las células cromafines, derivado de tejido neuroectodérmico en la médula suprarrenal o el tejido extrasuprarrenal, que se denomina paraganglioma.

El feocromocitoma se presenta de manera esporádica o asociado con síndromes familiares o con no síndromes, que se heredan de una manera autosómica dominante.

Los síndromes hereditarios de feocromocitoma son la mutación de la línea germinal del gen de von Hippel-Lindau (VHL), protooncogén RET de MEN 2A o 2B, y el gen *NF-1* de la neurofibromatosis tipo 1. La mutación de gen no sindrómica más común ocurre en las subunidades B y D de la succinato deshidrogenasa del complejo II de la cadena de transporte de electrones mitocondrial; la **tabla 16-2** muestra los datos característicos.

Las manifestaciones clínicas del feocromocitoma varían desde síntomas vagos hasta crisis hipertensivas. La tríada clásica de palpitaciones, diaforesis y cefalea asociadas con hipertensión quizá no esté presente en la mayoría de los niños. La hipertensión tiende a ser sostenida y está presente en 60% de los niños. Otras características probables incluyen ansiedad episódica o ataques de pánico, palidez, rubor, temblor, pérdida de peso con síntomas gastrointestinales, poliuria, polidipsia, hiperglucemia, hipercalcemia y miocardiopatía dilatada.

El diagnóstico se establece al demostrar catecolaminas, metanefrina y normetanefrina urinarias fraccionadas altas, así como concentraciones plasmáticas altas de metanefrina y normetanefrina. Las imágenes de resonancia magnética se usan para localizar el tumor.

EJERCICIOS DE REVISIÓN

PREGUNTAS

1. ¿En cuál de las deficiencias de enzima es probable que haya genitales ambiguos en ambos géneros?
- **a)** 21-hidroxilasa.
- **b)** 11-hidroxilasa.
- **c)** 3βHSD.
- **d)** 17-hidroxilasa.
- **e)** Aldosterona sintetasa.

Respuesta
La respuesta es c). La DHEA es un andrógeno débil que se acumula en la deficiencia de enzima 3βHSD y en ocasiones es suficiente para causar virilización en recién nacidos con 46 XX, pero insuficiente en recién nacidos con 46 XY para formar genitales externos masculinos adecuados.

2. La CAH con deficiencia de 21-hidroxilasa de inicio tardío se asocia con todas las que siguen, *excepto*:
- **a)** Adrenarquia prematura.
- **b)** Ambigüedad de los genitales.
- **c)** Esterilidad.
- **d)** Menstruaciones irregulares.
- **e)** Acné.

Respuesta
La respuesta es b). La ambigüedad de los genitales ocurre en la forma clásica de CAH, pero no en la CAH de inicio tardío.

3. Los datos clínicos de síndrome de Cushing incluyen todos los que siguen, *excepto*:

a) Hipertensión.
b) Obesidad y estrías.
c) Alopecia.
d) Falta de crecimiento.
e) Distribución precoz de vello corporal.

Respuesta
La respuesta es c). La alopecia no es un dato de síndrome de Cushing.

4. El feocromocitoma se asocia con todos los síndromes que siguen, *excepto*:
a) Neurofibromatosis.
b) Síndrome de VHL.
c) MEN 1.
d) MEN 2A.
e) MEN 2B.

Respuesta
La respuesta es c). El feocromocitoma se asocia con MEN 2A y 2B, así como con neurofibromatosis y síndrome de VHL. La MEN 1 consta de hiperparatiroidismo primario, tumores pancreáticos (insulinoma, gastrinoma) e hipofisarios.

5. Un niño de cinco años recibe tratamiento con hidrocortisona y fludrocortisona para deficiencia de 21-hidroxilasa. De los que siguen, el analito que evaluará mejor la suficiencia de la dosis de fludrocortisona es:
a) Cortisol.
b) Dehidroepiandrosterona (DHEAS).
c) Actividad de renina plasmática (PRA, *plasma renin activity*).
d) Testosterona.

Respuesta
La respuesta es c). La fludrocortisona es un mineralocorticoide y su dosis puede titularse al medir la PRA. Si la PRA está suprimida, es necesario reducir la dosis de fludrocortisona, pero si el valor de PRA está alto, es factible aumentar la dosis de fludrocortisona. Por supuesto, otros parámetros que serán útiles son el sodio y el potasio séricos, y la presión arterial.

6. De los siguientes medicamentos esteroides, que se usan para la hiperplasia suprarrenal congénita, ¿cuál tiene la actividad de **mineralocorticoide** menos potente?
a) Hidrocortisona.
b) Prednisona.
c) Dexametasona.
d) Fludrocortisona.

Respuesta
La respuesta es c). La dexametasona tiene la mayor actividad de glucocorticoide, pero la menor actividad de mineralocorticoide. La fludrocortisona tiene la mayor actividad de mineralocorticoide, pero la menor actividad de glucocorticoide.

7. Un niño de 10 años, obeso, de estatura baja, con un antecedente de enfermedad pulmonar, presenta aspecto cushingoide; tiene fiebre, hipotensión y taquicardia. El plan de acción inmediata más apropiado en este paciente es darle tratamiento para:
a) Síndrome de Cushing.
b) Insuficiencia suprarrenal.
c) Tumor hipofisario.
d) Obesidad.

Respuesta
La respuesta es b). El eje hipotálamo-hipófisis-suprarrenal de este niño probablemente ha quedado suprimido por uso exógeno de glucocorticoides. Es la causa más común de síndrome de Cushing secundario/terciario.

LECTURAS RECOMENDADAS

Armstrong R, Sridhar K, Grrenhalgh KL, et al. Pheochromocytoma in children. *Arch Dis Child* 2008;93:899–904.
Auchus RJ, Miller WL. Congenital adrenal hyperplasia—more dogma bites the dust. *J Clin Endocrinol Metab* 2012;97(3):772–775.
Donohoue PA. Adrenal disorders. In: Kappy MS, Allen DB, Geffner ME, eds. *Pediatric practice endocrinology. McGraw-Hill*, 2010:131–190.
Falhammar H, Frisén L, Hirschberg AL, et al. Increased cardiovascular and metabolic morbidity in patients with 21-hydroxylase deficiency: a Swedish Population-Based National Cohort Study. *J Clin Endocrinol Metab* 2015;100:3520.
Speiser P. Congenital adrenal hyperplasia. *N Engl J Med* 2003;349:776–778.
Speiser PW, Azziz R, Baskin LS, et al. Congenital adrenal hyperplasia due to steroid 21-hydroxylase deficiency: an Endocrine Society Clinical Practice Guideline. *J Clin Endocrinol Metab* 2010;95(9):4133–4160.
Thakker RV, Newey PJ, Walls GV, et al. Clinical practice guidelines for multiple endocrine neoplasia type 1 (MEN1). *J Clin Endocrinol Metab* 2012;97:2990.
Zoltan A, Zhou P. Congenital adrenal hyperplasia. Diagnosis, evaluation, and management. *Pediatr Rev* 2009;30:e49–e57.

Capítulo 17

Enfermedad tiroidea

Douglas G. Rogers

EMBRIOGÉNESIS

Durante la embriogénesis, células epiteliales en el piso faríngeo engruesan para formar un divertículo. Alrededor de la cuarta semana de gestación el divertículo se alarga y las células tiroideas primordiales emigran en dirección caudal hasta que se fusionan con la cara ventral de la cuarta bolsa faríngea. Por lo regular, dos lóbulos conectados por un istmo están situados en posición anterior al tercer cartílago traqueal. El conducto tirogloso que se forma por la migración en circunstancias normales involuciona. La retención y el crecimiento de tejido tiroideo en el extremo inferior del conducto en ocasiones dan lugar a un lóbulo piramidal. La tiroglobulina se produce hacia la octava semana de gestación; el atrapamiento de yodo ocurre hacia la semana 10, seguido por la yodación de tirosina. La formación de coloide y la secreción hipofisaria de hormona estimulante de la tiroides (TSH, *thyroid-stimulating hormone*) ocurren hacia la semana 12. El desarrollo tiroideo fetal es por completo independiente del eje hipófisis-tiroideo de la madre porque cantidades insignificantes de TSH o tiroxina (T_4) materna cruzan la placenta.

FISIOLOGÍA DE LA TIROIDES NORMAL

La secreción de T_4 es controlada por la TSH, que es secretada por la glándula hipófisis. La secreción de TSH, a su vez, es controlada por la hormona liberadora de tirotropina (TRH, *thyrotropin-releasing hormone*), que se produce en el hipotálamo. La secreción tanto de TSH como de TRH es modulada por las concentraciones séricas de T_4 en un asa de retroacción negativa. La T_4 circulante es unida de manera predominante por la globulina transportadora de tiroxina y por la prealbúmina transportadora de tiroxina. La T_4 es desyodada en tejidos periféricos a la hormona más bioactiva triyodotironina (T_3). La T_3 afecta casi todos los tejidos en el organismo. La T_3 se une a sus receptores en el núcleo celular y la alteración subsiguiente de la transcripción de gen por este complejo lleva a incrementos del consumo de oxígeno, formación de trifosfato de adenosina y concentración celular de monofosfato de adenosina cíclico.

En el transcurso de 30 minutos después del parto, la concentración de TSH en el neonato normal aumenta rápidamente hasta alrededor de 80 µU/mL (80 mU/L) y a continuación declina con lentitud durante los tres días siguientes.

En respuesta, las concentraciones de T_4 y T_3 aumentan de manera notoria hacia las 24 horas de edad y después declinan lentamente durante las siguientes semanas.

HIPOTIROIDISMO CONGÉNITO

El desarrollo mental de niños con hipotiroidismo congénito se relaciona con lo adecuado del tratamiento, iniciarlo antes de los tres meses de edad mejora el desarrollo mental de estos niños. Debido a la escasez de signos y síntomas tempranos en lactantes con hipotiroidismo congénito (**tabla 17-1**), el diagnóstico y tratamiento tempranos a menudo se retrasaban antes de la introducción de pruebas de detección en la población.

Las pruebas de detección en la población para hipotiroidismo congénito por medio de una radioinmunovaloración de T_4 de manchas de sangre sobre papel filtro empezó en 1974 y se combinó con la prueba para detectar fenilcetonuria. Los refinamientos en el programa de detección inicial se desarrollaron con rapidez y ahora casi todas las naciones industrializadas tienen esos programas de detección. En Estados Unidos y Canadá la concentración total de T_4 se mide en todos los recién nacidos. En general, si la concentración de T_4 de un neonato cae dentro del 10° percentil más bajo se vuelven a valorar las concentraciones tanto de T_4 como de TSH.

Los programas de detección en recién nacidos detectan alrededor de 1 recién nacido con hipotiroidismo congénito por cada 4 000 nacidos vivos. Es posible que haya hasta cinco resultados falsos positivos por cada caso confirmado de hipotiroidismo congénito. Sin embargo, los programas de detección en recién nacidos son estadísticamente incapaces de detectar hipotiroidismo congénito en alrededor de 3 recién nacidos por cada 100 000 nacidos vivos (alrededor de 12% de los recién nacidos con hipotiroidismo congénito).

De los recién nacidos con hipotiroidismo congénito:

- En 75% hay discinesia tiroidea esporádica.
- En 10% hay defectos de enzima tiroidea.
- En 10% hay hipotiroidismo transitorio.
- En 5% hay hipotiroidismo hipotálamo-hipofisario.

Los defectos de enzima tiroidea se heredan en un patrón autosómico recesivo.

TABLA 17-1

SIGNOS Y SÍNTOMAS DE HIPOTIROIDISMO CONGÉNITO A LAS CINCO SEMANAS DE EDAD

Ictericia prolongada
Hernia umbilical
Estreñimiento
Macroglosia
Problemas alimentarios
Distensión del abdomen
Hipotonía
Llanto ronco
Fontanela posterior grande
Piel seca
Hipotermia
Bocio

En orden de mayor a menor frecuencia.

Cualquier lactante en quien se haya identificado hipotiroidismo congénito mediante un programa de pruebas de detección estatal, debe ser examinado de inmediato por un médico para buscar signos de hipotiroidismo congénito (**tabla 17-1**). Las concentraciones séricas de T_4 libre y TSH del lactante deben medirse para confirmación. Los lactantes que tienen una deficiencia de globulina transportadora de tiroxina se identifican mediante programas de detección estatales, pero en las pruebas de confirmación se encuentra que su concentración de T_4 libre es normal. Los resultados de pruebas de detección de lactantes cuya madre recibe antitiroideos quizá también sean anormales.

La terapia con levotiroxina debe empezar sin demora una vez obtenidas las pruebas sanguíneas confirmadas, pero antes de que queden disponibles los resultados; si tales pruebas muestran función tiroidea normal, la terapia se suspende.

Una vez que se ha iniciado tratamiento, la concentración de TSH debe vigilarse cada 2 a 3 meses durante los primeros dos años de vida. Las tabletas se muelen fácilmente y es posible añadirlas a la leche materna, fórmula o agua, o cereal, sin embargo, la levotiroxina no debe mezclarse con fórmulas basadas en soya.

Incluso con diagnóstico y terapia adecuados, el coeficiente intelectual (IQ, *intelligence quotient*) de algunos niños con hipotiroidismo congénito es más bajo que el predicho. Los factores que contribuyen a un IQ disminuido son:

- Concentración notoriamente baja de T_4 en el momento del nacimiento.
- Retraso notorio de la edad ósea en el momento del nacimiento.
- Retraso del tratamiento.

En ocasiones, un lactante parece tener hipotiroidismo congénito en las pruebas de detección, pero tiene un valor normal de T_4, y un valor de TSH por arriba de 10 μU/mL (10 mU/L) en pruebas confirmatorias. Algunos endocrinólogos pediatras optan por no dar tratamiento, sino vigilar a esos lactantes con sumo cuidado y tratarlos si la concentración de TSH aumenta con el tiempo. De manera alternativa, un método cauto es tratar a estos lactantes con levotiroxina hasta que tienen más de dos años de edad y entonces sus-pender la terapia durante tres meses, y repetir la medición de las concentraciones de T_4 y TSH.

HIPOTIROIDISMO ADQUIRIDO

Las causas de hipotiroidismo adquirido en niños son:

- Tiroiditis autoinmunitaria.
- Fármacos (p. ej., litio y amiodarona).
- Bocio endémico secundario a deficiencia nutricional de yodo.
- Radiación de la glándula tiroides.
- Escisión quirúrgica de la glándula tiroides.

Una causa común de hipotiroidismo adquirido en niños es la *tiroiditis autoinmunitaria*, la cual ocurre en personas que tienen predisposición genética. Factores no identificados desencadenan enfermedad clínica o la agravan. La glándula tiroides se agranda, pero por lo general no es dolorosa. Los cambios histológicos comprenden infiltración linfocítica, formación de folículos linfoides e hiperplasia de células foliculares. Los anticuerpos contra peroxidasa tiroidea (llamados *anticuerpos antimicrosomales*) son característicos de la tiroiditis de Hashimoto (linfocítica crónica). No obstante, los anticuerpos no son la causa real de la destrucción de las células tiroideas, que probablemente se origina por linfocitos citotóxicos. En la **tabla 17-2** se listan los síntomas y signos de hipotiroidismo adquirido en niños. En la **figura 17-1** se presenta el gráfico de crecimiento de un niño real con hipotiroidismo adquirido.

Una vez que se sospecha que un niño tiene hipotiroidismo, es necesario medir las concentraciones séricas de T_4 y TSH. *Si la concentración de T_4 es baja y la de TSH alta, se confirma el diagnóstico de hipotiroidismo y debe iniciarse terapia con levotiroxina.* La concentración de TSH se debe vigilar cada 4 a 6 semanas hasta que sea normal y después cada seis meses. El tratamiento inicial con dosis grandes de levotiroxina en ocasiones provoca cefaleas y cambios repentinos de la personalidad. La concentración de TSH se debe cuantificar no antes de un mes después de un cambio de la dosis; es deseable alcanzar una concentración de TSH dentro del rango normal, una concentración por debajo de lo normal indica tratamiento excesivo.

En niños con bocio y concentraciones normales de T_4 y TSH, los títulos positivos de anticuerpos antimicrosomales tiroideos confirman el diagnóstico de tiroiditis de Hashimoto

TABLA 17-2

SIGNOS Y SÍNTOMAS DE HIPOTIROIDISMO ADQUIRIDO EN NIÑOS

Síntomas	Signos
Debilidad	Bocio
Letargo	Retraso del crecimiento
Apetito disminuido	Retraso de la dentición
Intolerancia al frío	Retraso de la pubertad o pubertad precoz
Estreñimiento	Galactorrea
Piel seca	Carotenemia
Obesidad leve	Piel pálida y seca
Aumento de peso	

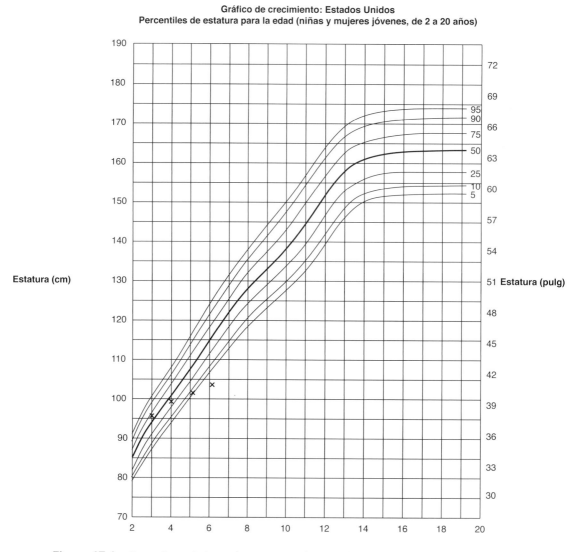

Gráfico de crecimiento: Estados Unidos
Percentiles de estatura para la edad (niñas y mujeres jóvenes, de 2 a 20 años)

Figura 17-1 Curva de crecimiento de un niño con hipotiroidismo adquirido. Note la declinación insidiosa de la velocidad de crecimiento.

y explican la tiromegalia. Si un niño o adolescente con tiroiditis de Hashimoto tiene un bocio notable, el tratamiento con levotiroxina quizá lo reduzca hasta cierto grado, pero por lo general no lo elimina.

SÍNDROME DEL EUTIROIDEO ENFERMO

En los tejidos periféricos, la enzima 5'-desyodasa convierte la T_4 en T_3 bioactiva. Dicha enzima también se encarga de eliminar las pequeñas cantidades de T_3 reversa inactiva que son un subproducto del metabolismo de T_4. Durante *enfermedad grave aguda o crónica, intervención quirúrgica, traumatismo o malnutrición*, la actividad de la enzima desyodasa está disminuida, de modo que la cantidad de T_3 producida está disminuida y se acumula T_3 reversa. La secreción de TSH también está disminuida y no muestra respuesta a concentraciones decrecientes de T_4. *Las concentraciones bajas de T_4 y T_3, además de concentración normal a baja de TSH, son comunes en niños estresados.* Los pacientes

eutiroideos enfermos no requieren reemplazo de hormona tiroidea.

HIPERTIROIDISMO

El hipertiroidismo llega a originarse por:

- Producción aumentada de hormona tiroidea.
- Aumento de la liberación de hormona tiroidea.

En la **tabla 17-3** se listan las enfermedades asociadas con incremento de la producción o con mera liberación aumentada de hormona tiroidea.

Una gammagrafía que demuestre la captación de yodo radiactivo permite diferenciar con claridad entre los dos tipos de hipertiroidismo. En casos de producción excesiva de hormona tiroidea, la captación está aumentada. *En casos de incremento de la liberación, la captación está disminuida.*

En la enfermedad de Graves, una enfermedad autoinmunitaria, se forman anticuerpos que estimulan receptores de TSH y, por ende, la producción de T_4.

TABLA 17-3
CAUSAS DE HIPERTIROIDISMO

Producción excesiva de T$_4$
  Enfermedad de Graves
  Adenoma tóxico
  Síndrome de McCune-Albright
  Tumor hipofisario productor de TSH
  Resistencia hipofisaria a la hormona tiroidea
Liberación excesiva de T$_4$
  Tiroiditis subaguda
  Tiroiditis tóxica de Hashimoto
  Hipertiroidismo inducido por yodo

T$_4$, tiroxina; TSH, hormona estimulante de la tiroides.

Los niños hipertiroideos tal vez perciban cansancio o fatigarse con facilidad. Es común confundir el hipertiroidismo en niños con un trastorno de ansiedad, anorexia nerviosa u otra enfermedad psiquiátrica. En la **tabla 17-4** se presentan los síntomas y signos comunes de la enfermedad de Graves en adolescentes.

La enfermedad de Graves se diagnostica clínicamente ante bocio, exoftalmos, pérdida de peso y taquicardia. El diagnóstico se documenta mediante una concentración alta de T$_4$ libre y baja de TSH. Las valoraciones de TSH ahora permiten diferenciar entre cifras bajas y cifras normales. En casos menos obvios, la captación de yodo radiactivo es útil para determinar la presencia de hipertiroidismo y la causa de éste (captación aumentada en casos de enfermedad de Graves).

La enfermedad de Graves se trata con antitiroideos, ablación con yodo radiactivo o escisión quirúrgica de la tiroides. La administración de bloqueadores β alivia muchos de los síntomas de hipertiroidismo y permite que los pacientes estén más cómodos.

El *propiltiouracilo* y el *metimazol* interfieren con varios pasos en la síntesis de hormona tiroidea. El propiltiouracilo también bloquea la conversión periférica de T$_4$ en T$_3$.

Tanto el propiltiouracilo como el metimazol se asocian con efectos secundarios, entre ellos:

- Exantema.
- Náusea.
- Cefalea.
- Prurito.
- Artritis.

- Leucopenia.
- Toxicidad hepática.
- Agranulocitosis.
- Síndrome tipo lupus (*Lupus-like*).

Debido a estos efectos secundarios, alrededor de 5% de los pacientes deja de tomar su medicamento. Es necesario advertir a los pacientes acerca de los efectos secundarios y darles instrucciones para que vuelvan con su médico para una biometría hemática completa si presentan faringitis o fiebre. Si aparece ictericia, los pacientes deben suspender el medicamento de inmediato, y ponerse en contacto con su médico.

En 45% de los pacientes que toman estos fármacos ocurre remisión, evidenciada por la resolución del bocio; estos pacientes entonces ya no necesitan antitiroideos. Si no ocurre remisión en el transcurso de tres años después del inicio del tratamiento se debe proceder a ablación con yodo radiactivo o tiroidectomía subtotal.

La ablación con yodo radiactivo no aumenta el riesgo de neoplasia tiroidea ni parece causar efecto teratogénico alguno en la progenie de las personas en quienes se administra. Los títulos de anticuerpos antitiroideos aumentan después de ablación con yodo radiactivo, y el incremento quizá sea la causa del empeoramiento temporal de los síntomas oculares en pacientes con enfermedad de Graves que a veces ocurre después de ablación con yodo radiactivo. Además de dejar una cicatriz, la tiroidectomía puede dañar el nervio laríngeo recurrente o causar hipoparatiroidismo.

ENFERMEDAD DE GRAVES NEONATAL

Las embarazadas con enfermedad de Graves o con un antecedente de ella pueden transferir inmunoglobulina G estimulante de la tiroides al feto. Los lactantes afectados quizá muestren cualquiera de los signos que se listan en la **tabla 17-5**. Una concentración alta de T$_4$ libre y baja de TSH, y positividad para inmunoglobulinas estimulantes de la tiroides, confirman el diagnóstico. En estos niños debe iniciarse tratamiento con metimazol para suprimir por completo la glándula tiroides.

Quizá se requiera prednisona para estabilizar a neonatos gravemente enfermos mientras son tirotóxicos. A medida que se suprime la concentración de T$_4$, debe administrarse levotiroxina para mantener concentraciones normales de T$_4$

TABLA 17-4
SIGNOS Y SÍNTOMAS DE LA ENFERMEDAD DE GRAVES EN ADOLESCENTES

Bocio
Taquicardia
Nerviosismo
Presión del pulso aumentada
Proptosis
Apetito aumentado
Temblor
Pérdida de peso
Intolerancia al calor

En orden de mayor a menor frecuencia.

TABLA 17-5
SIGNOS Y SÍNTOMAS DE ENFERMEDAD DE GRAVES NEONATAL

Nacimiento prematuro
Peso bajo al nacer
Bocio
Inquietud e irritabilidad
Fiebre, rubor
Taquicardia, cardiomegalia, insuficiencia cardiaca
Retracción de los párpados, proptosis, edema periorbitario
Aumento de peso inadecuado o pérdida de peso
Motilidad gastrointestinal aumentada, defecaciones frecuentes

TABLA 17-6

RESULTADOS ESPERADOS DE LAS PRUEBAS SANGUÍNEAS EN PACIENTES PEDIÁTRICOS CON ENFERMEDADES TIROIDEAS

Condición	T$_4$ libre	TSH	Anticuerpos
Hipotiroidismo congénito			
Atireótico	Baja	Alta	No hay
No atireótico	Normal/baja	Alta	No hay
Hipotiroidismo adquirido	Normal/baja	Alta	Peroxidasa tiroidea
Síndrome del eutiroideo enfermo	Baja	Normal/baja	No hay
Enfermedad de Graves	Alta	Baja	TSI
Enfermedad de Graves neonatal	Alta	Baja	TSI en el lactante y la madre
Tiroiditis subaguda	Alta	Baja	No hay

T$_4$, tiroxina; TSH, hormona estimulante de la tiroides; TSI, inmunoglobulina estimulante de la tiroides (*thyroid-stimulating immunoglobulin*).

y TSH. Después de seis meses es posible suspender al mismo tiempo el metimazol y la levotiroxina.

TIROIDITIS SUBAGUDA

El agrandamiento doloroso de la glándula tiroides en asociación con signos y síntomas de hipertiroidismo llega a ocurrir como un síndrome posviral. La concentración de T$_4$ está alta y la de TSH suprimida. *La gammagrafía con yodo radiactivo revela poca captación.* Si bien no se produce hormona tiroidea, tiene lugar una liberación disfuncional aumentada de vastas reservas de hormona tiroidea a partir de la glándula inflamada. Los antitiroideos carecen de efecto sobre la tiroiditis subaguda. El tratamiento se limita a la administración de bloqueadores β, ácido acetilsalicílico y, en casos extremos, glucocorticoides.

NÓDULOS TIROIDEOS

Los nódulos tiroideos son poco comunes en niños, mientras que la prevalencia es de 5% en adultos mayores de 50 años. El riesgo de que un nódulo tiroideo solitario sea maligno en un niño o un adolescente es de 17 a 43%, dependiendo del estudio.

En niños y adolescentes con un nódulo tiroideo, debe buscarse un antecedente de tumores endocrinos indicativos de neoplasia endocrina múltiple tipo 2 (capítulo 16) en miembros de la familia, además de antecedente de radioterapia de la cabeza o el cuello.

Los nódulos tiroideos sólidos en niños se deben extirpar quirúrgicamente. Antes de la escisión, es factible efectuar una gammagrafía tiroidea con ^{123}I. Los nódulos "calientes" por lo general no son malignos, aunque ha habido excepciones. Los quistes simples por lo general no son malignos, aunque aquí también hay excepciones.

El examen ecográfico de la tiroides está justificado para nódulos "fríos". Un nódulo frío que se encuentra que es sólido, quístico complejo o mixto en la ecografía, debe considerarse maligno en tanto no se demuestre lo contrario. La biopsia con aguja fina de nódulos tiroideos solitarios en adultos ha resultado útil; sin embargo, todavía no se ha probado su eficacia en niños.

RESUMEN

En la **tabla 17-6** se resumen los resultados de las pruebas sanguíneas en diversas enfermedades tiroideas.

EJERCICIOS DE REVISIÓN

PREGUNTAS

1. La incidencia de hipotiroidismo congénito en recién nacidos por lo demás normales está más cerca de:
  a) 1 en 10 000.
  b) 1 en 100 000.
  c) 1 en 4 000.
  d) 1 en 400.

Respuesta
La respuesta es c).

2. ¿Cuál de las siguientes enfermedades tiene *menos* probabilidades de asociarse con bocio?
  a) Tiroiditis linfocítica de Hashimoto.
  b) Enfermedad de Graves.
  c) Tiroiditis subaguda.
  d) Hipotiroidismo congénito.

Respuesta
La respuesta es d). Solo 2% de los niños con hipotiroidismo congénito tiene bocio. Estos niños probablemente tienen un defecto enzimático que interfiere con la síntesis de hormona tiroidea. La mayoría de los niños con hipotiroidismo congénito tiene aplasia o hipoplasia tiroidea.

3. ¿Cuál de las siguientes pruebas permite diferenciar de mejor manera entre tiroiditis subaguda y enfermedad de Graves?
  a) T$_4$ libre.
  b) TSH.
  c) Gammagrafía de captación de yodo radiactivo.
  d) Velocidad de sedimentación globular.

Respuesta
La respuesta es c). Tanto la enfermedad de Graves como la tiroiditis subaguda se asocian con concentración suprimida

de TSH y alta de T$_4$ libre. La velocidad de sedimentación globular por lo general está alta en la tiroiditis subaguda, pero una velocidad de sedimentación globular alta es un dato inespecífico. La captación de yodo radiactivo siempre está incrementada en pacientes con enfermedad de Graves activa, mientras que la captación siempre es baja en aquellos con tiroiditis subaguda.

4. El riesgo de que un nódulo tiroideo sólido solitario en un niño sea maligno es de alrededor de:
- **a)** 1%.
- **b)** 3%.
- **c)** 33%.
- **d)** 60%.

Respuesta

La respuesta es c).

5. Una concentración de T$_4$ total baja y una concentración normal de TSH en un niño por lo demás normal, más probablemente dependen de:
- **a)** Deficiencia de globulina transportadora de hormona tiroidea.
- **b)** Hipotiroidismo subclínico.
- **c)** Resistencia hipofisaria a la T$_4$.
- **d)** Tiroiditis subaguda.

Respuesta

La respuesta es a). El hipotiroidismo subclínico se asocia con concentración normal de T$_4$ y una concentración un poco alta de TSH. La resistencia hipofisaria a la T$_4$ se asocia con cifras altas de T$_4$ y normales de TSH. La tiroiditis subaguda se asocia con una concentración alta de T$_4$ y suprimida de TSH.

6. ¿Cuál de los medicamentos que siguen no es útil en el tratamiento de tiroiditis subaguda?
- **a)** Metimazol.
- **b)** Propranolol.
- **c)** Ácido acetilsalicílico.
- **d)** Prednisona.

Respuesta

La respuesta es a). Los medicamentos antitiroideos carecen de efecto sobre la tiroiditis subaguda. El tratamiento se limita a la administración de bloqueadores β, ácido acetilsalicílico y, en casos extremos, glucocorticoides.

LECTURAS RECOMENDADAS

American Academy of Pediatrics; Section of Endocrinology and Committee on Genetics; American Thyroid Association; Public Health Committee. Update of newborn screening and therapy for congenital hypothyroidism. *Pediatrics* 2006;117:2290–2303.

Balhara B, Misra M, Levitsky LL. Clinical monitoring guidelines for congenital hypothyroidism: laboratory outcome data in the first year of life. *J Pediatr* 2011;158:532.

Counts D, Varma SK. Hypothyroidism in children. *Pediatr Rev* 2009;30:251–258.

Hanley P, Lord K, Bauer AJ. Thyroid disorders in children and adolescents: a review. *JAMA Pediatr* 2016;170:1008–1019.

Hung W. Nodular thyroid disease and thyroid carcinoma. *Pediatr Ann* 1992;21:50–57.

Kokotos F. Hyperthyroidism. *Pediatr Rev* 2006;27:155–157.

LaFranchi SH. Approach to the diagnosis and treatment of neonatal hypothyroidism. *J Clin Endocrinol Metab* 2011;96:2959–2967.

Rogers DG. Thyroid disease in children. *Am Fam Physician* 1994;50:344–350.

Wassner AJ, Brown RS. Congenital hypothyroidism: recent advance. *Curr Opin Endocrinol Diabetes Obes* 2015;22:407–412.

Capítulo 18

Metabolismo del calcio y fósforo

Robert J. Cunningham III

En este capítulo se comentan los complejos sistemas que controlan la homeostasis del calcio y fósforo. El objetivo es proporcionar un entendimiento de las relaciones entre la vitamina D, la hormona paratiroidea (PTH, *parathyroid hormone*), el calcio y el fósforo. También se comentan las enfermedades que alteran el equilibrio de este sistema.

Los iones de calcio son cruciales para la función neuromuscular normal, y deben mantenerse a concentraciones muy precisas. En la **figura 18-1** se esbozan esquemáticamente los dos sistemas que controlan el metabolismo del calcio. El sistema que se encarga del control a largo plazo del metabolismo del calcio es la vía de la vitamina D. La vitamina D_3 (colecalciferol) se forma en la piel con la exposición a la luz ultravioleta. A continuación se transporta hacia el hígado, donde pasa por hidroxilación a $25-D_3$ (25-hidroxicolecalciferol). El $25-D_3$ circula hacia la corteza suprarrenal, donde es convertido mediante la adición de un segundo grupo hidroxilo en $1,25-D_3$ (1,25-dihidroxicolecalciferol). Este compuesto es transportado a las células del intestino delgado, estimula la síntesis de proteína y finalmente incrementa la absorción de calcio a partir del tracto gastrointestinal. Todo el proceso toma alrededor de 24 horas.

La PTH regula un sistema de respuesta rápida que permite un incremento casi instantáneo del calcio ionizado (**Fig. 18-1**, panel superior derecho). Cuando la concentración sérica de calcio ionizado disminuye, la glándula paratiroides es estimulada para producir PTH y liberarla. La PTH moviliza calcio directamente desde el hueso, de modo que la concentración sérica de calcio aumenta con rapidez. La PTH también induce un incremento de la actividad de 1α-hidroxilasa al estimular la transcripción de RNA, lo que incrementa la producción de $1,25-D_3$ y, así, aumenta la absorción de calcio, lo cual produce retroalimentación negativa para *desactivar* la secreción de PTH.

Otro efecto de la PTH es causar un decremento de la resorción de fosfato en el túbulo renal, de modo que en pacientes que tienen aumento a largo plazo de la concentración de PTH hay cierta pérdida de fosfato.

RAQUITISMO POR DEFICIENCIA DE VITAMINA D

Diversos factores predisponen a deficiencia de vitamina D:

- Falta de exposición a la luz solar.
- Falta de ingestión de productos lácteos comerciales.
- Terapia anticonvulsiva (particularmente con fenobarbital o fenitoína).
- Síndromes de malabsorción intestinal, en particular los que causan malabsorción de grasas (p. ej., fibrosis quística).

La exposición a la luz solar propicia la formación de vitamina D_3 en las células de la piel, por ende, los niños con exposición significativa a la luz solar tienen concentración adecuada de vitamina D_3 y rara vez tienen raquitismo por deficiencia de vitamina D. Por consiguiente, el raquitismo por deficiencia se observa más a menudo en: quienes viven bajo climas del norte; pacientes que por razones culturales o religiosas cubren con ropa la mayor parte de su piel, y en individuos con piel más oscura. En Siberia, los niños en edad escolar permanecen en ropa interior frente a una luz ultravioleta durante 30 minutos tres veces por semana durante el invierno a fin de recibir exposición adecuada de luz ultravioleta y prevenir deficiencia de vitamina D. Por ley, los productos de leche comerciales que se venden en Estados Unidos están enriquecidos con vitamina D, los pacientes que consumen leche descremada tienen un mayor riesgo de presentar deficiencia a esta vitamina, no porque a la leche le falte ser enriquecida sino porque el contenido más bajo de grasa de la leche descremada causa menor absorción de vitamina D que la leche con un contenido más alto de grasa, pues la vitamina D es liposoluble. Es por ello que la deficiencia de vitamina D en ocasiones se presenta en pacientes con síndrome de malabsorción de grasa. Los lactantes alimentados al seno materno también tienen riesgo más alto, en particular si la madre tiene una ingestión baja de vitamina D, es de piel oscura o tiene exposición limitada a la luz solar. La terapia anticonvulsiva no influye sobre la

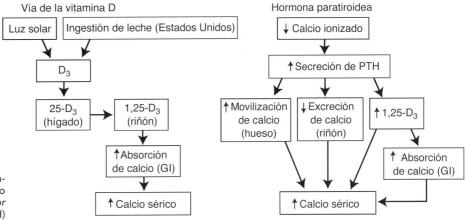

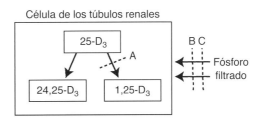

Figura 18-1 Los dos sistemas que controlan el metabolismo del calcio y fósforo son la vía de la vitamina D (*panel superior izquierdo*) y la hormona paratiroidea (PTH) (*panel superior derecho*). La célula de los túbulos renales es el sitio de 1α-hidroxilación de 25-D$_3$ y es también el sitio de resorción de fósforo. La *línea A* representa el defecto que ocurre en el raquitismo dependiente de vitamina D. La *línea B* representa el bloque en el transporte de fósforo filtrado hacia la célula tubular renal que ocurre en el raquitismo por resistencia a la vitamina D. La *línea C* representa el decremento de la resorción de fosfato causado por la PTH. GI, gastrointestinal.

síntesis de vitamina D, más bien estimula el sistema P-450 en el hígado y acelera el catabolismo de 1,25-D$_3$; esta descomposición acelerada en ocasiones provoca raquitismo por deficiencia.

El raquitismo se presenta en etapas. La etapa I es una consecuencia de deficiencia de vitamina D$_3$: hay una insuficiente absorción intestinal de calcio y, con el tiempo, la concentración sérica de calcio disminuye. Dicho descenso conduce a la síntesis y la liberación de PTH, así como a la movilización de calcio desde el hueso. En la etapa II, concentraciones altas de PTH causan decremento de la resorción de fósforo en los túbulos renales y pérdida de fósforo. La concentración de calcio sólo se mantiene por la liberación continua de PTH y sigue la movilización de calcio desde el hueso. A medida que la enfermedad progresa a etapa III, la concentración sérica de calcio continúa disminuyendo y la calcificación de la matriz ósea se torna insuficiente. El producto de calcio y fósforo (calcio × fósforo) debe ser mayor de 35 a 40 mg/dL para que proceda mineralización normal del hueso. El calcio y el fósforo se precipitan hacia la matriz cartilaginosa y si la concentración de uno u otro es insuficiente no ocurrirá la precipitación necesaria.

Los signos y síntomas clínicos de deficiencia de vitamina D son:

- Tetania.
- Retraso del crecimiento.
- Abultamiento de la frente.
- Rosario raquítico.
- Ampliación de las articulaciones de las muñecas o las rodillas.
- Subluxación de las muñecas, las rodillas o los tobillos en las placas epifisarias.
- Crisis convulsivas.

Las crisis convulsivas se producen por hipocalcemia, son un síntoma de presentación común en lactantes y a menudo ocurren durante la primavera. La deficiencia de vitamina D aparece durante el invierno, debido a falta de exposición a la luz solar; después, en primavera, se sintetiza vitamina D conforme el lactante queda expuesto a la luz solar. Así se desencadena un depósito ávido de calcio hacia el hueso, lo que llega a ocurrir con tanta rapidez que el calcio ionizado en el suero disminuye, con crisis convulsivas hipocalcémicas resultantes. En ocasiones la tetania sobreviene por hipocalcemia, pero es un síntoma de presentación menos frecuente. El retraso del crecimiento se produce por mineralización ósea inadecuada y el fracaso del crecimiento del hueso no mineralizado. El abultamiento frontal, el rosario raquítico y la ampliación de las articulaciones de la muñeca o la rodilla tienen la misma causa subyacente: la matriz cartilaginosa prolifera y este tejido se *amontona sobre sí mismo*, lo cual causa la formación de masas en las uniones costocondrales (el rosario), el abultamiento de la frente y la ampliación de muñecas y rodillas. La matriz cartilaginosa no está calcificada y, por ende, tiene poca resistencia a la tracción; es susceptible a traumatismo y quizá ocurra arqueo o subluxación durante traumatismo menor, razón por la cual algunos pacientes raquíticos tienen articulaciones *torcidas*.

Los datos radiográficos corresponden a los datos clínicos e incluyen ensanchamiento de la placa epifisaria y *borramiento* de la unión epifisaria y metafisaria (**Fig.18-2**). En ocasiones hay ampliación de las metáfisis óseas, los huesos largos muestran una *bola* de matriz en los extremos en crecimiento y se visualizan fracturas. La mineralización ósea no procede normalmente y la PTH descompone hueso que ya se ha formado. Ambos procesos predisponen a fracturas.

Los datos de laboratorio en el raquitismo por deficiencia de vitamina D son:

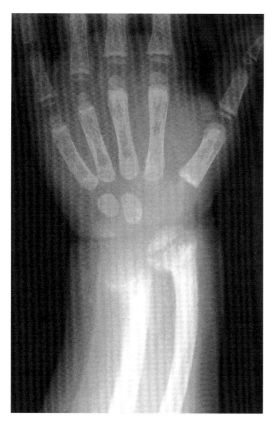

Figura 18-2   Radiografía de la muñeca de un niño con raquitismo por deficiencia de vitamina D. Note la ampliación y el borramiento en las epífisis del cúbito y el radio.

- Concentración sérica baja de calcio.
- Concentración sérica baja de fósforo.
- Concentración alta de fosfatasa alcalina.
- Concentración sérica alta de PTH.
- Concentración sérica baja de 25-D_3.

El tratamiento del raquitismo por deficiencia de vitamina D es la suplementación de vitamina D_3, que proporciona un sustrato para la formación de 1,25-D_3 y permite que haya un equilibrio de las concentraciones de calcio, fósforo, 1,25-D_3 y PTH.

RAQUITISMO TIPO I (RAQUITISMO DEPENDIENTE DE VITAMINA D)

El raquitismo dependiente de vitamina D sobreviene por una deficiencia de la enzima hidroxilasa que convierte 25-D_3 en 1,25-D_3 (**Fig.18-1**, línea A); se trata de una enfermedad hereditaria rara. La deficiencia propicia absorción insuficiente de calcio a partir del tracto gastrointestinal, así como un complejo sintomático y datos radiográficos y de laboratorio casi idénticos a los del raquitismo por deficiencia de vitamina D. La excepción es que el estado de los pacientes que tienen raquitismo dependiente de vitamina D no mejora con la administración de vitamina D_3 y requiere tratamiento una vez al día con 1,25-D_3 para sortear la deficiencia de hidroxilasa.

RAQUITISMO TIPO II (RAQUITISMO HIPOFOSFATÉMICO, ANTES "RAQUITISMO RESISTENTE A VITAMINA D")

El raquitismo hipofosfatémico no es una enfermedad del metabolismo de la vitamina D, sino que más bien representa un *escape* de fosfato en el ámbito del túbulo proximal (**Fig.18-1**). Es posible que se herede como una característica autosómica dominante o dominante ligada a X. El defecto más común es una incapacidad para degradar la molécula de FGF-23 que causa un escape de fosfato en el ámbito del túbulo renal lo que, a su vez, propicia una concentración sérica persistentemente baja de fosfato. La mineralización ósea es defectuosa porque el (calcio × fósforo) es menor de 35 mg/dL y los minerales no se precipitan normalmente hacia la matriz cartilaginosa del hueso en crecimiento. El metabolismo de calcio es normal, de modo que las concentraciones séricas de calcio son normales y no se secreta PTH, de modo que no tiene lugar la resorción activa de hueso para mantener la concentración sérica normal de calcio.

El nombre "raquitismo resistente a la vitamina D", aunque no es inexacto (los pacientes no muestran respuesta a la suplementación de vitamina D), resulta desorientador porque omite describir de manera apropiada el proceso patológico de la enfermedad, ya que la vitamina D en realidad es ajena al padecimiento. En realidad ese término ha perdido vigencia.

Los datos clínicos del *raquitismo hipofosfatémico* son:

- Concentración sérica baja de fósforo.
- Concentración sérica normal de calcio.
- Concentración normal o alta de PTH.
- Concentración sérica normal de 25-D_3.
- Concentración sérica baja o normal de 1,25-D_3.

El dato de laboratorio patognomónico es una concentración sérica baja de fosfato. La concentración sérica de fosfato en recién nacidos es baja y debe medirse si un hermano o padre tiene la enfermedad. La concentración sérica de fósforo en niños saludables durante el primer año de vida por lo general es de 5.5 a 7.0 mg/dL; los pacientes con raquitismo hipofosfatémico quizá tengan una concentración menor de 3.0 mg/dL; por lo demás, esto rara vez se observa. La concentración sérica de calcio suele ser normal. La concentración de fosfatasa alcalina tal vez esté elevada, pero no al mismo grado que en otros tipos de raquitismo, porque la concentración sérica de calcio nunca es baja; por tanto, no se secreta PTH ni se desencadena resorción ósea aumentada.

Los datos radiográficos en el raquitismo hipofosfatémico (resistente a vitamina D) son:

- Ampliación de las placas epifisarias.
- Placas en las que hay borramiento de la unión epifisaria y metafisaria.
- Osteopenia .

Es característico que estos datos clínicos y radiográficos sean mucho más prominentes en las extremidades inferiores.

A diferencia del raquitismo por deficiencia de vitamina D o dependiente de vitamina D, el raquitismo hipofosfatémico por lo general no se caracteriza por cambios asociados con la acción de la PTH.

Deben prescribirse suplementos de fosfato para el raquitismo hipofosfatémico. Se administran soluciones de fosfato neutras en un programa de tres veces al día. Un factor limitante es que causan diarrea y es difícil impulsar la concentración sérica de fósforo a más de 3.0 mg/dL. Algunos pacientes tendrán concentración baja de $1,25-D_3$ y requieren $1,25-D_3$, pero es imprescindible que se vigile la excreción urinaria de calcio. Otros pacientes presentarán hipercalciuria importante cuando reciben terapia con $1,25-D_3$, lo que con el tiempo propicia nefrocalcinosis, formación de tejido cicatrizal y pérdida de la función renal; por ello es esencial vigilar periódicamente la excreción urinaria de calcio.

RAQUITISMO POR INSUFICIENCIA RENAL

En la insuficiencia renal hay alteración de los sistemas tanto de la vitamina D como de la PTH. La concentración sérica de fosfato es elevada porque la capacidad de excreción se reduce conforme se deteriora la función renal. Hay un descenso de la síntesis de $1,25-D_3$ debido a la lesión del parénquima renal y deficiencia de hidroxilasa; por consiguiente, la absorción de calcio a partir del tracto gastrointestinal está gravemente reducida.

Los signos clínicos de presentación son falta de crecimiento y piernas arqueadas. Las fracturas patológicas también se observan como síntoma de presentación y en ocasiones ocurre tetania hipocalcémica.

Los datos de laboratorio del raquitismo por insuficiencia renal son:

- Concentración sérica alta de fósforo.
- Concentración sérica baja de calcio.
- Concentración sérica alta de PTH.
- Concentraciones altas de creatinina sérica y de nitrógeno ureico sanguíneo.
- Concentración sérica baja o normal de $25-D_3$.
- Concentración sérica baja de $1,25-D_3$.

El dato de laboratorio característico es una concentración sérica alta de fósforo. El raquitismo por insuficiencia renal es la *única* forma de raquitismo en la cual la concentración sérica de fosfato es alta. La concentración sérica de calcio es baja, la concentración de fosfatasa alcalina es elevada y las concentraciones de creatinina sérica y de nitrógeno ureico sanguíneo también son altas. Los datos radiográficos son similares a los de otros tipos de raquitismo, pero los cambios a menudo son más graves porque el grado de hiperparatiroidismo suele ser más notorio.

El tratamiento del raquitismo por insuficiencia renal comprende tres pasos:

1. Reducción de la concentración sérica de fósforo. Esto se logra al apegarse a una dieta baja en fósforo y usar quelantes de fosfato, utilizando el tracto gastrointestinal para eliminar fósforo, porque el riñón ya no es capaz de hacerlo. Los quelantes que suelen usarse son carbonato de calcio, acetato de calcio y quelantes no calcio como el sevelamer.
2. Administración de suplementos de calcio.
3. Suministro de $1,25-D_3$.

La razón por la que es necesario disminuir la concentración de fósforo antes de suministrar suplementos de calcio es que si (calcio × fósforo) es mayor de 75 mg/dL, quizá ocurra precipitación de fosfato de calcio en tejidos que no son hueso, por ejemplo, en la piel o en las superficies conjuntivales.

HIPOPARATIROIDISMO

El hipoparatiroidismo regularmente se diagnostica poco después del nacimiento, pero por lo general es transitorio. La placenta sirve como una bomba de calcio y en consecuencia el feto vive en un ambiente rico en calcio. Después del nacimiento, a medida que la concentración de calcio disminuye, no se sintetiza PTH, y la respuesta del lactante a la hipocalcemia es retardada. El problema se resuelve una vez que las glándulas paratiroides se activan y la hormona se sintetiza por vez primera.

Los síntomas de presentación del hipoparatiroidismo son:

- Crisis convulsivas.
- Estridor secundario a espasmo laríngeo.
- Insuficiencia cardiaca.
- Irritabilidad neuromuscular.

Todos estos síntomas son causados por hipocalcemia secundaria a secreción insuficiente de PTH.

Los datos de laboratorio en el hipoparatiroidismo son:

- Concentración sérica baja de calcio.
- Concentración sérica alta de fósforo.
- Concentración baja de PTH (o las cifras son normales ante calcio sérico bajo).

El hipoparatiroidismo se trata con suplementos de calcio y con $1,25-D_3$ si los suplementos de calcio solos no normalizan la concentración sérica de calcio. Sólo se recomienda calcio por vía intravenosa si el intervalo QT es prolongado, pero la mayoría de los pacientes puede recibir tratamiento con gluconato de calcio por vía oral.

Aparte del periodo de recién nacido, el hipoparatiroidismo rara vez se observa.

SEUDOHIPOPARATIROIDISMO

Un síndrome de seudohipoparatiroidismo a menudo no se reconoce sino hasta que los niños tienen 5 a 10 años de edad y se origina por una resistencia genética a la acción de la PTH. No hay producción normal de moléculas mensajero, específicamente monofosfato de adenosina cíclico (cAMP, *cyclic adenosine monophosphate*), de modo que incluso si se secreta PTH, no es reconocida en el ámbito celular. Han sido descritos dos tipos de seudohipoparatiroidismo.

Los niños con seudohipoparatiroidismo tipo I, la variedad de esta enfermedad más frecuente, muestran las características siguientes:

- Aspecto de querubín, dependiente de una facies redonda.
- Braquidactilia.
- Estatura corta.
- Retraso del desarrollo (ocasional).

Los datos de laboratorio característicos son:

- Concentración sérica baja de calcio.
- Concentración sérica alta de fósforo.
- Concentración sérica muy alta de PTH.

Los niños con hipoparatiroidismo tipo II no tienen tales datos clínicos pero muestran hipocalcemia. Parece ser que en estos pacientes el cAMP se genera de forma normal, pero hay una resistencia intracelular específica que disminuye la respuesta celular renal a la PTH.

Ningún dato radiográfico es característico. El tratamiento comprende suplementación de calcio y en ocasiones la administración de 1,25-D$_3$ para mantener concentración sérica normal de calcio.

HIPERPARATIROIDISMO

El hiperparatiroidismo es muy raro durante la niñez; la causa más común es insuficiencia renal (*véase* antes). La neoplasia es una causa de hiperparatiroidismo más común en adultos, aunque debe descartarse si ocurre hiperparatiroidismo en un niño. Los datos característicos son:

- Concentración sérica alta de calcio.
- Concentración sérica baja de fósforo.
- Concentración sérica alta de PTH.

El hiperparatiroidismo causa pocos síntomas clínicos y a menudo se descubre durante una evaluación de laboratorio *de rutina*. El aspecto más importante de la evaluación de un paciente pediátrico con hipercalcemia es distinguir entre hiperparatiroidismo y otras causas más comunes de hipercalcemia en niños, por ejemplo:

- Sarcoidosis.
- Hipercalcemia por inmovilización.
- Intoxicación por vitamina D.
- Cánceres no metastásicos.
- Síndrome de Williams en recién nacidos con hipercalcemia.

La paratiroidectomía subtotal es el mejor tratamiento para el hiperparatiroidismo. En casos de hipercalcemia con otra causa, el tratamiento la enfermedad subyacente es clave para restituir metabolismo normal de calcio.

HIPERCALCEMIA HIPOCALCIÚRICA FAMILIAR

Es un padecimiento que se hereda de una manera autosómica dominante y ocurre debido a una alteración del receptor detector de calcio, de modo que se requiere concentración sérica de calcio más alta que lo normal para suprimir la secreción de PTH. Las características de este padecimiento son:

- Concentración sérica alta de calcio.
- Concentración sérica baja de fósforo.
- Excreción urinaria de baja calcio.

La clave para el diagnóstico es el descubrimiento de hipercalcemia en un padre; los pacientes por lo general son asintomáticos y no se requiere tratamiento.

EJERCICIOS DE REVISIÓN

PREGUNTAS

1. ¿Cuál de estos medicamentos se asocia con raquitismo?
   a) Propranolol.
   b) Fenobarbital.
   c) Fluoxetina (Prozac®).
   d) Paroxetina (Paxil®).

Respuesta
La respuesta es b). Los anticonvulsivos aceleran la descomposición de 1,25-D$_3$. El otro anticonvulsivo que se ha asociado con raquitismo es la fenitoína.

2. Usted está atendiendo a una niña de 16 meses de edad cuya madre tiene raquitismo resistente a vitamina D. Los padres desean saber si la niña tiene la misma enfermedad que su madre. ¿Cuál prueba sería *más* útil para responder esta pregunta?
   a) Radiografía de la mano y la muñeca para determinar la edad ósea.
   b) Cuantificación de la concentración de hormona paratiroidea.
   c) Cuantificación de la concentración sérica de fósforo.
   d) Cuantificación de la concentración de fosfatasa alcalina.

Respuesta
La respuesta es c). La cuantificación de la concentración sérica de fósforo es la mejor prueba a efectuar. La concentración de fósforo será anormalmente baja en los recién nacidos.

3-6. Haga coincidir los perfiles químicos con la causa *más* probable de *raquitismo*.

3. Ca = 10.1 mg/dL, PO$_4$ = 3.0 mg/dL, PTH = 85 IU/mL, Na = 140 mEq/L, K = 4.5 mEq/L, Cl = 99 mEq/L, HCO$_3$ = 27 mEq/L.
   a) Raquitismo por deficiencia de vitamina D.
   b) Raquitismo hipofosfatémico.
   c) Raquitismo por insuficiencia renal.
   d) Hiperparatiroidismo.

4. Ca = 8.2 mg/dL, PO$_4$ = 4.5 mg/dL, PTH = 189 IU/mL, Na = 140 mEq/L, K = 4.5 mEq/L, Cl = 99 mEq/L, HCO$_3$ = 21 mEq/L.
   a) Raquitismo por deficiencia de vitamina D.
   b) Raquitismo hipofosfatémico.
   c) Raquitismo por insuficiencia renal.
   d) Hiperparatiroidismo.

5. Ca = 13.1 mg/dL, PO$_4$ = 4.0 mg/dL, PTH = 185 IU/mL, Na = 140 mEq/L, K = 4.5 mEq/L, Cl = 99 mEq/L, HCO$_3$ = 27 mEq/L.

- **a)** Raquitismo por deficiencia de vitamina D.
- **b)** Raquitismo hipofosfatémico.
- **c)** Raquitismo por insuficiencia renal.
- **d)** Hiperparatiroidismo.

6. Ca = 8.1 mg/dL, PO$_4$ = 7.0 mg/dL, PTH = 189 IU/mL, Na = 140 mEq/L, K = 4.5 mEq/L, Cl = 99 mEq/L, HCO$_3$ = 20 mEq/L.

- **a)** Raquitismo por deficiencia de vitamina D.
- **b)** Raquitismo hipofosfatémico.
- **c)** Raquitismo por insuficiencia renal.
- **d)** Hiperparatiroidismo.

Respuestas

3. La respuesta es b).
4. La respuesta es a).
5. La respuesta es d).
6. La respuesta es c).

La clave para las preguntas 3 a 6 es la concentración de fósforo, que ayuda a distinguir las variantes de raquitismo. Todos los perfiles tienden a asociarse con una concentración sérica baja de calcio, de modo que este dato no es útil. Es necesario buscar una concentración sérica alta de fósforo, lo que se asocia con insuficiencia renal, la única variante en que la concentración sérica de fósforo se encuentra elevada. A continuación se busca la concentración sérica más baja de fósforo (por lo general <3.0 mg/dL), que a menudo indica raquitismo hipofosfatémico; en este punto es posible distinguir los demás. El hiperparatiroidismo es el único diagnóstico en el cual la concentración de calcio está alta. El raquitismo por deficiencia se asocia con una concentración baja de calcio y una concentración de fósforo que está ligeramente disminuida, aunque no tanto como en el raquitismo resistente a la vitamina D.

LECTURAS RECOMENDADAS

American Academy of Pediatrics. Sections on Breastfeeding and Committee on Nutrition. Prevention of rickets and vitamin D deficiency in infants, children, and adolescents. *Pediatrics* 2008;122:1142–1152.

Bishop N. Rickets today—children still need milk and sunshine. *N Engl J Med* 1999;341:602–603.

Chesney RW. Vitamin D deficiency and rickets. *Rev Endocr Metab Disord* 2001;2:145–151.

Holick MF, Binkley NC, Bischoff-Ferrari HA, et al. Evaluation, treatment, and prevention of vitamin D deficiency: an Endocrine Society clinical practice guideline. *J Clin Endocrinol Metab* 2011;96:1911.

Joiner T, Foster C, Shope T. The many faces of vitamin D deficiency rickets. *Pediatr Rev* 2000;21:296–304.

Narchi H, El Jamil M, Kulaylat N. Symptomatic rickets in adolescence. *Arch Dis Child* 2001;84:501–503.

Capítulo 19

Estatura corta y terapia con hormona del crecimiento

Nouhad Raissouni

La estatura corta y la alteración del crecimiento figuran entre las quejas más comunes que se presentan al endocrinólogo pediatra. La diferenciación entre variaciones normales del crecimiento y estados patológicos que causan talla corta a veces es desafiante. Durante las últimas dos décadas han ocurrido avances extraordinarios en el entendimiento del fundamento genético del crecimiento. El propósito de este capítulo es revisar la evaluación diagnóstica útil para diferenciar entre variaciones normales y estados patológicos.

CONSIDERACIONES GENERALES

La estatura corta se define como una talla que está dos desviaciones estándar o más por debajo de la estatura media para niños del mismo sexo y de la misma edad cronológica en una población dada. Con ello, se ubica por debajo del tercer percentil. Los niños varones se remiten para evaluación más a menudo, a edades más jóvenes y para déficit de estatura menos acentuados en comparación con las niñas. El objetivo de la evaluación de un niño con talla corta es evaluar causas orgánicas de la falta de crecimiento.

El análisis de la curva de crecimiento es crucial en la evaluación de un niño con baja estatura. La información importante obtenida a partir del historial personal, los antecedentes familiares y la curva de crecimiento incluye:

- Talla/peso al nacer.
- Estatura absoluta.
- Tasa de crecimiento.
- Proporción entre peso y estatura.
- Talla de los padres para calcular la estatura parental media.
- Proporciones relativas de los segmentos corporales inferior y superior.
- Edad ósea para calcular la estatura de adulto predicha.

La información sobre la talla y el peso al nacer es importante, porque alrededor de 10 a 15% de los recién nacidos que nacen pequeños para la edad gestacional (SGA, *small for gestational age*) (recién nacidos cuyo peso o longitud vértice-talón es [son] menor[es] que lo esperado para su edad

gestacional y sexo) no logran alcanzar un crecimiento apropiado y la mayoría experimentan crecimiento inadecuado durante toda la niñez.

La medición exacta de la estatura es esencial, pues la imprecisión en ella es una de las causas más comunes de lo que parece ser falta de crecimiento.

Si bien la talla de muchos niños está por debajo del percentil 5 en una curva de crecimiento, solo en algunos de ellos la *tasa de crecimiento* también está por debajo de lo normal. *El primer paso, el más importante en la evaluación de un niño con talla corta, es medir la estatura durante un periodo de seis meses para determinar la tasa de crecimiento.* Dado que el crecimiento lineal normalmente ocurre a una tasa relativamente constante de entre 5 y 7 cm cada año después de los primeros tres años de vida, una tasa de crecimiento anualizada menor de 5 cm se considera anormal. Es poco probable una tasa de crecimiento normal, independientemente de la estatura de un niño (incluso si está por debajo del quinto percentil), que se asocie con un estado patológico subyacente.

La *proporción entre peso y talla* ayuda a distinguir entre causas endocrinas de estatura corta (esto es, deficiencia de hormona del crecimiento [GHD, *growth hormone deficiency*], deficiencia tiroidea y síndrome de Cushing) y otros estados crónicos que llegan a interferir con el crecimiento (esto es, enfermedad cardiaca, renal o gastrointestinal). En general, el aumento de peso está relativamente preservado en niños que tienen enfermedades endocrinas, mientras que está alterado en aquéllos con enfermedades crónicas que no son de origen endocrino.

La determinación de que un niño está creciendo dentro del rango para la familia biológica elimina la práctica de más pruebas para causas familiares de estatura corta.

La *edad ósea* se utiliza para evaluar la madurez del esqueleto y estimar el potencial de talla de adulto del niño. Casi todas las enfermedades asociadas con una tasa de crecimiento inadecuada provocan retraso de la maduración del esqueleto y, así, a una edad ósea retrasada. Una excepción notable para esto es el síndrome de Cushing, que en ocasiones produce falta de crecimiento mientras que los huesos siguen madurando. La edad ósea retrasada no indica un diagnóstico específico.

Una evaluación de las *proporciones relativas de los segmentos corporales superior e inferior* ayuda a diferenciar entre enfermedades que inciden en los segmentos corporales tanto superior como inferior de las que afectan uno más que el otro.

Las enfermedades que afectan el tronco y las extremidades inferiores por igual son: GHD, hipotiroidismo, ingestión calórica inadecuada, enfermedades gastrointestinales y renales crónicas.

Las enfermedades crónicas que afectan el tronco más que las extremidades inferiores (proporción disminuida entre las partes superior e inferior del cuerpo) son las espondilodisplasias. En contraste, las displasias esqueléticas, como la acondroplasia, se asocian con una proporción aumentada entre las partes superior e inferior del cuerpo.

ENTIDADES CLÍNICAS ASOCIADAS CON VARIACIONES NORMALES DEL CRECIMIENTO

Los niños que son cortos de estatura pero que tienen una *tasa de crecimiento normal* a menudo muestran uno de dos patrones de crecimiento normales:

- Talla corta familiar (**Fig. 19-1**).
- Retraso constitucional o retraso del inicio de la pubertad (**Fig. 19-2**).

Es característico que los niños con *estatura corta familiar* tengan una talla baja al nacer, además de los siguientes factores:

- Padres de baja estatura y talla final de adulto corta.
- Crecimiento que ocurre al potencial genético.
- Edad ósea *normal* congruente con la edad cronológica.
- Inicio normal de la pubertad.

Es característico que los niños con *retraso constitucional del crecimiento* tengan:

- Talla y peso normales al nacer.
- Tasa de crecimiento que disminuye sutilmente durante los primeros dos años, seguida por un canal de crecimiento consistente en el gráfico.
- Retraso de la edad ósea.
- Retraso del inicio de la pubertad.
- Uno o varios miembros de la familia en quienes la pubertad quizá estuvo retrasada.
- Estatura final de adulto normal.

ENTIDADES CLÍNICAS PATOLÓGICAS QUE CAUSAN ESTATURA CORTA

Una vez que se ha establecido que la tasa de crecimiento de un niño es subnormal (<5 cm por año), es necesario eliminar del diagnóstico diferencial enfermedades crónicas que podrían causar falta de crecimiento. Muchas enfermedades crónicas se asocian con falta de crecimiento (p. ej., cardiopatía congénita; fibrosis quística; anemia de células falciformes; enfermedades inmunitarias; malabsorción; deficiencia del gen *SHOX*;

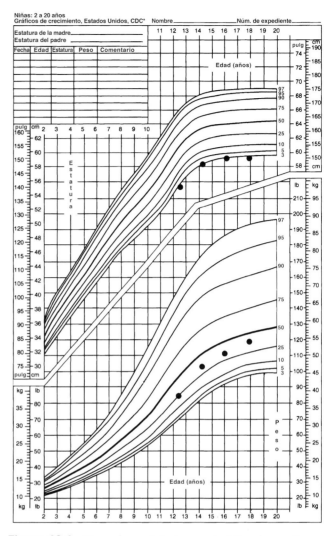

Figura 19-1 Curva de crecimiento característica de un niño con estatura corta familiar.

acondroplasia; diabetes mellitus mal controlada; diabetes insípida no tratada, mal controlada; hiperplasia suprarrenal congénita virilizante mal controlada; pubertad precoz no tratada). Casi todas se descartan fácilmente del diagnóstico diferencial por medio de un interrogatorio y exploración física cuidadosos; sin embargo, las manifestaciones de algunas enfermedades crónicas son tan sutiles que quizá no se revelen por medio de un interrogatorio y exploración física exhaustivos, entre ellas se incluyen:

- Síndrome de Turner (**Fig. 19-3**).
- Deficiencia de hormona del crecimiento (**Fig. 19-4**).
- Síndrome de Cushing (**Fig. 19-5**).
- Enfermedad celiaca.
- Enfermedad de Crohn (**Fig. 19-6**).
- Hipotiroidismo.
- Enfermedad renal crónica.
- Acidosis tubular renal.
- Hipocondroplasia.

Incluso en pacientes con manifestaciones sutiles de estas enfermedades a menudo es posible verificar factores adicionales del interrogatorio que precisan el diagnóstico (**tabla 19-1**). En algunos casos, la falta de crecimiento es la única

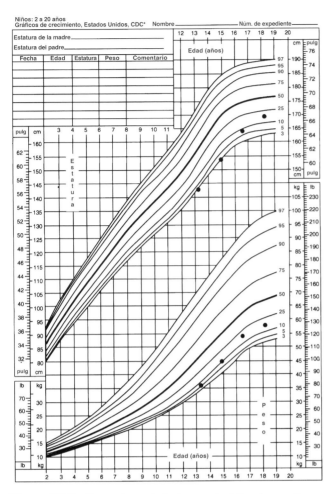

Figura 19-2   Curva de crecimiento característica de un niño con retraso constitucional del crecimiento.

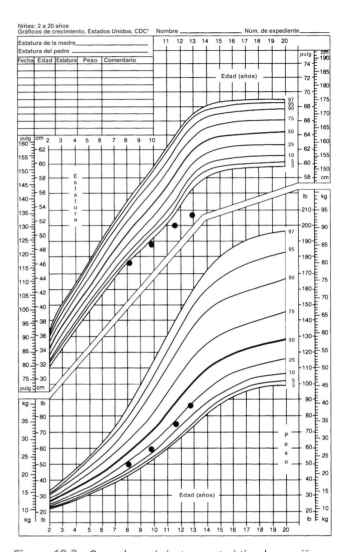

Figura 19-3   Curva de crecimiento característica de una niña con síndrome de Turner.

manifestación obvia; por ejemplo, la enfermedad inflamatoria intestinal en ocasiones altera el crecimiento antes de que aparezcan datos gastrointestinales.

Datos específicos en la exploración física quizá sugieran la presencia de alguna de estas entidades (**tabla 19-2**). Cabe recordar que si bien la mayoría de las niñas con síndrome de Turner muestran algunas características dismórficas que son indicios para el diagnóstico, la falta de crecimiento quizá sea la única manifestación. Una vez que se ha documentado falta de crecimiento en un niño y que es imposible determinar una causa obvia mediante el interrogatorio o la exploración física, deben efectuarse pruebas de laboratorio iniciales para excluir enfermedades crónicas sutiles como la causa de falta de crecimiento (**tabla 19-3**). En un niño con falta de crecimiento y placas de crecimiento abiertas (con base en la edad ósea), pero sin indicación de una enfermedad crónica que podría estar causando falta de crecimiento, el siguiente paso es evaluar la capacidad del niño para secretar hormona del crecimiento.

DEFICIENCIA DE HORMONA DEL CRECIMIENTO

La GHD puede ser congénita o adquirida y la incidencia reportada de GHD aislada congénita es de 1:4 000 a 1:10 000.

La deficiencia congénita quizá sea resultado de asfixia perinatal o de malformaciones embrionarias prenatales. Cuando la GHD es secundaria a malformaciones embrionarias a veces hay anormalidades asociadas en el sistema nervioso central, anormalidades de la línea media y micropene en varones. Los recién nacidos con GHD congénita a menudo tienen hipoglucemia neonatal. Muestran crecimiento desacelerado con aumento normal de peso después del primer año de vida. Las causas de GHD adquirida son:

■ Tumores (craneofaringioma).
■ Infección.
■ Traumatismo.
■ Radiación.
■ Daño quirúrgico.

La concentración de hormona del crecimiento medida al azar no es útil clínicamente, Una opción es usar ejercicio para estimular una concentración de hormona del crecimiento para investigación. La hormona del crecimiento estimula la secreción de factor del crecimiento tipo insulina 1 (IGF-1, *insulin-like growth factor 1*) y de proteína transportadora de IGF-3 (IGFBP-3, *IGF-binding protein 3*). Es factible

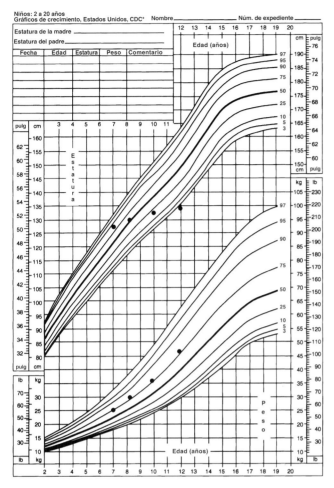

Figura 19-4 Curva de crecimiento característica de un niño con deficiencia de hormona del crecimiento.

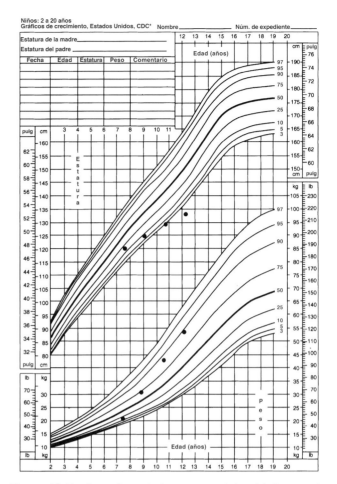

Figura 19-5 Curva de crecimiento característica del niño con síndrome de Cushing.

utilizar las concentraciones séricas de estas dos proteínas en busca de GHD, pero las pruebas son inespecíficas.

La falta de liberación de hormona del crecimiento en respuesta a dos estímulos que la propician es un indicio de que un paciente tiene GHD clásica. Las sustancias que suelen ser utilizadas para estimular la liberación de hormona del crecimiento son clonidina, glucagon, arginina, hormona liberadora de hormona del crecimiento e insulina. Se considera que un niño que no logra producir hormona del crecimiento hasta una concentración mayor de 7 ng/mL después de recibir dos de estas sustancias, tiene GHD clásica.

Los niños con GHD clásica deben ser objeto de imágenes de resonancia magnética de la hipófisis antes de que se inicie terapia con hormona del crecimiento. La GHD aislada en ocasiones sobreviene por defectos anatómicos congénitos de la glándula hipófisis. La mayor parte de los casos se identifica como "idiopáticos". Antes de iniciar terapia con hormona del crecimiento es necesario excluir un tumor cerebral (esto es, craneofaringioma).

Se ha propuesto muestreo nocturno de suero cada 20 minutos para cuantificar la concentración de hormona del crecimiento para identificar a niños con GHD neurosecretora. Estos niños tienen falta de crecimiento, pero resultados normales en las pruebas de estimulación de hormona del crecimiento. Muchos de ellos muestran muy buena res-

puesta a la terapia con hormona del crecimiento, al igual que los niños con GHD clásica.

Recién nacido pequeño para la edad gestacional

Alrededor de 5% de los recién nacidos nacen SGA. En la mayoría de los neonatos SGA la estatura se normaliza hacia los dos años de edad; aproximadamente 10 a 15% de los lactantes SGA no logrará alcanzar su nivel adecuado de crecimiento sin tratamiento con hormona del crecimiento. Estos niños no superan la talla corta y constituyen alrededor de 14 a 22% de los adultos cuya talla está por debajo de puntuaciones –2SD. En un estudio a largo plazo de 213 individuos nacidos SGA, comparados con 272 nacidos apropiados para la edad gestacional (AGA, *appropriate for gestational age*), 13.6% de los nacidos SGA tuvo una estatura final a los 20 a 21 años de edad mayor de 2 SD por debajo de la media, en comparación con solo 1.8% de los nacidos AGA.

Estatura corta idiopática

Los niños con estatura corta idiopática (ISS, *idiopathic short stature*) son un grupo heterogéneo de pacientes con una talla por debajo de una puntuación –2 SD sin datos de una enfer-

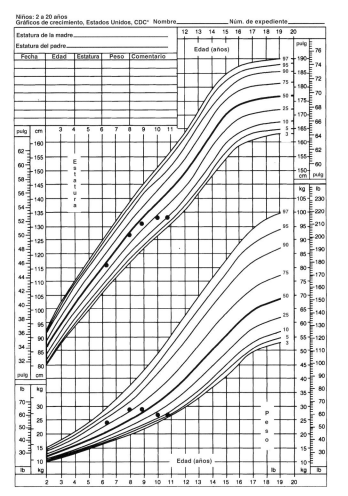

Figura 19-6   Curva de crecimiento característica de un niño con enfermedad inflamatoria intestinal.

TABLA 19-1

CARACTERÍSTICAS IMPORTANTES DEL INTERROGATORIO Y ENTIDADES CLÍNICAS ASOCIADAS EN LA EVALUACIÓN DE ESTATURA CORTA PATOLÓGICA

Dato del interrogatorio	Entidad clínica asociada
Estatura constantemente corta *versus* inicio reciente de falta de crecimiento	Quizá ayude a distinguir entre estatura corta no patológica y tasa de crecimiento anormal
Nicturia	Diabetes insípida
Cefalea al despertarse	Presión intracraneal aumentada/tumor cerebral que ocasiona deficiencia adquirida de hormona del crecimiento
Síntomas gastrointestinales: diarrea, dolor abdominal	Enfermedad inflamatoria intestinal
Antecedente de infecciones de las vías urinarias	Enfermedad renal crónica
Antecedente remoto de infección o tumor del CNS	Enfermedades hipofisarias que causan GHD
Antecedente remoto de radiación de la cabeza o el cuello	Enfermedad tiroidea o hipofisaria que produce hipotiroidismo o deficiencia de hormona del crecimiento

TABLA 19-2

DATOS ESPECÍFICOS EN LA EXPLORACIÓN FÍSICA Y ENTIDADES CLÍNICAS ASOCIADAS EN LA EVALUACIÓN DE ESTATURA CORTA PATOLÓGICA

Dato físico	Entidad clínica asociada
Acortamiento desproporcionado de las extremidades en comparación con el tronco	Displasia esquelética (acondroplasia o hipocondroplasia)
Acortamiento desproporcionado del tronco en comparación con las extremidades	Espondilodisplasia
Deformidades faciales en la línea media (labio leporino, paladar hendido)	Puede asociarse con disfunción hipofisaria y deficiencia de hormona del crecimiento
Anormalidades de la visión periférica	Tumor que afecta el quiasma óptico, que interfiere con la función hipotalámica e hipofisaria
Estado de retraso notorio de la pubertad en una niña	Síndrome de Turner
Cuello alado, uñas de las manos curvadas hacia arriba	Síndrome de Turner
Características dismórficas	Diversos síndromes (Prader-Willi, trisomía 21, Russell-Silver, 18 p –)

medad y tienen concentración estimulada normal de hormona del crecimiento.

Se estima que 80% de los niños con baja estatura tiene ISS.

La causa genética quizá no sea manifiesta clínicamente debido a la rareza de la causa monogenética subyacente y al espectro fenotípico más leve del padecimiento.

El tratamiento con hormona del crecimiento humana está aprobado en Estados Unidos para niños con talla menor que –2.25 SD y se usan inhibidores de aromatasa adjuntos para ayudar a que se alcancen incrementos predichos de la estatura de adulto en varones. Vale la pena considerar orientación psicológica en lugar de, o como un adjunto para, hormonoterapia. El incremento medio de la talla de adulto en niños con ISS atribuible a la terapia con GH (duración promedio de 4 a 7 años) es de 3.5 a 7.5 cm. Las respuestas son muy variables. Un reciente, y a gran escala,

TABLA 19-3

PRUEBAS DE LABORATORIO INICIALES EN LA EVALUACIÓN DE ESTATURA CORTA PATOLÓGICA

Prueba de laboratorio	Entidad clínica
Cariotipo (solo niñas)	Síndrome de Turner
Biometría hemática completa	Enfermedad de Crohn
Velocidad de sedimentación globular	
Anticuerpos contra transglutaminasa	Enfermedad celiaca
Anticuerpos antiendomisiales	
Tiroxina, TSH	Hipotiroidismo
Examen general de orina	Enfermedad renal crónica
Panel metabólico completo	Acidosis tubular renal, raquitismo

TSH, hormona estimulante de la tiroides (*thyroidstimulating hormone*).

método de secuenciación de candidato en pacientes con estatura corta no diagnosticada, mostró múltiples pacientes con mutación en *PTPN11*, el gen asociado con el síndrome de Noonan.

En la actualidad no hay consenso que apoye criterios de selección definitivos para pacientes que se beneficiarían a partir de la práctica de pruebas genéticas. En algunas instituciones se propone práctica de pruebas genéticas para individuos con un alto grado de sospecha de alteración genética subyacente en un *locus* único asociado con estatura corta. Los ejemplos de esas entidades son:

- GHD grave.
- Múltiples deficiencias de hormonas hipofisarias.
- Insensibilidad inequívoca a la hormona del crecimiento
- SGA sin puesta al día.
- Características dismórficas y anomalías congénitas adicionales.
- Evidencia de displasia esquelética.
- Discapacidad intelectual.
- Microcefalia.
- Estatura por debajo de 3 SD.

TERAPIA CON HORMONA DEL CRECIMIENTO

El tratamiento con hormona del crecimiento debe reservarse para los niños que lo requieren y en quienes se anticipa éxito. La U.S. Food and Drug Administration ha aprobado la terapia con hormona del crecimiento para niños con cualesquiera de las causas de falta de crecimiento que siguen:

- GHD clásica.
- GHD neurosecretora.
- Síndrome de Turner.
- Insuficiencia renal crónica.
- Síndrome de Noonan.
- Síndrome de Prader-Willi.
- Retraso del crecimiento intrauterino.
- Tamaño pequeño para la edad gestacional.
- Síndrome de emaciación secundario a infección por virus de la inmunodeficiencia humana.
- Estatura corta idiopática.
- Síndrome de intestino corto.
- Defecto de *SHOX*.

Se administra una inyección subcutánea de hormona del crecimiento cada noche, en una dosis inicial de 0.04 mg/kg (0.05 mg/kg para niños con síndrome de Turner, insuficiencia renal crónica o retraso del crecimiento intrauterino). Recientemente se han aprobado dosis hasta de 0.1 mg/kg para adolescentes con GHD.

Efectos secundarios del tratamiento con hormona del crecimiento

Los efectos secundarios *conocidos* son:

- Seudotumor cerebral.
- Edema.

- Intolerancia a la glucosa.
- Disfunción tiroidea.
- Deslizamiento de la epífisis de la cabeza del fémur.
- Crecimiento rápido de nevos.
- Empeoramiento de escoliosis.

Los efectos secundarios *probables* son artritis, rechazo de trasplante (riñón), leucemia en niños que previamente han recibido radioterapia, pancreatitis aguda, riesgo aumentado de aparición futura de diabetes tipo 2, así como cáncer de colon.

EJERCICIOS DE REVISIÓN

PREGUNTAS

1. La causa más común de estatura corta en niños es:
   a) Deficiencia de hormona del crecimiento.
   b) Síndrome de Turner.
   c) Síndrome de Russell-Silver.
   d) Estatura corta familiar.

Respuesta
La respuesta es d).

2. ¿La estatura corta y la falta de crecimiento quizá sean la queja de presentación para cuál de los tumores cerebrales que siguen?
   a) Hamartoma hipotalámico.
   b) Craneofaringioma.
   c) Pinealoma.
   d) Meduloblastoma de la fosa posterior.

Respuesta
La respuesta es b). La falta de crecimiento tal vez sea el primer signo de un craneofaringioma. Si bien la falta de crecimiento llega a ocurrir con los otros tipos de tumores cerebrales, por lo general no es el signo de presentación en estos casos.

3. La hormona del crecimiento en la actualidad está aprobada por la U.S. Food and Drug Administration para el tratamiento de estatura corta y falta de crecimiento causados por:
   a) Estatura corta familiar y deficiencia de hormona del crecimiento.
   b) Retraso de la pubertad y deficiencia de hormona del crecimiento.
   c) Insuficiencia renal crónica, síndrome de Turner y deficiencia de hormona del crecimiento.
   d) Síndrome de Down y deficiencia de hormona del crecimiento.

Respuesta
La respuesta es c). La terapia con hormona del crecimiento está aprobada para falta de crecimiento en pacientes con deficiencia de esta hormona, insuficiencia renal crónica, síndrome de Turner, síndrome de Prader-Willi, síndrome de emaciación secundario a infección por virus de la inmunodeficiencia humana y retraso del crecimiento intrauterino.

4. ¿Cuál de los efectos secundarios potenciales que siguen *no* se ha atribuido a tratamiento con hormona del crecimiento?

a) Hepatitis.
b) Seudotumor cerebral.
c) Crecimiento de nevos.
d) Deslizamiento de la epífisis de la cabeza femoral.

Respuesta

La respuesta es a). Otros efectos secundarios de la terapia con hormona del crecimiento son empeoramiento de escoliosis, intolerancia a la glucosa, artralgia y edema.

5. ¿Cuál de los niños que siguen es más probable que tenga una razón patológica para estatura corta?

a) Un niño que tiene una tasa de crecimiento anualizada menor de 5 cm.
b) Un niño que se ubica por debajo del tercer percentil para la estatura.
c) Un niño que está constantemente en el quinto percentil para la estatura.
d) Un niño que tiene una proporción anormal entre peso y estatura.

Respuesta

La respuesta es a). La medición de la estatura de un niño durante un periodo de seis meses para determinar la tasa de crecimiento es el primer paso y el más importante en la evaluación de un niño que tiene talla corta. Es poco probable que una tasa de crecimiento normal (5 a 7 cm por año), independientemente de la estatura del niño (incluso si está por debajo del quinto percentil) se asocie con un estado patológico subyacente.

LECTURAS RECOMENDADAS

American Academy of Pediatrics: Committee on Drugs and Committee on Bioethics. Considerations related to the use of recombinant human growth hormone in children. *Pediatrics* 1997;99:122–129.

Cohen P, Rogol AD, Deal CL, et al. Consensus statement on the diagnosis and treatment of children with idiopathic short stature: a summary of the Growth Hormone Research Society, the Lawson Wilkins Pediatric Endocrine Society, and the European Society for Paediatric Endocrinology Workshop. *J Clin Endocrinol Metab* 2008;93(11):4210–4217.

Dauber A, Rosenfeld RG, Hirschhorn JN. Genetic evaluation of short stature. *J Clin Endocrinol Metab* 2014;99(9):3080–3092.

Kaplowitz PB. Delayed puberty. *Pediatr Rev* 2010;31:189–195.

Lawson Wilkins Pediatric Endocrine Society: Drug and Therapeutics Committee. Guidelines for the use of growth hormone in children with short stature. *J Pediatr* 1995;127:857–867.

Ranke MB. Treatment of children and adolescents with idiopathic short stature. *Nat Rev Endocrinol* 2013;9(6):325–334.

Capítulo 20

SIMULACIÓN DEL EXAMEN DE CERTIFICACIÓN:
Endocrinología

Elumalai Appachi

PREGUNTAS

1. Los padres de una niña de 10 años (**Fig. 20-1**) están preocupados respecto a la estatura de la niña. Es más baja que sus compañeras de clase y los padres solicitan terapia con hormona del crecimiento. ¿Cuál de las afirmaciones que siguen es *verdadera* respecto al diagnóstico y el manejo de su enfermedad?

   a) Se requiere un estudio del esqueleto para excluir hipocondroplasia.
   b) Está indicada terapia con hormona del crecimiento, porque quizá la niña tenga deficiencia de dicha hormona.
   c) Se debe tranquilizar a los padres respecto a que el crecimiento de la niña se pondrá al día durante el brote de crecimiento de la adolescencia.
   d) El análisis cromosómico revelará el diagnóstico.
   e) Se hereda como un patrón autosómico recesivo.

Respuesta
La respuesta es d). La mayoría de las pacientes con síndrome de Turner tiene un cariotipo 45,X, aunque 15% muestra mosaicismo (45,X/46,XX); esta enfermedad ocurre en 1 de 1 500 a 2 500 lactantes del sexo femenino nacidos vivos. Casi todos los embarazos cuyo producto tiene cariotipo de síndrome de Turner terminan en aborto espontáneo. Las principales manifestaciones clínicas, comúnmente presentes en el momento del nacimiento, son linfedema del dorso de las manos y de los pies (**Fig. 20-1**) y pliegues de piel laxos en la nuca. Durante la niñez, los datos predominantes son estatura corta, cuello alado, tórax amplio, cúbito valgo y uñas de las manos extremadamente convexas. No ocurre maduración sexual a la edad esperada. Las anomalías cardiacas asociadas son válvula aórtica bicúspide, coartación de la aorta, estenosis aórtica y prolapso de válvula mitral. Las anomalías renales comprenden riñón pélvico, riñón en herradura, falta de un riñón y sistemas colectores dobles. Debe investigarse la posibilidad de que haya síndrome de Turner en cualquier niña de estatura corta, si bien en este síndrome no se ha establecido deficiencia de hormona del crecimiento, el tratamiento con dicha hormona ayuda a incrementar la estatura de la niña. La hipocondroplasia semeja acondroplasia, pero es un padecimiento menos grave. Los niños con hipocondroplasia muestran un fenotipo característico y la radiografía es diagnóstica.

2. Un niño de dos semanas de edad es atendido en la sala de urgencias porque ha estado vomitando durante las últimas 24 horas. En el examen, el lactante está letárgico y su piel luce moteada. Se administran dos bolos de solución salina normal, sin mejoría. Los datos de laboratorio del lactante comprenden los valores que siguen:

- Na = 121 mmol/L.
- K = 6.1 mmol/L.
- Nitrógeno ureico sanguíneo = 40 mg/dL.
- HCO_3 = 12 mmol/L.
- Glucosa en sangre = 50 mg/dL.

De los que siguen, el manejo más apropiado incluiría la administración intravenosa de:

   a) Hidrocortisona.
   b) 2 a 4 mL/kg de dextrosa al 25%.
   c) Dopamina.
   d) Bicarbonato de sodio.

Respuesta
La respuesta es a). Este paciente tiene hiperplasia suprarrenal congénita, una enfermedad autosómica recesiva; 90% de los pacientes afectados tiene deficiencia de 21-hidroxilasa. Los pacientes con la variedad perdedora de sal de hiperplasia suprarrenal congénita presentan falta de crecimiento y desarrollo, deshidratación, vómito y anorexia. En lactantes del sexo femenino, la virilización de los genitales externos lleva a un diagnóstico temprano; la enfermedad a menudo se diagnostica en etapas más avanzadas en lactantes varones que tienen la variedad que pierde sal (2 a 3 semanas de vida) porque los genitales externos quizá

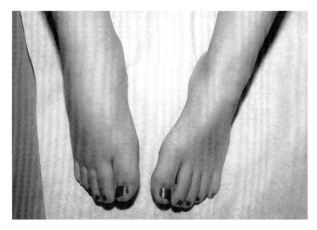

Figura 20-1 Niña de la pregunta 1. Vea los detalles en la explicación para la pregunta 1.

luzcan normales. Se recomienda hidrocortisona (10 a 20 mg/m² cada 24 horas) como una terapia de reemplazo y para prevenir virilización adicional. Es preciso dar suplementación de sodio y mineralocorticoide para mantener un equilibrio de electrolitos normal. El lactante requiere otro bolo de solución salina normal y administración de hidrocortisona; la dopamina y el bicarbonato de sodio no están indicados.

3. Una niña de ocho años con diabetes dependiente de insulina presenta dolor abdominal y vómito de tres días de evolución; recibió tratamiento en la sala de urgencias hace una semana por hipoglucemia. El examen revela respiración rápida, mucosas secas y perfusión periférica inadecuada. El manejo apropiado de esta niña incluiría:

a) Inicio de reanimación adecuada con líquido, con vigilancia cercana del estado neurológico.

b) Administración de terapia con bicarbonato de sodio por vía intravenosa.

c) Administración de 0.1 U/kg de insulina regular por vía subcutánea.

d) Administración de 0.5 mg/kg de manitol por vía intravenosa.

Respuesta

La respuesta es a). La administración de líquido y electrolitos para restablecer el volumen intravascular y corregir anormalidades de electrolitos es el paso más importante en el manejo de la cetoacidosis diabética. La terapia con insulina ayuda a suspender la alteración metabólica y revierte el estado catabólico. El estándar de cuidado para pacientes con cetoacidosis diabética consta de infusión de insulina por *vía intravenosa, más que subcutánea.* Dado que la cetoacidosis diabética causa deshidratación hiperosmolar, la administración de solución salina al 0.9% es hipotónica en comparación con la osmolalidad del paciente. Se requiere un decremento suave y gradual de la osmolalidad para prevenir edema cerebral, una de las principales complicaciones de la terapia de la cetoacidosis diabética. La administración de un volumen del líquido total de 4 L/m² por día se asocia con un decremento de la incidencia de edema cerebral. Dado que el potasio corporal total está disminuido en pacientes con

cetoacidosis diabética, debe iniciarse reemplazo de potasio en etapas tempranas de la terapia a fin de evitar hipopotasemia que ponga en peligro la vida. La terapia con bicarbonato no se recomienda de manera sistemática durante el manejo de cetoacidosis diabética, porque causa alcalosis que, a su vez, desvía la curva de disociación de oxígeno hacia la izquierda y reduce el aporte de oxígeno a los tejidos. También causa acidosis intracelular con la producción de dióxido de carbono, que se difunde a través de la barrera hematoencefálica y exacerba la acidosis cerebral. En esta paciente se deben rotar los sitios de inyección de insulina porque su absorción errática de insulina contribuye a los episodios de hipoglucemia e hiperglucemia. No hay indicación para el manitol en la enfermedad clínica presentada.

4. Los padres de una niña de dos años que fue llevada a su clínica, expresan preocupación acerca del desarrollo de vello púbico en la niña. El manejo apropiado debe incluir:

a) Estudio del esqueleto.

b) Restablecimiento de la confianza de los padres respecto a que la afección probablemente es benigna pero debe vigilarse de manera estrecha.

c) Medición de la ACTH (hormona adrenocorticotrópica [*adrenocorticotrophic hormone*]).

d) Medición de la concentración de hormona del crecimiento.

e) Medición de la TSH (hormona estimulante de la tiroides [*thyroid-stimulating hormone*]).

Respuesta

La respuesta es b). La pubertad precoz se define como el desarrollo de características sexuales secundarias antes de los ocho años de edad en niñas y de los nueve años en niños. La adrenarquia prematura es la aparición de vello púbico antes de la edad de la maduración sexual. Es mucho más común en niñas que en niños y es un evento vinculado con maduración temprana, que consta de producción de andrógeno suprarrenal. La adrenarquia prematura es una afección benigna y no requiere terapia, no obstante, si hay evidencia de un efecto de andrógeno sistémico (p. ej., aceleración del crecimiento, clitoromegalia, edad ósea avanzada, acné quístico) se justifica realizar más investigación. Se requiere medición de andrógeno y de 17-hidroxiprogesterona a fin de excluir formas no clásicas de hiperplasia suprarrenal congénita. Cuando se sospecha panhipopituitarismo está indicado medir las concentraciones de ACTH, TSH y hormona del crecimiento.

5. Una niña de 21 meses de edad es llevada a su consultorio para un examen médico de rutina. Usted nota que la niña recientemente ha aumentado de peso de manera excesiva y denota obesidad, presión arterial de 130/90 mm Hg. El examen general de orina muestra glucosuria. ¿Cuál es el *mejor* curso de acción?

a) Obtener un interrogatorio detallado en cuanto a la dieta y dar orientación a la familia respecto a la restricción calórica.

b) Solicitar una ecografía abdominal porque ésta es diagnóstica.

c) Medir el cortisol sérico por la mañana y por la tarde a fin de evaluar el ritmo diurno.

d) Administrar insulina, 0.1 U/kg por vía subcutánea.

e) Medir la excreción urinaria de cortisol libre.

Respuesta

La respuesta es e). Los datos de síndrome de Cushing secundaria a hiperfunción de la corteza suprarrenal son obesidad, hipertensión, masculinización, hipertricosis, acné, alteración del crecimiento e intolerancia a la glucosa. La causa más común en lactantes es un tumor adrenocortical funcionante, maligno; casi todos los tumores ocurren en menores de tres años. Otras causas de síndrome de Cushing durante la niñez son enfermedad adrenocortical nodular pigmentada primaria e hiperplasia nodular, ambas son independientes de la secreción de ACTH. El síndrome de Cushing dependiente de ACTH se origina por microadenomas de la hipófisis y por la producción ectópica de ACTH en carcinoma de células de los islotes del páncreas, neuroblastoma y, en ocasiones, tumor de Wilms. La variación diurna de la producción de cortisol se pierde en el síndrome de Cushing, pero los niños menores de tres años carecen de variación diurna. La excreción urinaria de cortisol casi siempre está aumentada. Es posible que la ecografía no permita identificar los tumores y que se requiera tomografía computarizada (CT, *computed tomography*) para hacer el diagnóstico. Otros datos son policitemia, linfopenia y eosinopenia; edad ósea avanzada; fractura patológica y falta de la sombra del timo en radiografías del tórax.

6. Una adolescente de 16 años (**Fig. 20-2**) está perdiendo peso aunque tiene buen apetito, es una corredora de larga distancia en la escuela y parece cansarse con facilidad. Muestra labilidad emocional y recientemente sus calificaciones escolares han ido a la baja. El plan de acción *más* apropiado es:

a) Solicitar pruebas de función tiroidea.

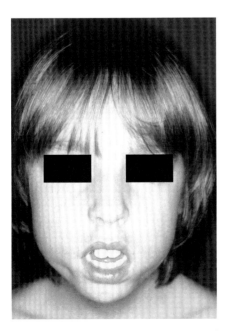

Figura 20-2 Adolescente de la pregunta 6. Vea los detalles en la explicación para la pregunta 6.

b) Remitirla para una evaluación psiquiátrica.

c) Comenzar un estudio para enfermedad inflamatoria intestinal.

d) Hospitalizarla para terapia nutricional intensiva bajo supervisión.

e) Ninguna de las anteriores.

Respuesta

La respuesta es a). La incidencia máxima de tirotoxicosis (enfermedad de Graves) ocurre durante la adolescencia. Los síntomas aparecen lentamente y el más temprano quizá sea rendimiento escolar inadecuado. La labilidad emocional, la hiperactividad y los temblores también son datos tempranos. El incremento del apetito con poco aumento de peso es un dato prominente. La mayoría de los pacientes muestra bocio y tal vez haya exoftalmos leve (**Fig. 20-2**). Es posible observar debilidad de los músculos proximales, palpitaciones y dificultades para respirar. Las concentraciones séricas de tiroxina (T_4), triyodotironina (T_3), T_4 libre y T_3 libre estarán altas, en tanto que la concentración de hormona estimulante de la tiroides está suprimida y quizá indetectable. El diagnóstico de hipertiroidismo debe considerarse en cualquier adolescente joven del sexo femenino con rendimiento escolar inadecuado, labilidad emocional y pérdida de peso.

7. Un niño de dos meses es llevado a su clínica para recibir inmunizaciones de rutina y muestra signos de hipotiroidismo. Una afirmación *verdadera* respecto al hipotiroidismo congénito es:

a) La ictericia fisiológica prolongada durante el periodo neonatal es rara.

b) Casi siempre hay bocio.

c) La radiografía simple quizá muestre falta de epífisis femoral distal.

d) La incidencia de hipotiroidismo congénito es más alta en la población afroamericana.

e) La deficiencia de hormona estimulante de la tiroides es una causa común.

Respuesta

La respuesta es c). La incidencia de hipotiroidismo congénito es de 1/4 000 lactantes en todo el mundo, pero es más baja en afroamericanos. La disgenesia tiroidea explica la mayor parte de los casos de hipotiroidismo congénito y la presencia de bocio es rara. Otras causas de hipotiroidismo congénito son anticuerpos bloqueadores del receptor de tirotropina, síntesis defectuosa de tiroxina, defectos del transporte de yodo, y defectos de organificación y acoplamiento de la peroxidasa tiroidea. La deficiencia de tirotropina es rara y se asocia con otras anormalidades hipofisarias. Si bien los médicos dependen de pruebas de detección neonatales, es necesario estar consciente de los síntomas tempranos de hipotiroidismo para hacer un diagnóstico oportuno. Los lactantes afectados muestran dificultades para la alimentación, aletargamiento, somnolencia e ictericia fisiológica prolongada. Otros datos son estreñimiento, edema de las extremidades y de los genitales, así como anemia resistente a tratamiento.

8. Un niño de cinco años (**Fig. 20-3**) con una enfermedad metabólica conocida es atendido en su clínica por otitis

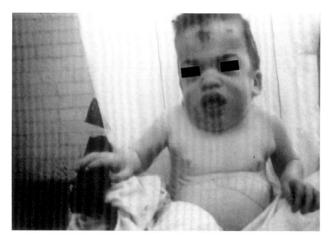

Figura 20-3   Niño de la pregunta 8. Vea los detalles en la explicación para la pregunta 8.

media recurrente. ¿Cuál afirmación es *verdadera* respecto a su enfermedad?

a) El deterioro neurológico progresivo es poco común.
b) Se hereda en un patrón dominante ligado a X.
c) El paciente tiene enfermedad ósea y articular mínima.
d) Aparece insuficiencia cardiaca congestiva secundaria a cardiopatía valvular.
e) Hay datos físicos anormales en el momento del nacimiento.

Respuesta
La respuesta es d). El síndrome de Hurler es una mucopolisacaridosis tipo I con una herencia autosómica recesiva y constituye una forma grave de mucopolisacaridosis. El lactante con síndrome de Hurler parece normal al momento del nacimiento; las características anormales surgen durante la lactancia e incluyen hepatoesplenomegalia, rasgos faciales toscos, múltiples deformidades del esqueleto y opacidad de la córnea. Una lengua grande causa dificultades con las vías respiratorias; es común la degeneración neurológica grave con retraso del desarrollo. En muchos pacientes aparecen infecciones de los oídos y respiratorias recurrentes. Las anormalidades cardiacas, entre ellas miocardiopatía aguda y cardiopatía valvular, llegan a poner en peligro la vida. El trasplante de médula ósea aumenta la supervivencia a largo plazo y alivia síntomas, pero no revierte las anormalidades del esqueleto. La terapia de reemplazo de enzimas con α-L-iduronidasa recombinante se encuentra disponible en centros especializados donde se atiende a niños que padecen síndrome de Hurler.

9. Un neonato de una semana de edad (**Fig. 20-4**) se recupera de una reparación de onfalocele. Nació a término por cesárea y pesó 5 kg. Presenta una crisis convulsiva generalizada y la medición rápida de la glucemia es de 24 mg/dL. ¿Cuál opción es *verdadera* respecto a la enfermedad de este lactante?

a) Tiene riesgo aumentado de presentar tumor de Wilms.
b) Tiene hipoglucemia transitoria del recién nacido.
c) Tiene hipoglucemia cetósica.

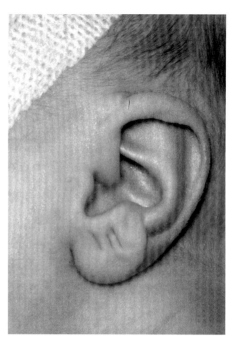

Figura 20-4   Neonato de la pregunta 9. Vea los detalles en la explicación para la pregunta 9.

d) Tiene panhipopituitarismo.
e) Tiene síndrome de Down.

Respuesta
La respuesta es a). El síndrome de Beckwith-Wiedemann se caracteriza por macrosomía, onfalocele, macroglosia y visceromegalia. Los lactantes tienen pliegues transversos característicos en el lóbulo de la oreja (**Fig. 20-4**). Aparece hipoglucemia en 50% de los pacientes como consecuencia de hiperplasia de las células de los islotes y de hiperinsulinismo. La ausencia de cetonas ante hipoglucemia es un indicio diagnóstico para el hiperinsulinismo. *Estos niños están predispuestos a un subgrupo de tumores propios de la niñez, entre ellos tumor de Wilms y tumores adrenocorticales.* La hipoglucemia transitoria es más común en lactantes prematuros y en los que son pequeños para la edad gestacional. Se cree que sobreviene por almacenamiento inadecuado de glucógeno hepático, proteína muscular y grasa corporal requeridos para satisfacer las necesidades de energía en momentos de estrés. Los lactantes con hipoglucemia y panhipopituitarismo también son pequeños para su edad gestacional, y es característico que los niños varones tengan microgenitales. La hipoglucemia cetósica es la hipoglucemia más común que se presenta en niños entre los 18 meses y los 5 años de edad. Los episodios de hipoglucemia ocurren después de enfermedad intercurrente y ayuno de duración relativamente corta. La enfermedad se resuelve de manera espontánea y el tratamiento se dirige a prevenir hipoglucemia con alimentaciones frecuentes.

10. Un lactante mayor, de tres años de edad, es atendido por piernas arqueadas. El estudio de la sangre revela:

- Calcio sérico = 8.5 mg/dL.
- Fosfato = 3 mg/dL.
- Fosfatasa alcalina = 850 U/dL.

¿Cuál de las afirmaciones que siguen es *verdadera* respecto a la causa del diagnóstico de este lactante mayor?

a) La concentración de parathormona es normal.

b) Las fracturas patológicas son poco comunes.

c) El diagnóstico requiere biopsia de hueso.

d) Esta enfermedad es poco común en lactantes con peso bajo al nacer y en adolescentes.

e) Los niños con piel más oscura producen menos vitamina D que aquéllos con piel más clara, para la misma cantidad de luz solar.

Respuesta

La respuesta es e). Las causas predominantes de raquitismo son deficiencia nutricional, exposición insuficiente a la luz solar o ambas en algunos pacientes. El raquitismo se ha observado en lactantes alimentados al seno materno, hijos de madres que no se exponen a la luz solar. Algunos lactantes alimentados exclusivamente al seno materno están en riesgo de presentar raquitismo. Los niños con piel pigmentada oscura son más susceptibles al raquitismo. Las causas de raquitismo secundario son insuficiencia renal crónica, enfermedades por malabsorción, como enfermedad celiaca y fibrosis quística, y terapia anticonvulsiva, en especial con fenitoína y fenobarbital. El raquitismo con deficiencia de vitamina D aparece durante las fases de crecimiento rápido, al igual que en lactantes con peso bajo al nacer y en adolescentes. Las manifestaciones clínicas de raquitismo son craneotabes, retraso del brote de los dientes, uniones costocondrales agrandadas y prominentes, piernas arqueadas o *genu varo* y tono muscular inadecuado. Las fracturas patológicas son comunes y despiertan sospecha de abuso infantil. Los valores de laboratorio característicos son *calcio y fosfato séricos bajos, fosfatasa alcalina aumentada*, concentración alta de parathormona y secreción aumentada de monofosfato de adenosina cíclico en la orina.

11. Un niño de seis años (**Fig. 20-5**) es llevado a su consultorio debido a preocupación de los padres respecto a enuresis nocturna. El niño tiene retraso del desarrollo y ha estado aumentando de peso de manera progresiva. En el interrogatorio adicional, los padres revelan que el niño fue pequeño para la edad gestacional en el momento del nacimiento y tuvo problemas de alimentación durante los primeros meses de vida. ¿Cuál de las afirmaciones que siguen es *verdadera* respecto a la enfermedad de este niño?

a) Quizá pierda peso durante el brote de crecimiento de la adolescencia.

b) Tiene riesgo aumentado de miocardiopatía.

c) Tal vez haya retraso mental acentuado.

d) La enuresis nocturna quizá sea el resultado de diabetes mellitus de nuevo inicio.

e) Tal vez presente pubertad precoz.

Respuesta

La respuesta es d). Los niños con síndrome de Prader-Willi (**Fig. 20-5**) se hacen obesos después de un periodo de falta de crecimiento y desarrollo durante la lactancia. La obesidad acentuada causa apnea del sueño, hipoxemia crónica e insuficiencia del hemicardio derecho secundaria a la aparición de hipertensión pulmonar. El retraso psico-

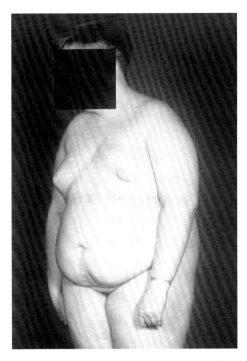

Figura 20-5 Niño de la pregunta 11. Vea los detalles en la explicación para la pregunta 11.

motor leve a moderado es muy común, al igual que las anormalidades endocrinas múltiples. La diabetes mellitus dependiente de insulina llega a presentarse como enuresis nocturna. El hipogonadismo hipogonadotrópico se presenta como retraso de la pubertad. La enfermedad es esporádica, pero en más de 50% de los niños con síndrome de Prader-Willi se encuentra una deleción del brazo largo del cromosoma 15, derivado del padre.

12. Un niño de 12 años presenta hinchazón del ojo izquierdo de dos semanas de evolución. El examen revela escoliosis torácica, manchas *café con leche* e hipertensión moderada. ¿Cuál de las afirmaciones que siguen es *verdadera* respecto a esta enfermedad?

a) Quizá tenga problemas de aprendizaje acentuados.

b) Es característico que aparezcan nódulos cutáneos durante la lactancia.

c) Es posible que muestre un glioma óptico en el lado izquierdo, con alteración visual moderada.

d) Debe ser objeto de un estudio para feocromocitoma.

e) Todas sus hijas serán portadoras de esta enfermedad.

Respuesta

La respuesta es d). La neurofibromatosis es una enfermedad autosómica dominante, por ende, la descendencia de los individuos afectados tiene una probabilidad de 50% de estar afectada. La incidencia reportada es de 1 en 4 000. El diagnóstico se basa en la presencia de seis o más manchas *café con leche*, pecas axilares o inguinales, dos o más nódulos de Lisch del iris (**Fig. 35-3**) y neurofibromas cutáneos (estos últimos regularmente aparecen durante la adolescencia). Hay gliomas ópticos en 15% de los pacientes, que por lo general son asintomáticos, con visión casi normal. El neuroma plexiforme del párpado muestra fuerte asociación con glioma óptico ipsolateral. La hipertensión quizá se origine por estenosis vascular renal o feocromocitoma. Las otras características de la neurofibromatosis son escoliosis, problemas de aprendizaje leves, pubertad precoz y neoplasias malignas.

13. Le llaman para que acuda a la sala de cunas neonatal para atender a un recién nacido que muestra inquietud. El examen revela un lactante de aspecto saludable excepto por microfalo e inquietud. La glucosa en sangre es de 15 mg/dL, se administra un bolo de dextrosa al 10% en agua por vía intravenosa y una infusión de dextrosa en agua. El siguiente paso *más* apropiado es:

a) Medir los 17-cetoesteroides urinarios.

b) Obtener examen general de orina para una investigación de ácidos orgánicos y aminoácidos.

c) Medir las cetonas séricas y urinarias.

d) Obtener una CT craneal para buscar displasia septoóptica.

e) Medir el péptido C sérico.

Respuesta

La respuesta es d). La hipoplasia bilateral o unilateral del nervio óptico, asociada con falta del septo pelúcido se conoce como *displasia septoóptica.* Los lactantes afectados tienen signos de panhipopituitarismo y los discos ópticos están pálidos e hipoplásicos en la fundoscopia. Los neonatos afectados muestran apnea, hipotonía, crisis convulsivas, ictericia prolongada e hipoglucemia (es característico que los recién nacidos del sexo masculino tengan microfalo). Dado que la hipoglucemia no se origina por hiperinsulinismo, hay cetonas urinarias y séricas. La excreción urinaria de 17-cetoesteroides está aumentada en la hiperplasia suprarrenal congénita y en los tumores adrenocorticales. La medición de ácidos orgánicos y de aminoácidos está implicada en el estudio de hipoglucemia, pero no está justificada en este caso.

14. Un niño de cuatro años es llevado a la sala de urgencias con tetania. La concentración sérica de calcio es de 6.0 mg/dL, la de fosfato es de 9.6 mg/dL y la fosfatasa alcalina es de 586 U/dL. ¿Cuál de las afirmaciones que siguen es verdadera respecto al seudohipoparatiroidismo?

a) La CT del cráneo quizá muestre calcificación de las meninges.

b) Tal vez haya pubertad precoz.

c) La concentración de hormona paratiroidea (PTH, *parathyroid hormone*) será baja.

d) La inteligencia normal es común.

e) Un examen con lámpara de hendidura probablemente revele cataratas.

Respuesta

La respuesta es e). El paciente en cuestión muestra signos y síntomas de hipoparatiroidismo. Las glándulas paratiroides son normales y logran sintetizar PTH y secretarla en pacientes con seudohipoparatiroidismo. Un defecto genético en el receptor de hormona del sistema de la adenilato ciclasa provoca falta de capacidad de respuesta a la hormona, sea que se administre PTH de manera endógena o exógena. La tetania es el signo de presentación más común.

Los niños afectados tienen braquidactilia con metacarpianos cortos, retraso mental moderado, depósitos de calcio en los tejidos subcutáneos y los ganglios basales, así como cataratas lenticulares. Otras anormalidades endocrinas son hipotiroidismo y disfunción gonadal. El diagnóstico se basa en una demostración de excreción reducida de fosfato y de monofosfato de adenosina cíclico (cAMP, *cyclic adenosine monophosphate*) urinario después de una infusión intravenosa de PTH. El diagnóstico definitivo se basa en estudios genéticos.

15. Un lactante de un mes de edad es llevado a su consultorio por estreñimiento y poco aumento de peso. El examen revela emaciación facial, con un labio superior en forma de V invertida e hipotonía generalizada. ¿Cuál de las afirmaciones que siguen es *verdadera* respecto a la enfermedad de este lactante?

a) La electrocardiografía quizá muestre cambios isquémicos.

b) La concentración sérica de creatina cinasa estará notoriamente alta.

c) El paciente tiene riesgo de presentar diabetes mellitus en etapas más avanzadas de la vida.

d) El examen de los ojos con lámpara de hendidura tal vez muestre nódulos de Lisch.

e) Se hereda como un patrón autosómico recesivo.

Respuesta

La respuesta es c). La distrofia miotónica es la segunda forma más común de distrofia muscular en Estados Unidos, Europa y Australia. Se hereda como un rasgo autosómico dominante. Hay afección de múltiples sistemas, dados los defectos en los músculos estriado, liso y cardiaco. El aspecto facial es característico, con un labio superior en forma de V invertida, mejillas delgadas y músculo temporal adelgazado. Aparece debilidad progresiva en los músculos distales; en contraste, en otras distrofias musculares la debilidad se observa sobre todo en los músculos proximales. La miotonía (relajación retardada de un músculo después de la contracción) es una característica muy clásica de esta enfermedad y aparece después de los tres años de edad. La afección del músculo liso en el sistema gastrointestinal provoca vaciamiento gástrico lento y estreñimiento. En mujeres que tienen esta enfermedad, las contracciones uterinas durante el trabajo de parto quizá sean ineficaces, ocurre afección del corazón en forma de bloqueo cardiaco y arritmias ocasionales. Las anormalidades endocrinas son hipotiroidismo, diabetes mellitus e insuficiencia adrenocortical. La atrofia testicular y la deficiencia de testosterona causan esterilidad en varones. Otros datos son cataratas y retraso mental de leve a moderado. La concentración de creatina cinasa generalmente es normal o está un poco alta. La biopsia muscular y la electromiografía que muestran miotonía brindan importante información diagnóstica. El defecto genético afecta el cromosoma 19 y la madre es el progenitor transmisor en 94% de los casos, un dato que no se explica por esterilidad masculina sola.

16. Un niño de 12 años es atendido en la clínica por tumefacción mamaria bilateral; se han burlado de él en los vestidores y está muy preocupado en cuanto a su aspecto. ¿Cuál opción es *verdadera* respecto a la ginecomastia?

a) La ginecomastia puberal fisiológica comprende ambas mamas.
b) Generalmente hay aumento moderado de la concentración de prolactina.
c) Hay proporción disminuida entre testosterona y estradiol.
d) El mejor manejo consta de tratamiento quirúrgico.
e) Se recomienda terapia con hormona de crecimiento en lugar de intervención quirúrgica.

Respuesta

La respuesta es c). La ginecomastia, una proliferación benigna del tejido glandular de la mama masculina, se origina por un decremento de la proporción entre actividad de testosterona y de estradiol. Es posible que sea unilateral o bilateral y se diagnostica en el examen como una masa de tejido palpable de al menos 0.5 cm de diámetro bajo el pezón. En la mayor parte de los estudios en niños varones púberes no se han encontrado diferencias en mediciones de un solo punto de las concentraciones séricas de testosterona, estradiol, estrona o gonadotropinas, en comparación con las que se encuentran en niños varones normales. Otras causas son fármacos o drogas (espironolactona, digoxina, ketoconazol, algunos fármacos no esteroideos y fumar marihuana), cirrosis, hipogonadismo masculino y neoplasia testicular. La ginecomastia prepuberal debe alertar respecto a la posibilidad de administración externa de estrógenos. La combinación de un interrogatorio y exploración física cuidadosos y algunas pruebas diagnósticas son de ayuda en la identificación de la causa de la ginecomastia en la mayoría de los pacientes. En niños adolescentes, el agrandamiento mamario casi siempre se debe a ginecomastia puberal, que en la mayor parte de los casos se resuelve de manera espontánea.

17. Una joven afroamericana de 18 años es atendida por poliuria y polidipsia; también tiene preocupaciones respecto a sus menstruaciones irregulares y vello facial. El examen revela un índice de masa corporal (BMI, *body mass index*) de 32, acantosis nigricans en la nuca, hirsutismo y acné. La evaluación de esta paciente debe incluir:

a) Ecografía pélvica para evaluar la presencia de embarazo.
b) Medición del estrógeno y progesterona séricos.
c) Medición de las concentraciones séricas de insulina, péptido C y anticuerpos contra insulina.
d) Estudio del esqueleto para evaluar si hay displasia fibrosa de los huesos largos.
e) Medición de la ACTH y del cortisol libre urinario.

Respuesta

La respuesta es c). El síndrome de ovario poliquístico (PCOS, *polycystic ovary syndrome*) es la causa más común de esterilidad en mujeres y se caracteriza principalmente por disfunción ovulatoria e hiperandrogenismo. El diagnóstico de PCOS tiene implicaciones de por vida, con incremento del riesgo de síndrome metabólico, diabetes mellitus tipo 2 y probablemente enfermedad cardiovascular y carcinoma endometrial. El PCOS debe considerarse en cualquier adolescente del sexo femenino que presente hirsutismo, irregularidades menstruales, acné y obesidad. La resistencia a la insulina es común en el PCOS y se manifiesta por acantosis nigricans y síndrome metabólico; la ecografía pélvica quizá muestre ovarios poliquísticos. La evaluación de una paciente en quien se sospecha PCOS debe incluir testosterona libre y total sérica, sulfato de dehidroepiandrosterona, prolactina sérica, factor de crecimiento tipo insulina-1, hormona estimulante de la tiroides, 17-hidroxiprogesterona, cortisol, insulina sérica, péptido C y anticuerpos contra insulina. El estudio del esqueleto es útil en el diagnóstico de síndrome de McCune-Albright, que se manifiesta con pubertad precoz, displasia fibrosa poliostótica del esqueleto, quistes ováricos y pigmentación anormal.

LECTURAS RECOMENDADAS

Braunstein GD. Clinical practice. Gynecomastia. *N Engl J Med* 2007; 357(12):1229.

Counts D, Varma SK. Hypothyroidism in children. *Pediatr Rev* 2009; 30(7):251–258.

Cnossen MH, de Goede-Bolder A, van den Broek KM, et al. A prospective 10-year follow-up study of patients with neurofibromatosis type 1. *Arch Dis Child* 1998;78:408.

Crossen SS, Wilson DM, Saynina O, et al. Outpatient care preceding hospitalization for diabetic ketoacidosis. *Pediatrics* 2016; 137(6):e20153497.

Diaz A, Lipman Diaz EG. Hypothyroidism. *Pediatr Rev* 2014;35 (8):336–349.

Ehrmann DA. Polycystic ovary syndrome. *N Engl J Med* 2005;352 (12):1223.

Elliott M, Maher ER. Beckwith-Wiedemann syndrome. *J Med Genet* 1994;31:560.

Forest MG, Recent advances in the diagnosis and management of congenital adrenal hyperplasia due to 21-hydroxylase deficiency. *Hum Reprod Update* 2004;10(6):469–485.

McCandless SE; Committee on Genetics. Clinical report—health supervision for children with Prader-Willi syndrome. *Pediatrics* 2011; 127(1):195–204.

Magiakou MA, Mastorakos G, Oldfield EH, et al. Cushing's syndrome in children and adolescents. *N Engl J Med* 1994;331:629.

Margalith D, Tze WJ, Jan JE. Congenital optic nerve hypoplasia with hypothalamic-pituitary dysplasia. *Am J Dis Child* 1985;139:361.

Moxley RT III. Myotonic disorders in childhood: diagnosis and treatment. *J Child Neurol* 1997;12:116.

Nakamoto JM, Sandstrom AT, Van Dop C, et al. Pseudohypoparathyroidism type Ia from maternal but not paternal transmission of a Gs gene mutation. *Am J Med Genet* 1997;77:261.

Peters C, Shapiro EG, Krivit W. Hurler syndrome: past, present, and future. *J Pediatr* 1998;133:79.

Plotnick L, Attie KM, Blethen SL, et al. Growth hormone treatment of girls with Turner syndrome: the National Cooperative Growth Study experience. *Pediatrics* 1998;102:479.

Srinivasan S, Misra M. Hyperthyroidism in children. *Pediatr Rev* 2015;36 (6):239–248.

Parte V: Neonatología

Capítulo 21

Enfermedades respiratorias del recién nacido

Ricardo J. Rodriguez

PERSPECTIVA GENERAL

Las enfermedades respiratorias en el recién nacido a menudo se presentan como insuficiencia respiratoria, que consiste en un mosaico clínico compuesto de una combinación de signos y síntomas que incluyen elementos de taquipnea; retracciones intercostales, subcostales y supraesternales; aleteo nasal; quejidos (gruñidos) e hipoxemia con o sin cianosis. Es una de las razones más comunes de las admisiones a la unidad de cuidado intensivo neonatal (NICU, *neonatal intensive care unit*). Las causas más comunes de admisión son taquipnea transitoria del recién nacido (TTN, *transient tachypnea of the newborn*) e infección (esto es, sepsis, neumonía). La insuficiencia respiratoria tiene un diagnóstico diferencial amplio (expansivo) que incluye múltiples enfermedades causales, que se dividen en dos categorías generales: *enfermedades no respiratorias* y *enfermedades respiratorias*.

La etiología de *enfermedades no respiratorias* que originan insuficiencia respiratoria es extensa e incluye:

- Cardiovascular.
- Cardiopatía congénita.
- Insuficiencia cardiaca congestiva con edema pulmonar secundario.
- Hematológica.
- Anemia grave.
- Policitemia y síndrome de hiperviscosidad.
- Metabólica.
- Acidosis metabólica.
- Hipoglucemia.
- Hipotermia.
- Neuromuscular.
- Sistema nervioso central.
  - Edema cerebral.
  - Hemorragia intracraneal.
  - Meningitis.
  - Atrofia de músculos espinales.
- Exposición a fármacos o drogas.
- Sistema nervioso periférico.
- Miastenia *gravis*.
- Muscular.
  - Distrofia muscular.

Si bien es esencial y crucial considerar enfermedad cardiaca al principio de una evaluación neonatal, es una causa común de síntomas inmediatamente después del nacimiento.

Las *enfermedades respiratorias* que causan insuficiencia respiratoria durante el periodo neonatal se clasifican en cuatro categorías generales:

1. Enfermedades del parénquima.
2. Anormalidades del desarrollo.
3. Anormalidades mecánicas.
4. Anormalidades de las vías respiratorias.

Las enfermedades del parénquima son TTN, síndrome de insuficiencia respiratoria (RDS, *respiratory distress syndrome*), neumonía bacteriana, síndrome de aspiración de meconio (MAS, *meconium aspiration syndrome*) e hipertensión pulmonar persistente del recién nacido (PPHN, *persistent pulmonary hypertension of the newborn*). Las anormalidades del desarrollo son hernia diafragmática congénita (CDH, *congenital diaphragmatic hernia*), malformación congénita de las vías respiratorias pulmonares (CPAM, *congenital pulmonary airway malformation*), secuestro pulmonar, fístula traqueoesofágica (TEF, *tracheoesophageal fistula*), hipoplasia pulmonar e hiperinsuflación lobular infantil (antes conocida como *enfisema lobular congénito*). Las anormalidades mecánicas incluyen todas las formas de síndromes de escape de aire pulmonar. Las anormalidades de las vías respiratorias quizá incluyan cualesquier causas intrínsecas o extrínsecas que lleven a obstrucción de las vías respiratorias. La descripción y exposición adicional de muchas de estas enfermedades siguen a las preguntas que se presentan a continuación.

EJERCICIOS DE REVISIÓN

PREGUNTAS

1. Desde el punto de vista embrionario, el pulmón se deriva de:

a) Pliegues laterales del mesodermo embrionario.
b) Surco faríngeo medial del endodermo del intestino anterior.
c) Células epiteliales de la cresta neural.
d) Subdivisión del mesénquima primordial.
e) Ninguna de las anteriores.

Respuesta

La respuesta es b). El desarrollo de los pulmones empieza durante la tercera semana de gestación. Es durante el periodo embrionario de desarrollo fetal que el primordio pulmonar se diferencia a partir de una eventración ventral desde el piso del endodermo del intestino anterior primitivo (**Fig. 21-1**).

La organogénesis pulmonar se divide en cinco periodos:

- Embrionario (semanas 3 a 6).
- Seudoglandular (semanas 6 a 16).
- Canalicular (semanas 16 a 26).
- Sacular (semanas 26 a 36).
- Alveolar (semana 36 hasta la madurez).

Durante los periodos embrionario y seudoglandular, las principales vías respiratorias de conducción se establecen y se desarrollan por medio de morfogénesis ramificante. Los periodos canalicular y sacular incluyen vascularización de unidades respiratorias terminales para formar la unidad respiratoria adulta, así como citodiferenciación de células bronquiolares y alveolares que originan neumocitos productores de surfactante tipo I y tipo II. Por último, es

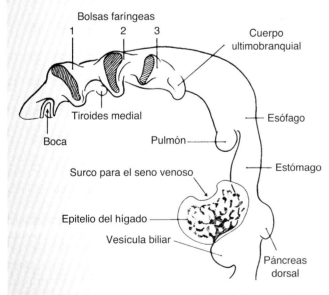

Figura 21-1   Surco faríngeo medial del endodermo del intestino anterior (extremo caudal). (Tomado con autorización de Skandalakis JE, Gray SW. *Embryology for surgeons*, 2nd ed. Baltimore, MD: Williams & Wilkins, 1994).

durante el periodo alveolar que ocurre una reducción notoria de tejido intersticial y maduración de la organización alveolar (alveolarización). El desarrollo alveolar y el crecimiento pulmonar subsiguientes, incluso subdivisión y proliferación adicionales de alvéolos, continúan después de la lactancia, hasta alrededor de los 2 a 6 años de edad. Puesto que cada etapa del desarrollo pulmonar tiene importancia para el crecimiento y la maduración subsiguientes, es posible rastrear los defectos en la morfogénesis a desarrollo aberrante o suspendido durante estos periodos. Por ejemplo, la TEF y la estenosis traqueal surgen durante el periodo embrionario, y la CDH, la CPAM y los quistes broncogénicos, surgen durante el periodo seudoglandular.

2. Un recién nacido a término del sexo masculino nace mediante cesárea iterativa (repetida [C/S, *cesarean section*]). La rotura de membranas ocurre en el momento del parto. Las puntuaciones APGAR son de 9 al minuto y de 9 a los 5 minutos. A los 15 minutos de vida, se nota que el lactante tiene taquipnea y retracciones intercostales leves. No tiene cianosis, y la saturación periférica de oxígeno es de 88 a 90% en aire ambiente. No hay soplo cardiaco. La radiografía (Rx) de tórax muestra expansión de los pulmones hasta las costillas anteriores 8 a 10, estrías perihiliares, y una densidad de líquido en la fisura horizontal derecha. La *mejor* terapia para este lactante es:

a) Furosemida por vía intravenosa.
b) Ampicilina y gentamicina por vía intravenosa.
c) Intubación traqueal y surfactante.
d) Prostaglandina E1 por vía intravenosa.
e) Oxígeno suplementario mediante cánula nasal.

Respuesta

La respuesta es e). Lo más probable es que este lactante tuvo TTN, que es la causa más común de insuficiencia respiratoria en recién nacidos, y afecta a lactantes tanto a término como pretérmino. Se produce por la eliminación retrasada de líquido pulmonar fetal después del nacimiento. Esta eliminación retrasada se produce por una combinación de factores, entre ellos fracaso de la activación del canal de Na[1] apical, por medio del cual se reabsorbe líquido pulmonar; falta de inhibición de la secreción de líquido pulmonar mediada por cloruro, y en menor grado, fuerzas mecánicas nulas o disminuidas asociadas con el trabajo de parto que faltan con la cesárea o están disminuidas con el parto vaginal precipitado. Los síntomas quizá incluyan una combinación de quejidos (gruñidos); aleteo nasal; retracciones intercostales, subcostales o supraesternales, y taquipnea, con o sin cianosis. La resolución regularmente ocurre unas 48 a 72 horas después del nacimiento. Aunque no siempre, por lo general esta afección es benigna y autolimitada. Los factores de riesgo para TTN son:

- Cesárea sin un intento de trabajo de parto.
- Parto pretérmino tardío.
- Diabetes materna.
- Parto precipitado.
- Sufrimiento fetal.
- Sedación materna.
- Depresión perinatal.

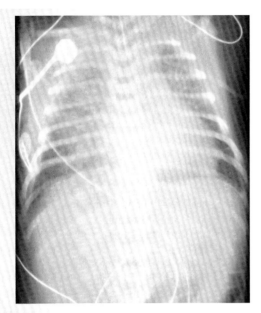

Figura 21-2   Radiografía de tórax que muestra estrías perihiliares y marcas intersticiales aumentadas, características de TTN.

La evaluación radiográfica (**Fig. 21-2**) por lo general demuestra buenos volúmenes pulmonares, marcas intersticiales aumentadas (cisuritis), estrías perihiliares sin broncogramas aéreos, líquido en las fisuras, y solo ocasionalmente derrame pleural. Las pruebas de gases en sangre arterial (ABG, *arterial blood gas*) quizá indiquen hipoxemia leve con hipercapnia o sin ella. El diagnóstico diferencial incluye RDS, neumonía, síndromes de escape de aire, y malformaciones pulmonares congénitas. El tratamiento es de sostén y quizá incluya suplementación de oxígeno, presión positiva continua en las vías respiratorias (CPAP, *continuous positive airway pressure*), administración de líquido por vía intravenosa y vigilancia estrecha.

3. Un lactante de 1 600 g nace a las 32 semanas de gestación. El embarazo se complicó por trabajo de parto pretérmino y parto precipitado. La madre no recibió esteroides antenatales, y la rotura de membranas ocurrió justo antes del parto. A las 1 a 2 horas de edad, el lactante presenta taquipnea, quejidos (gruñidos), aleteo nasal y retracciones subcostales. ¿Cuál sería el dato radiográfico *más* probable en este lactante?

a) Patrón reticulogranular fino.
b) Infiltrados gruesos difusos.
c) Derrame pleural.
d) Silueta tímica elevada (signo de la vela).
e) Líquido en las fisuras.

Respuesta

La respuesta es a). El RDS es la causa más común de insuficiencia respiratoria *grave* en el recién nacido. Es una enfermedad de inmadurez tanto biológica como bioquímica, caracterizada por deficiencia de surfactante pulmonar, esa deficiencia ocasiona colapso alveolar a volúmenes pulmonares bajos. La atelectasia resultante conduce a desproporción entre ventilación y perfusión dentro del pulmón, y edema pulmonar. Estos cambios, a su vez, causan decremento de la

adaptabilidad pulmonar y patrones alterados de intercambio de gases, incluso hipoxemia, hipercapnia y acidosis respiratoria y metabólica. La incidencia de RDS es inversamente proporcional a la edad gestacional; afecta a cerca de 100% de los neonatos nacidos entre las 23 y 25 semanas de gestación, a un 60% de los nacidos hacia las 29 semanas, entre 20 a 30% de los nacidos a las 29 a 34 semanas, a cerca de 5% de los nacidos a las 34 a 37 semanas y a menos de 1% de los nacidos a más de 37 semanas de gestación. El inicio de los síntomas en ocasiones es evidente inmediatamente después del nacimiento y en otras aparece o empeora en cuestión de minutos y con signos de insuficiencia respiratoria. Los signos a menudo comprenden taquipnea; quejidos (gruñidos); aleteo nasal; retracciones supraesternales, subcostales e intercostales, e hipoxemia con cianosis o sin ella. La evaluación radiográfica (**Fig. 21-3**) demuestra un patrón reticulogranular fino característico (aspecto en "vidrio esmerilado") con broncograma aéreo indicativo de atelectasia difusa. La gravedad máxima ocurre a las 72 a 96 horas después del nacimiento. La recuperación por lo general coincide con producción de abundante orina. Las estrategias preventivas son tratamiento de la madre con fármacos tocolíticos para suspender el trabajo de parto prematuro, y terapia antenatal de la madre con corticoesteroides para acelerar la maduración de los pulmones fetales. Esta última es más eficaz cuando se administra 24 a 48 horas antes del parto. Cuando el parto ocurre 7 a 14 días después de la dosificación materna, la eficacia es limitada, si es que resulta eficaz. Las complicaciones asociadas con RDS son síndromes de escape de aire e incidencia aumentada de enfermedad pulmonar crónica. El manejo médico de RDS quizá requiera, cuando esté indicado, oxigenoterapia suplementaria, apoyo respiratorio mecánico, manejo con líquidos y electrolitos por vía intravenosa, y terapia de reemplazo de surfactante por vía intratraqueal. El uso de terapia de reemplazo de surfactante exógeno se asocia con decremento de la mortalidad, de la frecuencia de síndromes de escape de aire asociados, y de la duración de la ventilación mecánica. Se ha

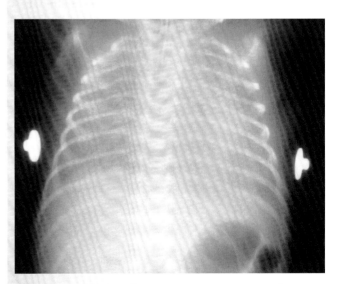

Figura 21-3   Radiografía que muestra un patrón reticulogranular fino, característico del síndrome de insuficiencia respiratoria.

demostrado que revierte la atelectasia y mejora la capacidad residual funcional pulmonar, con mejoría resultante de los patrones de intercambio de gases, incluso la oxigenación. El surfactante por lo general se administra de manera profiláctica a pacientes con menos de 29 semanas de gestación que tienen riesgo alto de RDS, y como un tratamiento de rescate en presencia de RDS moderado a grave establecido. En años recientes ha surgido un método más conservador para la administración de surfactante como resultado de uso aumentado de CPAP nasal en la sala de partos. El diagnóstico diferencial incluye TTN, neumonía y derrame pleural.

4. Se aconseja a una paciente una cesárea repetida a medida que el embarazo se acerca al término. Para evitar dar a luz a un recién nacido que tenga pulmones inmaduros, y RDS, se efectúa valoración prenatal del líquido amniótico. La prueba en el líquido amniótico que es *más* probable que prediga la madurez de los pulmones fetales es:

    a) Fosfatidilglicerol.
    b) α-fetoproteína.
    c) Proteína surfactante A.
    d) Tiroxina.
    e) Esfingomielina.

Respuesta

La respuesta es a). El surfactante pulmonar, producido por los neumocitos tipo II, es una mezcla compleja tanto de fosfolípidos como de proteínas asociadas. Su presencia reduce la tensión de superficie alveolar, lo que ayuda a mantener la estabilidad alveolar a volúmenes pulmonares bajos (es decir, prevención de colapso alveolar al final de la espiración). Esto, a su vez, previene atelectasia mientras promueve ventilación y oxigenación eficientes. De sus muchos componentes (**Fig. 21-4**), el fosfatidilglicerol (PG, *phosphatidylglycerol*) es un componente del surfactante de aparición tardía; cuando está presente en el líquido amniótico, el riesgo de que aparezca RDS es menor de 0.5%. Otro marcador bioquímico útil para predecir la maduración de los pulmones y la suficiencia de la función pulmonar al momento del nacimiento es la proporción entre lecitina y esfingomielina (proporción L:S). Tanto la lecitina (también conocida como *fosfatidilcolina*) como la esfingomielina son fosfolípidos que se encuentran en el líquido amnió-

tico. Si bien la esfingomielina permanece a cifras constantes durante toda la gestación, la lecitina, un componente activo del surfactante, se encuentra en cantidades crecientes durante toda la gestación. La proporción L:S aumenta desde aproximadamente (1:1) a las 31 a 32 semanas de gestación, y hasta (2:1) hacia las 35 semanas. La proporción mayor de 2:1 indica madurez de los pulmones fetales en casi todos los embarazos no diabéticos. Para lactantes hijos de madres diabéticas (IDM, *infants of diabetic mothers*), se prefiere una proporción L:S de 2.5:1 o más para declarar madurez de los pulmones fetales.

5. El tratamiento de RDS con administración exógena de surfactante es *más* probable que aumente la incidencia de:

    a) Hemorragia intraventricular.
    b) Displasia broncopulmonar.
    c) Hemorragia pulmonar.
    d) Retinopatia de la prematurez.
    e) Neumotórax.

Respuesta

La respuesta es c). En lactantes con RDS, se ha demostrado que la terapia de reemplazo de surfactante exógeno tiene repercusiones beneficiosas, incluso reversión de atelectasia, incremento de la capacidad residual funcional y mejoría de la oxigenación. Sin embargo, su uso conlleva ciertas complicaciones potenciales. Casi todos los efectos adversos que ocurren durante la administración intratraqueal son transitorios, e incluyen bradicardia, obstrucción de las vías respiratorias y una disminución de la saturación de oxígeno. Además, el médico debe anticipar la hiperoxia e hipocapnia resultantes, y el riesgo de la aparición de escapes de aire pulmonares cuando la reducción del apoyo ventilatorio mecánico no es conmensurada con cambios favorables de la adaptabilidad pulmonar. De igual modo, el riesgo de hemorragia pulmonar en ocasiones se asocia con la persistencia de un conducto arterioso permeable potenciada por estas mejorías de la adaptabilidad pulmonar.

6. Antes del parto de un lactante a las 41 semanas de gestación, el obstetra hace notar que el líquido amniótico contiene meconio espeso. Cuando se coloca al lactante en el calentador después del parto, está flácido y pálido, con respiraciones deprimidas.

    El paso inicial *más* importante en la reanimación del lactante es:

    a) Determinar la puntuación Apgar del lactante.
    b) Iniciar intubación traqueal con aspiración.
    c) Proporcionar ventilación con presión positiva.
    d) Aspiración de la hipofaringe.
    e) Aspiración del contenido gástrico.

Respuesta

La respuesta es c). El líquido amniótico teñido con meconio (MSAF, *meconium-stained amniotic fluid*) está presente en 10 a 15% de los recién nacidos. Si bien la expulsión de meconio es rara antes de las 37 semanas de gestación, su presencia en el líquido amniótico a menudo es un signo de aviso de sufrimiento fetal. El MAS, en el cual la aspiración fetal de meconio provoca insuficiencia y enfermedad respiratorias graves, ocurre en 5 a 15% de los neonatos nacidos a

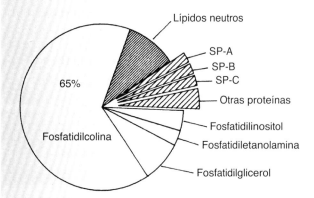

Figura 21-4 Componentes bioquímicos del surfactante pulmonar, incluso lípidos y proteínas asociadas.

través de MSAF (una incidencia general de 2% entre todos los nacidos vivos), con una tasa de mortalidad de 5 a 20%. El meconio, la primera defecación de un recién nacido, es una mezcla estéril de lanugo, vérnix, restos celulares, ácidos y pigmentos biliares, secreciones gástricas y pancreáticas, moco y sangre. Aparece en el íleon fetal a las 10 a 16 semanas de gestación. La expulsión de meconio *in utero* se asocia con hipoxia o acidosis, anteparto o intraparto, que llevan a peristaltismo intestinal aumentado y relajación del esfínter rectal, lo cual da por resultado su expulsión. Los esfuerzos respiratorios con jadeo asociados del feto, y la incompetencia laríngea, causan aspiración del MSAF hacia las vías respiratorias de calibre grande y pequeño de los pulmones. Una vez aspirado, este meconio en ocasiones propicia obstruir las vías respiratorias parcial o completamente. Cuando es parcial, esta materia particulada viscosa origina atrapamiento de aire e hiperinsuflación por medio de un efecto de válvula de esfera, lo cual aumenta el potencial para la aparición de escapes de aire. Si la obstrucción de las vías respiratorias es completa, el meconio causa colapso alveolar, atelectasia y desproporción entre ventilación y perfusión. Además, ocurre neumonitis química en la cual se notan infiltración de leucocitos, escape de proteína, edema bronquiolar y necrosis alveolar. La inactivación de surfactante secundaria a este escape de proteína conduce a adaptabilidad pulmonar disminuida con aumento en el requerimiento de oxígeno, hipercapnia y acidosis resultantes. Estos cambios combinados pueden ocasionar escapes de aire pulmonares en 10 a 30% de los pacientes afectados, e incremento del riesgo de vasoconstricción pulmonar hipóxica e hipertensión pulmonar (PPHN, *persistent pulmonary hypertension of the newborn*). Otros factores de riesgo asociados con MAS son:

- Gestación postérmino.
- Sufrimiento fetal.
- Hipoxia *in utero*.

El manejo médico del MAS es de sostén y en ocasiones requiere diversas modalidades de ventilación, entre ellas ventilación oscilatoria de alta frecuencia (HFOV, *high-frequency oscillatory ventilation*), concentración alta de oxígeno, uso de óxido nítrico inhalado (iNO, *inhaled nitric oxide*) como un vasodilatador pulmonar directo, administración intratraqueal de surfactante y antibioticoterapia. La prevención de MAS en ocasiones comprende amnioinfusión intraparto materna (que es controvertida). De acuerdo con las *Guías del Neonatal Resuscitation Program (NRP) 2016*, si un lactante nace a través de líquido amniótico teñido con meconio, y presenta tono muscular inadecuado, y esfuerzos respiratorios insuficientes, debe colocarse bajo un calentador radiante, e iniciar ventilación con presión positiva (PPV, *positive pressure ventilation*) si es necesario. Ya no se sugiere intubación sistemática para aspiración traqueal porque hay evidencia insuficiente para continuar su recomendación. La intervención apropiada para apoyar la ventilación y la oxigenación debe iniciarse según esté indicado para cada lactante individual, lo que incluye intubación y aspiración si hay obstrucción de las vías respiratorias. El diagnóstico diferencial para MAS comprende TTN, RDS y neumonía congénita.

7. Un recién nacido cuya edad gestacional estimada es de más de 42 semanas, está teñido con meconio. Se requirieron pasos de reanimación iniciales y ventilación con presión positiva en la sala de partos. El lactante tiene insuficiencia respiratoria. Se obtiene una Rx de tórax. El dato radiográfico *más* probable es:

a) Volúmenes pulmonares disminuidos.
b) Infiltrados gruesos, en placas.
c) Derrame pleural.
d) Patrón reticulogranular.
e) Desviación del mediastino.

Respuesta

La respuesta es b). La evaluación radiográfica de MAS demuestra infiltrados característicos pulmonares en placas, rodeados por áreas de hiperinsuflación (**Fig. 21-5**); cuando la inactivación del surfactante es notoria, la presentación inicial en ocasiones incluye densidades lineales con estrías o volúmenes pulmonares disminuidos con densidades homogéneas.

8. Un lactante de tres horas de edad nacido a término tiene insuficiencia respiratoria. El dato importante en la historia clínica es MSAF. La Rx muestra infiltrados gruesos difusos bilaterales. El lactante está recibiendo ventilación mecánica con fracción de oxígeno en el aire inspirado (FiO_2, *fractional inspired oxygen*) de 1.0 y una presión media alta en las vías respiratorias. Las ABG revelan PaO_2 de 35 mm Hg. La manifestación *más* útil para el diagnóstico de PPHN es:

a) PaCO_2 alta.
b) Saturaciones de oxígeno diferenciales entre el brazo y la pierna derechos.
c) Hiperactividad precordial.
d) Respuesta al iNO.
e) Regurgitación tricúspide.

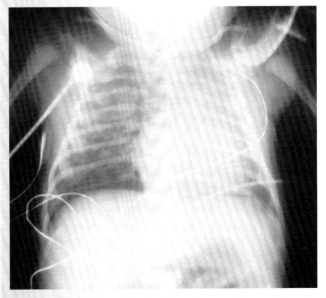

Figura 21-5 Radiografía de un lactante con síndrome de aspiración de meconio. Note los infiltrados en placas gruesos bilaterales y áreas de hiperinsuflación.

Respuesta

La respuesta es d). *Véase* la explicación en la respuesta para la pregunta 9.

9. Los recién nacidos que no demuestran una diferencia en los valores preductales y posductales para Sp_{O_2} y Pa_{O_2} no tienen PPHN.

   a) Verdadero.
   b) Falso.

Respuesta

La respuesta es b). La PPHN es un síndrome clínico con una persistencia anormal de resistencia vascular pulmonar (PVR, *pulmonary vascular resistance*) alta. Esta persistencia de PVR en ocasiones depende de mala adaptación o de desarrollo inadecuado del lecho vascular pulmonar. La incidencia de PPHN es de alrededor de 1 en 1 000 nacidos vivos. Sus características fisiopatológicas comprenden fracaso de la declinación normal de la PVR esperada después del nacimiento, que da pie a persistencia de PVR alta. La PVR alta a menudo se evidencia en la ecocardiografía por cortocircuito de derecha e izquierda en el ámbito auricular o en el conducto arterioso. El decremento resultante del flujo sanguíneo pulmonar causa hipoxemia y acidosis metabólica. Las enfermedades que provocan maladaptación vascular pulmonar son:

- Sepsis bacteriana.
- Hipoxia o asfixia perinatal.
- Neumonía.
- MAS.
- Hipotermia.
- Gestación postérmino.

Cuando la PPHN se produce por desarrollo pulmonar inadecuado, la estructura vascular pulmonar parece anormal, con muscularización excesiva de arteriolas pulmonares. Las enfermedades asociadas con desarrollo pulmonar inadecuado son:

- Hipoplasia pulmonar (esto es, CDH).
- Hipoxia intrauterina.
- Displasia alveolo-capilar.
- Cierre prematuro del conducto arterioso en el feto.

La presentación clínica regularmente ocurre entre neonatos a término o postérmino, por lo general en el transcurso de las primeras 24 horas de vida. Los signos clínicos son insuficiencia respiratoria y cianosis grave. El diagnóstico de PPHN se verifica por la presencia de hipoxemia grave (Pa_{O_2} baja) en el muestreo de sangre arterial. En la evaluación radiográfica es factible identificar enfermedad pulmonar parenquimatosa, y pulmones de aspecto oligémico secundario a decremento del flujo sanguíneo pulmonar. Con la ausencia de cortocircuito importante en el agujero oval permeable, el médico quizá aprecie división de la saturación de oxígeno preductal y posductal, con ΔSPa_{O_2} mayor de 10%. La ecocardiografía demuestra presiones altas en el hemicardio derecho equivalentes a las cifras sistémicas, regurgitación tricúspide con cortocircuito de derecha e izquierda en el conducto arterioso permeable y el agujero oval, y aplanamiento o desviación del tabique interventricular hacia la izquierda.

El manejo médico de la PPHN comprende tratamiento de las causas subyacentes sospechadas, uso de antibióticos de amplio espectro en quienes se sospecha sepsis y presentan MAS, sedación para maximizar la saturación de oxígeno y suministro de oxígeno, y apoyo del gasto cardiaco por medio de expansión de volumen e inotrópicos. Es primordial mantener la presión arterial sistémica normal para aminorar el cortocircuito de derecha a izquierda; es factible aumentar la promoción de vasodilatación pulmonar con oxígeno suplementario e iNO. *Cuando se inicia terapia con iNO, a menudo se aprecia una mejoría rápida y notoria de la oxigenación arterial, una respuesta característica en muchos pacientes con PPHN.* El óxido nítrico inhalado ha disminuido la necesidad de oxigenación por membrana extracorpórea (ECMO, *extracorporeal membrane oxygenation*). Empero, en los casos más graves, el rescate terapéutico con oxigenación por membrana extracorpórea, a pesar de morbilidades asociadas importantes, disminuye significativamente la mortalidad.

10. Un neonato nacido a las 38 semanas de gestación tiene taquipnea, quejido (gruñido) espiratorio, aleteo nasal, retracciones subcostales y cianosis, poco después del nacimiento. La madre tuvo rotura de membranas 36 horas antes de parto vaginal, y ha presentado hipersensibilidad uterina y fiebre. El dato *más* probable en la radiografía de tórax en este lactante es:

   a) Desplazamiento del mediastino.
   b) Patrón reticulogranular difuso.
   c) Sobreinsuflación pulmonar con densidades burdas.
   d) Estrías perihiliares prominentes.
   e) Radiotransparencias curvilíneas finas.

Respuesta

La respuesta es c). La neumonía neonatal se sospecha hasta en 20 a 60% de los mortinatos y de las muertes de neonatos nacidos vivos, mediante autopsia. Es factible que el neonato adquiera los agentes causales *in utero* o durante el periodo perinatal o posnatal. La transmisión de microorganismos quizá ocurra por medio de paso transplacentario, aspiración de líquido amniótico contaminado, diseminación hematógena o inhalación. Los factores de riesgo identificados para neumonía neonatal son rotura prolongada de membranas, fiebre materna, corioamnionitis, colonización materna por estreptococos del grupo B (GBS, *group B Streptococcus*) (*Streptococcus agalactiae*), trabajo de parto pretérmino, prematurez y asfixia fetal.

El agente causal a menudo se relaciona con el momento de adquisición. En el caso de adquisición intrauterina, sea por colonización o infección materna, es factible que se transmitan diversos agentes infecciosos al neonato. Los virus asociados son el de la rubéola, citomegalovirus (CMV), virus de la varicela-zóster (VZV *varicella zoster virus*), y virus de inmunodeficiencia humana (HIV, *human immunodeficiency virus*). Otros microorganismos son *Treponema pallidum*, *Toxoplasma gondii* y *Listeria monocytogenes*. La adquisición perinatal incluye *Escherichia coli*, GBS, *Neisseria gonorrhoeae*, *Chlamydia trachomatis* y virus del herpes simple (HSV, *herpes simplex virus*) 1 y 2. La adquisición posnatal comprende los virus respiratorios adenovirus y virus sincicial respiratorio (RSV, *respiratory syncytial virus*), *Staphylococcus aureus* y bacterias entéricas gramnegativas, como *Pseudomonas aeruginosa* y *Serratia marcescens.*

La presentación clínica de la neumonía neonatal a menudo incluye signos de insuficiencia respiratoria, entre ellos aumento del trabajo de la respiración; taquipnea; retracciones intercostales, subcostales y supraesternales, y aleteo nasal. Algunos pacientes se presentan con episodios manifiestos de apnea y cianosis, mientras que otros surgen de manera insidiosa con inestabilidad de la temperatura y desaturación de oxígeno ocasional. La alimentación inadecuada y el letargo son otros datos asociados. Con enfermedad de inicio temprano (<7 días de edad) se sospecha adquisición *in utero* y perinatal, e incluye GBS, *E. coli*, *Klebsiella* sp. o *Listeria*. La enfermedad de inicio tardío (≥7 días de edad) incluye bacterias entéricas gramnegativas y hongos, *C. trachomatis*, GBS y HSV; esta última a menudo se presenta como enfermedad sistémica. Si bien es posible establecer el diagnóstico de neumonía congénita por medio de evaluación radiográfica, los datos anormales en radiografías de tórax quizá se retrasen durante 24 a 72 horas después del inicio de los signos clínicos. Los datos en la Rx de tórax a menudo incluyen sobreinsuflación pulmonar con densidades gruesas o tal vez sea indistinguible de RDS, especialmente en el caso de neumonía por GBS (**Fig. 21-6**). No sorprende que el diagnóstico diferencial debe incluir RDS y TTN.

11. La combinación de antibióticos inicial más apropiada para tratar neumonía neonatal es:

   a) Vancomicina y gentamicina.
   b) Cefotaxima y metronidazol.
   c) Ampicilina y gentamicina.
   d) Eritromicina y dicloxacilina.
   e) Monoterapia con cefaclor.

Respuesta
La respuesta es c). El manejo de la neumonía neonatal incluye la necesidad de grados variables de apoyo respiratorio cuando está indicado, y vigilancia cardiorrespiratoria y

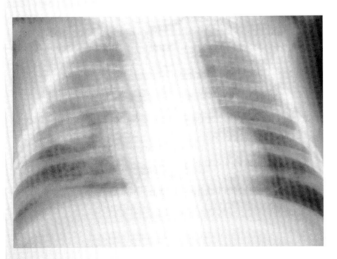

Figura 21-6 Radiografía de un lactante con neumonía congénita. Note la sobreinsuflación pulmonar y las densidades gruesas bilaterales.

de la Spo₂ estrecha. En circunstancias óptimas, la evaluación de laboratorio incluye cultivo y tinción de Gram de muestras de sangre y secreción traqueal (cuando es factible). Las anomalías de laboratorio asociadas son neutropenia o leucocitosis, desviación hacia la izquierda, trombocitopenia, y una concentración alta de proteína C reactiva. Cuando se sospecha infección bacteriana, es razonable el inicio expedito de cobertura con antibióticos de amplio espectro, con ampicilina y un aminoglucósido o una cefalosporina de tercera generación mientras se esperan los resultados de laboratorio. Cuando la sospecha de virus u hongos es alta, es apropiado considerar el inicio de tratamiento con antivirales o antimicóticos.

12. Después de intubación exitosa y ventilación manual de un lactante de 26 semanas de gestación, la saturación de oxígeno del paciente es de 91%, y los signos vitales son estables. Su color repentinamente se torna azul. Los ruidos respiratorios están disminuidos en el lado derecho y son normales en el izquierdo, y la frecuencia cardiaca disminuye rápido. Un detector de dióxido de carbono colorimétrico sigue mostrando cambios de color cíclicos. ¿Cuál intervención es *más* probable que resuelva estos datos?

   a) Bolo intravenoso de solución salina normal.
   b) Administración endotraqueal de epinefrina.
   c) Toracotomía con aguja.
   d) Reintubación.
   e) Terapia con surfactante.

Respuesta
La respuesta es c). Los síndromes de escape de aire pulmonar ocurren hasta en 2% de los lactantes a término. Las formas más comunes son neumotórax y neumomediastino. Otros síndromes de escape de aire pulmonar comprenden enfisema intersticial pulmonar (PIE, *pulmonary interstitial emphysema*), neumopericardio, neumoperitoneo y enfisema subcutáneo. Los aspectos fisiopatológicos de estas afecciones comprenden ventilación alveolar no uniforme, atrapamiento de aire o cambios de presión transpulmonar altos que, a su vez, causan sobredistensión y rotura alveolares. El aire alveolar que está escapando, después sigue una trayectoria a lo largo de la raíz del pulmón promedio de vainas de tejido conjuntivo perivasculares. El aire acumulado en ocasiones se resorbe o se rompe hacia los espacios pleurales (neumotórax) o mediastínicos (neumomediastino). Además, los síndromes de escape de aire pulmonar quizá dependan de traumatismo mecánico directo de las vías respiratorias, como por un catéter de aspiración dirigido de manera aberrante.

En el caso de un neumotórax, el aire diseca y escapa hacia el espacio pleural dentro del tórax entre las superficies pleurales visceral y parietal. Esto ocurre de manera espontánea en 1 a 2% de los nacidos a término sanos de manera secundaria a oscilaciones de presión transpulmonar altas asociadas con las primeras respiraciones. A menudo estos lactantes son asintomáticos.

El PIE ocurre cuando el aire diseca, se acumula y permanece atrapado en el parénquima pulmonar, dentro del intersticio pulmonar, los linfáticos, o los espacios perivascular o subpleural. El PIE es más común entre lactantes prematuros, por lo general en los menores de 32 semanas de gestación y que pesan menos de 1 200 g. Esta afección a menudo ocurre en el transcurso de las primeras 72 horas de vida, aunque en ocasiones es una complicación de ventilación con presión positiva prolongada en el lactante prematuro de mayor edad. El PIE quizá preceda a la aparición de neumotórax con rotura de ampollas linfáticas subpleurales hacia el espacio pleural; su presencia se asocia con una tasa de mortalidad aumentada.

Los factores de riesgo asociados con la presentación de síndromes de escape de aire pulmonar son enfermedades con:

- Adaptabilidad pulmonar inadecuada (esto es, TTN, RDS, MAS, neumonía, hipoplasia pulmonar y CDH).
- Ventilación asincrónica.
- Uso de presiones ventilatorias altas.
- Mejora rápida de la adaptabilidad pulmonar (esto es, después de administración de surfactante).

La presentación clínica de un neumotórax a menudo depende de los efectos del aire atrapado sobre el grado de colapso pulmonar y alteración cardiovascular. Los pacientes se presentan con grados variables de insuficiencia respiratoria, taquipnea y trabajo aumentado de la respiración. Los ruidos cardiacos apagados, la cianosis, y una presión del pulso estrecha, son indicativos de un neumotórax a tensión o de un neumopericardio con taponamiento. A menudo, en el lado afectado del tórax los ruidos respiratorios están disminuidos, y el diámetro torácico anteroposterior está aumentado. Cuando el neumotórax a tensión es evidente, a menudo se aprecia desviación del mediastino, tanto en la exploración física (esto es, punto de impulso máximo [PMI, *point of maximum impulse*] desviado) como en la Rx de tórax (**Fig. 21-7**). Si no se trata con prontitud, la aparición aguda de bradicardia con disminución resultante del gasto cardiaco, retorno venoso alterado, hipotensión y colapso cardiovascular, llevarán a hipoxemia y acidosis sistémicas, y muerte. La evaluación diagnóstica incluye exploración física, Rx de tórax, y transiluminación del tórax. Dependiendo de la gravedad y agudeza de la presentación, el tratamiento quizá se limite a observación, toracotomía urgente con aguja, inserción de tubo torácico y medidas de apoyo de la respiración.

Para PIE, la presentación inicial en ocasiones se limita a datos radiográficos característicos de radiotransparencias quísticas o lineales pequeñas del parénquima pulmonar, que a menudo preceden a requerimientos ventilatorios crecientes. El manejo se dirige al tratamiento de la enfermedad pulmonar subyacente y reducción de los factores asociados con barotraumatismo (presiones inspiratorias máximas altas, presión positiva al final de la espiración y tiempos inspiratorios más prolongados). A menudo se requiere ventilación de alta frecuencia.

13. Poco después de nacer, un lactante a término presenta taquipnea, retracciones que empeoran y cianosis persistente. El abdomen tiene aspecto escafoide. Se inicia ventilación con bolsa y mascarilla. La auscultación revela ruidos respiratorios disminuidos, y tonos cardiacos que son más

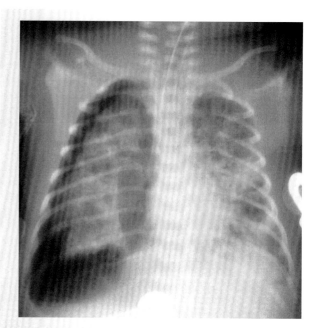

Figura 21-7 Neumotórax del lado derecho con aire extrapulmonar y desviación del mediastino.

fuertes a la derecha. La explicación *más* probable para estos datos es:

a) Dextrocardia con *situs solitus*.
b) Malformación congénita de las vías respiratorias pulmonares (CPAM, *congenital pulmonary airway malformation*).
c) Atresia esofágica con TEF.
d) Neumotórax.
e) Hernia diafragmática congénita (CDH).

Respuesta

La respuesta es e). La CDH (**Fig. 21-8**) se produce por un defecto diafragmático vinculado con el desarrollo (persistencia del canal pleuroperitoneal en la porción posterolateral del diafragma) que ocurre antes de la octava semana de vida embrionaria. La incidencia es de alrededor de 1 en 2 000 a 5 000 nacidos. Considerado tanto heterogéneo como complejo, este defecto congénito permite que las vísceras abdominales entren a la cavidad torácica durante el desarrollo fetal. De estos defectos, 95% ocurre a través del agujero posterolateral de Bochdalek. Dos tercios de los pacientes son varones, y 80% de los defectos está en el lado izquierdo, con un riesgo de recurrencia de 2% en embarazos futuros. Las tasas de mortalidad son muy variables, de 25 a 75%. Las tasas de mortalidad aumentada se asocian con malformaciones importantes, hernia hepática, mayor grado de hipoplasia pulmonar y necesidad de ECMO. Hasta un tercio de los pacientes con CDH tiene anormalidades cardiacas, renales, gastrointestinales (GI), de las extremidades y cromosómicas asociadas.

El modelo fisiopatológico clásico de CDH comprende el desplazamiento torácico de vísceras abdominales herniadas, que conduce a compresión pulmonar. El desarrollo resultante de hipoplasia pulmonar y vasculatura pulmonar

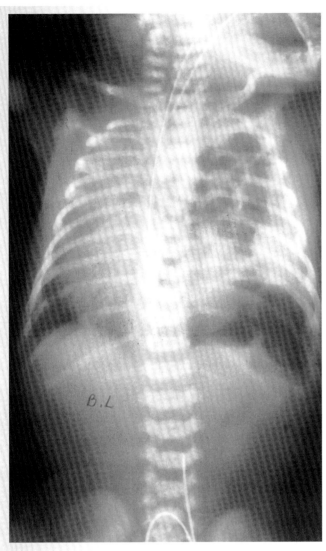

Figura 21-8 Lactante con hernia diafragmática congénita del lado izquierdo. Note la presencia de múltiples asas intestinales y estómago en el hemitórax izquierdo, desviación de la tráquea y de la silueta cardiaca a través de la línea media y la falta de gas intestinal en el abdomen.

anormal, se relaciona a su vez con hipoxemia, insuficiencia respiratoria y deficiencia de surfactante. La presentación clínica incluye insuficiencia respiratoria notable, que a menudo aparece poco después del nacimiento. En la exploración física, el abdomen tiene aspecto escafoide, un dato característico en pacientes con CDH. La entrada de aire por lo general está reducida en el lado afectado del tórax, con desplazamiento de los ruidos cardiacos hacia el lado contralateral; dado que casi todos los defectos son del lado izquierdo, la entrada de aire estaría disminuida a la izquierda, con ruidos cardiacos más fuertes a la derecha.

14. El tratamiento inicial *más* apropiado para el lactante de la pregunta 13 es:

   a) Ventilación aumentada con bolsa-mascarilla.
   b) Oxigenación con membrana extracorpórea (ECMO).

   c) Intubación, ventilación con presión positiva y descompresión gástrica.
   d) Infusión de bicarbonato de sodio.
   e) Cirugía inmediata.

Respuesta
La respuesta es c). El manejo de CDH y el tratamiento comprende *intubación endotraqueal inmediata después del nacimiento e inicio de descompresión gástrica* para prevenir distensión intestinal, lo cual evita cualquier exacerbación de alteración cardiovascular. Los métodos de manejo son variados, e históricamente han incluido el uso de ventilación convencional y de alta frecuencia. No se ha probado que la administración de surfactante y las terapias con iNO ejerzan cualesquier efectos beneficiosos sobre la mortalidad en pacientes con CDH. Se ha empleado institución de pautas de tratamiento bien definidas, incluso estrategias de práctica de ventilación mecánica con preservación del pulmón, tolerancia de acidosis e hipoxemia posductal permisiva moderada, criterio selectivo predeterminado para el uso de ECMO, y reparación quirúrgica electiva en pacientes estabilizados desde el punto de vista médico, con éxito mejorado y con tasas de supervivencia aumentadas. Persisten las dificultades para predecir los resultados para pacientes con diagnóstico de CDH. Se han usado estimados del tamaño de los pulmones fetales para predecir los resultados, con diferentes tasas de éxito, e incluyen el uso de la proporción entre el área pulmonar y la circunferencia de la cabeza, y más recientemente estudios volumétricos pulmonares prenatales con imágenes de resonancia magnética (MRI, *magnetic resonance imaging*). Se sigue progresando hacia la estratificación de factores de riesgo conforme continúa la creación de terapias para mejorar más los resultados.

15. Todas las enfermedades listadas se asocian con anormalidades intrínsecas de las vías respiratorias que pueden causar obstrucción de éstas, *excepto*:

   a) Anillo vascular.
   b) Atresia de coanas.
   c) Síndrome de Beckwith-Wiedemann.
   d) Laringomalacia.
   e) Secuencia de Pierre-Robin.

Respuesta
La respuesta es a). Diversas afecciones afectan las vías respiratorias neonatales y llevan a grados variables de obstrucción evidente después del nacimiento; tales anormalidades congénitas de las vías respiratorias se dividen en obstrucción intrínseca o extrínseca. Las anormalidades intrínsecas a las vías respiratorias afectan la nariz y la nasofaringe, la boca y la mandíbula, la lengua o la laringe. Las que afectan la nariz y la nasofaringe son atresia de coanas y edema secundario a aspiración. Las que afectan la boca y la mandíbula son la secuencia de Pierre-Robin y la hipoplasia mandibular. Cuando hay afección de la lengua con macroglosia, es necesario sospechar síndrome de Beckwith-Wiedemann, y cuando está afectado por efecto de masa, incluye un quiste del conducto tirogloso. La afección laríngea incluye laringomalacia, la causa más común de obstrucción neonatal

de las vías respiratorias cuando el estridor inspiratorio es un dato prominente; otras enfermedades son anormalidades de la epiglotis, membrana laríngea, parálisis/paresia de cuerdas vocales, y laringoespasmo (esto es, con hipocalcemia sintomática). Cuando son intrínsecas a la tráquea y los bronquios, las enfermedades incluyen traqueomalacia o broncomalacia; estenosis traqueal, bronquial o subglótica; quiste traqueal, e hiperinsuflación lobular congénita. Las enfermedades con efectos extrínsecos sobre las vías respiratorias son compresión de dichas vías secundaria a agrandamiento de la tiroides, anillo vascular o vasos sanguíneos aberrantes, hemangioma, higroma quístico, TEF y masa mediastina.

LECTURAS RECOMENDADAS

Fanaroff AA, Fanaroff JM. *Klaus and Fanaroff's Care of the high risk neonate*, 6th ed. Philadelphia, PA: Elsevier, 2013.

Martin RJ, Faranoff AA, Walsh M. *Neonatal-perinatal medicine: diseases of the fetus and infant*, 9th ed. Philadelphia, PA: Elsevier, 2011.

https://www2.aap.org/nrp/

Capítulo 22

Sepsis neonatal e infecciones congénitas

Camille Sabella

Alrededor de 10% de los lactantes nacidos vivos contrae una infección durante el periodo neonatal.

En comparación con los niños de mayor edad, en los neonatos la función de neutrófilos y la actividad de células asesinas naturales son menos eficaces, las concentraciones de anticuerpos son más bajas, y la función de células T y la regulación de citocinas son anormales. El estado relativamente inmunodeficiente de los neonatos, junto con la supervivencia aumentada de lactantes nacidos con prematurez cada vez mayor, contribuye a un riesgo alto de infección.

En este capítulo se comentan tres categorías amplias de infección neonatal:

- Sepsis bacteriana.
- Infecciones virales que imitan sepsis bacteriana.
- Infección congénita (adquirida *in utero*).

SEPSIS BACTERIANA NEONATAL

La incidencia general de sepsis bacteriana neonatal es de entre 1 y 5 en 1 000 nacidos vivos. Clásicamente, la sepsis neonatal se ha dividido en dos grupos de acuerdo con la presentación clínica: de inicio temprano y tardío. Los lactantes con sepsis de *inicio temprano* manifiestan los síntomas en el transcurso de los primeros seis días de vida, por lo general la madre tiene un antecedente de complicaciones obstétricas y siempre adquieren la infección por la transmisión vertical de microorganismos que normalmente colonizan el tracto genital o gastrointestinal materno.

Los lactantes con sepsis de *inicio tardío* manifiestan los síntomas después del día seis de vida; estos neonatos se subdividen en dos grupos:

- Neonatos a término saludables sin factores de riesgo para sepsis, que presentan signos de infección entre los siete días y los tres meses de edad, y por lo general presentan bacteriemia y meningitis.
- Neonatos hospitalizados de alto riesgo que presentan infecciones asociadas con el cuidado de la salud.

Los factores de riesgo para sepsis bacteriana asociada con el embarazo y el parto son:

- Prematurez y peso bajo al nacer.
- Intervalo prolongado después de la rotura (ruptura) de las membranas (>18 horas).
- Fiebre periparto materna.
- Corioamnionitis.
- Embarazo múltiple.
- Función respiratoria deprimida al momento del nacimiento.

Ciertos factores de riesgo se asocian con un ambiente de cuidado intensivo, entre ellos:

- Ventilación mecánica.
- Procedimientos quirúrgicos o invasivos.
- Catéteres a permanencia.
- Nutrición parenteral total.
- Uso difundido de fármacos antimicrobianos de amplio espectro.
- Bloqueadores H_2.

Los lactantes prematuros con peso bajo al nacer tienen el riesgo más alto de infección; su incidencia de sepsis de inicio temprano es 4 a 25 veces más alta que en lactantes a término con un peso normal al nacer. La incidencia de sepsis de inicio tardío también es más alta en lactantes prematuros, porque tienen riesgo de infección adquirida en el hospital.

Aspectos bacteriológicos de la sepsis neonatal

Las causas más comunes de sepsis neonatal de inicio temprano en Estados Unidos son:

- *Streptococcus agalactiae* (grupo B).
- *Escherichia coli.*
- *Listeria monocytogenes.*

Si bien tradicionalmente los estreptococos del grupo B explicaban la mayor parte de los casos de sepsis de inicio temprano, ha habido una declinación de la incidencia de infección neonatal por estreptococos del grupo B. Esta declinación es un resultado de la implementación exitosa de pruebas de detección maternas sistemáticas y profilaxis antimicrobiana intraparto materna para este microorganismo. Los estreptococos del grupo B y *E. coli* siguen siendo las dos causas más comunes de sepsis de inicio temprano; explican dos tercios de los casos. Otros microorganismos patógenos menos comunes son estreptococos *viridans* y *Haemophilus influenzae* no tipificable.

Los estreptococos del grupo B, *E. coli* y *L. monocytogenes* persisten como causas importantes de sepsis neonatal de inicio tardío en lactantes previamente sanos. En neonatos de alto riesgo que están hospitalizados, las causas más importantes de este tipo de sepsis, en orden decreciente de frecuencia relativa, son:

- Estafilococos coagulasa-negativos.
- Bacilos gramnegativos (*E. coli*, especies de *Klebsiella* y de *Enterobacter*).
- Especies de *Candida*.
- *Staphylococcus aureus*.
- Enterococos.

Los estafilococos coagulasa-negativos son la causa más común de sepsis neonatal de inicio tardío en neonatos de alto riesgo hospitalizados; explican 40 a 50% de las infecciones adquiridas en el hospital en entornos de cuidado intensivo neonatal.

Manifestaciones clínicas

Las características clínicas de la sepsis neonatal son sutiles e inespecíficas. Son comunes la insuficiencia respiratoria, letargo, temperatura inestable, apnea, ictericia, intolerancia a la alimentación y taquicardia. Independientemente del microorganismo patógeno específico que cause la sepsis, las manifestaciones clínicas son similares, y tampoco difieren de las de enfermedades no infecciosas en neonatos. Es importante recordar que las características de la meningitis neonatal son indistinguibles de las de la sepsis. En el texto siguiente se comentan los datos epidemiológicos y clínicos específicos de enfermedad causada por los microorganismos patógenos más comunes.

Estreptococos del grupo B

Los estreptococos del grupo B son causas importantes de sepsis de inicio tanto temprano como tardío, con una incidencia reportada de 0.3/1 000 nacidos vivos para cada una. Tales microorganismos son habitantes frecuentes de los tractos genital y gastrointestinal maternos; 15 a 40% de las mujeres embarazadas está colonizada por estreptococos del grupo B. Esta colonización puede ser constante o intermitente y su existencia en un embarazo no predice colonización en otro. De las madres colonizadas por estreptococos del grupo B, 50% transmite los microorganismos a su lactante si no se administra profilaxis antimicrobiana intraparto y aparece sepsis de inicio temprano por estreptococos del grupo B en alrededor de 2% de los lactantes colonizados. El riesgo aumenta de manera notoria en lac-

tantes con cualesquiera factores gestacionales de alto riesgo, que comprenden:

- Prematurez (aumentado siete veces para bebés con peso al nacer <2 500 g y gestación menor de 37 semanas).
- Rotura prolongada de membranas (>18 horas).
- Corioamnionitis y fiebre materna.
- Bacteriuria por estreptococos del grupo B.
- Lactante con infección previa por estreptococos del grupo B.
- Deficiencia de anticuerpos séricos contra polisacárido capsular del estreptococo del grupo B, específicos para serotipo, adquiridos por vía trasplacentaria.

Las manifestaciones más comunes de sepsis de inicio temprano por estreptococos del grupo B son neumonía y apnea, y por lo general aparecen en el transcurso de las primeras 24 horas de vida. Ocurre choque séptico en 25% de los lactantes afectados y meningitis en 5 a 10%. El aspecto radiográfico de la neumonía por estreptococos del grupo B es indistinguible del aspecto del síndrome de insuficiencia respiratoria u otras infecciones. La tasa de letalidad para sepsis de inicio temprano por estreptococos del grupo B es de 10 a 15%.

La sepsis de inicio tardío por estreptococos del grupo B por lo general afecta a lactantes a término de 1 a 12 semanas de edad que no han tenido datos notorios durante el periodo neonatal temprano. La bacteriemia y la meningitis purulenta son las características más comunes, aunque también llegan a ocurrir infecciones focales, como osteomielitis y adenitis. La tasa de letalidad es de 2 a 6%; sin embargo, aparecen secuelas neurológicas a largo plazo en 25 a 50% de los sobrevivientes de meningitis por estreptococos del grupo B.

Escherichia coli

La incidencia de sepsis neonatal causada por *E. coli* es de alrededor de 1/1 000 nacidos vivos. La mayoría de estos lactantes presenta alteraciones en el transcurso de los primeros días de vida. El antígeno capsular K1 del microorganismo se asocia con infección neonatal y el antígeno se detecta en 80% de los casos de meningitis.

La transmisión vertical parece ser la principal vía por la cual los lactantes adquieren el microorganismo. *Los lactantes con galactosemia muestran susceptibilidad particular a la infección por* E. coli.

Los datos clínicos de la sepsis y la meningitis causadas por *E. coli* son similares a los de infecciones causadas por estreptococos del grupo B y otros microorganismos patógenos. Cabe señalar que la meningitis neonatal por gramnegativos se asocia con una incidencia más alta de absceso cerebral. Por consiguiente, el líquido cefalorraquídeo (CSF, *cerebrospinal fluid*) de un lactante (que no ha sido esterilizado con antibióticos apropiados) con meningitis por gramnegativos debe sugerir una búsqueda de un absceso cerebral. *Un microorganismo gramnegativo que causa meningitis neonatal,* Citrobacter koseri (*antes diversus*), *muestra fuerte vínculo con la aparición de absceso cerebral.* La tasa de letalidad para la sepsis y la meningitis causada por *E. coli* es de 15 a 25%, pero en 30 a 50% de los sobrevivientes aparecen secuelas neurológicas importantes.

Listeria monocytogenes

L. monocytogenes es un bacilo grampositivo que rara vez se asocia con sepsis neonatal esporádica, pero se ha asociado con varios brotes de enfermedad perinatal transmitidos por alimentos, que han causado morbilidad y mortalidad considerables.

Al igual que en la infección por estreptococos del grupo B, se han descrito enfermedades neonatales de inicio temprano y tardío. La incidencia de prematurez y complicaciones gestacionales es relativamente alta en lactantes con enfermedad de inicio temprano. La mayoría de las madres de estos lactantes, no todas, ha experimentado una enfermedad tipo gripe, que a menudo incluye síntomas gastrointestinales, y representa listeriosis materna durante el tercer trimestre del embarazo. La infección de inicio tardío afecta a neonatos a término de embarazos no complicados.

La neumonía, septicemia y la meningitis son las características más comunes de la enfermedad de inicio temprano. Un exantema eritematoso, caracterizado por lesiones granulomatosas difundidas de la piel y otros órganos, quizá acompañe a la enfermedad grave, y se denomina *granulomatosis infantiséptica. El recuento de monocitos en la sangre está alto, en alrededor de 50% de los lactantes infectados.*

Los lactantes con infección de inicio tardío por lo regular se presentan con bacteriemia y meningitis, llegan a presentar la enfermedad en cualquier momento entre la primera y la octava semanas de vida. Las características del CSF en lactantes con meningitis son leucocitosis polimorfonuclear (*no mononuclear*) con una concentración de proteína alta; 60% de los lactantes tiene concentración normal de glucosa en el CSF.

La tasa de mortalidad por listeriosis de inicio temprano es de alrededor de 25%, mientras que la tasa para enfermedad de inicio tardío es de aproximadamente 5%.

Diagnóstico

El aislamiento de un microorganismo a partir de la sangre o del CSF proporciona evidencia definitiva de sepsis bacteriana. La utilidad de las pruebas diagnósticas rápidas, como la aglutinación de partículas de látex para detectar infecciones por estreptococos del grupo B y *E. coli*, es limitada por sensibilidad y especificidad inadecuadas. Dado que 25 a 30% de los neonatos con sepsis bacteriana también tiene meningitis, siempre que se documente sepsis debe efectuarse una punción lumbar. Incluso en ausencia de un hemocultivo positivo para bacterias, siempre que se sospeche sepsis debe considerarse fuertemente el examen del CSF, porque en 10 a 15% de los neonatos con meningitis los hemocultivos resultan negativos para bacterias. Los datos hematológicos asociados con sepsis neonatal son: una proporción alta entre neutrófilos inmaduros y neutrófilos totales (>0.2), neutropenia, un recuento total alto de neutrófilos y trombocitopenia.

Terapia

La terapia antimicrobiana para sepsis neonatal de inicio temprano debe incluir cobertura para estreptococos del grupo B, *E. coli* y *L. monocytogenes*. La administración de ampicilina/gentamicina proporciona esa cobertura. Si bien la gentamicina carece de actividad contra estreptococos del grupo B y *L. monocytogenes*, cuando se administra con penicilina, la combinación es sinérgica. La cobertura antimicrobiana para infección de inicio tardío adquirida en el entorno de la sala de cunas de cuidado intensivo neonatal generalmente incluye una combinación de vancomicina para proporcionar cobertura contra microorganismos grampositivos, incluso estafilococos coagulasa-negativos y *S. aureus* resistente a meticilina, y un aminoglucósido o una cefalosporina de tercera generación para proporcionar cobertura amplia contra gramnegativos. Una vez que se ha aislado el microorganismo y que se dispone de los resultados de sensibilidad, es factible reevaluar el esquema (régimen).

La terapia antimicrobiana inicial para un lactante con sepsis de inicio tardío o meningitis que no se adquirió en el hospital generalmente incluye una combinación de ampicilina y un aminoglucósido o cefalosporina de tercera generación, como cefotaxima. *En esta situación se requiere ampicilina para cubrir la posibilidad de infección por L. monocytogenes, contra la cual las cefalosporinas carecen de actividad.*

Prevención

Casi todos los esfuerzos preventivos se centran en la infección por estreptococos del grupo B. En la actualidad, se recomiendan pruebas de detección para estreptococos del grupo B con cultivos vaginales y rectales para todas las mujeres embarazadas, a las 35 a 37 semanas de gestación. Se recomienda profilaxis con antibióticos intraparto para madres que tienen:

- Un resultado positivo en las pruebas de detección para *Streptococcus* del grupo B (GBS, *group B Streptococcus*).
- Bacteriuria por estreptococos del grupo B durante el embarazo actual.
- Lactante previo con enfermedad por estreptococos del grupo B.

Si en el momento del parto se desconoce el estado de la madre en cuanto a estreptococos del grupo B, está indicada la profilaxis intraparto materna en presencia de cualquiera de:

- Parto antes de las 37 semanas de gestación.
- Rotura de membranas de 18 horas o más de duración.
- Fiebre intraparto (temperatura ≥38 °C).
- Prueba de amplificación de ácido nucleico intraparto positiva para GBS.

La penicilina es el fármaco que se prefiere para profilaxis antimicrobiana intraparto, aunque la ampicilina es una alternativa aceptable.

En la **tabla 22-1** se resumen los escenarios clínicos en los cuales *no* está indicada la profilaxis antimicrobiana intraparto.

SEPSIS VIRAL

Los virus importantes adquiridos en el momento del nacimiento (infección natal) o después pero durante el periodo

TABLA 22-1

ESCENARIOS EN LOS CUALES NO ESTÁ INDICADA LA PROFILAXIS INTRAPARTO CONTRA ESTREPTOCOCOS DEL GRUPO B

Escenario	Comentario
Colonización por estreptococos del grupo B durante un embarazo previo	A menos que haya otra indicación durante el embarazo actual
Bacteriuria por estreptococos del grupo B durante un embarazo previo	A menos que haya otra indicación durante el embarazo actual
Resultados negativos en pruebas de detección de estreptococos del grupo B en muestras de la vagina y el recto durante el embarazo actual	Independientemente de factores de riesgo intraparto
Cesárea efectuada antes del inicio del trabajo de parto en una mujer con membranas amnióticas intactas	Independientemente del estado de la prueba de estreptococos del grupo B materna, e independientemente de la edad gestacional

Adaptado de Centers for Disease Control and Prevention. Prevention of perinatal group B streptococcal disease. *MMWR Morb Mortal Wkly Rep* 2010;59(RR10):1–32.

neonatal (infección posnatal) que imitan sepsis neonatal bacteriana son:

- Virus del herpes simple (HSV, *herpes simplex virus*).
- Enterovirus.
- Citomegalovirus (CMV).

Virus del herpes simple

La infección neonatal por HSV es la consecuencia más temida de la infección genital gestacional, dado que se asemeja de manera estrecha a sepsis bacteriana, es común el retraso del diagnóstico, y pese a la disponibilidad de terapia antiviral, la morbilidad y mortalidad asociadas son altas.

La mayoría de los neonatos adquiere el virus en el momento del parto a partir del tracto genital materno infectado. El HSV 2 explica la mayor parte de los casos de infección neonatal por HSV; alrededor de 30% de los casos depende de HSV 1. La transmisión viral en ocasiones sigue a la infección materna, sea primaria o recurrente. Se estima que la tasa de transmisión durante la infección materna primaria es de 35 a 50%, pero de 3 a 5% durante infección

materna recurrente. Las tasas más altas probablemente son la consecuencia de un título viral alto, afección del cérvix, y falta de anticuerpos transplacentarios en la infección materna primaria. *La mayoría de los neonatos con infección por HSV (>75%) es hijo de madres asintomáticas sin antecedente de infección genital por HSV.* Este dato se explica por la prevalencia alta de infección genital materna "silenciosa" por HSV.

Hay tres formas clínicas de infección neonatal por HSV (**tabla 22-2**):

- Enfermedad diseminada.
- Enfermedad del sistema nervioso central (CNS, *central nervous system*).
- Enfermedad localizada que afecta la piel, los ojos o la mucosa oral (SEM, *skin, eyes, and/or oral mucosa*).

Los lactantes con *enfermedad diseminada* por lo general presentan síntomas inespecíficos durante las primeras dos semanas de vida. Los datos comunes son irritabilidad, apnea, alimentación inadecuada, temperatura inestable, ictericia, hepatoesplenomegalia, coagulación intravascular diseminada, insuficiencia hepática, crisis convulsivas y choque. Ocurre un exantema vesicular en alrededor de 60% de los pacientes, pero a menudo no se observa en el momento de la presentación. Sobrevienen crisis convulsivas en 22% de los pacientes con enfermedad diseminada. Incluso con terapia antiviral apropiada, la tasa de mortalidad asociada con esta forma de infección por HSV es de 30%.

Los neonatos con enfermedad localizada al *CNS* por lo general presentan letargo, fiebre y crisis convulsivas, más comúnmente entre la segunda y tercera semanas de vida. La regla es la pleocitosis del CSF con proteína alta en dicho líquido. Alrededor de 45 a 63% de estos lactantes tiene vesículas cutáneas en cualquier momento durante la evolución de la enfermedad. Tiene importancia recordar que la infección neonatal por HSV causa encefalitis *difusa*, sin localización a los lóbulos temporales, a diferencia de la encefalitis por HSV más allá del periodo neonatal. La tasa de mortalidad para esta forma de enfermedades es de 5%, pero al menos dos terceras partes de los sobrevivientes tienen secuelas neurológicas a largo plazo.

Los neonatos con enfermedad por HSV *localizada a la SEM* por lo general presentan lesiones vesiculares, que se forman de manera aislada o en agrupaciones, sobre una base eritematosa, entre una y dos semanas después del

TABLA 22-2

CARACTERÍSTICAS CLÍNICAS DE LAS TRES FORMAS PRINCIPALES DE INFECCIÓN NEONATAL POR VIRUS DEL HERPES SIMPLE

	Diseminada	Enfermedad del sistema nervioso central	Enfermedad localizada de la piel, los ojos y la mucosa oral
Frecuencia relativa	25%	30%	45%
Edad promedio en el momento de la presentación (días)	7-12	16-19	7-12
Características clínicas importantes	Apnea, irritabilidad, coagulopatía, choque, encefalitis difusa, insuficiencia hepática, crisis convulsivas o encefalitis	Fiebre, crisis convulsivas, letargo, mucosa oral, ocular	Lesiones vesiculares de la piel y afección
Frecuencia de lesiones vesiculares	58%	63%	83%
Tasa de mortalidad con terapia antiviral	30%	6%	0%

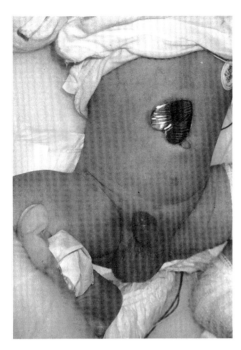

Figura 22-1   Neonato con múltiples lesiones vesiculares en el abdomen y el perineo. Los resultados de pruebas de anticuerpos fluorescentes indirectos y del cultivo viral del líquido vesicular resultaron positivos para virus del herpes simple tipo 1. (*Véase* el encarte en color).

nacimiento (**Fig. 22-1**). En 10 a 15% de estos lactantes hay afección ocular, en forma de queratitis, conjuntivitis o coriorretinitis. Los pacientes con enfermedad de la SEM tienen el mejor pronóstico; los lactantes tratados con antivirales en etapas tempranas de la evolución uniformemente sobreviven. Empero, en 10 a 15% de los lactantes tratados las lesiones cutáneas quizá recurran durante el primer año de vida, y tienen riesgo de secuelas neurológicas a largo plazo. Si los lactantes con enfermedad de la SEM no reciben tratamiento, 75% progresará a las formas de la enfermedad diseminada y del CNS.

El diagnóstico de infección neonatal por HSV es difícil, sobre todo en ausencia de lesiones vesiculares, por ende, está justificado un alto índice de sospecha clínica en cualquier neonato en quien se sospeche sepsis, especialmente con resultados negativos en los cultivos bacterianos. El cultivo viral es el método más fiable para hacer el diagnóstico. El virus se aísla a partir de lesiones cutáneas o a partir de la nasofaringe, el CSF, las conjuntivas o el tracto genital materno. Cuando hay lesiones vesiculares, una prueba de anticuerpos fluorescentes directos quizá proporcione un diagnóstico rápido. La reacción en cadena de la polimerasa para DNA del HSV en el CSF es sensible, y es el mejor método para diagnosticar enfermedad del CNS. La reacción en cadena de polimerasa para DNA del HSV en la sangre es útil para confirmar infección diseminada por HSV.

El *aciclovir* por vía parenteral es el mejor antiviral en el tratamiento de infección neonatal por HSV. La dosificación de aciclovir recomendada es de 60 mg/kg/día, administrados en tres dosis divididas. La terapia debe durar 14 días para enfermedad de la SEM, y 21 para enfermedad diseminada o del CNS. Los neonatos tratados con esta dosificación de aciclovir deben vigilarse de manera estrecha por si apareciera

neutropenia. Es necesario recalcar que pese a terapia antiviral apropiada y oportuna, las tasas de mortalidad y morbilidad asociadas con estas infecciones permanecen altas.

Enterovirus

Los enterovirus no polio (de la poliomielitis) son una causa común de infecciones febriles benignas en lactantes de mayor edad y niños, pero tienen el potencial de causar infecciones más graves en neonatos. Estos virus se transmiten por vía fecal-oral y oral-oral, y los recién nacidos los adquieren durante el proceso del nacimiento. En climas templados, las enfermedades enterovirales son más comunes durante el verano y el otoño. Las causas más frecuentes de enfermedad neonatal por enterovirus son *Echovirus* 9, 11 y 30, y el virus Coxsackie B.

Casi todas las infecciones neonatales por enterovirus son leves y causan síntomas inespecíficos. No obstante, 20% de las infecciones es grave y pone en peligro la vida, y éstas ocurren en neonatos que adquieren infección sin los anticuerpos maternos. Los datos de presentación comunes son fiebre, intolerancia de la alimentación, distensión abdominal e irritabilidad. En ocasiones aparece diarrea, vómito, choque, coagulación intravascular diseminada, hepatomegalia, ictericia y apnea. Hay un exantema en 40% de los lactantes; los exantemas macular y maculopapular son más comunes, pero también se han descrito exantemas petequiales y vesiculares. Quizá sean evidentes hepatitis, necrosis hepática, miocarditis (en especial con el *coxsackievirus* B) y meningoencefalitis.

Es difícil distinguir entre la enfermedad por enterovirus e infecciones por HSV y sepsis bacteriana. Las características que siguen son más *sugestivas* de una infección por enterovirus:

- Antecedente materno reciente de una enfermedad febril y dolor abdominal.
- Ausencia de complicaciones obstétricas.
- Enfermedad durante el verano o el otoño.
- Presencia de miocarditis o hepatitis.

El aislamiento del virus a partir de la nasofaringe, garganta, heces, exudado rectal, sangre, orina o CSF confirma el diagnóstico. Las valoraciones de reacción en cadena de la polimerasa para RNA de enterovirus en el CSF son más sensibles que el cultivo viral en lactantes con meningoencefalitis. El manejo de estos lactantes se fundamenta en cuidado intensivo meticuloso. Un recién nacido con miocarditis, encefalitis o afección hepática tiene mal pronóstico.

Citomegalovirus

Las infecciones por CMV que se adquieren durante el periodo perinatal o posnatal (alimentación al seno materno, transfusiones de sangre) a veces son causa de un síndrome tipo sepsis. La mayoría de los lactantes saludables a término que adquieren este virus en el momento del nacimiento o poco después es asintomática. Sin embargo, en lactantes a término que están enfermos y en lactantes prematuros, llega a aparecer un síndrome que se manifiesta por palidez gris, aspecto séptico, hepatoesplenomegalia, neutropenia, linfocitosis y anemia hemolítica. Los lactantes con peso bajo al nacer de madres negativas para CMV que reciben transfusiones de sangre provenientes de uno o más donantes seropositivos, tienen riesgo más alto de este síndrome. La infección se previene al usar solo sangre donada seronegativa para CMV; de este modo se elimina la adquisición del virus.

INFECCIONES CONGÉNITAS (INTRAUTERINAS)

Las infecciones intrauterinas llegan a provocar resorción del embrión, aborto espontáneo, muerte fetal, parto prematuro, malformación y retraso del crecimiento fetal, infección asintomática e infección posnatal crónica. Dichas infecciones quizá se hagan evidentes en el momento del nacimiento o poco después, o presentarse meses a años más tarde. En la **tabla 22-3** se listan las manifestaciones clínicas de las infecciones intrauterinas. Es importante recordar que distintos agentes llegan a causar datos clínicos similares. Empero, las infecciones por ciertos microorganismos tienen *más probabilidad* de dar lugar a anomalías congénitas específicas (**tabla 22-4**).

Infección por citomegalovirus

La infección por CMV es la infección congénita *más común*; afecta alrededor de 1% de los recién nacidos en Estados Unidos. El feto la contrae durante una infección materna por CMV primaria o recurrente. El riesgo de infección del feto durante una infección primaria por CMV de una madre no inmune es de alrededor de 40%; el riesgo es de 1% para el feto de una madre seroinmune. El riesgo de infección sintomática es mayor después de una infección primaria por CMV que después de una infección materna recurrente por CMV.

La mayoría de los lactantes (90%) con infección congénita por CMV es *asintomática* al momento del nacimiento.

TABLA 22-3

MANIFESTACIONES CLÍNICAS DE INFECCIÓN CONGÉNITA

Ictericia
Hepatoesplenomegalia
Manifestaciones hematológicas
  Trombocitopenia
  Anemia
Exantemas
  Petequias
  Púrpura
Manifestaciones en el sistema nervioso central
  Microcefalia
  Hidrocefalia
  Calcificaciones intracraneales
  Meningoencefalitis
  Pérdida neurosensorial de la audición
Manifestaciones oculares
  Coriorretinitis
  Cataratas
  Microftalmia
Lesiones óseas
Adenopatía
Neumonitis
Anomalías cardiacas

TABLA 22-4

MANIFESTACIONES CONGÉNITAS ESPECÍFICAS CON LA INFECCIÓN CAUSAL MÁS PROBABLE

Manifestación congénita	Agente infeccioso más probable
Adenopatía	*Treponema pallidum*
Exantema maculopapular	Virus de la rubéola y *Toxoplasma gondii* (menos probable)
	T. pallidum
	Enterovirus (adquiridos durante el periodo perinatal)
Lesiones óseas	Virus de la rubéola
	T. pallidum
Defectos cardiacos congénitos	Virus de la rubéola
Calcificaciones intracraneales	*T. gondii* (calcificaciones del parénquima)
	Citomegalovirus (calcificaciones periventriculares)
Coriorretinitis focal	*T. gondii*
	Citomegalovirus
Retinitis en *sal y pimienta*	Virus de la rubéola
	T. pallidum
Cataratas	Virus de la rubéola
	T. gondii (menos probable)

No obstante, hasta 20% de estos lactantes tiene riesgo de anormalidades del desarrollo neurológico a largo plazo, como pérdida de la audición neurosensorial (sensorineural), retraso mental, defectos motores y coriorretinitis.

En la **tabla 22-5** se listan las manifestaciones más comunes de la infección sintomática por CMV en lactantes. Alrededor de la mitad de 10% de los lactantes que son sintomáticos presenta *enfermedad de inclusión citomegálica* generalizada distintiva, que se caracteriza por retraso del crecimiento intrauterino, hepatoesplenomegalia, ictericia, trombocitopenia, petequias, microcefalia y coriorretinitis. Las presentaciones de la otra mitad de los lactantes sintomáticos son más leves o atípicas.

Si bien la coriorretinitis ocurre con menor frecuencia en la infección congénita por CMV que en la toxoplasmosis congénita, en el momento del nacimiento es imposible distinguir las lesiones retinianas de las dos enfermedades por su localización o su aspecto. Sin embargo, a diferencia de la coriorretinitis asociada con infección congénita por *Toxoplasma*, la coriorretinitis asociada con infección por CMV rara vez progresa o se hace reactiva después del nacimiento. *En la descripción clásica de calcificaciones cerebrales en la infec-*

TABLA 22-5

MANIFESTACIONES COMUNES DE INFECCIÓN CONGÉNITA SINTOMÁTICA POR CITOMEGALOVIRUS

Petequias
Ictericia
Hepatoesplenomegalia
Microcefalia
Lactante pequeño para la edad gestacional
Prematurez
Hernia inguinal
Coriorretinitis

En orden decreciente de frecuencia.

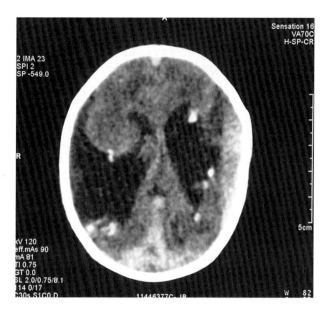

Figura 22-2 Neonato nacido con quiste porencefálico grande y calcificaciones periventriculares. En el urocultivo al momento del nacimiento se aisló citomegalovirus.

ción congénita por CMV, las lesiones tienen una distribución periventricular, mientras que en la toxoplasmosis congénita la distribución es más parenquimatosa (**Fig. 22-2**).

Las anormalidades de laboratorio comunes en neonatos con infección sintomática por CMV son:

■ Concentraciones altas de transaminasas.
■ Trombocitopenia.
■ Hiperbilirrubinemia conjugada.
■ Hemólisis.
■ Concentración aumentada de proteína en el CSF.

La infección congénita por CMV se diagnostica al *aislar el virus a partir de la orina*. El virus se excreta fácilmente en la orina de neonatos que tienen infección congénita, y su aislamiento durante las primeras 2 a 3 semanas de vida proporciona evidencia definitiva de infección congénita. La inmunoglobulina G (IgG) específica para CMV es un indicador de infección materna, pero no distingue entre infección congénita y materna. La sensibilidad y especificidad de las pruebas para inmunoglobulina M (IgM) específica para CMV son bajas, y las pruebas no son fiables para confirmar un diagnóstico de infección congénita por CMV o para excluirlo.

La tasa de mortalidad asociada con infección sintomática por CMV es de 10 a 15%, pero la tasa de mortalidad de lactantes nacidos con enfermedad de inclusión citomegálica se aproxima a 30%. La mayoría de los lactantes sobrevivientes con enfermedad sintomática por CMV tiene secuelas permanentes a largo plazo, entre ellas defectos visuales, pérdida de la audición, retraso motor e intelectual, y trastornos compulsivos. Es importante recordar que hasta en 10% de los niños que nacen con infección asintomática por CMV a la postre presentan pérdida de la audición y problemas intelectuales.

Los neonatos con enfermedad congénita sintomática por CMV, con o sin afección del CNS, tienen resultados audiológico y del desarrollo neurológico mejorados a los dos años de edad, cuando se tratan con valganciclovir por vía oral durante seis meses.

Rubéola

La mayor parte de los casos de rubéola congénita es consecuencia de una rubéola *primaria* materna. La rubéola congénita persiste como un problema importante en poblaciones que no están adecuadamente inmunizadas. El riesgo general de infección fetal durante la infección materna primaria es de alrededor de 20%; empero aumenta a 70% cuando la infección materna ocurre durante el primer trimestre.

De los lactantes nacidos con rubéola congénita, 60% es asintomático al nacer. No obstante, dado que este virus causa una infección silenciosa y progresiva, con el tiempo a menudo se hacen evidentes secuelas neurológicas y otras secuelas permanentes. Las manifestaciones clínicas se clasifican como transitorias, permanentes y vinculadas con el desarrollo (de inicio tardío):

■ Las *manifestaciones transitorias* por lo general desaparecen de manera espontánea en el transcurso de días a semanas. Incluyen hepatoesplenomegalia, hepatitis, ictericia, trombocitopenia, lesiones en "pastel de arándanos" (sitios de eritropoyesis dérmica), anemia hemolítica, adenopatía, exantema, meningoencefalitis y radiotransparencias óseas. Estos lactantes por lo general tienen retraso grave del crecimiento intrauterino.

■ Las *manifestaciones permanentes* comprenden anormalidades del corazón, los ojos y el CNS y sordera. Ocurre cardiopatía congénita en más de 50% de los lactantes infectados durante el primer trimestre. *Las lesiones más comunes son conducto arterioso permeable, estenosis de arteria pulmonar y estenosis de válvula pulmonar.* Las anormalidades oculares más comunes son retinopatía y cataratas. La retinopatía tiene una distribución en "sal y pimienta" (a diferencia de la asociada con infecciones congénitas por CMV y *Toxoplasma*), y alrededor de un tercio de los pacientes tiene cataratas (bilaterales en la mitad de los casos). La microcefalia, el retraso mental y motor, y la encefalitis, son posibles manifestaciones en el CNS. La sordera probablemente es la manifestación más común del síndrome de rubéola congénita; ocurre en alrededor de 80% de los infectados.

■ Las manifestaciones *vinculadas con el desarrollo* y de inicio tardío quizá no sean identificadas durante años después del nacimiento e incluyen diabetes mellitus dependiente de insulina, disfunción tiroidea y defectos oculares y auditivos de inicio tardío. Además, algunas de las manifestaciones "permanentes", en especial manifestaciones intelectuales y conductuales, quedan de manifiesto con el tiempo y progresan.

El virus de la rubéola se cultiva a partir de la orina, el CSF o la nasofaringe cuando se sospeche el diagnóstico; el virus se disemina desde estos sitios durante un año o más. Los títulos de anticuerpos IgG e IgM específicos para virus de la rubéola en el suero neonatal también son útiles en el establecimiento del diagnóstico.

Toxoplasmosis

Toxoplasma gondii es un protozoo coccidio capaz de transmitirse a un feto cuando la madre queda infectada durante la gestación. La incidencia de una infección congénita varía con la ubicación geográfica; en Estados Unidos, es de 1 en 1 000 a 8 000 nacidos vivos. El microorganismo se adquiere por la ingestión de alimento que contiene quistes, o por la exposición a ooquistes excretados por gatos. La carne de cerdo, res y borrego mal cocida sirve como una importante fuente de infección. Los ooquistes se ingieren con el material contaminado por heces de gatos gravemente infectados.

La infección congénita ocurre cuando una madre embarazada queda gravemente infectada por el microorganismo (infección primaria). El riesgo de transmisión al feto depende de la cronología de la infección materna. Si la madre no recibe tratamiento, el riesgo es de alrededor de 15% cuando la infección ocurre durante el primer trimestre, pero se aproxima a 60% si se adquiere durante el tercer trimestre. Sin embargo, las manifestaciones casi siempre son graves cuando el feto queda infectado durante el primer trimestre, mientras que son leves o subclínicas cuando el feto queda infectado durante el tercer trimestre.

Los lactantes con toxoplasmosis congénita quizá exhiban enfermedad neonatal grave o presenten signos de infección reactivada en cualquier momento durante la lactancia o más tarde. La tríada clásica de la infección congénita por *Toxoplasma* comprende:

- Coriorretinitis.
- Hidrocefalia.
- Calcificaciones cerebrales.

Las calcificaciones cerebrales asociadas con toxoplasmosis congénita aparecen en todo el cerebro, mientras que en la infección congénita por CMV se observa un patrón periventricular. Otras manifestaciones durante el periodo neonatal temprano son un lactante pequeño para la edad gestacional, prematurez, formación de tejido cicatrizal en la retina, hepatomegalia, trombocitopenia e ictericia. *Si bien la mayoría de los lactantes con infecciones por* Toxoplasma *es asintomática en el momento del nacimiento, 80% de estos lactantes presentará manifestaciones neurológicas u oculares en etapas más avanzadas de la vida.* La coriorretinitis es una retinitis necrosante *focal* recurrente y progresiva, y quizá aparezca en etapas más avanzadas de la vida sin otras manifestaciones de infección por *Toxoplasma.*

El diagnóstico prenatal de infección por *Toxoplasma* es posible por medio del aislamiento de DNA de *Toxoplasma* en el líquido amniótico o en la sangre fetal, aislamiento del parásito mediante inoculación en ratón o cultivo de tejido, o al encontrar tamaño aumentado de los ventrículos laterales por medio de ecografía fetal seriada.

El diagnóstico posnatal de una infección congénita por *Toxoplasma* se fundamenta más en valoraciones serológicas del lactante y la madre. Los títulos de anticuerpos IgG persistentes o crecientes en un lactante, o los resultados positivos de valoraciones de IgM o IgA específicas, ayudan a establecer el diagnóstico. Otras modalidades útiles en el diagnóstico de infección congénita por *Toxoplasma* son valoraciones de ácido nucleico en el líquido amniótico, la sangre y el CSF del lactante, estudio histopatológico de la placenta o de órgano o tejido infectado, o valoraciones mediante inoculación en ratón de la sangre del lactante, la placenta o el cordón umbilical.

Los lactantes en quienes se sospeche infección congénita por *Toxoplasma* deben ser objeto de una evaluación clínica cuidadosa, tomografía computarizada del cerebro, un examen de la retina por un oftalmólogo, así como pruebas serológicas específicas del suero y el CSF.

Todos los lactantes infectados, sea que manifiesten o no signos de infección, deben tratarse con una combinación de *pirimetamina y sulfadiazina*. La terapia se continúa durante un año. La institución temprana de una terapia específica disminuye la gravedad de la enfermedad y la frecuencia de secuelas. El pronóstico es variable, dependiendo del grado de afección, la prontitud de la terapia, y la presencia de factores comórbidos.

La terapia con espiramicina se usa durante el embarazo para disminuir la transmisión de la madre al feto. La pirimetamina y la sulfadiazina se utilizan en madres embarazadas si se confirma infección fetal después de 17 semanas de gestación.

Sífilis congénita

Treponema pallidum es el agente causal de la sífilis. La sífilis no tratada en mujeres embarazadas llega a causar sífilis congénita. La incidencia de esta última aumentó de manera notoria al final de la década de 1980 y principios de 1990, junto con la tasa de infección entre mujeres jóvenes en edad de procreación. Este resurgimiento probablemente fue la consecuencia de un incremento del consumo de drogas ilegales, intercambio de sexo por drogas, y de la epidemia concomitante de la infección por el virus de la inmunodeficiencia humana. Después de una declinación de la incidencia de sífilis congénita hasta las cifras más bajas reportadas en el año 2000, las tasas de sífilis primaria y secundaria han aumentado entre mujeres, con un incremento concomitante de los casos de sífilis congénita desde 2005.

La infección congénita por lo general representa infección transplacentaria del feto, aunque es posible que se adquiera en el momento del parto. La infección se transmite más fácilmente de la madre embarazada al feto si ella se encuentra en las etapas tempranas de infección no tratada. Por ende, las madres con sífilis primaria o secundaria tienen significativamente más probabilidad de transmitir la infección (60 a 90%) que aquellas con sífilis latente temprana (40%) o latente tardía (<10%).

La infección congénita provoca muerte perinatal en 30 a 40% de los fetos infectados; la mayoría de estos lactantes es mortinato. Casi todos los lactantes nacidos vivos son asintomáticos al nacer. Sin terapia específica, aparecen síntomas en muchos de ellos en el transcurso del periodo neonatal y después. Dado que la sífilis congénita es una consecuencia de diseminación hematógena del microorganismo, las características clínicas son similares a las de la sífilis secundaria. Las manifestaciones de sífilis congénita se dividen en características "tempranas" y "tardías".

Las características *tempranas* (**tabla 22-6**) aparecen durante los primeros dos años de vida, a menudo en el transcurso de los primeros tres meses e incluyen manifestaciones mucocutáneas como rinitis sifilítica y un exantema maculopapular con descamación, especialmente en palmas, plantas, boca y ano. Quizá haya lesiones vesiculoampollares (pénfigo sifilítico), que se rompen y dejan un aspecto macerado,

TABLA 22-6

MANIFESTACIONES TEMPRANAS DE LA SÍFILIS CONGÉNITAS

Manifestaciones mucocutáneas
   Rinitis sifilítica
   Exantema maculopapular con descamación
   Exantema vesicular o ampollar (pénfigo sifilítico)
Anormalidades óseas
   Periostitis
   Osteocondritis
   Osteomielitis
Hepatoesplenomegalia
Linfadenopatía
Trombocitopenia
Anemia hemolítica Coombs-negativa
Ictericia
Meningoencefalitis
Neumonitis
Glomerulonefritis

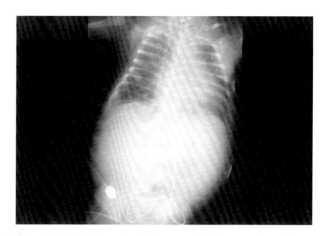

Figura 22-4 Radiografía del tórax y el abdomen de un lactante con sífilis congénita, que muestra infiltrados pulmonares bilaterales y hepatoesplenomegalia.

son singulares para la sífilis congénita. Las anormalidades de los huesos largos, incluso periostitis y osteocondritis (**Fig. 22-3**), figuran entre las características más comunes de la sífilis congénita, presentes en 90% de los lactantes sintomáticos y en 20% de los asintomáticos. La afección neurológica en ocasiones es subclínica y el examen del CSF muestra pleocitosis, concentración alta de proteína o anticuerpos reagínicos. Algunas otras manifestaciones tempranas de la sífilis congénita son hepatoesplenomegalia, linfadenopatía y, con menor frecuencia, neumonía (**Fig. 22-4**).

Las manifestaciones *tardías* (**tabla 22-7**) de la sífilis congénita aparecen después de los dos años de edad, y representan infección latente. Los principales datos son queratitis intersticial, sordera, anormalidades dentales, neurosífilis y anormalidades del esqueleto. La tríada de defectos de los

incisivos, queratitis intersticial y sordera se denomina la tríada de Hutchinson.

Debido a la naturaleza silenciosa y las secuelas a largo plazo graves de la sífilis congénita no tratada, todas las madres embarazadas deben ser objeto de práctica de pruebas serológicas al principio del embarazo y en el momento del parto. Las madres que tienen riesgo alto de infección también deben ser objeto de pruebas al principio del tercer trimestre. Es indispensable que ningún recién nacido salga del hospital sin verificación del estado serológico materno.

Las pruebas serológicas no treponémicas comprenden pruebas de laboratorio de investigación de enfermedades venéreas (VDRL, *Venereal Disease Research Laboratory*) en laminilla y la prueba de reagina plasmática rápida (RPR), con ellas se detecta la presencia de antígenos lipoidales inespecíficos y proporcionan herramientas sensibles para la detección de anticuerpos treponémicos, así como marcadores cuantitativos de actividad de la enfermedad. Los resultados de las pruebas no treponémicas deben confirmarse mediante pruebas de anticuerpos treponémicos más específicas, como la prueba de absorción de anticuerpos treponémicos fluorescentes (FTA-ABS, *fluorescent treponemal antibody absorption*).

La sífilis congénita es difícil de diagnosticar. Muchos lactantes infectados son asintomáticos, y los resultados

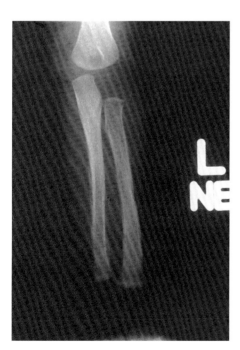

Figura 22-3 Radiografía del brazo de un lactante con sífilis congénita. Son evidentes bandas radiolúcidas transversas en las metáfisis de las partes distales del radio y el cúbito. Es posible visualizar hueso nuevo perióstico en la diáfisis y la metáfisis cubitales.

TABLA 22-7

MANIFESTACIONES TARDÍAS DE LA SÍFILIS CONGÉNITA

Anormalidades del esqueleto
   Abultamiento frontal
   Arqueo anterior de la sección media de la tibia
Neurosífilis
Sordera
Anormalidades oculares
   Queratitis intersticial
   Retinitis
   Atrofia óptica
Anomalías dentales
   Incisivos centrales superiores en forma de clavija (dientes de Hutchinson)
   Esmalte anormal
   Molares en mora

positivos de las pruebas serológicas en un lactante no distinguen entre las infecciones materna y congénita, porque los anticuerpos se transfieren de manera pasiva. Un resultado positivo de la prueba de anticuerpos no treponémicos en un lactante, que no desaparece hacia los seis meses de edad, un título de anticuerpo creciente después del nacimiento, o un título en un lactante que es cuatro veces más alto que el título de la madre, son altamente sugestivos de infección congénita. Además, es posible que una madre que quede infectada en etapas tardías del embarazo transmita la infección al recién nacido sin que ella misma tenga resultados positivos en los estudios serológicos.

Cualquier lactante hijo de una madre con un resultado positivo en una prueba no treponémica, que se confirma mediante prueba treponémica y cualquier lactante con evidencia clínica de sífilis congénita, debe evaluarse a fondo respecto a la infección. Una evaluación para sífilis congénita debe incluir:

■ Exploración física.
■ Prueba no treponémica y treponémica cuantitativas del suero del lactante (la sangre del cordón umbilical no es fiable).
■ Biometría hemática completa y recuento de plaquetas.
■ Prueba de VDRL, recuento de células y concentración de proteína, en el CSF.
■ Radiografía de los huesos largos si está indicado clínicamente.
■ Radiografía de tórax y pruebas de función hepática si está indicado clínicamente.

Los lactantes deben recibir tratamiento para sífilis congénita si tienen enfermedad probada o probable. En general, cualquier lactante en quien esté justificada la evaluación debe tratarse si los resultados de las pruebas no excluyen infección, es imposible evaluar por completo al lactante, o es imposible asegurar seguimiento. También requieren tratamiento los lactantes hijos de madres que están infectadas pero no han recibido tratamiento, se han tratado de manera insuficiente, se han tratado en el transcurso de un mes del parto, o no han demostrado un decremento de cuatro veces del título de anticuerpos no treponémicos. Los datos de neurosífilis en el CSF son concentración aumentada de proteína, pleocitosis, y un resultado positivo para la prueba de VDRL en el CSF. Empero, un resultado negativo para la prueba de VDRL en el CSF no excluye neurosífilis congénita.

En neonatos con sífilis congénita probada o presuntiva, la terapia preferida consta de penicilina G cristalina acuosa durante 10 días; de manera alternativa, es factible usar penicilina G procaínica. Hay controversia respecto al tratamiento administrado para lactantes asintomáticos que parecen normales en la evaluación y en quienes no hay duda de que es posible realizar seguimiento, pero cuyas madres no han recibido tratamiento, o ha sido insuficiente, han recibido tratamiento en el transcurso de un mes del parto, no han demostrado un decremento de cuatro veces del título de anticuerpos. Muchos expertos recomiendan tratar a estos lactantes con penicilina G acuosa durante 10 días, aunque algunos expertos recomiendan tratarlos con una dosis única de penicilina benzatínica.

Los lactantes tratados para sífilis congénita deben ser objeto de una evaluación cuidadosa a los 2, 4, 6 y 12 meses de edad. Los títulos de anticuerpos no treponémicos deben declinar hacia los tres meses de edad, y desaparecer hacia los seis meses con terapia apropiada. Los lactantes con anormalidades del CSF secundarias a sífilis congénita deben ser objeto de exámenes repetidos del CSF a intervalos de seis meses para documentar desaparición de las anormalidades. Está indicado repetir el tratamiento si los resultados de las pruebas de VDRL del CSF permanecen positivos a los seis meses, o si los recuentos celulares permanecen anormales a un intervalo de seis meses.

Infección por parvovirus

El parvovirus humano (HPV, *human parvovirus*) es el agente que causa eritema infeccioso; este virus también causa infección fetal cuando una madre embarazada susceptible queda infectada.

La mayoría de los niños queda infectada por HPV en etapas tempranas de la vida, y al menos 50% de las mujeres en Estados Unidos es seropositiva para HPV antes del embarazo. El virus se transmite mediante la vía respiratoria y se estima que la probabilidad de transmisión después de exposición estrecha es de 50%. Cuando el feto queda infectado se considera que el riesgo de pérdida fetal es de 2 a 6%. Dado que muchas mujeres embarazadas son seropositivas antes del embarazo, y puesto que la tasa de transmisión a contactos susceptibles con exposición estrecha es de alrededor de 50%, el riesgo general estimado para pérdida fetal asociada con esta infección es de 1 a 2%. La infección fetal por HPV propicia:

■ Un recién nacido asintomático sin efecto adverso.
■ Aborto espontáneo.
■ Mortinato con hidropesía fetal.
■ Lactante nacido vivo con hidropesía fetal.

No se ha probado que la infección por HPV cause anomalías congénitas.

La mayoría de las mujeres con embarazo complicado por infección por HPV da a luz a un recién nacido asintomático, sano. La hidropesía fetal no inmunitaria es una consecuencia posible de la infección congénita. Esto se manifiesta como edema generalizado, causado por la extravasación de líquido desde el compartimiento intravascular como una consecuencia directa de insuficiencia cardiovascular grave causada por anemia fetal grave.

Las madres embarazadas que están expuestas a niños en el hogar o en el trabajo deben recibir información acerca de los riesgos de infección por HPV. Los niños con eritema infeccioso *no* son contagiosos en el momento en que aparece el exantema clásico. Dada la prevalencia alta de infección por HPV en la comunidad, la tasa alta de infección silenciosa, y el riesgo bajo de efectos adversos sobre el feto, *no* se recomienda la exclusión de mujeres embarazadas del lugar de trabajo debido a brotes de eritema infeccioso. Las madres embarazadas que han estado en contacto con niños que están incubando eritema infeccioso deben recibir información del riesgo bajo de infección y es necesario ofrecerles pruebas serológicas; en estas situaciones es útil la ecografía fetal.

EJERCICIOS DE REVISIÓN

PREGUNTAS

1. El microorganismo *menos* probable que cause sepsis neonatal de inicio temprano es:

   a) *L. monocytogenes.*
   b) Estreptococos del grupo B.
   c) *Streptococcus pneumoniae.*
   d) *E. coli.*

Respuesta

La respuesta es c). Las causas más comunes de sepsis y meningitis después del periodo neonatal —a saber, *S. pneumoniae* y *Neisseria meningitidis*— son causas raras de sepsis y meningitis durante el periodo neonatal. Los estreptococos del grupo B y *E. coli* explican la mayor parte de los casos de sepsis de inicio temprano. *L. monocytogenes* es una causa menos frecuente pero importante de sepsis de inicio temprano.

2. Todas las que siguen son causas importantes de sepsis neonatal de inicio tardío, *excepto*:

   a) *Streptococcus pyogenes.*
   b) Estafilococos coagulasa-negativos.
   c) *S. aureus.*
   d) Bacilos gramnegativos.
   e) *Candida albicans.*

Respuesta

La respuesta es a). Los neonatos con infección de inicio tardío manifiestan síntomas después de los primeros seis días de vida. Dos grupos de neonatos tienen riesgo de sepsis de inicio tardío. El primer grupo incluye neonatos a término sin complicaciones gestacionales y en quienes los síntomas aparecen después de su egreso del hospital. En éstos sobrevienen más comúnmente infecciones por estreptococos del grupo B, *L. monocytogenes* y, rara vez, especies de *Salmonella*. El segundo grupo de neonatos incluye recién nacidos de alto riesgo hospitalizados durante un periodo prolongado, por lo general debido a prematurez. Estos lactantes tienen riesgo de infección nosocomial por microorganismos como estafilococos coagulasa-negativos (más comunes), bacilos gramnegativos, *S. aureus* y *C. albicans. S. pyogenes, también conocido como estreptococos del grupo A, es una causa rara de sepsis neonatal.*

3. ¿Cuál opción es *verdadera* respecto a la sepsis neonatal por GBS de inicio temprano?

   a) La neumonía y la apnea son los datos clínicos más comunes.
   b) Hay meningitis en más de 80% de los casos.
   c) La tasa de letalidad es más baja que con la infección por GBS de inicio tardío.
   d) Ocurre choque séptico en 75% de los pacientes.
   e) La edad media de inicio es a las 72 horas de vida.

Respuesta

La respuesta es a). Los lactantes con sepsis por GBS de inicio temprano se presentan más comúnmente con insuficiencia respiratoria y apnea en el transcurso de las primeras 24 horas de vida (la edad media de inicio es de 8 horas). La neumonía es la entidad clínica más común asociada con infección de inicio temprano. El choque séptico y la meningitis están presentes en 25%, y 5 a 10% de los pacientes con

infección por GBS de inicio temprano, respectivamente. La tasa de mortalidad con la infección de inicio temprano es de 10 a 15%. En contraste, la infección por GBS de inicio tardío tiene una edad media de inicio de 27 días, se manifiesta clínicamente con fiebre, bacteriemia y meningitis, y tiene sitios de infección focales, como huesos y articulaciones. La tasa de mortalidad con la infección de inicio tardío es de 2 a 6%.

4. ¿Cuál opción es *verdadera* respecto a la infección congénita por CMV?

   a) La coriorretinitis es la manifestación clínica más común.
   b) Ocurre infección fetal solo después de infección materna primaria.
   c) Los neonatos infectados diseminan virus en la orina.
   d) No ocurren secuelas a largo plazo en neonatos infectados asintomáticos.
   e) De los neonatos infectados, 50% muestra signos y síntomas de infección.

Respuesta

La respuesta es c). La infección por CMV es la infección congénita más común; ocurre en 1% de los recién nacidos y quizá sigue a infección materna primaria o recurrente. De los lactantes infectados, 90% es asintomático al momento del nacimiento; no obstante, en 5 a 20% de éstos hay anormalidades del desarrollo neurológico a largo plazo, principalmente en forma de pérdida auditiva neurosensorial, retraso mental y defectos motores. Ocurre coriorretinitis en alrededor de 10% de los lactantes sintomáticos. Los neonatos con infección congénita por CMV excretan grandes cantidades de virus en la orina, lo cual sirve para apoyar el diagnóstico en casos sospechados.

5. Un lactante recién nacido tiene microcefalia, es pequeño para la edad gestacional, y tiene un exantema petequial diseminado, cataratas bilaterales y estenosis pulmonar. La causa *más* probable de estos datos es:

   a) Rubéola.
   b) CMV.
   c) Toxoplasmosis.
   d) Infección por *T. pallidum.*
   e) Infección por enterovirus.

Respuesta

La respuesta es a). La presencia de defectos y manifestaciones al momento del nacimiento apoya infección congénita. Es factible que ocurra infección por enterovirus durante el periodo neonatal inmediato después de transmisión perinatal, pero no causa defectos congénitos. Los datos de microcefalia, un lactante pequeño para la edad gestacional y un exantema petequial diseminado son congruentes con las otras infecciones listadas. Las cataratas y la cardiopatía congénita son *más* congruentes con rubéola congénita. La cardiopatía congénita es común en lactantes infectados durante el primer trimestre; el conducto arterioso permeable y la estenosis de la arteria y la válvula pulmonares son las lesiones cardiacas más asociadas con rubéola.

6. Un lactante de un año de edad tiene coriorretinitis, que ha progresado durante todo el primer año de vida, y calcificaciones cerebrales. La infección congénita *más* probable en este niño es:

a) Rubéola.
b) Infección por CMV.
c) Sífilis.
d) Toxoplasmosis.

Respuesta

La respuesta es d). La tríada clásica de infección por *Toxoplasma* comprende coriorretinitis, hidrocefalia y calcificaciones cerebrales. La coriorretinitis asociada con infección por *Toxoplasma* es una retinitis necrosante focal que en ocasiones es recurrente y progresiva. Las manifestaciones de coriorretinitis en individuos infectados tal vez no queden de manifiesto sino hasta etapas avanzadas de la vida.

7. ¿Cuál opción es cierta respecto a la infección congénita por *Toxoplasma*?
a) La incidencia es constante a pesar de la ubicación geográfica.
b) El diagnóstico prenatal es imposible.
c) No se recomienda el tratamiento de mujeres embarazadas infectadas.
d) En la mayoría de los lactantes asintomáticos infectados quedan de manifiesto problemas neurológicos y visuales.

Respuesta

La respuesta es d). Si bien la mayoría de los lactantes con infección congénita por toxoplasma es asintomática, 80% presenta manifestaciones neurológicas y oculares en etapas más avanzadas de la vida. Esto incluye coriorretinitis, ya sea persistente o intermitente, y llega a presentarse sin otras manifestaciones. La incidencia de toxoplasmosis congénita varía con la región geográfica, lo cual probablemente se relaciona con factores de riesgo aumentados en ciertas áreas del mundo. El diagnóstico prenatal es posible por medio del aislamiento de DNA de *Toxoplasma* en el líquido amniótico o la sangre fetal, el aislamiento del parásito mediante inoculación en ratón o cultivo de tejido, o al encontrar incremento del tamaño de los ventrículos laterales por medio de ecografía fetal seriada. El tratamiento de madres infectadas con espiramicina disminuye el riesgo de transmisión al feto. El tratamiento de madres cuando se ha establecido transmisión mejora el resultado de la toxoplasmosis congénita.

8. Un lactante de una semana de edad presenta una secreción nasal sanguinolenta abundante, linfadenopatía, hepatomegalia y anemia hemolítica. ¿Cuál de las que siguen es la característica adicional más probable en este lactante?
a) Hidrocefalia.
b) Periostitis.
c) Hipoplasia de extremidad.
d) Crisis convulsivas.
e) Hidropesía.

Respuesta

La respuesta es b). Este lactante tiene rinitis sifilítica, que se observa en alrededor de 25% de los lactantes con sífilis congénita, linfadenopatía y anemia hemolítica. De este modo, la sífilis congénita es la infección más probable. Las lesiones

óseas, incluso periostitis, figuran entre las características más comunes de las infecciones congénitas. La hidrocefalia, la hipoplasia de las extremidades y la hidropesía son manifestaciones muy raras de la sífilis congénita. Las crisis convulsivas quizá sean un dato de sífilis congénita, pero no son tan comunes como la afección ósea.

9. La infección congénita más probable asociada con hidropesía fetal es:
a) Virus de varicela-zóster.
b) Virus de inmunodeficiencia humana.
c) Virus del herpes humano 6.
d) Parvovirus B19.
e) *Borrelia burgdorferi*.

Respuesta

La respuesta es d). El parvovirus tiene una predilección por las células progenitoras de eritrocitos de la médula ósea y llega a causar anemia fetal grave e hidropesía fetal.

10. Un lactante de 28 semanas de gestación que pesa 750 g presenta hipotensión e incremento de la insuficiencia respiratoria a las 8 horas de vida. El microorganismo patógeno que más probablemente está causando sepsis en este lactante es:
a) *Listeria monocytogenes*.
b) *Streptococcus agalactiae* (grupo B).
c) *Streptococcus pneumoniae*.
d) *Escherichia coli*.

Respuesta

La respuesta es d). *E. coli* es la causa más común de sepsis neonatal de inicio temprano en lactantes con peso muy bajo al nacer, menor de 1 500 g en el momento del nacimiento. *S. agalactiae* (grupo B) es la causa más común de sepsis de inicio temprano entre lactantes pretérmino tardío (34 a 36 semanas de gestación). *L. monocytogenes* es una causa rara de sepsis de inicio temprano, mientras que *S. pneumoniae* es una causa muy rara de sepsis neonatal.

11. Se encuentra que un neonato tiene microcefalia, calcificaciones intracraneales, coriorretinitis y trombocitopenia; usted sospecha infección congénita por CMV. La prueba más útil para establecer el diagnóstico es:
a) PCR de CMV de la sangre.
b) PCR de CMV de la orina.
c) Urocultivo para CMV.
d) IgG e IgM contra CMV en el lactante.
e) IgG e IgM contra CMV en la madre.

Respuesta

La respuesta es b). En lactantes con CMV congénita se expulsan grandes cantidades de virus en la orina y, así, el urocultivo persiste como la manera más eficaz de diagnosticar infección congénita por CMV. El estudio serológico y las pruebas de PCR para CMV no ofrecen ventajas para el diagnóstico de infección congénita, y no son tan sensibles ni tan específicos como el urocultivo.

LECTURAS RECOMENDADAS

American Academy of Pediatrics. Immunization in special clinical circumstances. In: Kimberlin DW, Brady MT, Jackson MA, et al., eds. *Red Book®: 2015 report of the Committee on Infectious Diseases.* American Academy of Pediatrics, 2015:755–768.

American Academy of Pediatrics. Parvovirus B19. In: Kimberlin DW, Brady MT, Jackson MA, et al., eds. *Red Book®: 2015 report of the Committee on Infectious Diseases.* American Academy of Pediatrics, 2015:593–596.

Bizzarro MJ, Raskind C, Baltimore RS, et al. Seventy-five years of neonatal sepsis at Yale: 1928–2003. *Pediatrics* 2005;116:595–602.

Centers for Disease Control and Prevention. Prevention of perinatal group B streptococcal disease. *MMWR Morb Mortal Wkly Rep* 2010;59(RR10):1–32.

Contopoulos-Ioannidis D, Montoya JG. *Toxoplasma gondii* (toxoplasmosis). In: Long SS, Pickering LK, Prober CG, eds. *Principles and practice of pediatric infectious diseases*, 4th ed. Edinburgh, UK: Elsevier Saunders, 2012:1308.

Corey L, Wald A. Maternal and neonatal herpes simplex virus infections. *N Engl J Med* 2009;361:1376–1385.

Edwards MS, Baker CJ. *Streptococcus agalactiae* (group B *Streptococcus*). In: Long SS, Pickering LK, Prober CG, eds. *Principles and practice of pediatric infectious diseases*. Philadelphia, PA: Elsevier, 2012:707.

Kimberlin DW. Herpes simplex virus infections in neonates and early childhood. *Semin Pediatr Infect Dis* 2005;16(4):271–281.

Kimberlin DW, Lin CY, Jacobs RF, et al. Natural history of neonatal herpes simplex virus infection in the acyclovir era. *Pediatrics* 2001;108:223–229.

Kimberlin DW, Lin CY, Jacobs RF, et al. Safety and efficacy of high-dose intravenous acyclovir in the management of neonatal herpes simplex virus infection. *Pediatrics* 2001;108:230–238.

Kimberlin DW, Jester PM, Sanchez PJ, et al. Valganciclovir for symptomatic congenital cytomegalovirus disease. *N Engl J Med* 2015;372:933–943.

Posfay-Barbe KM, Wald ER. Listeriosis. *Pediatr Rev* 2004;25:151–157.

Stoll BJ, Hansen N, Fanaroff AA, et al. Changes in pathogens causing early-onset sepsis in very-low birth-weight infants. *N Engl J Med* 2002;347:240–247.

Stoll BJ, Hansen N, Fanaroff AA, et al. Late-onset sepsis in very low-birth weight neonates: the experience of the NICHD Neonatal Research Network. *Pediatrics* 2002;110:285–291.

Capítulo 23

SIMULACIÓN DEL EXAMEN DE CERTIFICACIÓN: Neonatología

Natalie K. Yeaney

PREGUNTAS

1. Un neonato afroamericano a término es examinado a las 30 horas de vida. Parece ictérico, sin otros datos físicos notorios. Pesó 3.6 kg al nacer y ahora pesa 3.4 kg. ¿Cuál determinación de estudios de laboratorio sería más apropiada antes del egreso?

a) Bilirrubina indirecta.

b) Bilirrubina indirecta y tipo de sangre de la madre y el bebé.

c) Bilirrubina indirecta, tipo de sangre de la madre y el bebé, hematocrito y recuento de reticulocitos.

d) Bilirrubina indirecta, tipo de sangre de la madre y el bebé, hematocrito, recuento de reticulocitos y bilirrubina directa.

e) Bilirrubina indirecta, tipo de sangre de la madre y el bebé, hematocrito o recuento de reticulocitos, bilirrubina directa y actividad de glucosa-6-fosfato deshidrogenasa (G6PD, *glucose-6-phosphate dehydrogenase*).

Respuesta

La respuesta es b). La enfermedad hemolítica del recién nacido por incompatibilidad ABO es un importante factor de riesgo para hiperbilirrubinemia grave. La ictericia por enfermedad hemolítica generalmente es detectable 12 a 24 horas después del nacimiento. Si el tipo de sangre de la madre es A o B y rhesus (Rh) positivo, no necesariamente se requiere determinación del tipo de sangre del bebé. La tipificación de sangre del bebé debe efectuarse cuando el tipo de sangre de la madre es O, Rh negativo o se desconoce, quizá este bebé presentó ictericia antes de 24 horas, lo que lo colocaría en una categoría de riesgo más alto para la aparición de hiperbilirrubinemia grave. Sería recomendable verificar una concentración de bilirrubina transcutánea o una concentración sérica de bilirrubina indirecta (total). Solo serían necesarios más estudios si la bilirrubina indirecta hubiera estado en la zona de alto riesgo, o si hubiera evidencia de hemólisis continua. Además de hemólisis por isoinmunización, otros factores de riesgo neonatales para hiperbilirrubinemia significativa son un cefalohematoma, equimosis excesiva, edad gestacional menor de 37 semanas, pertenecer a una raza del este de Asia, alimentación exclusiva al seno materno y un antecedente de administración de fototerapia a un hermano. Los recién nacidos deben evaluarse para estos factores de riesgo antes de darlos de alta a su domicilio.

2. La ictericia fisiológica es más grave en neonatos pretérmino en comparación con los neonatos a término, porque los primeros tienen:

a) Concentración aumentada de hemoglobina.

b) Degradación aumentada del hem.

c) Captación hepática aumentada.

d) Conjugación hepática disminuida.

e) Circulación enterohepática disminuida.

Respuesta

La respuesta es d). La degradación normal de eritrocitos fetales produce 2 a 3 veces más bilirrubina en recién nacidos que en adultos. Es característico que en el momento del nacimiento los lactantes pretérmino tengan concentración más baja de hemoglobina que los lactantes a término. La degradación del hem por la enzima hem oxidasa es similar para lactantes a término y prematuros. La bilirrubina no conjugada está unida a albúmina en la circulación, y el transporte a través de la membrana del hepatocito está mediado por transportador. La captación hepática quizá esté implicada en la exacerbación de la hiperbilirrubinemia fisiológica pretérmino, pero la captación tiene menos importancia que la inmadurez del sistema de conjugación de bilirrubina durante los primeros 3 a 4 días de vida. El paso de conjugación en la excreción de bilirrubina ocurre cuando la uridin difosfoglucuronato glucuronosiltransferasa 1A1 (UGT [*UDP-glicosiltransferasa*] 1A1) convierte la bilirrubina en una forma hidrosoluble. La actividad de UGT 1A1 está reducida en ambos neonatos, en comparación con las cifras que se observan en el adulto. En neonatos pretérmino, la concentración máxima de bilirrubina tiende a retrasarse hasta el quinto día de vida, principalmente debido a la maduración lenta de la actividad de la UGT 1A1. Una vez que la bilirrubina se conjuga en el hígado es excretada por medio del conducto biliar hacia el intestino. Los lactantes tienen glucuronidasa β en la mucosa intestinal, que desconjuga la bilirrubina conjugada, es posible que entonces la bilirrubina no conjugada se resorba a través de la pared intestinal y se recicle hacia la circulación. Los lactantes pretérmino tienen motilidad gastrointestinal más lenta en comparación con los lactantes a término y, por ende, tienen recirculación enterohepática mejorada o incrementada de bilirrubina. La circulación enterohepática aumentada quizá también esté implicada en la incidencia más alta de ictericia fisiológica en lactantes pretérmino.

3. Una lactante a término nace después de una segunda etapa prolongada del trabajo de parto. Su tono inicial es inadecuado y no llora, rápidamente se le seca, son eliminadas las secreciones de la boca y su cabeza es colocada en posición para abrir las vías respiratorias. Se dan palmaditas o pequeños "latigazos" con los dedos en las plantas de los pies mientras se ausculta la frecuencia cardiaca en 100 latidos por minuto. Después de estas acciones no se notan respiraciones espontáneas. La mejor acción a seguir sería:

a) Aplicar mascarilla facial para empezar ventilación con presión positiva (PPV, *positive pressure ventilation*).

b) Aplicar mascarilla facial para dar presión positiva continua en las vías respiratorias (CPAP, *continuous positive airway pressure*).

c) Proporcionar flujo libre de oxígeno inspirado de 40%.

d) Proporcionar estimulación adicional al frotar el tronco del recién nacido.

e) Repetir la limpieza de la orofaringe con una jeringa de bulbo.

Respuesta
La respuesta es a). Alrededor de 10% de los neonatos requiere cierto grado de reanimación para empezar a respirar al momento del nacimiento. El recién nacido en este escenario tiene tono inadecuado y luce apneico. La posición adecuada, secar frotando y la limpieza de las vías respiratorias, estimularán la respiración si el lactante experimenta apnea primaria, sin embargo, si el bebé ha alcanzado la etapa de apnea secundaria, la estimulación táctil continua no restablecerá el esfuerzo respiratorio.

Un feto o recién nacido tiene un orden establecido de respuestas fisiológicas a la falta de oxígeno o de perfusión tisular. Inicialmente reacciona al respirar rápido. Conforme persiste el fenómeno adverso, la frecuencia cardiaca disminuye y el feto entra en un estado de apnea primaria. Después de este periodo de apnea ocurrirán algunas respiraciones jadeantes, pero sin un incremento del oxígeno circulante, la frecuencia cardiaca fetal seguirá disminuyendo, lo mismo la presión arterial y el tono fetal se tornará flácido. Una vez que el feto entra en el segundo periodo de apnea, no respirará de manera espontánea. Debe iniciarse ventilación con presión positiva (PPV) para mejorar la oxigenación. La mejor manera de determinar si la PPV se está administrando con eficacia es auscultar para verificar un incremento constante de la frecuencia cardiaca del bebé.

4. Casi todas las crisis convulsivas neonatales ocurren como una consecuencia de una causa identificable. ¿Cuál es la causa más común de una crisis convulsiva en el primer día de vida?

a) Hipoglucemia.

b) Encefalopatía isquémica hipóxica.

c) Error congénito del metabolismo.

d) Meningitis.

e) Anomalía cerebral congénita.

Respuesta
La respuesta es b). El origen de las crisis convulsivas neonatales a menudo difiere del de crisis convulsivas que ocurren en grupos de edad más avanzada. La causa más común de una crisis convulsiva neonatal sintomática es encefalopatía isquémica hipóxica (HIE, *hypoxic ischemic encephalopathy*). Alrededor de dos terceras partes de los casos en lactantes a término son resultado de HIE, por lo general ocurre en el transcurso de 6 a 8 horas luego del fenómeno adverso hipóxico. Los lactantes pretérmino tienen una frecuencia aumentada de causas cerebrovasculares de crisis convulsivas, entre ellas hemorragia intracraneal e infarto cerebral. Además de HIE y causas cerebrovasculares de crisis convulsivas neonatales, las más comunes son infecciones del sistema nervioso central (meningitis, encefalitis, intrauterina) y malformaciones del desarrollo cortical. Las alteraciones metabólicas (hipoglucemia, hipocalcemia) son menos comunes, así como la supresión de fármacos o drogas, errores innatos del metabolismo de aminoácidos o de ácidos orgánicos, convulsiones neonatales familiares y kernícterus.

5. Un recién nacido a término es extraído urgentemente por bradicardia fetal. El neonato sale flácido y cubierto con meconio espeso. Se le intuba y a continuación se le coloca en ventilación mecánica convencional. Después de dos horas, la radiografía de tórax muestra expansión pulmonar adecuada, pero la PaO_2 es de 30 pese a un oxígeno inspirado de 100%.

¿Cuál signo clínico apoyaría el diagnóstico de hipertensión pulmonar persistente del recién nacido (PPHN, *persistent pulmonary hypertension of the newborn*)?

a) Ausencia de taquipnea o retracciones.

b) Tiempo de llenado capilar rápido.

c) Lecturas lábiles en el oxímetro de pulso.

d) Diferencia de menos de 5% de las oximetrías de pulso preductal y posductal.

e) Desdoblamiento del segundo ruido cardiaco.

Respuesta
La respuesta es c). La hipertensión pulmonar persistente del recién nacido (PPHN) es secundaria a resistencia vascular pulmonar alta. Todos los bebés tienen resistencia vascular pulmonar relativamente alta al nacer, pero la acidosis y la hipoxia asociadas con afecciones como asfixia, síndrome de aspiración de meconio y sepsis perinatales son potentes estímulos para vasoconstricción pulmonar continua. Tal vez sea difícil determinar si la fuente de hipoxia es enfermedad pulmonar parenquimatosa o PPHN, porque ambas a menudo son factores que contribuyen al estado crítico de un recién nacido. Los datos clínicos que sugieren PPHN son insuficiencia de oxígeno grave a pesar de optimización de reclutamiento pulmonar, oxigenación sistémica lábil y diferencia entre la saturación preductal y posductal mayor de 10% en el oxímetro de pulso. Quizá el recién nacido también presente hipotensión sistémica y síntomas de choque; la cardiopatía congénita inicialmente llega a diagnosticarse de modo erróneo como PPHN. Una ausencia relativa de insuficiencia respiratoria, SpO_2 fija, forma anormal del corazón y ausencia de hipotensión sis-

témica a pesar de hipoxemia prolongada grave, son datos sugestivos de una enfermedad del corazón. El examen cardiaco de un neonato con PPHN quizá revele un segundo ruido cardiaco (S₂) fuerte y único o un soplo sistólico áspero secundario a regurgitación tricúspide. En circunstancias ideales, cuando se sospecha PPHN debe obtenerse un ecocardiograma tan pronto como sea posible para excluir cardiopatía congénita y evaluar la función cardiaca.

6. ¿De qué enfermedad son patognomónicos los datos radiográficos que se muestran en la **figura 23-1**?

a) Fibrosis quística.
b) Enfermedad de Hirschsprung.
c) Síndrome de tapón de meconio.
d) Enterocolitis necrosante.
e) Vólvulo.

Respuesta

La respuesta es d). La radiografía del abdomen muestra un patrón anormal de gas intestinal sugestivo de asas engrosadas y dilatadas. El aspecto moteado en todo el intestino depende de gas submucoso e imagen de doble riel que depende del gas subseroso atrapado. El gas intramural se llama neumatosis y solo se observa en la enterocolitis necrosante (NEC, *necrotizing enterocolitis*). Otros datos de NEC fulminante en esta radiografía son aire venoso portal, y aire libre por debajo del diafragma en la línea media.

La presentación más común de fibrosis quística en el recién nacido es el íleo meconial. El íleo meconial, la enfermedad de Hirschsprung y el síndrome de tapón de meconio tendrían evidencia de obstrucción de la parte

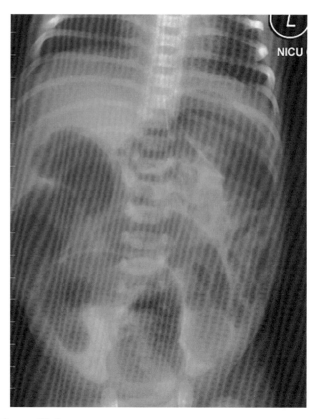

Figura 23-2   Radiografía del abdomen que ilustra múltiples asas de intestino dilatadas, características de una obstrucción de la parte baja del tracto gastrointestinal.

más baja del intestino en la radiografía (**Fig. 23-2**). La radiografía mostraría múltiples asas de intestino dilatadas sin neumatosis. El vólvulo es una obstrucción del intestino medio asociada con malrotación y torcimiento del intestino alrededor de bandas de Ladd. Los datos radiográficos quizá varíen, aunque es factible que haya niveles hidroaéreos, intestino engrosado y menos asas intestinales distendidas (**Fig. 23-3**).

7. ¿Cuáles datos de laboratorio indican que un recién nacido que está recibiendo manejo médico para enterocolitis necrosante requiere intervención quirúrgica?

a) Anemia y neutropenia.
b) Hiperpotasemia e incremento de creatinina.
c) Hiponatremia e hipocalcemia.
d) Acidosis metabólica persistente y trombocitopenia.
e) Proteína C reactiva y leucocitosis crecientes.

Respuesta

La respuesta es d). La NEC afecta principalmente a recién nacidos pretérmino, aunque se le ha observado en recién nacidos a término que tienen factores de riesgo para hipoperfusión intestinal, como cardiopatía congénita. La frecuencia máxima de NEC en lactantes pretérmino se observa entre las 29 y 31 semanas de edad gestacional. No se ha determinado de manera concluyente el mecanismo que inicia la NEC, pero parece depender de interacciones complicadas entre sustrato de leche, microbios y una respuesta inflamatoria inmadura del huésped. Los signos gastrointestinales de NEC son residuos gástricos, distensión abdominal e íleo. Los signos sistémicos inespecíficos com-

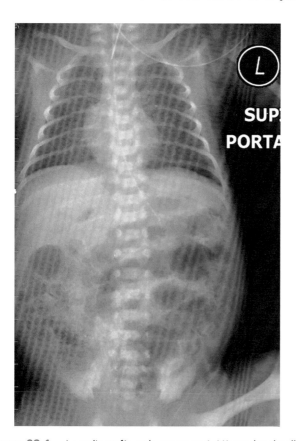

Figura 23-1   La radiografía en la pregunta 6. *Véanse* los detalles en la explicación de la pregunta 6.

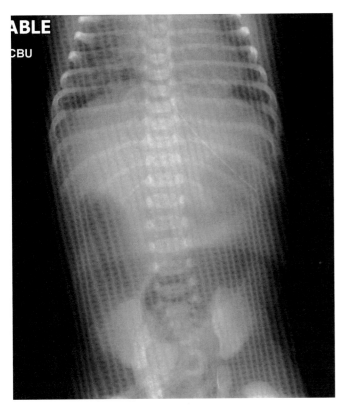

Figura 23-3 Radiografía del abdomen de un recién nacido con diagnóstico de vólvulo *in utero*; nótese que hay pocas asas intestinales dilatadas, en consonancia con una obstrucción de nivel alto o medio del tracto gastrointestinal.

prenden letargo, distermia, hipoperfusión, e hipoglucemia o hiperglucemia. Entre las muchas anormalidades de laboratorio que se asocian con NEC, las más frecuentes son neutropenia, desviación de neutrófilos hacia la izquierda, anemia, trombocitopenia, acidosis metabólica e hiponatremia. La intervención quirúrgica para NEC está indicada en presencia de perforación, obstrucción o necrosis intestinal. Un asa de intestino persistente, fija y dilatada en radiografías seriadas o aire peritoneal libre serían indicaciones para laparotomía exploradora. La acidosis metabólica persistente y la trombocitopenia graves sugieren intestino necrótico y justifican también intervención quirúrgica.

8. Un recién nacido a término hijo de madre con diabetes insulinodependiente tiene una glucemia de 25 mg/dL después de la alimentación inicial. Se vuelve a animar al recién nacido para que se alimente al seno materno y la concentración de glucosa una hora más tarde es de 22 mg/dL. El lactante está alerta, sin signos neurológicos de hipoglucemia. La mejor acción siguiente sería:

   a) Alimentar al recién nacido con 30 mL de dextrosa.
   b) Alimentar al recién nacido con 30 mL de fórmula para recién nacido a término.
   c) Administrar un bolo intravenoso de 10 mL/kg de dextrosa al 10% (D10%, *dextrose 10% in water*) durante 10 minutos.
   d) Repetir la medición de la glucemia en una hora.
   e) Empezar una infusión continua de D10W a 80 mL/ kg por día.

Respuesta

La respuesta es e). La hipoglucemia neonatal ocurre más en recién nacidos que tienen alteración de la capacidad para producir glucosa o cuerpos cetónicos. Los recién nacidos pequeños para la edad gestacional, pretérmino e hijos de madres diabéticas están particularmente en riesgo. La lesión encefálica depende de la gravedad y la duración de la hipoglucemia; los expertos no han llegado a un consenso sobre el límite inferior aceptable para la concentración de glucosa plasmática neonatal. La American Academy of Pediatrics (AAP) ha emitido pautas prácticas para prevenir hipoglucemia prolongada. El lactante asintomático descrito en este caso clínico tiene un factor de riesgo que indicaría verificar la concentración de glucosa poco después del nacimiento. En las primeras 4 horas después del nacimiento, el suministro de glucosa intravenosa (IV) se recomienda si la medición repetida en sangre o plasma está por debajo de 25 mg/dL. Después de las 4 horas de vida, se espera que la glucemia aumente, y un valor menor de 35 mg/dL se usa para iniciar glucosa IV. Cualquier recién nacido con síntomas de hipoglucemia y una concentración de glucosa en sangre menor de 40 mg/dL debe recibir glucosa intravenosa de inmediato. Los síntomas de hipoglucemia en un recién nacido son irritabilidad, temblores, reflejo de Moro exagerado, hipotonía, hipotermia, letargo y alimentación inadecuada. El hecho de si el tratamiento debe iniciarse con un bolo o con una infusión lenta de glucosa se deja a consideración del médico, a menos que los síntomas sean graves. Una infusión constante de glucosa quizá sea preferible para un recién nacido de una madre diabética, pues este método ayudaría a prevenir secreción de insulina inducida por hiperglucemia e hipoglucemia de rebote. Los síntomas graves, como crisis convulsivas o letargo justifican un bolo de 200 mg/kg de dextrosa (2 mL de glucosa al 10% por kilogramo de peso corporal) antes de iniciar una infusión continua de 5 a 8 mg/kg por minuto (D10% a 80 mL/ kg por día).

9. Una madre ingresó a una instalación de rehabilitación intrahospitalaria cuando tenía cinco meses de embarazo por adicción a analgésicos de prescripción. Empezó un programa de sustitución con metadona y en el momento del parto estaba tomando 80 mg de metadona diario. Usted comenta la vigilancia del recién nacido por si hubiera síndrome de abstinencia neonatal (NAS, *neonatal abstinence syndrome*) de narcótico. La literatura médica apoyaría que:

   a) El amamantamiento está contraindicado si los síntomas de NAS del recién nacido requieren tratamiento farmacológico.
   b) Es posible que la abstinencia de narcótico ocurra hasta una semana después del nacimiento.
   c) La abstinencia neonatal es poco probable si la madre se apegó al programa de sustitución con metadona.
   d) Una vez iniciado, la duración promedio del tratamiento con morfina por vía oral es de tres a cinco días.
   e) Los síntomas de abstinencia ocurren en etapas más tempranas con metadona en comparación con heroína.

Respuesta

La respuesta es b). La metadona y buprenorfina se usan durante el embarazo para tratar a mujeres adictas a la heroína o a otros opioides. La heroína tiende a producir los síntomas de abstinencia neonatal más tempranos; a menudo empiezan en el transcurso de 24 horas luego del nacimiento. La abstinencia de opioides de acción prolongada, como la metadona, tal vez tarde en aparecer hasta una semana después del nacimiento. La gravedad del NAS por metadona no parece correlacionarse con la dosis materna. La mayoría de los recién nacidos expuestos a la metadona durante el embarazo presenta síndrome de abstinencia y, una vez que se inicia tratamiento farmacológico, la duración promedio de la estancia en el hospital es de más de un mes. La alimentación al seno materno solo estaría contraindicada en presencia de evidencia de que la madre estuvo consumiendo drogas ilícitas.

10. Se utilizan sistemas de puntuación para determinar cuándo está indicado el reemplazo de opioide para tratar síndrome de abstinencia de narcótico (NAS). El prestador de cuidado valora al recién nacido para buscar signos fisiológicos de abstinencia de narcótico. ¿Cuál de las siguientes opciones se sumaría a una puntuación de abstinencia de narcótico de Finnegan de un recién nacido?

   a) Heces verdes.
   b) Hipertensión.
   c) Hipotermia.
   d) Sacudidas mioclónicas.
   e) Sueño durante más de tres horas después de una alimentación.

Respuesta

La respuesta es d). Los sistemas de puntuación ayudan a los médicos a evaluar la gravedad del NAS. La herramienta predominante en los hospitales es el sistema de puntuación de abstinencia neonatal de Finnegan. Se asignan puntos cada cuatro horas para síntomas de irritabilidad del sistema nervioso central, disfunción del sistema nervioso autónomo y disfunción gastrointestinal. Dos puntuaciones altas sucesivas sugieren la necesidad de farmacoterapia además de medidas como envolver al recién nacido, mecerlo suavemente y reducir el ruido. La morfina por vía oral regularmente se usa para síntomas de abstinencia graves por opiáceos, y el fenobarbital es el mejor fármaco para NAS no opiáceo. A veces se usa clonidina, que reduce la actividad noradrenérgica, como una terapia adyuvante. Los signos de hiperexcitabilidad de los sistemas nerviosos central y autónomo evaluados en la hoja de puntuación de Finnegan son llanto agudo excesivo, temblores, reflejo de Moro exagerado, sueño deficiente, sacudidas mioclónicas, fiebre leve, congestión nasal, piel moteada, estornudos y taquipnea. La presión arterial aumentada es un síntoma de abstinencia potencial, pero no se incluye en la puntuación. Las heces acuosas o aguadas, la alimentación inadecuada y la regurgitación son síntomas de disfunción gastrointestinal valorados en el sistema de puntuación de Finnegan.

11. Se identificó a un producto varón con riñones displásicos multiquísticos bilaterales a las 18 semanas de gestación. El índice de líquido amniótico fue bajo desde las 22 semanas de gestación y no hubo salida de líquido cuando el neonato a término nació. ¿Qué características no renales podría mostrar el recién nacido?

   a) Tamaño apropiado para la edad gestacional, músculos abdominales débiles, luxación de cadera y testículos no descendidos.
   b) Tamaño grande para la edad gestacional, macroglosia, lóbulos de la oreja con pliegues y onfalocele.
   c) Tamaño pequeño para la edad gestacional, nariz aplanada, tórax en forma de campana y talipes.
   d) Tamaño pequeño para la edad gestacional, frente prominente, tórax en forma de campana y extremidades cortas.
   e) Tamaño pequeño para la edad gestacional, pabellones auriculares pequeños, pliegue en la nuca e hipotonía troncal.

Respuesta

La respuesta es c). El volumen bajo de líquido amniótico causa compresión uterina fetal. Si la falta de líquido amniótico es prolongada, se producen datos físicos característicos. Las características faciales a menudo incluyen nariz aplanada, pliegues infraorbitarios prominentes, micrognatia y pabellones auriculares grandes con implantación baja. La tétrada de oligohidramnios se refiere a una secuencia de deformación fetal que consta de fascies alterada, posición aberrante de las extremidades, deficiencia de crecimiento tardía e hipoplasia pulmonar. El término "secuencia de Potter" que a menudo se usa de manera intercambiable, se refiere a casos causados por agenesia renal bilateral. La musculatura abdominal débil, la luxación de cadera y los testículos no descendidos se observan en el síndrome de Eagle-Barrett. Un recién nacido grande para la edad gestacional, con lengua grande, onfalocele y lóbulos de la oreja con pliegues despierta sospecha de síndrome de Beckwith-Wiedemann; tales afecciones se asocian con obstrucción uretral y tumor de Wilms, respectivamente. Un recién nacido pequeño para la edad gestacional con frente prominente, tórax en forma de campana y extremidades acortadas quizá tenga acondroplasia u otra forma de displasia esquelética. Un neonato pequeño para la edad gestacional con pabellones auriculares pequeños, pliegue prominente en la nuca e hipotonía, describe a un recién nacido con trisomía 21.

12. ¿Cuál característica discierne entre sangrado hacia un cefalohematoma y un sangrado subgaleal?

   a) El tamaño de la masa aumenta al cabo de 24 horas.
   b) La masa resultante es fluctuante.
   c) La masa resultante tiene un borde bien definido.
   d) La masa puede empujar el pabellón auricular hacia adelante.
   e) La masa puede llevar a formación de equimosis alrededor de los ojos.

Respuesta

La respuesta es c). En una hemorragia subgaleal, sangre proveniente de venas emisarias desgarradas se acumula dentro del tejido conjuntivo laxo entre la galea aponeurótica (aponeurosis epicraneal) y el periostio. El espacio subgaleal se extiende desde las órbitas de los ojos hasta la nuca, y termina en dirección lateral justo por arriba de los pabellones auriculares. Una cantidad peligrosa de volumen de sangre circulante del neonato quizá se pierda

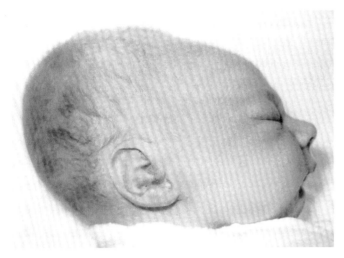

Figura 23-4   Un *caput succedaneum* es un edema del cuero cabelludo que disminuye de tamaño después del parto. La presión aplicada a un caput causará indentación. (*Véase* el encarte a color).

en este gran espacio potencial. Al principio, un lactante tal vez presente lo que parece ser un *caput succedaneum* (**Fig. 23-4**); no obstante, a diferencia de un caput, un hematoma subgaleal podría seguir agrandándose. La masa en un sangrado subgaleal cruza las líneas de sutura y cubre fontanelas, la sangre no está contenida y llega a desviarse hacia la parte de la cabeza que está en posición declive. La masa quizá sea lo bastante grande como para empujar los pabellones auriculares hacia adelante; con el tiempo es factible que aparezca equimosis alrededor de los ojos y en la frente (**Fig. 23-5**). Un cefalohematoma es una acumulación de sangre bajo el periostio del hueso del cráneo. Debido a la situación de la sangre, no cruza la línea de sutura y tiene bordes bien definidos (**Fig. 23-6**). Tanto una hemorragia subgaleal como un cefalohematoma aumentarían de tamaño al cabo de un periodo de 24 horas. Ambos también serían fluctuantes a la palpación.

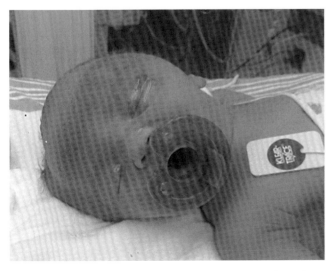

Figura 23-5   En un hematoma subgaleal, la sangre se desvía hacia áreas declive de la cabeza. La acumulación de sangre por debajo de la capa aponeurótica causa alteración del color de la frente. (*Véase* el encarte a color).

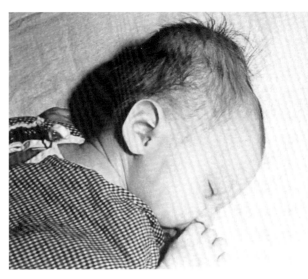

Figura 23-6   Borde bien definido de un cefalohematoma. La masa contiene sangre y se siente firme o fluctuante a la palpación. (*Véase* el encarte a color).

13. En la sala de partos hay un recién nacido con tono flexionado normal, excepto por una extremidad superior, que cuelga flácida con rotación interna del antebrazo y flexión de la muñeca. ¿Cuál de las siguientes condiciones fetales muestra fuerte asociación con los hallazgos de este neonato?

a) Hidrocefalia.
b) Exposición a fármacos o drogas *in utero*.
c) Macrosomía.
d) Gestación múltiple.
e) Prematurez.

Respuesta

La respuesta es c). El dato en este lactante es sugestivo de parálisis de Erb, el tipo más frecuente de lesión del plexo braquial. Los principales factores de riesgo para parálisis de Erb son macrosomía y distocia de hombro. Se cree que la lesión ocurre cuando se amplía el ángulo entre la cabeza y el hombro. La parálisis de Erb es el resultado de lesión de las raíces nerviosas C5 y C6, y en algunos casos C7. La lesión de las raíces nerviosas C8 y T1 provoca parálisis de Klumpke, en la cual la mano está paralizada, pero el lactante tiene función completa del codo y el hombro. La fractura clavicular es el principal diagnóstico diferencial para parálisis de Erb, y ambas afecciones a menudo coexisten. Afortunadamente, la mayor parte de los casos de parálisis de Erb depende de estiramiento y no de avulsión de las raíces nerviosas. Casi siempre hay recuperación completa.

LECTURAS RECOMENDADAS

Chater M, Camfield P, Camfield C. Erb's palsy-who is to blame and what will happen? *Paediatr Child Health* 2004;9(8):556–560.
Committee on Fetus and Newborn. Postnatal glucose homeostasis in late-preterm and term infants. *Pediatrics* 2011;127(3):575–579.
Hay WW. Care of the infant of the diabetic mother. *Curr Diab Rep* 2012; 12:4–15.

Jain A, McNamara PJ. Persistent pulmonary hypertension of the new-born: advances in diagnosis and treatment. *Semin Fetal Neonatal Med* 2015;20:262–271.

Jensen FE. Neonatal seizures: an update on mechanisms and management. *Clin Perinatol* 2009;36:881–900.

Kattwinkel J, Perlman JM, Aziz K, et al. Part 15: neonatal resuscitation: 2010 American Heart Association guidelines for cardiopulmonary resuscitation and emergency cardiovascular care. *Circulation* 2010;122:S909–S919.

Kocherlakota P. Neonatal abstinence syndrome. *Pediatrics* 2014;134(2): e547–e561.

Lauer BJ, Spector ND. Hyperbilirubinemia in the newborn. *Pediatr Rev* 2011;32:341–349.

Reid J. Neonatal subgaleal hemorrhage. *Neonatal Netw* 2007;26(4): 219–227.

Sharma R, Hudak ML. A clinical perspective of necrotizing enterocolitis. *Clin Perinatol* 2013;40:27–51.

Capítulo 24

Reconocimiento de enfermedades cardiovasculares

Daniel J. Murphy Jr

SOPLOS CARDIACOS

La auscultación es un componente crucial de la exploración física del lactante o el niño. Un examen apropiado se realiza en un ambiente tranquilo, de modo que la atención del examinador se centre por completo en los datos auscultatorios. En general, el estetoscopio "pediátrico" es innecesario y, en algunos casos, los estetoscopios "neonatales" con tubería larga y una cabeza pequeña son inferiores a un estetoscopio para "adulto", que transmite los sonidos de manera más fiable. Es importante examinar todas las áreas del cuerpo y auscultar sobre el precordio, además del lado derecho del tórax, y ambos lados de la espalda. Por último, el examinador debe notar cualquier cambio en los ruidos cardiacos causados por la respiración o por las diferentes posiciones del paciente. Los niños deben examinarse en posición supina y de pie, de modo que pueda apreciarse el efecto de un cambio sobre los soplos.

Además, para notar las características de los soplos, el examinador debe evaluar el estado clínico general del paciente, medir la frecuencia cardiaca y la presión arterial, y palpar los pulsos en las cuatro extremidades. Debe valorarse la fuerza del impulso precordial y la presencia o ausencia de un frémito. Por último, es necesario caracterizar el primer y segundo ruidos cardiacos (S_1 y S_2). Es preciso dar atención a los ruidos cardiacos desdoblados y el efecto de la respiración sobre el S_2. Un S_1 desdoblado es normal. En circunstancias normales, el S_2 muestra desdoblamiento variable con la respiración. *Un desdoblamiento fijo del S_2 es característico de un defecto del tabique interauricular.* También debe indagarse en busca de ruidos adicionales, por ejemplo, chasquidos.

Casi todos los soplos en lactantes y niños son inocuos, no se originan por una anormalidad estructural o flujo patológico (**tabla 24-1**). El soplo más común en el recién nacido es el de la *estenosis de la rama pulmonar*, originado por el tamaño relativamente pequeño de las ramas de las arterias pulmonares al momento del nacimiento. Se trata de un soplo de eyección sistólico que se ausculta sobre el precordio, sobre el lado derecho del tórax y en ambos lados de la espalda. Su presencia en ambas axilas es característica de un soplo de estenosis de rama pulmonar, y por lo general es inaudible después de los cuatro meses de edad.

El *soplo de Still* es un ruido vibratorio, musical o de zumbido que se ausculta durante la eyección, generalmente a lo largo del borde esternal izquierdo. Se le ausculta a cualquier edad y es más prominente durante un incremento del gasto cardiaco (p. ej., fiebre, ejercicio). El soplo de Still es más fuerte cuando el paciente se encuentra en posición supina y se atenúa o se hace inaudible cuando se pone de pie. *Cualquier soplo de eyección que aumente de intensidad cuando el paciente esté de pie probablemente es patológico, y debe investigarse.*

Un murmullo venoso comúnmente se ausculta en niños de más corta edad en la posición erecta. Se trata de un sonido de soplido continuo creado por el flujo de sangre en las venas de gran calibre que van del cuello hacia el tórax. El soplo de un murmullo venoso se suprime al comprimir las venas yugulares en el lado ipsilateral, o al girar la cabeza del paciente. Dicho soplo podría confundirse con un conducto arterioso permeable.

Los cambios fisiológicos, en especial durante el periodo perinatal, afectan los datos del examen clínico, en particular las características de los soplos. Al momento del nacimiento, dado que la resistencia en la arteria pulmonar está alta, las presiones de ambos ventrículos son casi iguales. Por ende, en un recién nacido con un defecto del tabique interventricular fluye poca sangre desde el ventrículo izquierdo hacia el derecho inmediatamente después del nacimiento, de modo que el soplo holosistólico del defecto de tabique interventricular no siempre está presente durante los primeros días de vida. A medida que la resistencia vascular pulmonar disminuye durante la primera semana, el volumen y la velocidad del flujo a través del defecto del tabique interventricular aumentan para producir el soplo áspero holosistólico característico asociado con defecto del tabique interventricular.

TABLA 24-1

SOPLOS INOCUOS EN LACTANTES Y NIÑOS

	Neonatal (PBS)	Soplo de Still	Murmullo venoso	Flujo pulmonar
Tono	Medio a alto	Bajo	Alto	Medio
Intensidad	1-2/6	1-3/6	1-3/6	1-3/6
Tiempo en el ciclo	Eyección sistólico	Eyección sistólico	Continuo	Eyección sistólico
Calidad	Eyección suave	Vibratorio, musical, zumbido	Soplo suave	Soplo suave
Localización	Primer y segundo ICS, RSB, LSB, espalda	LLSB	Áreas infraclaviculares derecha e izquierda	Segundo LICS
Aumenta por	Gasto cardiaco aumentado	Posición supina, fiebre, ejercicio	Posición de sentado, de pie	Posición supina, inspiración, ↑ CO
Disminuye por	Gasto cardiaco disminuido	Posición de pie, maniobra de Valsalva	Posición supina, giro de la cabeza, compresión yugular	Posición erecta, espiración, ↓ CO
Edad a la que aparece	Nacimiento a una semana	1-10 años	2-5 años	7-10 años
Edad a la que desaparece	3-4 meses	Pubertad	7-10 años	Persiste en adultos
Producido por	Arterias pulmonares de calibre relativamente pequeño	Vibración en la LVOT	Flujo en las venas yugulares	Flujo en la RVOT
Confundido con	Estenosis de rama pulmonar	Miocardiopatía hipertrófica	PDA	ASD o PS leve

ASD, defecto del tabique interauricular (*atrial septal defect*); CO, gasto cardiaco (*cardiac output*); ICS, espacio intercostal (*intercostal space*); LICS, espacio intercostal izquierdo (*left intercostal space*); LLSB, borde esternal inferior izquierdo (*lower left sternal border*); LSB, borde esternal izquierdo (*left sternal border*); LVOT, tracto de salida del ventrículo izquierdo (*left ventricular outflow tract*); PDA, conducto arterioso permeable (*patent ductus arteriosus*); PBS, estenosis de rama pulmonar (*pulmonary branch stenosis*); PS, estenosis pulmonar (*pulmonary stenosis*); RSB, borde esternal derecho (*right sternal border*); RVOT, tracto de salida del ventrículo derecho (*right ventricular outflow tract*).

Por el contrario, las lesiones estenóticas (p. ej., estenosis aórtica, estenosis pulmonar) se asocian con flujo de alta velocidad, turbulento, durante el periodo de eyección sistólica, y causan soplos de eyección sistólicos inmediatamente después del nacimiento.

En recién nacidos en quienes la resistencia pulmonar y la presión en el ventrículo derecho están altas, es común la regurgitación tricúspide moderada. En estas circunstancias, el chorro de regurgitación tricúspide produce un soplo holosistólico en el borde esternal inferior izquierdo, que es indistinguible del soplo característico de un defecto del tabique interventricular. A medida que la resistencia pulmonar disminuye, el soplo de la regurgitación tricúspide se hace menos intenso, de tono más bajo e inaudible, por lo general durante el primer o segundo día después del nacimiento.

En el recién nacido sano, los soplos de eyección sistólicos se originan por:

- Conducto arterioso permeable.
- Estenosis pulmonar periférica.
- Flujo a través del tracto de salida del ventrículo derecho (soplo de flujo pulmonar).
- Vibración en el tracto de salida del ventrículo izquierdo (soplo de Still).

En comparación con soplos inocuos, los patológicos tienden a ser más fuertes, por lo general de grado 3 o más alto, y más ásperos. Los soplos holosistólicos siempre son patológicos, al igual que los que se asocian con chasquidos sistólicos o un S_2 anormal. Se recomienda evaluación adicional para todo niño con:

- Soplo diastólico.
- Soplo holosistólico o pansistólico.
- Soplo telesistólico.

- Soplo muy fuerte.
- Soplo continuo, excepto por un murmullo venoso.

En casi todos los estudios se ha mostrado que una consulta de cardiología pediátrica tiene una mejor relación costo-beneficio que la ecocardiografía efectuada sin consulta como un paso inicial en la evaluación de un soplo cardiaco.

SÍNDROMES Y CARDIOPATÍAS CONGÉNITAS

Los defectos cardiacos congénitos son una característica prominente de muchas enfermedades cromosómicas y genéticas (**tabla 24-2**). Los síndromes más comunes son los de Down, Turner, Noonan, Williams y DiGeorge. *Cada uno tiene una incidencia de 33 a 90% de defectos cardiacos congénitos asociados y el espectro de defectos cardiacos es singular para cada síndrome.* Las pruebas de detección fetales o posnatales con ecocardiografía son razonables para estos síndromes y otros asociados con anomalías congénitas múltiples.

ENFERMEDAD CARDIOVASCULAR FAMILIAR

Hay varias enfermedades cardiovasculares familiares que plantean un riesgo importante para niños y adolescentes. Es esencial un interrogatorio cuidadoso sobre los antecedentes familiares y, si se encuentra uno de los siguientes, el médico debe buscar una evaluación adicional:

- Miocardiopatía dilatada.
- Miocardiopatía hipertrófica.

TABLA 24-2
SÍNDROMES Y CARDIOPATÍA CONGÉNITA

Síndrome	Cardiopatía congénita
Down (40-50%)	Defecto del canal AV, VSD, TOF
Turner (35%)	Coartación, válvula aórtica bicúspide, AS
Noonan (80-90%)	Estenosis pulmonar, ASD, HCM
Williams (60%) del 7q11.23	Estenosis supravalvular aórtica, coartación
DiGeorge (35%) del 22q11	Malformaciones conotruncales (arco aórtico interrumpido, tronco arterioso, TOF)
Alagille (95%)	Estenosis de arteria pulmonar, TOF, PS
Asplenia	CHD cianótica compleja
CHARGE	VSD, ASD
Cri-du-chat (5p−)	Diversos defectos cardiacos congénitos
De Lange	TOF, VSD
Diabetes (materna)	Miocardiopatía hipertrófica, VSD, TGA
Ellis van Creveld	Aurícula común (ASD)
Fanconi	PDA, VSD
Síndrome de alcoholismo fetal	VSD, ASD, TOF
Síndrome fetal por hidantoina	ASD, VSD, coartación
Goldenhar	TOF
Holt-Oram	ASD, VSD
Laurence-Moon-Biedl	TOF, VSD
Marfan	Aneurisma de la raíz aórtica, prolapso mitral
Lentiginosis múltiples (leopard)	Estenosis pulmonar
Poliesplenia	CHD compleja
Rubéola	PDA, estenosis pulmonar periférica
Rubinstein-Taybi	PDA
Smith-Lemli-Opitz	VSD, PDA
Trombocitopenia-falta de radio	ASD, TOF
Trisomía D o E	VSD, PDA
Esclerosis tuberosa	Rabdomiomas cardiacos
Wolf	ASD, VSD

AS, estenosis aórtica (*aortic stenosis*); ASD, defecto del tabique interauricular (*atrial septal defect*); AV, auriculoventricular; CHARGE, **c**oloboma del ojo, defectos cardiacos (**h**eart), **a**tresia de las coanas, anomalías **r**enales y retraso del crecimiento o desarrollo, anomalías **g**enitales en varones y anomalías auditivas (**e**ar) o sordera; CHD, cardiopatía congénita (*congenital heart disease*); HCM, miocardiopatía hipertrófica (*hypertrophic cardiomyopathy*); PDA, conducto arterioso permeable (*patent ductus arteriosus*); PS, estenosis pulmonar (*pulmonary stenosis*); TGA, transposición de las grandes arterias; TOF, tetralogía de Fallot (*tetralogy of Fallot*); VSD, defecto del tabique interventricular (*ventricular septal defect*).

- Síndrome de Marfan.
- Distrofia muscular.
- Síndrome de QT largo (sordera congénita, crisis convulsivas familiares, síncope o muerte súbita).

PRUEBAS DE DETECCIÓN PREVIAS A LA PARTICIPACIÓN Y DIAGNÓSTICO DE ENFERMEDAD CARDIOVASCULAR EN ATLETAS

El objetivo de las pruebas de detección previas a la participación del atleta joven es la identificación de anormalida-des cardiovasculares "silenciosas" que llegan a progresar o causar muerte súbita de origen cardiaco. Tales anormalidades se sospechan con base en un antecedente familiar de cardiopatía o muerte súbita, síntomas cardiacos o datos físicos anormales.

El interrogatorio personal debe incluir:

- Antecedente de cardiopatía, incluso enfermedad de Kawasaki.
- Soplo cardiaco.
- Hipertensión arterial sistémica.
- Fatiga.
- Síncope o casi síncope.
- Disnea de esfuerzo excesiva o inexplicable.
- Dolor retroesternal de esfuerzo.
- Historial de medicación.
- Consumo de medicamentos o drogas ilícitas (incluso fármacos que aumentan el rendimiento).

La exploración física debe incluir identificación de:

- Soplo cardiaco (en posición supina y de pie).
- Pulsos de las arterias femorales.
- Estigmas de síndrome de Marfan.
- Medición de la presión sanguínea braquial (con el paciente sentado).

La sospecha de una anormalidad cardiaca debe dar pie a remisión con un especialista cardiovascular y evaluación diagnóstica apropiada antes de que se permita al atleta participar en entrenamiento y en deportes competitivos.

DOLOR TORÁCICO

El dolor torácico es común en niños y rara vez se asocia con anormalidades cardiacas. En casi todas las series publicadas, el dolor torácico musculoesquelético o idiopático explica síntomas en más de la mitad de los niños que presentan dolor torácico. Otras causas de dolor torácico son infección de las vías respiratorias inferiores (neumonía), enfermedades pulmonares (como asma, tos crónica), enfermedades gastrointestinales (en especial reflujo gastroesofágico) y traumatismo. El dolor torácico en reposo rara vez se asocia con una causa cardiaca. El dolor torácico con el ejercicio quizá sea de origen cardiaco y debe evaluarse con cuidado.

El interrogatorio y la exploración física son más útiles para determinar la causa subyacente del dolor torácico. Las pruebas de laboratorio rara vez son útiles, aunque la radiografía de tórax a menudo es valiosa en la evaluación de causas pulmonares. Hay anormalidades electrocardiográficas hasta en 10% de los niños que presentan dolor torácico, pero los datos electrocardiográficos por lo general son inespecíficos y no se relacionan con los síntomas ni con la causa de este tipo de dolor.

Los niños con dolor torácico deben ser remitidos para evaluación adicional si tienen angustia importante, un antecedente de traumatismo significativo, o el dolor se asocia con síncope, mareo, palpitaciones o esfuerzo. Además, *un antecedente de cardiopatía estructural o enfermedad de Kawasaki debe obligar a una investigación adicional del dolor torácico.*

CIANOSIS NEONATAL

La mayoría de los recién nacidos tiene cianosis de las manos y los pies. La acrocianosis, o cianosis periférica, se asocia con extremidades pálidas o frías, y mucosas rosadas. La presión parcial de oxígeno (P_{O_2}) por lo general es >60 mm Hg, y la saturación de oxígeno generalmente es >93%. Las causas de cianosis periférica son frío, estrés, sepsis, choque, policitemia e hipoglucemia.

Hay cianosis central cuando la P_{O_2} es <60 mm Hg o la saturación de oxígeno es <94%. En la mayoría de los lactantes con cianosis central se encuentra alguna forma de hipoventilación o de enfermedad pulmonar, incluso síndrome de insuficiencia respiratoria, neumonía, aspiración pulmonar y neumotórax. El examen clínico y la radiografía de tórax son valiosos en la evaluación inicial del lactante cianótico. Además, el tratamiento con oxígeno inspirado al 100% (la prueba de la hiperoxia) suele ser útil para distinguir entre causas pulmonares y cardiacas de hipoxemia. Si la P_{O_2} aumenta por arriba de 50 mm Hg, la causa más probable de la cianosis es enfermedad pulmonar. Si la administración de oxígeno no aumenta de manera significativa la P_{O_2} arterial, es necesario ventilar al lactante. Un incremento de la P_{O_2} en respuesta al oxígeno y ventilación quizá indique que la anormalidad inicial fue hipoventilación, enfermedad pulmonar o hipertensión pulmonar persistente. Si la administración de oxígeno y la ventilación no aumentan la P_{O_2} arterial, es más probable que haya cardiopatía congénita cianótica y debe efectuarse ecocardiografía (**Fig. 24-1**).

PRUEBAS DE DETECCIÓN EN RECIÉN NACIDOS PARA DEFECTO CARDIACO CONGÉNITO CRÍTICO

El defecto cardiaco congénito crítico (CCHD, *critical congenital heart defect*) pone en peligro la vida y requiere intervención durante la lactancia; sin embargo, no siempre se detecta durante el periodo prenatal o en el momento del examen en la sala de cunas. Para mejorar la detección temprana de este defecto, la American Academy of Pediatrics ha respaldado una recomendación emitida por el Secretary of Health and Human Services de que se añadan pruebas para detectar CCHD al panel de pruebas de detección uniforme en el recién nacido. Las pruebas de detección se dirigen a recién nacidos saludables y no deben emprenderse sino hasta las 24 horas de vida. Es necesario obtener saturaciones de oxígeno en la mano derecha y en un pie. Una prueba se considera APROBADA si la lectura de oximetría de pulso es de ≥95% en una u otra extremidad con ≤3% de diferencia absoluta entre la extremidad superior e inferior. Se debe realizar evaluación inmediata cuando las saturaciones de oxígeno son menores de 90%. En el caso de un resultado positivo en una prueba de detección, es necesario excluir CCHD con un ecocardiograma diagnóstico.

MODOS DE PRESENTACIÓN

La cianosis y el choque son los modos de presentación más comunes en el momento del nacimiento en recién nacidos con cardiopatía congénita. El soplo cardiaco es una característica menos importante de cardiopatía congénita en el recién nacido y la ausencia de un soplo no debe retrasar la evaluación apropiada.

Entre el nacimiento y los tres días de edad, los recién nacidos con transposición de las grandes arterias, lesiones obstructivas del ventrículo izquierdo (como estenosis aórtica crítica o síndrome del ventrículo izquierdo hipoplásico) y lesiones obstructivas del ventrículo derecho, se hacen sintomáticas. La resistencia pulmonar es alta al nacer y las lesiones con cortocircuito (p. ej., defecto del canal auriculoventricular, defecto del tabique interventricular, tronco arterioso y ventrículo único) tal vez no causen síntomas sino hasta que la resistencia vascular pulmonar ha disminuido a las 2 a 6 semanas de edad. En ese momento quizá aparezca taquipnea, alimentación inadecuada, poco aumento de peso o diaforesis con la alimentación, como consecuencia de flujo sanguíneo pulmonar aumentado.

INSUFICIENCIA CARDIACA CONGESTIVA

En el síndrome clínico de la insuficiencia cardiaca congestiva, el corazón es incapaz de bombear suficiente sangre al cuerpo para satisfacer sus necesidades o de disponer del retorno venoso, o una combinación de ambos. La **tabla 24-3** lista las formas de cardiopatía congénita que causan insuficiencia cardiaca congestiva de acuerdo con la edad a la cual los síntomas aparecen. Además de defectos cardiacos congénitos, las enfermedades cardiacas adquiridas como miocarditis, anormalidades metabólicas, miocardiopatía dilatada y taquicardia crónica llegan a causar signos de insuficiencia cardiaca. Anormalidades metabólicas diversas, como anemia grave e hipertensión arterial aguda, también propician signos de insuficiencia cardiaca congestiva.

En lactantes, la insuficiencia cardiaca congestiva se asocia con alimentación inadecuada y poco aumento de peso. Además, dado que el flujo arterial o venoso pulmonar de la mayoría de esos lactantes está aumentado, también aparecen taquipnea y disnea con el esfuerzo. Las sibilancias son comunes en lactantes y niños con insuficiencia cardiaca; los

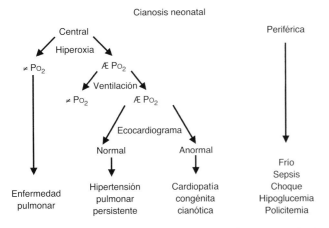

Figura 24-1   Diagrama de flujo para evaluar al recién nacido cianótico.

TABLA 24-3

DESARROLLO DE INSUFICIENCIA CARDIACA CONGESTIVA ASOCIADA CON CARDIOPATÍA CONGÉNITA

Edad	Formas de cardiopatía congénita
Al nacer	Síndrome del ventrículo izquierdo hipoplásico
	Sobrecarga de volumen (fístula arteriovenosa sistémica grande, regurgitación valvular grave)
1-7 días	Transposición de las grandes arterias
	PDA en lactantes prematuros
	Síndrome del ventrículo izquierdo hipoplásico
	Conexión anómala total de venas pulmonares (obstruida)
	Fístula arteriovenosa sistémica
	Estenosis aórtica crítica
1-4 semanas	Coartación de la aorta
	Estenosis aórtica crítica
	Lesiones con cortocircuito de izquierda a derecha grande (VSD, PDA) en lactantes prematuros
	Todas las otras lesiones antes listadas
4-6 semanas	Lesiones con cortocircuito de izquierda a derecha grande (VSD, canal AV, ventrículo único)
	Arteria coronaria anómala izquierda proveniente de la arteria pulmonar

AV, auriculoventricular; PDA, conducto arterioso permeable (*patent ductus arteriosus*); VSD, defecto del tabique interventricular (*ventricular septal defect*).

estertores son raros. La sobrecarga de líquido produce hepatomegalia y tumefacción facial, en especial alrededor de los párpados. *Rara vez se encuentra edema periférico en lactantes o niños con insuficiencia cardiaca congestiva.*

El manejo comprende la administración de oxígeno si el edema pulmonar ha causado hipoxemia. Los diuréticos son la piedra angular de la terapia en la insuficiencia cardiaca congestiva con retención de líquido. El régimen estándar consta de furosemida, 0.5 a 2.0 mg/kg administrados 1 o 2 veces por día. La toxicidad por furosemida comprende hipopotasemia, alcalosis hipoclorémica, hiponatremia, hiperostosis y nefrocalcinosis en recién nacidos prematuros. La administración de furosemida por vía intravenosa rápida llega a causar ototoxicidad. La espironolactona también se usa junto con diuréticos por los efectos ahorradores de potasio y neurohormonales.

Los fármacos que reducen la poscarga y atenúan los efectos neurohormonales de la insuficiencia cardiaca comprenden inhibidores de la enzima convertidora de angiotensina (ACE, *angiotensin-converting enzyme*) y los bloqueadores del receptor de angiotensina (ARB, *angiotensin receptor blockers*). Son más eficaces en casos de función cardiaca reducida, y están contraindicados en casos de obstrucción fija o dinámica del tracto de salida del ventrículo izquierdo (p. ej., estenosis aórtica y miocardiopatía hipertrófica). Los inhibidores de la ACE comprenden captopril (0.5 a 6.0 mg/kg/día por vía oral cada 6 a 12 horas) y enalapril (0.4 a 0.5 mg/kg/día, por lo general divididos dos veces al día). Los inhibidores de la ACE se deben iniciar en dosis bajas, y aumentar de manera gradual a medida que se toleren. La toxicidad por inhibidor de la ACE comprende tos, angioedema, hiperpotasemia, proteinuria, neutropenia, hipotensión, letargo, mareos y síncope. El ácido acetilsalicílico en ocasiones atenúa el efecto de los inhibidores de la ACE.

Los bloqueadores β ahora son la terapia estándar para adultos con insuficiencia cardiaca, pero hay evidencia limitada de la eficacia de estos medicamentos en niños. La administración de carvedilol se ha asociado con diversos efectos adversos, entre ellos mareos, hipotensión y cefalea. Si se usan, los bloqueadores β se deben iniciar en dosis bajas y titular en dirección ascendente con sumo cuidado.

La digoxina se administra ocasionalmente a pacientes con insuficiencia cardiaca congestiva, pero ya no se recomienda como un tratamiento de primera línea. La dosis de impregnación (saturación) de digoxina es de 20 a 40 μg/kg administrados durante 12 a 24 horas. El estándar es una dosis de mantenimiento de 8 a 10 μg/kg por día en una o dos dosis (5 μg/kg por día para recién nacidos prematuros). Los signos de toxicidad por digoxina son bloqueo auriculoventricular, bradicardia sinusal, arritmias supraventriculares, náusea, vómito y somnolencia.

La toxicidad por digitálicos aumenta por:

- Enfermedad renal.
- Hipopotasemia.
- Hipocalcemia.
- Miocarditis.
- Hipoxia.
- Alcalosis.

Varios fármacos *aumentan* la concentración de digoxina, entre ellos:

- Quinidina.
- Amiodarona.
- Verapamil.
- Carvedilol.
- Eritromicina.

CHOQUE CARDIOGÉNICO

El choque cardiogénico ocurre cuando el gasto cardiaco es insuficiente para satisfacer las necesidades de órgano terminal. Las manifestaciones clínicas son palidez, taquicardia, taquipnea, hipotensión con una presión del pulso estrecha, oliguria, acidosis metabólica y alteraciones en el estado mental.

En recién nacidos, las diversas causas de choque cardiogénico son sepsis, miocarditis, taquiarritmias y anormalidades estructurales cardiacas. Los defectos cardiacos congénitos que causan choque cardiogénico comprenden lesiones obstructivas del lado izquierdo del corazón (síndrome del ventrículo izquierdo hipoplásico, estenosis o coartación aórticas, y conexión anómala total de venas pulmonares). En lactantes y niños de mayor edad, el choque cardiogénico por lo general es más consecuencia de sepsis, miocarditis o infarto del miocardio.

El manejo del choque cardiogénico comprende intubación, ventilación mecánica y administración de agentes inotrópicos positivos, como la dopamina (5 a 15 μg/kg por minuto) o dobutamina (2.5 a 20 μg/kg por minuto). Los diuréticos son útiles en casos de edema pulmonar o de sobrecarga de líquido. Los fármacos reductores de la poscarga, como el nitroprusiato (0.5 a 5.0 μg/kg por minuto) se emplean para disminuir el gasto de energía cardiaco. Los inhibidores de la fosfodiesterasa miocárdica, como la milrinona (dosis de carga de 50 µg/kg, después 0.375 a 0.75 µg/kg por minuto) se usan para soporte inotrópico y reducción de la poscarga.

COMPLICACIONES DE LA CARDIOPATÍA CONGÉNITA CIANÓTICA

Cuando la cardiopatía congénita cianótica no se corrige, un cortocircuito de derecha a izquierda persistente predispone al paciente a diversas complicaciones a largo plazo. La hipoxemia arterial crónica causa eritrocitosis. Los síntomas de eritrocitosis son raros hasta que el hematocrito aumenta por arriba de 65%, a menos que haya anemia relativa secundaria a deficiencia de hierro. En cualquier paciente hipoxémico se deben medir los índices eritrocitarios y administrar hierro si el volumen celular medio y la concentración celular media de hemoglobina se ubican por debajo de su nivel normal. La cianosis de larga evolución causa dedos en palillo de tambor. Un porcentaje considerable de pacientes con cianosis desarrolla a largo plazo insuficiencia renal crónica. *Un cortocircuito intracardiaco de derecha a izquierda predispone a estos pacientes a evento vascular cerebral y absceso cerebral.* Finalmente, es factible que aparezcan enfermedades hemorrágicas secundarias a disfunción plaquetaria.

Los lactantes y niños con tetralogía de Fallot no corregida presentan *crisis hipercianóticas*, una complicación singular pero potencialmente mortal. La edad máxima para las crisis hipercianóticas es a los 2 a 4 meses y en ocasiones se presentan por la mañana después de alimentación, ejercicio, llanto o defecación. El aumento de la cianosis se acompaña de un incremento de la frecuencia respiratoria y la profundidad de la respiración e irritabilidad; se ha observado pérdida del conocimiento. El tratamiento de una crisis hipercianótica comprende colocar al niño en una posición genupectoral, administración de oxígeno y sedación, infusión de líquidos intravenosos y administración de fenilefrina por vía intravenosa para aumentar la presión arterial. Las crisis hipercianóticas se previenen mediante evitar deshidratación, tratar la deficiencia de hierro o administrar profilaxis con bloqueadores β (propranolol, 2 a 4 mg/kg por día). Además de las actividades diarias normales, los síntomas de dolor, la inducción de anestesia y la deshidratación llegan a causar crisis hipercianóticas en el entorno médico. Es necesario tener cuidado antes de que se emprendan procedimientos quirúrgicos en lactantes y niños con tetralogía de Fallot no corregida.

COR PULMONALE

En el *cor pulmonale* ocurre hipertrofia y dilatación del ventrículo derecho secundaria a hipertensión pulmonar. Las causas frecuentes de hipertensión pulmonar en niños son:

- Cortocircuito grande de izquierda a derecha.
- Hipoxia alveolar, como la asociada con enfermedad del parénquima pulmonar.

- Obstrucción de las vías respiratorias.
- Altitud elevada.
- Hipertensión venosa pulmonar.
- Hipertensión pulmonar primaria.

Las manifestaciones clínicas del *cor pulmonale* son disnea, fatiga y síncope. La exploración física revela un S_2 fuerte único, hepatomegalia y distensión venosa yugular. La electrocardiografía revela desviación del eje hacia la derecha, e hipertrofia del ventrículo derecho.

El manejo del *cor pulmonale* incluye tratamiento de la causa subyacente de hipertensión pulmonar. Los posibles tratamientos comprenden alivio de obstrucción de las vías respiratorias, administración de oxígeno para hipoxia crónica, administración de diuréticos para edema pulmonar y ventilación. Debe efectuarse intervención quirúrgica para corregir cualquier anormalidad cardiaca estructural operable. Si es posible revertir la hipertensión pulmonar, el *cor pulmonale* se resuelve.

EJERCICIOS DE REVISIÓN

PREGUNTAS

1. Todos los padecimientos siguientes llegan a causar dolor torácico en niños, *excepto*:
- **a)** Asma.
- **b)** Costocondritis.
- **c)** Pericarditis.
- **d)** Infección respiratoria superior.
- **e)** Reflujo gastroesofágico.

Respuesta
La respuesta es d). La infección respiratoria *inferior* (neumonía), otras anormalidades pulmonares (asma, tos crónica), y las otras entidades listadas, comúnmente causan dolor torácico. Las causas cardiacas de dolor torácico son raras en niños.

2. Las siguientes enfermedades cardiacas llegan a presentarse con insuficiencia cardiaca durante las primeras seis semanas de vida, *excepto*:
- **a)** Defecto completo del canal auriculoventricular.
- **b)** Coartación de la aorta.
- **c)** Estenosis pulmonar.
- **d)** Defecto del tabique interventricular.
- **e)** Síndrome del ventrículo izquierdo hipoplásico.

Respuesta
La respuesta es c). Los lactantes con lesiones obstructivas del lado izquierdo del corazón (estenosis aórtica, coartación de la aorta, síndrome del ventrículo izquierdo hipoplásico) comúnmente se presentan con síntomas de insuficiencia cardiaca congestiva o choque cardiogénico. Las lesiones con cortocircuito grande causan sobrecirculación pulmonar y síntomas de insuficiencia cardiaca. La estenosis pulmonar propicia cianosis si hay un cortocircuito de derecha a izquierda, pero incluso si es grave, rara vez causa síntomas de insuficiencia cardiaca congestiva.

3. Las afirmaciones que siguen son verdaderas respecto a la terapia con furosemida, *excepto*:

a) Debe administrarse por vía intravenosa rápida.
b) La dosis habitual es de 0.5 a 2.0 mg/kg.
c) Puede causar hipopotasemia.
d) Puede causar hiperostosis y nefrocalcinosis en recién nacidos.
e) Puede causar alcalosis hipoclorémica.

Respuesta

La respuesta es a). La furosemida debe administrarse lentamente por vía intravenosa debido al riesgo de ototoxicidad que se asocia con la administración intravenosa rápida. Todas las otras afirmaciones son verdaderas.

4. ¿Para cuál de las siguientes enfermedades estaría indicado un inhibidor de la ACE?
a) Estenosis pulmonar.
b) Miocardiopatía dilatada.
c) Defecto del tabique interauricular.
d) Miocardiopatía hipertrófica.
e) Estenosis aórtica.

Respuesta

La respuesta es b). Los inhibidores de la ACE son útiles en casos de función cardiaca reducida. En la miocardiopatía hipertrófica, la función ventricular sistólica generalmente es normal y la reducción de la poscarga está contraindicada porque propicia obstrucción del tracto de salida del ventrículo izquierdo. La reducción de la poscarga también está contraindicada en casos de obstrucción fija del tracto de salida (p. ej., estenosis aórtica). El defecto del tabique interauricular causa sobrecarga de volumen del ventrículo derecho, y la estenosis pulmonar causa sobrecarga de presión del ventrículo derecho. Un inhibidor de la ACE no sería útil en una u otra situación.

5. Una niña de tres meses de edad con cardiopatía congénita conocida ha estado presentando episodios intermitentes y breves de cianosis. Hoy, algunos minutos después de que se le alimentó, aparecieron taquipnea, cianosis e irritabilidad persistente. El diagnóstico *más* probable es:
a) Espasmo del sollozo.
b) Cólico.
c) Insuficiencia cardiaca congestiva.
d) Crisis hipercianótica.
e) Crisis convulsiva.

Respuesta

La respuesta es d). Ésta es una presentación bastante característica de un lactante con tetralogía de Fallot. La paciente probablemente tuvo antes "crisis hipercianóticas" leves, que si son graves y no reciben tratamiento quizá ocasionen crisis convulsivas y muerte. Si bien una opción es usar bloqueadores β para prevenir crisis hipercianóticas, los ataques por lo general son una indicación para intervención quirúrgica a fin de aumentar el flujo sanguíneo pulmonar.

6. Las crisis hipercianóticas pueden desencadenarse por cualquiera de los que siguen, *excepto*:
a) Dolor.
b) Inducción de anestesia.
c) Deshidratación.
d) Deficiencia de hierro.
e) Posición en cuclillas.

Respuesta

La respuesta es e). Se ha notado que la posición en cuclillas previene crisis hipercianóticas en niños de mayor edad o las suspende. Los otros factores pueden precipitar crisis por medio de taquicardia, hipovolemia o hipoxia tisular.

7. ¿Cuál es el tratamiento de las crisis hipercianóticas?
a) Isoproterenol.
b) Adenosina.
c) Digoxina.
d) Oxígeno.
e) Furosemida.

Respuesta

La respuesta es d). El oxígeno se administra para reducir la hipoxemia. El volumen intracardiaco aumenta al colocar al lactante en la posición genupectoral o al administrar líquido por vía intravenosa.

8. ¿Cuál dato puede ser normal en un recién nacido?
a) Segundo ruido cardiaco fijo, ampliamente desdoblado.
b) Frémito precordial.
c) Soplo de eyección sistólico.
d) Saturación más baja de O_2 en el brazo derecho que en la pierna derecha.
e) Chasquido de eyección sistólico.

Respuesta

La respuesta es c). En el recién nacido sano, los soplos de eyección sistólicos pueden originarse por conducto arterioso permeable, estenosis pulmonar periférica, flujo por el tracto de salida del ventrículo derecho (soplo de flujo pulmonar), o vibración en el tracto de salida del ventrículo izquierdo (soplo de Still). Un S_2 ampliamente desdoblado, frémito o chasquido son datos patológicos, y deben ser suficientes para evaluación adicional. La saturación de O_2 más baja en el brazo derecho (preductal) sugiere transposición de las grandes arterias.

LECTURAS RECOMENDADAS

Cava JR, Sayger PL. Chest pain in children and adolescents. *Pediatr Clin North Am* 2004;51:1553–1568.

Danford DA. Sorting through the haystack—decision analysis and the search for heart disease among children with murmur. *J Pediatr* 2002;141:465–467.

Diwarkaran A. Index of suspicion, case 1: cyanotic congenital heart disease. *Pediatr Rev* 1999;20:246–247.

Frommelt MA. Differential diagnosis and approach to a heart murmur in term infants. *Pediatr Clin North Am* 2004;51:1023–1032.

Mahle WT, Newburger J, Matherne GP, et al. Oximetry in examining newborns for congenital heart disease: a scientific statement from the AHA and AAP. *Pediatrics* 2009;124:823–36.

Maron BJ, Levine BD, Washington RL, et al. Eligibility and disqualification recommendations for competitive athletes with cardiovascular abnormalities: Task force 2: preparticipation screening for cardiovascular disease in competitive athletes. A scientific statement from the American Heart Association and American College of Cardiology. *Circulation* 2015;132:e267–e272.

McKiernan CA, Lieberman SA. Circulatory shock in children: an overview. *Pediatr Rev* 2005;12:451–460.

O'Connor MJ, Rosenthal DN, Shaddy RE. Outpatient management of pediatric heart failure. *Heart Failure Clin* 2010;6:515–529.

Owens TR. Chest pain in the adolescent. *Adol Med* 2001;12:95–104.

Pelech AN. The physiology of cardiac auscultation. *Pediatr Clin North Am* 2004;51:1515–1535.

Pierpont ME, Basson CT, Benson DW Jr, et al. Genetic basis for congenital heart defects: current knowledge: a scientific statement from the American Heart Association Congenital Cardiac Defects Committee, Council on Cardiovascular Disease in the Young: endorsed by the American Academy of Pediatrics. *Circulation* 2007;115:3015–3038.

Reich JD, Miller S, Brogdon B, et al. The use of pulse oximetry to detect congenital heart disease. *J Pediatr* 2003;142:268–272.

Silberbach M, Hannon D. Presentation of congenital heart disease in the neonate and young infant. *Pediatr Rev* 2007;28:123–130.

Singh A, Silberbach M. Cardiovascular preparticipation sports screening. *Pediatr Rev* 2006;27:418–423.

Thull-Freedman J. Evaluation of chest pain in the pediatric patient. *Med Clin North Am* 2010;327–347.

Yi MS, Kimball TR, Tsevat J, et al. Evaluation of heart murmurs in children: cost-effectiveness and practical implications. *J Pediatr* 2002; 141:504–511.

Capítulo 25

Cardiopatía congénita

Athar M. Qureshi

En este capítulo se comentan algunas lesiones cardiacas congénitas básicas que no solo tienen importancia desde la perspectiva de los exámenes generales de certificación del consejo pediátrico, sino también como una base para entender la cardiopatía congénita en la práctica pediátrica general.

Es muy importante entender los aspectos anatómicos y fisiológicos de cada lesión congénita. Al hacerlo, se hace fácil establecer los efectos fisiológicos predominantes y la presentación clínica. Para alcanzar este objetivo es importante recordar algunos aspectos significativos:

- La sangre fluye por la vía de menor resistencia.
- En general, la resistencia vascular pulmonar es más baja que la resistencia vascular sistémica. (Las *excepciones* a esta regla son las circulaciones fetal y del recién nacido, el síndrome de Eisenmenger y la hipertensión pulmonar por diversas causas).
- Para que ocurra cianosis por causas cardiacas, debe haber un cortocircuito de derecha a izquierda en el corazón o entre vasos sanguíneos.
- El suministro de sangre desoxigenada, aunque no es ideal, es mejor que poco o ningún riego sanguíneo y logra prevenir diversos estados de choque.

LESIONES CARDIACAS NO CIANÓTICAS

Defectos del tabique interventricular

Los defectos del tabique interventricular (comunicación interventricular) (VSD, *ventricular septal defects*) se presentan en cualquier sitio del tabique. *Los VSD son la forma más común de cardiopatía congénita (excluyendo la válvula aórtica bicúspide).* El efecto fisiológico de un VSD está determinado por el tamaño del defecto y las resistencias relativas de la circulación sistémica y pulmonar. Los VSD de tamaño pequeño y moderado a menudo se cierran de manera espontánea o se hacen más pequeños con el tiempo. Incluso si un VSD permanece pequeño, no causa insuficiencia cardiaca congestiva. En ocasiones, los defectos pequeños predisponen a endocarditis infecciosa.

Los defectos grandes causan insuficiencia cardiaca congestiva o "sobrecarga pulmonar" importante. En general, la resistencia vascular pulmonar disminuye durante las primeras semanas y los primeros meses de vida. A medida que la resistencia vascular pulmonar disminuye, más sangre es desviada de izquierda a derecha, lo cual provoca sobrecarga pulmonar y crecimiento del lado izquierdo del corazón. *Los síntomas de insuficiencia cardiaca congestiva en lactantes son taquipnea, alimentación inadecuada, sudoración con la alimentación, falta de crecimiento y desarrollo, y letargo.* El gráfico de crecimiento de esos lactantes es una herramienta inestimable en la evaluación del efecto fisiológico general del VSD. En la exploración física, estos lactantes lucen pequeños y tienen hepatomegalia; es inusual escuchar estertores o crepitación en bebés pequeños con VSD e insuficiencia cardiaca congestiva.

El examen cardiaco quizá revele un precordio hiperdinámico. Inicialmente se ausculta un soplo de eyección sistólico y a medida que la resistencia vascular pulmonar disminuye, es posible auscultar un *soplo holosistólico*. En defectos muy grandes, la calidad del soplo quizá permanezca como de eyección sistólica o tal vez no se ausculte toda la sístole, porque hay poca diferencia de presión entre las dos circulaciones. En pacientes con insuficiencia cardiaca congestiva avanzada es factible auscultar un retumbo diastólico en la punta del corazón que refleja el gran volumen de sangre desviada que cruza la válvula mitral conforme vuelve de los pulmones.

La radiografía de tórax (CXR, *chest x-ray*) muestra cardiomegalia, incremento de las marcas vasculares pulmonares y dilatación de las arterias pulmonares. El electrocardiograma refleja agrandamiento del ventrículo y la aurícula izquierdos, y a veces hipertrofia de ambos ventrículos. El diagnóstico definitivo se efectúa mediante ecocardiografía transtorácica.

El tratamiento de VSD importantes inicialmente comprende manejo médico, antes de cirugía final. Un paso inicial importante es maximizar el crecimiento y la alimentación. Recuérdese que la alimentación para cualquier lactante requiere mucha energía "en comparación" con el tamaño del cuerpo del lactante. Los pacientes con cardiopatía congénita importante requieren más calorías para crecer, esto en combinación con el hecho de que se fatigan y hace pausas al alimentarse; la cantidad adicional de trabajo que necesitan para alimentarse provoca falta de medro. Además, algunos bebés con cardiopatía congénita tienen defectos genéticos y reflujo gastroesofágico, lo cual llega a dificultar la alimentación. Es esencial maximizar el ingreso calórico (de preferencia al aumentar la densidad calórica y no la ingestión de líquidos totales). Además, algunos bebés con cardiopatía congénita requieren alimentación nasogástrica antes o después de intervención quirúrgica. La alimentación nasogástrica elimina el esfuerzo y la energía adicionales que se requieren durante la alimentación en estos lactantes.

El tratamiento médico incluye:

- Diuréticos: ayudan a tratar la sobrecarga pulmonar y la sobrecarga de líquido.
- Digoxina: ayuda con la contractilidad ventricular.
- Inhibidores de la enzima convertidora de angiotensina (ACE, *angiotensin-converting enzyme*): alteran el equilibrio de resistencias entre las dos circulaciones. Al disminuir la resistencia vascular sistémica con inhibidores de la ACE, hay desviación de menos sangre hacia la circulación pulmonar, lo que disminuye el flujo sanguíneo extra a los pulmones y el corazón.

En la actualidad, la intervención quirúrgica en estos lactantes se efectúa entre los 3 y los 6 meses de edad sistemáticamente, a fin de prevenir hipertensión pulmonar de larga evolución. Después de los dos años es posible incrementar el riesgo de hipertensión pulmonar incluso después de la cirugía.

Defectos del tabique interauricular

Al igual que los VSD, los defectos del tabique interauricular (comunicación interauricular) (ASD, *atrial septal defects*) llegan a ocurrir en cualquier sitio del tabique. El ASD más común se llama ASD *secundum*. El cortocircuito de izquierda a derecha depende principalmente de las diferencias entre la adaptabilidad de los dos ventrículos. Dado que ésta no es de gran magnitud, estos niños son asintomáticos y no tienen riesgo de hipertensión pulmonar temprana, pese al flujo sanguíneo pulmonar aumentado. Asimismo, a diferencia de los pacientes con VSD y conducto arterioso permeable (PDA, *patent ductus arteriosus*), el lado derecho del corazón está agrandado. *Es importante recordar que la mayoría de los niños con ASD es asintomática. Solo rara vez presentan problemas en etapas tempranas de la vida, como insuficiencia cardiaca congestiva o infecciones frecuentes de las vías respiratorias inferiores.*

El examen revela un soplo de eyección sistólico en el área pulmonar, indicativo de flujo excesivo a través de la válvula pulmonar. Es posible auscultar un retumbo diastólico en los bordes esternales inferiores derecho e izquierdo, debido al flujo extra a través de la válvula tricúspide. *El dato característico de los ASD es un desdoblamiento fijo del segundo ruido cardiaco.* En circunstancias normales, la eyección del ventrículo derecho ocurre un poco después que la del ventrículo izquierdo, lo que explica así que el componente pulmonar (P_2) del segundo ruido cardiaco (S_2) aparezca después del componente aórtico (A_2). Este desdoblamiento está aumentado durante la inspiración debido al incremento del retorno venoso al ventrículo derecho. En pacientes con ASD, el ventrículo derecho siempre está cargado de volumen, tanto en la espiración como en la inspiración, lo que conduce a un segundo ruido cardiaco desdoblado, fijo, que no varía con la respiración. La CXR muestra cardiomegalia con flujo pulmonar aumentado. El electrocardiograma (ECG) muestra un patrón de RSR en V1, lo que indica carga de volumen ventricular derecha. La ecocardiografía transtorácica permite la delineación exacta de los aspectos anatómicos.

Por lo general, no es necesaria la terapia médica en la infancia. Casi todos los ASD *secundum* se cierran en el laboratorio de cateterismo de manera electiva entre los 3 y los 5 años de edad. Una pequeña minoría de los ASD *secundum* (debido a tamaño grande o proximidad a otras estructuras) además de otras formas de ASD, se cierran quirúrgicamente; sin tratamiento, los ASD importantes llegan a causar arritmias e hipertensión pulmonar en etapas mucho más avanzadas de la vida.

Defectos del canal auriculoventricular

Los defectos del canal auriculoventricular (AV) son un grupo heterogéneo de defectos que se producen por fallas del desarrollo de la almohadilla endocárdica. Hay muchos subtipos y muchas clasificaciones; la forma más común es el defecto completo del canal AV. En esta lesión, hay un ASD *primum* y un VSD en la entrada, lo que origina defectos de los tabiques auricular y ventricular continuos. *Es importante recordar que alrededor de 40 a 50% de los pacientes con síndrome de Down tiene cardiopatía congénita; de ellos, 40 a 50% tiene defectos del canal AV.*

Los lactantes con defectos completos del canal AV tienen presentaciones clínicas similares a las de lactantes con VSD grandes. De igual modo, la CXR es similar a la de lactantes con VSD grandes. El electrocardiograma muestra datos de VSD y ASD. La característica electrocardiográfica clásica es desviación del eje hacia la izquierda y un eje del plano frontal que tiene orientación en dirección superior. El diagnóstico se efectúa mediante ecocardiografía.

La terapia médica es similar a la que se utiliza en lactantes con VSD grandes. La cirugía por lo general se efectúa entre los 3 y los 6 meses de vida. Además de las dificultades para la alimentación que se encuentran con esta lesión, los lactantes con síndrome de Down quizá tengan aún más dificultades para alimentarse.

Conducto arterioso permeable

Es posible que los niños con un PDA presenten síntomas en cualquier momento de la vida. En circunstancias normales, en recién nacidos a término el PDA se cierra poco después del nacimiento. Los PDA son una lesión que se encuentra con frecuencia en bebés prematuros, y en un inicio quizá haya cortocircuito de sangre predominantemente de derecha a izquierda. En estos bebés, el PDA actúa como una "válvula de seguridad" para la circulación pulmonar de alta resistencia. En estas circunstancias, los PDA no se deben cerrar porque podría presentarse incremento adicional de la hipertensión pulmonar y tensión extra sobre el ventrículo derecho. A medida que la resistencia vascular pulmonar disminuye, hay un cortocircuito de izquierda a derecha predominante. El lado izquierdo del corazón se agranda, los recién nacidos se tornan más taquipneicos o, si son ventilados, sus parámetros de apoyo ventilatorio aumentan y aparece hepatomegalia. Hay una presión del pulso amplia y los pulsos son saltones debido al aumento del flujo en diástole de la aorta.

El examen cardiaco revela precordio hiperdinámico. *Se ausculta un soplo tipo maquinaria continuo* (componente sistólico y diastólico) en la región infraclavicular izquierda y en todo el precordio. La CXR muestra cardiomegalia, y el ECG es congruente con sobrecarga de volumen del ventrículo y la aurícula izquierdos. La ecocardiografía es diagnóstica y proporciona evaluación exacta del grado de cortocircuito durante la sístole y la diástole, y las resistencias relativas de las circulaciones pulmonar y sistémica.

En bebés prematuros, el cierre puede lograrse con antiinflamatorios no esteroideos (NSAID, *nonsteroidal anti-inflammatory medications*) como indometacina e ibuprofeno. Los NSAID están contraindicados en neonatos con trombocitopenia grave y función renal alterada. La restricción de líquido también es ventajosa. Si estas medidas fracasan, está indicada ligadura quirúrgica para PDA grave clínicamente durante el periodo de recién nacido.

Los lactantes y los niños de mayor edad con PDA a menudo son asintomáticos, y un PDA solo se diagnostica en el momento en que se ausculta un soplo en una exploración física de rutina. Si el PDA es grande, los pacientes quizá presenten insuficiencia cardiaca congestiva y falta de crecimiento y desarrollo. Casi todos estos PDA se cierran en el laboratorio de cateterismo con bobinas o dispositivos.

LESIONES CARDIACAS CIANÓTICAS

Tetralogía de Fallot

La tetralogía de Fallot es la causa más común de cardiopatía congénita cianótica. Es una anormalidad conotruncal y *se asocia con síndrome de DiGeorge.* Los cuatro componentes del defecto son:

1. Un VSD (tipo perimembranoso).
2. Una aorta cabalgante (dextraposición de la aorta).
3. Estenosis pulmonar (u obstrucción del tracto de salida del ventrículo derecho a otros niveles).
4. Hipertrofia del ventrículo derecho.

La presentación clínica es variable. Los pacientes con obstrucción mínima del tracto de salida del ventrículo derecho solo se detectan en el momento en que se ausculta un soplo. Los lactantes con obstrucción grave del tracto de salida del ventrículo derecho tienen cianosis.

En el examen, los lactantes quizá muestren cianosis o color rosado, dependiendo de los detalles anatómicos, el grado de obstrucción del flujo sanguíneo pulmonar y la resistencia vascular sistémica. El examen cardiaco revela un impulso del ventrículo derecho aumentado. Hay un soplo de eyección sistólico de alta frecuencia, áspero (por la obstrucción del tracto de salida del ventrículo derecho) que se ausculta en las partes media y superior del borde esternal izquierdo, que se irradia hacia los campos pulmonares y hacia la espalda. La CXR muestra un corazón "en forma de bota" (el ventrículo derecho hipertrófico hace que la punta del corazón esté "elevada") y marcas vasculares pulmonares disminuidas originadas por flujo pulmonar disminuido (**Fig. 25-1**). El electrocardiograma es congruente con hipertrofia del ventrículo derecho. La ecocardiografía transtorácica define las características anatómicas precisas de los componentes del defecto y otras lesiones asociadas.

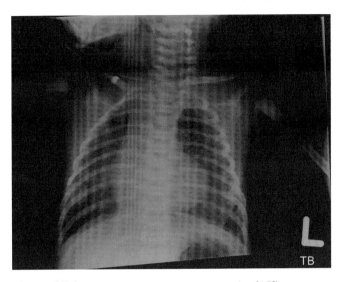

Figura 25-1 CXR (proyección anteroposterior [AP]) en un paciente con tetralogía de Fallot. Note los campos pulmonares oscuros (flujo sanguíneo pulmonar disminuido) y la punta del corazón girada hacia arriba, que representa un "corazón en forma de bota".

Los episodios hipercianóticos, o "crisis de tetralogía", también se comentan en el capítulo 24; se trata de periodos durante los cuales los lactantes están inconsolables y presentan cianosis extrema. Se desconoce la causa exacta de estas crisis, aunque se han propuesto varias teorías. El tratamiento incluye consolar al paciente (hacer que un padre cargue al bebé) y adoptar una posición genupectoral. La posición genupectoral aumenta la resistencia vascular sistémica, lo que aumenta el flujo sanguíneo hacia los pulmones y hace que menos sangre desoxigenada fluya a la circulación sistémica. Las opciones para terapia médica constan de oxígeno, reanimación con líquido y administración de morfina, fenilefrina (aumenta la resistencia vascular sistémica y fuerza el paso de más sangre hacia los pulmones) y bloqueadores β (que disminuyen la frecuencia cardiaca y, así, en potencia aminoran la obstrucción para el flujo de sangre pulmonar). *Es importante recordar que el soplo durante una crisis de tetralogía en realidad es más suave y no más fuerte. Esto se debe a que menos sangre fluye a través del tracto de salida del ventrículo derecho (la causa del soplo).*

El tratamiento consta de intervención quirúrgica en el transcurso del primer año de vida. Para episodios hipercianóticos graves, una derivación paliativa de la circulación sistémica hacia la arteria pulmonar (esto es, derivación de Blalock-Taussig [BT]) mejora la oxigenación antes de que pueda efectuarse una reparación completa final de la lesión.

Transposición de las grandes arterias

La transposición de las grandes arterias (TGA) es la forma más común de cardiopatía congénita cianótica diagnosticada durante el periodo de recién nacido. Esto se debe a que muchos pacientes con tetralogía de Fallot no tienen cianosis grave y se diagnostican a una edad más avanzada. Sin embargo, los bebés con TGA están profundamente cianóticos. Las circulaciones pulmonar y sistémica están en paralelo y no en un circuito. De este modo, la supervivencia a largo plazo es imposible, a menos que haya una comunicación entre ambas circulaciones, lo que sucede en los ámbitos auricular o ventricular, o por medio de un PDA. Es más común en varones y en lactantes de madres diabéticas; quizá al principio no haya insuficiencia respiratoria. El examen cardiaco tal vez solo revele un soplo de eyección sistólica suave en el borde esternal izquierdo, o a veces no se encuentra un soplo audible. La CXR muestra marcas vasculares pulmonares normales o aumentadas (obstrucción nula del flujo pulmonar) y un corazón en forma de "huevo sobre una cuerda" clásica (**Fig. 25-2**). Esto se debe a un mediastino estrecho desde la relación anteroposterior directa de las grandes arterias. La ecocardiografía transtorácica es diagnóstica.

La prostaglandina es esencial en etapas tempranas del lactante para mantener la permeabilidad del conducto arterial y promover la mezcla. Si la comunicación auricular no es suficientemente grande, se efectúa una septostomía auricular con balón para agrandar la comunicación interauricular. Durante el primer par de semanas de vida se efectúa una operación de cambio arterial (translocación de los grandes vasos por arriba de las válvulas semilunares hacia los ventrículos respectivos, con translocación de arteria coronaria).

Retorno venoso pulmonar anómalo total

El retorno venoso pulmonar anómalo total (conexión anómala total de venas pulmonares) (TAPVR, *total anomalous pulmonary venous return*) se refiere a una enfermedad en la cual las venas pulmonares drenan de manera anormal hacia el sistema venoso sistémico en lugar de hacia la aurícula izquierda. El TAPVR se clasifica en:

- Supracardiaco (drenaje a la vena innominada o la vena cava superior [SVC, *superior vena cava*]).
- Cardiaco (drenaje hacia el seno coronario).
- Infracardiaco (drenaje hacia la vena cava inferior, las venas hepáticas o las venas porta).

Se palpa un impulso prominente del ventrículo derecho debido al ventrículo derecho agrandado. Todos estos lactantes tienen un ASD que probablemente se refleje en el examen; es posible que también se ausculte un ritmo de galope.

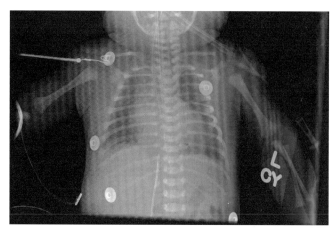

Figura 25-2   CXR (proyección AP) en un lactante con transposición de las grandes arterias. El mediastino un poco estrecho tiene el aspecto de un "huevo sobre una cuerda".

La CXR muestra cardiomegalia y flujo sanguíneo pulmonar aumentado. En el TAPVR supracardiaco, la CXR revela un aspecto en "muñeco de nieve". Se observan dos sombras, una sombra superior amplia por la confluencia venosa pulmonar y vena innominada y SVC agrandadas, y una sombra inferior que representa el corazón.

Los tipos de TAPVR supracardiaco e intracardiaco quizá queden obstruidos. En el TAPVR obstruido, el tamaño del corazón es normal en la CXR (no tiene suficiente retorno de sangre desde los pulmones) y hay marcas vasculares pulmonares prominentes debido a obstrucción venosa pulmonar (**Fig. 25-3**). Se observa un patrón reticular en los pulmones debido a congestión venosa pulmonar. El cuadro clínico y los datos en la CXR llegan a confundirse con los de un lactante con síndrome de insuficiencia respiratoria (RDS, *respiratory distress syndrome*) o neumonía intersticial. Debido al gasto cardiaco inadecuado es factible que propicie choque rápidamente. El TAPVR obstruido es una indicación para reparación quirúrgica urgente; de otro modo, se practica intervención quirúrgica electiva.

Lesiones obstructivas del lado izquierdo

La obstrucción de las estructuras del lado izquierdo puede ocurrir a cualquier nivel, o en múltiples niveles. *Los lactantes con estenosis aórtica crítica o coartación crítica de la aorta se presentan en choque.* Esto también es cierto para bebés con la forma extrema de obstrucción del lado izquierdo, el *síndrome del corazón izquierdo hipoplásico.* La exploración física revela palidez, extremidades frías, falta de pulsos o pulsos débiles, y signos de perfusión disminuida a órganos vitales, es decir, poca producción de orina. Además, hay acidosis.

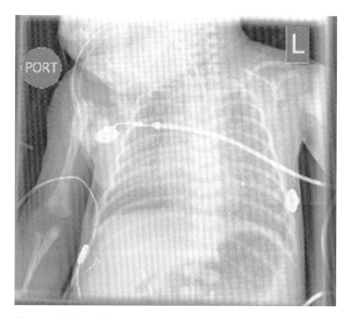

Figura 25-3   CXR de un neonato con retorno venoso pulmonar anómalo total (TAPVR) obstruido. Note el patrón reticular que se observa en ambos campos pulmonares por edema pulmonar debido a obstrucción grave del drenaje venoso pulmonar. Los datos del campo pulmonar imitan los que se observan en presencia de neumonía intersticial y RDS. En el TAPVR *obstruido*, el corazón es pequeño debido a poco drenaje venoso pulmonar que regresa al corazón.

El mantenimiento de la permeabilidad del conducto arterial con prostaglandina salva la vida en estos recién nacidos. Aun cuando esto significa que sangre desoxigenada estará regando una porción de la circulación sistémica, los lactantes toleran bien esto, y es suficiente para mantener el gasto cardiaco y la perfusión a órganos vitales.

La *coartación de la aorta* se observa en etapas tempranas de la vida o en etapas más avanzadas; si no es crítica, estos pacientes no se presentan en choque. Son característicos pulso débil o la falta de pulso en las extremidades inferiores, con hipertensión en las extremidades superiores. *Hay una discrepancia importante de la presión arterial en las extremidades superiores en comparación con las inferiores.* Es posible que haya retraso radio-femoral del pulso. La CXR muestra un signo de tres (por el segmento de aorta estrechado). En etapas más avanzadas de la vida se desarrollan vasos colaterales para irrigar la parte más baja del cuerpo más allá del segmento aórtico estrecho y llegan a causar erosión de algunas costillas, lo que provoca "muescas en las costillas" en la radiografía. El tratamiento es quirúrgico o con catéter, con angioplastia y colocación de endoprótesis en el laboratorio de cateterismo.

Anomalías coronarias

Hay muchas anomalías coronarias que van más allá del alcance de este libro. Empero, dos de ellas ameritan exposición breve. En la **figura 25-4** se describe el patrón normal de ramificación de las arterias coronarias.

La primera anomalía es el *origen anómalo de la arteria coronaria izquierda que sale de la arteria pulmonar* (*ALCAPA, anomalous left coronary artery from the pulmonary artery*). En esta lesión, la arteria coronaria izquierda surge a partir de la arteria pulmonar en lugar de la aorta; en un inicio quizá los bebés sean asintomáticos. Inmediatamente después del nacimiento, tienen resistencia vascular pulmonar alta y la arteria coronaria izquierda probablemente perfunda el miocardio, aunque con sangre desoxigenada (**Fig. 25-5**). No obstante, cuando disminuye la resistencia vascular pulmonar, la arteria coronaria izquierda es incapaz de perfundir el miocardio, lo cual provoca isquemia. Con el tiempo, se desarrollan vasos colaterales desde el sistema de la arteria coronaria derecha, que riegan la arteria coronaria izquierda y su territorio. Esto origina un "secuestro" del flujo sanguíneo coronario (porque la resistencia vascular pulmonar es baja) hacia la arteria pulmonar e isquemia adicional del territorio de la arteria coronaria izquierda (**Fig. 25-6**). Estos lactantes son muy "irritables", en especial cuando se alimentan, en esencia por angina durante este periodo de esfuerzo; se observa cardiomegalia en la CXR y el electrocardiograma muestra isquemia. Está justificada cirugía poco después del diagnóstico.

La segunda anomalía coronaria importante es un origen anómalo de arteria coronaria que sale de un *seno aórtico inapropiado*. El más común de estos efectos es la arteria coronaria izquierda desde el seno de Valsalva derecho (**Fig. 25-7**).

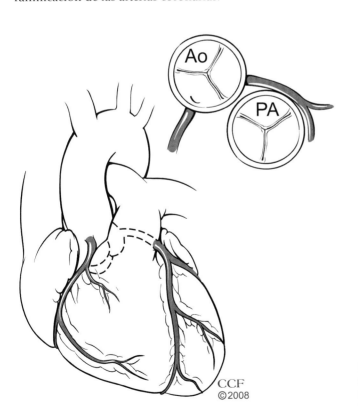

Figura 25-4 Patrón de ramificación normal de las arterias coronarias. Ao, aorta; PA, arteria pulmonar (*pulmonary artery*). (Reimpreso con autorización de Cleveland Clinic Center for Medical Art & Photography © 2012. Todos los derechos reservados). (*Véase* el encarte a color).

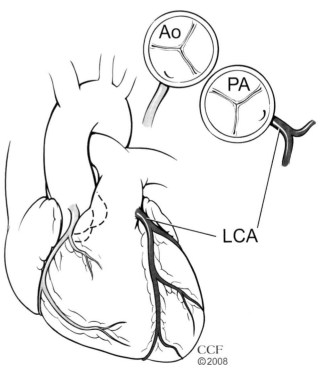

Figura 25-5 Origen anómalo de la arteria coronaria izquierda que sale de la arteria pulmonar (ALCAPA, *anomalous left coronary artery from the pulmonary artery*). La arteria coronaria izquierda (LCA, *left coronary artery*) puede inicialmente estar perfundida con sangre desoxigenada (*color azul*) cuando la resistencia vascular pulmonar es alta poco después del nacimiento. Ao, aorta; PA, arteria pulmonar (*pulmonary artery*). (Reimpreso con autorización de Cleveland Clinic Center for Medical Art & Photography © 2012. Todos los derechos reservados). (*Véase* el encarte a color).

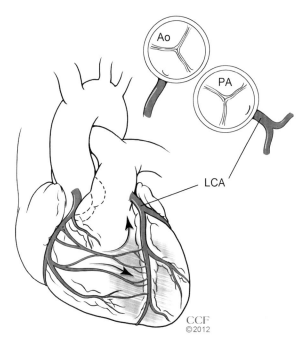

Figura 25-6 La resistencia vascular pulmonar pronto disminuye, lo cual conduce a isquemia (*área sombreada*), formación de vasos colaterales desde la arteria coronaria derecha hacia la arteria coronaria izquierda y el territorio de esta última, y secuestro subsiguiente de sangre coronaria hacia la arteria pulmonar (*flechas*). Esto da lugar a más isquemia. Ao, aorta; PA, arteria pulmonar (*pulmonary artery*). (Reimpreso con autorización de Cleveland Clinic Center for Medical Art & Photography © 2012. Todos los derechos reservados). (*Véase* el encarte a color).

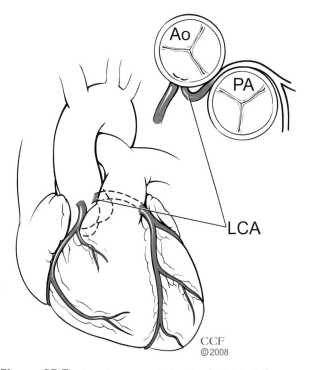

Figura 25-7 Arteria coronaria izquierda (LCA, *left coronary artery*) anómala que surge del seno aórtico derecho. Se observa la trayectoria de la arteria coronaria izquierda conforme pasa entre la aorta (Ao) y la arteria pulmonar (PA, *pulmonary artery*). Esto puede provocar compresión de la LCA, *síntomas de esfuerzo*, y a veces muerte súbita. (Reimpreso con autorización de Cleveland Clinic Center for Medical Art & Photography © 2012. Todos los derechos reservados). (*Véase* el encarte a color).

Si bien la arteria coronaria izquierda sale de la aorta, sus características anatómicas y trayectoria son anormales, en ocasiones queda comprimida entre los dos grandes vasos durante actividad, lo cual provoca dolor retroesternal o síncope con la actividad. *Es importante recordar que el dolor retroesternal y el síncope durante el esfuerzo son signos de aviso que justifican evaluación cardiaca.* El diagnóstico definitivo se efectúa mediante angiografía, aunque en la actualidad las pruebas no invasivas, como ecocardiografía, tomografía computarizada o imágenes de resonancia magnética también permiten determinar el diagnóstico. El tratamiento es quirúrgico.

EJERCICIOS DE REVISIÓN

PREGUNTAS

1. Un lactante varón de un mes de edad, que previamente había estado bien, presenta alimentación inadecuada. Los padres manifiestan que cinco minutos después de empezar a alimentarse, se torna sudoroso y muestra fatiga.

La exploración física revela: frecuencia cardiaca (HR, *heart rate*) = 165 latidos/minuto, frecuencia respiratoria (RR, *respiratory rate*) = 90/minuto, presión arterial (BP, *blood pressure*) = 80/63 mm Hg, saturación de O_2 = 97%. El lactante tiene color rosado, presenta taquipnea y tiene hepatomegalia. Hay un soplo holosistólico áspero en el lado izquierdo del esternón. Los pulsos son normales en las cuatro extremidades. El diagnóstico más probable es:
   a) Defecto del tabique interauricular.
   b) Tetralogía de Fallot.
   c) Defecto del tabique interventricular.
   d) Síndrome del corazón izquierdo hipoplásico.

Respuesta
La respuesta es c). Este lactante tiene signos y síntomas de insuficiencia cardiaca congestiva o sobrecarga pulmonar causada por un VSD. Es muy raro que un ASD provoque insuficiencia cardiaca congestiva. Los pacientes con tetralogía de Fallot se presentan con cianosis, y el soplo que se ausculta es un soplo de eyección sistólico por estenosis pulmonar u obstrucción del tracto de salida del ventrículo derecho. Los lactantes con síndrome del corazón izquierdo hipoplásico se presentan en choque.

2. La terapia médica apropiada para el lactante en la pregunta 1 podría incluir todos los que siguen, *excepto*:
   a) Digoxina.
   b) Oxígeno.
   c) Furosemida.
   d) Inhibidor de la ACE.

Respuesta
La respuesta es b). Los diuréticos como la furosemida ayudan a tratar a lactantes cuyos pulmones e hígado quedan congestionados debido a insuficiencia cardiaca. La digoxina ayuda con la contractilidad cardiaca, y los inhibidores de la ACE disminuyen la resistencia vascular sistémica, lo que promueve así más flujo de sangre hacia la circulación sistémica, y menos flujo de sangre hacia los pulmones. El oxígeno es un vasodilatador pulmonar, e incrementaría el flujo sanguíneo pulmonar, lo que haría que la insuficiencia cardiaca congestiva empeorara. Más aún, el oxígeno también es un vaso-

constrictor sistémico y fuerza el paso de más sangre hacia la circulación pulmonar que hacia la circulación sistémica.

3. Un niño de cinco años es objeto de un cateterismo cardiaco, y los datos hemodinámicos revelan saturaciones como sigue: vena cava superior (SVC, *superior vena cava*) 70%, aurícula derecha (RA, *right atrium*) 85%, ventrículo derecho (RV, *right ventricle*) 86%, arteria pulmonar principal 85%, arteria pulmonar izquierda 85%, arteria pulmonar derecha 85%, y aorta 98%. Estos datos *probablemente* son congruentes con un diagnóstico de:

   a) Defecto del tabique interventricular.
   b) Conducto arterioso permeable.
   c) Defecto del tabique interauricular.
   d) Ninguna cardiopatía estructural.

Respuesta
La respuesta es c). Es importante entender los datos del cateterismo cardiaco y hemodinámicos básicos. En general, la saturación en individuos normales en el lado derecho del corazón está en el rango de 70 a 75%. Los individuos sanos están completamente saturados en el lado izquierdo del corazón, con saturaciones de 100% o cercanas a esta cifra. Cuando se encuentra un problema como éste, un dibujo rápido del corazón facilita la interpretación de los datos. En este caso, la saturación de la aurícula derecha es más alta de lo que debiera. (Debe ser la misma que la saturación en la SVC, esto es, 70%). Por consiguiente, un ASD debe haber explicado eso debido al cortocircuito de izquierda a derecha. Cuando se trata de identificar una lesión en una pregunta como ésta, debe localizarse la primera cavidad o el primer vaso en el cual la saturación aumentó. Si el primer aumento de la saturación hubiera estado en el ventrículo derecho, esto habría sido un VSD. De modo similar, si el aumento de la saturación hubiera ocurrido en la arteria pulmonar, este paciente tendría un PDA.

4. Un recién nacido de cinco días de edad presenta taquipnea grave y cianosis leve. Muestra perfusión inadecuada, hepatomegalia y un soplo de eyección sistólico 2/6 en el borde esternal superior izquierdo. Presenta acidosis durante las siguientes horas. La CXR muestra un patrón reticular con un corazón pequeño. El diagnóstico más probable es:

   a) Retorno venoso pulmonar anómalo total obstruido.
   b) Transposición de las grandes arterias.
   c) Neumonía intersticial.
   d) VSD.

Respuesta
La respuesta es a). Este lactante tiene signos de TAPVR obstruido. Debido al retorno venoso pulmonar obstruido, el bebé presenta taquipnea, y aparece rápidamente edema pulmonar y después choque. El corazón es pequeño debido a poco retorno venoso pulmonar. Los signos cardiacos inicialmente son muy sutiles y resulta difícil distinguir entre esto y neumonía intersticial o RDS en la CXR. La TGA se presenta con cianosis profunda. Los lactantes con VSD presentan signos de insuficiencia cardiaca congestiva, no de choque.

5. El dato *más* sugestivo de coartación aórtica neonatal es:
   a) BP más alta en los brazos que en las piernas.
   b) Saturación de O_2 más baja en los brazos que en las piernas.

   c) Pulsos femorales saltones.
   d) Presión del pulso amplia.

Respuesta
La respuesta es a). Los pacientes con coartación de la aorta tienen presión arterial aumentada en las extremidades superiores y pulsos disminuidos o ausentes en las extremidades inferiores. *Si la coartación es crítica*, los lactantes se presentan en choque, y el PDA riega la aorta en posición distal a la coartación, lo cual lleva a saturación más baja en las extremidades inferiores, no en las superiores. La presión de pulso amplia y los pulsos saltones se observan en pacientes con PDA.

6. Usted está revisando los datos del cateterismo en un paciente que acaba de ingresar al pabellón pediátrico. Los datos muestran las presiones que siguen: RA media 6 mm Hg; RV 25/06 mm Hg; PA 22/10, 16 mm Hg; LV 130/5, 14 mm Hg; aorta ascendente 80/50, 65 mm Hg; aorta descendente 80/50, 65 mm Hg. Estos datos probablemente son congruentes con un diagnóstico de:

   a) Estenosis pulmonar.
   b) Coartación de la aorta.
   c) Estenosis aórtica.
   d) Ninguna cardiopatía estructural.

Respuesta
La respuesta es c). De modo similar a la pregunta 3, el diagnóstico se hace muy fácil al averiguar dónde ocurrió el cambio. En este paciente, la presión sistólica desde el LV hacia la aorta disminuyó. (Las presiones sistólicas en el LV y la aorta deben ser similares). El estrechamiento de la válvula aórtica, estenosis aórtica, explica este dato. La presión sistólica en el ventrículo derecho y las arterias pulmonares debe ser similar.

7. Usted atiende a un niño de tres meses de edad que ha tenido crecimiento y alimentación inadecuados. Los padres reportan que el niño tiene episodios recurrentes de sudoración con la alimentación, taquipnea e irritabilidad, sobre todo cuando se alimenta. Además, se nota que el lactante está muy pálido con estos episodios. A pesar de "mecerlo y consolarlo", permanece irritable durante la alimentación e inmediatamente después. El lactante es de color rosado, y tiene taquipnea. El hígado está agrandado. Hay un soplo holosistólico de tono alto en la punta del corazón. La CXR revela cardiomegalia. El ECG muestra ondas q en las derivaciones 1, avL, V_5 y V_6, junto con elevación de ST en V_5 y V_6. El diagnóstico *más probable* es:

   a) Cólico.
   b) Defecto del tabique interauricular.
   c) Defecto del tabique interventricular.
   d) Arteria coronaria izquierda anómala desde la PA.

Respuesta
La respuesta es d). Este lactante está experimentando angina cuando se alimenta. Si bien la irritabilidad en lactantes es común, los indicios en esta pregunta son irritabilidad y sudoración *con la alimentación*, y taquipnea. El examen cardiaco es anormal porque el soplo holosistólico se presenta por la regurgitación de válvula mitral originada por isquemia del aparato de apoyo de la válvula mitral. El ECG muestra un patrón isquémico. Este lactante tiene un ALCAPA. Si bien esta presentación es rara, es importante recordarla.

8. Se le solicita que atienda a un recién nacido que presenta cianosis grave y una saturación de 65%. El bebé no tiene taquipnea y en la exploración física no se ausculta un soplo audible. La CXR revela mediastino estrecho. El diagnóstico más probable es:

a) Tetralogía de Fallot.
b) Defecto del tabique interventricular.
c) Transposición de las grandes arterias.
d) Defecto del canal AV.

Respuesta
La respuesta es c). Los bebés con TGA se presentan con cianosis extrema y quizá no haya un soplo audible o hay un soplo de eyección sistólico muy suave en el borde esternal izquierdo. Además, es posible que al inicio no haya insuficiencia respiratoria. En muchos casos, el mediastino es estrecho debido a la relación anteroposterior directa de los grandes vasos. En la tetralogía de Fallot hay cianosis; sin embargo, se auscultaría un soplo de eyección sistólico áspero debido a estenosis pulmonar u obstrucción del tracto de salida del ventrículo derecho. Los bebés con VSD y defectos del canal AV no se presentan con cianosis.

9. Un joven de 15 años es atendido en la sala de urgencias después de tener un episodio de síncope mientras jugaba fútbol. Experimentó un episodio breve de pérdida del conocimiento y después se recuperó. No reporta pródromos ni mareo antes del evento. El interrogatorio adicional revela que el paciente ha tenido episodios de dolor retroesternal con el esfuerzo durante los meses anteriores, que no son reproducibles a la palpación ni se exacerban con los movimientos respiratorios. El examen no revela datos notorios. El diagnóstico más probable en este adolescente es:

a) Dolor torácico musculoesquelético benigno.
b) Síncope vasovagal.
c) Arteria coronaria anómala que se origina a partir de un seno aórtico inapropiado.
d) Deshidratación.

Respuesta
La respuesta es c). Los niños o jóvenes con arterias coronarias anómalas que se originan a partir de un seno aórtico inapropiado se presentan con dolor torácico de esfuerzo o síncope. El dolor retroesternal con el esfuerzo siempre es un signo preocupante (hasta que por lo demás se pruebe que no es de naturaleza cardiaca), en contraste con el dolor torácico musculoesquelético, que es reproducible a la palpación o se exacerba por medidas como la respiración profunda. En contraposición con niños con síncope vasovagal, en pacientes con origen cardiaco del síncope no hay pródromos ni mareo antes del evento. Los niños o jóvenes con arteria coronaria anómala que se origina a partir de un seno aórtico inapropiado se presentan con síntomas de angina y experimentan alteración del flujo coronario durante actividad. Esto se debe a las características anatómicas anormales de la arteria coronaria dentro de la pared aórtica y la trayectoria anormal, que predispone a la arteria coronaria a quedar comprimida entre los dos grandes vasos durante la actividad. Las arterias coronarias anómalas que se originan a partir de un seno aórtico inapropiado son la segunda causa principal de muerte súbita en atletas jóvenes en Estados Unidos.

10. Usted evalúa a un recién nacido de dos días de vida que muestra angustia. El bebé tiene una frecuencia respiratoria de 65 respiraciones/minuto, con una frecuencia cardiaca de 160 latidos/minuto. La presión arterial en el brazo derecho es de 65/35 mm Hg, y en la pierna derecha es de 45/20 mm Hg. La saturación de oxígeno en aire ambiente es de 94% en la mano derecha y de 83% en la pierna derecha. Se ausculta un soplo de eyección sistólico suave 1/6 en el borde esternal superior izquierdo, el bebé tiene pulsos femorales disminuidos, y perfusión periférica inadecuada con un tiempo de llenado capilar retrasado. El bebé tiene acidosis.

El siguiente paso apropiado en el manejo de este recién nacido es:

a) Inicio de infusión de prostaglandina E1.
b) Bolo de solución salina normal.
c) Transfusión de eritrocitos aglomerados.
d) Apoyo inotrópico.

Respuesta
La respuesta es a). Este bebé tiene evidencia de coartación crítica de la aorta mediante el examen. Además de la discrepancia de presión arterial entre las extremidades superior e inferior derechas, y pulsos femorales disminuidos, la saturación en la extremidad inferior es más baja que la saturación en el brazo derecho, lo que sugiere cortocircuito de derecha a izquierda a través del conducto arterioso para mantener la perfusión distal al sitio de la coartación. En estas circunstancias, el flujo de sangre desde el conducto arterioso es crucial, de ahí el término coartación "crítica" de la aorta, que implica la necesidad de permeabilidad ductal para mantener perfusión sistémica distal al sitio de la obstrucción. La infusión de prostaglandina E1 puede salvar la vida de recién nacidos con cardiopatía cianótica dependiente de conducto y lesiones del flujo de salida sistémico, por ejemplo, coartación crítica de la aorta, como se observa en este caso clínico. El inicio de terapia con prostaglandina E1 antes del diagnóstico definitivo en escenarios como éste no solo es apropiado, sino que en ocasiones salva la vida.

LECTURAS RECOMENDADAS

Allen HD, Shaddy RE, Penny DJ, et al., eds. *Moss and Adams' Heart disease in infants, children, and adolescents: including the fetus and young adult*, 9th ed. Philadelphia, PA: Wolters Kluwer, 2016.

Keane JF, Lock JE, Fyler DC, et al., eds. *Nadas' pediatric cardiology*, 2nd ed. Philadelphia, PA: Saunders, 2006.

Kliegman R, Stanton BMD, Geme JS, et al., eds. *Nelson textbook of pediatrics*, 20th ed. Philadelphia, PA: Elsevier, 2016.

Silberbach M, Hannon D. Presentation of congenital heart disease in the neonate and young infant. *Pediatr Rev* 2007;28:123–131.

Capítulo 26

Cardiopatía adquirida

Daniel J. Murphy Jr

ENDOCARDITIS INFECCIOSA

La endocarditis infecciosa (IE, *infective endocarditis*) persiste como una enfermedad grave en niños. Las bacterias causales son:

- *Estreptococos viridans* (40%).
- *Staphylococcus aureus* (30%).
- *Staphylococcus epidermidis* (5%).
- Hongos patógenos (1 a 10%).

Con menor frecuencia, la endocarditis se origina por enterococos, neumococos, *Pseudomonas* spp., y otros microorganismos menos comunes, entre ellos los del grupo de bacilos gramnegativos HACEK: especies de *Haemophilus* (*H. parainfluenzae*, *H. aphrophilus*, *H. paraphrophilus*), *Actinobacillus actinomycetemcomitans*, *Cardiobacterium hominis*, *Eikenella corrodens*, y especies de *Kingella*. Además de bacterias, diversos hongos causan IE (*Candida* spp. y *Aspergillus*), especialmente en pacientes tratados con antibióticos de amplio espectro y esteroides, recién nacidos prematuros y pacientes con catéteres a permanencia.

Los antecedentes históricos en los pacientes con IE incluyen un defecto cardiaco subyacente, un procedimiento o enfermedad dental reciente, y un episodio previo de endocarditis. La enfermedad por lo general es indolente, con inicio insidioso, que aparece en el transcurso de semanas a meses. La anorexia, el letargo, la fiebre, pérdida de peso y sudores nocturnos, son datos prominentes en el interrogatorio. Las manifestaciones clínicas comunes son:

- Soplo cardiaco que sugiere regurgitación valvular.
- Esplenomegalia.
- Manifestaciones cutáneas, como petequias y hemorragias en astilla.

Los datos clásicos, como las lesiones de Janeway (lesiones indoloras en las palmas y las plantas), los nódulos de Osler (lesiones dolorosas en las yemas de los dedos de manos y pies) y manchas de Roth (hemorragias retinianas) se observan menos a menudo. *La clave para el diagnóstico de endocarditis es un hemocultivo positivo para el microorganismo causal.* Deben obtenerse al menos tres hemocultivos y es innecesario que las muestras se obtengan durante picos de fiebre. El primer hemocultivo resulta positivo en más de 90% de los pacientes con endocarditis subaguda. Los datos de laboratorio de apoyo son anemia, leucocitosis con desviación a la izquierda, reactantes de fase aguda altos y hematuria microscópica.

Los criterios de Duke modificados se usan para establecer el diagnóstico de IE. Los criterios mayores son:

- Hemocultivo positivo (aislamiento en dos ocasiones de microorganismos "característicos para" IE, o cultivos persistentemente positivos para un microorganismo "congruente con" IE).
- Ecocardiograma positivo (vegetación, absceso paravalvular o dehiscencia de válvula después de intervención quirúrgica).
- Regurgitación valvular nueva (mediante auscultación).

Un diagnóstico definitivo de IE usando los criterios de Duke requiere evidencia anatomopatológica de vegetación intracardiaca o embolizada, o de absceso intracardiaco, o dos criterios clínicos mayores (*véase* antes) o un criterio mayor y tres menores, o cinco criterios menores. Además de la fiebre, los niños rara vez presentan cualesquiera de los criterios menores; de este modo, el diagnóstico se fundamenta en hemocultivos positivos y datos ecocardiográficos.

Para un grupo seleccionado de pacientes, la American Heart Association recomienda profilaxis con antibióticos para prevenir endocarditis bacteriana. La profilaxis de endocarditis está indicada para pacientes que serán objeto de procedimientos dentales como manipulación de tejido gingival o la región periapical de dientes, o perforación de la mucosa oral, amigdalectomía o adenoidectomía, un procedimiento quirúrgico, o biopsia que comprenda la mucosa respiratoria. Un cambio importante respecto a las pautas previas es que ya no se requiere profilaxis de endocarditis en quienes van a practicarse procedimientos genitourinarios y gastrointestinales.

De acuerdo con las pautas actuales, los pacientes con los estados o enfermedades siguientes deben recibir antibióticos profilácticos:

- Válvula cardiaca protésica.
- IE previa.
- Cardiopatía coronaria (CHD, *coronary heart disease*) cianótica no corregida, incluso cortocircuitos y conductos.
- CHD corregida completamente con material protésico o dispositivo en el transcurso de seis meses.

- CHD corregida con defectos residuales en el sitio o adyacentes al sitio de la colocación de un parche o dispositivo protésico.
- Receptores de trasplante cardiaco con valvulopatía.

Excepto por las enfermedades antes listadas, ya no se recomienda profilaxis con antibióticos para cualquier otra forma de CHD. Un soplo cardiaco aislado no es indicación para profilaxis con antibióticos. De manera específica, los pacientes con soplos cardiacos inocuos no requieren tratamiento previo.

De acuerdo con las recomendaciones actuales, la profilaxis general estándar para procedimientos dentales, orales, en las vías respiratorias o esofágicos, comprende amoxicilina (50 mg/kg por vía oral 1 hora antes del procedimiento; dosis máxima, 2.0 g), clindamicina (20 mg/kg por vía oral 1 hora antes del procedimiento; dosis máxima, 600 mg) o cefalexina (50 mg/kg por vía oral 1 hora antes del procedimiento; dosis máxima, 2.0 g). Para pacientes que no pueden tomar medicamentos por vía oral, es aceptable la ampicilina por vía intramuscular o intravenosa, la clindamicina por vía intravenosa, o la cefazolina o ceftriaxona por vía intravenosa o intramuscular.

FIEBRE REUMÁTICA AGUDA

La fiebre reumática aguda es una enfermedad inmunitaria, la secuela tardía de infección faríngea por estreptococos del grupo A. *Las infecciones por estreptococos cutáneas o en otros sitios no causan fiebre reumática.* El microorganismo *Streptococcus* causal pertenece al grupo A tipo 18 mucoide (M-18). La fiebre reumática aguda por lo general ocurre 1 a 5 semanas después de faringitis estreptocócica; sin embargo, quizá no se obtenga un antecedente de infección clínica. El periodo latente entre la infección estreptocócica y la aparición de corea aislada llega a ser tan prolongado como 2 a 6 meses.

El diagnóstico de fiebre reumática aguda se realiza de acuerdo con los criterios de Jones revisados (**tabla 26-1**), y requiere evidencia de una infección estreptocócica reciente (título aumentado o creciente de antiestreptolisina O [ASO, *antistreptolysin O*] u otros anticuerpos estreptocócicos [anti-DNasa B] o un resultado positivo en un cultivo de muestras de la garganta para *Streptococcus* del grupo A), además de la presencia de dos criterios mayores o un criterio mayor y

dos criterios menores. La revisión reciente de los criterios de Jones incluye ecocardiografía Doppler para establecer la presencia de carditis. Los criterios revisados también diferencian los criterios diagnósticos para poblaciones que tienen riesgo moderado y alto, además de recomendaciones para diagnosticar fiebre reumática aguda recurrente. Recuerde que la artralgia no se usa como un criterio menor cuando la poliartritis es un dato mayor, y que el intervalo PR prolongado no se emplea cuando la carditis es un dato mayor.

El tratamiento de la fiebre reumática aguda comprende la administración de 0.6 a 1.2 millones de unidades de penicilina G benzatínica por vía intramuscular. Es factible administrar antiinflamatorios, pero no antes de que se establezca un diagnóstico definitivo; por lo general se recomienda reposo en cama durante el proceso inflamatorio. Para carditis grave o síntomas resistentes a tratamiento es posible administrar esteroides. Una meta clave y deseable es prevenir la fiebre reumática aguda subsiguiente y se recomienda un régimen de 1.2 millones de unidades de penicilina G benzatínica por vía intramuscular cada 21 a 28 días. Las alternativas menos eficaces son penicilina o eritromicina, 250 mg por vía oral dos veces al día. Los antibióticos profilácticos por lo general se continúan durante toda la niñez; se recomienda profilaxis de por vida para pacientes con afección valvular o que desempeñan ocupaciones de alto riesgo.

ENFERMEDAD DE KAWASAKI

La enfermedad de Kawasaki es de origen desconocido, mediada por mecanismos inmunitarios. Afecta más a menudo a niños de 6 meses a 2 años de edad y se presenta como inflamación de todo el cuerpo.

Puesto que no se ha identificado el agente causal, el diagnóstico se basa en criterios específicos (**tabla 26-2**). *Para un diagnóstico de enfermedad de Kawasaki debe documentarse la presencia de fiebre durante cinco o más días, además de al menos cuatro de las otras cinco características.* Los cambios cutáneos son exantemas macular y maculopapular y eritema multiforme; la conjuntivitis generalmente es bilateral. Los cambios orofaríngeos comprenden afección eritematosa de la faringe oral anterior, grietas en los labios y enrojecimiento de la lengua (lengua en fresa). Además de los criterios diagnósticos, los datos clínicos asociados son irritabilidad y dolor abdominal intenso y diarrea grave; otros datos asociados son:

TABLA 26-1
CRITERIOS DE JONES REVISADOS PARA EL DIAGNÓSTICO DE FIEBRE REUMÁTICA AGUDA

Mayores	Menores
Carditis (40-50%)	Fiebre reumática aguda previa
Poliartritis (60-85%)	Artralgia
Corea (15%)	Fiebre
Nódulos subcutáneos (2-10%)	Intervalo PR prolongado
Eritema marginado (10%)	Reactantes de fase aguda altos

Dos criterios mayores o un criterio mayor y dos menores, más evidencia de una infección estreptocócica reciente.

TABLA 26-2
CRITERIOS DIAGNÓSTICOS PARA ENFERMEDAD DE KAWASAKI

Fiebre durante cinco días o más
Cambios cutáneos (exantema)
Cambios en las extremidades (eritema, induración, descamación)
Conjuntivitis no purulenta bilateral
Cambios orofaríngeos (labios rojos agrietados, lengua en "fresa")
Linfadenopatía (>1.5 cm)

El paciente debe tener fiebre y al menos cuatro de los cinco datos restantes mencionados.

- Uretritis con piuria estéril (70%).
- Meningitis aséptica (50%).
- Hepatitis (30%).
- Artralgia y artritis (10 a 20%).
- Hidropesía de la vesícula biliar (15%).
- Miocarditis con insuficiencia cardiaca congestiva (5%).
- Uveítis.

Los datos de laboratorio característicos son leucocitosis, anemia, aumento de reactantes de fase aguda (p. ej., velocidad de sedimentación globular y proteína C reactiva) y trombocitosis. Se observan aumentos leves a moderados de las transaminasas séricas en 40% de los pacientes, piuria estéril en 33% y pleocitosis del líquido cefalorraquídeo (CSF, *cerebrospinal fluid*) en 50% de aquellos en quienes se practica punción lumbar.

La complicación clínica más grave de la enfermedad de Kawasaki es la aparición de aneurismas de arteria coronaria, que se observa en alrededor de 20% de los niños no tratados. Los aneurismas de arteria coronaria se diagnostican mediante ecocardiografía. Los niños con enfermedad de Kawasaki en ocasiones también presentan insuficiencia cardiaca congestiva o arritmias. Cuando se considera el diagnóstico de enfermedad de Kawasaki se requiere un ecocardiograma.

Los pacientes con enfermedad de Kawasaki se tratan con inmunoglobulina intravenosa, 2 g/kg, como una infusión continua. Además, tan pronto como se sospeche enfermedad de Kawasaki debe administrarse ácido acetilsalicílico, 80 a 100 mg/kg por día en cuatro dosis divididas. Una vez que el paciente está afebril, o cuando se resuelven los signos de inflamación aguda, la dosis se reduce a 3 a 5 mg/kg por día, y se continúa durante 6 a 8 semanas; si aparecen aneurismas de arteria coronaria, se continúa por tiempo indefinido. En la actualidad *no* se recomiendan corticoesteroides de manera sistemática para el tratamiento de enfermedad de Kawasaki, pero en casos de enfermedad resistente o recurrente cabe administrar esteroides.

PERICARDITIS

La pericarditis es una inflamación aguda del pericardio, por lo general es idiopática o secundaria a infección viral. Otras causas son fiebre reumática aguda, infección bacteriana (pericarditis purulenta), tuberculosis, enfermedad vascular del colágeno y uremia. La pericarditis también se ha observado después de intervención quirúrgica cardiaca o tratamiento de neoplasias.

Es posible que haya un antecedente de una enfermedad de la parte alta de las vías respiratorias o una característica predisponente. Los datos distintivos de la pericarditis son fiebre y dolor torácico. El dolor generalmente es precordial, con irradiación hacia el hombro y el cuello. Tiende a ser constante, pero quizá sea más intenso cuando el paciente se encuentra en posición supina y se exacerba con la deglución o con los movimientos respiratorios. El examen clínico quizá revele un roce pericárdico o signos de taponamiento cardiaco, entre ellos taquicardia, pulso paradójico, ingurgitación yugular y hepatomegalia. Si hay un derrame pericárdico grande llegan a aparecer tonos cardiacos distantes.

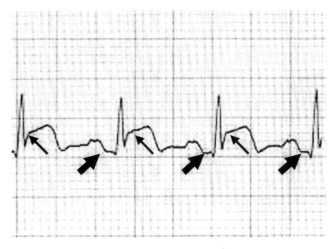

Figura 26-1   Electrocardiograma en la pericarditis. Los datos característicos son elevación global del segmento ST (*flechas delgadas*) y depresión del segmento PR (*flechas gruesas*).

En muchos casos la pericarditis produce solo un derrame pequeño. Es característico que el electrocardiograma (ECG) (**Fig. 26-1**) muestre elevación global de ST, con ondas T aplanadas o invertidas; además, es posible que haya un segmento PR deprimido. La ecocardiografía quizá muestre un derrame pericárdico, pero su ausencia no excluye el diagnóstico de pericarditis; la ecocardiografía no se requiere de manera sistemática.

El manejo de pericarditis por lo general es sintomático: se administran antiinflamatorios no esteroideos para dolor y fiebre. Los casos complicados por una acumulación grande de líquido pericárdico o taponamiento cardiaco requieren pericardiocentesis. La presencia de pericarditis purulenta o tuberculosa es una indicación para realizar drenaje quirúrgico urgente y administrar antibióticos por vía intravenosa. Los corticoesteroides por lo general son innecesarios para el tratamiento de pericarditis no complicada, pero son útiles en casos de carditis reumática grave o síndrome pospericardiotomía resistente a tratamiento.

MIOCARDITIS

La miocarditis es una inflamación del miocardio generalmente causada por una infección viral: *coxsackievirus B* (diversos serotipos), rinovirus, adenovirus, virus de la gripe, virus de Epstein-Barr y virus de la varicela-zóster son los que más a menudo están implicados. Otros agentes infecciosos que causan inflamación o infección del miocardio son *rickettsias*, bacterias, hongos y parásitos. Las causas no infecciosas son fiebre reumática aguda, enfermedades inflamatorias y reumáticas, y diversas toxinas.

Las manifestaciones clínicas de miocarditis dependen de la gravedad de la infección. Es posible que se presenten pródromos de las vías respiratorias superiores u otro pródromo viral, quizá haya signos de insuficiencia cardiaca congestiva, de manera específica un galope con tercer ruido cardiaco (S$_3$). Los datos electrocardiográficos inespecíficos son voltaje bajo de QRS, cambios del segmento ST y la onda T, alteraciones de la conducción y seudoinfarto.

El tratamiento de miocarditis es de sostén y sintomático, por lo general se recomiendan actividad restringida y reposo en cama en tanto no se hayan resuelto todos los signos de inflamación. Es factible administrar diuréticos (furosemida, 1 mg/kg) y, en casos más graves, oxígeno o infundir agentes inotrópicos (p. ej., dopamina, dobutamina) por vía intravenosa. No se ha demostrado de manera reproducible que el tratamiento con fármacos inmunosupresores, corticoesteroides o inmunoglobulina intravenosa sea eficaz y persisten las controversias al respecto.

MIOCARDIOPATÍA DILATADA

El término *miocardiopatía dilatada* se utiliza para describir un miocardio debilitado, con función sistólica reducida. El examen anatomopatológico por lo general demuestra fibrosis y necrosis miocárdicas secundarias a agentes infecciosos, tóxicos o metabólicos. Han quedado implicados virus en la aparición de la enfermedad. *El antineoplásico doxorrubicina se ha asociado con la aparición tardía de miocardiopatía dilatada.* Los pacientes que reciben una dosis total mayor de 500 mg/m², especialmente con radioterapia adjunta, tienen más riesgo de miocardiopatía dilatada tardía. Se sabe que existen varias formas familiares de miocardiopatía dilatada, determinadas por mecanismos genéticos y quizá expliquen hasta 30% de los casos.

En algunos pacientes que se presentan con miocardiopatía se obtiene antecedente de enfermedad viral; por lo general los signos más tempranos son insuficiencia cardiaca congestiva, debilidad y fatiga. El ECG demuestra hipertrofia del ventrículo izquierdo y *cambios del segmento ST y la onda T.* La radiografía de tórax muestra cardiomegalia, con marcas venosas pulmonares aumentadas. La prueba diagnóstica más útil es la ecocardiografía, que por lo general demuestra un ventrículo izquierdo dilatado, con función ventricular sistólica disminuida.

El tratamiento de la miocardiopatía dilatada comprende la administración de inhibidores de la enzima convertidora de angiotensina, bloqueadores β y diuréticos. Quizá se requiera anticoagulación para prevenir la formación de trombos intracardiacos. La terapia con dispositivo (desfibrilador-cardiovertor implantable y terapia de resincronización cardiaca usando marcapasos biventricular) se emplea cada vez más en pacientes con miocardiopatía. El trasplante cardiaco es una opción cuando las estrategias de manejo médico más conservadoras fracasan.

MIOCARDIOPATÍA HIPERTRÓFICA

La miocardiopatía hipertrófica es una anormalidad de las proteínas miocárdicas, transmitida por mecanismos genéticos, que da lugar a hipertrofia del miocardio ventricular, en especial el tabique interventricular. La enfermedad se transmite como un rasgo autosómico dominante. Si bien la función sistólica está preservada, la función diastólica por lo general está alterada. Además, la hipertrofia septal llega a causar obstrucción del flujo de salida del ventrículo izquierdo en un porcentaje significativo de las personas afectadas.

En los recién nacidos de madres con diabetes se ha observado hipertrofia septal y del ventrículo izquierdo. Si bien estos neonatos quizá sean sintomáticos, la hipertrofia por lo general se resuelve en el transcurso de varias semanas. En ocasiones se observa miocardiopatía hipertrófica en lactantes y niños de corta edad, especialmente en asociación con síndrome de Noonan; no obstante, la mayor parte de los casos familiares de miocardiopatía hipertrófica permanece sin detectar hasta la adolescencia o la edad de adulto joven. En 30% de los pacientes se encuentra antecedente familiar de la enfermedad. Los síntomas son intolerancia al ejercicio, arritmias, síncope y muerte súbita. Los datos clínicos de miocardiopatía hipertrófica son sutiles y 25% de los pacientes no tiene anormalidades auscultatorias. Es más sugestivo un soplo de eyección sistólico producido por obstrucción del tracto de salida del ventrículo izquierdo. El soplo aumenta por maniobras y agentes que incrementan la contractilidad o disminuyen la precarga o la poscarga (p. ej., ejercicio, posición de pie, la fase de esfuerzo de la maniobra de Valsalva, digitálicos, nitrato de amilo y nitroglicerina). El soplo disminuye con la posición en cuclillas, el empuñamiento, el bloqueo β y anestesia general. Un soplo holosistólico en la punta del corazón sugiere regurgitación mitral. A menudo son audibles un tercer y cuarto ruidos cardiacos. El patrón electrocardiográfico casi siempre es anormal y demuestra hipertrofia del ventrículo izquierdo, *cambios del segmento ST y la onda T,* preexcitación y arritmias. El ecocardiograma es diagnóstico y por lo general muestra hipertrofia asimétrica del miocardio del ventrículo izquierdo.

Los niños y adolescentes con miocardiopatía hipertrófica están restringidos de participar en deportes altamente competitivos. En presencia de obstrucción seria del tracto de salida del ventrículo izquierdo, se recomienda miectomía quirúrgica. El tratamiento médico de pacientes con insuficiencia cardiaca congestiva en ocasiones incluye la administración de bloqueadores β o de bloqueadores de los canales de calcio, aunque la respuesta a la terapia médica es limitada. En casos de síncope o arritmia significativa, se implantan sistemas antitaquicardia/desfibriladores.

CARDIOLOGÍA PREVENTIVA

La enfermedad cardiovascular ateroesclerótica es la principal causa de muerte y discapacidad en Estados Unidos, y se encuentran lesiones ateroescleróticas en la autopsia de niños y adultos jóvenes. Por ende, la prevención primaria de enfermedad cardiovascular ateroesclerótica debe empezar durante la niñez. Los objetivos apropiados de promoción de la salud son:

- Un patrón general de alimentación saludable.
- Peso corporal apropiado.
- Perfil de lípidos deseable.
- Presión arterial deseable.
- No comenzar el tabaquismo de cigarrillos.
- Exposición ambiental nula a humo de tabaco.

TABLA 26-3

HIPERLIPIDEMIA EN NIÑOS

	Colesterol total	Colesterol de LDL	Tratamiento
Deseable	<170 mg/dL	<110 mg/dL	Ninguno
Limítrofe	170-200 mg/dL	110-130 mg/dL	Dietoterapia
Alta	>200 mg/dL	>130 mg/dL	Dietoterapia
		>190 mg/dL	Farmacoterapia
Otras preocupaciones	Triglicéridos >150 mg/dL		
	HDL-C <35 mg/dL		

HDL-C, colesterol de lipoproteína de alta densidad (*high-density lipoprotein cholesterol*); LDL, lipoproteína de baja densidad (*low-density lipoprotein*).

- Cese completo del tabaquismo por parte de quienes fuman.
- Actividad física diaria.
- Reducción del tiempo sedentario (p. ej., ver televisión, videojuegos).

Los niños y adolescentes que tienen alto riesgo de enfermedad ateroesclerótica deben identificarse por medio de:

- Antecedente familiar de obesidad, hipertensión, dislipidemia y enfermedad cardiovascular prematura.
- Registros de estatura, peso y presión arterial.
- Evaluación de la dieta y de la actividad física.
- Evaluación del tabaquismo con cigarrillos a partir de los 9 a 10 años de edad.
- Pruebas de detección dirigidas de lípidos en ayunas en niños mayores de dos años de edad.

En la **tabla 26-3** se listan las concentraciones deseables de lípidos y el tratamiento recomendado de niños y adolescentes que presentan hiperlipidemia. El tratamiento de todos los niños con hipercolesterolemia empieza con intervención de la dieta. Debe considerarse intervención farmacológica para pacientes de 8 años de edad o más con una concentración de lipoproteína de baja densidad (LDL, *low-density lipoprotein*) de 190 mg/dL o más (o ≥160 mg/dL con un antecedente familiar de cardiopatía temprana, o ≥2 factores de riesgo adicionales, o ≥130 mg/dL con diabetes mellitus). No hay estudios sobre la seguridad o la eficacia a largo plazo de los fármacos para disminuir lípidos en la población pediátrica, pero la lovastatina y la atorvastatina están aprobadas para uso en niños mayores de 10 años. Los efectos adversos potencialmente graves son hepatitis, miositis y rabdomiólisis.

EJERCICIOS DE REVISIÓN

PREGUNTAS

Caso 1

Una niña de cuatro años es atendida 10 días después de una infección respiratoria superior. Las rodillas y los tobillos están hinchados y son dolorosos, y la temperatura es de 40 °C. El dato importante en el examen cardiaco es un soplo sistólico grado 3/6 en la punta del corazón.

1. ¿Con qué enfermedad son congruentes estos datos?
   a) Fiebre reumática aguda.
   b) Artritis séptica.
   c) Artritis reumatoide juvenil.
   d) Pericarditis.
   e) Enfermedad de Kawasaki.

Respuesta
La respuesta es a). Esta paciente satisface los criterios de Jones, al tener dos criterios mayores (carditis, artritis) y una menor (fiebre). Lo más probable es que el soplo apical se origine por regurgitación mitral. Debe buscarse evidencia de una infección reciente por estreptococos del grupo A (título de ASO) para confirmar el diagnóstico.

2. El tratamiento *más* apropiado de esta paciente sería:
   a) Esteroides por vía intravenosa.
   b) Ácido acetilsalicílico y prednisona por vía oral.
   c) Ácido acetilsalicílico por vía oral y penicilina por vía intramuscular.
   d) Digoxina por vía intravenosa.
   e) Furosemida por vía intravenosa.

Respuesta
La respuesta es c). Los salicilatos se administran para alivio de los síntomas, generalmente como ácido acetilsalicílico, 80 a 120 mg/kg por día, administrados cada cuatro horas. Los esteroides se reservan para pacientes con carditis grave o para síntomas que no responden al ácido acetilsalicílico. Ni éste ni los esteroides alteran el resultado a largo plazo de pacientes con carditis. La penicilina se administra inicialmente como profilaxis primaria. No está indicado tratamiento anticongestivo.

Caso 2

Se atiende a un niño de dos años que tiene fiebre de cinco días de evolución, hinchazón de las manos y los pies, lengua en fresa, exantema maculopapular y conjuntivitis.

3. El diagnóstico *más* probable es:
   a) Enfermedad de Lyme.
   b) Enfermedad de Kawasaki.
   c) Síndrome de Stevens-Johnson.
   d) Mononucleosis.
   e) Fiebre reumática aguda.

Respuesta
La respuesta es b). Este paciente presenta los datos diagnósticos de enfermedad de Kawasaki; el único dato faltante es la linfadenopatía, que es el criterio diagnóstico menos probable. Los datos clínicos tal vez sean similares a los de síndrome de Stevens-Johnson y síndrome de la piel escaldada. Otros datos clínicos y de laboratorio probablemente fortalecerán la impresión diagnóstica.

4. El tratamiento debe incluir:
   a) Hospitalización.
   b) Ácido acetilsalicílico.
   c) Inmunoglobulina por vía intravenosa.
   d) Todos los anteriores.
   e) Ninguno de los anteriores.

Respuesta

La respuesta es d). Tan pronto como se considera el diagnóstico de enfermedad de Kawasaki, debe efectuarse ecocardiografía, con atención específica a las arterias coronarias. Una vez que se ha establecido el diagnóstico, es necesario hospitalizar al niño y tratarlo con ácido acetilsalicílico e inmunoglobulina por vía intravenosa.

Caso 3

Un niño de 12 años presenta dolor torácico pleurítico agudo de 24 horas de evolución, que es peor en la posición supina. La temperatura es de 38.5 °C, y se ausculta un roce pericárdico.

5. El diagnóstico *más* probable es:
- **a)** Dolor torácico musculoesquelético.
- **b)** Pericarditis.
- **c)** Endocarditis bacteriana.
- **d)** Neumonía por *Mycoplasma*.
- **e)** Émbolo pulmonar.

Respuesta

La respuesta es b). La descripción del dolor y la presencia de fiebre y un roce son congruentes con pericarditis. El dolor torácico musculoesquelético por lo general es de corta duración y no se asocia con datos físicos anormales. La neumonía quizá ocasione dolor torácico y fiebre con un roce pleural, sin embargo, el dolor posicional es poco común en la neumonía.

6. La prueba diagnóstica *más* útil es:
- **a)** Radiografía de tórax.
- **b)** Velocidad de sedimentación.
- **c)** Electrocardiografía.
- **d)** Cuantificación de gases arteriales.
- **e)** Biometría hemática completa.

Respuesta

La respuesta es c). Los datos electrocardiográficos quizá sean anormales. En el caso descrito no se requiere ecocardiograma. Si los datos de la exploración física suscitaran preguntas respecto a neumonía, la radiografía de tórax sería útil.

7. El tratamiento debe incluir:
- **a)** Medicamentos antiinflamatorios no esteroideos.
- **b)** Corticosteroides.
- **c)** Pericardiocentesis.
- **d)** Hospitalización.
- **e)** Todos los anteriores.

Respuesta

La respuesta es a). La mayoría de los pacientes con pericarditis idiopática o viral responde a los antiinflamatorios. Los esteroides rara vez están indicados y conllevan el riesgo de causar pericarditis recurrente dependiente de esteroides. Algunas formas de pericarditis (p. ej., después de cardiotomía, neoplasia) se asocian con un derrame pericárdico significativo. Si hay signos de taponamiento cardiaco (taquicardia, pulso paradójico), está indicada pericardiocentesis.

8. Dos semanas después de ser objeto de cierre quirúrgico de un defecto del tabique interauricular, un niño de dos años presenta irritabilidad y anorexia de varios días de evolución. En la exploración física el paciente luce pálido y tiene taquipnea leve. Los pulsos son débiles e irregulares. La frecuencia cardiaca auscultada es regular, a 160 latidos/minuto.

El tratamiento *más* eficaz sería:
- **a)** Ibuprofeno por vía oral, 10 mg/kg cada 6 horas.
- **b)** Adenosina por vía intravenosa.
- **c)** Pericardiocentesis.
- **d)** Cardioversión con corriente directa sincronizada.
- **e)** Transfusión de eritrocitos aglomerados, 10 mL/kg.

Respuesta

La respuesta es c). Este paciente tiene signos de taponamiento pericárdico, probablemente debido a síndrome pospericardiotomía, un proceso inflamatorio de causa incierta. Las formas leves muestran respuesta a tratamiento con antiinflamatorios no esteroideos, pero en este caso el paciente requiere pericardiocentesis urgente. El ECG y el ecocardiograma están indicados para confirmar la impresión clínica de taquicardia sinusal y un derrame pericárdico grande. Deben administrarse oxígeno y líquidos por vía intravenosa de inmediato.

LECTURAS RECOMENDADAS

Belay B, Belamarich PF, Tom-Revzon C. The use of statins in pediatrics: knowledge base, limitations, and future directions. *Pediatrics* 2007;119:370–380.

Brook MM. Pediatric bacterial endocarditis: treatment and prophylaxis. *Pediatr Clin North Am* 1999;46:275–287.

Daniels SR, Greer FR. Lipid screening and cardiovascular health in childhood. *Pediatrics* 2008;122:198–208.

Dominguez SR, Anderson MS. Advances in the treatment of Kawasaki disease. *Curr Opin Pediatr* 2013;25:103–109.

Ferrieri P, Gewitz MH, Gerber MA, et al. Unique features of infective endocarditis in childhood. *Pediatrics* 2002;109:931–943.

Gerber MA, Baltimore RS, Eaton CB, et al. Prevention of rheumatic fever and diagnosis and treatment of acute streptococcal pharyngitis. *Circulation* 2009;119:1541–1551.

Gewitz MH, Baltimore RS, Tani LY, et al. Revision of the Jones criteria for the diagnosis of acute rheumatic fever in the era of Doppler echocardiography: a scientific statement from the American Heart Association. *Circulation* 2015;131:1806–1818.

Hoyer A, Silberbach M. Infective endocarditis. *Pediatr Rev* 2005;26:394–399.

Kavey RE, Allada V, Daniels SR, et al. Cardiovascular risk reduction in high-risk pediatric patients. *Circulation* 2006;114:2710–2738.

Levine MC, Klugman D, Teach SJ. Update on myocarditis in children. *Curr Opin Pediatr* 2010;22:278–283.

Miyake CY, Gauvreau K, Tani LY, et al. Characteristics of children discharged from hospitals in the United States in 2000 with the diagnosis of acute rheumatic fever. *Pediatrics* 2007;120:503–508.

Morrow WR. Cardiomyopathy and heart transplantation in children. *Curr Opin Cardiol* 2000;15:216–223.

Newburger JW, Sleeper LA, McCrindle BW, et al. Randomized trial of pulsed corticosteroid therapy for primary treatment of Kawasaki disease. *N Engl J Med* 2007;356:663–675.

Newburger JW, Takahashi M, Gerber MA, et al. Diagnosis, treatment, and long-term management of Kawasaki disease. *Pediatrics* 2004;114:1708–1733.

Tissieres P, Gervaix A, Beghetti M, et al. Value and limitations of the von Reyn, Duke and modified Duke criteria for the diagnosis of infective endocarditis in children. *Pediatrics* 2003;112:e467–e471.

Towbin JA. Myocarditis and pericarditis in adolescents. *Adolesc Med* 2001;12:47–67.

Wigle ED, Rakowski H, Kimball BP, et al. Hypertrophic cardiomyopathy: clinical spectrum and treatment. *Circulation* 1995;92:1680–1692.

Wilson W, Taubert KA, Gewitz M, et al. Prevention of infective endocarditis: guidelines from the American Heart Association. *Circulation* 2007;116:1736–1754.

Capítulo 27

Alteraciones de la frecuencia y el ritmo cardiaco

Peter F. Aziz

Una evaluación de anormalidades de la frecuencia o el ritmo cardiaco en ocasiones inicia durante la entrevista de un paciente, auscultación del corazón o palpación de los pulsos periféricos. El diagnóstico definitivo de anormalidades sospechadas clínicamente se basa en el electrocardiograma (ECG). La electrocardiografía, aunque es simple y económica, proporciona mucha información acerca de los componentes y la función del sistema eléctrico del corazón. La información respecto a las propiedades de conducción auricular o hipertrofia auricular se identifica al estudiar la forma de la onda P. La conducción cardiaca desde el nodo sinusal a través de la aurícula, el nodo auriculoventricular (AV) y el sistema de His-Purkinje ocurre durante el intervalo PR, por consiguiente, las anormalidades de la conducción desde la aurícula hacia el ventrículo se identifican al detectar anormalidades de la duración del intervalo PR. La forma o el tamaño de la onda P cambian si hay hipertrofia auricular. El complejo QRS representa despolarización ventricular y, por ende, contiene información respecto a la conducción intraventricular e hipertrofia ventricular. La hipertrofia tanto del ventrículo derecho como del izquierdo tiene cambios bien descritos en la forma de onda QRS y el voltaje de esta última. El intervalo QT registra la repolarización ventricular.

VARIABILIDAD DEL RITMO SINUSAL

La frecuencia cardiaca generada por el nodo sinusal varía con la edad. Los recién nacidos por lo general tienen una frecuencia cardiaca más rápida, en el rango de 100 a 180 latidos/minuto. Hacia los cinco años de edad, disminuye hasta aproximadamente 60 a 120 latidos/minuto en una situación tranquila y relajada. Durante la adolescencia y etapas tempranas de la adultez, la frecuencia sinusal disminuye hasta el rango normal del adulto, y regularmente varía entre 60 y 100 latidos/minuto. El nodo sinusal y la frecuencia cardiaca siguen señales provenientes del cuerpo para generar un gasto cardiaco apropiado. En situaciones estresantes la frecuencia cardiaca debe aumentar; durante el sueño o reposo, disminuirá. A fin de diagnosticar de manera correcta las anormalidades de la frecuencia cardiaca, es necesario considerar las influencias externas y los estados morbosos que llegan a incidir sobre ella.

La arritmia sinusal es la variación normal que ocurre en la frecuencia cardiaca mientras un paciente está respirando. Por ejemplo, durante la inspiración, el volumen intratorácico aumenta, disminuyendo así la presión intratorácica, esto facilita la precarga (sangre venosa que vuelve al corazón), lo cual causa un incremento transitorio compensador de la frecuencia cardiaca. Algunos padres que verifican la frecuencia cardiaca de su hijo mientras el niño está dormido notarán esta variación sutil de la frecuencia del pulso y estarán preocupados respecto a la presencia de latidos cardiacos extra, aunque se llama *arritmia* sinusal, es un fenómeno normal y no debe interpretarse como una anormalidad de la función del nodo sinusal.

La bradicardia sinusal es el tipo de bradicardia más común que se observa en pediatría, y se le ha observado en atletas bien entrenados, y en pacientes con hipotiroidismo o en aquellos con trastornos de la alimentación. La disfunción verdadera del nodo sinusal que da por resultado bradicardia sinusal significativa es poco común en pacientes pediátricos. Esto se comenta más en la sección siguiente sobre bradicardia.

El término taquicardia sinusal se usa para describir frecuencias cardiacas que exceden el rango normal pero que aún se derivan del nodo sinusal. La taquicardia sinusal llega a observarse a frecuencias de más de 200 latidos/minuto en situaciones esperadas; dicha taquicardia extrema se ha observado en pacientes que tienen fiebre muy alta o durante ejercicio máximo. Las personas con enfermedades críticas que reciben agentes inotrópicos también han mostrado una frecuencia sinusal alta. Durante la taquicardia sinusal por lo regular hay una variación sutil del intervalo R-R y este fenómeno no se observa mucho en pacientes con taquicardia supraventricular (SVT, *supraventricular tachycardia*) verdadera.

TAQUICARDIAS

Las taquicardias, comúnmente paroxísticas, son las arritmias importantes más comunes observadas en pacientes pediátricos. En general, la frecuencia cardiaca de más de 220 latidos/minuto debe considerarse anormal. No siempre es posible diferenciar la taquicardia sinusal, supraventricular y ventricular solo con base en su presentación clínica, por ende, un ECG de 12 derivaciones es una herramienta importante en la definición del tipo de taquicardia específico en un paciente individual. La vigilancia ambulatoria (Holter, registradores de eventos, dispositivos implantables) proporciona información diagnóstica crucial.

Un ritmo QRS estrecho, regular y rápido se conoce como *SVT* y es la taquicardia anormal más observada en pediatría (**Fig. 27-1**). La SVT explica al menos 90% de los casos de taquicardia anormal. La SVT por lo general es paroxística, lo cual significa que tiene un inicio y terminación repentinos y no está presente de manera constante. Los pacientes pediátricos mayores de cinco años a menudo describen bastante bien el inicio repentino de taquicardia. Los mecanismos electrofisiológicos de los cuales depende la SVT son taquicardia de reentrada AV (taquicardia secundaria a una conexión AV accesoria) y taquicardia de reentrada del nodo AV (circuito de taquicardia confinado dentro del nodo AV); ambos mecanismos explican alrededor de 90% de los casos de SVT observados en una práctica electrofisiológica pediátrica. Con menor frecuencia se observa taquicardia auricular ectópica, aleteo auricular o taquicardia de la unión. Los pacientes con SVT paroxística quizá describan la sensación como una frecuencia cardiaca rápida que empieza y termina, de manera repentina. La arritmia casi nunca pone en peligro la vida y se caracteriza como una molestia. Si un episodio de SVT durara un tiempo significativo, por lo general horas, es factible que aparezca alteración hemodinámica y el paciente suele presentarse muy grave. Algunos recién nacidos con SVT y los pacientes que tienen SVT asociada con cardiopatía estructural importante presentan un estado más alterado. Los lactantes y recién nacidos tienen enfermedad grave porque los padres no se percatan de la SVT, y notan signos como alimentación inadecuada y color inadecuado que por lo general ocurren en etapas más tardías del episodio de SVT. La frecuencia cardiaca de SVT en recién nacidos varía de 240 a 300 latidos/minuto y en adolescentes de 180 a 250 latidos/minuto. Dado que la mayoría de los pacientes con SVT tiene corazón estructuralmente normal, por lo general no ocurre colapso cardiaco o síncope, sino más bien la sensación de un latido cardiaco rápido que se asocia con sensación de estrechez en el tórax. Es posible que un paciente con taquicardia sea llevado al consultorio de un médico de atención primaria solo después de un episodio prolongado o de episodios frecuentes. En pacientes con síntomas sugestivos de SVT resultaría beneficiosa una consulta con el cardiólogo.

El tratamiento agudo de la SVT depende de la presentación. Los pacientes muy graves deben recibir tratamiento apropiado, con colocación de una venoclisis e infusión de adenosina. Si no se dispone de acceso intravenoso, es posible regresar al paciente a ritmo sinusal con cardioversión sincronizada. En aquellos más estables, las maniobras vagales —como la de Valsalva o el reflejo de inmersión— en ocasiones terminan episodios de SVT. A fin de inducir un estímulo vagal una opción es colocar una bolsa de hielo sobre la cara del paciente. Las maniobras vagales terminan la SVT al ralentizar la conducción a través del nodo AV, que es una parte crucial del circuito de reentrada. El tratamiento médico preferido de un episodio agudo de SVT consta de adenosina por vía intravenosa. La dosis recomendada es de 0.1 mg/kg en bolo, de preferencia a través de un catéter intravenoso colocado centralmente; este medicamento termina la SVT al bloquear la conducción por el nodo AV. De nuevo, el nodo AV es una porción crucial del circuito de reentrada para la taquicardia. La taquicardia terminará de manera repentina y con cierta frecuencia se observa una pausa importante en la frecuencia cardiaca, y después quizá en la taquicardia sinusal. Los pacientes en SVT tienen estabilidad hemodinámica; por ende, es apropiado obtener un ECG de 12 derivaciones a la terminación de la taquicardia; el examen en este momento proporciona indicios útiles respecto al mecanismo eléctrico de la arritmia para propósitos diagnósticos. Si la taquicardia recurre después de una infusión de adenosina es posible añadir al régimen antiarrítmico otros antiarrítmicos (p. ej., digoxina, bloqueadores β, procainamida por vía intravenosa, entre otros) para ayudar a mantener el ritmo sinusal. También es factible utilizar marcapasos auricular transesofágico para terminar SVT; este método es una excelente alternativa para pacientes que tienen una taquicardia como aleteo (*flutter*) auricular o taquicardia de reentrada intrauricular.

El tratamiento a largo plazo de SVT depende de sus mecanismos, por lo general es posible ofrecer tres opciones a la familia y a los pacientes que tienen SVT. Quizá sea posible

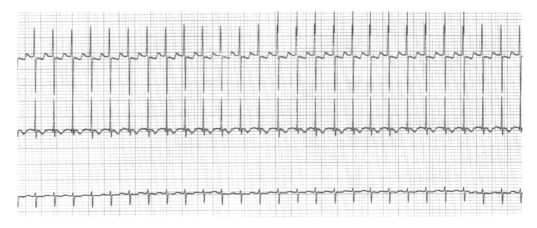

Figura 27-1 Este ECG demuestra la SVT característica que se observa en pediatría. El ritmo es regular. El complejo QRS es estrecho (o normal). En este ECG no se observa claramente una onda "P".

que los pacientes con episodios de taquicardia que no generan alteración hemodinámica, solo sean observados y se les brindan instrucciones sobre el uso de maniobras vagales por si ocurren episodios. La segunda opción son los antiarrítmicos, entre los medicamentos más usados en pediatría son bloqueadores β, digoxina, bloqueadores de los canales de calcio (excepto en lactantes), flecainida y sotalol; las SVT de reentrada que se observan fuera de la edad de recién nacido no desaparecerán con el crecimiento del niño. Por esa razón, muchas familias prefieren un método más invasivo, como un procedimiento electrofisiológico y ablación del tejido cardiaco causal, que consiste en colocar un catéter en el corazón cerca del tejido eléctrico accesorio o anormal que es el sustrato subyacente para la arritmia. La destrucción miocárdica mediante modificación de tejido o la destrucción con calentamiento (ablación por radiofrecuencia [RF]) o crioablación, llegan a destruir el tejido eléctrico anormal y la taquicardia se torna no inducible. En muchos pacientes este tipo de procedimiento es curativo. El riesgo se considera bajo y en menos de 2% de los procedimientos aparecen complicaciones importantes.

Otras SVT comprenden aleteo auricular, fibrilación auricular, taquicardia auricular ectópica y taquicardias de unión. La adenosina es ineficaz para terminar estas arritmias porque el nodo AV no es una parte crucial del circuito de taquicardia. En una situación aguda, estos tipos de SVT es factible que se terminen con medicamentos intravenosos, como procainamida o amiodarona; muestran muy buena respuesta a la cardioversión o al marcapasos de sobreestimulación auricular. Muchos de estos circuitos de arritmia también son destruidos durante un procedimiento de ablación.

La taquicardia ventricular (**Fig. 27-2**) es una taquicardia rápida, regular, con QRS ancho, que ocurre con poca frecuencia en pacientes pediátricos. Alrededor de 5% de los pacientes que se presentan con taquicardia paroxística tiene taquicardia ventricular como el mecanismo subyacente. Aun cuando es posible considerar la SVT como una molestia en niños, la taquicardia ventricular nunca debe verse como algo menor pues es un evento que pone en peligro la vida. Estos pacientes requieren evaluación cuidadosa en un centro apropiado, donde se realicen estudios definitivos que excluyan defectos cardiacos estructurales, estados de miocardiopatía o un posible tumor en el corazón. Los pacientes que se presentan con taquicardia ventricular quizá respondan a la lidocaína, procainamida o amiodarona por vía intravenosa. En pacientes muy graves debe efectuarse cardioversión sincronizada. En el tratamiento a largo plazo de pacientes con taquicardia ventricular cabe incluir medicamentos, ablación por RF o quizá implantación de un desfibrilador.

La fibrilación ventricular llega a ocurrir en pacientes pediátricos. Es característico que se observe en pacientes con anormalidades electrocardiográficas, como intervalo QT largo (**Fig. 27-3**) o un síndrome de Brugada. Las miocardiopatías o las anormalidades cardiacas estructurales que causan disfunción ventricular importante también se asocian con fibrilación ventricular o con taquicardia ventricular que degenera hacia fibrilación ventricular. Los pacientes con fibrilación ventricular requieren reanimación cardiopulmonar (CPR, *cardiopulmonary resuscitation*), desfibrilación inmediata y transferencia a un centro apropiado para evaluación adicional.

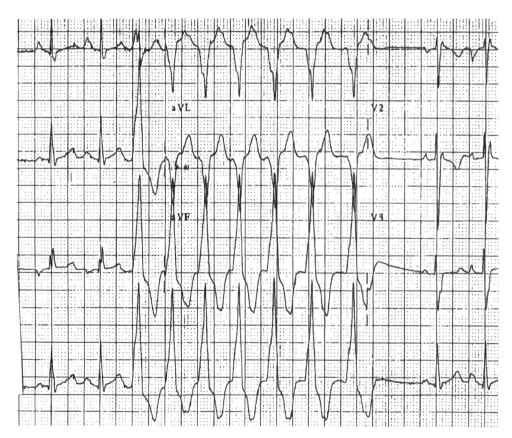

Figura 27-2 Esta tira de ritmo demuestra taquicardia ventricular. Hay un inicio repentino de una taquicardia con QRS ancho. No hay onda P visible. La taquicardia termina con una ampliación de los dos últimos intervalos R-R. Es característico que esto se observe en el tipo de taquicardia ventricular llamado taquicardia ventricular monomórfica repetitiva.

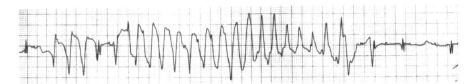

Figura 27-3 Esta tira de ritmo demuestra arritmias ventriculares poco comunes pero clásicas observadas en pacientes con el síndrome de QT largo durante un episodio sincopal. El complejo QRS es raro, y se observa cambio constante de su patrón. El término *torsade de pointes* significa una torsión de los puntos y es la descripción original de esta taquicardia ventricular poco común.

BRADICARDIAS

La causa más común de bradicardia anormal (**Fig. 27-4**) en lactantes y niños es un bloqueo cardiaco completo (o bloqueo AV completo). El ECG muestra una disociación completa entre la onda P y el complejo QRS; la frecuencia cardiaca es regular. El complejo QRS tiene forma normal o más amplio. El bloqueo AV completo en ocasiones es congénito y llega a ocurrir en pacientes sin anormalidades cardiacas estructurales. El bloqueo AV completo congénito muestra fuerte vínculo con lupus eritematoso sistémico materno; la madre de un lactante que presenta bloqueo cardiaco completo debe evaluarse respecto a dicha enfermedad; la cardiopatía estructural más común asociada con esta alteración es la transposición de las grandes arterias corregida (L-TGA [*levo-transposition of the great arteries*] o discordancia arterial ventricular). El tratamiento de un bloqueo cardiaco completo depende de la frecuencia cardiaca y de los síntomas. Los pacientes con la frecuencia cardiaca más lenta y aquellos con ritmos de escape con QRS ancho caen dentro de un grupo de riesgo más alto y tal vez necesiten implantación de un marcapasos a edades más tempranas. Muchos pacientes con bloqueo AV completo son asintomáticos y requieren seguimiento en clínica. Las alteraciones en las que se recomienda implantar un marcapasos son: bradicardias importantes, síncope, intolerancia al ejercicio o arritmias ventriculares. Los pacientes que tienen cardiopatía estructural por lo general no toleran bien un bloqueo cardiaco completo y necesitan la implantación de un marcapasos en etapas tempranas de la vida. Los pacientes que se presentan con bloqueo cardiaco y demandan tratamiento agudo podrían tratarse con una infusión de isoproterenol para aumentar la frecuencia cardiaca; una opción es instituir estimulación con marcapasos transcutáneo o insertar un catéter marcapasos temporal.

RITMOS IRREGULARES

En pacientes pediátricos se observan muchos tipos de ritmos irregulares. Las contracciones prematuras tanto auriculares como ventriculares son comunes. Se ha estimado que entre

10 y 25% de los pacientes adolescentes tiene latidos prematuros. Las contracciones prematuras regularmente no se asocian con anormalidades cardiacas estructurales.

Las *contracciones auriculares prematuras* (PAC, *premature atrial contractions*) (**Fig. 27-5**) se diagnostican por la aparición temprana de una onda P con una forma diferente de la de una onda P sinusal. Algunas PAC son bloqueadas y no conducidas al ventrículo. Cabe considerar que estos pacientes tienen bradicardia o pausas si las ondas P bloqueadas no se observan en el ECG. Algunos latidos prematuros conducen al ventrículo con un complejo QRS aberrante o amplio; estas PAC con complejos QRS amplios quizá se malinterpreten como contracciones ventriculares prematuras (PVC, *premature ventricular contractions*).

Las *PVC* (**Fig. 27-6**) son complejos QRS anchos tempranos que no van precedidos por ondas P. Suele observarse bigeminismo —en el cual un latido sinusal va seguido por un latido ventricular prematuro y después se repite el patrón—. Las PVC unifocales (cada PVC tiene aspecto similar) son el tipo más común. Dado que las PVC pueden originarse a partir de cualquier parte de los ventrículos, la forma cambia de un paciente a otro.

La evaluación de PVC debe incluir ecocardiografía y vigilancia Holter. Una prueba de esfuerzo suele ser útil en la evaluación de PVC. Las PVC unifocales desaparecen con el ejercicio, se asocian con un corazón normal desde el punto de vista estructural y funcional; en general se consideran benignas y no requieren terapia. Muchos pacientes con PVC unifocales frecuentes deben ser objeto de seguimiento para asegurarse de que no haya deterioro de la función cardiaca. Las PVC multifocales que se asocian con anormalidades cardiacas estructurales o posoperatorias, o con PVC pareadas se consideran más preocupantes, y se requiere un estudio más detallado. La terapia de contracciones prematuras sintomáticas o problemáticas comprende antiarrítmicos. Se debe recomendar a todos los pacientes con PAC o PVC evitar estimulantes cardiacos excesivos, como bebidas con cafeína.

La conducción anormal desde la aurícula hacia el ventrículo también llega a causar un ritmo irregular. Esto se observa más en un tipo de bloqueo cardiaco de segundo grado llamado *bloqueo AV de Wenckebach*. En esta enfer-

Figura 27-4 Tira de ritmo que demuestra bloqueo cardiaco completo (o de tercer grado). El intervalo P-P es igual. El intervalo QRS-QRS es igual. No se observa asociación consistente entre la onda P y el complejo QRS.

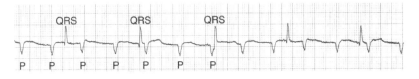

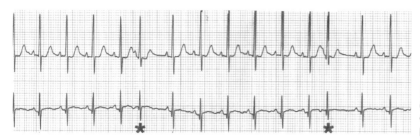

Figura 27-5 Esta tira de ritmo demuestra dos PAC (*asteriscos*). Note la onda P temprana. La onda P asociada con la segunda PAC altera la onda T del latido precedente.

medad hay omisión regular de complejos QRS después de ondas P sinusales. Un patrón atípico podría ser tres ondas P por cada dos complejos QRS, o cuatro ondas P por cada tres complejos QRS. El patrón electrocardiográfico característico es uno de intervalos iguales entre ondas P, y una prolongación progresiva del intervalo PR antes de que una onda P no se conduzca al ventrículo. En ocasiones se observa el bloqueo cardiaco de segundo grado en adolescentes saludables, en especial atletas, cuando están en reposo o durante el sueño. Si bien no suele ser un problema médico a largo plazo, se han reportado casos ocasionales en los cuales un bloqueo cardiaco de segundo grado progresó a uno de tercer grado.

SÍNCOPE

El *síncope* se define como una pérdida repentina y breve del conocimiento y del tono postural, que va seguida por recuperación rápida y espontánea. *La forma más común que se observa en la población pediátrica es síncope vasovagal, neurocardiogénico o mediado por mecanismos neurales, comúnmente descrito como desmayo.* El interrogatorio cuidadoso, en especial de un testigo, suele ser diagnóstico. Es característico que el paciente se encuentre en una posición erguida y experimente mareo, visión en túnel, diaforesis y náusea; algunos pacientes se quejan de palpitaciones, el paciente cae y es descrito como pálido. Una vez que éste se encuentra en la posición supina, la recuperación es rápida. Los episodios sincopales en ocasiones se precipitan por permanecer mucho tiempo de pie (sobre todo en un estado de ayuno), punción venosa o arreglo del cabello. En ocasiones, el síncope reflejo aparece después de micción, deglución, tos o defecación. Desde el punto de vista fisiológico, ocurre tanto hipotensión como bradicardia mediadas centralmente, que causan hipoperfusión cerebral.

En pacientes con antecedente de síncope es necesario realizar un interrogatorio cuidadoso. El médico que atiende al paciente necesita conocer la historia del evento, obtener un relato por parte de un observador, y recabar los antecedentes familiares de manera exhaustiva a fin de excluir la posibi-

lidad de un padecimiento hereditario que podría asociarse con síncope o muerte cardiaca súbita. Es necesario asegurar que el sistema cardiovascular sea normal, y la electrocardiografía debe considerarse una prueba muy importante. Muchas veces, con un interrogatorio clásico, la exploración física normal y un ECG normal no es necesario hacer más pruebas. La prueba de mesa basculante con la cabeza hacia arriba quizá desencadene un episodio de síncope vasodepresor en pacientes que se presentan con síncope mediado por mecanismos neurales. La prueba puede arrojar un resultado falso positivo o falso negativo. Es una prueba muy útil a considerar en pacientes que tienen una presentación atípica de síncope.

Los pacientes en quienes ocurre síncope sin aviso o se asocia con taquicardia o ejercicio requieren una evaluación detallada a fin de excluir causas cardiacas. Las taquicardias, en especial la fibrilación auricular asociada con síndrome de Wolff-Parkinson-White (WPW) (**Fig. 27-7**) o taquicardia ventricular, llegan a causar síncope. Como se describió, la SVT sola por lo general no causa síncope. La bradicardia asociada con disfunción del nodo sinusal o bloqueo cardiaco de tercer grado y las taquicardias asociadas con un síndrome de QT largo, síndrome de Brugada, taquicardia ventricular polimórfica catecolaminérgica o displasia ventricular derecha arritmogénica, se asocian con síncope y muerte cardiaca súbita. Un ECG y quizá vigilancia electrocardiográfica ambulatoria son útiles para definir estas anormalidades. Es fundamental establecer que el ECG es una herramienta crucial, con un enorme costo-beneficio e inestimable en la identificación de un sustrato arritmogénico en pacientes con síncope.

El tratamiento de síncope neurocardiogénico debe ser sencillo. Es necesario explicar al paciente y sus padres los aspectos fisiológicos del evento y tranquilizarlos. Los pacientes que experimentan síntomas prodrómicos deben recibir instrucciones para que adopten una posición supina a fin de prevenir un episodio sincopal grave y posible lesión. Es necesario aumentar la ingestión tanto de líquido como de sodio. Se ha reportado que medicamentos como mineralocorticoides (Florinef®), midodrina, bloqueadores β, inhibidores de la recaptación de serotonina y disopiramida, son beneficiosos en el tratamiento de pacientes que presentan

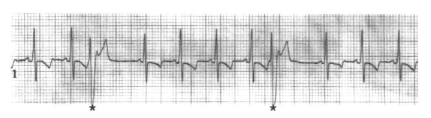

Figura 27-6 Contracciones ventriculares prematuras (*asteriscos*). Se demuestra un QRS ancho temprano no precedido por una onda P.

Figura 27-7 Electrocardiograma de un paciente con WPW o preexcitación ventricular intermitente. Esto demuestra los datos clásicos en esta anormalidad. Un intervalo PR corto y una onda delta (empastamiento temprano del complejo QRS). Compare los latidos normales con los complejos QRS marcados (*asteriscos*) que demuestran patrón de WPW.

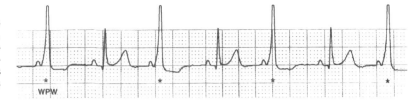

síncope recurrente. Por desgracia, ninguno de estos reportes se basa en estudios controlados. En muchos pacientes, el síncope deja de ser un problema sin terapia.

Los defectos cardiacos estructurales, como estenosis aórtica, miocardiopatía hipertrófica e hipertensión pulmonar que limitan el gasto cardiaco suelen asociarse con síncope; tales anormalidades se sospechan con base en los datos anormales de una exploración física y un ecocardiograma suele confirmar las anormalidades de sospecha clínica. Hay otras causas no cardiacas de síncope, como hipoglucemia (casi exclusivamente en diabéticos) y síndromes de migraña. El síncope quizá sea psicogénico. Las crisis convulsivas atónicas son difíciles de distinguir del síncope neurocardiogénico.

SÍNDROME DE QT LARGO

El síndrome de QT largo es una alteración autosómica dominante que se asocia con *síncope y muerte cardiaca súbita*. El síncope de esfuerzo o emocional se observa comúnmente en pacientes que tienen un intervalo QT prolongado. *Los antecedentes familiares de síncope, muerte cardiaca súbita, ahogamiento y sordera son un poco singulares para este síndrome.* Una anormalidad electrocardiográfica de intervalo QT prolongado se origina por flujos anormales de iones de sodio o de potasio a través de las membranas celulares durante la repolarización miocárdica. Esta canalopatía ocasiona prolongación del intervalo QT y anormalidades de la onda P en pacientes con estas anormalidades (**Fig. 27-8**). En un ECG, los intervalos QT corregidos menores de 410 ms se consideran normales. Los intervalos QT corregidos mayores de 460 ms en varones y 470 ms en mujeres se consideran

anormales, y posiblemente congruentes con el diagnóstico de un síndrome de QT largo. Ya se dispone de pruebas genéticas con las que es posible la genotipificación de 80% de los pacientes que tienen un intervalo QT anormal y síncope. El tratamiento del síndrome de QT largo depende del genotipo presente. El bloqueo β ha sido la piedra angular característica del tratamiento médico. Datos recientes sugieren que los pacientes tratados en ciertos escenarios logran participar en deportes competitivos bajo la guía de un electrofisiólogo experto. En general, se desalienta la natación no supervisada o la natación en mar abierto. En una minoría de pacientes de alto riesgo se usan marcapasos y desfibriladores implantables. Los pacientes y sus familias necesitan conocer las medicinas que prolongan el intervalo QT (www.qtdrugs. org) para evitarlas. Se recomienda a los padres que aprendan reanimación cardiopulmonar (CPR, *cardiopulmonary resuscitation*); algunos padres han adquirido un desfibrilador externo automático. Es necesario investigar a familiares de primer grado (como padres y hermanos) para determinar si tienen la misma anormalidad en el ECG.

EJERCICIOS DE REVISIÓN

PREGUNTAS

1. Todas las afirmaciones que siguen son verdaderas respecto al bloqueo cardiaco completo congénito, *excepto*:
   a) Puede asociarse con lupus eritematoso sistémico materno.
   b) Puede asociarse con cardiopatía congénita compleja.
   c) Generalmente se trata con un marcapasos cardiaco.
   d) El ECG por lo general demuestra un intervalo PR prolongado.

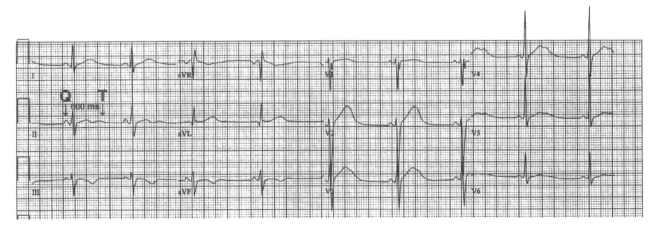

Figura 27-8 Electrocardiograma de 12 derivaciones en un paciente con síndrome de QT largo. El intervalo QT es de 600 ms. La onda T muestra una giba o es bífida en muchas derivaciones. Estos datos son clásicos en pacientes sintomáticos con síndrome de QT largo.

Respuesta

La respuesta es d). El bloqueo cardiaco completo congénito es muy común en lactantes cuyas madres tienen lupus eritematoso y se ha comprobado hasta en dos terceras partes de esta población. Este tipo de bloqueo también se asocia con cardiopatía congénita compleja, en particular L-TGA y un corazón univentricular. En la actualidad, el bloqueo cardiaco congénito a menudo se trata con marcapasos. El ECG de estos pacientes por lo general muestra un intervalo PR normal.

2. La taquicardia sinusal puede asociarse con todas las situaciones que siguen, *excepto*:

a) Fiebre.
b) Hemorragia.
c) Ejercicio.
d) Sostenimiento de la respiración.
e) Ansiedad.

Respuesta

La respuesta es d). La taquicardia sinusal se observa con cualquier fenómeno fisiológico que aumenta la frecuencia cardiaca, como anemia, fiebre, ejercicio y ansiedad. No se asocia con retención de la respiración.

3. Un lactante de seis semanas de edad es llevado a su consultorio para una visita de bebé sano. Su enfermera descubre una frecuencia cardiaca rápida. El ECG muestra una taquicardia con QRS estrecho, regular, con una frecuencia de 260 latidos/minuto. La terapia apropiada para este problema podría incluir todos los que siguen, *excepto*:

a) Administración intravenosa de adenosina.
b) Colocación de un guante lleno con hielo sobre la frente del lactante.
c) Administración intravenosa de verapamil.
d) Aplicación de presión abdominal suave para imitar una maniobra de Valsalva.

Respuesta

La respuesta es c). El lactante de este ejemplo tiene SVT. Los tratamientos apropiados incluyen estimular el reflejo de inmersión colocando un guante de examen con hielo sobre la frente del lactante. El reflejo de sumersión potente quizá termine la taquicardia. La aplicación de presión abdominal suave que imita una maniobra de Valsalva en ocasiones suspende la taquicardia. La administración intravenosa de adenosina es un procedimiento seguro y a veces diagnóstico para SVT. Sin embargo, el verapamil solo debe administrarse por vía intravenosa con extremo cuidado; en la mayoría de los lactantes, el verapamil es un medicamento peligroso que debe administrarse bajo circunstancias controladas en el hospital.

4. Un niño de 10 años es llevado a su consultorio con un antecedente de episodios casi sincopales frecuentes. El niño está alerta durante el examen. La presión arterial es normal, y la frecuencia cardiaca es de 42 latidos/minuto y regular. El ECG revela una frecuencia ventricular de 42/minuto, y una frecuencia auricular de 90/minuto. El diagnóstico *más* apropiado es:

a) Aleteo auricular con conducción variable.
b) Bradicardia sinusal.
c) Bloqueo cardiaco completo.
d) Taquicardia de la unión.

Respuesta

La respuesta es c). Un paciente con una frecuencia ventricular de 42/minuto y frecuencia auricular de 90/minuto no se encuentra en bloqueo cardiaco tipo 2 a 1. La respuesta correcta es bloqueo cardiaco completo. La frecuencia auricular es demasiado lenta para aleteo auricular. En la bradicardia sinusal, las frecuencias auricular y ventricular son lentas e *iguales*. En la taquicardia de la unión, la frecuencia ventricular es igual a la frecuencia auricular o más rápida.

5. En una evaluación de PVC, el dato que comúnmente se asocia con un pronóstico benigno es:

a) PVC que desaparecen con el ejercicio.
b) Par ventricular (dos PVC consecutivas).
c) Taquicardia ventricular.
d) PVC multiformes (PVC con más de una forma).

Respuesta

La respuesta es a). Las PVC que desaparecen con el ejercicio tienden a ser benignas. Los niños y adolescentes suelen tener PVC unifocales en reposo, que desaparecen con el ejercicio y son normales. Las parejas ventriculares no son un dato normal y la taquicardia ventricular es un ritmo muy grave, al igual que las PVC multiformes.

6. La causa más común de síncope durante la niñez es:

a) Taquicardias asociadas con síndrome de WPW.
b) Síndrome de QT largo.
c) Espasmo del sollozo.
d) Miocardiopatía hipertrófica.
e) Síncope neurocardiogénico.

Respuesta

La respuesta es e). El tipo más común de síncope durante la niñez es el síncope neurocardiogénico. Es poco probable que los espasmos del sollozo causen síncope. La miocardiopatía hipertrófica es una causa rara de síncope, al igual que un síndrome de QT largo. Las taquicardias asociadas con síndrome de WPW también son una causa rara de síncope.

7. Un niño de 10 años es presentado para una evaluación de síncope que experimentó mientras estaba jugando baloncesto. Su tío paterno se ahogó a los nueve años de edad. Los datos en la exploración física son normales. La causa *más* probable del síncope de este paciente es:

a) Estenosis aórtica grave.
b) Síndrome de QT largo.
c) Enfermedad convulsiva.
d) Disminución de líquido.
e) Hipoglucemia.

Respuesta

La respuesta es b). La presencia de síncope durante esfuerzo en un niño de 10 años es una causa de preocupación. Este tipo de síncope es una causa particular de preocupación cuando se recaba un antecedente familiar de ahogamiento, porque esto se asocia muy comúnmente con síndrome de QT largo. Se desconoce por qué el agua estimula la taquicardia ventricular con síndrome de QT largo. Los datos en la exploración física no son normales en la estenosis aórtica grave; normalmente se ausculta un soplo sistólico fuerte, grado 4 a 5/6. Una enfermedad convulsiva es factible, pero el paciente no tiene antecedente de movimientos tonicoclónicos. La disminución de líquido y la hipoglucemia también son probables, aunque éstas no explicarían el antecedente familiar de ahogamiento.

8. ¿En cuál de las situaciones clínicas que siguen se recomendaría una remisión a cardiología?

   a) Aturdimiento después de movimiento desde una posición supina hacia una erguida.
   b) Crisis convulsiva febril.
   c) Síncope durante ejercicio.
   d) Síncope durante el cepillado del cabello.

Respuesta
La respuesta es c). El síncope durante ejercicio siempre es una causa de preocupación y requiere un examen cardiovascular más detallado que el que se incluye en un chequeo pediátrico sistemático. El aturdimiento durante movimiento desde una postura supina hacia una erguida es un fenómeno común y normal. Las crisis convulsivas febriles también son comunes y no requieren una evaluación cardiaca. El síncope asociado con esfuerzo en el cuarto de baño o al cepillarse el cabello no es una indicación para remisión cardiaca.

9. La terapia apropiada para pacientes que tienen síncope neurocardiogénico o vasovagal comprende:

   a) Bloqueadores β.
   b) Incremento de la ingestión de líquido y sodio.
   c) Mineralocorticoides.
   d) Todas las anteriores.

Respuesta
La respuesta es d). La terapia de primera línea para pacientes que tienen síncope neurocardiogénico o vasovagal es ingestión aumentada de líquido y sal. Pero los bloqueadores β y los mineralocorticoides también son eficaces. Por ende, todas las opciones son correctas.

10. Una niña de 13 años pierde el conocimiento mientras está de pie en la cola en una montaña rusa. La niña reporta pródromos de mareo y aturdimiento. Recupera el conocimiento espontáneamente en el transcurso de un minuto. La causa más probable de su evento sincopal es:

   a) Epilepsia del lóbulo temporal.
   b) Síndrome de QT largo.
   c) Síncope neurocardiogénico.
   d) Miocardiopatía hipertrófica.
   e) Síndrome de Brugada.

Respuesta
La respuesta es c). El síncope en reposo, precedido por pródromos de mareo y aturdimiento, es más congruente con síncope neurocardiogénico. El síncope relacionado con arritmia por lo general ocurre en el entorno de ejercicio físico, y no va precedido por signos de aviso (pródromos).

11. Se obtiene una tira de ritmo (**Fig. 27-9**) en la niña de la pregunta 10. La siguiente acción debe ser:

   a) Estudio electrofisiológico.
   b) Cateterismo cardiaco.
   c) Implantación de marcapasos.
   d) Ingestión aumentada de líquido y sal.
   e) Marcapasos transcutáneo.

Respuesta
La respuesta es d). A pesar de la aparición de una pausa sinusal, esta tira de ritmo es común en pacientes con síncope

neurocardiogénico, y no es una indicación para terapia con marcapasos o práctica de pruebas diagnósticas invasivas. El incremento de la ingestión de líquido y sal llega a prevenir decrementos profundos de la presión arterial, que ocasionan síncope.

12. Una niña de cinco años está muy emocionada después de un paseo en un parque de diversiones. Cuando más emocionada está, súbitamente pierde el conocimiento y cae al suelo. Los paramédicos en la escena documentan taquicardia ventricular polimórfica. Los antecedentes familiares revelan muerte súbita de un tío materno a los 16 años de edad. Después de tratamiento de la taquicardia ventricular, lo *más* probable es que un ECG demostrará:

   a) Intervalo QT corregido de 0.52 segundos.
   b) Eje de la onda P de –30°.
   c) Intervalo PR de 0.81 segundos.
   d) Eje QRS de –15°.
   e) Intervalo QRS de 0.12 segundos.

Respuesta
La respuesta es a). La paciente en este caso clínico tiene síncope durante excitación emocional. La taquicardia ventricular polimórfica, o *torsade de pointes*, es la arritmia clásica que se observa en el síndrome de QT largo.

13. El deporte que usted sugiere evitar en los pacientes con síndrome de QT largo es:

   a) Ciclismo.
   b) Bolos.
   c) Patinaje sobre hielo.
   d) Natación.
   e) Tenis.

Respuesta
La respuesta correcta es d). La natación es un desencadenante altamente arritmogénico en el síndrome de QT largo.

14. Un atleta de 16 años de edad tiene un episodio sincopal inmediatamente después de un juego de baloncesto en la escuela secundaria. El ECG revela un QTc de 0.52 segundos.

   ¿Cuál de los miembros de la familia recomendaría usted que sea objeto de un ECG de detección?

   a) Todos los familiares de primer grado.
   b) Hermanos y primos hermanos varones.
   c) Hermanas y primas.
   d) Padre y ambos abuelos.
   e) Madre y ambas abuelas.

Respuesta
La respuesta correcta es a). El síndrome de QT largo tiene un patrón de herencia autosómico dominante; por ende, se debe investigar a todos los familiares de primer grado, independientemente del género.

15. Un paciente de 14 años acude a su consultorio con palpitaciones de inicio y desaparición rápidas. Los episodios se asocian con dolor torácico leve, y duran 10 a 20 minutos. En la **figura 27-10** se muestra el electrocardiograma obtenido en su consultorio.

   ¿Cuál es la afirmación más exacta respecto a la enfermedad de este paciente?

   a) La muerte cardiaca súbita es una complicación común.

b) Hay una probabilidad alta de que los miembros de la familia porten la misma enfermedad.

c) Esta enfermedad rara vez se asocia con cardiopatía congénita.

d) Se recomienda restricción de los deportes.

e) Los procedimientos de ablación son de alto riesgo y no deben practicarse.

Respuesta

La respuesta correcta es d). El ECG de este paciente muestra preexcitación congruente con WPW. Los pacientes con WPW por lo general se presentan con SVT, rara vez con arritmias que ponen en peligro la vida, aunque eso es posible. Por esa razón, los pacientes sintomáticos con WPW deben remitirse para un estudio electrofisiológico y ablación con catéter.

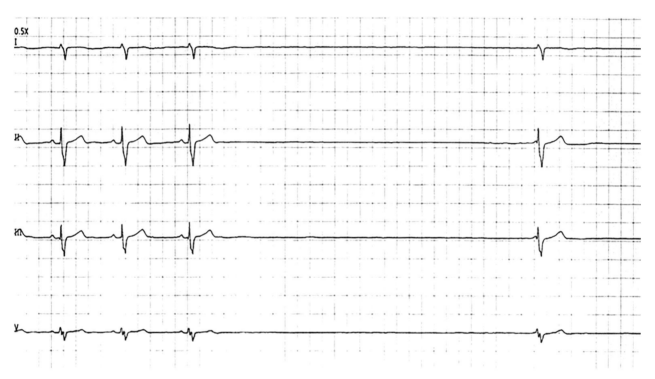

Figura 27-9   Tira de ritmo para el paciente de la pregunta 11.

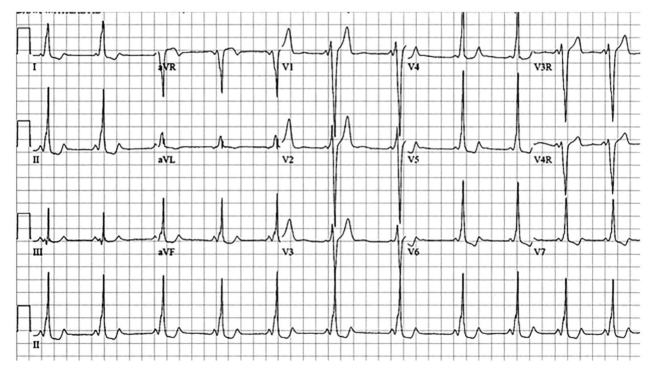

Figura 27-10   Electrocardiograma para el paciente de la pregunta 15.

LECTURAS RECOMENDADAS

DiVasta AD, Alexander ME. Fainting freshman and sinking sophomores: cardiovascular issues of the adolescent. *Curr Opin Pediatr* 2004;16:350–356.

Kaltman J, Shah M. Evaluation of the child with an arrhythmia. *Pediatr Clin North Am* 2004;51:1537–1551.

Schwartz PJ, Moss AJ, Vincent GM, et al. Diagnostic criteria for the long QT syndrome: an update. *Circulation* 1993;88:782–784.

Stefanelli CB, Fischbach PS. Cardiac arrhythmias in children. *ACC Current J Rev* 2003;103–107.

Van Hare GF. Disturbances of rate and rhythm. In: Kliegman RM, Stanton BF, St Geme III JW, et al., eds. *Nelson textbook of pediatrics*, 19th ed. Philadelphia, PA: Elsevier, 2011:1610–1619.

Walsh EP, Saul JP, Triedman JK. *Cardiac arrhythmias in children and young adults with congenital heart disease*. Philadelphia, PA: Lippincott Williams & Wilkins, 2001.

Capítulo 28

SIMULACIÓN DEL EXAMEN DE CERTIFICACIÓN: Cardiología

Daniel J. Murphy Jr

PREGUNTAS

Caso 1

Mientras efectúa ecografía en un feto de 31 semanas, un obstetra observa que la frecuencia cardiaca varía de 62 a 66 latidos/minuto. El crecimiento fetal parece normal y no se identifican anomalías cardiacas estructurales. En la ecografía, las aurículas fetales parecen contraerse a 140 latidos/minuto, con una frecuencia ventricular de 65 latidos/minuto.

1. ¿Cuál es el *siguiente* paso en el manejo de este caso?
   a) Administrar terapia a la madre con un fármaco β-agonista.
   b) Evaluar el estado cardiaco del lactante después del trabajo de parto y parto.
   c) Informar a los padres que es probable que haya muerte fetal intrauterina.
   d) Realizar amniocentesis para confirmar la madurez pulmonar, y si los pulmones están maduros, proceder a cesárea inmediata.
   e) Repetir la ecocardiografía y la ecografía fetales en una semana.

Respuesta

La respuesta es e). Este feto tiene bloqueo auriculoventricular (AV) completo (de tercer grado), con frecuencia ventricular regular lenta y relación nula entre la frecuencia auricular y la ventricular. La insuficiencia cardiaca congestiva y la muerte fetal intrauterina son comunes cuando el bloqueo AV completo acompaña a una cardiopatía estructural. Con características anatómicas normales quizá se presente insuficiencia cardiaca congestiva e hidropesía fetal y está indicada observación estrecha con exámenes ecográficos seriados. Si aparecen signos de insuficiencia cardiaca congestiva, es poco probable que el manejo médico resulte beneficioso y está indicado el parto.

Caso 2

2. Un neonato a término, de un día de vida, tiene características dismórficas que incluyen puente nasal bajo, occipucio plano, clinodactilia de los meñiques, espacio amplio entre el primero y segundo dedos del pie e hipotonía. El lactante tiene cianosis, y el examen de los pulmones y el abdomen resulta normal. No se ausculta soplo cardiaco y los pulsos son normales. La probabilidad de que este lactante tenga cardiopatía congénita importante clínicamente es más *cercana* a:
   a) Menos de 20%.
   b) 20 a 35%.
   c) 40 a 55%.
   d) 60 a 70%.
   e) 80 a 95%.

Respuesta

La respuesta es c). Este lactante tiene datos sugestivos de trisomía 21 (síndrome de Down). La incidencia de cardiopatía congénita en asociación con este síndrome es de alrededor de 50%. La presencia de cianosis podría ser secundaria a un defecto cardiaco o hipertensión pulmonar persistente leve. La ausencia de un soplo cardiaco no debe tranquilizar al médico y en cualquier lactante con síndrome de Down está indicada ecocardiografía.

Caso 3

Un niño de un año de edad es llevado a la sala de urgencias porque sus padres creyeron que su corazón estaba "latiendo fuertemente" cuando lo estaban recostando en su cama. La electrocardiografía revela una frecuencia cardiaca de 300 latidos/minuto que se convierte espontáneamente a ritmo sinusal, a 100 latidos/minuto. Los padres estiman que la taquicardia duró 20 minutos; el niño estuvo asintomático de principio a fin del episodio.

3. El manejo *más* apropiado de este niño es administrar:
   a) Un bloqueador β.
   b) Digoxina.
   c) Procainamida.
   d) Verapamil.
   e) Observación sin farmacoterapia.

Respuesta

La respuesta es e). Este niño probablemente tiene taquicardia supraventricular (SVT, *supraventricular tachycardia*) de reentrada a través del nodo AV o un tracto de derivación accesorio. Un electrocardiograma (ECG) sería apropiado y si mostrara preexcitación (síndrome de Wolff-Parkinson-White), estaría indicada una consulta de cardiología. Si el niño se presentara con taquicardia, podrían usarse maniobras vagales o adenosina por vía intravenosa para restituir el ritmo sinusal. Por lo general, no está indicada farmacoterapia a largo plazo para episodios de SVT poco frecuentes, breves y no sostenidos.

Caso 4

Un niño de tres meses tiene insuficiencia respiratoria y letargo. Los datos son taquipnea, hepatomegalia, frecuencia cardiaca de 300 latidos/minuto y un complejo QRS estrecho congruente con SVT.

4. El tratamiento más apropiado para el paciente en este momento es:

   a) Cardioversión eléctrica.
   b) Verapamil por vía intravenosa.
   c) Digoxina por vía oral.
   d) Verapamil por vía oral.
   e) Digoxina por vía parenteral.

Respuesta
La respuesta es a). De las opciones presentadas, la cardioversión es más apropiada. El verapamil por vía intravenosa está contraindicado en lactantes y con fármacos por vía oral no se obtiene una respuesta expedita. Las maniobras vagales o la administración de adenosina por vía intravenosa serían opciones apropiadas para conversión rápida a ritmo sinusal.

Caso 5

Una mujer de 30 años que tiene lupus eritematoso sistémico activo está embarazada.

5. De las siguientes anormalidades de la conducción cardiaca, la que es más probable que ocurra en su lactante es:

   a) Aleteo auricular.
   b) Bloqueo cardiaco de primer grado.
   c) Taquicardia supraventricular.
   d) Bloqueo cardiaco de tercer grado.
   e) Taquicardia ventricular.

Respuesta
La respuesta es d). Los lactantes de madres que tienen enfermedad del tejido conjuntivo, con síntomas clínicos o sin ellos, sobre todo en presencia de anticuerpos anti-Ro (SS-A) o anti-La (SS-B), tienen riesgo importante de aparición de anormalidades de la conducción, más a menudo bloqueo AV de tercer grado; está indicada observación estrecha con ecocardiografía fetal. Es posible que aparezca un síndrome de lupus neonatal que se caracteriza por anormalidades dérmicas, hemáticas o cardiacas, o una combinación de ellas. Las lesiones cutáneas y la citopenia se resuelven de manera espontánea, pero las manifestaciones cardiacas son permanentes.

Caso 6

Una niña de cinco años está muy entusiasmada después de un paseo en una rueda de la fortuna, de repente pierde el conocimiento y cae al suelo. Los paramédicos en la escena documentan taquicardia ventricular. El interrogatorio de los antecedentes familiares revela muerte repentina de un tío materno a los 16 años de edad.

6. Después de tratamiento de la taquicardia ventricular, un ECG probablemente demostrará:

   a) Intervalo QT corregido de 0.52 segundos.
   b) Eje de la onda P de 30 grados.
   c) Intervalo PR de 0.81 segundos.
   d) Eje QRS de –15 grados.
   e) Intervalo QRS de 0.12 segundos.

Respuesta
La respuesta es a). Lo más probable es que esta niña tenga síndrome de QT largo. Una pérdida repentina del conocimiento durante actividad, sin un pródromo, no es sugestiva de síncope neurocardiogénico (desmayo simple). El síndrome de Wolff-Parkinson-White (intervalo PR corto) podría causar SVT, pero rara vez daría lugar a pérdida repentina del conocimiento o taquicardia ventricular. La displasia arritmogénica del ventrículo derecho es una alteración familiar que por lo general se presenta como taquicardia ventricular, síncope o muerte súbita en adolescentes o adultos. Los datos electrocardiográficos generalmente son normales.

7. Además de un intervalo QT prolongado, una persona con síndrome de Jervell y Lange-Nielsen *probablemente* tiene:

   a) Alopecia universal.
   b) Soplos craneales.
   c) Hepatoesplenomegalia.
   d) Nistagmo rotatorio.
   e) Pérdida de la audición neurosensorial.

Respuesta
La respuesta es e). Además de asociarse con pérdida de la audición neurosensorial, el síndrome de QT largo puede heredarse en un patrón autosómico recesivo o autosómico dominante con penetrancia variable. Las mutaciones causan anormalidades de los canales de sodio o potasio celulares.

8. El deporte que usted *sugiere* que los pacientes con síndrome de QT largo eviten es:

   a) Ciclismo.
   b) Bolos.
   c) Patinaje sobre hielo.
   d) Natación.
   e) Tenis.

Respuesta
La respuesta es d). Además de natación, se restringen el ejercicio vigoroso, los deportes competitivos, y las ocupaciones de alto riesgo, como volar. El bloqueo β es la piedra angular de la terapia, junto con evitar medicamentos que prolonguen el intervalo QT, entre ellos antidepresivos tricíclicos, eritromicina y antiarrítmicos que tengan ese efecto. Hay varios tipos de síndrome de QT largo y cada uno se asocia con diferentes desencadenantes. Por ejem-

plo, en un paciente con LQT1, es más probable que los eventos se originen por ejercicio; en uno con LQT2, por emoción; y en uno con LQT3, durante el sueño. Se están desarrollando tratamientos específicos para cada tipo de genotipo de QT largo.

9. El límite superior de un intervalo QT corregido (QTc) normal es:

 a) 0.40 segundos en niños.
 b) 0.40 segundos en niñas.
 c) 0.46 segundos en niños.
 d) 0.46 segundos en niñas.
 e) 0.46 segundos en niños y niñas.

Respuesta

La respuesta es e). El QTc se calcula de acuerdo con la fórmula $QTc = QT/(R\text{-}R)^{1/2}$, con el intervalo R-R medido en segundos. El límite normal superior es de 0.46 segundos para niños y niñas.

Caso 7

Un atleta de 16 años tiene un episodio sincopal inmediatamente después de un juego de baloncesto en la escuela secundaria. El ECG revela un QTc de 0.52 segundos.

10. ¿Para cuáles miembros de la familia *recomendaría* un ECG de detección?

 a) Todos los familiares de primer grado.
 b) Hermanos y primos hermanos varones.
 c) Hermanas y primas.
 d) Padre y ambos abuelos.
 e) Madre y ambas abuelas.

Respuesta

La respuesta es a). El síndrome de QT largo casi siempre se hereda como un rasgo autosómico dominante; algunas mutaciones se transmiten en un patrón autosómico recesivo. La enfermedad no es específica para género.

Caso 8

Una niña de 14 años se desmaya durante una carrera. Está inconsciente, cianótica y no tiene pulso, pero revive de forma espontánea en el transcurso de segundos. Tanto el historial de la paciente como los antecedentes familiares son benignos. Los resultados de la exploración física, la radiografía de tórax, la ecocardiografía, electroencefalografía y electrocardiografía durante ejercicio (prueba de esfuerzo en banda sin fin) son normales.

11. ¿Cuál es el *siguiente* paso más apropiado en el manejo?

 a) Solicitar registrador de eventos electrocardiográfico durante 30 días.
 b) Efectuar estudios de cateterismo cardiaco.
 c) Efectuar vigilancia electrocardiográfica ambulatoria de 24 horas.
 d) Efectuar una prueba en mesa basculante.
 e) Tranquilizar a la familia informándole que se han excluido causas cardiacas.

Respuesta

La respuesta es b). Las causas cardiacas más comunes de muerte súbita en atletas adolescentes son miocardiopatía hipertrófica (que se excluye por medio de ecocardio-

grafía), displasia arritmogénica del ventrículo derecho (antecedente familiar fuerte, por lo general diagnosticada mediante imágenes de resonancia magnética o en la autopsia) y anormalidades de las arterias coronarias, comúnmente del origen de la arteria coronaria izquierda desde la arteria coronaria derecha. Los orígenes de las arterias coronarias a veces se confirman mediante ecocardiografía, pero si queda cualquier duda debe realizarse cateterismo. En este caso, los datos del cateterismo son normales y están indicados estudios electrofisiológicos y registro de eventos a largo plazo.

Caso 9

Un niño de cuatro años ha tenido fiebre diaria durante 10 días. Los primeros días apareció un exantema difuso que desapareció desde entonces. Los datos actuales comprenden grietas en los labios, eritema conjuntival, linfadenopatía difusa, concentración de hemoglobina de 12 g/dL, recuento leucocitario de 8 700/mm³, recuento de plaquetas de 1.2 millones/mm³ y aneurismas de las partes proximales de las arterias coronarias derecha e izquierda.

12. Además de inmunoglobulina por vía intravenosa, la *mejor* terapia para este niño sería:

 a) Dipiridamol (1 mg/kg/día).
 b) Salicilato (2 a 5 mg/kg/día).
 c) Salicilato (2 a 5 mg/kg/día) más prednisona (2 mg/kg/día).
 d) Salicilato (100 mg/kg/día).
 e) Salicilato (100 mg/kg/día) más dipiridamol (1 mg/kg/día).

Respuesta

La respuesta es d). Este niño tiene enfermedad de Kawasaki con aneurismas de arteria coronaria. El ácido acetilsalicílico se administra en dosis antiinflamatorias mientras se resuelve la inflamación. A partir de entonces, se continúa en dosis antiplaquetarias. Rara vez está indicado dipiridamol. Para pacientes con aneurismas gigantes de arteria coronaria se indica warfarina (Coumadin®) además de ácido acetilsalicílico. La inmunoglobulina por vía intravenosa se administra durante los primeros 7 a 10 días de enfermedad para prevenir la formación de aneurismas de arteria coronaria. En la actualidad no están indicados los esteroides como terapia primaria para enfermedad de Kawasaki.

13. ¿Cuál afirmación respecto a los datos epidemiológicos de la enfermedad de Kawasaki es *verdadera*?

 a) Los niños de ascendencia europea tienen mayor riesgo que los de ascendencia asiática.
 b) Afecta más a menudo a niñas que a niños.
 c) La incidencia permanece relativamente constante de un año a otro.
 d) La mayor parte de los casos ocurre en menores de cinco años.
 e) La prevalencia es mayor en verano que en invierno.

Respuesta

La respuesta es d). La incidencia de enfermedad de Kawasaki es mayor en poblaciones asiáticas. La enfermedad no es estacional, pero ocurren "epidemias" ocasionales en diferentes lugares de un año al siguiente. Un 80% de los pacientes tiene menos de cinco años de edad; afecta más a menudo a niños que a niñas (proporción entre varones y mujeres de 1.5:1).

14. ¿Cuál es la manifestación más temprana del síndrome de Kawasaki?

    a) Conjuntivitis.
    b) Fiebre.
    c) Linfadenopatía.
    d) Exantema maculopapular.
    e) Lengua en fresa.

Respuesta
La respuesta es b). La enfermedad quizá empiece con síntomas prodrómicos respiratorios superiores o gastrointestinales, seguidos por un inicio repentino de fiebre alta. Las otras características listadas ocurren durante la fase aguda de la enfermedad.

15. El factor más importante en la planeación del cuidado de seguimiento para un niño con síndrome de Kawasaki es:

    a) Edad del paciente.
    b) Duración de la enfermedad febril.
    c) Presencia o ausencia de artritis.
    d) Presencia o ausencia de anormalidades de arteria coronaria.
    e) Gravedad de la enfermedad hepática original.

Respuesta
La respuesta es d). Las únicas secuelas permanentes de la enfermedad de Kawasaki son los aneurismas arteriales. Los aneurismas de arteria coronaria por lo general se forman durante las primeras tres semanas de la enfermedad. Las complicaciones son trombosis o estenosis coronaria y ocurren de manera aguda o durante el seguimiento a largo plazo. Los pacientes sin afección de arteria coronaria no necesariamente requieren seguimiento a largo plazo.

Caso 10

Una niña de 10 años ha tenido fiebre, dolor articular y fatiga durante 10 días. También ha tenido síntomas de una infección de las vías respiratorias superiores varias veces durante los dos meses pasados. Los datos son: articulaciones normales, un soplo diastólico decreciente de tono alto, grado 1/6 tanto en el tercer espacio intercostal derecho como en el borde esternal inferior izquierdo, y un soplo holosistólico de tono alto grado 2/6 en la punta del corazón.

16. La explicación *más* probable para estos datos es:

    a) Fiebre reumática aguda.
    b) Válvula aórtica bicúspide.
    c) Defecto completo del canal AV.
    d) Pericarditis purulenta.
    e) Miocarditis viral.

Respuesta
La respuesta es a). La paciente tiene soplos de regurgitación aórtica y mitral (criterio mayor) además de fiebre y artralgia (criterio menor). Es necesario buscar evidencia de una infección estreptocócica reciente (título de antiestreptolisina O) para confirmar el diagnóstico antes de instituir tratamiento con antiinflamatorios. Si el interrogatorio

u otra evidencia sugiere un defecto cardiaco congénito, deben obtenerse hemocultivos para diagnosticar endocarditis infecciosa antes de dar tratamiento con antibióticos.

Caso 11

Durante la exploración física de un niño de cuatro años antes del ingreso a la escuela, usted nota un soplo continuo de tono alto grado 2/6 en el tercer espacio intercostal derecho mientras el paciente está en la posición sentada. El soplo desaparece al comprimir las venas del cuello del niño.

17. ¿Cuál es el diagnóstico *más* probable?

    a) Estenosis e insuficiencia aórticas.
    b) Malformación arteriovenosa.
    c) Conducto arterioso permeable.
    d) Soplo de Still.
    e) Murmullo venoso.

Respuesta
La respuesta es e). El soplo de Still es de eyección sistólica. El conducto arterioso permeable causa un soplo continuo en el borde esternal superior izquierdo, que no se altera por un cambio de posición, giro de la cabeza o compresión de las venas yugulares. Una malformación arteriovenosa también produce un soplo continuo que no es afectado por manipulación alguna. Los murmullos venosos se auscultan a la derecha o a la izquierda y son más comunes en lactantes mayores.

Caso 12

Aparece endocarditis bacteriana subaguda después de la extracción de un diente en un niño de nueve años que tiene una válvula aórtica bicúspide.

18. El microorganismo que *más* probablemente está causando la endocarditis en este paciente es:

    a) *Candida albicans.*
    b) *Escherichia coli.*
    c) *Haemophilus influenzae.*
    d) *Staphylococcus aureus.*
    e) *Streptococcus mitis.*

Respuesta
La respuesta es e). Los estreptococos *viridans,* incluso *S. mitis,* son los microorganismos causales más comunes de endocarditis bacteriana subaguda. Es factible que la endocarditis causada por *E. coli* se asocie con manipulación del tracto gastrointestinal o genitourinario. Las especies de hongos también pueden causar endocarditis, especialmente en pacientes que están recibiendo tratamiento con antibióticos de amplio espectro, en quienes se ha colocado un catéter a permanencia o están recibiendo nutrición parenteral. *H. influenzae* rara vez causa endocarditis, pero ocurren casos causados por otras especies de *Haemophilus.* *S. aureus* es la causa más común de endocarditis aguda.

19. El procedimiento que requiere profilaxis con antibióticos en un niño que tiene una válvula mitral protésica es:

    a) Cistoscopia.
    b) Ajuste de aparatos de ortodoncia.
    c) Amigdalectomía.
    d) Broncoscopia rígida.
    e) Sigmoidoscopia.

Respuesta

La respuesta es c). La amigdalectomía, adenoidectomía y los procedimientos o biopsias quirúrgicos que comprenden la mucosa respiratoria requieren profilaxis con antibióticos en pacientes seleccionados. Los procedimientos dentales que comprenden manipulación de tejido gingival o la región periapical de los dientes, o perforación de la mucosa oral, deben ir precedidos por profilaxis con antibióticos. El ajuste de aparatos de ortodoncia no necesita profilaxis. De acuerdo con las pautas recién modificadas, los procedimientos genitourinarios y gastrointestinales ya no requieren profilaxis con antibióticos.

Caso 13

Después de un nacimiento no complicado aparece cianosis durante la primera hora de vida en un lactante a término de 3.7 kg. Los datos a las tres horas de edad comprenden cianosis, frecuencia cardiaca de 140 latidos/minuto, frecuencia respiratoria de 56 latidos/minuto y ningún soplo cardiaco. La lectura de la oximetría de pulso en aire ambiente es de 70% en la mano derecha y 75% en el pie; con una fracción de oxígeno inspirado (FIO_2, *fraction of inspired oxygen*) de 100% por medio de casco, la saturación de oxígeno permanece en 70% en la mano, pero aumenta a 90% en el pie. Los datos en la radiografía de tórax son normales.

20. Estos datos son *más* congruentes con:

a) Hipertensión pulmonar primaria del recién nacido.
b) Atresia de válvula pulmonar.
c) Taquipnea transitoria del recién nacido.
d) Transposición de las grandes arterias.
e) Tronco arterioso.

Respuesta

La respuesta es d). En la hipertensión pulmonar primaria, se esperaría ver una saturación de oxígeno más baja en la parte inferior del cuerpo (posductal). En la atresia pulmonar, la administración de oxígeno no debe afectar la saturación arterial de oxígeno. Los pacientes con tronco arterioso tienen mezcla completa y la misma saturación en la aorta ascendente, las arterias pulmonares y la aorta descendente. La ausencia de un soplo cardiaco no es útil para excluir cardiopatía congénita.

21. Todas las opciones siguientes son causas de acrocianosis, *excepto*:

a) Sepsis.
b) Cólico.
c) Frío.
d) Choque cardiogénico.
e) Hipoglucemia.

Respuesta

La respuesta es b). La acrocianosis es común en lactantes, y por lo general indica perfusión inadecuada de las extremidades causada por vasoconstricción. Debe distinguirse de la cianosis central y la desaturación arterial.

Caso 14

Un niño de seis semanas con miocardiopatía congestiva conocida, pesa 4 kg. Solo toma 12 onzas de fórmula diario.

22. ¿Cuál es la consecuencia *más* probable de la ingestión disminuida en este lactante?

a) Hipocalcemia.
b) Hipoglucemia.
c) Hipopotasemia.
d) Poco aumento de estatura.
e) Poco aumento de peso.

Respuesta

La respuesta es e). Las dificultades para la alimentación en lactantes con insuficiencia cardiaca congestiva probablemente provocan poco aumento de peso.

23. Se trata al lactante con furosemida y digoxina. La medición de las concentraciones séricas de electrolitos revela los valores que siguen: sodio, 131 mEq/L; potasio, 3.5 mEq/L; cloruro, 90 mEq/L; bicarbonato, 38 mEq/L. La causa *más* probable de estos datos es:

a) Insuficiencia cardiaca congestiva.
b) Terapia con digoxina.
c) Terapia con furosemida.
d) Nutrición inadecuada.
e) Taquipnea.

Respuesta

La respuesta es c). El bebé tiene alcalosis metabólica hipoclorémica, que comúnmente se asocia con la administración a largo plazo de furosemida, en especial cuando se administra 2 o 3 veces al día. La insuficiencia cardiaca congestiva llega a relacionarse con hiponatremia.

24. Respecto a la digoxina:

a) La dosis de digitalización es de 10 µg/kg.
b) La dosis de mantenimiento es de 5 a 10 µg/kg por día.
c) La concentración se debe vigilar para que haya efecto terapéutico.
d) La hiperpotasemia aumenta la toxicidad por digoxina.
e) La sobredosis se trata con hemodiálisis.

Respuesta

La respuesta es b). Cuando se requiere digitalización, la dosis de digitalización total es de 10 a 20 µg/kg por vía oral en un recién nacido pretérmino y de 20 a 30 µg/kg por vía oral en un recién nacido a término y en un niño de mayor edad. La dosis por vía intravenosa es de alrededor de 80% de la dosis oral. La hipopotasemia aumenta la toxicidad por digoxina. La digoxina no es dializable y la sobredosis se trata con anticuerpos contra digoxina.

25. Los signos de toxicidad por digoxina comprenden todos los que siguen, *excepto*:

a) Intervalo PR corto.
b) Anorexia.
c) Letargo.
d) Arritmias supraventriculares.
e) Arritmias ventriculares.

Respuesta

La respuesta es a). La toxicidad por digoxina prolonga el intervalo PR.

26. En un lactante con un cortocircuito de izquierda a derecha:

- **a)** El oxígeno puede ser perjudicial.
- **b)** Las necesidades calóricas están reducidas.
- **c)** La insuficiencia cardiaca congestiva se acompaña de estertores.
- **d)** La reducción de la poscarga está contraindicada.
- **e)** La furosemida por vía intravenosa es ineficaz.

Respuesta

La respuesta es a). El oxígeno es un vasodilatador pulmonar y al disminuir la resistencia vascular pulmonar, en realidad tiene el potencial de causar un incremento del flujo sanguíneo pulmonar, edema pulmonar y un decremento del gasto sistémico. La reducción de la poscarga debe mejorar el flujo sistémico y disminuir la circulación pulmonar excesiva. El flujo pulmonar aumentado incrementa el trabajo de la respiración y las necesidades calóricas. Si bien los lactantes con edema pulmonar suelen presentarse con sibilancias, los estertores por lo general sugieren neumonía. Los diuréticos quizá sean útiles para reducir el edema pulmonar.

Caso 15

Un niño de 18 meses tratado hace seis días con amoxicilina por otitis media es traído de nuevo al consultorio hoy, con fiebre diaria persistente de al menos 39.8 °C. La exploración física revela un niño apático, con exantema maculopapular sobre el tronco, escleróticas inyectadas, labios secos y con fisuras. Las palmas y las puntas de los dedos están induradas y son eritematosas.

27. El diagnóstico *más* probable es:

- **a)** Escarlatina.
- **b)** Reacción farmacológica.
- **c)** Artritis reumatoide juvenil.
- **d)** Síndrome de Kawasaki.
- **e)** Sarampión.

Respuesta

La respuesta es d). El paciente ha tenido fiebre durante más de cinco días, además de *a* cambios orofaríngeos, *b* exantema, *c* cambios en las extremidades y *d* conjuntivitis no purulenta. El niño todavía no tiene linfadenopatía importante, pero satisface los criterios para síndrome de Kawasaki. La reacción farmacológica (síndrome de Stevens-Johnson) siempre se incluye en el diagnóstico diferencial cuando aparecen síntomas después de administración de fármaco. La conjuntivitis y el exantema son características del sarampión; sería apropiado obtener un historial de inmunizaciones.

Caso 16

Durante un examen sistemático que se exige antes de la participación en deportes, se detecta un soplo de eyección sistólico en una atleta de secundaria de 16 años de edad, altamente competitiva. El ECG demuestra una bradicardia sinusal (50 latidos/minuto) e hipertrofia limítrofe del ventrículo izquierdo. La ecocardiografía revela agrandamiento leve de ambos ventrículos, con una fracción de acortamiento ventricular de 40% (normal, >28%).

28. La explicación *más* probable para estos datos es:

- **a)** Disfunción del sistema nervioso autónomo.
- **b)** Respuesta cardiovascular a entrenamiento atlético.
- **c)** Evidencia temprana de miocardiopatía dilatada.
- **d)** Evidencia temprana de miocardiopatía hipertrófica.
- **e)** Miocarditis.

Respuesta

La respuesta es b). Estos datos son bastante característicos del "corazón de atleta". El atleta entrenado tiene una bradicardia en reposo y agrandamiento leve de las cavidades cardiacas. El hecho de que ella es capaz de competir con sus compañeras sugiere que en general su función cardiaca es normal. Cualquier antecedente familiar de miocardiopatía debe dar pie a investigación adicional y seguimiento porque muchas formas no se presentan sino hasta la adolescencia o la edad de adulto joven.

29. La causa *más* común de síncope en niños de corta edad es:

- **a)** Disfunción del sistema nervioso autónomo asociada con permanencia prolongada de pie.
- **b)** Espasmos del sollozo.
- **c)** Cataplejía.
- **d)** Ataque de pánico asociado con hiperventilación.
- **e)** Síndrome de QT prolongado.

Respuesta

La respuesta es b). La forma más común de síncope durante la niñez son los síncopes mediados por mecanismos neurales, que incluyen síncopes reflejos, como espasmo del sollozo y síndrome de taquicardia ortostática postural. El espasmo del sollozo es más común en lactantes mayores y se manifiesta como asístole refleja seguida por una crisis convulsiva anóxica en respuesta a un estímulo nocivo. En adolescentes, el síncope cardiogénico generalmente es postural y se asocia con un pródromo como mareo, náusea y palidez. Las causas cardiacas de síncope, como síndrome de QT largo, son más peligrosas, pero menos comunes.

30. Durante una evaluación previa a la participación en deportes, usted obtiene información de que una hermana mayor tiene una alteración convulsiva, y un hermano menor antecedente de síncope. ¿Qué estudio *debe* efectuar antes de aprobar la práctica de deportes para este paciente?

- **a)** Ecocardiograma.
- **b)** Electrocardiograma.
- **c)** Electroencefalograma.
- **d)** Pruebas genéticas para anormalidades de canales de iones.
- **e)** Cateterismo cardiaco.

Respuesta

La respuesta es b). El antecedente familiar es sugestivo de una anormalidad de canal de ion, como síndrome de QT largo. El ECG es indispensable en la evaluación inicial de crisis convulsivas o síncope, y dado que muchas de estas alteraciones son hereditarias, este paciente debe investigarse con ECG. El ECG también está indicado en hermanos sintomáticos. La práctica de pruebas genéticas podría

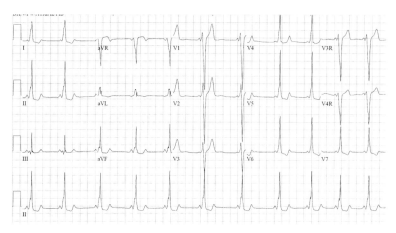

Figura 28-1 Electrocardiograma del paciente de la pregunta 32.

considerarse en presencia de datos del interrogatorio o del ECG fuertemente sugestivos de una arritmia hereditaria. *No debe olvidarse que el QTc puede ser normal en individuos con síndrome de QT largo probado con estudio genético.*

31. Una mujer de 30 años que tiene lupus eritematoso sistémico activo está embarazada.

La anormalidad de la conducción cardiaca *más* probable en este lactante es:

a) Aleteo auricular.
b) Bloqueo cardiaco de primer grado.
c) Taquicardia supraventricular.
d) Bloqueo cardiaco de tercer grado.
e) Taquicardia ventricular.

Respuesta

La respuesta es d). El bloqueo cardiaco completo congénito es la indicación más común para marcapasos pediátrico.

Es posible que ocurra como resultado de exposición a anticuerpos maternos, aunque la mayor parte de los casos es idiopático. Los lactantes con bloqueo cardiaco completo congénito tienen riesgo de disfunción ventricular.

32. Un paciente de 14 años acude a su consultorio con palpitaciones de inicio/terminación rápido. Los episodios se asocian con dolor torácico leve y duran 10 a 20 minutos. En la **figura 28-1** se presenta el electrocardiograma que se obtuvo en el consultorio. ¿Cuál es la afirmación más exacta respecto a la enfermedad de este paciente?

a) La muerte cardiaca súbita es una complicación común.
b) Hay una probabilidad alta de que los miembros de la familia porten la misma enfermedad.
c) Esta enfermedad rara vez se asocia con cardiopatía congénita.
d) Se recomienda restricción de la práctica de deportes.
e) Los procedimientos de ablación son de alto riesgo y no deben efectuarse.

Respuesta

La respuesta es a. Este paciente tiene síndrome de Wolff-Parkinson-White (WPW), en el cual hay una vía eléctrica accesoria con conducción anterógrada. Los datos del ECG comprenden un intervalo PR corto, un complejo QRS ancho, y una onda delta (**Fig. 28-1**). Los pacientes con WPW enfrentan dos problemas clínicos:

- Taquicardia supraventricular: más frecuente; no pone en peligro la vida.
- Muerte súbita: ocurre en 0.3 a 4.8% de los pacientes; se origina por conducción rápida de taquicardia auricular que lleva a taquicardia ventricular

No hay un componente genético fuerte y el WPW llega a relacionarse con cardiopatía congénita, más a menudo malformación de Ebstein. Los procedimientos de ablación están indicados para pacientes sintomáticos y por lo general son altamente exitosos y se asocian con riesgo bajo.

LECTURAS RECOMENDADAS

Baskar Baskar S, Aziz PF. Genotype-phenotype correlation in long QT syndrome. *Glob Cardiol Sci Pract* 2015;26 http://dx.doi.org/10.5339/gcsp.2015.26

Dominguez SR, Anderson MS. Advances in the treatment of Kawasaki disease. *Curr Opin Pediatr* 2013;25:103–109.

Ferrieri P, Gewitz MH, Gerber MA, et al. Unique features of infective endocarditis in childhood. *Pediatrics* 2002;109:931–943.

Gerber MA, Baltimore RS, Eaton CB, et al. Prevention of rheumatic fever and diagnosis and treatment of acute streptococcal pharyngitis. *Circulation* 2009;119:1541–1551.

Gewitz MH, Baltimore RS, Tani LY, et al. Revision of the Jones criteria for the diagnosis of acute rheumatic fever in the era of Doppler echocardiography: a scientific statement from the American Heart Association. *Circulation* 2015;131:1806–1818.

Hoyer A, Silberbach M. Infective endocarditis. *Pediatr Rev* 2005; 26: 394–399.

Lue HC, Wu MH, Wang JK, et al. Long-term outcome of patients with rheumatic fever receiving benzathine penicillin G prophylaxis every three weeks versus every four weeks. *J Pediatr* 1994;125:812–816.

McLeod KA. Syncope in childhood. *Arch Dis Child* 2003;88(4): 350–353.

Newburger JW, Sleeper LA, McCrindle BW, et al. Randomized trial of pulsed corticosteroid therapy for primary treatment of Kawasaki disease. *N Engl J Med* 2007;356:663–675.

Newburger JW, Takahashi M, Gerber MA, et al. Diagnosis, treatment, and long-term management of Kawasaki disease. *Pediatrics* 2004;114:1708–1733.

Wilson W, et al. Prevention of infective endocarditis: guidelines from the American Heart Association. *Circulation* 2007;116:1736–1754.

Capítulo 29

Enfermedades alérgicas

Alton L. Melton Jr

Las enfermedades alérgicas afectan a aproximadamente 20 a 30% de la población pediátrica en Estados Unidos y son la causa de 15 a 25% de las visitas a pediatras. Su prevalencia ha aumentado significativamente en todos los países desarrollados.

Los síntomas de enfermedad alérgica y anafilaxia clásicas dependen de la formación de IgE específica para antígeno por linfocitos B bajo la dirección de células T auxiliares CD4+ Th2. Estas células secretan ciertas citocinas, como interleucina-4 e interleucina-13, que promueven la producción de IgE. La IgE es secretada y finalmente se une a receptores de alta afinidad sobre la superficie de mastocitos, basófilos y a receptores de baja afinidad sobre eosinófilos y otras células. El antígeno se une a IgE específica sobre la superficie del mastocito, lo cual causa activación de la célula. El mastocito se desgranula y libera sustancias vasoactivas preformadas, como histamina, prostaglandina D2, proteasas como la triptasa, proteoglicanos y otros mediadores de la reacción de "fase temprana". Estos mediadores actúan de inmediato para producir fuga vascular, prurito, edema y eritema, y es factible que progresen a urticaria, prurito, tumefacción, broncoespasmo grave y colapso cardiovascular. La activación de mastocitos también origina producción de mediadores de "fase tardía", como leucotrienos y citocinas, que son proinflamatorios y llegan a causar inflamación intensa e hiperreactividad de tejido blanco. La inflamación crónica en ocasiones sobreviene por exposición repetida o continua a alérgeno.

RINOCONJUNTIVITIS ALÉRGICA

Esta es la enfermedad alérgica más común; afecta de 10 a 20% de los niños estadounidenses. Los síntomas son:

- Estornudos.
- Rinorrea transparente.
- Congestión.
- Prurito nasal y ocular.
- Hinchazón de mucosa.
- Enrojecimiento de los ojos.
- Hinchazón de la conjuntiva.
- Hinchazón de los párpados.
- Fotofobia.
- Lagrimeo.

Los signos en la exploración física son:

- Cornetes nasales pálidos, de textura esponjosa e hinchados, que tienen un tinte azulado.
- Rinorrea transparente.
- Inyección e hinchazón conjuntivales.
- Hinchazón de los párpados.
- Lagrimeo.
- Fotofobia.

A menudo hay un pliegue nasal transverso. También es posible que haya múltiples pliegues infraorbitarios (líneas de Dennie-Morgan).

La rinoconjuntivitis alérgica (AR, *allergic rhinoconjunctivitis*) quizá genere síntomas perennes o estacionales, o ambos. La AR perenne se caracteriza por síntomas todo el año, por lo general debido a exposición crónica a alérgenos de interiores, como ácaros del polvo, cucarachas, caspa de animales y esporas de mohos. La congestión crónica a menudo es el síntoma más prominente. La reducción de la exposición es vital para que el tratamiento sea eficaz. Los ácaros del polvo residen en artículos de tela que no se lavan con frecuencia, como colchones, alfombras y juguetes de peluche. Los forros impermeables de colchones y almohadas, y la eliminación de alfombras de recámaras son las dos medidas de prevención más eficaces. En lo que se refiere a animales, es importante evitar tener mascotas, aunque el baño frecuente de gatos y perros quizá reduzca la alergenicidad. La deshumidificación y la limpieza con cloro son eficaces para la reducción de mohos en interiores.

La AR estacional por lo general se origina por sensibilidad a alérgenos de exteriores, como polen y esporas de mohos. Las estaciones de alergia y los alérgenos causales dependen de la región y el clima. En la mayor parte de Estados Unidos, tres tipos de polen causan signos y síntomas de prurito nasal y ocular intenso, hinchazón de mucosa, estornudos, enrojecimiento de los ojos, rinorrea y lagrimeo a principios de la primavera (de marzo a mayo). En el noreste y el medio oeste de Estados Unidos, el roble y el abedul son prevalentes. En el sudeste predominan el nogal americano (pacana) y el nogal. En el sudoeste, el enebro de Virginia (cedro rojo) es un árbol particularmente alergénico. El polen de pino rara vez causa alergia. A finales de primavera (de mayo a junio), predomina la alergia a polen de césped. A principios de otoño (final de agosto hasta octubre), la ambrosia es el principal alérgeno.

La AR se trata con evitación, manejo médico e inmunoterapia con alérgeno. Este método es mejor para alérgenos de interiores. Los síntomas leves o intermitentes por lo general muestran buena respuesta a los antihistamínicos por vía oral o tópica administrados según sea necesario, con descongestionante o sin él. La AR perenne crónica o estacional se trata mejor con terapia continua, que en ocasiones incluye:

- Corticosteroides nasales por vía tópica.
- Agentes antileucotrieno.
- Antihistamínicos oculares o nasales por vía tópica.
- Cromolín® nasal u ocular por vía tópica.

Los casos más graves requieren esteroides oculares por vía tópica, o periodos ocasionales de tratamiento con esteroides por vía oral. Es necesario evitar el uso prolongado de descongestionantes tópicos pues propician rinitis medicamentosa. La inmunoterapia con alérgenos comprende la administración repetida del alérgeno causal, en dosis crecientes hasta que el paciente desarrolla suficiente tolerancia. Esto se administra como una inyección mensual y ahora se dispone de tabletas sublinguales para administración diaria para inmunoterapia con polen de césped.

ANAFILAXIA

La anafilaxia por lo general se produce por sensibilización grave mediada por IgE a sustancias que se ingieren o se encuentran de manera sistemática, como alimentos, medicamentos, extractos alergénicos, látex y veneno de abeja. En ocasiones sobreviene inicio rápido de dificultad para respirar o colapso cardiovascular, y esto requiere activación rápida y decisiva de tratamiento y prevención de muerte. La piedra angular de la terapia es la administración temprana y frecuente de adrenalina 1:1 000, 0.01 mg/kg IM, hasta 0.3 mL por dosis. Un bloqueador de histamina 1 (antihistamínico H1), como la difenhidramina (1 mg/kg) debe administrarse por vía parenteral hasta cada 4 a 6 horas, así como un bloqueador de histamina 2 (H2), como la ranitidina (1 mg/kg por vía parenteral). Un corticoesteroide, como la metilprednisolona (1 a 2 mg/kg), quizá sea útil para prevenir una reacción de fase tardía y también se recomienda. Si se presentan signos y síntomas más graves o prolongados quizá sea necesaria terapia de apoyo con oxígeno suplementario, broncodilatadores en aerosol, colocar al paciente en posición supina con las extremidades inferiores levantadas, pantalones de compresión y administrar líquido por vía intravenosa. En reacciones graves rápidamente progresivas debe considerarse el uso de vasopresores por vía intravenosa, soluciones coloidales intravasculares, aminofilina por vía intravenosa y ventilación mecánica. Es necesario extraer muestras de sangre en etapas tempranas de la evaluación y el tratamiento para una medición de la concentración sérica de triptasa, que debe estar significativamente alta en la anafilaxia, en comparación con una medición basal subsiguiente.

Las reacciones anafilactoides, que no están mediadas por IgE, semejan anafilaxia porque comprenden degranulación directa de mastocitos. Éstas se han observado más con medios de contraste radiográficos (RCM, *radiocontrast media*) y opiáceos. Estas reacciones deben tratarse con manejo médico similar al que se utiliza para la anafilaxia verdadera. El pretratamiento con antihistamínico y corticoesteroide es eficaz para reducir la gravedad para la mayor parte de los casos de reacciones anafilactoides, pero es *ineficaz* para anafilaxia mediada por IgE, como la originada por látex o penicilina. El uso de medios de contraste radiográfico de osmolalidad más baja suele reducir más el riesgo de reacción en pacientes con un antecedente de reacción. No hay reacción cruzada alérgica entre RCM y mariscos.

La penicilina es el medicamento más implicado y las reacciones a menudo se originan por alergia a metabolitos del compuesto parental. Hay reactividad cruzada extensa entre las penicilinas. Se informa que las cefalosporinas muestran reactividad cruzada de alrededor de 5 a 20% con penicilinas, pero este porcentaje quizá es más alto para la anafilaxia verdadera. Si se requiere penicilina, deben efectuarse pruebas cutáneas de alergia a fin de determinar el riesgo de reacción futura. Para pacientes con antecedentes de anafilaxia u otras reacciones graves quizá sea apropiado emprender desensibilización exitosa en entornos de cuidado intensivo si se necesita penicilina. Para quienes tienen antecedentes más leves tal vez una opción es considerar una exposición a dosis de prueba estrechamente supervisada. Todavía no se dispone de pruebas fiables para alergia a otros antibióticos. Se sabe que ocurren reacciones cutáneas y sistémicas más leves con medicamentos, que comprenden otros mecanismos de hipersensibilidad que la hipersensibilidad inmediata tipo 1 de Gell y Coombs (IgE). La enfermedad del suero a un antibiótico o anticonvulsivo a menudo se retrasa 2 a 3 semanas desde la exposición inicial, con urticaria multiforme gigante, artritis y nefritis ocasionales. El síndrome de Stevens-Johnson se caracteriza por afección grave de la piel y las mucosas, que pone en peligro la vida. La nefritis intersticial a menudo se origina por una reacción a la meticilina.

Los medicamentos biológicos de alto peso molecular también son causas frecuentes de anafilaxia, e incluyen extractos alergénicos para inmunoterapia, insulina, quimopapaína y suero equino (antiveneno contra mordedura de víbora). La alergia al látex parece ser una causa frecuente de anafilaxia intraoperatoria en pacientes con espina bífida y anomalías urogenitales congénitas, y conlleva una reactividad cruzada para alergia a ciertos alimentos, como el aguacate, el plátano y la castaña. Entre los fármacos quimioterápicos contra el cáncer, el cisplatino es una causa frecuente de anafilaxia. Los bloqueadores β quizá hagan que la anafilaxia sea muy difícil de tratar y aumenten la probabilidad de anafilaxia con exposición a alérgeno.

La anafilaxia por alimentos es la causa más común, más frecuente en niños que en adultos y llega a ser mortal, especialmente con la alergia grave a cacahuates (maní). Los alimentos alergénicos más comunes en niños son el cacahuate, la leche, el huevo, soya (soja), pescado y trigo; los mariscos y los frutos secos también son causas comunes. Es necesario tener en mente que los cacahuates son legumbres, no frutos secos. En presencia de alergia verdadera a alimentos se requiere evitarlos por completo y mantener a la mano en todo momento adrenalina inyectable para uso en urgencias. En lo que se refiere a alergias alimentarias más leves, alrededor de 30 a 50% de los niños con eccema infantil tiene alergia alimentaria como un factor contribuidor. Muchas personas con rinitis alérgica inducida por polen experimentan una alergia alimentaria a proteínas que muestran reactividad cruzada en frutas y verduras frescas, que causan síntomas confinados a prurito y ardor de la boca, llamada síndrome de alergia oral a polen-alimentos. Se cree que otros mecanismos de hipersensibilidad causan proctocolitis por proteína alimentaria, que provoca la presencia de sangre de color rojo brillante en las heces de lactantes, y a menudo es indolora. Esto se debe más a sensibilidad a proteínas de la leche de vaca en fórmula, o en la leche materna. Otros casos se asocian con dolor abdominal de tipo cólico. El *síndrome de enterocolitis por proteína alimentaria* es una enfermedad grave de lactantes, y causa vómito resistente a tratamiento, en promedio cuatro horas después de ingerir un alimento particular, como leche, soya, o diversos alimentos sólidos, como camote (batata, boniato) o incluso arroz. Esto por lo general requiere cuidado urgente para reanimación con líquido IV. A menudo se observan neutrofilia y metahemoglobinemia.

ALERGIA A PICADURA DE INSECTOS

Las reacciones alérgicas a picaduras de insectos afectan a aproximadamente 1 a 5% de los niños; casi todas se manifiestan como hinchazón local grande, enrojecimiento, dolor y prurito en el sitio de la picadura. Las reacciones locales muy grandes, cutáneas distantes y sistémicas con alteración respiratoria o cardiovascular, son problemas mucho más graves que por lo general requieren alguna intervención médica.

La picadura de insectos comprenden abejas (Apis), véspidos (avispas amarillas [chaquetas amarillas], avispón de cara blanca, avispón amarillo), avispas (Polistes) y hormigas de fuego importadas (Solenopsis). El veneno de abeja contiene muchas proteínas que actúan como alérgenos potenciales, como fosfolipasa A, hialuronidasa, melitina (Apis) y fosfatasa ácida (véspidos). Hay una extensa reactividad cruzada de alergia entre los véspidos, reactividad cruzada de alrededor de 50% entre véspidos y avispas, y reactividad mucho menor entre véspidos y abejas. Las avispas amarillas son la causa más frecuente de picaduras y reacciones debido a su naturaleza agresiva. La alergia a picaduras es más probable con exposiciones a picaduras múltiples y picaduras muy frecuentes. La progresión desde reacciones más leves hacia más graves es relativamente poco común en niños individuales con reacciones cutáneas locales o distantes grandes sin afección respiratoria o cardiovascular. Por ende, las pruebas cutáneas y la inmunoterapia solo se recomiendan para niños que tienen antecedentes de reacciones respiratorias o cardiovasculares a picaduras. Estos niños deben tener adrenalina inyectable disponible en todo momento durante las estaciones en las cuales hay riesgo de picaduras. La inmunoterapia casi siempre es eficaz, y representa el único tratamiento preventivo viable para alergia a picadura de abeja.

Otras medidas preventivas importantes son el uso de repelente de insectos, evitar ropa de colores llamativos, perfumes y botes de basura, y el examen cuidadoso de todos los alimentos y bebidas en exteriores.

URTICARIA

La urticaria en ocasiones sobreviene por reacciones alérgicas, por lo general a alimentos o medicinas que se ingieren, o a alérgenos que se encuentran de manera sistémica. La urticaria por contacto ocurre en áreas de exposición a alérgeno cutáneo. La urticaria alérgica aguda de este tipo por lo general es breve y muestra respuesta a la eliminación de la causa, y el tratamiento sintomático con antihistamínicos por vía oral. Las reacciones farmacológicas de inicio tardío, como la enfermedad del suero, llegan a causar reacciones urticariales más persistentes y su tratamiento eficaz por lo general requiere corticoesteroide además de antihistamínico.

La urticaria crónica representa un desafío diagnóstico más difícil. Más de 90% de los casos de urticaria que duran seis meses o más es de naturaleza idiopática. Entre el otro 10% hay una lista de causas, como alergia, vasculitis, lupus, infección crónica, infestación parasitaria, hepatitis, inflamación crónica, linfoma y urticarias físicas. Los estímulos físicos capaces de propiciar urticaria son ejercicio (urticaria por calor o colinérgica), presión leve (dermografismo), presión profunda, vibración, luz solar, agua y temperatura fría. Las personas con urticaria por frío deben evitar la natación o la sumersión, que llegan a causar anafilaxia en el momento en que se restituye la temperatura corporal, debido a degranulación *extensa* de mastocitos. *La manifestación cutánea de mastocitosis llamada urticaria pigmentosa se presenta como máculas de color café-rojizo que presentan una reacción urticariforme con la percusión, frotamiento o al rascarse (signo de Darier).* La urticaria papular se refiere a reacciones locales grandes a insectos mordedores (no picadores). *El angioedema hereditario (HAE, hereditary angioedema)* es una enfermedad autosómica dominante que causa hinchazón episódica no pruriginosa, sin urticaria, por lo general en sitios de traumatismo aunque no es privativa de ellos, incluso las vías respiratorias, donde llega a ser mortal. *Esto se debe a la falta de la proteína reguladora del complemento, inhibidor de C1.* Se han descrito diversas variaciones, incluso una en la cual la concentración de inhibidor de C1 es normal, pero la proteína es no funcional.

El diagnóstico de urticaria depende de la identificación del desencadenante sospechado. Para urticaria alérgica, están indicadas pruebas cutáneas de alergia o pruebas de exposición. Para urticaria por frío, la colocación de un cubo de hielo en el antebrazo durante 10 minutos, con observación, es diagnóstica. La urticaria colinérgica da un resultado positivo en la prueba cutánea con metacolina. Una medición de los inmunocomplejos circulantes, como una valoración de unión a C1q, permite identificar algunos casos de enfermedad del suero. Se recomienda biopsia cutánea para urticaria pigmentosa, sospecha de vasculitis, y casos prolongados de urticaria idiopática. Una concentración sérica de triptasa en ocasiones es de ayuda para distinguir entre mastocitosis cutánea y la forma sistémica más grave. El HAE se detecta mejor mediante una concentración baja de C4, aunque las valoraciones cuantitativas y funcionales del inhibidor de C1 suelen ser útiles. Para urticaria idiopática crónica casi nunca se requiere evaluación de laboratorio diagnóstica.

Los antihistamínicos clásicos proporcionan alivio del prurito y la hinchazón en la mayor parte de los casos y representan la terapia médica de primera línea para urticaria crónica. La difenhidramina, hidroxizina y doxepina son eficaces, pero a menudo generan sedación. Los antihistamínicos no sedantes son útiles en muchos pacientes, en especial cuando es necesario evitar efectos secundarios. La ciproheptadina es muy útil para atender la urticaria por frío. Los casos resistentes de urticaria idiopática y urticaria pigmentosa, a menudo requieren antihistamínicos H1 y H2 combinados. En casos prolongados y resistentes de urticaria idiopática se ha mostrado que es eficaz el omalizumab, un anticuerpo monoclonal anti-IgE. La urticaria vasculítica generalmente requiere corticosteroides por vía oral. Los esteroides androgénicos, como el danazol, pueden reducir la frecuencia y la gravedad de ataques de hinchazón en el HAE. Las preparaciones más nuevas de concentrado de inhibidor de C1 y de inhibidor de calicreína han suplantado a los andrógenos, y son útiles para tratar ataques conforme ocurren, lo cual llega a salvar vidas.

EJERCICIOS DE REVISIÓN

PREGUNTAS

1. El insecto picador que más probablemente podría causar una reacción anafiláctica es:
a) Abeja.
b) Avispa.
c) Avispa amarilla (chaqueta amarilla).
d) Avispón de cara blanca.
e) Hormiga de fuego importada.

Respuesta
La respuesta es c). Las avispas amarillas (chaquetas amarillas) son agresivas y abundantes, a menudo pican sin provocación. Las abejas son dóciles y requieren alteración de la colmena o contacto físico real para que piquen. Las avispas y los avispones construyen nidos altos por arriba del suelo, y se encuentran con menor frecuencia que las avispas amarillas. Las hormigas de fuego están restringidas al sur de Estados Unidos.

2. Una niña de siete años se presenta con un antecedente de hinchazón episódica grave en áreas de traumatismo, sin urticaria ni prurito. Su padre tiene un antecedente similar. La mejor prueba de detección única para su enfermedad es:
a) Valoración del complemento C3.
b) Concentración de inhibidor de C1.
c) CH50.
d) Complemento C4.
e) Concentración sérica de IgE.

Respuesta
La respuesta es d). La hinchazón grave episódica en áreas de traumatismo, sin prurito, pero con herencia autosómica dominante, sugiere que esta paciente tiene HAE (deficiencia de inhibidor de C1). Un defecto funcional en el inhibidor de C1 consume C4 hasta cierto grado de manera continua, mientras que C3 por lo general está preservada. Hay variantes de HAE en las cuales el inhibidor de C1 medible es detectable pero no es funcional. Por lo general, CH50 es normal, a menos que haya reducción masiva de C4 durante un episodio agudo. Este angioedema no se relaciona con alergia o hipersensibilidad inmediata. Por ende, la mejor prueba de detección es C4.

3. Un niño de nueve años se presenta con hinchazón de ambos ojos, prurito, fotofobia y estornudos frecuentes, con secreción abundante por la nariz a finales de abril. Ha tenido síntomas similares durante la misma época del año los últimos dos años. En otras épocas está relativamente asintomático. El alérgeno causal más probable es:
a) Polen de roble.
b) Polen de *Lolium*.
c) Ácaro del polvo.
d) Polen de ambrosia.
e) Esporas de mohos de interiores.

Respuesta
La respuesta es a). En casi todas las regiones de Estados Unidos, la polinización de los árboles ocurre a principios de primavera, y a menudo alcanza un máximo entre finales de abril y principios de mayo. La polinización del césped ocurre en mayo y junio, mientras que la de ambrosia a finales del verano y principios del otoño. Los alérgenos de interiores, como los ácaros del polvo casero y las esporas de mohos, es más probable que causen síntomas perennes más que estacionales.

4. ¿Cuál de los pacientes de ocho años de edad son idóneos para pruebas cutáneas e inmunoterapia con veneno de abeja?
a) Paciente con hinchazón local grande e inmediata en el sitio de picadura, con enrojecimiento e hinchazón de toda la extremidad.
b) Niño con reacción local grande e inmediata en el sitio de picadura, con urticaria acompañante en todo el cuerpo.
c) Menor con hinchazón moderada en el sitio de la picadura, con aparición de urticaria difusa y dolor articular cinco días más tarde.
d) Paciente con hinchazón inmediata en el sitio de la picadura, con sibilancias en un paciente asmático.

Respuesta
La respuesta es d). En niños menores de 16 años, el riesgo de anafilaxia subsiguiente es relativamente bajo si experimentan cualquier síntoma menor que una reacción respiratoria o cardiovascular inmediata a una picadura de insecto. Debido a esto, solo aquellos con estas reacciones más graves son idóneos para práctica de pruebas e inmunoterapia con veneno de abeja.

5. La mejor medida de evitación para alergia a ácaros del polvo es:
a) Forros de colchón de plástico.
b) Aspirado frecuente de alfombras.
c) Deshumidificación del sótano.
d) Aplicación de insecticidas en aerosol en las alfombras.
e) Uso de un limpiador electrónico de aire.

Respuesta

La respuesta es a). Las concentraciones de ácaros del polvo casero son más altas en los colchones, y la proximidad de los órganos respiratorios a la fuente de exposición a ácaros del polvo durante el sueño hace que los colchones sean el punto de intervención más importante. La eliminación de alfombras también suele ser eficaz y el aspirado estándar en realidad llega a agitar el alérgeno de ácaros del polvo. La deshumidificación de sótanos es en especial útil para alergia a mohos. Los insecticidas pueden generar toxicidad inherente y solo son eficaces durante un tiempo breve. Los limpiadores de aire son menos eficaces para alergia a ácaros del polvo casero que para otros alérgenos, y son menos eficaces que la colocación de forros en colchones y la eliminación de alfombras de recámaras.

6. ¿Cuál *no* es un alérgeno alimentario común?

a) Huevo.
b) Leche.
c) Cacahuate (maní).
d) Chocolate.
e) Soya (soja).

Respuesta

La respuesta es d). El huevo, la leche, el cacahuate y la soya son los cuatro alérgenos alimentarios más comunes para niños, tal vez debido a su alergenicidad relativa, y exposición temprana y frecuente. El chocolate es un alérgeno poco común y las reacciones tras su ingesta a menudo se rastrean a leche o cacahuate como ingredientes.

7. Una niña de 10 años es presentada para evaluación tras un episodio de urticaria y anafilaxia después de nadar. ¿Cuál es la mejor prueba única para el diagnóstico de su enfermedad?

a) Prueba cutánea con metacolina.
b) Concentración de inhibidor de C1.
c) Pruebas cutáneas de alergia.
d) Biopsia cutánea.
e) Prueba con cubo de hielo.

Respuesta

La respuesta es e). La urticaria después de nadar sugiere urticaria por frío. La prueba cutánea con metacolina es mejor para urticaria colinérgica (por calor). La concentración de inhibidor de C1 no es la mejor prueba de detección para HAE. Las urticarias por frío rara vez tienen un componente alérgico, si alguna vez lo tienen. La biopsia cutánea por lo general está indicada para urticarias vasculíticas. Una prueba con cubo de hielo confirmará la presencia de urticaria por frío.

8. Un niño de seis meses presenta un exantema persistente. El examen revela varias manchas de color café-rojizo que muestran una reacción urticariforme con la percusión, frotamiento o al rascarse. La mejor prueba diagnóstica para este paciente es:

a) Biopsia cutánea.
b) Concentración sérica de IgE.
c) Biometría hemática completa, recuento diferencial y velocidad de sedimentación globular.
d) Prueba cutánea con metacolina.
e) Función del inhibidor de C1.

Respuesta

La respuesta es a). Las manchas de color café-rojizo que muestran una reacción urticariforme con la percusión, frotamiento o al rascarse (signo de Darier), son características de la urticaria pigmentosa, un signo de mastocitosis. Se recomienda biopsia cutánea para confirmar el diagnóstico. Esta no es una enfermedad de hipersensibilidad inmediata ni se relaciona con urticaria idiopática o colinérgica, ni con HAE.

9. ¿Cuál opción *no* es verdadera respecto a las reacciones a RCM?

a) Está involucrada desgranulación de mastocitos.
b) El pretratamiento con antihistamínico reduce la gravedad.
c) No hay alergenicidad cruzada al yodo o los mariscos.
d) Las reacciones están mediadas por IgE.
e) Las reacciones son más probables con medio de contraste radiográfico con osmolalidad alta.

Respuesta

La respuesta es d). Las reacciones a opiáceos o RCM incluyen desgranulación de mastocitos directa, y no comprenden IgE ni receptor de IgE. Si bien el RCM contiene yodo, las reacciones se relacionan más con la osmolaridad que con el contenido de yodo. La alergia a mariscos comprende hipersensibilidad inmediata por IgE a antígenos de proteína de marisco específicos, y no tiene relación con reacciones a RCM. Dado que no está presente la amplificación inherente en la respuesta mediada por IgE, el pretratamiento con antihistamínicos, esteroides y broncodilatadores a menudo disminuye la gravedad de la reacción a RCM.

10. ¿Cuál opción *no* es verdadera respecto a la anafilaxia por fármacos?

a) En un alto porcentaje de las reacciones a penicilina y determinantes menores involucrados.
b) La penicilina es el fármaco único más implicado.
c) Se dispone de pruebas cutáneas fiables para penicilinas, macrólidos y sulfonamidas.
d) Las cefalosporinas muestran alrededor de 20% de reactividad cruzada con la penicilina.
e) El suero equino en el antiveneno contra mordedura de víbora representa un alérgeno potencial importante.

Respuesta

La respuesta es c). Existen a la venta pruebas cutáneas fiables para penicilina, pero no se dispone de pruebas fiables para otros antibióticos. Muchas reacciones graves a la penicilina están mediadas por metabolitos de dicho antibiótico, entre ellos los llamados determinantes menores. La penicilina es el fármaco más implicado en reacciones alérgicas, incluso anafilaxia. En casi todas las fuentes se cita una reactividad cruzada de alrededor de 20% entre penicilinas y cefalosporinas, aunque los porcentajes verdaderos pueden diferir dependiendo de la naturaleza de la reacción. El suero equino contiene potentes proteínas alergénicas que en el pasado fueron la causa de muchas reacciones. El antiveneno contra mordedura de víbora persiste como una de las pocas preparaciones terapéuticas en las cuales aún se usa suero equino.

11. ¿Cuál opción se asocia con síndrome de enterocolitis inducida por proteínas alimentarias?

a) La evolución es leve y autolimitada.
b) La diarrea es el síntoma más común.
c) El inicio ocurre 24 a 48 horas después de la ingestión.
d) Neutrofilia.

Respuesta

La respuesta es d). Este síndrome se asocia con neutrofilia y metahemoglobinemia. La evolución a menudo es grave, y suele referirse cuidado urgente con reanimación con líquido IV. Por lo general se presenta vómito resistente a tratamiento en el transcurso de horas luego de la ingestión de leche, soya o alimento sólido.

12. La causa más común de urticaria crónica (que dura seis semanas o más) es:

a) Alergia.
b) Infección crónica.
c) Idiopática.
d) Infección parasitaria.

Respuesta

La respuesta es c). Alrededor de 90% de la urticaria crónica es idiopática, y no se encuentra un factor atribuible. La alergia, la infección crónica y las infecciones parasitarias son causas raras.

LECTURAS RECOMENDADAS

Dykewicz MS, Hamilos DL. Rhinitis and sinusitis. *J Allergy Clin Immunol* 2010;125:S103–S115.

Fonacier LS, Dreskin SC, Leung DYM. Allergic skin diseases. *J Allergy Clin Immunol* 2010;125:S138–S149.

Golden DBK. Insect sting allergy and venom immunotherapy: a model and a mystery. *J Allergy Clin Immunol* 2005;115:349–447.

Gower RG. HAE update: determining optimal patient specific therapy. *Allergy Asthma Proc* 2013;34:7–12.

Greenberger PA. Drug allergy. *J Allergy Clin Immunol* 2006;117:S464–S470.

Gruchalla R. Antibiotic allergy. *N Engl J Med* 2006;354:6019.

Kaplan AP. Therapy of chronic urticaria: a simple modern approach. *Ann Allergy Asthma Immunol* 2014;112:419–425.

Kemp SF, Lockey RF. Anaphylaxis: a review of causes and mechanisms. *J Allergy Clin Immunol* 2002;110(3):341–348.

Lack G. Update on risk factors for food allergy. *J Allergy Clin Immunol* 2012; 129:187–197.

Scurlock AM, Lee LA, Burks AW. Food allergy in children. *Immunol Allergy Clin North Am* 2005;25:369–388.

Sicherer SH, Sampson HA. Food allergy. *J Allergy Clin Immunol* 2010; 125:S116–S125.

Sicherer SH, Sampson HA. Food allergy: epidemiology, pathogenesis, diagnosis and treatment. *J Allergy Clin Immunol* 2014;133:291–307.

Simons FER. Anaphylaxis. *J Allergy Clin Immunol* 2010;125:S161–S181.

Capítulo 30

Asma

Velma L. Paschall

ETIOLOGÍA Y EPIDEMIOLOGÍA

El asma, una enfermedad inflamatoria crónica de las vías respiratorias, es la enfermedad crónica más común en niños. Explica una proporción grande de días escolares perdidos por enfermedad, y es el diagnóstico más frecuente para hospitalización. Entre 5 y 15% de los niños tiene asma en algún momento de su niñez. En menores de 10 años, alrededor de dos veces más niños que niñas están afectados, y hacia los 14 años, cuatro veces más niños que niñas tienen asma. El predominio en varones empieza a disminuir después de mediados de la adolescencia, y hacia el principio de la adultez, la incidencia entre ambos sexos es aproximadamente igual.

Si bien las tasas de prevalencia de asma se han estabilizado en Estados Unidos durante los últimos años, en todo el mundo ha aumentado. Los factores de riesgo para la aparición de asma durante la niñez, además de sexo masculino, son:

- Atopia o antecedente familiar de atopia.
- Antecedente de asma en un progenitor (en especial la madre).
- Infección respiratoria viral temprana.
- Tabaquismo materno.
- Prematurez.
- Exposición pasiva a humo de tabaco.
- Edad materna menor de 20 años al momento del nacimiento.

Pese a declinaciones recientes de las tasas de hospitalización relacionada con asma, y de mortalidad en Estados Unidos, el asma grave sigue afectando de manera desproporcionada a minorías raciales y étnicas. Con base en datos emitidos por los Centers for Disease Control and Prevention en 2011, las tasas de hospitalización y las muertes relacionadas con esta enfermedad son dos veces más altas en afroamericanos que en estadounidenses de raza blanca. Los factores de riesgo conocidos para asma *mortal* son:

- Episodios previos de asma casi mortal.
- Antecedente reciente de asma mal controlada.
- Antecedente de problemas psicosociales o de enfermedad psiquiátrica.
- Antecedente de apego inadecuado a los medicamentos prescritos.
- Uso actual o supresión de corticosteroides sistémicos.
- Acceso inadecuado al cuidado de la salud.
- Exposición a humo de tabaco

La tendencia a padecer asma es hereditaria, en tanto que el modo de herencia es poligénico y complejo. El riesgo de aparición de asma en un niño con un padre afectado es de 25% y aumenta hasta alrededor de 50% si ambos padres tienen asma. Los factores ambientales importantes para la expresión completa de la enfermedad en un niño que tiene predisposición genética son:

- Infecciones respiratorias virales durante la lactancia.
- Exposición pasiva a humo de cigarrillo.
- Exposición intensiva a aeroalergenos ambientales.

FISIOPATOLOGÍA

El asma es una enfermedad inflamatoria de las vías respiratorias en la cual la inflamación contribuye a síntomas respiratorios, flujo de aire limitado y enfermedad crónica. Estudios inmunohistopatológicos de biopsia de bronquios de niños asmáticos revelan un proceso inflamatorio que se manifiesta por denudación del epitelio de las vías respiratorias, hiperplasia de células caliciformes, taponamiento mucoso, depósito de colágeno por debajo de la membrana basal, activación de mastocitos e infiltración por células inflamatorias como son neutrófilos, eosinófilos y linfocitos auxiliares T subgrupo 2 (T_H2).

El proceso inflamatorio se precipita por uno o más desencadenantes (esto es, alérgeno inhalado, infección viral) que causan la liberación de mediadores inflamatorios a partir de los mastocitos bronquiales, y de macrófagos, linfocitos T y células epiteliales. Después de la activación, los mastocitos de la mucosa liberan mediadores tanto almacenados como recién sintetizados. Estos mediadores, que incluyen histamina, leucotrienos C_4, D_4 y E_4, y factor activador de plaquetas, inician broncoconstricción y edema, y dirigen la migración y activación de otras células inflamatorias que causan lesión (p. ej., eosinófilos y neutrófilos) hacia las vías respiratorias. El daño de las vías respiratorias se manifiesta por denudación del epitelio, hipersecreción de moco, cambios de la función mucociliar, broncoespasmo e hiperreactividad de las vías respiratorias. La hiperreactividad bronquial ante infección viral, aire frío, ejercicio, alérgenos e irritantes ambientales, es una característica importante del asma, y la magnitud de hiperreactividad de las vías respiratorias por lo general se correlaciona con su gravedad clínica.

PRESENTACIÓN CLÍNICA

Las manifestaciones clínicas del asma sobrevienen por obstrucción e inflamación de las vías respiratorias. Las exacerbaciones agudas son precipitadas con mayor frecuencia por esfuerzo o por exposición a alérgenos o irritantes inhalados. Las exacerbaciones causadas por infecciones respiratorias virales tienden a ser de inicio más lento y empeoran de manera gradual. Los síntomas de asma son:

- Tos, por lo general seca, pero a veces productiva.
- Sibilancias.
- Disnea.
- Dolor torácico o sensación de estrechez en el tórax.

Es posible que solo haya uno de estos síntomas (como la tos) y los pacientes quizá estén libres de síntomas entre exacerbaciones.

Los datos físicos varían dependiendo de la gravedad y la cronicidad de la enfermedad. Los signos que llegan a estar presentes durante exacerbaciones agudas son:

- Taquipnea.
- Retracciones, uso de los músculos accesorios de la respiración.
- Cianosis.
- Pulso paradójico.
- Hiperexpansión del tórax.

La auscultación del tórax quizá revele sibilancias, crepitación, ronquidos, fase espiratoria prolongada de la respiración y ruidos respiratorios disminuidos, aunque los datos del tórax quizá sean normales entre exacerbaciones y en niños con enfermedad leve. Rara vez hay dedos en palillo de tambor, incluso en pacientes con asma grave; su presencia sugiere un diagnóstico de fibrosis quística u otra enfermedad pulmonar obstructiva crónica, sea sola o combinada con asma.

DIAGNÓSTICO

Un diagnóstico correcto de asma se establece al obtener primero un interrogatorio médico cuidadoso y efectuar una exploración física enfocada. En niños, un antecedente de cualquiera de los siguientes síntomas sugiere fuertemente la enfermedad: tos (en particular la que empeora por la noche), sibilancias recurrentes, dificultad respiratoria recurrente, y sensación de estrechez en el tórax recurrente. El patrón de síntomas es variable e incluso perenne, estacional, continuo o episódico. Es común que haya variaciones diurnas, en las cuales los síntomas aparecen o empeoran por la noche e interfieren con el sueño. Es característico que uno o más de los factores que siguen precipiten los síntomas o los empeoren:

- Infección respiratoria viral.
- Ejercicio.
- Irritantes ambientales.
- Alérgenos inhalados.
- Cambios de clima.
- Aire frío.
- Expresión de emociones fuertes (llanto, risa, enojo).

Las infecciones virales de las vías respiratorias superiores son los precipitantes más comunes de exacerbaciones de asma en menores de dos años, pero a medida que los niños crecen, la sensibilidad a los aeroalérgenos aumenta, y la exposición a alérgenos ambientales desempeña una función más importante.

La exploración física se centra en el tracto respiratorio tanto superior como inferior, y en la piel. A menudo hay signos de otras enfermedades atópicas, como rinitis alérgica y eccema, incluso entre exacerbaciones de asma, cuando los datos del examen del tórax son normales.

Las pruebas de función pulmonar, en particular espirometría, son útiles para establecer un diagnóstico de asma al determinar de manera objetiva la presencia de una obstrucción del flujo de aire y si es parcial o completamente reversible. La espirometría mide la capacidad vital forzada (FVC, *forced vital capacity*), el volumen espiratorio forzado en un segundo (FEV_1, *forced expiratory volume in 1 second*) y el flujo espiratorio forzado a 25, 50, 75 y entre 25 y 75% de la FVC (FEF_{25}, FEF_{50}, FEF_{75} y FEF_{25-75}, *forced expiratory flow*). Algunos niños consiguen efectuar maniobras espirométricas reproducibles a los cuatro años de edad y la mayoría lo hace hacia los seis años. Es necesario obtener mediciones de la función pulmonar tanto antes de broncodilatación como después; las mejorías de 12% del FEV_1 y de 25% del FEF_{25-75} se consideran importantes clínicamente.

Si bien los episodios recurrentes de tos y sibilancias en niños se originan más a menudo por asma, el diagnóstico

TABLA 30-1

DIAGNÓSTICO DIFERENCIAL DE ASMA DURANTE LA LACTANCIA Y LA NIÑEZ

Enfermedades de las vías respiratorias superiores	Enfermedades que afectan las vías respiratorias de gran calibre	Enfermedades que afectan las vías respiratorias de pequeño calibre
Rinitis (alérgica, no alérgica, infecciosa)	Cuerpo extraño en la tráquea o el esófago	Bronquiolitis viral
Sinusitis	Anillos vasculares	Fibrosis quística
Hipertrofia adenoidea o amigdalina	Membranas laríngeas	Aspiración crónica
Cuerpo extraño	Fístula traqueoesofágica	Displasia broncopulmonar
	Traqueoestenosis, broncoestenosis, laringomalacia, traqueomalacia	Cardiopatía
	Lesiones ocupativas (ganglios linfáticos agrandados, tumor)	Reflujo gastroesofágico
	Disfunción de cuerda vocal	Bronquiectasias
		Cuerpo extraño
		Tumor

Con información de National Institutes of Health. *NAEPP guidelines for the management and diagnosis of asthma. National Asthma Education and Prevention Program.* Bethesda, MD: National Institutes of Health, 2002:NIH Pub. No. 02-5075.

diferencial debe incluir otras causas de obstrucción de las vías respiratorias. En la **tabla 30-1** se listan otras alteraciones que afectan el tracto respiratorio superior, medio e inferior, que se asocian con tos o sibilancias.

MANEJO Y TRATAMIENTO

Los objetivos a largo plazo de la terapia del asma, establecidos por el National Asthma Education and Prevention Program (NAEPP), son reducción del deterioro asociado con asma y de los riesgos asociados con la enfermedad.

La reducción del deterioro asociado con asma comprende:

- Prevenir síntomas crónicos y problemáticos (p. ej., tos, falta de aliento por la noche, temprano por la mañana y después de esfuerzo).
- Uso infrecuente de agonistas β_2 de acción corta inhalados para alivio rápido de los síntomas ($\leq$2 días por semana).
- Mantener la función pulmonar cercana a lo "normal".
- Mantener la actividad normal (incluso ejercicio y otra actividad física, y asistencia al trabajo o a la escuela).
- Satisfacer las expectativas de los padres y la familia respecto al cuidado del asma.
- Prevenir exacerbaciones recurrentes y minimizar la necesidad de visitas a la sala de urgencias y hospitalizaciones.
- Prevenir la pérdida progresiva de la función pulmonar; para niños, prevenir el crecimiento pulmonar reducido.
- Suministrar farmacoterapia óptima con efectos adversos mínimos o nulos.

La implementación exitosa de estos objetivos empieza con una evaluación de la gravedad de un caso de asma. Siempre que sea posible, ésta debe efectuarse en el momento del diagnóstico, y antes del inicio de tratamiento, a fin de determinar el tipo de medicamento y la dosificación apropiada para un paciente dado. Cuando un paciente es atendido por vez primera ya recibe terapia, la gravedad se determina mejor por el tratamiento mínimo requerido para mantener el control. El asma se clasifica como intermitente, persistente leve, persistente moderada o persistente grave, con base en el interrogatorio del paciente, los datos de la exploración física y los resultados de las pruebas de función pulmonar (**tablas 30-2 a 30-4**).

En las pautas actuales para el manejo del asma emitidas por el NAEPP en 2007 se recomienda tratamiento farmacológico inicial con base en la clasificación de gravedad. En encuentros subsiguientes es necesario evaluar la magnitud de control del asma a fin de vigilar la terapia y ajustarla. El control del asma se evalúa por el deterioro (síntomas diurnos y nocturnos, interferencia con las actividades normales, necesidad de agonistas β_2 inhalados de rescate, función pulmonar medida mediante el FEV_1 o la tasa de flujo espiratorio máximo, cuestionarios de control validados) así como por el riesgo (número y gravedad de exacerbaciones por año, pérdida de la función pulmonar a largo plazo y efectos adversos del tratamiento) (**tablas 30-5 a 30-7**).

La terapia se debe intensificar si el asma no se controla de manera adecuada; si los síntomas permanecen bien controlados durante varios meses, la terapia se reduce a la menor cantidad de medicación necesaria para mantener el control. Las pautas específicas para farmacoterapia usadas para alcanzar control del asma varían de acuerdo con la edad del paciente, y se proporcionan en las **tablas 30-8 a 30-10**.

Farmacoterapia

La terapia farmacológica se usa para prevenir los síntomas de asma y controlarlos, reducir la frecuencia y la gravedad de las exacerbaciones, además de aliviar la obstrucción del flujo de aire. Los medicamentos para asma se dividen en dos clases generales: los usados para control a largo plazo, que se toman a diario durante periodos extendidos para alcanzar control de asma persistente y mantenerlo, y los usados para alivio rápido, que se toman para tratar síntomas agudos y exacerbaciones.

Los medicamentos que se utilizan para el control a largo plazo son antiinflamatorios, broncodilatadores de acción prolongada y modificadores de los leucotrienos. Los más eficaces para el control a largo plazo son los que atenúan la inflamación. Los medicamentos usados para el alivio rápido comprenden agonistas β_2 de acción corta y anticolinérgicos. Los agonistas β_2 de acción corta inhalados son los mejores fármacos para el tratamiento de síntomas agudos de asma, y para prevenir broncoespasmo inducido por ejercicio. Pese a su inicio de acción retrasado, los corticosteroides sistémicos son importantes en el tratamiento de exacerbaciones moderadas a graves, porque ayudan a prevenir la progresión de síntomas, aceleran la recuperación y previenen recaídas tempranas.

Corticosteroides

Los corticosteroides son los medicamentos más potentes y eficaces para el control a largo plazo del asma. Interfieren con la respuesta inflamatoria mediante muchos mecanismos y, clínicamente, se ha demostrado que reducen la gravedad de los síntomas, previenen exacerbaciones, mejoran la función pulmonar y disminuyen la hiperreactividad de las vías respiratorias, y quizá puedan prevenir la progresión de remodelado de las vías respiratorias.

Los corticosteroides inhalados son la terapia a largo plazo más eficaz para asma persistente, y en general son seguros y se toleran bien en las dosis recomendadas. Es posible que ocurran efectos sistémicos, sobre todo en dosis altas, y a veces en dosis más bajas en pacientes específicos. En estudios recientes no se ha mostrado efecto importante alguno sobre el crecimiento lineal a largo plazo en niños que reciben terapia con corticosteroides inhalados en dosis bajas a medias. Los efectos secundarios locales y la absorción sistémica disminuyen de manera significativa al enjuagarse la boca y escupir después de la inhalación, y al usar un espaciador (cámara de retención o de inhalación). Los corticosteroides orales en ocasiones están indicados para la terapia a largo plazo en pacientes con asma persistente grave que permanecen mal controlados a pesar de manejo médico y farmacoterapia óptimos. Se recomienda dosificación en días alternos con la dosis más baja de corticoesteroide oral que controle la enfermedad, a fin de minimizar los efectos secundarios a plazo corto y largo.

TABLA 30-2

CLASIFICACIÓN DE LA GRAVEDAD DEL ASMA E INICIO DE TRATAMIENTO EN JÓVENES ≥12 AÑOS Y ADULTOS

Valoración de la gravedad e inicio del tratamiento para pacientes que no toman medicamentos para el control a largo plazo

		Clasificación de la gravedad del asma (≥12 años de edad)			
				Persistente	
Componentes de la gravedad		Intermitente	Leve	Moderada	Grave
Deterioro FEV$_1$/FVC normal: 8 a 19 y 85% 20 a 39 y 80% 40 a 59 y 75% 60 a 80 y 70%	Síntomas	≤2 días/semana	>2 días/semana pero no a diario	Diario	Todo el día
	Despertar nocturno	≤2 veces por mes	3 a 4 veces por mes	Más de una vez por semana, pero no todas las noches	A menudo siete veces por semana
	Uso de agonista β$_2$ de acción corta para control de síntomas (no para prevención de EIB)	≤2 días/semana	>2 días/semana pero no diario, y no más de una vez en cualquier día	Diario	Varias veces por día
	Interferencia con la actividad normal	Ninguna	Limitación menor	Cierta limitación	En extremo limitada
	Función pulmonar	■ FEV$_1$ normal entre exacerbaciones ■ FEV$_1$ >80% de lo predicho ■ FEV$_1$/FVC normal	■ FEV$_1$ >80% de lo predicho ■ FEV$_1$/FVC normal	■ FEV$_1$ >60% pero <80% de lo predicho ■ FEV$_1$/FVC reducidos 5%	■ FEV$_1$ <60% de lo predicho ■ FEV$_1$/FVC reducidos >5%
Riesgo	Exacerbaciones que requieren corticosteroides sistémicos orales	0 a 1/año (*véase la nota*)	≥2 años (*véase la nota*) ⟶		
		⟵ Se consideran la gravedad y el intervalo desde la última exacerbación. ⟶ La frecuencia y la gravedad pueden fluctuar con el tiempo para pacientes en cualquier categoría de gravedad. El riesgo anual relativo de exacerbaciones puede relacionarse con el FEV$_1$.			
Paso recomendado para el inicio del tratamiento (*véanse* los pasos del tratamiento en la **tabla 30-8**)		Paso 1	Paso 2	Paso 3 y se considera un periodo breve de corticosteroides sistémicos orales	Paso 4 o 5
		En 2 a 6 semanas se evalúa el control del asma y se ajusta la terapia.			

NOTAS:
- El método por pasos tiene el propósito de ayudar a no reemplazar la toma de decisiones clínica que se requiere para satisfacer las necesidades individuales del paciente.
- La gravedad se determina mediante evaluación tanto del deterioro como del riesgo. El dominio de deterioro se evalúa por el recuerdo del paciente/cuidador de las 2 a 4 semanas previas, y la espirometría. La gravedad se asigna a la categoría más grave en la cual ocurre cualquier dato.
- En la actualidad, los datos son insuficientes para corresponder frecuencias de exacerbaciones con diferentes gravedades de asma. En general, las exacerbaciones más frecuentes e intensas (p. ej., que requieren cuidado urgente no programado, hospitalización o admisión a la ICU) indican mayor gravedad de enfermedad subyacente. Para propósitos de tratamiento, los pacientes que tuvieron ≥ 2 exacerbaciones que requirieron corticosteroides sistémicos por vía oral el año pasado deben considerarse igual que los pacientes que tienen asma persistente, incluso en ausencia de deterioro congruente con asma persistente..

EIB, broncoespasmo inducido por ejercicio (*exercise-induced bronchospasm*); FEV$_1$, volumen espiratorio forzado en 1 segundo (*forced expiratory volume in 1 s*); FVC, capacidad vital forzada (*forced vital capacity*); ICU, unidad de cuidados intensivos (*intensive care unit*).

La información que se presenta en la **tabla 30-2** se resumió directamente del National Asthma Education and Prevention Program. *Expert Panel Report 3: guidelines for the diagnosis and management of asthma, full report 2007*. Bethesda, MD: National Institutes of Health, National Heart, Lung, and Blood Institute, 2007:NIH publication 08-4051.

Cromolín sódico y nedocromil

El cromolín y el nedocromil son fármacos no relacionados químicamente, con efectos antiinflamatorios leves similares. Ambos inhiben la activación de células inflamatorias, la liberación de mediadores, el reclutamiento de eosinófilos hacia las vías respiratorias y las respuestas asmáticas tempranas y tardías a la exposición a alérgeno. Si bien ni uno ni otro fármaco tienen efecto broncodilatador directo alguno, ambos son eficaces para prevenir broncoespasmo inducido por ejercicio cuando se toman antes de esfuerzo. En estudios recientes se ha mostrado que son menos eficaces para controlar el asma que los corticosteroides inhalados. El cro-

TABLA 30-3

CLASIFICACIÓN DE LA GRAVEDAD DEL ASMA E INICIO DEL TRATAMIENTO EN NIÑOS DE 5 A 11 AÑOS

Evaluación de la gravedad e inicio de la terapia en niños que no toman medicamento para control a largo plazo

Componentes de la gravedad		Intermitente	Clasificación de la gravedad del asma (5 a 11 años de edad) Persistente Leve	Moderada	Grave
Deterioro	Síntomas	≤2 días/semana	>2 días/semana pero no diario	Diario	Todo el día
	Despertar nocturno	≤2 veces por mes	3 a 4 veces por mes	Más de una vez por semana pero no todas las noches	A menudo 7 veces por semana
	Uso de agonista β_2 de acción corta para el control de los síntomas (no para prevención de EIB)	≤2 días/semana	>2 días/semana pero no diario	Diario	Varias veces al día
	Interferencia con la actividad normal	Ninguna	Limitación menor	Cierta limitación	Extremadamente limitada
	Función pulmonar	■ FEV_1 normal entre exacerbaciones ■ FEV_1 >80% de lo predicho ■ FEV_1/FVC >85%	■ FEV_1 >80% de lo predicho ■ FEV_1/FVC >80%	■ FEV_1 >60 a 80% de lo predicho ■ FEV_1/FVC = 75 a 80%	■ FEV_1 <60% de lo predicho ■ FEV_1/FVC <75%
Riesgo	Exacerbaciones que requieren corticosteroides sistémicos por vía oral	0 a 1/año (véase la nota)	≥2/año (véase la nota) ⟶		
		Se consideran la gravedad y el intervalo desde la última exacerbación. La frecuencia y la gravedad pueden fluctuar con el tiempo para pacientes en cualquier categoría de gravedad. El riesgo anual relativo de exacerbaciones puede relacionarse con el FEV_1.			
Paso recomendado para iniciar terapia (véanse los pasos de tratamiento en la **tabla 30-9**)		Paso 1	Paso 2	Paso 3, opción de ICS en dosis media y se considera un periodo breve de corticosteroides sistémicos orales	Paso 3, opción de ICS en dosis media, o paso 4
		En 2 a 6 semanas se evalúa el control del asma que se alcanza y se ajusta la terapia.			

NOTAS:
- El método por pasos tiene el propósito de ayudar, no reemplazar, a la toma de decisiones clínica que se requiere para satisfacer las necesidades individuales del paciente.
- La gravedad se determina mediante evaluación tanto del deterioro como del riesgo. El dominio de deterioro se evalúa por el recuerdo del paciente/cuidador de las 2 a 4 semanas previas, y la espirometría. La gravedad se asigna a la categoría más grave en la cual ocurre cualquier dato.
- En la actualidad, los datos son insuficientes para corresponder frecuencias de exacerbaciones con diferentes magnitudes de gravedad de asma. En general, las exacerbaciones más frecuentes e intensas (p. ej., que requieren cuidado urgente no programado, hospitalización o admisión a la ICU) indican mayor gravedad de enfermedad subyacente. Para propósitos de tratamiento, los pacientes que tuvieron ≥2 exacerbaciones que requirieron corticosteroides sistémicos por vía oral el año pasado, deben considerarse igual que quienes tienen asma persistente, incluso en ausencia de deterioro congruente con asma persistente.

EIB, broncoespasmo inducido por ejercicio (*exercise-induced bronchospasm*); FEV_1, volumen espiratorio forzado en un segundo (*forced expiratory volume in 1 s*); FVC, capacidad vital forzada (*forced vital capacity*); ICS, corticosteroides inhalados (*inhaled corticosteroids*); ICU, unidad de cuidados intensivos (*intensive care unit*).

La información que se presenta en la **tabla 30-3** se resumió directamente del National Asthma Education and Prevention Program. *Expert Panel Report 3: guidelines for the diagnosis and management of asthma, full report 2007*. Bethesda, MD: National Institutes of Health, National Heart, Lung, and Blood Institute, 2007:NIH publication 08-4051.

molín y el nedocromil aún se consideran opciones de tratamiento para asma persistente leve en adultos y niños de cinco años o mayores (el cromolín solo para niños de 0 a 4 años de edad), aunque ambos se prefieren menos que los corticosteroides inhalados.

Agonistas β_2 de acción prolongada

El salmeterol y el formoterol son agonistas β_2 de acción prolongada aprobados en Estados Unidos para uso en niños; su efecto broncodilatador dura al menos 12 horas después de una dosis única. El inicio de acción del salmeterol, no el del

TABLA 30-4
CLASIFICACIÓN DE LA GRAVEDAD DEL ASMA E INICIO DEL TRATAMIENTO EN NIÑOS DE 0 A 4 AÑOS

Evaluación de la gravedad e inicio de la terapia en niños que no toman medicamento para el control a largo plazo

		Clasificación de la gravedad del asma (0 a 4 años de edad)			
				Persistente	
Componentes de la gravedad		Intermitente	Leve	Moderada	Grave
Deterioro	Síntomas	≤2 días/semana	>2 días/semana pero no diario	Diario	Todo el día
	Despertar nocturno	0	1 a 2 veces por mes	3 a 4 veces por mes	Más de una vez por semana
	Uso de agonista β_2 de acción corta para el control de los síntomas (no para prevención de EIB)	≤2 días/semana	>2 días/semana pero no diario	Diario	Varias veces al día
	Interferencia con la actividad normal	Ninguna	Limitación menor	Cierta limitación	Extremadamente limitada
Riesgo	Exacerbaciones que requieren corticosteroides sistémicos por vía oral	0 a 1/año	≥2 exacerbaciones en seis meses que requieren corticosteroides sistémicos por vía oral, o ≥4 episodios de sibilancias/año que duran >1 día y factores de riesgo para asma persistente		
		◄─── Se consideran la gravedad y el intervalo desde la última exacerbación. ───► La frecuencia y la gravedad pueden fluctuar con el tiempo. Pueden ocurrir exacerbaciones de cualquier gravedad en pacientes en cualquier categoría de gravedad.			
Paso recomendado para el inicio de la terapia (*véanse* los pasos del tratamiento en la **tabla 30-10**)		Paso 1	Paso 2	Paso 3 y se considera un periodo de tratamiento breve con corticosteroides sistémicos por vía oral	
		En 2 a 6 semanas, dependiendo de la gravedad, se evalúa el control del asma alcanzado. Si no se observa beneficio claro en 4 a 6 semanas, se considera ajustar la terapia o diagnósticos alternativos.			

NOTAS:
- El método por pasos tiene el propósito de ayudar a, no reemplazar, la toma de decisiones clínica que se requiere para satisfacer las necesidades individuales del paciente.
- La gravedad se determina tanto mediante el deterioro como el riesgo. El dominio de deterioro se evalúa por el recuerdo del paciente/cuidador de las 2 a 4 semanas previas. La evaluación de los síntomas durante periodos más prolongados debe reflejar una evaluación global, como preguntar si el asma del paciente está mejor o peor desde la última visita. La gravedad se asigna a la categoría más grave en la cual ocurre cualquier dato.
- En la actualidad, los datos son insuficientes para corresponder frecuencias de exacerbaciones con diferentes gravedades de asma. Para propósitos de tratamiento, los pacientes que tuvieron ≥2 exacerbaciones que requirieron corticosteroides sistémicos por vía oral en los últimos seis meses o ≥4 episodios de sibilancias en el último año y que tienen factores de riesgo para asma persistente, deben considerarse igual que los pacientes que tienen asma persistente, incluso en ausencia de deterioro congruente con asma persistente.

EIB, broncoespasmo inducido por ejercicio (*exercise-induced bronchospasm*).

La información que se presenta en la **tabla 30-4** se resumió directamente del National Asthma Education and Prevention Program. *Expert Panel Report 3: guidelines for the diagnosis and management of asthma, full report 2007*. Bethesda, MD: National Institutes of Health, National Heart, Lung, and Blood Institute, 2007:NIH publication 08-4051.

formoterol, es más lento que el del albuterol inhalado. Estos fármacos están indicados para la prevención de broncoespasmo inducido por ejercicio y la prevención a largo plazo de síntomas, en especial nocturnos, en combinación con terapia antiinflamatoria. En las pautas emitidas en 2007 por el NAEPP se establece que la combinación de un corticoesteroide inhalado en dosis bajas y un agonista β_2 de acción prolongada inhalado es equivalente en términos de resultados al corticoesteroide inhalado en dosis media en niños de cinco años o mayores y adultos. Para menores de cinco años que no están bien controlados con un corticoesteroide inhalado en dosis bajas, se prefiere incrementar la dosis del corticoesteroide en lugar de añadir un agonista β_2 de acción prolongada.

Teofilina
La teofilina es un fármaco que proporciona broncodilatación leve a moderada, y tiene también efectos antiinflamatorios leves. La teofilina de liberación sostenida se usa principalmente como una terapia adjunta en asma persistente moderada o grave, y es parcialmente eficaz para controlar síntomas de asma nocturnos. Se han demostrado efectos ahorradores de esteroides por vía oral de la teofilina de liberación sostenida en niños con asma persistente moderada a grave, y es una alternativa para medicamentos inhalados si factores como el costo, los efectos secundarios o la falta de apego a un régimen de medicación evitan el uso de fármacos inhalados. La terapia con teofilina causa efectos secundarios importantes y, por ende, en la actualidad se usa con poca frecuencia en niños.

TABLA 30-5

EVALUACIÓN DEL CONTROL DEL ASMA Y AJUSTE DE LA TERAPIA EN JÓVENES ≥12 AÑOS Y ADULTOS

Componentes del control		Clasificación del control de asma (≥12 años de edad)		
		Bien controlada	No bien controlada	Muy mal controlada
Deterioro	Síntomas	≤2 días/semana	>2 días/semana	Todo el día
	Despertar nocturno	≤2 veces por mes	1 a 3 veces por semana	≥4 veces por semana
	Interferencia con la actividad normal	Ninguna	Cierta limitación	Extremadamente limitada
	Uso de agonista β_2 de acción corta para el control de los síntomas (no para prevención de EIB)	≤2 días/semana	>2 días/semana	Varias veces al día
	FEV_1 o flujo máximo	>80% de lo predicho/mejor personal	60 a 80% de lo predicho/mejor personal	<60% de lo predicho/mejor personal
	Cuestionarios validados ATAQ	0	1 a 2	3 a 4
	ACQ	≤0.75[a]	≥1.5	N/A
	ACT	≥20	16 a 19	≤15
Riesgo	Exacerbaciones que requieren corticosteroides sistémicos por vía oral	0 a 1/año	≥2/año (*véase* la nota)	
		Se consideran la gravedad y el intervalo desde la última exacerbación.		
	Pérdida progresiva de la función pulmonar	La evaluación requiere cuidado de seguimiento a largo plazo		
	Efectos adversos relacionados con el tratamiento	Los efectos secundarios del medicamento quizá varíen en intensidad, desde ninguno hasta muy problemáticos y preocupantes. La intensidad no se correlaciona con magnitudes específicas de control, pero debe considerarse en la evaluación general del riesgo.		
Acción recomendada para tratamiento (*véanse* los pasos de tratamiento en la **tabla 30-8**)		■ Se mantiene el paso actual. ■ Seguimiento regular cada 1 a 6 meses para mantener el control ■ Se considera disminución del tratamiento si el asma está bien controlada durante al menos tres meses.	■ Se asciende un paso. ■ Se reevalúa en 2 a 6 semanas. ■ Para efectos secundarios, se consideran opciones de tratamiento alternativas.	■ Se considera un periodo breve de corticosteroides sistémicos orales. ■ Se asciende 1 a 2 pasos. ■ Se reevalúa en dos semanas. ■ Para efectos secundarios, se consideran opciones de tratamiento alternativas.

NOTAS:
- El método por pasos tiene el propósito de ayudar a, no reemplazar, la toma de decisiones clínica que se requiere para satisfacer las necesidades individuales del paciente.
- La magnitud de control se basa en la categoría de deterioro o riesgo más grave. El dominio de deterioro se evalúa por el recuerdo del paciente/cuidador de las 2 a 4 semanas previas, y mediante la espirometría o mediciones del flujo máximo. La evaluación de síntomas durante periodos más prolongados debe reflejar una evaluación global, como preguntar si el asma del paciente está mejor o peor desde la última visita.
- En la actualidad, los datos son insuficientes para corresponder frecuencias de exacerbaciones con diferentes magnitudes de control de asma. En general, las exacerbaciones más frecuentes e intensas (p. ej., que requieren cuidado urgente no programado, hospitalización o admisión a la ICU) indican peor control de la enfermedad. Para propósitos de tratamiento, los pacientes que tuvieron ≥2 exacerbaciones que requirieron corticosteroides sistémicos por vía oral en el año pasado deben considerarse igual que los pacientes que tienen asma no bien controlada, incluso en ausencia de deterioro congruente con asma no bien controlada.
- Cuestionarios validados para el dominio de deterioro (los cuestionarios no evalúan la función pulmonar ni el dominio de riesgo).
- ATAQ, cuestionario para evaluación de la terapia de asma (*Asthma Therapy Assessment Questionnaire*). (*Véase* la muestra en "Componente 1: mediciones de la evaluación y la vigilancia del asma").
- ACQ, cuestionario de control del asma (*Asthma Control Questionnaire*). (El paquete para el usuario está disponible en www.qoltech.co.uk o juniper@qoltech.co.uk.)
- ACT, prueba de control de asma (*Asthma Control Test*). (*Véase* la muestra en "Componente 1: mediciones de la evaluación y la vigilancia del asma"). Diferencia importante mínima: 1.0 para el ATAQ, 0.5 para el ACQ, no determinada para el ACT.
- Antes de ascenso de la terapia:
  —Se revisan el apego a los medicamentos, la técnica de uso del inhalador, el control ambiental y comorbilidad.
  —Si en un paso se usó una opción de tratamiento alternativa, se suspende y se usa el tratamiento preferido para ese paso.

[a] Los valores de ACQ de 0.76 a 1.4 son indeterminados respecto a asma bien controlada.

EIB, broncoespasmo inducido por ejercicio (*exercise-induced bronchospasm*); FEV_1, volumen espiratorio forzado en 1 segundo (*forced expiratory volume in 1 s*); ICU, unidad de cuidado intensivo (*intensive care unit*); N/A, no disponible/aplicable.

La información que se presenta en la **tabla 30-5** se resumió directamente del National Asthma Education and Prevention Program. *Expert Panel Report 3: guidelines for the diagnosis and management of asthma, full report 2007*. Bethesda, MD: National Institutes of Health, National Heart, Lung, and Blood Institute, 2007:NIH publication 08-4051.

TABLA 30-6

EVALUACIÓN DEL CONTROL DE ASMA Y AJUSTE DE LA TERAPIA EN NIÑOS DE 5 A 11 AÑOS

Componentes del control		Clasificación del control de asma (5 a 11 años)		
		Bien controlada	No bien controlada	Muy mal controlada
Deterioro	Síntomas	≤2 días/semana pero no más de una vez en cada día	>2 días/semana o múltiples veces ≤2 días/semana	Todo el día
	Despertar nocturno	≤1 vez por mes	≥2 veces por mes	≥2 veces por semana
	Interferencia con la actividad normal	Ninguna	Cierta limitación	Extremadamente limitada
	Uso de agonista β_2 de acción corta para el control de los síntomas (no para prevención de EIB)	≤2 días/semana	>2 días/semana	Varias veces por día
	Función pulmonar ■ FEV_1 o flujo máximo ■ FEV_1/FVC	>80% de lo predicho/mejor personal >80%	60 a 80% de lo predicho/mejor personal 75 a 80%	<60% de lo predicho/mejor personal <75%
Riesgo	Exacerbaciones que requieren corticosteroides sistémicos por vía oral	0 a 1/año	≥2/año (*véase* la nota)	
		Se consideran la gravedad y el intervalo desde la última exacerbación.		
	Reducción del crecimiento pulmonar	La evaluación requiere seguimiento a largo plazo.		
	Efectos adversos relacionados con el tratamiento	Los efectos secundarios del medicamento varían en intensidad desde ninguno hasta muy problemáticos y preocupantes. La intensidad no se correlaciona con magnitudes específicas de control, pero debe considerarse en la evaluación general del riesgo.		
Acción recomendada para tratamiento (*véanse* los pasos del tratamiento en la **tabla 30-9**)		■ Se mantiene el paso actual. ■ Seguimiento regular cada 1 a 6 meses. ■ Se considera descender el tratamiento si hay buen control durante al menos tres meses.	■ Se asciende al menos un paso. ■ Se reevalúa en 2 a 6 semanas. ■ Para efectos secundarios, se consideran opciones de tratamiento alternativas.	■ Se considera un periodo breve de tratamiento con corticosteroides sistémicos. ■ Se ascienden 1 a 2 pasos, y se reevalúa en dos semanas. ■ Para efectos secundarios, se consideran opciones de tratamiento alternativas.

NOTAS:
■ El método por pasos tiene el propósito de ayudar a, no reemplazar, la toma de decisiones clínica que se requiere para satisfacer las necesidades individuales del paciente.
■ La magnitud de control se basa en la categoría de deterioro o riesgo más grave. El dominio de deterioro se evalúa por el recuerdo del paciente/cuidador de las 2 a 4 semanas previas, y mediante la espirometría o mediciones del flujo máximo. La evaluación de síntomas durante periodos más prolongados debe reflejar una evaluación global, como preguntar si el asma del paciente está mejor o peor desde la última visita.
■ En la actualidad, los datos son insuficientes para corresponder frecuencias de exacerbaciones con diferentes magnitudes de control de asma. En general, las exacerbaciones más frecuentes e intensas (p. ej., que requieren cuidado urgente no programado, hospitalización, o admisión a la ICU) indican peor control de la enfermedad. Para propósitos de tratamiento, los pacientes que tuvieron ≥2 exacerbaciones que requirieron corticosteroides sistémicos por vía oral en el año pasado deben considerarse igual que los pacientes que tienen asma persistente, incluso en ausencia de deterioro congruente con asma persistente.
■ Antes de ascenso de la terapia:
—Se revisan el apego a los medicamentos, la técnica de uso del inhalador, el control ambiental y comorbilidad.
—Si en un paso se usó una opción de tratamiento alternativa, se suspende y se usa el tratamiento preferido para ese paso.

EIB, broncoespasmo inducido por ejercicio (*exercise-induced bronchospasm*); FEV_1, volumen espiratorio forzado en 1 segundo (*forced expiratory volume in 1 s*); FVC, capacidad vital forzada (*forced vital capacity*); ICU, unidad de cuidado intensivo (*intensive care unit*).

La información que se presenta en la **tabla 30-6** se resumió directamente del National Asthma Education and Prevention Program. *Expert Panel Report 3: guidelines for the diagnosis and management of asthma, full report 2007.* Bethesda, MD: National Institutes of Health, National Heart, Lung, and Blood Institute, 2007:NIH publication 08-4051.

Modificadores de los leucotrienos

Los modificadores de los leucotrienos son medicamentos relativamente nuevos para el tratamiento de asma y tienen la capacidad de dirigirse a los leucotrienos, un componente específico del proceso inflamatorio en el asma. En Estados Unidos se dispone de tres modificadores de los leucotrienos (zafirlukast, zileutón y montelukast), pero solo 1, el montelukast, está aprobado para uso en niños de muy corta edad.

El zafirlukast y el montelukast son antagonistas del receptor de leucotrieno, y el zileutón inhibe la enzima 5-clip oxigenasa para disminuir la síntesis de leucotrienos. Los modificadores de los leucotrienos protegen contra broncoespasmo inducido por ejercicio y, en el asma crónica, disminuyen los signos y síntomas, aunque sus efectos clínicos en general son moderados. Se toman por vía oral y constituyen una alternativa —aunque menos preferida— para los corticoes-

TABLA 30-7

EVALUACIÓN DEL CONTROL DEL ASMA Y AJUSTE DE LA TERAPIA EN NIÑOS DE 0 A 4 AÑOS

Componentes del control		Clasificación del control de asma (0 a 4 años de edad)		
		Bien controlada	No bien controlada	Muy mal controlada
Deterioro	Síntomas	≤2 días/semana	>2 días/semana	Todo el día
	Despertar nocturno	≤Una vez por mes	>1 vez por mes	Más de una vez por semana
	Interferencia con la actividad normal	Ninguna	Cierta limitación	Extremadamente limitada
	Uso de agonista β₂ de acción corta para el control de los síntomas (no para prevención de EIB)	≤2 días/semana	>2 días/semana	Varias veces por día
Riesgo	Exacerbaciones que requieren corticosteroides sistémicos por vía oral	0 a 1/año	2 a 3/año	>3/año
	Efectos adversos relacionados con el tratamiento	Los efectos secundarios del medicamento varían en intensidad desde ninguno hasta muy problemáticos y preocupantes. La intensidad no se correlaciona con magnitudes específicas de control, pero debe considerarse en la evaluación general del riesgo.		
Acción recomendada para el tratamiento (*véanse* los pasos del tratamiento en la **tabla 30-10**)		■ Se mantiene el tratamiento actual. ■ Seguimiento regular cada 1 a 6 meses. ■ Se considera disminuir el tratamiento si hay buen control durante al menos tres meses.	■ Ascenso (un paso). ■ Se reevalúa en 2 a 6 semanas. ■ Si no hay beneficio claro en 4 a 6 semanas, se consideran diagnósticos alternativos o ajuste de la terapia. ■ Para efectos secundarios, se consideran opciones de tratamiento alternativas.	■ Se considera un periodo breve de corticosteroides sistémicos orales. Ascenso (1 a 2 pasos). ■ Se reevalúa en dos semanas. ■ Si no hay beneficio claro en 4 a 6 semanas, se consideran diagnósticos alternativos o ajuste de la terapia. ■ Para efectos secundarios, se consideran opciones de tratamiento alternativas.

NOTAS:
- El método por pasos tiene el propósito de ayudar a, no reemplazar, la toma de decisiones clínica que se requiere para satisfacer las necesidades individuales del paciente.
- La magnitud de control se basa en la categoría de deterioro o riesgo más grave. El dominio de deterioro se evalúa por el recuerdo del paciente/cuidador de las 2 a 4 semanas previas. La evaluación de síntomas durante periodos más prolongados debe reflejar una evaluación global, como preguntar si el asma del paciente está mejor o peor desde la última visita.
- En la actualidad, los datos son insuficientes para corresponder frecuencias de exacerbaciones con diferentes magnitudes de control de asma. En general, las exacerbaciones más frecuentes e intensas (p. ej., que requieren cuidado urgente no programado, hospitalización, o admisión a la ICU) indican peor control de la enfermedad. Para propósitos de tratamiento, los pacientes que tuvieron ≥2 exacerbaciones que requirieron corticosteroides sistémicos por vía oral en el año pasado deben considerarse igual que los pacientes que tienen asma no bien controlada, incluso en ausencia de deterioro congruente con asma no bien controlada.
- Antes de ascenso de la terapia:
  —Se revisan el apego a los medicamentos, la técnica de uso del inhalador y el control ambiental.
  —Si en un paso se usó una opción de tratamiento alternativa, se suspende y se usa el tratamiento preferido para ese paso.

EIB, broncospasmo inducido por ejercicio (*exercise-induced bronchospasm*); ICU, unidad de cuidado intensivo (*intensive care unit*).

La información que se presenta en la **tabla 30-7** se resumió directamente del National Asthma Education and Prevention Program. *Expert Panel Report 3: guidelines for the diagnosis and management of asthma, full report 2007*. Bethesda, MD: National Institutes of Health, National Heart, Lung, and Blood Institute, 2007:NIH publication 08-4051.

teroides inhalados en dosis bajas en niños con asma persistente leve.

Terapia antiinmunoglobulina E

El omalizumab, la primera terapia antiinmunoglobulina E (IgE) selectiva, es un anticuerpo monoclonal humanizado murino recombinante dirigido contra la IgE humana. En un estudio multicéntrico en niños mayores de 6 años bien controlados con corticosteroides inhalados, se mostró que el tratamiento con omalizumab permitió reducciones importantes de las dosis de corticoesteroide inhalado, sin empeoramiento del asma. El omalizumab se administra mediante inyección subcutánea cada 2 a 4 semanas. En la actualidad está indicado para adultos y niños de 12 años o mayores con asma moderada a grave que se controla de manera insuficiente con corticosteroides inhalados, y tienen también evidencia de sensibilidad alérgica específica mediante resultados positivos para pruebas cutáneas o sanguíneas.

Control ambiental

Para el manejo exitoso del asma a largo plazo, es crucial identificar y reducir la exposición a factores ambientales que se sabe precipitan síntomas o los exacerban. La exposición a

TABLA 30-8

MÉTODO POR PASOS PARA EL MANEJO DEL ASMA EN JÓVENES ≥12 AÑOS Y ADULTOS

Asma intermitente	Asma persistente: medicación a diario
	Se consulta con un especialista en asma si se requiere cuidado paso 4 o más alto. Se considera consulta en el paso 3.

Paso 1
Preferido:
SABA PRN

Paso 2
Preferido:
ICS en dosis baja
Alternativo:
Cromolín, LTRA, nedocromil o teofilina

Paso 3
Preferido:
ICS en dosis baja + LABA
O
ICS en dosis media
Alternativo:
ICS en dosis baja + LTRA, teofilina o zileutón

Paso 4
Preferido:
ICS en dosis media + LABA
Alternativo:
ICS en dosis media + LTRA, teofilina o zileutón

Paso 5
Preferido:
ICS en dosis alta + LABA
Y
Se considera omalizumab para pacientes que tienen alergias

Paso 6
Preferido:
ICS en dosis alta + LABA + corticoesteroide por vía oral
Y
Se considera omalizumab para pacientes que tienen alergias

Ascenso si es necesario

(primero, se verifican el apego a las indicaciones, el control ambiental y comorbilidad)

Se evalúa el control

Descenso del tratamiento si es posible (y el asma está controlada al menos tres meses)

Cada paso: educación del paciente, control ambiental y manejo de comorbilidades

Pasos 2 a 4: se considera inmunoterapia con alérgeno por vía subcutánea para pacientes que tienen asma alérgica (*véanse* las notas).

Medicamento para alivio rápido para todos los pacientes
- SABA según sea necesario para aliviar síntomas. La intensidad del tratamiento depende de la gravedad de los síntomas: hasta tres tratamientos a intervalos de 20 minutos según sea necesario. Quizá se requiera un periodo breve de corticoesteroides sistémicos orales.
- El uso de SABA >2 días a la semana para alivio de los síntomas (no para prevención de EIB) por lo general indica control inadecuado y la necesidad de aumento del tratamiento.

NOTAS:
- Se usa orden alfabético cuando se lista más de una opción de tratamiento dentro de la terapia preferida o alternativa.
- El método por pasos tiene el propósito de ayudar a, no reemplazar, la toma de decisiones clínica requerida para satisfacer las necesidades individuales del paciente.
- Si se usa tratamiento alternativo y la respuesta es inadecuada, se suspende, y se usa el tratamiento preferido antes de ascender el tratamiento.
- El zileutón es una alternativa menos deseable debido a estudios limitados como terapia adjunta, y la necesidad de vigilar la función del hígado. La teofilina requiere vigilancia de la concentración sérica.
- En el paso 6, antes de que se introduzcan corticosteroides sistémicos por vía oral, cabe considerar un periodo de tratamiento con ICS en dosis alta + LABA + LTRA, teofilina o zileutón, aunque no se han efectuado estudios clínicos sobre este método.
- Las terapias preferidas en los pasos 1, 2 y 3 se basan en evidencia A; la terapia alternativa en el paso 3 se basa en evidencia A para LTRA, evidencia B para teofilina y evidencia D para zileutón. La terapia preferida en el paso 4 se basa en evidencia B, y la terapia alternativa se basa en evidencia B para LTRA y teofilina, y evidencia D para zileutón. La terapia preferida en el paso 5 se basa en evidencia B. La terapia preferida en el paso 6 se basa en (EPR-2 1997) y evidencia B para el omalizumab.
- La inmunoterapia para los pasos 2 a 4 se basa en evidencia B para ácaros del polvo casero, caspa de animales y pólenes; la evidencia es débil o nula para mohos y cucarachas. La evidencia es más fuerte para inmunoterapia con alérgenos únicos. El rol de la alergia en el asma es mayor en niños que en adultos.
- Los médicos que administran inmunoterapia u omalizumab deben estar preparados y equipados para identificar y tratar anafilaxia.

EIB, broncoespasmo inducido por ejercicio (*exercise-induced bronchospasm*); ICS, corticoesteroide inhalado (*inhaled corticosteroid*); LABA, agonista β_2 inhalado de acción prolongada (*long-acting inhaled beta$_2$-agonist*); LTRA, antagonista del receptor de leucotrieno (*leukotriene receptor antagonist*); SABA, agonista β_2 de acción corta (*short-acting beta$_2$-agonist*) inhalado.

La información que se presenta en la **tabla 30-8** se resumió directamente del National Asthma Education and Prevention Program. *Expert Panel Report 3: guidelines for the Diagnosis and Management of Asthma, full report 2007.* Bethesda, MD: National Institutes of Health, National Heart, Lung, and Blood Institute, 2007:NIH publication 08-4051.

TABLA 30-9

MÉTODO POR PASOS PARA EL MANEJO DEL ASMA EN NIÑOS DE 5 A 11 AÑOS

Asma intermitente	Asma persistente: medicación diaria Se consulta con un especialista en asma si se requiere paso 4 o más alto. Se considera consulta en el paso 3.

Paso 1
Preferido:
SABA PRN

Paso 2
Preferido:
ICS en dosis baja
Alternativo:
Cromolín, LTRA, nedocromil o teofilina

Paso 3
Preferido:
SEA:
ICS en dosis baja + LABA, LTRA o teofilina
O
ICS en dosis media

Paso 4
Preferido:
ICS en dosis media + LABA
Alternativo:
ICS en dosis media + sea LTRA o teofilina

Paso 5
Preferido:
CS en dosis alta + LABA
Alternativo:
ICS en dosis alta + LTRA o teofilina

Paso 6
Preferido:
ICS en dosis alta + LABA + corticoesteroide oral
Alternativo:
ICS en dosis alta + LTRA o teofilina + corticoesteroide sistémico por vía oral

Ascenso si es necesario

(primero se verifican el apego, la técnica de uso del inhalador, el control ambiental y comorbilidad)

Se evalúa el control

Descenso del tratamiento si es posible (y el asma está bien controlada al menos tres meses)

Cada paso: educación del paciente, control ambiental y manejo de comorbilidades.

Pasos 2 a 4: se considera inmunoterapia con alérgeno por vía subcutánea para pacientes que tienen asma alérgica (*véanse* las notas).

Medicamento para alivio rápido para todos los pacientes
- SABA según sea necesario para alivio de los síntomas. La intensidad del tratamiento depende de la gravedad de los síntomas: hasta tres tratamientos a intervalos de 20 minutos según sea necesario. Quizá se requiera un periodo breve de corticoesteroides sistémicos orales.
- Precaución: el incremento del uso de SABA, o el uso >2 días a la semana para alivio de los síntomas (no para prevención de EIB) por lo general indica control inadecuado, y la necesidad de ascender el tratamiento.

NOTAS:
- Se usa orden alfabético cuando se lista más de una opción de tratamiento dentro de la terapia preferida o alternativa.
- El método por pasos tiene el propósito de ayudar a, no reemplazar, la toma de decisiones clínica requerida para satisfacer las necesidades individuales del paciente.
- Si se usa tratamiento alternativo y la respuesta es inadecuada, se suspende y se usa el tratamiento preferido antes de ascender el tratamiento.
- La teofilina es una alternativa menos deseable debido a la necesidad de vigilar la concentración sérica.
- Los medicamentos paso 1 y paso 2 se basan en evidencia A. El ICS + terapia adjunta e ICS paso 3 se basan en evidencia B para eficacia de cada tratamiento y extrapolación desde estudios de comparación en niños de mayor edad y adultos; no se dispone de estudios de comparación para este grupo de edad; los pasos 4 a 6 se basan en la opinión de expertos y en la extrapolación desde estudios en niños de mayor edad y adultos.
- La inmunoterapia para los pasos 2 a 4 se basa en evidencia B para ácaros del polvo casero, caspa de animales y pólenes; la evidencia es débil o nula para mohos y cucarachas. La evidencia es más fuerte para inmunoterapia con alérgenos únicos. El rol de la alergia en el asma es mayor en niños que en adultos. Los médicos que administran inmunoterapia deben estar preparados y equipados para identificar y tratar anafilaxia.

ICS, corticoesteroide inhalado (*inhaled corticosteroid*); LABA, agonista β₂ inhalado de acción prolongada (*long-acting inhaled beta₂-agonist*); LTRA, antagonista del receptor de leucotrieno (*leukotriene receptor antagonist*); SABA, agonista β₂ de acción corta (*short-acting beta₂-agonist*) inhalado.

La información que se presenta en la **tabla 30-9** se resumió directamente del National Asthma Education and Prevention Program. *Expert Panel Report 3: guidelines for the Diagnosis and Management of Asthma*. Bethesda, MD: National Institutes of Health, National Heart, Lung, and Blood Institute, 2007:NIH publication 08-4051.

---

alérgenos inhalados a los cuales un niño es sensible, o a irritantes transportados por el aire, aumenta la inflamación de las vías respiratorias y los síntomas, mientras que la reducción importante de tales exposiciones disminuye la inflamación, los síntomas y la necesidad de medicación. La **tabla 30-11** resume las recomendaciones para controlar factores ambientales que exacerban el asma.

Educación sobre asma

La educación de los niños asmáticos y su familia acerca de los aspectos de la enfermedad es un componente importante del manejo general. El NAEPP propone las medidas que siguen dirigidas hacia el logro de este objetivo:

TABLA 30-10
MÉTODO POR PASOS PARA EL MANEJO DEL ASMA EN NIÑOS DE 0 A 4 AÑOS

Asma intermitente	Asma persistente: medicación diaria
	Se consulta con un especialista en asma si se requiere cuidado paso 3 o más alto. Se considera consulta en el paso 2.

Paso 1
Preferido:
SABA PRN

Paso 2
Preferido:
ICS en dosis baja
Alternativo:
cromolín o montelukast

Paso 3
Preferido:
ICS en dosis media

Paso 4
Preferido:
ICS en dosis media + LABA o montelukast

Paso 5
Preferido:
ICS en dosis alta + LABA o montelukast

Paso 6
Preferido:
ICS en dosis alta + LABA o montelukast
Corticoesteroides sistémicos por vía oral

Ascenso si es necesario

(primero se verifican el apego, la técnica de uso del inhalador y el control ambiental)

Se evalúa el control

Descenso si es posible (y el asma está bien controlada al menos tres meses)

Educación del paciente y control ambiental de cada paso

Medicamento para alivio rápido para todos los pacientes
- SABA según sea necesario para aliviar síntomas. La intensidad del tratamiento depende de la gravedad de los síntomas.
- Cuando hay infección respiratoria viral, SABA cada 4 a 6 horas hasta durante 24 horas (más tiempo con consulta médica). Se considera un periodo de tratamiento breve con corticoesteroides sistémicos por vía oral si la exacerbación es grave o el paciente tiene antecedente de exacerbaciones graves previas.
- Precaución: el uso frecuente de SABA quizá indique la necesidad de ascender el tratamiento. *Véanse* en el texto las recomendaciones para el inicio de terapia diaria para control a largo plazo.

NOTAS:
- Se usa orden alfabético cuando se lista más de una opción de tratamiento dentro de la terapia preferida o alternativa.
- El método por pasos tiene el propósito de ayudar a, no reemplazar, la toma de decisiones clínica requerida para satisfacer las necesidades individuales del paciente.
- Si se usa tratamiento alternativo y la respuesta es inadecuada, se suspende, y se usa el tratamiento preferido antes de ascender el tratamiento.
- Si no se observa beneficio claro en el transcurso de 4 a 6 semanas, y la técnica de medicación y el apego a las indicaciones del paciente/ la familia son satisfactorios, se considera ajuste de la terapia o un diagnóstico alternativo.
- Los estudios en niños de 0 a 4 años de edad son limitados. La terapia paso 2 preferida se basa en evidencia A. Todas las otras recomendaciones se basan en la opinión de expertos y en la extrapolación a partir de estudios en niños de mayor edad.

ICS, corticoesteroide inhalado (*inhaled corticosteroid*); LABA, agonista β₂ inhalado de acción prolongada (*long-acting inhaled beta₂-agonist*); SABA, agonista β₂ de acción corta (*short-acting beta₂-agonist*) inhalado.

La información que se presenta en la **tabla 30-10** se resumió directamente del National Asthma Education and Prevention Program. *Expert Panel Report 3: guidelines for the Diagnosis and Management of Asthma.* Bethesda, MD: National Institutes of Health, National Heart, Lung, and Blood Institute, 2007:NIH publication 08-4051.

- Iniciar la educación del paciente en el momento del diagnóstico, e integrar información adicional en cada paso del cuidado de asma.
- Involucrar a todos los miembros del equipo de cuidado de la salud en la educación de los pacientes y las familias.
- Enseñar y reforzar en cada oportunidad disponible hechos básicos acerca del asma y el papel de la medicación. Los pacientes también deben recibir instrucción sobre el uso de inhaladores y espaciadores (cámaras de retención o de inhalación), en autovigilancia, medicación de rescate y métodos de control ambiental.

- Proporcionar a todos los pacientes un plan diario por escrito para el automanejo, y un plan de acción para afrontar exacerbaciones.

PRONÓSTICO

El pronóstico para niños de corta edad con asma en general es bastante bueno. Alrededor de 20% de los lactantes que tienen sibilancias asociadas con infecciones virales durante el primer año de vida ya no presentan sibilancias hacia los tres

TABLA 30-11

RESUMEN DE LAS MEDIDAS DE CONTROL PARA FACTORES AMBIENTALES QUE LLEGAN A EMPEORAR EL ASMA

Alérgenos: se reduce o elimina la exposición al alérgeno al cual el paciente es sensible, entre ellos:

■ Caspa de animales: se elimina el animal del hogar o, como mínimo, se mantiene al animal fuera de la recámara del paciente y se usa un filtro para sellar o cubrir los conductos de aire que vayan a la recámara.
■ Ácaros del polvo casero:
  ■ Esencial: colocar funda impermeable para alérgeno en el colchón; colocar funda impermeable para alérgeno en la almohada, o lavarla semanalmente; lavar cada semana las sábanas y las frazadas de la cama del paciente en agua caliente (temperatura del agua ≥54.44 °C si es necesario para matar ácaros). Deseable: reducir la humedad en interiores <50%; quitar alfombras de la recámara; evitar dormir o acostarse en muebles tapizados; quitar alfombras que estén sobre concreto.
■ Cucarachas: usar cebo envenenado o trampas para control. No dejar alimento o basura expuesto.
■ Polen (de árboles, césped o malezas) y mohos de exteriores: para evitar exposiciones, los adultos deben permanecer en interiores con las ventanas cerradas durante la temporada en que tienen problemas con los alérgenos de exteriores, en especial por la tarde.
■ Mohos de interiores: reparar todas las fugas, y eliminar las fuentes de agua asociadas con el crecimiento de moho; limpiar las superficies mohosas. Considerar reducir la humedad de interiores <50%.

Humo de tabaco: recomendar a los pacientes y a otros en el hogar que fuman, que dejen de fumar o que fumen fuera del hogar. Se comentan maneras de reducir la exposición a otras fuentes de humo de tabaco, como proveedores de cuidado diurno, y compañeros de trabajo que fuman. *Contaminantes e irritantes de interiores/exteriores*: se comentan maneras de reducir las exposiciones a lo que sigue:

■ Hornos o chimeneas en los cuales se quema madera.
■ Estufas o calentadores no ventilados.
■ Otros irritantes (p. ej., perfumes, agentes limpiadores, aerosoles).

Con información de National Asthma Education and Prevention Program, National Institutes of Health. *NAEPP guidelines for the management and diagnosis of asthma.* Bethesda, MD: National Institutes of Health, 2002:NIH Pub. No. 02-5075.

años de edad. Aproximadamente 50% de los niños asmáticos está libre de síntomas 10 a 20 años más tarde, pero es común la recurrencia durante la adultez. La tasa de remisión para niños en quienes aparece asma leve entre los dos años de edad y la pubertad es de alrededor de 50%; en solo 5% aparece enfermedad grave. Menos de 20% de los niños con sibilancias persistentes durante la niñez queda por completo libre de sibilancias y, por ende, las sibilancias persistentes durante la niñez son un signo de pronóstico desfavorable.

La hiperreactividad de las vías respiratorias en ocasiones persiste por tiempo indefinido en pacientes previamente asmáticos pese a ausencia completa de signos y síntomas clínicos de asma. Se ha demostrado en estudios reactividad anormal en algunos de estos pacientes hasta durante 20 años después de que sus síntomas se han resuelto por completo.

EJERCICIOS DE REVISIÓN

PREGUNTAS

Caso 1

Una niña de un año de edad con sibilancias recurrentes es remitida a su consultorio para evaluación. Requirió albuterol inhalado 3 a 4 veces a la semana durante los últimos tres meses para tratar sus síntomas. El interrogatorio ambiental revela que hay dos perros en el hogar y que ambos padres fuman.

1. ¿Cuál afirmación respecto a los factores ambientales en el hogar de la paciente es *verdadera*?
  a) La colocación de un filtro de aire de alta calidad en su recámara disminuirá significativamente su exposición a ácaros del polvo.
  b) La paciente tiene probabilidad de experimentar exacerbaciones más frecuentes de sibilancias durante el próximo año a menos que se elimine a los perros del hogar.
  c) La exposición pasiva continua a humo de cigarrillos aumentará su riesgo de tener asma en etapas más avanzadas de la niñez.
  d) Es probable que la colocación de fundas impermeables a alérgeno en su colchón y almohada provoque sibilancias menos frecuentes, en particular por la noche.

Respuesta

La respuesta es c). La exposición pasiva a humo de tabaco es un factor de riesgo para la aparición de asma en niños. Es poco común que los menores de dos años sean sensibles a alérgenos inhalados, como ácaros del polvo, caspa de animales y moho, aunque la exposición intensa a algunos de ellos en etapas tempranas de la vida es un factor de riesgo para la aparición de asma más tarde. No se ha comprobado que los filtros de aire reduzcan significativamente la concentración de ácaros del polvo en recámaras. Sin embargo, la colocación de fundas impermeables en colchones y almohadas, y la eliminación de alfombras de recámaras son medidas eficaces para reducir la exposición a ácaros del polvo.

2. La terapia preferida para el manejo y control a largo plazo de las sibilancias de la paciente es:
  a) Albuterol inhalado administrado 3 a 4 veces al día.
  b) Teofilina de liberación sostenida.
  c) Agonista β_2 de acción prolongada administrado cada 12 horas.
  d) Corticoesteroide inhalado en dosis bajas administrado mediante nebulización.

Respuesta

La respuesta es d). La frecuencia de síntomas en esta niña es congruente con asma persistente leve. El medicamento más apropiado para control a largo plazo es un antiinflamatorio. Un corticoesteroide inhalado en dosis bajas es la terapia preferida para esta magnitud de gravedad en niños de todas las edades.

3. La terapia alternativa para el manejo a largo plazo y el control de las sibilancias es:
- **a)** Cromolín.
- **b)** Teofilina.
- **c)** Montelukast.
- **d)** a y c.

Respuesta

La respuesta es d). Tanto el cromolín como el montelukast son alternativas para los corticosteroides inhalados en dosis bajas para el tratamiento de asma persistente leve en niños de 0 a 4 años de edad.

Caso 2

Usted evalúa a una niña de nueve años por tos y sibilancias que responden al albuterol inhalado. La paciente por lo general tiene síntomas 4 a 5 veces a la semana, y se despierta por la noche debido a tos 2 a 3 veces al mes.

4. La gravedad de asma que coincide *mejor* con los síntomas de la paciente es:
- **a)** Persistente moderada.
- **b)** Intermitente leve.
- **c)** Persistente grave.
- **d)** Persistente leve.

Respuesta

La respuesta es d). Los pacientes con asma persistente leve regularmente tienen síntomas más de dos veces a la semana, pero menos de una vez al día. Los síntomas nocturnos llegan a ocurrir más de dos veces al mes, pero no más de una vez a la semana.

5. ¿Cuál tratamiento *no* debe usarse como monoterapia para el control a largo plazo de los síntomas de la paciente?
- **a)** Agonista β_2 de acción prolongada.
- **b)** Dosis baja de un corticoesteroide inhalado.
- **c)** Teofilina de liberación sostenida.
- **d)** Modificador de leucotrienos.

Respuesta

La respuesta es a). Todos son medicamentos eficaces para el control a largo plazo, pero los agonistas β_2 de acción prolongada siempre deben usarse combinados con un antiinflamatorio para el asma, no como monoterapia.

Caso 3

La madre de uno de los pacientes asmáticos que atiende está embarazada, y le preocupa que su segundo hijo también tenga asma.

6. ¿Cuál factor *no* aumenta el riesgo de que su siguiente hijo tenga asma?
- **a)** La madre tiene un antecedente de asma.
- **b)** La madre es fumadora.
- **c)** La madre tiene más de 35 años de edad.
- **d)** La madre sabe que su segundo hijo será varón.

Respuesta

La respuesta es c). Una edad materna menor de 20 años en el momento del nacimiento es un factor de riesgo para la aparición de asma. El sexo masculino, el tabaquismo materno y el antecedente de asma en los padres también son factores de riesgo para la aparición de asma durante la niñez.

Caso 4

Usted evalúa a un varón de 12 años que tiene un antecedente prolongado de asma persistente moderada. Durante el año pasado empeoró y la enfermedad está mal controlada pese a que toma una dosis media de corticoesteroide inhalado y un antagonista de los leucotrienos. Recientemente se le practicó una prueba cutánea de alergia, y resultó negativa para un panel de alérgenos inhalados comunes. La madre del paciente manifiesta que el niño se ha apegado a su régimen de medicación, y pide su opinión acerca de iniciar tratamiento con omalizumab (terapia anti-IgE).

7. Usted le explica que el niño no es idóneo para ese tratamiento porque:
- **a)** Todavía no se han probado corticosteroides inhalados en dosis altas.
- **b)** Las pruebas cutáneas de alergia recientes resultaron negativas.
- **c)** El niño aún no tiene suficiente edad para tratamiento con omalizumab.
- **d)** Ninguna de las anteriores.

Respuesta

La respuesta es b). El omalizumab está indicado para adultos y niños de 12 años o más que tienen asma moderada a grave mal controlada con esteroides inhalados, y que tienen también evidencia de sensibilidad alérgica específica mediante resultados positivos en pruebas cutáneas o sanguíneas.

8. ¿Qué debe hacerse antes de aumentar la terapia?
- **a)** Revisar el apego a los medicamentos prescritos.
- **b)** Revisar la técnica de uso del inhalador.
- **c)** Revisar medidas de control ambientales.
- **d)** Todas las anteriores.

Respuesta

La respuesta es d). Antes de un aumento de la terapia deben implementarse todas las opciones anteriores, así como una revisión respecto a la presencia de comorbilidad.

Caso 5

El padre de uno de sus pacientes está preocupado respecto a que su hijo de nueve años ha tenido tos durante ocho semanas. Ni el padre ni el niño han notado otros síntomas y la exploración física del niño resulta normal.

9. El diagnóstico más probable es:
- **a)** Reflujo gastroesofágico.
- **b)** Asma.
- **c)** Disfunción de cuerda vocal.
- **d)** Fibrosis quística.

Respuesta

La respuesta es b). El asma es la causa más común de tos en niños de más de 9 años de edad.

10. Usted atiende al niño para seguimiento seis semanas después de que se le prescribe un corticoesteroide inhalado en dosis bajas. El padre dice que la tos del niño se ha resuelto, excepto mientras juega fútbol soccer. ¿Cuál medicamento es *menos* probable que sea útil para evitar la tos cuando se administra antes de jugar fútbol soccer?

a) Cromolín.
b) Nedocromil.
c) Corticoesteroide inhalado en dosis altas.
d) Montelukast.

Respuesta

La respuesta es c). El cromolín, nedocromil y montelukast son eficaces para prevenir broncoespasmo inducido por ejercicio. Los corticosteroides inhalados son una terapia a largo plazo eficaz para asma persistente, pero no están indicados para el tratamiento de asma inducida por ejercicio.

LECTURAS RECOMENDADAS

Asthma Attack Prevalence Percents among those with Current Asthma by Age, United States: National Health Interview Survey, 2012. http://www.cdc.gov/nchs/data/nshr/nhsr032.pdf

Barnett SB, Nurmagambetov TA. Costs of asthma in the United States: 2002–2007. *J Allergy Clin Immunol* 2011;127:145.

Castro-Rodriguez JA, Rodrigo GJ. The role of inhaled corticosteroids and montelukast in children with mild-moderate asthma: results of a systematic review with meta-analysis. *Arch Dis Child* 2010;95:365–370.

Childhood Asthma Management Program Research Group. Long-term effects of budesonide or nedocromil in children with asthma. *N Engl J Med* 2000;343:1054–1063.

Covar RA, Strunk R, Zeiger RS, et al. Predictors of remitting, periodic, and persistent childhood asthma. *J Allergy Clin Immunol* 2010;125:359–366.

Lemanske RF Jr, Mauger DT, Sorkness CA, et al. Step-up therapy for children with uncontrolled asthma receiving inhaled corticosteroids. *N Engl J Med* 2010;362:975–985.

Martinez FD, Wright AL, Taussig LM, et al. Asthma and wheezing in the first six years of life. *N Engl J Med* 1995;332:133–138.

National Asthma Education and Prevention Program (NAEEP). *Expert Panel Report 3: guidelines for the diagnosis and management of asthma, full report 2007.* Bethesda, MD: National Heart, Lung, and Blood Institute, 2007. NIH Publication 07-4051.

Sears MR, Greene JM, Willan AR, et al. A longitudinal, population-based, cohort study of childhood asthma followed to adulthood. *N Engl J Med* 2003;349:1414–1422.

SIMULACIÓN DEL EXAMEN DE CERTIFICACIÓN: Enfermedades de las vías respiratorias y pulmonares

Samiya Razvi

PREGUNTAS

1. Un lactante nace a las 32 semanas de gestación mediante cesárea, de una madre primigesta de 19 años que no tuvo cuidado prenatal, y cuyo estado en cuanto a estreptococos del grupo B (GBS, *group B Streptococcus*) se desconoce. El lactante pesa 1 100 g al nacer; las puntuaciones Apgar son de 6 y 9 a los 1 y 5 minutos. Se instituye presión positiva continua en las vías respiratorias (CPAP, *continuous positive airway pressure*) con oxígeno suplementario (Fio₂ [fracción inspirada de oxígeno] = 0.5).

A las 12 horas de edad se nota que el lactante tiene retracciones aumentadas, quejidos (gruñidos) y cianosis leve. La frecuencia cardiaca (HR, *heart rate*) es de 170 por minuto, los pulsos se palpan bien, la frecuencia respiratoria (RR, *respiratory rate*) es de 54 por minuto, y la presión arterial de 70/40. Los ruidos respiratorios están disminuidos a la auscultación, pero se escuchan por igual en ambos campos pulmonares. No se auscultan soplos en el examen cardiaco.

Una radiografía de tórax (CXR, *chest radiograph*) obtenida con equipo portátil muestra opacidades en vidrio esmerilado y broncogramas aéreos con opacidad difusa de ambos campos pulmonares. El diagnóstico más probable es:

   a) Taquipnea transitoria del recién nacido.
   b) Síndrome de aspiración de meconio (MAS, *meconium aspiration syndrome*).
   c) Neumonía congénita con sepsis neonatal.
   d) Síndrome de insuficiencia respiratoria (RDS, *respiratory distress syndrome*) con deficiencia de surfactante.
   e) Hernia diafragmática congénita (CDH, *congenital diaphragmatic hernia*) con alteración cardiorrespiratoria.

Respuesta
La respuesta es d). La causa primaria de RDS en el recién nacido es surfactante insuficiente, que sirve para disminuir la tensión superficial alveolar. El surfactante insuficiente provoca atelectasia alveolar difusa, aereación disminuida, adaptabilidad pulmonar reducida, edema y lesión celular. Clínicamente, esto se manifiesta como taquipnea y trabajo aumentado de la respiración con retracciones, quejidos

(gruñidos) y cianosis debido a la hipoxemia. El aspecto radiográfico clásico consta de volúmenes pulmonares bajos, patrones reticulogranulares difusos y broncogramas aéreos en la CXR. El manejo se dirige a prevenir hipoxia y acidosis, e incluye reemplazo de surfactante, optimización del equilibrio de líquido, reducción de las demandas metabólicas, y limitación de la lesión pulmonar secundaria a barotraumatismo y concentraciones más altas de oxígeno inhalado mientras se proporciona apoyo ventilatorio.

La *taquipnea transitoria del recién nacido* es un padecimiento autolimitado que se observa más en lactantes casi a término o a término, en particular los nacidos por cesárea. Representa edema pulmonar transitorio como resultado de absorción retrasada de líquido pulmonar por los linfáticos de los pulmones. Los lactantes tienen taquipnea con retracciones y se notan quejidos (gruñidos) en el transcurso de algunas horas después del nacimiento, con un requerimiento leve a moderado de oxígeno. Los síntomas regularmente duran entre 12 a 24 horas y rara vez persisten más de 72 horas en casos graves.

El MAS ocurre debido a hipoxia aguda o crónica del feto, con expulsión de meconio *in utero*. El jadeo o los esfuerzos respiratorios iniciales del feto o del lactante recién nacido en ocasiones causan aspiración de líquido amniótico contaminado por meconio. El meconio obstruye las vías respiratorias e interfiere con el intercambio de gases, lo cual da lugar a insuficiencia respiratoria grave. El MAS ocurre en alrededor de 8 a 15% de los nacidos vivos, rara vez sobreviene antes de las 37 semanas de gestación, pero se presenta en más de una tercera parte de los embarazos postérmino. La prevención de MAS incluye aspiración y eliminación de secreciones y meconio de la nariz y la orofaringe del lactante, antes de la salida del tórax. A continuación, es necesario intubar la tráquea bajo visión directa antes del inicio de los esfuerzos respiratorios, y aspirar el meconio para limpiar la tráquea en la medida de lo posible.

La neumonía congénita que se manifiesta clínicamente durante las primeras 24 horas de vida es neumonía congénita verdadera o neumonía secundaria a infección que se adquiere durante el periodo intraparto o posnatal. La *neu-*

TABLA 31-1
CRONOLOGÍA DEL ESTRIDOR Y SU RELACIÓN CON OBSTRUCCIÓN DE LAS VÍAS RESPIRATORIAS

Fase de la respiración en la que ocurre estridor	Ubicación de la obstrucción de las vías respiratorias	Características
Inspiración	Vías respiratorias extratorácicas: laringe, tráquea extratorácica	Vía respiratoria extratorácica sujeta a presiones intrapleurales negativas generadas en la inspiración y colapso de ésta
Espiración	Vías respiratorias intratorácicas: tráquea, bronquios de gran calibre	Vías respiratorias intratorácicas sujetas a presiones positivas extramurales que compriman las vías respiratorias durante la espiración
Bifásica: tanto inspiración como espiración	Sugestiva de obstrucción fija de las vías respiratorias en cualquier sitio de la tráquea	La obstrucción fija causa obstrucción constante del flujo de aire en ambas fases de la respiración
Variable: cambiante	Sugestiva de obstrucción dinámica, cambiante, de las vías respiratorias	Lesiones que causan obstrucción variable de las vías respiratorias, (p. ej., pólipos o hemangiomas en las vías respiratorias)

monía congénita verdadera ya se encuentra establecida en el momento del nacimiento y la infección quizá ocurrió por diseminación hematógena, infección ascendente del canal del parto o aspiración de líquido amniótico infectado. El aspecto radiográfico de la neumonía congénita varía desde reticulonodularidad hasta infiltrados alveolares en placas, broncogramas aéreos, consolidación lobular y derrames pleurales. En este paciente, la nubosidad difusa, las opacidades en vidrio esmerilado y los broncogramas aéreos son clásicos para RDS.

La CDH por lo general se presenta con insuficiencia respiratoria y cianosis en el transcurso de los primeros minutos u horas de vida. Los datos clásicos en el examen son abdomen escafoide y tórax en forma de tonel. Las radiografías de tórax tienen el dato distintivo de asas de intestino llenas de aire y líquido en el tórax, que llegan a causar desviación del mediastino y alteración respiratoria grave.

2. Una bebé a término de seis meses que nació sin complicaciones es atendida en una visita sistemática para inmunización. Está alerta, hiperactiva, tiene color rosado y parece estar bien. Su peso está en el percentil 50 y su estatura en el percentil 25 para la edad. Hay estridor inspiratorio audible sin retracciones o insuficiencia respiratoria. A la auscultación, los campos pulmonares están limpios.

La lactante se alimenta bien, con regurgitación ocasional, y está aumentando de peso. Su madre ha notado esta respiración ruidosa, que llama "sibilancias" desde las dos semanas de edad. Las "sibilancias" fueron más fuertes hace una semana, cuando la lactante tuvo un resfriado y síntomas respiratorios superiores durante algunos días. Los antecedentes familiares de la paciente son asma en ambos padres y en dos hermanos mayores. La investigación que usted consideraría en este momento es:

a) CXR para evaluar hiperinflación, asma.
b) Estudio gastrointestinal alto para investigar si hay anomalías estructurales.
c) Tomografía computarizada (CT, *computed tomography*) del tórax para buscar anormalidades estructurales.
d) Broncoscopia para evaluar las vías respiratorias.
e) No practicar investigaciones por el momento, seguir observando y vigilar en la clínica.

Respuesta

La respuesta es b). El *estridor* es un sonido audible, grueso y chirriante clásico, causado por flujo de aire turbulento durante la respiración como resultado directo de estrecha-

miento de las vías respiratorias. Los factores que causan turbulencia aumentada del flujo de aire, como agitación, llanto y esfuerzo ocasionan un incremento del estridor. El estridor quizá disminuya o incluso desaparezca cuando el paciente está respirando tranquilamente en reposo, o durante el sueño. La cronología del estridor en el ciclo respiratorio en ocasiones es de ayuda para localizar el sitio de obstrucción del flujo de aire (**tabla 31-1**). Las causas de estridor durante la lactancia son:

- Laringomalacia.
- Traqueomalacia.
- Estenosis subglótica.
- Lesiones de las vías respiratorias, como membranas, quistes y hemangioma.
- Malformaciones vasculares, como anomalías en "anillo/cabestrillo".
- Parálisis de cuerda vocal.
- Infección: crup, epiglotitis, traqueítis bacteriana.
- Aspiración de cuerpo extraño.

En la **tabla 31-2** se resumen las características de discernimiento clave de estas causas de respiración ruidosa en lactantes y niños.

El término *malacia* denota "reblandecimiento anormal de los tejidos". La causa más común de estridor en lactantes es la *laringomalacia*, en la cual hay reblandecimiento de los cartílagos laríngeos e incremento de la colapsabilidad de la laringe y de los tejidos supralaríngeos hacia la glotis durante la inspiración, lo cual provoca obstrucción de las vías respiratorias. Los síntomas clásicamente se presentan poco después del nacimiento, y aumentan de intensidad conforme el lactante crece y se hace cada vez más activo.

Si bien hay varias causas posibles de estridor, un interrogatorio y exploración física cuidadosos ayudan a diferenciar a los que necesitan evaluación e intervención adicionales y a los que se vigila en la clínica sin riesgos. *Una serie esofagogastroduodenal con contraste de bario es útil para buscar anomalías vasculares (anillo/cabestrillo)* que llegan a causar alteración de las vías respiratorias que se observa como un defecto de llenado en la columna de bario o indentación del esófago. En la mayoría de los lactantes los síntomas se resuelven con la edad (hacia los 12 a 18 meses) y quizá sea suficiente dar seguimiento estrecho sin intervención si la alimentación, el crecimiento y el desarrollo son normales. Los casos graves de laringomalacia llegan a interferir con la alimentación y quizá esté indi-

TABLA 31-2

CARACTERÍSTICAS DE DISCERNIMIENTO CLAVE DE CAUSAS COMUNES DE "RESPIRACIÓN RUIDOSA" EN LACTANTES Y NIÑOS

	Cronología	Característica	Broncoscopia	Diagnóstico
Laringomalacia	Estridor inspiratorio	Disminuye con la edad, ↑ con el esfuerzo, ↑ posición supina, ↓ posición prona	Epiglotis enrollada ("omega") Prolapso de aritenoides	Datos clínicos; evolución natural; broncoscopia
Traqueomalacia	Sibilancias bifásicas	Prematurez, inflamación posquirúrgica ↑ Agitación ↑ Esfuerzo	Colapso dinámico antero-posterior de la tráquea	Broncoscopia flexible Fluoroscopia de las vías respiratorias
Estenosis subglótica	Bifásica de tono alto	Antecedente de intubación, traumatismo	Estrechamiento subglótico	Radiografía de las vías respiratorias Broncoscopia
Anillo o cabestrillo vascular	Estridor inspiratorio Sibilancias	Indentación del esófago en el trago de bario	Puede haber disfagia, reflujo	Estudio GI superior (indentación del esófago) CT
Parálisis de cuerda vocal	Disfonía	Traumatismo	Cuerdas inmóviles	Visualización directa mediante endoscopia
	Afonía	Lesiones del CNS Intervención quirúrgica cardiaca	Unilateral o bilateral	

CNS, sistema nervioso central (*central nervous system*); CT, tomografía computarizada (*computed tomography*); GI, gastrointestinal.

cada intervención quirúrgica como supraglotoplastia para recortar los tejidos supralaríngeos redundantes.

El asma se asocia con sibilancias, un ruido de silbido de tono alto espiratorio, indicativo de obstrucción de las vías respiratorias de pequeño calibre y no con estridor. La tomografía o CT del tórax no está indicada en estas circunstancias, porque no hay síntomas o signos de enfermedad de la parte baja de las vías respiratorias o del parénquima pulmonar. La broncoscopia es una herramienta diagnóstica definitiva para examinar las vías respiratorias y su dinámica, pero es invasiva y requiere sedación. No se recomienda en un lactante por lo demás sano, con crecimiento y desarrollo normales, con estridor inspiratorio y presentación característica de laringomalacia.

Caso para las preguntas 3 a 5

Un niño de 10 años, saludable, es activo en deportes y juega fútbol soccer. Tiene un antecedente de sibilancias con infecciones respiratorias, sobre todo en invierno, y menos síntomas en verano. Tiene estornudos frecuentes, congestión nasal y lagrimeo en primavera y otoño. Usa broncodilatadores inhalados (albuterol) con buen alivio de los síntomas. El padre manifiesta que el niño tose mientras corre y juega fútbol y que visiblemente tiene falta de aliento. El niño tose por la noche, pero esto no lo despierta.

3. Usted decide evaluar los síntomas del paciente con espirometría (antes y después de la administración de un broncodilatador), que evalúa:

  a) La oxigenación y la desaturación antes y después de ejercicio.
  b) La capacidad de difusión de los pulmones para oxígeno.
  c) Las tasas y los volúmenes de flujo espiratorio.
  d) La ventilación por minuto y la capacidad máximas para hacer ejercicio.

  e) La capacidad pulmonar total, la capacidad vital, el volumen residual y el atrapamiento de aire secundario a obstrucción de vías respiratorias de pequeño calibre.

Respuesta

La respuesta es c). El asma se caracteriza por *obstrucción espiratoria del flujo de aire*, con sibilancias, un sonido silbante de tono alto durante la espiración, tos indicativa de inflamación de las vías respiratorias, y a menudo síntomas inducidos por el ejercicio. Un interrogatorio cuidadoso del *patrón de síntomas, recurrencia y respuesta al tratamiento* con agonistas β inhalados (que causan broncodilatación) o antiinflamatorios (corticosteroides, inhibidores de los leucotrienos) es congruente con el diagnóstico clínico de asma. La espirometría es una prueba objetiva para asma, y mide las tasas y los volúmenes de flujo de aire espiratorio en una maniobra espiratoria forzada que requiere cooperación por parte del paciente. Las mediciones se comparan con normas para las tasas de flujo de aire, la capacidad vital forzada (FVC) y el volumen espiratorio forzado en un segundo (FEV_1), basadas en la población y se expresan como un porcentaje de las medidas predichas.

En *enfermedades obstructivas* (p. ej., asma, malacia o estrechamiento de las vías respiratorias) y *enfermedades restrictivas* (p. ej., debilidad de músculos respiratorios en la distrofia

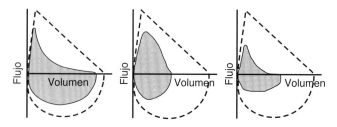

Figura 31-1 Patrones de espirometría y de flujo-volumen en enfermedad pulmonar obstructiva, restrictiva y de patrón mixto.

TABLA 31-3

CARACTERÍSTICAS CLAVE EN LA ESPIROMETRÍA DE PATRONES DE FLUJO DE AIRE EN ENFERMEDAD PULMONAR

	Obstructiva	Restrictiva	Mixta
Configuración del asa de flujo-volumen	Cóncava	Volumen normal pero disminuido	Tanto cóncava como volumen disminuido
FVC	↓	↓↓↓	↓↓
FEV$_1$	↓↓↓	↓↓	↓↓
Proporción FEV$_1$/FVC	↓↓	Normal o ↑↑	↓↓
FEF 25-75%	↓↓	Normal o ↑↑	Normal o ↓↓

FEF 25-75%, flujos espiratorios forzados entre 25 y 75% de la FVC; FEV$_1$, volumen espiratorio forzado en un segundo (*forced expiratory volume in 1 s*); FVC, capacidad vital forzada (*forced vital capacity*).

muscular, enfermedad neuromuscular, y anormalidades de la caja torácica, como cifoescoliosis), se observan patrones característicos en la configuración del asa de flujo-volumen y los índices de flujo de aire en la espirometría. En la **tabla 31-3** se resumen los patrones clásicos en la espirometría mostrados en la **figura 31-1**. La *pletismografía corporal* mide los volúmenes pulmonares, incluso la capacidad pulmonar total y volúmenes residuales. La *capacidad de difusión* de los pulmones para captación de oxígeno se mide al utilizar monóxido de carbono, un gas inerte. Una *prueba durante ejercicio* evalúa las respuestas cardiopulmonares al ejercicio graduado en el laboratorio, incluso el umbral anaeróbico, y si hay limitación de la ventilación en la respuesta de un individuo a las demandas fisiológicas del ejercicio.

4. Después de las pruebas, los padres del niño expresan preocupación respecto a si su hijo tiene asma; usted les informa que la prueba diagnóstica para asma es:

a) CXR que muestra hiperinflación, con marcas peribronquiales indicativas de inflamación crónica de las vías respiratorias.

b) IgE total alta, e IgE específica para polen y ambrosía alta.

c) Tasas de flujo espiratorio máximo (PEFR, *peak expiratory flow rates*) más bajas que las predichas para el peso y la edad del niño.

d) Obstrucción del flujo de aire en la espirometría, que es reversible con un broncodilatador.

e) Prueba de caminata durante 6 minutos reducida en comparación con compañeros.

Respuesta

La respuesta es d). Los síntomas de asma son tos, sibilancias, falta de aliento y sensación de estrechez en el tórax en respuesta a diversos desencadenantes ambientales (p. ej., polvo, polen, césped, mohos, caspa de mascotas y sustancias químicas) e infecciones respiratorias. En el grupo de edad preescolar y de lactantes mayores, las enfermedades respiratorias virales intercurrentes son desencadenantes comunes de sibilancias, en particular durante el otoño y el invierno. La *única prueba diagnóstica para asma* es la demostración de obstrucción del flujo de aire espiratorio en la espirometría, que es reversible después de la administración de un broncodilatador inhalado, regularmente un agonista β de acción corta, como el sulfato de albuterol. Las pruebas de función pulmonar con espirometría requieren cooperación y esfuerzo por parte del paciente, y

están estandarizadas para niños de 6 a 7 años o mayores. Para niños menores y lactantes cabe efectuar pruebas de función pulmonar; sin embargo, una limitante es que se requiere sedación; por ende, no son fácilmente aplicables en la práctica clínica, y persisten como una herramienta de investigación.

Si bien las *PEFR* se utilizan para vigilar la función pulmonar, no son diagnósticas de asma. Dado que dependen en gran medida del esfuerzo, podrían ser muy variables en el grupo de edad pediátrica. Las PEFR son útiles en ciertos subgrupos de pacientes, como adolescentes, que es característico que no perciban bien sus síntomas de asma. Una disminución de las PEFR desde la basal puede ayudarlos a reconocer la necesidad de tratamiento aumentado de asma de acuerdo con su plan de acción para asma, de una manera oportuna. La *hiperinflación que se nota en las radiografías de tórax* se debe a obstrucción de las vías respiratorias y atrapamiento de aire en presencia de asma; empero, es un signo inespecífico, como el engrosamiento peribronquial. La *prueba de caminata durante 6 minutos* es una medida basada en rendimiento, de la capacidad funcional de una persona para hacer ejercicio, y es útil cuando se mide de manera seriada en ciertas enfermedades pulmonares; no es una prueba diagnóstica para asma. Las concentraciones altas de IgE total y específica indican una respuesta alérgica y atopia, que a menudo se observan en pacientes con asma, pero no son diagnósticas de esta última enfermedad.

5. A continuación, los padres le preguntan cuál medicamento es el mejor para tratar asma inducida por ejercicio. La respuesta más apropiada debe ser:

a) Un esteroide inhalado (como dipropionato de fluticasona) dos veces al día.

b) Un agonista β de acción corta inhalado (como albuterol), 15 a 20 minutos antes de hacer ejercicio.

c) Un anticolinérgico inhalado (como bromuro de ipratropio) antes de hacer ejercicio.

d) Cromolín sódico nebulizado, inhalado cuatro veces al día.

e) Esteroides orales.

Respuesta

La respuesta es b). Un agonista β de acción corta, como el sulfato de albuterol o el sulfato de levalbuterol, es el mejor fármaco para tratar broncoconstricción inducida por ejercicio (EIB, *exercise-induced bronchoconstriction*). El inicio de acción de un agonista β inhalado ocurre alrededor de

15 a 20 minutos luego de la dosis y, por ende, cuando se toma a este intervalo antes de hacer ejercicio, será más eficaz para aliviar EIB. El *cromolín sódico inhalado*, que inhibe la degranulación de mastocitos sensibilizados y la liberación de mediadores que causan broncoconstricción, también es eficaz, pero su limitación es su vida media breve, que requiere que se tome cuatro veces al día. Los esteroides inhalados tienen un beneficio antiinflamatorio y una función preventiva en el asma como terapia controladora cuando se toman diario, pero no para el alivio de síntomas agudos o EIB. Los anticolinérgicos inhalados y los esteroides orales son útiles en exacerbaciones agudas de asma, pero no están indicados para EIB.

6. Un niño de dos años es llevado a la sala de urgencias a medianoche con disnea e insuficiencia (distrés) respiratoria. La semana pasada hubo múltiples contactos enfermos en su hogar. Ha tenido secreción nasal, tos y fiebre de tres días de evolución. La tos aumentó esta tarde desde que se le colocó en la cama. El niño parece ansioso, cansado y tóxico. Tiene fiebre de 40°C, la HR es de 150 por minuto, y la RR de 40 por minuto, con retracciones intercostales inferiores y subcostales. La oximetría de pulso es de 93% con oxígeno por medio de mascarilla a 6 L por minuto. La CXR muestra aspecto irregular de la columna de aire traqueal. El *primer* paso en el manejo de este paciente es:

- **a)** Obtener una radiografía urgente de los tejidos blandos laterales del cuello y las vías respiratorias.
- **b)** Obtener una CT del tórax con medio de contraste.
- **c)** Planear una broncoscopia urgente.
- **d)** Intubar al niño de una manera controlada.
- **e)** Obtener gases arteriales de inmediato.

Respuesta

La respuesta es d). En la **tabla 31-4** se presentan el diagnóstico diferencial de este escenario clínico, y sus características de discernimiento clave. Las consideraciones clínicas incluyen la edad del niño, el inicio, la progresión y gravedad de la insuficiencia respiratoria, y evaluación de la alteración de las vías respiratorias en la determinación de las decisiones de manejo apropiado.

En niños con insuficiencia respiratoria, en particular lactantes, hay un peligro real de fatiga de los músculos de la respiración y descompensación cardiorrespiratoria que requiere intubación y apoyo ventilatorio. En un niño de mayor edad con una enfermedad febril, tóxica, los indicios respecto a alteración de las vías respiratorias se basan en evidencia radiográfica (columna de aire irregular), como en este caso, además de los signos clínicos.

Es importante *evitar la agitación* del niño que ya tiene ansiedad y diferir cualesquier procedimientos o pruebas invasivos y dolorosos. Si es esencial, las pruebas deben realizarse en un entorno controlado, en el cual las vías respiratorias puedan asegurarse sin riesgos en caso de deterioro clínico o de alteración respiratoria. En presencia de insuficiencia respiratoria aguda, el mantenimiento de vías respiratorias estables es una prioridad. Se prefiere intubación electiva más que urgente, porque causa menos manipulación y traumatismo de las vías respiratorias.

La *epiglotitis* en la era posterior a la vacunación (*Haemophilus influenzae* tipo B) quizá se origine por otras bacterias patógenas, entre ellas *Staphylococcus aureus* y *Streptococcus pyogenes*. La *laringotraqueobronquitis* (*crup*) suele ir precedida por una enfermedad prodrómica viral, y muestra buena respuesta a los corticosteroides sistémicos administrados por vía intramuscular u oral. Diversos virus llegan a causar laringotraqueobronquitis, pero los más comunes son los *virus parainfluenza 1, 2 y 3*; el tipo 1 es más común que 2 y 3. Otros virus patógenos en el *crup* comprenden el virus de la gripe A, virus de la gripe B, adenovirus, virus sincitial respiratorio, y los rinovirus. El *absceso retrofaríngeo* se presenta con babeo y estridor en un niño febril, tóxico, con alteración importante de las vías respiratorias. Hay ampliación de los tejidos blandos prevertebrales y edema en radiografías laterales de los tejidos blandos del cuello, y a menudo se requiere drenaje quirúrgico de pus. La *traqueítis bacteriana* es una infección fulminante, con desprendimiento de mucosa, formación de pus y de seudomembrana, capaz de ocluir las vías respiratorias. *S. aureus* es la causa más común de traqueítis bacteriana, pero deben efectuarse cultivos de aspirado traqueal para dirigir la antibioticoterapia.

7. Una niña de 12 años con trisomía 21 y asma recibe corticosteroides inhalados (fluticasona) dos veces al día, e inmunoterapia para rinitis alérgica. No hace mucha actividad

TABLA 31-4

CARACTERÍSTICAS DE DISCERNIMIENTO CLAVE DE UN NIÑO DE CORTA EDAD CON INSUFICIENCIA RESPIRATORIA

	Grupo de edad	Agente causal	Datos radiográficos	Tratamiento
Crup, laringotraqueo-bronquitis (LTB)	Lactancia a etapas tempranas de la niñez	Viral Parainfluenza tipo 1	"Signo del campanario" en la radiografía PA del cuello	Niebla fría Adrenalina racémica Corticosteroides
Epiglotitis	2 a 7 años	Estreptococos del grupo A S. aureus H. influenzae tipo B	"Signo del pulgar" en la radiografía lateral del cuello	Vía respiratoria segura Intubación Antibióticos
Traqueítis bacteriana	Niños de mayor edad	S. aureus Pacientes con traqueostomía: gramnegativos	Estrechamiento subglótico Columna de aire irregular	Vía respiratoria segura Intubación Antibióticos Corticosteroides
Cuerpo extraño en las vías respiratorias	Lactantes mayores, cualquier edad		Atelectasia persistente Hiperinflación localizada	Broncoscopia rígida para extracción

física, y ha aumentado 6.8 kg durante el año pasado. Hasta hace poco tenía buen desempeño en educación especial. Ha estado irritable en clase, con lapso de atención inadecuado, y no ha aprendido bien últimamente. Los padres admiten que no le han suministrado con regularidad los medicamentos inhalados para el asma y que la niña tiene tos todos los días. Siempre ha tenido ronquidos, pero esto ha aumentado durante los últimos meses, con sueño inquieto y despertar frecuente. La prioridad en el manejo es:

a) Remitir a la paciente para un estudio del sueño.
b) Aumentar el régimen de medicación inhalada para el asma, incluso un agonista β de acción prolongada (LABA, *long-acting β-agonist*) para mejor control.
c) Remitir a la paciente para investigación y evaluación de trastorno por déficit de atención e hiperactividad (ADHD, *attention deficit/hyperactivity disorder*).
d) Dar asesoramiento respecto a la nutrición para corregir el aumento de peso.
e) Repetir las pruebas cutáneas para desencadenantes ambientales; intensificar el tratamiento para rinitis alérgica y obstrucción nasal que están causando ronquidos.

Respuesta

La respuesta es a). Los *ronquidos primarios* son comunes en niños debido a agrandamiento de las adenoides y de las amígdalas en etapas tempranas de la niñez. Los síntomas de *respiración alterada durante el sueño* son:

- Pausas de la respiración observadas.
- Ahogo y despertar frecuentes que provocan mala calidad del sueño.
- Dificultad para despertarse por la mañana.

Rara vez los niños experimentan somnolencia diurna en comparación con los adultos. La irritabilidad, los cambios del estado de ánimo, los problemas de aprendizaje y el bajo rendimiento escolar, a menudo son indicadores de sueño alterado o no reparador. Las malformaciones craneofaciales, la hipotonía y los trastornos neurológicos que causan colapsabilidad aumentada de las vías respiratorias superiores durante el sueño son factores de riesgo para apnea obstructiva del sueño (OSA, *obstructive sleep apnea*). *Las consecuencias fisiológicas de la OSA son*:

- Hipoxemia nocturna.
- Ventilación disminuida que genera hipercapnia.
- Distensión del hemicardio derecho con el tiempo.

En general, hay efectos adversos importantes sobre el crecimiento y las funciones neurológica y cardiaca. Un estudio del sueño o polisomnografía es el estándar, y persiste como el mejor estudio. El tratamiento comprende adenoamigdalectomía si hay agrandamiento de las amígdalas y las adenoides. Con base en los resultados del estudio del sueño quizá esté indicada ventilación con presión positiva no invasiva (NIPPV, *noninvasive positive pressure ventilation*) durante el sueño usando CPAP o presión positiva de dos niveles en las vías respiratorias (BiPAP, *bilevel positive airway pressure*) usando una interfaz con mascarilla nasal.

8. Una niña de cuatro años que recién migró a Estados Unidos desde el sudeste de Asia, tiene secreción nasal, tos seca y fiebre intermitente de tres días de evolución. La paciente ahora presenta fiebre alta de 39.44 °C, ingestión disminuida, dolor abdominal y pérdida de peso. La niña muestra quejidos (gruñidos) y taquipnea, con retracciones intercostales. Los ruidos respiratorios están disminuidos y son ásperos y tubulares sobre el hemitórax derecho, con crepitación dispersa; no hay sibilancias. Los análisis de laboratorio muestran un recuento leucocitario de 22 000 con desviación hacia la izquierda, velocidad de sedimentación globular (ESR, *erythrocyte sedimentation rate*) de 64 mm por hora y sodio sérico disminuido, de 130 mEq/L. Se efectúa una prueba cutánea de tuberculina por vía intradérmica en el antebrazo, se extraen muestras de sangre para cultivo y se obtiene una CXR, que muestra consolidación de todo el lóbulo superior del pulmón derecho. La causa o el microorganismo patógeno más probable es:

a) *Mycoplasma pneumoniae.*
b) *Adenovirus.*
c) *Mycobacterium tuberculosis.*
d) *Streptococcus pneumoniae.*
e) *Staphylococcus aureus* resistente a meticilina (MRSA, *methicillin-resistant Staphylococcus aureus*).

Respuesta

La respuesta es d). Se trata de una presentación clásica de neumonía neumocócica con fiebre alta, bacteriemia, afección lobular, recuento leucocitario alto e hiponatremia secundaria al síndrome de secreción inapropiada de hormona antidiurética (SIADH, *syndrome of inappropriate antidiuretic hormone secretion*); quizá haya también escalofríos con sacudidas o temblores, y producción de esputo herrumbroso. Clásicamente, hay defervescencia (disminución de la fiebre) con la antibioticoterapia por vía parenteral y a menudo hay una recuperación completa. Las complicaciones son derrame pleural, empiema y formación de absceso, y rara vez formación de fístula broncopleural. La resolución clínica quizá ocurra con rapidez, pero se reconoce retraso radiográfico y la resolución completa en la CXR tarda hasta 4 a 6 semanas.

Casi todas las neumonías adquiridas en la comunidad durante la niñez se producen por virus y son difíciles de diferenciar de la neumonía bacteriana. Quizá haya un pródromo viral, desde el punto de vista clínico los pacientes tal vez presenten taquipnea y tener más hipoxemia debido a afección intersticial. *M. pneumoniae* causa neumonía atípica o errante (leve), y los pacientes tal vez no luzcan tan enfermos o debilitados. Es posible que no haya crioaglutininas o anticuerpos contra antígenos eritrocitarios en alrededor de la mitad de los pacientes, y son inespecíficas. *M. tuberculosis* causa complejo primario tuberculoso asociado con fiebre, falta de crecimiento y desarrollo, con infiltrados radiográficos, linfadenopatía y resultados positivos en la prueba cutánea de tuberculina. Los niños con tuberculosis primaria no tienen enfermedad cavitaria y, por ende, no son infecciosos para otros. La fuente habitual de infección tuberculosa para un niño es un contacto adulto y es necesario investigar a fondo a los miembros de la familia con pruebas cutáneas de tuberculina, CXR y cultivos de esputo.

9. Un lactante caucásico de nueve meses ha tenido tos diario desde el nacimiento, la cual empeora cuando presenta infecciones de las vías respiratorias superiores, y se asocia con sibilancias; la tos en realidad nunca ha desaparecido. El lactante es activo y se alimenta bien y sin ahogo. El niño regurgita con frecuencia, pero es juguetón y no parece estar angustiado. Ha tenido cólico desde el periodo neonatal, con meteorismo y heces aguadas frecuentes. El aumento de peso ha sido lento y el peso actual se encuentra por debajo del quinto percentil para la edad, mientras que la estatura está en el percentil 25. Hay un antecedente familiar de asma y reflujo gastroesofágico. El diagnóstico clínico más probable en este punto antes de investigación adicional es:

a) Asma persistente leve.
b) Fibrosis quística (CF, *cystic fibrosis*).
c) Reflujo gastroesofágico con sibilancias.
d) Disfunción de la deglución, con microaspiración.
e) Parálisis bilateral de cuerda vocal, retraso del crecimiento y desarrollo.

Respuesta

La respuesta es b). La CF es la enfermedad hereditaria más común en personas de raza blanca; afecta a 1 de cada 3 300 individuos; alrededor de 1 en 25 es portador. La mutación más común es d508 (deleción de fenilalanina en la posición 508). Hay más de 1 000 mutaciones genéticas reconocidas que causan CF, y un amplio espectro de gravedad de la enfermedad. Por ende, es esencial que los médicos mantengan un alto índice de sospecha para CF debido a la heterogeneidad y la variabilidad de la presentación clínica. Los datos clínicos que deben dar pie a investigación para CF son:

- Tos (o sibilancias) crónica.
- Neumonía recurrente.
- Síntomas gastrointestinales de malabsorción.
- Falta de crecimiento y desarrollo.

El íleo meconial durante el periodo neonatal es un dato característico de insuficiencia pancreática y CF. Alrededor de 85 a 90% de los pacientes con CF tiene insuficiencia pancreática.

En las pruebas de detección de CF en recién nacidos se busca concentración alta de tripsinógeno inmunorreactivo (IRT, *immunoreactive trypsinogen*), lo cual va seguido por investigación de mutación genética para CF. El estándar para el diagnóstico de CF es la prueba de sudor; una concentración alta de cloro en el sudor es diagnóstica. Los pacientes con CF tienen secreciones respiratorias viscosas, lo cual conduce a obstrucción e inflamación de las vías respiratorias e infecciones respiratorias con una cascada de microorganismos patógenos que empiezan durante la lactancia. *Pseudomonas aeruginosa* coloniza los pulmones de pacientes con CF, y es patognomónica de la enfermedad. Hacia los 8 a 10 años de edad, casi 80% de los pacientes está colonizado por *P. aeruginosa*. Las exacerbaciones pulmonares de CF se caracterizan por tos y producción de esputo aumentadas, función pulmonar disminuida en la espirometría y pérdida de peso. El manejo incluye uso enérgico de antibióticos por vía parenteral u oral, además de antibióticos inhalados y terapia física del tórax usando percusión mecánica o dispositivos de chaleco vibratorio para ayudar a la limpieza de las vías respiratorias.

10. Una niña de 12 años es arrollada por un automóvil mientras patinaba sobre ruedas. La niña sale proyectada a cierta distancia y sufre múltiples lesiones: lesión encefálica cerrada, traumatismo facial y fracturas costales, pélvica y de extremidades, bilaterales. La niña es transportada al centro de traumatología más cercano y está somnolienta pero es posible despertarla. La HR es de 140 por minuto y es regular, y las respiraciones son de 24 por minuto, con saturaciones en la oximetría de pulso de más de 90% durante administración de oxígeno por medio de mascarilla. La presión arterial inicial fue baja y recibió líquidos por vía parenteral. La CT de la cabeza resulta normal y al regresar de la CT se nota que la niña tiene aparición súbita de color oscuro en los labios, insuficiencia respiratoria y extremidades frías y pegajosas, con pulsos apenas palpables. No hay ruidos respiratorios en el hemitórax derecho. El primer paso en el manejo de esta niña es:

a) Iniciar oxígeno al 100% por medio de una mascarilla que no permita la reinspiración del aire espirado, empezar compresiones del tórax y preparar fármacos inotrópicos.
b) Intubar a la paciente y empezar apoyo ventilatorio mecánico.
c) Obtener una CXR urgente.
d) Empezar descompresión con aguja inmediata de la cavidad pleural derecha.
e) Solicitar consulta quirúrgica urgente para colocación de un tubo torácico.

Respuesta

La respuesta es d). Las consideraciones importantes en un paciente con traumatismo son evaluación y estabilización de las vías respiratorias, particularmente si hay lesión facial, del cuello o de la parte cervical de la columna vertebral. El traumatismo torácico con fracturas de la caja torácica provoca tórax inestable y esfuerzos ventilatorios ineficaces. Las fracturas de costillas o las heridas penetrantes del tórax en ocasiones originan escape de aire, lo que produce neumotórax o neumomediastino.

El *neumotórax a tensión* es una urgencia verdadera que pone en peligro la vida, con descompensación cardiorrespiratoria rápida y grave. El diagnóstico clínico se basa en ruidos respiratorios disminuidos o ausentes, con hiperresonancia del hemitórax afectado, desviación de la tráquea hacia el lado opuesto, insuficiencia respiratoria, hipotensión y choque dependiente de gasto cardiaco disminuido. El primer paso en el manejo de un paciente que se está descompensando con rapidez y tiene signos clínicos de neumotórax a tensión es la descompresión urgente del neumotórax con aguja, lo cual en ocasiones debe ir seguido por colocación de tubo torácico para drenaje continuo del escape de aire. Cabe instituir oxígeno suplementario, apoyo ventilatorio y circulatorio, y reanimación con líquido según esté indicado para estabilizar al paciente.

El *neumotórax espontáneo* ocurre durante el periodo neonatal hasta en 1% de los recién nacidos como consecuencia de presiones intrapleurales negativas altas generadas con las primeras respiraciones después del nacimiento. Los neumotórax pequeños, asintomáticos, se manejan a la expectativa; el suministro de oxígeno inspirado al 100% ayuda a la absorción del neumotórax mediante eliminación de nitrógeno. En niños de mayor edad, el neumotórax espontáneo ocurre sin una causa subyacente, secundario a rotura espontánea de una lesión pulmonar ampollar o asma subyacente. El *neumomediastino* se presenta de manera espontánea y a menudo es asintomático. En presencia de neumomediastino llega a observarse enfisema subcutáneo como consecuencia de paso del aire a lo largo del mediastino y hacia los tejidos subcutáneos del cuello. El manejo consiste en una vigilancia cuidadosa del estado cardiorrespiratorio mientras ocurre resolución espontánea. Rara vez un neumomediastino grande causa llenado cardiaco alterado en diástole, pulso paradójico y taponamiento cardiaco.

11. Una lactante de seis meses ha estado hospitalizada dos veces por deshidratación con hiponatremia e hipopotasemia. También tuvo tos con insuficiencia respiratoria durante ambas hospitalizaciones. Ahora es admitida para evaluación de causas renales de su diselectrolitemia. La niña pesa 4.2 kg (pesó 3.5 kg al nacer) y está deshidratada, con palidez leve. Tiene tos, retracciones costales y sibilancias con hipoxemia que requiere oxígeno suplementario. La CXR muestra hiperinflación y atelectasia bilateral veteada. Las investigaciones de laboratorio revelan anemia leve, recuento leucocitario y diferencial normales, sodio sérico de 124 mEq/L, potasio sérico de 1.6 mEq/L, cloruro sérico de 64 mEq/L, pH de la sangre venosa de 7.6, bicarbonato sérico de 40 mEq/L, exceso de base de + 16 mEq/L, nitrógeno ureico sanguíneo de 8, creatinina sérica de 0.3 mg/dL y resultados normales en las pruebas de función hepática.

Todas las investigaciones siguientes están indicadas en el estudio de esta lactante, excepto:

a) Exudado orofaríngeo profundo para cultivo de muestras de secreción respiratoria.

b) Electrolitos urinarios y excreción fraccionaria de sodio (FeNa, *fractional excretion of sodium*) y potasio para evaluar si hay síndrome de Bartter.

c) Biopsia renal a fin de excluir enfermedad quística medular como causa de hipopotasemia.

d) Prueba de sudor para análisis de cloruro en el sudor.

e) Heces para estimación de elastasa fecal.

Respuesta
La respuesta es c). Esta lactante tiene una presentación clásica de *alcalosis metabólica hiponatrémica, hipoclorémica* que, junto con los síntomas respiratorios y la falta de crecimiento y desarrollo deben alertar respecto a CF. El diagnóstico diferencial comprende enfermedades renales que causan diselectrolitemia y alcalosis metabólica debido a pérdida de sal y potasio, como el síndrome de Bartter. Las causas renales se excluyen con estimación de la excreción de electrolitos (FeNa y potasio) por los túbulos renales; en este punto no está indicada una biopsia renal.

La falta de crecimiento y desarrollo en esta lactante quizá sea resultado de insuficiencia pancreática con malabsorción de grasa. La concentración de elastasa en las heces normalmente es mayor de 200 mg/dL; los valores más bajos son indicativos de insuficiencia pancreática exocrina. El tratamiento comprende dieta alta en grasa, con administración de reemplazo de enzima pancreática con cada alimento; la dosificación se basa en el contenido de lipasa de las enzimas y varía entre 1 000 y 2 500 U/kg de peso corporal por cada comida. Deben evitarse dosis más altas de enzimas pancreáticas porque se ha reportado una asociación con colonopatía fibrosante y estrecheces del intestino grueso. Deben darse suplementos de vitaminas liposolubles (A, D, E y K); los triglicéridos de cadena media (MCT, *medium-chain triglycerides*) son útiles porque se absorben directamente en el intestino delgado.

Las pruebas para detectar las mutaciones genéticas de las cuales depende la CF se incluyen en el proceso de pruebas de detección de recién nacidos en varios estados de Estados Unidos; sin embargo, no todas las mutaciones son demostrables. El análisis de cloruro en el sudor, con cloruro alto en el sudor (>60 mEq/L) en una muestra recolectada de manera adecuada, persiste como el estándar para el diagnóstico de CF.

En la CF, los síntomas respiratorios y las sibilancias recurrentes son indicativos de obstrucción de las vías respiratorias de pequeño calibre secundaria a secreciones respiratorias espesas y viscosas e inflamación de las vías respiratorias; la CXR en ocasiones muestra hiperinflación inespecífica sola durante la lactancia. Los cultivos de muestras de un exudado de la parte posterior profunda de la faringe (evitando con sumo cuidado los pilares amigdalinos y las paredes faríngeas laterales) son útiles para reflejar microorganismos patógenos de la parte más baja de las vías respiratorias. Quizá esté indicada broncoscopia flexible para obtener muestras de lavado broncoalveolar (BAL, *bronchoalveolar lavage*) a fin de realizar cultivos respiratorios para dirigir la terapia antimicrobiana.

12. Un jugador de 17 años de liga de fútbol americano tuvo una fractura de tobillo el año pasado que le impidió jugar toda la temporada, ahora está ansioso por regresar al equipo. Tiene antecedente de alergias estacionales y de asma inducida por ejercicio; antes de realizar este último usa albuterol, el cual ha resultado beneficioso. Ahora reporta falta de aliento cuando juega fútbol americano y tolerancia reducida al ejercicio. Le resulta muy difícil respirar y siente que "el tórax se está cerrando y no logra inspirar" en el transcurso de algunos minutos después de empezar a jugar. También reporta palpitaciones y dolor torácico intenso, al punto que tiene que dejar de jugar hasta que los síntomas disminuyen. Está muy ansioso porque esto ha afectado su juego y su rendimiento en el equipo. El diagnóstico más probable es:

a) Asma inducida por ejercicio, inadecuadamente controlada.

b) Sinusitis crónica.

c) Acondicionamiento físico subóptimo o inadecuado.

d) Disfunción de cuerda vocal (VCD, *vocal cord dysfunction*).

e) Enfermedad cardiaca no diagnosticada, desenmascarada durante ejercicio.

Respuesta
La respuesta es d). La VCD ocurre cuando hay cierre paradójico de las cuerdas vocales durante la inspiración, lo cual causa obstrucción del flujo de aire al nivel de la glotis; esto provoca disnea intensa, que los pacientes describen como una sensación de que su "garganta se está cerrando" y que "no pueden inspirar". Los síntomas son notorios, a menudo empiezan en el transcurso de algunos minutos luego de empezar a hacer esfuerzo y terminan de manera

repentina, a diferencia de la EIB, que por lo general ocurre varios minutos después de empezar a hacer esfuerzo físico moderado. Quizá haya estridor inspiratorio asociado, porque las cuerdas vocales clásicamente se mantienen en aducción. Hay un resquicio glótico posterior que permite el flujo de aire; por ende, estos pacientes rara vez tienen hipoxemia. Un indicio para el diagnóstico es que la disnea y la falta de aliento desencadenadas por ejercicio no se alivian mediante broncodilatadores inhalados, como sucede con el asma inducida por ejercicio.

La VCD ocurre en pacientes con asma y quizá haya considerable superposición de síntomas. *Se necesita un interrogatorio cuidadoso* para distinguir entre los síntomas, insuficiencia inspiratoria y estridor en la VCD. La mayoría de los pacientes con VCD es del sexo femenino y por lo general son personas de alto rendimiento. En la VCD sin asma las tasas de flujo de salida en las vías respiratorias son normales en la espirometría; quizá haya truncamiento del asa inspiratoria de la curva de flujo-volumen, lo que indica obstrucción del flujo de aire durante la inspiración. Es importante diagnosticar VCD a fin de evitar medicaciones innecesarias (terapias inhaladas y corticosteroides), así como intervención invasiva urgente, como intubación, porque estos pacientes a menudo tienen una presentación notoria y no muestran respuesta a los medicamentos habituales para el asma. El diagnóstico se efectúa mediante nasofaringoscopia flexible y visualización de las cuerdas vocales en la posición en aducción clásica cuando el paciente es sintomático. El tratamiento comprende modificación de la conducta, técnicas de relajación y, si la hay, alivio de la ansiedad subyacente.

13. Una joven de 18 años ha tenido tos crónica desde la niñez, infecciones frecuentes de los oídos y de los senos paranasales, neumonía recurrente y asma. Durante algunos periodos ha recibido tratamiento con antibióticos y ha sido hospitalizada por neumonía. La paciente usa un inhalador dos veces al día (combinación de corticosteroide y un LABA inhalado), un inhibidor de los leucotrienos diario al acostarse y albuterol según sea necesario. Su tos diaria es productiva de esputo amarillo-verdoso, tolera actividad moderada pero informa falta de aliento con el esfuerzo. Niega tabaquismo o consumo de drogas recreativas. La CXR muestra dextrocardia y marcas pulmonares aumentadas, con engrosamiento peribronquial en los lóbulos inferiores de ambos pulmones. El diagnóstico más probable es:

a) Bronquiectasias con exacerbación aguda.
b) Exacerbación aguda de asma.
c) Fibrosis quística.
d) Síndrome de Kartagener.
e) Inmunodeficiencia variable común (CVID, *common variable immune deficiency*) con infecciones frecuentes.

Respuesta

La respuesta es d). El *síndrome de Kartagener* es una tríada de:

- *Situs inversus* ("imagen en espejo": reversión de órganos torácicos y abdominales).
- Sinusitis crónica.
- Bronquiectasias.

Las *bronquiectasias* describen vías respiratorias dañadas y dilatadas que han perdido su configuración progresivamente más estrecha normal como resultado de infección, obstrucción de las vías respiratorias, estasis de moco e inflamación crónica. La *clasificación anatómica* comprende bronquiectasias saculares (o quísticas) y cilíndricas (o tubulares). Las causas comunes de bronquiectasias en niños son:

- Fibrosis quística.
- Disfunción ciliar primaria.
- Inmunodeficiencia con infecciones recurrentes.
- Tuberculosis curada.
- Aspergilosis broncopulmonar alérgica.

La obstrucción bronquial secundaria a estenosis o estrechamiento bronquial o producida por compresión extrínseca debido a ganglios linfáticos agrandados también llega a originar estasis de moco, infección recurrente y bronquiectasias.

Las manifestaciones clínicas son tos productiva diaria crónica, falta de crecimiento y desarrollo secundarios a infección repetida, dedos en palillo de tambor causados por enfermedad pulmonar supurativa y crepitación húmeda gruesa a la auscultación del tórax. Los datos radiográficos comprenden engrosamiento y dilatación de la pared bronquial, patrón en panal de abeja, e impacción de moco en las vías respiratorias. La *CT torácica de alta resolución* (HRCT, *high-resolution chest CT scan*) es el mejor estudio y delinea las características anatómicas alteradas y la deformación de los bronquios; la broncografía con medio de contraste ya no se usa. El manejo comprende fisioterapia torácica vigorosa de los lóbulos afectados para eliminación de moco de las vías respiratorias usando palmadas en el tórax, drenaje postural, o uso del chaleco percusor mecánico. Los pacientes deben recibir cuidado regular, incluso la práctica seriada de pruebas de función pulmonar y de cultivos de esputo útiles para guiar la antibioticoterapia. Rara vez está indicada resección quirúrgica si ocurren episodios recurrentes de infección pulmonar en un área de enfermedad localizada en un lóbulo con bronquiectasias.

14. Un joven de 14 años viajó a México en verano, tras lo cual tuvo fiebre intermitente (38.33 a 38.89°C) que duró dos semanas. Recibió tratamiento con antipiréticos y antibióticos por vía oral para sospecha de infección, pero no se identificó un foco. Estuvo afebril y bien durante algunos meses, ahora ha recurrido la fiebre junto con una tos seca, no productiva y falta de aliento; además, el paciente ha perdido 4.5 kg. La CXR muestra una opacidad moderada a grave en el pulmón izquierdo, con obliteración del ángulo costofrénico izquierdo; la ecografía confirmó un derrame pleural y se efectuó punción pleural bajo guía ecográfica. Los resultados del análisis del líquido pleural son líquido de color paja, pH de 7.2, recuento celular de 485 con predominio linfocítico (85%), proteína de 4.3 mg/dL, glucosa de 60 mg/dL, concentración de adenosina desaminasa (ADA) de más de 150, resultados negativos en los cultivos bacterianos sistemáticos, y resultados también negativos del frotis y cultivo para bacilos acidorresistentes (AFB, *acid fast bacillus*). Los recuentos leucocitario y diferencial están dentro de límites normales, la ESR es de 105 mm durante la primera hora y los resultados de las pruebas de función hepática son nor-

TABLA 31-5

CARACTERÍSTICAS QUE DISTINGUEN ENTRE UN DERRAME PLEURAL EXUDATIVO Y UN TRASUDADO

Exudados	Satisfacen al menos uno de los criterios que siguen: ■ LDH en el líquido pleural >2/3 el límite normal superior de los valores séricos ■ Proporción entre proteína en el líquido pleural y proteína sérica >0.5 □ Proporción entre LDH en el líquido pleural y LDH sérica >0.6
Trasudados	No satisface estos criterios

LDH, lactato deshidrogenasa.

males. Una prueba cutánea de tuberculina resulta negativa para induración a las 48 horas. El diagnóstico probable en este punto es:

a) Derrame pleural trasudativo con neumonía bacteriana parcialmente tratada.

b) Empiema como una complicación de neumonía.

c) Serositis tuberculosa con derrame pleural.

d) Malnutrición con hipoproteinemia y derrame pleural trasudativo.

Respuesta

La respuesta es c). El análisis del líquido pleural es el de un derrame exudativo con contenido alto de proteína; en la **tabla 31-5** se presentan las *características que diferencian un trasudado de un exudado.* Los derrames pleurales trasudativos comúnmente se deben a sobrecarga de líquido, como ocurre en la insuficiencia cardiaca congestiva o la hipoalbuminemia, y en presencia de presión oncótica intravascular reducida con cirrosis hepática, síndrome nefrótico, y una enteropatía perdedora de proteína. Un derrame de color paja a menudo es característico de derrame tuberculoso que tiene un alto contenido de proteína. Una *concentración alta de ADA* en el derrame tiene una sensibilidad alta para una causa tuberculosa. Los derrames tuberculosos debidos a serositis quizá no contengan micobacterias y tanto el frotis como los cultivos para ASD quizá resulten negativos. La concentración alta de interferón γ (γ-IFN) en el líquido pleural es otra evidencia de causa tuberculosa. Una prueba cutánea de tuberculina quizá resulte negativa, dependiendo de la respuesta inmunitaria y del estado nutricional del huésped. Una técnica más nueva, la valoración Xpert MTB/RIF (*Mycobacterium tuberculosis/* resistencia a la rifampina) ha mejorado significativamente la detección de *M. tuberculosis* en muestras de esputo. La presencia de DNA de complejo de *M. tuberculosis* se detecta usando un sistema automatizado en el que se emplean reacción en cadena de la polimerasa de tiempo real y sondas moleculares. Se ha reportado que la sensibilidad de la valoración Xpert en el líquido pleural es de 25% con especificidad es de 100%.

El antecedente de viaje a áreas endémicas para tuberculosis, la pérdida de peso y la ESR alta deben suscitar la sospecha de tuberculosis. El empiema que ocurre como una complicación de neumonía bacteriana tiene características de un exudado y los cultivos bacterianos quizá resulten negativos si se ha administrado antibioticoterapia; no obstante, la concentración de ADA no está alta.

15. Un niño de ocho años con distrofia muscular de Duchenne tiene un antecedente de tropezones y caídas fáciles, fuerza muscular reducida y debilitamiento progresivo de las habilidades motoras durante el año pasado. Ahora solo es ambulatorio con apoyo considerable. Tiene una tos débil y congestión torácica prolongada después de enfermedades respiratorias; la tos parece ineficaz para eliminar secreciones. Tiene una constitución delgada y, según sus padres, duerme bien con ronquidos leves; no han notado pausas en la respiración ni ahogo durante el sueño. El paciente es incapaz de girar en la cama durante el sueño. Todas las evaluaciones que siguen están indicadas en este punto, excepto:

a) Espirometría para evaluar la función pulmonar y la fuerza de los músculos de la respiración.

b) Tasa de flujo máximo de tos (PCF, *peak cough flow*)

c) CT del tórax para evaluar los pulmones.

d) Evaluación de la deglución para investigar aspiración.

e) Estudio del sueño para investigar hipoventilación nocturna.

Respuesta

La respuesta es c). Los pacientes con debilidad muscular debida a distrofia muscular congénita o alteraciones neuromusculares deben vigilarse con sumo cuidado respecto a su función de deglución, porque están propensos a aspiración (debido a debilidad de la musculatura faríngea y reflejos protectores bióticos alterados) y esto en ocasiones incide sobre la función pulmonar. *La evaluación periódica de la deglución* es importante, se recomienda alimentar de manera segura y colocar en forma oportuna un tubo de gastrostomía para proporcionar nutrición enteral si hay aspiración manifiesta con complicaciones respiratorias. La función pulmonar se evalúa de manera seriada con espirometría para medir la capacidad vital y las tasas de flujo de aire. La *fuerza de los músculos de la respiración* se valora al medir las presiones inspiratorias máximas (MIP, *maximal inspiratory pressures*) y las presiones espiratorias máximas (MEP, *maximal expiratory pressures*) generadas. La tasa de PCF (medida usando un medidor de flujo máximo) es un marcador simple y útil de la fuerza de los músculos de la respiración de un paciente cuando se mide de manera seriada. La FVC medida con espirometría a menudo está significativamente reducida para el momento en que un paciente está confinado a silla de ruedas y ya no es ambulatorio por sí mismo. Además, hay un riesgo aumentado de hipoventilación nocturna debido a debilidad muscular y eventos de sueño obstructivo dependientes de hipotonía, que dan por resultado OSA. Las *enfermedades de la respiración relacionadas con el sueño* se determinan con un estudio del sueño y si está indicado se instituye NIPPV, sea CPAP o BiPAP. Se ha mostrado que la NIPPV se asocia con mejores resultados neurológicos y calidad de vida mejorada. En esos pacientes deben efectuarse cada año un estudio del sueño con titulación y ajuste de NIPPV. No se indica CT del tórax, a menos que haya un antecedente de neumonía recurrente, anormalidades radiográficas persistentes en la CXR, o hipoxemia inexplicable.

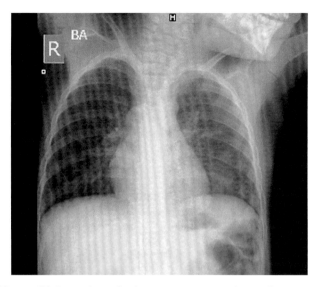

Figura 31-2 Radiografía de tórax que muestra hiperinflación asimétrica, unilateral, del pulmón derecho.

16. Un niño de tres años es admitido el fin de semana con un antecedente de inicio repentino de tos, sibilancias y dificultad para respirar. Hay hipoxemia, sibilancias e insuficiencia respiratoria moderada. Los padres reportan que la tos empezó poco después de la exposición a humo y fuegos artificiales cuando estaba jugando en exteriores sin supervisión. Se instituyó tratamiento con broncodilatadores, esteroides sistémicos y oxígeno suplementario, con cierta mejoría, pero continúan las sibilancias y la insuficiencia respiratoria, y se observa un pico de fiebre de 39.44 °C. Los datos notables en la exploración física son crepitación localizada en la base del pulmón derecho y sibilancias espiratorias bilaterales. La CXR se presenta en la **figura 31-2**, seguida por radiografías de tórax en decúbito lateral (**figura 31-3A, B**). La prioridad en el manejo de este niño es:

a) Empezar antibióticos por vía parenteral para infección de la parte baja de las vías respiratorias y neumonía.
b) Aumentar la frecuencia de administración de broncodilatador, e iniciar magnesio y terbutalina por vía parenteral para broncodilatación adicional.
c) Considerar intubación y apoyo ventilatorio para tratar insuficiencia respiratoria y broncoespasmo en empeoramiento.
d) Consultar al departamento de otorrinolaringología para que se practique broncoscopia rígida para posible aspiración de cuerpo extraño.

Respuesta
La respuesta es d). Los puntos clave en este escenario clínico son la edad y la etapa de desarrollo de este lactante mayor, el inicio agudo de sibilancias graves que no muestran respuesta completa al manejo médico y datos localizados en los exámenes físico y radiográfico que son altamente sugestivos de aspiración de cuerpo extraño. Un índice alto de sospecha es esencial para el diagnóstico de aspiración de cuerpo extraño, porque quizá no siempre exista un antecedente claro de un evento de ahogo o de aspiración. Los cuerpos extraños en las vías respiratorias se extraen mejor mediante broncoscopia rígida, en la cual la vía respiratoria está segura y se controla mejor durante el procedimiento.

No todos los cuerpos extraños son visibles en los estudios de imágenes sistemáticos con CXR, porque algunos de ellos son radiolúcidos. Los objetos aspirados más a menudo son material inorgánico —como juguetes pequeños, partes de juguetes y envolturas de caramelos y material orgánico—, incluso partículas de alimentos, en particular frutos secos, palomitas de maíz o caramelo.

Los cuerpos extraños orgánicos tienden a absorber humedad e hincharse dentro de las vías respiratorias, lo cual causa obstrucción y da lugar a *atrapamiento de aire por un mecanismo de válvula de esfera*. La ubicación más común

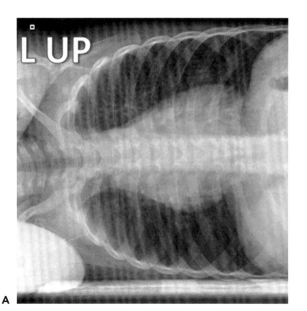

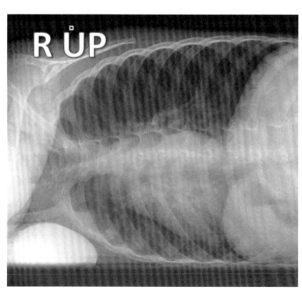

Figura 31-3 Radiografía de tórax en decúbito lateral derecho (A) que muestra hiperinflación persistente del pulmón derecho en la posición declive, en comparación con (B) el pulmón izquierdo, que se vacía de manera apropiada en la proyección de decúbito lateral izquierdo

de un cuerpo extraño aspirado es el bronquio principal derecho dada la posición de su orificio y alineación con la tráquea. Quizá se note *hiperinflación asimétrica de los pulmones* en la CXR y una proyección obtenida en espiración forzada (o una proyección en decúbito lateral en niños pequeños para lograr el mismo efecto) muestre atrapamiento de aire debido a obstrucción bronquial porque hay fracaso para vaciar el pulmón afectado/obstruido en espiración/posición declive.

17. Un lactante de siete meses, pretérmino (29 semanas de gestación, peso al nacer de 950 g) es atendido en la clínica para recién nacidos de alto riesgo, para seguimiento y vacunación. Los antecedentes neonatales comprenden la necesidad de apoyo prolongado con ventilador con presión positiva continua en las vías respiratorias (CPAP, *continuous positive airway pressure*) no invasivo en el momento del nacimiento y requerimiento de oxígeno complementario hasta las ocho semanas de edad. El lactante toleró bien la cirugía de ligadura de conducto arterioso permeable (PDA, *patent ductus arteriosus*) y reparación de hernia inguinal bilateral durante la estancia en la unidad de cuidados intensivos neonatales, sin alteración respiratoria importante. Al principio el lactante tuvo dificultad para la alimentación, con succión y deglución débiles, regurgitación frecuente, y aumento de peso lento que mejoró antes de su egreso.

En el examen que se efectúa ahora, el paciente está alerta, activo, taquipneico, con retracciones subcostales leves, y sin insuficiencia respiratoria. Los signos vitales revelan una frecuencia cardiaca de 148 por minuto, frecuencia respiratoria de 48 a 56 por minuto, oximetría de pulso de 95% en aire ambiente y peso de 5.0 kg. La auscultación del tórax revela buena entrada de aire en ambos lados, disminución de los ruidos respiratorios, crepitación fina ocasional en las bases pulmonares, y sibilancias intermitentes con la espiración forzada. Los ruidos cardiacos son normales, sin soplos.

Cabe hacer notar que el paciente ha estado hospitalizado dos veces por neumonía e insuficiencia respiratoria con hipoxemia después del egreso de la unidad de cuidados intensivos neonatales. Las radiografías de tórax seriadas muestran marcas broncovasculares gruesas, y opacidad persistente del lóbulo inferior del pulmón derecho. La madre nota que el lactante tiene tos durante las alimentaciones, y sigue teniendo regurgitación frecuente. Las heces son normales, y el lactante por lo demás ha estado creciendo y desarrollándose, y aumentando de peso.

Cada uno de los que siguen está indicado en la evaluación y el manejo de este lactante en este momento, *excepto*:

a) Evaluación de la deglución y mediante estudio de contraste con bario para investigar fístula traqueoesofágica (TEF, *tracheoesophageal fistula*) tipo H no detectada.

b) CT del tórax con medio de contraste a fin de excluir malformaciones congénitas de los pulmones.

c) Estudio con sonda de pH durante 24 horas para reflujo de ácido.

d) Imágenes de resonancia magnética (MRI, *magnetic resonance imaging*) del cerebro para evaluar causas centrales de taquipnea persistente.

TABLA 31-6

FACTORES DE RIESGO PARA DISPLASIA BRONCOPULMONAR

Factores prenatales

- Prematurez extrema; surfactante insuficiente; pulmón estructuralmente inmaduro
- Peso bajo al nacer
- Factores genéticos; polimorfismos de gen
- Corioamnionitis; sepsis; inflamación perinatal

Factores posnatales

- Requerimiento de apoyo ventilatorio mecánico, barotraumatismo y volutraumatismo
- Toxicidad por oxígeno; liberación de radicales libres y de citocina inflamatoria
- Infección posnatal; sepsis bacteriana; respuesta inflamatoria pulmonar
- Conducto arterioso permeable importante desde el punto de vista hemodinámico
- Nutrición inadecuada; ingestión insuficiente de proteína y calorías

e) Profilaxis contra infección por virus sincitial respiratorio (RSV, *respiratory syncytial virus*) en invierno.

Respuesta

La respuesta es d). La displasia broncopulmonar (BPD, *bronchopulmonary dysplasia*) o enfermedad pulmonar de la prematurez, ocurre en lactantes pretérmino que tienen pulmones desarrollados de manera insuficiente, y han encarado factores que generan estrés, entre ellos infección y necesidad de ventilación mecánica y apoyo con oxígeno prolongados durante el periodo neonatal. El riesgo de BPD es inversamente proporcional al peso y la edad gestacional en el momento del nacimiento. La BPD clásica descrita por Northway ocurrió en lactantes pretérmino con peso bajo al nacer tratados con presiones de ventilador altas y concentración alta de oxígeno. El dato característico de la BPD, como se describió inicialmente, fue inflamación difusa de las vías respiratorias, fibrosis e hipertrofia de músculo liso. Además, hay alveolización pulmonar disminuida, desarrollo vascular pulmonar alterado e hiperreactividad de las vías respiratorias. Con el advenimiento de las técnicas ventilatorias no invasivas, incluso CPAP y uso de esteroides prenatales y terapia con surfactante posnatal, la BPD ahora es poco frecuente en lactantes que pesan más de 1 200 g y más de 30 semanas de edad gestacional. En la **tabla 31-6** se listan algunos de los factores de riesgo reconocidos para BPD.

Los lactantes pretérmino a menudo tienen falta de coordinación oromotora, dificultad para la alimentación inicial y enfermedad por reflujo gastroesofágico (GERD, *gastroesophageal reflux disease*) que llega a persistir más allá del periodo neonatal, hasta las etapas de lactante menor y mayor. Algunos lactantes con BPD muestran reactividad de las vías respiratorias con tendencia a sibilancias cuando tienen enfermedades respiratorias intercurrentes. Los pulmones prematuros a veces tienden a retener líquido con mayor facilidad con congestión vascular y edema intersticial pulmonares, lo que contribuye a adaptabilidad pulmonar reducida y predisposición a sibilancias, hipoxemia y descompensación respiratoria con enfermedad.

La falta de coordinación oromotora en lactantes pretérmino quizá se deba a retraso del desarrollo neurológico, debilidad muscular y retrasos del inicio o interrupción de las alimentaciones orales debido a enfermedad grave. Quizá ocurra microaspiración continua silenciosa debido a disfunción de la deglución, empeorada por taquipnea dependiente de sepsis o enfermedad respiratoria. La GERD también se exacerba durante enfermedad y predispone a aspiración.

El aspecto clave que hay que notar en este lactante pretérmino es que en general está creciendo y desarrollándose, con aumento de peso.

El diagnóstico diferencial para sus hospitalizaciones recurrentes con insuficiencia respiratoria y opacificación lobular persistente en la CXR son infecciones recurrentes de la parte baja de las vías respiratorias, sibilancias inducidas por virus y neumonía por aspiración intermitente debida a disfunción de la deglución o GERD. Se observa con frecuencia TEF tipo H no detectada antes. El mejor estudio diagnóstico para excluir TEF es broncoscopia rígida de las vías respiratorias.

La neumonía por aspiración en un lactante en posición supina regularmente ocurre en los lóbulos superiores de los pulmones debido a la posición anatómicamente posterior, y la posición declive de los orificios bronquiales.

En circunstancias ideales, un terapeuta del lenguaje efectúa una evaluación de la deglución para valorar la penetración faríngea y la aspiración, usando un estudio videofluoroscópico de la deglución. Las anormalidades anatómicas de la parte alta del esófago, incluso membranas, estrecheces y la rara TEF, se evalúan mediante un estudio de trago de bario modificado, que también permite detectar episodios de reflujo gastroesofágico que ocurren durante el estudio.

Un estudio con sonda de pH esofágico tiene mayor sensibilidad y especificidad para GERD; esto requiere un tubo nasogástrico con sondas a permanencia, que detectan cambios del pH de la mucosa esofágica debidos a reflujo de ácido y los correlacionan con síntomas registrados durante un periodo de 24 horas.

En este lactante con opacidad radiográfica persistente cabe considerar una CT del tórax con medio de contraste para evaluar el parénquima pulmonar y las vías respiratorias, y excluir malformaciones congénitas, como malformación adenomatoide quística congénita (CCAM, *congenital cystic adenomatoid malformation*) o secuestro del pulmón, que ocurre más en los lóbulos inferiores de los pulmones.

Las causas centrales de taquipnea en lactantes son malformaciones congénitas del cerebro, hemorragia intracraneal o crisis convulsivas no detectadas. Las frecuencias respiratorias basales durante la vigilia o el sueño de lactantes pretérmino sanos quizá sean más altas en comparación con las de lactantes a término; a veces son tan rápidas como de 50 a 60 por minuto, con retracciones subcostales e intercostales. Hasta cierto grado, esto tal vez sea un resultado de pulmones inmaduros, relativamente rígidos, junto con una pared torácica flexible debido a prematurez. En tanto los lactantes pretérmino estén creciendo, aumentando de peso, alimentándose bien y alcanzando hitos del desarrollo, la taquipnea y las retracciones leves quizá persistan y no justifican evaluación con estudios de imágenes del cerebro.

Los lactantes pretérmino con BPD, peso al nacer menor de 1 500 g, y edad gestacional de menos de 30 semanas, tienen riesgo aumentado de morbilidad y mortalidad debido a infección por RSV, y deben recibir inmunización profiláctica pasiva con el anticuerpo monoclonal contra RSV, palivizumab, administrada cada mes por vía intramuscular durante la estación del invierno, de octubre a marzo, cuando la incidencia de infección por RSV es más alta.

18. Una niña de 10 años con atopia y asma recibe diario terapia controlada prescrita (corticosteroides inhalados y montelukast por vía oral), y evolucionó bien hasta hace poco. Describe empeoramiento de los síntomas, para los cuales usa su inhalador de rescate de albuterol varias veces al día. Ha recibido varios periodos de tratamiento con esteroides por vía oral sin alivio importante de los síntomas. Reporta falta de aliento y sibilancias con el ejercicio y, por ende, no participa en actividades deportivas o escolares. La paciente no tiene tos o sibilancias en otros momentos, y duerme profundamente por la noche, sin tos.

La madre manifiesta que la niña ha estado apartada a últimas fechas, duerme más, no socializa mucho, y pasa la mayor parte de sus horas de vigilia viendo televisión o jugando con dispositivos electrónicos. La paciente tiende a comer refrigerios con frecuencia y a últimas fechas ha aumentado de peso con rapidez.

Su peso y estatura están en el percentil 97 y el índice de masa corporal (BMI, *body mass index*) está por arriba del percentil 95 para la edad y el género. En el examen, la paciente tiene sobrepeso, con características faciales cushingoides, acantosis *nigricans*, circunferencia media de la cintura aumentada, y estrías abdominales. La auscultación del tórax revela campos pulmonares limpios, y la CXR resulta normal. La paciente es incapaz de efectuar espirometría satisfactoriamente para interpretación.

El diagnóstico *menos* probable para esta niña es:
a) Obesidad exógena.
b) Estilo de vida sedentario con falta de condicionamiento muscular e intolerancia al ejercicio.
c) Hipotiroidismo.
d) Síndrome de Cushing iatrogénico con miopatía por esteroide.
e) Alteración del manejo de glucosa, e intolerancia a la glucosa.

Respuesta
La respuesta es c). El punto clave en la evaluación de esta niña es que su estatura es normal, de hecho por arriba de lo normal, en el percentil 97 para edad y sexo. Este es un aviso para el médico, porque las deficiencias hormonales (incluso hipotiroidismo y síndrome de Cushing) por lo general se asocian con estatura corta.

La presentación de este caso pone de relieve la importancia de obtener un buen interrogatorio, porque los síntomas de asma llegan a superponerse en un grado importante con factores psicosociales y relacionados con el estilo de vida los cuales contribuyen a control inadecuado percibido de los síntomas. En esta paciente, la falta de respuesta satisfactoria a los agonistas β de acción corta inhalados y los esteroides orales deben considerarse diagnósticos distintos del asma.

La obesidad se reconoce como un factor de riesgo importante para la aparición de asma, y la incidencia de obesidad en niños está aumentando en todo el mundo. El asma en individuos con sobrepeso y obesos tiende a ser grave, más difícil de controlar y con una respuesta inadecuada al tratamiento.

La carga fisiológica de la pared del tórax debido a tejido adiposo en la obesidad reduce la capacidad vital y la adaptabilidad de la pared torácica, con incremento del trabajo de la respiración, y falta de aliento. También llega a ocurrir obstrucción de las vías respiratorias de pequeño calibre debido a carga de la pared torácica y reducción de las fuerzas de resistencia hacia el exterior, que tienden a mantener abiertas las vías respiratorias de pequeño calibre. Tanto el depósito intraabdominal de grasa como la infiltración grasa y el agrandamiento de los órganos abdominales, dan por resultado desplazamiento del diafragma hacia arriba, lo que requiere esfuerzo adicional para el desplazamiento diafragmático durante la respiración.

El estilo de vida sedentario y la falta de actividad física debido a sobrepeso, junto con hábitos de alimentación poco saludables, provocan aumento de peso continuo, falta de condicionamiento muscular y mayor reducción de la tolerancia al ejercicio. En estudios epidemiológicos se ha establecido una relación entre más horas de ver televisión y aumento excesivo de peso. Se ha mostrado en estudios que incluso una pérdida de peso moderada disminuye los síntomas y la morbilidad debidos a asma.

El síndrome de Cushing iatrógeno con aumento de peso excesivo y miopatía proximal inducida por esteroide en ocasiones reduce más la tolerancia al ejercicio. La terapia con esteroide quizá afecte el estado de ánimo y las oscilaciones del estado de ánimo del niño, además de dar por resultado depresión y aislamiento social. Es posible que haya intolerancia a la glucosa y resistencia a la insulina debido a depósito excesivo de tejido adiposo, e incremento del riesgo de diabetes mellitus tipo 2.

En esta niña está indicada evaluación del control del asma, incluso un interrogatorio cuidadoso respecto a síntomas, pruebas de función pulmonar (PFT, *pulmonary function testing*) y un interrogatorio completo respecto a medicación y dieta. Se requiere un método multidisciplinario para explorar y abordar problemas conductuales y psicosociales, y pruebas de sangre para investigar si hay intolerancia a la glucosa e hipotiroidismo.

19. Una joven de 16 años con fibrosis quística (heterocigótica para mutaciones delta 508 y G551D) e insuficiencia pancreática exocrina ha tenido exacerbaciones pulmonares frecuentes durante el invierno pasado, que requirieron hospitalización y antibióticos por vía parenteral. En los cultivos de esputo se han aislado de manera consistente cepas mucoides de *P. aeruginosa* y en ocasiones ha habido crecimiento escaso de *S. aureus* resistente a meticilina (MRSA, *methicillin-resistant S. aureus*).

La joven sigue teniendo tos productiva, con sibilancias, con el esfuerzo en la basal, a pesar de periodos adecuados de antibioticoterapia. Las pruebas de función pulmonar (PFT) demuestran FEV_1 reducido desde la basal, y obstrucción no reversible de vías respiratorias de pequeño calibre. Una CT de alta resolución (HRCT) del tórax revela engrosamiento peribronquial extenso bilateral y bronquiectasias cilíndricas generalizadas con impacción de moco, especialmente en los lóbulos superiores de ambos pulmones.

El apetito y la ingestión de alimentos no han cambiado, pero a últimas fechas la paciente ha perdido 15% de peso desde la basal. La joven reporta tomar dosificación adecuada de enzimas pancreáticas con cada comida y refrigerio. Las pruebas de función hepática resultan normales, excepto por aumento leve de la concentración de γ-glutamil transferasa (GGT).

En este momento, todos los que siguen son métodos razonables para el manejo de esta joven, excepto:

a) Broncoscopia flexible con lavado broncoalveolar para evaluar si hay cepas de bacterias resistentes a fármacos, micobacterias atípicas y hongos patógenos.

b) Espera vigilante mientras se continúa terapia mucolítica enérgica con dornasa α y solución salina hipertónica (al 7%) nebulizadas, antibióticos nebulizados, y maniobras aumentadas para limpieza de las vías respiratorias.

c) Estudio serológico y pruebas cutáneas para evaluar si hay aspergilosis broncopulmonar alérgica (ABPA, *allergic bronchopulmonary aspergillosis*).

d) Considerar colocación de un tubo nasogástrico para alimentaciones y nutrición suplementarias.

e) Prueba de tolerancia a la glucosa por vía oral (OGTT, *oral glucose tolerance test*) para investigar si hay diabetes mellitus relacionada con CF (CFRD, *CF-related diabetes mellitus*).

Respuesta

La respuesta es b). Se sabe que las infecciones respiratorias o las exacerbaciones pulmonares son la principal causa de morbilidad y mortalidad en pacientes que tienen fibrosis quística. Una exacerbación pulmonar de fibrosis quística se caracteriza por un espectro de datos clínicos, incluso un incremento o cambio de la tos o producción de esputo desde la basal. En ocasiones se observa un incremento del volumen, el color o la consistencia del esputo expectorado. Los pacientes tal vez reporten episodios aumentados de tos, tos nocturna y falta de aliento o sibilancias. La exploración física quizá revele crepitación o sibilancias a la auscultación y la CXR muestre un infiltrado u opacidad nuevo que indica consolidación o taponamiento de moco con atelectasia. Las pruebas de función pulmonar a veces exhiben una disminución del FEV_1 y de las tasas de flujo de las vías respiratorias desde la basal debido a obstrucción de vías respiratorias de pequeño calibre.

Deben obtenerse cultivos de esputo porque se necesitan patrones de sensibilidad a antibióticos para guiar la terapia apropiada con antibióticos por vía oral o intravenosa, o nebulizados. En ocasiones se requiere tratamiento de una exacerbación pulmonar durante periodos prolongados, de hasta 2 a 3 semanas o más en tanto no se resuelvan los síntomas. El tratamiento enérgico de exacerbaciones pulmonares incluye estrategias de erradicación tempranas en el momento en que se aíslan por vez primera especies de *Pseudomonas* en un paciente, en un intento por disminuir la carga bacteriana y, así, limitar la inflamación crónica de las vías respiratorias y mejorar los resultados clínicos. La colonización final del tracto respiratorio por especies de *Pseudomonas* y otros microorganismos gramnegativos forma una biopelícula y causa inflamación crónica de las vías respiratorias, que dan por resultado bronquiectasias. Los pacientes adolescentes y de mayor edad con CF quizá estén colonizados con múltiples cepas de *P. aeruginosa* mucoides y no mucoides y otros microorganismos patógenos gramnegativos, como *Serratia*, *Klebsiella* y *Acinetobacter*. Los periodos de antibioticoterapia y la hospitalización frecuentes a menudo causan cambio de la flora respiratoria, con prevalencia creciente de microorganismos patógenos resistentes a múltiples fármacos, y de MRSA.

La pérdida de peso en un paciente que tiene CF justifica evaluación cuidadosa porque los resultados clínicos muestran estrecha relación con el estado nutricional. Quizá ocurra pérdida de peso debido a consumo aumentado de calorías como consecuencia de incremento del trabajo de la respiración y del combate de infección. La ingestión oral reducida y el estrés propio de la infección suelen empeorar la malabsorción y contribuir más a la pérdida de peso. Si hay pérdida de peso a pesar de un apetito regular a bueno, es esencial una revisión cuidadosa de la dosificación de enzima y estimar el consumo calórico diario total. Está indicado optimizar la nutrición y añadir suplementos a la dieta y vitaminas liposolubles. La colocación oportuna de un tubo gástrico es inestimable y cabe considerarla para esta paciente que presenta exacerbaciones pulmonares frecuentes y pérdida de peso.

Varias terapias pulmonares para CF son útiles, entre ellas mucolíticos nebulizados (dornasa α, solución salina hipertónica al 7%, acetilcisteína) y antibióticos nebulizados. Sin embargo, éstos forman parte del régimen diario en pacientes con CF, y en un paciente que se presentó con síntomas agudos o crónicos, con pérdida de peso, la espera vigilante no es una estrategia apropiada.

Las infecciones micobacterianas no tuberculosas —como por *Mycobacterium avium intracellulare* (MAI) y *Mycobacterium abscessus*— quizá sean insidiosas y a menudo se caracterizan por fiebre y síntomas respiratorios, y carecen de capacidad de respuesta a la antibioticoterapia habitual. Por ende, es crucial obtener muestras de esputo adecuadas para cultivo y sensibilidad, en situaciones en las cuales hay respuesta insatisfactoria o inadecuada a los antibióticos. En pacientes que tienen síntomas continuos y datos radiográficos persistentes, además de cultivos de esputo está indicada broncoscopia flexible para evaluar las vías respiratorias y para obtener muestras broncoalveolares (BAL) para cultivos. Deben enviarse muestras de esputo y BAL para cultivos bacterianos, micóticos y de micobacterias no tuberculosas. Las micobacterias no tuberculosas requieren terapia combinada, con fármacos que incluyen rifampina, macrólidos y quinolonas, con base en pruebas de sensibilidad.

La ABPA es un fenómeno de hipersensibilidad a la colonización de las vías respiratorias de pacientes con CF por especies de *Aspergillus*, especialmente en pacientes con bronquiectasias centrales. La ABPA se caracteriza por tos y sibilancias persistentes a pesar de antibioticoterapia apropiada. Se necesitan criterios específicos para el diagnóstico e incluyen concentración sérica total alta de IgE, concentración alta de IgE específica para *Aspergillus*, precipitinas séricas y prueba cutánea positiva para *Aspergillus*. El tratamiento de ABPA requiere varias semanas de esteroides por vía oral, con disminución lenta y progresiva de las dosis, y antimicóticos orales (voriconazol, itraconazol) como fármacos ahorradores de esteroides, con vigilancia de los síntomas y estudio serológico repetido para reducción satisfactoria.

La diabetes mellitus relacionada con CF llega a ocurrir durante los años prepúberes o de la adolescencia y se necesita tratamiento oportuno para prevenir complicaciones graves de hiperglucemia. A menudo empeoran los síntomas y exacerbaciones pulmonares recurrentes cuando hay alteración del manejo y el metabolismo de la glucosa con el inicio de diabetes mellitus relacionada con CF. En las pautas actuales respecto a CF se recomienda que los pacientes con CF de 10 años o más sean objeto de investigación anual con una prueba de tolerancia a la glucosa por vía oral, puesto que la estimación de Hba1c quizá no sea confiable.

LECTURAS RECOMENDADAS

Bjornson CL, Johnson DW. Croup. *Lancet* 2008;371(9609):329–339.

Consilvio NP, Di Pillo S, Verini M, et al. The reciprocal influences of asthma and obesity on lung function testing, AHR, and airway inflammation in prepubertal children. *Pediatr Pulmonol* 2010;45(11):1103–1110.

Dehlink E, Tan HL. Update on paediatric obstructive sleep apnoea. *J Thorac Dis* 2016;8(2):224–235.

Escobar H, Carver TW Jr. Pulmonary function testing in young children. *Curr Allergy Asthma Rep* 2011;11(6):473–481.

Fischer GB, Andrade CF, Lima JB. Pleural tuberculosis in children. *Paediatr Respir Rev* 2011;12(1):27–30.

Gien J, Kinsella JP. Pathogenesis and treatment of bronchopulmonary dysplasia. *Curr Opin Pediatr* 2011;23(3):305–313.

Groth SW, Rhee H, Kitzman H. Relationships among obesity, physical activity and sedentary behavior in young adolescents with and without lifetime asthma. *J Asthma* 2016;53(1):19–24.

Maturu VN, Agarwal R. Prevalence of Aspergillus sensitization and allergic bronchopulmonary aspergillosis in cystic fibrosis: systematic review and meta-analysis. *Clin Exp Allergy* 2015;45(12):1765–1778.

National Asthma Education and Prevention Program (NAEEP). *Expert Panel Report 3 (EPR-3): guidelines for the diagnosis and management of asthma, Summary report 2007*. Bethesda, MD: National Heart, Lung, and Blood Institute, 2007. Available from: http://nhlbi.nih.gov/guidelines/asthma/asthsumm.htm

Panitch HB. The pathophysiology of respiratory impairment in pediatric neuromuscular diseases. *Pediatrics* 2009;123:S215–S218.

Regelmann WE, Schechter MS, Wagener JS, et al.; Investigators of the Epidemiologic Study of Cystic Fibrosis. Pulmonary exacerbations in cystic fibrosis: young children with characteristic signs and symptoms. *Pediatr Pulmonol* 2013;48(7):649–657.

Waters V, Ratjen F. Pulmonary exacerbations in children with cystic fibrosis. *Ann Am Thorac Soc* 2015;12(suppl. 2):S200–S206.

Weinberger M, Abu-Hasan M. Pseudo-asthma: when cough, wheezing, and dyspnea are not asthma. *Pediatrics* 2007;120(4):855–864.

Capítulo 32

SIMULACIÓN DEL EXAMEN DE CERTIFICACIÓN:
Alergia e inmunología

Nicola M. Vogel y Alton L. Melton Jr

PREGUNTAS

1. Una lactante de 15 meses es llevada a su consultorio para sus primeras vacunaciones contra la gripe, sarampión, parotiditis y rubéola (MMR, *measles, mumps, and rubella*). El antecedente importante es una reacción leve previa a huevo, incluso urticaria. ¿Cuál es la *mejor* opción para su paciente?

a) Administrar vacunas contra la gripe y MMR.
b) Administrar la vacuna contra MMR pero no la de la gripe.
c) Administrar la vacuna contra la gripe, pero no contra MMR.
d) No administrar ninguna de las dos vacunas.

Respuesta
La respuesta es a). Con la evidencia reciente publicada desde la emisión de la declaración de política de la American Academy of Pediatrics (AAP) de 2010-2011 respecto a la gripe, incluso una declaración reciente del Joint Task Force on Allergy Practice Parameters, se actualizaron las pautas para la administración de vacuna contra la gripe a niños con probable alergia al huevo. La vacuna inactivada contra la gripe se cultiva en el líquido alantoideo de huevos de pollo embrionados, y contiene una pequeña cantidad de ovoalbúmina, una proteína del huevo. La vacuna se administra sin riesgo a niños que tienen un antecedente de solo una reacción leve al huevo, como urticaria, en un consultorio de atención primaria. Los niños con una reacción anafiláctica grave al huevo (incluso cambios cardiovasculares, síntomas respiratorios o gastrointestinales, o un episodio de síntomas que requirió la administración de epinefrina) también podrán recibir sin riesgo la vacuna, pero deben ser objeto de una evaluación respecto a alergia. Si bien las vacunas contra MMR se derivan de cultivos de tejido de fibroblastos de embrión de pollo, no contienen cantidades importantes de proteína de huevo, y deben administrarse a niños alérgicos al huevo sin necesidad de precauciones especiales. Los niños con hipersensibilidad incluso grave al huevo no tienen riesgo aumentado de reacciones anafilácticas a la vacuna contra MMR o MMR con varicela. Casi todas las reacciones de hipersensibilidad inmediata después de inmunización contra MMR quizá son secundarias a otros componentes de la vacuna, como gelatina o neomicina.

2. A finales de la primavera, usted atiende a un niño de 10 años, con antecedente de estornudos, congestión nasal y rinorrea de cuatro semanas de evolución. Usted sospecha rinitis alérgica. ¿Qué medicamento sería *más* eficaz para controlar los síntomas nasales del niño?

a) Antagonista del receptor de leucotrienos por vía oral.
b) Corticosteroide por vía intranasal.
c) Antihistamínico por vía intranasal.
d) Antihistamínico por vía oral.

Respuesta
La respuesta es b). Los medicamentos para el manejo de rinitis alérgica son antihistamínicos orales e intranasales, antagonistas del receptor del leucotrieno orales, y corticosteroides intranasales. Estos últimos son la terapia de primera línea. Los antihistamínicos y los antagonistas del receptor de leucotrienos, orales, disminuyen los síntomas de rinitis alérgica en comparación con el placebo; sin embargo, estudios de comparación entre corticosteroides intranasales y antihistamínicos o antagonistas del receptor de leucotrieno, orales, demuestran que los corticosteroides intranasales son más eficaces para tratar síntomas nasales, y están aprobados para uso en pacientes de dos años.

3. Un paciente de 17 años, con alergia documentada al látex, acude a una sala de urgencias local con síntomas de anafilaxia. ¿Qué alimento *más probablemente* desencadenó los síntomas?

a) Leche de vaca.
b) Soya (soja).
c) Cacahuate (maní).
d) Plátano (banana).
e) Trigo.

Respuesta

La respuesta es d). Los síntomas de síndrome de látex-fruta se producen por reactividad cruzada entre proteínas de látex de caucho natural y proteínas de fruta. Los alimentos con reactividad cruzada más reportados son plátano, aguacate, kiwi y castaña. Los factores que aumentan el riesgo de alergia al látex son antecedente de atopia, espina bífida, múltiples intervenciones quirúrgicas, y contacto frecuente con productos de látex (como en el caso de los trabajadores del cuidado de la salud).

4. Una lactante de 15 meses ha sido hospitalizada por varias infecciones graves causadas por *Staphylococcus aureus*, entre ellas osteomielitis, absceso hepático y neumonía con formación de neumatocele. ¿Cuál es el diagnóstico *más* probable?

   a) Síndrome de Wiskott-Aldrich (WAS, *Wiskott-Aldrich syndrome*).
   b) Deficiencia selectiva de inmunoglobulina A (IgA).
   c) Deficiencia de adhesión de leucocito.
   d) Inmunodeficiencia variable común (CVID, *common variable immunodeficiency*).
   e) Enfermedad granulomatosa crónica (CGD, *chronic granulomatous disease*).

Respuesta

La respuesta es e). Las infecciones recurrentes por bacterias como *S. aureus* sugieren una anormalidad fagocítica. La CGD es un padecimiento fagocítico que ocurre en alrededor de 1 en 250 000 nacidos vivos en Estados Unidos. La forma ligada a X (70%) es más común que las formas autosómicas recesivas (30%). Los neutrófilos y los monocitos son incapaces de destruir algunos tipos de bacterias y hongos después de fagocitosis como consecuencia de defectos del metabolismo oxidativo requerido para la generación de superóxido y peróxido. Se forman abscesos granulomatosos profundos característicos, con bacterias y hongos catalasa-positivos en los pulmones, ganglios linfáticos, piel, hígado y huesos. Los microorganismos catalasa-positivos no producen metabolitos de oxígeno reducidos, como peróxido de hidrógeno, que proporcionarían un metabolito de oxígeno reactivo para facilitar la destrucción. Los microorganismos que a menudo causan infecciones en pacientes con CGD son *S. aureus*, *Serratia marcescens*, *Burkholderia cepacia*, *Nocardia* sp. y *Aspergillus* sp.

El WAS es un síndrome recesivo ligado a X que se caracteriza por una tríada de infecciones recurrentes, eccema y trombocitopenia. Las infecciones a menudo se originan por microorganismos encapsulados, como *Streptococcus pneumoniae* y *Haemophilus influenzae*. A menudo aparecen dermatitis atópica e infecciones recurrentes durante el primer año de vida. La deficiencia selectiva de IgA es la inmunodeficiencia hereditaria más común. Si bien los pacientes con deficiencia de IgA a menudo son asintomáticos, la presentación clínica en ocasiones incluye infecciones sinopulmonares recurrentes. La deficiencia de adhesión de leucocito también se asocia con infecciones recurrentes; a diferencia de la CGD, la formación de abscesos es poco común, porque los leucocitos en pacientes con este síndrome carecen de la capacidad para adherirse a las paredes de los vasos sanguíneos, y de migrar al sitio

de infección. La CVID es una hipogammaglobulinemia adquirida que se caracteriza por una deficiencia de anticuerpos de varios isotipos; de modo similar a la CGD, los pacientes con CVID también presentan infecciones recurrentes; a diferencia de la CGD, los síntomas empiezan en etapas más avanzadas, y las infecciones suelen ser secundarias a microorganismos encapsulados.

5. Una joven de 17 años recientemente experimentó prurito de la orofaringe, e hinchazón leve de los labios inmediatamente después de comer manzanas frescas. No experimentó otros síntomas, y éstos se resolvieron sin tratamiento en el transcurso de 30 minutos. Desde este episodio, la paciente no tuvo síntomas relacionados con comer un pastel de manzana o compota de manzana. ¿Qué otra enfermedad sospecha que tenga la paciente?

   a) Hipersensibilidad a veneno.
   b) Asma.
   c) Alergia al látex.
   d) Rinitis alérgica estacional.
   e) Eccema.

Respuesta

La respuesta es d). El síndrome de alergia a polen-alimento (PFAS, *pollen-food allergy syndrome*) es una enfermedad mediada por IgE que afecta en su mayor parte la orofaringe. Los síntomas son hormigueo, prurito y tumefacción leve de los labios, la lengua o la boca en el momento del consumo de ciertas frutas o verduras crudas, sin cocer. Los síntomas son secundarios a reactividad cruzada de alergia entre proteínas en pólenes y frutas y verduras frescas. El alérgeno es lábil al calor y al ácido, de modo que la cocción lo desnaturaliza, al igual que el ácido gástrico, lo cual confina la reacción a la boca y la garganta. Los patrones comunes de reactividad cruzada son:

- Polen de abedul con manzanas, ciruelas, melocotones, nectarinas, cerezas y almendras.
- Polen de álamo con melones, plátanos y tomates.
- Polen de césped con melones y kiwis.

Los síntomas de síndrome de látex-fruta se producen por reactividad cruzada entre proteínas de látex de caucho natural y proteínas de la fruta. Los alimentos que más muestran reacción cruzada son plátano, aguacate, kiwi y castaña. El síndrome de alergia al látex-alimento comprende alimentos con proteínas que también se encuentran en el caucho natural, como plátanos, aguacates, castañas y kiwi. La cocción carece de efecto sobre esta alergia cruzada. Los niños con eccema tienen una tasa más alta de alergias alimentarias, en general, especialmente a edades más jóvenes. Los alimentos más involucrados son huevo, leche, cacahuate, soya, trigo y pescado.

6. Un joven de 18 años, con antecedente de rinitis alérgica experimentó sibilancias, urticaria generalizada, e hipotensión documentada después de una picadura de abeja hace ocho semanas. Después de remisión al alergólogo local para práctica de pruebas cutáneas con veneno de insecto, el alergólogo recomendó inmunoterapia con veneno. Su paciente desea saber cuáles son sus probabilidades de tener otra reacción que ponga en peligro la vida si completa exitosamente la inmunoterapia con veneno. La *mejor* respuesta a esta pregunta es:

a) La inmunoterapia con veneno puede disminuir a menos de 5% el riesgo de una reacción sistémica subsiguiente por una picadura de insecto.

b) La inmunoterapia con veneno puede disminuir a menos de 20% el riesgo de una reacción sistémica subsiguiente por una picadura de insecto.

c) Dado que el paciente tiene rinitis alérgica, la inmunoterapia con veneno tendrá una eficacia menor de 60% para prevenir una reacción sistémica futura.

d) Dado que el paciente tuvo una reacción anafiláctica grave con hipotensión, la inmunoterapia con veneno tendrá eficacia menor de 40% para prevenir una reacción sistémica futura.

e) Usted no puede predecir qué tan eficaz será la inmunoterapia con veneno en la reducción de la probabilidad de otra reacción que ponga en peligro la vida.

Respuesta

La respuesta es a). La inmunoterapia con veneno puede disminuir a menos de 5% el riesgo de una reacción sistémica subsiguiente por una picadura de insecto. Alrededor de 30 a 60% de los pacientes con antecedente de reacciones alérgicas sistémicas por picadura de insecto que tienen anticuerpos IgE específicos, experimentará una reacción sistémica cuando lo vuelvan a picar. Los pacientes menores de 16 años cuyas reacciones solo incluyen síntomas cutáneos, como prurito, rubor o urticaria sin síntomas vasculares o respiratorios, tienen riesgo bajo de anafilaxia futura, y a menudo no necesitan pruebas cutáneas de alergia, o inmunoterapia. Si la reacción incluyó afección de otros sistemas, como hipotensión, bradicardia, sibilancias, falta de aliento o pérdida del conocimiento, se recomiendan pruebas cutáneas e inmunoterapia. Los pacientes mayores de 16 años con antecedente de reacción anafiláctica grave a una picadura, incluso síntomas vasculares o respiratorios, tienen riesgo alto de anafilaxia en caso de una picadura subsiguiente; se recomiendan pruebas cutáneas e inmunoterapia. En general, las picaduras que ocurren durante inmunoterapia con veneno son más leves que las experimentadas antes de inmunoterapia con veneno. Alrededor de 80 a 90% de los pacientes no tendrá una reacción sistémica a una picadura de insecto después de 3 a 5 años de inmunoterapia con veneno.

7. Usted atiende a una niña de tres años, alérgica a la leche, el huevo y el cacahuate (maní). La madre de la niña le pregunta acerca de la probabilidad de que las alergias alimentarias que presenta la niña desaparezcan con la edad. ¿Cuál es la *mejor* respuesta a su pregunta?

a) En la mayoría de los niños las alergias alimentarias no desaparecen con la edad.

b) En niños con alergia al huevo no es probable que la alergia desaparezca con la edad.

c) En niños con alergia al cacahuate no es probable que la alergia desaparezca con la edad.

d) En niños con alergia a la leche no es probable que la alergia desaparezca con la edad.

e) En la mayoría de los niños las alergias alimentarias desaparecen con la edad.

Respuesta

La respuesta es c). La sensibilidad a varios alérgenos alimentarios, entre ellos leche de vaca, soya, huevo o trigo, por lo general se resuelven durante la niñez o al principio de la adolescencia. Estudios previos indicaron que estas alergias alimentarias a menudo se resuelven hacia los 3 a 5 años de edad. En estudios más recientes se estima que en 80% de los niños con alergia a la leche y el huevo es más probable que la sensibilidad clínica desaparezca hacia los 16 años, más que durante etapas tempranas de la niñez. Por otro lado, es común que las alergias al cacahuate, los frutos secos, el pescado y los mariscos persistan más allá de la niñez y la adolescencia. A lo mucho, solo 20% de los niños con alergia al cacahuate tendrá resolución a edad escolar.

8. La inmunoterapia subcutánea está indicada para hipersensibilidad mediada por IgE a todos los alérgenos, *excepto*:

a) Caspa de gato.

b) Polen de césped.

c) Polen de ambrosía.

d) Ácaros del polvo casero.

e) Alimentos.

Respuesta

La respuesta es e). En muchos estudios se ha confirmado la eficacia de la inmunoterapia por vía subcutánea con varios alérgenos inhalados, entre ellos polen, moho, alérgenos de animales, ácaros del polvo y cucarachas, para el tratamiento de enfermedades como rinitis alérgica y asma alérgica. En la actualidad, la inmunoterapia no se encuentra estandarizada para el tratamiento de hipersensibilidad a los alimentos mediada por IgE. Las estrategias de investigación actuales para tratar a pacientes que presentan alergia alimentaria son inmunoterapia transcutánea, oral y sublingual, pero en la actualidad no están disponibles para la práctica clínica. La terapia más segura para hipersensibilidad a los alimentos es evitarlos. Es necesario educar a las familias acerca de cómo evitar ingestiones accidentales, y reconocer los síntomas tempranos de una reacción alérgica.

9. En un lactante de 12 meses se diagnosticó agammaglobulinemia ligada a X (XLA, *X-linked agammaglobulinemia*), una deficiencia de células B recesiva, después de haber tenido múltiples infecciones del tracto sinopulmonar, como otitis media, sinusitis y neumonía. ¿Cuál es un tratamiento apropiado?

a) Plasmaféresis y antibióticos de amplio espectro.

b) Terapia de reemplazo con inmunoglobulina G (IgG) y antibióticos de amplio espectro.

c) Quimioterapia.

d) Terapia de reemplazo de enzima.

e) Trasplante de médula ósea.

Respuesta

La respuesta es b). La terapia de reemplazo con IgG es la base de la terapia para pacientes con agammaglobulinemia, incluso XLA y agammaglobulinemia autosómica recesiva, y para pacientes con CVID. Los datos clínicos de XLA son falta de ganglios linfáticos y amígdalas, falta total o deficiencia notoria de inmunoglobulinas séricas, incapacidad para producir anticuerpos, y recuentos muy bajos o nulos de células B. Dado que la inmunidad celular permanece intacta, los virus y hongos patógenos a menudo no producen infecciones graves. La terapia de reemplazo con IgG también es importante para pacientes con inmunodeficiencia combinada, como WAS, ataxia-telangiectasia, y síndrome de hiper-IgM. En pacientes con XLA, el diagnóstico temprano, tratamiento con antibióticos de amplio espectro, y terapia de reemplazo de IgG, han sido útiles para prevenir infecciones bacterianas agudas graves y bronquiectasias. El gen del cual depende XLA es una tirosina cinasa citoplasmática llamada tirosina cinasa de Bruton (*Btk*).

10. Usted da una conferencia en su comunidad a un grupo de padres acerca del asma y los factores de riesgo para la aparición de esta enfermedad. ¿Cuál *no* es un factor de riesgo importante para la aparición de asma en niños?

a) Prematurez.
b) Pruebas cutáneas positivas para alérgenos inhalados.
c) Antecedente de dermatitis atópica.
d) Un episodio de sibilancias antes de los seis años de edad.
e) Antecedente de asma parental.

Respuesta

La respuesta es d). El Tucson Children's Respiratory Study, un estudio longitudinal de más de 1 200 niños que fueron vigilados desde el nacimiento hasta etapas tempranas de la adultez, ha proporcionado información considerable respecto a la evolución natural de enfermedad respiratoria en niños. Casi 50% tiene al menos un episodio de sibilancias antes de los seis años de edad, y la mayoría no presenta asma después. Los niños con cuatro o más episodios de sibilancias por año, que duran más de un día, tienen probabilidades de presentar asma si también tienen otros factores de riesgo importantes, entre ellos antecedente de asma parental, dermatitis atópica, o sensibilización a alérgenos inhalados, o factores de riesgo menores, entre ellos sensibilización a alimentos, eosinofilia sérica mayor de 4%, o sibilancias no asociadas con infecciones de las vías respiratorias superiores.

11. ¿Qué factor se identifica más como un riesgo aumentado para reacciones graves a la ingestión de alérgeno alimentario que ponen en peligro la vida?

a) Concentración significativamente alta de IgE sérica específica para alimento.
b) Coexistencia de asma.
c) Reacción con roncha muy grande en la prueba con pinchazo cutáneo.
d) Gravedad de reacciones pasadas.
e) Múltiples pruebas cutáneas con resultados positivos.

Respuesta

La respuesta es b). La coexistencia de asma, en especial con alergia al cacahuate (maní) y a los frutos secos, es el factor que se identifica más con reacciones graves. La concentración cada vez más alta de IgE específica para alimento se correlaciona con una probabilidad creciente de una reac-

ción clínica, pero no siempre se correlaciona con una probabilidad creciente de una reacción grave. La IgE específica para alimento indetectable en el suero (una prueba con resultado negativo) se asocia con reacciones clínicas hasta en 25% de los pacientes con alergia alimentaria mediada por IgE. No es posible predecir la gravedad de las reacciones alérgicas a alimentos en función de la gravedad de reacciones pasadas o por el tamaño de la reacción de roncha en la prueba con pinchazo cutáneo.

12. Un lactante de siete días de nacido es hospitalizado con crisis convulsivas. La evaluación subsiguiente demuestra que tiene hipocalcemia, y una radiografía de tórax demuestra un corazón de forma anormal. ¿Qué inmunodeficiencia debe sospechar?

a) Ataxia-telangiectasia.
b) Síndrome de hiper-IgM ligado a X.
c) Síndrome de DiGeorge.
d) Inmunodeficiencia combinada grave (SCID, *severe combined immunodeficiency*).
e) Deficiencia de adhesión de leucocitos.

Respuesta

La respuesta es c). El síndrome de DiGeorge se origina por dismorfogénesis embrionaria de la tercera y cuarta bolsas branquiales, y se asocia con deleciones en el cromosoma 22q11. Se caracteriza por falta o poco desarrollo del timo, defectos estructurales cardiovasculares que por lo general afectan el arco aórtico, dismorfismo facial, e hipoparatiroidismo. Los datos faciales característicos son hipertelorismo, surco nasolabial (*philtrum*) acortado, y pabellones auriculares de forma anormal y con implantación baja. La gravedad del deterioro de la inmunidad se relaciona con la magnitud de la displasia del timo. El tratamiento de pacientes con síndrome de DiGeorge completo por lo general requiere reconstitución celular con trasplante de timo, trasplante de células T, o trasplante de médula ósea.

La ataxia-telangiectasia se caracteriza por una tríada de ataxia cerebelosa, telangiectasias oculocutáneas e inmunodeficiencia. El síndrome de hiper-IgM ligado a X ocurre cuando no sucede el cambio de isotipo normal desde IgM hacia otras inmunoglobulinas, y los pacientes tienen concentración alta de IgM y concentraciones bajas o nulas de IgG, IgA e IgE. Los datos clínicos de la SCID que por lo general se presentan en el transcurso de los primeros meses de vida son diarrea y malabsorción; falta de crecimiento y desarrollo, e infecciones bacterianas, virales o micóticas recurrentes, persistentes o graves.

13. Una joven de 16 años, con asma persistente, tiene una concentración sérica total de IgE alta, de más de 2 000 ng/mL, y un antecedente de infiltrados pulmonares transitorios en las radiografías de tórax, y ahora una tomografía computarizada (CT, *computed tomograph*) revela que tiene bronquiectasias proximales. ¿Qué prueba ayudaría a diagnosticar *mejor* el padecimiento subyacente?

a) Prueba cutánea para especies de *Aspergillus* o *Aspergillus fumigatus*.
b) Prueba cutánea para *Coccidioides immitis*.

c) Prueba de sudor.

d) Biopsia pulmonar para granulomas no caseificantes.

e) Cultivos de esputo para *Histoplasma capsulatum*.

Respuesta

La respuesta es a). La aspergilosis broncopulmonar alérgica (ABPA, *allergic bronchopulmonary aspergillosis*) complica a la enfermedad pulmonar crónica en alrededor de 10% de los niños con asma o fibrosis quística. La colonización por *A. fumigatus* produce una respuesta de IgG e IgE exagerada, lo cual causa broncoespasmo recurrente y bronquiectasias. La ABPA debe considerarse en niños con asma persistente que tienen infiltrados pulmonares transitorios. Los criterios para el diagnóstico son asma, una concentración sérica total alta de IgE mayor de 1 000 ng/mL, resultados positivos en la prueba cutánea para especies de *Aspergillus*, o IgE o IgG sérica específica contra *A. fumigatus*, infiltrados en la radiografía de tórax y bronquiectasias proximales. El objetivo del tratamiento de ABPA es tratar exacerbaciones para prevenir bronquiectasias o minimizarlas.

La prueba de sudor es útil para el diagnóstico de fibrosis quística. La prevalencia de ABPA es más alta en pacientes con fibrosis quística que en aquellos con asma persistente. Una biopsia pulmonar con granulomas no caseificantes sugiere sarcoidosis, enfermedad multisistémica crónica que se caracteriza por lesiones granulomatosas no caseificantes de casi cualquier órgano del cuerpo. Los datos pulmonares son infiltrados parenquimatosos, nódulos miliares y linfadenopatía hiliar.

El cultivo de esputo para *H. capsulatum* es útil en el diagnóstico de histoplasmosis; la mayoría de los pacientes inmunocompetentes con histoplasmosis son asintomáticos. El dato más común en la radiografía de tórax es un nódulo pulmonar solitario, a menudo con linfadenopatía hiliar y mediastínica. *Coccidioides immitis* está concentrado en áreas áridas del sur de Estados Unidos; durante la infección aguda son comunes los síntomas tipo gripe, como malestar general, escalofríos y fiebre, y otros síntomas como dolor torácico, sudores nocturnos y anorexia. El diagnóstico de coccidioidomicosis se confirma por la detección de esférulas de doble contorno con endosporas características del hongo *C. immitis*, a menudo éste se aísla a partir de un nódulo pulmonar extirpado, líquido de lavado broncoalveolar o aspirados gástricos.

14. Un joven de 17 años tiene antecedente de una reacción adversa a medios de contraste radiográficos (RCM, *radiocontrast media*) hace dos años, que incluyó prurito y urticaria difusos, acompañados por hipotensión. ¿Cuál afirmación es *verdadera* respecto a su reacción adversa a RCM?

a) El antecedente de este tipo de reacción es una contra-indicación absoluta para la administración adicional de RCM.

b) El paciente debe evitar RCM y yodo, como en soluciones de limpieza que contienen yodo, y mariscos.

c) Debe recibir RCM iónico con alta osmolaridad para el siguiente procedimiento.

d) Debe recibir antihistamínicos y prednisona antes del siguiente procedimiento con RCM.

Respuesta

La respuesta es d). Las reacciones a RCM probablemente están mediadas por un mecanismo, no por IgE. Los mastocitos median estas reacciones anafilactoides probablemente por activación y desgranulación directas por RCM. Las reacciones sistémicas a RCM son de inicio rápido, con síntomas como prurito, urticaria, angioedema, hipotensión y síncope. Los factores de riesgo para reacciones a RCM comprenden pacientes con asma y enfermedades alérgicas, uso de bloqueadores β, y una reacción previa a RCM. Los pacientes de alto riesgo deben recibir profilaxis con prednisona y antihistamínicos antes de la administración de RCM, y el RCM debe ser de baja osmolaridad y no iónico. Con pretratamiento y uso de agentes de más baja osmolaridad, el riesgo de una reacción se reduce a 1%.

15. Hace dos días, un niño de ocho años terminó un periodo de tratamiento con amoxicilina por vía oral de 10 días de duración, y presentó fiebre, malestar general, poliartralgia, náusea y diarrea. Hoy presentó urticaria. Mediante la clasificación de Gell y Coombs de la hipersensibilidad de seres humanos, ¿qué tipo de reacción adversa está experimentando?

a) Tipo I: anafilaxia mediada por IgE.

b) Tipo II: citólisis mediada por anticuerpos.

c) Tipo III: enfermedad del suero.

d) Tipo IV: hipersensibilidad de tipo retardado.

Respuesta

La respuesta es c). Hay cuatro tipos de reacciones inmunitarias. La enfermedad del suero es un ejemplo clásico de una reacción de hipersensibilidad tipo III mediada por los complejos de anticuerpos IgG o IgM-antígeno; los complejos se depositan en diversos órganos y activan el complemento. En la enfermedad del suero, las concentraciones de complemento sérico, como C3 y C4, a menudo están disminuidas, y la velocidad de sedimentación globular por lo general es alta. Los síntomas menos comunes son proteinuria leve, hemoglobinuria y hematuria microscópica. El tratamiento de sostén con analgésicos y antihistamínicos es apropiado y si los síntomas son graves es factible usar corticosteroides. La enfermedad del suero no se previene mediante desensibilización con el fármaco causal o mediante pretratamiento con corticosteroides.

Las reacciones tipo I son inmediatas mediadas por IgE que llegan a progresar a anafilaxia; cuando moléculas de IgE fijas a mastocitos forman enlaces covalentes con antígeno, los mastocitos se desgranulan y liberan mediadores como la histamina. Las reacciones tipo II comprenden citólisis mediada por anticuerpos IgG o IgM; los ejemplos son anemia hemolítica e incompatibilidad Rh. Las reacciones tipo IV son reacciones de hipersensibilidad retardada; los ejemplos son dermatitis por contacto y prueba cutánea de tuberculina positiva durante la cual las células T reaccionan con el antígeno tuberculina.

16. Un paciente de 12 años con asma grave fue admitido al hospital por una exacerbación aguda de la enfermedad, y ha recibido tratamiento con diversos medicamentos, entre ellos albuterol, durante las últimas 24 h. Usted está preocupado respecto a que el paciente podría tener síntomas relacionados con toxicidad por albuterol. ¿Cuál *no* es un efecto secundario del albuterol inhalado?

a) Temblor muscular.
b) Hipotensión.
c) Hipopotasemia.
d) Taquicardia.
e) Nerviosismo.

Respuesta

La respuesta es b). Las manifestaciones clínicas de toxicidad por agonistas adrenérgicos β inhalados son hipopotasemia, taquicardia, palpitaciones, temblores y calambres musculares, hipertensión (no hipotensión), cefalea, nerviosismo, insomnio y mareo.

17. Usted atiende a un lactante varón de 10 meses que presenta eccema grave, cuya familia recientemente se mudó a la ciudad donde usted radica. La madre menciona que el lactante ha tenido infecciones recurrentes que han requerido antibióticos. La madre le llevó los resultados de análisis de laboratorio previos, y usted nota que el niño tiene trombocitopenia. ¿Cuál es la inmunodeficiencia *más probable*?

a) Síndrome de hiper-IgM ligado a X.
b) Inmunodeficiencia combinada grave.
c) Síndrome de Wiskott-Aldrich.
d) Deficiencia de la adhesión de leucocitos.
e) Síndrome de Chédiak-Higashi.

Respuesta

La respuesta es c). El WAS es un síndrome recesivo ligado a X que se caracteriza por una tríada de infecciones recurrentes, eccema y trombocitopenia; los pacientes quizá muestren equimosis y sangrado relacionados con trombocitopenia. La otitis media recurrente, las infecciones sinopulmonares y las enfermedades virales son comunes. Algunos pacientes muestran inmunodeficiencias de células tanto B como T. La inmunoelectrotransferencia Western y el análisis de citometría de flujo son de ayuda para establecer un diagnóstico al determinar la falta de proteína WAS. Los pacientes inicialmente se tratan con esplenectomía, antibióticos y terapia de reemplazo de IgG, pero la única terapia curativa para WAS es el trasplante de médula ósea.

El síndrome de hiper-IgM ligado a X ocurre cuando no sucede cambio de isotipo normal desde IgM hacia otras inmunoglobulinas, y los pacientes tienen concentración alta de IgM y concentraciones bajas o nulas de IgG, IgA e IgE. Los niños con SCID tienen un defecto combinado profundo de inmunodeficiencia mediada por anticuerpos y mediada por células, y son susceptibles a infecciones bacterianas, virales y micóticas. Los pacientes con deficiencia de adhesión de leucocitos tienen infecciones recurrentes sin formación de abscesos. Los leucocitos de estos pacientes carecen de la capacidad para adherirse a las paredes de los vasos sanguíneos y migrar hacia el sitio de infección. El síndrome de Chédiak-Higashi es un padecimiento autosómico recesivo con infecciones recurrentes y datos característicos de albinismo oculocutáneo parcial junto con gránulos lisosomales gigantes en neutrófilos y otras células.

18. Un niño de cinco años con antecedente de asma grave es llevado a la clínica donde usted labora para una visita de niño sano. Ha estado tomando prednisona por vía oral, 30 mg al día, durante los últimos 15 días después de una exacerbación prolongada reciente de asma. El paciente por lo demás está saludable, ¿cuándo se le debe administrar su vacunación contra MMR?

a) El día de hoy.
b) Dos semanas después de suspender los esteroides orales.
c) Tres semanas después de suspender los esteroides orales.
d) Un mes después de suspender los esteroides orales.

Respuesta

La respuesta es d). Los niños que están recibiendo terapia con esteroide sistémico quizá queden inmunosuprimidos. No están bien definidas la cantidad mínima de esteroides sistémicos ni la duración de la administración suficiente para causar inmunosupresión en un niño saludable. Las recomendaciones actuales para la administración de vacunas de virus vivos a niños previamente sanos que reciben terapia con esteroide son como sigue:

- Los niños que reciben diario dosis bajas de esteroides sistémicos o en días alternos, incluso menos de 2 mg/kg/día de prednisona o equivalente, o menos de 20 mg/día si pesan más de 10 kg, pueden recibir vacunas de virus vivos.
- Los niños que han recibido diario dosis altas de esteroides sistémicos o en días alternos durante menos de 14 días, incluso más de 2 mg/kg de prednisona o equivalente, o más de 20 mg/kg por día si pesan más de 10 kg, pueden recibir vacunas de virus vivos inmediatamente después de completar los esteroides. Algunos expertos retrasan la inmunización durante dos semanas.
- Los niños que han recibido dosis altas de esteroides sistémicos a diario o en días alternos durante más de 14 días, no deben recibir vacuna de virus vivos sino hasta que la terapia con esteroides se haya suspendido durante al menos un mes.

19. Una niña de ocho años tiene asma grave y dermatitis atópica, e hipersensibilidad al polen de árbol y ácaros del polvo documentada con resultados positivos en la prueba cutánea. Los padres le preguntan cuál es la probabilidad de que el asma desaparezca con la edad. ¿Cuál es la *mejor* respuesta?

a) En menos de 5% de los niños con asma los síntomas desaparecen hacia la adultez.
b) En alrededor de 5 a 30% de los niños con asma grave o con asma asociada con atopia los síntomas desaparecerán hacia la adultez.
c) Dado que la niña no padece alergia alimentaria, tiene 60% de probabilidad de que el asma desaparezca con la edad.
d) No es posible predecir si desaparecerá con la edad.

Respuesta

La respuesta es b). En alrededor de 60% de los niños que tienen asma los síntomas desaparecen hacia la adultez. No obstante, en solo 5 a 30% de los casos con asma grave o asociada con atopia como rinitis alérgica y dermatitis atópica, el asma desaparece hacia la adultez. Estos niños a menudo tienen concentración sérica más alta de inmunoglobulina E y disfunción pulmonar más importante a una edad temprana en comparación con quienes presentan sibilancias que no son atópicos.

20. ¿Cuál es la *mejor* prueba para el diagnóstico de CGD?
   a) Concentraciones de inmunoglobulinas.
   b) Valoración de dihidrorodamina reductasa.
   c) Recuento absoluto de neutrófilos.
   d) Recuento absoluto de células T y B.
   e) Prueba de transformación de linfocitos.

Respuesta
La respuesta es b). La CGD se caracteriza por muerte intracelular defectuosa de bacterias y hongos después de fagocitosis, secundaria a defectos del metabolismo oxidativo. El diagnóstico se establece por la medición de la actividad de oxidasa de fagocitos. En la prueba de colorante nitroazul de tetrazolio (NBT, *nitro blue tetrazolium*), el colorante tetrazolio hidrosoluble amarillo es reducido a las formas insolubles azules en pigmento por el anión superóxido generado a partir de fagocitos normales. Los fagocitos de pacientes con CGD no deben reducir NBT porque no producen anión superóxido. El diagnóstico también se efectúa mediante valoración de reducción de dihidrorodamina con citometría de flujo, que se automatiza más fácilmente y es superior en la detección de portador en comparación con el NBT.

21. ¿Qué factor de riesgo *no* se asocia con un incremento de que un niño muera por asma?
   a) Uno o más episodios que ponen en peligro la vida.
   b) Control inadecuado de los síntomas cotidianos.
   c) Depresión.
   d) Uso de antihistamínicos orales.
   e) Nivel socioeconómico bajo.

Respuesta
La respuesta es d). Los niños con asma tienen riesgo aumentado de morir si tienen antecedente de uno o más episodios que han puesto en peligro la vida, asma no controlada grave que requiere corticosteroides orales prolongados, control inadecuado de los síntomas de asma cotidianos que requieren medicación frecuente con agonista β_2 de acción corta o visitas frecuentes a la sala de urgencias (ED, *emergency department*), nivel socioeconómico bajo, volumen espiratorio forzado en un segundo (FEV$_1$, *forced expiratory volume in 1 second*) anormal, disfunción familiar y problemas psicológicos del paciente.

22. Un niño de 13 años con antecedente de asma y eccema presentó vómito frecuente y disfagia episódica hace seis meses. Los síntomas no disminuyeron después de un periodo de tratamiento con un inhibidor de la bomba de protones durante ocho semanas. Usted sospecha esofagitis eosinofílica (EoE, *eosinophilic esophagitis*) y remite al niño con un gastroenterólogo y un alergólogo para evaluación, y se confirma el diagnóstico. ¿Qué tratamiento debe considerarse para este paciente?

   a) Cromolín sódico por vía oral.
   b) Montelukast.
   c) Fluticasona o budesonida deglutida.
   d) Factor de necrosis tumoral-α (TNF-α, *tumor necrosis factor*-α) recombinante.
   e) Bloqueador de histamina 2.

Respuesta
La respuesta es c). La EoE es una afección clínico-patológica que se caracteriza por una cantidad aumentada de eosinófilos en el esófago, por lo general más de 15 eosinófilos por campo de alto poder (hpf, *high powered field*). Los niños con EoE a menudo se presentan con dificultades para la alimentación, vómito, dolor abdominal o disfagia. En adultos, la disfagia para alimentos sólidos es el síntoma más común y la impacción de alimentos es frecuente. Otras enfermedades alérgicas, entre ellas rinitis alérgica, asma y dermatitis atópica son comunes en pacientes con EoE. Los síntomas a menudo disminuyen con tratamiento con fluticasona o budesonida deglutida y exclusión de la dieta de alimentos que quizá estén exacerbando los síntomas. Las pautas actuales y los estudios recientes no apoyan que haya disminución importante de los síntomas con cromolín sódico, bloqueadores H2, TNF-α o antagonistas del receptor de los leucotrienos por vía oral, como el montelukast.

23. Los padres de un lactante de seis meses están en su consultorio para una visita de niño sano. El paciente tiene eccema grave y alergia al huevo diagnosticada por un resultado positivo en una prueba cutánea después de que tuvo una reacción a un bocadito de huevos revueltos. No hay antecedente familiar de alergia alimentaria. Los padres le preguntan acerca de la introducción de cacahuate (maní) en la dieta del niño, usted cree que el niño también tuvo un resultado negativo en la prueba cutánea a este alimento. El lactante tiene una cita de seguimiento con el alergólogo la siguiente semana, y los padres desean saber qué podría recomendar el alergólogo para introducir cacahuate en la dieta del lactante. La recomendación más probable del alergólogo para este lactante es:
   a) Introducir cacahuate en la dieta, porque tiene eccema grave, alergia al huevo y un resultado negativo en la prueba cutánea para cacahuate.
   b) Introducir cacahuate porque no tiene antecedente familiar de alergia alimentaria.
   c) Introducir cacahuate porque no tiene antecedente familiar de alergia al cacahuate.
   d) Evitar el cacahuate porque tiene más de 90% de probabilidad de que aparezca alergia si no se espera a introducirlo a la dieta hasta los tres años de edad.
   e) Evitar el cacahuate porque tiene más de 75% de probabilidad de presentar alergia si no se espera a introducirlo a la dieta hasta los tres años de edad.

Respuesta
La respuesta es a). La respuesta más apropiada es considerar añadir el cacahuate a la dieta del lactante mediante una ingestión observada en el consultorio. El estudio Learning Early About Peanut (LEAP) mostró que la intro-

ducción temprana de cacahuates quizá ofrezca protección contra el desarrollo de alergia, especialmente en lactantes de alto riesgo que tienen eccema grave y alergia al huevo. Se asignó a lactantes que tenían eccema grave, alergia al huevo, o ambos, a consumir cacahuates o evitarlos hasta los 60 meses de edad. La prevalencia general de alergia al cacahuate en el grupo que evitó este alimento fue de 17.2% en comparación con solo 3.2% en el grupo que lo consumió. La prevalencia de alergias al cacahuate en niños con resultados negativos en la prueba con pinchazo cutáneo en etapas tempranas fue de 13.7% en el grupo que se evitó el cacahuate, y de 1.9% en el grupo que lo consumió. En junio de 2015, la American Academy of Pediatrics aceptó como su política la "comunicación de consenso sobre la introducción temprana de cacahuate y la prevención de alergia en lactantes de alto riesgo" (*Consensus Communication on Early Peanut Introduction and the Prevention of Peanut Allergy in High-Risk Infants*).

24. ¿Cuál de las afirmaciones que siguen *no* es exacta respecto a niños con dermatitis atópica?

a) Tienen probabilidad aumentada de presentar rinitis alérgica.

b) La concentración positiva de IgE para alimentos sérica específica siempre se correlaciona con los datos clínicos de alergia alimentaria.

c) Los defectos de barrera cutánea se relacionan con mutaciones en el gen que codifica para filagrina.

d) Tienen una probabilidad aumentada de presentar asma.

e) Las infecciones cutáneas por *Staphylococcus aureus* son un problema recurrente.

Respuesta

La respuesta es b). La dermatitis atópica (AD, *atopic dermatitis*) a menudo es la primera manifestación de enfermedad alérgica. La mayoría de los pacientes con AB también tendrá otro padecimiento atópico, como rinitis alérgica, asma o alergia alimentaria. Cabe considerar la evaluación de alergia alimentaria en menores de cinco años con AD moderada a grave, en especial a huevo, leche, cacahuate (maní), soya (soja) y trigo. Los resultados positivos en las pruebas cutáneas, la concentración de IgE sérica específica, o ambas, no siempre se correlacionan bien con síntomas clínicos y quizá sea necesario confirmarlas con una exposición controlada a alimento.

La AD se inicia en parte por defectos de la barrera cutánea por uno o más de los defectos que siguen:

- Defectos adquiridos o genéticos en proteínas estructurales, como la filagrina o la loricrina.
- Concentraciones reducidas de lípidos del estrato córneo.
- Defectos de proteasas, antiproteasas, o ambas.
- Traumatismo físico por rascarse.

Una respuesta inmunitaria innata inadecuada a microorganismos cutáneos es, en parte, la causa de la susceptibilidad a infecciones y colonización por *Staphylococcus aureus*, así como por diversos virus.

LECTURAS RECOMENDADAS

American Academy of Pediatrics. Active and passive immunization. In: Pickering LK, Baker CJ, Kimberlin DW, et al., eds. *Red book: 2009 report of the Committee on Infectious Diseases*, 28th ed. Elk Grove Village, IL: American Academy of Pediatrics, 2009:42–51.

American Academy of Pediatrics. Immunization in special clinical circumstances. In: Pickering LK, Baker CJ, Kimberlin DW, et al., eds. *Red book: 2009 report of the Committee on Infectious Diseases*, 28th ed. Elk Grove Village, IL: American Academy of Pediatrics, 2009:72–86.

Bonilla FA, et al. Practice parameter for the diagnosis and management of primary immunodeficiency. *J Allergy Clin Immunol* 2015; 136:1186–1205.

Burks AW, Jones SM, Boyce JA, et al. NIAID-Sponsored 2010 guidelines for managing food allergy: applications in the pediatric population. *Pediatrics* 2011;128(5):955–965.

Cox L, Nelson H, Lockey R, et al. Allergen immunotherapy: a practice parameter third update. *J Allergy Clin Immunol* 2011;127:S1–S55.

DuToit G, Roberts G, Sayre P, et al. Randomized trial of peanut consumption in infants at risk for peanut allergy. *N Engl J Med* 2015; 372:803–813.

Fleischer DM, Sicherer S, Greenhawt M, et al. Consensus communication on early peanut introduction and the prevention of peanut allergy in high-risk infants. *J Allergy Clin Immunol* 2015;136:258–261.

Golden BK, Moffitt J, Nicklas RA, et al. Stinging insect hypersensitivity: a practice parameter update 2011. *J Allergy Clin Immunol* 2011;127:852–854, e1–e23.

Greenberger PA. Allergic bronchopulmonary aspergillosis. *J Allergy Clin Immunol* 2002;110(5):685–692.

Greenhawt MJ, Li JT, Bernstein DI, et al. Administering influenza vaccine to egg allergic recipients: a focused practice parameter update. *Ann Allergy Asthma Immunol* 2011;106:11–16.

Hill VL, Wood PR. Asthma epidemiology, pathophysiology, and initial evaluation. *Pediatr Rev* 2009;30:331–335.

Liacouras CA, Furuta GT, Hirano I, et al. Eosinophilic esophagitis: updated consensus recommendations for children and adults. *J Allergy Clin Immunol* 2011;128:3–20.

Lieberman P, Nicklas RA, Oppenheimer J, et al. The diagnosis and management of anaphylaxis practice parameter: 2010 update. *J Allergy Clin Immunol* 2010;126:477–480, e1–e42.

National Institutes of Health, National Asthma Education and Prevention Program. *Expert Panel Report 3: guidelines for the diagnosis and management of asthma, NIH Publication No. 08-4051*. Bethesda, MD: National Heart, Lung, and Blood Institute, 2007. Available at: http://nhlbi.nih.gov/guidelines/asthma/asthgdln.htm. Accessed November 10, 2011.

Notarangelo ND. Primary immunodeficiencies. *J Allergy Clin Immunol* 2010;125:S182–S194.

Savage JH, Matsui EC, Skripak JM, et al. The natural history of egg allergy. *J Allergy Clin Immunol* 2007;120:1413–1417.

Schneider L, Tilles S, Lio P, et al. Atopic dermatitis. A practice parameter update 2012. *J Allergy Clin Immunol* 2013;131:295–299.

Sicherer SH, Sampson HA. Food allergy. *J Allergy Clin Immunol* 2010; 125:S116–S125.

Skripak JM, Matsui EC, Mudd K, et al. The natural history of IgE-mediated cow's milk allergy. *J Allergy Clin Immunol* 2007;120:1172–1177.

Taussig LM, Wright AL, Holberg CJ, et al. Tucson Children's Respiratory Study: 1980 to present. *J Allergy Clin Immunol* 2003;111:661–675.

Wallace DV, Dykewicz MS, Bernstein DI, et al. The diagnosis and management of rhinitis: an updated practice parameter. *J Allergy Clin Immunol* 2008;122(2 suppl):S1–S84.

Capítulo 33

Epilepsia y terapia anticonvulsiva

Deepak K. Lachhwani y Elaine Wyllie

La epilepsia es una enfermedad común que afecta alrededor de 2% de la población estadounidense. En cada paciente es fundamental determinar dos tipos de diagnóstico: el tipo de *convulsión* y el *síndrome de epilepsia*. El diagnóstico de síndrome de epilepsia se basa en el tipo de convulsión y en otras características, como causas, examen neurológico, edad de inicio y los resultados de la electroencefalografía (EEG) y de los estudios de neuroimágenes. Por ende, el diagnóstico es una herramienta más poderosa que el tipo de convulsión solo para el tratamiento y el pronóstico. Las modalidades de tratamiento comprenden medicación antiepiléptica, dieta cetogénica, estimulación del nervio vago e intervención quirúrgica para epilepsia.

ETIOLOGÍA

Las causas más comunes varían con la edad. La asfixia neonatal, las malformaciones congénitas y los padecimientos metabólicos hereditarios tienden a manifestarse con convulsiones durante la lactancia y en etapas tempranas de la niñez; el traumatismo y las neoplasias son importantes durante la niñez, la adolescencia y la adultez, y los fenómenos adversos vasculares son una causa común de convulsiones en etapas más avanzadas de la vida. Las epilepsias idiopáticas empiezan más a menudo durante la niñez y la adolescencia, y se cree que representan enfermedades genéticas que se manifiestan solo como convulsiones. Con la excepción del síndrome idiopático de epilepsia focal benigna de la niñez, los pacientes de cualquier edad con crisis parciales o una anormalidad focal indicada en el EEG deben evaluarse respecto a la posibilidad de una lesión estructural cerebral. Las imágenes de resonancia magnética (MRI, *magnetic resonance imaging*) constituyen la mejor prueba en estas circunstancias.

CLASIFICACIÓN DE LAS CONVULSIONES

En todo este capítulo, la terminología es la del sistema de clasificación actual de la International League Against Epilepsy.

En esta clasificación, la división primaria de las convulsiones es entre tipos de crisis *parciales* y generalizadas. Las crisis parciales tienen una actividad eléctrica anormal en el EEG localizada a un área limitada de la corteza cerebral en un hemisferio, mientras que las crisis *generalizadas* empiezan de manera difusa. Las crisis parciales llegan a evolucionar hacia crisis con generalización secundaria cuando las descargas epileptiformes empiezan en un lado del cerebro y se diseminan para afectar ambos hemisferios.

Las crisis parciales se subdividen en simples o complejas con base en la preservación del conocimiento durante el evento. Las crisis *parciales complejas* comprenden deterioro del conocimiento, definido por amnesia, no así las *crisis parciales simples*. Cuando esta última tiene presentación sensorial, se llama un aura; si se presenta con sacudidas focales de una extremidad o un lado de la cara se llaman crisis motoras focales; y cuando la actividad motora se mueve de manera secuencial por grupos de músculos, debe decirse que tiene un avance jacksoniano. El paciente permanece despierto y consciente de principio a fin de la crisis, incluso si carece de capacidad de respuesta durante el evento debido a afección motora de la cara y la garganta, o como consecuencia de estímulos sensoriales fuertes que generan distracción. Incluso en presencia de estas características, los pacientes con crisis parciales simples recordarán el evento ictal.

Las crisis parciales complejas (*psicomotoras* o automotoras), por definición, comprenden deterioro del conocimiento con amnesia posictal. En ocasiones están precedidas por una crisis parcial simple, como un aura, que el paciente recuerda después, pero durante la crisis parcial compleja, el paciente tiene alteración del conocimiento y capacidad de respuesta alterada. La mayoría de los pacientes con crisis parciales complejas también tienen automatismos, es decir, actividad motora estereotipada, repetitiva y parcialmente con un propósito. Los automatismos son gesticulaciones (incluso manipulación de objetos cercanos o asimiento de ropa o de sábanas), alimentarios (masticación, deglución o chasquido de los labios), mímicos (con expresiones faciales que sugieren una emoción, como temor), verbales (gritos, risa o habla repetitiva) o ambulatorios (caminar o correr). Las crisis parciales complejas también comprenden pérdida de la postura o movimientos anormales de la cara o las extremidades, o fenómenos del sistema nervioso autónomo. Posteriormente en ocasiones se observa confusión posictal durante minutos a horas, lo que representa una característica importante que distingue entre crisis parciales complejas y crisis de ausencia generalizadas.

Las crisis generalizadas comprenden una amplia variedad de tipos clínicos. Las crisis *tónico-clónicas generalizadas* o convulsiones de *gran mal* comprenden varias fases: una fase tónica, con pérdida repentina del conocimiento, caída, grito involuntario, rigidez muscular y patrón de respiración alterado; una fase clónica (con espasmos musculares rítmicos y sacudidas de las extremidades), posible mordedura de los carrillos o la lengua con sangrado, salivación espumosa, respiración irregular con posible cianosis e incontinencia urinaria o fecal, y una fase posictal, con hiperventilación profunda y regreso gradual del conocimiento al cabo de varios minutos. Durante el evento a veces hay vómito o pérdida del control de esfínteres del intestino o de la vejiga, y después, hay confusión o somnolencia temporal. Las crisis tónico-clónicas generalizadas primarias no van precedidas por una crisis parcial simple o compleja.

Las crisis de *ausencia* generalizadas (ataques de *pequeño mal*) carecen de aviso o aura; comprenden interrupción de la actividad con pérdida del conocimiento y amnesia, y no hay confusión posictal. Los ataques son breves; rara vez duran más de 20 segundos, y regularmente ocurren muchas veces al día en pacientes no tratados. Estas características son útiles para distinguir entre crisis de ausencia y parciales complejas. En presencia de crisis de ausencia más prolongadas, en ocasiones el paciente experimenta cierta pérdida del tono muscular, sacudidas mioclónicas sutiles o automatismos. Dado que los automatismos ocurren en crisis tanto de ausencia como parciales complejas, no deben usarse para diferenciar los dos tipos de convulsiones.

Otros tipos de crisis generalizadas son:

- Crisis *mioclónicas*: sacudidas repentinas y rápidas de las extremidades, tronco o cabeza.
- Crisis *atónicas* (*acinéticas o astáticas*): crisis con pérdida repentina del tono muscular, caída de la cabeza o caída del paciente.
- Crisis convulsivas *tónicas*: contracción constante, más prolongada, de grupos musculares.
- Espasmos *infantiles*: ocurren de manera seriada en grupos de un número que varía entre unas pocas o decenas de ellas en los lactantes afectados.
- Crisis de *ausencia atípicas*: ataques prolongados con mirada fija, a menudo con algunos fenómenos motores.

En algunos pacientes ocurren dos o más de estas convulsiones *motoras menores* juntas, a menudo en presencia de retraso mental.

CLASIFICACIÓN DE LAS EPILEPSIAS

La International League Against Epilepsy ha clasificado los síndromes de epilepsia y las convulsiones. Con esta clasificación se agrupa a los pacientes no solo por el tipo de convulsión, sino también por la presencia de datos clínicos, electrográficos, radiográficos y patológicos similares. Mediante esta clasificación, ciertos tipos de epilepsia incluyen uno o más tipos diferentes de convulsiones.

Las epilepsias tradicionalmente se categorizan de dos maneras básicas: por la causa, como idiopáticas (sin causa conocida) o sintomáticas (con una causa subyacente identificada), y por el tipo de inicio de la convulsión, como relacionadas con localización (con convulsiones de inicio focal) o generalizadas (con convulsiones de inicio difuso). En pacientes con epilepsia *idiopática*, la estructura del cerebro y el examen neurológico son normales, en ocasiones hay un patrón familiar y una edad de inicio característica. Las epilepsias idiopáticas probablemente se deben a anormalidades genéticas específicas. En pacientes con epilepsia quizá haya evidencia de traumatismo encefálico previo, enfermedad metabólica, apoplejía, tumor *sintomático* u otro fenómeno adverso cerebral; también se ha observado demencia, paresia o déficit sensoriales. En la epilepsia sintomática las convulsiones en ocasiones inician poco después de una lesión cerebral o se retrasan muchos años.

Una forma de epilepsia generalizada, idiopática, es la *epilepsia de ausencia de la niñez (pequeño mal)*. Esta epilepsia por lo general empieza durante la edad escolar, comprende crisis de ausencia y tónico-clónicas generalizadas (hay convulsiones en ~50% de los casos), e incluye un trazo de EEG característico de descarga generalizada *complejos de espiga y onda lenta de tres por segundo, generalizados en especial durante la hiperventilación*. Es característico que haya buena respuesta a medicación, y las convulsiones por lo general remiten de manera espontánea antes del principio de la adultez. Las crisis de ausencia solas por lo general se controlan con la administración de etosuximida o valproato solo, pero el valproato es la opción preferida si también hay crisis tónico-clónicas generalizadas. El medicamento antiepiléptico más nuevo, lamotrigina, también ha sido eficaz en el tratamiento de epilepsia de ausencia de la niñez.

Otra forma de epilepsia generalizada, idiopática, es la epilepsia *mioclónica juvenil*. Tiene inicio máximo durante la adolescencia, comprende convulsiones mioclónicas y tónico-clónicas generalizadas al despertarse, y en el EEG se registran poliespigas generalizadas. Los pacientes regularmente tienen buena respuesta a la medicación, como valproato o benzodiazepinas, pero las convulsiones no remiten de manera espontánea y por lo general se necesita medicación de por vida. La epilepsia mioclónica juvenil despierta especial interés desde el punto de vista científico porque es una de las primeras epilepsias en las cuales se ha identificado una anormalidad cromosómica. El valproato ha sido el mejor fármaco, pero las alternativas más nuevas son lamotrigina y topiramato.

El *síndrome de West* es un síndrome epiléptico, ya sea idiopático o sintomático. Empieza durante el primer año de vida, el tipo de convulsión consta de espasmos infantiles y el EEG muestra hipsarritmia. El retraso mental forma parte de la definición del síndrome de West, pero no todos los lactantes con espasmos infantiles e hipsarritmia tienen alteración del intelecto. Los espasmos infantiles son flexores (zalema, navaja de bolsillo o inclinación de la cabeza), extensores o mixtos (con componentes tanto flexores como extensores). El tipo mixto es el más común. La agrupación de espasmos es característica, y debe sugerir este síndrome. Los espasmos regularmente ocurren cuando el lactante está despierto, al despertar o durante el periodo de somnolencia, justo antes de dormir.

El síndrome de West es idiopático (40% de los casos) o sintomático. Las causas subyacentes son: eventos perinatales como hipoxia-isquemia, infección, prematurez o hemorragia; enfermedades genéticas, como esclerosis tuberosa o síndrome de Aicardi; malformaciones del desarrollo cortical y errores innatos del metabolismo, como fenilcetonuria. Las pruebas importantes para identificar una causa son MRI; examen del ojo con dilatación de la pupila; evaluación cuidadosa de la piel del paciente y su familia con lámpara de Wood para buscar estigmas neurocutáneos, y evaluaciones metabólicas y genéticas. El EEG con video, la MRI de alta resolución y la tomografía por emisión de positrones (PET, *positron emission tomography*) son apropiados en casos resistentes a tratamiento para explorar la posibilidad de una anormalidad estructural focal, por ejemplo, una malformación focal del desarrollo cortical. Los pacientes con espasmos infantiles resistentes a tratamiento por lesiones estructurales focales en ocasiones son elegibles a intervención quirúrgica para corregir epilepsia.

Las opciones de tratamiento médico para espasmos infantiles son hormona adrenocorticotrópica (ACTH, *adrenocorticotropic hormone*) por vía intramuscular, 20 a 60 U/día, o prednisona, 2 mg/kg por día, administrada durante seis semanas con disminución lenta y progresiva de la dosis después de ese periodo. Otras opciones comprenden valproato o benzodiazepina. El pronóstico del síndrome de West es mejor cuando no hay una causa conocida. Glaze y colaboradores (1988) reportaron que 38% de los lactantes con síndrome de West idiopático tuvo un resultado normal sin retraso mental, en comparación con solo 5% de aquellos con la forma sintomática. Entre los niños en ambos grupos, los espasmos infantiles remitieron o cambiaron a tipos diferentes de convulsiones hacia los 2 o 3 años de edad. Además, el patrón de electroencefalograma hipsarrítmico se resolvió o cambió a un patrón anormal diferente hacia los 5 o 6 años.

El *síndrome de Lennox-Gastaut* es otro tipo de epilepsia generalizada ya sea idiopática o sintomática. El inicio ocurre durante la lactancia o la niñez y hay múltiples tipos de crisis generalizadas, incluso ataques atónicos o mioclónicos. Los pacientes tienen retraso mental y el EEG muestra complejos de espiga y onda lenta, lentos, generalizados y ralentización de fondo; también se ha observado un cuadro clínico similar en niños con un cuadro EEG de ondas agudas multifocales desde cada hemisferio. Las causas posibles incluyen los mismos padecimientos que para el síndrome de West. Las convulsiones a menudo son resistentes a tratamiento y requieren dos o más fármacos. Es importante evitar la polifarmacia siempre que sea posible, de modo que los pacientes tengan menos probabilidades de presentar déficits cognitivos adicionales originados por toxicidad farmacológica. La dieta cetogénica o la estimulación del nervio vago suele ser útil en pacientes con síndrome de Lennox-Gastaut y otros tipos de epilepsia resistente a tratamiento.

La *epilepsia focal benigna con espigas centro-temporales* es un tipo común de epilepsia idiopática, relacionada con loca-

lización. Esta epilepsia regularmente empieza a los 4 a 12 años de edad, con inicio máximo entre los 8 y 10 años, y comprende convulsiones motoras parciales poco frecuentes de la cara y el brazo, o crisis tónico-clónicas generalizadas nocturnas (80% de los pacientes solo tiene convulsiones nocturnas). El EEG muestra ondas agudas centro-temporales que tienen una forma característica, y activación notoria durante el sueño. En estos niños, la estructura del cerebro y el examen neurológico generalmente son normales; estos pacientes por lo general tienen buena respuesta a antiepilépticos, como carbamazepina o gabapentina, sin embargo, casi nunca se necesita medicación. Es importante identificar este síndrome, porque si un niño reúne todas las características de este grupo de pacientes es posible asegurar a la familia que habrá remisión espontánea de las convulsiones hacia los 16 años de edad.

La *epilepsia del lóbulo temporal* es una forma de epilepsia sintomática relacionada con localización. Por lo general empieza en la edad escolar o durante la adolescencia, aunque se le ha observado en etapas más tempranas. Las convulsiones son parciales complejas con automatismos y el EEG muestra ondas agudas en el lóbulo temporal. En algunos casos, las convulsiones son intratables pese a tratamiento con dosis toleradas máximas de antiepilépticos. La tasa de remisión espontánea es baja. Es crucial excluir una lesión estructural (p. ej., tumor, malformación del desarrollo cortical o esclerosis del hipocampo) al efectuar una MRI. Se ha mostrado que muchos antiepilépticos tradicionales y más nuevos son eficaces contra crisis parciales en la epilepsia temporal o extratemporal; la carbamazepina se considera una opción de primera línea. Los pacientes con epilepsia del lóbulo temporal resistente a tratamiento quizá sean candidatos favorables para intervención quirúrgica para epilepsia. La *epilepsia extratemporal* es otra forma de epilepsia relacionada con localización, sintomática; se han observado crisis parciales simples o complejas, con síntomas que reflejan el origen del inicio, a saber, desde las regiones frontal, parietal u occipital. La epilepsia extratemporal es similar a la epilepsia del lóbulo temporal en la edad de inicio, el pronóstico y posibilidad de una lesión estructural.

CRISIS FEBRILES

Datos clínicos

Una crisis febril simple se define como una convulsión generalizada que dura 15 minutos, ocurre solo una vez en 24 horas, en un niño febril sin una infección intracraneal. Si bien estrictamente no es un síndrome de epilepsia, esta es la convulsión más común que afecta a niños de seis meses a cinco años de edad. Se estima que alrededor de 3% de los niños experimenta una crisis febril en algún momento. La convulsión ocurre al principio de la fiebre debida a una infección viral autolimitada de las vías respiratorias superiores o gastrointestinal (GI). En un estudio reciente se especificaron las cepas virales asociadas con crisis febriles prolongadas, y se encontró infección por virus del herpes humano 6B (HHV6, *human herpes virus 6*) en 30% de los pacientes con estado epiléptico febril. Empero, no se recomienda el uso sistemático de estudios virales por falta de implicaciones para el manejo clínico. En la mayoría de los niños estas convulsiones desaparecen hacia los seis años de edad y el pronóstico a largo plazo es bueno. El riesgo de epilepsia es bajo, y no se esperan efectos adversos sobre el desarrollo cognitivo.

El único riesgo real es el de *recurrencia* de la crisis febril. Para niños menores de 12 meses en el momento en que experimentan su primera crisis febril, el riesgo de recurrencia es de alrededor de 50%. Los mayores de 12 meses tienen un riesgo de 30% de un segundo evento. Después de dos crisis febriles, hay una probabilidad de 50% de al menos una recurrencia más.

El riesgo de crisis febriles prolongadas o de estado epiléptico febril también es muy bajo, y algunos factores de riesgo son edad joven, fiebre leve, duración más prolongada de fiebre no reconocida, sexo femenino, anormalidades del lóbulo temporal previamente reconocidas en la MRI y antecedente de crisis febril en un familiar de primer grado.

El riesgo de epilepsia solo es un poco más alto en niños por lo demás jóvenes con crisis febriles atípicas, en comparación con la población general. Hacia los siete años se espera que poco más de 1% de los niños con crisis febriles presente epilepsia; incluso después de múltiples crisis, el riesgo de epilepsia hacia los 25 años de edad solo aumenta 2.4%. Las crisis febriles prolongadas y el estado epiléptico febril se reconocen como factores de riesgo potenciales para epilepsia futura. Es evidente que esto se compara de manera favorable con el riesgo en la población general de 1% de presentar epilepsia.

Epilepsia generalizada con crisis febriles

Con poca frecuencia, los niños con crisis febriles en etapas tempranas de la vida manifiestan después otros tipos de convulsiones no provocadas; a tales pacientes se les describe como con epilepsia generalizada con crisis febriles + (GEFS +, *generalized epilepsy with febrile seizures +*). Análisis cuidadosos de familias con múltiples individuos afectados han mejorado el entendimiento del espectro clínico de la GEFS +. Es un síndrome raro, que hasta ahora se ha descrito en al menos 21 árboles genealógicos familiares.

En la forma más leve de GEFS +, las convulsiones asociadas con fiebre llegan a persistir después de los seis años, solo para remitir hacia la mitad de la adolescencia. Otros fenotipos son crisis febriles asociadas con tipos de convulsiones diferentes, incluso crisis de ausencia, convulsiones mioclónicas, convulsiones atónicas o epilepsia astática mioclónica. Para una implicación pronóstica obvia, en un niño que se presenta con crisis febriles recurrentes, el dilema clínico es si tiene crisis febriles características o GEFS +. Mientras se dispone de pruebas diagnósticas más avanzadas, es necesario fundamentarse en el interrogatorio cuidadoso respecto a los antecedentes familiares. Si el antecedente familiar es sugestivo de otros individuos con crisis febriles más allá del principio de la niñez, o crisis febriles junto con otros tipos de convulsiones, el síndrome de GEFS + entra en el diagnóstico diferencial.

El GEFS + tiene un modo de herencia autosómico dominante. Hasta ahora, los factores genéticos descubiertos comprenden: mutación del gen *SCN1B* (cromosoma 19q13.1)

que codifica para la subunidad β-1 de un canal de sodio; mutación en el gen *SCN1A* (cromosoma 2q21-33) que codifica para la subunidad α-1 del canal de sodio; mutación en el gen *GABRG2* (cromosoma 5q31-33) que codifica para la subunidad γ-2 en el sitio de unión a benzodiazepina del ácido γ-aminobutírico (GABA), y mutación del gen *SCN2A* que codifica para la subunidad α-2 de un canal de sodio (cromosoma 2q21-33). Es importante tener en cuenta que la mayoría de los niños con crisis febriles no tiene un antecedente familiar, y no se han recomendado pruebas genéticas sistemáticas. Otras investigaciones, como obtención de neuroimágenes con CT (*computed tomography*) o MRI en general, no están indicadas a menos que haya una sospecha de enfermedad neurológica aguda. El EEG tiene valor limitado y se reserva para el subgrupo de pacientes con estado epiléptico febril. La ralentización focal en el EEG en el transcurso de 72 horas luego de estado epiléptico febril quizá sea indicativo de lesión aguda del hipocampo.

Tratamiento

En general, solo es necesario implementar medidas de primeros auxilios y no se requiere intervención adicional para tratar crisis febriles; esto se basa en la naturaleza benigna de las crisis febriles y a la falta de fármacos eficaces para el tratamiento sin el riesgo inherente de algunos efectos adversos. De los antiepilépticos disponibles, hay datos sobre la función del fenobarbital, valproato, carbamazepina y fenitoína en el tratamiento diario.

No se ha encontrado que la carbamazepina y la fenitoína sean eficaces en el control de recurrencias. No obstante, el fenobarbital y el ácido valproico son dos opciones que son eficaces en la reducción de la tasa de crisis febriles subsiguientes cuando se usan como monoterapia. Los perfiles relativamente desfavorables de efectos adversos de estos dos fármacos hacen que se prefieran menos para la terapia diaria.

La terapia intermitente con antipiréticos sin anticonvulsivos es ineficaz para prevenir crisis febriles. Se ha demostrado que una benzodiazepina, como el diazepam, al principio de la fiebre disminuye el riesgo y la duración de crisis febriles y es recomendable sobre todo para niños que tienen riesgo de estado epiléptico febril. Las desventajas potenciales son sedación y el riesgo de enmascarar los signos de una enfermedad en evolución del sistema nervioso central (CNS, *central nervous system*). Cuando se da asesoramiento a familias, es necesario reiterar que *no hay evidencia para apoyar que*:

- El tratamiento de las crisis febriles previene la aparición futura de epilepsia.
- Las crisis febriles simples causan algún daño estructural.
- Los niños con crisis febriles tienen riesgo de deterioro cognitivo.

TRATAMIENTO CON ANTIEPILÉPTICOS

Una vez que se confirma el diagnóstico de epilepsia es necesario considerar ciertos factores para decidir si el tratamiento será con antiepilépticos, como el tipo de convulsión, la frecuencia de convulsiones, el momento en que aparecen, factores que predisponen la lesión si ocurriera una convulsión, así como consecuencias psicosociales y sociales de convulsiones adicionales. Tomada en conjunto, esta información debe sopesarse contra el riesgo de efectos adversos relacionados con medicación antiepiléptica. Si se elige este tratamiento, el siguiente paso es seleccionar un fármaco eficaz para el tipo de convulsión del paciente (**tabla 33-1**). No todos los antiepilépticos están etiquetados para uso en pacientes pediátricos, y un número aún menor de éstos están etiquetados por la Food and Drug Administration (FDA) para uso en síndromes de epilepsia. Por consiguiente, en muchos casos, los antiepilépticos se usan para una indicación no incluida en la ficha técnica, con base en la eficacia demostrada en la práctica clínica.

Cabe decir que el tratamiento de pacientes epilépticos pediátricos es en la misma proporción un arte y una ciencia. Si bien hay ciertas dosis y concentraciones séricas que controlan las convulsiones sin efectos adversos o mínimos, estos valores no son universalmente óptimos para cada individuo. En consecuencia, es útil pensar en la farmacoterapia antiepiléptica en términos de *dosis recomendadas comunes y rangos terapéuticos habituales*. Éstos sirven como rangos blanco iniciales y actúan como puntos de inicio razonables

TABLA 33-1
EFICACIA DE LOS FÁRMACOS ANTIEPILÉPTICOS

Tipo de convulsión	Opciones iniciales	Alternativas
Parcial compleja (con generalización o sin ella)	Carbamazepina, lamotrigina, oxcarbazepina	Felbamato, gabapentina, levetiracetam, fenobarbital, primidona, fenitoína, tiagabina, topiramato, zonisamida
Tonico-clónica generalizada primaria	Lamotrigina, valproato	Felbamato, fenobarbital, primidona, fenitoína, topiramato, zonisamida
Ausencia	Etosuximida, lamotrigina, valproato	Clonazepam, topiramato, zonisamida
Tónica, mioclónica o atónica	Lamotrigina, valproato	Clonazepam, felbamato, fenobarbital, primidona, topiramato, zonisamida
Epilepsia focal benigna de la niñez	Carbamazepina, gabapentina	Fenitoína, valproato
Espasmos infantiles	ACTH, prednisona, piridoxina, vigabatrina	Clonazepam, lamotrigina, fenobarbital, primidona, tiagabina, topiramato, zonisamida
Epilepsia mioclónica juvenil	Valproato	Lamotrigina, topiramato, zonisamida
Síndrome de Lennox-Gastaut	Clonazepam, valproato	Felbamato, lamotrigina, fenobarbital, piridoxina, topiramato, zonisamida

ACTH, hormona adrenocorticotrópica (*adrenocorticotropic hormone*).

para el tratamiento de la mayoría de los pacientes. En general, hay ciertos principios que es factible emplear cuando se inician antiepilépticos y al cambiar entre los mismos:

- La terapia se inicia en una dosis baja con un fármaco y poco a poco se aumenta hasta la dosis recomendada o hasta una concentración sérica en el extremo inferior del rango blanco.
- Si persisten las convulsiones, se aumenta la dosis según sea necesario hasta que las convulsiones cesen o haya efectos adversos, independientemente de la concentración sérica.
- Si hay efectos adversos, se disminuye la dosis hasta la dosificación tolerada máxima, se administra el medicamento con mayor frecuencia durante todo el día y se mantiene al paciente en observación durante al menos un mes.
- Si las convulsiones persisten a pesar de dosis toleradas máximas de un medicamento, se cambia a otro fármaco único. Esto se realiza aumentando lentamente la dosis del fármaco agregado hasta que se encuentre en una concentración terapéutica y después se elimina de manera gradual el primero.
- Si es posible la primera opción es la monoterapia; sin embargo, si intentos repetidos con monoterapia en dosis toleradas máximas han fracasado, está justificada la combinación de dos fármacos. En circunstancias ideales, si se inicia politerapia es preciso intentar usar medicamentos con mecanismos de acción diferentes, potencial mínimo de interacción farmacológica y perfiles de efectos secundarios disímiles.
- En pacientes en quienes fracasan dos o más medicamentos debido a que no fueron eficaces, se considera intervención quirúrgica para tratar epilepsia, la dieta cetogénica o la estimulación del nervio vago.
- Si por alguna razón estas opciones no son idóneas, y todos los regímenes razonables de uno o dos fármacos han fracasado, se regresa al régimen más eficaz y mejor tolerado.

Cuando se planea un programa de dosificación es importante recordar la vida media habitual del medicamento. Quizá sea necesario que los fármacos con vida media prolongada, como el fenobarbital (40 a 120 horas) o la fenitoína (10 a 30 horas), se administren solo 1 o 2 veces al día. Aquellos con vida media más corta, como la carbamazepina (8 a 25 horas), la primidona (6 a 12 horas) y el valproato (6 a 18 horas) necesitan administrarse 2 o 3 veces al día para sostener concentración sérica eficaz. Tal vez sea necesario administrar algunos fármacos más a menudo durante el día a fin de reducir efectos secundarios episódicos relacionados con la dosis, debido a concentración máxima, incluso si la vida media es bastante prolongada. De igual modo, los efectos adversos relacionados con concentración máxima también son más comunes con formas de dosificación de liberación inmediata, como jarabes y suspensiones; por tanto, quizá sea necesario administrarlos con mayor frecuencia que el mismo medicamento administrado como una tableta, cápsula o espolvoreado. Los lactantes y los niños de corta edad tienden a tener mayor depuración y vida media más breve de antiepilépticos y, así, la dosificación una vez al día rara vez es apropiada.

Tratamiento con antiepilépticos específicos

La *carbamazepina* (CBZ, Carbatrol,® Tegretol®) suele ser la mejor opción inicial para crisis parciales simples o complejas, así como contra crisis tónico-clónicas generalizadas. A diferencia del fenobarbital y la fenitoína, en las dosis habituales genera efectos adversos mínimos sobre la cognición. Las desventajas son una vida media breve y la falta de una presentación intravenosa. Además, tiene un metabolito activo (carbamazepina-10,11-epóxido) que no se mide de manera sistemática. La acumulación de este metabolito en ocasiones causa toxicidad, incluso cuando la concentración de carbamazepina es normal. Los efectos adversos son *supresión de la médula ósea (con granulocitopenia)* e *hiponatremia* debido a síndrome de secreción inapropiada de hormona antidiurética (SIADH, *syndrome of inappropriate secretion of antidiuretic hormone*). La dosis de carbamazepina debe aumentarse poco a poco a fin de evitar efectos secundarios relacionados con la dosis, como ataxia, diplopía y letargo.

El *clobazam* (Onfi®) se aprobó en Estados Unidos en octubre de 2011, como terapia adicional para convulsiones asociadas con el síndrome de Lennox-Gastaut; este fármaco se había usado ampliamente en más de 100 países durante varios años antes de su aprobación en ese país. Es una benzodiazepina cuya acción se cree está mediada por incremento de la acción inhibitoria de GABA. Los efectos secundarios comunes son somnolencia, ataxia, mareos, nerviosismo, depresión del CNS o una conducta hiperactiva o agresiva paradójica, amnesia anterógrada, exantema por hipersensibilidad y aumento de peso.

La eslicarbazepina se aprobó para comercialización en Estados Unidos en 2014, es familiar de tercera generación de la carbamazepina y de la oxcarbazepina y resulta eficaz contra convulsiones focales como coadyuvante o como monoterapia. Al igual que la oxcarbazepina, debe evitarse en pacientes con epilepsias generalizadas idiopáticas. Tienen ventajas en cuanto a tolerabilidad sobre la oxcarbazepina de liberación inmediata.

La *etosuximida* (ESM, Zarontin®) en ocasiones representa un tratamiento inicial eficaz para crisis de ausencia en epilepsia de ausencia de la niñez, pero el valproato es más apropiado si también hay crisis tónico-clónicas generalizadas. Las ventajas comprenden pocos efectos secundarios graves (rara supresión de la médula ósea) y vida media prolongada. Las desventajas son molestias gastrointestinales y una posibilidad de algunos efectos cognitivos.

La *ezogabina* (Retigabine®) abre los canales de potasio, y tiene un espectro de eficacia estrecho, solo contra convulsiones de inicio focal. No interactúa de manera significativa con otros antiepilépticos (AED, *anti-epileptic drugs*), con excepción de que aumenta 22% la depuración de lamotrigina. Los efectos adversos que no se generan en el CNS y se observan con casi todos los AED incluyen posible aumento de peso, retención urinaria y, después de uso prolongado, una pigmentación azulada de la piel, las uñas y la retina —dicha pigmentación suele ser reversible tras suspender el fármaco—. Debido al perfil de efectos adversos, la ezogabina solo se usa cuando otras opciones han fracasado.

El *felbamato* (FBM, Felbatol®) tiene eficacia de amplio espectro contra crisis parciales, crisis tónico-clónicas con generalización secundaria, y los múltiples tipos de crisis generalizadas del síndrome de Lennox-Gastaut. El fármaco está libre de efectos adversos sobre la cognición y el estado de alerta. *No obstante, la principal preocupación respecto al felbamato es el riesgo de anemia aplásica o hepatotoxicidad mortal.* Debido al riesgo de estas complicaciones, la FDA y el fabricante han recomendado que solo se use para convulsiones resistentes a tratamiento cuando los beneficios potenciales claramente superen el riesgo. Durante terapia con felbamato se han recomendado pruebas de laboratorio de detección (biometría hemática completa y pruebas de función hepática) cada dos semanas. El felbamato tiene muchas interacciones farmacológicas: disminuye la depuración de fenitoína, valproato y carbamazepina epóxido, mientras que su propia depuración es aumentada por la carbamazepina y la fenitoína, y disminuida por el valproato.

La *gabapentina* (GBP, Neurontin®) es eficaz contra crisis tónico-clónicas con generalización secundaria. Tiene un perfil de toxicidad bajo, con deterioro cognitivo mínimo. Los efectos adversos incluyen mareo, letargo y ataxia transitorios, y en dosis más altas quizá aumento de peso; algunos niños exhiben conductas agresivas paradójicas. La gabapentina no se une a proteínas plasmáticas y se excreta sin metabolizar por los riñones. Debido a estas características farmacocinéticas favorables no hay interacciones farmacológicas y la gabapentina se usa como un medicamento añadido.

La *lamotrigina* (LTG, Lamictal®) es eficaz contra crisis parciales o tónico-clónicas con generalización secundaria, crisis de ausencia, y tipos de crisis generalizadas, incluso las que se asocian con el síndrome de Lennox-Gastaut. Tiene un perfil de toxicidad bajo, con deterioro cognitivo mínimo. Los efectos adversos incluyen letargo, ataxia, cefalea y molestias gastrointestinales, sin embargo, la principal preocupación con la lamotrigina es el *exantema cutáneo*, que llega a ser grave y se estima que ocurre en 1 de cada 100 niños. El riesgo de una reacción dermatológica grave (*síndrome de Stevens-Johnson o necrólisis epidérmica tóxica*) parece mayor si el paciente toma valproato o si la lamotrigina se introduce con rapidez; se ha demostrado que la titulación lenta del medicamento disminuye el riesgo de exantema. Si ocurre exantema en un paciente pediátrico, se recomienda suspender el medicamento. El metabolismo hepático de este fármaco es afectado por otros medicamentos: es inducido por carbamazepina, fenitoína y fenobarbital e inhibido por el valproato; esto requiere que se usen programas de dosificación separados para empezar a tomarlo, dependiendo del medicamento antiepiléptico basal.

El *levetiracetam* (LEV, Keppra®) es eficaz en el tratamiento de crisis parciales o con generalización secundaria. Hay poca información respecto a su eficacia en otros tipos de convulsiones. El levetiracetam tiene la ventaja de que es posible introducirlo con rapidez sin efectos adversos importantes. No pasa por metabolismo hepático ni está significativamente unido a las proteínas plasmáticas; por ende, no interactúa con otros medicamentos. Aunque en general se tolera bien, llega a causar somnolencia, mareo, astenia o cefalea. También se han emitido informes de cambios de la conducta (depresión, labilidad emocional o agresión) con el uso de este medicamento.

La *oxcarbazepina* (OXC, Trileptal®) es un fármaco similar a la carbamazepina, pero con la ventaja de que no pasa por autoinducción. Es eficaz para el tratamiento de crisis parciales o con generalización secundaria. Es un profármaco que es convertido con rapidez en su derivado monohidroxi (MHD), del cual dependen principalmente los efectos anticonvulsivos. En general, se ha mostrado que se tolera bien, pero se asocia con mareos, fatiga, náusea y, rara vez, hiponatremia (SIADH). En pacientes que presentan un exantema mientras reciben carbamazepina, solo 25 a 30% experimenta exantema cuando se cambia a oxcarbazepina. Es importante considerar que esta última es un inductor menos potente que la carbamazepina, la fenitoína o el fenobarbital, así que si se toma la decisión de cambiar a oxcarbazepina quizá sea necesario disminuir las dosis de medicamentos metabolizados en el hígado administrados de manera concurrente a fin de prevenir toxicidad.

El perampanel es un antagonista no competitivo del receptor de AMPA glutamato, con una vida media prolongada de 105 horas. Se usa como un tratamiento adjunto contra crisis tónico-clónicas generalizadas y convulsiones de inicio focal; los efectos adversos son somnolencia, mareos, cefalea, fatiga y ataxia, y en 20% de los pacientes causa agresión y hostilidad.

La *fenitoína/fosfenitoína* (PHT, Dilantin/Cerebyx®) es eficaz contra crisis parciales o tónico-clónicas generalizadas, es económica y tiene una vida media prolongada; es factible administrarla 1 o 2 veces al día. Se han observado efectos secundarios estéticos, como hirsutismo e hipertrofia de las encías, así como efectos cognitivos sutiles. La dosis inicial promedio es de 4 a 8 mg/kg por día o 300 mg/día para adultos. Si es necesario para obtener una concentración sérica inmediata en el rango terapéutico habitual (10 a 20 mg/L) una opción es efectuar carga intravenosa usando fenitoína o fosfenitoína. La fosfenitoína es un profármaco de la fenitoína que no se asocia con la irritación venosa extrema (incluso infiltración) que se presenta comúnmente con la fenitoína por vía intravenosa. Se prefiere para pacientes con acceso intravenoso inadecuado o con convulsiones no controladas, prolongadas o repetitivas.

El *fenobarbital* (PB) es eficaz en el tratamiento de crisis parciales o tónico-clónicas generalizadas. Es económico, tiene una vida media prolongada y es factible tomarlo una vez al día. Es seguro en lo que se refiere a la función renal, hepática y de la médula ósea, pero un efecto secundario común es la sedación o la cognición alterada; algunos niños muestran hiperactividad o irritabilidad significativas. Debido a estos efectos adversos, rara vez es la mejor opción inicial fuera del grupo de edad de recién nacido y de la lactancia. Debido a la vida media prolongada es importante esperar al menos dos semanas antes de empezar a evaluar su eficacia y dosificación inicial. Una concentración sérica dentro del rango terapéutico habitual (15 a 40 mg/L) se obtiene con rapidez con carga intravenosa, pero el efecto secundario inevitable es la somnolencia.

La *primidona* (PRM, Mysoline®) es un fármaco interesante porque se metaboliza en el organismo en otras sustancias

activas, entre ellas fenobarbital, por ende, es importante vigilar la concentración sérica de fenobarbital. La primidona es eficaz contra crisis parciales y tónico-clónicas generalizadas. La principal desventaja son los efectos secundarios cognitivos.

La *rufinamida* (RFN, Banzel®) está aprobada para niños de cuatro años o mayores con diagnóstico de síndrome de Lennox-Gastaut. Los efectos secundarios comunes son acortamiento del segmento QT, agresión, ansiedad, mareos, fatiga, cefalea y somnolencia, relacionados con la dosis.

El estiripentol se considera si los AED de primera línea para síndrome de Dravet (como el ácido valproico o el clobazam) son ineficaces, sin embargo aún no ha sido aprobado por la FDA; en Estados Unidos se adquiere por medio de una solicitud de nuevo fármaco de investigación (IND, *investigational new drug*) a la FDA.

La *tiagabina* (TGB, Gabitril®) es eficaz para convulsiones de inicio parcial. Hay datos piloto que sugieren su eficacia para espasmos infantiles, porque aumenta la concentración de GABA en el cerebro de una manera similar a la vigabatrina. Los efectos secundarios de este medicamento son somnolencia, mareos, temblor, nerviosismo e irritabilidad; rara vez también da lugar a estado epiléptico no convulsivo.

El *topiramato* (TPM, Topamax®) es eficaz en las convulsiones tanto parciales como generalizadas. Si bien se considera muy eficaz, hay preocupación respecto a sus efectos secundarios cognitivos, a saber, ralentización psicomotora, dificultades de la memoria, confusión y sedación; tales efectos son menores cuando el medicamento se titula lentamente. El topiramato también se ha asociado con pérdida de peso y parestesias; en raras circunstancias se forman cálculos renales y ocurre glaucoma reversible. Si se sospechan estos efectos secundarios lo mejor es suspenderlo.

El *valproato* (VPA, Depakene®, Depakote®) quizá sea la mejor opción inicial para algunas formas de epilepsia generalizada primaria, como epilepsia de la niñez con crisis de ausencia y tónico-clónicas generalizadas primarias. También muestra cierta eficacia contra crisis parciales, pero esto no se ha comprobado del todo. Una ventaja importante es la ausencia de efectos cognitivos del valproato. Sus desventajas son su vida media relativamente breve y asociación con:

- Cambios estéticos (aumento de peso y pérdida de pelo).
- Enfermedad de ovario poliquístico.
- Pancreatitis.
- Hepatotoxicidad rara pero grave.

Se ha encontrado que la hepatotoxicidad idiopática es más común en pacientes que reciben politerapia y en menores de dos años de edad. *Durante el tratamiento deben efectuarse periódicamente pruebas de función hepática y pruebas hematológicas.*

La *vigabatrina* (VGB, Sabril®) fue aprobada en 2009 por la FDA para el tratamiento de espasmos infantiles. También es útil como tratamiento adjunto en niños para crisis parciales complejas resistentes. Se encuentra disponible en Estados Unidos bajo un programa de distribución restringida especial que requiere que las farmacias y los médicos que extienden la prescripción estén registrados en el programa, y que el medicamento solo se surta a los pacientes inscritos (la información de contacto está disponible en el 1-800-45-SHARE). Con esta medicación debe entregarse una guía aprobada por la FDA con información sobre el producto (disponible en http://www.fda.gov/downloads/Drugs/DrugSafety/UCM180720.pdf). Esas medidas especiales se deben al riesgo de pérdida visual progresiva y permanente, que posiblemente existe incluso después de que se suspende la terapia. Durante la terapia se requieren pruebas periódicas de la visión, aunque eso no es fiable para prevenir daño. Otros efectos adversos son fiebre, vómito, sedación, agresión, ansiedad, confusión, etcétera.

La zonisamida (ZNS, Zonegran®) es un medicamento que se ha usado extensamente en Japón, y hace poco se aprobó en Estados Unidos para el tratamiento de crisis parciales; sin embargo, también tiene eficacia en los tipos de crisis generalizadas. La zonisamida y el topiramato comparten muchos efectos adversos, entre ellos efectos cognitivos, pérdida de peso y cálculos renales. A diferencia del topiramato, la zonisamida llega a causar oligohidrosis y rara vez psicosis reversible. La psicosis es singular y a veces persiste incluso cuando ya no es detectable el medicamento en la sangre del paciente; cabe recordar que estos síntomas son reversibles. Dado que es una sulfonamida, la zonisamida no debe usarse en pacientes con alergia a sulfas.

Vigilancia

Una vez que se inicia tratamiento antiepiléptico es importante vigilar al paciente respecto al control de las convulsiones y efectos secundarios (**tabla 33-2**). Las visitas periódicas a la clínica y las pruebas de laboratorio son apropiadas. Una verificación ocasional de la concentración sérica del fármaco es útil en la evaluación del apego a las indicaciones, o en la valoración de efectos secundarios tóxicos. No obstante, la concentración sérica solo desempeña una función limitada en la determinación de la dosificación apropiada de medicamento; esta decisión se basa en factores clínicos. En pacientes que toman carbamazepina, valproato o primidona, es apropiado verificar los parámetros hematológicos y hepáticos. Hay controversias respecto a la frecuencia apropiada para la práctica de pruebas de laboratorio. Durante el tratamiento con felbamato se aconseja realizar pruebas hematológicas y hepáticas frecuentes. Se sugiere vigilancia de la función renal para gabapentina, topiramato y levetiracetam. En pacientes que reciben oxcarbazepina deben verificarse el sodio sérico y la biometría hemática. Para otros antiepilépticos, las pautas para vigilancia están menos definidas.

En quienes las convulsiones no están controladas y el diagnóstico no es claro, debe considerarse vigilancia intensiva con EEG con video para confirmar que el problema es en realidad epilepsia y no convulsiones psicógenas, o demostrar que los eventos son no epilépticos. Si los periodos de tratamiento con medicación han fracasado, debe considerarse una intervención quirúrgica para tratar epilepsia en candidatos quirúrgicos e idóneos.

Interacciones farmacológicas

El efecto más común de la adición de un segundo antiepiléptico al régimen de medicación es la alteración del metabolismo de fármacos. Es importante verificar esta posibilidad cuando se añaden medicamentos o se eliminan. Algunos fármacos inducen actividad hepática, de modo que cuando se añaden a un régimen hacen que la concentración sérica del primer fármaco disminuya, mientras que otros inhiben enzimas metabólicas, de modo que su adición hace que la concentración sérica del primer fármaco aumente. Por ejemplo, el metabolismo de la fenitoína se acelera mediante la adición de fenobarbital, primidona o carbamazepina, y el metabolismo de esta última se acelera mediante la adición de fenitoína, fenobarbital o primidona. Otro efecto de añadir un segundo medicamento es la alteración de la unión a proteína; por ejemplo, la fracción de fenitoína libre se incrementa al añadir valproato, porque ambos compiten por sitios de unión a albúmina. Si las enzimas hepáticas metabolizan la porción libre adicional, la concentración sérica total quizá disminuya. Si las enzimas hepáticas están saturadas, la fracción libre quizá permanezca aumentada incluso con concentración total sin cambios, lo que provoca toxicidad farmacológica.

TABLA 33-2	
EFECTOS ADVERSOS DE ANTIEPILÉPTICOS	
Medicación	**Efectos adversos**
Carbamazepina	Letargo, ataxia, diplopía, neutropenia, hiponatremia, exantema
Etosuximida	Molestias gastrointestinales, letargo, discrasias sanguíneas
Felbamato	Sedación, mareos, ataxia, alteraciones conductuales
Gabapentin	Cefalea, insomnio, pérdida de peso, molestias gastrointestinales, anemia aplásica, hepatotoxicidad
Levetiracetam	Somnolencia, mareos, alteraciones conductuales
Lamotrigina	Sedación, mareos, letargo, ataxia, cefalea, exantema (incluso síndrome de Stevens-Johnson y necrólisis epidérmica tóxica)
Oxcarbazepina	Somnolencia, molestias gastrointestinales, hiponatremia
Fenobarbital	Letargo, ataxia, hiperactividad, dificultad cognitiva
Fenitoína	Letargo, ataxia, diplopía, hiperplasia de las encías, hirsutismo, anemia macrocítica, osteomalacia, disfunción cerebelosa
Primidona	Letargo, ataxia, diplopía, discrasias sanguíneas
Tiagabina	Somnolencia, mareos, temblor, nerviosismo e irritabilidad, estado epiléptico no convulsivo
Topiramato	Mareos, somnolencia, parestesias, ralentización psicomotora y cognitiva, pérdida de peso, nefrolitiasis, glaucoma secundario
Valproato	Molestias gastrointestinales, temblor, aumento de peso, pérdida de pelo, enfermedad de ovario poliquístico, trombocitopenia, pancreatitis, hepatotoxicidad
Zonisamida	Mareos, somnolencia, pérdida de peso, ralentización cognitiva y psicomotora, oligohidrosis, nefrolitiasis, psicosis, sensibilidad cruzada con medicamentos sulfa

Es posible que ocurran interacciones similares con la adición de fármacos que no son antiepilépticos. Por ejemplo, *es factible que haya inhibición del metabolismo de fenitoína con warfarina, cloranfenicol, propoxifeno, sulfametoxazol, metilfenidato u otros fármacos, y la eritromicina es un importante inhibidor del metabolismo de la carbamazepina.* Los antiepilépticos que inducen metabolismo hepático tienen el potencial de reducir las concentraciones de otros medicamentos para otras enfermedades, lo que suele ser importante en ciertas poblaciones clínicas. Por ejemplo, en pacientes que reciben trasplante, los fármacos inmunosupresores que se usan para prevenir rechazo de órgano quizá estén significativamente reducidos, lo cual causa rechazo de órgano. En pacientes del sexo femenino siempre es importante verificar cualquier interacción entre un medicamento antiepiléptico y anticonceptivos orales.

EPILEPSIA Y EMBARAZO

Las mujeres en edad de procreación deben recibir asesoramiento sobre varios aspectos acerca de posible embarazo. Deben estar conscientes de que hay un pequeño incremento del riesgo para el feto por exposición a medicamentos tomados por la madre, con duplicación o triplicación de la tasa de malformación fetal comparada con la que se observa en la población general. *Una preocupación especial son los defectos del tubo neural, que se reporta están aumentados en lactantes de madres tratadas con valproato o carbamazepina.* No se sabe mucho acerca de los antiepilépticos más nuevos y sus efectos en el embarazo. Se ha sugerido que las vitaminas prenatales con folato deben recomendarse para todas las mujeres epilépticas en edad de procreación, a fin de minimizar este riesgo. En general, la mayoría de los especialistas considera que las futuras madres deben tratarse durante todo el embarazo con el fármaco que mejor controle sus convulsiones. Si es posible, los regímenes farmacológicos se deben simplificar a fin de minimizar la exposición fetal cuando se anticipa embarazo. Los medicamentos deben mantenerse en la dosificación más baja que brinde control de las convulsiones. Si es factible, debe considerarse supresión de la medicación en futuras madres, pero si las convulsiones no se controlan, o si tienen crisis tónico-clónicas generalizadas, es probable que el riesgo para el feto de la supresión del medicamento sería mayor que el de la exposición a este último.

Las madres que amamantan deben estar conscientes de que los antiepilépticos se excretan en grados variables en la leche materna. La dosificación para el lactante que es amamantado casi nunca causa problemas, aunque la concentración sérica del lactante quizá no sea insignificante. Algunos lactantes se tornan letárgicos debido al medicamento, en cuyo caso es necesario cambiar a alimentación con fórmula.

ESTADO EPILÉPTICO

El *estado epiléptico* se ha descrito como convulsiones epilépticas que se repiten con tanta frecuencia o son tan prolongadas como para crear una afección fija y duradera durante 30 minutos o más. Quizá sea convulsivo —con crisis tónico-clónicas generalizadas— o no convulsivo —con crisis de ausencia, parciales simples o parciales complejas—. La causa más común es la supresión de antiepilépticos en pacientes con epilepsia, pero otras causas son un fenómeno adverso neurológico agudo, como infarto, tumor, traumatismo, infección, encefalopatía anóxica, encefalopatía metabólica, abstinencia de alcohol o abuso del consumo de drogas. La mortalidad aguda es de 8 a 12%, y por lo general se relaciona con la causa subyacente. El porcentaje es más bajo en individuos con epilepsia que tienen una exacerbación de convulsiones y más alta en pacientes con lesión aguda del CNS. Algunos pacientes han muerto debido a efectos sistémicos del estado epiléptico, como: estrés cardiovascular debido a contracción tónica de músculos esqueléticos; cambios metabólicos, entre ellos acidosis, hipoxia, hiperpotasemia, hipoglucemia o azoemia; efectos anticonvulsivos, incluso depresión miocárdica, arritmia o depresión respiratoria; rabdomiólisis que conduce a mioglobinuria e insuficiencia renal; edema pulmonar o disfunción del sistema nervioso autónomo.

Una manera de manejar el estado epiléptico es en relación con el tiempo desde el primer contacto con el médico. En el transcurso de los primeros cinco minutos el objetivo es dar atención a las vías respiratorias, la respiración y la circulación. Se efectúan interrogatorio y exploración física breves, y se analiza la sangre para determinar la concentración del antiepiléptico, electrólitos, glucosa, nitrógeno ureico sanguíneo e investigación de fármacos y drogas. Entre los 6 y 9 minutos se establece una venoclisis con infusión de solución salina y se administra glucosa, 1 a 2 mg/kg o 25 a 50 g. Los adultos también reciben tiamina, 100 mg. Entre los 10 y los 30 minutos deben administrarse antiepilépticos, dependiendo del régimen basal del paciente. A quienes nunca han recibido tratamiento una opción es administrar fenitoína, 20 mg/kg, administrada por vía intravenosa con mayor lentitud que 25 mg/minuto (para niños) a 50 mg/minuto (para adultos), con registro de electrocardiograma (EEG) y vigilancia de la presión arterial. Si es necesario, cabe administrar lorazepam, 2 a 8 mg (0.1 mg/kg para niños) o diazepam, 10 a 20 mg (0.3 mg/kg para niños) por vía intravenosa. De manera alternativa, algunos creen que primero debe usarse una benzodiazepina, con dosis de carga subsiguientes de fenitoína u otro antiepiléptico. La fosfenitoína (*véase* más adelante) es una alternativa más segura para la fenitoína, útil para algunos pacientes con estado epiléptico. Si persisten las convulsiones, tal vez sea necesario proceder a intubación electiva e inyección de fenobarbital, 10 mg/kg. Si aún persisten las convulsiones es necesario obtener de inmediato la concentración sérica del fármaco y se debe administrar más fenitoína o fenobarbital según esté indicado para llevar la concentración a cifras altas (fenitoína, 20 a 25 mg/L, fenobarbital, 40 a 45 mg/L o más alto). Si las convulsiones continúan durante más de una hora a pesar de estas medidas, el paciente quizá requiera que se le induzca el coma con barbitúrico y anestesia, con vigilancia EEG.

La fosfenitoína es una nueva preparación disponible para uso intravenoso o intramuscular. La molécula de fosfenitoína es mucho más hidrosoluble que la fenitoína y no requiere el solvente propilenglicol necesario para la fenitoína; por ende, la fosfenitoína genera menos efectos adversos que la fenitoína por vía intravenosa y no causa daño tisular si se extravasa. La fosfenitoína se administra en equivalentes de fenitoína (PE, *phenytoin equivalents*) de modo que la dosis en miligramos es la misma que para la fenitoína. Debe administrarse más rápido que la fenitoína, 150 mg PE/minuto, para compensar el tiempo que se requiere para la conversión en la molécula de fenitoína. Otros medicamentos parenterales que se han usado para tratar estado epiléptico son midazolam y valproato por vía intravenosa. Si existe estado epiléptico no convulsivo son eficaces el lorazepam o el valproato por vía intravenosa.

EJERCICIOS DE REVISIÓN

PREGUNTAS

1. Una madre lleva a su hija de seis años a su clínica y explica que su desempeño académico ha declinado en el transcurso del último año. Su maestra observa que durante el día la niña a menudo se queda con la mirada fija. A veces parece estar "fuera, en su propio mundo" y no responde a preguntas. Un EEG revela un patrón de espiga y onda generalizado de 3 Hz, que puede desencadenarse por hiperventilación. ¿Qué tipo de convulsión *más* probablemente tiene esta paciente?
   a) Tonicoclónica.
   b) Mioclónica.
   c) De ausencia.
   d) Parcial compleja.

Respuesta
La respuesta es c).

2. ¿Qué antiepiléptico recomendaría para esta paciente?
   a) Fenobarbital.
   b) Carbamazepina.
   c) Etosuximida.
   d) Valproato.
   e) c o d.

Respuesta
La respuesta es e).

3. Un niño de 10 años ha tenido crisis parciales complejas desde los siete años de edad, el tratamiento con carbamazepina, lamotrigina y fenitoína ha fracasado. Hace cuatro semanas se decidió añadir topiramato a su medicación actual (carbamazepina). La madre informa al personal del consultorio que el rendimiento escolar del niño ha declinado, y parece "torpe". ¿Cuál es la causa *más* probable y qué debe hacerse?
   a) El niño está experimentando efectos secundarios del topiramato, que se debe reducir o suspender.
   b) Lo más probable es que el niño tenga trastorno por déficit de atención y debe iniciarse metilfenidato.
   c) El topiramato está afectando el metabolismo de la carbamazepina; como resultado, han aparecido nuevos efectos secundarios y la carbamazepina se debe reducir.

Respuesta
La respuesta es a).

4. Un niño de nueve años previamente sano está en su consultorio con su madre, remitido desde la sala de urgencias. Aproximadamente a las 4:00 a.m., la madre escuchó ruidos de gorgoreo y golpes, fue a la recámara del niño y lo encontró inconsciente, con sacudidas de las extremidades y el cuerpo, y babeo, que duraron alrededor de un minuto. Posteriormente, el niño estuvo atontado y después volvió a dormir. Al momento en que se le atendió en la sala de urgencias, había vuelto a la conducta basal, con datos normales en el examen neurológico y sin fiebre o rigidez de nuca. En el consultorio el niño manifiesta que no recuerda el evento. Un EEG efectuado más tarde ese día muestra ondas agudas centrotemporales izquierdas. ¿Cuál es el diagnóstico *más* probable?
   a) Epilepsia mioclónica juvenil.
   b) Epilepsia focal benigna de la niñez.
   c) Epilepsia del lóbulo temporal secundaria a tumor de bajo grado.

Respuesta
La respuesta es b).

5. ¿Qué tratamiento recomendaría para el paciente en la pregunta previa?
   a) Carbamazepina.
   b) Gabapentina.
   c) Ningún antiepiléptico en este momento.

Respuesta
La respuesta es c).

6. Las causas que pueden llevar a espasmos infantiles son:
   a) Idiopáticas.
   b) Genéticas y metabólicas.
   c) Malformaciones focales del cerebro.
   d) Todas las anteriores.

Respuesta
La respuesta es d).

7. Un niño de 2.5 años de edad fue llevado a su consultorio después de experimentar su segunda crisis febril. Estos episodios tuvieron cuatro meses de separación, y se describieron como tensión generalizada del cuerpo, seguida por sacudidas que afectaron las cuatro extremidades y duraron 3 a 5 minutos cada vez. En ambas ocasiones se notó que el niño tenía fiebre mayor de 38.8 °C. Usted recomendaría:
   a) Pruebas adicionales, incluso EEG y MRI.
   b) Tratamiento con fenobarbital.
   c) Tratamiento con valproato.
   d) Educación y asesoramiento para la familia.

Respuesta
La respuesta es d).

8. ¿El exantema cutáneo es una preocupación importante respecto a cuál de los antiepilépticos que siguen?
   a) Topiramato.
   b) Gabapentina.
   c) Lamotrigina.
   d) Oxcarbazepina.

Respuesta
La respuesta es c).

9. Los efectos adversos del topiramato son (más de una respuesta puede ser correcta):

   a) Dificultades cognitivas.
   b) Nefrolitiasis.
   c) Insuficiencia hepática.
   d) Molestias gastrointestinales.

Respuesta
La respuesta es a) y b).

10. ¿Con cuál de las combinaciones que siguen puede observarse interacción importante entre antiepilépticos?

   a) Levetiracetam y carbamazepina.
   b) Gabapentina y fenobarbital.
   c) Valproato y lamotrigina.
   d) Felbamato y oxcarbazepina.

Respuesta
La respuesta es c).

LECTURAS RECOMENDADAS

Abdul M, Riviello JJ. Update on the newer antiepileptic drugs in child neurology: advances in treatment of pediatric epilepsy. *Curr Treat Options Neurol* 2007;9(6):395–403.

Azar NL, Abou-Khalil BW. Considerations in the choice of an antiepileptic drug in the treatment of epilepsy. *Semin Neurol* 2008;28(3):305–314.

Baulac S, Gourfinkel-An I, Nabbout R, et al. Fever, genes, and epilepsy. *Lancet Neurol* 2004;3(7):421–430.

Bourgeois B. New antiepileptic drug in children: which ones for which seizures? *Clin Neuropharmacol* 2000;23:119–132.

Camfield PR, Camfield CS, Shapiro SH, et al. The first febrile seizure-antipyretic instruction plus either phenobarbital or placebo to prevent recurrence. *J Pediatr* 1980;97(1):16–21.

Chiron C, Marchand MC, Tran A, et al. Stiripentol in severe myoclonic epilepsy in infancy: a randomised placebo-controlled syndrome-dedicated trial. STICLO study group. *Lancet* 2000;356(9242):1638–1642. doi:10.1016/S0140-6736(00)03157-3.

Commission on Classification and Terminology of the International League Against Epilepsy. Proposal for classification of epilepsies and epileptic syndromes. *Epilepsia* 1985;26:268.

Ellenberg JH, Nelson KB. Febrile seizures and later intellectual performance. *Arch Neurol* 1978;35(1):17–21.

Farwell JR, Lee YJ, Hirtz DG, et al. Phenobarbital for febrile seizures: effects on intelligence and on seizure recurrence. *N Engl J Med* 1990;322(6):364–369.

Frank LM, Shinnar S, Hesdorffer DC, et al. Cerebrospinal fluid findings in children with fever-associated status epilepticus: results of the consequences of prolonged febrile seizures (FEBSTAT) study. *J Pediatr* 2012;161(6):1169–1171. doi:10.1016/j.jpeds.2012.08.008.

Gerard F, Pereira S, Robaglia-Schlupp A, et al. Clinical and genetic analysis of a new multigenerational pedigree with GEFS + (Generalized Epilepsy with Febrile Seizures Plus). *Epilepsia* 2002;43:581–586.

Glaze DG, Hrachovy RA, Frost JD Jr, et al. Prospective study of outcome of infants with infantile spasms treated during controlled studies of ACTH and prednisone. *J Pediatr* 1988;112:389–396.

Hesdorffer DC, Benn EK, Bagiella E, et al. Distribution of febrile seizure duration and associations with development. *Ann Neurol* 2011;70(1):93–100. doi:10.1002/ana.22368.

Leahy JT, Chu-Shore CJ, Fisher JL. Clobazam as an adjunctive therapy in treating seizures associated with Lennox-Gastaut syndrome. *Neuropsychiatr Dis Treat* 2011;7:673–681.

Loddenkemper T, Kellinghaus C, Wyllie E, et al. A proposal for a five-dimensional patient-oriented epilepsy classification. *Epileptic Disord* 2005;7(4):308–316.

Malphrus AD, Wilfong AA. Use of the newer antiepileptic drugs in pediatric epilepsies. *Curr Treat Options Neurol* 2007;9(4):256–267.

Mamelle N, Mamelle JC, Plasse JC, et al. Prevention of recurrent febrile convulsions: a randomized therapeutic assay: sodium valproate, phenobarbital and placebo. *Neuropediatrics* 1984;15(1):37–42.

Mattson RH, Cramer JA, Collins JF, et al. Comparison of carbamazepine, phenobarbital, phenytoin, and primidone in partial and secondarily generalized tonic-clonic seizures. *N Engl J Med* 1985;313:145–151.

Mattson RH, Cramer JA, Collins JF, et al. A comparison of valproate with carbamazepine for the treatment of complex partial seizures and secondarily generalized tonic-clonic seizures in adults. *N Engl J Med* 1992;327:765–771.

Nordli DR Jr, Moshé SL, Shinnar S, et al. Acute EEG findings in children with febrile status epilepticus: results of the FEBSTAT study. *Neurology* 2012;79(22):2180–2186. doi:10.1212/WNL.0b013e3182759766.

Pellock J. Managing epilepsy syndromes with new antiepileptic drugs. *Pediatrics* 1999;104:1106–1116.

Rosman NP, Colton T, Labazzo J, et al. A controlled trial of diazepam administered during febrile illnesses to prevent recurrence of febrile seizures. *N Engl J Med* 1993;329(2):79–84.

Sankar R. GABA(A) receptor physiology and its relationship to the mechanism of action of the 1,5-benzodiazepine clobazam. *CNS Drugs* 2011;26:229–244.

Seinfeld S, Shinnar S, Sun S, et al. Emergency management of febrile status epilepticus: results of the FEBSTAT study. *Epilepsia* 2014;55(3):388–395. doi:10.1111/epi.12526.

Singh R, Scheffer IE, Crossland K, et al. Generalized epilepsy with febrile seizures plus: a common childhood-onset genetic epilepsy syndrome. *Ann Neurol* 1999;45:7.

Sperling MR, Harvey J, Grinnell T, et al. Efficacy and safety of conversion to monotherapy with eslicarbazepine acetate in adults with uncontrolled partial-onset seizures: a randomized historical-control phase III study based in North America. *Epilepsia* 2015;56(4):546–555. doi:10.1111/epi.12934.

Theodore WH, Spencer SS, Wiebe S, et al. Epilepsy in North America: a report prepared under the auspices of the global campaign against epilepsy, the International Bureau for Epilepsy, the International League Against Epilepsy, and the World Health Organization. *Epilepsia* 2006;47(10):1700–1722.

Treiman DM, Meyers PD, Walton NY, et al. A comparison of four treatments for generalized convulsive status epilepticus. *N Engl J Med* 1998;339:792–798.

Verity CM, Greenwood R, Golding J. Long-term intellectual and behavioral outcomes of children with febrile convulsions. *N Engl J Med* 1998;338(24):1723–1728.

Vestergaard M, Pedersen CB, Sidenius P, et al. The long-term risk of epilepsy after febrile seizures in susceptible subgroups. *Am J Epidemiol* 2007;165(8):911–918.

Vining EP, Mellitis ED, Dorsen MM, et al. Psychologic and behavioral effects of antiepileptic drugs in children: a double-blind comparison between phenobarbital and valproic acid. *Pediatrics* 1987;80(2):165–174.

Wallace SJ, Smith JA. Successful prophylaxis against febrile convulsions with valproic acid or phenobarbitone. *BMJ* 1980;280(6211):353–354.

Wyllie E, ed. *The treatment of epilepsy: principles and practice*, 3rd ed. Baltimore, MD: Lippincott Williams & Wilkins, 2001.

Capítulo 34

Padecimientos paroxísticos no epilépticos en niños

Ajay Gupta y Elaine Wyllie

ESTUDIO DE NIÑOS QUE PRESENTAN EVENTOS PAROXÍSTICOS

Diversas enfermedades en niños se presentan como eventos paroxísticos que suelen confundirse con crisis epilépticas. Las consideraciones cuidadosas a varios factores durante la evaluación clínica ayudan a obtener un diagnóstico exacto, que es el paso vital para el manejo oportuno de la enfermedad subyacente, y tiene implicaciones no deseadas si se retrasa o pasa inadvertido. Un diagnóstico correcto también evita práctica de pruebas innecesarias, investigaciones costosas y tratamiento inapropiado con antiepilépticos. Con poca frecuencia, los eventos paroxísticos no epilépticos coexisten con crisis epilépticas en niños, lo que siempre debe tenerse en cuenta, sobre todo en pequeños con deterioro cognitivo, problemas de aprendizaje y discapacidades vinculadas con el desarrollo.

El interrogatorio y la exploración física son la piedra angular para el diagnóstico correcto de esos eventos. Los factores que siguen en el interrogatorio y la exploración física ayudan a determinar la naturaleza de los eventos.

- Edad de inicio.
- Descripción de los ataques (duración, frecuencia, síntomas durante un ataque, estereotípicos o no estereotípicos).
- Evolución de los eventos (estables, en mejoría o en empeoramiento).
- Cronología de la aparición (durante el sueño o durante el día en la escuela o en el hogar u observado en múltiples entornos).
- Factores que precipitan el ataque y lo alivian (relación con las comidas, emociones, ejercicio, lesión encefálica, etcétera).
- Antecedente familiar (tics o alteraciones del movimiento, epilepsia, migraña).

- Funcionamiento cognitivo y conductual (retraso del desarrollo, trastorno por déficit de atención e hiperactividad, trastorno penetrante del desarrollo).
- Exploración física exhaustiva, con atención especial al examen neurológico, frecuencia y ritmo cardiacos, soplos cardiacos, presión arterial ortostática y postura o movimientos anormales.

En ocasiones se requieren investigaciones más extensas para hacer un diagnóstico exacto. Cuando la causa de eventos paroxísticos permanece sin determinar o persiste la posibilidad de crisis epilépticas, es pertinente la vigilancia con videoelectroencefalograma (video-EEG) con video para aclarar el diagnóstico. A veces, la revisión de un evento registrado en el hogar basta para hacer el diagnóstico.

En el presente capítulo se comentan los eventos paroxísticos no epilépticos comunes en niños.

ESPASMOS DEL SOLLOZO

Los espasmos del sollozo son muy comunes en la práctica pediátrica; por ende, se comentan por separado. Hay dos tipos: cianótico y pálido, con diferentes mecanismos fisiológicos. Por lo general empiezan durante la segunda mitad del primer año y se precipitan por frustración o enojo. Rara vez inician después de los dos años, aunque en algunos niños persisten hasta los seis. Los espasmos del sollozo ocurren una o varias veces en una semana. En niños con este padecimiento es posible que se encuentre un antecedente familiar.

Ataques de cianosis

Este es el tipo más común de espasmos del sollozo. El ataque por lo general empieza con llanto descontrolado después de un evento al parecer trivial, como ser reprendido, frustración, temor o sufrir una caída con un golpe en la cabeza. Después de algunos segundos de llanto, el niño retiene la respiración y ocurre cianosis. A veces hay pérdida del conocimiento u ocurren movimientos tónicos, clónicos o mioclónicos más tarde durante el ataque, pero son autolimitados. Estos movimientos tónicos o tónico-clónicos involuntarios son secundarios a hipoxia cerebral y no deben tratarse con anticonvulsivos. El EEG interictal por lo general resulta normal, aunque quizá revele ralentización o supresión durante el evento agudo. Además del tema de seguridad por una posible caída durante un espasmo del sollozo, estos eventos se consideran benignos. En algunos casos, la remisión a un psicólogo para modificación de la conducta beneficia tanto a los padres como al niño. Los espasmos del sollozo casi siempre desaparecen con la edad, sin secuelas o problemas conductuales futuros. No se entiende bien el mecanismo fisiopatológico, pero se ha mostrado que la corrección de cualquier anemia subyacente reduce la frecuencia de ataques; los reportes sugieren que la terapia con hierro es útil incluso en ausencia de anemia manifiesta.

Ataques pálidos

En el tipo de ataque *pálido*, una bradicardia o asístole breve causa pérdida del conocimiento poco después de que empieza el ataque. En ocasiones el ataque se precipita por un golpe en la cabeza aparentemente trivial. El niño repentinamente se torna pálido y a menudo pierde el conocimiento, es posible que ocurran sacudidas clónicas o mioclónicas cerca del final o al final del ataque. En la mayoría de los pacientes en quienes se sospecha este síndrome debe practicarse un electrocardiograma (ECG) sistemático y vigilancia Holter para excluir cualquier enfermedad cardiaca o alteración del ritmo tratable. Se cree que los niños con espasmos del sollozo pálidos tienen bradicardia o asístole grave debido a disregulación del sistema nervioso autónomo causada por alteración parasimpática distinta de la que se encuentra en el espasmo del sollozo cianótico. En esencia, cabe considerar una forma de síncope neurocardiogénico de inicio temprano. En casos graves se emplea atropina o fármacos similares para bloquear la bradicardia asociada con el síndrome. Ha habido reportes de niños, sanos o con enfermedad neurológica, que tuvieron ataques cianóticos frecuentes y penetrantes, con asístole prolongada (>10 segundos), tratados con la implantación de marcapasos cardiaco.

ENFERMEDADES GASTROINTESTINALES

Reflujo gastroesofágico (síndrome de Sandifer)

El reflujo gastroesofágico en niños, por lo general lactantes, a veces se presenta con postura poco común del cuello, el torso y los brazos. La postura en ocasiones es sostenida (como la distonía) o intermitente. También ocurre como episodios de apnea con cianosis o palidez, se le describe más a menudo en niños con anormalidades del tono y alteraciones del desarrollo, aunque también se observa en niños sanos. El diagnóstico se confirma con una prueba con pHmetría. Los episodios por lo general se resuelven con tratamiento de reflujo gastroesofágico; rara vez resulta resistente a tratamientos médicos y genera suficiente perturbación como para requerir intervención quirúrgica.

Vómito cíclico

El vómito cíclico se caracteriza por periodos espontáneamente recurrentes de vómito grave que duran minutos a muchas horas. En algunos casos dura varios días, y por lo general ocurren cada algunas semanas a meses. Los episodios son propiciados por estrés, infección, ayuno, sueño inadecuado o periodos menstruales. No se encuentra una causa manifiesta cuando se investiga al niño durante un episodio agudo. Durante los episodios iniciales por lo general se considera un diagnóstico de gastritis o gastroenteritis viral, antes de que se reconozca el diagnóstico correcto. El niño es normal entre los episodios y los datos del examen no despiertan preocupación. El vómito cíclico por lo general se observa en niños de corta edad. El síndrome también se ha considerado una variante de migraña, porque se ha mostrado que en ocasiones evoluciona hacia cefaleas migrañosas. En algunos niños también hay antecedentes familiares de migraña. Si el paciente ha experimentado muchos episodios, el médico quizá pueda hacer el diagnóstico sin pruebas de laboratorio. Antes de hacer este diagnóstico como una entidad idiopática, es importante excluir enfermedades primarias tratables comunes que tienen datos similares. Además de las enfermedades gastrointestinales, enfermedades neurológicas como las crisis epilépticas (epilepsia), rara vez hay vómito como fenómeno ictal o posictal; sin embargo, otros síntomas durante la fase aguda tienden a aclarar el diagnóstico de enfermedad convulsiva. Deben considerarse toxicidad aguda o exposiciones ambientales. Los defectos del metabolismo intermediario (lo cual incluye aunque no se limita a las alteraciones del ciclo de la urea [como deficiencia de ornitina transcarbamilasa en niñas]), disfunción mitocondrial y enfermedad intracraneal suelen presentarse con vómito recurrente y deben considerarse en escenarios clínicos apropiados. Los episodios agudos requieren hidratación intravenosa, antieméticos y sedación leve. Se ha reportado que los triptanos, como el sumatriptán, resultan beneficiosos en algunos pacientes y se usan en el tratamiento agudo cuando la cefalea es un síntoma prominente. El tratamiento profiláctico del vómito cíclico quizá exija medicamentos antimigraña, como ciproheptadina, bloqueadores β y antidepresivos tricíclicos. El topiramato, el valproato y los bloqueadores de los canales de calcio, usados ampliamente en la profilaxis de migraña, son otros fármacos eficaces. Un subgrupo de pacientes llega a presentar otros padecimientos crónicos, como síndrome de intestino irritable y enfermedades migrañosas.

EVENTOS RELACIONADOS CON EL SUEÑO

Mioclonías neonatales benignas

Las mioclonías neonatales benignas son una enfermedad común en recién nacidos y lactantes menores. Se observa durante el sueño con movimientos rápidos (mioclónicos) que afectan una o más extremidades o el torso de una manera al azar. Los movimientos ocurren como eventos aislados o en agrupaciones intermitentes que quizá continúen durante todas las etapas del sueño. Los ataques por lo general duran pocos minutos, pero en algunos lactantes los movimientos duran horas, con alteración durante el sueño. La restricción pasiva de las extremidades no suspende los movimientos. El EEG no muestra actividad epileptiforme durante los movimientos, los cuales cesan cuando el lactante está despierto y nunca se observan en un lactante despierto y alerta; por lo general no se requiere tratamiento. Los movimientos desaparecen al cabo de varias semanas; pero en un tercio de los pacientes continúan después de los tres meses de edad. Es importante reconocer esta enfermedad benigna porque de otro modo quizá se inicie investigación y tratamiento demasiado enérgicos en una búsqueda de convulsiones originadas por causas genéticas o metabólicas. Los lactantes con esta afección son objeto de toma de imágenes por resonancia magnética (MRI, *magnetic resonance imaging*) del cerebro, exámenes del líquido cefalorraquídeo (CSF, *cerebrospinal fluid*), biopsias de piel y músculo, así como admisión a la unidad de cuidado intensivo con regímenes intravenosos de múltiples medicamentos antiepilépticos. En una revisión reciente de la literatura médica (2010) se sugirió de nuevo la naturaleza benigna de la enfermedad cuando se satisfacen todos los criterios clínicos, pese a reportes ocasionales de mioclono neonatal como la presentación inicial de un padecimiento metabólico o genético.

Golpes rítmicos de la cabeza contra la almohada (*jactatio capitis* o alteración de movimiento rítmico)

Se le considera una forma de parasomnia y por lo general se observa durante los periodos de transición desde vigilia hacia el sueño o entre diferentes etapas del sueño; a menudo inicia durante la lactancia. El niño efectúa movimientos raros de la cabeza y el cuello, como golpes contra la almohada o giros; los eventos duran de 15 a 30 minutos, hasta que el niño queda dormido y los movimientos desaparecen. Los episodios rara vez recurren en la misma noche durante periodos de transición del sueño. El EEG es normal tanto durante los episodios como entre los mismos. La mayoría de los niños se recupera en el transcurso de algunos años. Muchos padres tienen que revisar repetidas veces al niño por la noche cuando se despiertan por los ruidos de los golpes de la cabeza. Es necesario tranquilizar a los padres. Son importantes las medidas de seguridad (evitar caídas o golpes de la cabeza contra objetos duros) en la cama del niño. Rara vez se emplean con buenos resultados benzodiazepinas de acción corta media hora antes de acostar al niño.

Pesadillas

Las pesadillas son episodios de conducta que se cree se asocian con sueños. Ocurren durante el sueño de movimientos oculares rápidos (REM, *rapid eye movement*). Inician en cualquier momento, pero por lo general lo hacen alrededor de los 2 a 5 años de edad. Los niños despiertan de manera espontánea y están inquietos, lloran y están atemorizados, a veces tienen síntomas del sistema nervioso autónomo; se aferran a sus padres y por lo general se calman cuando se les tranquiliza. En ocasiones ocurre incontinencia durante un episodio atemorizante, lo que propicia un diagnóstico erróneo de convulsión. La mayoría de los niños recuerda al menos parcialmente el sueño. Un EEG registrado durante estos eventos muestra despertar desde sueño REM. La mayoría de los niños mejora en el transcurso de algunos años. Estos episodios suelen ser poco frecuentes y no producen alteración importante del sueño. En la mayoría de los niños no está justificado tratamiento. El asesoramiento es útil en niños de mayor edad con episodios frecuentes que temen acostarse solos por la noche.

Terrores nocturnos (*pavor nocturnus*)

Los terrores nocturnos se consideran parasomnias que ocurren durante las etapas profundas del sueño sin movimientos oculares rápidos (no REM) (etapas III y IV); por lo general empiezan alrededor de los 4 a 8 años de edad, a una edad un poco mayor que la del inicio de las pesadillas. El niño repentinamente se despierta con llanto inconsolable, sudoración profusa, agitación, taquicardia y pupilas dilatadas. El ataque dura varios minutos y en ocasiones continúa hasta durante 15 a 20 minutos. A menudo es difícil consolar al niño o razonar con él durante un episodio, después del cual vuelve a quedarse dormido. La mayoría de los niños no logra recordar el episodio a la mañana siguiente. Los ataques por lo general son eventos aislados algunas noches al mes y no causan alteración del sueño regular. La evolución habitual es mejoría y desaparición subsiguiente de los episodios. Los padres se muestran muy aprensivos y tal vez demanden confirmación mediante video-EEG para tranquilizarse. No se recomienda tratamiento. Quizá sea útil la administración de benzodiazepinas de acción corta durante 3 a 6 meses en un niño en el cual los episodios son frecuentes, intensos y angustiantes, con el potencial de causar lesión o perturbación familiar.

Sonambulismo

El sonambulismo es un tipo poco común de parasomnia que ocurre durante las etapas profundas del sueño no REM (etapas III y IV). La edad de inicio habitual es de los 5 a 12 años. El niño se levanta de la cama, por lo general balbuceando, con una mirada vacía y los ojos abiertos, después camina en un trance antes de volver a la cama. Habitualmente sucede 2 a 4 horas después de quedar dormido. Durante un episodio de sonambulismo a veces se observan actividades raras, como comer, vestirse, abrir puertas y ventanas, y tocar objetos. El niño rara vez camina hacia objetos. La mayoría camina dormido cerca de su cama y en la recámara donde estaba durmiendo. Los episodios quizá duren varios minutos y nunca ocurren más de una vez en una noche. Los niños son incapaces de recordar los episodios a la mañana siguiente. Los accidentes graves son raros en niños con sonambulismo. No se describe violencia durante eventos característicos. En la mayoría de los niños es posible redirigirlos tranquilamente a su cama cuando sus padres los encuentran durante un episodio. Antes de que se considere un diagnóstico de sonambulismo es necesario excluir crisis parciales complejas; por lo general no se requiere tratamiento si es posible la seguridad del niño por la noche. Las benzodiazepinas de acción corta a veces están indicadas para ataques de sonambulismo frecuentes o prolongados. Un estudio longitudinal reciente de prevalencia y agregación familiar sugiere fundamentos genéticos y concluye que el sonambulismo y los terrores nocturnos probablemente son dos manifestaciones de la misma entidad fisiopatológica subyacente.

Narcolepsia y cataplejía

Se trata de alteraciones raras del sueño, pero son diagnósticos diferenciales importantes en niños que repentinamente pierden el tono y la postura. La narcolepsia es la intrusión súbita de sueño REM durante vigilia, que conduce a somnolencia diurna excesiva. Otros complejos sintomáticos en pacientes con narcolepsia son parálisis del sueño (periodos transitorios de incapacidad para moverse al despertarse), alucinaciones hipnagógicas y cataplejía. La cataplejía produce una pérdida repentina del tono, con caída al suelo en respuesta a un tacto inesperado o estímulo emocional, como risa. Los niños con narcolepsia y cataplejía presentan dificultades de atención en la escuela, irritabilidad, fatiga y caídas inexplicables. Durante estos ataques breves no hay pérdida del conocimiento. La narcolepsia generalmente empieza entre los 10 y 20 años de edad. El diagnóstico suele retrasarse durante los años de la adolescencia, puesto que a menudo se considera que la declinación de las calificaciones, el desempeño social inadecuado y los accidentes en vehículo motorizado se deben a problemas de estilo de vida y de higiene del sueño reportados frecuentemente. Los médicos ahora reconocen dos tipos de narcolepsia:

- El tipo I se caracteriza por cataplejía y concentración baja de orexina A en el CSF. Los péptidos orexina son neurotransmisores sintetizados por una agrupación de neuronas hipotalámicas laterales, y están involucrados en la regulación de ciclos de sueño-vigilia.
- En pacientes con narcolepsia tipo II, la concentración de orexina A es normal y no presentan cataplejía.

Las personas con narcolepsia tienen latencia del sueño corta según se mide por medición de pruebas de latencia de sueño (MSLT, *measurement of sleep latency tests*) estandarizada. Las MSLT mostrarán patrones de sueño REM en registros EEG en el transcurso de 10 minutos luego de que el paciente queda dormido. Es importante demostrar sueño normal la noche anterior a una MSLT con una polisomnografía (PSG), porque los trastornos del sueño primarios como el síndrome de apnea del sueño, propician un cuadro narcoléptico, cuando en realidad el paciente no está durmiendo por la noche y, así, está excesivamente cansado du-

rante el día. La narcolepsia muestra fuerte asociación con el genotipo HLA DQB1*0602, y se asocia también con HLA DR2 y HLA DQ1, pero la narcolepsia es multifactorial y estas pruebas no son diagnósticas. El tratamiento de la narcolepsia es complejo y crónico, y debe emprenderse con la supervisión de expertos en el sueño. El tratamiento de primera línea a menudo incluye un fármaco estimulante del sistema nervioso central.

VARIANTES DE MIGRAÑA

Las enfermedades migrañosas son comunes en niños. En algunos pacientes ha sido establecida una relación entre migraña y epilepsia. En niños con alteraciones mitocondriales se han descrito cefaleas que imitan migrañas; por ende, se recomienda cautela antes de emitir un diagnóstico de enfermedad de cefalea primaria en un niño con cefaleas de inicio reciente. Algunos tipos de migrañas asociados con movimientos anormales o un estado de conocimiento alterado se confunden con convulsiones.

Migrañas confusionales agudas

Las migrañas confusionales agudas empiezan con una alteración aguda del conocimiento, con grados variables de letargo, desorientación, agitación y estupor. También se han descrito estados tipo fuga. Las conductas anormales quizá sean intermitentes con somnolencia, que alterna con agitación e hiperactividad motora inapropiada. Los episodios de migraña confusional aguda por lo general duran algunas horas, mucho más tiempo que una crisis parcial compleja. Es posible que estos eventos no conlleven cefalea, como en la migraña clásica. Los pacientes duermen algunas horas después de que finaliza un episodio; cuando se les interroga más tarde, no recuerdan el episodio en su totalidad. La migraña confusional aguda empieza durante la niñez, después de los cinco años, y suele evolucionar hacia migraña característica con la edad; por lo general hay un antecedente familiar, dato muy útil para hacer un diagnóstico. El diagnóstico diferencial comprende una crisis parcial compleja prolongada, estado epiléptico no convulsivo, intoxicación por fármacos o drogas, y otras causas de encefalopatía aguda. Si el diagnóstico no es claro, un video-EEG es útil para distinguir entre este padecimiento y una convulsión. Un episodio agudo se trata con medidas de seguridad, hidratación por vía intravenosa, sedación (inducción del sueño) y control del vómito y dolor (si hay cefalea). La eficacia de los triptanos no está clara en el manejo de migraña confusional aguda. La terapia antimigraña profiláctica es útil para prevenir ataques frecuentes y prolongados.

Vértigo paroxístico benigno

El vértigo paroxístico benigno ocurre en niños de 1 a 4 años y también se le considera un precursor de migraña. A menudo se recaba un antecedente familiar de migraña. Los ataques ocurren de manera irregular y son breves; duran segundos o minutos. El episodio empieza de manera repentina con vértigo intenso, y el niño instantáneamente gira o cae al suelo. No hay ataxia verdadera, pero el vértigo evita que el paciente se siente o se ponga de pie durante un episodio. Quizá se observe nistagmo o tortícolis, pero el examen y el EEG revela resultados normales entre episodios. El nivel del estado de alerta es normal. El diagnóstico generalmente es clínico. Los ataques son atemorizantes para el niño, así que es importante tranquilizar a los padres; no está justificado tratamiento. Ocasionalmente se han usado medicamentos como la meclizina durante periodos breves en niños con episodios diarios.

Migrañas de la arteria basilar

Las migrañas de la arteria basilar también llegan a confundirse con convulsiones. Las migrañas bacilares se relacionan con disfunción del tallo encefálico y del cerebelo en la distribución vascular de la arteria basilar. Los síntomas durante un episodio en ocasiones incluyen ataxia, náusea y vómito, disartria, hemiparesia, alteraciones visuales y deterioro del conocimiento. El vértigo, el *tinnitus* y las parestesias son síntomas menos comunes. Los ataques duran momentos a horas y suelen ir seguidos por cefaleas occipitales de gran intensidad. El tratamiento agudo comprende control del dolor, sedación y antieméticos. Aún hay controversia respecto a la función de los triptanos. La terapia profiláctica antimigraña está justificada si se documentan ataques repetidos.

ALTERACIONES DEL MOVIMIENTO PAROXÍSTICAS

En niños ocurren diversos movimientos involuntarios que es factible confundir con crisis epilépticas. Niños con enfermedad crónica del sistema nervioso central quizá tengan crisis epilépticas además de una alteración del movimiento. Todos los niños de mayor edad y adolescentes con distonía, mioclono, atetosis o corea, con síntomas psiquiátricos o sin ellos, deben evaluarse para enfermedad de Wilson, que es una alteración neurodegenerativa del metabolismo del cobre, neurodegenerativo. Si se diagnostican y tratan en etapas tempranas, los síntomas suelen ser reversibles.

Síndrome de opsoclono y mioclono

En lactantes menores y mayores se observan movimientos paroxísticos en el síndrome paraneoclásico de opsoclono y mioclono que se *asocia con neuroblastoma*, al que también se conoce como encefalopatía de Kinsbourne. Un niño previamente normal también llega a presentar encefalopatía de gravedad variable poco después del inicio de opsoclono y mioclono. Si bien los movimientos por lo general son persistentes, a veces se tornan menos pronunciados y parecen paroxísticos; es preciso efectuar una consulta para evaluación de neuroblastoma. El tratamiento comprende manejo enérgico del tumor. Se ha reportado que en algunos pacientes es útil el uso de glucocorticoides o gammaglobulina en dosis altas, por vía intravenosa. Con menor frecuencia, el síndrome de opsoclono-mioclono es un fenómeno posinfeccioso con características fisiopatológicas similares a las de la ataxia cerebelosa aguda. En casos posinfecciosos, el síndrome por lo general es autolimitado y no está justificada la terapia.

Temblor

El temblor es común en neonatos y lactantes menores, y podría confundirse con crisis clónicas. Los episodios de temblor se caracterizan por temblor rápido repentino que afecta todo o parte del cuerpo. Los episodios por lo general se desencadenan por ruido repentino o por tacto o llanto. Los lactantes permanecen alerta durante el episodio. Una prueba fácil al lado de la cama para diferenciar entre temblor y crisis epiléptica es mediante flexión pasiva de las extremidades, que por lo general desaparece el temblor, pero no las sacudidas clónicas. No hay una causa manifiesta en un lactante que presenta temblor, sin factor de riesgo perinatal y un examen normal. Estos lactantes mejoran al cabo de pocos meses, con desaparición final del temblor. No obstante, el temblor quizá sea secundario a fenómenos adversos hipóxicos-isquémicos; encefalopatías metabólicas; hipoglucemia; hipocalcemia; intoxicación o abstinencia de fármacos o drogas, y hemorragia intracraneal. El tratamiento y el pronóstico en esos lactantes dependen de la causa. Las crisis convulsivas en ocasiones se asocian con temblor en lactantes que tienen enfermedad intracraneal.

Tortícolis infantil paroxística

La tortícolis paroxística por lo general se presenta durante el primer año de vida y quizá aparezca y desaparezca durante meses; los episodios duran algunos minutos a varias horas, o incluso un día. Los eventos son repetitivos y ocurren sin aviso. El niño inclina o gira la cabeza a un lado y hay resistencia a intentos por enderezar el cuello, aunque el menor esté incómodo o irritable, se mantiene alerta. El nistagmo no ocurre en la tortícolis, como lo hace en el vértigo paroxístico benigno y en el espasmo *nutans*; si el niño tiene edad suficiente para caminar, es evidente un desequilibrio de la marcha. Se desconoce la causa de esta alteración, pero muchos niños tienen un antecedente familiar de eventos similares y de cefaleas migrañosas. En algunos finalmente ocurren migrañas; dichos ataques son similares a la inclinación de la cabeza en el síndrome de Sandifer. Debe excluirse luxación craneocervical y cervical, y se requiere más evaluación si el examen neurológico arroja datos anormales. Si la inclinación de la cabeza es sostenida, la tortícolis infantil no es el diagnóstico correcto. No se necesita tratamiento porque el problema por lo general desaparece durante los primeros años de vida. Quizá se decida intentar el tratamiento agudo del episodio con ibuprofén o paracetamol si el niño tiene dolor u otros síntomas de migraña.

Tics

Los tics son movimientos repentinos, repetitivos, sin un propósito determinado, o con un propósito parcialmente determinado, con una evolución con aumento y disminución, por lo general exacerbados por ansiedad y estrés. Es característico que desaparezcan durante el sueño. Los tics son simples o complejos, rítmicos o irregulares, y motores o vocales. Los tics simples comunes son contracciones musculares espasmódicas faciales, sacudimiento de la cabeza, parpadeo, resoplido, aclaramiento de la garganta y encogimiento de los hombros. Los tics más complejos constan de contorsiones faciales, oscilación, tacto, movimientos estereotípicos inquietos o saltos. Los tics vocales constan de tos, chasquido de la lengua y repetición de palabras en voz alta (a veces palabras inapropiadas). Los niños quizá sean capaces de suspender brevemente un tic, pero los tics no están bajo control voluntario completo.

El síndrome de Tourette es la afección más común en niños en los cuales se observan tics crónicos. Muchos pacientes con síndrome de Tourette tienen problemas de aprendizaje, hiperactividad, déficits de atención, y conductas compulsivas y desafiantes asociados. Los tics agudos, por lo general en asociación con otros tipos de movimientos involuntarios, se observan en alteraciones como enfermedad posinfecciosa mediada por mecanismos inmunitarios (infección por estreptococos del grupo A), hipoxia cerebral y efectos secundarios relacionados con fármacos. Las opciones médicas para el tratamiento de tics crónicos son clonidina, pimozida y otros fármacos neurolépticos. Se ha reportado que el uso de estimulantes, como el metilfenidato, para el tratamiento de trastorno por déficit de atención, exacerba los tics.

Estereotipias

Las estereotipias son movimientos o conductas sin un propósito determinado, intermitentes y repetitivos, que por lo general se observan en niños que tienen alteración neurológica; se confunden con convulsiones. Las estereotipias reportadas en la literatura son proteicas, pero estas conductas son similares (estereotípicas) en un niño dado. Los movimientos reportados son sacudidas e inclinación de la cabeza, movimientos de balanceo, saltos, protrusión de la lengua, masticación, hiperventilación, sacudida de las manos, posturas tónicas, etc. Éstos a menudo se confunden con convulsiones. Se desconoce la causa de las estereotipias pero, en general, se considera que éstas son conductas autoestimulatorias. No se necesita tratamiento. Las estereotipias por lo general se abaten o mejoran con el tiempo. El pronóstico es reservado en niños que tienen alteración neurológica.

Discinesias paroxísticas

Las discinesias paroxísticas se caracterizan por episodios repetitivos de distonía o coreoatetosis, o ambos. Se les clasifica como familiares o no familiares, y como primarias o sintomáticas; por último, se catalogan de acuerdo a si el movimiento anormal es desencadenado por un movimiento normal (coreoatetosis paroxística cinesigénica) o no (coreoatetosis paroxística no cinesigénica).

La discinesia paroxística cinesigénica por lo general se presenta al final de la niñez, con movimientos distónicos o coreoatetósicos unilaterales (70%) o bilaterales (30%) desencadenados por un movimiento o ejercicio. En algunos niños el alcohol y la cafeína precipitan episodios. Ocurren múltiples ataques breves diario, pues las discinesias duran segundos. No hay alteración del conocimiento, debilidad ni confusión posictal. El niño reporta incomodidad, espasmo, una sensación peculiar, y a veces incapacidad para continuar con la actividad o el deporte que estaba haciendo. La discinesia cinesigénica por lo general es una enfermedad familiar primaria, aunque también se ha descrito secundaria a lesión hipóxica, hipoglucemia y tirotoxicosis. El EEG en el cuero cabelludo durante el episodio no muestra un patrón epiléptico. Los pacientes muestran respuesta a anticonvulsivos en dosis bajas, como carbamazepina u otros bloqueadores de los canales de sodio. No se dispone de experiencia con otros antiepilépticos. Los antecedentes familiares son sugestivos de herencia dominante o recesiva. A últimas fechas, dos genes situados en 16p han quedado involucrados en la mayor parte de los casos familiares de discinesia cinesigénica.

La discinesia no cinesigénica empieza durante la lactancia o en etapas tempranas de la niñez. Los episodios duran hasta varios minutos, por lo general se observa un patrón de herencia autosómico dominante. Los episodios quizá no requieran tratamiento crónico y el tratamiento anticonvulsivo por lo general fracasa. Otros tratamientos usados en reportes anecdóticos son benzodiazepinas, baclofén y fármacos que alteran la dopamina.

Las discinesias paroxísticas se asocian con genes causales conocidos y parecen ser familiares en un considerable número de pacientes:

- *PRRT2*: enlazado a discinesia cinesigénica paroxística.
- *SLC2A1*: enlazado a coreoatetosis cinesigénica paroxística.
- *PNKD*: enlazado a discinesia no cinesigénica paroxística.

Ataques de estremecimiento

Los ataques de estremecimiento se consideran una conducta o movimiento estereotípico que semeja estremecimiento con un componente voluntario. Es una forma de estereotipia que se reconoce comúnmente. El padecimiento quizá inicie en lactantes de cuatro meses y dura algunos años. El niño presenta de repente temblores corporales con aducción de las extremidades superiores y flexión de los codos, sin cambios asociados del estado mental. Los episodios duran algunos segundos, llegan a ocurrir en una agrupación y por lo general se precipitan por emoción o frustración. A menudo se identifica un antecedente familiar de temblor esencial en niños con ataques de estremecimiento. Los episodios en ocasiones son confundidos con crisis de ausencia o tónicas atípicas. No se requiere tratamiento y ninguno es eficaz.

Espasmo *nutans*

El espasmo *nutans* es un padecimiento complejo del movimiento que consta de la tríada de *inclinación de la cabeza, movimientos de titubeo de la cabeza y nistagmo*. Por lo general empieza durante los primeros meses de vida. Los eventos son intermitentes y repetitivos, y el niño quizá se muestre irritable pero alerta; es una alteración benigna y autolimitada. En la mayoría de los niños por lo general remite de manera espontánea en el transcurso de 1 o 2 años después del inicio y rara vez llega a durar hasta ocho años. Se han reportado anormalidades EEG menores en niños con espasmo *nutans*, pero durante los episodios no se registran patrones EEG ictales. El espasmo *nutans* debe diagnosticarse como un padecimiento de exclusión, porque muchas enfermedades neurológicas graves lo imitan. Se requiere más investigación para excluir tumores congénitos de las vías visuales, enfermedades oculomotoras asociadas con alteraciones del metabolismo de energía y malformaciones del aparato óptico. Se requiere un interrogatorio, examen neurológico y consulta de oftalmología cuidadosos, y MRI del cerebro. No se necesita tratamiento en la forma idiopática, porque es una enfermedad autolimitada y no causa deterioro del desarrollo del niño.

Alteraciones del movimiento relacionados con medicación

Diversas medicaciones causan alteraciones del movimiento en niños. En el caso de un fármaco prescrito, los movimientos quizá aparezcan y desaparezcan conforme la concentración aumenta y disminuye. Cuando se toma un medicamento por accidente, los movimientos llegan a presentarse de manera repentina, pero solo dentro de un marco temporal identificado. La teofilina causa movimientos coreiformes y distónicos. Otros medicamentos comunes que se sabe producen movimientos anormales son antieméticos, antihistamínicos, anticolinérgicos, antidepresivos tricíclicos, meperidina, dosis altas de fenitoína y neurolépticos.

EVENTOS DIVERSOS DURANTE LA VIGILIA

Crisis de mirada fija

Muchos padres buscan una opinión neurológica cuando se reporta que su hijo tiene ensueños o periodos repetitivos de falta de atención. Los profesionales de la escuela por lo general son los primeros en señalar estas crisis. Las crisis de mirada fija no epilépticas se confunden con crisis de ausencia o crisis parciales complejas. Las crisis de mirada fija probablemente son no epilépticas cuando: son reportadas por el personal de la escuela, ocurren en un niño con un trastorno por déficit de atención previamente diagnosticada, la descripción (inicio, evolución, duración, frecuencia, recuerdo del evento, interrupción de actividad) es vaga, y cuando es posible hacer que finalice al sacudir al niño o al tocarlo o hablarle. El EEG es normal durante episodios y entre los mismos en niños con crisis de mirada fija no epilépticas. Rara vez la presencia de descargas epileptiformes focales benignas de la niñez coincidentes en un EEG del cuero cabelludo conduce a un diagnóstico incorrecto de trastorno convulsivo. El tratamiento requiere evaluación para dificultades de aprendizaje y trastorno por déficit de atención e hiperactividad. Debe considerarse un trastorno del sueño y, si el interrogatorio lo sugiere, es preciso solicitar una PSG. Los medicamentos estimulantes son el tratamiento de primera línea para mejorar el lapso de atención.

Mioclono benigno

Se han descrito movimientos mioclónicos en lactantes despiertos. A veces se asemejan a espasmos infantiles (caída de la cabeza con elevación de los brazos). Los lactantes por lo general son saludables, con examen normal y sin evidencia de deterioro neurológico. El EEG resulta normal. Los episodios mioclónicos se abaten sin tratamiento después de algunos meses.

Retención de heces

En ocasiones los niños experimentan interrupción súbita de una conducta, con postura inmóvil y flexión de la parte baja del tronco o de la cadera cuando experimentan molestias por retener las heces. La conducta de retención es una manera de intentar evitar la expulsión dolorosa de heces que son grandes y duras debido a estreñimiento crónico. Quizá ocurra incontinencia fecal durante un episodio o después; tales episodios se asemejan a crisis tónicas. El tratamiento requiere evaluación para estreñimiento y régimen y asesoramiento intestinales intensivos.

Síncope (ataques de desmayo)

El síncope es común en adolescentes o niños de mayor edad y explica al menos 1 de 2 000 visitas a la sala de urgencias pediátrica; se estima que 15% de los niños experimenta al menos un episodio sincopal antes de cumplir 18 años. Un buen interrogatorio a menudo basta para excluir crisis epilépticas. La mayoría de los niños describe un pródromo de pocos segundos antes de desmayarse. Los síntomas prodrómicos se reportan como aturdimiento, mareo, sonidos que parecen distantes y visión borrosa; en poco tiempo es posible que el niño pierda el conocimiento durante algunos segundos. Las caídas sin apoyo son poco comunes pero sí ocurren, lo cual ocasiona lesión. Una posición supina restablece con rapidez el riego cerebral, con recuperación del conocimiento pleno. Al final del síncope quizá ocurran algunas sacudidas clónicas o incontinencia, en especial cuando es prolongado; diversos estados o enfermedades precipitan o causan síncope. El diagnóstico diferencial debe incluir alteraciones cardiopulmonares y del ritmo cardiaco. En niños rara vez se observan alteraciones primarias del sistema nervioso autónomo. Los factores precipitantes comunes para síncope (síncope vasovagal) son traumatismo menor, como una venopunción, estrés emocional repentino o clima caluroso. El síncope ortostático llega a ocurrir después de permanecer de pie durante un periodo prolongado o tras un cambio repentino de la postura. Varios medicamentos propician síntomas ortostáticos; si el médico efectúa varias mediciones de la presión arterial en posición supina y de pie, esto le ayudará a diagnosticar ortostasis. Una prueba en mesa basculante es útil en casos difíciles. El síncope reflejo ocurre con periodos de tos, deglución, defecación o micción. En casos resistentes sin una explicación clara de los eventos, el ECG o la vigilancia Holter y el EEG ayudan a excluir enfermedades graves. El manejo de síncope debe dirigirse a la causa una vez identificada. El síncope neurocardiogénico se maneja mediante instruir al paciente, mantener un estado de hidratación alto —en particular durante periodos de alto riesgo— e ingestión suficiente de sal. Las maniobras físicas para contrarrestar síncope son eficaces siempre que sea posible efectuarlas, porque aumentan el retorno venoso al corazón y, por consiguiente, mantienen la perfusión cerebral. Entre ellas se cuentan adoptar una posición supina, elevar las piernas, usar medias de compresión y combinar cruce de las piernas y tensión de la musculatura del muslo y el abdomen. En la actualidad no hay una terapia aprobada por la Food and Drug Administration (FDA) para síncope, aunque en series anecdóticas se reporta el uso de fludrocortisona, midodrina, bloqueadores β e inhibidores de la recaptación de serotonina. En casos refractarios crónicos debe considerarse evaluación cardiaca y neurológica.

Masturbación

La masturbación infantil es una conducta vinculada con el desarrollo, autoestimulante, que ocurre en lactantes menores y mayores sanos, sin embargo, esta conducta se reporta más en niños con retraso del desarrollo. Hay varias conductas que caracterizan a la masturbación infantil. Los episodios reportados en niñas incluyen sentarse o acostarse en posición prona con las piernas estrechamente juntas frotando contra un objeto o contra el suelo. A veces se nota mecimiento con las piernas a horcajadas a través de las barras de una cuna o corralito. En ocasiones los episodios duran varios minutos y el niño reanuda esta conducta de manera intermitente muchas veces al día sin razón aparente. El niño permanece alerta y la distracción por lo general suspende el episodio. Los padres a menudo se avergüenzan al enterarse del diagnóstico, pero se deben disipar sus temores al recalcar que esta actividad está vinculada con el desarrollo y su resolución gradual al cabo de algunos meses a un año. No está justificado el tratamiento.

CONVULSIONES NO EPILÉPTICAS (PSICOGÉNICAS)

En adultos, las convulsiones no epilépticas quizá se evidencien como parte de los datos clínicos de varias enfermedades psiquiátricas, entre ellos trastorno de conversión, de somatización, trastorno facticio con síntomas físicos, fingimiento y esquizofrenia. Se han observado crisis no epilépticas en niños mayores de ocho años. En niños y adolescentes jóvenes es más probable el trastorno de conversión o el de somatización; en tanto que es menos probable el abuso infantil y de síndrome de Münchhausen por poder. Cuando se sospecha uno de estos diagnósticos, el médico debe abordar al paciente y la familia con amabilidad y sin emitir juicios. Para convencerlos de que el diagnóstico es exacto se necesita asesoramiento por parte de un psicólogo o psiquiatra experto familiarizado con la alteración. Quizá sea útil revisar el video-EEG con la familia y demostrarle que el evento no se acompaña de cambios ictales. Con el diagnóstico y asesoramiento apropiados, el resultado —medido por la ausencia de crisis no epilépticas a los tres años— es mucho mejor en niños que en adultos (80 *vs.* 40%). Si el médico logra explicar el diagnóstico como frecuente y tratable, la probabilidad de un resultado exitoso mejora. En ocasiones se requiere vigilancia con video-EEG para confirmar el diagnóstico. En algunos pacientes, las crisis no epilépticas coexisten con crisis epilépticas. Los datos comunes

de las crisis no epilépticas que ayudan a distinguirlas de las epilépticas son:

- Eventos precipitados por estrés.
- Inicio gradual de los eventos (minutos).
- Eventos prolongados que aumentan o disminuyen.
- Sacudidas arrítmicas o fuera de fase.
- Movimientos bilaterales con preservación del conocimiento.
- Ausencia de confusión posictal.
- Gritos de obscenidades.
- Movimientos no característicos de convulsiones verdaderas (p. ej., movimientos automáticos violentos, empuje pélvico, giro y movimientos bruscos).

EJERCICIOS DE REVISIÓN

PREGUNTAS

1. La función de la vigilancia EEG (en contraposición con el EEG simple) es:
   a) Diagnosticar epilepsia.
   b) Ayudar al médico a distinguir entre convulsiones, crisis no epilépticas, alteraciones del sueño y otros padecimientos no epilépticos paroxísticos.
   c) Distinguir entre enfermedad psiquiátrica y epilepsia.
   d) Distinguir entre crisis generalizadas y crisis parciales.
   e) Todas las anteriores.

Respuesta
La respuesta es e).

2. Los espasmos del sollozo:
   a) Se asocian con problemas psiquiátricos futuros.
   b) Por lo general son autolimitados, y deben abordarse con educación parental de apoyo, aunque la terapia con hierro ha sido beneficiosa.
   c) Se tratan mejor con asesoramiento psicológico.
   d) En ocasiones se asocian con crisis convulsivas, en cuyo caso se requiere medicación.
   e) Son un producto de la imaginación de los padres.

Respuesta
La respuesta es b).

3. Las variantes de migraña en niños quizá incluyan como parte del síndrome:
   a) Episodios de confusión agudos.
   b) Vértigo agudo que hace que el niño caiga al suelo y llore.
   c) Pérdida de la función ocular (p. ej., dilatación pupilar y párpados caídos).
   d) Vómito al grado de deshidratación.
   e) Todas las anteriores.

Respuesta
La respuesta es e).

4. ¿Cuál opción es verdadera respecto a los espasmos del sollozo?
   a) Son más comunes en niños de 2 a 5 años.
   b) La bradicardia es un dato común del tipo *cianótico* de espasmo del sollozo.

c) La pérdida del conocimiento puede ser una característica.

d) Los problemas conductuales futuros son secuelas comunes.

Respuesta

La respuesta es c).

5. Las contramaniobras físicas eficaces en niños con síncope neurocardiogénico son:

a) Colocación en posición supina.

b) Elevación de las piernas mientras el paciente está sentado.

c) Cruzar las piernas y tensar los músculos de los muslos y el abdomen.

d) Todas las anteriores.

Respuesta

La respuesta es d).

6. ¿Cuál de los genes que siguen se asocia con padecimientos discinéticos paroxísticos de inicio durante la niñez?

a) *MECP2*.

b) *SLC2A1*.

c) *SCN1A*.

d) *KCNQ2*.

Respuesta

La respuesta es b).

7. La narcolepsia en niños empieza:

a) Durante los primeros cinco años de vida.

b) Después de los 18 años.

c) Entre los 10 y los 20 años.

d) Durante los primeros dos años de vida.

Respuesta

La respuesta es c).

LECTURAS RECOMENDADAS

Alper K. Nonepileptic seizures. *Neurol Clin* 1994;12:153–173.

Bhargava S. Diagnosis and management of common sleep problems in children. *Pediatr Rev* 2011;32:91–98.

Brunt ER, van Weerden TW. Familial paroxysmal kinesigenic ataxia and continuous myokymia. *Brain* 1990;113:1361–1382.

Cohen BH. Headache as a symptom of neurologic disease. *Semin Neurol* 1995;2:144–150.

Deonna T, Martain D. Benign paroxysmal torticollis in infancy. *Arch Dis Child* 1981;56:956.

Depienne C, Brice A. Unlocking the genetics of paroxysmal kinesigenic dyskinesia. *Brain* 2011;134:3431–3434.

Donat JF, Wright FS. Episodic symptoms mistaken for seizures in the neurologically impaired child. *Neurology* 1990;40:156–157.

Ergul Y, Otar G, Nisli K, et al. Permanent cardiac pacing in a 2.5 month-old infant with severe cyanotic breath-holding spells and prolonged asystole. *Cardiol J* 2011;18:704–706.

Gardiner AR, Jaffer F, Dale RC, et al. The clinical and genetic heterogeneity of paroxysmal dyskinesias. *Brain* 2015;138:3567–3580.

Goodenough DJ, Fariello RG, Annis BL, et al. Familial and acquired paroxysmal dyskinesias. *Arch Neurol* 1978;35:287.

Gordon N. Migraine, epilepsy, post-traumatic syndromes, and spreading depression. *Dev Med Child Neurol* 1989;31:682.

Hikita T, Kodama H, Kikuchi A, et al. Sumatriptan as a treatment for cyclic vomiting syndrome: a clinical trial. *Cephalalgia* 2011; 31:504–507.

Kanjwal K, Calkins H. Syncope in children and adolescents. *Cardiol Clin* 2015;33:397–409.

Kaul A, Kaul KK. Cyclic vomiting syndrome: a functional disorder. *Pediatr Gastroenterol Hepatol Nutr* 2015;18:224–229.

Kinast M, Erenberg G, Rothner AD. Paroxysmal choreoathetosis: report of five cases and review of the literature. *Pediatrics* 1980;65:74.

Kolterer B, Gebauer RA, Janousek J, et al. Improved quality of life after treatment of prolonged asystole during breath holding spells with a cardiac pacemaker. *Ann Pediatr Cardiol* 2015;8:113–117.

Lehwald N, Kraush M, Franke C, et al. Sandifer syndrome—a multidisciplinary diagnostic and therapeutic challenge. *Eur J Pediatr Surg* 2007;17:203–206.

Livingston S. Breath-holding spells in children: differentiation from epileptic attacks. *JAMA* 1970;212:2231.

Lombroso C, Lerman P. Breath-holding spells (cyanotic and pallid infantile syncope). *Pediatrics* 1967;39:563.

Maurer VO, Rizzi M, Bianchetti MG, et al. Benign neonatal sleep myoclonus: a review of the literature. *Pediatrics* 2010;125:e919–e924.

Nardocci N, Lamperti E, Rumi V, et al. Typical and atypical forms of paroxysmal choreoathetosis. *Dev Med Child Neurol* 1989;31:670.

Pellock JM. The differential diagnosis of epilepsy: nonepileptic paroxysmal disorders in children. In: Wyllie E, Gupta A, Lacchwani D, eds. *The treatment of epilepsy: principles and practice.* Philadelphia, PA: Lippincott Williams & Wilkins, 2004.

Petit D, Pennestri MH, Paquet J, et al. Childhood sleepwalking and sleep terrors: a longitudinal study of prevalence and familial aggregation. *JAMA Pediatr* 2015;169:653–658.

Praeek N, Fleisher DR, Abell T. Cyclic vomiting syndrome: what a gastroenterologist needs to know. *Am J Gastroenterol* 2007; 102:2832–2840.

Rothner AD. The migraine syndrome in children and adolescents. *Pediatr Neurol* 1986;2:121.

Saneto RP, Fitch JA, Cohen BH. Paroxysmal events in children with mitochondrial cytopathies and epilepsy. *Ann Neurol* 2001;50 (3 suppl 1):S101–S102.

Scammell TE. Narcolepsy. *N Engl J Med* 2015;373:2654–2662.

Silbert PL, Gubbay SS. Familial cyanotic breath-holding spells. *J Paediatr Child Health* 1992;28:254–256.

Vannasse M, Bedard P, Andermann F. Shuddering attacks in children: an early clinical manifestation of essential tremor. *Neurology* 1976;26:1027.

Vela-Bueno A, Soldatos CR. Episodic sleep disorders (parasomnias). *Semin Neurol* 1987;7:269–276.

Wolf DS, Singer HS. Pediatric movement disorder: an update. *Curr Opin Neurol* 2008;24:491–496.

Wyllie E, Friedman D, Luders H, et al. Outcome of psychogenic seizures in children and adolescents compared with adults. *Neurology* 1991;41:742–744.

Capítulo 35

Síndromes neurocutáneos

George E. Tiller

Los síndromes neurocutáneos o facomatosis (del griego *phakos*, una lenteja o mancha en forma de lenteja) son un grupo de padecimientos no relacionados que se caracterizan por anormalidades congénitas de la piel y el sistema nervioso. Algunos son malformaciones o displasias embrionarias y se asocian con neoplasias benignas o malignas. Los padecimientos neurocutáneos más comunes son la neurofibromatosis tipo 1 (NF1), esclerosis tuberosa (TS, *tuberous sclerosis*), albinismo, síndrome de Sturge-Weber (SWS, *Sturge-Weber syndrome*) y neurofibromatosis tipo 2 (NF2). Otros síndromes neurocutáneos menos comunes son el síndrome de Waardenburg, *incontinentia pigmenti*, hipomelanosis de Ito, ataxia-telangiectasia, síndrome de von Hippel-Lindau (vHL) y síndrome de Proteus.

FISIOPATOLOGÍA

Todos los síndromes neurocutáneos mencionados (excepto el SWS) tienen una base genética. Los que se asocian con neoplasias (NF1, NF2, TS y vHL) se originan por mutaciones en genes supresores tumorales. Algunos de estos padecimientos (albinismo, TS, síndrome de Waardenburg) muestran heterogeneidad genética, lo que significa que una mutación única en uno de varios genes causa la enfermedad en una familia o individuo particular.

SÍNDROMES NEUROCUTÁNEOS MÁS COMUNES

Neurofibromatosis tipo 1

- Incidencia: 1/3 000.
- Herencia: autosómica dominante.
- Características: neurofibromas, gliomas ópticos, manchas café con leche, pecas axilares o inguinales, nódulos de Lisch y lesiones óseas.
- Defecto primario: en un gen supresor tumoral que codifica para neurofibromina.

La NF1 es el síndrome neurocutáneo más prevalente; ocurre en 1 de cada 3 000 nacidos. Las manifestaciones clínicas varían ampliamente y la enfermedad quizá no quede de manifiesto durante la lactancia; con la edad a menudo aparecen otros estigmas. El síndrome es secundario a un defecto en el gen que codifica para la neurofibromina. La NF1 se hereda en un patrón autosómico dominante. En alrededor de la mitad de los pacientes con NF1, un padre tiene afección similar. En pacientes sin un antecedente familiar de NF1, se supone que se produce por una mutación espontánea; a continuación la enfermedad se transmite a lo largo de la progenie del paciente de una manera autosómica dominante.

Un diagnóstico de NF1 en niños se fundamenta en la presentación de al menos 2 de los 7 criterios clínicos que siguen:

1. Seis o más manchas café con leche de más de 5 mm de diámetro (antes de la pubertad) o más de 1 cm de diámetro (después de la pubertad) (**Fig. 35-1**).
2. Dos o más neurofibromas de cualquier tipo o un neurofibroma plexiforme.
3. Pecas en la región axilar o inguinal (**Fig. 35-1**).
4. Presencia de un glioma óptico (**Fig. 35-2**).
5. Dos o más nódulos de Lisch (**Fig. 35-3**).
6. Una lesión ósea distintiva, como displasia del esfenoides o seudoartrosis.
7. Un familiar de primer grado con diagnóstico de NF1 con base en los criterios anteriores.

Las manchas café con leche son el dato clínico más común en niños con NF1 (**Fig. 35-1**), por lo general se reconocen durante el primer año de vida y parecen "aumentar" de número, tamaño y pigmentación con la edad. Los bordes generalmente son lisos y la detección mejora al usar una lámpara de Wood. No se ha encontrado correlación entre el número de manchas y la gravedad de la enfermedad. Los pacientes con NF1 quizá tengan pecas axilares o inguinales (**Fig. 35-1**) y áreas de hiperpigmentación sobre los neurofibromas plexiformes.

Los neurofibromas pueden formarse sobre cualquier nervio en cualquier sitio del cuerpo, en el exterior o en el interior. Los neurofibromas cutáneos son raros durante la lactancia, pero se hacen más comunes después de la pubertad. Algunos pacientes tienen muy pocas lesiones, mientras que otros tienen cientos. Los neurofibromas rara vez se transforman en neurofibrosarcomas. Los neurofibromas plexiformes

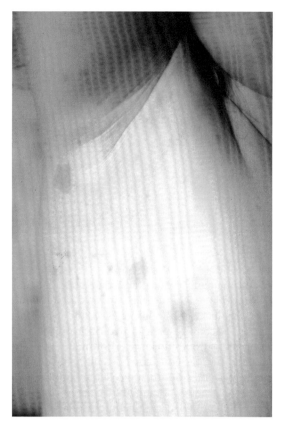

Figura 35-1 Manchas café con leche y pecas axilares en un paciente con neurofibromatosis tipo I. (*Véase* el encarte a color).

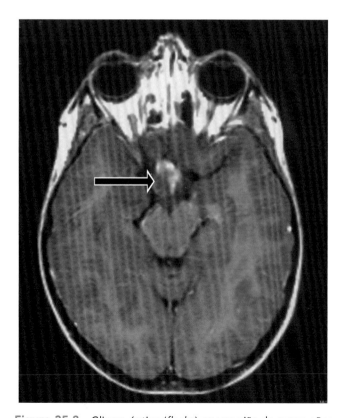

Figura 35-2 Glioma óptico (*flecha*) en una niña de nueve años con NF1.

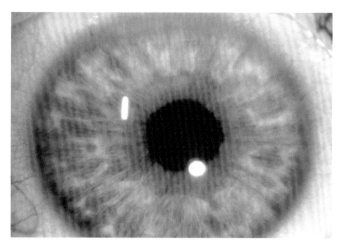

Figura 35-3 Hamartomas pigmentados del iris (nódulos de Lisch) en un paciente con neurofibromatosis tipo 1. (*Véase* el encarte a color).

son masas espongiformes más grandes, blandas, en ocasiones congénitas, que llegan a agrandarse y causar problemas estéticos y funcionales.

Los nódulos de Lisch son hamartomas pigmentados del iris (**Fig. 35-3**) que por lo general aparecen después de la edad escolar; no constituyen una amenaza para la visión. Un examen con lámpara de hendidura es útil para observarlos. La incidencia de gliomas del nervio óptico en pacientes con NF1 es de 5 a 10%; por lo general se resorben con el tiempo, aunque en ocasiones progresan y requieren seguimiento estrecho.

Las manifestaciones esqueléticas de la NF1 son escoliosis, cifosis, estatura corta, seudoartrosis y tórax excavado. Es necesario examinar a los lactantes para buscar seudoartrosis y los niños que están entrando a la adolescencia deben observarse de manera estrecha por si apareciera cifoescoliosis.

Los aspectos neurológicos de la NF1 incluyen macrocefalia, hidrocefalia, defectos craneales, tumores del sistema nervioso central (CNS, *central nervous system*) y del sistema nervioso periférico, discapacidad intelectual, problemas de aprendizaje y epilepsia.

Los pacientes con NF1 quizá también muestren padecimientos vasculares. La estenosis de arteria renal con formación de aneurisma propicia hipertensión y el feocromocitoma y las lesiones cerebrovasculares provocan hemorragia y apoplejía.

Si se sospecha NF1 en un niño, debe emprenderse una exploración física completa, incluso medición de la presión arterial, examen fundoscópico formal y una evaluación de la agudeza visual y de los campos visuales. Es necesario registrar las lesiones cutáneas. Si estas últimas se agrandan con rapidez, se tornan dolorosas, o aparecen en un área que causa molestias, como el pie o la cintura, es necesario remitir al paciente para extirpación de las lesiones. Si se observa disminución de la agudeza visual o un defecto en un campo visual, están indicadas imágenes de resonancia magnética (MRI, *magnetic resonance imaging*) con proyecciones orbitarias, con medio de contraste y sin él. Muchos niños tienen macrocefalia benigna. Los pacientes deben vigilarse cada año y se deben interrogar junto con sus padres respecto a la aparición o cambio de cualesquier síntoma neurológico.

Dado que la incidencia de problemas de aprendizaje en niños con NF1 es muy alta (35%), debe considerarse intervención temprana en un esfuerzo por identificar problemas de aprendizaje y remediarlos.

Siempre debe solicitarse asesoría genética. Cuando se identifica NF1 en un niño, los padres deben ser objeto de un examen de la piel y uno con lámpara de hendidura. Si se reconoce NF1 en cualquiera de ellos, el progenitor debe ser evaluado cada año. A medida que el paciente pediátrico alcanza la madurez y entra en los años de la reproducción, de nuevo está indicado consejo genético. La pruebas de DNA para NF1 se han hecho muy sensibles, pero no se utilizan de manera sistemática en el grupo de edad pediátrica, porque la mayoría de los pacientes con NF1 satisface criterios diagnósticos clínicos antes de los ocho años de edad. Además, al igual que con casi todos los síndromes neurocutáneos, no hay correlación entre genotipo y fenotipo, lo que significa que la identificación de una mutación particular no contribuye al pronóstico ni al manejo del paciente.

Neurofibromatosis tipo 2

- Frecuencia: 1/35 000.
- Herencia: autosómica dominante.
- Características: inicio tardío (en promedio 22 años de edad), neuromas acústicos (par craneal [CN, *cranial nerve*] VIII), schwannomas, gliomas, meningiomas, neurofibromas, cataratas y manchas café con leche.
- Complicaciones: pérdida de la audición, *tinnitus* y pérdida visual.
- Defecto primario: en un gen supresor tumoral que codifica para schwannomina (también conocida como *merlina*).

La NF2, que primero se creyó que era la forma "central" de la NF1, ahora se reconoce como una enfermedad distinta, secundaria a una anormalidad en el gen que codifica para la schwannomina. Los pacientes por lo general se presentan entre el principio y la mitad de la vida adulta, con pérdida de la audición, momento en el cual se identifican neuromas acústicos bilaterales (**Fig. 35-4**). Alrededor de la mitad de los pacientes con NF2 tiene un padre afectado. El análisis de la mutación de DNA de una muestra de sangre no es 100% sensible, porque hasta 30% de los casos de NF2 aparentemente aislados ("simples") pueden ser mosaico para mutación de schwannomina, que solo es evidente en tejido tumoral. Si un diagnóstico molecular es imposible, los hijos de pacientes con NF2 deben ser objeto de un examen exhaustivo, incluso MRI de la cabeza y de la columna vertebral, además de potenciales evocados auditivos, a partir de los 12 años de edad. La NF2 es más agresiva si se presenta durante la niñez y en muchos pacientes pediátricos la evaluación inicial revela neuromas acústicos y tumores de la médula espinal. Los pacientes con NF2 deben ser evaluados periódicamente por un genetista y atendidos por neurólogos, otólogos y neurocirujanos de por vida.

Los criterios diagnósticos para NF2 (solo se requiere un criterio) son:

- Masa *bilateral* en el CN VIII en la MRI con gadolinio.
- Antecedente familiar (padre, hijo o hermano) *y* masa *unilateral* en el CN VIII *o* uno de los que siguen: neuro-

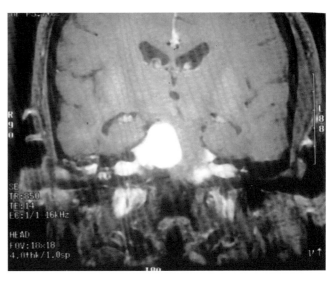

Figura 35-4 Neuromas acústicos bilaterales (cuya visualización se mejoró mediante gadolinio) en un paciente con NF2.

fibroma, meningioma, glioma, schwannoma o catarata capsular posterior (a una edad joven).

Esclerosis tuberosa

- Frecuencia: 1/25 000.
- Herencia: autosómica dominante.
- Características: manchas en hoja de fresno, piel de zapa, manchas café con leche, adenoma sebáceo, fibromas subungueales, epilepsia, calcificaciones intracraneales, rabdomioma cardiaco, anormalidades renales, discapacidad intelectual.
- Defecto primario: mutaciones en los genes que codifican para la tuberina o hamartina.

La TS es una enfermedad autosómica dominante que ocurre en 1 de cada 25 000 nacidos vivos; sin embargo, la tasa de mutación espontánea es de 60 a 70%. Se origina por una anormalidad del gen que codifica para la hamartina o del gen que codifica para tuberina. Las manifestaciones características son anormalidades cutáneas, epilepsia y discapacidad intelectual. Roach y Sparagana (2004) sugirieron que las características de este padecimiento se clasifican como mayores o menores. Las *mayores* son:

- Angiofibromas faciales o placas en la frente.
- Fibroma ungueal o periungueal no traumático.
- Manchas hipomelanóticas (más de tres).
- Piel de zapa (nevo de tejido conjuntivo).
- Múltiples hamartomas nodulares retinianos.
- Tuberosidad cortical.
- Nódulo subependimario.
- Astrocitoma de células gigantes subependimario.
- Rabdomioma cardiaco, único o múltiple.
- Linfangiomiomatosis.
- Angiomiolipoma renal.

Las características *menores* son:

- Múltiples hoyuelos en el esmalte dental.
- Pólipos rectales hamartomatosos.
- Quistes óseos.

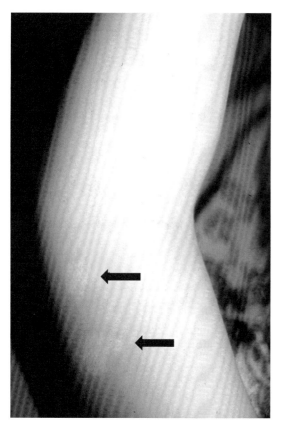

Figura 35-5 Mancha en hoja de fresno (antebrazo) y piel de zapa (*flechas*) en un paciente con esclerosis tuberosa. Las manchas en hoja de fresno se visualizan mejor mediante la luz ultravioleta de la lámpara de Wood. (*Véase* el encarte a color).

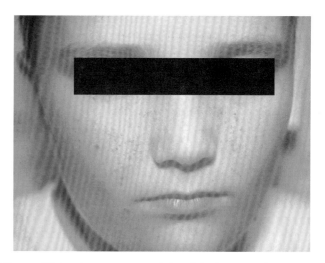

Figura 35-6 Aspecto característico del adenoma sebáceo en un paciente con esclerosis tuberosa. (*Véase* el encarte a color).

- Líneas de migración radial en la sustancia blanca cerebral.
- Fibromas gingivales.
- Hamartomas no renales.
- Placa acrómica retiniana.
- Lesiones cutáneas en confeti.
- Múltiples quistes renales.

El diagnóstico definitivo se basa en la presencia de dos características mayores o una mayor y dos menores. La TS es "probable" en presencia de un criterio mayor y uno menor.

Las manifestaciones cutáneas de la TS son manchas hipopigmentadas o manchas en hoja de fresno (**Fig. 35-5**), adenoma sebáceo (lesiones fibrosas que aparecen en una distribución en mariposa a través del puente de la nariz y las mejillas, alrededor de la adolescencia) (**Fig. 35-6**), fibromas subungueales o periungueales, y piel de zapa. Alrededor de 25% de los pacientes con TS tiene algunas manchas café con leche. La manifestación cutánea más temprana es la mancha hipopigmentada o mancha en hoja de fresno, que se observa en el recién nacido. Es más fácil de visualizar con una lámpara de luz ultravioleta, de Wood.

Los hamartomas retinianos son difíciles de visualizar a menos que se efectúe un examen fundoscópico con dilatación de la pupila; son placas opalescentes o nodulares calcificadas. Por lo general no interfieren con la visión y no cambian de tamaño durante toda la vida.

Las manifestaciones de TS en el CNS son hamartomas corticales y nódulos subependimarios. Los primeros son cor-

ticales, y los segundos se encuentran con mayor frecuencia a lo largo de las superficies ependimarias de los ventrículos (**Fig. 35-7**).

Los síntomas más debilitantes en pacientes con TS son las convulsiones, en especial los *espasmos infantiles*. Alrededor de 25% de los pacientes con espasmos infantiles tiene TS. No obstante, se han observado todos y cada uno de los tipos de convulsiones, entre ellas mioclónica, parcial, parcial compleja y generalizada.

Algunos pacientes con TS también muestran rabdomiomas cardiacos, los cuales se detectan *in utero* o durante el

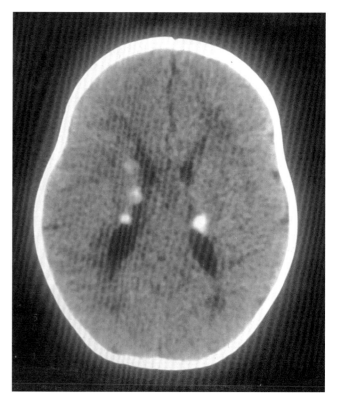

Figura 35-7 Tomografía computarizada de un paciente con esclerosis tuberosa, que ilustra nódulos (tuberosidades) en las áreas subependimarias de los ventrículos.

periodo neonatal, y tienden a mostrar regresión durante la lactancia. Los pacientes con TS también presentan alteraciones renales, entre ellas angiomiolipomas y quistes renales; dichas lesiones suelen ser progresivas y requieren evaluación periódica. Rara vez ocurre carcinoma de células renales.

En el paciente asintomático con TS no está indicado tratamiento. Si surgen dificultades vinculadas con el desarrollo, debe instituirse educación especial. En presencia de crisis convulsivas, se inicia medicación antiepiléptica. Si hay síntomas de presión intracraneal aumentada, está indicada MRI. Para todos los pacientes debe buscarse consejo genético, tanto en el momento del diagnóstico como más tarde conforme entran a sus años de reproducción. Al igual que con todos los síndromes neurocutáneos se sugiere vigilancia anual.

Síndrome de Sturge-Weber

- Frecuencia: poco común.
- Herencia: esporádica.
- Características: mancha en vino de Oporto en la distribución del CN V1 (100%), convulsiones (75%), glaucoma (60%), mancha en vino de Oporto en las extremidades (50%), retraso del desarrollo (60%), angiomas leptomeníngeos y calcificaciones intracerebrales.
- Defecto primario: mutaciones de ganancia de función somáticas en el gen *GNAQ*, una proteína señalizadora.
- Por lo general aparecen convulsiones y glaucoma en el transcurso del primer año de vida.

El SWS es un síndrome de malformación congénita que se caracteriza por un nevo facial (mancha) en vino de Oporto

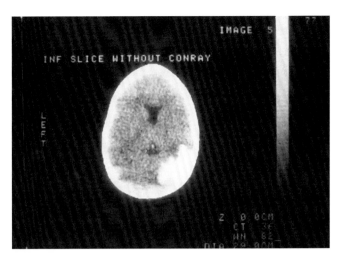

Figura 35-9 Tomografía computarizada de un paciente con síndrome de Sturge-Weber, que ilustra un angioma leptomeníngeo.

(**Fig. 35-8**) en la distribución de la primera rama del nervio trigémino (CN V1) y un angioma leptomeníngeo ipsolateral. Las manifestaciones neurológicas asociadas son crisis convulsivas, hemiparesia y retraso mental. Se considera que las convulsiones, además de hemiparesia y un defecto en el campo visual, son secundarias a cambios en la corteza por debajo del angioma leptomeníngeo (**Fig. 35-9**). Las manifestaciones oftalmológicas son defectos de campo visual, glaucoma y desprendimiento de retina. El SWS no es un padecimiento hereditario, pero se cree que se origina por un evento somático focal durante la embriogénesis.

SÍNDROMES NEUROCUTÁNEOS MENOS COMUNES

Síndrome de Klippel-Trenaunay-Weber

- Frecuencia: poco común.
- Herencia: esporádica.
- Características: mancha en vino de Oporto (que no afecta la cara) (**Fig. 35-10**), hemangiomas, venas varicosas, hemihipertrofia, intelecto normal.

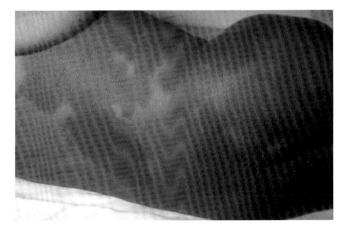

Figura 35-10 Torso de un lactante con síndrome de Klippel-Trenaunay-Weber. (*Véase* el encarte a color). Note la mancha mongólica incidental en las nalgas.

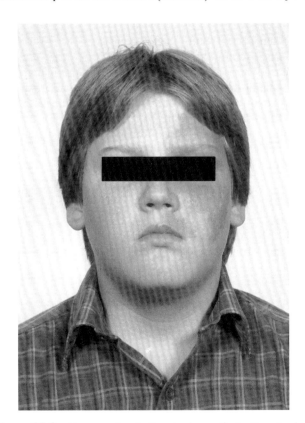

Figura 35-8 Nevo en vino de Oporto, la manifestación más obvia del síndrome de Sturge-Weber. (*Véase* el encarte a color).

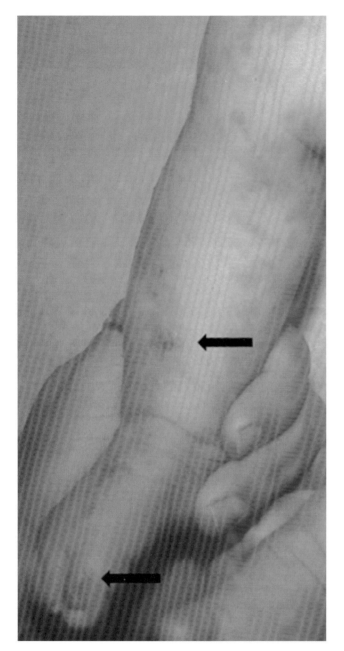

Figura 35-11   Lesiones vesiculares (*flechas*) y verrugosas de las etapas 1 y 2 de la *incontinentia pigmenti*. (*Véase* el encarte a color).

■ Complicaciones: fístulas arteriovenosas (AV), insuficiencia cardiaca congestiva (CHF, *congestive heart failure*), celulitis y trombocitopenia.
■ Defecto primario: mutaciones de ganancia de función somáticas en el gen *PIK3CA* (algunos), una proteína señalizadora.

Incontinentia pigmenti

■ Frecuencia: rara.
■ Herencia: dominante ligada a X (por lo general mortal en varones).
■ Características: cambios cutáneos como a) lesiones vesiculares (**Fig. 35-11**), b) lesiones papulares, c) hiperpigmentación (**Fig. 35-12**), y d) atrofia, alopecia, anormalidades

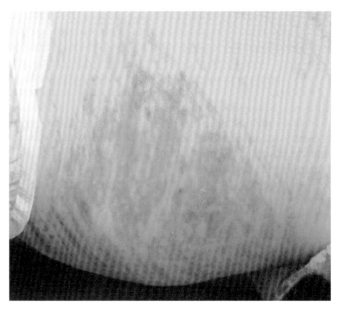

Figura 35-12   Hiperpigmentación en espiral, en pastel marmoleado, de la etapa 3 de la *incontinentia pigmenti*. (*Véase* el encarte a color).

retinianas, anomalías de las uñas o los dientes y discapacidad intelectual.
■ Defecto primario: modulador esencial de NF-κ β (NEMO), que codifica para un factor nuclear.
■ Nota: el patrón cutáneo en espiral puede ser secundario a mosaicismo o lionización.

Hipomelanosis de Ito

■ Incidencia: 1/10 000.
■ Herencia: esporádica.
■ Características: espirales, rayas y placas hipopigmentadas; anomalías dentales; colobomas, cataratas, anomalías de las extremidades, retraso mental, crisis convulsivas y anomalías de la migración neuronal.
■ Notas: anomalías cromosómicas mosaico en algunos casos sugieren heterogeneidad genética.

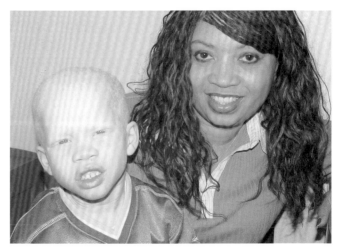

Figura 35-13   Niño afroamericano de cuatro años (y su madre no afectada) con albinismo oculocutáneo. (*Véase* el encarte a color).

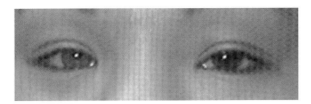

Figura 35-14 Heterocromía del iris en un adulto con síndrome de Waardenburg. (*Véase* el encarte a color).

Albinismo

- Incidencia: 1/20 000.
- Herencia: autosómica recesiva (AR); recesiva ligada a X (XLR, *X-linked recessive*).
- Características: pigmentación disminuida de la piel, pelo, iris y retina (**Fig. 35-13**); nistagmo; hipoplasia de la fóvea; decusación aumentada de fibras ópticas.
- Complicaciones: agudeza visual disminuida, pérdida de la audición, riesgo aumentado de cáncer cutáneo.
- Defectos primarios: el albinismo oculocutáneo (OCA, *oculocutaneous albinism*) es heterogéneo desde el punto de vista genético, y todas las formas son autosómicas recesivas; el albinismo ocular (OA, *ocular albinism*) tiene un locus del gen único, y es recesivo ligado a X.

Síndrome de Waardenburg

- Incidencia: 1/40 000.
- Herencia: autosómica dominante, autosómica recesiva rara.
- Características: mechón blanco, fondos de ojo albinóticos, heterocromía del iris (**Fig. 35-14**), leucoderma, pérdida auditiva neurosensorial.
- Ocasional: hipertelorismo, paladar hendido, defectos del tubo neural, enfermedad de Hirschsprung.

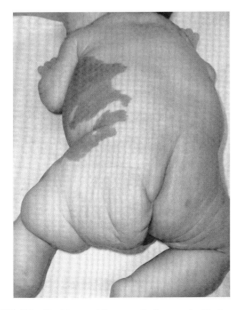

Figura 35-15 Recién nacido con síndrome de Proteus. Note la asimetría de la parte proximal de la cintura pélvica, nalgas asimétricas debido a linfangioma y hemangioma troncal extenso. (*Véase* el encarte a color).

- Defectos primarios: gen de secuencia pareada 3 (PAX3, *paired box gene 3*), factor de transcripción de microftalmía (MITF), endotelina 3 (EDN3), receptor de endotelina B (EDNRB, *endothelin-B receptor*).

Síndrome de Proteus

- Incidencia: raro.
- Herencia: esporádica.
- Características: sobrecrecimiento desproporcionado de las extremidades, cráneo u órganos internos; lipomas; hemangiomas; linfangiomas (**Fig. 35-15**), nevos distintivos (tipos de tejido conjuntivo cerebriforme y epidérmico lineal).
- Ocasional: anomalías del CNS; retraso del desarrollo.
- Defecto primario: en 90% de los casos se encuentran mutaciones somáticas en el gen AKT1.

EJERCICIOS DE REVISIÓN

PREGUNTAS

1. ¿Cuál opción es *verdadera* respecto a la NF1?
   a) Se produce por una malformación congénita.
   b) Se hereda de una manera autosómica dominante.
   c) Los nódulos de Lisch comúnmente están presentes en el momento del nacimiento.
   d) El número de lesiones café con leche se correlaciona con el grado de afección.

Respuesta
La respuesta es b). La NF1 es una enfermedad hereditaria, no una malformación congénita; es secundario a un defecto en el gen que codifica para la neurofibromina y se hereda de una manera autosómica dominante. Los nódulos de Lisch, que son hamartomas pigmentados del iris, no están presentes en el momento del nacimiento pero se hacen más frecuentes en la edad escolar. El número de lesiones café con leche no se correlaciona con la gravedad del proceso morboso.

2. ¿Cuál opción *no* es un criterio diagnóstico para NF1?
   a) Pecas axilares.
   b) Dos o más neurofibromas.
   c) Dos o más manchas café con leche mayores de 5 mm de diámetro.
   d) Un familiar de primer grado con NF1.

Respuesta
La respuesta es c). La presencia de pecas axilares o inguinales, dos o más neurofibromas, y un familiar de primer grado con NF1, son criterios diagnósticos para NF1 en niños. La presentación de **seis** o más manchas café con leche también es un criterio.

3. ¿Cuál inciso es *verdadero* respecto a la TS?
   a) En pacientes con TS se observan espasmos infantiles.
   b) El modo de herencia de la TS es autosómico recesivo.
   c) Aparecen manchas hipopigmentadas durante la adolescencia.
   d) Las crisis convulsivas en etapas tempranas de la vida no son un factor predictivo de retraso mental.

Respuesta

La respuesta es a). Los espasmos infantiles, que a menudo ocurren en lactantes de 4 a 12 meses de edad, son comunes en pacientes con TS en 25% de los casos, aunque su presencia no es un criterio diagnóstico. Los pacientes con TS que en etapas tempranas de la vida tienen crisis convulsivas difíciles de controlar, tienen más probabilidades de presentar retraso mental. Las manchas hipopigmentadas son las manifestaciones cutáneas más tempranas de TS. El adenoma sebáceo aparece justo antes de la adolescencia. Al igual que el de la NF1, el modo de herencia de la TS es autosómico dominante.

4. ¿Cuál opción es *verdadera* respecto al SWS?
   a) La mancha en vino de Oporto asociada con este síndrome comúnmente es bilateral.
   b) El nevo siempre se acompaña de manifestaciones oftálmicas y del CNS.
   c) Las convulsiones son una complicación común del síndrome.
   d) Se ha probado una anormalidad cromosómica para este síndrome.

Respuesta

La respuesta es c). El SWS se produce por una malformación congénita. Este síndrome se asocia con convulsiones, a veces muy difíciles de controlar. El dato más distintivo es la mancha en vino de Oporto, que característicamente está situada en el párpado superior, la frente y la mejilla; es muy raro que sea bilateral. La marca vascular quizá esté presente con anormalidades oftálmicas o del CNS o sin ellas.

5. Un neonato hispano saludable, a término, tuvo resultados anormales en la investigación de la audición de recién nacido. Usted nota que un cuadrante de un ojo es de color azul claro. Lo más probable es que el lactante tenga:
   a) Albinismo ocular.
   b) Neurofibromatosis.
   c) Síndrome de Waardenburg.
   d) Hipomelanosis de Ito.

Respuesta

La respuesta es c). La heterocromía del iris y la pérdida auditiva neurosensorial son signos fundamentales del síndrome de Waardenburg. También en ocasiones se observa un mechón blanco, leucoderma (placas blancas en la piel) y telecanto (ojos ampliamente espaciados). Es esencial examinar a los miembros de la familia y obtener un interrogatorio sobre los antecedentes familiares. Algunos de estos neonatos muestran enfermedad de Hirschsprung, y no deben darse de alta hasta después de su primera defecación.

6. ¿Cuándo un síndrome neurocutáneo no es hereditario?
   a) Cuando se debe a una infección prenatal.
   b) Cuando no es evidente en el momento del nacimiento.
   c) Cuando se resuelve con el tiempo.
   d) Cuando se debe a una mutación somática.

Respuesta

La respuesta es d). Algunos síndromes neurocutáneos (neurofibromatosis segmentaria; síndrome de Sturge-Weber, síndrome de Klippel-Trenaunay-Weber y síndrome de Proteus) se deben a mutaciones somáticas en el embrión, que surgen después de la concepción, dando lugar a mosaicismo. Esto explica por qué los datos físicos por lo general son asimétricos y solo afectan una porción (como un lado) del cuerpo. Rara vez hay afección de los órganos de la reproducción.

LECTURAS RECOMENDADAS

Dies KA, Sahin M. Genetics of neurocutaneous disorders: basic principles of inheritance as they apply to neurocutaneous syndromes. *Handb Clin Neurol* 2015;132:3–8.

DiMario FJ Jr, Sahin M, Ebrahimi-Fakhari D. Tuberous sclerosis complex. *Pediatr Clin North Am* 2015;62(3):633–648.

Farrell CJ, Plotkin SR. Genetic causes of brain tumors: neurofibromatosis, tuberous sclerosis, von Hippel-Lindau, and other syndromes. *Neurol Clin* 2007;25(4):925–946.

Hersh JH; American Academy of Pediatrics Committee on Genetics. Health supervision of children with neurofibromatosis. *Pediatrics* 2008;121(3):633–642.

Jones KL, Jones MC, DelCampo M. *Smith's recognizable patterns of human malformation*, 7th ed. Philadelphia, PA: Elsevier-Saunders, 2013.

Kurlemann G. Neurocutaneous syndromes. *Handb Clin Neurol* 2012;108:513–533.

Levin AV, Stroh E. Albinism for the busy clinician. *J AAPOS* 2011;15(1):59–66.

Little H, Kamat D, Sivaswamy L. Common neurocutaneous syndromes. *Pediatr Ann* 2015;44(11):496–504.

Mann JA, Siegel DH. Common genodermatoses: what the pediatrician needs to know. *Pediatr Ann* 2009;38(2):91–98.

National Library of Medicine (US). *Genetics Home Reference* [Internet]. Bethesda, MD: The Library. Available from: http://ghr.nlm.nih.gov/. Accessed March 15, 2016.

Nowak CB. The phakomatoses: dermatologic clues to neurologic anomalies. *Semin Pediatr Neurol* 2007;14(3):140–149.

Online Mendelian Inheritance in Man, OMIM®. Johns Hopkins University Baltimore, MD: McKusick-Nathans Institute of Genetic Medicine. 2016. Available from: http://omim.org/. Accessed March 15, 2016.

Pagon RA, Adam MP, Ardinger HH, et al., eds. *GeneReviews®* [Internet]. Seattle, WA: University of Washington, 1993–2016. Available from: http://www.ncbi.nlm.nih.gov/books/NBK1116/. Accessed March 15, 2016. *See for extensive reviews of: NF1, NF2, tuberous sclerosis, incontinentia pigmenti, Waardenburg syndrome, and Proteus syndrome.*

Capítulo 36

Enfermedades neuromusculares: distrofias musculares y miopatías congénitas

Neil R. Friedman

Las miopatías de la infancia son un grupo heterogéneo de enfermedades que afectan principalmente los músculos esqueléticos. Deben diferenciarse de los procesos neuropáticos primarios, que afectan otros elementos de la unidad motora (célula del asta anterior o el nervio periférico). Ambas se presentan con debilidad, pero hay varias características que las distinguen (**tabla 36-1**).

CLASIFICACIÓN

Las miopatías de la infancia se clasifican en seis grupos principales. Los síndromes miasténicos, que comprenden enfermedades de la unión neuromuscular, se incluyen en este esquema de clasificación pues su presentación suele ser similar a la de las miopatías y con frecuencia se consideran en el diagnóstico diferencial:

- Distrofias musculares.
- Miopatías congénitas.
- Miopatías inflamatorias.
- Miopatías metabólicas.
- Canalopatías.
- Síndromes miasténicos.

En este capítulo se tratan los dos grupos más comunes de enfermedades neuromusculares pediátricas, las distrofias musculares y las miopatías congénitas.

DISTROFIAS MUSCULARES

Las distrofias musculares son un grupo de miopatías degenerativas primarias determinadas genéticamente. Su característica distintiva es la afección muscular que muestra cambios distróficos; éstos incluyen variación en el tamaño de la fibra muscular, número mayor de núcleos internos, cantidad aumentada de grasa y tejido conjuntivo, así como evidencia de degeneración o regeneración (es decir, fibras tumefactas, fibras divididas, fibras pequeñas y anguladas). El patrón hereditario genético y la identificación de proteínas específicas vinculadas con el marco citoesquelético han mejorado la comprensión de la fisiopatología de estas enfermedades, con lo que han hecho posible una clasificación mejor y más precisa de las distrofias musculares como un todo. Las principales proteínas vinculadas con este marco (**Fig. 36-1**) incluyen a la distrofina (una proteína sarcolémica descubierta al final de la década de 1980), glucoproteínas relacionadas con la distrofina (sarcoglicanos α, β, γ y δ, y el complejo de distroglicanos) y la merosina/laminina 2 (una proteína de la matriz extracelular). La ausencia o una cantidad reducida de estas proteínas acompaña a varias distrofias musculares diferentes. En el cromosoma 7q21 ha sido mapeado un quinto sarcoglicano (el sarcoglicano ε) y parece homólogo del sarcoglicano α. Las mutaciones en este gen se han relacionado con el síndrome de mioclono-distonía, pero afecta a individuos que no tienen signos ni síntomas de enfermedad muscular.

Las distrofias musculares se clasifican de acuerdo con su modo de herencia. Una lista incompleta de las distrofias musculares más comunes se presenta en la **tabla 36-2**.

Distrofias ligadas al cromosoma X

Distrofia muscular de Duchenne y distrofia muscular de Becker

La distrofia muscular de Duchenne (DMD, *Duchenne muscular dystrophy*) y la distrofia muscular de Becker (BMD, *Becker muscular dystrophy*) son las distrofias musculares proto-

TABLA 36-1
DIFERENCIACIÓN ENTRE MIOPATÍA Y NEUROPATÍA

	Miopatía	Neuropatía
Debilidad	Suele ser más proximal que distal (p. ej., iliopsoas, deltoides); con cronicidad, la musculatura distal acaba por afectarse	Tiende a predominar en la región distal, con algunas excepciones notables (p. ej., la SMA en la enfermedad de las células del asta anterior, la neuropatía hipomielinizante congénita)
Reflejos	Presentes o muy poco disminuidos en la etapa temprana, mientras que con la cronicidad se reducen o desaparecen	Ausentes o muy disminuidos
Masa muscular	Ya sea atrofia por desuso *sin fasciculaciones* o seudohipertrofia a causa de la sustitución grasa de los músculos	Atrofia *con* fasciculaciones
EMG/NCV	La EMG es miopática (es decir, amplitud y duración disminuidas, potenciales polifásicos de la unidad motora con reclutamiento incrementado). La NCV es normal	La EMG es neuropática (es decir, amplitud y duración incrementadas, potenciales polifásicos de la unidad motora con fibrilaciones, fasciculaciones u ondas agudas). La NCV está reducida y ralentizada (desmielinizante > axónica)
Compromiso sensorial	Inexistente	Suele estar presente
Creatina cinasa	Variable: normal, o elevación leve o marcada	Suele ser normal o solo ligeramente elevada

EMG, electromiografía; NCV, velocidad de conducción nerviosa (*nerve conduction velocity*); SMA, atrofia muscular raquídea (*spinal muscular atrophy*).

tipo que afectan a 1 de cada 3 500 y a 1 de cada 30 000 nacimientos masculinos vivos, respectivamente. También se conocen como distrofias Xp21 debido al *locus* del gen afectado. El producto del gen defectuoso es la distrofina (**Fig. 36-1**). En la DMD, la distrofina está ausente y su ausencia se vincula con un fenotipo grave; en la BMD, la deleción o mutación puntual del gen condiciona una reducción en la cantidad de distrofina, o la formación de una proteína truncada y un fenotipo más ligero. Debido a que la herencia es recesiva ligada al X, los hombres se enferman y las mujeres son portadoras. De hecho, las mujeres portadoras en ocasiones manifiestan la enfermedad en grados variables o presentan compromiso cardiaco en ausencia de debilidad debido a la inactivación sesgada del cromosoma X (hipótesis de Lyon).

Los niños con DMD se presentan después del segundo año con antecedentes de caídas excesivas, torpeza obvia y caminan con las puntas. La evidencia de debilidad proximal se obtiene mientras se realiza el interrogatorio (dificultad para subir escaleras, levantarse de una silla sin apoyarse con los brazos, o dificultad para levantarse del suelo sin necesidad de rodar y usar las manos para ayudarse —la llamada

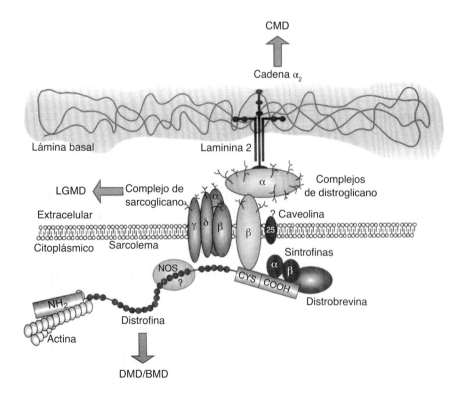

Figura 36-1 Interrelación diagramática del complejo de proteínas relacionado con la distrofina. BMD, distrofia muscular de Becker; CMD, distrofia muscular congénita; CYS, cisteína (*cysteine*); DMD, distrofia muscular de Duchenne; LGMD, distrofia muscular de la cintura de la extremidad (*limb-girdle muscular dystrophys*); NOS, sintetasa de óxido nítrico (*nitric oxide synthetase*). (Tomado con autorización de Bonnemann CG, McNally EM, Kunkel LM. Beyond dystrophin: current progress in the muscular dystrophies. *Curr Opin Pediatr* 1996;8:569–582).

TABLA 36-2
CLASIFICACIÓN DE LAS DISTROFIAS MUSCULARES

Recesiva ligada al X	Distrofia muscular de Duchenne (distrofina) (Xp21)
	Distrofia muscular de Becker (distrofina) (Xp21)
	Distrofia muscular de Emery-Dreifuss (emerin (Xq28)
Autosómica dominante	Distrofia muscular de la cintura de la extremidad (LGMD) (tipo 1)
	LGMD 1A (5q31)
	LGMD 1B (1q11-21)
	LGMD 1C (6q23)
	LGMD 1D (caveolina) (3p25)
	LGMD 1E (7q)
	Distrofia muscular de Emery-Dreifuss (laminina A/C) (1q21.3)
	Distrofia miotónica (19q13)
	Distrofia muscular facioescapulohumeral (4q35)
	Distrofia muscular oculofaríngea (14q11.2-q13)
	Miopatía de Bethlem (21q22.3 y 2q37)
Autosómica recesiva	Distrofia muscular congénita (CMD)
	CMD *clásica o pura* (sin compromiso del CNS)
	Positiva a la merosina
	Negativa a la merosina (6q2)
	CMD *con* compromiso del CNS
	CMD de Fukuyama (fukutina) (9q31-q33)
	Síndrome de Walker-Warburg (9q34)
	Enfermedad de músculo-ojo-cerebro (1p3)
	LGMD (tipo 2)
	LGMD 2A (calpaína) (15q15)
	LGMD 2B (disferlina) (2p13)
	LGMD 2C (g-sarcoglicano) (13q12)
	LGMD 2D (a-sarcoglicano) (17q21)
	LGMD 2E (b-sarcoglicano) (4q12)
	LGMD 2F (d-sarcoglicano) (5q33-34)
	LGMD 2G (teletonina) (17q11-12)
	LGMD 2H (ligasa de e3-ubiquitina) (9q31-34)
	LGMD 2I (proteína relacionada con la fukutina) (19q13)
	LGMD 2J (titina) (2q31)

Los *loci* y los productos génicos están dentro de paréntesis.
CNS, sistema nervioso central (*central nervous system*).

maniobra de Gower). Los estudios revelan hipertrofia de la pantorrilla (seudohipertrofia), debilidad muscular proximal, hiporreflexia y signo de Gower.

El nivel de la creatina cinasa está muy elevado (en los miles). La electromiografía (EMG) suele ser innecesaria para el diagnóstico y muestra un patrón miopático. La biopsia muscular muestra cambios distróficos (*véase* el texto precedente) y las tinciones inmunohistoquímicas especiales evidencian la ausencia de distrofina. Los estudios de DNA revelan una gran deleción o, rara vez, duplicación del gen de la DMD en casi 60% de los casos, sin embargo, la secuenciación completa de los genes identificará deleciones más pequeñas o mutaciones puntuales en el resto. Los niños no deambulan para la edad de 13 años y por lo general se produce la muerte prematura al principio de su tercera década de vida (entre 20 y 30 años de edad).

Aunque no se dispone de cura, el tratamiento se orienta a prolongar la deambulación independiente (ortosis, esteroides), evitar las contracturas y proporcionar estabilización quirúrgica temprana de la escoliosis para preservar la función respiratoria y facilitar sentarse en una silla de ruedas. La insuficiencia cardiaca y la insuficiencia respiratoria se desarrollan durante la adolescencia. La hipoventilación nocturna provoca cefaleas matutinas tempranas, náusea y letargia secundaria a la hipercarbia, que se tratan con efectividad mediante ventilación positiva de la vía respiratoria de dos niveles (Bi-PAP, *bilevel positive airway pressure*) nasales. A menudo, los niños con DMD tienen un cociente intelectual menor que el normal y quizá requieran servicios educativos especiales.

En la BMD, la preservación de una forma reducida o alterada de distrofina se acompaña de un fenotipo más ligero. De manera típica, se presenta en los niños a una edad un poco más tardía y suelen ser ambulatorios después de los 16 años ellos solos. Los problemas motores y las características clínicas, bioquímicas y patológicas son en esencia las mismas que las de la DMD. No obstante, la tinción de la distrofina muscular muestra alguna preservación de la proteína y la deleción génica o los estudios de secuenciación suelen ser predictivos del fenotipo. Si la mutación se relaciona con preservación de la secuencia del *marco de lectura*, la BMD suele predecirse de manera típica (con unas pocas excepciones), mientras que si la mutación incluye la región promotora o la rotura del marco de lectura de la traducción (*fuera del marco*), un fenotipo de Duchenne es típico. En la BMD, la deambulación prolongada con ortosis es factible y la expectativa de vida es más prolongada. No obstante, a menudo se desarrolla una cardiomiopatía temprana y debe vigilarse de manera estrecha. El trasplante cardiaco ha sido exitoso en casos específicos.

Las hermanas y madres de los niños afectados deben someterse a detección para determinar el nivel de creatina cinasa en busca del posible estado de portador. Pese a ello, si se encuentra una deleción, duplicación o mutación puntual en el caso índice, es un marcador más sensible y específico para la detección de los miembros familiares. Cerca de dos terceras partes de las madres de los niños con DMD o BMD son portadoras de la deleción. Las razones de por qué no todas las madres son portadoras de la deleción o la mutación puntual residen en la alta frecuencia de mutación espontánea del gen (1 en 10 000 gametos) debido a su gran tamaño (2.5 millones de pares de bases, o alrededor de 1% del cromosoma X) y al mosaicismo de la línea germinal. La presencia de una deleción permite el diagnóstico prenatal.

Distrofia muscular de Emery-Dreifuss
La distrofia muscular de Emery-Dreifuss (EDMD, *Emery-Dreifuss muscular dystrophy*) se caracteriza por una tríada de:

- Contracturas tempranas de los codos y tendón de Aquiles.
- Miopatía de progresión lenta (distribución humeroperonea).
- Afectación cardiaca, que incluye bloqueo de la conducción (parálisis auricular), que en ocasiones termina en muerte súbita y, en última instancia, en cardiomiopatía.

La EDMD se hereda de una manera recesiva ligada a X o con un patrón autosómico dominante (AD-EDMD). También se han descrito formas autosómicas recesivas raras. El nivel de creatina cinasa se ubica entre leve y moderadamente elevado y la biopsia muscular muestra cambios distróficos inespecíficos. La EDMD ligada al X es causada por una mutación del gen de la emerina en el *locus* Xq28. La emerina es una proteína vinculada con la membrana nuclear y se desconoce el mecanismo exacto por medio del cual causa distrofia muscular. En contraste con la debilidad de las DMD/BMD, la de la EDMD es lentamente progresiva y la supervivencia a largo plazo depende de la gravedad del compromiso cardiaco. La forma autosómica dominante de la EDMD incluye otra proteína de la membrana nuclear, la laminina A/C codificada por el gen *LMNA*, mapeado en el cromosoma 1q21.3. El fenotipo clínico es el mismo que el de las formas de EDMD recesivas ligadas a X, pero en ocasiones la cardiomiopatía se presenta temprano y en ausencia de un defecto de conducción. Ciertas mutaciones del gen *LMNA* causan un compromiso cardiaco *puro* o aislado (la llamada *cardiomiopatía dilatada 1A*), con compromiso pequeño del músculo esquelético o sin éste, en tanto que otras producen un fenotipo en la cintura de la extremidad (LGMD 1B), un fenotipo de Charcot-Marie-Tooth o lipodistrofia.

Distrofias autosómicas dominantes

Distrofia miotónica tipo 1

El rasgo clínico característico de la distrofia miotónica tipo 1 (DM-1) es la miotonía (es decir, la contracción muscular sostenida). Ésta es una enfermedad multisistémica que afecta a los músculos esquelético y liso, ojo, corazón, sistema endocrino y sistema nervioso central (CNS, *central nervous system*) con expresión clínica variable. La forma congénita se presenta durante el periodo de recién nacido con hipertonía grave, debilidad marcada (incluida la diplejía facial), dificultades para la alimentación e insuficiencia respiratoria. La distrofia miotónica es una enfermedad autosómica dominante de transmisión materna y el examen de la madre suele establecer el diagnóstico (diplejía facial, miotonía percutoria). La biopsia muscular a veces muestra pequeños cambios distróficos.

La distrofia miotónica es parte del nuevo grupo de enfermedades genéticas conocidas como *enfermedades de trinucleótidos repetidos*. Es causada por una expansión anormal de la repetición del triplete CTG en el cromosoma 19, que codifica una cinasa de proteína. La longitud de la expansión del trinucleótido predice la gravedad de la enfermedad. Los individuos sanos tienen 5 a 37 repeticiones. Los individuos poco afectados tienen más de 50 y aquéllos con formas congénitas graves tienen más de 2 000 repeticiones. La herencia es autosómica dominante y se relaciona con el fenómeno de la anticipación genética (es decir, generaciones subsecuentes exhiben incrementos adicionales en el número de trinucleótidos repetidos y una expresión clínica más grave). Se desconoce el mecanismo por el cual la repetición del triplete da origen a la distrofia miotónica.

A diferencia de la debilidad de la mayoría de las miopatías, la de la distrofia miotónica tiende a ser distal, lo cual afecta las manos y los antebrazos de manera especial. Suele ser lentamente progresiva, pero en las formas intermedias se observa muy poca debilidad. De manera característica, el paciente exhibe ptosis, diplejía facial y una incapacidad para abrir los párpados por completo. La cara tiende a alargarse de manera leve y la mandíbula suele estar ligeramente abierta debido a la debilidad del músculo masetero. Las dificultades con el cierre sostenido de los párpados después de llorar, la hipotonía y el malestar abdominal (cólicos) se han observado durante la infancia y provocar la miotonía percutoria de la lengua o la eminencia tenar. El compromiso del diafragma propicia debilidad respiratoria. El inicio de la forma no congénita se produce durante la adolescencia o la etapa adulta. El compromiso extramuscular incluye catarata subcapsular posterior, calvicie frontal, atrofia testicular, diabetes y una cardiopatía (cardiomiopatía, defectos de la conducción). El EMG muestra evidencia de miotonía. La prueba del DNA es la de elección y confirma la expansión del CTG; en tanto que la biopsia muscular suele ser innecesaria y tiende a mostrar cambios distróficos. El tratamiento es sintomático: fenitoína, carbamacepina o mexiletina para la miotonía, aparatos ortopédicos para la caída del pie, vigilancia y tratamiento de la disfunción endocrina (diabetes mellitus, hipotiroidismo) y tratamiento de las arritmias cardiacas o de la cardiomiopatía, si se produce. La somnolencia diurna (mediada de manera central y secundaria al compromiso del sistema activador reticular) ocurre con frecuencia y responde al metilfenidato. Los déficits intelectuales son frecuentes. Deben evitarse los relajantes musculares despolarizantes. El pronóstico depende de la gravedad de los problemas respiratorios y cardiacos asociados.

Distrofia miotónica tipo 2

La distrofia miotónica tipo 2 (DM-2) también se caracteriza por miotonía, dolor muscular y rigidez, pero el inicio de los síntomas tiende a suceder a una edad más tardía que en la DM-1 (de manera típica, en la tercera década). La debilidad de los flexores del cuello y de los dedos tiende a presentarse a menor edad, en tanto que la diplejía facial, a diferencia de la DM-1, es menos común. La disfunción endocrina y las cataratas, como sucede en la DM-1, también se observan en la DM-2. Son el resultado de una expansión de la repetición CCTG que implica al gen *CNBP* (ZNF9).

Distrofia muscular facioescapulohumeral

La distrofia muscular facioescapulohumeral (FSHD, *facioscapulohumeral muscular dystrophy*) afecta los músculos de la cara y de la cintura escapular, que se evidencia con una deformación escapular en ala. No hay debilidad ocular ni bulbar. La asimetría de las extremidades y la debilidad de los hombros son frecuentes. Los músculos peroneos están comprometidos en forma invariable, lo que provoca debilidad en la dorsiflexión y en la eversión del tobillo, así como un patrón de marcha del pie en gota. La FSHD es un enfermedad autosómica dominante, aunque también se observan casos esporádicos. El gen, que ha sido mapeado en el cromosoma 4q35 y su producto permanecen desconocidos. La expresión clínica (incluida la intrafamiliar) es variable; los casos leves muestran solo debilidad facial, mientras que los más graves

(~20%) tienen una debilidad generalizada significativa que en ocasiones produce pérdida de la deambulación. En algunos casos, la debilidad o diplejía facial están ausentes. El inicio varía desde la infancia temprana a la etapa adulta, pero suele acontecer antes de los 20 años. La debilidad tiende a progresar lentamente y se desarrolla pérdida neurosensorial de la audición y telangiectasia retiniana. El nivel de creatina cinasa es normal o está algo elevado (3 a 5 veces lo normal). No se dispone de un tratamiento específico, aunque se ha administrado prednisona, creatina y albuterol sin beneficios significativos. Las complicaciones potenciales, como pérdida de la audición y telangiectasia retiniana, deben vigilarse.

Distrofia muscular oculofaríngea

La distrofia muscular oculofaríngea es un padecimiento raro en el cual el inicio varía desde la adolescencia a la etapa adulta. El compromiso de los ojos incluye ptosis y oftalmoplejía. La afectación faríngea provoca disfagia, también se ha observado debilidad facial. La presentación en ocasiones es similar a la de la miastenia grave, que debe excluirse mediante la prueba del edrofonio. El *locus* génico ha sido mapeado en 14q11-13 y codifica la proteína poli(A), que se une a la proteína 2 (PABP-2, *poly(A) binding protein 2*).

Miopatía de Bethlem

En la miopatía de Bethlem (BM, *Bethlem myopathy*) la debilidad muscular afecta los grupos musculares proximales y es lentamente progresiva. La cara está conservada. Es alélica con la distrofia muscular congénita de Ullrich (UCMD, *Ullrich congenital muscular dystrophy*), una entidad autosómica recesiva. Además de la debilidad, se produce atrofia y contracturas articulares múltiples tempranas (flexores largos de los dedos, codos y tobillos). El compromiso respiratorio es excepcional (si se lo compara con la UCMD). La inteligencia es normal. El inicio suele evidenciarse en las primeras dos décadas de la vida pero también se observa en la etapa adulta. La expectativa de vida no se afecta. Se han constatado variaciones intrafamiliares e interfamiliares en la expresión clínica. El nivel de creatina cinasa resulta normal o ligeramente elevado. La BM y la UCMD se deben a mutaciones en el gen del colágeno VI (subunidades *COL6A1*, *COL6A2* y *COL6A3*), el cual codifica al componente colágeno VI de la matriz extracelular.

Distrofias autosómicas recesivas

Distrofias musculares congénitas

Este grupo de afecciones autosómicas recesivas se subdivide en dos tipos principales (**tabla 36-3**):

- La distrofia muscular congénita sindrómica (CMD, *congenital muscular dystrophy*, con notable compromiso del CNS).
- CMD no sindrómica (de manera típica *sin* compromiso significativo del CNS, incluye formas de merosina negativa y positiva).

Las características que la definen son debilidad, que a veces se manifiesta como hipotonía grave durante el periodo neonatal (síndrome del lactante flojo) o como un hito motor retrasado con debilidad proximal durante la infancia y la niñez tempranas. Los datos de la biopsia muscular son variables, pero algunos especímenes muestran cambios distróficos marcados, con reemplazo del tejido graso muy acentuado o características miopáticas leves. El patrón EMG es miopático y los niveles de creatina cinasa son normales o moderadamente elevados. Al nacimiento, suele estar presente una artrogriposis relacionada (deformidades en flexión fijas de las extremidades) con luxación de la cadera. En casos de inicio temprano ocurre insuficiencia respiratoria y dificultades en la alimentación; la debilidad es estática o lentamente progresiva, pero la función varía en la forma clásica. Se han identificado más de nueve genes hasta la fecha.

La forma clásica *pura*, u occidental, de la CMD se divide en tipos positivo y negativo a la merosina con base en la presencia o ausencia de la cadena de laminina 2 (**Fig. 36-1**), conocida como *merosina*. Aunque a menudo no hay evidencia clínica de disfunción del CNS, los cambios en la sustancia blanca quizá se observen en la resonancia magnética cerebral. Recientemente se han descrito niños con displasias corticales en el grupo negativo a la merosina. Además, desde el punto de vista clínico, los niños negativos a la merosina tienden a estar más afectados y es menos probable que logren la deambulación independiente que los niños positivos a la merosina. El gen *CMD* negativo a la merosina ha sido mapeado en el cromosoma 6q2 y codifica la LAMA-2 (la cadena de laminina α_2 de la merosina).

De las formas de CMD negativas a la merosina, es probable que la más común sea UCMD. Esta forma parte de un

TABLA 36-3

CLASIFICACIÓN DE LAS DISTROFIAS MUSCULARES CONGÉNITAS

Nombre	Compromiso cerebral	Símbolo génico	Localización	Proteínas
Deficiencia de merosina	Hipodensidad de la sustancia blanca	LAMA2	6q	Laminina α_2
Fukuyama	Retraso mental y cambios estructurales	FKTN	9q	Fukutina
Enfermedad de músculo-ojo-cerebro	Retraso mental y cambios estructurales	POMGnT1 (FKRP)	1p	POMGnT1
Síndrome de Walker-Warburg	Cambios estructurales	POMT1	9q	POMT1
MDC1C	Variable	FKRP	19	FKRP
MDC1D	Retraso mental y cambios estructurales	LARGE	22q	LARGE
RSMD1	Ninguno	SEPN1	1p	Selenoproteína 1
Integrina en la deficiencia	Ninguno	ITGA7	12q	Integrina α-7
Enfermedad de Ullrich	Ninguno	COL6A1, A2, A3	2 y 21q	Colágeno VI

espectro con BM (*véase* el texto precedente), con formas intermedias también reconocidas. Tiende a ser más grave que la BM y se caracteriza por debilidad de inicio en el nacimiento, hipotonía, contracturas articulares proximales e hiperlaxitud de las manos. La inteligencia es normal. Otras características incluyen calcáneos prominentes y compromiso respiratorio grave y temprano. Tiende a no presentarse afectación cardiaca. Aunque algunos niños adquieren la capacidad de deambular de forma independiente, con el tiempo y con la progresión de la enfermedad pierden esta capacidad, mientras que muchos otros nunca la adquieren; se llega a observar escoliosis. La UCMD resulta de mutaciones en el gen del colágeno VI (subunidades *COL6A1*, *COL6A2* y *COL6A3*), el cual codifica el componente colágeno VI de la matriz extracelular.

En niños con CMD *más* compromiso del CNS, el así llamado CMD sindrómico, el pronóstico es peor, con retraso motor más grave, retraso mental (MR, *mental retardation*), compromiso multiorgánico y con frecuencia fallecimiento temprano. El prototipo es la CMD de Fukuyama, la cual es muy prevalente en Japón y se acompaña de defectos de migración cortical, convulsiones, retraso del desarrollo acentuado, retraso motor marcado y muerte temprana. El gen ha sido mapeado en el cromosoma 9q31-33 y codifica la proteína fukutina. En el síndrome de Walker-Warburg (cromosoma 9q34), la disgenesia cortical suele ser más grave; la lisencefalia (tipo II) o malformación de Dandy-Walker con hidrocefalia se ve con frecuencia. También se presentan las anomalías oculares de varios tipos. El defecto bioquímico en este grupo de padecimientos se debe a la rotura del distroglicano α, debido tal vez a errores en la glucosilación (CMD de Fukuyama) o a la O-manosilación (síndrome de Walker-Warburg y enfermedad de músculo-ojo-cerebro).

Distrofia muscular de la cintura de la extremidad

Las distrofias musculares de la cintura de la extremidad (LGMD, *limb-girdle muscular dystrophies*) conforman un grupo heterogéneo de padecimientos hereditarios que son un rasgo autosómico dominante (tipo 1) o autosómico recesivo (tipo 2). Se caracterizan por debilidad muscular proximal (cinturas escapular y pélvica), conservación de los músculos de la cara y extraoculares, desgaste muscular y elevaciones variables en los niveles de creatina cinasa (aunque también es posible que sean normales). El inicio se produce durante las primeras dos décadas de la vida. El patrón EMG es miopático y la biopsia muscular muestra características consistentes con una distrofia. La debilidad es progresiva, pero la tasa de progresión es muy variable.

La fisiopatología del grupo autosómico recesivo de LGMD es intrigante. La LGMD 2A, también conocida como *calpainopatía* a partir de su producto génico calpaína 3 (una proteasa dependiente del calcio específica del músculo), es inédita por el hecho de ser la primera deficiencia enzimática conocida en causar una distrofia muscular. El mecanismo preciso se desconoce. La LGMD 2B, conocida como *disferlinopatía* por su producto génico, es interesante por el hecho de que acaba de mostrar que es alélica con la miopatía de Miyoshi, una forma distal de distrofia muscular. Las LGMD 2C a 2F son causadas por mutaciones en genes que codifican los sarcoglicanos (**Fig. 36-1**), proteínas estructurales

intrincadas que participan en el mantenimiento de la integridad de la membrana muscular. De manera colectiva, se les conoce como *sarcoglicanopatías*; como grupo, tienden a ser más graves que otras formas de LGMD. La LGMD 2C, conocida antes como distrofia muscular autosómica recesiva de la niñez grave (SCARMD, *severe childhood autosomal recessive muscular dystrophy*), tiende a presentarse temprano con un fenotipo grave que recuerda al de la DMD. Con frecuencia, una reducción en uno de los sarcoglicanos altera todo el complejo, con tinción histoquímica disminuida de las otras tres proteínas; en consecuencia, cuando una está reducida, las cuatro proteínas deben evaluarse para valorar cuál es la que se redujo más y representa el déficit primario. Suele usarse un anticuerpo contra el sarcoglicano α para detectar el complejo. Debido a que las formas recesivas de LGMD tienden a ser de mayor gravedad clínica que las formas dominantes, suelen presentarse más temprano, durante la infancia. No obstante, en ocasiones se vinculan con un fenotipo más leve y seguir un curso más prolongado, en tanto que la correlación entre el fenotipo y el genotipo no es predecible como en la DMD. Se produce compromiso cardiaco, pero es menos común que en la DMD o en la BMD.

Una característica importante de la LGMD 1B autosómica dominante es una fuerte relación con compromiso cardiaco (arritmias cardiacas y cardiomiopatía); ésta quizá se presente temprano, con una debilidad muscular poco intensa como para sugerir una miopatía. Se vincula con mutaciones del gen *LMNA*. Otras mutaciones en el mismo gen dan origen a una diversidad de fenotipos, como la EDMD autosómica dominante (*véase* el texto precedente).

MIOPATÍAS CONGÉNITAS

Las miopatías congénitas son un grupo heterogéneo de padecimientos hereditarios variables; en ocasiones se presentan con hipotonía y debilidad durante el periodo neonatal (*síndrome del lactante*) o con debilidad y retraso motor durante la lactancia y la niñez. Aunque en un inicio se las consideró como un grupo de enfermedades *benignas* que muestran tendencia a la quiescencia y a cambiar poco en el transcurso del tiempo, ahora se reconoce que exhiben amplias variaciones en la presentación y gravedad clínica. En ciertas circunstancias su debilidad es progresiva y en otras se produce la muerte temprana. Ahora también se reconoce que la debilidad muscular llega a aparecer por primera vez en la etapa adulta. Las características estructurales y patológicas específicas que se advierten en los especímenes de biopsia muscular determinan sus características únicas. En algunas de las miopatías congénitas, los hallazgos clínicos específicos proporcionan una pista para el diagnóstico (p. ej., la oftalmoplejía y la ptosis en la miopatía miotubular, las características faciales y las dificultades respiratorias y de alimentación acentuadas en la miopatía nemalínica y la artrogriposis en la desproporción congénita de tipos de fibras). El nivel de la creatina cinasa suele ser normal o estar ligeramente elevado. El EMG muestra características miopáticas inespecíficas, pero los datos son normales en alrededor de una tercera parte de los casos. El diagnóstico definitivo descansa en la biopsia muscular debido a que las pruebas genéticas de rutina todavía no están disponibles para la mayor parte de las formas. A fin de evaluar los cambios ultraestructurales deben efectuarse tanto microscopia electrónica como histoquímica en especímenes musculares; quizá sean necesarias pruebas adicionales para determinar el compromiso cardiaco, respiratorio (debilidad diafragmática, hipoventilación nocturna del sueño) y ortopédico (escoliosis, deformaciones esqueléticas). La hipertermia maligna es un riesgo anestésico potencial, en especial en la miopatía central, en la miopatía nemalínica y en la miopatía mininuclear, pero debe actuarse con precaución en todas las formas de miopatía congénita.

Varias de las miopatías congénitas están bien reconocidas y establecidas en el terreno clínico y morfológico (**tabla 36-4**), sin embargo, otras son extremadamente raras y solo se han reconocido en uno o dos reportes de casos. Este último grupo incluye entidades como la miopatía en cuerpo de cebra, la miopatía de banda A ancha y la miopatía trilaminar. En las siguientes secciones solo se describen las miopatías congénitas más comunes.

Miopatía del núcleo central

La miopatía del núcleo central es esporádica o heredada como un rasgo autosómico dominante. En ciertas familias, el análisis de enlace mapea el *locus* génico 19q13.1, que es también la región del gen de la hipertermia maligna; por tanto, la susceptibilidad a la hipertermia maligna significa un riesgo potencial. Las mutaciones en el receptor de la rianodina se producen en ambas afecciones. La afección quizá se presente en el nacimiento con hipotonía neonatal leve o más tarde durante la infancia con los hitos motores retrasados. En el terreno clínico, la debilidad varía en forma marcada, es proximal o generalizada y suele relacionarse con hipotonía y reflejos disminuidos. Las anomalías esqueléticas, que son raras, incluyen pie zambo, escoliosis y cadera luxada. La preservación de los músculos faciales, oculares y faríngeos es típica. La biopsia muscular muestra núcleos en el centro de las fibras musculares de tipo I y es evidente un predominio de estas fibras.

Miopatía mininuclear

El patrón hereditario de la miopatía mininuclear es variable. La mayoría de los casos es esporádica. El *locus* génico todavía se desconoce. La miopatía mininuclear también se conoce como *miopatía multinuclear*. La biopsia muscular muestra múltiples nucleolos bien circunscritos, ovales, tanto en las fibras musculares tipo I como tipo II. Los núcleos son deficientes en trifosfatasa de adenosina y en actividad enzi-

TABLA 36-4
FORMAS COMUNES DE MIOPATÍA CONGÉNITA

Miopatía nuclear central
Miopatía mininuclear/multinuclear
Miopatía nemalínica
Miopatía centronuclear/miotubular
Desproporción fibra-tipo

mática oxidativa. Suelen predominar las fibras tipo I. En el terreno clínico, la debilidad suele ser mayor en la extremidad superior, con un gradiente entre proximal y distal notable y tiende a ser leve a moderada; quizá se observe una debilidad facial leve, además de que se reconozca una cardiomiopatía dilatada y alteraciones en la conducción. El compromiso diafragmático propicia hipoventilación nocturna. Las afectaciones cardiaca y respiratoria son desproporcionadas con el grado de debilidad; también llega a observarse escoliosis. La hipertermia maligna es un riesgo.

Miopatía nemalínica

La miopatía nemalínica se produce de dos formas, la autosómica recesiva y la autosómica dominante. Se han identificado cinco *loci* génicos diferentes hasta la fecha. Esto incluye tres formas autosómicas dominantes, denominadas 1q42, la cual codifica ACTA 1 (actina α, esquelética); 1q21-23, la cual codifica TPM-3 (tropomiosina α_{lenta}) y 9p13, codifica TPM-2 (tropomiosina β). Las formas recesivas incluyen *loci* en el cromosoma 2q21-22, que codifica NEM-2 (nebulina) de algunas familias europeas y 9q13 que codifica TNNT-1 (troponina T lenta). Se conocen tres presentaciones clínicas principales:

- Una forma neonatal grave que suele acabar en muerte al nacer.
- Una forma neonatal *clásica* o forma temprana de la niñez (la más común).
- Una forma de inicio en la adultez.

Las formas tempranas se presentan con hipotonía y debilidad, por lo general con un gradiente entre proximal y distal, pero a veces generalizadas. Se producen dificultades respiratorias acentuadas (secundarias al compromiso diafragmático) y dificultades en la deglución que suelen ser desproporcionadas con la debilidad. El fenotipo característico incluye cara elongada, estrecha; diplejía facial y paladar alto, arqueado, con la mandíbula abierta. También es posible que ocurran deformidades esqueléticas como el pie zambo y la escoliosis. La cardiomiopatía es más común en la forma de inicio tardío. La hipoventilación nocturna resultante de la debilidad diafragmática propicia cefalea matutina temprana, letargia, náusea y apetito disminuido secundario a la retención de dióxido de carbono. La forma de inicio en el adulto es menos usual y la atrofia es significativa. Las estructuras tipo bastón que se tiñen de rojo (los bastones nemalínicos) se demuestran por tinciones tricrómicas y también se ven en la microscopia electrónica. Suelen ser más numerosos en las fibras tipo I.

Miopatía centronuclear/miotubular

La miopatía centronuclear/miotubular ocurre bajo la forma esporádica, ligada a X, autosómica dominante y autosómica recesiva. La diplejía facial, ptosis y oftalmoplejía externa suelen estar presentes y ayudan a diferenciar esta afección de otras formas de miopatía congénita. La forma ligada a X tiende a ser más grave, con afectación respiratoria más acentuada y suele causar la muerte temprana; es frecuente que el apoyo ventilatorio a largo plazo debe ser implementado. El compromiso cardiaco en ocasiones es muy marcado. El *locus* génico (*MTM-1*) se mapea en el cromosoma Xq28 y codifica una proteína fosfatasa de tirosina, la miotubularina. Las formas autosómicas tienden a presentarse más tarde, durante la infancia, adolescencia o incluso en el adulto. Núcleos centrales excesivos y prominentes están presentes en la biopsia muscular, además de fibras musculares inmaduras que recuerdan a los miotúbulos. En la forma recesiva ligada a X, las fibras musculares expresan vimentina y desmina.

Desproporción congénita de tipos de fibra

La herencia de la desproporción congénita de tipos de fibra parece variable, con forma esporádica, autosómica recesiva y autosómica dominante. La afección en ocasiones se presenta al nacimiento con el síndrome del lactante flojo o más adelante con hitos motores retrasados. La debilidad es de gravedad variable. Las características relacionadas incluyen múltiples contracturas articulares (artrogriposis), tortícolis, luxación congénita de la cadera, deformidades de los pies (pie cavo y pie plano) y escoliosis. Se ha descrito una forma más grave, con debilidad e insuficiencia respiratoria marcada y muerte temprana. La biopsia muscular muestra un predominio de fibras musculares tipo I (>80%), que también son más pequeñas (>12%) que las fibras musculares tipo II, las cuales en ocasiones se observan hipertróficas.

EJERCICIOS DE REVISIÓN

PREGUNTAS

1. Los siguientes son todos rasgos recesivos hereditarios ligados a X, *excepto*:
  a) DMD.
  b) BMD.
  c) EDMD.
  d) Distrofia miotónica.

Respuesta
La respuesta es d). La distrofia miotónica es una enfermedad de repetición de un trinucleótido resultante de una expansión de la repetición del triplete CTG en el cromosoma 19. La herencia es autosómica dominante con anticipación genética (es decir, generaciones subsecuentes tienen un número incrementado de repeticiones del trinucleótido con una expresión clínica más grave).

2. El riesgo de que la hija de una madre portadora de BMD también sea portadora es de:
  a) 33%.
  b) 50%.
  c) 75%.
  d) 100%.

Respuesta
La respuesta es b). La DMD y la BMD son afecciones recesivas ligadas a X. Un portador femenino tiene un alelo afectado y un alelo normal en el *locus* génico Xp21. Una hija

hereda un cromosoma X de su padre, por tanto, tiene 50% de probabilidad de heredar el alelo afectado de su madre.

3. En la DMD, la cantidad de distrofina en el músculo es cercana a:
  a) 0%.
  b) 25%.
  c) 50%.
  d) 100%.

Respuesta
La respuesta es a). La DMD se diferencia de la BMD por una *ausencia* de distrofina. En la BMD, la cantidad de distrofina es reducida o la proteína está truncada, pero está presente a niveles de 10% o más de la que se ve en los controles normales.

4. La oftalmoplejía y la ptosis se ven por lo general en la:
  a) DMD.
  b) Miopatía miotubular.
  c) CMD.
  d) LGMD.
  e) Desproporción congénita de tipos de fibra.

Respuesta
La respuesta es b). Los detalles característicos de la miopatía miotubular son ptosis y oftalmoplejía, las cuales permiten que esta miopatía congénita se diferencie de otros tipos. En las DMD, CMD y LGMD, la preservación de los músculos faciales y oculares es típica. La desproporción congénita de tipos de fibra suele relacionarse con anomalías esqueléticas (artrogriposis, escoliosis, deformidades del pie, luxación congénita de la cadera) y tortícolis.

5. En cuál de las siguientes se produce compromiso cardiaco:
  a) Distrofia miotónica.
  b) LGMD.
  c) EDMD.
  d) Miopatía mininuclear.
  e) Todas las anteriores.

Respuesta
La respuesta es e). La distrofia miotónica se relaciona con defectos de conducción y cardiomiopatía. La LGMD puede vincularse con cardiomiopatía, aunque no tanto como la DMD y la BMD. En este aspecto, la LGMD 1B (autosómica dominante) es diferente en que con frecuencia se vincula con cardiopatía, incluso cuando la enfermedad muscular es mínima. Las anomalías de conducción y, por último, la cardiomiopatía, son características clave de ambas formas de EDMD, ligada a X y autosómica dominante. En la miopatía mininuclear, una miopatía congénita, el compromiso cardiaco es desproporcionado con la debilidad muscular.

6. La hipertermia maligna es un riesgo anestésico potencial en la:
  a) Miopatía nuclear central.
  b) Miopatía nemalínica.
  c) Miopatía mininuclear.
  d) Todas las anteriores.

Respuesta
La respuesta es d). En todas las miopatías congénitas, la hipertermia maligna es un riesgo desde el punto de vista

teórico, pero la nuclear central, nemalínica y miopatía mini-nuclear, son las que guardan una relación más fuerte con el riesgo de hipertermia maligna. La miopatía nuclear central se mapea en la misma región del cromosoma 19q13.1 que el gen de la hipertermia maligna.

7. ¿En cuál de las siguientes enfermedades es más característica una debilidad lentamente progresiva?

- **a)** DMD.
- **b)** BMD.
- **c)** EDMD.
- **d)** La distrofia miotónica tipo 1.

Respuesta

La respuesta es c). A diferencia de DMD y BMD, la EDMD se caracteriza por una debilidad lentamente progresiva. La distrofia miotónica es una enfermedad multisistémica que produce hipotonía grave y debilidad en etapas tempranas de la vida.

8. ¿Cuál de las siguientes características sugieren una neuro-patía en lugar de una miopatía?

- **a)** Debilidad proximal > distal.
- **b)** Presencia de reflejos.
- **c)** Atrofia sin fasciculaciones.
- **d)** Compromiso sensorial.

Respuesta

La respuesta es d). El compromiso sensorial es más probable en una neuropatía, mientras que está ausente en una miopatía. La debilidad más distal que proximal, la ausencia de reflejos y atrofia con fasciculaciones son características de las neuropatías.

LECTURAS RECOMENDADAS

Bonnemann CG, McNally EM, Kunkel LM. Beyond dystrophin: current progress in the muscular dystrophies. *Curr Opin Pediatr* 1996;8:569–582.

Dubowitz V. *Muscle disorders in childhood*, 2nd ed. Philadelphia, PA: Saunders, 1995.

Kirschner J, Bonnemann CG. The congenital and limb-girdle muscular dystrophies. *Arch Neurol* 2004;61:189–199.

Laval SH, Bushby KMD. Limb-girdle muscular dystrophies—from genetics to molecular pathology. *Neuropathol Appl Neurobiol* 2004; 30:91–105.

Mathews KD. Muscular dystrophy overview: genetics and diagnosis. *Neurol Clin* 2003;21:795–816.

Muntoni F, Voit T. The congenital muscular dystrophies in 2004: a century of exciting progress. *Neuromuscul Disord* 2004;14:635–649.

Kaplan JC. The 2012 version of the gene table of monogenic neuromuscular disorders. *Neuromuscul Disord* 2011;21:833–861.

Riggs JE, Bodensteiner JB, Schochet SS. Congenital myopathies/dystrophies. *Neurol Clin North Am* 2003;21:779–794.

Zatz M, de Paula F, Starling A, et al. The 10 autosomal recessive limb-girdle muscular dystrophies. *Neuromuscul Disord* 2003;13:532–544.

Capítulo 37

SIMULACIÓN DEL EXAMEN DE CERTIFICACIÓN: Neurología

Sudeshna Mitra

PREGUNTAS

1. Un niño de 15 años es llevado a una clínica de pacientes ambulatorios con el antecedente de una marcha anormal desde hace 5 a 6 años. A la exploración física se aprecia que tiene intelecto y habla normales, nervios craneales normales, incapacidad para caminar sobre los talones, hiporreflexia, signo de Romberg positivo y respuestas plantares flexoras. Las pruebas de dedo-nariz-dedo y talón-espinilla fueron normales y la madre mencionó que los pies del padre son extraños. El diagnóstico más probable es:

a) Miopatía congénita.
b) Ataxia de Friedreich.
c) Enfermedad de Charcot-Marie-Tooth (CMTD, *Charcot-Marie-Tooth disease*).
d) Atrofia muscular raquídea (SMA, *spinal muscular atrophy*) de inicio juvenil.

Respuesta

La respuesta es c). El niño tiene CMTD. La incapacidad para caminar sobre los talones indica debilidad en los dorsiflexores del tobillo. El signo de Romberg pretende demostrar la propiocepción, que es la percepción individual de la posición de las extremidades en el espacio. Cualquier afectación de los nervios periféricos, las columnas posteriores de la médula espinal, el tálamo o la corteza sensorial, llegan a causar un signo de Romberg positivo. En este caso, la combinación de debilidad distal, hiporreflexia y signo de Romberg positivo convierten a la neuropatía periférica en la afección más probable. Además, los pies de forma "extraña" (en este caso referidos como arcos profundos que han sido heredados del padre al hijo) apuntan al diagnóstico más probable de CMTD de herencia autosómica dominante. El signo de Romberg no se obtiene en cualquier miopatía congénita o SMA. La ataxia de Friedreich es un padecimiento autosómico recesivo cuyas características típicas son signos cerebelosos y respuestas plantares extensoras.

2. Unos padres ansiosos llevan a un niño de 8 años a una clínica de pacientes ambulatorios debido a que manifiesta tanta energía que los agota en sus intentos de calmarlo. Los antecedentes adicionales revelan que el niño ha tenido torsiones del cuello extrañas repetitivas y blanqueamiento ocular durante los últimos dos años y frecuentes aclaramientos de la garganta durante el último año. El niño no exhibe alguno de estos signos en la consulta. A fin de confirmar el diagnóstico de síndrome de Tourette se requieren todos los signos siguientes, *excepto*:

a) Duración de los movimientos citados.
b) Ruidos repetitivos extraños.
c) Hiperactividad.
d) Edad de inicio de los síntomas mencionados.

Respuesta

La respuesta es c). Los criterios para el diagnóstico de síndrome de Tourette son: más de 50% de los pacientes con el síndrome tiene un trastorno por déficit de atención/hiperactividad (ADHD, *attention deficit/hyperactivity disorder*). El ADHD no es el único criterio diagnóstico. En el síndrome de Tourette, las precauciones adicionales respecto al ADHD son que estos casos por sí mismos quizá distraigan al niño y den una falsa impresión de falta de atención. También, la ansiedad, la cual es una comorbilidad bien descrita en estos pacientes, llega a enmascarar un ADHD. Por último, pero no menos importante, el tratamiento del ADHD con medicamentos estimulantes quizá empeore los tics. En la evolución natural de un niño con síndrome de Tourette típico, el ADHD precede con frecuencia el inicio de los tics.

- El inicio de los tics ocurre antes de los 18 años de edad.
- La presencia de tics motores y fónicos.
- Los tics se han presentado por más de un año, sin un periodo libre de ellos mayor de tres meses.
- No hay otra causa para explicar los tics (p. ej., medicamentos u otras alteraciones).

3. Una lactante de tres meses es admitida con el antecedente de alimentación deficiente durante tres días. La niña tiene succión débil, llanto débil y no ha depuesto el intestino en los últimos tres días. En la exploración se notó que la bebé tiene pupilas dilatadas, ptosis, falta de expresión facial, cabeza rezagada e hipotonía generalizada. Los movimientos espontáneos se redujeron y los reflejos tendinosos profundos fueron normales. ¿Cuál es el diagnóstico *más* probable?

a) Miastenia neonatal.
b) Distrofia miotónica.
c) Meningitis con choque séptico.
d) Botulismo infantil.

Respuesta

La respuesta es d). Esta paciente se presenta como un diagnóstico diferencial de hipotonía neonatal e infantil (lactante flojo). La miastenia neonatal transitoria y la distrofia miotónica congénita se presentan a una edad más temprana. La ptosis y la debilidad facial no son características de la meningitis. El aspecto más importante del cuadro clínico es el compromiso nervioso autónomo, que se manifiesta por midriasis y estreñimiento; esto no sucede en ninguna de las otras alternativas y es muy característico del botulismo. La toxina botulínica bloquea la liberación de acetilcolina en las terminaciones nerviosas colinérgicas (unión neuromuscular y nervios autónomos).

4. Una niña de seis años fue atendida en una clínica de enfermedades digestivas a causa de vómito y estreñimiento. También padeció cefaleas intermitentes que se atribuyeron a migraña. Después de tres meses fue referida a neurología para una consulta respecto al manejo apropiado de la migraña. A la exploración física, se comprueba que tiene hiporreflexia y dismetría en la prueba de dedo-nariz-dedo, la izquierda mayor que la derecha. En la prueba de Romberg, la niña se tambaleó hacia la izquierda, incluso antes del cierre ocular. ¿Cuál de los siguientes es el diagnóstico *más* probable?

a) Migraña basilar.
b) Vómito cíclico.
c) Deficiencia de vitamina E.
d) Meduloblastoma.

Respuesta

La respuesta es d). Las cefaleas intermitentes con vómito se observan en numerosas afecciones, algunas de las cuales son relativamente benignas, como la migraña (y sus variantes), y algunas otras implican un pronóstico mucho más serio, como los tumores de la fosa posterior. Los signos cerebelosos asimétricos persistentes y la desviación hacia la izquierda al estar parado apuntan a una lesión cerebelosa de predominio izquierdo. El antecedente típico en el síndrome de vómito cíclico es un vómito profuso episódico durante 24 a 48 horas que se produce con un patrón cíclico, en algunos de estos pacientes el cuadro evoluciona a migraña. La exploración física de la niña es normal. En la deficiencia de vitamina E hay ataxia (tanto cerebelosa como sensorial), pero los reflejos están disminuidos o ausentes cuando obedecen a una neuropatía. Por tanto, el cuadro clínico presente se corresponde mejor con un tumor cerebeloso con presión intracraneal elevada.

5. Los padres de un niño de seis años y medio notaron que había perdido motivación y que se había vuelto más indiferente en el desempeño académico. Su comportamiento se diferenciaba mucho del que tenía seis meses antes. Los padres lo llevaron a que le revisaran la visión, ya que supusieron que la corrección de la miopía mejoraría su comportamiento. Por el contrario, con el tiempo, la visión del niño se deterioró más, su habla se volvió más difícil de entender y su marcha se hizo torpe. A la exploración física, su agudeza visual fue deficiente, su audición fue cuestionable y se comprobó espasticidad leve en todas las extremidades, con respuesta plantar extensora. ¿Cuál es el diagnóstico *más* probable?

a) Tumor de la fosa posterior.
b) Adrenoleucodistrofia.
c) Hipotiroidismo en un niño con parálisis cerebral.
d) Deficiencia de vitamina B_{12}.

Respuesta

La respuesta es b). El deterioro relativamente rápido de la visión, audición y cognición, junto al hallazgo de cuadriparesia espástica (lo que apunta a un compromiso difuso de la sustancia blanca) deben conducir a una búsqueda pronta de adrenoleucodistrofia. Un tumor de la fosa posterior podría causar cuadriparesia espástica con disartria debido a compresión del tallo cerebral, pero el deterioro de la cognición y la visión sin ningún otro indicador de presión intracraneal aumentada vuelve a los tumores una posibilidad poco probable. El hipotiroidismo no causa espasticidad ni síntomas visuales. La deficiencia de vitamina B_{12} no afecta la visión ni la audición. Por consiguiente, de todas las opciones probables, la adrenoleucodistrofia es la mejor respuesta.

6. Se advierte que un recién nacido masculino mueve el brazo derecho menos que el izquierdo a las 6 horas de vida. El niño nació de una madre con diabetes gestacional. El parto se complicó por una distocia de hombros. Todos los déficits siguientes son parte de la parálisis de Erb, *excepto*:

a) Pérdida de abducción del hombro.
b) Pérdida de flexión del codo.
c) Pérdida de supinación del antebrazo.
d) Pérdida del reflejo de prensión.

Respuesta

La respuesta es d). Las lesiones del plexo braquial relacionadas con el nacimiento están bien descritas en los bebés de edad gestacional excedida nacidos de una distocia de hombros. Una gran parte de estas lesiones se produce en la región alta del plexo (parálisis de Erb). En la parálisis de Erb también se debe buscar una debilidad diafragmática, mientras que el síndrome de Horner puede originarse a partir de una lesión baja del plexo, también llamada parálisis de Klumpke. El compromiso específico de una raíz determina el neurodéficit en estos casos. En la parálisis de Erb, el tronco superior del plexo braquial, constituido por las raíces C5 y C6, está comprometido; todo ello afecta los siguientes músculos:

- El supraespinoso y el deltoides, los cuales son abductores del hombro.
- El infraespinoso y el redondo menor, los cuales son rotadores externos del hombro.

- El bíceps, el braquial y el braquiorradial, los cuales flexionan el codo.
- El bíceps y el supinador, el cual supina el antebrazo.

En la parálisis de Erb, el reflejo de prensión siempre se preserva debido a que está constituido por las raíces/segmentos de C8-T1.

7. Una lactante de 11 meses es llevada a una consulta referida por su pediatra debido a que le preocupa el rápido incremento en el tamaño de su cabeza. La niña dice "papá" y "mamá", camina de manera independiente, levanta pequeñas cosas con cuidado, dice "adiós", y juega el "¡Aquí está!" ("*peek-a-boo*") pero no imita a los adultos. La exploración física evidencia un peso de 10 kg, una estatura de 75 cm, prominencia bifrontal y una exploración neurológica normal que incluye la fontanela anterior. ¿Cuál es el diagnóstico *más* probable?

a) Gigantismo cerebral.
b) Incremento benigno del espacio subaracnoideo.
c) Hidrocefalia.
d) Trastorno del espectro autista.

Respuesta

La respuesta es b). El síndrome de Sotos o gigantismo cerebral se caracteriza por sobrecrecimiento físico, macrocefalia y algún dismorfismo; estos niños también tienen algún retraso en el desarrollo. De manera típica, en la hidrocefalia, la fontanela anterior se mantiene ampliamente abierta y en el examen neurológico quizá haya espasticidad en las extremidades inferiores. En algunos pacientes con autismo el tamaño de la cabeza es grande, pero los niños autistas tienen retraso del lenguaje y de su interacción social, lo cual no es el caso presente; por tanto, la elección más apropiada debería ser el incremento benigno del espacio subaracnoideo. Esta entidad también se refiere como macrocrania benigna de la infancia e hidrocefalia externa. Por otro lado, la exploración de tales pacientes resulta normal, excepto por la hipotonía leve y el retraso motor en algunos. Un diagnóstico diferencial cercano es la megaloencefalia familiar.

8. Una niña de siete años previamente sana se presenta en el servicio de urgencias con un antecedente de 12 días de dificultad para caminar que ha progresado hasta el estado no ambulatorio completo. Ella presentó secreción nasal sin fiebre siete días antes del inicio de los síntomas; fue atendida por un dolor mal definido en los muslos. Los hábitos vesical e intestinal han sido normales. A la exploración física presenta debilidad en las extremidades inferiores. También tiene hipotonía y arreflexia, pero la sensación al punzarla con un alfiler se conserva intacta. El signo de Romberg es positivo. ¿Cuál problema es *menos* probable como causa de muerte en esta niña?

a) Arritmias cardiacas.
b) Insuficiencia respiratoria.
c) Debilidad bulbar.
d) Presión intracraneal aumentada.

Respuesta

La respuesta es d). El caso presentado es de una parálisis flácida aguda; algunas afecciones que propician este síndrome clínico son:

- Una polirradiculopatía desmielinizante inflamatoria aguda, también conocida como síndrome de Guillain-Barré (GBS, *Guillain-Barré syndrome*)
- Poliomielitis.
- Mielitis transversa.
- Botulismo.
- Parálisis por garrapata.
- Exacerbación aguda de la miastenia.

La debilidad simétrica de inicio agudo con arreflexia y signos sensoriales leves, con o sin infecciones menores precedentes, son muy típicas del GBS. En una situación aguda, este diagnóstico es muy difícil de diferenciar de la mielitis transversa. El compromiso autónomo está bien descrito en el GBS y en ocasiones se manifiesta como arritmias cardiacas. La parálisis ascendente suele comprometer los músculos respiratorios y bulbares. Aunque el papiledema se ha descrito rara vez en el GBS, la presión intracraneal aumentada no es una característica clínica.

9. La madre de una lactante de 10 meses está preocupada, ya que desde los seis meses, cuando se acerca a la hija, ésta le extiende el brazo izquierdo con más facilidad que el derecho. La niña también se toma el pie izquierdo con el brazo izquierdo cuando yace acostada, pero no sucede lo mismo con el lado derecho. ¿Cuál sería el *mejor* curso de acción?

a) Tranquilizar a la madre, solicitar terapia física y seguimiento.
b) Informarle a la madre que su hija es zurda.
c) Solicitar una consulta con neurología.
d) Solicitar consulta con ortopedia.

Respuesta

La respuesta es c). El cuadro clínico es consistente con hemiparesia derecha en una etapa temprana de su desarrollo. Las posibilidades etiológicas son un accidente vascular cerebral infantil, malformaciones del desarrollo del cerebro, tumor de crecimiento lento e infección local crónica. De éstas, la causa más probable en pacientes de esta edad con una evolución no progresiva es accidente vascular cerebral perinatal. A diferencia de los adultos, las causas en los niños (donde es más probable que obedezca a una enfermedad aterotrombótica) son enfermedad o procedimientos cardiacos, un estado protrombótico, vasculopatías (en particular, la enfermedad de células falciformes en los afroestadounidenses) e infecciones del sistema nervioso central. Tales pacientes necesitan una evaluación neurológica completa, estudios de imagen, pruebas para determinar estados de hipercoagulabilidad y ecocardiografías. Desde el punto de vista del tratamiento, la terapia física es la intervención más importante para comenzar tan pronto como sea posible.

10. Una niña de ocho años es llevada a consulta porque desde hace un mes presenta movimientos de baile en el lado derecho del cuerpo que ella trata de disimular. A últimas fechas, se ha vuelto muy inquieta y sus padres se preguntan si no tendrá ADHD, sin embargo, les pareció extraño que se haya vuelto tan emotiva, ya que llora con facilidad. A la exploración física, la niña tiene una cognición y habla normales, movimientos espasmódicos extraños en la extremidad superior derecha y en ambas extremidades inferiores.

También exhibe el signo de apretón del lechero en ese lado, su marcha es normal, pero debido a los espasmos produce inseguridad verla caminar. ¿Cuál es el siguiente paso *más* apropiado?

a) Obtener una consulta cardiológica.
b) Obtener el árbol genealógico familiar detallado.
c) Comenzar tratamiento con topiramato.
d) Determinar los niveles de cobre y ceruloplasmina séricos.

Respuesta

La respuesta es a). Los movimientos súbitos, arrítmicos, semipropositivos y espasmódicos, son muy característicos de la corea. El signo de apretón del lechero implica impersistencia motora, la cual es una característica de la corea. La hemicorea como la de esta paciente es muy típica de la corea de Sydenham, tales pacientes se vuelven muy nerviosos y emotivos como parte del síndrome clínico. La corea de Sydenham es una de las muchas causas adquiridas conocidas de corea. Se produce varias semanas a meses después de una infección por el estreptococo hemolítico β del grupo A y uno de los principales criterios para el diagnóstico de fiebre reumática aguda (los otros son artritis, carditis, nódulos subcutáneos y eritema marginado). De acuerdo con los criterios modificados de Jones, el diagnóstico se alcanza con dos criterios principales, a menos que uno de ellos sea corea. La presencia de corea sola en ocasiones es diagnóstica de fiebre reumática aguda. Todos estos pacientes deben ser evaluados por un cardiólogo y recibir profilaxis de penicilina. La corea de Sydenham suele remitir de manera espontánea, pero algunos pacientes necesitan tratamiento de corto plazo. La enfermedad de Huntington y la enfermedad de Wilson son algunas otras de las causas de corea, pero el caso clínico que se acaba de comentar es más consistente con corea de Sydenham.

11. ¿Cuál de las siguientes características clínicas *no* forma parte del espectro migrañoso en el niño?

a) Cefalea.
b) Pérdida visual transitoria.
c) Dolor abdominal, cólicos y vómito.
d) Alucinaciones olfatorias.
e) Alivio de los síntomas con el sueño.

Respuesta

La respuesta es d). Con más frecuencia, las alucinaciones olfatorias son causadas por convulsiones que se originan en la porción baja de los lóbulos frontales. Los niños describen el acontecimiento como un olor horrible, parecido al de un zorrillo o caucho quemado. Tales síntomas deben indicar al médico una anomalía estructural del cerebro y justifican estudios de resonancia magnética (MRI, *magnetic resonance imaging*). Los otros síntomas están entre las características más comunes de la migraña pediátrica, la cual se informa en alrededor de 5% de todos los niños.

12. Una niña de 15 años es llevada por sus padres a una evaluación de salud general. Sus padres están muy preocupados debido a sucesos recientes. Durante los últimos seis meses, la niña se volvió cada vez más rebelde y ha tenido dos hospitalizaciones psiquiátricas recientes a causa de su comportamiento agresivo (golpeó a sus padres y maestra).

Se le inició tratamiento con risperidona y visitas semanales a un psicólogo con alguna mejoría. Los padres también informan de un temblor que apareció por primera vez hace un año pero ha progresado. Durante la consulta, la paciente tiene la apariencia de estar aislada y enojada. La exploración física muestra un temblor de sus brazos, que es más evidente cuando los eleva a nivel de la articulación del hombro. ¿Cuál de las siguientes pruebas sería de más ayuda para efectuar el diagnóstico?

a) Pruebas funcionales tiroideas.
b) Exploración de la córnea con la lámpara de hendidura, niveles de enzimas hepáticas séricas, cobre y ceruloplasmina séricos.
c) MRI encefálica.
d) Polisomnograma y prueba de latencia del sueño múltiple (MSLT, *multiple sleep latency test*).
e) Niveles de porfirina y porfobilinógeno en sangre y orina.

Respuesta

La respuesta es b). Esta joven mujer tiene la forma de inicio clásica de la enfermedad de Wilson del adolescente-adulto, un diagnóstico a considerar si alguien de esta edad se presenta con un trastorno psiquiátrico *de novo* y uno del movimiento; esta enfermedad es causada por la incapacidad hepática para liberar cobre en la bilis. Hay más de 200 mutaciones diferentes en el gen *ATP7B* localizado en el cromosoma 13 que propician esta enfermedad. Alrededor de 1 de 30 000 individuos lo padece. Cuando se presenta antes de la adolescencia, el órgano que más se afecta es el hígado; este gen codifica la proteína ceruloplasmina. El cobre se acumula en el hígado, cerebro y en otros órganos. El signo externo más aparente es la presencia de un anillo de Kayser-Fleischer, un anillo marrón oxidado alrededor de la córnea que se ve mejor mediante el examen con lámpara de hendidura (**Fig. 70-6**). El tratamiento con acetato de cinc, el cual bloquea la absorción de cobre desde el intestino, o con D-penicilamina y clorhidrato de trientina, fármacos que ayudan a eliminar el cobre de los tejidos, salva la vida si la enfermedad se detecta antes de que se produzca un daño definitivo en el cerebro o el hígado.

13. Una niña de siete años se presenta en el servicio de urgencias con el antecedente de 12 días de alteraciones progresivas en la marcha. En un inicio, la debilidad era apenas perceptible, pero en estos momentos tiene dificultad para caminar. La paciente presentó secreción nasal tres días antes de que comenzara la debilidad, pero no tiene fiebre. La exploración física muestra fuerza normal en brazos y caderas, pero debilidad moderada en las rodillas y debilidad profunda en los tobillos. Los reflejos tendinosos profundos están ausentes. El diagnóstico que se hace es polirradiculopatía desmielinizante inflamatoria aguda (AIDP, *acute inflammatory demyelinating polyradiculopathy*, o GBS), y se practica una punción lumbar (LP, *lumbar puncture*). ¿Cuál de los siguientes patrones de líquido cefalorraquídeo (CSF, *cerebrospinal fluid*) es *más* consistente con este diagnóstico?

a) Proteínas 20 por campo a gran aumento (hpf, *high-power field*), leucocitos 0 hpf, eritrocitos 0 hpf.
b) Proteínas 20 hpf, leucocitos 160 hpf, eritrocitos 0 hpf.

c) Proteínas 20 hpf, leucocitos 0 hpf, eritrocitos 60 hpf.
d) Proteínas 60 hpf, leucocitos 10 hpf, eritrocitos 0 hpf.
e) Proteínas 60 hpf, leucocitos 160 hpf, eritrocitos 0 hpf.

Respuesta

La respuesta es d). En la AIDP, el CSF muestra un nivel de proteínas que aumenta y que es relativamente acelular. Aunque el CSF quizá parezca normal (respuesta a) durante los primeros días de la enfermedad, una semana después del inicio de los síntomas la concentración de proteínas se comprueba con toda claridad por encima de lo normal.

14. Un joven de 17 años se presenta en el servicio de urgencias después de sufrir un breve desmayo en el vestuario tras concluir una carrera pedestre a campo traviesa. No sufrió caídas ni lesiones durante la carrera y se queja de dolor de espalda y en una pierna. Los signos vitales fueron normales; también fueron normales un recuento sanguíneo completo y un panel químico básico. El análisis de orina mostró una densidad específica de 1.030, con la cinta reactiva positiva para hem, aunque el análisis microscópico no reveló ningún eritrocito; además, el laboratorio advierte que la orina era de color té. El paso siguiente en la valoración de este paciente debería ser:

a) Una MRI de la columna.
b) Una tomografía computarizada del abdomen.
c) Una prueba para determinar el nivel de la creatina cinasa (CK, *creatine kinase*) en sangre (creatina fosfocinasa [PCK, *creatine phosphokinase*]).
d) Una tomografía computarizada del encéfalo.
e) Asegurarse de que el laboratorio realice un cultivo de orina.

Respuesta

La respuesta es c). Este es un caso de rabdomiólisis, que a veces ocurre en el contexto de un golpe de calor, estrés y deshidratación. No hay evidencia de golpe de calor o de un choque por calor dado que la temperatura corporal y los signos vitales son normales. El dolor muscular suele estar presente con este diagnóstico. La densidad específica urinaria sugiere que el paciente está relativamente deshidratado. Tanto los niveles de mioglobina como de hemoglobina determinan que la cinta reactiva en orina sea positiva para *hem*, pero el análisis microscópico sugiere que no hay sangre en la orina. Un estudio de CK muestra niveles elevados de la fracción MM, indicativa de rotura muscular esquelética. La medición de la CK se sitúa entre 500 a 20 000 U/L y más. El tratamiento de una rabdomiólisis sin complicaciones consiste en la rehidratación y el mantenimiento de los líquidos intravenosos y una evaluación cercana de los electrolitos y del volumen urinario. La prevención requiere hidratación adecuada durante el ejercicio. En pacientes con rabdomiólisis recurrente, se recomienda la evaluación de una alteración de la oxidación de los ácidos grasos o del almacenamiento de glucógeno.

15. Una joven de 17 años se presenta con el antecedente de cefalea de cuatro semanas de duración. Durante este periodo, ella visitó dos veces el servicio de urgencias para el control agudo de su cefalea, la cual es diaria, palpitante, bioccipital y empeora al acostarse. También siente alguna rigidez en el cuello, que se resolvió después de tomar ibu-

profeno. Ha estado tomando 800 mg de ibuprofeno cada 8 horas con frecuencia diaria sin ningún alivio. La joven se encuentra en el bachillerato con excelentes resultados. A la exploración física, su peso es de 85 kg y su estatura de 166 cm. Se encuentra alerta y orientada, no presenta déficits motores ni sensoriales, los reflejos tendinosos profundos son normales, así como el equilibrio/postura y sus respuestas plantares son flexoras.

¿Cuál de los siguientes puntos tiene menor utilidad para establecer el diagnóstico clínico, en esta paciente?

a) Averiguar los antecedentes de fiebre.
b) Averiguar los antecedentes de acúfenos.
c) Realizar una exploración endoscópica.
d) Obtener orina para una detección toxicológica.

Respuesta

La respuesta es d). En el contexto de obesidad y cefalea, siempre se debe considerar la existencia de hipertensión intracraneal idiopática (IIH, *idiopathic intracranial hypertension*). También es importante considerar una infección del sistema nervioso central; por consiguiente, la opción *a* es útil. La fundoscopia es clave en la exploración clínica cuando se sospecha IIH, ya que está presente en casi todos los pacientes; algunas personas con IIH experimentan acúfenos pulsátiles. Otro síntoma importante es el oscurecimiento visual transitorio, aunque la pérdida de agudeza visual no es común en el momento de la presentación. Obtener orina para una detección toxicológica no es relevante en este escenario. El diagnóstico de IIH se confirma al demostrar una presión de abertura aumentada durante la punción lumbar. Todos los pacientes en quienes se sospecha IIH deben someterse a imágenes de resonancia magnética antes de efectuarles la punción lumbar.

16. Una jovencita de 16 años fue llevada al servicio de urgencias con letargia y estupor. La paciente desarrolló fie-

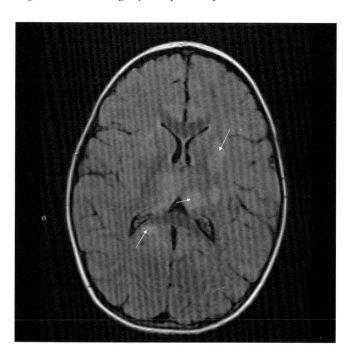

Figura 37-1 Imagen de resonancia magnética cerebral de la joven de la pregunta 16.

bre, rinorrea y un exantema eritematoso siete días antes. La fiebre se resolvió hace dos días y hoy apareció letárgica y estuporosa. La exploración física en el servicio de urgencias reveló que está afebril y que el exantema se desvaneció hasta solo dejar residuos; la fundoscopia fue normal; ella movió todas las extremidades al estimularlas con dolor; los reflejos tendinosos profundos eran normales, con respuesta plantar extensora; no tenía signos meníngeos. Las investigaciones preliminares en sangre fueron normales. Antes de la punción lumbar, se le realizó una MRI del cerebro que se muestra en la **figura 37-1**.

¿Cuál es el diagnóstico *más* probable en esta jovencita?

a) Encefalomielitis diseminada aguda.
b) Tumor cerebral con edema.
c) Encefalopatía hipertensiva.
d) Meningitis.

Respuesta

La respuesta es a). La encefalomielitis diseminada aguda (ADEM, *acute disseminated encephalomyelitis*) es una desmielinización aguda del sistema nervioso central posinfecciosa, parainfecciosa o posvacunación. En el escenario clínico anterior, los antecedentes sugieren una encefalopatía de inicio agudo *después* de una probable infección viral no identificada. Si hubiera sido concomitante con la enfermedad, la meningitis aguda o la encefalitis viral deberían haber sido más importantes en el diagnóstico diferencial. También, la falta de signos meníngeos en una niña mayor o adolescente (a diferencia de los lactantes, quienes no muestran signos de irritación meníngea) ayuda a diferenciar una meningoencefalitis aguda viral o bacteriana directa de complicaciones posinfecciosas. La ADEM puede seguir a cualquier infección viral o bacteriana. En casos como el de esta adolescente, el diagnóstico se apoya con firmeza en el uso de un estudio de MRI, el cual muestra hiperintensidad de la sustancia blanca subcortical (*flechas*). En el caso típico de la ADEM, las anomalías en la MRI suelen resolverse por completo.

17. Un niño sano de ocho años fue atendido en un consultorio de pacientes ambulatorios ante la preocupación que genera la agitación de las manos que presenta, la cual interfiere con las actividades motoras finas que debe realizar en la escuela como cortar papeles con tijeras y luego pegarlos en un cuaderno; su madre no está segura de la fecha del inicio, "quizá meses", comentó. El trastorno se notó cuando el niño escribía o coloreaba y fue más obvio cuando el niño bebió de una taza. La madre añadió: "es muy similar a lo que mi madre y yo tenemos, pero nosotros comenzamos mucho más tarde". A la exploración física, el niño exhibe temblor de ambas manos que es más perceptible cuando extiende sus brazos o sostiene una taza y también al escribir. Es más pronunciado en la mano izquierda. No hay temblor notable cuando deja reposar las manos en su regazo. Asimismo, el temblor estuvo presente en la prueba de dedo-nariz-dedo. El resto de su examen neurológico fue normal. El diagnóstico *más* probable es:

a) Temblor esencial.
b) Hipoglucemia.
c) El efecto adverso de algún medicamento.
d) La exposición prenatal a fármacos.

Respuesta

La respuesta es a). En los niños de esta edad, el temblor puede originarse de cualesquiera de las respuestas potenciales citadas. Pese a ello, la asimetría de los signos neurológicos no es típica de las causas metabólicas o del efecto adverso de un medicamento. Además, el antecedente familiar positivo no se explica por un efecto farmacológico o la hipoglucemia. El escenario precedente de temblor de las manos postural asimétrico de inicio insidioso que empeora con las actividades motoras finas, junto con antecedente familiar positivo, es muy característico del temblor esencial, sin embargo, el antecedente familiar es positivo en alrededor de dos terceras partes de los casos. Es la alteración del movimiento más común en los niños. La exposición prenatal a fármacos causa temblor neonatal e infantil como parte del síndrome de abstinencia neonatal.

LECTURAS RECOMENDADAS

Bloch M, State M, Pittenger C. Recent advances in Tourette syndrome. *Curr Opin Neurol* 2011;24(2):119–125.
Dodds SD, Wolfe SW. Perinatal brachial plexus palsy. *Curr Opin Pediatr* 2000;12(1):40–47.
Domingo RM, Haller JS, Gruenthal M. Infant botulism: two recent cases and literature review. *J Child Neurol* 2008;23(11):1336–1346.
Friedman DI. Pseudotumor Cerebri Syndrome. *Neurol Clin* 2014; 32:363–396.
Kliegman RL, Stanton B, Behrman R. *Nelson textbook of pediatrics*, 19th ed. Philadelphia, PA: Elsevier, 2011.
Pfeiffer RF. Wilson's disease. *Semin Neurol* 2007;27(2):123–132.
Swaiman KF, Ashwal S, Ferriero DM. *Pediatric neurology: principles & practice*, 4th ed. Philadelphia, PA: Elsevier, 2006.
Tenembaum SN. Disseminated encephalomyelitis in children. *Clin Neurol Neurosurg* 2008;110:928–938.
Uddin MK, Rodnitzky RL. Tremor in children. *Semin Pediatr Neurol* 2003;10(1):26–34.
Whitesell J. Inflammatory neuropathies. *Semin Neurol* 2010;30 (4):356–364.
Wilms Floet AM, Scheiner C, Grossman L. Attention-deficit/hyperactivity disorder. *Pediatr Rev* 2010;31:56–69.

Capítulo 38

Crecimiento y desarrollo del niño normal

Mark H. Deis

Durante las visitas de control de los niños, los pediatras son los detectores iniciales y más consistentes del desarrollo, y junto con los padres vigilan el crecimiento y las habilidades motoras gruesas y finas, la resolución de problemas, lenguaje y habilidades sociales de los niños durante los primeros años de vida. En el momento de las visitas de inmunización programadas, el conocimiento de las funciones que se esperan permite al pediatra estimar la edad a partir de la descripción del examen de un niño con desarrollo típico o referir a los que no alcanzan las metas para una valoración adicional. Este capítulo trata del crecimiento y desarrollo normal de los niños respecto a:

■ Parámetros de crecimiento físico.
■ Metas del desarrollo motor grueso.
■ Metas del desarrollo motor fino.
■ Metas del habla y el lenguaje.
■ Metas cognitivas y socioemocionales.

PARÁMETROS DEL CRECIMIENTO FÍSICO

Los datos del crecimiento físico (**tabla 38-1**) son valiosos para ilustrar tendencias generales. La circunferencia de la cabeza debe crecer a un promedio de:

■ 2.0 cm/mes durante los primeros 3 meses de vida.
■ 1.0 cm/mes durante los meses 3 a 6 de vida.
■ 0.5 cm/mes desde el mes 6 al 12.

Para un niño de tres años, la mediana de la circunferencia de la cabeza debería ser de 50.8 cm. La longitud del cuerpo se incrementa desde alrededor de 50 cm al nacer a 87 cm a la edad de 2 años y luego alrededor de 7 cm por año. La duplicación de la estatura que se alcanza a los dos años proporciona un estimado razonable de la estatura que se tendrá como adulto. El peso debe duplicarse a los cinco meses de vida, triplicarse al primer año y cuadruplicarse a los dos años. Los puntos a considerar respecto al crecimiento físico son los siguientes:

■ Las cabezas grandes o pequeñas justifican una valoración más minuciosa para detectar problemas tratables

(hidrocefalia, enfermedades o síndromes metabólicos, problemas anatómicos, infecciones congénitas) y vigilar el desarrollo.
■ La estatura grande o pequeña se relaciona con varios síndromes, incluido el retraso del desarrollo (síndrome de Soto y varias anomalías cromosómicas).

La exploración cuidadosa de las características dismórficas suele brindar pistas diagnósticas. El médico tiene que familiarizarse con los patrones de crecimiento lineal de varias afecciones de la infancia comunes que inhiben el crecimiento, además de las tendencias en el crecimiento de los diferentes tipos de tejidos durante la infancia y la adolescencia. Tales patrones se muestran en las **figuras 38-1** y **38-2**.

METAS MOTORAS GRUESAS

Las metas motoras gruesas se listan en la **tabla 38-2**.

La vigilancia del progreso en el desarrollo motor permite identificar lesiones subyacentes de los músculos, nervios periféricos, células del asta anterior, médula espinal o el encéfalo que se presentan en los primeros dos años de vida con cambios motores gruesos. *Los hallazgos que son causa de preocupación incluyen los siguientes*:

■ Rodar antes de los tres meses.
■ Control deficiente de la cabeza a los cinco meses.
■ Incapacidad para sentarse a los nueve meses.
■ Persistencia del reflejo de Moro, reflejo cervical tónico asimétrico y reflejo laveríntico tónico después de los seis meses.
■ Falta de desarrollo de reacciones de apoyo protectoras (p. ej., la falta de respuesta de paracaídas a los 12 meses).
■ Dominancia de la mano antes de los 18 meses.
■ Incapacidad para caminar de manera independiente a los 18 meses.

El rodamiento antes de los tres meses quizá sea resultado de hipertonicidad. El control deficiente de la cabeza en la maniobra de tirar para sentarse a los cinco meses sugiere debilidad muscular o un progreso lento del control cefalo-

TABLA 38-1			
VALORES PROMEDIO DE LOS PARÁMETROS DE CRECIMIENTO FÍSICO EN LOS PRIMEROS DOS AÑOS			
	Circunferencia de la cabeza (cm)	Estatura (cm)	Peso (kg)
Nacimiento	35	51	3-3.5
1 año	47	76	10
2 años	49	88	12-12.5

caudal sobre el cuerpo causado por lesión o cambios en el sistema nervioso central. Del mismo modo, la persistencia de reflejos primitivos que deberían haber sido integrados quizá indique una alteración neuromotora. La incapacidad para sentarse de forma independiente a los siete meses o sentarse de forma alterada en una posición en W tal vez se deba a espasticidad del aductor de la cadera o a hipotonía muscular. La falta de una respuesta protectora anterior al estar sentado a los 5 meses, respuestas protectoras laterales a los 7 meses o respuestas protectoras en paracaídas a los 12 meses, en ocasiones indican enfermedades neuromotoras. La secuencia del desarrollo de la locomoción más allá del primer año de edad cambia a medida que la mejora en el equilibrio y la coordinación permiten una base de apoyo más estrecha durante la marcha. Del mismo modo, las secuencias temporales del uso de grupos musculares permiten patrones motores más complejos. Correr con eficiencia para los dos años es seguido por saltos en los dos pies,

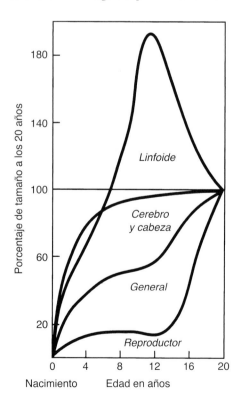

Figura 38-1   Patrones de crecimiento de varios sistemas. (Tomado con autorización de Bickley LS. Bates' guide to physical examination and history taking, 12th ed. Philadelphia, PA: Wolters Kluwer, 2017:862).

equilibrio en un pie (36 meses), brincar en un pie (a los 48 meses) y saltar la cuerda (a los 60 meses). El control motor temprano debe ser simétrico, con clara dominancia de una mano a los 18 meses o después. Lanzar una pelota se consigue a los 24 meses, pero atraparla requiere más integración de la coordinación ojo/mano y es posible alrededor de los cuatro años. Esto también señala otra generalidad importante respecto al desarrollo motor grueso; en general, progresa en una dirección cefalocaudal o de la cabeza a los pies.

METAS MOTORAS FINAS

Las metas motoras finas se listan en la **tabla 38-3**.

Los aspectos clave en la función de la mano incluyen la pérdida de la capacidad de empuñar obligatoria a los tres meses, la transferencia de un juguete de una a otra mano a través de la línea media a la edad de seis meses, y el aislamiento del dedo índice, lo que permite señalar a la edad de 10 meses. El funcionamiento motor fino impacta en la comunicación y en la independencia del autocuidado. Se espera la función eficiente de la pinza digital (uso de los extremos de los dedos índice y pulgar) para levantar objetos pequeños al año de edad, que es de ayuda en la autoalimentación y a esa edad los niños logran colocar voluntariamente un cubo en una taza. La construcción de torres con cubos de 2.5 cm mejora con el tiempo, y así se espera que a los 15 meses hagan torres de tres cubos, de cuatro a los 18 meses y de seis a los 2 años. A los 15 meses, los niños deben beber de una taza, a los 18 meses usar una cuchara, y a los 24 meses quitarse la ropa sencilla y de esa manera permitir los primeros esfuerzos para ir al baño. Los primeros garabatos verticales, horizontales y circulares generales consiguen ser imitados del modelo del examinador a los dos años. Una forma práctica de valorar las destrezas motoras finas es pedir al niño que copie una figura dibujada:

- A los 3 años: un círculo.
- A los 4 años: una cruz.
- A los 4.5 años: un cuadrado.
- A los 5 años: un triángulo.

El desarrollo motor fino suele ser sensible a los mismos factores que retrasan el desarrollo motor grueso. En general, el desarrollo de las habilidades motoras finas sucede en una dirección de proximal a distal. En niños con deterioro visual quizá sea más eficiente explorar con la mano completa en lugar de hacerlo solo con el dedo índice. De manera similar, los niños con falta de percepción profunda o de agudeza visual quizá tengan dificultad con las actividades de apilamiento. Conforme se vuelve más complejo el uso de herramientas, los retrasos cognitivos quizá se reflejen en la función motora fina.

METAS DEL HABLA Y EL LENGUAJE

Las metas del habla y el lenguaje se listan en la **tabla 38-4**.

Uno de los parámetros más importantes del área *cognitiva y emocional* es el desarrollo del lenguaje. En la infancia,

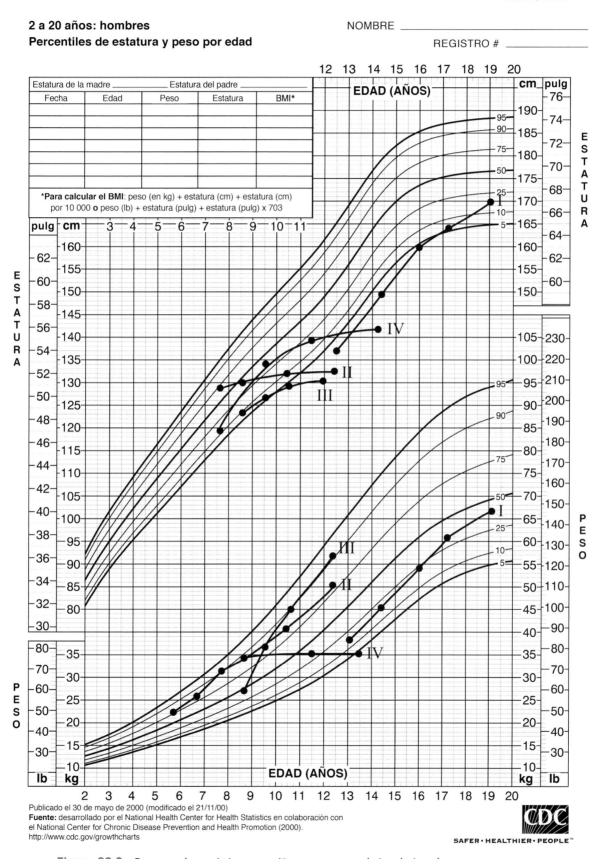

2 a 20 años: hombres
Percentiles de estatura y peso por edad

Figura 38-2   Patrones de crecimiento en niños con estatura baja relacionada con cuatro causas. I = retraso del crecimiento constitucional; II = deficiencia de hormona del crecimiento; III = síndrome de Cushing; IV = enfermedad intestinal inflamatoria. BMI, índice de masa corporal (*body mass index*).

TABLA 38-2
METAS MOTORAS GRUESAS

Edad	Meta
Recién nacido	Se mueve simétricamente
2 meses	Levanta el pecho en posición prona (2 meses)
	La cabeza se balancea al estar sentado con apoyo
3-4 meses	Levanta los antebrazos en posición prona
	La cabeza puede balancearse mientras está sentado
	Soporta peso sobre las piernas al estar de pie
	Cuando se le arrastra hacia arriba desde la posición supina para sentarlo, la cabeza no se rezaga
	Rueda hacia los lados (3 meses) y de la posición prona a la supina (4 meses)
5-6 meses	Se sienta en la posición de trípode (las piernas en extensión, y las manos se apoyan en la parte frontal del cuerpo)
	Logra llevar los alimentos a la boca
	Rueda de la posición supina a la prona
7 meses	Se balancea cuando se para con apoyo
	Soporta peso al estar de pie, con ayuda para mantener el equilibrio
	Rastrea la voz que escucha
	Se sienta sin apoyo
	Cuando está sentado, coloca los brazos a los lados para mantenerse erecto
8 meses	Se sienta solo
	Extiende una mano desde la posición arrodillada en cuatro puntos
	Rastrea la voz que escucha
9 meses	Gatear (se arrastra sobre las manos y las rodillas)
	Se agarra para erguirse, puede comenzar a deambular
10 meses	Gatea bien y con rapidez
	Se para con ayuda de una mano
	Camina sostenido de ambas manos
	Deambula
12 meses	Hace los primeros pasos independientes
	Consigue erguirse solo
15 meses	Camina bien independientemente
	Juega a la pelota con otra persona
	Se inclina sobre el piso y recoge un objeto
	Corre con rigidez
	Gatea hacia arriba por las escaleras
18 meses	Sube las escaleras con ayuda de una mano
	Empuja y extrae objetos grandes
	Lanza una pelota mientras está de pie
	Se sienta solo en una silla pequeña
	Se sube a los muebles
	Gatea hacia abajo por las escaleras
24 meses	Patea una pelota por puro gusto
	Salta en el mismo lugar (con ambos pies al mismo tiempo)
	Lanza una pelota con la mano
	Desciende por las escaleras poniendo un pie en cada escalón mientras se toma del pasamanos (sube de la misma forma a los 22 meses)
36 meses	Corre con rapidez
	Pedalea un triciclo
	Es capaz de mantener el equilibrio en un pie durante 3 segundos
	Atrapa una pelota con torpeza
	Sube una escalera con ambos pies de forma alternada, no se toma del pasamanos
4 años	Salta en un solo pie unas cuantas veces seguidas
	Puede mantener el equilibrio en un solo pie hasta por 8 segundos
	Atrapa una pelota que rebota
	Realiza un salto de hasta 60 cm
5 años	Salta en un solo pie 15 veces seguidas
	Salta la cuerda
	Desciende por las escaleras con ambos pies de forma alternada y sin tomarse del pasamanos
	Puede saltar hacia atrás y realizar un salto de 60 a 90 cm mientras corre
6 años	Anda en bicicleta sin rueditas de entrenamiento

TABLA 38-3
METAS MOTORAS FINAS

Edad	Meta
Recién nacido	Manos empuñadas con firmeza
2 meses	Manos sin empuñar ~50% del tiempo
	Detiene la sonaja un tiempo breve si se la coloca en la mano
	Se lleva las manos a la boca
	Junta las manos en la línea media
3 meses	Mantiene las manos sin empuñar la mayor parte del tiempo
	Golpea los objetos
4 meses	Retiene y sacude una sonaja
	Alcanza consistentemente los objetos y los coloca en su boca
5 meses	Transfiere objetos de una mano a la boca y a la mano
	Toma los objetos con la palma con el pulgar aducido
6 meses	Transfiere objetos de una mano a la otra a través de la línea media
	Alcanza los objetos
	Puede sostener un objeto en cada mano al mismo tiempo
	Hace rodar una pelotita con toda la mano
	Come solo alimentos simples como una galleta
7 meses	Agarra un cubo con el lado radial de la palma
8 meses	Toma una pelotita con los dedos a manera de pinza
	Extrae una clavija redonda
9 meses	Toma una pelotita con la parte inferior de la mano, a manera de pinza
	Juega con gestos (partir un pastel, imitar "¡Aquí está!" [peek-a-boo])
	Golpea bloques o juguetes que están juntos
	Mantiene el alimento en la mano para morderlo
12 meses	Toma de manera fina una pasa o pelotita con las puntas de los dedos, a manera de pinza
	Deja caer objetos al suelo de una manera juguetona
	Se alimenta por sí solo con los dedos usándolos fácilmente a manera de pinza
	Suelta un cubito deliberadamente dentro de una taza
	Hace marcas con crayolas
	Bebe de una taza que sostiene otra persona
15 meses	Mantiene la taza y bebe solo
	Hace garabatos con una crayola
	Coloca un cubito dentro de una taza
	Construye torres de 3 cubos
	Da vuelta a muchas páginas de un libro al mismo tiempo
16 meses	Coloca una pelotita dentro de un objeto hueco
	Realiza garabatos de manera espontánea sin imitar a alguien
18 meses	Construye torres de 4 cubos
	Imita un trazo vertical con una crayola
	Puede alimentarse solo con una cuchara
24 meses	Construye torres de 6 cubos
	Construye un tren de cubos
	Imita líneas circulares y horizontales
	Da vuelta a páginas individuales de un libro
	Se lava y seca las manos
	Se quita la ropa simple
	Se pone un sombrero
	Es capaz de alimentarse solo con una cuchara y un tenedor
36 meses	Construye una torre de 10 cubos
	Dibuja un círculo
	Imita un puente de 3 cubos
	Se pone una camiseta y pantalones cortos
	Corta con tijeras con torpeza
4 años	Copia una cruz y un cuadrado con una crayola
	Hace un nudo
	Dibuja una persona con una cabeza y 4 partes corporales
	Imita una puerta de cubos de 5 cubos
5 años	Copia un triángulo
	Dibuja una persona con una cabeza y 8-10 partes corporales
	Escribe letras y su nombre de pila
6 años	Copia un diamante
	Escribe su nombre y su apellido

TABLA 38-4

METAS DEL HABLA Y EL LENGUAJE

Edad	Habilidades receptivas	Habilidades expresivas
1 mes	Alerta al sonido	Llora
2 meses	Saluda al que habla	Sonrisa social
		Emite sonidos con las vocales
		Vocaliza después de oír hablar a otros
4 meses	Mira hacia la voz	Se ríe a carcajadas
		Llora
6 meses	Gira hacia la voz	Emite sonidos con las consonantes
		Intercambia "conversaciones" con otros
9 meses	Asocia los significados con las palabras	Pronuncia "mamá"/"papá" en forma defectuosa
	Se orienta al ser llamado	Imita los sonidos de las palabras
	Responde a una orden simple	
11 meses	Mira hacia el cuidador nombrado	Primera palabra
12 meses	Sigue una orden de un paso con un gesto	Pronuncia "mamá"/"papá" en forma correcta
		Dice cuando menos una palabra específica
		Señalamiento protoimperativo
14 meses	Sigue una orden de un paso sin un gesto	Nombra un objeto
		Dice "no" con intención
		Señalamiento protodeclarativo
15 meses	Señala una parte del cuerpo	3 a 5 palabras
		Responde a una orden simple de dos pasos
		Usa una jerga madura (una jerga con palabras reales entremezcladas)
18 meses	Señala tres partes del cuerpo	10 a 25 palabras
	Se señala a sí mismo	Nombres de imágenes en la orden
	Señala a la gente conocida cuando se nombra	Usa palabras para deseos o necesidades
		Identifica una o más partes del cuerpo
24 meses	Responde a órdenes de dos pasos	50 o más palabras
	Comprende "mí"/"tú"	Oraciones de 2 a 3 palabras (nombre más verbo)
	Se señala seis partes del cuerpo	Cerca de 50% inteligible
		Se refiere a sí mismo por su nombre
		Usa "yo", "mí", "mío"
36 meses	Sabe su edad y género	Más de 200 palabras
		Repite una oración de seis sílabas
		Dice oraciones de tres o más palabras
		Nombra a un compañero de juego
		Conoce adjetivos simples ("cansado", "hambriento", "sediento")
		~75% inteligible
4 años	Cuenta hasta 4	Relata un cuento
		~100% inteligible
5 años	Cuenta hasta 10	Nombra cuatro colores, repite una oración de 10 sílabas

se caracteriza como prelenguaje (del nacimiento a los 10 meses); en esa etapa, las habilidades necesarias para comprender el lenguaje (receptivo) se adquieren al localizar los sonidos. Las destrezas expresivas comienzan con el sonido de las vocales y el llanto diferenciado cuando el lactante tiene hambre, algún dolor o necesita atención. A los tres meses, los lactantes comienzan la vocalización cuando ven a un adulto, y para los 5 a 6 meses, por ratos vocalizan con los adultos, se sosiegan cuando el otro habla, y tratan de imitar los cambios de tono, aunque no palabras verdaderas. A los seis meses, los bebés agregan consonantes, y cuando sus padres responden a "mamá" y "papá" con sonrisas y abrazos, el bebé termina por entender el significado de tales sonidos. Cuando los bebés otorgan significado a los gestos o vocalizaciones es porque desarrollaron *palabras* verdaderas e iniciaron el periodo de asignar nombres (10-18 meses). De manera habitual, "mamá", "papá", su propio nombre y "no" son las primeras palabras que reconocen. Una vez que comienzan, el crecimiento del lenguaje receptivo es rápido y, para los 12 meses, se comprenden alrededor de 100 palabras. Al año de edad, el niño comprende las órdenes de un solo componente vinculadas con un gesto y la necesidad del gesto para com-

prender la orden se extingue en pocos meses. El desarrollo de las habilidades expresivas avanza con más lentitud, pero casi todos los niños adquieren cuando menos una palabra verdadera antes de su primer cumpleaños, y la mayor parte de su verbalización consiste en consonantes multisilábicas complicadas y sonidos de vocales con cambios de entonación llamado *jerga*. Al final del periodo de asignación de nombres, los niños de 18 meses usan cerca de 25 palabras con significado de manera espontánea.

Señalar es también una modalidad expresiva importante. Los lactantes comienzan por señalar objetos mientras miran a los adultos con la esperanza de obtener los objetos que les interesan (referido como *señalamiento protoimperativo, a los 12 meses*). Más tarde, el lactante quizá señale un objeto y luego a un adulto al tiempo que vocaliza. Luego, el lactante señala al objeto de interés con la intención de conseguir que un adulto enfoque su atención en el mismo objeto. Esto se vuelve una herramienta para conseguir la atención de los padres, y ese deseo/habilidad es una acción social llamada *señalamiento protodeclarativo*.

Suele reconocerse a los 14 meses, máximo a los 18, y es una meta importante para distinguir la intención comunicativa social. Por último, los lactantes señalan objetos y vocalizan en un tono interrogante a los adultos en un esfuerzo por aprender palabras; este fenómeno (referido como *señalamiento para nombrar*) es una estrategia útil para extender el vocabulario expresivo. También se emplea para demostrar habilidades del lenguaje receptivo, y los lactantes comienzan a tomar parte en juegos de señalamiento después que se dan cuenta de que individuos y objetos tienen nombres. En resumen, para el primer año, cabe esperar un desarrollo motor fino que permite el uso aislado del dedo índice y para los 15 meses los lactantes son capaces de señalar una parte de su cuerpo o un juguete favorito. Una opción es usar instrumentos de detección para pedir a los niños de 18 meses que señalen objetos.

El periodo de combinación de palabras comienza después de los 18 meses. Esto suele iniciar con combinaciones que el niño oye con frecuencia —"adiós bebé", "quiero agua", "hola mamá"—; sin embargo, estas expresiones no califican como frases de palabras separadas. Las frases verdaderas comienzan a pronunciarse después de un vocabulario de alrededor de 50 palabras y deben estar presentes para los dos años. Las combinaciones iniciales se describen como *habla telegráfica*. Las estructuras gramaticales y sintácticas más avanzadas evolucionan durante los siguientes años y son sensibles al modelo ambiental en los niños que se hallan en un desarrollo típico.

La causa más común de retraso en el lenguaje es un deterioro cognitivo, pero las alteraciones en la audición, la falta de coordinación oral-motora (como la parálisis cerebral), la carencia ambiental y el espectro autista también se manifiestan a través de un retraso en el lenguaje expresivo. Debe recordarse que incluso los niños con un deterioro auditivo completo atraviesan por una etapa de pronunciar vocales y continúan la vocalización, aunque con menos variaciones de tono y frecuencia que los niños que oyen bien. Los niños con afectación auditiva también se vuelven expertos en observar las pistas visuales y siguen órdenes relacionadas con gestos, de manera que dan la impresión de haberlas oído. Las pérdidas auditivas leves en ocasiones se presentan como problemas de atención o en la articulación del lenguaje. La dificultad en localizar sonidos, o en algunos casos la falta de atención, quizá apunte a una pérdida auditiva unilateral.

En general, el contenido inteligente del lenguaje expresivo de un niño se estima por la "Regla de los cuatro", la cual establece que si se usa cuatro (años) como el denominador y la edad de los niños en años como numerador, se obtiene un resultado que expresa el porcentaje del habla de un niño que debe comprender un extraño. De esta manera, a los dos años es 50% inteligible; a los tres años, 75%, y a los cuatro 100%. Varios problemas de articulación son normales hasta los siete años, como los errores de sustitución.

Las metas importantes del lenguaje se resumen en la **tabla 38-5**.

METAS COGNITIVAS Y SOCIOEMOCIONALES

Las metas cognitivas se listan en la **tabla 38-6** y las metas socioemocionales en la **tabla 38-7**.

TABLA 38-5

RESUMEN DE METAS IMPORTANTES DEL LENGUAJE

Edad	Meta
2 meses	Sonrisa social
	Emite sonidos con las vocales
6 meses	Emite sonidos con las consonantes
11 meses	Primera palabra
12 meses	Dice "mamá"/"papá" en forma correcta
	Señalamiento protoimperativo
	Sigue una orden de un paso con gestos
14 meses	Señalamiento protodeclarativo
	Sigue una orden de un paso sin gestos
18 meses	Se señala tres partes del cuerpo
	10-25 palabras
24 meses	Realiza órdenes de dos pasos
	Pronuncia oraciones de dos palabras
	50 o más palabras
	50% inteligible

TABLA 38-6

METAS COGNITIVAS

Edad	Meta
De término	Se fija en una cara u objeto y lo sigue un tiempo breve
2 meses	Sigue un objeto a través de un arco de 180°
	Muestra una respuesta facial al sonido de un timbre
4 meses	Tira de objetos colgantes y se los lleva a la boca
	Se lleva los objetos a la boca para explorarlos
6 meses	Toca su reflejo en el espejo, vocaliza
8 meses	Mira el objeto que ha caído en el piso
10 meses	Explora detalles de objetos con el dedo índice
	Descubre un juguete escondido bajo una prenda si alguien le dice que está escondido
12 meses	Juega con los juguetes de manera apropiada con su función (hace sonar una sonaja en lugar de llevársela a la boca)
	Explora el mecanismo de la sonaja con el dedo índice
	Busca un juguete oculto incluso si no lo ve porque está escondido
15 meses	Saca un objeto de una caja después de la demostración
	Pone el círculo en la prueba de la tabla de formas
18 meses	Comienza a comprender el significado de "lo mío"
	Combina pares de objetos
24 meses	Ordena objetos
	Puede completar las cinco figuras de la prueba de la tabla de formas
	Combina figuras con objetos
36 meses	Combina letras y números
4 años	Nombra 5 a 6 colores
	Hace preguntas: "qué", "por qué", "cuándo"
	Es capaz de hablar acerca de un hecho
	Logra señalar una letra o un número nombrado
5 años	Define palabras
	Cuenta 5 cubos
	Nombra todos los colores primarios
	Memoriza un número de teléfono y una dirección
	Identifica monedas
	Lee 25 palabras
	Diferencia derecho e izquierdo
6 años	Cuenta 10 objetos
	Realiza sumas y restas simples
	Es capaz de leer 250 palabras al final del primer grado

TABLA 38-7

METAS SOCIOEMOCIONALES

Edad	Meta
1 mes	Llora cuando se angustia
2 meses	Tiene una sonrisa social
4 meses	Ríe a carcajadas, llora
	Deja de llorar al oír la voz de los padres
6 meses	Inicia el contacto social
	Ansiedad inicial ante un extraño
9 meses	Ansiedad de separación
	Vigilancia de la mirada (si el padre mira hacia un objeto lejano, los ojos del niño lo seguirán)
	Si el padre señala un objeto, el niño lo mira
10 meses	Gira la cabeza cuando oye su nombre
12 meses	Muestra comportamientos de traer y compartir
	Coopera con vestirse y desvestirse
15 meses	Comienza a desarrollar empatía por otros
	Juega solo
18 meses	Primeros juegos imaginarios: "habla por teléfono", cuida una muñeca
	Manifiesta vergüenza, culpa, tristeza después de hacer algo incorrecto
24 meses	Juega en paralelo (de lado a lado, no interactúa con otros)
	Se quita algunas de sus propias prendas de vestir
	Muestra rebeldía
36 meses	Comienza el juego de aparentar
	La imaginación se incrementa, incluso el miedo de pensamientos intimidantes
	Consigue describir lo que otros quizá estén pensando
4 años	Realiza las actividades de la vida diaria básicas: usa el baño de manera independiente, se cepilla los dientes, se lava las manos y la cara, usa un tenedor
	Identifica sus propias emociones
	Comienza a jugar en grupo
5 años	Se viste y baña solo
	Desarrolla amistades con cuidado y preocupación por otros

El procesamiento cognitivo depende de la atención, el manejo de la información y la memoria; todo ello se valora mediante mediciones de la comprensión, razonamiento y juicio. Hay disponibles pruebas estandarizadas de las capacidades intelectuales para medir el coeficiente de inteligencia (IQ, *intelligence quotient*) después de la infancia sobre la base del desempeño verbal y no verbal. Durante la infancia, el logro de las metas lingüísticas y la resolución de problemas, juego y estrategias de adaptación son indicadores del desarrollo cognitivo. A medida que los niños perciben cómo funciona el mundo que los rodea, los cambios del comportamiento cognitivo, social, emotivo y adaptativo se entrelazan en forma estrecha durante ciertas etapas del desarrollo.

Durante los primeros meses de vida cambian las formas por las cuales un lactante busca y toma información sensorial por el sonido, la visión y el tacto. El foco de atención del recién nacido en la cara, los cambios en el patrón de respiración o de succión en respuesta a los nuevos sonidos, y la preferencia por la succión nutritiva o no nutritiva de los objetos colocados en la boca indican conciencia sensorial,

aun en esta temprana etapa. Por lo general, los lactantes siguen un estímulo visual hasta la línea media a las 2 a 4 semanas de edad, y más allá de la línea media a las ocho semanas de edad. La mayoría de los lactantes comienza a observar sus propias manos cuando menos pocos segundos a las ocho semanas. Es del todo anormal que un bebé carezca de seguimiento visual a los cuatro meses de edad. A medida que la organización y coordinación motora de los lactantes mejora, asumen un papel más activo en la exploración del ambiente, orientan su vista hacia las fuentes del sonido, y colocan sus manos u objetos en sus bocas (a los cinco meses). Con la mejora del control motor fino, los lactantes son capaces de mantener un objeto en su mano mientras lo tocan y lo *manipulan* con la otra para hacer una exploración adicional a los seis meses. El típico juego oral-motor de los seis meses consiste en agarrar con las palmas para obtener un objeto, transferirlo a la mano opuesta para observarlo mejor, y luego colocarlo en la boca para terminar la evaluación. La agudeza visual mejorada permite al lactante distinguir a los extraños de los cuidadores familiares, con potencial para el surgimiento de comportamientos de *ansiedad ante los extraños*.

La prolongación de la capacidad de atención del niño de 9 a 10 meses permite una *inspección* más minuciosa de los juguetes, usando las funciones motoras finas mejoradas del dedo índice aislado o un agarre inferior a manera de pinza. En ese momento, el bebé logra comparar dos objetos, cada uno en una mano, y combinar los juguetes para producir resultados interesantes (golpea cubitos contra una mesa o entre ellos a los nueve meses). En el lactante de esta edad es factible demostrar la capacidad de la memoria para recordar que los objetos existen incluso cuando están fuera de la vista o del tacto al descubrir un juguete oculto por una prenda de vestir. Esa función de permanencia de los objetos se utiliza para ayudar a los padres a comprender los comportamientos emergentes de *angustia* de separación que su hijo de 9 a 12 meses demuestra si la unión con sus padres es la adecuada. Cuando los padres abandonan la habitación o se alejan del alcance de la voz, están fuera de la vista pero no fuera de la mente del niño. Del mismo modo, la fascinación del bebé con el agotador juego de "dejar caer el juguete desde lo alto de la silla, luego quejarse y pedir que la mamá lo recoja" es un avance cognitivo y comunicativo antes del año de edad.

La información del tratamiento de los niños con espectro autista lleva a atender con mayor cuidado el desarrollo de la *atención conjunta* en aquellos niños típicamente en desarrollo. "La coordinación de la atención entre un objeto y un individuo en un contexto social" define la atención conjunta. Se mide por metas, como la vigilancia de la mirada a los nueve meses. (Los niños y los cuidadores se miran a los ojos, esta acción se interrumpe, por ejemplo, cuando la madre mira hacia el reloj, por lo que el niño también ve hacia el reloj, pero luego vuelve a mirar a su madre para ver si su mirada se centra otra vez en él otra vez). A continuación viene el *seguimiento de un punto* cuando el niño demuestra mirar a un objeto o un individuo que el cuidador señala con un dedo. El señalamiento protoimperativo (señalar las cosas deseadas) del niño y desarrollar comportamientos de integración social (entregar los objetos de interés a los cuidadores pero en espera de que se los devuelvan) es un comportamiento que se alcanza al año de edad. Entre los 14 a 15 meses, los niños deben *señalar hacia un comentario* (señalamiento protodeclarativo) sobre cosas de interés en un esfuerzo por ganar la atención compartida en ese objeto por parte de sus cuidadores. Los estudios vinculan el desarrollo de la atención compartida con el del lenguaje verbal dentro del primer año, pero las metas de la atención conjunta también proporcionan herramientas para medir el desarrollo de la relación social, un factor importante para la identificación temprana de los niños con trastornos del espectro autista.

Al año de edad, los lactantes juegan con objetos que les resultan interesantes. Mucho después de la transferencia oral-motora y de probar con la boca, el bebé prueba el juego funcional, que consiste en intentar apilar cubos, hacer sonar una sonaja o utilizar los objetos como herramientas. El niño de un año que solo se lleva los juguetes a la boca, a la otra mano o los deja caer, genera preocupación por su proceso cognitivo.

Con los avances del juego funcional llegan también los avances en la comprensión de la causalidad por parte del niño. Los bebés pequeños repetirán una acción que causó un resultado interesante: a los cuatro meses sacuden una sonaja después de comprobar que hace ruido. Se observa una conducta deliberada e intencional en los niños de ocho meses, cuando utilizan herramientas para obtener un objeto deseado (tiran de una cuerda amarrada a una argolla), o cuando emplean sus habilidades de movilidad mejorada para conseguir un juguete. Al año de edad, el uso de herramientas de una manera específica con su función es paralelo a la pronunciación de palabras verdaderas, el surgimiento de la idea de que los sonidos desempeñan una función. Del mismo modo, se manifiesta la idea de que los bebés tienen una especie de función ellos mismos, causan un efecto sobre quienes los rodean. Los niños de un año comienzan a sonreír y llorar para producir efectos que son dirigidos e intencionales hacia quienes los rodean. Se dice que tienen un concepto de sí mismos y voluntad propia, ambos hechos demostrables. Realizan algunos juegos solitarios y comienzan a formar diferentes tipos de relaciones con sus cuidadores y con los extraños. Los niños de 15 meses muestran orgullo con sus propios logros y aplauden por sí mismos. Los niños de 18 meses quizá expresen comportamientos que sugieren un sentimiento de vergüenza, culpa o desprecio. Son capaces de demostrar el juego simbólico consigo mismos —beben de una taza vacía—. A los 19 meses, los niños relacionan sentimientos con sus expresiones verbales, por ejemplo, al jugar con muñecas —alimentarlas con una cuchara—. Durante el segundo año, mientras la expresión del lenguaje "explota", también se cree que comienzan a surgir el lenguaje interno y el pensamiento, que se infieren con cautela a partir del comportamiento en el juego.

Después de los 24 meses, los niños eligen si manifiestan o esconden los sentimientos, de acuerdo con las reacciones de quienes los rodean. Ocurre el proceso de socialización de modulador o se enmascaran las emociones. El principal desafío de educar a un niño de esta edad es encauzar la expresión de la emoción de una manera aceptable para que interactúe con los otros al mismo tiempo que se permite

que el niño conserve su autoestima y voluntad. Los niños de dos años todavía se interesan en imitar a los demás para complacerlos, pero no todo el tiempo. Juegan con sus compañeros y el juego más imaginativo evoluciona entre los 2 y 3 años.

Entrenamiento para ir al baño

Por lo general, el control intestinal y vesical evolucionan en el siguiente orden:

- Control intestinal nocturno.
- Control intestinal diurno.
- Control diurno de la micción.

Un 75% de los niños logra el entrenamiento completo para ir al baño a los tres años. La enuresis nocturna se presenta hasta en 15% de los niños de cinco años y se resuelve en 15% de los niños afectados cada año de esa edad en adelante.

EJERCICIOS DE REVISIÓN

PREGUNTAS

1. ¿A qué edad se presentan las habilidades de patear una pelota y saltar en el mismo lugar, que son metas características del desarrollo motor grueso?
  a) A los 15 meses.
  b) A los 18 meses.
  c) A los 24 meses.
  d) A los 30 meses.

Respuesta
La respuesta es c).

2. A los cuatro años, un niño debe ser capaz de:
  a) Andar en bicicleta.
  b) Saltar en un pie.
  c) Saltar alternando los pies.
  d) Saltar hacia atrás.

Respuesta
La respuesta es b).

3. ¿A qué edad se desarrolla la capacidad de señalar un punto?
  a) A los 6 meses.
  b) A los 9 meses.
  c) A los 12 meses.
  d) A los 15 meses.

Respuesta
La respuesta es b).

4. ¿A qué edad se alcanza la capacidad de construir una torre de tres cubos?
  a) A los 12 meses.
  b) A los 15 meses.
  c) A los 18 meses.
  d) A los 24 meses.

Respuesta
La respuesta es b).

5. ¿A qué edad se logra un vocabulario de 50 o más palabras y se habla con oraciones de 2 y 3 palabras?

   a) A los 15 meses.
   b) A los 18 meses.
   c) A los 24 meses.
   d) A los 30 meses.

Respuesta
La respuesta es c).

6. Una madre lleva a su hijo a un consultorio médico para una visita de rutina. Respecto al desarrollo, la madre manifiesta que camina desde hace tres meses, es capaz de beber de una taza y garabatear con una crayola, dice "taza" cuando desea beber y "pelota", ha comenzado a señalar los objetos que desea, y también mira a los ojos de sus cuidadores y los dirige a sus objetos deseados a través de señalamientos y quejidos (gruñidos). Es muy probable que la edad de este niño sea de:

   a) 12 meses.
   b) 15 meses.
   c) 18 meses.
   d) 24 meses.

Respuesta
La respuesta es b).

7. Una niña se presenta con su madre en un consultorio médico para una visita de control. Respecto al desarrollo, su madre cree que otras personas comprenden alrededor de 75% de lo que el niño dice, mientras que ella logra entender casi 90% de su lenguaje. La niña también acaba de recibir un triciclo por su cumpleaños y ya logra pedalear. El médico dibuja un círculo sobre el papel de su mesa de exploración, y ella es capaz de hacer lo mismo cuando le entregan una crayola. La niña también es capaz de imitar un salto amplio después de que su hermano mayor lo realiza. La edad de esta niña es:

   a) 24 meses.
   b) 30 meses.
   c) 36 meses.
   d) 42 meses.

Respuesta
La respuesta es c).

LECTURAS RECOMENDADAS

Beker L, Cheng TL. Principles of growth assessment. *Pediatr Rev* 2006; 27:196–198.

Carey WB, Crocker AC, Coleman WL, et al. *Developmental-behavioral pediatrics*, 4th ed. Philadelphia, PA: Saunders Elsevier, 2009.

Gerber RJ, Wilks T, Erdie-Lalena C. Developmental milestones: motor development. *Pediatr Rev* 2010;31:267–277.

Gerber RJ, Wilks T, Erdie-Lalena C. Developmental milestones 3: social-emotional development. *Pediatr Rev* 2011;32:533–536.

Grizzle KL, Simms MD. Early language development and language learning disabilities. *Pediatr Rev* 2005;26:274–283.

Lord C. *Education of children with autism*. Washington, DC: National Academy of Science Press, 2001.

Oelberg DG. Consultation with the specialist: prenatal growth: the sum of maternal, placental, and fetal contributions. *Pediatr Rev* 2006;27: 224–229.

Rosen DS. Physiologic growth and development during adolescence. *Pediatr Rev* 2004;25:194–200.

Scharf RJ, Scharf GJ, Stroustrup A. Developmental Milestones. *Pediatr Rev* 2016;37:25–38.

Voigt RG, Macias MM, Myers SM. *Developmental and behavioral pediatrics*. Elk Grove Village, IL: American Academy of Pediatrics, 2011.

Wilks T, Gerber RJ, Erdie-Lalena C. Developmental milestones: cognitive development. *Pediatr Rev* 2010;31:364–367.

Capítulo 39

Discapacidades del desarrollo

Mark H. Deis

Las discapacidades del desarrollo que se revisan en este capítulo incluyen las siguientes:

- Discapacidad intelectual (ID, *intellectual disability*).
- Parálisis cerebral (CP, *cerebral palsy*).
- Mielomeningocele (MMC, *myelomeningocele*).
- Autismo y trastorno del desarrollo generalizado (PPD, *pervasive developmental disorder*).
- Trastorno por déficit de atención/hiperactividad (ADHD, *attention deficit/hyperactivity disorder*).
- Síndrome de alcoholismo fetal (FAS, *fetal alcohol syndrome*).
- Discapacidades del aprendizaje/problemas educativos.
- Retraso del lenguaje/habla.

DISCAPACIDAD INTELECTUAL [ANTES, RETRASO MENTAL (MR, *MENTAL RETARDATION*)]

Las características de la discapacidad intelectual (ID, *intellectual disability*) se resumen en la **tabla 39-1**.

Etiología y epidemiología

La ID (antes, MR) es un subgrupo de afecciones que causan deterioro cognitivo y se distingue de los deterioros cognitivos que proceden de afecciones transitorias como las intoxicaciones o las afecciones hipóxicas, o de afecciones adquiridas como la enfermedad de Alzheimer y otras demencias. La terminología del MR tiene la desventaja de implicar que el deterioro cognitivo al final *"se recupera"*, lo cual no es exacto. Grupos defensores de los derechos humanos consideran peyorativo el término MR, por lo que en la actualidad se prefiere el término "discapacidad intelectual".

La ID incluye tanto un déficit del funcionamiento intelectual como del adaptativo y, de acuerdo con el *Diagnostic and Statistical Manual of Mental Disorders, 5th Edition* (DSM-5®), deben satisfacerse tres criterios:

- Déficit de funciones intelectuales como el razonamiento, la resolución de problemas, la planeación, el pensamiento abstracto, el juicio, el aprendizaje académico y el aprendizaje de las experiencias, todo ello confirmado por valoración clínica y por pruebas individualizadas y estandarizadas de inteligencia.
- Déficit en el funcionamiento adaptativo que conduce a incapacidad para alcanzar los estándares del desarrollo y socioculturales que permiten lograr la independencia personal y la responsabilidad social. Sin un apoyo continuo, los déficits adaptativos limitan el funcionamiento en una o más actividades de la vida diaria. Este criterio apunta hacia tres áreas primarias del funcionamiento: conceptual, social y práctico. El criterio se logra cuando el funcionamiento en cuando menos una de estas áreas muestra un deterioro significativo.
- Inicio del déficit intelectual y adaptativo durante el periodo de desarrollo (antes de los 18 años de edad).

Las mediciones estandarizadas de la inteligencia toman en cuenta que la inteligencia se produce a lo largo de una curva de distribución gaussiana (en forma de campana). En general, la puntuación media de estas pruebas es 100 y la desviación estándar es 15. Así, en una prueba de coeficiente de inteligencia (IQ, *intelligence quotient*) estandarizada, las puntuaciones que caen más allá de dos desviaciones estándar por debajo de la media (es decir, un IQ de 70, lo cual se ve en 3% de la población) se consideran significativas. La prevalencia general de ID es de 1 a 3%. Los niveles de gravedad son leve, moderado, grave y profundo. Las razones específicas para efectuar la determinación del nivel de gravedad se listan en el DSM-5. Debe destacarse que el diagnóstico no se basa solo en la puntuación del IQ, más bien —más importante— se fundamenta en el funcionamiento adaptativo del individuo y en el nivel de apoyo que requiere para vivir en su comunidad. Hay valoraciones estandarizadas que miden la capacidad individual en estas áreas.

Las causas comunes de ID son las siguientes:

- Metabólicas.
- Enfermedad por almacenamiento lisosómico (incluye las mucopolisacaridosis, mucolipidosis y oligosacaridosis; acidemias orgánicas y aminoacidemias).
- Leucodistrofias.
- Cualquier afección posnatal que pueda causar hiperbilirrubinemia, hipoglucemia o hipernatremia.
- Anomalías cromosómicas.
- Trisomías (13, 18, 21).

TABLA 39-1
RESUMEN DE DISCAPACIDAD INTELECTUAL

- Diagnóstico: el individuo debe experimentar déficit en el funcionamiento intelectual y adaptativo. El funcionamiento adaptativo está comprometido si hay déficit en una de las siguientes tres áreas, como mínimo: conceptual, social y funcionamiento práctico. Los déficits deben haber estado presentes antes de los 18 años. El nivel de ID (leve, moderado, grave o profundo) no se basa tanto en la puntuación del IQ, sino en el grado de funcionamiento adaptativo individual y en la cantidad de apoyo que necesitan para vivir en comunidad.
- Factores de riesgo: trastornos en el crecimiento, dismorfologías, complicaciones perinatales, traumatismo cefálico, genéticos.
- Las causas biomédicas son más probables de encontrar en los individuos con afecciones más graves.
- Presentaciones
  - Neonatal: características dismórficas, inestabilidad metabólica, síndromes neurológicos.
  - 3-6 meses: cólico, déficit visual o auditivo, problemas de alimentación, tono anormal.
  - 6-12 meses: retraso motor, tono anormal.
  - 12-24 meses: retraso motor, retraso en el lenguaje.
  - >24 meses: retraso en el lenguaje, trastornos de conducta, retraso en la resolución de problemas.
- Afecta todas las esferas del funcionamiento.

- Síndrome de X frágil.
- Causas infecciosas, como las infecciones TORCH congénito (**to**xoplasmosis, **r**ubéola, **c**itomegalovirus, **h**erpes simple).
- La infección por el virus de la inmunodeficiencia humana adquirida en la etapa perinatal.
- Meningitis y encefalitis que fueron adquiridas durante la etapa posnatal.
- Causas teratógenas.
- Alcohol, drogas, radiación, fenilcetonuria materna y plomo.

Presentación clínica

El retraso motor grueso no predice la ID ni se encuentra en la mayoría de los niños con este trastorno. En la mayor parte de casos de ID leve a moderada, las metas motoras tempranas son normales.

La edad a la cual el retraso en el desarrollo cognitivo se vuelve aparente suele correlacionar con el grado de ID:

- La identificación antes de los dos años de edad predice ID grave o profunda y suele incluir retraso del desarrollo global.
- La identificación después de los dos años predice ID moderada a leve y suele presentarse como un retraso en el lenguaje expresivo.
- La ID leve y la inteligencia limítrofe suelen pasar desapercibidas hasta que el niño ingresa a la escuela.

En niños con anomalías estructurales, trastornos neurocutáneos o metabólicos o síndromes vinculados con cambios dismórficos aparentes antes del nacimiento o durante éste, la ID debe sospecharse y el niño afectado debe vigilarse con cuidado en busca de signos de retraso del desarrollo, pero solo un pequeño porcentaje de la población total de niños con ID está afectado por tales trastornos. Las anomalías neurológicas se relacionan con ID. El coma neonatal o las convulsiones intratables guardan una fuerte relación con los resultados del desarrollo anormal. Otros signos neurológicos son más comunes, pero menos específicos. El tono muscular anormal, la dificultad para alimentarse, las convulsiones y el retraso motor grueso (*signos neurológicos blandos*) son útiles como marcadores de disfunción del desarrollo. En la evaluación, el tono muscular anormal justifica una valoración de otros aspectos de la función cerebral, aunque el tono muscular por sí mismo no guarda una relación directa con la cognición.

Diagnóstico

No hay un estándar de oro único para la evaluación médica de los niños con ID sospechada o demostrada. La evaluación debe individualizarse y dirigirse por un interrogatorio y una exploración física exhaustivos del paciente, así como por el árbol genealógico familiar. Las consideraciones posibles incluyen las siguientes:

- La detección audiológica, visual y del habla/autismo debe hacerse en todos los niños en quienes se sospecha ID.
- Cuando estén indicadas, son necesarias la detección periódica de los niveles séricos de plomo y las pruebas de anemia.
- Un nivel de plomo de 5 μg/dL o mayor se considera tóxico, pero los niños con niveles detectables todavía se consideran en riesgo y requieren un seguimiento cuidadoso. Se ha demostrado que las concentraciones séricas de hierro confirmadas entre 10 y 20 μg/dL, califican con 2 a 5 puntos más bajos en las pruebas estandarizadas de ID cuando se controlan otras variables.
- Los niños dismórficos o con un antecedente familiar significativo de retraso del desarrollo deben someterse a pruebas genéticas (incluyen las pruebas del síndrome X frágil si la mayoría de los miembros familiares afectados son hombres). Si estas pruebas son negativas, deben considerarse pruebas más detalladas que incluyan un microordenamiento cromosómico, la secuenciación completa del exoma o, si se sospecha un síndrome específico, estudios con sondas FISH.
- Algunos niños con signos de retraso motor y retraso cognitivo o falla para crecer se benefician de estudios para valorar errores innatos del metabolismo de los aminoácidos o los ácidos orgánicos.
- La debilidad o el tono muscular bajo deben sugerir la posibilidad de distrofia muscular, en cuyo caso una determinación de creatina cinasa y aldolasa en suero quizá sean de ayuda para el diagnóstico.
- Si está indicado por cambios o síntomas del crecimiento, deben considerarse las detecciones tiroideas.
- Por lo general, la electroencefalografía (EEG), la tomografía computarizada y las imágenes de resonancia magnética (MRI, *magnetic resonance imaging*) se reservan para niños con datos asimétricos durante la exploración neurológica, debilidad, convulsiones, crecimiento anormal de la cabeza, ceguera, sordera, u otras alteraciones que exhiban cambios. Sin embargo, con frecuencia las evaluaciones por MRI producen datos sutiles de disgenesia cerebral en niños

que se presentan con ID o problemas del aprendizaje, incluso cuando los datos de su exploración neurológica parecen normales. Las anomalías de la migración cerebral o los cambios anatómicos sutiles quizá tengan una base genética. Cuando se consideran las evaluaciones de laboratorio y de imagen para causas subyacentes de deterioro intelectual, las estadísticas que siguen son pertinentes:

- La etiología específica de la ID leve es identificable en menos de 50% de los individuos. Una causa genética definida se encuentra en alrededor de 5% de los individuos con ID leve, aunque el agrupamiento familiar de individuos con ID es común. Con el incremento en la complejidad de las pruebas de microordenamientos para las mutaciones menores no identificadas hasta el momento, estos porcentajes aumentan todos los años.
- Hay cuatro veces más probabilidades de que las madres que nunca completaron el nivel secundario de educación tengan niños con ID leve quienes concluyeron la educación secundaria preparatoria.
- En estos momentos es factible identificar una causa genética específica en casi 50% de los individuos con ID grave. Hay más de 500 síndromes dismórficos cromosómicos y no cromosómicos relacionados con deterioro intelectual, los que se actualizan y están listados en el sitio web del National Institute of Health en http://www.ncbi.nlm.nih.gov/omim
- Juntos, el síndrome de Down, de X frágil y del trastorno del espectro de alcoholismo fetal (FASD, *fetal alcohol spectrum disorder*) representan alrededor de una tercera parte de las causas identificables de incapacidades intelectuales graves.
- El riesgo de recurrencia en familias con un niño con ID grave de origen desconocido es de 3 a 9%.

Comorbilidades

En el DCM-5® se listan las siguientes: trastornos mentales y del neurodesarrollo como el ADHD, trastornos depresivos y bipolares; trastornos de ansiedad; trastorno del espectro autista (ASD, *autism spectrum disorder*), trastorno de movimiento estereotipado (con o sin comportamientos autolesivos), trastornos de control del impulso y neurocognitivos mayores. La incidencia de ciertas afecciones, como los trastornos mentales, CP y la epilepsia, se ven con una tasa 3 a 4 veces más alta que en la población general.

Pronóstico

En la mayoría de los niños con ID (85-90%) la afección es leve y cabe esperar que vivan de manera independiente, lean a un nivel de cuarto a sexto grado, mantengan un trabajo competitivo con semidestreza y logren ser física y psicológicamente capaces de procrear, pero incluso así el apoyo será necesario.

Los niños con ID moderada quizá requieran algún grado de apoyo y supervisión de los adultos (suele ser en un entorno familiar de apoyo o en un hogar grupal supervisado). Tienen habilidades académicas que se ubican entre el preescolar y el nivel de tercer grado.

No es posible predecir el resultado del adulto solo por el IQ debido a que no representa la adaptación ni el funcionamiento social (ambos de un efecto determinante).

PARÁLISIS CEREBRAL

Las características de la parálisis cerebral (CP, *cerebral palsy*) se resumen en la **tabla 39-2**.

TABLA 39-2
RESUMEN DE PARÁLISIS CEREBRAL

- La lesión estática del sistema nervioso central (CNS, *central nervous system*) afecta la función motora, con inicio típico antes del primer año de edad
- Múltiples causas de lesión del CNS antes del nacimiento, al nacer y durante la mielinización conducen a la CP
- La mayoría de los casos se produce en lactantes a término, pero los nacimientos prematuros representan un factor de riesgo
- Se descartan padecimientos degenerativos progresivos o lesiones tratables (tumor, hidrocefalia) antes de caracterizar la afección como CP
- Los tipos se definen por las áreas afectadas (hemiplejía, diplejía, cuadriplejía) y por el tipo de deterioro motor o de movimiento normal
- Presentación
  Todos los tipos: habilidades motoras retrasadas
  - Tipos espásticos:
    - ☐ Hipotonía que a los seis meses progresa a hipertonía
    - ☐ Reflejos tendinosos profundos incrementados
    - ☐ Capacidad de sentarse retardada por flexores rígidos de la cadera, deambulación retardada por aductores rígidos de la cadera
  - Tipo discinético o extrapiramidal
    - ☐ Tipo coreoatetósico: hipotonía que progresa, movimientos rápidos de la extremidad, irregulares
    - ☐ Tipo distónico: hipotonía vinculada con movimientos lentos, de torsión, de varios grupos musculares. Estos niños tienden a tener compromiso más grave que otros tipos
  - Tipo atáxico:
    - ☐ Hipotonía con reflejos tendinosos profundos normales, pero con deficiente capacidad para sentarse
    - ☐ Deterioro del equilibrio, marcha de base ancha que comienza alrededor de los 18 meses
- Comorbilidades
  - Problemas visuales agudos o estrabismo (75% de los niños con diplejía o cuadriplejía espástica)
  - Deterioro de la audición de alta frecuencia (10-20% de todos los casos, 70% de los niños con el tipo atetoide)
  - Discapacidad intelectual (50-60% de todos los casos)
  - Convulsiones (25-40% de todos los casos, tasas más altas con hemiplejía)
  - Escoliosis, contracturas o deformidades ortopédicas progresivas
  - Problemas de coordinación motora oral (alimentación, habla, babeo)
- Otros problemas (depresión, trastornos por déficit de atención/hiperactividad, discapacidades del aprendizaje, reflujo, obesidad y estreñimiento)

Etiología y epidemiología

La CP se define como una función motora con un deterioro persistente o una postura evidente al nacimiento o que se manifiesta durante la temprana infancia. No es tanto un diagnóstico como una descripción del resultado de múltiples causas que provocan el deterioro en la función de las actividades motoras. No es progresiva (es decir, es una encefalopatía estática, aunque las manifestaciones clínicas quizá evolucionen o cambien durante el curso de la vida del niño) y por lo general no es genética, aunque es posible que sea parte de un síndrome genético. Cuando es incierto si la afección de un niño no es progresiva, debe evitarse asignar el diagnóstico de CP. Los cambios macroscópicos o microscópicos del cerebro se encuentran en menos de 50% de los pacientes afectados. La incidencia global en la población general es de 2 a 3 en 1 000 nacimientos vivos, en tanto que la prevalencia es de 2 en 1 000 niños. Dos factores de riesgo importantes son la prematurez y el peso bajo al nacer. La incidencia en los lactantes pretérmino es inversamente proporcional a su edad gestacional, sin embargo, en la actualidad, más de la mitad de los niños con CP nació a término. La incidencia de CP también se incrementa con la reducción del peso al nacer.

Aunque la causa se desconoce en la mayoría de los casos, los factores de riesgo incluyen los siguientes:

- Hemorragia intraventricular en la matriz germinal/leucomalacia periventricular.
- Lesión hipóxica-isquémica perinatal con la encefalopatía consecuente.
- Malformaciones cerebrales congénitas.
- Anomalías y ciertos síndromes cromosómicos.
- Restricción del crecimiento intrauterino.
- Acontecimientos posnatales (p. ej., meningitis o traumatismos cerebrales).
- Gestaciones múltiples.
- Infecciones fetales (citomegalovirus, toxoplasmosis).
- Corioamnionitis materna o hipercoagulopatías.
- Insuficiencia o anomalías placentarias maternas.

Presentación clínica

Hay varias formas de CP y se presentan en diferentes formas. La diplejía espástica ocurre primero con hipotonía y el retraso para sentarse, pararse y deambular es típico. Es probable que los niños de seis meses que son hipotónicos, con reflejos tendinosos profundos enérgicos en las extremidades inferiores, caída hacia atrás cuando intentan sentarse y rigidez desde el extremo de la cabeza hasta las caderas y las rodillas para soportar su peso sobre el extremo de los dedos de los pies cuando intentan pararse tengan diplejía espástica.

En niños con cuadriplejía espástica, las cuatro extremidades están afectadas, con rigidez y reflejos exagerados, y es más alta la incidencia de problemas del neurocomportamiento, como convulsiones, discapacidad intelectual, estrabismo y disfunción motora oral. La hemiparesia espástica suele ser evidente cuando se desarrollan las asimetrías en el tono o los reflejos, por lo general después de los cuatro meses de edad. Los padres quizá noten empuñamiento del lado afectado o dominancia temprana. El motivo de consulta en ocasiones es el arrastre tardío de una pierna, con el empuje o soporte asimétrico de las extremidades superiores. La extensión completa de la espasticidad y el déficit motor quizá no sean evidentes hasta los tres años.

El niño con CP atetoide quizá muestre hipertonicidad muy pronto, la cual parece resolverse a los 3 meses de edad. Las metas motoras se retrasan por la flacidez de los reflejos tendinosos profundos normales. Tal vez esté presente una respuesta del cuello tónica asimétrica obligada. A los 10 meses el niño se arrastra en lugar de realizar el esperado agarre a modo de pinza, pero no es sino hasta los 12 a 18 meses que la postura distónica involuntaria se manifiesta durante los intentos voluntarios para moverse. Para esa edad, la hipotonía evoluciona a hipertonicidad rígida o en rueda dentada.

El tipo atáxico de CP se presenta con hipotonía del tronco y las extremidades, pero los reflejos tendinosos profundos son normales. Cuando se intenta la deambulación, los niños bloquean sus rodillas en hiperextensión y usan una marcha de base amplia para ayudarse con el equilibrio; además, la marcha suele ser lenta.

Diagnóstico

El tono, los reflejos primitivos y los reflejos tendinosos profundos son el pilar del diagnóstico clínico físico en la CP.

Durante la infancia, el tono se valora al colocar al lactante en posición prona, supina y prona suspendida, así como sentada y de pie con apoyo. De manera alternativa, cabe valorar los límites del movimiento pasivo de las articulaciones o los límites del movimiento activo de los grupos de músculos antagonistas (es decir, flexores/extensores, aductores/abductores). Los recién nacidos colocados en suspensión prona deben demostrar la postura flexora del tronco y las extremidades. Para las seis semanas, la cabeza debe seguir al cuerpo, y notarse una flexión algo más ligera de brazos y piernas. Si la cabeza está hiperextendida o las piernas se extienden hacia arriba por encima del plano del cuerpo, hay hipertono. En suspensión vertical, las extremidades inferiores en postura de tijera después de los dos meses también es evidencia de tono aductor incrementado de la cadera.

Los reflejos primitivos también proporcionan pistas sobre la maduración anormal del control muscular voluntario.

- La respuesta tónica y asimétrica del cuello nunca debe ser obligada (en términos generales, esto significa que la respuesta dura más de 30 segundos). La evidencia persistente de incluso una respuesta tónica asimétrica del cuello no obligada después de los seis meses de edad sugiere daño del CNS.
- La persistencia del reflejo de Moro después de los seis meses o la ausencia de las respuestas de enderezamiento o de las respuestas protectoras en paracaídas después de los 12 meses, sugieren una maduración anormal de las vías del movimiento voluntario del CNS.

Si un reflejo tendinoso profundo se vuelve más intenso o clónico, o si el área sobre la cual la percusión provoca un reflejo es demasiado amplia, es probable que exista una lesión de la neurona motora superior.

La clasificación de la CP se basa en el tipo de padecimiento motor, no en la causa. Se han descrito cuatro tipos y en 20% de los pacientes se encuentra una mezcla:

- Espástico o piramidal (65%).
- Acinético o extrapiramidal (25%).
- Atáxico (5%).
- Hipotónico (5%).

En el *tipo espástico* o "piramidal" están afectadas las neuronas motoras superiores. Las características son debilidad, tono muscular incrementado, reflejos tendinosos profundos más intensos, clonus, rigidez o espasticidad en "navaja", piernas extendidas y "en tijera" (cruzadas) y una tendencia a desarrollar contracturas. Este tipo se subdivide de acuerdo con las áreas del cuerpo que están afectadas. La primera es la cuadriplejía (también llamada *cuadriparesia*), en la cual las cuatro extremidades están comprometidas y se relaciona con comorbilidades más graves, como deterioro cognitivo, convulsiones, dificultad para alimentarse y deterioro en la comunicación. Con la diplejía, ambas piernas están afectadas, y los brazos mínimamente. La forma dipléjica es la más común; se presenta con frecuencia después de una hemorragia intraventricular o acompañada del desarrollo de leucomalacia periventricular. La incidencia de estas dos afecciones (hemorragia intraventricular y leucomalacia periventricular) se incrementa cuanto menor es la edad gestacional en los lactantes prematuros. En la hemiplejía están afectadas ambas extremidades del mismo lado, pero por lo general el brazo más que la pierna.

El *tipo discinético* o *extrapiramidal* causa anomalías en el tono muscular y consta de dos subtipos: coreoatetosis y distonía. Con la coreoatetosis, la corea resulta en movimientos rápidos e irregulares de la extremidad. La forma atetósica incluye al deterioro de los movimientos voluntarios. Los movimientos descontrolados, retorcidos y sin propósito son evidentes cuando el niño está despierto, pero desaparecen durante el sueño. Antes, la causa más frecuente era la hiperbilirrubinemia/kernícterus, pero ahora es la encefalopatía hipóxica-isquémica, con el daño resultante en los ganglios basales. La segunda forma incluye distonía y causa la torsión lenta en las extremidades proximales, cuello y tronco, los niños con esta forma tienden a mostrar una afección más grave que los que tienen CP discinética.

El tipo atáxico de CP se caracteriza por desequilibrio e incoordinación de la marcha y es muy raro.

El subtipo hipotónico no se lista en la mayoría de los recientes sistemas de clasificación.

Comorbilidades

La discapacidad intelectual (ID, *intellectual disability*) es un factor comórbido en 50 a 60% de los casos. La incidencia tiende a ser más alta en las formas espásticas y frecuentemente correlaciona con la gravedad del compromiso motor; ocurre con menos frecuencia en la forma atetoide de CP discinética. Los *déficits auditivos* se presentan en 10 a 20% de los casos de CP, la mayoría en niños con la forma atetoide, debido a la relación con la hiperbilirrubinemia. Las *convulsiones* se producen en 25 a 40% de los casos. El *babeo* es más común en niños con compromiso del sistema seudo-

bulbar. También hay *problemas visuales* (causados por déficits corticales y anomalías del movimiento de los músculos del ojo), anormalidades asociadas a la alimentación y el crecimiento, el *ASD* y los *desórdenes emocionales y del comportamiento* (incluido el ADHD, ansiedad y trastorno obsesivo compulsivo). Los niños con CP que no son ambulatorios requieren alrededor de 60% del consumo calórico diario que necesitan los niños del mismo tamaño pero son ambulatorios; pese a ello, los niños con espasticidad significativa quizá requieran más calorías de las esperadas. Un interrogatorio dietético cuidadoso y una valoración del crecimiento son esenciales en cada visita de control. Otras comorbilidades incluyen *dolor* en 50 a 75% de los niños, lo cual es difícil de determinar si hay déficit del habla, *trastornos del habla y del lenguaje* en 40%, *desplazamiento de la cadera* en 30%, *osteopenia y padecimientos digestivos*, en especial enfermedad por reflujo gastroesofágico (GERD, *gastroesophageal reflux disease*) y estreñimiento, *dificultades respiratorias*, en especial si hay aspiración, *dificultad para orinar y trastornos del sueño* (20%).

Tratamiento

Las terapias que apuntan a mejorar las habilidades funcionales o de autoayuda y a reducir las comorbilidades y la discapacidad física son los pilares del tratamiento en la CP. Los objetivos del tratamiento son:

- Lograr la movilidad y prevenir las contracturas mediante ortosis y tratamientos antiespasticidad.
- Atender los problemas de comunicación en pacientes con disartria, dispraxia o alteraciones centrales del lenguaje (con frecuencia, las manifestaciones de parálisis seudobulbar dependientes de la forma atetoide o espástica de la CP).
- Corregir los déficits visuales por estrabismo (presentes en cuando menos 75% de los niños con los tipos espásticos de CP).
- Control de las convulsiones.
- Obtener asistencia educativa apropiada en niños con trastornos cognitivos.
- Evitar los problemas emocionales o relacionados con la salud secundarios (incapacidad para crecer y obesidad tardía en los no ambulatorios).

Existen múltiples modalidades para alcanzar el control de la espasticidad, de entre ellas, la toxina botulínica inyectable muestra una mayor eficacia. Esto incluye la inyección de toxina botulínica A en los músculos espásticos con el fin de permitir un incremento del ángulo de movimiento con técnicas de terapia física o un tratamiento seriado con aparatos de yeso; su efecto dura entre 3 y 8 meses. También son efectivas las benzodiacepinas que se administran por vía oral (p. ej., diazepam), el dantroleno y el baclofeno. El baclofeno intratecal, administrado mediante una bomba colocada dentro del abdomen con un catéter tunelizado, es una opción para administrar este fármaco en el espacio intratecal; esto implica un riesgo más significativo que otras modalidades y a menudo produce sedación. Otras opciones son las técnicas seriadas con aparatos de yeso (las cuales incluyen aparatos para extender e incrementar de manera progresiva el ángulo de movimiento de la articulación contraída), las técnicas neuroquirúrgicas (como la rizotomía selectiva de la raíz dorsal), terapia física y en ocasiones también las intervenciones ortopédicas para alargar o realinear tendones. Cada una de estas modalidades requiere un seguimiento activo y una comunicación cercana entre los miembros del equipo para optimizar los resultados funcionales. La orientación pediátrica anticipatoria ayuda a las familias a enfocarse en fomentar una juventud independiente y resiliente con buenas habilidades sociales y al mismo tiempo atender los aspectos médicos y quirúrgicos complicados que produce la atención de la discapacidad motora.

MIELOMENINGOCELE

Las características del mielomeningocele (MMC) se resumen en la **tabla 39-3**.

Espina bífida quística (espina bífida abierta)

La espina bífida quística, o simplemente espina bífida, es lo que la mayoría de los médicos refiere cuando utiliza el término MMC.

Etiología y epidemiología

El MMC se presenta como una falla en la fusión de los pliegues neurales durante el desarrollo embriológico, lo que resulta en un defecto del hueso, meninges y médula espinal. Desde el punto de vista clínico esto provoca parálisis de las extremidades inferiores, pérdida del sensorio, e intestino y vejiga neurógenos.

La incidencia de MMC es de 2 a 4 × 10 000 nacimientos y el riesgo de recurrencia hereditaria poligénica es de 2 a 4%. Los marcadores génicos todavía no se conocen y esto evita la identificación familiar. El ácido fólico a una dosis de 400 µg por día a la mujer antes de la concepción parece reducir el riesgo de que la enfermedad se presente por primera vez. Las dosis de 4 mg por día (es decir, 10 veces por encima de la dosis recomendada) parecen reducir el riesgo de recurren-

cia de defectos del tubo neural (NTD, *neural tube defects*) y se recomiendan en familias que tienen un niño afectado. Esa intervención es útil solo si se inicia antes de la concepción debido a que el cierre del tubo neural se produce entre los días 26 y 30 de la gestación —antes del tiempo en que el embarazo en sí mismo se confirma en muchos casos—. La aminopterina y el ácido valproico han sido implicados como teratógenos capaces de provocar NTD. Los baños calientes frecuentes, las enfermedades febriles, o el uso de baños de tina/sauna calientes durante el primer trimestre también incrementan el riesgo de NTD.

Ahora, la cirugía fetal es una opción para los niños que se diagnostican antes de nacer. En un gran ensayo, los niños que se sometieron a cirugía fetal tuvieron una incidencia menor de herniación del cerebro posterior (malformación de Chiari II) e hidrocefalia y también una necesidad más baja de derivación ventrículo-peritoneal en el primer año de vida. Asimismo, tuvieron un desarrollo cognitivo y motor mejor cuando se les comparó con los niños a quienes se les atendió después del parto.

Presentación clínica

Al nacer, los defectos en los elementos ectodérmicos de la piel, hueso, médula espinal y meninges causan signos clínicos propios del deterioro de la neurona motora inferior (hipotonía, parálisis, defectos sensoriales, posibles contracturas y deformidades óseas como el pie zambo). Es posible que la hidrocefalia sea evidente clínicamente o demostrable por ecografía. Casi siempre hay una malformación de Chiari II (el desplazamiento del bulbo raquídeo y el estrangulamiento de las tonsilas cerebelosas dentro del agujero magno causado, en parte, por una fosa posterior pequeña), pero es sintomática solo en una tercera parte de los niños. Llega a causar hidrocefalia y 90% de todos los niños con MMC requiere de una derivación ventrículo-peritoneal. Un grupo menor con Chiari II (17-37%) tiene disfunción ventilatoria central con estridor secundario, disfagia/aspiración, apnea central o parálisis de las cuerdas vocales como resultado clínico de esta malformación. Estos problemas relacionados son las causas más comunes de muerte prematura, por último, la disfunción vesical ocasiona distensión de la vejiga, del uréter y disfunción renal.

Diagnóstico

El diagnóstico prenatal es posible mediante la detección de los niveles maternos elevados de alfa fetoproteína en la prueba de detección triple del embarazo entre las semanas 16 y 18 de gestación o mediante la ecografía de alta resolución (que con frecuencia demuestra una protrusión dorsal en la región lumbosacra y en ocasiones hidrocefalia secundaria).

Tratamiento

El tratamiento en la sala de partos es:

- El cuidado inmediato del recién nacido incluye la manipulación cuidadosa y la prevención de no contaminar con heces u orina el área. El bebé se mantiene en posición prona con un vendaje salino estéril sobre el defecto para evitar la resequedad o rotura del saco; es recomendable usar guantes libres de látex.

TABLA 39-3
RESUMEN DEL MIELOMENINGOCELE

- Incluye la falta de fusión del arco óseo posterior de varios segmentos de la médula espinal, lo cual quizá incluya protrusión de un saco meníngeo que contiene parte de la médula espinal.
- El uso del ácido fólico ha mostrado reducir en gran medida la incidencia y riesgo de recurrencia de espina bífida.
- La afección suele detectarse por un nivel anormalmente elevado de fetoproteína α sérica (*detección triple*) a la semana 16, o por anomalías en la ecografía fetal.
- La mayoría de los niños afectados (~90%) tiene hidrocefalia y casi todos requieren un cortocircuito de derivación; el número de infecciones/mal funcionamiento del cortocircuito determina en gran medida el resultado intelectual, el cual se previene con cirugía fetal.
- Otras causas de morbilidad son los problemas urinarios (infección de vías urinarias, reflujo vesicoureteral), convulsiones, rotura de la piel y problemas ortopédicos (luxación de la cadera, escoliosis).
- La urosepsis es una complicación común y en ocasiones fatal.
- La mayoría de los defectos en la piel de los niños se trata por medios quirúrgicos en las primeras 24 horas de vida; en muchos casos, se coloca una derivación ventrículo-peritoneal al mismo tiempo si es necesario tratar la hidrocefalia.

■ Con frecuencia se administran antibióticos profilácticos para prevenir la meningitis.

El manejo posnatal debe ser como sigue:

■ El cierre del NTD tan pronto como el niño adquiera estabilidad clínica y sea capaz de tolerar el procedimiento que reduce el riesgo de infección del CNS (7% si se cierra durante las primeras 48 horas comparado con 37% si se cierra después). El cierre dentro de las primeras 72 horas es el objetivo.
■ Un equipo multidisciplinario consistente en neurocirujanos, ortopedistas, neurólogos, urólogos, gastroenterólogos, nutricionistas, terapistas (físicos ocupacionales y del habla) y ortotistas se encarga del tratamiento de estos niños.

Los objetivos primarios del tratamiento a largo plazo son atender la hidrocefalia y los problemas neurológicos urinarios (prevenir la urosepsis y atender la distonía vesical), corregir los defectos ortopédicos y proporcionar apoyo para la movilidad.

Problemas neurológicos

Más de 90% de los niños con lesión a nivel lumbosacro (o más alto) tiene hidrocefalia, con o sin una malformación de Chiari II. La hidrocefalia llega a estar presente incluso si no hay macrocefalia. Si los nervios craneales más bajos resultan estirados, quizá exista disfunción respiratoria, incluida la parálisis de las cuerdas vocales, apnea, aspiración y ronquera. La estenosis del acueducto está presente en 40% de los casos y es la otra causa principal de hidrocefalia. Las convulsiones se desarrollan en 20% de los niños con MMC en algún momento de su vida. Los EEG de detección no son necesarios, a menos que se sospechen convulsiones desde el punto de vista clínico. El atrapamiento de la médula espinal es muy común en los niños mayores con MMC, ya que la médula lumbosacra falla en el proceso de ascenso. Las adherencias resultantes de reparaciones quirúrgicas previas restringen la médula de manera adicional y evitan su ascenso normal durante el desarrollo.

Los signos y síntomas de médula atrapada incluyen anomalías neurológicas (pérdida de la sensibilidad), ortopédicas (dolor de espalda) y urológicas (falta de control o cambios en la urodinámica) y propician morbilidad adicional bajo la forma de atrofia de la extremidad, parálisis o incontinencia.

Movilidad

La predicción de los patrones de movilidad requiere consideraciones multifactoriales. Los pacientes con déficit neurosensorial a nivel torácico y lumbar alto necesitarán una silla de ruedas para parte o toda su movilidad. Los pacientes con déficit lumbar medio (el iliopsoas y cuádriceps tienen fuerza grado 4-5, mientras que los tendones de la corva, el tibial anterior y los gastrocnemios tienen una fuerza escasa o ninguna) lograrán la deambulación en la comunidad con aparatos ortopédicos. Aquellos con déficit lumbares más bajos tienen la mejor posibilidad de deambulación comunitaria independiente con la gran fuerza antigravedad de los glúteos.

La ganancia de peso en la adolescencia o a consecuencia de la inmovilización prolongada después de fracturas o cirugías por escoliosis incrementa el riesgo de perder el estado ambulatorio obtenido con tanto esfuerzo. El desarrollo de la motilidad independiente con o sin silla de ruedas es importante por razones que van más allá de la conveniencia motora. Los niños con locomoción autogenerada tienen un mejor desarrollo de la independencia y la autocompetencia. La restricción de la movilidad suele provocar patrones de conducta pasivos y dependientes: falta de iniciativa y curiosidad que termina por ser más incapacitante que el déficit motor primario.

Problemas ortopédicos (y niveles de lesiones relacionados)

Las lesiones por encima del tercer segmento lumbar (L3) debilitan el tobillo. Con lesiones de L4, el músculo tibial anterior es menos activo y tira del pie en dorsiflexión e inversión. La deformidad de la rodilla más común es la contractura en flexión (con afectación de L3 y más alta). Las lesiones de L3 y L4 ponen al niño en riesgo de luxación de la cadera. Hasta 85% de los niños con MMC tiene algún grado de deformidad en el pie, por lo que se propicia un pie zambo, que es difícil de tratar. El ángulo de movimiento de la cadera es importante de mantener debido a que cualquier contractura en flexión de la cadera mayor de 20° interfiere con la deambulación. Deformidades de la columna como la escoliosis, que se ven en 100% de los casos que afectan la médula torácica y en 42 a 90% de los casos que afectan segmentos de la médula espinal más bajos, son causados por anomalías óseas congénitas o inestabilidad de la columna. La escoliosis es progresiva y no se detiene por la pubertad o el uso de aparatos ortopédicos en esta población. La escoliosis de progresión rápida exige una evaluación pronta de siringomielia. En efecto, cualquier empeoramiento de la función o pérdida de la sensación exige la valoración pronta de atrapamiento de la médula espinal. La cifosis lumbar congénita es un hallazgo exclusivo de los pacientes con MMC.

Problemas urológicos

La ecocardiografía abdominal detectará una vejiga distendida o que se vacía de manera deficiente (el residuo posmicción mayor de 20 mL es significativo en un niño a término) o la presencia de hidronefrosis; 75% de los niños con MMC tiene vías urinarias altas normales, pero se recomienda repetir la ecocardiografía de los riñones cada seis meses durante los primeros tres años. El reflujo vesicoureteral o la alta presión transmitida desde una vejiga disinérgica pone en riesgo la función renal. El sondeo intermitente inicia durante la etapa preescolar para anticiparse a la participación independiente de algunos niños en edad escolar. Las medidas para controlar la presión vesical alta y la estasis urinaria son críticas y el inicio del empeoramiento de los síntomas del sistema urinario también aumenta la preocupación de una médula atrapada en desarrollo o un mal funcionamiento del cortocircuito.

Preocupaciones gastrointestinales

La presencia de reflejos anocutáneos o bulbocavernosos se relaciona con mayores probabilidades de lograr la continencia intestinal debido a que las aferencias sacras intactas que median estos reflejos también dan soporte a la sensación rectal que permite el control esfinteriano; esto sucede en menos de 25% de los niños con MMC. La mayoría logra la continencia con educación y una sincronización planeada de la defecación diaria con estimulación, supositorios o enemas para ayudar con la evacuación en intervalos predecibles. Tales programas intestinales deben comenzar entre los 2 y 5 años; el entrenamiento comienza alrededor de los 4 años de edad y suele ser la actividad más retardada de la vida diaria en esta población de niños.

Rotura de la piel

La rotura de la piel es frecuente sobre las áreas insensibles, en particular en niños con ID, cabeza grande, cifoescoliosis, úlceras crónicas u ortosis. Es preciso enseñar a los niños a que se revisen solos y aseguren los asientos y ortosis de manera bien ajustada, pues esto junto con una buena higiene y nutrición minimizan los riesgos.

Otras preocupaciones

El riesgo de obesidad se incrementa por una masa corporal magra menor y los niveles de actividad disminuidos. La estatura baja se acentúa por el acortamiento de la columna y un menor crecimiento de las extremidades insensibles, insuficiencia renal, enfermedades crónicas, pubertad precoz con maduración esquelética acelerada, o compromiso nutricional.

Con frecuencia, los niños con MMC tienen inteligencia normal; 10% tiene un IQ menor de 70, con riesgo de ID incrementado por lesiones más altas, gravedad en la malformación de Chiari II, grado de hidrocefalia y control de la presión intracraneal (número de revisiones e infecciones de los cortocircuitos). La hidrocefalia predispone a discapacidad para el aprendizaje, en particular en las funciones cognitivas visual-espacial-organizativa. Las matemáticas y la redacción son áreas importantes para detectar si requieren asistencia.

La alergia al látex se identificó por primera vez en esta población de pacientes. Las cirugías múltiples, catéteres y enemas incrementan la exposición a los antígenos proteínicos de esta sustancia y hasta 30% de los niños nacidos antes de 1990 desarrolló alergias que pusieron en riesgo la vida por exposición al látex. Desde ese tiempo, se recomienda evitar los materiales que contienen látex.

Espina bífida oculta

La espina bífida oculta es una afección muy extendida que se ve en 10% de la población estadounidense. Es consecuencia de la falla en la fusión del arco óseo posterior, pero no existe un defecto superficial sobrepuesto de la piel. Con frecuencia se ve un cojincillo graso, seno endodérmico, mechón de cabellos u hoyuelo en la parte baja de la espalda (región lumbosacra). El diagnóstico se hace por examen radiográfico (ecografía raquídea antes de los seis meses y una MRI de allí en adelante).

No hay morbilidad asociada. Los niños se presentan con disfunción intestinal o vesical, como infecciones de vías urinarias y otras anomalías neurológicas. Un niño con síntomas neurológicos debe referirse a un neurocirujano. Si la lesión se limita a L5, el paciente no tiene restringida la práctica de deportes y los aparatos ortopédicos y las cirugías son innecesarios.

TRASTORNOS DEL ESPECTRO AUTISTA

Las características de los trastornos del espectro autista (ASD, *autism spectrum disorders*) se resumen en la **tabla 39-4**.

Etiología y epidemiología

Con la publicación de la quinta edición del *Diagnostic and Statistical Manual of Mental Disorders* (DSM-5®), los criterios diagnósticos para el ASD cambiaron por completo. Para junio de 2016, los CDC estimaron la incidencia total de individuos con ASD de 1 en 68. El ASD es 4.5 veces más común entre niños que niñas. En 2007, los lineamientos de la American Academy of Pediatrics (AAP) para la detección de los problemas del desarrollo recomendaron que los médicos de atención primaria buscaran autismo en las visitas de los 18 y 24 meses.

La etiología es multifactorial, pero la genética desempeña un papel importante. Ciertas afecciones genéticas, como el síndrome X frágil y la esclerosis tuberosa, representan un riesgo mayor. Los factores ambientales también contribuyen, como el uso del ácido valproico y la talidomida durante el embarazo, la prematurez, ser parte de un nacimiento múltiple o tener padres mayores. Los nuevos estudios revelan otras causas posibles. Debe destacarse que no se ha encon-

---

TABLA 39-4

RESUMEN DE TRASTORNOS DEL ESPECTRO AUTISTA

- Etiología y epidemiología
  - La incidencia de individuos con ASD es de 1 en 68
  - El cociente M:F es de 4.5:1
  - Detectar autismo en las visitas de los 18 y 24 meses
  - La etiología es multifactorial, la genética juega un papel importante, como lo hacen otros factores ambientales (ácido valproico y talidomida durante el embarazo, prematurez, ser parte de un nacimiento múltiple y tener padres mayores)
- Diagnóstico
  - Déficit persistente en la comunicación y en la interacción social a través de múltiples contextos
  - Patrones de conducta, intereses o actividades restringidos, repetitivos
  - Los síntomas deben estar presentes en el periodo del desarrollo temprano
- Comorbilidades:
  - Discapacidad intelectual (se ve en 40-55% de los niños con ASD), tendencias obsesivas-compulsivas, trastorno por déficit de atención/hiperactividad, convulsiones (se ven en 20-30%), modulación trastornada del estímulo sensorial, trastornos del sueño, intolerancia a la alimentación
- Tratamiento
  - Programa de manejo del comportamiento (el *Applied Behavioral Management* o la terapia ABA son los más comunes)
  - Los medicamentos pueden ser un tratamiento adjunto benéfico
    - Los medicamentos que más se usan son los neurolépticos

trado que las vacunas y el preservativo de las vacunas timerosal sean un factor causal.

Presentación clínica

Las características clínicas varían con la edad del paciente al momento de la presentación. En la infancia, las alteraciones en la modulación sensorial (cólicos, irritabilidad, apetito insatisfecho) son evidentes, además de los siguientes factores:

- No sonreír, abrazar o fijar la vista en el cuidador.
- Habilidades sociales y adaptativas retardadas (habilidades de imitación como el juego de "¡Aquí está!" [*peek-a-boo*]).
- Falta de señalamiento protodeclarativo o protoimperativo.

Las manifestaciones en el niño preescolar incluyen las siguientes:

- Déficit en el desarrollo del lenguaje.
- Ecolalia.
- Falta de intención comunicativa de los sonidos.
- Problemas en la reciprocidad social (comprender el dar y tomar de la interacción social).
- Fascinación con los objetos, agua o reflejos en el espejo.
- Comportamiento motor estereotipado.
- Ataques de pánico relacionados con cambios, sonidos y sensaciones particulares.
- Sueño deficiente, a pesar de los esfuerzos parentales típicamente efectivos.

Las comorbilidades incluyen las siguientes:

- Discapacidad intelectual (se ve en 40-55% de los niños con ASD).
- Tendencias obsesivas-compulsivas.
- Trastorno por déficit de atención/hiperactividad.
- Convulsiones (en 20-30% de los casos).
- Modulación alterada del estímulo sensorial.
- Agresión dirigida contra sí mismo o contra otros.
- Habilidades de Savant.
- Trastornos del sueño.
- Intolerancia a la alimentación.

Diagnóstico

Los criterios diagnósticos del ASD, como se listan en el DSM-5®, son los siguientes:

A. Déficit persistente en la comunicación y en la interacción social en múltiples contextos, como se manifiesta por lo siguiente, en la actualidad o anteriormente:
   1. Déficit en la reciprocidad social-emocional.
   2. Déficit en las conductas de comunicación no verbal que se utilizan en la interacción social.
   3. Déficit en el desarrollo, mantenimiento y comprensión de las relaciones.
B. Patrones de conducta, intereses o actividades restringidos, repetitivos, como lo manifiestan cuando menos dos de los siguientes, en la actualidad o anteriormente.
   1. Movimientos motores, uso de objetos o habla estereotipados o repetitivos.

2. Insistencia en lo mismo, adherencia inflexible a las rutinas, o patrones rituales de comportamiento verbal o no verbal.
   3. Intereses muy restringidos, fijos, que son anormales en intensidad y persistencia.
   4. Hiperreactividad o hiporreactividad a los estímulos sensoriales o interés inusual en aspectos sensoriales del ambiente.
C. Los síntomas deben presentarse en el periodo inicial del desarrollo.
D. Los síntomas quizá ocasionen deterioro clínico significativo en lo social, ocupacional y otras áreas importantes del funcionamiento actual.
E. Estos trastornos no están bien explicados por otros diagnósticos.

En el DSM-5® también se listan otros criterios que gradúan la gravedad de la afección, así como otras comorbilidades relacionadas posibles. Hay ejemplos específicos de comportamientos que llenan cada criterio y ayudan a valorar la gravedad de los síntomas de cada persona.

Debe tomarse en cuenta un estudio médico dirigido. En otras palabras, si el médico sospecha que el niño tiene una afección causante de conducta autista debe efectuarle pruebas.

El diagnóstico diferencial incluye pérdida de la audición, trastornos del lenguaje específicos, ID, mutismo electivo, disartria, convulsiones y otros síndromes (síndrome X frágil, síndrome de Rett, fenilcetonuria no tratada, esclerosis tuberosa, neurofibromatosis, síndrome de Lesch-Nyhan, síndrome de Angelman y secuencia de Moebious).

Tratamiento

En el autismo, el esquema terapéutico a seguir debe ajustarse a las necesidades específicas de cada niño y es muy variable. Con frecuencia, los padres eligen usar un programa de manejo del comportamiento junto con terapias tradicionales y complementarias/alternativas. El programa de manejo del comportamiento *Applied Behavioral Management* (terapia ABA) está basado en la evidencia que se usa con más frecuencia para tratar a los niños con autismo, y apunta a incrementar los comportamientos que gozan de aceptación social y disminuir las conductas problemáticas. Un plan educativo coordinado con estímulos de todos los proveedores de cuidados de la salud es vital para el éxito del niño en la escuela. Una relación maestra-estudiante eficaz es imprescindible. Debido a la variabilidad de los tratamientos y a la falta de acuerdos sobre la eficacia de las diversas opciones terapéuticas, formular preguntas para realizar pruebas en esta área es difícil.

Farmacoterapia

Los medicamentos a menudo representan un recurso adjunto benéfico, en especial cuando se usan para tratar comorbilidades como los trastornos del humor, convulsiones, falta de cooperación, conductas autolesivas o perturbadoras, o ADHD. Los medicamentos más usados son los neurolépticos. Éstos se administran en una amplia variedad de situaciones, como las conductas agresivas o estereotipadas.

TABLA 39-5
RESUMEN DEL TRASTORNO POR DÉFICIT DE ATENCIÓN/HIPERACTIVIDAD

- Criterios esenciales para el diagnóstico:
  - Deterioro antes de los 12 años
  - Síntomas en más de un contexto
  - Evidencia indudable de que los síntomas interfieren o reducen la calidad del funcionamiento social, académico u ocupacional
  - Los síntomas se presentan por un mínimo de 6 meses
- En la niñez, el cociente masculino/femenino es de 2:1, en tanto que en los adultos es de 1:1.
- La incidencia de comorbilidades (discapacidad del aprendizaje, trastornos de conducta) es alta.
- El diagnóstico debe incluir un cuestionario estandarizado o entrevistas con los padres y maestros y comentarios narrativos de ambos.
- La mayoría de los niños (80%) responde a uno de los medicamentos estimulantes, lo cual los mantiene como los fármacos de primera elección.

TRASTORNO POR DÉFICIT DE ATENCIÓN/HIPERACTIVIDAD

Las características del trastorno por déficit de atención/hiperactividad (ADHD) se resumen en la **tabla 39-5**.

Etiología y epidemiología

De acuerdo con el DSM-5, estos diagnósticos se caracterizan por "un patrón persistente de falta de atención o hiperactividad/impulsividad que interfiere con el funcionamiento o desarrollo". La prevalencia de este trastorno es de 8.7% en niños y de 4.4% en adultos; se ha estimado que 70% de las personas diagnosticadas con ADHD en la niñez exhibirá persistencia de los síntomas en la etapa adulta. En los niños, la relación entre masculino y femenino es 2:1 (pero es variable entre los diferentes subtipos) y en los adultos la relación es igual. Es común entre familiares de primer grado (algunos estudios reportan una incidencia de hasta 50%). Varias causas de lesiones cerebrales sutiles se han implicado como factores causales y también se han notado diferencias menores en las estructuras cerebrales en los niños afectados. La investigación está en curso, pero se han implicado cambios en las conexiones del lóbulo frontal y subcorticales frontales. No obstante, en gran medida, la causa parece ser genética. También es frecuente que esté en asociación con síndromes específicos como el X frágil u ocurra después de una exposición intrauterina a tóxicos. La comorbilidad es muy común y se constata en 65% de los niños afectados.

- El 20% también tiene una discapacidad en el aprendizaje.
- El 30 al 50% también tiene un trastorno de conducta.
- Los niños con ADHD se encuentran en un riesgo más alto de depresión que aquellos que no lo padecen.

Se han encontrado relaciones inconsistentes entre la dieta y el ADHD.

Presentación clínica

En el DSM-5® se clasifica a los niños con el trastorno en tres grupos:

- Aquellos en los que predomina la presentación de falta de atención: son niños que alcanzan 6 de los 9 criterios para el comportamiento de falta de atención como mínimo.
- Aquellos en quienes predomina la presentación de hiperactividad/impulsividad: niños que alcanzan 6 de los 9 criterios para el comportamiento hiperactivo-impulsivo como mínimo.
- Presentación combinada: niños que llenan seis de los nueve criterios del comportamiento de falta de atención y 6 de los 9 criterios del comportamiento hiperactivo-impulsivo como mínimo.

Por cada uno de estos diagnósticos, los síntomas persisten cuando menos un periodo de seis meses, deben presentarse en un grado que es inconsistente con el nivel de desarrollo de la persona y han tenido un impacto negativo en sus actividades sociales, educativas u ocupacionales. Para aquellos de 17 años de edad y mayores, se requieren solo 5 de los 9 síntomas para efectuar el diagnóstico tanto en la categoría de falta de atención como en la de hiperactivo-impulsivo.

Otros factores que deben estar presentes para efectuar el diagnóstico son el hecho de que los síntomas se presentan antes de los 12 años, y se evidencian en dos o más contextos; afectan el funcionamiento social, educativo y ocupacional del individuo, y no debe haber otro diagnóstico de la salud mental que los explique mejor.

En general, los pacientes que no son hiperactivos, en comparación con los que sí lo son:

- A menudo responden a dosis más bajas de medicamentos.
- Son más fáciles de colocar en clases de educación especial para niños con *discapacidad del aprendizaje*.

Los pacientes hiperactivos, en comparación con los que no lo son:

- Son predominantemente varones en una relación de 3:1.
- Son más agresivos, antisociales y en consecuencia tienen problemas en las relaciones con sus pares.
- Exhiben más problemas del comportamiento y menos autocontrol.
- Reciben un diagnóstico más temprano debido a las dificultades en varias áreas de funcionamiento.
- Es más probable que se coloquen en clases de educación especial para niños con *trastornos del comportamiento*.

Diagnóstico

Con más frecuencia, la afección se identifica en los años iniciales de la educación elemental. El ADHD es difícil de diagnosticar en los primeros años de vida. Suelen ser de ayuda cuestionarios estandarizados para cuidadores de la salud o maestros, pero no existe una prueba única que se considere diagnóstica. Deben obtenerse muestras tanto de los maestros como de los padres.

Algunos investigadores usan pruebas de *banda ancha*, como los instrumentos exhaustivos de detección del comportamiento para valorar el ADHD, pero en general éstos no son ni de cerca tan específicos ni de tanta ayuda como los instrumentos de *banda estrecha* diseñados para valorar solo la atención. Los instrumentos de banda estrecha incluyen las *Vanderbilt Assessment Scales* (*NICHQ Vanderbilt Assessment Scale*: el formulario para informar a los padres y la *NICHQ Vanderbilt Assessment Scale*: el formulario para informar a los maestros) y la versión breve de Conners 3rd Edition. Las *Conners Comprehensive Behavior Rating Scales* y la *ADHD Rating Scale-5 for Children and Adolescents* también son útiles y han sido validadas en niños en edad preescolar. Los instrumentos de detección se emplean para generar una puntuación que permita calibrar la respuesta del niño al tratamiento.

Algunos usan las pruebas de desempeño continuo (*Test of Vigilance and Attention* [TOVA], *Gordon Diagnostic System*, *Conners Continuous Performance Test*, 3rd Edition [Conners CPT-3]). En estas pruebas, los estímulos visuales secuenciales son presentados a los niños en una pantalla de computadora y el niño debe responder; por lo general, la prueba dura alrededor de 15 minutos. Después, la computadora califica cuántas respuestas correctas tuvo el niño. Con frecuencia, las pruebas se aplican en investigación, pero su utilidad diagnóstica es limitada debido a que su sensibilidad y especificidad son relativamente deficientes para distinguir a los niños con ADHD de aquellos sin el padecimiento.

En niños con ADHD de gravedad relativa, la exploración neurológica quizá revele *signos blandos*, como los movimientos y problemas en los espejos con movimientos que alternan con gran celeridad. Debe comprenderse que el comportamiento de los niños en el consultorio o una observación simple en el salón de clases no es de valor en la predicción de la presencia o ausencia de ADHD.

Un examen electroencefalográfico debe reservarse para aquellos en quienes se sospechan *convulsiones de ausencia* en el estudio clínico (cese súbito de la actividad motora o del habla relacionado con contracciones breves, rítmicas, de los párpados o los labios o la inducción de un estado de fascinación conspicuo con 2-3 minutos de hiperventilación). Con frecuencia, en niños con ADHD, el EEG muestra actividad incrementada de ondas lentas en comparación con aquellos que no la tienen y las imágenes cerebrales quizá muestren un volumen cerebral total reducido; sin embargo, no son pruebas de laboratorio diagnósticas.

Diagnóstico diferencial

El diagnóstico diferencial incluye enfermedades que afectan de manera aguda la función del CNS, hipertiroidismo, convulsiones de ausencia, pérdida de la audición, pérdida o deterioro visual, trastornos por procesamiento auditivo central, trastornos del humor (en particular, depresión) y un trastorno de ansiedad.

Tratamiento

Los principios generales respecto a los medicamentos estimulantes incluyen los siguientes:

- Los niños que no responden a un medicamento quizá respondan a otro.
- Si los medicamentos se usan de manera secuencial, la tasa de beneficio se acerca a 80%.

- La dosificación no depende del peso, de manera que debe iniciarse a dosis bajas e incrementarse como sea necesario.
- Los efectos más poderosos son observables en el comportamiento social y en el aula de la escuela, así como en los síntomas centrales de falta de atención, hiperactividad e impulsividad.
- La dosificación en esquemas estimulantes anuales no produce atenuación de la respuesta y los descansos periódicos de los fármacos son innecesarios.
- Una respuesta positiva a los medicamentos estimulantes no incrementa la probabilidad de que un niño tenga ADHD. Los estimulantes suelen mejorar la atención, incluso en aquellos sin ADHD.
- Los medicamentos pueden enmascarar o empeorar los tics; sin embargo, no causan tics y por lo general los síntomas de ADHD alteran la vida del niño más que los tics. El desarrollo de tics después del inicio de un medicamento estimulante es con más frecuencia un fenómeno transitorio y no es una contraindicación absoluta para el uso de estimulantes.
- El modo de acción es sobre todo dopaminérgico; no obstante, los estimulantes también afectan los niveles de noradrenalina y serotonina en varias áreas del cerebro. El metilfenidato bloquea la recaptación de dopamina o noradrenalina en la neurona presináptica, lo que depende de la neurona y, por consiguiente, incrementa la concentración de neurotransmisor disponible en la neurona postsináptica y el efecto. Las sales de anfetamina también bloquean la recaptación de dopamina o noradrenalina en la neurona presináptica, pero también se absorben en la terminal nerviosa presináptica y son empacadas en vesículas que de manera habitual deberían contener dopamina o noradrenalina y en consecuencia aumentan otra vez la cantidad de dopamina o noradrenalina libre en la sinapsis e incrementan el efecto en la neurona postsináptica.
- La mayor parte de los medicamentos estimulantes vienen en fórmulas de liberación extendida y muestran mejor eficacia que las preparaciones de acción corta.
- En febrero de 2006, la Food and Drug Administration (FDA) colocó una advertencia en recuadro negro en los estimulantes ante el probable riesgo cardiovascular que representan, con precaución especial antes de usarse en niños con alguna cardiopatía subyacente.
- En agosto de 2008, en respuesta a una controversia respecto a la necesidad de realizar electrocardiogramas antes de usar estimulantes, la AAP publicó una declaración política en la que justifica un interrogatorio cuidadoso ante afecciones cardiacas o palpitaciones, síncopes o convulsiones identificados y un interrogatorio familiar cuidadoso frente a las muertes súbitas en niños o adultos jóvenes, o en caso de una cardiomiopatía hipertrófica o síndrome de QT largo y la exploración física con un examen cardiaco cuidadoso. El electrocardiograma (ECG) de rutina o la consulta cardiológica no se recomendaron en ese momento.

Debido a la evolución del dominio del autocontrol de la atención deliberada, las recomendaciones de la AAP para el uso de medicamentos se sugieren para niños mayores de seis años. Para niños sintomáticos menores se recomienda educación del comportamiento y apoyo ambiental. Amplios lineamientos para la evaluación y manejo de niños con síntomas de ADHD están disponibles en el *"Caring for Children with ADHD: a Resource Toolkit for Clinicians"* de la AAP. Los siguientes son ejemplos de medicamentos estimulantes:

- Metilfenidato (Ritalin®, Metadate®, Methylin®, Concerta®), dexmetilfenidato (Focalin®) y metilfenidato transdérmico (Daytrana®).
- Dextroanfetamina (Dexedrine®), mezcla de dextroanfetamina y sales de anfetamina (Adderall®). La lisdexanfetamina (Vyvanse®) es la forma profármaco de acción prolongada (Adderall®).
- La pemolina (Cylert®) no se usa mucho debido al riesgo de hepatotoxicidad letal y a la disponibilidad de alternativas efectivas.
- Un 70% de los pacientes experimenta abstinencia psicoestimulante 5 a 15 horas después de la última dosis cuando se usan las formas de acción corta.
- Este fenómeno, conocido como *rebote conductual*, se caracteriza por irritabilidad, locuacidad, incumplimiento, excitabilidad, hiperactividad e insomnio.
- El rebote conductual puede tratarse mediante una dosis pequeña (p. ej., 5 mg) cuando el paciente regresa al hogar de la escuela o mediante un cambio a una preparación de liberación sostenida.

Por lo general, los efectos colaterales de los medicamentos estimulantes incluyen *insomnio, apetito disminuido y por tanto, pérdida de peso, irritabilidad y otros cambios del humor, cefalea y dolor abdominal, los cuales con frecuencia ocurren de manera transitoria después de comenzar el tratamiento.* No se han demostrado efectos significativos en el peso ni en la estatura del adulto siempre y cuando dichos parámetros se sigan con cuidado durante el tratamiento. El efecto colateral más serio es la aparición de tics motores, pero un trastorno de tic se desarrolla en menos de 1% de los niños con ADHD. Otros efectos colaterales menos comunes son boca seca, náusea, ansiedad, cambios en la presión arterial y en la frecuencia del pulso, comportamiento obsesivo, embotamiento cognitivo y con algunas sustancias se ven alucinaciones.

La atomoxetina (Strattera®) es un medicamento no estimulante indicado para el tratamiento del ADHD. Inhibe de manera selectiva la recaptación de noradrenalina, pero su mecanismo de acción exacto se desconoce. Los efectos colaterales son similares a los de los estimulantes, pero también incluyen náusea, riesgo de lesión hepática y desarrollo de ideación suicida.

Los antidepresivos tricíclicos y la bupropiona son efectivos en muchos pacientes que no responden a los medicamentos estimulantes (su modo de acción es noradrenérgico); los agonistas α_2 antihipertensivos (clonidina y guanfacina) también suelen ser efectivos. La psicoterapia y las técnicas de modificación del comportamiento no suelen ser tan efectivas como el tratamiento exclusivo con medicamentos, pero son de ayuda en las afecciones comórbidas y un gran estudio de niños tratados con medicamentos y técnicas de modificación de la conducta mostró una reducción mayor en los síntomas centrales que los que se obtuvieron en los niños tratados con cualquier modalidad sola.

En la escuela y en el hogar debe llevarse a cabo un programa de modificación de la conducta con fuerte reforzamiento positivo; un plan de educación individualizado es útil con los problemas escolares. El mapeo de la actividad eléctrica cerebral, el entrenamiento visual, las dietas de eliminación y la administración de megavitaminas y otras preparaciones holísticas se han intentado como tratamiento, pero ninguna ha demostrado eficacia.

Pronóstico

El ADHD persiste como un problema en alrededor de 70% de los adultos (4.4% de la población adulta estadounidense) que fueron afectados cuando niños y se asocia con un tasa alta de falla académica y en el trabajo y de enfermedad psiquiátrica. En la adolescencia y en los años de adulto, la relación entre masculino y femenino se acerca a 1:1, tal vez debido a la identificación del trastorno en niñas y mujeres con falta de atención.

El pronóstico varía mucho y depende de las afecciones coexistentes, la fortaleza y debilidad cognitiva, el ambiente familiar y el momento y tipo de intervención; 20% de los adolescentes y adultos que tienen síntomas de ADHD persistentes funciona mal en el seguimiento respecto al ajuste emocional, educativo y social; 60% tiene un resultado intermedio y 20% muestra buenos resultados. Los niños con conductas comórbidas o trastornos del humor tienen peor resultado que sus contrapartes con ADHD solo. En general, los síntomas de los niños más afectados retornan con el tiempo (los síntomas de hiperactividad e impulsividad mejoran en la mayoría).

SÍNDROME ALCOHÓLICO FETAL

Etiología y epidemiología

El síndrome alcohólico fetal (FAS, *fetal alcohol syndrome*) ha sido redefinido para describir mejor el espectro de fenotipos de neurocomportamiento, así como los efectos teratógenos en otros sistemas orgánicos.

Los nuevos lineamientos son más detallados y requieren más experiencia en los criterios diagnósticos. Ahora hay cinco nuevas categorías que se definen como FAS.

- El FAS con exposición al alcohol confirmada.
- El FAS sin exposición confirmada.
- El FAS parcial con exposición confirmada.
- Los defectos del nacimiento relacionados con el alcohol (ARBD, *alcohol-related birth defects*).
- Trastorno del neurodesarrollo relacionado con el alcohol (ARND, *alcohol-related neurodevelopmental disorder*).

El FAS con exposición materna al alcohol confirmada requiere los criterios A, B, C y D.

A. Exposición materna al alcohol confirmada.
B. Evidencia de anomalías faciales características (fisuras palpebrales cortas, labio superior delgado, *filtrum* aplanado y cara media).

1. Otras características que se han observado son micrognatia, pliegues epicánticos, mandíbula pequeña y microcefalia.

C. Evidencia de retraso del crecimiento (peso bajo al nacer, desaceleración en la ganancia de peso en el transcurso del tiempo sin relación con la nutrición, relación peso/estatura baja desproporcionada).

D. Evidencia de anomalías en el neurodesarrollo del CNS como tamaño craneal disminuido al nacimiento, anomalías estructurales del cerebro (microcefalia, agenesia del cuerpo calloso, hipoplasia cerebelosa), o signos de tipo neurológico acentuados o débiles (habilidades motoras finas deficientes, pérdida de la audición, marcha en tándem deficiente, coordinación mano-ojo deficiente).

El FAS sin exposición confirmada al alcohol es obvio cuando se alcanzan los criterios B, C y D, pero no se confirma la exposición al alcohol. Los criterios FAS parciales se logran si hay exposición materna al alcohol confirmada con:

■ Evidencia de algunos componentes de anomalías faciales.
■ C o D o E.
■ C y D.
■ E. Evidencia de un patrón complejo de conducta o de anomalías cognitivas que son inconsistentes con el nivel de desarrollo del niño y no se explican por los antecedentes familiares o ambientales solos (dificultades en el aprendizaje, control deficiente de impulsos, pobre percepción social, deficiente capacidad de abstracción, déficits específicos en matemáticas, memoria, atención o juicio).

Los ARBD deben tener exposición al alcohol confirmada *y*:

■ Cardiacos: comunicación interauricular, comunicación interventricular, tetralogía de Fallot.
■ Esqueléticos: uñas hipoplásicas, clinodactilia, pecho, sinostosis radiocubital, contracturas en flexión, escoliosis.
■ Riñón: aplásico, displásico, hipoplásico, en herradura, hidronefrosis.
■ Oculares: estrabismo, problemas de refracción.
■ Auditivos: pérdida neurosensorial o de conducción.

El ARND se define al tener exposición confirmada al alcohol y la presencia de cuando menos una (o las dos) de las siguientes:

■ Evidencia de anomalías en el neurodesarrollo del CNS.
■ Evidencia de un patrón complejo de conducta o anomalías cognitivas.

Los ARBD se observan de manera separada o coexistir con ARND. Si ambos están presentes, deben diagnosticarse.

DISCAPACIDADES DEL APRENDIZAJE Y PROBLEMAS EDUCATIVOS

Etiología y epidemiología

Las discapacidades del aprendizaje incluyen problemas con el procesamiento de la información basada en el lenguaje presentada en cualquier forma que conduzca a un deterioro en el aprendizaje; ocurren en 6 a 8% de todos los niños en edad escolar. Los trastornos del aprendizaje llegan a aparecer a lo largo del proceso escolar debido a que el logro académico se relaciona en forma estrecha con las habilidades del lenguaje. Los trastornos emocionales suelen manifestarse como problemas académicos o de conducta. Algunos fármacos terapéuticos, cuando se usan sobre una base a largo plazo (en particular los medicamentos anticonvulsivos), afectan el rendimiento intelectual.

Presentación clínica

En el momento de la presentación, los problemas de los niños con discapacidad en el aprendizaje incluyen dificultad en recordar las instrucciones verbales, números, información personal; recuerdo deficiente de una lectura; dificultad para encontrar las palabras adecuadas; mala pronunciación u omisión de palabras cuando se habla y coordinación deficiente. Dichos síntomas se superponen con los de muchas otras afecciones y no se aprecian en todos los niños con discapacidades del aprendizaje.

Los problemas que se encuentran en las clases de contenido (p. ej., estudios sociales, historia) quizá reflejen comprensión reducida de la lectura, memoria de corto plazo deteriorada, o velocidad de lectura lenta.

La mayoría de los niños con una discapacidad del aprendizaje aislada experimenta un problema en sus habilidades con el lenguaje/verbales o con las matemáticas/desempeño, pero no en ambas. Es probable que los niños con dificultades en ambas áreas tengan un problema más serio, como ID o ADHD.

Debe recordarse que las inversiones (p. ej., las letras *b* y *d*) al escribir son normales en los niños de alrededor de siete años de edad.

Varios problemas médicos se manifiestan como quejas acerca del desempeño escolar:

■ Convulsiones de *petit mal.*
■ Síndrome de Tourette.
■ Problemas visuales.
■ Pérdida leve de la audición conductiva.

Diagnóstico

El diagnóstico de las discapacidades del aprendizaje requiere:

■ Inteligencia normal.
■ Una discrepancia entre los logros potenciales (medido con pruebas del IQ) y los académicos (de manera habitual, una diferencia de dos desviaciones estándar entre las dos mediciones).
■ Ausencia de déficit sensorial (deterioro en la audición o visual).
■ Ausencia de negligencia cultural o educativa grave.

Los criterios específicos para el diagnóstico y calificaciones de los servicios varían de estado en estado.

No es posible diagnosticar las discapacidades del aprendizaje a una edad menor a la de cuando se espera que ocurran tales aprendizajes (p. ej., es imposible que un niño de cuatro años reciba un diagnóstico de dislexia). Los antecedentes familiares son valiosos para evaluar a un niño con dificultades del aprendizaje. Fuerte evidencia indica que las discapacidades del aprendizaje se originan en una disfunción de regiones cerebrales específicas y son, por tanto, hereditarias. Un *locus* genético de la discapacidad para la lectura se ha identificado en el cromosoma 6 y la tasa de recurrencia para las discapacidades en la lectura van de 35 a 45% en una familia afectada. Las discapacidades del aprendizaje se relacionan con síndromes genéticos específicos (síndrome de Turner, síndrome del X frágil, síndrome de Klinefelter y neurofibromatosis tipo I).

Comorbilidades

El ADHD se notifica en cerca de 40% de los niños en quienes se identifica una discapacidad del aprendizaje.

Tratamiento

Debe usarse un plan educativo individualizado para cada niño con una discapacidad en el aprendizaje.

■ Éste delinea la discapacidad del niño, las actividades correctivas y los objetivos, además de que describe cómo y cuándo valorará de nuevo al niño.
■ Un equipo de profesionales se encarga de desarrollar el plan, que de manera típica incluye al psicólogo de la escuela además de los maestros y terapeutas del niño.

Respuesta a la intervención (RTI, *response to intervention*) es un nuevo concepto de diagnóstico y tratamiento de las discapacidades en el aprendizaje. Si se sospecha una discapacidad del aprendizaje y una valoración educativa indica que hay una discapacidad, es factible instituir un incremento en los niveles de apoyo en las áreas deficitarias. Si un niño responde con rapidez a una intervención mínima, indica que el problema fue una falta de instrucción apropiada en el área y no una discapacidad del aprendizaje. También, las actividades extracurriculares suelen ser muy benéficas en la autoestima de los niños.

Pronóstico

El pronóstico final del niño con una discapacidad en el aprendizaje depende de la gravedad de ésta; el estado emocional, la autoestima y la inteligencia del niño, la disponibilidad de promoción/educación de apoyo y asesoría para su cuidado. La falla continua de la escuela propicia la depresión, un comportamiento agresivo, una motivación reducida para completar el trabajo escolar, delincuencia juvenil y abandono de la escuela. La discapacidad en el aprendizaje por lo general no es superada.

RETRASO EN EL LENGUAJE/HABLA

Etiología y epidemiología

Las causas del retraso en el desarrollo del lenguaje incluyen prematurez, nutrición deficiente, exposición a toxinas (p. ej., plomo), deficiencia de hierro, negligencia grave, síndromes diversos y ID. Se ha comprobado una asociación entre la pérdida leve de la audición de conducción secundaria a otitis serosa media y el retraso en el habla y el lenguaje en los niños en edad escolar.

Presentación clínica

Las palabras en las cuales se mezclan dos sonidos consonantes juntos (p. ej., cruzar) son más difíciles de pronunciar y hay omisión de alguna letra al decirlas (p. ej., *cusar*) o son cambiadas (como *utar*). La dificultad para pronunciar los sonidos *rr, s, l, sh* y *z* llega a persistir hasta los siete años. La disfluencia del desarrollo suele suscitarse en niños en edad preescolar durante el logro de las habilidades en el lenguaje (2-3 años de edad), e incluye la repetición de parte de una palabra, una palabra completa, una frase y es confundida por muchos padres como tartamudeo. El tartamudeo representa un trastorno clínico que tiene lugar en niños mayores (mayores de cinco años), a menudo ocurre cuando los niños desarrollan la habilidad para hablar con oraciones y no solo mediante frases. También con mayor frecuencia, incluye disfluencias "dentro de la palabra", como la prolongación del sonido medio de una palabra y con frecuencia se relaciona con signos de tensión física como el cierre forzado de los ojos. En general, se sospecha si hay tres palabras difluentes por cada 100 palabras habladas, se produce en 1% de los niños en edad escolar y es tres veces más común en varones.

Diagnóstico

La evaluación diagnóstica de un niño con retraso en el lenguaje debe incluir un interrogatorio cuidadoso que explore los factores de riesgo y el logro de metas, la exploración física, pruebas estandarizadas del lenguaje para valorar las capacidades del lenguaje expresivo y receptivo, pruebas auditivas, y la valoración de otros dominios del desarrollo para buscar la posibilidad de un problema más global u omnipresente.

Los problemas del lenguaje para los cuales debe considerarse una evaluación diagnóstica incluyen los siguientes:

■ Vocalización disminuida o falla para variar el timbre de la voz a los cuatro meses.
■ Falla para dirigirse hacia el sonido o la voz a los seis meses de edad.
■ Falta de babeo o de sonidos consonantes a los nueve meses.
■ Falta de palabras verdaderas o gestos con significado a los 15 meses.
■ Falta de señalamiento protodeclarativo a los 18 meses.
■ Necesidades de comunicación a los dos años de edad mediante señales o quejidos (gruñidos) en lugar de verbalizar.
■ La gente extraña le entiende menos de 50% a los dos años.
■ Falta de combinaciones de dos palabras a los dos años.

Tratamiento

Los principales objetivos del tratamiento del habla son maximizar las habilidades pragmáticas de comunicación y minimizar la frustración del niño y de los padres. Los niños que tartamudean deben someterse a tratamiento si la disfluencia conduce a un trastorno emocional.

Pronóstico

El pronóstico de un niño con retraso aislado del lenguaje suele ser bueno.

EJERCICIOS DE REVISIÓN

PREGUNTAS

1. Todos los enunciados siguientes con respecto a la ID son verdaderos, *excepto*:

a) Para establecer el diagnóstico es necesario un resultado en la medición estándar de la inteligencia que esté dos desviaciones estándar o más por debajo de la media y un funcionamiento deficiente en dos áreas de la vida diaria valoradas por mediciones estandarizadas.

b) La causa suele desconocerse.

c) En general, la ID suele ser más grave en niños en quienes los signos se vuelven evidentes a una edad más temprana.

d) La mayoría de los niños afectados tiene ID leve.

e) El tratamiento se orienta a maximizar el funcionamiento adaptativo.

Respuesta

La respuesta es a). La definición de la opción *a* se refiere a la vieja definición del retraso mental. El término no es muy usado para esta afección y ha sido reemplazado por discapacidad intelectual. Los nuevos criterios requieren que el individuo experimente déficit en el funcionamiento intelectual y adaptativo. El funcionamiento adaptativo muestra compromiso si hay déficit en cuando menos una de las siguientes tres áreas: conceptual, social y funcionamiento práctico. Hay criterios adicionales menores que se detallan en el capítulo.

2. Un lactante de seis meses es llevado a su consultorio para una visita de control. En la exploración física, usted observa un incremento claro en el tono muscular de las extremidades inferiores, en particular los músculos de la corva y los aductores de la cadera, así como reflejos rotulianos bilaterales enérgicos. Tiene dificultad para colocar al niño en posición sentada, quien es capaz de mantener una sonaja en cada mano. El niño también tiene un llanto de tono alto y los antecedentes revelan habilidades del desarrollo global retardadas. ¿Cuál de los siguientes problemas probablemente revele la historia clínica?

a) Prematurez.

b) Lesión cerebral traumática.

c) Meningitis bacteriana.

d) Hemorragia intracraneal significativa.

e) Cualquiera de las anteriores.

Respuesta

La respuesta es e). El relato sugiere CP. Dado que el niño tiene signos de espasticidad en ambas extremidades inferiores pero es capaz de mantener una sonaja en ambas manos (una habilidad que se manifiesta a los cuatro meses), con más probabilidad tiene una diplejía espástica del tipo de la CP. Recuérdese que la CP es una encefalopatía estática que resulta de una lesión cerebral previa y no es progresiva. En consecuencia, el niño debe vigilarse de cerca por signos adicionales de deterioro debido a que es difícil hacer el diagnóstico definitivo a una edad tan temprana. Cualquiera de los factores citados podría conducir a esta presentación en este lactante.

3. Un niño de 12 años afectado por una espina bífida se presenta a consulta por incontinencia fecal y urinaria que al parecer ha empeorado durante los dos meses previos. Antes era continente para los movimientos intestinales y utiliza un sondeo uretral intermitente cuatro veces al día para vaciar su vejiga. Tuvo dos infecciones en las vías urinarias en el lejano pasado, tiene hidrocefalia desde el nacimiento que requirió la colocación de una derivación ventrículo-peritoneal y usa oxibutinina para tratar la distonía vesical. También manifiesta que parece que sus pies se han "arqueado más" durante los últimos meses. El siguiente paso en el tratamiento debe incluir lo siguiente:

a) Incrementar la frecuencia de los sondeos intermitentes de vaciamiento cada 4 horas.

b) Instituir un programa de manejo intestinal para reprimir la incontinencia fecal.

c) Efectuar una MRI cerebral.

d) Efectuar una MRI de la columna sacra.

e) Realizar estudios urodinámicos.

Respuesta

La respuesta es d). Los síntomas del niño sugieren un síndrome de médula atrapada, una complicación común en todos los niños con espina bífida, en especial durante los periodos de crecimiento rápido. En un niño con una lesión o malformación congénita cerebral, se ve con frecuencia un inicio temprano de la pubertad, de manera que es probable que el niño haya ingresado en la pubertad y se encuentre en una tasa acelerada de crecimiento. Los signos y síntomas del síndrome de médula espinal atrapada incluyen anomalías neurológicas, ortopédicas y urológicas y puede conducir a una morbilidad significativa si no se reconoce. El niño también debe ser evaluado por una posible infección de vías urinarias debido a que la urosepsis causa morbilidad significativa e incluso mortalidad en esta población.

4. Un niño de 24 meses se presenta con retraso del habla a su consultorio. El paciente ha pasado por una detección de la audición del recién nacido y usa algunas palabras de manera repetitiva y con una voz "cantada", pero no responde cuando usted le pregunta "¿Dónde está mamá?", ni lo mira cuando pronuncia su nombre. Los padres están preocupados porque tiene berrinches excesivos, el niño disfruta la paz del consultorio y gira su cabeza hacia adelante y hacia atrás delante del mango de cromo de la mesa de exploración. Por otro lado, su crecimiento y salud son excelentes. ¿Cuál de las siguientes opciones debe incluir el próximo paso terapéutico?

a) Detección de la audición.

b) Detección de autismo.

c) Valoración y tratamiento del habla y el lenguaje.

d) Referirlo a un servicio de intervención temprana.

e) Todas las anteriores.

Respuesta

La respuesta es e). El niño muestra retraso en el lenguaje receptivo y expresivo, así como diferencias en la socialización sugestivas de un trastorno del espectro autista. Una detección de la audición del recién nacido no descarta problemas de audición adquiridos o un deterioro de la audición de alta frecuencia que quizá represente una interferencia seria para el procesamiento del lenguaje. La impresión médica de socialización y uso del lenguaje atípicos, junto a una detección de alto riesgo con la *Modified Checklist for Autism in Toddlers-Revised* (M-CHAT-R, validada para identificar niños entre 16 y 30 meses que necesitan una valoración más profunda de autismo o de trastornos del habla y el lenguaje) ayudará al sistema de intervención temprana local a dirigir a este niño a valoraciones del lenguaje y el comportamiento específicas necesarias para evaluarlo. Si la valoración confirma los déficits, los terapeutas y los padres desarrollarán un plan individualizado de servicios familiares para referir a este niño con los servicios apropiados de su comunidad. Mientras tanto, una nueva visita con la familia le permitirá conversar sobre el diagnóstico de trastornos del lenguaje o autismo y los pros y contras de una prueba genética o de valoraciones neurológicas adicionales de convulsiones o de los cambios subyacentes en el CNS identificados en los estudios de imagen que la historia clínica sugiere que están indicados.

5. Una madre lleva a su hijo de nueve años que en la actualidad cursa el tercer grado de primaria para una valoración médica debido a que su desempeño académico ha disminuido de manera significativa este año. Antes alcanzó calificaciones promedio por encima de la media, pero ahora está en peligro de reprobar sus clases de artes y ciencias de la lengua. En el pasado, el niño mostró un comportamiento excesivamente juguetón e inmaduro en el hogar y la escuela, el cual parece haber empeorado durante este año académico. En sus antecedentes médicos destaca la colocación de un tubo para ecualizar la presión a la edad de dos años y otra vez a los tres años a causa de una otitis media recurrente. Sus antecedentes familiares son intrascendentes en relación con ID y discapacidad en el aprendizaje. El siguiente paso en el tratamiento debe incluir todas las siguientes, excepto:

a) Detección de la visión.
b) Detección de la audición.
c) Evaluación por un psicólogo.
d) Iniciar un ensayo de medicamentos estimulantes.
e) Completar la exploración física y neurológica.

Respuesta
La respuesta es d). Este niño debe someterse a una exploración física completa que incluya la detección de la audición y la visión para descartar déficits sensoriales u otras causas médicas posibles de sus dificultades académicas. Se requiere la evaluación por un psicólogo u otras herramientas de detección útiles en el consultorio médico para descartar la posibilidad de ADHD, discapacidad del aprendizaje y otras afecciones comórbidas. Debe instituirse un ensayo con medicamentos estimulantes solo si se confirma el diagnóstico de ADHD.

6. En una visita de control, usted ve a un niño de tres años que refirió hace un año a Intervenciones tempranas debido a preocupaciones por la planeación motora deficiente y retraso del lenguaje. El menor pronunció su primera palabra a los seis meses y su primera frase de dos palabras a los 29 meses. Su vocabulario actual consta de nueve palabras, no muestra signos de juegos imaginativos y con frecuencia utiliza la ecolalia; también carece de las habilidades no verbales necesarias para lograr que sus necesidades se conozcan. Los proveedores de Intervención temprana que antes trabajaron con él han cuestionado el diagnóstico de un trastorno del espectro autista y le pidieron valorarlo otra vez o que lo refiera a un especialista. En esencia, su exploración física es intrascendente, con excepción de una cara elongada

que recuerda a la de su padre. Usted revisa los antecedentes personales, familiares y sociales otra vez. El niño ha sido relativamente sano hasta ahora, sin hospitalizaciones ni afecciones crónicas, con la excepción de cuatro infecciones en el oído. En los antecedentes familiares destacan dos tías maternas que vivieron en un hogar grupal debido a que tenían "cambios mentales"; su madre tiene dos hermanas que están a la mitad de su cuarta década de vida (entre 30 y 40 años) infértiles y además experimentaron una menopausia temprana. Los abuelos maternos son saludables. Los abuelos paternos tienen hipertensión. Su padre está empleado como actuario, su madre es ama de casa y él tiene dos hermanas sanas. Hasta la fecha, ha recibido las inmunizaciones de manera oportuna. Los siguientes pasos razonables en la evaluación de este niño podrían incluir todas las siguientes, excepto:

a) Determinación de microordenamientos cromosómicos.
b) Referir a un especialista para evaluar algún trastorno del espectro autista.
c) Referirlo con un audiólogo para una valoración completa de la audición.
d) Pruebas genéticas para descartar un síndrome de X frágil.
e) Revisar el compromiso actual del niño en los servicios de terapia.

Respuesta
La respuesta es d). El caso del niño es clásico de un síndrome X frágil (FXS, *fragile X syndrome*). Con frecuencia, estos niños muestran signos de retraso en el lenguaje y representan cerca de 5% de todos los casos de trastornos del espectro autista. En los primeros años de vida, las características dismórficas quizá estén ausentes o sean sutiles, lo que hace que la sospecha del médico se base más en la historia clínica. A medida que el niño crece, surgen características típicas como una cara elongada, orejas grandes y agrandamiento testicular después de los ocho años de edad. La afección es causada por la pérdida o la función deficiente del gen del retraso mental por X frágil 1 (FMR-1, *fragile X mental retardation 1*); esto lleva a una expansión en la repetición del trinucleótido de citosina-guanina-guanina (CGG) en una localización específica del cromosoma X. Si el número de repeticiones es mayor de 200, suele verse el síndrome completo. Un número de repeticiones de alrededor de 50 a 200 propicia lo que se conoce como portadores premutación. A menudo, las mujeres con esta afección son infértiles y experimentan menopausia temprana. Como se trata de un trastorno ligado a X, el médico espera ver hombres afectados en el árbol genealógico familiar; sin embargo, como se acaba de explicar, llega a presentarse en ambos sexos. Así, tiene más sentido realizar pruebas específicas para el X frágil, las cuales varían según el laboratorio, que realizar una evaluación muy extensa y muy costosa como la determinación de microordenamientos cromosómicos. Las otras presunciones son muy razonables dada la sospecha de un trastorno del espectro autista y la evidencia de retraso en el habla.

7. Usted atiende a una niña de cinco años debido a que no superó su entrevista previa a ingresar al jardín de niños. Ella ha sido revisada a tiempo para cada una de sus citas infantiles de control y está actualizada en sus inmunizaciones.

La revisión del expediente revela lo siguiente: su peso al nacer fue de 2.2 kg (por abajo del percentil 5). La longitud fue de 47 cm (percentil 10) y la circunferencia de la cabeza fue de 31.5 cm (Percentil 2). Su madre también es pequeña, de manera que sus percentiles no generan preocupación; no hubo algo destacable durante el embarazo. De manera específica, el obstetra notó que no había preocupaciones médicas, la ganancia de peso de la madre se estimó apropiada y ella rechaza haber usado cualquier sustancia ilícita. La niña ha experimentado dificultades con el crecimiento durante su vida, pese a la concentración de la fórmula calórica en el primer año de vida, que fue de 24 calorías/oz, y las recomendaciones de otros médicos de reforzar las calorías mediante el uso de varios métodos a lo largo de su vida. La niña tuvo siempre habilidades del desarrollo limítrofes que no justificaron su referencia. Aparte de las preocupaciones típicas como tener un sueño deficiente de lactante y agitarse con facilidad, su madre nunca tuvo otras preocupaciones por su comportamiento.

Su examen previo al ingreso al jardín de niños fue difícil de completar debido a la escasa cooperación de la niña. Las habilidades para hablar se notaron retrasadas para su edad y también demostró retraso con sus habilidades motoras finas. Preguntas adicionales revelaron que nunca asistió al preescolar, ya que parecía muy angustiada cuando se la apartaba del cuidado de su madre, aunque su abuela materna también la cuidó con frecuencia mientras su madre trabajaba.

Lo más notable de su exploración física es que parece una niña pequeña para su edad, con tono bajo, alguna dismorfología facial sutil y un soplo cardiaco suave. Todos sus parámetros del crecimiento están por debajo del 5o. percentil. De los siguientes, el diagnóstico más probable es:

a) Síndrome de Turner.
b) Deficiencia nutricional.
c) Enfermedad celiaca.
d) Síndrome de alcoholismo fetal.
e) Síndrome de Russell-Silver.

Respuesta

La respuesta es d). Las tres características principales del síndrome de alcoholismo fetal son retraso en el crecimiento prenatal y posnatal, dismorfología facial y defectos en el neurocomportamiento. En consecuencia, esta niña tiene una alta probabilidad de síndrome de alcoholismo fetal sin exposición confirmada. El FAS es la causa prevenible más común de discapacidad intelectual (ID). Las dismorfologías facia-les clásicas incluyen un *filtrum* liso, labio superior delgado, hipoplasia en la parte media de la cara, fisuras palpebrales cortas, micrognatia, mandíbula pequeña y microcefalia. También se han observado defectos cardiacos como la comunicación interventricular o interauricular. Los déficits del neurocomportamiento son numerosos y variables, incluyen hipotonía, ADHD y discapacidades del aprendizaje o incluso discapacidad intelectual. Por lo general, estos niños también son pequeños al nacer y su problema persiste con frecuencia a pesar de la suplementación nutricional.

Los niños con síndrome de Turner también son pequeños y tienen defectos cardiacos, pero por lo general no tienen los defectos en el neurocomportamiento que se ven en esta niña. La deficiencia nutricional también podría conducir a un crecimiento deficiente y al resultado deficiente en el neurodesarrollo se aprecia en esta niña, aunque es menos probable que en el FAS y no conllevaría características dismórficas sutiles ni de un soplo cardiaco. Lo mismo es cierto en la enfermedad celiaca, aunque los defectos neurológicos serían incluso más inusuales. Los niños con el síndrome de Russell-Silver experimentan crecimiento lineal deficiente, pero su circunferencia cefálica suele estar dentro de los límites normales para la edad, de modo que en ocasiones parecen macrocefálicos.

LECTURAS RECOMENDADAS

American Psychiatric Association. *Diagnostic and statistical manual of mental disorders* (DSM-5®), 5th ed. Arlington, VA: American Psychiatric Association, 2013.

Batshaw ML, Roizen NJ, Lotrecchiano GR. *Children with disabilities*, 7th ed. Baltimore, MD: Brookes Publishing, 2013.

Byrd RS. School failure: assessment, intervention, and prevention in primary pediatric care. *Pediatr Rev* 2005;26:233–243.

Carey WB, Crocker AC, Coleman WL, et al. *Developmental-behavioral pediatrics*, 4th ed. Philadelphia, PA: Saunders Elsevier, 2009.

Johnson CP. Recognition of autism before age 2 years. *Pediatr Rev* 2008;29:86–96.

Liptak GS, Dosa NP. Myelomeningocele. *Pediatr Rev* 2010;31:443–450.

Voigt RG, Macias MM, Myers SM. *Developmental and behavioral pediatrics*. Elk Grove Village, IL: American Academy of Pediatrics, 2011.

Wilks T, Gerber RJ, Erdie-Lalena C. Developmental milestones: cognitive development. *Pediatr Rev* 2010;31:364–367.

Wilms Floet AM, Scheiner C, Grossman L. Attention-deficit/hyperactivity disorder. *Pediatr Rev* 2010;31:56–69.

Capítulo 40

SIMULACIÓN DEL EXAMEN DE CERTIFICACIÓN: Desarrollo

Mark H . Deis

PREGUNTAS

1. Un lactante permanece en posición sentada después de que su madre lo coloca de esa forma en la mesa de exploración del consultorio. El cuerpo del niño se vuelve rígido cuando el médico lo empuja de los hombros hacia un lado con delicadeza, a lo que responde estirando sus manos para protegerse. Cuando se coloca en decúbito prono, el paciente se apoya de inmediato en sus manos y rodillas y se balancea hacia adelante y hacia atrás, aunque su madre comenta que todavía no gatea. Cuando se coloca en posición sentada toma las llaves de su madre y las pasa de una mano a otra. La madre coloca una pequeña pieza de cereal frente a él, la cual toma entre la cara palmar de su pulgar y la cara lateral anatómica de su dedo índice. Cuando el médico le habla el niño gira su cuerpo hacia él, pero la madre informa que no parece reconocer su nombre y que no ha usado aproximaciones expresivas de palabras. Además, ha comenzado a balbucear desde hace dos meses y sigue la mirada del médico cuando éste mira la hora. El desarrollo de este lactante está cerca del esperado a los:

- **a)** 6 meses.
- **b)** 7 meses.
- **c)** 8 meses.
- **d)** 9 meses.
- **e)** Este desarrollo no es común a ninguna edad.

Respuesta
La respuesta es c).

2. Mientras se realiza la historia clínica a una lactante mayor durante su visita de control, el médico observa que su marcha es inestable y da como cinco pasos al mismo tiempo. Su madre informa que camina desde hace alrededor de tres semanas. También gatea con rapidez entre los objetos de la habitación y levanta objetos pequeños con un agarre maduro a modo de pinza. La madre comenta que instaló cerrojos de seguridad en su hogar debido a que la niña comenzó a abrir las puertas. Cuando se le da una crayola, primero coloca un extremo en la boca, pero luego la mantiene en un puño y garabatea sobre un papel, imitando al médico. La niña responde de inmediato cuando oye su nombre. La madre logra entretenerla con un juguete del cual surgen figuras cuando se aprietan botones. La niña imita al médico cuando éste se esconde y reaparece de forma súbita ("¡aquí está!"[*peek-a-boo*]) durante la exploración física, aunque es claro que se mostró aprensiva cuando el médico se le acercó por primera vez. Ha empleado las expresiones "dada" y "mama" durante alrededor de dos meses y su madre cree que ha comenzado a usarlas de manera apropiada. Esta niña muestra un desempeño cercano al esperado a los:

- **a)** 10 meses.
- **b)** 11 meses.
- **c)** 12 meses.
- **d)** 13 meses.
- **e)** Este desarrollo no es común a ninguna edad.

Respuesta
La respuesta es c).

3. Un niño es llevado a la consulta para una visita de control. Él corre por la sala de espera y el consultorio detrás de su hermano mayor. Comienza a saltar sobre una silla de la habitación y grita en manifestación de protesta cuando su hermano lo empuja al suelo y se sienta en su lugar. La madre manifiesta que sin una vigilancia constante en el hogar, el niño "inventa nuevas formas de causar problemas". Es capaz de subir las escaleras y caminar hasta donde están los adultos si se le sostiene de la mano. Ha comenzado a lanzar pelotas y otros objetos, pero todavía no logra patear una pelota. Se alimenta solo, aunque es muy desordenado al hacerlo y le encanta hacer garabatos. Su juguete favorito es uno que utiliza un pequeño martillo de plástico para activar varios mecanismos tipo causa y efecto. Su madre estima que tiene un vocabulario de 15 palabras, la mayoría de las cuales corresponde a los nombres de objetos familiares. El niño señala su pelo, ojos y boca cuando se le pide que lo haga. Luego, vuelve a gritar en protesta y señala hacia las galletas que su hermano ha sacado de la bolsa de su madre y que todavía no las comparte con él. También gruñe y señala hacia un dibujo animado familiar pintado en la pared, y mira a su madre mientras hace lo anterior. La madre lo coloca sobre su regazo de manera que el médico pueda examinarlo y el niño comienza a llorar cuando el médico se le acerca. Ella le pide que se quite los zapatos, lo cual hace de manera rápida y los arroja al piso. Entonces aplaude a medida que lo hacen el médico y su madre en señal de aprobación. Este niño realiza actividades cercanas al desarrollo que se espera a los:

  a) 16 meses.
  b) 18 meses.
  c) 20 meses.
  d) 22 meses.
  e) Esto no forma parte del desarrollo típico a ninguna edad.

Respuesta
La respuesta es b).

4. Una niña es llevada a consulta médica para su valoración previa al ingreso a preescolar. Los hallazgos de la exploración física, incluidos los parámetros de crecimiento, son típicos para su edad. Su madre manifiesta que es capaz de vestirse y desvestirse sola y de ayudar con tareas simples del hogar, como arreglar la mesa para la cena. La niña sube y baja escaleras colocando un pie en cada paso y desde hace poco comenzó a andar en bicicleta con rueditas de entrenamiento. El médico dibuja varias figuras para ella en un intento de que la niña lo imite, la menor logra copiar una cruz, un círculo y un cuadrado. Su habla se comprende por completo. También relaciona un hecho personal e identifica cinco colores. Esta niña realiza actividades cercanas al desarrollo que se alcanza a los:

  a) 36 meses.
  b) 42 meses.
  c) 48 meses.
  d) 54 meses.
  e) Este no es un desarrollo típico de ninguna edad.

Respuesta
La respuesta es c).

Caso para las preguntas 5 y 6
Abigaíl es una niña de dos años que llevan a su consultorio para valorarla por sus berrinches. La niña se ve bien, los hallazgos de su valoración física son normales y los valores de sus parámetros de crecimiento (estatura, peso y circunferencia de la cabeza) están en el percentil 10. No presenta estigmas de enfermedades o síndromes neurocutáneos. Sus habilidades motoras gruesas se demuestran porque camina y corre bien. La niña come sola con sus dedos, levanta sus juguetes cuando su madre se lo demuestra y le pide a su madre lo que quiere, para lo cual la lleva de la mano o le señala el objeto. Disfruta de jugar sola y le gusta sacar y meter los juguetes en su caja o del armario de su madre. A la niña le gusta tirar sus cubos y el médico solo consigue que apile dos. Ella garabatea bien y no muestra una preferencia clara por su mano izquierda o derecha. La niña no asistió a la visita que le correspondía a los 18 meses debido a que recibió un refuerzo de vacunas en el departamento de salud, pero siempre pasó sus pruebas de detección hasta el primer año de edad. La madre dice que Abigaíl se frustra con facilidad y no responde cuando se le reclaman los berrinches que hace. La

enfermera no logró que la niña se colocara los audífonos o cooperara en la prueba de detección de la audición.

5. Los siguientes pasos para una valoración apropiada incluyen (puede ser correcta más de una pregunta):

  a) Detección de la audición.
  b) Detección de la visión.
  c) Pruebas de desarrollo formal de todas las áreas funcionales.
  d) Notificar a una agencia de protección de niños respecto a una respuesta apropiada a los berrinches.
  e) Referirla con un neurólogo.
  f) Solicitar imágenes de resonancia magnética del cerebro.

Respuesta
Las respuestas son a), b) y c). Abigaíl comenzó a hacer berrinches, un problema normal a la edad de dos años. Su madre ha respondido de manera apropiada al tratar de distraerla e ignorar este comportamiento, pero las estrategias no han sido eficaces debido a que las causas de los berrinches de la niña son otras frustraciones. Sus destrezas de comunicación están retrasadas de manera significativa. A los dos años de edad, ella no usa el lenguaje para comunicar sus necesidades y recurre a hacerlo llevando a las personas o señalando los objetos de su interés. Si éstos fueran los únicos indicios, el médico podría sospechar solo de un trastorno del lenguaje. Cuando el lenguaje expresivo se retrasa, cabe sospechar de una audición afectada, una estimulación ambiental y exposición a modelos del lenguaje deficientes, un trastorno del espectro autista o de dispraxia. Sin embargo, la descripción dice que ella pone y saca cosas de una caja de manera repetida, el tipo de juego repetitivo que interesa a los niños de 10 a 12 meses, quienes en ese tiempo descubren que los objetos existen aunque no se puedan ver. La niña no comprende las órdenes verbales incluso con demostraciones. No se sabe si padece algún deterioro de la visión o la audición, pero se sabe que su madre describe que presentó retraso en los juegos, la autoayuda y en las habilidades del lenguaje, y es necesario preocuparse acerca del retraso global de la discapacidad intelectual (ID, *intellectual disability*). De esta manera, las evaluaciones adicionales apropiadas son *a*, *b* y *c*. Notificar a una agencia de protección de los niños no es apropiado. Por cierto, si en la exploración física se observaron anomalías focales, surgió alguna pregunta por actividad convulsiva, o si el interrogatorio sugiere pérdida de metas o degeneración, podría ser apropiada una consulta neurológica en este momento, pero los datos de la exploración neurológica y física de Abigaíl y sus parámetros de crecimiento son normales. No está indicado en este momento un estudio de imagen porque no cambiaría el tratamiento de forma directa.

6. Por los antecedentes mencionados, ¿cuál de los siguientes retrasos del desarrollo es más probable (puede ser correcta más de una respuesta)?

  a) Motor grueso.
  b) Motor fino.
  c) Lenguaje receptivo.

d) Lenguaje expresivo.

e) Cognitivo.

f) Áreas de autoayuda.

Respuesta

Las respuestas correctas son todas menos a). El interrogatorio sugiere retraso en todas las áreas excepto en la motora gruesa.

Caso para las preguntas 7 a 11

Benjamín es llevado al médico para su visita de control del 6o. mes. Se nota visualmente alerta, pero sus ojos tienden a desviarse hacia su nariz cuando está cansado. De acuerdo con su madre, siempre ha sido un niño difícil de atender y también suele escupir. El problema empeora cuando ella intenta darle alimentos sólidos porque se le salen por la boca antes de tragarlos. Él se atraganta con facilidad y exhibió una reacción de sobresalto cuando el médico dejó caer un expediente de manera accidental. Su crecimiento ha sido deficiente y está debajo del percentil 10 de peso, aunque comenzó más allá del percentil 50. La circunferencia de su cabeza está en el percentil 2 y su longitud en el 10. En la maniobra de tirar de él para que se siente, su cabeza se sitúa detrás de sus hombros. No se sienta de manera independiente y tiende a caer hacia atrás cuando lo intenta. Cuando el médico lo sostiene en la posición de sentado, el niño mantiene sus brazos junto a sus hombros y su cabeza erguida y rígida. Benjamín soporta peso en la posición de parado con apoyo, pero no lo hace sobre las puntas de sus pies, y se arquea desde su cabeza a sus pies. En la posición prona, el niño grita y parece que no logra colocar sus brazos por delante para que le sirvan de apoyo. Él mantiene sus puños cerrados la mayor parte del tiempo y no agarra sus juguetes. Su llanto es diferente cuando se lastima que cuando está intolerante, pero llora mucho, y el llanto es agudo y estridente. Da la impresión de que no localiza los sonidos, pero su madre asegura que sí oye pues se calma cuando ella le canta, incluso si ella no está con él. Los datos anormales de su exploración son reflejos tendinosos profundos enérgicos en las cuatro extremidades y un clonus del tobillo sostenido.

7. Los rasgos útiles de la anamnesis son:

a) Antecedentes prenatales de exposición a drogas o alcohol.

b) Antecedentes perinatales de prematurez, desprendimiento de placenta o asfixia.

c) Antecedentes familiares de pérdida progresiva de la fuerza y la movilidad.

d) Abortos múltiples y algunos miembros familiares con anomalías congénitas.

Respuesta

La respuesta es b). Benjamín presenta un retraso motor significativo a los seis meses, aunque podría sospecharse que los datos de su exploración de los 2 y 4 meses también fueron anormales. Los niños quizá muestren cierto retraso en el control de la mirada conjugada durante los primeros meses de vida, pero entornar los ojos hacia dentro a los seis meses es una causa de preocupación hasta que se demuestre lo contrario. Algunas de las lesiones que producen esotropía también afectan la adquisición de control motor. De manera clásica, el niño con daño en la neurona

motora superior muestra laxitud desde el principio de la vida y el tono de reposo se incrementa con la edad. Para los seis meses, la pérdida retrasada de los reflejos primitivos (el sobresalto persistente cuando el médico deja caer el expediente), el retraso del control voluntario de la cabeza y el tronco, así como de reacciones protectoras que permitan sentarse de manera independiente aunque sea con apoyo, y un incremento en la respuesta de los reflejos tendinosos profundos, sugieren una lesión del sistema nervioso central. Además, esta preocupación se apoya en el llanto del niño con un tono alto y estridente, agitación, reflujo gastroesofágico, arcadas hiperactivas cuando se introducen alimentos sólidos y la microcefalia relativa. *El antecedente más sugestivo de esta presentación es b, un lactante con asfixia significativa o prematuro con leucomalacia periventricular o una hemorragia intraventricular significativa.* El antecedente prenatal de abuso de drogas respalda la presentación si el cuidado prenatal y la nutrición deficientes, el control insuficiente de la presión arterial y un sangrado temprano se presentaron en un grado que interfirió con el crecimiento intrauterino. Es más probable que los padecimientos familiares vinculados con la pérdida progresiva de fuerza sean distrofias musculares, las cuales no se presentan con espasticidad pero sí con debilidad; las enfermedades desmielinizantes como la esclerosis múltiple, que se reportan desde los recién nacidos hasta los seis meses, o las neuropatías hereditarias, las cuales se presentan a edades más tardías. La pérdida y las anomalías fetales son más probables en niños dismórficos o muy pequeños al nacer; Benjamín ha crecido de manera normal. Con frecuencia, la parálisis cerebral se relaciona con problemas de los músculos oculares, deformidades óseas como cadera luxada o escoliosis, enfermedades convulsivas y alteraciones sensoriales como la miopía y deterioro de la audición.

8. Las valoraciones adicionales que quizá sean apropiadas son:

a) La evaluación multidisciplinaria por un terapeuta físico y un terapeuta ocupacional, y la valoración oral-motora por un terapeuta del lenguaje o un terapeuta ocupacional.

b) La de un oftalmólogo.

c) La de un neurólogo.

d) Pruebas audiológicas.

e) La de un ortopedista.

f) Todas las anteriores.

Respuesta

La respuesta es f). Todas las valoraciones adicionales sugeridas en la pregunta 8 pueden ser adecuadas.

9. El libro *Ages and Stages Questionnaires, 3rd Edition* (ASQ-3™), es una herramienta apropiada para valorar en forma continua el funcionamiento cognitivo, del lenguaje y de autoayuda de los niños.

a) Verdadero.

b) Falso.

Respuesta

La respuesta es b). Sin duda, Benjamín experimenta un retraso motor, y el médico sospecha un diagnóstico subyacente que califica al niño en la categoría de problemas que requieren los servicios de intervención temprana; por tanto, el ASQ-3™ no es una herramienta de detección apropiada para él. Las normas fueron determinadas en niños con capacidad motora normal para demostrar sus comportamientos de autoayuda y de juego y no reflejarían de manera exacta la capacidad potencial de Benjamín para entender y comprender. Debe someterse a pruebas especializadas de sus capacidades cognitivas con una valoración que no incluya el área motora, si es posible.

10. Este niño podría ser referido a la coordinación de los servicios de intervención temprana de su comunidad, incluso antes de que se le haga un diagnóstico completo.

   a) Verdadero.

   b) Falso.

Respuesta
La respuesta es a).

11. Este cuadro clínico es *más* consistente con:

   a) Trisomía 15.

   b) ID.

   c) Parálisis cerebral (cuadriparesia espástica).

   d) Trastorno del espectro autista.

Respuesta
La respuesta es c).

Caso para las preguntas 12 y 13
Celeste es una niña de tres años cuyo desarrollo parece apropiado hasta cerca de los 18 meses de edad, cuando ya no progresó en sus habilidades del lenguaje. La niña camina, se viste y alimenta sola y es muy feliz cuando se entretiene por horas al ordenar sus animales de peluche en filas y luego reordenándolos. No interactúa con otros niños y, cuando está disgustada, grita y agita sus brazos en un movimiento de aleteo. Además, se asusta cuando hay cambios en la rutina o al hacer una visita a un nuevo lugar. Su articulación es perfecta para repetir las palabras que oye, pero no responde ninguna pregunta ni señala partes de su cuerpo, ni hace contacto visual consistente cuando se le habla. Ella se estremece cuando se le toca la cara o se trata de conseguir el contacto visual y se retira a un rincón de la sala de exploración, donde se balancea hacia adelante y atrás y agita sus manos. La niña no ha perdido ninguna de las capacidades que había adquirido, y su fuerza y equilibrio continúan mejorando.

12. Los antecedentes que quizá sugieran una causa para este trastorno incluyen:

   a) Antecedente de premadurez.

   b) Enfermedades convulsivas en los miembros de la familia.

   c) Abortos múltiples y niños con anomalías congénitas.

   d) El divorcio de sus padres a la edad de un año.

   e) Ninguno de los anteriores.

Respuesta
La respuesta es e). La presentación de Celeste es clásica de un trastorno del espectro autista. Su uso del lenguaje muestra un claro deterioro; su lenguaje expresivo está retardado y los aspectos cualitativos evidencian incluso más deterioro, sin demostrar la intención de comunicarse.

Es ecolálica, no responde a las preguntas y no usa el lenguaje para dar a conocer sus deseos. Sus habilidades de socialización están deterioradas, no establece contacto visual, y no interactúa con sus pares ni se dirige de manera apropiada a los adultos para solicitarles asistencia. Exhibe varios comportamientos motores repetitivos estereotipados y sin propósito. Su manera de interactuar con los objetos es rígida y no se adapta bien a los cambios en su ambiente. Los cambios en el habla iniciaron antes de los dos años de edad. Demuestra conductas autoestimulantes y respuesta adaptativa deficiente a las interacciones. El trastorno del espectro autista no se relaciona con ninguno de los factores citados, por ello la respuesta es *e*.

13. Las valoraciones diagnósticas que ayudarían en el tratamiento son (puede haber más de una respuesta):

   a) Tomografía computarizada de la cabeza.

   b) Análisis cromosómico.

   c) Valoración multidisciplinaria del lenguaje, cognitiva, y de la capacidad de atención.

   d) Pruebas audiológicas formales.

Respuesta
La respuesta es c), tal vez d) y en menor grado b). Las imágenes de la cabeza no implican ninguna intervención, y si los datos del examen no son focales y los antecedentes no sugieren problemas degenerativos, dichos estudios de imagen no son efectivos para el costo fuera del contexto de la investigación. En grupos de niños autistas se han identificado anomalías del cromosoma 15 y, en menor frecuencia, de los cromosomas 6 y 7, pero la mayoría de los investigadores cree que es demasiado pronto para decir algo definitivo acerca de las causas genéticas del autismo (salvo enfermedades reconocibles como el del síndrome X frágil). La valoración audiológica es apropiada en cualquier niño que experimenta un retraso en el lenguaje.

Preguntas 14 a 22
Combinar los instrumentos de evaluación neuropsicológica o las herramientas de valoración del desarrollo/conducta de la columna numerada del 14 al 22 con su uso previsto en la columna de letras. Las respuestas pueden usarse más de una vez.

14. *Kaufman Assessment Battery for Children, 2nd ed.* (KABC-II):

   a) Desarrollo global.

   b) Desarrollo motor grueso.

   c) Desarrollo motor fino.

   d) Desarrollo del habla/lenguaje.

   e) Valoración global de la conducta.

   f) Atención.

   g) Funcionamiento cognitivo/intelectual.

   h) Logros académicos.

Respuesta
La respuesta es h).

15. *Conners 3*:

   a) Desarrollo global.

   b) Desarrollo motor grueso.

   c) Desarrollo motor fino.

   d) Desarrollo del habla/lenguaje.

e) Valoración global de la conducta.

f) Atención.

g) Funcionamiento cognitivo/intelectual.

h) Logros académicos.

Respuesta

La respuesta es f).

16. *Parents' Evaluation of Developmental Status* (PEDS):

a) Desarrollo global.

b) Desarrollo motor grueso.

c) Desarrollo motor fino.

d) Desarrollo del habla/lenguaje.

e) Valoración global de la conducta.

f) Atención.

g) Funcionamiento cognitivo/intelectual.

h) Logros académicos.

Respuesta

La respuesta es a).

17. *Wide Range Achievement Test, 4th ed.* (WRAT-4):

a) Desarrollo global.

b) Desarrollo motor grueso.

c) Desarrollo motor fino.

d) Desarrollo del habla/lenguaje.

e) Valoración global de la conducta.

f) Atención.

g) Funcionamiento cognitivo/intelectual.

h) Logros académicos.

Respuesta

La respuesta es h).

18. *Peabody Picture Vocabulary Test, 4th ed.* (PPVT-4):

a) Desarrollo global.

b) Desarrollo motor grueso.

c) Desarrollo motor fino.

d) Desarrollo del habla/lenguaje.

e) Valoración global de la conducta.

f) Atención.

g) Funcionamiento cognitivo/intelectual.

h) Logros académicos.

Respuesta

La respuesta es d).

19. *Child Behavior Checklist*:

a) Desarrollo global.

b) Desarrollo motor grueso.

c) Desarrollo motor fino.

d) Desarrollo del habla/lenguaje.

e) Valoración global de la conducta.

f) Atención.

g) Funcionamiento cognitivo/intelectual.

h) Logros académicos.

Respuesta

La respuesta es e).

20. *Ages and Stages Questionnaire, 3rd ed.* (ASQ-3):

a) Desarrollo global.

b) Desarrollo motor grueso.

c) Desarrollo motor fino.

d) Desarrollo del habla/lenguaje.

e) Valoración global de la conducta.

f) Atención.

g) Funcionamiento cognitivo/intelectual.

h) Logros académicos.

Respuesta

La respuesta es a).

21. *Stanford-Binet Intelligence Test,* 5th ed.:

a) Desarrollo global.

b) Desarrollo motor grueso.

c) Desarrollo motor fino.

d) Desarrollo del habla/lenguaje.

e) Valoración global de la conducta.

f) Atención.

g) Funcionamiento cognitivo/intelectual.

h) Logros académicos.

Respuesta

La respuesta es g).

22. *Early Language Milestone Scale, 2nd ed.* (ELM Scale-2):

a) Desarrollo global.

b) Desarrollo motor grueso.

c) Desarrollo motor fino.

d) Desarrollo del habla/lenguaje.

e) Valoración global de la conducta.

f) Atención.

g) Funcionamiento cognitivo/intelectual.

h) Logros académicos.

Respuesta

La respuesta es d).

Explicación de las respuestas 14 a 22

En el texto siguiente se listan instrumentos útiles para detectar conductas o varias corrientes del desarrollo.

Pruebas para la detección y valoración del desarrollo: *Developmental Assessment Batteries*

Son pruebas de detección. Los niños que fallan en éstas deben referirse a una evaluación más exhaustiva para definir áreas de debilidad adicionales.

- *Denver Developmental Screening Examination—Revised* (Denver II) (funcionamiento motor, social, de lenguaje).
- *Revised Denver Prescreening Developmental Questionnaire* (R-PDQ).
- *Parents' Evaluation of Developmental Status.*
- *Ages and Stages Questionnaire,* 3rd ed.
- *Bayley Scales of Infant Development III* (Bayley-III).
- *Bayley Infant Neurodevelopmental Screener* (BINS).
- *Battelle Developmental Inventory Screening Tool,* 2nd ed. (BDI-ST).
- *Brigance Early Childhood Screens-III.*

El resto suele incluir la palabras "desarrollo" (*development*) o inteligencia infantil (*infant intelligence*) en el título.

Evaluación del funcionamiento del lenguaje

- *Peabody Picture Vocabulary Test,* 4th ed.
- *Early Language Milestone Scale,* 2nd ed.
- *MacArthur-Bates Communicative Development Inventories.*

- *Expressive and Receptive One-Word Picture Vocabulary Test,* 4th ed. (EOWPVT, ROWPVT).
- *Clinical Evaluation of Language Fundamentals, 5th ed.* (CELF-5).
- *Communication and Symbolic Behavior Scales Developmental Profile* (CSBS DP).
- *Clinical Adaptive Text–Clinical Linguistic Auditory Milestone Scale* (CAT-CLAMS o Capute Scales).

El resto incluye las palabras lenguaje (*language*), articulación (*articulation*) o sintaxis (*sintaxis*) en el título

Evaluación del comportamiento/funcionamiento adaptativo

- *Vineland Adaptive Behavior Scales, 3rd ed.* (Vineland-3).
- *Preschool Attainment Record.*
- *Scales of Independent Behavior-Revised* (SIB-R).
- *Children's Apperception Test* (desarrollo social y de personalidad).

Valoración del funcionamiento cognitivo/intelectual

- *Wechsler Preschool and Primary Scale of Intelligence, Fourth Edition* (WPPSI-IV).
- *Wechsler Intelligence Scale for Children, 5th ed.* (WISC-V) (genera calificaciones de escala completa, desempeño y coeficiente de inteligencia (IQ, *intelligence quotient*) verbal, estandarizados para el grupo etario de entre 6 y 16 años; subprueba para perfil completo de calificaciones más útil que la escala completa de calificaciones de IQ por sí sola; subprueba con calificación de 10 que arroja promedio y estandarizada de acuerdo con la edad basada en el WISC).
- *Stanford-Binet Intelligence Scale,* 5th ed.
- *Leiter International Performance Scale, Third Edition* (Leiter-3).

Valoración de los logros académicos

- *Wide Range Achievement Test,* 4th ed.
- *Woodcock-Johnson IIV Tests of Achievement.*
- *Kaufman Assessment Battery for Children,* 2nd ed.
- *Peabody Individual Achievement Test, Revised* (PIAT-R).
- *Wechsler Individual Achievement Test, 3rd ed.* (WIAT-II).

Valoración de la atención/concentración

- *ADHD Rating Scale-5 for Children and Adolescents.*
- *Child Attention Profile.*
- *NICHQ Vanderbilt Assessment Scale: Parent Informant Form.*
- *NICHQ Vanderbilt Assessment Scale: Teacher Informant Form Conners' Rating Scales,* 3rd ed.
- *Conners Continuous Performance Test, 3rd Edition* (Conners CPT-3).
- *Test of Vigilance and Attention* (TOVA).

Valoración del comportamiento

- *Behavior Assessment System for Children, 3rd ed.* (BASC-3).
- *Child Behavior Checklist* (hay disponibles formularios para padres y maestros).
- *Eyberg Child Behavior Inventory.*
- *Pediatric Symptom Checklist.*

- *Childhood Depression Inventory-2.*

Valoración del autismo

- *Autism Diagnostic Observation Schedule, 2nd Edition* (ADOS-2).
- *Autism Diagnostic Interview, Revised (ADI-R).*
- *Modified Checklist for Autism in Toddlers, Revised* (M-CHAT-R).
- GARS (*Gilliam Autism Rating Scale*).
- La mayoría de los demás instrumentos incluyen la palabra "autismo" (*autism*) en el título.
- Note que ADOS-2 y ADI-R son herramientas diagnósticas que deben usarse una vez que un menor ha fallado en un instrumento de detección o que ha demostrado síntomas clínicos; el M-CHAT-R es un instrumento de detección, esta distinción puede ser importante para señalarla en los exámenes de consejo.

Función visual-motora/visual-perceptual

- *Bender Visual–Motor Gestalt Test, 2nd Edition* (Bender–Gestalt II).
- *Developmental Test of Visual–Motor Integration, 6th ed.* (VMI).
- *Goodenough-Harris Draw-a-Person Test.*

Valoración motora

- *Peabody Developmental Motor Scales, 2nd ed.* (PDMS-2)

Preguntas 23 a 26.

Combine la ley federal estadounidense citada en las preguntas 23 a 26 con las opciones que aparecen en cada pregunta. Las respuestas pueden usarse más de una vez.

23. Ley pública estadounidense No. 94-142 (Education for All Handicapped Children Act of 1975):

   a) Primera revisión del Individuals with Disabilities Education Act (IDEA, Ley de educación de los individuos con discapacidades) para atender los problemas del comportamiento.

   b) Orden para la provisión de "servicios de transición para los estudiantes en programas de educación especial que son mayores de 16 años".

   c) Exigencia para que todos los estudiantes reciban enseñanza en el "ambiente menos restrictivo".

   d) Obliga al uso de planes de educación individualizados (IEP, *Individualized Education Program*).

Respuesta
La respuesta es c).

24. La ley pública estadounidense No. 99-457.

   a) Es la primera revisión de la ley educativa para individuos con discapacidades (IDEA) para atender problemas de conducta.

   b) Se encargó la provisión de "servicios de transición para estudiantes en programas de educación especial mayores de 16 años".

   c) Se requiere que todos los estudiantes reciban educación en el "ambiente menos restrictivo".

d) Obliga a usar planes educativos individualizados (IEP).

Respuesta

La respuesta es d).

25. La ley pública estadounidense No. 101-476 (IDEA):

a) Es la primera revisión de la ley educativa para individuos con discapacidades (IDEA) para atender problemas de conducta.

b) Se encargó la provisión de "servicios de transición para estudiantes en programas de educación especial mayores de 16 años".

c) Se requiere que todos los estudiantes reciban educación en el "ambiente menos restrictivo".

d) Obliga a usar planes educativos individualizados (IEP).

Respuesta

La respuesta es b).

26. Ley pública estadounidense No. 105-17 (IDEA, Parte C [enmiendas de 1997]):

a) Es la primera revisión de la ley educativa para individuos con discapacidades (IDEA) para atender problemas de conducta.

b) Se encargó la provisión de "servicios de transición para estudiantes en programas de educación especial mayores de 16 años".

c) Se requiere que todos los estudiantes reciban educación en el "ambiente menos restrictivo".

d) Obliga a usar planes educativos individualizados (IEP).

Respuesta

La respuesta es a).

Explicaciones de las respuestas 23 a 26

Aunque los aspectos sobresalientes de estas leyes son difíciles de distinguir, hacen grandes preguntas que coinciden. *Leyes que rigen la colocación educativa alternativa:*

- Ley Pública estadounidense No. 94-142 (ley de educación para todos los niños discapacitados de 1975).
  - Obliga a que todos los niños entre 5 y 21 años que tienen discapacidades reciban educación gratuita, apropiada e individualizada con un continuo de colocaciones alternativas y en el ambiente menos restrictivo.
  - Cuando un programa individualizado se considere necesario, se debe esbozar en un IEP y preverse en cualquiera de los siguientes:
  - Un salón de clases regular (es decir, *tradicional*), o
  - Un salón de recursos donde el estudiante recibe periodos breves de asistencia individualizada para completar las exigencias de clases regulares, o
  - Un salón de clases independiente para niños con problemas similares donde todo el trabajo se hace a un ritmo más lento, individualizado, o
  - Un programa tutorial, en el ambiente menos restrictivo, para niños con discapacidades en el aprendizaje que no sean capaces de participar en ninguna de las opciones anteriores. La tutoría puede tener lugar fuera de la escuela.

- La ley pública estadounidense No 99-457 (educación en las enmiendas a la ley del discapacitado).
  - Obliga a extender los servicios hasta la edad de recién nacido.
  - También requiere planes de servicios familiares individualizados (IFSP, *individual family service plans*) para asegurar que los servicios provistos satisfagan las necesidades de toda la familia del niño.
  - Si el desarrollo de un niño se caracteriza como retardado por un médico o un padre sobre la base de la observación o el desarrollo, el niño debe referirse para una evaluación exhaustiva y multidisciplinaria del desarrollo. Si la evaluación confirma el retraso, *el niño debe inscribirse en servicios especiales (una intervención temprana, si es menor de tres años, o programas basados en el sistema escolar, si sucede después de esa edad). Es responsabilidad del médico estar consciente de este requerimiento.*

- Ley pública estadounidense No. 101-476 (ley para los individuos con discapacidades en la educación, o IDEA).
  - Una enmienda de 1990 a la ley pública estadounidense No. 94-142.
  - Interpreta la integración educativa al exigir la inclusión de todos los niños, sin importar su discapacidad o necesidades especiales, en el entorno educativo que se proporciona a los niños no discapacitados de la misma edad.
  - Por ley, los distritos escolares deben proporcionar un servicio continuo y completo.
  - Se ha demostrado que el concepto de integración, llamado *normalización*, mejora las habilidades de socialización.
  - De más importancia todavía, la ley IDEA exige brindar *servicios de transición* a todos los estudiantes en educación especial que tengan 16 años o sean mayores (p. ej., ayuda para encontrar educación después de la secundaria, entrenamiento vocacional, empleo, o una vida independiente).

- Ley pública estadounidense No. 105-17 (IDEA, Parte C [enmiendas 1997]).
  - Asuntos parentales: los padres deben incluirse como miembros del equipo cuando cualquier decisión afecte la identificación, evaluación, programa y colocación del niño.
  - Rasgos de los IEP.
    - El equipo IEP debe incluir un maestro de educación regular si el estudiante requiere servicios en las clases de educación regular.
    - Los equipos IEP deben considerar lo siguiente: las intervenciones cuando la conducta interfiera con el aprendizaje de los estudiantes u otros, necesidad de instrucción en inglés, necesidades de comunicación con los estudiantes, y necesidad de tecnología de asistencia.
    - Cuando un estudiante tiene 14 años, los IEP deben atender las necesidades de transición, para lo cual se han de enfocar en los estudios que realizó el estudiante.
  - Temas relacionados con las evaluaciones y reevaluaciones.

□ Debe obtenerse el consentimiento informado de los padres para todas las evaluaciones y reevaluaciones de los servicios de educación especial.

□ No se requiere una reevaluación formal si el equipo de los IEP determina que la información disponible es suficiente para continuar la elegibilidad.

■ Mal comportamiento relacionado con la discapacidad.

□ Los equipos IEP deben determinar durante los 10 días de una suspensión si una falta de conducta fue una manifestación de la discapacidad del estudiante.

□ Los estudiantes que se suspendan por más de 10 días o sean expulsados deben continuar recibiendo los servicios de educación especial y apoyo de su IEP.

□ Se permite que las escuelas retiren estudiantes a un contexto educativo alternativo por no más de 45 días si están en posesión, consumen o venden drogas ilegales o si llevan un arma a la escuela o a una actividad escolar.

Caso para las preguntas 27 y 28

La señora González acude a consulta médica con sus gemelos de siete años de edad, Carlos y Joel, porque tienen problemas del sueño. En general, los niños tienen una rutina bien establecida antes de la hora de dormir y se van a la cama alrededor de las 8 p.m. cada noche. Carlos se levanta 2 a 3 veces por semana entre las 11 p.m. y la 1 a.m. con un aspecto "absolutamente descontrolado" y sudoroso; es difícil o incluso imposible despertarlo y parece que no sabe que sus padres están en la habitación. Por lo general, se queda dormido después y por la mañana no recuerda estos hechos. Joel se despierta con frecuencia entre las 3 y 6 a.m., también muy asustado pero coherente y conversador. Manifiesta tener sueños muy intimidantes, fantásticos, y se resiste a regresar a dormir a su cama; a la mañana siguiente recuerda dichos eventos por completo.

27. Carlos experimenta:

a) Pesadillas.

b) Terrores nocturnos.

Respuesta
La respuesta es b).

28. Joel experimenta:

a) Pesadillas.

b) Terrores nocturnos.

Respuesta
La respuesta es a). Los síntomas de Carlos son más consistentes con terrores nocturnos, que tienden a presentarse en la etapa IV del sueño, mientras que Joel tiene pesadillas, que tienden a presentarse durante el sueño de movimientos oculares rápidos.

Preguntas 29 y 30

Se le solicita que examine una investigación realizada en una nueva prueba de detección rápida para la faringitis estreptocócica del grupo A. La prueba se aplicó en 1 000 niños, con los siguientes resultados:

■ Verdaderos positivos = 50.

■ Falsos positivos = 300.

■ Verdaderos negativos = 600.

■ Falsos negativos = 50.

29. La sensibilidad de esta prueba de detección es *mayor* de:

a) 33.3%.

b) 50%.

c) 66.7%.

d) 95%.

Respuesta
La respuesta es b).

30. La especificidad de esta prueba de detección es *mayor* de:

a) 33.3%.

b) 50%.

c) 66.7%.

d) 95%.

Respuesta
La respuesta es c).

Explicaciones de las respuestas 29 y 30

Los conceptos de sensibilidad, especificidad, hipótesis nula y poder de una prueba son importantes. Usted debe explicar estos conceptos de manera verbal y por sus fórmulas.

Definiciones estadísticas

Sensibilidad es la probabilidad de que una prueba resulte positiva en presencia de una enfermedad determinada.

Especificidad es la probabilidad de que una prueba resulte negativa cuando no hay enfermedad.

En otras palabras:

El *valor predictivo positivo de una prueba* indica la proporción de niños con un resultado positivo de una prueba que en realidad tienen la afección en estudio. Cuanto más baja la prevalencia de un trastorno, más bajo el valor predictivo positivo. La sensibilidad es una mejor medida en afecciones con una prevalencia baja.

El *valor predictivo negativo* de una prueba indica la proporción de niños que en realidad no tienen la afección con un resultado negativo de una prueba. La frecuencia o prevalencia de una afección influyen en este valor; en afecciones con una baja prevalencia, la especificidad suele ser una mejor medida.

La *tasa de prevalencia* es el número de niños de una población con un trastorno determinado entre el número total de niños de la población en un momento específico.

La *tasa de incidencia* indica el riesgo de que un trastorno se desarrolle, es decir, el número de nuevos casos de una enfermedad que se desarrolla dentro de un periodo.

Después de una prueba, se produce un *error tipo I* cuando se asume que una afección determinada difiere de la normal cuando en realidad no es así.

Se produce un *error tipo II* cuando se asume que una afección no difiere de la normal cuando en realidad es diferente.

La *hipótesis nula* se refiere a una declaración formal en la que se indica que no hay diferencia entre dos o más grupos. De manera típica, los investigadores intentan refutar la hipótesis nula.

El *poder de una prueba* se refiere a la capacidad de la prueba para detectar una diferencia entre grupos cuando tal diferencia existe. En esencia, el poder de una prueba es la probabilidad de no cometer un error tipo II.

La *confiabilidad* se refiere a la consistencia o exactitud en la medición.

La *validez* indica si una prueba mide lo que pretende medir.

Sensibilidad = A/A + C		Especificidad = D/B + D
	Enfermedad presente	Enfermedad ausente
Prueba positiva	A	B
	Verdadera positiva	Falsa positiva
Prueba negativa	C	D
	Falsa negativa	Verdadera negativa

Caso para las preguntas 31 a 33

Tomás Jiménez, un paciente de 9 años, acude a consulta con su madre debido a que tiene "problemas en la escuela". Cursa el tercer grado y sus maestras han advertido que no cumple con el trabajo en clase y con frecuencia tampoco entrega su tarea. Ellas lo describen como inquieto en la clase, ya que a menudo molesta a los niños que se sientan cerca de él e interrumpe las actividades. Sus maestros de primero y segundo grados nunca expresaron preocupaciones respecto a Tomás desde el punto de vista académico ni conductual. En particular, se vuelve problemático cuando se le pide leer en voz alta en clase; en tales ocasiones, asume actitudes ridículas. La burla de otros niños hacia este comportamiento fue motivo de dos peleas bastante serias en el patio de la escuela durante el recreo. Desde el punto de vista académico, le resultan difíciles algunos cursos (lengua, artes, sociales y ciencias), pero su desempeño en matemáticas es bueno.

El médico conoce a Tomás desde su nacimiento y se sorprende por estos acontecimientos. En la revisión destaca la queja frecuente de dolor abdominal en ocasiones acompañado de vómito y diarrea. Los datos de su exploración física son normales. Una revisión cuidadosa de los antecedentes familiares, sociales y médicos es infructuosa, excepto porque el padre abandonó la escuela a los 16 años debido a que la "maestra no lo comprendía". El médico prefiere pensar sobre algunas posibles soluciones antes de formular un plan. La madre agradece al médico y después de dejar a Tomás en la sala de espera agrega que el abuelo de Tomás, con quien el niño tenía una relación muy cercana, acaba de fallecer.

31. El médico considera los pasos siguientes. Con base en los conocimientos disponibles, ¿cuál de las siguientes opciones realizaría en primer lugar?

a) Evaluar al niño por depresión.

b) Evaluar un trastorno por déficit de atención/hiperactividad (ADHD, *attention deficit/hyperactivity disorder*).

c) Obtener los niveles de plomo en sangre para descartar toxicidad.

d) Evaluar la posibilidad de que exista una discapacidad del aprendizaje basada en el lenguaje.

e) Referirlo con un psicólogo para que evalúe un trastorno de conducta.

Respuesta

La respuesta es c). La situación de Tomás es a todas luces compleja, pero no rara en la práctica pediátrica general. Su comportamiento indica cualquiera de los diagnósticos lista-dos. El ADHD es una clara posibilidad debido a la conducta mencionada. Las discapacidades del aprendizaje son una posibilidad y quizá no sean evidentes a esta edad debido a que, en términos generales, los niños aprenden a leer en primero y segundo grados. Muchos niños también tratan de encubrir sus dificultades académicas con una mala conducta. La depresión es con toda claridad una posibilidad, dado que la irritabilidad y combatividad son el motivo de consulta de muchos niños deprimidos y ésta quizá sea la forma en que Tomás asume su duelo por la muerte de su abuelo. Algunas de las características sugieren un trastorno de conducta, pero esto es menos probable dado el escenario completo. La toxicidad por plomo, aunque suele presentarse por primera vez en niños más pequeños, a menudo presenta varios de los síntomas del comportamiento y digestivos que Tomás experimenta, y es crítico diagnosticarlo tan pronto como sea posible para prevenir otras complicaciones. Por consiguiente, la obtención de los niveles de plomo en sangre debiera ser el primer paso.

32. Al día siguiente, usted solicita una determinación del nivel de plomo que cuando la recibe indica que es normal. En ese momento, el médico hace contacto con la escuela de Tomás y habla con la directora, las maestras y el psicólogo de la escuela. Las maestras sospechan ADHD y se preguntan si un ensayo con medicamentos podría ser de ayuda. Con base en su preocupación acerca de una discapacidad del aprendizaje, el psicólogo de la escuela está de acuerdo en realizar una evaluación multifactorial, la cual incluye pruebas de inteligencia y logros, además de pruebas separadas para descartar ADHD. También se le aplica una prueba de logros de alcance amplio (*Wide Range Achievement Test, 4th edition*), con calificaciones estándar de la subprueba basada en el lenguaje de 75 a 87 y una calificación estándar de la subprueba basada en el cálculo matemático de 95. Se usan dos instrumentos separados para detectar ADHD; sin embargo, ningún resultado es sugestivo.

¿Cuál sería una intervención apropiada?

a) Una valoración audiológica formal.

b) Una prueba adicional para evaluar las habilidades del lenguaje.

c) Darle apoyo tutorial en las habilidades de la lectura y el lenguaje.

d) Sentarlo cerca del frente del salón de clases.

e) Todas las anteriores.

Respuesta

La respuesta es e). Una detección de la audición y la visión es siempre una buena idea en cualquier niño que tenga dificultades en la escuela. Las puntuaciones de Tomás no alcanzan los requerimientos para discapacidad del aprendizaje debido a que sus calificaciones y IQ logrados no exceden de dos desviaciones estándar, pero su puntuación en lenguaje es consistentemente más baja que en matemáticas y que en las puntuaciones académicas generales. Esta discrepancia representaría las dificultades que el niño experimenta con los contenidos debido a que esas clases se basan en gran medida en el lenguaje. Debido a que las calificaciones de Tomás no alcanzan los criterios diagnósticos para tener discapacidad del aprendizaje o ID, no se requiere al sistema escolar para que le proporcione servicios adicionales como un tutor. No obstante, sus calificaciones demuestran dificultades con la adquisición y uso del lenguaje, y muchas escuelas hacen adaptaciones para estos niños, como un programa de lectura *Title 1*. La familia quizá opte por llevarlo con un tutor privado. Si él hubiera llenado los criterios para el diagnóstico de discapacidad del aprendizaje, su programa de recuperación debería haberse detallado en un Programa de educación individualizado (IEP, *Individualized Education Program*), el cual está diseñado para niños mayores de tres años que reciben servicios de educación especial a través de su sistema escolar. En general, establece cuáles son las áreas problemáticas específicas del niño, qué se hará para remediarlas y cómo y cuándo se reevaluará al niño. Un IEP no debe confundirse con un IFSP, que es el documento elaborado para los niños menores de tres años para detallar los servicios que se les proporcionarán en un programa de intervención temprana. Sentarlo al frente del salón es una medida que debiera considerarse en todos los niños con dificultades académicas para reducir las distracciones. También debe recordarse que la comorbilidad más común en niños con discapacidades del aprendizaje es el ADHD, y debido a que muchos muestran comportamientos problemáticos que no alcanzan para satisfacer los criterios diagnósticos para especificar un diagnóstico psicológico, Tomás puede mostrar comportamientos consistentes con el ADHD y la discapacidad en el aprendizaje. Por tanto, la respuesta más apropiada es *e*.

33. Para la asistencia con las intervenciones de conducta, el médico refiere a Tomás y sus padres con un psicólogo infantil de confianza. El niño dice que se siente mal por su comportamiento en la escuela, pero "no puede evitarlo". Sus calificaciones bajas lo han hecho sentir mal consigo mismo, pero rechaza tener pensamientos para autolesionarse. También niega tener el deseo de dañar a otras personas, animales, o cualquier propiedad. ¿Cuál de las siguientes sugerencias hechas por el psicólogo no sorprenden al médico?

a) Retener a Tomás en el tercer grado el siguiente año.

b) Referir a Tomás con un psiquiatra para un posible tratamiento con un inhibidor selectivo de la recaptación de serotonina, psicoestimulantes, o ambos.

c) Instituir un tratamiento individual y familiar.

d) Referir a Tomás a un proveedor de medicina complementaria y alternativa local.

e) Inscribir a Tomás en actividades extracurriculares para incrementar su autoestima.

Respuesta

La respuesta es c). Rara vez se considera que la repetición de grado sea benéfica para los niños con dificultades académicas; se cree que lo mejor es el desarrollo de un programa de apoyo efectivo. En el futuro es apropiado realizar un ensayo con medicamentos, sin embargo, por ahora no existe un diagnóstico definitivo, de manera que no es una opción adecuada. Inscribir a los niños con discapacidades o dificultades en el aprendizaje en actividades extracurriculares que les permitan experimentar éxito siempre es de ayuda; pero no hay indicaciones de que Tomás sufra de una autoestima dañada, de manera que este no es un asunto tan urgente como otros. Para los niños con diagnósticos inciertos, muchos padres también afirman haber encontrado beneficios en la búsqueda de tratamientos con medicina complementaria y alternativa (CAM, *complementary and alternative medicine*). Es importante que los médicos valoren los recursos de los padres y los tomen en cuenta cuando prescriban tratamientos diferentes. El inicio de una asesoría para ayudar a Tomás a lidiar con el dolor por la muerte de su abuelo y para ayudar a sus padres a entender la conducta problemática y la baja en el rendimiento escolar de su hijo, parece muy apropiado en este momento. Es probable que la terapia individual sea más efectiva debido a que muchos de los problemas de Tomás se relacionan con una depresión reactiva, que llegarán a ser menos preocupantes para él cuando los comprenda mejor.

LECTURAS RECOMENDADAS

Achenbach TM, Ruffle TM. The child behavior checklist and related forms for assessing behavioral emotional problems and competencies. *Pediatr Rev* 2000;21:265–271.

American Psychiatric Association. *Diagnostic and statistical manual of mental disorders*, 5th ed. Washington, DC: American Psychiatric Association, 2013.

Batshaw ML, Roizen NJ, Lotrecchiano GR. *Children with disabilities*, 7th ed. Baltimore, MD: Brookes Publishing, 2013.

Braaten EB, Norman D. Intelligence (IQ) testing. *Pediatr Rev* 2006;27:403–408.

Carey WB, Crocker AC, Coleman WL, et al. *Developmental-behavioral pediatrics*, 4th ed. Philadelphia, PA: Saunders Elsevier, 2009.

Johnson CP. Using developmental and behavioral screening tests. *Pediatr Rev* 2000;21:255–256.

Voigt RG, Macias MM, Myers SM. *Developmental and behavioral pediatrics*. Elk Grove Village, IL: American Academy of Pediatrics, 2011.

Wilks T, Gerber RJ, Erdie-Lalena C. Developmental milestones: cognitive development. *Pediatr Rev* 2010;31:364–367.

Wilms Floet AM, Scheiner C, Grossman L. Attention-deficit/hyperactivity disorder. *Pediatr Rev* 2010;31:56–69.

Capítulo 41

Errores congénitos del metabolismo

George E. Tiller

Los errores congénitos del metabolismo ocupan el último lugar en la lista de diagnósticos diferenciales de cada persona a causa de su rareza individual. Siempre se debe considerar la valoración de:

- Neonatos o lactantes con enfermedad aguda.
- Organomegalias.
- Retraso del crecimiento.
- Retraso mental.
- Retraso del desarrollo (sobre todo si éste se interrumpe).

En todo Estados Unidos se practican a los neonatos estudios de detección de fenilcetonuria, hipotiroidismo y galactosemia, ya que estos padecimientos son tratables y los estudios no son costosos. En varios estados de ese país ya se practican estudios metabólicos extensos, muchos de los cuales abarcan varias enfermedades intratables. *Sin embargo, hay varios padecimientos que los estudios actuales a recién nacidos no detectan.*

Los principales objetivos de este capítulo son ayudar al lector a:

- Entender fundamentos, selectividad y limitaciones de los estudios de detección neonatal de alteraciones metabólicas.
- Presentar una introducción general al diagnóstico de enfermedades metabólicas con base en pruebas de laboratorio de fácil acceso.
- Apreciar la naturaleza crítica de muchos errores metabólicos congénitos y los principales componentes del tratamiento inicial.
- Familiarizarse con las características de algunos errores metabólicos congénitos representativos..

En la **tabla 41-1** se listan algunas alteraciones metabólicas congénitas específicas.

PRINCIPIOS DE LA DETECCIÓN NO SELECTIVA EN NEONATOS

Muchos principios de detección son cruciales para la determinación de anomalías que deben investigarse en todos los recién nacidos. El padecimiento debe representar una pesada carga para la persona afectada (p. ej., ser letal o devastador). También es necesario que sea prevenible y tratable, con un patrón de factores hereditarios y patogenia conocidos. Los métodos de detección, diagnóstico y tratamiento deben ser prácticos y accesibles para la población general, además de contar con asesoría genética. Por último, los estudios deben tener una alta relación costo-beneficio, así como sensibilidad y especificidad (sin resultados falsos negativos y bajo porcentaje de resultados falsos positivos).

Los programas de detección en recién nacidos constan de cinco procesos:

1. Pruebas neonatales.
2. Seguimiento de los resultados anormales de las pruebas para facilitar los estudios diagnósticos y el tratamiento oportunos.
3. Pruebas diagnósticas.
4. Asesoría genética y tratamiento de enfermedades.
5. Valoración continua y mejora del sistema de estudios de detección neonatales (Kaye *et al.*, 2006).

En la **tabla 41-2** se presenta una lista de algunas enfermedades neonatales que es posible investigar.

Las fallas en los estudios a los recién nacidos incluyen problemas técnicos (p. ej., mal manejo y etiquetamiento erróneo de las muestras, con generación de resultados falsos positivos o negativos) y poca comunicación entre el laboratorio, el proveedor de atención primaria, la familia del paciente y el subespecialista. Con algunos padecimientos el estudio óptimo conlleva requisitos dietéticos que podrían ser factor de invalidación de muestras y hacer necesario que se repitan los estudios.

A continuación se presenta un resumen de las características de enfermedades seleccionadas detectables por pruebas de detección.

Alteraciones en el metabolismo de los aminoácidos

Fenilcetonuria

- *Incidencia*: 1 en 15 000 (la alteración metabólica de aminoácidos más frecuente).

TABLA 41-1

EJEMPLOS ESPECÍFICOS DE ERRORES METABÓLICOS NEONATALES

Aminoacidurias
Fenilcetonuria
Homocistinuria
Tirosinemia
Hiperglucemia no cetósica
Alteraciones de carbohidratos
Galactosemia
Intolerancia a la fructosa
Glucogenosis
Lipidosis
Enfermedad de Tay-Sachs
Enfermedad de Gaucher
Leucodistrofia metacromática
Alteraciones del metabolismo de purinas
Síndrome de Lesch-Nyhan (XLR)
Acidurias orgánicas
Aciduria metilmalónica
Aciduria propiónica

Enfermedad de orina en jarabe de maple
Alteraciones de transporte
Cistinuria
Cistinosis
Hipercolesterolemia (AD)
Alteraciones lisosómicas
Mucopolisacaridosis
Síndrome de Hurler (MPS I)
Síndrome de Hunter (MPS II; XLR)
Enfermedad de células I (ML II)
Alteraciones mitocondriales
Neuropatía óptica hereditaria de Leber (MI)
MELAS (MI)
Alteraciones en el ciclo de la urea
Deficiencia de OTC (XLR)
Deficiencia de argininosuccinasa
Deficiencia de sintetasa de carbamoilfosfato

Alteraciones peroxisómicas
Adrenoleucodistrofia (XLR)
Síndrome de Zellweger
Condrodisplasia punteada
Alteraciones en el metabolismo de metales
Enfermedad de Wilson
Enfermedad de Menkes (XLR)
Hemocromatosis
Defectos en la oxidación de ácidos grasos
Deficiencia de MCAD
Alteraciones en el metabolismo de esteroides
Síndrome de Smith-Lemli-Opitz
Hiperplasia suprarrenal congénita

Excepto las alteraciones marcadas XLR, autosómico dominante (AD) o herencia mitocondrial (materna) (MI, *mitochondrial [maternal] inheritance*), todas las enfermedades listadas en esta tabla se heredan con un patrón autosómico recesivo.

MCAD, deshidrogenasa de acilcoenzima A de cadena media (*medium-chain acyl coenzyme A dehydrogenase*); MELAS, miopatía mitocondrial, encefalopatía, acidosis láctica y episodios que parecen accidentes cerebrovasculares (*mitochondrial **m**yopathy, **e**ncephalopathy, **l**actic **a**cidosis, and **s**troke-like episodes*); ML, mucolipidosis; XLR, autosómico recesivo ligado a X (*X-linked recessive*).

TABLA 41-2

ENFERMEDADES REPRESENTATIVAS A LAS QUE ES POSIBLE APLICAR ESTUDIOS DE DETECCIÓN

Enfermedad	Incidencia	Prueba de detección
Alteraciones de aminoácidos		
■ Fenilcetonuria	1/15 000	Fenilalanina
■ Tirosinemia	1/100 000	Tirosina, succinilacetona
■ Homocistinuria	1/100 000	Metionina
■ Hiperglucemia no cetósica	1/75 000	Glicina
■ Enfermedad de orina en jarabe de maple	1/100 000	Leucina, valina, isoleucina, aloisoleucina
Alteraciones de carbohidratos		
■ Galactosemia	1/30 000	Galactosa, transferasa de Gal-1-P (GALT)
Acidemias orgánicas		
■ Acidemia metilmalónica	1/100 000	C3, C4-DC acilcarnitinas
■ Acidemia propiónica	1/100 000	C3
■ Acidemia isovalérica	1/100 000	C5
Alteraciones de ácidos grasos		
■ SCAD	1/100 000	C4
■ MCAD	1/15 000	C6-C10
■ LCHAD	1/100 000	C14-OH, C16-OH
■ VLCAD	1/100 000	C14, C16, C18
■ Deficiencia de CPT	1/100 000	C16, C16:1, C18, C18:1
Otros padecimientos		
■ Hipotiroidismo	1/4 500	T_4, TSH
■ Hemoglobinopatías (células falciformes, células C falciformes, otras)	1/400 afroestadounidenses	Electroforesis de hemoglobina
■ Deficiencia de biotinidasa	1/60 000	Biotinidasa
■ Hiperplasia suprarrenal congénita	1/10 000	17-hidroxiprogesterona
■ Fibrosis quística	1/3 200 blancos	Tripsinógeno inmunorreactivo

Los programas de detección estatales difieren en las metodologías empleadas y, en consecuencia, varía el número de padecimientos que es posible detectar.

C3, ácido carboxílico de 3 átomos de carbono; C4-DC, ácido dicarboxílico de 4 átomos de carbono; C14-OH, hidroxiácido graso con 14 átomos de carbono; C16:1, ácido graso monoinsaturado con 16 átomos de carbono; CPT, transferasa de la palmitoilcarnitina (*carnitine palmitoyl transferase*); LCHAD, deshidrogenasa de la 3-hidroxiacilcoenzima A de cadena larga (*long-chain 3-hydroxyacyl-coenzyme A dehydrogenase*); MCAD, deshidrogenasa de la acilcoenzima A de cadena media; SCAD, deshidrogenasa de la acilcoenzima A de cadena corta (*short-chain acyl-coenzyme A dehydrogenase*); T_4, tiroxina; TSH (hormona estimulante de la glándula tiroides; *thyroid-stimulating hormone*); VLCAD, deshidrogenasa de la acilcoenzima A de cadena muy larga (*very long-chain acyl-coenzyme A dehydrogenase*).

- *Prueba de detección*: fenilalanina (en mancha de sangre desecada).
- *Requisito*: ingesta de proteínas por más de 24 horas (no indispensable).
- *Prueba diagnóstica*: determinación cuantitativa de fenilalanina (aminoácidos en plasma).
- *Características clínicas (sin tratamiento)*: retraso mental moderado a grave, autismo, convulsiones, hipopigmentación, eccema.
- *Defecto primario*: deficiencia de hidroxilasa de fenilalanina.
- *Tratamiento*: dieta baja en fenilalanina (baja en proteínas; es el tratamiento óptimo de por vida), suplemento de tetrahidrobiopterina (BH_4) en casos leves.
- *Observaciones*: en altas concentraciones, la fenilalanina y las fenilcetonas son teratógenas. La fenilcetonuria materna no tratada se relaciona con retraso del crecimiento intrauterino, microcefalia y defectos estructurales al nacer.

Homocistinuria

- *Incidencia*: 1 en 100 000.
- *Prueba de detección*: metionina (en mancha de sangre desecada).
- *Requisito*: ingesta de proteínas por más de 24 horas (no indispensable).
- *Prueba diagnóstica*: medición de concentraciones plasmáticas de metionina y homocisteína (enviar al laboratorio muestra en hielo para estudio de aminoácidos).
- *Características clínicas*: estatura alta, escoliosis, osteoporosis, retraso mental leve, desplazamiento del cristalino (*ectopia lentis*), hipercoagulabilidad, trombos arteriales y venosos, accidente cerebrovascular.
- *Defecto primario*: deficiencia de sintetasa de cistationina β (el tipo más frecuente).
- *Tratamiento*: suplementos de betaína, folato, piridoxina, o los tres juntos, según el defecto; ácido acetilsalicílico como anticoagulante.

ALTERACIONES EN EL METABOLISMO DE CARBOHIDRATOS

Galactosemia

- *Incidencia*: 1 en 30 000.
- *Prueba de detección*: determinación de galactosa, uridiltransferasa de galactosa-1-fosfato (GALT, *galactose-1-phosphate uridyltransferase*).
- *Requisito*: ingesta de galactosa (lactosa) (no indispensable).
- *Prueba diagnóstica*: electroforesis de GALT.
- *Características clínicas (sin tratamiento)*: náusea y vómito neonatales, ictericia, hepatomegalia, disfunción hepática, cataratas, retraso mental, muerte.
- *Defecto primario*: deficiencia de GALT.
- *Tratamiento*: dieta sin galactosa ni lactosa.

HIPERPLASIA SUPRARRENAL CONGÉNITA

Este padecimiento se estudia en el capítulo 16.

HIPOTIROIDISMO

Este padecimiento se estudia en el capítulo 17.

ALTERACIONES EN LA OXIDACIÓN DE ÁCIDOS GRASOS

Deficiencia de deshidrogenasa de acilcoenzima A de cadena media

- *Incidencia*: 1 en 15 000.
- *Prueba de detección*: concentración de acilcarnitina (en plasma o mancha de sangre desecada; varios estados de Estados Unidos lo incluyen en los programas ampliados de pruebas de detección en recién nacidos).
- *Prueba diagnóstica*: concentración de acilcarnitina plasmática repetida, prueba de mutación del DNA.
- *Características clínicas*: hipoglucemia sin cetonuria; riesgo de coma y síndrome de muerte súbita del lactante.
- *Defecto primario*: deficiencia de deshidrogenasa de acilcoenzima A de cadena media.
- *Tratamiento*: suplementos de carnitina; comidas frecuentes, evitar hipoglucemia.

ALTERACIONES EN EL METABOLISMO DE LA BIOTINA

Deficiencia de biotinidasa

- *Incidencia*: 1 en 60 000.
- *Prueba de detección*: ensayo enzimático a partir de mancha de sangre desecada; concentración aumentada de alanina plasmática; también se detecta concentración disminuida de carnitina.
- *Prueba diagnóstica*: ensayo enzimático repetido en suero sanguíneo fresco.
- *Características clínicas*: hipotonía, convulsiones, exantemas, alopecia.
- *Defecto primario*: deficiencia de biotinidasa, enzima que recicla la biotina para múltiples reacciones de la carboxilasa.
- *Tratamiento*: suplementos de biotina.

ALTERACIONES EN EL METABOLISMO DEL AMONIACO (CICLO DE LA UREA)

Algunos neonatos padecen hiperamonemia transitoria, que también es posible que esté relacionada con lo siguiente:

- Alteraciones en el ciclo de la urea.
- Algunas acidemias orgánicas.
- Deficiencia de biotinidasa.
- Síndrome de Reye.

Las principales características clínicas son anorexia progresiva, letargo y vómito que terminan por causar coma. Otra característica observada es la hipotermia en el periodo neonatal.

El tratamiento de las alteraciones en el ciclo de la urea incluye:

- Prevención del catabolismo de proteínas (dieta alta en calorías, suplementos de arginina).
- Reducir la carga de NH_3 (restricción de proteínas).
- Administración de eliminadores de NH_3 (benzoato de sodio, fenilacetato y fenilbutirato).

Deficiencia de transcarbamilasa de ornitina

- *Incidencia*: 1 en 14 000 (es el defecto más frecuente en el ciclo de la urea.
- *Herencia*: enfermedad recesiva ligada a X (*XLR, X-linked recessive*); las mujeres portadoras probablemente presenten síntomas.
- *Prueba de detección*: concentración aumentada de glutamina, niveles disminuidos de citrulina y arginina; valores urinarios incrementados de ácido orótico (no es parte de los estudios de detección neonatales).
- *Prueba diagnóstica*: estudios de aminoácidos plasmáticos y concentración de ácidos orgánicos en orina.
- *Características clínicas*: hiperamonemia con la resultante depresión del sistema nervioso central (CNS, *central nervous system*) y coma.
- *Defecto primario*: deficiencia de transcarbamilasa de ornitina (OTC, *ornithine transcarbamylase*), la segunda enzima en el ciclo de la urea.
- *Tratamiento*: dieta con restricción de proteínas, suplemento de citrulina, eliminadores de NH_3.

ALTERACIONES MITOCONDRIALES

Las mitocondrias son las fuentes de energía de la célula y sitio donde ocurren la oxidación β de los ácidos grasos, el ciclo de los ácidos tricarboxílicos, la cadena de transporte de electrones y partes del ciclo de la urea. Aunque muchos errores congénitos del metabolismo afectan estas vías, se reserva la designación de *alteración mitocondrial* para las enfermedades metabólicas causadas por mutaciones en alguno de los 13 genes codificadores de proteínas o ácidos nucleicos de transferencia (tRNA, *transfer ribonucleic acids*) que codifica el genoma de las mitocondrias. Estos padecimientos comparten un patrón de herencia materna (que afecta a toda la descendencia, pero la enfermedad no la transmiten los varones) e incluye encefalopatía mitocondrial, acidosis láctica, episodios parecidos a los accidentes cerebrovasculares (MELAS, *mitochondrial encephalopathy, lactic acidosis, and strokelike episodes*), epilepsia mioclónica con fibras rojas deshilachadas (MERRF, *myoclonic epilepsy and ragged red fibers*), neuropatía óptica de Leber hereditaria y algunas formas del síndrome de Leigh. La consideración prediagnóstica de estos padecimientos se basa en el modo de herencia, antecedentes familiares, observaciones clínicas, acidosis láctica, hallazgos en estudios de imagen del cerebro, observaciones histológicas en biopsias musculares y análisis de mutaciones del genoma mitocondrial. Por lo general, se da tratamiento sintomático para este grupo de alteraciones, aunque algunas personas reaccionan a dosis farmacológicas de cofactores y vitaminas, como la coenzima Q y la riboflavina (B_2).

MELAS

- *Incidencia*: 1 en 10 000.
- *Herencia*: materna (mitocondrial).
- *Prueba de detección*: ninguna empleada de manera sistemática; alta concentración de lactato, fibras rojas deshilachadas en biopsia muscular; en la tomografía cerebral computarizada es posible descubrir focos radiolúcidos y calcificaciones en ganglios basales.
- *Prueba diagnóstica*: análisis de mutaciones mitocondriales.
- *Características clínicas*: inicio a los 2 a 15 años de edad; MELAS; estatura baja; cefaleas y vómito recurrentes; ceguera; sordera; diabetes mellitus.
- *Defecto primario*: mutación en el tRNA de la leucina mitocondrial (80%).
- *Tratamiento*: los beneficios de los suplementos de Coq10 y carnitina son cuestionables.

ALTERACIONES DEL ALMACENAMIENTO LISOSÓMICO

Las alteraciones del almacenamiento lisosómico forman un grupo de alrededor de 30 enfermedades; cada una de éstas es causada por la deficiencia de alguna hidrolasa ácida específica residente en el lisosoma. Dichas enzimas cumplen la función de catabolizar y reciclar diversas macromoléculas, como el glucógeno, mucopolisacáridos, esfingolípidos y las glucoproteínas.

Leucodistrofias

Enfermedad de Gaucher

- *Incidencia*: 1 en 50 000.
- *Prueba diagnóstica*: ensayo de la glucocerebrosidasa (glucosidasa β) (en leucocitos y piel).
- *Características clínicas*: variables; llega a incluir esplenomegalia indolora (**Fig. 41-1**), trombocitopenia, sangrado excesivo, dolor de huesos, fracturas patológicas y retraso mental leve a grave (solo los tipos II y III).
- *Defecto primario*: deficiencia de glucosidasa β.

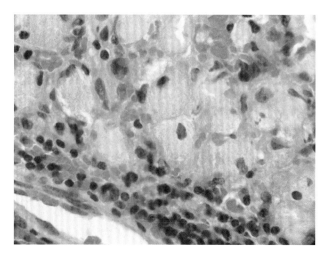

Figura 41-1 Células de Gaucher en el bazo de un niño afectado. Note el aspecto tumefacto del citoplasma ocasionado por el almacenamiento de lípidos (glucocerebrósido). (*Véase* encarte a color).

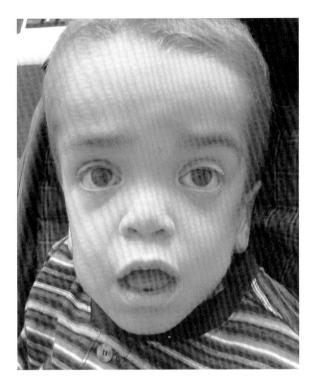

Figura 41-2 Niño de dos años con síndrome de Hurler (mucopolisacaridosis I [MPS I]), a quien se le administró tratamiento de restitución de enzimas antes de practicarle un trasplante de médula ósea a los 18 meses. Note la cabeza grande y los rasgos toscos.

- *Tratamiento*: sintomático; tratamiento de reemplazo con la enzima humana recombinante.

Enfermedad de Tay-Sachs
- *Incidencia*: 1 en 100 000 (1/1 000 en judíos askenazis).
- *Prueba diagnóstica*: ensayo de la hexosaminidasa A (en suero, leucocitos y piel).
- *Características clínicas*: interrupción del desarrollo, retraso del crecimiento, fóvea de color rojo cereza, ceguera, convulsiones y muerte hacia los dos años de edad.
- *Defecto primario*: deficiencia de hexosaminidasa A.
- *Tratamiento sintomático*: se dispone de estudios de detección de portadores.

Mucopolisacaridosis
Síndrome de Hurler (mucopolisacaridosis I)
- *Incidencia*: 1 en 100 000.
- *Prueba de detección*: análisis cuantitativo de MPS (mucopolisacáridos) en orina.

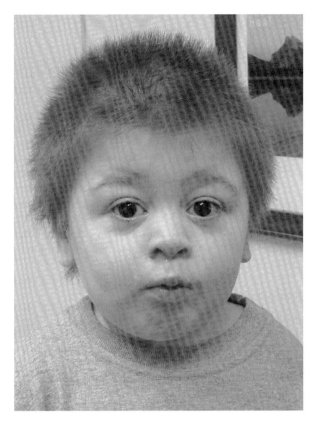

Figura 41-3 Niño de dos años con síndrome de Hunter (mucopolisacaridosis II [MPS II]. Note la cabeza grande, el cabello grueso y los rasgos faciales burdos.

- *Prueba diagnóstica*: ensayo de la iduronidasa (en leucocitos y piel).
- *Características clínicas*: interrupción del desarrollo, rasgos toscos y organomegalia (**Fig. 41-2**).
- *Defecto primario*: deficiencia de iduronidasa.
- *Tratamiento sintomático*: con células madre; tratamiento de restitución de la enzima faltante.

Síndrome de Hunter (MPS II)
- *Incidencia*: 1 en 100 000.
- *Herencia*: XLR.
- *Prueba de detección*: análisis cuantitativo de MPS (mucopolisacáridos) en orina.
- *Prueba diagnóstica*: ensayo de la sulfatasa de iduronato (en leucocitos y piel).
- *Características clínicas*: interrupción del desarrollo, rasgos toscos y organomegalia (**Fig. 41-3**).

TABLA 41-3
GUÍA ABREVIADA DE LAS MUCOPOLISACARIDOSIS

Tipo	Epónimo	Herencia	Retraso mental	Opacidad corneal	Hepatoesplenomegalia
IH	Hurler	AR	++	+	+
IS	Scheie	AR	−	+	−
II	Hunter	XLR	++	−	+
III	Sanfilippo	AR	++	−	+/−
IV	Morquio	AR	−	+	+/−
VI	Maroteaux-Lamy	AR	−	+	+
VII	Glucuronidasa β	AR	++	+	+

AR, autosómico recesivo; XLR, recesivo ligado al X.

■ *Defecto primario*: Deficiencia de sulfatasa de iduronato.

■ *Tratamiento*: sintomático; con células madre; restitución de la enzima faltante.

La **tabla 41-3** es una sinopsis de la clasificación, modos de herencia y características clínicas de las mucopolisacaridosis.

ALTERACIONES DE LOS PEROXISOMAS

Es un grupo de alteraciones metabólicas ocasionadas por defectos en el ensamblaje de las enzimas peroxisómicas o por la deficiencia de alguna enzima peroxisómica particular. Dichas enzimas tienen la función de oxidar algunos ácidos grasos de cadena muy larga (VLCFA, *very long chain fatty acids*), degradar el peróxido de hidrógeno y sintetizar ciertos lípidos (p. ej., plasmalógenos), por mencionar algunas de sus acciones.

Adrenoleucodistrofia

■ *Incidencia*: 1 en 50 000.

■ *Herencia*: XLR.

■ *Prueba de detección*: VLCFA (en mancha de sangre desecada o plasma).

■ *Pruebas diagnósticas*: combinación de la concentración de VLCFA e imágenes cerebrales por resonancia magnética.

■ *Características clínicas*: interrupción del desarrollo, pérdida de la visión, cambios en la sustancia blanca (**Fig. 41-4**) y disfunción suprarrenal (tardía).

■ *Defecto primario*: mutaciones en el gen *ABCD-1*, que codifica una proteína de transporte peroxisómico.

■ *Tratamiento*: sintomático; tratamiento con células madre; aceite de Lorenzo

VALORACIÓN DEL NEONATO CON UNA ENFERMEDAD AGUDA

El diagnóstico diferencial de enfermedades agudas neonatales debe incluir a) sepsis, b) sepsis, c) sepsis y d) alteraciones

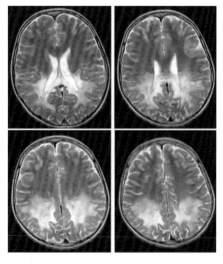

Figura 41-4   Resonancia magnética cerebral cerebral de un niño de nueve años con adrenoleucodistrofia ligada al X (ALD). Note la señal T-2 reforzada de modo simétrico en la región parietooccipital.

metabólicas. Los *síntomas inespecíficos* que corresponden a un error metabólico congénito son insuficiencia respiratoria, letargo/alimentación insuficiente/hipotonía, convulsiones/apnea, vómito, ictericia y organomegalia. La *historia clínica* quizá indique evolución normal durante 36 a 72 horas, consanguinidad parental (la mayoría de los errores metabólicos congénitos se heredan con un patrón autosómico recesivo) o un(a) hermano(a) muerto(a) en el periodo neonatal por causa desconocida. Por lo regular, los signos *físicos* no son importantes, pero la organomegalia, signos neurológicos y cataratas quizá sean clave para el diagnóstico.

No es necesario (al principio) que la *valoración bioquímica* sea muy compleja y tal vez se tengan a la vista datos útiles. Además, es factible ordenar varias pruebas, nada costosas y de rutina con resultados en poco tiempo; esto hará más expedito el proceso de detección neonatal. Entre estas pruebas se encuentran:

■ Recuento completo de células sanguíneas con conteo diferencial y plaquetario.

■ Glucosa.

■ Electrolitos.

■ Gases en sangre arterial o pH venoso.

■ Amoniaco (NH_3).

■ Lactato/piruvato.

■ Análisis de orina para determinación de pH, cetonas y sustancias reductoras.

Los errores congénitos del metabolismo llegan a ocasionar diversas combinaciones y grados de acidez metabólica, hipoglucemia, hiperamonemia, cetosis, leucopenia y trombocitopenia. El diagrama de flujo de la **figura 41-5** sirve como guía diagnóstica rudimentaria. En espera de resultados de la determinación de aminoácidos plasmáticos y ácidos orgánicos en orina, la glucosa constituye casi siempre una fuente de energía segura para el recién nacido enfermo. Por lo general, los diagnósticos específicos se confirman con las concentraciones de aminoácidos o de ácidos orgánicos, o bien, por los análisis enzimáticos de leucocitos (o por ambas cosas), fibroblastos cutáneos; también es posible confirmarlo con una biopsia de hígado. El diagnóstico debe ser tan específico como sea posible para facilitar la institución de regímenes terapéuticos óptimos y, quizá, incluir tratamiento dietético con suplementos de vitaminas y cofactores, lo mismo que fármacos específicos.

FACTORES EFICACES DEL TRATAMIENTO DE LOS ERRORES CONGÉNITOS DEL METABOLISMO

Aunque aún no es posible tratar muchos errores congénitos del metabolismo, se conocen factores decisivos para la corrección/control de los que sí son tratables:

■ Detección temprana.

■ Buen acatamiento del régimen terapéutico.

■ Educación a la familia.

■ Sostén financiero y social.

■ Institución temprana del tratamiento, con revisiones periódicas en un centro especializado en metabolismo.

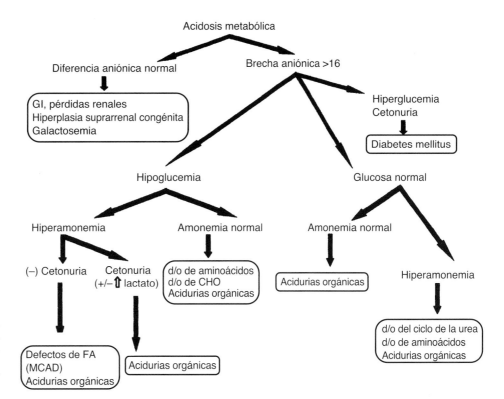

Figura 41-5 Diagrama de flujo para la valoración de la acidosis metabólica en el neonato. CHO, carbohidrato; d/o, enfermedad; FA, ácido graso; GI, gastrointestinal; MCAD, deficiencia de deshidrogenasa de acilcoenzima A de cadena media.

■ Tratamiento dietético.
■ Prevención de enfermedades agudas.
■ Farmacoterapia.

TRATAMIENTO DIETÉTICO DE ERRORES METABÓLICOS CONGÉNITOS

Los regímenes dietéticos recomendados para los siguientes padecimientos son:

■ *Fenilcetonuria*: dieta baja en fenilalanina, restricción de proteínas.

■ *Tirosinemia*: dieta baja en fenilalanina y tirosina, restricción de proteínas.
■ *Galactosemia*: dieta sin galactosa (las fórmulas de leche de soya para lactantes contienen sacarosa en lugar de lactosa).
■ *Intolerancia hereditaria a la fructosa*: restricción de frutas, jugos de fruta y productos que contienen sacarosa (azúcar de frutas) o jarabes de maíz con alta concentración de fructosa.
■ *Alteraciones en el ciclo de la urea (p.ej., deficiencia de OTC)*: restricción de proteínas.
■ *Enfermedad de orina en jarabe de maple*: restricción de aminoácidos de cadena ramificada y proteínas.

TABLA 41-4

AGENTES FARMACOLÓGICOS PARA ALTERACIONES POR ERRORES CONGÉNITOS DEL METABOLISMO

Enfermedad	Agente
Fenilcetonuria (leve)	Tetrahidrobiopterina (BH_4)
Homocistinuria	Betaína, folato de piridoxina (B_6)
Alteraciones del ciclo de la urea	Benzoato de sodio, fenilacetato, arginina
MSUD	Tiamina (B_1)
Acidemia metilmalónica	Carnitina, cobalamina (B_{12})
Acidemia propiónica	Carnitina
Tirosinemia	NTBC
Deficiencia de biotinidasa	Biotina
Deficiencia de MCAD	Carnitina
Deficiencia de citocromooxidasa	Coenzima Q, riboflavina (B_2)
Enfermedad de Gaucher	Tratamiento de restitución de enzimas
Enfermedad de Fabry	Tratamiento de restitución de enzimas
Síndrome de Hurler (MPS I)	Tratamiento de restitución de enzimas
Síndrome de Hunter (MPS II)	Tratamiento de restitución de enzimas
Síndrome de Morquio (MPS IV)	Tratamiento de restitución de enzimas
Enfermedad de Pompe (glucogenosis tipo II)	Tratamiento de restitución de enzimas

BH_4, tetrahidrobiopterina; MCAD, deshidrogenasa de la acilcoenzima A de cadena media; MPS, mucopolisacaridosis; MSUD, enfermedad de orina en jarabe de maple (*maple syrup urine disease*); NTBC, 2-(2-nitro-4-trifluorometil-benzoílo)-1,3-ciclohexanediona.

- *Deficiencia de deshidrogenasa de acilcoenzima A de cadena media (MCAD, medium-chain acyl coenzyme A dehydrogenase)*: comidas frecuentes, con alta concentración de carbohidratos; evitar triglicéridos de cadena media.
- *Glucogenosis tipo I (de von Gierke)*: suplementos con almidón de maíz para mantener la normoglucemia.

FARMACOTERAPIA PARA ERRORES METABÓLICOS CONGÉNITOS

En la **tabla 41-4** se presenta una lista de los fármacos disponibles para el tratamiento de ciertos padecimientos relacionados con errores del metabolismo en recién nacidos.

EJERCICIOS DE REVISIÓN

PREGUNTAS

Caso 1

Unos inmigrantes ilegales llevan al servicio de urgencias a una lactante de un mes de edad gravemente enferma. La menor luce desnutrida, letárgica y con mala irrigación sanguínea; tiene múltiples contusiones, petequias e ictericia muy notable; no se observan signos de hepatomegalia. Por medio de un intérprete, usted descubre que la niña nació en su casa, ya que los padres carecen de seguro de salud. La madre amamanta a la hija, pero ella misma ha tenido una alimentación deficiente durante los últimos días. Hace dos años, la pareja perdió un lactante con síntomas muy parecidos.

Los resultados de laboratorio indican lo siguiente: hemoglobina 11.9 g/dL; cuenta leucocitaria de 8 000/mm^3, con 59% de neutrófilos y 41% de linfocitos; plaquetas, 79 000/mm^3, índice internacional normalizado, 3.0; tiempo parcial de tromboplastina, 95 segundos; Na, 138 mEq/L; Cl, 112 mEq/L; K, 3.6 mEq/L; CO_2, 12 mEq/L; glucosa, 79 mg/dL, nitrógeno en urea sanguínea, 18 mg/dL; bilirrubina (total/directa), 19/5 mg/dL; NH_3, 42 µg/dL (normal <60); pH venoso, 7.29; no se obtuvo análisis general de orina al ingreso debido a deshidratación.

1. Aparte de sepsis, ¿qué enfermedades metabólicas se deben incluir en el diagnóstico diferencial?
- **a)** Deficiencia de OTC.
- **b)** Fenilcetonuria.
- **c)** Galactosemia.
- **d)** Aciduria metilmalónica.

Respuesta
La respuesta es c). En esta lactante se aprecia disfunción hepática en el periodo neonatal. Se descarta deficiencia de OTC porque se trata de una alteración ligada a X; la paciente es de género femenino y el nivel de amoniaco es normal. La fenilcetonuria es de inicio temprano y gradual, no acompañado de disfunción hepática. La aciduria metilmalónica aparece por lo general en el periodo neonatal pero con hipoglucemia leve, acidosis metabólica más profunda y desequilibrio aniónico incrementado.

2. ¿Qué otras pruebas de laboratorio se deberían solicitar?
- **a)** Concentración de ácidos orgánicos en orina.
- **b)** Concentración plasmática de aminoácidos.
- **c)** Estudios de detección neonatal.
- **d)** Medición de ácidos orgánicos en orina.
- **e)** Todos los anteriores.

Respuesta
La respuesta es e). En la práctica, es posible tener una fuerte tendencia hacia un diagnóstico en particular, pero la paciente sufre una enfermedad que pone en riesgo la vida y el costo no debe ser una objeción. Tal vez no se disponga de mucho tiempo para solicitar pruebas de laboratorio en secuencia y las pruebas mencionadas no resultan irrazonables en estas circunstancias.

3. ¿Cómo habría que nutrir a esta lactante mientras se espera más información?
- **a)** Con una dieta baja en proteínas.
- **b)** Solo con glucosa por vía intravenosa.
- **c)** Con nutrición parenteral total.
- **d)** Mediante alimentación continua con una fórmula de leche de vaca por sonda nasogástrica.

Respuesta
La respuesta es b). Muchas veces se olvida que los pacientes con una enfermedad aguda tienen mayor demanda de calorías. Excepto en caso de deficiencia de deshidrogenasa de piruvato, no será letal para el paciente administrar glucosa por vía intravenosa. La nutrición parenteral total rara vez es una buena opción, ya que interfiere con cualquier otra prueba del metabolismo. El nivel sérico de amoniaco es normal, de modo que resultan improbables las alteraciones en el ciclo de la urea, por lo que no está indicada una dieta baja en proteínas. La niña enfermó con la leche materna y, por consiguiente, no es recomendable continuar con una fórmula de leche de vaca.

4. Varias horas después de la admisión, el análisis de orina indica sustancias reductoras y cetonas, aunque ya se administró ampicilina por vía intravenosa. Sin embargo, un estudio de detección en lactantes, realizado tres días más tarde, muestra "una anormalidad". ¿Qué prueba confirmatoria está indicada?
- **a)** Concentración plasmática de aminoácidos.
- **b)** Electroforesis de la GALT eritrocítica.
- **c)** Concentración de acilcarnitina.
- **d)** Tipificación Pi para detectar deficiencia de antitripsina α_1.

Respuesta
La respuesta es b). Determinar la concentración plasmática de aminoácidos suele ser útil para el diagnóstico de tirosinemia, pero por lo regular se acompaña de hipoglucemia, hipopotasemia y hepatomegalia. Determinar la concentración de acilcarnitina no está indicado porque no hay signo de defectos en la oxidación de ácidos grasos, como sería la deficiencia de MCAD (no hay hipoglucemia muy marcada y, al fin, se detectaron cetonas en la orina). En este caso, sería posible una deficiencia de antitripsina α_1, pero en ninguna de las pruebas de detección neonatal se hallaron marcadores que indiquen tal diagnóstico. La electroforesis de la GALT

(de eritrocitos) es la mejor prueba diagnóstica para la galactosemia; permite distinguir entre pacientes con galactosemia clásica (GG), como la lactante descrita, de portadores heterocigotos asintomáticos (NG) y otros con ligeras variantes, como la heterocigosidad compuesta (DG) en la galactosemia de Duarte.

Caso 2

Se remite a un niño de tres años para que lo vea un médico pediatra porque tiene una meseta en su curva de desarrollo. A una edad adecuada, el paciente alcanzó las metas motoras, pero el desarrollo del lenguaje se retrasó un poco. En los últimos seis meses no ha mostrado ningún progreso en su lenguaje expresivo ni en sus habilidades motoras finas; se ha mantenido sano y su única hospitalización se debió a la reparación quirúrgica de una hernia inguinal a los dos años. En la exploración física se comprobó que tenía estatura y peso promedio, con circunferencia cefálica incrementada. Sus rasgos faciales son ligeramente toscos, con leve sinofridia (cejijunto) y leve hipertrofia gingival; sus córneas son claras y tiene el borde hepático 2 cm por abajo del reborde costal derecho. No se observaron déficits neurológicos focales.

5. ¿A qué categoría de enfermedad metabólica es *más* probable que corresponda esta descripción?
- **a)** Leucodistrofia.
- **b)** Aciduria orgánica.
- **c)** Glucogenosis.
- **d)** Mucopolisacaridosis (MPS).

Respuesta

La respuesta es d). El inicio gradual de los síntomas y signos clínicos orienta hacia una enfermedad por almacenamiento. El buen estado general de salud del paciente resulta incompatible con aciduria orgánica. Los rasgos faciales toscos no corresponden a una leucodistrofia. La interrupción del desarrollo no es compatible con la glucogenosis. El paciente sufre una MPS. Debido a la edad de inicio y al género masculino del enfermo, lo más probable es que se trate de un síndrome de Hunter (MPS II, XLR) o un síndrome de Sanfilippo (MPS III).

6. ¿Qué pruebas de detección contribuirían a llegar al diagnóstico adecuado?
- **a)** Ecografía del hígado.
- **b)** Análisis cuantitativo de mucopolisacáridos en orina.
- **c)** Análisis de mutaciones en el DNA mitocondrial.
- **d)** Análisis de aminoácidos plasmáticos.

Respuesta

La respuesta es b). La ecografía de hígado no produce resultados específicos para esta enfermedad. Como no se observa debilidad muscular, convulsiones ni alteraciones de la vista o la audición, resulta muy improbable que se trate de una alteración mitocondrial. Las aminoacidopatías no se manifiestan con endurecimiento de los rasgos faciales ni hepatomegalia. Lo indicado es un análisis cuantitativo de mucopolisacáridos en orina. Sola, una mera prueba puntual es inadecuada, por lo que la valoración debe incluir una electroforesis para separar glucosaminoglicanos particulares (mucopolisacáridos). Los incrementos diferenciales de macromoléculas particulares sirven para determinar qué ensayos enzimáticos de leu-

cocitos o de fibroblastos cutáneos de cultivo deben realizarse para establecer un diagnóstico bioquímico definitivo.

7. ¿A qué sistemas orgánicos es probable que afecte este padecimiento?
- **a)** Sistema nervioso central.
- **b)** Sistema cardiaco.
- **c)** Sistema digestivo.
- **d)** Sistema esquelético.
- **e)** Todos los anteriores.

Respuesta

La respuesta es e). La mayoría de los tejidos contiene glucosaminoglicanos, de modo que las mucopolisacaridosis se manifiestan como enfermedades multisistémicas. Algunas no afectan al CNS, pero la mayor parte ataca CNS, válvulas cardiacas, hígado y sistema esquelético (*disostosis múltiple*). En muchos casos, un radiólogo perspicaz es de ayuda para afinar el diagnóstico diferencial. El trasplante de médula ósea resulta eficaz en el tratamiento de estos padecimientos y para algunos se cuenta con la reposición terapéutica de enzimas. La clave para el tratamiento consiste en establecer el diagnóstico antes de que el CNS sufra daños irreparables.

LECTURAS RECOMENDADAS

American College of Medical Genetics. ACMG ACT sheets. Disponible en: http://www.ncbi.nlm.nih.gov/books/NBK55827. Se trata de una serie de recomendaciones para la intervención aguda de enfermedades identificadas mediante la imagenología del recién nacido, incluyendo alteraciones endocrinas, de hemoglobina, metabólicas y de inmunodeficiencia (2010-2011). Consultado en marzo 15, 2016.

American Academy of Pediatrics. Disponible en: http://www.aap.org/healthtopics/genetics.cfm. Bajo el título "AAP Policy" se presentan artículos sobre hiperplasia suprarrenal congénita (2000) e hipotiroidismo (2006). Consultado en marzo 15, 2016.

Aubourg P, Wanders R. Peroxisomal disorders. *Handb Clin Neurol* 2013;113:1593–1609.

Kamboj M. Clinical approach to the diagnoses of inborn errors of metabolism. *Pediatr Clin North Am* 2008;55(5):1113–1127.

Kaye CI, Accurso F, La Franchi S, et al. Newborn screening fact sheets. *Pediatrics* 2006;118(3):e934–e963. Disponible en: http://aappolicy. aappublications.org/cgi/content/full/pediatrics;118/3/e934 Consultado en marzo 15, 2016.

Kwon JM, D'Aco KE. Clinical neurogenetics: neurologic presentations of metabolic disorders. *Neurol Clin* 2013;31(4):1031–1050.

Moeschler JB, Shevell M; Committee on Genetics. Comprehensive evaluation of the child with intellectual disability or global developmental delays. *Pediatrics* 2014;134(3):e903–e918.

Online Mendelian Inheritance in Man, OMIM (TM). McKusick-Nathans Institute for Genetic Medicine, Johns Hopkins University (Baltimore, MD) and National Center for Biotechnology Information, National Library of Medicine, Bethesda, MD. 2016. Disponible en: http://www.omim.org. Accessed March 15, 2016. Es una enciclopedia en línea sobre enfermedades hereditarias, con referencias a la bibliografía científica esencial, actualizada cada 15 días.

Pagon RA, Adam MP, Ardinger HH, et al., eds. *GeneReviews®*. Seattle, WA: University of Washington, 1993–2016. Disponible en: http://www.ncbi.nlm.nih.gov/books/NBK1116/. Consultado en marzo 15, 2016. Es una enciclopedia en línea sobre enfermedades hereditarias, con valoraciones clínicas a fondo y pautas para enfermedades individuales, actualizadas cada seis meses.

Vernon HJ. Inborn errors of metabolism: advances in diagnosis and therapy. *JAMA Pediatr* 2015;169(8):778–782.

Zschocke J, Hoffman GF. *Vademecum metabolicum: manual of metabolic paediatrics*, 2nd ed. Leck, Germany: CPI Books, 2004.

Capítulo 42

Síndromes de dismorfismo

George E. Tiller

La *dismorfología* es la ciencia y arte que trata de las anormalidades en el desarrollo físico. Muchas veces es subjetiva y en ocasiones se dificulta distinguir entre rasgos familiares y características dismórficas reales. Se llama *síndrome* a un patrón reconocible de malformaciones humanas. Algunos de estos patrones se relacionan con un solo defecto causal genético o una anomalía cromosómica única; otros son de origen multifactorial (causas genéticas y del medio ambiente); otros más no tienen causa genética alguna y se les considera simples *defectos innatos*. Las alteraciones genéticas son un factor importante de morbilidad y mortalidad a todas las edades; se han catalogado más de 3 500 alteraciones mendelianas (monogenéticas) y se calcula que de 1 a 2% de los recién nacidos padece defectos al nacer. Aunque cada una de estas alteraciones por sí sola es rara, los padecimientos de origen genético causan un tercio de las admisiones en los hospitales pediátricos; además, es necesario entender que muchos de ellos son de inicio gradual y es posible que el médico los observe en pacientes de cualquier edad.

Los antecedentes clínicos familiares de tercera generación constituyen un componente importante en la valoración de una posible alteración genética. Una parte rutinaria de este proceso son los interrogatorios sobre etnicidad y posible consanguinidad. Luego de recabar los antecedentes familiares, se revisa la historia clínica del paciente, y a continuación se le practica una exploración física minuciosa y objetiva. Las gráficas antropométricas que se presentan en textos adecuados permiten eliminar parte de la subjetividad que implica determinar si algunas partes corporales son desproporcionadas. Una vez elaborado el diagnóstico diferencial es posible iniciar pruebas específicas, si se cuenta con ellas. La asesoría genética es el último paso de la valoración clínica, después que se analizó toda la información disponible.

Los objetivos de este capítulo son ayudar al lector a:

- Distinguir los diferentes mecanismos de anomalías congénitas causales.
- Describir las características clínicas y las bases moleculares (si se conocen) de los síndromes de *dismorfismo* más frecuentes.

CATEGORÍAS DE ANOMALÍAS CONGÉNITAS

- *Malformación*: defecto morfológico debido a un proceso de desarrollo intrínsecamente anormal. Las causas son cromosómicas o genéticas (de un solo gen), teratógenas o idiopáticas. Algunos ejemplos son labio y paladar hendidos, defectos cardiacos congénitos y defectos del tubo neural.
- *Deformación*: formación, configuración o posición anormal de una parte corporal ocasionada por fuerzas mecánicas. En muchos casos, la causa es la restricción uterina. Ejemplos de esto son la craneosinostosis y el pie zambo.
- *Rotura*: destrucción de una parte estructural del cuerpo que era normal. Las causas posibles son la rotura de bridas amnióticas o de vasos. Algunos ejemplos son los defectos de extremidades reducidas y la gastrosquisis.
- *Displasia*: proliferación u organización anormal de las células en un tejido. Entre las causas están algunos defectos monogenéticos. Por ejemplo, displasias ectodérmicas y displasias esqueléticas.
- *Secuencia*: efecto en cascada de una sola alteración embriológica que afecta tejidos circundantes. Algunos ejemplos son secuencia de Robin-Pierre, rotura de membranas, oligohidramnios y síndrome de DiGeorge.

CUÁNDO CONSIDERAR UN SÍNDROME DE DISMORFISMO

Han de considerarse síndromes de dismorfismo cuando se observa:

- Más de una anomalía.
- Diferencias fenotípicas con progenitores y hermanos (a menos que tengan afecciones similares).
- Crecimiento anormal: retraso (o exceso) de crecimiento prenatal (y a veces posnatal).
- Síntomas neurológicos (p. ej., convulsiones, retraso mental, tono muscular anormal, sordera, ceguera y retraso en

el desarrollo del habla, con o sin retraso del desarrollo motor).

■ Defectos físicos (p. ej., en las extremidades) bilaterales, más que unilaterales.

EJEMPLOS DE SÍNDROMES GENÉTICOS MÁS "COMUNES"

Acondroplasia

■ *Frecuencia*: las más frecuentes son las displasias esqueléticas que no son letales (1 en 26 000).

■ *Herencia*: autosómica dominante (80% de mutaciones nuevas).

■ *Características*: enanismo de extremidades cortas, macrocefalia con frente prominente y nariz en silla de montar, giba infantil que progresa a lordosis lumbar, mano en tridente y tibias arqueadas (**Fig. 42-1**).

■ *Complicaciones*: hipotonía infantil, apnea obstructiva, apnea central (rara, secundaria a estrechez del agujero magno), ventriculomegalia y estenosis lumbar (en la edad adulta).

■ *Defecto primario*: receptor del factor de crecimiento de los fibroblastos 3.

Síndrome de Marfan

■ *Frecuencia*: 1 en 10 000.

■ *Herencia*: autosómica dominante (~25% de mutaciones nuevas).

■ *Características*: estatura alta, delgado y alargado, dolicocefalia y arco del paladar elevado; aracnodactilia, laxitud articular; deformidad pectoral, escoliosis; miopía, desplazamiento del cristalino; prolapso de la válvula mitral, dilatación de la raíz aórtica, ectasias durales (**Figs. 42-2** a **42-4**).

■ *Complicaciones*: inestabilidad de articulaciones, deficiencias visuales, insuficiencia valvular aórtica, rotura de aneurisma que causa muerte repentina, neumotórax espontáneo y vesículas pulmonares.

■ *Tratamiento*: atenolol u otro bloqueador β cardioselectivo.

■ *Defecto primario*: *fibrilina*, proteína del tejido conjuntivo.

Síndrome de Ehlers-Danlos

■ *Frecuencia*: 1 en 10 000.

■ *Herencia*: autosómica dominante (sobre todo), autosómica recesiva en raros casos.

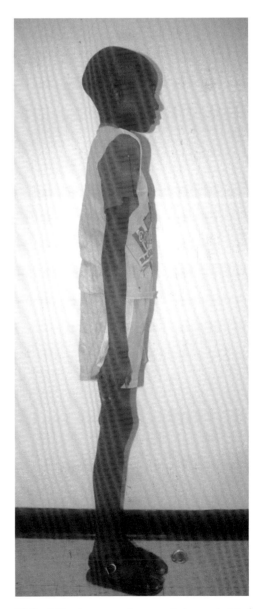

Figura 42-2   Niño de nueve años con síndrome de Marfan. Note que es alto y delgado.

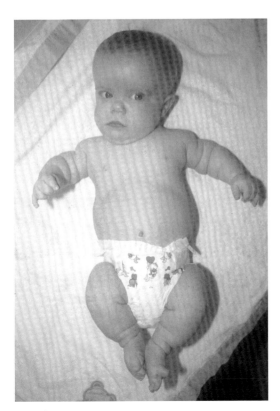

Figura 42-1   Lactante de seis meses con acondroplasia. Note la macrocefalia, prominencia de la frente, narinas hacia arriba y extremidades cortas.

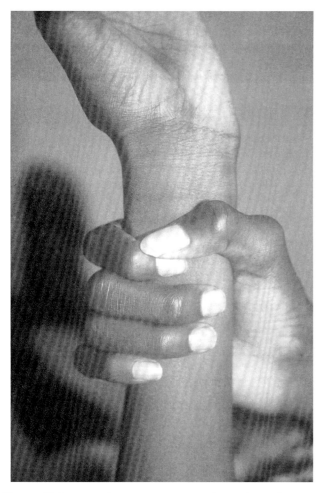

Figura 42-3 Niño de nueve años con síndrome de Marfan. Note el signo positivo de la muñeca.

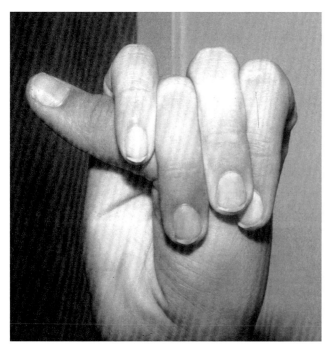

Figura 42-4 Niño de 12 años con síndrome de Marfan; observe el signo positivo del pulgar.

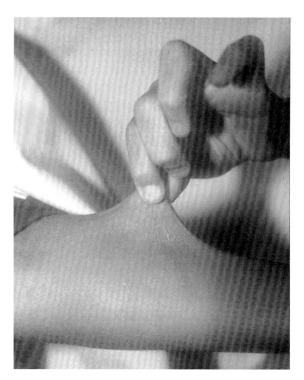

Figura 42-5 Niño de ocho años con síndrome de Ehlers-Danlos (tipo VIII), causado por defectos en distintos genes. Note la hiperelasticidad cutánea en el antebrazo.

■ *Características*: piel hiperelástica (**Fig.** 42-5), laxitud de articulaciones en todas sus formas (**Fig.** 42-6), deficiente cicatrización de heridas, excesiva formación de hematomas; deformidad del pecho y escoliosis.
■ *Complicaciones*: inestabilidad de articulaciones; rotura de un aneurisma que causa la muerte repentina (solo el tipo IV o forma *arterial*).
■ *Defectos primarios*: colágeno tipo III o V, lisilhidroxilasa, otros desconocidos.
■ *Observaciones*: se conocen diez tipos clínicos del síndrome de Ehlers-Danlos (EDS, *Ehlers-Danlos syndrome*), ocasionados por defectos en diversos genes y de gravedad distinta; no se ha identificado el gen de la forma con hipermovilidad.

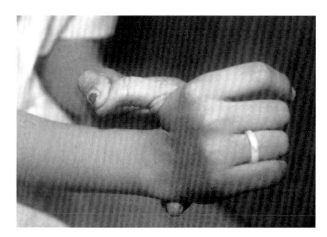

Figura 42-6 Mujer de 18 años con síndrome de Ehlers-Danlos (tipo II). Aprecie la hiperextensibilidad articular.

Osteogénesis imperfecta (OI)

- *Frecuencia*: 1 en 20 000.
- *Herencia*: autosómica dominante; rara vez autosómica recesiva.
- *Características*: variables, desde leve hasta letal (perinatal); osteoporosis, fragilidad ósea que causa fracturas patológicas (**Fig. 42-7**); dentinogénesis imperfecta (**Fig. 42-8**); huesos wormianos en el occipucio; escleróticas azules; pérdida de la audición.
- *Complicaciones*: hipoplasia pulmonar, muerte (OI tipo II); escoliosis con deformaciones progresivas (OI tipo III); estatura baja (OI tipo IV).
- *Defecto primario*: colágeno tipo I en la mayoría de los casos.
- *Tratamiento*: bifosfonatos, en casos moderados a graves.

Displasia ectodérmica anhidrótica

- *Frecuencia*: 1 en 10 000.
- *Herencia*: recesiva ligada a X; las mujeres portadoras sufren una afección leve.
- *Características*: hipotricosis; hipodoncia; anhidrosis (incapacidad para transpirar); intolerancia al calor; atopia; estatura baja, y discapacidad mental leve.
- *Defecto primario*: ectodisplasina, una proteína transmembrana.
- *Observaciones*: ¡se conocen muchas otras displasias ectodérmicas!

Síndrome de Holt-Oram (síndrome de corazón y mano)

- *Frecuencia*: 1 en 100 000.
- *Herencia*: autosómica dominante, expresión variable.

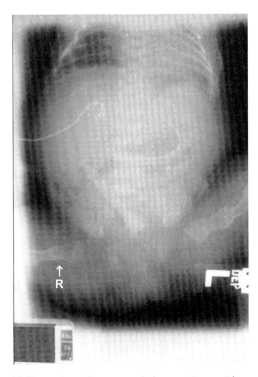

Figura 42-7   Radiografía neonatal de una niña nacida a término con osteogénesis imperfecta. Note osteopenia difusa, fractura femoral cicatrizada (L) y fractura femoral aguda desplazada.

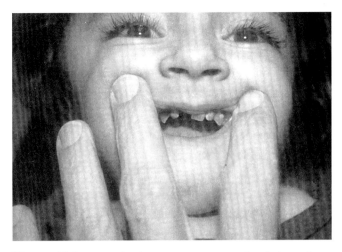

Figura 42-8   Niña de cinco años con osteogénesis imperfecta, presenta dentinogénesis imperfecta.

- *Características*: cardiopatía congénita (comunicación interauricular > comunicación interventricular); pulgar con tres falanges o carencia del pulgar (**Fig. 42-9**); hipoplasia radial.
- *Defecto primario*: gen *TBX-5*, un factor de transcripción.

Displasia tanatofórica

- *Frecuencia*: 1 en 50 000 (la displasia esquelética *letal* más frecuente).
- *Herencia*: padecimiento esporádico; mutación de acción dominante.
- *Características*: enanismo de extremidades cortas, huesos largos curvados; tórax estrecho; vértebras aplanadas (platispondilia).
- *Complicaciones*: muerte perinatal ocasionada por hipoplasia pulmonar.
- *Defecto primario*: receptor del factor de crecimiento de fibroblastos 3 (alélico con acondroplasia).

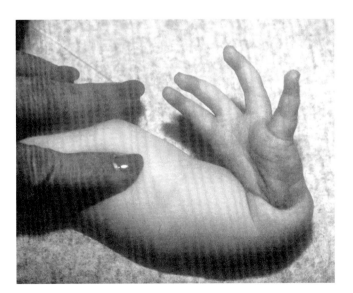

Figura 42-9   Niña de tres meses con síndrome de Holt-Oram. Observe la falta de pulgar.

Síndrome de Treacher Collins (disostosis mandibulofacial)

- *Frecuencia:* 1 en 10 000.
- *Herencia:* autosómica dominante.
- *Características:* hipoplasia malar y mandibular; anomalías externas e internas del oído; fisuras palpebrales inclinadas hacia abajo (**Figs. 42-10** y **42-11**); colobomas palpebrales y paladar hendido.
- *Complicaciones:* dificultades para la alimentación; pérdida de la audición conductiva; retraso mental (5%); cardiopatía congénita (10%).
- *Defecto primario:* TCOF-1 (*síndrome de Treacher Collins-Franceschetti,* también conocido como "melaza"), proteína de tráfico nucleolar.
- *Observaciones:* tiene varias características en común con el síndrome de Goldenhar, pero el síndrome de Treacher Collins (TC) por lo general es simétrico y se hereda de manera autosómica dominante.

Síndrome de Goldenhar (espectro facioauriculovertebral)

- *Frecuencia:* 1 en 10 000.
- *Herencia:* padecimiento esporádico
- *Características:* microsomía hemifacial (bilateral en 10 a 30% de los casos); anomalías en el oído externo y medio; macrostomía (boca más grande en el lado afectado), micrognatia; dermoides epibulbares (**Fig. 42-12**); colobomas; anomalías en vértebras cervicales.
- *Complicaciones:* dificultades para la alimentación; pérdida de la audición conductiva; retraso mental (10%); cardiopatía congénita (10%); paladar hendido (10%).
- *Causa: desaparición* de la arteria del estribo capaz de ocasionar hipoplasia de los arcos branquiales primero y segundo.

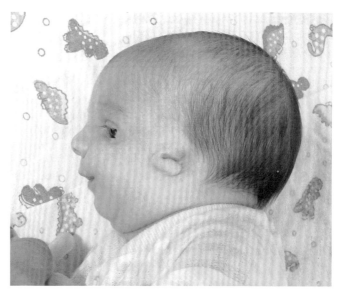

Figura 42-11   Niño de tres semanas de edad con síndrome de TC. Se aprecia micrognatia y la oreja displásica en posición baja.

- *Observaciones:* tiene varias características en común con el síndrome TC, pero las anomalías en este último suelen ser simétricas y se hereda de manera autosómica dominante.

Síndrome de Russell-Silver

- *Frecuencia:* padecimiento raro.
- *Herencia:* casi siempre esporádico, rara vez autosómico dominante o autosómico recesivo; disomía monoparental materna (UPD, *uniparental disomy*) en el cromosoma 7 (10%).
- *Características:* retraso del crecimiento prenatal y posnatal; macrocefalia; fontanela grande; escleróticas azules, cara triangular (**Fig. 42-13**); extremidades asimétricas.
- *Complicaciones:* hipoglucemia en lactantes y preescolares.

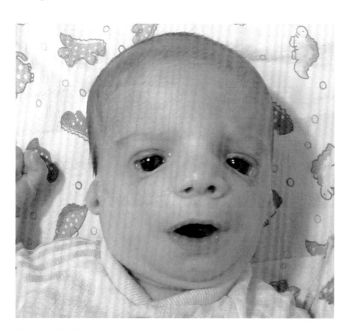

Figura 42-10   Niño de tres semanas de edad con síndrome de TC. Se aprecia la desviación hacia abajo de las fisuras palpebrales, hipoplasia malar, surco subnasal largo y orejas displásicas en ambos lados.

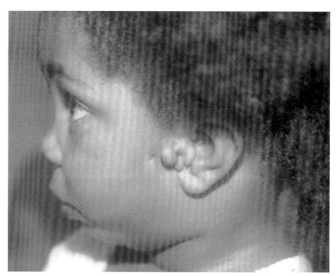

Figura 42-12   Niña de cuatro años con síndrome de Goldenhar. Note la micrognatia, el dermoide epilobular, acrocordones preauriculares y oreja en posición baja, girada hacia atrás. La oreja contralateral es de aspecto normal.

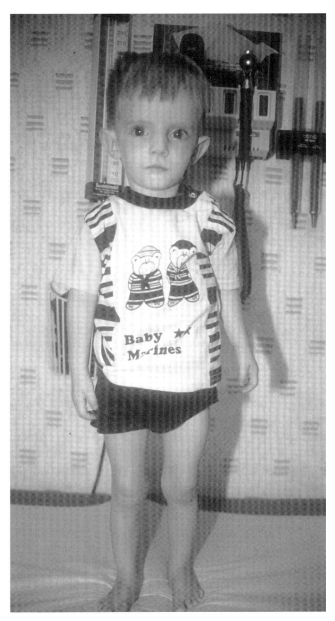

Figura 42-13 Niño de tres años con síndrome de Russell-Silver. Note la estatura notablemente baja, y la macrocefalia relativa con frente amplia y cara triangular. En esta fotografía no se aprecia la longitud asimétrica de los brazos.

Síndrome de Noonan

- *Frecuencia*: 1 en 2 500.
- *Herencia*: autosómica dominante.
- *Características*: estatura baja; membranas en el cuello; ptosis palpebral; estenosis pulmonar; discapacidad intelectual leve; tórax ancho; anomalías vertebrales; diátesis hemorrágica; criptorquidia.
- *Defecto primario*: mutaciones en PTPN-11 (50% de los casos), una fosfatasa proteínica; mutaciones en otros genes (*SOS-1*, *RAF-1*, *KRAS* y otros en la vía de señalización RAS).
- *Observaciones*: antes se le llamaba *síndrome de Turner masculino*, pero en este síndrome los cromosomas son normales y afecta a niños y niñas.

Síndrome de Cornelia de Lange

- *Frecuencia*: 1 en 25 000.
- *Herencia*: padecimiento esporádico; mutaciones autosómicas de acción dominante.
- *Características*: retraso del crecimiento prenatal y posnatal; facies característica (sinofridia, línea anterior del pelo en posición baja, narinas hacia el frente, prognatismo maxilar, surco subnasal largo, boca "en carpa"); retraso mental; defectos cardiacos, anomalías en la extremidad superior.
- *Defecto primario*: mutaciones en el gen *NIPBL*, también llamado *delangín*.

Síndrome de Rett

- *Frecuencia*: 1 en 15 000.
- *Herencia*: dominante ligada al X (casi todos los casos son de pacientes femeninas).
- *Características*: interrupción del desarrollo a los 6 a 12 meses de edad; microcefalia adquirida; epilepsia; pérdida de movimientos propositivos de las manos; autismo; retraso del crecimiento
- *Defecto primario*: gen *MECP-2* (proteína de unión de metil-CpG).
- *Diagnóstico diferencial*: síndrome de Angelman.

Asociación CHARGE

- *Frecuencia*: 1 en 15 000.
- *Herencia*: padecimiento esporádico; mutaciones autosómicas de acción dominante.
- *Características*: *c*oloboma, anomalías cardiacas (H, *de heart*), *a*tresia de las coanas, *r*etraso del crecimiento y desarrollo, anomalías *g*enitales y del oído (E, *ear*).
- *Defecto primario (en algunos casos)*: helicasa de DNA con cromodominio-proteína de unión 7 [CHD-7].

Asociación VATER (VACTERL)

- *Frecuencia*: 1 en 8 000.
- *Herencia*: padecimiento esporádico
- *Características*: anomalías *v*ertebrales, *a*tresia anal, defectos *c*ardiacos, fístula *t*raqueoesofágica, atresia *e*sofágica (**Fig. 42-14**), anomalías *r*enales, anomalías en las extremidades (*limb*) (para el diagnóstico se requieren ≥3 anomalías); quizá haya otras.
- *Defecto primario*: desconocido; mayor incidencia en lactantes de madres diabéticas.

Anomalía de Klippel-Feil

- *Frecuencia*: 1 en 40 000.
- *Herencia*: padecimiento esporádico; rara vez autosómico dominante o autosómico recesivo.
- *Características*: cuello corto con membranas; defectos de fusión de las vértebras cervicales (**Fig. 42-15**); en ocasiones se relaciona con pérdida de la audición; deformidades laríngeas; cardiopatía congénita; anomalías en costillas; defectos en la extremidad superior; anomalías genitourinarias.

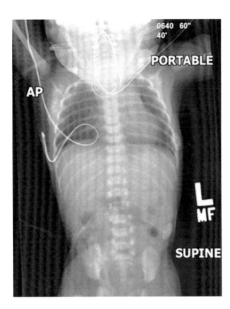

Figura 42-14 Radiografía de tórax de un recién nacido con asociación VATER. Se observan las vueltas de la sonda nasogástrica debidas a una fístula TE (*traqueoesofágica*) con atresia esofágica. No se aprecian los defectos de las vértebras. Placa portátil en decúbito dorsal.

■ *Defecto primario*: heterogeneidad genética (algunos casos se deben a mutaciones en los factores de crecimiento y diferenciación 3 o 6).
■ *Diagnóstico diferencial*: síndrome de nevo de células basales; síndrome de Wildervanck.

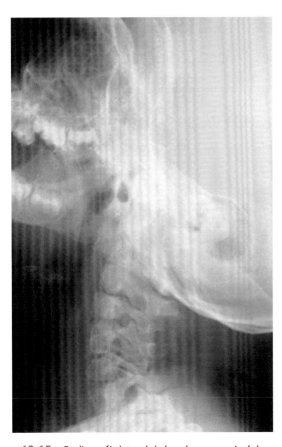

Figura 42-15 Radiografía lateral de la columna cervical de un niño con anomalía de Klippel-Feil. Note la fusión posterior de C3 y C4.

TABLA 42-1
SIGNOS MÁS FRECUENTES DEL SÍNDROME DE ALCOHOLISMO FETAL

Microcefalia	Coeficiente de inteligencia disminuido
Surco subnasal plano	Retrognatia (mandíbula pequeña)
Labio superior delgado	Deficiencia de crecimiento (prenatal, posnatal)
Hiperactividad	Anomalías oculares (ptosis, estrabismo)
Hipertonía	Anomalías en los dedos (hipoplasia ungueal)

Adaptado de Smitherman CG. The lasting impact of fetal alcohol syndrome and fetal alcohol effect on children and adolescents. *J. Pediatr Health Care* 1994;8:121-126.

Amioplasia (artrogriposis múltiple congénita)

■ *Frecuencia*: 1 en 5 000.
■ *Herencia*: padecimiento esporádico.
■ *Características*: múltiples articulaciones anquilosadas; marcas vasculares en la línea media facial; inteligencia normal.
■ *Defecto primario*: probable lesión intrauterina de las células de las astas anteriores que inervan las extremidades; algunas formas de artrogriposis distal conllevan defectos genéticos identificados.
■ *Observaciones*: la artrogriposis es una característica con heterogeneidad genética (se han identificado muchos genes); la amioplasia es un padecimiento específico que pertenece a este grupo de anomalías.

Síndrome de alcoholismo fetal

■ *Frecuencia*: 1 en 1 000 (dato incierto); solo afecta a un tercio de los lactantes nacidos de madres con alcoholismo crónico.
■ *Herencia*: (ambiental).
■ *Características* (**tabla** 42-1): deficiencias de crecimiento prenatal y posnatal; microcefalia; pequeñas fisuras palpebrales; surco subnasal plano y largo; labio superior del-

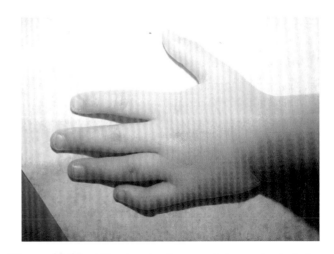

Figura 42-16 Niño de seis años con síndrome de alcoholismo fetal. Observe el meñique corto y angulado. En este paciente no se aprecia hipoplasia ungueal.

gado; falanges distales y uñas cortas (**Fig. 42-16**); retraso del desarrollo; problemas de conducta (irritabilidad que causa hiperactividad); retraso mental leve a moderado.

■ *Complicaciones*: afección a otros sistemas orgánicos (cardiopatía congénita, anomalías renales, labio y paladar hendidos, anomalías espinales cervicales).

SÍNDROME DE DILANTINA FETAL

■ *Frecuencia*: 10% de los fetos expuestos.
■ *Herencia*: ambiental.
■ *Características*: hipertiroidismo; pliegues en epicantos; puente nasal plano; falanges distales y uñas cortas; retraso del crecimiento y desarrollo prenatal y posnatal.
■ *Complicaciones*: afección a otros sistemas orgánicos (cardiopatía congénita, anomalías renales, anomalías en el sistema nervioso central; retraso del crecimiento; retraso mental.

Defectos del tubo neural

■ *Frecuencia*: 1 en 1 000.
■ *Herencia*: por lo general, son esporádicos.
■ *Características*: variadas, desde leves (espina bífida oculta) hasta graves (anencefalia).
■ *Asociaciones*: aislados o parte de un síndrome de anomalía cromosómica.
■ *Recurrencia*: variable (de 3 a 5% si hay una malformación aislada).
■ *Prevención*: suplementos de ácido fólico antes y durante el embarazo.

TABLA 42-2

RIESGO DE RECURRENCIA DE HENDIDURAS HEREDITARIAS AISLADAS

	Labio hendido con o sin paladar hendido (%)	Paladar hendido (%)
Población general	0.1	0.04
Un hermano afectado	3-7	2-5
Un progenitor afectado	2-4	3-7
Un hermano y un progenitor afectados	11-14	15-20
Dos hermanos afectados	8-14	10-13

Reproducido con autorización de Robinson A, Linden MG. *Clinical genetics handbook*, 2nd ed. Boston MA: Blackwell Science, 1973.

Labio y paladar hendidos

■ *Frecuencia*: labio hendido con o sin paladar hendido, 1 de cada 1 000; paladar hendido aislado, 1 de cada 2 000.
■ *Causas*: herencia mendeliana (autosómica dominante, autosómica recesiva o ligada al X); cromosómica (trisomías; deleción de 22q11); ambiental (fenitoína [dilantina], bandas amnióticas); multifactorial (la mayoría de los casos); asociación con un síndrome (> 150 posibles); desconocida.
■ *Observaciones*: lo más probable es que el paladar hendido sin labio hendido se relacione con otras malformaciones y síndromes genéticos; el riesgo de recurrencia (**tabla 42-2**) depende de la causa.

La **tabla 42-3** contiene un glosario de términos genéticos.

TABLA 42-3

GLOSARIO DE TÉRMINOS GENÉTICOS

Alelo	Forma alternativa de un gen en un *locus* determinado (uno mutante y otro normal)
Aneuploide	Número de cromosomas que no es múltiplo de un número haploide; por lo general, se refiere a la carencia (monosomía) o presencia de una copia extra (trisomía) de un mismo cromosoma
Anticipación	Aumento de la gravedad de un padecimiento genético en generaciones sucesivas o menor edad de inicio en nuevas generaciones
Autosoma	Cualquiera de los 22 cromosomas que no son los cromosomas sexuales (X y Y)
Cigoto	Célula diploide (2N) originada por la fusión de gametos haploides (espermatozoide y óvulo)
Codominante	Expresión de ambos alelos en el heterocigoto (p. ej., sangre tipo AB)
Congénito	Que se tiene desde el nacimiento; *no* siempre es un rasgo heredado (genético)
Consanguinidad	Relación entre dos personas que descienden de un mismo antepasado
Cromosoma	Estructura ordenada que se compone sobre todo de cromatina (DNA y proteínas relacionadas) y reside en el núcleo de las células eucariotas
Desactivación del X	Desactivación normal y aleatoria de un cromosoma X en cada célula durante el desarrollo temprano de un embrión femenino
Diploide	Que tiene dos juegos completos de cromosomas homólogos (2N, o el doble del número haploide); este es el caso de todas las células humanas (excepto el óvulo, espermatozoide y eritrocitos sin núcleo)
Dismorfología	Estudio del desarrollo anormal
Disomía monoparental	Caso en que los cromosomas homólogos de una persona provienen de un mismo progenitor
DNA mitocondrial	DNA distinto al DNA nuclear (cromosómico); codifica algunas proteínas cromosómicas y, además, moléculas de RNA ribosómico y RNA de transferencia
Fenotipo	Características observables (físicas, fisiológicas o bioquímicas) de una célula o un organismo
Gen	Unidad fundamental de la herencia; una secuencia particular de DNA, localizada en un cromosoma determinado y que codifica una cadena proteínica específica o tiene una función reguladora específica
Genoma	Información genética completa de un organismo
Genotipo	Constitución genética de una célula individual o de un organismo completo
Herencia materna	Patrón observado en alteraciones mitocondriales por el cual solo las madres transmiten un padecimiento, pero éste afecta por igual a hijos e hijas
Herencia multifactorial	Determinación de un fenotipo por factores tanto genéticos como no genéticos (ambientales) (*poligénico* se refiere solo a múltiples factores genéticos)

(Continúa)

TABLA 42-3

GLOSARIO DE TÉRMINOS GENÉTICOS *(Continuación)*

Heterocigoto	Que tiene dos alelos distintos en un mismo *locus* genético
Heterocigoto compuesto	Persona heterocigota para dos mutaciones distintas en un *locus* determinado (p. ej., enfermedad de hemoglobina SC y la mayoría de los defectos metabólicos congénitos)
Heterogeneidad genética	Fenotipos (aspectos clínicos) similares pero formados por distintos genotipos (alelos mutantes en diferentes *loci*)
Homocigoto	Que tiene alelos idénticos en un mismo *locus* genético
Imprimación	Fenómeno por el que un alelo en determinado *locus* queda alterado o desactivado, lo que depende de si es una forma heredada de la madre o del padre
Locus	Sitio que ocupa un gen en un cromosoma
Meiosis	Tipo de división de las células durante la gametogénesis, en que el número cromosómico diploide (2N) se reduce al número haploide (N) en el espermatozoide y el óvulo
Mitosis	Tipo de división de las células somáticas en que la replicación y división mantienen un complemento diploide (2N) de material genético para cada célula hija
Mosaicismo	Alteración en que un individuo recibe al menos dos linajes celulares distintos, como resultado de un fenómeno poscigótico (posfecundación) en la división de las células somáticas
Mosaicismo de línea germinal (gonadal)	Coexistencia de dos o más linajes celulares con diferencias genéticas estructurales entre células germinales; representa más que un riesgo basal de recurrencia de un padecimiento
Muestreo de vello coriónico	Procedimiento de obtención de células fetales para diagnóstico prenatal; se practica a las 9-11 semanas de gestación
Mutación dominante	Aquella que produce un fenotipo clínico anormal (padecimiento) cuando hay un alelo anormal (una sola copia) en el estado heterocigoto
Mutación recesiva	Produce un fenotipo anormal cuando un gen mutante se halla en el estado homocigoto (dos copias)
Penetrancia	Expresión clínica de un gen o de una mutación genética; si todas las personas que portan un gen mutante tienen un fenotipo identificable (p. ej., una enfermedad), el rasgo es penetrante; si alguna de éstas tiene un fenotipo particular, el rasgo es de penetración incompleta
Pleiotropía	Múltiples fenómenos fenotípicos causados por un solo gen y que muchas veces parecen no estar relacionados
Polimorfismo	Persona sin una afección clínica, pero que puede transmitir el padecimiento a su descendencia
Probando	Caso índice que atrae la atención médica hacia una familia
Recombinación	Consecuencia del entrecruzamiento genético entre dos cromosomas durante la meiosis, lo que ocasiona un agrupamiento independiente de genes
Síndrome	Patrón identificable de una malformación humana
Síndrome de gen contiguo	Alteración causada por anomalías (p. ej., deleción) en dos o más genes adyacentes de un cromosoma determinado
Sitio frágil	Discontinuidad o defecto, observado al microscopio o en muestras teñidas, en un cromosoma con crecimiento anormal
Translocación	Transferencia de material genético de un cromosoma a otro distinto (no homólogo), con frecuencia recíproca)
Trinucleótido repetido	Repetición de un triplete de bases, como $(CAG)_n$; por lo regular es polimorfo y a veces es propenso a la expansión, lo que puede interferir con la función genética
Umbral	Respecto de padecimientos mitocondriales, proporción de mitocondrias mutantes por arriba de la cual se deteriora la función celular
Variabilidad	Diferencias fenotípicas entre dos personas portadoras de un mismo alelo mutante

EJERCICIOS DE REVISIÓN

PREGUNTAS

1. Un niño nació con labio y paladar hendidos. ¿Cuál es el primer paso para la valoración?
   a) Ecografía de la cabeza.
   b) Consultar a un cirujano plástico.
   c) Exploración física minuciosa.
   d) Determinar el cariotipo.

Respuesta
La respuesta es c). El primer paso adecuado es la exploración física minuciosa. Se requiere investigar la posibilidad de que haya otros defectos congénitos para determinar cuáles son las consultas apropiadas, qué pruebas son necesarias y qué preguntas y respuestas se compartirán con los familia-res. Es necesario investigar la posibilidad de que haya otros defectos congénitos. Se debe practicar una exploración física completa antes de ordenar cualquier estudio de imagen o prueba de laboratorio.

2. En la circuncisión realizada al lactante de la pregunta anterior se observó hipospadias. ¿Cuál es el siguiente paso para la valoración?
   a) Consultar a un urólogo.
   b) Ecografía renal.
   c) Recabar antecedentes familiares e historia clínica prenatal.
   d) Determinar el cariotipo.

Respuesta
La respuesta es c). Muchas veces se evitan situaciones peligrosas si se recaba la información necesaria antes de realizar

procedimientos quirúrgicos. Los antecedentes familiares y la historia clínica prenatal permiten al médico detectar otras anomalías posibles en un lactante con labio y paladar hendidos o cualquier otro defecto congénito que aparenta ser aislado.

3. Los antecedentes familiares no indican defectos congénitos similares ni abortos múltiples. La madre del lactante informa que ella padece epilepsia. ¿Sobre qué medicamentos específicos habrá que preguntarle? (Puede ser correcta más de una respuesta).

    a) Fenobarbital.
    b) Fenitoína.
    c) Carbamazepina.
    d) Ácido valproico.

Respuesta

Las respuestas son b) y d). El labio y paladar hendidos se relacionan con exposición prenatal a fenitoína y valproato; el hipospadias se relaciona con exposición prenatal a valproato. El fenobarbital es el antiepiléptico más seguro para embarazadas, cuando resulta eficaz, aunque su consumo propicia riesgo de defectos congénitos.

4. ¿Cuánto riesgo corre esta pareja de procrear otro niño con defectos similares?

    a) 10 a 15%.
    b) 25%.
    c) 50%.
    d) 100%.

Respuesta

La respuesta es a). Si la madre logra suspender su régimen farmacológico durante el siguiente embarazo sin tener problemas, el riesgo de recurrencia disminuye hasta 3 a 7% (si ya hay un hermano afectado); de no ser así, habrá un riesgo de 10 a 15% de tener otro hijo con embriopatía por exposición fetal a fenitoína o valproato.

5. Se presenta un adolescente de estatura alta, delgado, con tórax en embudo e hipermovilidad articular. ¿Cuál de los siguientes padecimientos debe incluir el diagnóstico diferencial? (Puede haber más de una respuesta correcta).

    a) Síndrome de Ehlers-Danlos.
    b) Hipermovilidad articular familiar.
    c) Síndrome de Marfan.
    d) Cutis laxo.

Respuesta

Las respuestas son a), b) y c). La hipermovilidad articular benigna familiar también se conoce como EDS tipo III o forma de EDS con hipermovilidad. Por lo general, los pacientes con cutis laxo solo tienen manifestaciones en la piel.

6. En la exploración física del paciente de la pregunta 5 no se descubren signos cutáneos significativos. El arco de movimiento del brazo extendido del paciente excede a su estatura en más de 10%, los dedos y los dedos gordos del pie son largos. ¿Cuál de los siguientes estudios debe incluir una nueva valoración adecuada? (Puede haber más de una respuesta correcta).

    a) Antecedentes familiares de tercera generación.
    b) Ecocardiograma.
    c) Electrocardiograma (ECG).
    d) Examen oftalmológico formal.

Respuesta

Las respuestas son a), b) y d). En 75% de los casos de síndrome de Marfan, uno de los progenitores tiene el padecimiento. Con el ecocardiograma quizá se evidencie prolapso de la válvula mitral o dilatación de la raíz aórtica (o ambos), pero es atípico detectar arritmias. En algunas de estas personas se observa desplazamiento del cristalino, aunque para descubrirlo se requiere un examen con lámpara de hendidura.

7. En el paciente de las preguntas 5 y 6 se percibe dilatación de la raíz aórtica y desplazamiento del cristalino. ¿Cuál de las siguientes recomendaciones son las más adecuadas para él?

    a) Evitar deportes de contacto.
    b) Ecocardiografía y exámenes oftalmológicos cada año.
    c) Valoración clínica o molecular (o ambas) de sus progenitores.
    d) Instituir farmacoterapia.
    e) Todo lo anterior.

Respuesta

La respuesta es e). No practicar deportes de contacto aminora los riesgos de sufrir una lesión traumática en la raíz aórtica. Una cardiografía y un examen oftalmológico al año son útiles para el tratamiento. Los bloqueadores cardioselectivos β (como el atenolol) y el losartán (antagonista del receptor de angiotensina II, que en ocasiones disminuye la señalización de TGF-β) tienen la cualidad de desacelerar la progresión del crecimiento de la raíz aórtica. La variabilidad intrafamiliar en la expresión del padecimiento quizá propicie que la afección en un progenitor no se identifique.

LECTURAS RECOMENDADAS

Adams DJ, Clark DA. Common genetic and epigenetic syndromes. *Pediatr Clin North Am* 2015;62(2):411–426.

American Academy of Pediatrics. *Health supervision of children with achondroplasia (2005) and Marfan syndrome* (2013). Disponible en: http://www.aappublications.org under AAP Policy. Accessed March 15, 2016.

Jones KL, Jones MC, DelCampo M. *Smith's recognizable patterns of human malformation*, 7th ed. Philadelphia, PA: Elsevier-Saunders; 2013.

National Center for Biotechnology Information. *Genetics Home Reference. A growing series of short monographs describing >80 genetic disorders, arranged by organ system*. Disponible en: https://ghr.nlm.nih.gov/condition Accessed March 15, 2016.

Online Mendelian Inheritance in Man, OMIM (TM). McKusick-Nathans Institute for Genetic Medicine, Johns Hopkins University (Baltimore, MD) and National Center for Biotechnology Information, National Library of Medicine, Bethesda, MD, 2016. Disponible en: http://www.omim.org Consultado en marzo 15, 2016. Es una enciclopedia en línea sobre enfermedades hereditarias, con referencias a la bibliografía científica esencial, actualizada cada 15 días.

Pagon RA, Adam MP, Ardinger HH, et al., eds. *GeneReviews®* [Internet]. Seattle, WA: University of Washington, Seattle, 1993–2016. Disponible en: http://www.ncbi.nlm.nih.gov/books/NBK1116/. Consultado en marzo 15, 2016. Es una enciclopedia en línea sobre enfermedades hereditarias, con valoraciones clínicas a fondo y pautas para enfermedades individuales, actualizadas cada seis meses.

Reardon W. *The bedside dysmorphologist*. New York: Oxford University Press, 2007.

Slavotinek A, Ali M. Recognizable syndromes in the newborn period. *Clin Perinatol* 2015;42(2):263–280.

Turnpenny P, Ellard S. *Emery's elements of medical genetics*, 14th ed. New York: Churchill Livingstone, 2012.

Capítulo 43

Anormalidades cromosómicas

George E. Tiller

Hace más de 50 años que se ha identificado a las anomalías cromosómicas como la base de ciertos síndromes genéticos. En un principio, solo podían detectarse las aneuploidías (la presencia de más o menos 46 cromosomas). Ahora, con la disponibilidad de la hibridación fluorescente *in situ* (FISH, *fluorescence* in situ *hybridization*) y las pruebas de metilación del DNA es posible documentar microdeleciones y disomías uniparentales (UPD, *uniparental disomy*). La llegada de los análisis basados en microordenamientos (hibridación genómica comparativa [CGH, *comparative genomic hybridization*]) llevó la resolución a un nivel incluso mayor e introdujo el fenómeno de la variación en el número de copias (normal). En los últimos tiempos se aprendió que aunque haya dos copias de cada gen autosómico (en los cromosomas 1-22), el proceso normal de impresión selecciona la expresión de ciertas regiones de muchos cromosomas, para lo cual se vale del silenciamiento de una copia de ciertos genes mediante la metilación del DNA. En consecuencia, la UPD (que se supone es causada por el "rescate" de una trisomía posfertilización) propicia el silenciamiento de ambas copias de un gen o de un grupo de genes contiguos, a pesar del complemento normal de 46 cromosomas intactos. Los refinamientos adicionales en las técnicas citogenéticas, junto con la genética molecular, han hecho posible esclarecer procesos normales del desarrollo humano y de procesos patológicos en el origendel cáncer.

LOS OBJETIVOS DE ESTE CAPÍTULO SON AYUDAR AL LECTOR A:

- Identificar numerosas indicaciones para la cariotipificación.
- Describir las características clínicas de las anomalías cromosómicas más comunes.
- Apreciar los conceptos de síndromes de genes contiguos, impresión y UDP.

INCIDENCIA DE LAS ALTERACIONES CROMOSÓMICAS

Las alteraciones cromosómicas:

- Se encuentran en más de 7% de los conceptos humanos.
- Provocan más de 50% de los abortos (trisomía 16 > 45, XO > otros).
- Se encuentran en 1 de cada 200 lactantes nacidos vivos.

INDICACIONES PARA EL ANÁLISIS CROMOSÓMICO

Periodo neonatal e infancia (0-3 años)

- Fenotipo de una anomalía cromosómica (+21, +18, +13, XO).
- Múltiples anomalías congénitas.
- Genitales ambiguos.
- Ciertos tumores (retinoblastoma, tumor de Wilms).

Niñez (4-10 años)

- Retraso mental (MR, *mental retardation*) o bien múltiples anomalías congénitas.
- Fenotipo de una anomalía cromosómica (XO, XXY, XYY).

Adolescencia (11-20 años)

- Amenorrea primaria.
- Estatura demasiado alta/baja.
- Falta de desarrollo de las características sexuales secundarias.

Adultos (>20 años)

- Infertilidad con o sin aborto habitual.
- Aberración cromosómica familiar.
- Leucemias o ciertos tumores.

- Embarazo a una edad materna avanzada.
- Embarazo, riesgo de alteraciones ligadas a X.

TIPOS DE ANOMALÍAS CROMOSÓMICAS

Cambios numéricos

- De conjuntos: triploidía, tetraploidía (todas letales).
- Individuales: trisomía, monosomía, aneuploidía cromosómica sexual.
- Mosaicismo.

Cambios estructurales

- Deleciones.
- Duplicaciones.
- Translocaciones.
- Inversiones.

Cambios funcionales

- Defectos en la metilación (causados con frecuencia por UPD).

EJEMPLOS DE ALTERACIONES CROMOSÓMICAS

Trisomía 21 (síndrome de Down)

- *Incidencia*: 1 en 750 (es la causa reconocible más común de MR).
- *Crecimiento y desarrollo*: en ocasiones es pequeño para la edad gestacional; estatura baja, MR.
- *Sistema nervioso central (CNS, central nervous system)*: hipotonía, habilidades motoras retrasadas, envejecimiento prematuro.
- *Craneofacial*: cara y occipucio planos, fisuras palpebrales inclinadas hacia arriba, pliegues epicánticos, manchas de Brushfield, lengua prominente, orejas pequeñas, puente nasal deprimido.
- *Extremidades*: pliegues de simio, clinodactilia (quintos dedos incurvados), braquidactilia (dedos cortos), espacio más amplio entre el primero y segundo dedos del pie.
- *Cardiacas*: cardiopatía congénita en más de 50% de los pacientes, como comunicación interventricular y defectos en el cojincillo endocárdico (canal auriculoventricular).
- *Abdominales*: hernia umbilical, diastasis de los rectos, obstrucción duodenal.
- *Piel/cabello*: cabello delgado.
- *Observaciones*: riesgo incrementado de hipotiroidismo, pérdida de la audición, leucemia; todas las trisomías se vinculan con una edad materna avanzada.

Trisomía 13

- *Incidencia*: 1 en 5 000.
- *Crecimiento y desarrollo*: retraso del crecimiento intrauterino, pequeños para la edad gestacional, falta de crecimiento, retraso grave en el desarrollo global.
- *CNS*: hipotonía, convulsiones, apnea, sordera, holoprosencefalia.

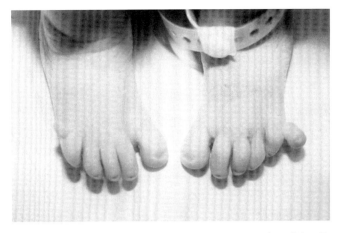

Figura 43-1 Recién nacido con trisomía 13. Note la polidactilia postaxil en el pie izquierdo.

- *Craneofacial*: microcefalia, microftalmía, coloboma, labio y paladar hendidos, orejas anormales.
- *Extremidades*: polidactilia (**Fig. 43-1**), deformidades en flexión, pie zambo.
- *Cardiacas*: comunicación interventricular, conducto arterioso persistente, comunicación interauricular, coartación de la aorta.
- *Abdominales*: hernia umbilical, onfalocele, arteria umbilical única.
- *Renales*: riñones poliquísticos.
- *Piel y cabello*: defectos en el cuero cabelludo occipital (aplasia cutis), hemangiomas.
- *Observaciones*: la tasa de supervivencia después del primer año es menor de 10%.

Trisomía 18

- *Incidencia*: 1 en 3 000.
- *Crecimiento y desarrollo*: retraso del crecimiento intrauterino, pequeño para la edad gestacional, falta de crecimiento, retraso grave del desarrollo global.
- *CNS*: hipertonía.
- *Craneofacial*: occipucio prominente; orejas bajas, malformadas; labio y paladar hendidos (**Fig. 43-2**).
- *Extremidades*: dedos superpuestos, pies en mecedora, pie zambo (**Fig. 43-3**).
- *Cardiacas*: comunicación interventricular, conducto arterioso persistente, comunicación interauricular.
- *Abdominales*: hernia inguinal, hernia umbilical.
- *Renal*: diversas anomalías.
- *Piel y cabello*: surcos en flexión únicos en los dedos.
- *Observaciones*: la tasa de supervivencia después del primer año es menor de 10%.

Síndrome de Turner

- *Incidencia*: 1 en 2 500 nacimientos de niñas vivas.
- *Crecimiento y desarrollo*: estatura baja, discapacidades perceptivas visuales y espaciales.
- *CNS*: deterioro de la audición.
- *Craneofacial*: cuello corto, membranoso (**Fig. 43-4**); línea del pelo posterior baja; orejas prominentes.

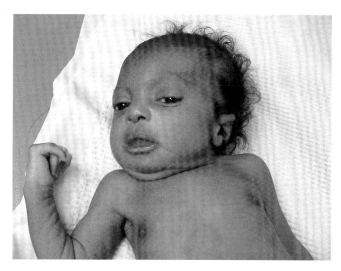

Figura 43-2 Lactante masculino de seis semanas con trisomía 18. Advierta el aspecto emaciado, frente inclinada y dedos apretados.

- *Extremidades*: cúbito en valgo (mayor ángulo de carga en el codo).
- *Cardiacas*: coartación de la aorta, ventrículo izquierdo hipoplásico, estenosis aórtica.
- *Tórax*: pecho ancho, pezones separados por un espacio más ancho.
- *Renales*: riñón en herradura.
- *Piel y cabello*: linfedema en la infancia, nevos pigmentados incrementados.
- *Genitales*: disgenesia ovárica, amenorrea primaria, falta de características sexuales secundarias, esterilidad, gonadoblastoma (si hay mosaicismo 45,X/46,XY).
- *Observaciones*: 45,X en 50%, anomalía estructural de X (X en anillo, iso-X) en 25%, mosaicismo en 25% (p. ej., 45,X/46,XX o 45,X/46,XY); los tratamientos de suplementación de hormona del crecimiento y de restitución de estrógeno están bien indicados.

Síndrome de Klinefelter

- *Incidencia*: 1 en 800 (más común la anomalía en un cromosoma sexual).

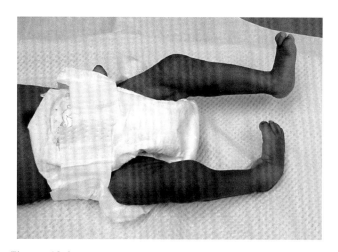

Figura 43-3 Lactante masculino de seis semanas con trisomía 18. Note los pies "en mecedora".

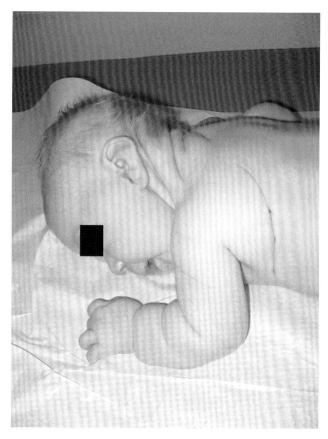

Figura 43-4 Lactante con síndrome de Turner. Se aprecia piel excesiva de la nuca, manos hinchadas y cicatriz de toracostomía a causa de la reparación de una coartación aórtica.

- *Crecimiento y desarrollo*: alto, delgado; adultos obesos; retraso del desarrollo leve; discapacidades en el lenguaje expresivo.
- *CNS*: ataxia leve (algunos).
- *Extremidades*: extremidades largas.
- *Abdominal y pélvica*: forma femenina (eunucoide).
- *Piel y cabello*: pelo facial y púbico escaso.
- *Genitales*: hipogonadismo, infertilidad.
- *Observaciones*: ginecomastia incrementada, escoliosis; el tratamiento de reposición de testosterona está bien establecido, cuando está indicado; riesgo mayor de cáncer de mama.

Síndrome de X frágil

- *Incidencia*: 1 en 4 000 hombres (la segunda causa reconocible más común de MR).
- *Crecimiento y desarrollo*: autismo, habla retardada y perseverante, ecolalia, MR moderado o grave.
- *Craneofacial*: orejas largas y sobresalientes; prognatismo; cara larga y estrecha; iris azul pálido.
- *Extremidades*: dedos hiperextensibles, pies planos.
- *Cardiacas*: prolapso de la válvula mitral.
- *Genitales*: macroorquidia (solo 40% de los pacientes prepúberes); falla ovárica prematura en las mujeres portadoras.
- *Observaciones*: discapacidad del aprendizaje o intelectual en una tercera parte de las portadoras femeninas; por

medios citogenéticos, se ve el marcador de sitio frágil en Xq27 en 10 a 40% de las células; los métodos moleculares para detectar la expansión $(CCG)_n$ son mucho más sensibles. Más de 200 repeticiones se consideran una mutación completa y son diagnósticas del síndrome de X frágil.

Síndrome de Prader-Willi

- *Incidencia*: 1 en 20 000.
- *Características*: pequeño para la edad gestacional, hipotonía neonatal, hipogonadismo, manos y pies pequeños, ojos en forma de almendra (**Fig. 43-5**), polifagia, obesidad, estatura baja, comportamiento de recolector de piel, retraso mental.
- *Complicaciones*: síndrome de Pickwick, diabetes mellitus.
- *Observaciones*: deleción en el cromosoma 15q11 en 70% de los pacientes, UPD en 25%; síndrome del gen contiguo que exhibe impresiones; la metilación del DNA es la prueba diagnóstica más sensible para documentar la pérdida del componente 15q11 *paterno*.

Síndrome de Angelman

- *Incidencia*: 1 en 20 000.
- *Características*: microcefalia, boca ancha, mandíbula grande, convulsiones, ataxia (marcha tipo marioneta), risa inapropiada, habla ausente, autismo.
- *Observaciones*: deleción en el cromosoma 15q11 en 70% de los pacientes, UPD en 7%, mutaciones en el gen UBE-3A en 11%; síndrome del gen contiguo que exhibe impresión; la metilación del DNA es la prueba diagnóstica más sensible para documentar la pérdida del componente 15q11 *materno*.

Síndrome de Beckwith-Wiedemann

- *Incidencia*: 1 en 15 000.
- *Características*: grande para la edad gestacional, hipoglucemia infantil, macroglosia (lengua grande), orificios y pliegues en la oreja, onfalocele, organomegalia, longitud asimétrica de las extremidades (**Fig. 43-6**).
- *Complicaciones*: riesgo más alto de tumores abdominales (tumor de Wilms, hepatoblastoma).
- *Observaciones*: defectos de la metilación en el cromosoma 11p15 en 50% de los pacientes, 20% debido a UPD; síndrome del gen contiguo que exhibe impresión; la ecografía abdominal seriada para detectar tumores es una medida estándar del cuidado.

Síndrome de Williams

- *Frecuencia*: 1 en 7 500.
- *Características*: deficiencia del crecimiento leve, discapacidad intelectual variable, personalidad tipo "fiesta de cócteles", iris estrellados, plenitud periorbitaria, *filtrum* largo, labios carnosos, voz ronca, estenosis aórtica supravalvular.
- *Complicaciones*: hipercalcemia, enfermedad renal.
- *Observaciones*: síndrome del gen contiguo, incluido el gen de la elastina en el cromosoma 7q11; la FISH es la prueba diagnóstica preferida (>99% de sensibilidad).

Síndrome de maullido de gato (5p-)

- *Incidencia*: 1 en 20 000.
- *Herencia*: esporádica (10% tiene padres con una translocación equilibrada).
- *Crecimiento y desarrollo*: pequeño para la edad gestacional, MR moderado a profundo.

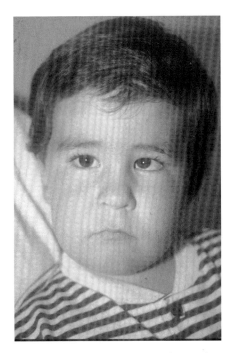

Figura 43-5 Niño de cinco años con síndrome de Prader-Willi. Se observan las ojos en forma de almendra, pliegues epicánticos y estrabismo incidental.

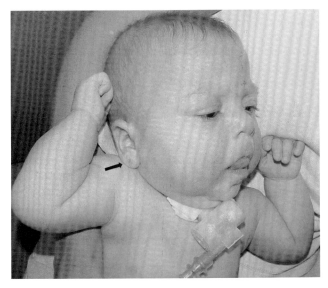

Figura 43-6 Lactante con síndrome de Beckwith-Wiedemann (BWS, *Beckwith-Wiedemann syndrome*). Se aprecia lengua grande (necesitó una traqueostomía) y pliegues en el lóbulo auricular (*flecha*).

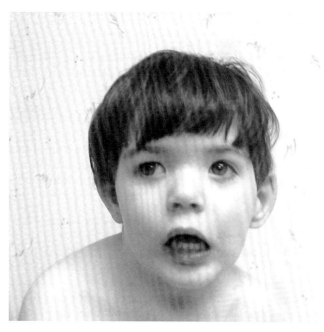

Figura 43-7   Niña de tres años con síndrome de maullido de gato (5p-). Note hipertelorismo, pliegues epicánticos, microcefalia y ángulos de la boca inclinados hacia abajo.

- *Características*: gemido débil y agudo "tipo gato"; hipotonía; microcefalia; hipertelorismo (**Fig.** 43-7); pliegues epicánticos; fisuras palpebrales inclinadas hacia abajo; mandíbula pequeña; orejas de implantación baja; cardiopatía congénita; hernias inguinales; deterioro profundo del habla.
- *Observaciones*: expectativa de vida algo disminuida; responder a la estimulación infantil.

Síndrome de deleción 22q11.2 (síndrome "CATCH 22")

- *Incluye*: al síndrome de DiGeorge, el síndrome de Shprintzen (velocardiofacial), la cardiopatía congénita aislada (algunos).
- *Incidencia*: 1 en 5 000.
- *Herencia*: la mayoría de los casos es esporádica (10% tiene padres normales con la deleción 22q).
- *Características*: defectos cardiacos (en especial la tetralogía de Fallot), facies anormal, hiperplasia tímica (**Fig.** 43-8), paladar hendido (del inglés *cleft*), hipocalcemia; retraso del desarrollo.
- *Observaciones*: deleciones en el 22q11.2; la FISH es la prueba diagnóstica más sensible; en el síndrome de DiGeorge, el defecto embriológico es el subdesarrollo del cuarto arco branquial y de la tercera y cuarta bolsas faríngeas.

Otros síndromes de microdeleción

- *Síndrome de Smith-Magenis*: deleción 17p11.
- Síndrome tricorrinofalángico o (Langer-Giedion): deleción 8q24.
- Lisencefalia de Miller-Dieker: deleción 17p13.

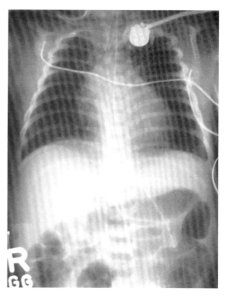

Figura 43-8   Radiografía de un recién nacido con síndrome de DiGeorge. Hay ausencia de la sombra tímica.

AUTISMO: UNA GUÍA DIAGNÓSTICA BREVE

La prevalencia del trastorno del espectro autista (ASD, *autism spectrum disorder*) es cercana a 1/166, con algunas estimaciones tan altas como 1/80. De manera más simple, los ASD se clasifican en causas sindrómicas y no sindrómicas. Los que pertenecen al primer grupo son individuos en quienes el autismo es solo una característica del síndrome, el cual también se manifiesta por defectos al nacer, características dismórficas y, en ocasiones, discapacidad intelectual. En esta situación, debe efectuarse la referencia a un genetista con el fin de obtener la prueba diagnóstica más apropiada basada en la presentación y los antecedentes familiares. La segunda posibilidad, el ASD no sindrómico, es mucho más común, y pediatras generales, neurólogos y especialistas de la conducta son capaces de realizar la evaluación y diagnóstico clínico de estos individuos. De acuerdo con los antecedentes familiares, los estudios metabólicos y los cariotipos de rutina suelen ser estudios de rendimiento diagnóstico bajo.

En su lugar, las pruebas diagnósticas de primera línea deben consistir en pruebas de X frágil (en especial en aquellos hombres con el antecedente familiar de MR ligado a X) y microordenamientos cromosómicos (también conocida como hibridación genómica comparativa, o "CGH" por *comparative genomic hybridization*). Este último método detecta anomalías cromosómicas gruesas como se ven en un cariotipo de rutina, y también detecta de manera exclusiva deleciones y duplicaciones microscópicas que están más allá de la resolución del microscopio de luz. Muchas de tales microdeleciones y duplicaciones acompañan al ASD, de manera que el producto de esta prueba se acerca a 12-15%. Como sucede con los resultados de las pruebas genéticas anormales, debe contemplarse la asesoría apropiada tras hacer la prueba.

(*Véase* el capítulo 39 para una descripción adicional del diagnóstico y evaluación del autismo).

EJERCICIOS DE REVISIÓN

PREGUNTAS

Caso clínico

1. Se presenta a consulta un niño de 11 años con estatura alta y delgado. Es más alto que su padre y se encuentra sano, pero es un estudiante con resultados escolares por debajo del promedio. ¿Cuál de las siguientes opciones incluye el diagnóstico diferencial del médico?

    a) Síndrome de Marfan.
    b) Síndrome de Klinefelter.
    c) Síndrome de Ehlers-Danlos.
    d) Homocistinuria.
    e) Todos los anteriores.

Respuesta

La respuesta es e). Los pacientes con cualesquiera de los padecimientos listados suelen ser altos y delgados.

2. La exploración física revela hipogonadismo, movilidad articular normal y ninguna organomegalia. Usted decide obtener un cariotipo, cuyo resultado es 47,XXY en 20 de las 20 células contadas. ¿Qué prueba adicional está indicada?

    a) Una ecocardiografía.
    b) Una ecografía renal.
    c) Pruebas psicométricas.
    d) Ninguna de las anteriores.

Respuesta

La respuesta es c). En el síndrome de Klinefelter no se incrementa la incidencia de anomalías orgánicas mayores. Las pruebas psicométricas quizá revelen una discapacidad específica del aprendizaje, si es atendida cabe esperar mejoría en el desempeño escolar del paciente.

3. ¿Qué tratamiento farmacológico podría tomarse en cuenta en este momento?

    a) Metilfenidato.
    b) Testosterona.
    c) Hormona estimulante del folículo.
    d) Hormona adrenocorticotrópica.

Respuesta

La respuesta es b). Si el niño es muy alto, es posible instituir el tratamiento de restitución de testosterona que corresponde a esta edad para iniciar los cambios de la pubertad y cerrar las placas de crecimiento epifisarias.

4. ¿Cuál es el riesgo de este paciente de tener un hijo con el mismo síndrome?

    a) 0%.
    b) 25%.
    c) 50%.
    d) 100%.

Respuesta

La respuesta es a). Todos los pacientes con síndrome de Klinefelter son estériles. El tratamiento con testosterona induce y mantiene las características sexuales secundarias, pero no resuelve la infertilidad.

5. Un lactante de seis meses es presentado a su consultorio con asimetría leve en la longitud de las extremidades, antecedente de hipoglucemia neonatal y ser grande para la edad gestacional. Al examinarlo, sobrepasa su estatura y peso en 95% y exhibe hoyuelos y pliegues en los lóbulos de la oreja, hepatomegalia leve y una lengua grande. ¿Cuál de las siguientes pruebas diagnósticas es más apropiada para este niño?

    a) El cariotipo de rutina.
    b) FISH para deleción cromosómica.
    c) Estudio de la metilación del DNA.
    d) Análisis de mutación de un solo gen.

Respuesta

La respuesta es c). El análisis de metilación del DNA para el cromosoma 11p (el cual debe ser especificado) es la prueba de laboratorio más sensible en el síndrome de Beckwith-Wiedemann (BWS). Menos de 5% de los pacientes tiene una deleción en 11p (la cual suele ser evidente en el cariotipo de rutina, en la FISH para 11p, o en la CGH) o mutaciones en el gen *CDKN-1C*.

6. ¿Qué método de vigilancia se recomienda para los niños con BWS?

    a) Glucosa y hemoglobina A1$_c$ (Hg A1$_c$) séricas mensuales.
    b) Panel de la función hepática anual.
    c) Ecografía renal y hepática trimestral.
    d) α-fetoproteína (AFP) sérica trimestral.
    e) Todas las anteriores.
    f) *a* y *b.*
    g) *c* y *d.*

Respuesta

La respuesta es g). La ecografía sirve como un detector del tumor de Wilms de los riñones y del hepatoblastoma. La AFP sérica es un marcador más sensible de hepatoblastoma; el espectro normal de los valores de AFP en lactantes y preescolares con el BWS es más alto que para los niños sanos y disminuye con la edad. Se detecta hasta los ocho años.

7. Un niño de tres años se presenta con un trastorno del espectro autista no sindrómico. El estudio diagnóstico inicial más apropiado debe incluir:

    a) Aminoácidos en plasma y ácidos orgánicos en orina.
    b) Un análisis de DNA con X frágil.
    c) El cariotipo de alta resolución de rutina.
    d) Un microordenamiento cromosómico ("CGH").
    e) Solo *b* y *d.*

Respuesta

La respuesta es e). La evaluación metabólica suele arrojar resultados insuficientes en ausencia de otros datos, como falta de crecimiento, epilepsia o antecedentes familiares conocidos. El cariotipo de rutina no es tan sensible como el análisis de microordenamientos, aunque quizá esté indicado si los resultados de la CGH sugieren una translocación desequilibrada.

LECTURAS RECOMENDADAS

American Academy of Pediatrics. Available from: http://www.aappubli cations.org. Under the "AAP Policy" heading, see Health Supervision of Children with Down syndrome (2011), Fragile X syndrome (2011), and Williams syndrome (2001). Accessed March 15, 2016.

Bondy CA; for The Turner Syndrome Consensus Study Group. Care of girls and women with Turner syndrome: a guideline of the Turner Syndrome Study Group. *J Clin Endocrinol Metabol* 2007;92(1):10–25.

Jones KL, Jones MC, DelCampo M. *Smith's recognizable patterns of human malformation*, 7th ed. Philadelphia, PA: Elsevier-Saunders, 2013.

Kalsner L, Chamberlain SJ. Prader-Willi, Angelman, and 15q11-q13 duplication syndromes. *Pediatr Clin North Am* 2015;62(3):587–606.

Moeschler JB, Shevell M; Committee on Genetics. Comprehensive evaluation of the child with intellectual disability or global developmental delays. *Pediatrics* 2014;134(3):e903–e918.

Pagon RA, Adam MP, Ardinger HH, et al., eds. *GeneReviews*® [Internet]. Seattle, WA: University of Washington, Seattle, 1993–2016. Disponible en: http://www.ncbi.nlm.nih.gov/books/NBK1116/ Accessed March 15, 2016. *Consultado en marzo 15, 2016. Es una enciclopedia en línea sobre enfermedades hereditarias, con valoraciones clínicas a fondo y pautas para enfermedades individuales, actualizadas cada seis meses.*

Shen Y, et al. Clinical genetic testing for patients with autism spectrum disorders. *Pediatrics* 2010;125(4):e727–e735.

South ST, et al. ACMG standards and guidelines for constitutional cytogenomic microarray analysis, including postnatal and prenatal applications: revision 2013. *Genet Med* 2013;15(11):901–909.

Capítulo 44

SIMULACIÓN DEL EXAMEN DE CERTIFICACIÓN: Enfermedades genéticas y metabólicas

Sudeshna Mitra

PREGUNTAS

1. Llevan a una niña de ocho años a una clínica de consulta externa; tiene antecedentes de convulsiones y rigidez generalizadas, así como pérdida de la conciencia, al tiempo que pone los ojos en blanco. El problema se inició a los ocho meses de edad. La niña padece grave retraso general del desarrollo; a la exploración física, se observa que es microcefálica; solo tiene un incisivo superior central, úvula bífida e hipotelorismo; no tiene antecedentes familiares significativos. Todas las afirmaciones siguientes pueden ser ciertas, *excepto*:

a) En las imágenes de resonancia magnética (MRI, *magnetic resonance imaging*) se observan tálamos fusionados.

b) Se identificó una mutación genética para este padecimiento.

c) La enfermedad siempre culmina con la muerte en 1 a 2 años.

d) La madre padece diabetes gestacional.

Respuesta
La respuesta es c). La historia clínica orienta hacia un grave problema del sistema nervioso central (CNS, *central nervous system*), indicado por el retraso generalizado del desarrollo, las convulsiones y la microcefalia. Las anormalidades en la línea media de la cara, como el incisivo central y la úvula bífida, hacen pensar en otras anomalías de la línea media. En este contexto clínico, la anormalidad más probable del CNS es una holoprosencefalia (HPE, *holoprosencephaly*), que es un defecto del desarrollo en la formación del surco medial prosencefálico del embrión. En estos pacientes se hallan otras malformaciones, como nervios ópticos hipoplásicos, aparato olfatorio hipoplásico y disgenesia del cuerpo calloso. La HPE puede ser producto de mutaciones genéticas o de factores ambientales, como la diabetes materna. Se ha relacionado a la HPE con múltiples genes, como *SHH*, *ZIG-2*, *SIX-3*, *TGIF* y otros. El desenlace para estos enfermos depende de la gravedad de su anormalidad en el CNS. Un paciente con ciclopía puede morir en pocas semanas, pero otro con un tipo leve de HPE sobrevivirá más de un año.

2. Una niña de cuatro años que gozaba de buena salud es llevada al servicio de urgencias con debilidad de inicio agudo en el lado derecho; al nacer, el parto fue problemático. Caminó sola a los 17 meses de edad y empezó a pronunciar palabras solas a la misma edad. Nació de un matrimonio entre personas con lazos de consanguinidad. A la exploración física, se apreció debilidad del lado derecho en cara, brazos y piernas, rubor malar leve y *livedo reticularis* en las piernas. En la MRI de cráneo y arteriografía por resonancia magnética (MRA, *magnetic resonance arteriography*), se observó un infarto en el hemisferio cerebral izquierdo y la oclusión de la arteria cerebral media homolateral (MCA, *middle cerebral artery*). ¿Cuál de las siguientes técnicas es *más* útil para descubrir la causa?

a) Ecocardiografía.

b) Buscar mutaciones en el gen *MTHFR*.

c) Anticuerpos antinucleares (ANA, *antinuclear antibody*), velocidad de sedimentación eritrocítica (ESR, *erythrocyte sedimentation rate*) y proteína C reactiva (CRP, *C-reactive protein*).

d) Concentración de aminoácidos en plasma (con envío inmediato de la muestra en hielo).

Respuesta
La respuesta es d). La historia clínica apunta hacia un accidente vascular cerebral en la región de la arteria cerebral media izquierda debido a una oclusión aguda en este vaso. Hay antecedentes de cierto retraso del desarrollo; la consanguinidad de los progenitores hace pensar en una enfermedad hereditaria autosómica recesiva. Los episodios tromboembólicos, junto con otros signos observados de afección vascular (rubor malar, *livedo reticularis*) en una

niña con retraso del desarrollo y enfermedad autosómica recesiva, llevan a considerar que el diagnóstico más probable es homocistinuria. La embolia cardiaca, los estados de hipercoagulación y las enfermedades del colágeno vascular, son otras causas de accidente vascular cerebral en niños, pero en este caso resulta muy convincente el diagnóstico de homocistinuria, el cual se corrobora por la alta concentración de homocisteína en la sangre o en la orina (o en ambas) y por la alta concentración de metionina. La homocisteína es un compuesto inestable y sus muestras se deben procesar pronto.

3. Se busca una consulta de neurología para un niño de seis meses con hipotonía grave y deficiencias de alimentación. Nació de un parto sin complicaciones; el nacimiento fue a las 39 semanas de gestación y pesó 2 500 g, con calificaciones Apgar de 8 y 9 al primer minuto y a los 5 minutos, respectivamente. A la exploración física se aprecia puente nasal ancho, orejas en posición baja, nariz respingada, micrognatia y un hoyuelo en la región sacra. En el examen neurológico se detectó hipotonía grave, con movimientos espontáneos y reflejos tendinosos profundos normales. El resultado del estudio neonatal fue normal y el de la prueba de metilación para detectar síndrome de Prader-Willi (PWS, *Prader-Willi syndrome*) también fue negativo. Con la ecografía del cerebro se observó una corteza cerebral lisa con ligera ventriculomegalia. ¿Cuál de los siguientes estudios sería el más indicado para establecer un diagnóstico preciso?

a) MRI del cerebro.
b) MRI de columna lumbar.
c) Microordenamiento cromosómico.
d) Ácidos orgánicos en orina.

Respuesta
La respuesta es c). En la infancia temprana, la hipotonía puede ser consecuencia de varias causas, como alteraciones cromosómicas y metabólicas, enfermedades cerebrales o, muy rara vez, de la médula espinal y, por último, anomalías neuromusculares. No hay duda que el paciente padece dismorfismos y, por tanto, lo más probable es que se trate de una alteración cromosómica, sindrómica o teratógena. En lactantes hipotónicos con problemas de alimentación, es adecuado descartar el PWS, ya que los pacientes con dicho síndrome no sufren la anomalía cerebral mencionada. Una clave importante para el diagnóstico es el aspecto liso del cerebro en la ecografía; a esta característica se le llama lisencefalia y, combinada con dismorfismos faciales, constituye un signo muy indicativo del síndrome de Miller-Dieker. El estudio de microordenamiento cromosómico en busca de deleciones en el cromosoma 17p13.3 es adecuado como prueba de detección en este caso. Es posible que en la determinación del cariotipo de alta resolución no se detecte alguna microdeleción; en cambio, por lo general sí se observa por hibridación fluorescente *in situ* (FISH, *fluorescence* in situ *hybridization*), con una sonda para 17p13.3. Las MRI cerebrales delinean mejor las malformaciones del CNS, pero no ayudan a establecer un diagnóstico preciso. Aquí, la concentración de ácidos orgánicos en orina no es útil.

4. En el servicio de neurología se halla una niña normocefálica y sin dismorfismos a la que se mantiene en observación desde que tenía cuatro meses; está en vigilancia por una epilepsia activa. Sus ataques convulsivos se iniciaron en las 10 horas siguientes a la aplicación de una vacuna; tuvo convulsiones motoras focales (del lado izquierdo o derecho) o generalizadas, algunas sin fiebre. A los 14 meses de edad, empezó a sufrir espasmos corporales súbitos varias veces al día. Dos meses después también empezó a padecer ausencias epilépticas. Se le trató con múltiples antiepilépticos, pero nunca se lograron controlar las convulsiones. Su desarrollo fue normal hasta los nueve meses; luego sufrió retraso del desarrollo. El examen oftalmológico, las MRI cerebrales y los estudios de metabolismo dieron resultados normales. ¿Con cuál de los siguientes síndromes genéticos es *más* compatible este cuadro clínico?

a) Síndrome de Angelman.
b) Síndrome de Dravet.
c) Síndrome de Aicardi.
d) Epilepsia del lóbulo frontal autosómica dominante.

Respuesta
La respuesta es b). La niña padeció convulsiones que se iniciaron durante la lactancia y eran resistentes al tratamiento médico; la crisis convulsiva inicial se produjo después de recibir sus primeras vacunas; sufrió una mezcla de crisis convulsivas parciales y generalizadas, algunas de las cuales parecían febriles. También desarrolló convulsiones mioclónicas, como lo señalan sus espasmos súbitos y las crisis de ausencia, indicadas por la mirada fija. Al principio, su desarrollo fue normal, pero se retrasó de manera clara a los dos años de edad. Este cuadro clínico es muy característico del síndrome de Dravet, ocasionado por mutaciones en los genes que codifican los canales del sodio. En este caso, el diagnóstico se basa en la "identificación de un patrón". Los niños afectados por el síndrome de Angelman sufren grandes retrasos del desarrollo, con rasgos faciales distintos, y algunos son microcéfalos. En el síndrome de Aicardi, durante el examen visual se observan anormalidades características. Por lo general, las convulsiones autosómicas dominantes del lóbulo frontal son nocturnas.

5. Llega a su clínica un niño de 10 años con probable trastorno por déficit de atención e hiperactividad (ADHD, *attention deficit hyperactivity disorder*). Los antecedentes indican que se volvió nervioso y distraído durante el año pasado. Al paso del tiempo, también ha desarrollado explosiones de ira, que no eran su principal característica. El padre del niño dijo que, en las pasadas seis semanas, el paciente adquirió una posición extraña de las manos y su habla se volvió confusa. Además, informó que el paciente padeció hepatitis a los seis años, pero "todos los estudios diagnósticos dieron resultado negativo". A la exploración física, se observó que el niño presentaba temblores bilaterales de las manos, postura distónica de la mano derecha y habla disártrica. ¿Cuál afirmación es *cierta* para este paciente?

a) Lo más probable es que los resultados de un examen oftalmológico sean anormales.
b) El siguiente paso más adecuado es una valoración genética para establecer el diagnóstico.

c) El metilfenidato es mejor que las anfetaminas para dar tratamiento sintomático a este paciente.

d) No se cuenta con ningún tratamiento específico para el trastorno causal.

Respuesta

La respuesta es a). En todo paciente con manifestaciones psiquiátricas y movimientos anormales siempre es aconsejable buscar signos de la enfermedad de Wilson; de manera característica, esta alteración se manifiesta como enfermedad hepática en niños menores de 10 años y como enfermedad neurológica después de esa edad. Es una enfermedad tratable (cinc, penicilamina, trientina, tetratiomolibdato), de modo que se deben solicitar pruebas de detección de la enfermedad de Wilson sin mayores reparos. Se trata de un padecimiento causado por mutaciones en los genes que codifican las enzimas transportadoras del cobre, pero las pruebas genéticas no son recomendables como estudio diagnóstico; éste ha de basarse en la demostración de una baja concentración de ceruloplasmina y un alto nivel de cobre en la excreción urinaria. A estas personas no se les trata con fármacos estimulantes. Casi todos los pacientes con manifestaciones neurológicas de enfermedad de Wilson tienen anillos de Kayser-Fleischer (*vease* **Fig. 70-6**); por tanto, la primera opción es la correcta.

6. Usted valora a una niña de siete años por episodios de vómito repetidos que han requerido varias hospitalizaciones previas para rehidratación por vía intravenosa. La exploración física resulta normal. La menor tuvo un hermano que falleció a los tres días de nacido y el forense dictaminó síndrome de muerte súbita del lactante. Las anomalías *más probables* que se detectarían en el laboratorio durante la siguiente exacerbación del vómito deberían ser:

a) Concentración sanguínea de amoniaco alta y de nitrógeno de la urea (BUN, *blood urea nitrogen*) baja.

b) Alta concentración de glicina en sangre y en líquido cefalorraquídeo (CSF, *cerebrospinal fluid*).

c) Baja concentración de glucosa en CSF y glucemia normal.

d) Glucemia normal, sin cetonuria.

e) Hiperglucemia, sin cetonuria.

Respuesta

La respuesta es a). Esta niña padece *deficiencia de la transcarbamilasa de ornitina*, que es un padecimiento ligado a X, una de las enzimas que participan en el ciclo de la urea; la enfermedad resulta letal para los niños a temprana edad, pero las niñas tienen dos cromosomas X, de modo que la deficiencia relativa de dicha enzima puede manifestarse como hiperamonemia intermitente, con vómito como su principal característica, sobre todo durante las infecciones virales. Es importante recordar que "BUN" solo alude a la concentración de urea en sangre y que su valor será bajo cuando exista cualquier defecto en el ciclo de la urea y durante las acidurias orgánicas, que inhiben dicho ciclo. (Si el médico ve a un niño deshidratado y con aspecto de enfermo con BUN de 0, 1, 2 o 3, debe ordenar un análisis de la concentración de amoniaco). También se pueden detectar altas concentraciones de glicina en casos de hiperglicinemia no cetósica, que por lo regular se manifiesta como una enfermedad convulsiva catastrófica en lactantes. Las concentraciones bajas de glucosa en el CSF en el contexto de un lactante con CSF acelular y convulsiones, constituyen un dato clave de alteraciones en el transporte de glucosa.

7. Se valora a una niña de ocho años por su bajo rendimiento escolar. Sus maestros quieren que repita el año. A la exploración física se aprecia que se distrae con facilidad y no presta atención; por edad, el peso de la niña es inferior al del tercer percentil, aunque su estatura se ubica en el percentil 50. Tiene poca masa muscular y sus músculos faciales son muy delgados. El padre de la niña tiene un aspecto similar y no logró terminar la escuela secundaria por problemas académicos, pero mantiene un empleo de tiempo completo como cajero; además, padece lo que él llama "calambres en las manos", que se producen cuando aprieta algún objeto. ¿Cuál padecimiento *corresponde* al estado clínico de esta niña?

a) Trastorno por déficit de atención sin hiperactividad.

b) Trastorno por déficit de atención con hiperactividad.

c) Miopatía congénita de corpúsculos centrales.

d) Distrofia miotónica.

e) Desnutrición.

Respuesta

La respuesta es d). La distrofia miotónica es una enfermedad autosómica recesiva causada por una repetición de trinucleótidos, lo que significa que el mal puede empeorar en generaciones sucesivas (debido al fenómeno de anticipación). Las personas con este padecimiento poseen muy poca masa muscular y cara delgada ("cara de hacha"); por lo general, pero no siempre, sufren retraso del desarrollo cognitivo, y no es raro que la alteración no se haya diagnosticado a los miembros más viejos de la familia. Las miopatías también son variables, pero una de sus características comunes es la miotonía, una contracción sostenida anormal de algunos grupos musculares cuando se contrae el músculo; esto último dificulta liberar la mano al saludar o al girar la perilla de una puerta. Este padecimiento también puede incluir calvicie prematura, cataratas, diabetes mellitus, hipotiroidismo y defectos de la conducción cardiaca. La miopatía congénita de corpúsculos centrales es otra enfermedad muscular autosómica dominante que ocasiona cara delgada y ligera debilidad, pero quienes la padecen tienen inteligencia normal. Con frecuencia, la distrofia miotónica también incluye déficit de atención, pero los antecedentes de esta familia y los resultados anormales de sus exámenes neurológicos son clave para que el médico considere algo más allá del cuadro clínico evidente. Aunque la niña tiene *peso bajo*, nada de la historia clínica indica desnutrición.

8. Una madre lleva a su hija de 12 meses para una revisión general. El médico había atendido las consultas prenatales. Como parte de la valoración del desarrollo general de la paciente, el médico notó que ella recién había comenzado a balbucear y a desplazarse alrededor de los muebles; también observó que la circunferencia cefálica correspondía al percentil 50, aunque siempre había seguido la curva del percentil 75. El aspecto de la niña es sano y, por lo demás, la exploración dio resultados normales; a los 15 meses de edad la madre informó que no había progresos en el desarrollo motor de la niña, y que tenía más problemas para la deambulación; además, ya no balbuceaba. El médico notó que la cabeza no había crecido en los últimos meses; consideraba que las mediciones de la circunferencia cefálica eran confiables, ya que él mismo las había realizado. ¿Cuál acción permitirá la *mejor* evaluación de los diagnósticos posibles?

a) Un análisis rutinario de cromosomas.
b) La remisión a un centro de desarrollo para tratamiento ocupacional y fisioterapia.
c) La remisión a un centro de desarrollo pediátrico.
d) La remisión con un genetista para el estudio secuencial del gen *MECP2*.
e) MRI cerebrales.

Respuesta

La respuesta es d). Este es el cuadro clínico clásico del síndrome de Rett, una alteración dominante ligada a X que afecta a las niñas (aunque los niños pueden tener el gen [si no murieron *in utero*] y padecer una profunda encefalopatía neonatal, para fallecer poco después de haber nacido). Luego de un periodo de desarrollo normal durante los primeros 6 a 18 meses, las niñas dejan de alcanzar metas de desarrollo importantes y pierden cualquier función del lenguaje que hubieran adquirido; también se detiene en ellas el crecimiento de la cabeza, lo que les causa *microcefalia adquirida*, y cuando se vuelven ambulantes desarrollan ataxia. Por lo general no se controlan las convulsiones, el bruxismo y los patrones anormales de respiración. A veces no se pueden *lavar las manos* sino hasta los cinco años. Este síndrome tiene un espectro muy amplio de gravedad y constituye la primera enfermedad humana causada por defectos en una proteína que participa en la regulación de la expresión genética mediante interacción con el DNA metilado. Durante el desarrollo se expresan muchos genes; es decir, se traducen en proteínas, esto sucede en diversos tejidos del cuerpo, en distintos momentos y con rapidez diferente. El gen *MECP2* constituye uno de los numerosos interruptores genéticos que se necesitan para detener el complejo patrón de expresión de otros genes a los que les indica cuándo deben "desconectarse". La falta de funcionamiento adecuado de la proteína MECP2 posibilita que otros genes continúen activos o se mantengan de manera inadecuada en etapas del desarrollo que no les corresponden; es probable que esta proteína participe en la desconexión (*o silenciamiento*) de muchos otros genes. El síndrome de Rett tiene cuatro etapas; la paciente aquí considerada se halla en la primera fase, que es la de *inicio temprano*. Entre el primero y el cuarto años de vida, las niñas entran en una *fase destructiva rápida*, que puede tener diversos niveles de gravedad; entre los 2 y los 10 años de edad se inicia la *fase de meseta*, que puede prolongarse durante años o décadas. Las niñas y mujeres con mayor funcionalidad en esta fase pueden establecer relaciones emocionales y, aunque no puedan hablar, están en posibilidad de ser muy felices y desempeñarse en una familia. La última fase es la de *deterioro tardío*, que ocasiona debilidad y distonía, pero sin que decline la función cognitiva.

El análisis de rutina de los cromosomas y las MRI cerebrales no son de utilidad para establecer el diagnóstico de síndrome de Rett, aunque sí sirven para fijar un marco general para la valoración de un posible padecimiento neurogenético. La remisión a un especialista está indicada, aunque por sí sola no permitirá establecer el diagnóstico.

9. Un niño de ocho años es traído a su consultorio para valorarlo por acné. La historia familiar es significativa porque tiene una hermana de dos años de edad que padece retraso mental y convulsiones. Su madre es sana y poco se sabe de la salud del padre, aunque tiene un patrón similar de acné en la cara. A la exploración física se observa un brote de acné alrededor de la nariz, pero no en ninguna otra parte del cuerpo; además, hay varios crecimientos alrededor de los lechos ungueales, así como varias manchas blancas y ovaladas en el tronco y las extremidades. ¿Cuál es el diagnóstico *más* probable?

a) Síndrome de von Hippel-Lindau.
b) Neurofibromatosis tipo 1 (NF-1).
c) Neurofibromatosis tipo 2.
d) Esclerosis tuberosa.
e) Síndrome de Sturge-Weber.

Respuesta

La respuesta es d). La esclerosis tuberosa es una enfermedad autosómica dominante y también puede heredarse; casi 75% de los casos se debe a una mutación espontánea; hoy se sabe que la causan dos genes que se pueden detectar con pruebas comerciales. El gen *TSC1* se ubica en el cromosoma 9q34 y el gen *TSC2* en el cromosoma 16p13. La lista de características clínicas es amplia y éstas varían de un paciente a otro; las principales son lesiones hamartomatosas en el cerebro (tuberosas), tumores cerebrales benignos conocidos como astrocitomas de células gigantes, así como lesiones hamartomatosas en el corazón (mixomas auriculares), riñones (angiomiolipomas), piel, pulmones y ojos. A veces se detecta retraso mental, convulsiones y autismo como parte del padecimiento, pero no todos los padecen. También son frecuentes los fibromas en las uñas de los pies, lesiones punteadas en los dientes y lesiones dérmicas. El adenoma sebáceo de la cara parece acné. A las lesiones hipomelanóticas también se les conoce como manchas cenicientas.

10. Se valora a una niña de cuatro años por un glioma óptico. A la exploración física se observan *manchas café con leche* con diámetros mayores de 1.5 cm y efélides en axilas y regiones inguinales, igual que el padre. La madre es normal a la exploración física. El riesgo de que cada nuevo hijo de esta pareja padezca el mismo padecimiento es:

a) 25%, porque el padecimiento es autosómico dominante.
b) 50%, porque el padecimiento es autosómico dominante.
c) 25%, porque el padecimiento es autosómico recesivo.
d) 50%, porque el padecimiento es autosómico recesivo.
e) Mínimo, porque la madre está sana.

Respuesta

La respuesta es b). Esta niña tiene NF-1, que es un padecimiento autosómico dominante. La incidencia de este síndrome es de 1 en 4 000 personas, aproximadamente, y esto no varía entre grupos poblacionales. Las mutaciones en el gen *NF1*, localizado en el cromosoma 17, son las causantes de la enfermedad, pero no es una alteración específica la que ocasiona el padecimiento, se han descrito docenas de mutaciones. No hay correlación alguna entre ellas la clase de mutación y la evolución clínica; por tanto, es de poca utilidad el análisis de las mutaciones genéticas. Alrededor de 50% de quienes sufren la enfermedad heredaron el gen de un progenitor afectado, mientras que el otro 50% desarrolla el padecimiento como resultado de una mutación espontánea. A pesar de todo, si uno de los progenitores tiene la mutación, el riesgo en cada embarazo es de 50%, ya que es una alteración autosómica dominante.

11. Llega una niña de cuatro años con síndrome de Down al servicio de urgencias; luego de levantarse de la cama por la mañana no pudo caminar; cuando la madre se acercó para alzarla, no levantaba los brazos ni podía sostener un vaso con agua; por consiguiente, la llevó de inmediato al servicio de urgencias. Se le realizó una exploración física adecuada y se observó sensorio normal, reflejo nauseoso débil, hipotonía generalizada, debilidad grave en las cuatro extremidades, arreflexia y conservación de las reacciones plantares. El examen sensorial no resultó confiable.

¿Cuál es la causa *probable* de este cuadro clínico?

a) Accidente vascular cerebral.
b) Mielopatía.
c) Miopatía.
d) Neuropatía.

Respuesta
La respuesta es b). Esta niña padece un síndrome de neurona motora superior (UMN, *upper motor neuron*), según se aprecia por la conservación de la reacción plantar; en consecuencia, las opciones *c* y *d* son incorrectas. Con base en el cuadro clínico, la localización anatómica corresponde a una afección aguda de la UMN a nivel de la médula espinal cervical o más arriba. Si la causa del problema fuera una lesión cerebral, la afección debería ser extensa y bilateral. Como el sensorio está bien preservado, es más probable que el daño se localice en el tallo cerebral o la médula espinal. La disminución del reflejo nauseoso indica que el bulbo raquídeo también está afectado. En un paciente con síndrome de Down, el problema más importante por detectar es una inestabilidad atlantoaxil (AAI, *atlantoaxial instability*).

La AAI puede generar compresión aguda en la unión cérvico-bulbar, afectando la parte inferior del tallo cerebral y la médula cervical. De 10 a 15% de los pacientes con síndrome de Down tiene esta inestabilidad, pero rara vez es sintomática; se cree que la produce la laxitud de los ligamentos en la unión atlantoaxil. Es posible que un retraso en el diagnóstico propicie lesiones en la médula espinal. Se puede diagnosticar la AAI a partir de placas radiográficas dinámicas simples de la columna cervical; sin embargo, solo es posible demostrar la compresión de la médula espinal por imágenes de resonancia magnética de la unión cérvico-bulbar.

12. En el servicio de neurología se recibió a un niño de 12 años para valorar la causa de las convulsiones miocló-

nicas que sufrió cuando ya estaba en tratamiento. Una tía materna está en silla de ruedas por alguna enfermedad muscular y padece demencia progresiva, en tanto que su abuela materna era diabética y sorda. A la exploración física se observó que los procesos cognitivos del paciente eran lentos para su edad; además, padecía déficit auditivo, hipotonía y debilidad muscular proximal, pero con reflejos tendinosos profundos normales. Los exámenes sensorial y cerebeloso dieron resultados normales, pero la reacción plantar fue de flexión.

¿Cuál estudio es el *mejor* para establecer el diagnóstico definitivo en este caso?

a) Prueba de X frágil.
b) Pruebas de metilación para síndrome de Prader-Willi.
c) Análisis de genes mitocondriales.
d) Pruebas genéticas para enfermedad de Tay-Sachs.

Respuesta
La respuesta es c). Se observa una combinación de características de miopatía, epilepsia mioclónica, retraso del proceso cognitivo y déficit auditivo en un contexto familiar con antecedentes de múltiples parientes maternos que presentan características clínicas similares; por ello, es muy probable que se trate de una alteración mitocondrial primaria. De manera más específica, este caso corresponde a un síndrome de epilepsia mioclónica de fibras rojas irregulares (MERRF, *myoclonus epilepsy ragged red fibers*). El diagnóstico se establece con base en una prueba genética, biopsia muscular o ambas. La mitocondria genera energía al producir trifosfato de adenosina mediante la fosforilación oxidativa. Esta vía consta de cinco complejos enzimáticos; la MERRF determina que los complejos I y IV se reduzcan de modo significativo. Ninguna de las demás opciones corresponde al cuadro clínico.

13. Una niña de tres años es llevada a su clínica por retraso para caminar, lo que pudo hacer a los 18 meses de edad. Desde entonces, su marcha ha sido inestable. El hecho se atribuyó a una torpeza natural, como la de su hermano de seis años. Los progenitores informan que la niña hace movi-

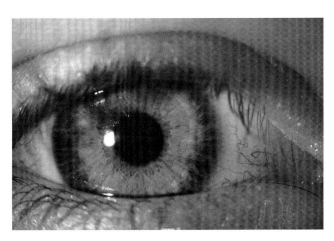

Figura 44-1 Fotografía del ojo de la niña considerada en la pregunta 13. (Reimpresa con autorización de Elsevier de: Hoskin KA, Orth M, Leung H y cols. Ataxia telangiectasia in a three-year-old-girl. *Pediatr Neurol* 2014;50:279-280. doi:10.1016/j.pediatrneurol.2013.11.011). (*Véase* encarte a color).

mientos extraños con la cabeza, "como si eso le ayudara a enfocar las cosas". Poco tiempo antes, también observaron que "tuerce" el cuerpo de una forma rara para alcanzar sus juguetes. Estos cambios recientes preocuparon a los padres. En la **figura 44-1** se muestra la fotografía de un ojo de la paciente.

Los siguientes enunciados son ciertos, *excepto*:

a) Los pezones invertidos son característicos.

b) Se identificó una mutación genética.

c) Es probable que padezca alguna inmunodeficiencia.

d) Es posible que fallezca a causa de un linfoma.

Respuesta

La respuesta es a). Esta descripción del caso y la fotografía son muy características de la ataxia telangiectasia (AT), una enfermedad progresiva que se manifiesta con ataxia cerebelosa de inicio temprano. Las principales características clínicas son: ataxia, alteraciones del movimiento (corea, distonía), telangiectasias oculocutáneas y predisposición a infecciones sinopulmonares y cánceres. Es una enfermedad autosómica recesiva. La proteína que codifica el gen *ATM* cumple una función decisiva para la estabilidad del ciclo celular y el DNA; así, la mutación del gen causa roturas anormales en el DNA. En este caso, los movimientos extraños de la cabeza indican apraxia ocular motora, que es una característica clínica frecuente de la AT. Los "movimientos torcidos" son signo de distonía. También se nota la opción *a* en los padecimientos congénitos de la glucosilación, que de igual modo causan ataxia cerebelosa pero no telangiectasias.

LECTURAS RECOMENDADAS

Chen AH. Update on pediatric epilepsy. *Adv Pediatr* 2011;58:259–276.

Jenterra G, Snyder SL, Narayanan V. Genetic aspects of neurocutaneous disorders. *Semin Pediatr Neurol* 2006;13(1):43–47.

Kauvar EF, Muenke M. Holoprosencephaly: recommendations for diagnosis and management. *Curr Opin Pediatr* 2010;22(6):687–695.

Kliegman RL, Stanton B, Behrman R. *Nelson's textbook of pediatrics*, 20th ed. Philadelphia, PA: Elsevier. 2015.

Levy PA. Inborn errors of metabolism. Part 2: specific disorders. *Pediatr Rev* 2009;30:e22–e28.

Mik G, et al. Down syndrome: orthopedic issues. *Curr Opin Pediatr* 2008;20:30–36.

Nussbaum RL, McInnes RR, Willard HF. *Genetics in medicine*, 6th ed. Philadelphia, PA: Saunders. 2001.

Peredo DE, Hannibal MC. The floppy infant: evaluation of hypotonia. *Pediatr Rev* 2009;30:e66–e76.

Zinner SH, Mink JW. Movement disorders, I: tics and stereotypies. *Pediatr Rev* 2010;31:223–233.

Capítulo 45

Desarrollo del adolescente y estadificación de Tanner

Veronica P. Issac

DESARROLLO PUBERAL NORMAL

La pubertad es el periodo de transición de la inmadurez sexual a la fertilidad durante el cual se desarrollan las características sexuales secundarias. Comienza con la disminución de la sensibilidad del eje hipotalámico-hipofisario-gonadal (HPG, *hypothalamic-pituitary-gonadal*) y el aumento de la liberación de la hormona liberadora de gonadotropina (GnRH, *gonadotropin-releasing hormone*), la hormona luteinizante (LH, *luteinizing hormone*) y la hormona estimulante del folículo (FSH, *follicle-stimulating hormone*). Los cambios hormonales comienzan años antes de que se noten los cambios físicos. *El desarrollo mamario es el primer signo de la pubertad en las niñas. En los hombres, la pubertad se anuncia por un aumento en el tamaño testicular* a un volumen de 4 mL o una longitud superior a 2.5 cm en el eje mayor. Los acontecimientos puberales suelen seguir una secuencia, con una edad media de inicio de 11.2 años en las niñas y 11.6 años en los hombres, sin embargo, el inicio de la pubertad en niños sanos varía ampliamente. Las variaciones basadas en los grupos poblacionales son comunes, en los niños afroestadounidenses no hispanos y méxico-estadounidenses, la pubertad se anticipa un año en comparación con los niños caucásicos no hispanos.

La estadificación de Tanner se utiliza para correlacionar los sucesos puberales y las edades típicas en las que se presentan (**tablas 45-1 y 45-2**). Junto con la velocidad de crecimiento, proporciona una buena medida del crecimiento y la maduración física. El crecimiento máximo ocurre pronto en las niñas, en la etapa II/III de Tanner. En los hombres, acontece en la etapa IV de Tanner. Tanto en los hombres como en las mujeres, la aparición de acné se produce al término de la pubertad, así como el crecimiento del vello axilar en las niñas y del vello axilar y facial en los niños. La mayoría de las niñas experimenta la menarquia a los 12.7 ± 1.0 años, cuando están en la etapa III/IV de Tanner.

Dos variaciones extremas del desarrollo normal, a menudo referido como pubertad precoz incompleta, son la telar-quia prematura y la adrenarquia prematura. La *telarquia prematura* se caracteriza por un desarrollo precoz de las mamas sin otros signos de pubertad. Se presenta con mayor frecuencia en los primeros dos años de vida, con un segundo pico después de los seis años de edad. La *adrenarquia prematura*, que se caracteriza por el desarrollo temprano del vello púbico, suele ocurrir entre los 6 y 8 años; estos hechos no se acompañan de otros cambios puberales. No tiene lugar ninguna aceleración de la estatura o adelanto en la edad ósea, se indica el seguimiento de estos pacientes cada 4 a 6 meses para confirmar la naturaleza benigna, no progresiva de su condición. En algunos casos, lo que en un inicio se supuso un cambio benigno evoluciona hacia la pubertad precoz. La ginecomastia puberal es otra variante normal que se presenta hasta en 75% de los niños durante la adolescencia, por lo general, el problema se resuelve en dos años, pero en ocasiones se indica cirugía en casos de desarrollo prolongado o excesivo de las mamas, sobre todo cuando causa secuelas psicológicas. Algunas afecciones también se vinculan con la ginecomastia, como el síndrome de Klinefelter, desequilibrios hormonales y enfermedad hepática.

Por lo general, la pubertad precoz se define como el inicio del desarrollo sexual secundario antes de los 8 años en las niñas y 9 en los niños. Estas edades se eligen por ser de 2.5 a 3 desviaciones estándar por debajo de la edad media de inicio de la pubertad. Como ya se definió, se recomienda que los niños con pubertad precoz sean evaluados de manera cuidadosa. Si la pubertad es causada por la reactivación del eje HPG, la condición se llama *pubertad precoz central (CPP, central precocious puberty)* o *pubertad precoz dependiente de gonadotropina*. Las interacciones hormonales son normales, pero el momento del suceso es prematuro. La CPP es cinco veces más común en las niñas que en los niños y es idiopática en más de 95% de los casos. En los niños, las causas neurológicas se observan en más de 60% de los casos, por lo que es importante una búsqueda exhaustiva de la alteración patológica en el sistema nervioso central (CNS, *central nervous system*).

TABLA 45-1

EDAD MEDIA PARA LAS ETAPAS DE TANNER EN NIÑAS DE ESTADOS UNIDOS

Etapa de Tanner	Edad (a) ± SD	Descripción
II: Desarrollo mamario	11.2 ± 1.1	Elevación de mama y papila, agrandamiento de la areola
Vello púbico	11.6 ± 1.2	Vello escaso, largo y ligeramente pigmentado
III: Desarrollo mamario	12.0 ± 1.0	Agrandamiento adicional de mama y areola
Vello púbico	11.8 ± 1.0	Más oscuro, más grueso y extendido sobre el pubis
IV: Desarrollo mamario	12.4 ± 0.8	Proyección de areola y papila para formar un montículo secundario
Vello púbico	12.4 ± 0.9	De adulto en tipo pero cubre un área más pequeña
V: Desarrollo mamario	14.0 ± 1.2	Etapa madura, únicamente proyección de la papila
Vello púbico	14.0 ± 1.3	De adulto en cantidad y tipo, triángulo invertido

a, años; SD, desviación estándar (*standard deviation*).

TABLA 45-2

EDAD MEDIA PARA LAS ETAPAS DE TANNER EN NIÑOS ESTADOUNIDENSES

Etapa de Tanner	Edad (a) ± SD	Descripción
II: Desarrollo genital	11.6 ± 1.1	Volumen testicular de 4 mL, adelgazamiento escrotal
Vello púbico	13.4 ± 1.1	Vello escaso, largo y ligeramente pigmentado en la base del pene
III: Desarrollo genital	12.9 ± 0.8	Crecimiento del pene en longitud y anchura; mayor crecimiento testicular y escrotal
Vello púbico	13.9 ± 1.0	Más oscuro, más grueso y extendido sobre el pubis
IV: Desarrollo genital	13.8 ± 1.2	Mayor agrandamiento del pene y los testículos
Vello púbico	14.4 ± 1.1	De tipo adulto, pero cubre un área más pequeña
V: Desarrollo genital	14.9 ± 0.8	Pene de tamaño y forma adulta, volumen testicular de 20 mL
Vello púbico	15.2 ± 1.1	De adulto en cantidad y tipo, triángulo invertido, se extiende sobre los muslos mediales

a, años; SD, desviación estándar.

Cuando la pubertad no está mediada por la secreción de gonadotropina hipofisaria, se llama *pubertad precoz periférica (PPP, peripheral precocious puberty)* o *pubertad precoz independiente de gonadotropinas.* La fuente de las hormonas sexuales puede ser exógena o endógena y gonadal o extragonadal. La maduración quizá sea incompleta, con solo un tipo de característica sexual secundaria de desarrollo prematuro. En algunos niños, el desarrollo puberal es contrasexual (se desarrollan características del sexo opuesto) en comparación con la CPP, donde el desarrollo puberal es normal y lo anormal se limita al inicio anticipado.

PUBERTAD PRECOZ

Se justifica una evaluación de una posible pubertad precoz cuando una niña menor de 8 años o un niño menor de 9 presentan una o más de las características de desarrollo mamario, crecimiento de vello púbico, crecimiento lineal acelerado, menstruación o desarrollo de acné. Los objetivos de la evaluación son:

- Documentar si la pubertad precoz tuvo lugar.
- Diferenciar la CPP de la PPP.
- Identificar y tratar de forma adecuada la causa de la pubertad precoz.

El diagnóstico de pubertad precoz debe establecerse mediante la exploración física. Las variantes normales, telarquia y adrenarquia prematuras son diferenciadas sobre la base de la exploración física y confirmarse con un seguimiento médico cuidadoso.

El diagnóstico diferencial de la pubertad precoz incluye lo siguiente.

Pubertad precoz central

- Idiopática.
- Lesiones del CNS.
- Hamartoma hipotalámico.
- Tumores (neurofibroma, craneofaringioma).
- Malformaciones (displasia del tabique óptico, hidrocefalia, quiste aracnoideo).
- Infección (absceso cerebral, meningitis).
- Traumatismo (cirugía, radiación, lesión).
- Estados de la PPP.

Pubertad precoz periférica

- Hiperplasia suprarrenal congénita.
- Quistes ováricos.
- Autónoma (síndrome de McCune-Albright, testotoxicosis).
- Hormonas exógenas.
- Hipotiroidismo primario grave.
- Tumores suprarrenales o gonadales.

Deben determinarse los cambios puberales, su duración y progresión. Los cambios físicos progresivos lentos o mínimos a menudo son de naturaleza benigna, mientras que los cambios múltiples en el mismo niño o la pubertad que progresa de forma rápida son preocupantes. Se requiere una evaluación de la salud general, los medicamentos y la nutrición del paciente. Es importante obtener estaturas y pesos previos para determinar el patrón de crecimiento del paciente. Durante la pubertad se observa aumento en la velocidad de crecimiento; antes de esta etapa el niño crece alrededor de 2.5 pulgadas o 6 cm por año. Cualquier tipo de disfunción del CNS puede causar CPP. Se debe interrogar acerca de traumatismos o infección del CNS, dolores de cabeza y cambios visuales. La pubertad precoz llega a desarrollarse en supervivientes de cánceres de la niñez y tumores del CNS como resultado de su tratamiento. Debe observarse la edad de inicio de la pubertad en otros miembros de la familia porque a menudo los niños siguen patrones familiares. El médico también debe preguntar sobre una posible exposición a hormonas exógenas.

Durante la exploración física, el médico debe prestar especial atención a la escala de Tanner y a la presencia de otros cambios puberales, como acné, olor corporal adulto y vello axilar. La piel debe inspeccionarse con cuidado para detectar lesiones pigmentadas (síndrome de McCune-Albright o neurofibromatosis). Debe practicarse una evaluación neurológica. El examen oftalmológico ha de incluir evaluaciones fundoscópicas y del campo visual.

El desarrollo de tejido mamario verdadero frente a tejido adiposo se evalúa por palpación con el niño en posición supina. En las niñas, además del desarrollo de vello púbico, debe observarse el color de la mucosa vaginal para evaluar la presencia de estimulación por estrógenos. Un aspecto rojo brillante es consistente con una mucosa que no recibe estímulo estrogénico, mientras que una mucosa rosácea, quizás con leucorrea visible, sugiere estimulación estrogénica.

Se debe obtener de inmediato una radiografía de edad ósea para estimar la maduración esquelética. *En los niños con pubertad precoz, la edad ósea suele ser avanzada,* pero quizá no sea evidente si los cambios puberales se produjeron con rapidez. *Los niños con telarquia o adrenarquia prematura no tienen una edad ósea avanzada.* En muchos niños con CPP, la maduración física progresa con mayor rapidez que el patrón normal. En casos sospechosos de síndrome de McCune-Albright, debe solicitarse un estudio radiográfico óseo para buscar displasia fibrosa poliostótica.

Debido a la naturaleza episódica de la secreción de gonadotropina, los niveles aleatorios de LH y FSH tal vez no estén elevados. Debe realizarse una prueba de estimulación de GnRH para determinar si la respuesta de gonadotropinas es consistente con la maduración del eje HPG. Los niños con CPP muestran un rápido aumento en los niveles de FSH y aún mayor en los de LH, comparados con los prepúberes o aquellos con PPP. La medición de la concentración de estradiol o testosterona en plasma a menudo apoya el diagnóstico sospechado.

Otras pruebas de laboratorio a considerar incluyen la medición de la tiroxina (T_4) y la hormona estimulante de la tiroides (TSH, *thyroid-stimulating hormone*), el sulfato de dehidroepiandrosterona (DHEA-S, *deyidroepiandrosterone sulfate*) y la 17-hidroxiprogesterona. El hipotiroidismo primario es una causa poco común de CPP. Por lo regular, se diagnostica con base en los síntomas de hipotiroidismo, de los cuales el más notable es el crecimiento detenido. En estos casos,

se observa aumento del tamaño testicular y desarrollo de las mamas con poco o ningún vello púbico. La concentración plasmática de DHEA-S es un marcador útil para la adrenarquia (nivel apropiado para la etapa de Tanner) y la presencia de tumores suprarrenales (nivel muy elevado). La hiperplasia suprarrenal congénita de inicio tardío quizá sea la causa de la PPP cuando predominan los cambios androgénicos (es decir, vello corporal, olor corporal, acné). La ecografía pélvica suele ser útil en la definición de grandes quistes ováricos o neoplasias y también para evaluar el desarrollo del útero y los ovarios. Los quistes ováricos son los tumores más comunes que se relacionan con la pubertad precoz y suelen ser autolimitados. Otros tumores ováricos son poco frecuentes y llegan a provocar masculinización. La probabilidad de encontrar alguna afección del CNS es mayor en niños más pequeños. La resonancia magnética de alta resolución debe realizarse en niñas menores de 5 años y en todos los niños con CPP. Se justifica una imagen específica de las glándulas suprarrenales o las gónadas cuando existe fuerte sospecha de un tumor.

Tratamiento y pronóstico

Para que las gonadotropinas hipofisarias produzcan y segreguen LH y FSH deben ser estimuladas por un pulso de GnRH cada 90 a 120 minutos. Los pulsos de GnRH menos frecuentes o más frecuentes suprimen la secreción hipofisaria de LH y FSH. Un agonista de la GnRH se une y causa la estimulación continua de los receptores de GnRH en los gonadotropos. Con la estimulación continua, los gonadotropos actúan como si recibieran pulsos muy frecuentes de GnRH y dejan de secretar LH y FSH. Al interrumpirse el agonista de GnRH, el proceso se revierte; estas propiedades determinan que los agonistas de GnRH sean útiles en el tratamiento de la CPP cuando no se encuentra una afección subyacente.

Si resulta posible, los tumores del CNS deben resecarse y la quimioterapia o radioterapia, o ambas, deben instituirse como se indica. La *excepción* a esta regla es un hamartoma hipotalámico, un tumor no maligno que actúa como tejido hipotalámico accesorio y que es posible tratar con éxito con un agonista de la GnRH.

La PPP se trata con el manejo de la afección subyacente. La hiperplasia suprarrenal congénita se trata con la administración fisiológica de glucocorticoides para suprimir la secreción excesiva de andrógenos suprarrenales. El hipotiroidismo requiere reemplazo de la tiroides. Los quistes ováricos grandes o los tumores ováricos se resecan, así como los tumores suprarrenales y testiculares. Para los pacientes con síndrome de McCune-Albright y otras afecciones relacionadas con la producción autónoma de esteroides gonadales, se utilizan varios fármacos para bloquear la pubertad. El ketoconazol bloquea la producción de andrógenos; los inhibidores de la aromatasa como la testolactona y el anastrozol bloquean la conversión de andrógenos en estrógenos, y la espironolactona actúa como un antiandrógeno.

La importancia del tratamiento de la pubertad precoz se debe en parte a los aspectos del resultado psicosocial. Los niños afectados suelen ser más grandes que sus pares de la misma edad y reciben un trato acorde con su tamaño, no con su edad y etapa de desarrollo. En última instancia, el crecimiento secundario al aumento de la secreción de esteroides gonadales conduce a la fusión epifisaria prematura y a la paradoja de estatura alta en la infancia pero baja en la adultez. En las niñas, una consideración adicional es su adaptación social y psicológica a la menstruación temprana.

PUBERTAD TARDÍA

La pubertad tardía se encuentra con mayor frecuencia en los niños que en las niñas. Se define como la falta de características sexuales secundarias en una edad en la que 95% de los niños de ese género y cultura inician la maduración sexual, lo que en Estados Unidos corresponde a la edad de 14 años en niños o 12 en niñas. Los niños suelen ser más pequeños que sus compañeros y la diferencia se exagera cuando sus compañeros de clase dan el "estirón". Aunque algunos niños son respetados, otros sufren agresiones psicológicas y sociales devastadoras. La falta de desarrollo a través de las etapas de la pubertad dentro de los primeros 4.5 a 5 años de su inicio también requiere evaluación.

El diagnóstico diferencial de pubertad tardía debe incluir lo siguiente:

- Retraso del crecimiento constitucional.
- Hipopituitarismo idiopático o adquirido.
- Múltiples deficiencias de hormonas tróficas hipofisarias.
- Síndrome de Kallmann.
- Enfermedad crónica.
- Desnutrición, trastornos de la alimentación.
- Hipotiroidismo.
- Hiperprolactinemia.
- Síndrome de Turner.
- Síndrome de Klinefelter.
- Insuficiencia gonadal.
- Enfermedades diversas.

Una vez más, el interrogatorio y la exploración física son los pasos más importantes en la evaluación. Las recomendaciones para la evaluación son las que se mencionan en la sección sobre la pubertad precoz. Con frecuencia, uno o ambos padres tienen antecedentes de pubertad tardía. El médico debe obtener los antecedentes sobre traumatismos o lesión médica, buscar trastornos de la alimentación y evaluar el estado nutricional. *El antecedente de anosmia en el paciente u otros miembros de la familia sugiere síndrome de Kallmann;* esta afección cursa con deficiencia de gonadotropinas; la relación hombre-mujer es de 5:1. El entrenamiento físico riguroso también puede retrasar la maduración física. El hipotiroidismo adquirido suele acompañarse de otros signos de disfunción tiroidea cuando se observa en el contexto de la pubertad tardía. Los niños con hipopituitarismo quizá tengan deficiencia aislada de gonadotropinas o de otras hormonas hipofisarias.

Los aspectos más cruciales de la exploración física son la medición cuidadosa de talla, peso, extensión del brazo y las características sexuales secundarias. También es muy importante una revisión cuidadosa de las tablas de crecimiento.

Las características y medidas corporales dismórficas deben llevar al examinador a considerar diagnósticos como síndrome de Turner, síndrome de Klinefelter y otras anomalías cromosómicas. Es importante considerar las determinaciones del cariotipo en todas las niñas de baja estatura sin diagnóstico y en casos sospechosos de síndrome de Klinefelter. A menudo es posible integrar un diagnóstico presuntivo con base en el interrogatorio y los hallazgos físicos.

La radiografía de edad ósea proporciona información crítica porque, en la mayoría de los niños con pubertad tardía, el retraso del crecimiento y el desarrollo es constitucional. En estos niños, el inicio de la pubertad correlaciona mejor con la edad ósea que con la edad cronológica. Los niveles aleatorios de LH y FSH son útiles para reducir el diagnóstico diferencial solo si están elevadas. Una prueba de estimulación de GnRH es confirmatoria en casos en los que el diagnóstico de retraso en el crecimiento constitucional no es muy evidente. En pacientes con criptorquidia o testículos muy pequeños una prueba de estimulación de la gonadotropina coriónica humana permite evaluar la capacidad de respuesta testicular.

Los tumores del CNS (o su tratamiento previo) suelen afectar la secreción de gonadotropinas y la de otras hormonas hipofisarias. Los valores de T_4, TSH y prolactina deben medirse para detectar anomalías. Las determinaciones químicas adicionales (panel metabólico, hemograma completo) también son útiles para la evaluación en casos específicos. Es importante evaluar un estudio de imagen del CNS en casos de sospecha de problemas intracraneales. Otras evaluaciones radiológicas incluyen ecografía pélvica o testicular, según lo indique el interrogatorio o la revisión médica.

Tratamiento y pronóstico

La deficiencia congénita o adquirida de gonadotropinas secundaria a lesiones del CNS requiere un tratamiento de restitución con esteroides gonadales a la edad normal para el inicio de la pubertad. El retraso constitucional del crecimiento se trata con medidas tranquilizadoras y seguimiento. Si la inmadurez física causa un desajuste psicológico significativo quizá sea pertinente considerar un corto periodo de tratamiento hormonal. En la mayoría de las circunstancias, el tratamiento se restringe a los niños mayores de 14 años y las niñas mayores de 12 años que muestran pocos o ningún signo de pubertad y expresan ansiedad significativa sobre el retraso puberal. Se utilizan dosis bajas de testosterona (50 mg por vía intramuscular cada 28 días) o estrógenos conjugados (0.3 mg diarios). También se utilizan dosis bajas de oxandrolona (1.25 a 2.5 mg diarios) por vía oral como una alternativa a las inyecciones de testosterona.

Es necesaria una vigilancia cuidadosa de la progresión de la maduración sexual y el crecimiento. Las características sexuales secundarias, por lo general, se hacen evidentes 1 a 2 meses después del inicio del tratamiento. La restitución hormonal quizá provoque que el acné empeore y que se produzca un aumento rápido de peso, ginecomastia, disfunción hepática y cierre temprano de las placas de crecimiento. Por el contrario, el tratamiento con dosis bajas no suele acompañarse de efectos adversos.

EJERCICIOS DE REVISIÓN

PREGUNTAS

Caso 1

Se observa desarrollo mamario en una niña afroestadounidense de 6 años y 10 meses de edad. Comenzó a usar desodorante hace un año y tiene varios dientes definitivos. Niega dolores de cabeza o problemas visuales y su interrogatorio es normal. Su madre mide 162.6 cm de estatura y experimentó la menarquia a los 11 años. Su padre mide 167.6 cm de estatura.

Los hallazgos de la exploración física son los siguientes: estatura, 126.0 cm (percentil 90); peso, 28.8 kg (percentil 95); presión arterial, 120/70 mmHg. El fondo de ojo es nítido en ambos lados. No tiene bocio. Se palpan 1 a 2 cm de tejido mamario de manera bilateral. Hay escaso vello púbico recto en el monte de Venus. No presenta clitoromegalia y la mucosa vaginal es roja y sin secreción. La paciente tiene vellos axilares y olor corporal leve. Su edad ósea es de 6 años y 10 meses.

1. ¿Cuál de las siguientes afirmaciones es *verdadera*?:

   a) Es probable que la pubertad precoz de esta niña tenga una causa patológica.
   b) Esta paciente presenta adrenarquia prematura benigna.
   c) Esta paciente tiene un desarrollo mamario en etapa II de Tanner.
   d) Los niños con CPP suelen tener una edad ósea normal.

Respuesta

La respuesta es c). Sobre la base de los hallazgos del interrogatorio y la revisión médica, esta paciente tiene pubertad precoz. Los cambios puberales se consideran precoces en una niña de 8 años o menor y en un varón de 9 años o menor. La CPP es más común en niñas que en niños y alrededor de 95% de los casos es idiopático. El desarrollo mamario en la etapa II de Tanner se caracteriza por tejido mamario palpable en la profundidad del pezón y por la elevación de la areola. La activación temprana del eje HPG conduce a una exposición prolongada a los niveles puberales de las hormonas sexuales y a una maduración esquelética temprana.

2. El *mejor* plan de tratamiento para esta paciente es:

   a) Remisión a un endocrinólogo.
   b) Repetir la revisión médica en 4 a 6 meses.
   c) Comprobar los niveles aleatorios de LH y FSH.
   d) Tratamiento con un agente bloqueador de andrógenos.

Respuesta

La respuesta es b). Esta paciente presenta un desarrollo físico temprano en la etapa II de Tanner. Tiene una edad ósea normal y no presenta signos físicos que sugieran una afección suprarrenal o alguna otra. La menarquia de la madre fue temprana, por lo que esta niña quizá siga un patrón familiar. Es muy probable que este caso represente una CPP idiopática. La LH y la FSH aleatorias no son útiles a menos que estén elevadas, y no está indicado un bloqueador de andró-

genos. Es necesaria una reevaluación clínica en 4 a 6 meses para controlar la progresión de los cambios puberales. Debe remitirse a un endocrinólogo si hay datos sugestivos de una progresión muy rápida de la pubertad o efectos excesivos de andrógenos o estrógenos.

Caso 2

Un niño afroestadounidense de 2 años y 8 meses es referido para evaluación de pubertad precoz; su madre ha notado vello púbico. No tiene acné ni olor corporal. El interrogatorio es normal, el menor no toma medicamento alguno. Su padre mide 175.3 cm y su madre 160.0 cm y experimentó la menarquia a los 13 años. Tiene una hermana de cinco meses, sana. Los niveles aleatorios de LH, FSH y DHEA-S son reportados como normales. Su edad ósea fue de seis años.

Los hallazgos de la exploración física son los siguientes: estatura, 91.5 cm (percentil 35) y peso, 13.5 kg (percentil 40). Es un niño con buena apariencia y resultados notables solo en el examen puberal. El vello púbico se encuentra en la etapa II de Tanner; el volumen testicular es de 3 mL.

3. ¿Qué padecimiento es *más* probable en este niño?

   a) Hiperplasia suprarrenal congénita.
   b) Hamartoma hipotalámico.
   c) Pubertad precoz central.
   d) Adrenarquia prematura benigna.

Respuesta

La respuesta es a). En la hiperplasia suprarrenal congénita se observan cambios androgénicos como olor corporal, vello corporal y acné; estos cambios físicos se acompañan de una edad ósea avanzada. Un hamartoma hipotalámico es una lesión del CNS única que actúa como un hipotálamo accesorio. Este tumor estimula la liberación pulsátil de LH y FSH de la hipófisis. El agrandamiento testicular es el primer signo de pubertad en los niños y se produce con la activación del eje HPG; este niño tiene testículos de tamaño prepuberal y niveles normales de LH y FSH, por lo que su problema es periférico. La edad ósea avanzada no es consistente con adrenarquia prematura benigna.

4. Pruebas adicionales confirman la sospecha diagnóstica. El siguiente paso en la evaluación y tratamiento debe ser:

   a) Una resonancia magnética (MRI, *magnetic resonance imaging*) de cabeza.
   b) Una prueba de estimulación con GnRH.
   c) Tratamiento con dosis bajas de testosterona.
   d) Tratamiento de restitución de glucocorticoides.

Respuesta

La respuesta es d). Este niño tiene una forma de PPP que se trata mediante el manejo del problema médico subyacente. En este caso, es hiperplasia suprarrenal congénita de inicio tardío. No existe CPP, ya que no hay agrandamiento testicular; no se indica la prueba de estimulación con GnRH y se espera que sea normal. No se solicita una MRI de cabeza a menos que se diagnostique CPP o se sospeche otra afección del CNS. La terapia con testosterona no tiene lugar en el tratamiento de la pubertad precoz.

5. ¿Cuál de las siguientes afirmaciones describe *mejor* su seguimiento?

    a) El tratamiento temprano con testosterona previene la baja estatura en la adultez.

    b) Debe comenzar a tomar un agonista de la GnRH para retrasar un mayor desarrollo.

    c) El siguiente paso en la evaluación es una MRI de la hipófisis.

    d) Requiere supresión de los andrógenos suprarrenales.

Respuesta

La respuesta es d). Se utiliza testosterona suplementaria en algunos casos de pubertad tardía; no tiene ninguna función en la afección de este niño; este caso no presenta ninguna característica de CPP. No se indica un agonista de la GnRH ni MRI de la hipófisis. El tratamiento de la hiperplasia suprarrenal congénita consiste en la supresión del exceso de producción de andrógenos suprarrenales. Esto se logra mejor con la administración de glucocorticoides.

Caso 3

Se refiere a una niña de 6 años y 7 meses de edad para evaluación de pubertad precoz. Durante la exploración física de rutina se nota que tiene olor en las axilas y vello púbico. Niega tener dolores de cabeza y carece de antecedentes de lesiones en la cabeza. No toma medicamentos y en su interrogatorio no destaca nada de importancia. Su padre mide 170.2 cm de altura y tuvo un desarrollo puberal normal; pertenece a la población afroestadounidense. Su madre mide 156.2 cm, es caucásica y tuvo la menarquia a los 11 años. La abuela materna tuvo la menarquia a los 9 años de edad.

Los hallazgos de la exploración física son los siguientes: estatura, 113.6 cm (percentil 10); peso, 17.3 kg (percentil 5); presión arterial, 84/52 mmHg. Presenta un botón mamario palpable en el lado izquierdo; se observan uno o dos vellos púbicos oscuros. La mucosa vaginal es roja y sin flujo, se nota vello axilar y olor corporal.

6. La edad ósea de la paciente es de 5 años y 9 meses. ¿Cuál afirmación es *verdadera*?

    a) Debe repetirse la exploración física cada 4 a 6 meses.

    b) Debe comenzar a tomar un agonista de la GnRH para retrasar un mayor desarrollo.

    c) Una prueba de GnRH que muestre niveles altos de LH y FSH.

    d) No se necesita una evaluación adicional.

Respuesta

La respuesta es a). El hecho de que la edad ósea no esté avanzada indica una exposición hormonal mínima hasta este momento. La exploración física debe repetirse a intervalos regulares para confirmar que tiene una enfermedad benigna. Se espera que esta paciente tenga una respuesta plana de LH y FSH durante una prueba de estimulación con GnRH, lo cual sería consistente con la edad ósea normal y los hallazgos físicos. No se indica el tratamiento con agonistas de la

GnRH si no se activa el eje HPG. Si su desarrollo puberal progresa de forma rápida, las pruebas futuras mostrarán una edad ósea avanzada y valores de laboratorio consistentes con la pubertad. Todos los niños con pubertad precoz requieren seguimiento para confirmar el diagnóstico clínico.

7. Este caso clínico se asemeja *más* a una telarquia prematura benigna de la siguiente manera:

    a) Se asocia con el vello púbico de la etapa II de Tanner.

    b) Por lo general, se produce durante los primeros 2 años de vida.

    c) La maduración esquelética es apropiada para la edad cronológica.

    d) Ambos se relacionan con menstruación temprana.

Respuesta

La respuesta es c). La telarquia prematura benigna no se vincula con otros signos físicos de la pubertad ni con el surgimiento temprano de la pubertad verdadera. La mayoría de los casos se presenta antes de los 2 años; esta niña tiene signos muy tempranos de pubertad. El vello púbico difiere de la telarquia prematura. Una medición de la edad ósea, que es consistente con la edad cronológica, es una de las características distintivas de la telarquia prematura benigna.

Caso 4

Un joven de 14 años y 4 meses de edad es referido por pubertad tardía y baja estatura. Informa dolores de cabeza durante el horario escolar, pero niega cualquier otra molestia física. Su interrogatorio previo no muestra algo significativo. El padre mide 190.5 cm y su desarrollo puberal fue tardío; la madre mide 160.0 cm y experimentó la menarquia a los 14 años.

Los hallazgos de la exploración física son: estatura, 154.2 cm (<percentil 10); peso, 38.3 kg (percentil 3); presión arterial, 110/62 mmHg. El volumen testicular es de 4 mL. El vello púbico se encuentra a principios de la etapa II de Tanner. No tiene acné y muestra vello axilar. Los hallazgos de la revisión médica no son significativos.

8. El mejor paso inicial en la valoración de la pubertad tardía es obtener:

    a) Medición de las gonadotropinas séricas.

    b) Medición de estradiol o testosterona.

    c) Cariotipo.

    d) Datos previos del crecimiento y valoración de la madurez sexual.

Respuesta

La respuesta es d). El paciente clásico con retraso en el crecimiento constitucional tiene antecedentes familiares notables de pubertad tardía. El niño típico tiene estatura baja y un brote de crecimiento puberal tardío. La evaluación inicial incluye antecedentes familiares, valoración de la tasa de crecimiento previo y estadificación de Tanner; además existe retraso en la edad ósea. Las pruebas de laboratorio probablemente no sean diagnósticas, lo que determina que los antecedentes y el seguimiento sean un factor importante; es preciso obtener un cariotipo si la exploración física sugiere una anomalía cromosómica.

9. Debe considerarse el siguiente problema en el diagnóstico diferencial de este paciente:

 a) Hiperplasia suprarrenal congénita.
 b) Hamartoma hipotalámico.
 c) Retraso del crecimiento constitucional.
 d) Testotoxicosis.

Respuesta

La respuesta es c). Este niño tiene antecedentes familiares de retraso puberal. Si hay un retraso en la edad ósea, este hallazgo apoya el diagnóstico de retraso en el crecimiento constitucional. Debe ser objeto de seguimiento para comprobar la progresión puberal normal. Las otras afecciones listadas se relacionan con la pubertad precoz.

10. Cabe esperar que el estudio de este niño arroje el siguiente hallazgo:

 a) Desarrollo unilateral de mama.
 b) Secreción pulsátil de LH y FSH.
 c) Una anomalía cromosómica.
 d) Un tumor hipofisario.

Respuesta

La respuesta es b). Un aumento del volumen testicular es el primer signo de la pubertad en los niños y se produce con la activación del eje HPG. La exploración física del paciente muestra signos de cambios puberales tempranos. Tendrá una liberación pulsátil de LH y FSH y deberá progresar a través de las etapas de Tanner durante los próximos 2 a 4 años. Si la pubertad no procede como se espera, quizá haya una anomalía subyacente, como un tumor o un problema genético. Esas causas secundarias de pubertad tardía no siempre son evidentes en la evaluación inicial. El desarrollo de mama masculino se observa con mayor frecuencia en la etapa II/III de Tanner, unilateral o bilateral. Por lo general, se resuelve en 18 a 24 meses.

11. ¿Cuál es el primer signo de desarrollo puberal en las niñas?

 a) Estrogenización de la mucosa vaginal.
 b) Pubarquia.
 c) Menarquia.
 d) Botones mamarios.
 e) Responderle a sus madres.

Respuesta

La respuesta es d).

12. ¿Cuál es el primer signo de desarrollo puberal en los niños?

 a) Crecimiento del pene.
 b) Brote de crecimiento.

 c) Pubarquia.
 d) Aumento de la masa muscular.
 e) Crecimiento testicular.

Respuesta

La respuesta es e).

13. ¿Cuál es la progresión cronológica típica de los cambios puberales en las niñas?

 a) Telarquia → adrenarquia → menarquia → velocidad máxima de crecimiento (PHV, *peak height velocity*).
 b) Telarquia → menstruación → PHV → adrenarquia.
 c) Adrenarquia → telarquia → PHV → menarquia.
 d) Telarquia → adrenarquia → PHV → menarquia.
 e) Telarquia → PHV → adrenarquia → menarquia.

Respuesta

La respuesta es d).

14. ¿Cuál es la progresión cronológica típica de los cambios puberales en los niños?

 a) Crecimiento testicular → PHV → crecimiento del pene → adrenarquia.
 b) Crecimiento del pene → crecimiento testicular → adrenarquia → PHV.
 c) Crecimiento testicular → adrenarquia → PHV→ crecimiento del pene.
 d) Crecimiento testicular → adrenarquia→ crecimiento del pene → PHV.

Respuesta

La respuesta es d).

LECTURAS RECOMENDADAS

Bordini B, Rosenfield R. Normal pubertal development: Part I: The endocrine basis of puberty. *Pediatr Rev* 2011;32;223.

Bordini B, Rosenfield R. Normal pubertal development: Part II: Clinical aspects of puberty. *Pediatr Rev* 2011;32:281.

Carel J-C, Leger J. Precocious puberty. *N Engl J Med* 2008;358: 2366–2377.

Kaplowitz P. Clinical characteristics of 104 children referred for evaluation of precocious puberty. *J Clin Endocrinol Metab* 2004;89: 3644–3650.

Kaplowitz PB. Delayed puberty. *Pediatr Rev* 2010;31:189–195.

Lee PA, Houk CP. Puberty and its disorders. In: Lifshitz F, ed. *Pediatric endocrinology*, 5th ed. vol. 2. New York: Informa Healthcare, 2006: 273–303.

Palmert MR, Dunkel L. Delayed puberty. *N Engl J Med* 2012;366: 443–453.

Rosenfield RL, Cooke DW, Radovick S. Puberty and its disorders in the female. In: Sperling MA, ed. *Pediatric endocrinology*. Philadelphia, PA: Saunders Elsevier, 2008:530–609.

Capítulo 46

Enfermedades de transmisión sexual

Ellen S. Rome

Las enfermedades de transmisión sexual (STD, *sexually transmited diseases*), llamadas también *infecciones de transmisión sexual* (STI, *sexually transmited infections*), son frecuentes en los adolescentes: 1 de cada 4 con actividad sexual entre los 13 y 19 años se infecta cada año. En este capítulo se estudian la evaluación, diagnóstico y tratamiento de las STD más frecuentes en la adolescencia, incluidas las causadas por *Chlamydia trachomatis*, *Neisseria gonorrhoeae*, herpes simple, sífilis, chancroide y *Trichomonas vaginalis.* Sin tratamiento, las infecciones por *N. gonorrhoeae* y *C. trachomatis* causan 24 000 casos de infertilidad y conllevan un costo anual mayor de 16 400 millones de dólares, lo que las hace más caras de tratar que de prevenir. También se explica la detección y tratamiento de la leucorrea fisiológica, la vaginosis bacteriana y la vaginitis por levaduras, pues estas causas de infección vaginal se encuentran en adolescentes con y sin actividad sexual. Se describen los avances recientes en las pruebas de estudio de las STI, incluidas las urinarias con sondas de DNA (prueba de amplificación de ácidos nucleicos) (NAAT, *nucleic acid amplification tests*), que son más sensibles que las que se usaban antes, como la reacción en cadena de la ligasa (LCR, *ligase chain reaction*), y la reacción en cadena de la polimerasa (PCR, *polymerase chain reaction*), así como el uso apropiado de cultivos en detrimento de otras modalidades. También se insiste en las recomendaciones de los lineamientos terapéuticos de las STD de los Centers for Disease Control and Prevention (CDC) de 2015.

Las tasas de STE son más altas en los grupos de 15 a 24 años por diversos motivos. Los factores biológicos incluyen al cuello uterino prominente de las adolescentes, que involuciona con la edad. Durante la adolescencia, la zona de transición accesible sirve para atraer a los microorganismos causales de STD. Las adolescentes también presentan cifras más bajas de anticuerpos protectores, por un menor grado de exposición acumulativa a las enfermedades. Los espermatozoides pueden transportar agentes infecciosos hacia la porción superior del aparato genital femenino. La menstruación retrógrada, que se presenta en 25% de las mujeres sanas, disemina las infecciones hacia las trompas de Falopio y zonas contiguas.

Los factores conductuales aumentan la prevalencia de las STD en los adolescentes, en especial por su tendencia a interrelacionarse para las conductas riesgosas. La forma de pensar del adolescente se caracteriza por un sentido de invulnerabilidad o de "a mí no me ocurrirá", que contribuye a la adqui-

sición de STD. El pensamiento abstracto se desarrolla más tarde, por lo que la incapacidad de prever consecuencias tal vez lleve a tomar decisiones equivocadas o impulsivas en esa etapa. Las destrezas de la función operativa o el proceso de pensamiento cognitivo relacionados con decisiones racionales son de lento desarrollo en muchas adolescentes, con la consecuencia de un pensamiento impulsivo o deficiente al tomar decisiones, cuyo motivo principal es la emoción del triunfo. El uso de alcohol o drogas se relaciona con un menor uso del condón. Además, es menos probable que los adolescentes que inician la actividad sexual a edades más tempranas usen condón y tengan múltiples compañeros sexuales. En algunas culturas, es común que las adolescentes salgan con muchachos u hombres mayores que ellas, por lo que se les dificulta insistir en el uso del condón dada la diferencia de edad y poder. La falta de educación o de conocimientos acerca de las STD, la falta de acceso a los servicios de anticoncepción, el temor a la exploración ginecológica y la falta de comunicación de tales aspectos con sus padres u otros adultos sirven como barreras para la atención sanitaria y aumentan el riesgo de adquisición de STD en las adolescentes.

Legalmente, con excepciones limitadas, en muchos lugares de Estados Unidos, las adolescentes pueden recibir un diagnóstico y tratamiento confidencial de una STD, sin conocimiento o consentimiento de los padres, y autorizar la realización de pruebas para detectar el virus de inmunodeficiencia humana (HIV, *human immunodeficiency virus*). Por desgracia, la falta de conocimiento de muchos adolescentes e incluso de los proveedores de cuidados de la salud respecto del derecho que tienen de atención confidencial de las STD, obstaculiza aún más su acceso a la atención sanitaria.

Después de establecer la confidencialidad, el médico de atención primaria debería hacer las siguientes preguntas, que derivan de la sigla HEADS: (**h**ome, **e**ducation, **a**ctivities, **d**rugs, **s**ex/**s**afety):

- Hogar ("¿quién vive en tu casa?", "¿qué sucede cuando alguien discute en casa?").
- Educación (calificaciones en el año en curso comparadas con las del grado escolar anterior; reconocimiento de que un descenso de las calificaciones es un factor para diferentes conductas de riesgo, incluida la actividad sexual).
- Actividades.
- Drogas (incluidos cigarrillos y alcohol); depresión/suicidio.
- Sexo/seguridad (incluido el contacto sexual no deseado).

La entrevista motivacional permite intervenciones conductuales sin prejuzgar, al mismo tiempo que se interroga a los adolescentes, lo que les ayuda a dar respuestas más saludables y encontrar una motivación para cambiar sus patrones de conductas de riesgo. En esta entrevista es pertinente iniciar con las interrogantes menos atemorizantes para ofrecer mayor comodidad y dar a la joven poder de decisión sobre su propia salud. Por ejemplo, cuando se pregunta a una joven que aceptó tener actividad sexual, el médico podría plantear "¿qué método de anticoncepción usaste?" Si responde "condones", cabe preguntar si los usa a veces, la mayor parte del tiempo o siempre, y a continuación qué segundo método de anticoncepción emplea, y si la pregunta genera alguna mirada inquisitiva, recordarle que los condones son solo 85% eficaces para la prevención del embarazo, lo que significa que "15 de cada 100 relaciones sexuales culminarán en embarazo". Con los principios de la entrevista motivacional el médico abre la discusión con la adolescente acerca de qué segundo método desea usar si tiene relaciones heterosexuales en el futuro (si tiene interacciones sexuales con una compañera, la anticoncepción es irrelevante, pero la prevención de enfermedades sí es pertinente). A través de la entrevista motivacional, debe preguntarse acerca del número de compañeros sexuales y sobre la práctica de actividad sexual oral o anal, para instruir a los adolescentes en una forma que parezca pertinente para su vida.

A las niñas de menor edad es mejor que la primera pregunta se relacione con el ciclo menstrual: "¿cuándo fue el último periodo menstrual?", así como inquirir si han experimentado dismenorrea, prurito, secreción o mal olor vaginales, u observado cambios en su ciclo. Es importante preguntarles si alguna vez alguien las incomodó sexualmente; usar frases bien pensadas propicia una buena respuesta a preguntas sobre abuso sexual por la adolescente que ha experimentado una situación coercitiva, donde pudiese haber estado en riesgo, pero que tal vez no lo autodefina como abuso. Debe interrogarse respecto a sus preferencias sexuales: "¿te atraen los niños, las niñas, o ambos?"; las frases sin enjuiciar abren las puertas para disminuir el daño a los adolescentes que experimentan relaciones sexuales tanto con individuos del mismo sexo como del opuesto. A los niños cabe preguntar si han tenido secreción por el pene, disuria y lesiones, y enseñarles a realizar autoexploración testicular.

Por lo general, la exploración ginecológica se utiliza para:

- Valorar a una paciente con dolor abdominal o pélvico.
- Valorar irregularidades menstruales y una posible anomalía de los conductos de Müller o datos de exceso de andrógenos.
- Determinar la etapa de un embarazo.
- Valorar a una paciente con vaginitis, secreción vaginal o posible enfermedad pélvica inflamatoria (PID, *pelvic inflammatory disease*); la detección en orina y la toma de muestras con hisopo vaginal de autoaplicación han obviado la necesidad de exploraciones ginecológicas en el diagnóstico de STI sin datos de PID.
- Realizar un Papanicolaou sistemático en las pacientes mayores de 21 años (de acuerdo con las recomendaciones del American College of Obstetricians and Gynecologists [ACOG] de retrasar el frotis de Papanicolaou [Pap] hasta los 21 años).

La interrogante de quién requiere una exploración ginecológica sigue en evolución. Todas las adolescentes con actividad sexual necesitan detección de STD 3 a 6 meses después de iniciar relaciones con cada nuevo compañero; para la detección una opción es utilizar estrategias de amplificación de ácidos nucleicos en orina, con excelente sensibilidad y especificidad. En 2010 cambiaron las recomendaciones del ACOG en comparación con la versión previa de 2003, donde se sugería iniciar los Pap 3 años después del primer coito y después cada año. Debido al aumento de la ansiedad de las pacientes, procedimientos innecesarios y el costo de atención de los Pap anormales en mujeres menores de 21 años positivas para el virus del papiloma humano (HPV, *human papillomavirus*) sin cáncer cérvico-uterino, en los lineamientos del ACOG de 2010 se sugiere esperar hasta los 21 años para el primer Pap. Cabe considerar excepciones en adolescentes con inmunosupresión y datos de enfermedad manifiesta, pero en las sanas no hay un valor agregado y sí el riesgo de pérdida laboral y escolar para la paciente y el padre por la realización de Pap antes de los 21 años. Es digno de mención que a menudo las adolescentes no diferencian un Pap de una exploración ginecológica; por tanto, una adolescente a quien se hizo una exploración ginecológica en un servicio de urgencias, donde no se practican Pap, quizá ignore que la prueba no fue realizada.

DESARROLLOS RECIENTES EN LA DETECCIÓN DE ENFERMEDADES DE TRANSMISIÓN SEXUAL

El cultivo se mantiene como el estándar ideal de las pruebas de STD en caso de abuso sexual. En contraste con las pruebas de detección más antiguas, la de amplificación de DNA no requiere la presencia de microorganismos viables o incluso grandes cantidades de material para detectar la enfermedad. Si se deja a un lado el Papanicolaou (Pap), la detección en orina tal vez mejore la identificación de STD en contextos donde no es posible realizar con facilidad exploraciones ginecológicas (p. ej., escuelas, centros de detención juvenil, albergues para quienes carecen de techo, servicios móviles en camionetas para atender crisis y clínicas pediátricas no aptas para servicios de ginecología), incluso se han mencionado los salones de belleza y los centros deportivos como posibles sedes donde las adolescentes se congregan y ser examinadas. Los costos de la detección en orina son más bajos que obtener muestras del cuello uterino; en un grupo hipotético, la detección en orina en 100 000 mujeres jóvenes asintomáticas disminuye 50% el costo de prevenir un caso de PID.

Se han usado muestras vaginales obtenidas con hisopo por la propia paciente para detectar una infección por *N. gonorrhoeae* (aislada en 5.3% de las niñas asintomáticas), *C. trachomatis* (17.8%) y *T. vaginalis* (12.9%), estudio en el que no se comparó la exploración ginecológica con los frotis vaginales, por lo que algunas infecciones pudieron pasar desapercibidas. Cuando se pidió a las adolescentes seguir instrucciones impresas relativamente simples, obtuvieron de manera apropiada sus propios especímenes del introito vaginal para pruebas de PCR de *C. trachomatis*; la sensibilidad fue de 100% en una comparación directa con especímenes del cuello uterino que obtuvo un médico. El cultivo urinario para demostrar una infección por *T. vaginalis* ha tenido malos resultados y quizá sea más sencillo que una paciente lleve a un laboratorio una muestra tomada con hisopo que una de orina. Las infecciones vaginales por *T. vaginalis*, la vaginosis bacteriana y la candidosis vulvovaginal, se diagnostican con facilidad sin espejo vaginal, como lo demuestra el hecho de que no se observó ninguna ventaja significativa respecto a las muestras cérvico-uterinas obtenidas por un profesional de atención de la salud. Las minorías jóvenes son el grupo poblacional más vulnerable a las STD, donde las infecciones por *C. trachomatis* son 5.8 más frecuentes en afroestadounidenses que en la población blanca. Las tasas de infección por *N. gonorrhoeae* son 12.4 veces mayores y las de sífilis, 5.6. En un estudio de 838 niñas de 14 a 19 años de un representativo de la National Health and Nutrition Examination Survey (encuesta de estudio de la nutrición y salud estadounidenses) en 2003 a 2004, Forhan y colaboradores (2009) hicieron in-terrogatorio, exploración física y toma de muestras de laboratorio para detectar *N. gonorrhoeae, C. trachomatis, T. vaginalis*, virus del herpes simple tipo 2 (HSV-2, *herpes simplex virus type 2*) y HPV (cualquiera de los 23 tipos de alto riesgo, o del 6 y el 11). En la cohorte completa, 1 de cada 4 adolescentes presentó una STI (24.1%), que representó 37.7% de aquéllos que comunicaron actividad sexual previa. El HPV causó la STI más frecuente, con una tasa de 18.3%, en tanto la de clamidia fue de 3.9%, la de infección por HSV-2 de 2% y la de tricomoniasis de 2%. Es importante mencionar que 25.6% adquirió su STI en el primer año de actividad sexual y 19.7% presentaba una STI con un solo compañero sexual reconocido en toda la vida. Así, las adolescentes adquieren una STI poco después del primer coito, incluso con muy pocos compañeros, lo que reitera la necesidad de instrucción respecto a opciones saludables y actividad sexual más segura, en una etapa temprana. Estos datos también respaldan las recomendaciones de la American Academy of Pediatrics (AAP), la Society of Adolescent Health and Medicine (SAHM), la American Academy of Family Practice (AAFP) y el ACOG de vacunar contra el HPV a los niños de 11 a 12 años, antes del inicio de la actividad sexual o una exposición al abuso/coerción sexual desagradable. Estos datos también recalcan la necesidad de detección de clamidiasis 3 a 6 meses después de interactuar con cada nuevo compañero, y cada año después del inicio de la actividad sexual durante la adolescencia y la edad adulta temprana.

DESARROLLOS RECIENTES EN EL TRATAMIENTO DE LAS ENFERMEDADES DE TRANSMISIÓN SEXUAL

La terapia de pareja administrada por el paciente (PDPT, *patient-delivered partner therapy*) y el tratamiento oportuno del compañero (EPT, *expedited partner therapy*) son opciones terapéuticas viables en parejas heterosexuales con infección por *Chlamydia* y *N. gonorrhoeae*. No se recomienda el EPT para hombres que tienen actividad sexual con hombres o

pacientes con sífilis. Hay datos limitados del tratamiento del compañero de la mujer con tricomoniasis; los resultados del PDPT entre mujeres fueron similares a los del envío de la compañera al médico, con un menor gasto debido al costo de la consulta médica. En todos, excepto dos Estados de EE.UU. (Kentucky y West Virginia), el PDPT se permite y en South Dakota, Oklahoma, Kansas, Alabama, Georgia, Virginia, Delaware, New Jersey y Puerto Rico está en vías de ser permitido; en California se adoptó legalmente el PDPT o el EPT, en tanto que en otros Estados los médicos se han sometido a procesamiento legal porque prescriben tratamiento a los compañeros sexuales sin verlos. En el sitio de internet de los CDC se cuenta con una herramienta para ayudar a comprender los aspectos legales del EPT en cada estado, información disponible en http://www.cdc.gov/std/ept/legal/default.htm

URETRITIS NO GONOCÓCICA

Epidemiología

La uretritis no gonocócica es causada por *C. trachomatis* en 25 a 35% de los casos. Otros microorganismos patógenos son *Ureaplasma urealyticum, Mycoplasma genitalium, T. vaginalis* y HSV.

Cuadro médico

La mayoría de los niños infectados por *C. trachomatis, N. gonorrhoeae* y otros microorganismos patógenos cursa sin síntomas. Las complicaciones en los hombres quizá incluyan epididimitis y artritis reactiva.

Diagnóstico

Para la detección en los niños, la mayor sensibilidad de las pruebas de DNA en orina evita tomar la muestra con hisopo uretral, de modo que es suficiente la secreción peniana o la orina como espécimen. Todos los hombres activos sexualmente deberían ser objeto de detección anual de STD mediante pruebas en orina. Los niños con disuria, secreción uretral o exposición conocida a STD deberían ser objeto de detección. La detección previa en orina de la esterasa de leucocitos por tira reactiva también podría identificar a los niños asintomáticos. Se requieren estudios adicionales para determinar la eficacia de la detección en cuanto a costo en los menores con actividad sexual comparados con aquéllos que tienen solo un resultado positivo de la prueba de esterasa de leucocitos en orina por tira reactiva.

Tratamiento

De acuerdo con los lineamientos de los CDC de 2015 para la STD, el tratamiento ideal es con 1 g de azitromicina o 100 mg de doxiciclina dos veces al día por vía oral durante 7 días. Los sistemas alternativos incluyen 500 mg de eritromicina base por vía oral cada 6 horas durante 7 días, 800 mg de etilsuccinato de eritromicina por vía oral cada 6 horas por 7 días, 300 mg de ofloxacina por vía oral cada 12 horas por 7 días, o levofloxacina por vía oral una vez al día por 7 días, aunque la resistencia a las fluoroquinolonas aumentó. Para los adolescentes y adultos jóvenes con manifestaciones ante la dosis recomendada y en quienes se ha detectado una reexposición a la infección, la uretritis recurrente y persistente se trata con 2 g de metronidazol o tinidazol por vía oral, como dosis única. Los esquemas alternativos incluyen 500 mg de eritromicina base por vía oral cada 6 horas por 7 días, u 800 mg de etilsuccinato de eritromicina por vía oral cada 6 horas por 7 días.

INFECCIÓN POR *CHLAMYDIA TRACHOMATIS*

Epidemiología

En Estados Unidos se producen 4 millones de nuevos casos de infección por *Chlamydia trachomatis* al año, con un millón en el grupo de 15 a 19 años. La prevalencia es de 5 a 15% en los adolescentes asintomáticos y adultos jóvenes con actividad sexual, 20 a 30% en adolescentes y adultos jóvenes atendidos en clínicas de STD, 40 a 50% en pacientes sintomáticos y 15 a 50% en aquellos con infecciones simultáneas por *N. gonorrhoeae*.

Presentación

La mayoría de los pacientes cursa sin síntomas. Los niños en ocasiones se presentan con artritis no gonocócica, epididimitis, conjuntivitis, artritis reactiva, infección rectal y proctitis. Las niñas tal vez presenten cervicitis, salpingitis (PID), uretritis, endometritis (posparto y postaborto), síndrome de Fitz-Hugh-Curtis (perihepatitis relacionada con PID), rotura prematura de membranas o trabajo de parto prematuro.

Diagnóstico

En casos que no implican abuso sexual, en muchos centros de atención se usan las pruebas de DNA o las estrategias con amplificación de ácidos nucleicos de una muestra cérvico-uterina tomada con hisopo o de orina. El cultivo celular, ideal en casos de abuso sexual, implica la identificación de las inclusiones intracitoplásmicas características, con tinción de anticuerpos fluorescentes después de 48 a 72 horas de proliferación. El cultivo es laborioso y costoso, tiene sensibilidad de 80 a 90%, depende del técnico y solo permite detectar microorganismos vivos. Los inmunoensayos enzimáticos (EIA, *enzyme immunoassays*) presentan sensibilidades de 63 y 68.6 a 85%, respectivamente. Hoy se dispone de un nuevo EIA doble, amplificado, cualitativo, para la detección de antígenos lipopolisacáridos específicos de especies de *Chlamydia*, con sensibilidad de 85.7 a 95% y especificidad de 98.2 a 99%. En muestras vaginales, estos métodos son menos costosos que los de NAAT.

Las sondas de DNA permiten la detección de ambas, *C. trachomatis* y *N. gonorrhoeae*, en la muestra de un solo hisopo. Biro y colaboradores encontraron que los análisis basados en ácidos nucleicos (GenProbe PACE 2) tenían una especificidad de 96% y sensibilidad de 72%. Las NAAT son muy sensibles y específicas para la detección de *C. trachomatis* en especímenes tanto de orina como endocervicales. También es posible realizar estas pruebas con hisopos vaginales por autorrecolección o con la ayuda del médico, aunque la Food and Drug Administration (FDA) aun no las aprueba. Las NAAT, que requieren especímenes endocervicales o de orina, son las preferidas para la detección.

Tratamiento

Las cervicitis, uretritis e infecciones asintomáticas se tratan con 1 g de azitromicina como dosis única o 100 mg de doxiciclina cada 12 horas durante 7 días por vía oral. Los esquemas alternativos incluyen 500 mg de eritromicina base por vía oral cada 6 horas por 7 días, 800 mg de etilsuccinato de eritromicina por vía oral cada 6 horas por 7 días, o 300 mg de ofloxacina por vía oral cada 12 horas por 7 días, o levofloxacina 500 mg por vía bucal una vez al día durante una semana. Un tercio de los pacientes muestra resistencia a la ofloxacina en ciudades grandes. La azitromicina es ideal por su esquema de una sola dosis y mínimos efectos secundarios gastrointestinales. Ya no se consideran necesarias las pruebas de curación, de acuerdo con los lineamientos de los CDC de 2015 para el tratamiento de STD, pero una prueba de reinfección quizá esté indicada 4 semanas después de la detección inicial, en particular en los adolescentes.

INFECCIÓN POR *NEISSERIA GONORRHOEAE*

Epidemiología

El número de casos comunicados de gonorrea a los CDC disminuyó de un millón anual a un estimado de 400 000, con un costo anual, también estimado, de 288 millones de dólares.

Presentación

A menudo, en niñas y mujeres ocurren infecciones asintomáticas. Las mujeres con síntomas quizá presenten disuria, dismenorrea y dispareunia, con dolor que suele presentarse dentro de los primeros 7 días que siguen al inicio de la menstruación, dolor abdominal bajo o secreción vaginal, o un cambio del patrón menstrual. La infección perianal en hombres o mujeres se manifiesta como proctitis, tenesmo, prurito o hemorragia rectal, en tanto que las infecciones faríngeas aparecen como eritema en parches, exudados y linfadenopatía cervical, con o sin lesiones vesicopustulosas del paladar blando y las amígdalas. La inflamación de las glándulas de Bartholin se manifiesta con dolor y edema de los labios menores y la inflamación de las glándulas de Skene se presentan con dolor o edema periuretrales. Los hombres tal vez acudan con uretritis, disuria o secreción, o cursen asintomáticos.

Diagnóstico

El diagnóstico es similar al que se describe en la sección correspondiente para *C. trachomatis*. Como se comentó, las NAAT (pruebas de amplificación de ácidos nucleicos) son ideales para la detección en el consultorio, con reserva del cultivo para casos de abuso potencial.

Tratamiento

En la **tabla 46-1** se incluyen los esquemas terapéuticos para la gonorrea no complicada y diseminada. Es importante mencionar que un paciente debería tratarse la infección por

TABLA 46-1

ESQUEMA DE TRATAMIENTO PARA LA INFECCIÓN POR *NEISSERIA GONORRHOEAE*

Infecciones gonocócicas no complicadas del cuello uterino, uretra y recto
   Ceftriaxona, 250 mg IM en dosis única (se prefiere), o
   Cefixima, 400 mg vía oral en dosis única, solo si no se dispone de ceftriaxona
   Más
   Azitromicina, 1 g vía oral como dosis única, o
   Doxiciclina, 100 mg vía oral cada 12 horas por 7 días
Infección gonocócica diseminada
   Ceftriaxona, 1 g IM o IV cada 24 h
   Esquemas alternativos
   Cefotaxima, 1 g IV cada 8 h
   Ceftizoxima, 1 g IV cada 8 h
   El tratamiento debe continuarse hasta 24 a 48 h después de la mejoría clínica inicial y entonces pasar a la vía oral, con base en la susceptibilidad a los antimicrobianos, para concluir un ciclo de al menos una semana

IM, intramuscular; IV, intravenosa.
Con información de 2015 Centers for Disease Control and Prevention guidelines for the treatment of sexually transmitted diseases.

Chlamydia trachomatis cuando se sospeche o diagnostique gonorrea. Hoy en día, la resistencia a las fluoroquinolonas es amplia y estos fármacos ya no se recomiendan para tratar las infecciones gonocócicas; se indica cefixima solo si no se dispone de ceftriaxona.

ENFERMEDAD PÉLVICA INFLAMATORIA (PID)

Epidemiología

La PID afecta a 1 de cada 8 niñas de 15 años con actividad sexual, hay un millón de casos al año en Estados Unidos. Tradicionalmente, se pensaba que *N. gonorrhoeae* era el microorganismo causal principal, por un efecto citotóxico directo en la PID. La infección del endocérvix por *N. gonorrhoeae* se encuentra en 33 a 81% de las pacientes, pero las bacterias endocervicales tal vez no sean las mismas que las pélvicas encontradas en la laparoscopia en casos de PID. En 66 a 75% de las pacientes con PID por gonorrea, los síntomas aparecen en los 7 días que siguen al inicio de la menstruación. En la mayoría de los casos de PID, la etiología se considera polimicrobiana, donde *N. gonorrhoeae* contribuye con 25 a 50% de los casos, *C. trachomatis* con 25 a 43%, los microorganismos mixtos aerobios y anaerobios con 25 a 60%, y los micoplasmas genitales con una participación no bien definida. Los microorganismos anaerobios en ocasiones incluyen especies de *Peptostreptococcus* y *Bacteroides*. Los microorganismos aerobios patógenos pueden ser *Gardnerella vaginalis*, estreptococos, *Escherichia coli* y *Haemophilus influenzae*.

Los factores de riesgo de PID son cifras bajas de anticuerpos protectores, exocérvix prominente, semen como vector de la infección, menstruación retrógrada y las duchas, que cambian el pH de la flora vaginal, y propician infección hacia las vías genitales superiores. Durante la menstruación, el orificio del cuello uterino es ligeramente más permisivo a las infecciones por la pérdida del tapón de moco y porque la sangre menstrual suele ser un excelente medio de cultivo.

Diagnóstico

El diagnóstico de PID es complicado porque incluso una infección asintomática llega a causar secuelas graves, como una destrucción tubaria sustancial. El estándar del diagnóstico es la laparoscopia, pero implica riesgo quirúrgico, requiere médicos especialistas expertos y aumenta el costo. La PID quizá deba considerarse y tratarse en cualquier mujer con actividad sexual, y otras en riesgo de STD que experimentan dolor pélvico o abdominal bajo para las que no se encuentra una causa diferente, y si al menos está presente uno de los siguientes aspectos:

- Hipersensibilidad con la movilización del cuello uterino.
- Hipersensibilidad uterina.
- Hipersensibilidad de los anexos.

Los criterios de apoyo adicionales consisten en cualquiera de los siguientes signos de naturaleza *poco intensa*:

- Temperatura bucal mayor de 38.3 °C.
- Secreción cervical o vaginal anormal.
- Presencia al microscopio de cifras abundantes de leucocitos en un frotis de secreción vaginal en fresco con solución salina.
- Velocidad de eritrosedimentación o proteína C reactiva elevadas.
- Resultado positivo de prueba de infección cérvico-uterina por *N. gonorrhoeae* o *C. trachomatis*.

La *valoración por laboratorio* incluye hemograma completo con cuenta diferencial, velocidad de eritrosedimentación, pruebas de gonorrea y clamidiasis, gonadotropina coriónica humana en orina y prueba rápida de la reagina plasmática (RPR, *rapid plasma reagin*) para la sífilis, sin olvidar las pruebas de HIV. Se indica urocultivo si los síntomas sugieren cistitis o pielonefritis. La ecografía tal vez sea útil cuando una exploración bimanual es difícil o se sospecha una masa anexial. El diagnóstico diferencial incluye embarazo ectópico o apendicitis (que por tratarse de urgencias quirúrgicas deben descartarse como posibilidades diagnósticas), rotura de un quiste ovárico, endometriosis y pelvis anormal.

Tratamiento

En la **tabla 46-2** se incluyen diversos esquemas terapéuticos.

SÍFILIS

Epidemiología

En Estados Unidos, cada año se produce una infección por sífilis en 40 000 individuos y la sífilis congénita se presenta en 1 de cada 10 000 embarazos. La enfermedad, causada por

TABLA 46-2

TRATAMIENTO DE LA ENFERMEDAD PÉLVICA INFLAMATORIA

Esquema parenteral A
　Cefotetán, 2 g IV cada 12 h
　O
　Cefoxitina, 2 g IV cada 6 h
　Más
　Doxiciclina, 100 mg vía oral o IV cada 12 h
Esquema parenteral B
　Clindamicina, 900 mg IV cada 8 h
　Más
　Dosis de carga de gentamicina IV/IM (2 mg/kg de peso corporal), seguida por la dosis de mantenimiento (1.5 mg/kg) cada 8 h
Esquema parenteral alternativo
　Ampicilina/sulbactam, 3 g IV cada 6 h + doxiciclina, 100 mg VO/IV cada 12 h

IM, intramuscular; IV, intravenosa.
Con información de: 2015 Centers for Disease Control and Prevention guidelines for the treatment of sexually transmitted diseases.

la infección por la espiroqueta *Treponema pallidum*, se desarrolla en una tercera parte de los individuos expuestos.

Presentación

La sífilis se presenta en cualquiera de sus cinco etapas: de incubación y primaria, secundaria, latente y terciaria. El periodo de incubación dura de 10 a 90 días (promedio de 3 semanas), sin síntomas. Durante la etapa primaria se presenta una adenopatía inguinal insensible **(tabla 46-3)**, más un chancro indoloro, duro, rebosante de espiroquetas en el sitio de entrada. Sin tratamiento la lesión desaparece de manera espontánea en 3 a 6 semanas. La sífilis secundaria se desarrolla de 2 semanas a 6 meses después de la aparición de la lesión primaria y sus manifestaciones sistémicas incluyen fiebre, pérdida de peso, cefalea, mialgias y faringitis. Un exantema macular no pruriginoso, que no respeta las palmas de las manos ni las plantas de los pies, es el signo de referencia de la sífilis secundaria y la manifestación que a menudo lleva a los pacientes a consultar al médico para su diagnóstico y tratamiento. La etapa latente de la sífilis no se acompaña de síntomas, pero el paciente presenta serología positiva. Rara vez se observa sífilis terciaria en los adolescentes, pero se presenta en 30% de los individuos que padecen la enfermedad durante 10 a 20 años y que nunca se la trataron.

TABLA 46-3

DIAGNÓSTICO DIFERENCIAL DE ÚLCERAS Y GANGLIOS LINFÁTICOS GENITALES INFLAMADOS

Enfermedad	Úlcera	Linfadenopatía
Sífilis	Chancro indoloro	Ganglios indoloros
Chancroide	Úlcera dolorosa	Ganglios hipersensibles
Infección por virus del herpes	Vesícula o úlcera dolorosa	Ganglios hipersensibles

Diagnóstico

Las pruebas no treponémicas incluyen prueba RPR, VDRL *(Venereal Disease Research Laboratory)* y la prueba de anticuerpos reagínicos a anticuerpos no treponémicos. La prueba RPR o prueba no treponémica, da un resultado positivo 7 días después de que aparece el chancro, lo cual se confirma entonces con una prueba treponémica directa, la de absorción de anticuerpos treponémicos fluorescentes (FTA-ABS, *fluorescent treponemal antibody absorption*) o el ensayo de microhemaglutinación de anticuerpos contra T. *pallidum* (MHA-TP, *microhemagglutination assay for antibody to* T. pallidum). Los resultados de estas pruebas se mantienen positivos después del tratamiento; por tanto, se hace seguimiento de las pruebas no treponémicas en forma seriada para asegurar el tratamiento adecuado y deben mostrar una declinación a la cuarta parte. Se han observado resultados falsos positivos de la prueba RPR en infecciones por el virus de Epstein-Barr, hepatitis B, HSV, por especies de *Mycoplasma, Mycobacteria* y neumococos; también se vincula con lupus eritematoso sistémico, tiroiditis de Hashimoto, cirrosis biliar primaria, anemia hemolítica autoinmunitaria y embarazo. El efecto de prozona o gancho se refiere a resultados falsos negativos en la etapa temprana de la sífilis primaria, y en la tardía de la sífilis latente cuando la titulación es muy alta.

Tratamiento

La penicilina G parenteral es la terapéutica ideal, con 2.4 millones de unidades de penicilina G benzatínica por vía intramuscular en dosis única. Durante el tratamiento quizá se desencade la *reacción de Jarish-Herxheimer*, constituida por fiebre, hipotensión, mialgias, cefalea y taquipnea, secundaria a la destrucción rápida de un gran número de espiroquetas.

CHANCROIDE

Epidemiología

Hace poco, en Estados Unidos se presentó un resurgimiento del chancro blando o chancroide, causado por infección por *Haemophilus ducreyi*, un bacilo gramnegativo que constituye la forma más frecuente de ulceración genital adquirida por vía sexual en África. Aunque se producen más casos en hombres no circuncidados, la forma más avanzada de la enfermedad se observa en los circuncidados. La relación de hombres-mujeres es 10:1.

Diagnóstico

Los pacientes presentan múltiples úlceras purulentas, con bordes desgarrados y adenopatía inguinal hipersensible. El diagnóstico definitivo se hace por cultivo en un medio especial (con sensibilidad de 80%).

Tratamiento

Azitromicina, 1 g por vía oral como dosis única, 250 mg de ceftriaxona intramuscular en dosis única, 500 mg de ciprofloxacina por vía oral cada 12 horas durante 3 días y 500 mg de eritromicina base por vía oral cada 6 horas por 7 días, son esquemas para el tratamiento adecuado de este proceso infeccioso. Deben hacerse pruebas de infección por HIV en el momento del diagnóstico, y de ésta y sífilis 3 meses después porque las tasas de coinfección son altas.

INFECCIÓN POR EL VIRUS HERPES SIMPLE

Epidemiología

La mayoría de las infecciones genitales por virus del herpes es causada por HSV-2 y casi todas las formas bucales son producidas por HSV-1. Se estima que 30 millones de estadounidenses presentan infección por HSV-2 y cada año se detectan 200 000 nuevos casos.

Presentación

En general, la infección por HSV-2 es asintomática. Los pacientes con síntomas presentan vesículas dolorosas en los genitales o las regiones circundantes. Otros síntomas incluyen disuria, secreción vaginal, prurito (local) y proctitis; la infección primaria tal vez manifieste fiebre, mialgias, adenopatía inguinal hipersensible, cefalea, dolor abdominal y meningitis aséptica. También es factible encontrar el panadizo herpético. La infección recurrente se acompaña de síntomas prodrómicos, como hormigueo o ardor local.

Diagnóstico

El diagnóstico definitivo es por cultivo y tipificación víricos; se obtiene un espécimen al romper una vesícula y frotar con vigor un hisopo estéril sobre su base, para colocarlo de inmediato en un medio de transporte vírico. La prueba directa de anticuerpos fluorescentes provee un diagnóstico sensible y específico. La sensibilidad de una preparación para la prueba de Tzanck es de solo 30 a 50%, en tanto las pruebas de PCR tienen sensibilidad de 75% y especificidad de 100%. Tal vez el resultado positivo de una PCR no indique infectividad porque detecta el DNA vírico en lugar de solo el virus en replicación.

Tratamiento

En la **tabla** 46-4 se incluyen los esquemas terapéuticos recomendados para las infecciones iniciales y recurrentes por HSV. Los fármacos más recientes, valaciclovir y famciclovir, han mejorado en su biodisponibilidad por vía oral, pero son muy costosos. A una dosis de 500 mg por día, el uso del valaciclovir para supresión disminuye la tasa de transmisión del HSV-2 en las parejas heterosexuales discordantes (donde un compañero presenta HSV-2 y el otro no). Este esquema debería considerarse parte de una estrategia terapéutica para prevenir la transmisión en individuos que tienen actividad sexual con múltiples compañeros (como hombres que tienen relaciones con otros hombres), y en aquéllos pacientes con una infección por HIV que cursan con síntomas.

TABLA 46-4
RECOMENDACIONES TERAPÉUTICAS PARA LA INFECCIÓN POR EL VIRUS HERPES SIMPLE

Infección inicial
Aciclovir, 400 mg vía oral cada 8 horas durante 7 a 10 días
Aciclovir, 200 mg vía oral 5 veces al día durante 7 a 10
Famciclovir, 250 mg vía oral cada 8 horas durante 7 a 10 días
Valaciclovir, 1 g vía oral cada 12 horas durante 7 a 10 días
Infección recurrente
Infecciones episódicas
  Aciclovir, 400 mg vía oral cada 8 horas por 5 días
  Aciclovir, 800 mg vía oral cada 8 horas durante 2 días
  Aciclovir, 800 mg vía oral cada 12 horas por 5 días
  Famciclovir, 1 g vía oral cada 12 horas durante 1 día
  Famciclovir, 125 mg vía oral cada 12 horas durante 5 días
  Famciclovir, 500 mg una vez, seguidos por 250 mg cada 12 horas por 2 días
  Valaciclovir, 500 mg vía oral cada 12 horas por 3 días
  Valaciclovir, 1 g diario vía oral durante 5 días
Tratamiento diario de supresión
  Aciclovir, 400 mg vía oral cada 12 horas
  Famciclovir, 250 mg vía oral cada 12 horas
  Valaciclovir, 500 mg vía oral una vez al día
  Valaciclovir, 1 g vía oral una vez al día

Con información de 2015 Centers for Disease Control and Prevention guidelines for the treatment of sexually transmitted diseases.

LINFOGRANULOMA VENÉREO

Epidemiología

Causado por tres serotipos (L-1, L-2 y L-3) de *C. trachomatis*, el linfogranuloma venéreo se ha detectado en grupos de diversas regiones de Estados Unidos.

Diagnóstico

Con un periodo de incubación de 3 días a 3 semanas, la lesión primaria consta, por lo general, de una pápula, vesícula o pústula de 2 a 10 mm que quizá esté elevada o ser de forma redonda u oval. Al principio, el paciente tal vez note una úlcera transitoria, superficial o profunda. La lesión en sí puede ser firme, hipersensible o no, pero suele haber una linfadenopatía hipersensible, a menudo unilateral, loculada o supurativa. Los pacientes suelen presentarse con una adenopatía inguinal voluminosa o estenosis rectal. El diagnóstico se hace por aislamiento del microorganismo, inmunofluorescencia de los cuerpos de inclusión en los linfocitos de un aspirado de ganglio linfático o pruebas serológicas.

Tratamiento

La doxiciclina, 100 mg por vía oral cada 12 horas por 21 días, erradica la infección. Es un esquema terapéutico alternativo el de eritromicina base, 500 mg por vía oral cada 6 horas al día por 21 días.

INFECCIÓN POR *TRICHOMONAS VAGINALIS*

Presentación

Las pacientes acuden con una secreción burbujeante, fétida, de color amarillo/gris/verde/blanco, con o sin disuria, hemorragia poscoital y dispareunia. El periodo de incubación es de 4 a 20 días. Con una prevalencia de 7 a 33% en adolescentes y adultos jóvenes con actividad sexual, la infección suele ser adquirida vía sexual. A la exploración física, se observa cuello uterino en fresa, friable y una secreción espumosa.

Diagnóstico

Las tricomonas se observan en un frotis húmedo o Papanicolaou, aunque en este último llegan a ocurrir falsos positivos. El pH de la secreción vaginal es de al menos 4.5.

Tratamiento

Una sola dosis de 2 g de metronidazol es terapéutica para la infección por *T. vaginalis*, tanto en la paciente como en su compañero. Una opción terapéutica más reciente implica el uso de 2 g de tinidazol, fármaco equivalente o superior al metronidazol, para lograr la curación parasitológica y la resolución de los síntomas.

VAGINOSIS BACTERIANA

Epidemiología

Los nombres de *vaginitis inespecífica, infección por* G. vaginalis y *vaginosis* inespecífica son equivalentes para referirse a la alteración de la flora vaginal normal, que se presenta más a menudo en las mujeres con actividad sexual. Los factores de riesgo incluyen el uso de un dispositivo intrauterino, antecedente de STD, tabaquismo, estado socioeconómico bajo, grupo poblacional diferente al de raza blanca y un compañero no circuncidado. Su prevalencia es de 4 a 25% en estudiantes universitarias, 10 a 25% en embarazadas y 33 a 37% en los individuos tratados en clínicas de STD.

Presentación

Las niñas y las mujeres acuden con una secreción vaginal con olor a pescado o menstruación irregular.

Diagnóstico

Se requieren tres de los siguientes cuatro criterios para hacer el diagnóstico:

- Secreción homogénea, de gris a blanca, que llega a adherirse a la pared vaginal.
- pH de 4.5 o mayor.
- Resultado positivo de la prueba del "tufo" (olor a "pescado muerto" cuando la secreción entra en contacto con semen o hidróxido de potasio).
- Presencia de *células clave* en el frotis húmedo (que constituyen 20% de las células observadas).

Tratamiento

La principal recomendación de los lineamientos de los CDC 2015 STD Treatment Guidelines la constituye el metronidazol, 500 mg por vía oral cada 12 horas por 7 días. Son alternativas la crema de clindamicina al 2%, un aplicador vaginal lleno (5 g) al día durante 5 días; gel de metronidazol al 0.75%, un aplicador lleno (5 g) al día, vía intravaginal, durante 5 días. Los esquemas alternativos incluyen una dosis de 2 g de metronidazol, aunque se ha relacionado con algunos fracasos. Otra opción es la de tinidazol, 2 g por vía oral por dos días, o diario por 5 días. Las recurrencias se tratan con metronidazol en gel, dos veces por semana durante 4 a 6 meses, o nitroimidazol por vía oral, seguido por ácido bórico intravaginal y gel de metronidazol, para la supresión.

El diagnóstico diferencial incluye leucorrea fisiológica, secreción vaginal normal que se inicia en la pubertad temprana causada por aumento en la cifra de estrógenos, que lleva al engrosamiento de la mucosa vaginal y mayor número de células superficiales que contienen glucógeno. Los lactobacilos colonizadores utilizan el glucógeno para producir ácido láctico y acético, cambiando el pH vaginal a una cifra entre 3.5 y 5.0. La leucorrea fisiológica corresponde a la descamación normal de células epiteliales por efecto de los estrógenos, y suele empezar de 6 a 12 meses antes de la menarquia. Si es profusa o molesta para la paciente, la ropa interior de algodón y ropaje suelto, así como una buena higiene local o baños de asiento resultan de ayuda. En las adolescentes, las principales causas de vaginitis incluyen alteración de la flora vaginal normal secundaria al microtraumatismo del coito, tratamiento con antibióticos, uso de pantalones vaqueros y ropa interior apretados, y las STD. La vaginitis por levaduras en ocasiones se manifiesta por secreción, que simula el requesón, con o sin prurito o inflamación locales. En la preparación con hidróxido de potasio se observan hifas en 80 a 90% de las pacientes con síntomas, o en el cultivo positivo en el medio de agar Biggy. A menudo se administran imidazoles intravaginales como tratamiento.

INFECCIÓN POR EL VIRUS DEL PAPILOMA HUMANO (HPV)

Epidemiología

Con una alta prevalencia en adolescentes y mujeres adultas jóvenes, la infección por el HPV se puede adquirir en la etapa perinatal o por abuso sexual, mediante contacto piel con piel y por el coito. Rara vez se produce papilomatosis respiratoria recurrente por la transmisión vertical de la madre al neonato, y es causada por el HPV tipos 6 y 11. Se presentan verrugas genitales en 1.4 millones de adolescentes y adultos del grupo de 15 a 49 años anualmente, y en un estudio llevado a cabo por Koutsky se calculó que 10 a 20% de los individuos presenta datos moleculares de infección genital por HPV. Los datos muestran que 60% de los hombres y mujeres de 15 a 49 años, u 81 millones de personas, se infectaron antes con HPV, según se evidencia por la positividad para los anticuerpos, y 15% está infectado en la actualidad. De este último grupo, 10% (14 millones) presentan infección subclínica y positividad para DNA o RNA del HPV; 4% (5 millones) tiene una citología anormal y 1% (1.4 millones) verrugas genitales. Los tipos 16, 18, 21, 33 y 35 se han vinculado con la neoplasia epitelial escamosa vulvar. Las verrugas, con frecuencia máxima asintomáticas, rara vez se detectan como incómodas o pruriginosas.

Moscicky y colaboradores estudiaron la evolución natural de la infección por HPV con seguimiento longitudinal de un grupo de 618 mujeres jóvenes HPV positivas de 13 a 21 años. Con pruebas de citología, colposcopia y DNA del HPV a intervalos de 4 meses las tasas de regresión fueron elevadas (definidas como tres resultados negativos de DNA del HPV) a los 30 meses. La tasa de regresión en personas con infección por HPV de bajo riesgo fue de 90%; para las de alto riesgo, 75%, y solo 22% presentó una lesión intraepitelial escamosa de bajo grado (LSIL, *low-grade squamous intraepithelial lesion*) tras 60 meses de seguimiento. Si se detectaba un tipo de alto riesgo de HPV en 3 a 4 de las consultas precedentes, la probabilidad de desarrollar una lesión intraepitelial escamosa de alto grado (HSIL, *high-grade squamous intraepithelial lesion*) era de 14:1, en comparación con las mujeres negativas para esos tipos; sin embargo, 88% de quienes mostraron resultados positivos persistentes al HPV de alto riesgo *no* desarrolló HSIL durante el periodo de estudio.

Diagnóstico

Los niños menores de 3 años con infección por HPV requieren valoración por la posibilidad de haber sufrido abuso sexual. Es fácil valorar a los adolescentes mediante la citología de base líquida con pruebas de DNA de HPV. Debido a la naturaleza transitoria de casi todas las infecciones por HPV en adolescentes, con la vasta mayoría de lesiones de bajo grado que remite, el riesgo de HSIL es reducido incluso en aquéllas con tipos de HVP de alto riesgo. En la American Cancer Society se recomienda un primer frotis de Papanicolaou después de los 21 años, 3 a 5 años después de la exposición inicial al HPV, o 3 años después del inicio de la actividad sexual. Debe hacerse detección cada año como parte de los cuidados preventivos.

Tratamiento

Ningún tratamiento elimina al HPV, por lo que la terapéutica pretende la destrucción del tejido afectado con el propósito de eliminar las verrugas; sin tratamiento, las verrugas genitales en ocasiones se resuelven de manera espontánea. Las opciones terapéuticas dependen de los síntomas de la niña o adolescente, así como de la extensión de la afección y la experiencia del médico con fármacos tópicos u otras modalidades como el láser. Debe usarse la destrucción con láser en caso de afección extensa. Otra opción es aplicar imiquimod (al 85%), ácido tricloracético (TCA) o el ácido dicloracético (BCA, al 80 a 90%). La crioterapia, exéresis quirúrgica, legrado y la electrocirugía, así como el interferón intralesional, son otras opciones disponibles. La resina de podofilina funciona bien como agente antimitótico y causa necrosis tisular, aunque en ocasiones muestra toxicidad hematológica y del sistema nervioso central, así como causar síntomas gastrointestinales, lo que la hace menos recomendable; si se usa, es necesario lavar la zona después de cuatro horas. Los agentes tópicos como TCA y BCA, también causan irritación y dolor en el sitio de aplicación, requieren revisión semanal en el consultorio hasta que las lesiones desaparezcan (lo cual sucede en 6 a 8 semanas). Una opción es aplicar Podofilox al 0.5% en solución o gel, dos veces diarias durante 3 días, se descansan 4 días y se repite el ciclo hasta por 4 semanas. El imiquimod es una amina heterocíclica imidazoquinolina que sirve como refuerzo inmunitario local al estimular la producción local de interferón y otras citocinas. Inhibe la replicación del HPV de forma directa e impulsa la respuesta inmunitaria mediada por células contra el HPV. Se aplica por las noches, 3 veces por semana, hasta por 16 semanas; tras 6 a 10 horas desde la aplicación la zona se lava con jabón y agua. Las ventajas incluyen autoaplicación y tasas de recurrencia potencialmente menores. Por otra parte es costoso, a veces causa ardor, prurito y dolor local, y en ocasiones requiere hasta 4 meses para ser eficaz.

Prevención

Desde su aprobación por la FDA en junio de 2006, para el año 2015 se habían distribuido más de 30 millones de dosis de la vacuna contra el HPV disponible solo en Estados Unidos. Preparada a partir de la proteína principal de la cápside del HPV genital, esta vacuna consta de subunidades de partículas similares a virus. Es muy inmunógena y segura, con un sistema de informe de eventos adversos causados por la vacuna (VAERS, *vaccine adverse event reporting system*) que alcanza 6%, menor al 7% previsto para la mayor parte de las vacunas. Induce una respuesta fuerte, mediada por células y humoral, y la mejor respuesta inmunitaria se obtiene cuando se administra en la adolescencia temprana o a los 14 años. Aprobada por la FDA para niños y niñas de 9 a 26 años, la vacuna contra el HPV se administra con el mismo esquema que las vacunas de la hepatitis B, en un momento 0 o inicial, 2 meses después y pasados 6 meses desde la dosis inicial (o 4 después de la segunda aplicación). En la American Academy of Pediatrics se recomienda iniciar la vacunación contra el HPV a los 11 a 12 años, o en una etapa II de Tanner.

El costo atribuible de la atención sanitaria anual total estimado para la infección por HPV prevenible (la enfermedad causada por los tipos 16, 18, 6 y 11) es de 5 000 millones de dólares, con 313 millones relacionados con verrugas genitales y la neoplasia intraepitelial cérvico-uterina (CIN, *cervical intraepithelial neoplasia*) causada por los tipos 6 y 11 del HPV. El desglose de costos incluye un estimado de 200 millones de dólares solo para verrugas genitales, y 113 millones atribuibles a la CIN-1. Actualmente se dispone de tres vacunas contra el HPV: una cubre los tipos 16, 18, 6 y 11; una actualizada también incorpora los tipos 31, 33, 45, 52 y 58, y una vacuna inicial cubre solo los tipos 6 y 18. En Gran Bretaña, el costo de las verrugas genitales se ha considerado de suficiente trascendencia como para decidir que el sistema de atención sanitaria de dicho país cambie de la vacuna de 2 cepas a la de 4. Persisten las interrogantes en cuanto a si se mantendrá la inmunogenicidad con el paso del tiempo, como ocurre con la vacuna contra la hepatitis B, o si se requerirá una dosis de refuerzo, similar a la del tétanos. En el registro de datos Nordic, hasta ahora se cuenta con ocho años de informes en respaldo de una fuerte inmunogenicidad respecto al tiempo. Padres y proveedores han expresado preocupación en cuanto a si la vacuna está indicada en los pacientes con una enfermedad activa. Las recomendaciones actuales incluyen vacunar a quienes ya presentan Papanicolaou anormal y datos de enfermedad por HPV, así como en quienes ya iniciaron la actividad sexual.

La vacuna ha dado la oportunidad para abrir las puertas a la comunicación entre padres e hijos, y entre médicos, padres e hijos, acerca del desarrollo de una sexualidad saludable, la aclaración de los valores y otros temas difíciles de tratar. La mayoría de los padres da la bienvenida a la discusión para tratar temas difíciles con sus hijos. Todos los padres y muchos médicos se benefician de la mayor instrucción en el tema, ya que la mayoría de los adultos no desea ver a sus niños como seres potencialmente sexuales hasta mucho tiempo después que sus hijos participan en conductas de riesgo. El escaso tiempo de la administración, respaldada no solo por la AAP, sino también por el ACOG, junto con la AAFP, ha dado a los médicos un medio para prevenir las STI mediante el inicio del asesoramiento y la prevención en las familias y los médicos, idealmente mucho antes de que sean "necesarios".

CONCLUSIÓN

Las STD son frecuentes en los adolescentes y, con excepción de las infecciones por HIV y HSV, son tratables. La mejor estrategia para atender una STD todavía es la prevención primaria, de manera ideal por la abstinencia, y de lo contrario con el uso apropiado del condón. La prevención primaria también incluye la vacunación contra el HPV ya disponible y la vacunación contra el HSV, que ya se vislumbra. La prevención secundaria incluye la detección temprana de una STD con la terapéutica apropiada. La prevención terciaria comprende el tratamiento de las secuelas. Las NAAT, o pruebas urinarias de amplificación del DNA, sirven como prevención secundaria al detectar infecciones por *N. gonorrhoeae* y clamidiasis, mientras los pacientes aún están asintomáticos, antes de la aparición de la PID o sus secuelas (prevención terciaria). La investigación nueva mantendrá el foco en la prevención, en tanto los métodos de detección y tratamiento se refinan más.

EJERCICIOS DE REVISIÓN

PREGUNTAS

1. El tratamiento apropiado de la PID en una adolescente incluye:
  a) Cefoxitina intravenosa (IV) y azitromicina IV.
  b) Cefoxitina IV y doxiciclina por vía oral.
  c) Cefixima y azitromicina por vía oral.
  d) Ceftriaxona intramuscular y azitromicina por vía oral.
  e) Cefixima, azitromicina y metronidazol por vía oral.

Respuesta
La respuesta es b). Esta respuesta concuerda con los lineamientos de los CDC de 2015 para el tratamiento de las STD. El primer esquema consta de 2 g de cefoxitina IV cada 6 horas, combinada con 100 mg de doxiciclina por vía

oral o IV cada 12 horas. La doxiciclina es muy esclerosante y dolorosa cuando se administra por vía IV, por lo que se prefiere la vía oral. Una alternativa de la cefoxitina es el uso de 2 g de cefotetán IV cada 12 horas. Se ha estudiado la azitromicina como tratamiento en adolescentes porque se encuentran al inicio de su ciclo reproductivo. Su eficacia debe establecerse antes de que se recomiende. La cefixima oral también ha mostrado eficacia contra la infección cérvico-uterina por *N. gonorrhoeae*, pero ya no se recomienda para tratarla (a menos que no se disponga de ceftriaxona y se pueda hacer una prueba de curación) y no es útil en la PID.

2. Un niño de 15 años presenta secreción peniana. El tratamiento apropiado incluye:
  a) Pruebas urinarias exclusivas para la infección por *N. gonorrhoeae* (GC) y *C. trachomatis* (CT).
  b) Pruebas urinarias para GC/CT y tratamiento con ceftriaxona y azitromicina.
  c) Solo una toma de muestra uretral con hisopo para frotis.
  d) Prueba de orina para GC/CT y tratamiento con 2 g de azitromicina.

Respuesta
La respuesta es b). En un niño asintomático, está indicada la cobertura contra infecciones por *N. gonorrhoeae* y *C. trachomatis*. La primera se cubre de manera adecuada con ceftriaxona y la última con 1 g de azitromicina. La sensibilidad y especificidad de la PCR/LCR/TMA (amplificación mediada por transcripción) en orina son excelentes, y los varones adolescentes evitan tomarse una muestra uretral con hisopo, tan indeseada como desagradable. Las sondas de DNA en orina o la toma de una muestra uretral con hisopo para la sonda de DNA en la detección de gonorrea y clamidiasis son adecuadas. En un paciente sintomático, la prueba sola es insuficiente como medida de salud pública, porque es posible que el adolescente disemine la enfermedad en forma continua hasta que se disponga de los resultados de la prueba y se inicie el tratamiento.

3. Todos los enunciados siguientes son factores de riesgo para la adquisición de una STD en adolescentes, *excepto:*
  a) Cifras altas de anticuerpos protectores en esta población.
  b) Niñas adolescentes con exocervix prominente.
  c) Menstruación retrógrada.
  d) Compañero sexual de mayor edad.
  e) Uso de alcohol y drogas.

Respuesta
La respuesta es a). En los adolescentes, los factores de riesgo para adquirir una STD son tanto biológicos como psicosociales. Los primeros incluyen exocervix prominente, que involuciona con el avance de la edad; cifras bajas de anticuerpos protectores debido a una exposición menos acumulativa a las enfermedades; transporte de la infección mediante los espermatozoides en dirección a las trompas de Falopio o las vías genitales altas, y menstruación retrógrada, que se presenta en 25% de las mujeres sanas. Los factores conductuales comprenden actividad sexual

con múltiples compañeros y tasas más bajas de uso del condón en los jóvenes; juicio obnubilado acerca de la actividad sexual y el uso del condón como consecuencia de la exposición al alcohol y las drogas; hombres de mayor edad con mayor exposición acumulativa a la enfermedad que tienen actividad sexual con niñas adolescentes, que rehúsan negociar prácticas de sexo seguro y el sentido de invulnerabilidad personal que es parte de la forma de pensar de los adolescentes.

4. Una joven de 15 años acude a un consultorio médico por una secreción vaginal blanca de mal olor. Ya tiene actividad sexual y no hay antecedente de STD. Se observan células clave en el frotis húmedo, no hay levaduras en el preparado con hidróxido de potasio y el pH es de 4.5. El diagnóstico *más* probable es:

  a) Infección por *Trichomonas vaginalis*.
  b) Infección por *Chlamydia trachomatis*.
  c) Leucorrea fisiológica.
  d) Vaginosis bacteriana.
  e) Infección por *Neisseria gonorrhoeae*.

Respuesta

La respuesta es d). La vaginosis bacteriana (vaginitis inespecífica, infección por *G. vaginalis*) es producto de una alteración de la flora vaginal normal que ocurre más a menudo en niñas y mujeres con actividad sexual. Las pacientes acuden con una secreción de mal olor (a "pescado muerto") cuando se mezcla con hidróxido de potasio o semen (resultado positivo de la prueba del "tufo"). Se requieren tres de los siguientes criterios para hacer el diagnóstico. Incluso ante la posibilidad de vaginosis bacteriana, las jóvenes con actividad sexual que acuden con secreción vaginal anormal deben ser objeto de una prueba urinaria por NAAT para *N. gonorrhoeae* y *C. trachomatis*.

  ▪ Secreción blanca homogénea poco espesa.
  ▪ Presencia de células clave en el frotis fresco.
  ▪ pH de 4.5 o mayor.
  ▪ Resultado positivo de la prueba del "tufo".

5. Debe hacerse una exploración pélvica a toda adolescente por cada motivo señalado, *excepto*:

  a) Detección del cáncer cérvico-uterino por Papanicolaou en mayores de 21 años.
  b) Determinación de la etapa de un embarazo.
  c) Valoración de dolor pélvico.
  d) Antes de iniciar el uso de anticonceptivos orales.
  e) Valoración de vaginitis en una paciente con dolor en un cuadrante inferior abdominal.

Respuesta

La respuesta es d). Las exploraciones pélvicas permiten definir la etapa de un embarazo o detectar una STD e infección por HPV por sondas de DNA y del cáncer cérvico-uterino por Papanicolaou, determinar la causa del dolor abdominal o pélvico y valorar la presencia de vaginitis. Sin embargo, se ha objetado que la detección en orina con NAAT y un Papanicolaou sólo se efectúa una vez por año después del inicio de la actividad sexual. Por

lo general, usadas para detección de vaginitis, las muestras vaginales con hisopo por parte de la paciente también permiten detectar una infección por *T. vaginalis* cuando no sea posible realizar una exploración ginecológica. De acuerdo con el ACOG y la Northern American Society for Pediatric and Adolescent Gynecology, una exploración ginecológica no es necesaria antes de iniciar los anticonceptivos orales. Sin embargo, si una adolescente ya tuvo actividad sexual, está indicada la consulta de seguimiento para la detección de STD si no se hizo el mismo día del inicio de la píldora. De acuerdo con las recomendaciones del ACOG, el primer Pap debe practicarse a los 21 años.

6. La vacuna contra el HPV debe administrarse a:
  a) Exclusivamente a niñas de 9 a 26 años.
  b) Niños y niñas de 9 a 26 años.
  c) Niñas que nunca tuvieron un Papanicolaou anormal
  d) Todas las niñas, pese a los resultados anormales en el Papanicolaou.
  e) Solo *a* y *c*.
  f) Solo *b* y *d*.

Respuesta

La respuesta es f). La vacuna contra el HPV está aprobada para todos los niños y niñas, independientemente de infección por HPV o actividad sexual previas, entre los 9 y 26 años. Un Pap anormal no es contraindicación para recibir la vacuna. En la actualidad se recomienda la vacunación sistemática de todos los niños a los 11 y 12 años, de acuerdo con AAP, ACOG, AAFP y SAHM. Es factible administrar la vacuna tan pronto como a los 9 años y está aprobada en pacientes de hasta 26 años. Se recomienda aplicarla en niños mayores de 11 a 12 años que no la han recibido.

LECTURAS RECOMENDADAS

ACOG Practice Bulletin No. 45. Cervical cytology screening. *Obstet Gynecol* 2003;102:417.

Biro FM, Reising SF, Doughman JA, et al. A comparison of diagnostic methods in adolescent girls with and without symptoms of *Chlamydial* urogenital infection. *Pediatrics* 1994;93:476.

Blake DR, Duggan A, Quinn T, et al. Evaluation of vaginal infections in adolescent women: can it be done without a speculum? *Pediatrics* 1998;102:939–944.

Centers for Disease Control and Prevention. FDA licensure of bivalent human papillomavirus vaccine (HPV2, Cervarix) for use in females and updated HPV vaccination recommendations from the Advisory Committee on Immunization Practices (ACIP). *MMWR Recomm Rep* 2010;59:626–629.

Centers for Disease Control and Prevention. FDA licensure of quadrivalent human papillomavirus vaccine (HPV4, Gardasil) for use in males and guidance from the Advisory Committee on Immunization Practices (ACIP). *MMWR Recomm Rep* 2010;59:630–632.

Centers for Disease Control and Prevention. Sexually transmitted diseases treatment guidelines. *MMWR Recomm Rep* 2015;64(RR3):1–137.

Forhan SE, Bottlieb SL, Stemberg MR, et al. Prevalence of sexually transmitted infections among female adolescents aged 14 to 19 in the United States. *Pediatrics* 2009;124:1505.

Forna F, Gulmezogla AM. Interventions for treating trichomoniasis in women. *Cochrane Database Syst Rev* 2003;(2):CD000218.

Forsyth S, Penney P, Rooney G. Cefixime-resistant *Neisseria gonorrhoeae* in the UK: a time to reflect on practice and recommendations. *Int J STD AIDS* 2011;22:296–297.

Golden MR, Whittington WL, Handsfield HH, et al. Effect of expedited treatment of sex partners on recurrent or persistent gonorrhea or chlamydial infection. *N Engl J Med* 2005;352:676–685.

Hodge JG Jr, Pulver A, Hogben M, et al. Expedited partner therapy for sexually transmitted diseases: assessing the legal environment. *Am J Public Health* 2008;98:238–243.

Hogben M. Partner notification for sexually transmitted diseases. *Clin Infect Dis* 2007;44(Suppl 3):S160–S174.

Kane ML, Rosen DS. Sexually transmitted infections in adolescents: practical issues in the office setting. *Adolesc Med* 2004;15:409–421.

Kissinger Mohammed H, Richardson-Alston G, et al. Patient-delivered partner treatment. *Sex Transm Dis* 2006;33:445–450.

Koutsky LA, Galloway DA, Holmes KK. Epidemiology of genital human papillomavirus infection. *Epidemiol Rev* 1988;10:122.

Lawing LF, Hedges SR, Schwebke JR. Detection of *Trichomonas* in vaginal and urine specimens from women by culture and PCR. *J Clin Microbiol* 2000;38:3585–3588.

LeFevre ML. USPSTF: screening for chlamydia and gonorrhea. *Ann Intern Med* 2014;161:902–910.

Lin JS, Whitlock E, O'Connor E, et al. Behavioral counseling to prevent sexually transmitted infections: a systematic review for the U.S. Preventive Services Task Force. *Ann Intern Med* 2008;149:497–499.

Markowitz LE, Dunne EF, Saraiya M, et al. Human papillomavirus vaccination: recommendations of the Advisory Committee on Immunization Practices (ACIP)(https://www.cdc.gov/mmwr/preview/mmwrhtml/rr6305a1.htm). *MMWR Recomm Rep* 2014;63(No. RR-05).

Rome FS. Pelvic inflammatory disease in the adolescent. *Curr Opin Pediatr* 1994;6:383–387.

Rome ES. Sexually transmitted diseases in the adolescent, Part II: syphilis, chancroid, and herpes. *Female Patient* 1998;23:67–73.

Shafer MB, Pantell RH, Schachter J. Is the routine pelvic examination needed with the advent of urine-based screening for sexually transmitted diseases? *Arch Pediatr Adolesc Med* 1999;153:119–125.

Smith K, Harrington K, Wingood G, et al. Self-obtained vaginal swabs for the diagnosis of treatable sexually transmitted diseases in adolescent girls. *Arch Pediatr Adolesc Med* 2001;155:676–679.

Spigarelli MG, Biro FM. Sexually transmitted disease testing: evaluation of diagnostic tests and methods. *Adolesc Med* 2004;15:287–299.

Tjiong MY, Out TA, Ter Schegget J, et al. Epidemiologic and mucosal immunologic aspects of HPV infection and HPV-related cervical carcinoma in the lower female genital tract: a review. *Int J Gynecol Cancer* 2001;11:9.

U.S. Preventive Services Task Force. Behavioral counseling to prevent sexually transmitted infections: recommendation statement. *Ann Intern Med* 2008;149:491–496.

Widdice LE, Moscicki AB. Updated guidelines for Papanicolaou tests, colposcopy, and human papillomavirus testing in adolescents. *J Adolesc Health* 2008;43(Suppl 4):S41–S51.

Wilson J. Treatment of genital warts: what's the evidence? *Int J STD AIDS* 2002;13:216.

Wilson TE, Hogben M, Malka ES, et al. A randomized controlled trial for reducing risks for sexually transmitted infections through enhanced patient-based partner notification. *Am J Public Health* 2009;99(Suppl 1):S104–S110.

Zimet GD, Mays RM, Fortenberry JD. Vaccines against sexually transmitted infections: promise and problems of the magic bullets for prevention and control. *Sex Transm Dis* 2000;27:49.

Capítulo 47

Amenorrea

Karen S. Vargo

En la valoración de la amenorrea en adolescentes es imprescindible que el médico aplique un enfoque sensible pero exhaustivo. Es crucial entender la función del eje hipotálamo-hipófisis-ovario (HPO, *hypothalamic-pituitary-ovarian axis*) y su efecto sobre el ciclo menstrual. Los diagnósticos diferenciales de amenorrea primaria y secundaria son muy similares, excepto por algunas alteraciones genéticas y anatómicas que causan amenorrea primaria.

La amenorrea primaria y secundaria se valoran de manera semejante: primero se hace un interrogatorio y una exploración física completos y se prosigue con una valoración de laboratorio. Con un enfoque metodológico, el pediatra podrá diagnosticar y tratar la mayoría de los casos de amenorrea.

DEFINICIÓN DE AMENORREA

La amenorrea primaria se define como:

- Falta de menarquia a los 15 años de edad en pacientes que, por lo demás, tienen crecimiento y desarrollo normales.
- Falta de menarquia y otros signos de la pubertad a los 13 años
- Falta de menarquia en los 3 años siguientes a la telarquia (desarrollo de botones mamarios).
- Otras situaciones en que se considera amenorrea primaria son: falta de menarquia a los 14 años cuando el interrogatorio y la exploración física indican un posible trastorno de la alimentación, exceso de ejercicio, hay hirsutismo o existe una probable anomalía u obstrucción del conducto genital.

Se define amenorrea secundaria como:

- Falta de menstruaciones durante más de tres meses en una paciente con menstruación bien establecida.

FISIOLOGÍA DEL CICLO MENSTRUAL

El eje HPO regula de manera directa el ciclo menstrual (**Fig. 47-1**). El hipotálamo secreta hormona liberadora de gonadotropina (GnRH, *gonadotropin-releasing hormone*) en pulsos, la cual estimula a la hipófisis para que secrete hormona estimulante del folículo (FSH, *follicle-stimulating hormone*) y

hormona luteinizante (LH, *luteinizing hormone*). Estas dos hormonas inducen la producción ovárica de estrógeno y progesterona que, a su vez, ejercen un efecto de retroalimentación negativa sobre la hipófisis y el hipotálamo.

FASES DEL CICLO MENSTRUAL

El ciclo menstrual se divide en tres fases (**Fig. 47-2**).

Fase folicular: Durante la menstruación, la baja concentración de estrógeno ovárico estimula la producción de FSH y el folículo completa su maduración estimulado por esta última hormona. La concentración de estrógeno aumenta al incrementarse su producción ovárica, lo que causa un efecto negativo en la producción de FSH y promueve la de LH. En la segunda mitad, el estrógeno estimula el crecimiento de endometrio.

Fase ovulatoria: En un punto crítico, la concentración de estrógeno estimula un pulso de GnRH, el cual estimula un aumento de LH que induce la ovulación. La concentración de LH aumenta a medida que la de estrógeno disminuye.

Fase luteínica: Corresponde al periodo de persistencia del cuerpo lúteo, que secreta progesterona y estrógeno. Estas hormonas aumentan el espesor y la vascularización del endometrio. Las concentraciones plasmáticas de LH y FSH disminuyen y, si no se produce la fecundación, el cuerpo lúteo involuciona en 14 días y las concentraciones de estrógeno y progesterona se reducen. Al disminuir los niveles de estas hormonas, el endometrio se necrosa y es expulsado por el proceso de la *menstruación*.

MENARQUIA Y CICLO MENSTRUAL DE LA ADOLESCENTE

La menarquia se inicia a una edad promedio de 12.5 años, cuyos límites varían de los 9 a los 16 años de edad. En la mayoría de los casos, la menarquia comienza un año después que la niña alcanza su máxima velocidad de desarrollo, y en un plazo máximo de 2 a 3 años después de la telarquia. Al llegar a la menarquia, casi todas las niñas ya consumaron 75% de su desarrollo puberal y completaron 90% de su potencial de crecimiento. Los primeros ciclos menstruales son anovulatorios. Por lo general, la ovulación inicia de

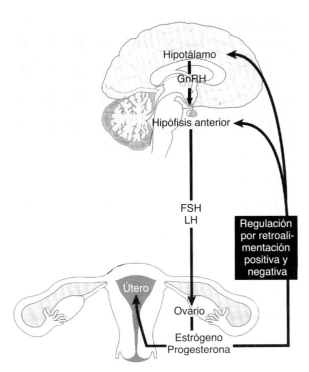

Figura 47-1 Eje hipotálamo-hipófisis-ovarios. FSH, hormona estimulante del folículo; GnRH, hormona liberadora de gonadotropina; LH, hormona luteinizante.

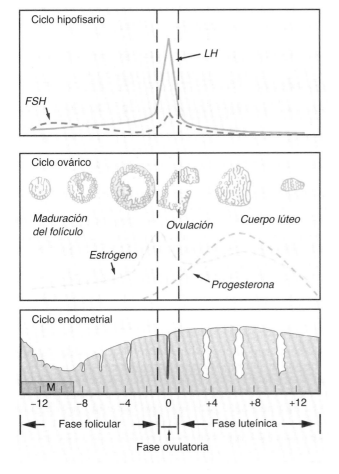

Figura 47-2 Fases del ciclo menstrual. FSH, hormona estimulante del folículo; LH, hormona luteinizante.

1 a 2 años después de la menarquia y es un reflejo de la sincronización y la maduración del eje HPO. Un periodo menstrual normal dura de 2 a 7 días y conlleva una pérdida de 30 a 40 mL de sangre, en promedio. La duración del ciclo varía de 21 a 45 días, pero casi siempre es constante en cada individuo.

ETIOLOGÍA DE LA AMENORREA

En la valoración de esta enfermedad (**tabla** 47-1) se deben considerar enfermedades que afecten el eje HPO, etiología genética, algún problema anatómico del conducto genitourinario o embarazo. Se detecta hipogonadismo hipogona-

TABLA 47-1
ETIOLOGÍA DE LA AMENORREA

Alteraciones hipotalámicas
  Retraso de desarrollo constitucional de la pubertad
  Tumores
  Insuficiencia aislada de GnRH
  Síndrome de Kallmann
  Enfermedad crónica
    Enfermedad intestinal inflamatoria
    Fibrosis quística
    Lupus eritematoso sistémico
    Diabetes
  Trastornos de la nutrición
    Anorexia nerviosa
    Bulimia nerviosa
    Obesidad
  Ejercicio extremo: ballet, gimnasia, carreras de larga distancia
  Estrés
  Abuso de sustancias
  Medicamentos
  Tumores
Alteraciones hipofisarias
  Prolactinoma
  Craneofaringioma
  Hipopituitarismo idiopático
    Infección del sistema nervioso central
Alteraciones ováricas
  Disgenesia gonadal (46,XX)
  Síndrome de Turner (45,XO)
  Insuficiencia ovárica
    Infecciones, radiación, quimioterapia
    Ooforitis autoinmunitaria
    Insuficiencia ovárica prematura congénita
Defectos estructurales o de órganos terminales
  Obstrucción del conducto genital
    Himen imperforado
    Tabique vaginal
  Síndrome de Asherman
  Agenesia de los conductos de Müller (46,XX): agenesia vaginal total o parcial
  Síndrome de insensibilidad a los andrógenos (46,XY)
Otras causas
  Embarazo
  Anticonceptivos hormonales
  Síndrome de ovario poliquístico
  Endocrinopatías
  Diabetes mellitus
  Enfermedad tiroidea: hipotiroidismo o hipertiroidismo
  Alteraciones suprarrenales

dotrópico (bajas concentraciones de FSH y LH) en casos de padecimientos que afectan el hipotálamo y la hipófisis; en cambio, se desarrolla hipogonadismo hipergonadotrópico (altas concentraciones de FSH y LH) en enfermedades que afectan el ovario. En estados eugonadotrópicos, las concentraciones de FSH y LH son normales.

Enfermedades hipotalámicas

Cualquier afección que conlleve deficiencia de GnRH y ocasione *hipogonadismo hipogonadotrópico* puede causar amenorrea. Los trastornos de la alimentación, el ejercicio excesivo y el estrés psicosocial, son las causas más frecuentes de amenorrea hipotalámica en adolescentes, 2 a 3 años después de la menarquia. Se cree que la proteína leptina, que producen los adipocitos, desempeña una función crucial en la supresión de los pulsos de GnRH en pacientes con problemas que causan déficit de energía, como los trastornos de la alimentación y el ejercicio excesivo. *Se llama "tríada de la mujer atleta" al trastorno de alteración alimenticia o baja ingesta de energéticos, amenorrea y osteoporosis.*

Otras afecciones que causan deficiencia de GnRH son los tumores hipotalámicos, la insuficiencia aislada de GnRH y el síndrome de Kallmann. Este último es una mutación genética por la cual las neuronas del sistema olfatorio y de la GnRH no logran migrar al hipotálamo durante el desarrollo fetal; esto causa deficiencia de GnRH y anosmia.

Toda clase de enfermedades crónicas (como enfermedad intestinal inflamatoria, fibrosis quística, lupus eritematoso sistémico y diabetes tipo 1) también pueden causar deficiencia de GnRH.

El retraso constitucional de la pubertad es más frecuente en niños que en niñas, pero en ellas propicia amenorrea primaria. El retraso se caracteriza por desaceleración en el crecimiento, a veces con estatura baja transitoria y retraso de la edad ósea. Por lo regular, hay antecedentes en parientes o hermanos. El diagnóstico es por exclusión, de modo que se deben tratar de descartar otras causas de hipogonadismo hipogonadotrópico.

Enfermedades hipofisarias

Tumores hipofisarios como prolactinomas y craneofaringiomas pueden originar *hipogonadismo hipogonadotrópico* causal de amenorrea. Los prolactinomas son tumores (con frecuencia microadenomas) de la hipófisis anterior que originan altas concentraciones de prolactina, la cual interfiere con las pulsaciones de GnRH. En muchos casos, se produce galactorrea.

Los craneofaringiomas son tumores que nacen en la silla turca y a veces causan cambios en la visión, cefaleas o trastorno de conducta. Otros padecimientos hipofisarios son el hipopituitarismo idiopático y los antecedentes de infección del sistema nervioso central.

Los tratamientos antipsicóticos con risperidona (un antipsicótico atípico) llegan a provocar altas concentraciones de prolactina al anular el efecto de la dopamina sobre la secreción de prolactina. Los tratamientos antidepresivos con inhibidores de la recaptación de serotonina e inhibidores de la monoaminooxidasa también propician incrementos en la concentración de prolactina.

Enfermedades ováricas

Algunas de estas afecciones producen insuficiencia ovárica o impiden el desarrollo de los ovarios y se clasifican como *hipogonadismo hipergonadotrópico;* se caracterizan por altas concentraciones de FSH y LH. La disgenesia gonadal es la causa más frecuente de amenorrea primaria y explica de 30 a 40% de los casos.

El síndrome de Turner origina la mayoría de los casos de disgenesia gonadal y es una de las alteraciones cromosómicas más frecuentes en humanos, con una frecuencia en niñas de 1 caso por cada 2 500 nacidas vivas. Se caracteriza por el cariotipo 45,XO, aunque hasta 50% de las niñas afectadas muestra algún mosaicismo (46,XX/45,XO). Las principales características de este síndrome son estatura baja, cuello membranoso, múltiples nevos, pecho amplio ("en escudo"), anomalías cardiacas (coartación de la aorta), anomalías renales (riñón en herradura) y disgenesia ovárica. Algunas pacientes con mosaico de Turner tienen ovarios funcionales muy pequeños que involucionan con el tiempo. Al principio, un reducido porcentaje de niñas afectadas produce suficiente estrógeno para estimular el desarrollo de mamas y otros rasgos sexuales secundarios.

La disgenesia gonadal femenina también llega a relacionarse con un cariotipo normal 46,XX. Algunas pacientes sufren amenorrea secundaria pero, en la mayoría de los casos, la disgenesia ovárica no permite el desarrollo de los rasgos sexuales secundarios y causa amenorrea primaria.

La insuficiencia ovárica prematura es un padecimiento ocasionado por el agotamiento de los folículos ováricos antes de los 40 años y afecta a 1% de todas las mujeres. Otras causas de insuficiencia ovárica son infecciones, radiación, alteraciones autoinmunitarias y quimioterapia.

Defectos estructurales o de órganos terminales

Cualquier tipo de obstrucción del conducto genital puede causar amenorrea. Con frecuencia, el himen imperforado (1 caso por cada 1 000 mujeres) o tabique genital transverso (1 caso por cada 80 000 mujeres) se manifiestan con dolor cíclico debido a la acumulación de sangre detrás de la obstrucción. En caso de himen imperforado, durante la exploración física se observa un himen abultado de color azul debido a la sangre atrapada en la vagina.

El síndrome de Asherman es una cicatriz iatrógena en el revestimiento interior del útero generalmente causada por un traumatismo durante un procedimiento de dilatación y curetaje o por una infección.

La agenesia de los conductos de Müller o síndrome de Mayer-Rokitansky-Kuster-Hauser consiste en una ausencia parcial o total de vagina, útero y trompas de Falopio, pero con ovarios normales. El cariotipo es 46,XX y afecta a 1 de cada 4 000 mujeres.

El síndrome de insensibilidad total a los andrógenos o síndrome de feminización testicular, es una alteración recesiva muy rara ligada a X a causa de una anomalía congénita en los receptores de andrógenos. Las personas afectadas tienen cariotipo 46,XY pero fenotipo femenino, ya que presentan grandes mamas y genitales externos femeninos; sin embargo, el útero termina en un fondo de saco ciego, con vello púbico escaso o nulo. La persona afectada tiene testículos inguinales o intraabdominales que, debido al riesgo de cáncer, es necesario extirpar después del desarrollo de las mamas y al alcanzar la estatura adulta.

Otras causas

En todos los casos de amenorrea primaria o secundaria se debe considerar un posible embarazo. Otras posibilidades son el uso de anticonceptivos hormonales y las endocrinopatías, como diabetes y enfermedad tiroidea o de las glándulas suprarrenales.

El síndrome de ovario poliquístico (PCOS, *policystic ovary syndrome*) es heterogéneo e incluye uno o más de las siguientes enfermedades: disfunción menstrual y ovulatoria, hiperandrogenemia, hirsutismo, ovarios poliquísticos y resistencia a la insulina; no se ha aclarado su etiología, pero se cree que se relaciona con resistencia a la insulina y metabolismo de andrógenos. Persiste el debate acerca de los criterios diagnósticos precisos para este mal, pero los lineamientos recientes de la Endocrine Society indican que es posible diagnosticar PCOS en adolescentes con base en los criterios de los National Institutes of Health (NIH) para hiperandrogenismo clínico o bioquímico (excluyendo otras causas) y oligomenorrea persistente. En relación con este padecimiento, las principales anomalías que se observan en el laboratorio son incrementos en las concentraciones de testosterona libre, sulfato de dehidroepiandrosterona (DHEA-S, *dehydroepiandrosterone sulfate*) y en el cociente LH/FSH. Es importante descartar otras causas de exceso de andrógenos, como hiperplasia suprarrenal congénita de inicio tardío, que se caracteriza por la concentración alta de 17-hidroxiprogesterona. Después del embarazo, el PCOS es la causa más frecuente de amenorrea secundaria. Cabe destacar que el PCOS también puede provocar amenorrea primaria.

VALORACIÓN DE LA AMENORREA

Interrogatorio

La valoración de amenorrea, primaria o secundaria, inicia con un interrogatorio detallado del crecimiento y desarrollo de la paciente (**tabla 47-2**). En el caso de la amenorrea primaria, hay que plantear preguntas específicas acerca la telarquia (desarrollo de botones mamarios), adrenarquia (crecimiento del vello púbico) y los periodos de crecimiento acelerado. Los detalles más importantes de los antecedentes menstruales son edad a la que se presenta la menarquia, frecuencia y duración de los periodos menstruales, aparición de dismenorrea y cambios en las mamas relacionados con los periodos menstruales. Se debe interrogar acerca de alteraciones crónicas o enfermedades graves de la niñez, como una infección del sistema nervioso central. Los datos familiares deben incluir edad de hermanas al llegar a la pubertad y la menarquia, antecedentes de enfermedad psiquiátrica, estrés ambiental, pérdidas de peso recientes, medicamentos administrados o drogas. Se debe obtener una historia dietética detallada y analizar imágenes corporales que podrían indicar trastorno de la alimentación; hábitos de ejercicio extremo y participación en deportes de competencia. En privado, se interrogará a la adolescente sobre su actividad sexual pasada y presente. Es necesario hacer preguntas sobre signos de exceso de andrógenos o virilización, como acné e hirsutismo, y también sobre galactorrea.

Exploración física

Es necesario revisar los signos vitales de la paciente en busca de hipotermia, bradicardia, taquicardia o anomalías de la

TABLA 47-2

VALORACIÓN DE LA AMENORREA: INTERROGATORIO

Crecimiento y desarrollo puberales
Antecedentes menstruales
Antecedentes personales patológicos
    Enfermedades de la niñez
    Enfermedad crónica
Antecedentes familiares
    Edades de crecimiento y desarrollo de los progenitores
    Edad a la que se presentó la menarquia en madre y hermanas
Trastorno psiquiátrico
Estrés ambiental
Medicamentos
Abuso de sustancias
Dieta
Hábitos de ejercicio
Antecedentes sexuales
Antecedentes de exceso de andrógenos
Galactorrea

presión arterial, frecuentes en estados como los de trastorno de la alimentación o enfermedad tiroidea (**tabla 47-3**). Deben marcarse estatura, peso e índice de masa corporal en gráficas de crecimiento, además de valorar la conformación corporal y el grado de madurez sexual de las mamas y el vello púbico de la paciente. Es preciso buscar signos de exceso de andrógenos, como acné o hirsutismo, que se hallan por lo regular en casos de PCOS. En una paciente por lo demás madura y sana, la falta de vello axilar y púbico es un posible signo de insensibilidad total a los andrógenos. Debe palparse con cuidado la glándula tiroides para valorar hipertrofia o nódulos y revisar el abdomen en busca de masas o embarazo y las ingles para ver si albergan testículos inguinales. Debe practicarse un examen neurológico completo, con valoración de nervios craneales, incluso la función olfatoria, en busca del síndrome de Kallmann, así como un examen de campos visuales, que quizá sean anormales a causa de un tumor hipofisario. También deben revisarse con cuidado las mamas y verificar si hay galactorrea.

Por último, es necesario realizar un examen completo de los genitales externos para buscar signos de estrogenización de la mucosa vaginal, clitoromegalia (glande >0.5 cm) y permeabilidad de la vagina. Si no es posible realizar un examen con espéculo, una opción es insertar un hisopo húmedo

TABLA 47-3

VALORACIÓN DE LA AMENORREA: EXPLORACIÓN FÍSICA

Signos vitales: presión arterial, pulso
Gráficas de crecimiento: percentiles de estatura y peso corporal, índice de masa corporal
Clasificación de madurez sexual: etapa Tanner de mamas y vello púbico
Configuración corporal
Signos de hirsutismo o exceso de andrógenos
Palpación cuidadosa de tiroides, abdomen e ingles
Galactorrea
Examen neurológico: nervios craneales, campos visuales
Exploración pélvica: examen externo e interno con un espéculo o un hisopo humedecido

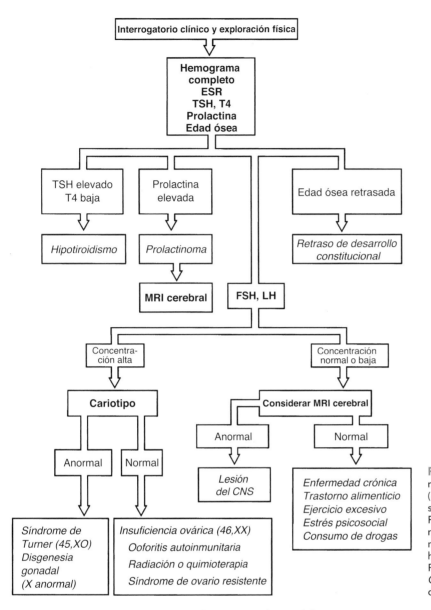

Figure 47-3   Amenorrea con retraso del desarrollo puberal. CNS, sistema nervioso central (*central nervous system*); ESR, velocidad de eritrosedimentación (*erythrocyte sedimentation rate*); FSH, hormona estimulante del folículo; LH, hormona luteinizante; MRI, imágenes de resonancia magnética (*magnetic resonance imaging*); TSH, hormona estimulante de la tiroides. (Adaptada de Pletcher, JR, Slap JB. Menstrual disorders. *Pediatr Clin North Am* 1999;46(3):513. Con autorización de Elsevier).

para valorar la profundidad del conducto vaginal, que debe ser de 7 a 8 cm en las pacientes pospúberes. Se practica un examen bimanual para verificar que hay útero y ovarios, además de ordenar una ecografía cuando no sea posible practicar el examen interno o haya duda acerca de alguna anomalía anatómica.

Valoración de amenorrea con retraso de la pubertad

Debe realizarse un interrogatorio detallado a la paciente (**tabla 47-2**), sobre el crecimiento y desarrollo pasados, problemas médicos anteriores o antecedentes de enfermedad sistémica, edad de familiares al ocurrir la pubertad y la menarquia, antecedentes dietéticos y hábitos de ejercicio de la paciente (**Fig. 47-3**). Es necesario realizar una exploración física completa, con atención específica en los puntos que se listan en la **tabla 47-3**. La valoración inicial de laboratorio (**tabla 47-4**) incluye recuento completo de eritrocitos y determinación de la velocidad de eritrosedimentación para descartar una posible enfermedad sistémica, como la enfermedad de Crohn.

TABLA 47-4

VALORACIÓN DE LA AMENORREA: ESTUDIOS DE LABORATORIO

Prueba de embarazo
Hemograma completo con cuenta diferencial
Velocidad de eritrosedimentación
Pruebas de función tiroidea
Prolactina
Hormona estimulante del folículo y hormona luteinizante
Cariotipo
Testosterona
Sulfato de dehidroepiandrosterona
17-hidroxiprogesterona
Glucosa en ayunas
Insulina en ayunas
Edad ósea
Ecografía pélvica
MRI pélvica/abdominal

MRI, imágenes de resonancia magnética.

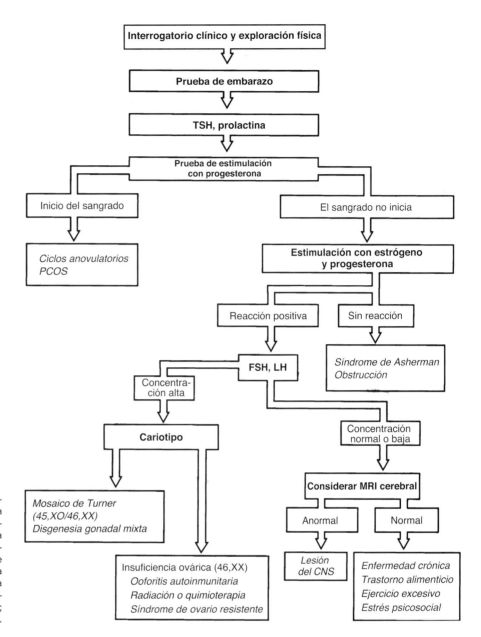

Figure 47-4 Amenorrea con desarrollo puberal normal. CNS, sistema nervioso central; FSH, hormona estimulante del folículo; LH, hormona luteinizante; MRI, imágenes de resonancia magnética; PCOS, síndrome de ovario poliquístico; TSH, hormona estimulante de la tiroides. (Adaptada de Pletcher, JR, Slap JB. Menstrual disorders. *Pediatr Clin North Am* 1999; 46(3):514. Con autorización de Elsevier).

También es necesario revisar los estudios de la función tiroidea y de la concentración de prolactina de la paciente. La determinación de la edad ósea está indicada para valorar el retraso del desarrollo constitucional de la pubertad. Una edad ósea con más de una desviación estándar por debajo de la edad cronológica, en un contexto de resultados normales en los estudios de laboratorio y la exploración física, es compatible con el retraso del desarrollo constitucional de la pubertad. Cuando todos estos valores son normales, es preciso medir las concentraciones de LH y FSH que sirven para distinguir si el problema es hipotalámico o hipofisario, o se debe a una enfermedad ovárica. En caso de *hipogonadismo hipergonadotrópico* (concentración de LH >40 UI/L y concentración de FSH >30 UI/L, ambas altas), se determina el cariotipo para diferenciar entre disgenesia gonadal e insuficiencia ovárica. Cuando las concentraciones de LH y FSH son normales, es necesario considerar las imágenes de resonancia magnética (MRI) cerebrales para descartar lesiones en el sistema nervioso central. Con frecuencia, el interrogatorio y la exploración física permiten detectar signos de enfermedad crónica, algún trastorno de la alimentación, ejercicio excesivo o consumo de drogas, los cuales pueden causar retraso de la pubertad y amenorrea.

Valoración de amenorrea con desarrollo puberal normal

Se debe realizar un interrogatorio detallado y una exploración física completa, incluyendo genitales **(Fig. 47-4)**. Si no es posible valorar la permeabilidad de la vagina y la existencia de cuello uterino, está indicada una ecografía pélvica. Medir la concentración de testosterona y determinar el cariotipo suele ser útil para diferenciar entre agenesia vaginal parcial o completa (46,XX) y síndrome de insensibilidad a los andrógenos; (46,XY); en éste, la concentración de testosterona se halla en un nivel para el sexo masculino de normal a elevado, mientras que con agenesia vaginal se mantiene en valores normales para el sexo femenino. Es importante realizar una prueba de embarazo para la valoración de la amenorrea (tanto primaria como secundaria). Es preciso determinar la concentración de hormona estimulante de la tiroides (TSH, *thyroid-stimulating hormone*) para descartar una enfermedad tiroidea y medir la concentración de prolactina para excluir un prolactinoma. Si los resultados son normales, se procede a una prueba de estimulación con progesterona (10 mg diarios de acetato de medroxiprogesterona durante 10 días). El sangrado por agotamiento después de completar esta prueba es signo de estimulación adecuada de estrógeno sobre el endometrio y posibles ciclos anovulatorios, como sucede en el PCOS. Cuando no se logra el sangrado, se procede a una prueba de estimulación con un estrógeno y progesterona (0.625 a 1.25 mg de estrógeno conjugado durante 21 días, con adición de 10 mg diarios de acetato de medroxiprogesterona en los últimos 5 días). Si persiste la falta de hemorragia, significa que la cubierta interna del útero está dañada, como sucede en el síndrome de Asherman o con alguna obstrucción que se pasó por alto, como sería un tabique vaginal transverso. Si luego de la prueba de estimulación se inicia el sangrado, es necesario determinar las concentraciones de FSH y LH para diferenciar entre un problema del hipotálamo o la hipófisis o una alteración ovárica. Las concentraciones altas de FSH y LH (hipogonadismo hipergonadotrópico) son signo de disfunción ovárica. Se prosigue con la determinación del cariotipo para distinguir un mosaicismo de Turner o una disgenesia gonadal mixta de una insuficiencia ovárica. Cuando las concentraciones de FSH y LH son normales o bajas (*hipogonadismo hipogonadotrópico*), deben revisarse las observaciones del interrogatorio y la exploración física en busca de indicios de alguna enfermedad crónica, trastorno de la alimentación, estrés o abuso de sustancias ilícitas. Si hay cefalea, vómito, cambios en la visión o galactorrea, se considera una MRI cerebral para descartar lesiones en el sistema nervioso central.

Valoración de amenorrea con hirsutismo y desarrollo puberal normal

Debe realizarse un interrogatorio detallado y preguntar acerca del inicio del hirsutismo, el acné o los cambios de peso corporal (**Fig. 47-5**), también sobre antecedentes familiares de alteraciones androgénicas, infertilidad, patrón masculino de calvicie en algún familiar del sexo femenino, enfermedad cardiovascular o diabetes tipo 2. Es importante practicar una exploración física para determinar las proporciones corporales y buscar signos de virilización, como acné, hirsutismo, clitoromegalia y calvicie de patrón masculino. Después de descartar un embarazo, deben medirse las concentraciones de TSH, prolactina y FSH. Las anomalías con cualquiera de estas hormonas propician incremento de la concentración de andrógenos. Se miden las concentraciones de testosterona libre y total, así como la de DHEA-S, para descartar un tumor suprarrenal productor de andrógenos y, temprano en la mañana, se mide la concentración de 17-hidroprogesterona para descartar una hiperplasia suprarrenal de inicio tardío. Cuando los resultados son normales debe realizarse

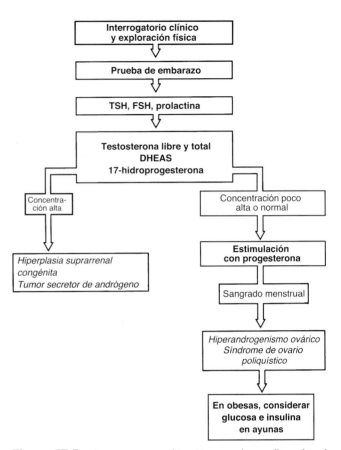

Figura 47-5 Amenorrea con hirsutismo y desarrollo puberal normal. DHEA-S, sulfato de dehidroepiandrosterona (*dehydroepiandrosterone sulfate*); FSH, hormona estimulante del folículo; TSH, hormona estimulante de tiroides. (Adaptada de Pletcher, JR, Slap JB. Menstrual disorders. *Pediatr Clin North Am* 1999; 46(3):514. Con autorización de Elsevier).

una prueba de estimulación con progesterona, si se inicia el sangrado por agotamiento en respuesta a esta prueba, significa que la causa probable de la amenorrea es el PCOS. Si la paciente es obesa y tiene signos de acantosis *nigricans*, cabe considerar la medición en ayunas de la glucemia y la concentración de insulina o una prueba de tolerancia a la glucosa de 2 horas para descartar diabetes tipo 2.

PRINCIPIOS TERAPÉUTICOS

Los objetivos del tratamiento de la amenorrea son identificar y tratar el problema causal, restaurar el ciclo ovulatorio, corregir la estimulación estrogénica cuando esté indicado mediante progesterona cíclica o anticonceptivos orales y, cuando sea necesario, administrar tratamiento de restitución de estrógenos. El tratamiento para enfermedades como el retraso del desarrollo constitucional consiste en dar confianza a la paciente y mantener una vigilancia regular. Las anomalías estructurales, como himen imperforado y tabique vaginal transverso, requieren cirugía.

El PCOS se aborda con cambios en el estilo de vida y medicamentos. Los objetivos del tratamiento de este síndrome son regular el ciclo menstrual, prevenir la hiperplasia endometrial, tratar el hirsutismo, aliviar el acné y aminorar el riesgo de diabetes mellitus. En varios estudios se ha demostrado que la reducción de peso corporal y el ejercicio alivian la resistencia a la insulina y disminuyen la concentración sérica de andrógenos. A veces, también está indicada una combinación de anticonceptivos orales, antiandrógenos, sensibilizadores a la insulina y agentes reductores de lípidos.

En el caso de otras anomalías endocrinas, como insuficiencia ovárica, hiperplasia suprarrenal congénita y síndrome de Turner, la mejor opción terapéutica es solicitar la valoración de un endocrinólogo. En himen imperforado y tabique vaginal transverso el tratamiento definitivo es una cirugía. Los casos de agenesia de los conductos de Müller y síndrome de insensibilidad a la insulina requieren tratamiento multidisciplinario. En pacientes con agenesia de los conductos de Müller e insensibilidad a los andrógenos una posibilidad es practicar una cirugía serial de dilatación de la vagina para crear una neovagina, bajo la supervisión de un ginecólogo. Las pacientes con síndrome de insensibilidad a los andrógenos deben someterse, después de la pubertad, a resección quirúrgica de los testículos intraabdominales y probablemente la creación de una neovagina; la asesoría psicológica es benéfica para pacientes en esta situación.

EJERCICIOS DE REVISIÓN

PREGUNTAS

1. La valoración de amenorrea primaria está indicada si:

a) No se ha producido la menarquia a los 15 años, pero el crecimiento y desarrollo puberal son normales.

b) No se ha producido la menarquia ni hay desarrollo de mamas ni vello púbico a los 13 años.

c) La menarquia no se ha producido en los cinco años siguientes al principio del desarrollo puberal.

d) Todos los casos anteriores.

Respuesta

La respuesta es d). Todas las circunstancias mencionadas requieren valoración por amenorrea primaria. La amenorrea secundaria se define como falta de periodos menstruales por más de 3 meses en una paciente con menstruación ya establecida.

2. En casos de retraso del desarrollo constitucional de la pubertad, el estudio que dará resultados anormales es:

a) Edad ósea.

b) Concentración de TSH.

c) Velocidad de eritrosedimentación.

d) Concentración de prolactina.

Respuesta

La respuesta es a). El retraso del desarrollo constitucional en la pubertad se caracteriza por retraso de la menarquia, estatura baja, resultados negativos en la revisión de sistemas y datos normales en la exploración física. Son frecuentes los antecedentes familiares con el mismo problema. Se obtienen resultados normales en estudios de laboratorio que incluyen hemograma completo, velocidad de eritrosedimentación, estudios de la función tiroidea y concentración de prolactina; por lo regular, la edad ósea está retrasada de 2 a 4 años en comparación con la edad cronológica. El diagnóstico es

de exclusión y el tratamiento consiste en dar confianza a la paciente.

3. El estudio inicial más importante en la valoración de la amenorrea es:

a) Concentración de LH.

b) Prueba de estimulación con progesterona.

c) Prueba de embarazo.

d) Concentración de prolactina.

Respuesta

La respuesta es c). La prueba de embarazo es el estudio inicial de laboratorio más importante para una valoración de amenorrea primaria o secundaria y desarrollo puberal normal.

4. Una adolescente de 14 años llega a su consultorio para una valoración por amenorrea primaria. A la exploración física observa que está en el quinto percentil por estatura y peso corporal. No se aprecian signos de desarrollo puberal y presenta cuello membranoso, pezones muy separados, implantación baja del cabello y quintos metacarpianos cortos. Con base en la exploración física, usted considera probable el diagnóstico de:

a) Hiperplasia suprarrenal congénita.

b) Síndrome de ovario poliquístico.

c) Síndrome de Turner.

d) Hipotiroidismo.

Respuesta

La respuesta es c). El síndrome de Turner se caracteriza por el cariotipo 45,XO. Sus principales manifestaciones son estatura baja, pecho amplio, pezones muy separados, cuello membranoso, disgenesia ovárica, hipoestrogenemia, inmadurez sexual y amenorrea. La paciente tiene vagina y útero, pero inmaduros. En distintas pacientes con mosaicismo de Turner (45,XO/46,XX) es posible hallar diversas manifestaciones del síndrome, según la cantidad de tejido ovárico cortical funcional. Por lo general, las mujeres con PCOS sufren amenorrea secundaria y tienen signos de hiperandrogenismo, como acné o hirsutismo. A veces, la hiperplasia suprarrenal congénita y el hipotiroidismo se manifiestan con amenorrea primaria, pero tales pacientes no tienen los signos característicos del síndrome de Turner.

5. Se atiende a una estudiante universitaria de 18 años que tiene el antecedente clínico de amenorrea secundaria de un año de duración. Informa que se siente feliz en su universidad y que está realizando un buen trabajo escolar. Su estatura y peso corporal están en el 5% por edad; a la exploración física se obtienen resultados normales, sin signos de hiperandrogenismo. Se le realizó una prueba de embarazo con resultado negativo y sus concentraciones de TSH y prolactina fueron normales. Luego de practicarle una prueba de estimulación con progesterona (10 mg diarios de acetato de medroxiprogesterona durante 10 días) no se logró restablecer el sangrado menstrual. El siguiente paso en su valoración sería:

a) MRI cerebral.

b) Ecografía pélvica.

c) Determinación del cariotipo.

d) Prueba de estimulación con estrógeno y progesterona.

Respuesta

La respuesta es d). El hecho de que no se haya restablecido el sangrado menstrual con una prueba de estimulación con progesterona indica que la paciente no produce estrógeno suficiente. Por tanto, el siguiente paso es una prueba de estimulación con estrógeno y progesterona; si con esto se consigue el sangrado, se confirma la falta de producción de estrógeno. Se deben medir las concentraciones de LH y FSH para distinguir si se trata de un problema central a nivel del hipotálamo o la hipófisis (baja concentración de LH y FSH) como un trastorno alimenticio o un problema ovárico (altas concentraciones de FSH y LH). Cuando no se logra el sangrado menstrual después de esta última prueba, significa que existe la formación de una escara en la cubierta interior del endometrio o una obstrucción que ha pasado desapercibida.

6. En la paciente de la pregunta anterior se logró la menstruación después de una prueba de estimulación con estrógeno y progesterona. En nuevos estudios se detectaron altas concentraciones de FSH y LH, compatibles con hipogonadismo hipergonadotrópico; el siguiente paso para precisar el problema debe ser:

   a) MRI cerebral.
   b) Ecografía pélvica.
   c) Determinación de cariotipo.
   d) Determinación de la edad ósea.

Respuesta

La respuesta es c). Con el cariotipo es posible distinguir entre disgenesia ovárica (como en el mosaicismo de Turner [45,XO/46,XX]) y disgenesia gonadal mixta de la insuficiencia ovárica. La insuficiencia ovárica puede ser ocasionada por numerosos padecimientos, como ooforitis inmunitaria, parotiditis, quimioterapia o radiación.

7. Una paciente de 15 años llega a su consultorio con amenorrea secundaria de 12 meses. Informa que, en un esfuerzo por mejorar su rendimiento atlético, bajó 7 kg por consumir "comida saludable". La exploración física muestra que está muy delgada y que su estatura corresponde al percentil 50; su peso corporal ha disminuido desde el percentil 25, hace un año, hasta menos de 5%. El estudio que dará resultados anormales es:

   a) Concentración de prolactina.
   b) MRI cerebral.
   c) Concentración de TSH.
   d) Densidad ósea.

Respuesta

La respuesta es d). En esta paciente se aprecia la tríada de la mujer atleta: amenorrea, trastorno de la alimentación y osteoporosis. El estudio de sus huesos es el que con mayor probabilidad dará resultados anómalos. La tríada de la mujer atleta es más frecuente en adolescentes que participan en actividades como ballet, gimnasia y carreras de larga distancia, en quienes se priorizan la masa corporal magra y los entrenamientos de resistencia. La disminución de la pulsatilidad de la GnRH, aunada a otros cambios hormonales, afecta al eje hipotálamo-hipófisis-ovarios, de tal modo que ocasiona hipoestrogenismo. Para adolescentes con amenorrea secundaria, disminuir el ejercicio extenuante, incluso con aumento de peso, servirá para normalizar la menstruación.

8. Se atiende a una paciente de 16 años que requiere valoración por amenorrea primaria. El interrogatorio no revela nada importante, pero en la exploración física se ve que su estatura y peso corporal están a 50% de los percentiles y se halla en la etapa 5 de Tanner para mamas y vello púbico. Los genitales externos son normales, pero no se logra efectuar un examen digital de la vagina ni introducir un hisopo humedecido. El siguiente paso para la valoración de esta paciente debería ser:

   a) Una prueba de estimulación con progesterona.
   b) MRI cerebral.
   c) Ecografía de la pelvis.
   d) Determinar la concentración de testosterona.

Respuesta

La respuesta es c). Se detectó que la paciente no tiene vagina o tiene un saco vaginal ciego; es una alteración de agenesia vaginal o del conducto de Müller, también conocida como síndrome de Mayer-Rokitansky-Kuster-Hauser. Se trata de una anomalía ocasionada por falta de desarrollo de los conductos de Müller, de etiología desconocida. Con relativa frecuencia, este síndrome es causa de amenorrea primaria, ya que afecta a 1 de cada 4 000 niñas nacidas, por lo general, conlleva carencia de útero y trompas de Falopio, pero en raros casos el útero es normal. Los ovarios no son estructuras müllerianas y, por tanto, su función es normal. El diagnóstico diferencial incluye síndrome de insensibilidad a los andrógenos, tabique vaginal transverso en posición baja e himen imperforado. El siguiente paso en la valoración de esta paciente consiste en realizar estudios de imagen, sean de ecografía pélvica o de MRI, para tener una definición más clara del defecto. La concentración de testosterona permite diferenciar entre agenesia de los conductos de Müller e insensibilidad a los andrógenos.

9. Se atiende a una paciente de 17 años con el antecedente de menstruación irregular por tiempo prolongado y 4 meses de amenorrea. Niega cualquier otro cambio en su salud general. A la exploración física, se observa que la adolescente está en el 25% por estatura y bastante arriba de 100% por peso corporal. Tiene signos de hirsutismo, obesidad troncal y acantosis *nigricans*. La prueba de embarazo dio resultado negativo y las concentraciones de TSH, FSH, prolactina, DHEA-S y 17-hidroxiprogesterona son normales. Las concentraciones de testosterona libre y total son un poco altas. Se logró el sangrado menstrual con una prueba de estimulación con progesterona. El principal diagnóstico para esta paciente es:

   a) Hiperplasia suprarrenal congénita.
   b) Síndrome de ovario poliquístico.
   c) Ooforitis autoinmunitaria.
   d) Tumor secretor de andrógeno.

Respuesta

La respuesta es b). Lo más probable es que esta paciente sufra PCOS, una enfermedad frecuente y que ocasiona un alto porcentaje de los casos de amenorrea. Los lineamientos más recientes de la Endocrine Society recomiendan que se diagnostique PCOS con base en los criterios de los NIH para hiperandrogenismo clínico o bioquímico (luego de descartar otras causas) y oligomenorrea persistente:

- Amenorrea u oligomenorrea.
- Alta concentración de andrógenos en sangre o signos clínicos de hiperandrogenismo, como hirsutismo o acné.
- Descartar otras causas de irregularidades menstruales e hiperandrogenismo.

En el PCOS, el exceso de producción de andrógenos se origina en los ovarios, pero los andrógenos suprarrenales también influyen un poco. Cuando se detectan aumentos notables en la concentración sérica de andrógenos o el desarrollo rápido de signos de virilización es preciso considerar estudios para descartar un tumor secretor de andrógeno en ovarios o glándulas suprarrenales.

Desde el punto de vista clínico dicha enfermedad se caracteriza por sobrepeso u obesidad, hirsutismo y acné. Las adolescentes con PCOS están en mayor riesgo de sufrir diabetes tipo 2 y síndrome metabólico (resistencia a la insulina, hiperlipidemia e hipertensión). El PCOS se trata con una combinación de cambios en el estilo de vida (con ejercicio y reducción de peso) y medicamentos.

10. Otros estudios indicados para esta paciente son:
- a) Glucosa en ayunas.
- b) Insulina en ayunas.
- c) Lípidos en ayunas.
- d) Todos los anteriores.

Respuesta

La respuesta es d). En esta paciente, la acantosis *nigricans* plantea la necesidad de que también se le hagan valoraciones para detección de resistencia a la insulina y diabetes tipo II. La acantosis *nigricans* se describe como una coloración gris parduzca de la piel, por lo general en cuello, axilas, ingles y debajo de las mamas. Se desconoce la causa de esta decoloración, pero guarda estrecha correlación con resistencia a la insulina e hiperinsulinemia, en mujeres que padecen hiperandrogenismo. En esta paciente también se debe investigar una posible hiperlipidemia, que se detecta con frecuencia en mujeres con PCOS.

LECTURAS RECOMENDADAS

Golden N, Carlson J. The pathophysiology of amenorrhea in the adolescent. *Ann N Y Acad Sci* 2008;1135:163–178.

Gordon C. Functional hypothalamic amenorrhea. *N Engl J Med* 2010; 363:365–371.

Gray S. Menstrual disorders. *Pediatr Rev* 2013;14:6–18.

Legro RS, Arsalanian SA. Diagnosis and treatment of polycystic ovary syndrome: an Endocrine Society Clinical Practice guideline. *J Clin Endocrinol Metab* 2013;98:4565.

Marsh C, Grimstad F. Primary amenorrhea: diagnosis and management. *Obstet Gynecol Surv* 2014;69:603–612.

Nattiv A, Loucks AB, Manore MM, et al. American College of Sports Medicine position stand: the female athlete triad. *Med Sci Sports Exerc* 2007;39:1867–1882.

Peacock A, Alvi NS. Period problems: disorders of menstruation in adolescents. *Arch Dis Child* 2012;97:554–560.

Pletcher J, Slap GB. Menstrual disorders: amenorrhea. *Pediatr Clin North Am* 1992;46:505–518.

Rackow BW. Polycystic ovary syndrome in adolescents. *Curr Opin Obstet Gynecol* 2012;24:1–7.

Speroff L, Fritz MA. *Amenorrhea: clinical gynecologic endocrinology and infertility,* 7th ed. Philadelphia, PA: Lippincott Williams & Wilkins, 2005.

Timmreck L, Reindollar R. Contemporary issues in primary amenorrhea. *Obstet Gynecol Clin North Am* 2003;30:287–302.

Capítulo 48

SIMULACIÓN DEL EXAMEN DE CERTIFICACIÓN:
Medicina del adolescente

Veronica P. Issac y Camille Sabella

PREGUNTAS

1. Un niño de 15 años se presenta a consulta por pubertad retrasada, frecuencia cardiaca de 42/minuto y ortostasis. ¿Cuál es el diagnóstico *más* probable?

   a) Atleta bien entrenado.
   b) Diabetes mellitus dependiente de insulina de reciente inicio.
   c) Trastornos de la alimentación.
   d) Síndrome de taquicardia ortostática postural (POTS, *postural orthostatic tachycardia syndrome*).
   e) Enfermedad intestinal inflamatoria (IBD, *inflammatory bowel disease*).

Respuesta

La respuesta es c). La combinación de bradicardia (frecuencia cardiaca <60/minuto), ortostasis por hipotensión del pulso u ortostática y retraso de la pubertad, es más consistente con el diagnóstico de un trastorno de la alimentación. Junto con estos síntomas, casi siempre hay pérdida de peso. Sin embargo, es importante destacar que en el caso de un adolescente con trastorno de la alimentación que restringe su consumo calórico al inicio de la pubertad quizá tenga problemas para ganar peso o presente una "curva de crecimiento plana" con los síntomas consecuentes que tienen lugar antes de una pérdida de peso significativa. Un atleta bien entrenado que practica deportes en la escuela quizá tenga una frecuencia cardiaca en el espectro de los 50/minuto, pero no en los 40/minuto y menos en combinación con ortostasis. Los síntomas del niño no son consistentes con diabetes mellitus dependiente de insulina. Muchos pacientes con trastornos de la alimentación y ortostasis subsecuente se diagnostican de manera equivocada con POTS. El POTS incluye el cambio en la frecuencia cardiaca y en la presión arterial con el cambio de posición, pero la consecuencia suele ser taquicardia (no bradicardia), y no causaría retraso de la pubertad. Siempre es importante descartar IBD y otras enfermedades crónicas antes de hacer el diagnóstico de trastornos de la alimentación. La pubertad retrasada se observa con enfermedades crónicas como IBD, pero la bradicardia y la ortostasis no son típicas. El interrogatorio cuidadoso, velocidad de eritrosedimentación (ESR, *erythrocyte sedimentation rate*) normal y un hemograma completo son de ayuda para descartar una IBD.

2. ¿Cuál de los siguientes enunciados respecto al desarrollo psicológico del adolescente es *falso*?

   a) La aprobación parental para que un adolescente se separe de la familia permite que éste regrese psicológicamente a la familia más adelante.
   b) El grupo de compañeros es importante para la separación adolescente-parental.
   c) El grupo de compañeros tiene una influencia poderosa en la salud del adolescente y en conductas que no sean malsanas.
   d) La maduración puberal requiere ajustes en las funciones que desempeñan los miembros de una familia.
   e) Los adolescentes no consideran los puntos de vista o valores parentales sobre el sexo cuando toman decisiones acerca de su propia actividad sexual.

Respuesta

La respuesta es e). Los estudios muestran que los adolescentes toman en cuenta los puntos de vista de los padres y los valores familiares cuando deciden iniciar la actividad sexual. No obstante, también es cierto que los grupos de compañeros son muy influyentes. Esto solo refuerza la necesidad de que los padres garanticen que sus niños conozcan sus convicciones al respecto y de otros temas como el consumo de drogas y alcohol. En la adolescencia, una de las tareas más importantes es lograr que se identifiquen por sí mismos como individuos, separados de la familia, lo que permite que el adolescente regrese psicológicamente a la familia más adelante. El reconocimiento parental de esta tarea, al mismo tiempo que se les permite a los adolescentes cometer algunos errores en este proceso, mientras establecen límites amorosos, es muy importante.

3. Una joven de 15 años que tuvo su menarca a los 13 años se presenta por un problema de amenorrea desde hace 4 meses. Un mes antes de perder su menstruación, comenzó un "programa de salud" con un incremento en el consumo de frutas y vegetales, y 20 minutos de ejercicio diarios; ella ha perdido solo 1.5 kg. También informa que ha notado que su piel adquirió un "color naranja" en el último mes. ¿Cuál es la causa *más* probable de la amenorrea?

a) Amenorrea inducida por el ejercicio.

b) Inmadurez del eje hipotálamo-hipófisis-ovario.

c) Trastorno de la alimentación.

d) Síndrome de ovario poliquístico.

e) Hepatitis.

Respuesta

La respuesta es c). La combinación de amenorrea, pérdida de peso (junto con la incapacidad para ganar peso), consumo restringido y la probabilidad de carotenemia β por los antecedentes es muy consistente con el diagnóstico de un trastorno de la alimentación. Es improbable que la causa de este cuadro de amenorrea aislada sea el ejercicio, en vista de la cantidad limitada de actividad física del programa que sigue. Por lo general, la inmadurez del eje hipotálamo-hipófisis-ovario es la causa de las menstruaciones irregulares en el primer año después de la menarca y casi siempre se resuelve a los dos años. El síndrome de ovario poliquístico puede causar menstruaciones irregulares desde el principio, pero no explica los otros síntomas. El color naranja de la piel sin ictericia de la esclerótica y con antecedente de consumo excesivo de frutas y vegetales es consistente con carotenemia β y no con ictericia a causa de hepatitis. Es importante tener la capacidad de reconocer las secuelas médicas y la sintomatología de los trastornos de la alimentación debido a que parte de la enfermedad requiere grados de negación y autoengaño, y mientras algunos adolescentes están listos para pedir ayuda, otros no reconocen el error en que incurren con sus conductas.

4. ¿Cuál de los siguientes enunciados respecto al desarrollo cognitivo del adolescente es *falso*?

a) El pensamiento concreto caracteriza al adolescente inicial.

b) La experiencia y el ambiente pueden influir de manera sustancial en el desarrollo cognitivo.

c) El adolescente inicial no relaciona con facilidad la causa y el efecto del comportamiento con la salud.

d) El adolescente mayor no es capaz de tener un razonamiento abstracto.

e) El concepto del adolescente sobre la inmortalidad influye en su comportamiento de asumir riesgos.

Respuesta

La respuesta es d). El adolescente mayor *es* capaz de tener un razonamiento abstracto, y es una de las características que lo diferencian del adolescente de las etapas iniciales, quien se caracteriza por un pensamiento concreto incapaz de comprender los conceptos más abstractos y las consecuencias a largo plazo en toda su dimensión. La experiencia y el ambiente influyen de manera sustancial en el desarrollo cognitivo, de manera que hay variación en términos de tasas de desarrollo cognitivo y capacidad de abstraerse. Al adolescente más joven le cuesta trabajo relacionar causa y efecto respecto al comportamiento con la salud. Por ejemplo, pese a las advertencias que se proporcionan acerca de las consecuencias a largo plazo de fumar, como el desarrollo de cáncer pulmonar o cardiopatía, tienden a responder mejor a consejos más directos u obvios como la manera en que fumar afectará su piel, decolorará sus dientes o causará dificultad para respirar en la medida que son consecuencias concretas que tienen un significado claro para ellos en ese momento. En esta etapa los adolescentes se sienten inmunes a los peligros, y con frecuencia hacen a un lado las recomendaciones de sus padres para entregarse a comportamientos que implican riesgos.

5. Una joven de 15 años es admitida en el hospital con anorexia nerviosa grave. Pesa 35 kg y tiene una estatura de 160 cm. Presenta bradicardia e hipotensión ortostática. El médico planea estabilizarla con recursos médicos y comienza por realimentarla. La anomalía electrolítica que tiene *más* probabilidad de presentarse durante la primera semana de su tratamiento es:

a) Hipercalcemia.

b) Hiperfosfatemia.

c) Hipocalcemia.

d) Hiponatremia.

e) Hipofosfatemia.

Respuesta

La respuesta es e). El electrolito primario comprometido en el síndrome de realimentación es la hipofosfatemia, aunque también ocurren hipopotasemia e hipomagnesemia. El principal riesgo de realimentar a un paciente con trastornos de la alimentación o una profunda insuficiencia nutricional de otra etiología es el síndrome de realimentación, síndrome que afecta a múltiples sistemas y tiene una causalidad multifactorial. Ocurre en pacientes con desnutrición significativa en las etapas iniciales del restablecimiento nutricional. Los pacientes que presentan desnutrición extrema tienen una masa cardiaca reducida que hace más difícil manejar el incremento del volumen sanguíneo circulante que se origina con la realimentación. Cuando los pacientes se "realimentan" y se introduce una carga de carbohidratos, se produce una oleada de insulina que, a su vez, desvía el fósforo y el potasio hacia el interior de la célula. Durante este proceso el fósforo comienza a incorporarse en tejidos de síntesis reciente, promoviendo el agotamiento de las reservas de fósforo. Los niveles de fósforo bajo resultantes van seguidos por el agotamiento del trifosfato de adenosina, lo cual deteriora más las propiedades contráctiles del corazón y puede conducir a una insuficiencia cardiaca congestiva, así como a arritmias. Algunos otros signos del síndrome de realimentación incluyen transaminasas hepáticas elevadas, disfunción de eritrocitos y leucocitos, edema periférico, acortamiento de la respiración por derrame pleural o pericárdico, y creatina fosfocinasa (CPK, *creatine phosphokinase*) elevada debida a rabdomiólisis. La prevención es determinante para evitar este síndrome. Es importante iniciar la realimentación oral con un consumo calórico bajo y luego incrementar la carga de manera gradual mientras se vigilan los niveles de los electrolitos y los signos del síndrome, al mismo tiempo que se evitan los líquidos intravenosos y el consumo excesivo de líquidos orales. Muchos programas también incorporan la suplementación de fósforo oral durante los primeros 5 días de la realimentación, ya que el nadir del fósforo se produce alrededor del día cinco.

6. Una joven de 17 años acude a su consultorio para una visita de supervisión de su estado de salud. Es sexualmente activa y ha tenido numerosos compañeros durante los pasados 6 meses. Una prueba de embarazo urinaria es negativa. ¿Qué microorganismos deben detectarse?

a) *Trichomonas vaginalis.*
b) *Gardnerella vaginalis.*
c) *Chlamydia trachomatis.*
d) Virus del herpes simple.
e) Virus del papiloma humano.

Respuesta

La respuesta es c). La infección asintomática por *C. trachomatis* es común en hombres y mujeres. Las secuelas graves de la infección que no recibió tratamiento son enfermedad pélvica inflamatoria (PID, *pelvic inflammatory disease*), embarazo ectópico e infertilidad. Se recomienda la detección anual de todas las mujeres con actividad sexual de 25 años de edad y menores, así como 3 a 6 meses después de cada nuevo compañero sexual. No hay datos suficientes para indicar la detección de rutina en varones con base en la confiabilidad y efectividad para el costo y eficacia, sin embargo, debe considerarse en hombres con riesgo alto de adquirir infecciones de transmisión sexual, como los adolescentes que se atienden en clínicas para tal efecto y aquellos que se encuentran en instalaciones penales. Las pruebas de amplificación de ácidos nucleicos (NAAT, *nucleic acid amplification tests*) son los métodos de detección más sensibles para demostrar una infección por *C. trachomatis* y es posible llevarlas a cabo en muestras de orina, endocervicales o vaginales en el caso de las mujeres, mientras que los especímenes de orina y, con menos frecuencia, uretrales, pueden utilizarse en los hombres.

7. Un joven de 16 años acude al servicio de urgencias con el antecedente de disuria y exudado ureteral mucopurulento de 3 días de duración. Ya tiene actividad sexual. La tinción de Gram del exudado uretral revela diplococos intracelulares gramnegativos. ¿Cuál es el tratamiento *más* adecuado?

a) Ciprofloxacina y doxiciclina.
b) Ceftriaxona y azitromicina.
c) Levofloxacina.
d) Cefoxitina y doxiciclina.
e) Trimetroprim-sulfametoxazol y metronidazol.

Respuesta

La respuesta es b). El joven que acaba de describirse tiene uretritis, como lo evidencia su exudado mucopurulento. Una tinción de Gram que muestra leucocitos es muy específica de uretritis. Los datos de bacterias intracelulares gramnegativas son específicos de uretritis gonocócica. De las opciones dadas, solo la combinación de ceftriaxona MÁS azitromicina es el tratamiento adecuado para una infección gonocócica. La resistencia significativa a las fluoroquinolonas es evidente en muchas partes de Estados Unidos y esta clase de antibióticos no es muy recomendable para el tratamiento de rutina de las infecciones gonocócicas. Los lineamientos terapéuticos actuales de las enfermedades por transmisión sexual (STD, *sexual transmitted diseases*) agregaron azitromicina al régimen terapéutico, independientemente de si existe una infección por *Chlamydia* concomitante, ya que se comprobó resistencia de los gonococos a las cefalosporinas.

8. Una joven de 17 años asiste al servicio de urgencias por un dolor abdominal bajo, náusea y vómito desde hace dos días. No presenta disuria ni alguna secreción anómala. El diagnóstico físico reveló una temperatura de 38.9°C, hipersensibilidad a la palpación en la mitad inferior del abdomen, con reflejo de defensa involuntario, sensibilidad al movimiento cérvico-uterino y sensibilidad en los anexos del lado izquierdo. Las pruebas urinarias de embarazo son negativas. ¿Cuál de las siguientes intervenciones es la *más* apropiada?

a) Manejo ambulatorio con antibióticos orales.
b) Ecografía pélvica.
c) Hospitalización para administrarle antibióticos intravenosos (IV).
d) Apendicectomía.
e) Biopsia endometrial.

Respuesta

La respuesta es c). Esta paciente tiene PID, que comprende un espectro de padecimientos inflamatorios del aparato genital femenino alto; es posible que incluya cualquier combinación de salpingitis, absceso tuboovárico y peritonitis pélvica. Se recomienda tratamiento empírico en mujeres que tienen actividad sexual o factores de riesgo para una infección de transmisión sexual, presentan dolor pélvico abdominal bajo, y tienen uno o más de los siguientes datos:

- Sensibilidad al movimiento cérvico-uterino.
- Sensibilidad uterina.
- Sensibilidad en los anexos.

Las pacientes con PID deben hospitalizarse si no es posible excluir una urgencia quirúrgica, si están embarazadas, cuando no responden a los antibióticos orales, en caso de que no exista la certeza de que cumplan con el régimen prescrito, y si presentan náusea, vómito, fiebre alta o un absceso tuboovárico.

Criterios adicionales útiles para el diagnóstico de PID:

- Temperatura oral mayor de 38.3°C.
- Exudado mucopurulento cervical o vaginal anormal.
- Leucocitos en un frotis de secreciones vaginales.
- ESR o proteína C reactiva (CRP, *C reactive protein*) elevadas.
- Datos de laboratorio que documentan *C. trachomatis* o *Neisseria gonorrhoeae*.

9. El *mejor* tratamiento inicial para la joven de la pregunta 8 es:

a) Cefoxitina intravenosa y doxiciclina oral.
b) Ceftriaxona intravenosa.
c) Trimetoprim-sulfametoxazol intravenosos y metronidazol oral.
d) Cefazolina intravenosa y azitromicina oral.

Respuesta

La respuesta es a). La cefoxitina parenteral y la doxiciclina oral son los regímenes terapéuticos preferidos para la PID. El cefotetán puede usarse para reemplazar la cefoxitina. El tratamiento de gonococos, clamidias y anaerobios se logra con este régimen y no por los otros esquemas listados.

10. Una joven de 16 años sexualmente activa se presenta a consulta por una secreción y malestar vaginales. El examen revela un exudado vaginal fétido, de color amarillo verdoso con burbujas y además irritación vulvar. Un frotis evidencia pH vaginal mayor de 4.5, microorganismos móviles y leucocitos. La paciente está afebril y no exhibe sensibilidad cérvico-uterina ni de los anexos y su examen abdominal es normal.

¿Cuál es el *mejor* régimen terapéutico?

a) Cefixima y azitromicina.
b) Cefoxitina y doxiciclina.
c) Fluconazol.
d) Metronidazol.
e) Trimetoprim-sulfametoxazol.

Respuesta

La respuesta es d). La secreción vaginal fétida y burbujeante, y el pH vaginal mayor de 4.5, microorganismos móviles y leucocitos, es característico de una infección por *T. vaginalis*. En consecuencia, el tratamiento más apropiado es el metronidazol.

11. Un joven de 16 años se presenta a consulta por una lesión dolorosa en el pene. También ha tenido fiebre y cefalea durante los pasados dos días. El examen revela una úlcera dolorosa y sensible de 2 cm en el cuerpo del pene. También tiene un ganglio linfático inguinal doloroso de 3 cm en el lado derecho. ¿Cuál es la prueba que tiene *más* probabilidad de revelar el diagnóstico?

a) Cultivo viral.
b) Pruebas rápida de la reagina plasmática y de absorción de anticuerpos treponémicos fluorescentes séricas
c) Cultivo de sangre.
d) NAAT para *N. gonorrhoeae*.
e) NAAT para *C. trachomatis*.

Respuesta

La respuesta es a). El diagnóstico diferencial de la lesión descrita en este paciente incluye una infección por herpes simple, chancroide, causado por *Haemophilus ducreyi* y sífilis. El virus del herpes simple y el chancroide se vinculan con lesión dolorosa y linfadenopatía sensible, en tanto que la sífilis causa lesión genital indolora y linfadenopatía insensible. *N. gonorrhoeae* y *C. trachomatis* no causan lesiones en la piel genital. Por consiguiente, el cultivo viral para el virus del herpes simple sería la mejor prueba diagnóstica.

12. ¿Cuál es la infección de transmisión sexual *más* prevalente entre adolescentes en Estados Unidos?

a) Gonorrea.
b) Clamidiasis.
c) Virus del papiloma humano (HPV, *human papillomavirus*).
d) Hepatitis B.
e) Virus del herpes simple.

Respuesta

La respuesta es c). La infección de transmisión sexual por HPV es la más prevalente entre adolescentes y adultos jóvenes en Estados Unidos. Cuando se utilizan las pruebas de ácidos nucleicos, 46% de mujeres jóvenes asintomáticas tiene evidencia de infección por el HPV; 1% de estas mujeres tiene verrugas genitales sintomáticas. En las mujeres, la infección se vincula con neoplasia intraepitelial cervical. El ACOG, así como la USPSTF y la American Cancer Society (ACS), recomiendan iniciar la detección con Papanicolaou a los 21 años, sin importar cuándo se inició la actividad sexual y otros factores de riesgo relacionados con el comportamiento.

13. Un enunciado *correcto* respecto a las vacunas del HPV es que éstas:

a) Son vacunas atenuadas vivas.
b) Suministran protección contra todos los serotipos del HPV.
c) Están aprobadas para usar en lactantes pequeños.
d) Se administran en un esquema de dos dosis.
e) Son más inmunógenas en el grupo etario de 9 a 15 años.

Respuesta

La respuesta es e). Las vacunas del HPV son producto de bioingeniería y no contienen DNA viral, en consecuencia, no son infecciosas. Están disponibles la vacuna cuadrivalente y nonavalente, y se usan de manera rutinaria. Los CDC han aprobado un esquema de dos dosis de HPV si la serie se inicia antes de los 15 años. Las dos dosis se dan cuando menos con una separación de 6 meses. El esquema previo de tres dosis se recomienda si la serie se inicia después de los 15 años; estas vacunas se recomiendan de manera rutinaria en todas las mujeres y hombres de 9 hasta 26 años de edad. Son más inmunógenas cuando se administran entre los 9 y 15 años.

14. Una joven de 15 años visita su consultorio para una supervisión de salud de rutina. Al obtener los antecedentes dietéticos, usted comprueba que ella mantiene una dieta vegana estricta. ¿Cuál suplemento dietético es *más* importante para recomendarle a esta joven?

a) Vitamina B$_{12}$.
b) Folato.
c) Vitamina C.
d) Vitamina A.
e) Vitamina E.

Respuesta

La respuesta es a). Los individuos que siguen una dieta vegana estricta están en riesgo de sufrir deficiencia grave de vitamina B$_{12}$. La vitamina B$_{12}$ se encuentra solo en productos de origen animal y, por consiguiente, los veganos deben obtenerla a través de suplementos o por el consumo de alimentos fortificados con dicha vitamina, como soya, leche, levaduras y cereales. Otras deficiencias de vitaminas y minerales que tienden a presentarse en individuos que llevan dietas veganas son la vitamina D, hierro, calcio y cinc.

15. Un joven de 16 años se presenta a su consultorio porque desde hace una semana padece dolor de garganta grave, fiebre y tumefacción bilateral del cuello. Se ha sentido fatigado y anoréxico durante las dos semanas pasadas. Su temperatura es de 38.6 °C, el pulso de 90/minuto, tiene una frecuencia respiratoria de 20/minuto y presión arterial de 120/60 mm Hg. Tiene agrandamiento simétrico y sensibilidad anterior y posterior de los ganglios cervicales e hipertrofia tonsilar bilateral con exudados grises. El extremo del bazo es palpable. ¿Para cuál de las siguientes complicaciones estaría justificado el tratamiento con corticosteroides?

a) Obstrucción de la vía respiratoria.
b) Encefalitis.
c) Hepatitis.
d) Trombocitopenia.
e) Leucopenia.

Respuesta

La respuesta es a). En el adolescente, las complicaciones de la mononucleosis infecciosa aguda son obstrucción de la vía respiratoria, hepatitis subclínica usual, encefalitis, encefalomielitis desmielinizante aguda, mielitis transversa, trombocitopenia leve a moderada y rara vez rotura del bazo. Los adolescentes que tienen afección de la vía respiratoria moderada o grave deben ser hospitalizados y utilizar corticosteroides para reducir la inflamación respiratoria. Los corticosteroides no se recomiendan en el tratamiento de las otras complicaciones de la mononucleosis infecciosa aguda.

16. Un joven de 16 años acude a su consultorio con sus padres para una valoración de rutina. Los padres dicen que ha tenido un rendimiento escolar deficiente y les preocupa que esté consumiendo drogas y alcohol. Ellos solicitan una "detección de drogas al joven". ¿Cuál es la medida *más* apropiada que debe tomar?

a) Solicitar una detección de drogas en orina incluso si el joven no está de acuerdo.
b) Realizar un interrogatorio confidencial al joven.
c) Efectuar una detección de drogas en orina solo con el consentimiento del joven.
d) Organizar una evaluación psicológica del joven.

Respuesta

La respuesta es b). El método más efectivo para detectar abuso de sustancias es realizar un interrogatorio confidencial, sin la presencia de los padres. Se ha demostrado que los adolescentes aceptan el uso de alcohol y drogas si se les garantiza la confidencialidad. En general, los médicos deben evitar la detección de drogas a solicitud de los padres ya que pueden afectar la relación médico-paciente y la sensibilidad y especificidad suelen ser deficientes. La detección de una enfermedad mental es apropiada antes de referirlo con un psicólogo.

17. Un niño de 11 años aparentemente sano asiste a su consultorio para una visita de rutina. El niño es nuevo en la consulta médica y no ha sido visto por otro profesional de la salud desde su visita preescolar a los 5 años. Al revisar su registro de inmunizaciones, usted advierte que ha recibido todas las vacunas, excepto la de varicela, y solo una dosis de la vacuna de sarampión, parotiditis-rubéola (MMR, *measles-mumps-rubella*). No tiene antecedentes de varicela clínica. Además de administrarle las vacunas Tdap, meningocócica y HPV, ¿cuál de las siguientes sería la *más* apropiada?

a) Las vacunas de MMR y contra la varicela, seguidas por una segunda dosis contra la varicela en tres meses.
b) Las vacunas de MMR y contra la varicela.
c) La vacuna de MMR.
d) La vacuna contra la varicela, seguida por una segunda dosis en 28 días.
e) La vacuna contra la varicela.

Respuesta

La respuesta es a). Dada la edad del niño y el hecho de que no recibió dos dosis de MMR y tampoco la vacuna contra la varicela (y no tiene antecedentes de varicela), es más apropiado administrarle una segunda dosis de vacuna de MMR y una contra la varicela. Debe administrarse una segunda dosis de vacuna contra la varicela con un intervalo mínimo de 3 meses en niños de 7 a 12 años (sin embargo, es aceptable si se administra cuando menos 4 semanas después de la primera dosis). Es necesaria la segunda dosis de MMR para brindar protección a 5% de los pacientes que no responden a la primera dosis de la vacuna.

18. ¿Cuál de los siguientes *no* es un criterio diagnóstico clínico de vaginosis bacteriana (BV, *bacterial vaginosis*)?

a) Un exudado homogéneo, delgado, blanco, que recubre de manera delicada las paredes vaginales.
b) Células clave (p. ej., células epiteliales vaginales tachonadas con cocobacilos adherentes) en el examen microscópico.
c) pH del líquido vaginal >4.5.
d) El olor a pescado de la secreción vaginal antes o después de agregarle KOH al 10% (es decir, la prueba del olor).
e) Cuello uterino afresado y secreción vaginal espumosa y delicada.

Respuesta

La respuesta es e). El cuello uterino afresado y una secreción espumosa son característicos de la tricomoniasis más que de la BV. El resto son criterios clínicos de BV. Deben presentarse 3 de 4 datos clínicos para hacer el diagnóstico de BV.

LECTURAS RECOMENDADAS

Brigham KS, Goldstein MA. Adolescent immunizations. *Pediatr Rev* 2009;30:47–56.

Campbell C, Peebles R. Eating disorders in children and adolescents: state of the art review. *Pediatrics* 2014;134:582–592.

Centers for Disease Control and Prevention. Sexually transmitted diseases treatment guidelines, 2015. *MMWR Recomm Rep* 2015;64(No. RR-3):1–137.

Centers for Disease Control and Prevention. Use of 9-Valent human papillomavirus (HPV) vaccine: updated HPV vaccination recommendations of the advisory committee on immunization practices. *MMWR* 2015;64(11):300–304.

Goldstein MA, Dechant EJ, Beresin EV. Eating disorders. *Pediatr Rev* 2011;32:508–521.

Markowitz LE, Dunne EF, Saraiya M, et al. Quadrivalent human papillomavirus vaccine: recommendations of the advisory committee on immunization practices (ACIP). *MMWR Recomm Rep* 2007;56(RR-2):1–24.

Sanchez-Samper X, Knight JR. Drug abuse by adolescents: general considerations. *Pediatr Rev* 2009;30:83–93.

Sanders RA. Adolescent psychosocial, social, and cognitive development. *Pediatr Rev* 2013;34:354.

Capítulo 49

Enfermedades de inmunodeficiencia hereditarias

Alton L. Melton, Jr.

Las enfermedades de inmunodeficiencia hereditarias representan defectos en la función inmunitaria normal que por lo común dan como resultado una susceptibilidad incrementada a la infección. Muchos de estos padecimientos se deben a mutaciones genéticas específicas, en las cuales se identifican genes y proteínas defectuosos. Aunque raras, estas alteraciones enseñan mucho acerca de la función inmunitaria normal y anormal.

La inmunodeficiencia debe sospecharse en pacientes con características inusuales de infecciones, como mayor frecuencia de éstas (p. ej., más de 10 infecciones bacterianas del oído por año), múltiples sitios de infección, microorganismos inusuales que las causan, incremento de la gravedad de las infecciones y manifestaciones o sitios de infección inusuales (p. ej., osteomielitis micótica). Además, muchas enfermedades de inmunodeficiencia se coheredan con padecimientos clínicos relacionados. Por último, la enfermedad de la función inmunitaria normal en ocasiones produce síntomas de enfermedad autoinmunitaria o maligna debido a la falta de vigilancia adecuada.

El sistema inmunitario normal consta de una compleja red celular, proteínas específicas como inmunoglobulinas, citocinas y receptores cuyo objetivo es reconocer microorganismos extraños o células alteradas y eliminarlos antes de que causen daño. Los linfocitos B y T constituyen el sistema inmunitario específico contra los antígenos; estas células cuentan con receptores especiales (inmunoglobulinas para las células B, receptores de células T) que reconocen secuencias peptídicas específicas en proteínas extrañas. Esa unión específica activa a las células para que secreten factores que ejercen sus propios efectos y, a su vez, activen fagocitos y proteínas del complemento, que constituyen gran parte del sistema inmunitario inespecífico, el cual requiere dirección y activación por parte del sistema inmunitario específico para que los fagocitos y el complemento realicen la fagocitosis

y la lisis celular. Se han descrito deficiencias inmunitarias en cada una de las cuatro categorías siguientes: deficiencias de células B o anticuerpos, inmunodeficiencias de células o mediadas por células T, alteraciones celulares fagocíticas y deficiencias de proteínas del complemento. De estas alteraciones de la función inmunitaria, las deficiencias de las células B o de inmunoglobulinas son las más comunes, en tanto que las deficiencias de proteínas del complemento son las menos frecuentes.

DEFICIENCIAS DE CÉLULAS B O INMUNOGLOBULINAS

Los linfocitos B producen inmunoglobulinas que sirven como receptores de la superficie celular y también se secretan hacia la circulación sistémica. La inmunoglobulina secretada realiza varias funciones: neutralización (unión a un agente infeccioso para evitar su penetración de la mucosa), opsonización (unión a un agente infeccioso para que la fagocitosis sea más efectiva), fijación de complemento por la inmunoglobulina M (IgM) e IgG (activación de la cascada de proteínas complementarias para causar citólisis y mejorar la opsonización) y muerte celular dirigida por anticuerpos mediante fagocitos (a través de receptores de inmunoglobulina en los fagocitos).

Las cinco clases de inmunoglobulina son IgG, IgM, IgA, IgD, IgE. La IgG tiene la concentración más alta en el suero y protege contra septicemia e infecciones tisulares profundas. La IgG es la única inmunoglobulina que cruza la placenta, de manera que los recién nacidos tienen concentraciones relativamente altas de ésta. La IgM se produce con menor eficiencia que otros tipos de inmunoglobulinas, pero es el anticuerpo producido durante la respuesta inmunitaria primaria, cuando se encuentra por vez primera un antígeno. La

IgM puede activar el complemento, al igual que la IgG. La IgM puede combinarse en una estructura pentamérica, conectada mediante una cadena J. La IgA es el anticuerpo secretorio principal y con frecuencia existe en las secreciones como un dímero. El dímero se conecta mediante la misma cadena J. La IgA secretoria está protegida por el componente secretorio derivado de las células epiteliales de la mucosa y, a su vez, protege las superficies mucosas de las vías respiratoria y digestiva de microorganismos invasivos. La IgD está presente en cantidades muy pequeñas, y su función es incierta en la respuesta inmunitaria, aunque se observa una concentración alta de IgD en un síndrome febril periódico específico. La IgE es la que tiene concentración más baja y se relaciona con enfermedades alérgicas.

Las deficiencias de inmunoglobulinas originan infecciones sinopulmonares recurrentes por bacterias encapsuladas de alto grado, que suelen ser agentes patógenos extracelulares. Los agentes patógenos intracelulares, como virus y hongos, causan pocos problemas, *con excepción de los enterovirus*. Por lo general, no se observa retraso notable del desarrollo, y los niños con estas deficiencias sobreviven hasta la adultez si se tratan de modo adecuado.

Las deficiencias específicas de células B incluyen la *agammaglobulinemia ligada a X*, también conocida como *agammaglobulinemia de Bruton*. En esta enfermedad *vinculada a X*, las infecciones piógenas graves recurrentes afectan vías respiratorias, piel, torrente sanguíneo, meninges y tejidos profundos. De manera habitual, la alteración se presenta a los 4 a 8 meses de edad, después la IgG adquirida vía placentaria se disipa. En esta enfermedad, las concentraciones de todos los tipos de inmunoglobulinas son bajas y en el torrente sanguíneo se identifican muy pocas células B. Las personas con la enfermedad tienen un alto riesgo de desarrollar una meningoencefalitis persistente por enterovirus, incluidos los ecovirus, los virus Coxsackie y los poliovirus. Con frecuencia, los tejidos linfoides de niños con agammaglobulinemia ligada a X son escasos o están ausentes debido a que faltan folículos corticales. El defecto fue rastreado hasta el gen de una tirosina cinasa específica, llamada *btk* o *tirosina cinasa de Bruton*. Esta enfermedad se trata con la administración intravenosa (IV) o subcutánea (SQ) regular de inmunoglobulina, que restituye a la IgG. Estos niños deben evitar entornos de cuidado diario en los que es común la transmisión de enterovirus.

La *inmunodeficiencia variable común* (CVID, *common variable immunodeficiency*), da como resultado un defecto similar en la función de los anticuerpos, pero por lo general se presenta en etapas tardías, sobre todo en la adultez. El patrón hereditario usual se reporta como autosómico recesivo. Las infecciones son similares a las relacionadas con la agammaglobulinemia ligada a X, pero la frecuencia y gravedad son más variables. Este grupo de enfermedades representa muchos defectos génicos diferentes, y algunos elementos de la desregulación inmunitaria podrían estar presentes en muchos de estos pacientes. Por esta razón, es elevado el riesgo de manifestar enfermedades autoinmunitarias como anemia hemolítica, neutropenia, trombocitopenia, alopecia areata, artritis y anemia perniciosa. La CVID también se trata con infusiones IV o SQ de inmunoglobulina. Éstas deben administrarse con precaución a pacientes que carecen de IgA

debido a que se han reportado casos en los que anticuerpos de IgG o IgE que se dirigen contra la IgA generan un riesgo de reacciones a la transfusión o anafilaxia durante la administración de la inmunoglobulina que contiene cantidades mínimas de IgA. También podría estar presente algún defecto en la inmunidad celular.

La *deficiencia selectiva de IgA* es la *inmunodeficiencia hereditaria más común*, y afecta a 1 de cada 700 a 1 000 personas. La mayoría de los pacientes con niveles bajos de IgA es asintomática, sin embargo, aquellos con niveles de IgA menores de 10 mg/dL son sintomáticos y padecen infecciones recurrentes. Es posible que ocurran infecciones sinopulmonares crónicas causadas por bacterias piógenas, pero por lo regular son mucho menos graves que aquellas de la agammaglobulinemia ligada a X o de la CVID; con esta deficiencia, las infecciones sistémicas son raras. Los pacientes con deficiencia de IgA tienen un alto riesgo de manifestar anticuerpos anti-IgA, lo cual propicia reacciones a la transfusión. Esta enfermedad *no* es sensible a la terapia de reposición con globulina gamma debido a que las preparaciones IV y SQ contienen solo cantidades mínimas de IgA.

La *deficiencia de la subclase IgG* podría ocurrir con deficiencia de producción de anticuerpos específicos. Se sabe que la IgG comprende cuatro subclases, de las cuales IgG_1 e IgG_3 responden mejor a antígenos proteínicos (p. ej., toxoide tetánico y diftérico) e IgG_2 e IgG_4 responden mejor a los antígenos polisacáridos (p. ej., componentes de la pared celular neumocócica); sin embargo, la superposición en la función es considerable. Los pacientes con inmunodeficiencia e infecciones sinopulmonares recurrentes con concentraciones bajas de las subclases de IgG carecen por lo general de títulos de anticuerpos específicos contra inmunógenos como los toxoides diftérico y tetánico y antígenos neumocócicos, o ambos. La importancia de un nivel aislado bajo de una subclase de IgG sin respuestas de anticuerpo específicas es incierta. Aquéllos que carecen de una respuesta de anticuerpos a los inmunógenos se benefician con la terapia con inmunoglobulina IV o SQ. *Se han identificado algunos pacientes con infecciones recurrentes y respuesta de anticuerpos alterada a inmunógenos, a pesar de los niveles normales de inmunoglobulina y de las subclases de IgG*.

En el *síndrome de hiper-IgM ligado a X*, no tiene lugar el cambio normal de isotipo de una respuesta de IgM primaria a una respuesta secundaria más eficaz de IgG, IgA o IgE. Como consecuencia, las concentraciones de IgM son altas y las de IgG, IgA e IgE son bajas o están ausentes; esta enfermedad fue rastreada hasta un defecto en una proteína de los linfocitos T colaboradores llamada CD 154 (*ligando CD40*). La interacción entre una molécula CD40 de la célula B y la CD 154 de la célula T colaboradora indica a la célula B que deje de producir IgM y produzca otras inmunoglobulinas. La deficiencia conduce a la producción persistente de anticuerpos ineficaces con las infecciones recurrentes resultantes. Una infección de rubéola congénita quizá provoque algunos casos. Los pacientes responden bien a la terapia con inmunoglobulina IV o SQ, ya que después muestran una reducción en sus concentraciones altas de IgM. Debido a que en realidad el defecto es en el linfocito T, podrían desarrollarse infecciones leves o de inicio tardío por protozoos, virus u hongos, y de manera notable una colangitis esclerosante por *Cryptosporidium*.

La hipogammaglobulinemia transitoria de la infancia se presenta con una concentración baja de IgG relacionada con infecciones respiratorias leves recurrentes que con frecuencia comienzan en el primer o segundo año de vida. De manera habitual, esto desaparece a los 4 a 6 años de edad, cuando la mayoría tiene respuestas normales de anticuerpos específicos. Tal vez, esto solo representa un retraso simple de la maduración.

ALTERACIONES DE LINFOCITOS T O INMUNIDAD MEDIADA POR CÉLULAS

Los linfocitos T realizan numerosas funciones en el sistema inmunitario. Las células T colaboradoras generan factores que mejoran la producción de inmunoglobulinas de las células B. Las células T citotóxicas eliminan directamente a las células infectadas por agentes patógenos intracelulares, como virus u hongos. Las células T rechazan cualquier material incompatible e injertado y actúan como un sistema de vigilancia inmunitaria contra la transformación maligna. Los linfocitos T son una de las fuentes principales de citocinas, que activan a los fagocitos y otros elementos del sistema inmunitario.

La inmunodeficiencia mediada por células produce infecciones recurrentes con agentes patógenos intracelulares que con alguna frecuencia son de naturaleza oportunista, como los virus, hongos y protozoarios. La diarrea y las infecciones gastrointestinales son comunes y causan retraso crónico del desarrollo y consunción. Como resultado de su relación con la infección crónica y la falta de vigilancia inmunitaria contra el cáncer, estas enfermedades son incompatibles con una vida larga. En muchos de estos padecimientos una combinación de defectos en la función de los linfocitos T y B provoca inmunodeficiencia de anticuerpos y es mediada por células. Las vacunas, en particular las que contienen virus vivos, no deben administrarse a niños con una afectación grave. Además, la transfusión de sangre no radiada que contiene linfocitos de donadores vivos conlleva el riesgo de enfermedad de injerto contra huésped letal. Por lo general, estos padecimientos se presentan en etapas tempranas, casi siempre dentro de los primeros tres meses.

El *síndrome de DiGeorge* es causado por dismorfogenia embrionaria de la tercera y cuarta bolsas branquiales. Esto origina ausencia o hipoplasia de la glándula timo y de las glándulas paratiroides; también se afecta la estructura del cayado aórtico y el corazón. Los pacientes se presentan con:

- *Hipocalcemia neonatal* secundaria a falta de glándulas paratiroides.
- *Cardiopatía congénita* (por lo general, una anomalía del cayado aórtico como una interrupción de este cayado, un tronco arterioso o cayado aórtico derecho).
- *Infección temprana, en especial candidiasis mucocutánea.*

La gravedad clínica varía de acuerdo con la cantidad de tejido tímico. Aunque la deficiencia se refiere casi siempre a los linfocitos T, también podría agregarse un deterioro funcional de las células B, con producción ineficiente de anticuerpos. En muchos pacientes, el padecimiento fue rastreado hasta identificar una deleción en el *cromosoma 22* (*22q11*). Los pacientes con anomalías de DiGeorge graves deben someterse a alguna forma de reconstitución inmunitaria, como un trasplante de médula ósea, células madre o timo fetal. La mayoría de los pacientes sufre una variante parcial que requiere observación cuidadosa y un tratamiento inespecífico.

La mayor parte de otros padecimientos inmunitarios mediados por células requiere una combinación de inmunodeficiencia de anticuerpos y mediada por células. El ejemplo más destacado es el de la *inmunodeficiencia combinada grave* (SCID, *severe combined immunodeficiency*). En realidad, esta designación comprende varias enfermedades diferentes, que ahora se caracterizan con base en sus perfiles celulares y defectos génicos específicos. Las alteraciones con números bajos de células T pero cantidad normal de células B (SCID T– B+) incluyen deficiencia de cadena gamma del receptor de la interleucina 2 (IL-2) ligada a X (más común), deficiencia de la cinasa 3 de Janus y deficiencia alfa del receptor de IL-7; SCID T– B– con deficiencia de desaminasa de adenosina (ADA, *adenosine deaminase*) y la deficiencia de los genes *RAG-1* y *RAG-2* activadores de la recombinasa; un defecto aislado en las células CD8 se observa en la deficiencia de ZAP-70.

Las características clave de estas alteraciones son:

- Todos dan como resultado falta de inmunidad mediada por células y de la función de los anticuerpos.
- Los niños son susceptibles a casi todos los agentes infecciosos, con diarrea temprana intratable, candidiasis, infección por citomegalovirus y neumonía por *Pneumocystis jiroveci*. A medida que la IgG materna disminuye, llegan a desarrollarse infecciones bacterianas graves.
- Los pacientes presentan linfopenia, hipoplasia tímica marcada e hipogammaglobulinemia.
- Existe riesgo de enfermedad de injerto contra huésped y neoplasias.
- La mayoría de pacientes muere dentro de los primeros dos años de vida por la secuela de infecciones o neoplasias, salvo que se logre un aislamiento estricto o la reconstitución inmunitaria.

La forma ligada a X es causada por un defecto en la cadena γ del receptor de IL-2, que es un defecto común de varios receptores de citocinas. La deficiencia de ADA es causada por un defecto en el sistema enzimático de la vía de rescate de las purinas. Los pacientes con SCID requieren trasplante de médula ósea para una supervivencia a largo plazo. Algunos pacientes con deficiencia de ADA también se benefician de un tratamiento de reposición de la desaminasa de adenosina.

El síndrome de *Wiskott-Aldrich* es una *enfermedad ligada a X* que se caracteriza por deficiencia parcial pero importante en los compartimientos inmunitarios del anticuerpo y mediado por células. Produce una tríada predecible:

- Eccema.
- Púrpura trombocitopénica grave.
- Infecciones recurrentes de todo tipo.

Con frecuencia, la esplenectomía es necesaria para controlar la trombocitopenia. Los pacientes tienen un alto riesgo de procesos *malignos linforreticulares*. Responden muy mal a los antígenos polisacáridos, y al parecer son susceptibles a infecciones como varicela. La ausencia de anticuerpos de grupo sanguíneo (isohemaglutininas) es un rasgo clásico de esta enfermedad.

La *ataxia-telangiectasia* es un padecimiento *autosómico recesivo* de la reparación cromosómica. Las mutaciones en los genes de las inmunoglobulinas y de los receptores de las células T no se reparan y conducen a la pérdida progresiva de la función inmunitaria. Las manifestaciones clínicas incluyen:

- Ataxia cerebelosa progresiva.
- Telangiectasia oculocutánea (**Fig. 44-1**).
- Infecciones recurrentes.
- Concentración alta de α-fetoproteína.

Por lo regular, el proceso patológico comienza con infecciones sinopulmonares recurrentes seguidas del desarrollo progresivo de infecciones de todo tipo. El padecimiento se relaciona con una *incidencia muy baja de enfermedad maligna linforreticular* en la segunda y tercera décadas de la vida. Las concentraciones *deficientes de IgA e IgE* se ven al inicio con pérdida progresiva de los otros tipos de inmunoglobulinas y de las respuestas inmunitarias mediadas por células.

El *síndrome de hiper-IgE* produce un cuadro clínico de:

- Abscesos cutáneos recurrentes.
- Anomalías dentales.
- Infecciones sinopulmonares, con estafilococos.
- Dermatitis crónica y rasgos faciales toscos.

El nivel de IgE es muy alto; las respuestas deficientes de anticuerpos específicos y la deficiencia de linfocitos T son otras características, pero se ven de forma más inconsistente. El defecto génico para varios pacientes con este padecimiento se siguió hasta el gen que codifica STAT-3.

En la actualidad, no se dispone de ningún tratamiento específico para enfermedades como el síndrome de Wiskott-Aldrich, ataxia-telangiectasia y síndrome de hiper-IgE que no sea el trasplante de médula ósea o células madre. Debido a que las deficiencias son solo parciales, la quimioterapia pretrasplante es necesaria.

ENFERMEDADES FAGOCÍTICAS

Los fagocitos como los neutrófilos, macrófagos, monocitos y células similares a macrófagos específicas de tejido, realizan muchas funciones inmunitarias en la dirección del sistema inmunitario específico. Los fagocitos exhiben quimiotaxis (migración dirigida hacia áreas de inflamación), adherencia a las paredes de los vasos sanguíneos, extravasación hacia el tejido inflamado, digestión enzimática y degradación oxidativa de bacterias. En pacientes con defectos de la función fagocítica, los recuentos de neutrófilos son muy altos o muy bajos, según el padecimiento específico. Estas enfermedades tienden a relacionarse con infecciones recurrentes de las vías respiratorias, piel y tejidos profundos; es factible que se formen abscesos en cualquiera de estos sitios. Los estafilococos suelen ser los causantes de estas infecciones, pero los microorganismos varían de acuerdo con la enfermedad. Es frecuente que haya ulceraciones bucales recurrentes y abscesos perirrectales.

La *enfermedad granulomatosa crónica* es la entidad mejor conocida en esta categoría. Se ha descrito que las *formas liga-*

das a X y *las autosómicas recesivas* son producto de defectos genéticos en el sistema del citocromo P-450 o en las proteínas citosólicas accesorias del sistema de la oxidasa del fosfato de dinucleótido de nicotinamida y adenina (NADPH, *nicotinamide adenine dinucleotide phosphate*) reducido. Los defectos deterioran el metabolismo oxidativo que se requiere para la generación de superóxido y peróxido. El resultado es una incapacidad para eliminar células engullidas que producen catalasa como *Staphylococcus aureus* y muchas otras bacterias y hongos sin relación aparente. *Son comunes los abscesos recurrentes cutáneos y del tejido profundo, osteomielitis micótica, neumonía (relacionada con neumatoceles y niveles hidroaéreos) y septicemia.*

Casi todos los pacientes padecen adenopatía significativa y hepatoesplenomegalia con formación generalizada de granulomas. Por lo común, las concentraciones de leucocitos son altas en el torrente sanguíneo y en los sitios de infección. Las mejores herramientas de diagnóstico son las pruebas de función oxidativa del fagocito, como la *prueba de reducción del colorante nitroazul de tetrazolio* (NBT, *nitroblue tetrazolium*) *y la valoración de la reductasa de dihidrorrodamina* (DHR, *dihydrorhodamine reductase*); esta última utiliza citometría de flujo, es más fácil de automatizar y mejor para la detección del estado de portador. La profilaxis con antibióticos con trimetoprim-sulfametoxazol y la profilaxis antimicótica con itraconazol se usan para reducir la frecuencia de infecciones. El otro tratamiento de elección es el interferón gamma recombinante, que mejora la función inmunitaria y evita la muerte prematura.

El *síndrome de Chédiak-Higashi* (CHS, *Chédiak-Higashi syndrome*) se caracteriza por una función granulocítica defectuosa e infecciones recurrentes, sobre todo por estafilococos. Se relaciona con albinismo oculocutáneo parcial. Por lo general, los gránulos grandes son evidentes en el citoplasma de los neutrófilos en el frotis sanguíneo. A menudo, la muerte por CHS se relaciona con una fase proliferativa que pone en riesgo la vida.

La *adherencia deficiente de los leucocitos* (LAD-1, *leukocyte adhesion deficiency*) se relaciona con infecciones recurrentes, en particular por estafilococos. Sin embargo, rara vez se forma pus en los sitios de infección debido a que los leucocitos no se adhieren a las paredes de los vasos sanguíneos o migran hacia las áreas de inflamación por falta de una molécula de adherencia específica de los neutrófilos (CD18 o LFA-1). Un interesante hallazgo clínico relacionado es el *antecedente de la separación retrasada del cordón umbilical*. Se ha descrito una LAD-2 que resulta de la producción defectuosa de sialil-Lewis-X, que evita la adherencia inicial a las células endoteliales mediante la unión de las moléculas de adherencia a la selectina E.

ENFERMEDADES POR DEFICIENCIA DE COMPLEMENTO

El sistema del complemento abarca una serie de proteínas séricas con numerosos efectos en el sistema inmunitario. Existe una cascada de proteínas en la que intervienen varios pasos de amplificación y reguladores; se les divide en tres componentes:

- La vía clásica, que incluye C1, C2, C4 y C3.
- Los factores B, D, P, H, I y C3 de la vía alterna.
- El complejo de ataque a la membrana, con los componentes C5, C6, C7, C8 y C9.

La vía clásica es activada por complejos inmunitarios y es probable que también participen en su procesamiento y eliminación antes de que cause lesión tisular. La vía alterna se activa mediante componentes bacterianos y tal vez contribuye a la eliminación bacteriana. El complejo de ataque a la membrana se activa a través de las vías clásica y alterna, y da como resultado citólisis. Además, las funciones de opsonización del componente C3b y de quimiotaxis del componente C5a mejoran la actividad celular fagocítica. Otros componentes (C3a, C4a y C5a) propician desgranulación mastocítica con fuga vascular.

Defectos en los componentes de la vía clásica, a saber, C1, C2 y C4, causan enfermedades parecidas a las del complejo inmunitario relacionadas con síntomas autoinmunitarios o similares al lupus y un mayor riesgo de infecciones sinopulmonares. Los defectos en la vía alterna y C3 causan infecciones piógenas recurrentes, que incluyen septicemias como las que se observan en las deficiencias de inmunoglobulina. *Las deficiencias de las proteínas del complejo de ataque a la membrana, en especial C5, C6, C7 y C8, se relacionan con infecciones recurrentes y graves por* Neisseria gonorrhoeae *y* Neisseria meningitidis. De todos los defectos del complemento, la deficiencia de C2 es la más común. Las proteínas reguladoras participan en la función del complemento, y la deficiencia del inhibidor de C1 causa angioedema hereditario. La deficiencia del factor acelerador de la desintegración causa hemoglobinuria nocturna paroxística. En general, no está indicado ningún tratamiento en los padecimientos por deficiencia del complemento. Se ha identificado una tercera vía de activación del complemento a través de la lectina de unión a manosa, y la deficiencia de ésta causa un incremento variable de la propensión a las infecciones bacterianas, que por lo general son más leves que con otros defectos de complemento.

DIAGNÓSTICO Y TRATAMIENTO DE INMUNODEFICIENCIAS HEREDITARIAS

Para diagnosticar inmunodeficiencias se requiere un interrogatorio cuidadoso, indagación de los antecedentes familiares, exploración física, así como también el conocimiento de las funciones cuantitativas y cualitativas de cada una de las partes componentes. En casos de deficiencia de inmunoglobulina, las mediciones cuantitativas de inmunoglobulinas, subclases de IgG y títulos de anticuerpos contra inmunógenos como la difteria, el toxoide tetánico y los neumococos, antes y después de la inmunización, proporcionan información valiosa. En casos de defectos de la inmunidad mediada por células es posible practicar la prueba cutánea de hipersensibilidad retardada en los pacientes mayores de 24 meses de edad; otras pruebas útiles incluyen una determinación de números y subconjuntos de células T, y una evaluación de la respuesta a mitógenos y antígenos de las células T. Otra opción es obtener un recuento completo de neutrófilos en la evaluación de los defectos fagocíticos. En la mayoría, aunque no en todos los casos, el recuento es alto o muy escaso. Las pruebas específicas de quimiotaxis de neutrófilos y generación de superóxido, NBT, DHR y mediciones de moléculas de adherencia a leucocitos por citometría de flujo ayudan a identificar enfermedades específicas. En las alteraciones del complemento, la prueba de complemento hemolítico sérico total (CH_{50}) detecta alteraciones de proteínas en la cascada de C1 a C9. En laboratorios especializados hay disponibles ensayos del complemento de la vía alterna.

En el tratamiento de inmunodeficiencias se usa el sentido común para identificar el sitio y la causa de una infección. Los esfuerzos para determinar el microorganismo causal y el sitio de la infección deben ser mucho más agresivos que en niños con la inmunidad normal. A menudo es necesaria la intervención quirúrgica para el drenaje de infecciones, biopsia o cultivo. La terapia apropiada e intensiva con antibióticos es esencial, y debe considerarse la cobertura de espectro más amplio hasta que se identifique el microorganismo infectante. En la SCID y los defectos de células T se requiere profilaxis para infección por *Pneumocystis*. En defectos de células B y en defectos fagocíticos, los antibióticos profilácticos suelen ser útiles. Es importante evitar vacunas de virus vivos en personas con inmunodeficiencias mediadas por células. Los pacientes con agammaglobulinemia de Bruton deben evitar infecciones por enterovirus. La vigilancia estrecha de signos de enfermedades relacionadas, como un padecimiento autoinmunitario y una neoplasia, es esencial. Los productos sanguíneos administrados a pacientes con inmunodeficiencias de células T y combinadas deben ser radiados y estar libres de citomegalovirus para reducir el riesgo de transmisión de una infección y hasta una enfermedad letal de injerto contra huésped. Se requiere administración cuidadosa de productos sanguíneos a pacientes con deficiencia de IgA y CVID debido al riesgo de reacciones anti-IgA. La simple reconstitución de la función inmunitaria normal mediante un trasplante de médula ósea o células madre corrige muchas alteraciones. Por último, debe tenerse en cuenta que en la mayoría de los pacientes con síntomas recurrentes de infección viral de vías respiratorias altas es muy probable que éstos representen una enfermedad alérgica común o una exposición frecuente, como en los centros de cuidado diario, y no por fuerza una deficiencia inmunitaria.

EJERCICIOS DE REVISIÓN

PREGUNTAS

1. Un niño de un año presenta otitis media recurrente, neumonía y sinusitis. La exploración física revela otitis media bilateral, pero no se palpa ningún ganglio cervical y las amígdalas no son visibles. Este cuadro es más compatible con un diagnóstico de:
- a) Deficiencia selectiva de IgA.
- b) Enfermedad granulomatosa crónica.
- c) Síndrome de DiGeorge.
- d) Agammaglobulinemia ligada a X.
- e) Deficiencia de complemento C2.

Respuesta

La respuesta es d). En la agammaglobulinemia ligada a X están ausentes todos los tipos de inmunoglobulina. Esta enfermedad se presenta durante el segundo semestre de vida con infecciones sinopulmonares recurrentes y septicemia. Debido a que no se produce ningún linfocito B, no se desarrollan folículos en el ganglio linfático, y los niños afectados tienen pocos ganglios palpables y poco tejido tonsilar a pesar de las infecciones recurrentes. La deficiencia selectiva de IgA es más leve y podría ser asintomática. Los folículos linfoides normales están presentes. La deficiencia de C2 se relaciona con enfermedades parecidas al lupus e infecciones recurrentes. El síndrome de DiGeorge afecta la inmunidad mediada por células y por lo general se presenta al momento de nacer o poco después. Quizá ocurran infecciones oportunistas con diarrea, emaciación y falta de crecimiento. Las anomalías endocrinas y cardiacas también son hereditarias. La enfermedad granulomatosa crónica es una alteración fagocítica que se caracteriza por abscesos frecuentes, neumonía e infección de los ganglios linfáticos. Por lo general, los ganglios linfáticos están agrandados.

2. La tríada de eccema, trombocitopenia e infecciones recurrentes se caracteriza por:

   a) Síndrome de Chédiak-Higashi.
   b) Síndrome de Wiskott-Aldrich.
   c) Hipogammaglobulinemia variable común.
   d) Síndrome de hiper-IgE.
   e) Deficiencia de ADA.

Respuesta

La respuesta es b). El síndrome de Wiskott-Aldrich es una inmunodeficiencia combinada con herencia ligada a X. La presentación clínica incluye eccema, trombocitopenia e infecciones recurrentes. En el síndrome de Chédiak-Higashi, las anomalías granulocíticas dan como resultado infecciones recurrentes; es factible observar albinismo oculocutáneo parcial. Los pacientes con hipogammaglobulinemia variable común suelen padecer infecciones bacterianas recurrentes y algunas veces enfermedad autoinmunitaria. Los pacientes con síndrome de hiper-IgE tienen rasgos faciales toscos, anomalías dentales, abscesos recurrentes y neumonías. La deficiencia de ADA es una forma de SCID relacionada con ciertas anomalías óseas e infecciones recurrentes.

3. Un niño de dos años se presenta con antecedentes de linfadenitis prolongada, neumonía cavitaria y organomegalia. La *mejor* prueba simple para diagnosticar su inmunodeficiencia es:

   a) CH$_{50}$.
   b) Medición cuantitativa de inmunoglobulina.
   c) Títulos de isohemaglutinina.
   d) Prueba cutánea de hipersensibilidad retardada.
   e) Valoración de reductasa de dihidrorrodamina.

Respuesta

La respuesta es e). El cuadro clínico de linfadenitis, organomegalia y neumonía cavitaria (debida presumiblemente a *S. aureus*) es característico de una alteración fagocítica, como la enfermedad granulomatosa crónica. La DHR detecta la capacidad oxidativa, que está ausente en la enfermedad granulomatosa crónica. La CH$_{50}$ detecta deficiencias de complemento. Las isohemaglutininas son anticuerpos reducidos en el síndrome de Wiskott-Aldrich. La prueba de hipersensibilidad retardada detecta inmunodeficiencia mediada por células. Las mediciones cuantitativas de inmunoglobulinas están disminuidas en las deficiencias de anticuerpos.

4. Las infusiones de interferón γ son de especial utilidad para pacientes con:

   a) Síndrome de hiper-IgM.
   b) Ataxia–telangiectasia.
   c) Enfermedad granulomatosa crónica.
   d) SCID.
   e) Adherencia deficiente de los leucocitos.

Respuesta

La respuesta es c). El interferón γ es el tratamiento de elección para la enfermedad granulomatosa crónica, ya que mejora la función de los granulocitos. El síndrome de hiper-IgM se trata con inmunoglobulina IV. La SCID requiere reconstitución inmunitaria, así como la ataxia-telangiectasia. La adherencia deficiente de los leucocitos podría requerir reconstitución inmunitaria o tratamiento con antibióticos profilácticos.

5. Después de su segundo episodio de meningitis meningocócica, la *mejor* prueba de detección de inmunodeficiencia en un paciente es:

   a) Medición cuantitativa de inmunoglobulina.
   b) CH$_{50}$.
   c) Determinación de subconjuntos de células T.
   d) Determinación de subclases de IgG.
   e) NBT.

Respuesta

La respuesta es b). Las infecciones recurrentes por *Neisseria* son características de una deficiencia de C5 a C9, que se detecta mediante CH$_{50}$. Las inmunoglobulinas cuantitativas detectan deficiencia de anticuerpos, lo mismo que las subclases de IgG, hasta cierto grado. Los subconjuntos de células T se usan para evaluar la inmunidad mediada por células, y la NBT y la DHR detectan la enfermedad granulomatosa crónica.

6. Un paciente requiere una transfusión sanguínea. ¿En qué afección debe radiarse la sangre?

   a) Enfermedad granulomatosa crónica.
   b) Síndrome de DiGeorge.
   c) Agammaglobulinemia ligada a X.
   d) Deficiencia selectiva de IgA.
   e) Deficiencia de C3.

Respuesta

La respuesta es b). Los pacientes con defectos en la inmunidad mediada por células, como SCID y el síndrome de DiGeorge, corren el riesgo de adquirir una enfermedad de injerto contra huésped cuando reciben productos sanguíneos sin radiar que contienen células T inmunorreactivas de donadores incompatibles. Los defectos funcionales de la inmunoglobulina, los fagocitos o los componentes del complemento no se relacionan con tal riesgo. Los pacientes con deficiencia selectiva de IgA podrían tener anticuerpos anti-IgA que causan reacciones a la transfusión. La radiación de la sangre no previene dicha reacción.

LECTURAS RECOMENDADAS

Ballow M. Approach to the patient with recurrent infections. *Clin Rev Allergy Immunol* 2008;34:129–140.

Bonilla FA, Geha RS. Primary immunodeficiency disease. *J Allergy Clin Immunol* 2003;111:S571–S581.

Bonilla FA, Khan DA, Ballas ZK, et al. Practice parameter for the diagnosis and management of primary immunodeficiency. *J Allergy Clin Immunol* 2015;136:1186–1205.

Buckley RH. Primary immunodeficiency diseases due to defects in lymphocytes. *N Engl J Med* 2000;343:1313.

Fischer A. Human primary immunodeficiency diseases: a perspective. *Nat Immunol* 2004;5:23–30.

Notarangelo LD. Primary immunodeficiencies. *J Allergy Clin Immunol* 2010;125:S182–S194.

Capítulo 50

Enfermedades infecciosas, parte I

Camille Sabella

El presente capítulo se refiere a las siguientes infecciones pediátricas:

- Infecciones gastrointestinales.
- Infecciones de la piel, tejidos blandos, huesos y articulaciones.
- Infecciones del sistema nervioso central (CNS, *central nervous system*).
- Neumonía.

INFECCIONES GASTROINTESTINALES

Los agentes bacterianos, virales y parasitarios causan infecciones gastrointestinales en lactantes y niños, que en ocasiones son afecciones leves y autolimitadas a graves y que ponen en riesgo la vida. La diferencia entre los diversos agentes patógenos que producen gastroenteritis infecciosa se basa en la comprensión de la epidemiología y las manifestaciones clínicas de la enfermedad causada por cada uno de estos. Este capítulo se enfoca en las características epidemiológicas, clínicas y consideraciones terapéuticas de las infecciones más importantes.

Infecciones bacterianas

Infección por Salmonella

Las infecciones por *Salmonella* no tifoidea se adquieren con más frecuencia al ingerir alimentos, leche o agua contaminados (**tabla 50-1**). Las aves de corral, los productos del cerdo, huevos y productos lácteos son los alimentos que tienen más probabilidad de contaminarse. Los reptiles infectados, como las tortugas e iguanas de mascota, también son importantes fuentes de infección en los lactantes y niños. Aunque la transmisión de persona a persona se produce por exposición en el hogar, la transmisión y los brotes externos en niños de guarderías son comunes. El periodo de incubación de la infección por *Salmonella* no tifoidea es de 6 horas a 4 días, y la incidencia de la infección es la más alta entre niños menores de cinco años.

Las presentaciones clínicas de las infecciones por *Salmonella* no tifoidea son las siguientes:

- Infección asintomática aguda.
- Gastroenteritis/enterocolitis aguda.
- Bateriemia con o sin infección focal.
- Fiebre entérica.
- Estado de portador crónico asintomático.

Debido al gran número de microorganismos (10^5 a 10^6) requeridos para causar una enfermedad sintomática, es probable que la infección asintomática sea más común. Por lo general, la gastroenteritis aguda se manifiesta con náusea, vómito, dolor abdominal tipo cólico, diarrea no sanguinolenta y fiebre. La diarrea sanguinolenta se observa si el microorganismo causante corresponde a un serotipo invasivo. Los síntomas se resuelven en 2 a 7 días en la mayor parte de los casos. La bacteriemia es más común en lactantes <1 mes de edad y en ocasiones se presentan sin síntomas gastrointestinales. Complicaciones focales como la osteomielitis y meningitis suceden en casi 10% de los niños bacteriémicos. La osteomielitis por *Salmonella* es más común en niños con hemoglobinopatías, mientras que la meningitis se produce casi de manera exclusiva en recién nacidos.

El estado de portador crónico asintomático no es raro después de una infección gastrointestinal por *Salmonella* y el tratamiento antimicrobiano en ocasiones prolonga el tiempo durante el cual se excreta el microorganismo.

La fiebre entérica (tifoidea) es causada por *Salmonella typhi* o *S. paratyphi*. Los seres humanos son los únicos reservorios conocidos de *S. typhi*. La infección se adquiere al ingerir alimentos o agua contaminados por heces humanas. En Estados Unidos, la mayoría de los casos de fiebre entérica se relaciona con viajes al extranjero en los cuales la infección por *S. typhi* es endémica. Las manifestaciones incluyen síntomas inespecíficos, fiebre alta, dolor abdominal, hepatoesplenomegalia, pensamiento alterado, linfadenopatía, bradicardia relativa, y exantema eritematoso en la pared anterior del tórax (manchas rosadas). En los niños pequeños, la fiebre entérica es una presentación de enfermedad febril prolongada sin otras manifestaciones. Las caracterís-

TABLA 50-1

CARACTERÍSTICAS DE LAS INFECCIONES POR *SALMONELLA* NO TIFOIDEA Y *SHIGELLA*

	Salmonella	Shigella
Edad pico	<12 meses	1-4 años
Principal modo de transmisión	Por los alimentos Reptiles	De persona a persona
Tamaño necesario del inóculo para causar la enfermedad	10^5-10^6 Puede ser menor en lactantes y niños	10-100
Importancia en los brotes en las guarderías	No es tan importante	Importante
	No asistir a la guardería hasta que esté asintomático	No asistir a la guardería hasta obtener cultivo fecal negativo
Estado de portador	Sí	No
Sitio de la infección; invasividad	Intestino delgado; rara vez invasiva	Colon; puede ser invasiva
Características de las heces	Heces acuosas Rara vez es sanguinolenta	Con frecuencia, heces sanguinolentas Heces mucosas
Manifestaciones extraintestinales	Bacteriemia Osteomielitis (niños con hemoglobinopatías) Meningitis (neonatos)	Convulsiones Artritis reactiva
Tratamiento antimicrobiano	Recomendada para ciertos grupos (**véase tabla 50-2**)	Recomendada (**véase el texto**)

ticas de laboratorio son anemia, leucopenia y niveles elevados de transaminasas.

No se recomienda el tratamiento antimicrobiano en niños por lo demás sanos con gastroenteritis no tifoidea (**tabla 50-2**). Los pacientes con gastroenteritis que se encuentran en riesgo alto y deben efectuar un tratamiento antimicrobiano son los lactantes menores de tres meses, pacientes

TABLA 50-2

INFECCIONES POR *SALMONELLA* QUE JUSTIFICAN TRATAMIENTO ANTIMICROBIANO

Gastroenteritis en pacientes en alto riesgo de bacteriemia/infecciones supurativas:

- Lactantes menores de 3 meses
- Individuos con inmunocompromiso
- Niños con hemoglobinopatías
- Niños con disfunción gastrointestinal

Bacteriemia
Meningitis
Osteomielitis u otra infección supurativa
Fiebre entérica (infección por *S. typhi* o *S. paratyphi*)

con inmunocompromiso, niños con hemoglobinopatías y aquéllos con disfunción gastrointestinal. Los pacientes con bacteriemia, osteomielitis, meningitis o fiebre entérica también deben tratarse con antimicrobianos. La elección del tratamiento antimicrobiano debe basarse en los patrones de susceptibilidad y gravedad de la infección. La cefotaxima o la ceftriaxona constituyen una terapia inicial apropiada para las infecciones invasivas o la gastroenteritis grave en pacientes de alto riesgo. La ampicilina o el trimetoprim-sulfametoxazol se aplican si la cepa es susceptible.

Prevención

Como las infecciones por *Salmonella* no tifoidea se transmiten en las guarderías, los niños con una infección por *Salmonella* que se atienden en tales centros deben dejar de asistir hasta que sean asintomáticos. *No* se requieren cultivos de heces negativos para *Salmonella* para volver a admitir al niño a una guardería, y los contactos no necesitan someterse a pruebas a menos que sean sintomáticos.

Las maestras de la guardería que desarrollen infecciones por *S. typhi* deben tratarse y excluirse de la guardería hasta que tengan tres cultivos de heces negativos tomados cuando menos con 48 horas de separación entre cada uno después del tratamiento. El manejo del personal con infección por *S. typhi* debe hacerse en conjunto con las autoridades de salud pública local y del estado.

Infección por Shigella

Debido a que los humanos son los huéspedes principales, la transmisión de una persona a otra por diseminación fecal-oral representa la mayoría de los casos de shigelosis (**tabla 50-1**). Un pequeño inóculo de microorganismos (10^2) causa enfermedad sintomática y el periodo de incubación es de 12 a 48 horas. Aunque las infecciones por *Shigella* son raras en el primer año de vida, son causa importante de brotes de infección en las guarderías; se considera que los estados de portador crónico son muy raros entre niños sanos. En Estados Unidos, el serotipo más común causante de infección es *Shigella sonnei*.

La presentación clínica de la gastroenteritis por *Shigella* varía de síntomas leves o ninguno a síntomas graves; por lo regular, la infección por *S. sonnei* provoca diarrea acuosa. La infección con otras especies de *Shigella* suele reflejar al principal factor virulento de estos microorganismos, que es el invasivo. El cuadro clásico de la gastroenteritis por *Shigella* incluye inicio súbito de fiebre alta, dolor abdominal tipo cólico y diarrea acuosa temprana, seguida por el desarrollo de diarrea mucosa con o sin sangre, acompañada por urgencia y tenesmo. Alrededor de 50% de los pacientes con infección invasiva presenta diarrea sanguinolenta y los síntomas a veces continúan durante una semana o más si no se administra un tratamiento antimicrobiano específico.

Las manifestaciones extraintestinales de las infecciones por *Shigella* son:

- Convulsiones.
- Síndrome urémico hemolítico.
- Septicemia.
- Artritis reactiva.
- Encefalopatía tóxica (síndrome Ekiri).

Las convulsiones son la manifestación extraintestinal máscomún, y se producen en 10 a 45% de los niños hospitalizados con shigelosis. Son generalizadas, breves y benignas, y con frecuencia aparecen antes del inicio de la diarrea. La bacteriemia y la sepsis son complicaciones excepcionales de la infección y suelen desarrollarse en recién nacidos y pacientes con inmunocompromiso o desnutridos.

El tratamiento antimicrobiano de la infección por *Shigella* produce mejoría sintomática y la erradicación pronta del microorganismo de las heces. El tratamiento se recomienda en pacientes con síntomas graves, disentería y afecciones concomitantes. Aunque la mayoría de las infecciones causadas por *S. sonnei* es autolimitada y es posible que no requiera tratamiento antimicrobiano, el tratamiento se administra con frecuencia para evitar la diseminación de los microorganismos. Como un porcentaje significativo de cepas de *Shigella* en Estados Unidos es resistente a la ampicilina y al trimetoprim-sulfametoxazol, se recomienda realizar pruebas de susceptibilidad a los antimicrobianos. La azitromicina y las cefalosporinas de tercera generación, como la cefotaxima y la ceftriaxona, son alternativas efectivas.

Los niños que se infectan con *Shigella* mientras asisten a guarderías deben tratarse con un agente antimicrobiano apropiado y dejar de asistir a estos centros de cuidado hasta que estén asintomáticos y los resultados de dos pruebas de cultivos fecales sean negativos para *Shigella*. Deben obtenerse especímenes fecales de todos los contactos sintomáticos y cultivarse; si los cultivos resultan positivos para *Shigella*, los niños deben dejar de concurrir a la guardería hasta que estén asintomáticos y dos cultivos de heces sean negativos para el microorganismo.

Enfermedad diarreica por Escherichia coli

Se han identificado cepas de *E. coli* productoras de diarrea grave. Tres de las más importantes se describen enseguida.

Escherichia coli enterotoxígena

La transmisión suele producirse a través del agua y alimentos contaminados, como la leche, carne y productos del mar. Estos microorganismos representan un porcentaje significativo de casos de diarrea en el mundo en desarrollo, y son *la causa más común de diarrea del viajero*. La enfermedad mediada por enterotoxinas se manifiesta como diarrea acuosa y cólicos abdominales. El tratamiento antimicrobiano no suele indicarse, aunque la azitromicina (que no cuenta con aprobación de la FDA para esta indicación) o las fluoroquinolonas (tampoco cuenta con aprobación de la FDA en niños menores de 18 años) se usan con éxito.

Escherichia coli productora de la toxina Shiga (antes Escherichia coli enterohemorrágica)

La transmisión se produce a partir de alimentos contaminados y por el contacto de persona a persona. La carne molida contaminada y la leche sin pasteurizar son vehículos de transmisión importantes, aunque en los brotes ha estado implicada una gran variedad de alimentos (salami, verduras crudas), agua, animales de zoológicos y la transmisión de una persona a otra. Un pequeño inóculo del microorganismo llega a causar enfermedad significativa, que tiende a presentarse durante el verano y es más probable que afecte a niños entre las edades de 2 y 10 años. El microorganismo prototipo es *E. coli* O157:H7, el cual se identifica en el laboratorio por su incapacidad para fermentar el sorbitol; este microorganismo produce una toxina similar a la Shiga, que causa una gastroenteritis invasiva caracterizada por diarrea sanguinolenta. *La principal complicación de esta infección es el síndrome urémico hemolítico, que se produce en 5 a 10% de los individuos infectados con* E. coli *O157:H7; en Estados Unidos, la mayoría de los casos de síndrome urémico hemolítico son causados por este microorganismo.* El tratamiento antimicrobiano para estas infecciones *no* suele estar indicado debido a que no ha mostrado ser efectivo y a que en *ocasiones* incrementa la incidencia de síndrome urémico hemolítico. Los niños infectados con este microorganismo deben dejar de concurrir a las guarderías hasta tornarse asintomáticos y que dos cultivos de heces consecutivos sean negativos al microorganismo.

Escherichia coli enteropatógena

Estos microorganismos se han relacionado con brotes de infección en centros de atención para recién nacidos y guarderías, y son muy comunes en países de recursos limitados. Este microorganismo causa una enfermedad epidémica o esporádica, sobre todo en recién nacidos y niños menores de dos años que se caracteriza por diarrea grave, acuosa y deshidratante.

Infección por Campylobacter

El microorganismo *Campylobacter jejuni* representa la mayor parte de los casos de infección por *Campylobacter*. Junto con especies de *Salmonella*, son la principal causa bacteriana de enfermedad adquirida por los alimentos en Estados Unidos. En particular, la transmisión se produce a partir de agua ingerida sin tratar y alimentos contaminados, como las aves de corral, la carne de res y la leche sin pasteurizar. Los animales domésticos y silvestres, como pollos, pavos y animales de granja, sirven como reservorios de la infección. La diseminación de una persona a otra es un modo de transmisión mucho menos frecuente, y la transmisión en guarderías es poco común. La incidencia de la infección es la más alta en niños menores de cinco años, y el periodo de incubación suele ser de 1 a 7 días.

Campylobacter jejuni causa enteritis que afecta principalmente al íleon terminal y colon. Los síntomas varían de forma amplia, desde la diarrea leve a la diarrea inflamatoria grave. La fiebre, dolor abdominal, vómito, malestar generalizado, cefalea y deshidratación no son raros. En la mayoría de los casos el curso clínico es autolimitado, pero la enfermedad quizá sea prolongada y grave. Sin tratamiento se produce la siembra fecal durante 2 a 3 semanas en la mayoría de los casos. Es poco frecuente el estado de portador asintomático del microorganismo. La bacteriemia y la sepsis son complicaciones excepcionales de la infección por *C. jejuni*. *Campylobacter fetus* se ha relacionado con bacteriemia y meningitis neonatal.

Después de una infección por C. jejuni, *es posible que se susciten complicaciones inmunorreactivas; estas incluyen síndrome de Guillain-Barré y artritis reactiva.*

Cuando se administra al principio de la infección, el tratamiento antimicrobiano apropiado acorta la duración de la enfermedad, evita las recaídas y erradica el microorganismo a los 2 a 3 días. La necesidad de tratamiento antimicrobiano en la mayor parte de los casos de gastroenteritis es controversial. El tratamiento debe considerarse en pacientes con síntomas gastrointestinales o sistémicos graves y en quienes presentan inmunocompromiso. Es factible utilizar azitromicina o claritromicina para tratar la infección por *Campylobacter*.

Los niños con gastroenteritis por *Campylobacter* deben dejar de asistir a las guarderías hasta que estén asintomáticos. No se necesita realizar cultivos de muestras fecales a los contactos asintomáticos.

Infección por Yersinia

Yersinia enterocolitica y *Yersinia pseudotuberculosis* causan enfermedades transmitidas por los alimentos en niños y adolescentes. Los animales domésticos y silvestres son sus reservorios principales y con mayor frecuencia la transmisión se debe a la ingestión de productos de cerdo mal cocidos, leche sin pasteurizar y agua sin tratar; a veces, los causantes son los intestinos del cerdo crudos (menudo). Los niños entre 5 a 15 años están en riesgo de infección más alto, que tiende a presentarse en climas más fríos y durante los meses de invierno.

Los microorganismos *Yersinia* ocasionan enfermedad diarreica aguda en niños y adolescentes manifestada por fiebre, diarrea (a veces sanguinolenta), dolor abdominal tipo cólico y vómito. *En ocasiones se desarrolla adenitis mesentérica supurada intensa que causa dolor abdominal agudo e hipersensibilidad en el cuadrante abdominal inferior derecho, un cuadro clínico que se parece mucho al de la apendicitis aguda.* Esta afección es más frecuente en niños mayores y adolescentes. Los individuos con *estados de sobrecarga de hierro*, entre otros, aquéllos que reciben tratamiento con deferoxamina, son más susceptibles a la infección grave y a complicaciones como la sepsis y el compromiso cardiaco. La artritis reactiva y el eritema nudoso se han descrito como complicaciones de la infección por *Yersinia*.

Los pacientes en riesgo de enfermedad grave y aquéllos que ya sufren una infección grave deben tratarse con antibióticos. Los aminoglucósidos, cefotaxima y trimetoprim-sulfametoxazol son activos contra estos microorganismos.

Infección por Clostridium difficile

A través de las acciones de sus toxinas A y B, *Clostridium difficile* causa colitis en pacientes que reciben o acaban de recibir tratamiento antimicrobiano para otras infecciones. Es el microorganismo que más provoca diarrea relacionada con antibióticos. Se ha documentado transmisión nosocomial. Cualquier antibiótico puede estar implicado, pero las cefalosporinas y la clindamicina se relacionan con más frecuencia con la diarrea dependiente de antibióticos.

Los síntomas digestivos son leves o graves. La diarrea sanguinolenta o no sanguinolenta con fiebre, náusea, vómito, dolor abdominal y leucocitosis son las manifestaciones más comunes.

La presencia de seudomembranas o placas en el colon es diagnóstica. El microorganismo o sus toxinas son detectables en heces y son de ayuda para el diagnóstico. *Muchos neonatos, lactantes y niños pequeños albergan el microorganismo y sus toxinas en el tubo digestivo. Por consiguiente, las pruebas para demostrar estas toxinas en lactantes no se recomiendan, ya que un resultado positivo no sería útil para explicar la causa de los síntomas.*

El tratamiento de la infección debe incluir la interrupción de los antimicrobianos cuando es seguro hacerlo y administrarlos con acción específica contra el microorganismo causante. El metronidazol (por vía oral o intravenosa) y la vancomicina (solo cuando se administra por vía oral) tienen una efectividad similar para erradicar la infección. La vancomicina no debe darse como fármaco de primera línea debido a que su uso se vincula con el desarrollo de microorganismos resistentes en el tubo digestivo. La infección recurre hasta en 40% de los casos, pero por lo general responde a un curso repetido del mismo tratamiento.

Lavarse con agua y jabón parece ser más efectivo para eliminar las esporas y limpiar las manos contaminadas que usar productos que contengan alcohol, y es el método que se recomienda para la higiene de las manos contra este microorganismo.

Gastroenteritis viral

Los agentes virales son los causantes de la mayoría de los casos de gastroenteritis aguda en lactantes y niños. Cuando se comparan con las causas bacterianas de gastroenteritis, es más probable que las causas virales se relacionen más con vómito, duración más corta de la enfermedad, ausencia de sangre y de leucocitos fecales, y con epidemias estacionales. A continuación se describen los agentes virales más comunes, y se destacan los aspectos relacionados con la epidemiología.

Infección por rotavirus

Antes del uso extendido de las vacunas contra rotavirus, las infecciones por estos microorganismos eran la causa más común de gastroenteritis aguda en lactantes y niños pequeños. Con la introducción de estas vacunas, la epidemiología de la enfermedad por rotavirus en Estados Unidos cambió y la carga total de la infección disminuyó en forma significativa. La infección asintomática, en especial en niños mayores y adultos, es común. La diseminación de una persona a otra es el modo de transmisión más frecuente, y los rotavirus son una causa importante de gastroenteritis hospitalaria y en niños que se atienden en guarderías. Los fómites también constituyen un mecanismo de transmisión.

El periodo de incubación es de 2 a 4 días y las características clínicas son vómito, diarrea y fiebre. En ocasiones hay deshidratación y desequilibrio electrolítico. Las heces sanguinolentas y los leucocitos fecales se aprecian en 10 a 15% de los casos. La infección suele ser grave y comprometer la vida en pacientes con inmunocompromiso y desnutridos.

Los inmunoensayos enzimáticos y los ensayos de aglutinación con látex se utilizan para detectar los antígenos del rotavirus en las heces.

Infección por norovirus

Los norovirus son la causa más frecuente de gastroenteritis viral pediátrica en Estados Unidos, después del éxito de las vacunas contra rotavirus. Además, los norovirus son ahora la causa más común de enfermedades transmitidas por los alimentos y de brotes en Estados Unidos. Se transmiten por diseminación de persona a persona y por la ingestión de alimentos y agua contaminados. Los mariscos y el agua han sido identificados como causas. Los brotes en poblaciones cerradas, como las de las guarderías y los viajes en cruceros, están bien documentados. Las infecciones esporádicas y epidémicas con estos microorganismos se han documentado en todos los grupos de edad.

El periodo de incubación es de 12 a 72 horas, y es común una enfermedad leve que se manifiesta por vómito, diarrea, fiebre, cefalea y cólicos abdominales como sus síntomas.

Infección por astrovirus

Los astrovirus se transmiten de persona a persona. La incidencia de la infección parece ser la más alta en niños menores de cuatro años y tiende a suceder durante el invierno. Los síntomas gastrointestinales agudos autolimitados son frecuentes.

Infección por adenovirus entéricos

En lactantes y niños, los serotipos 40 y 41 de los adenovirus se relacionan con gastroenteritis aguda y se diseminan por la vía fecal-oral. La edad media de los niños afectados es de 12 a 24 meses; no se ha advertido ninguna predilección estacional. Aunque el vómito y la diarrea son autolimitados y son las manifestaciones más comunes, la deshidratación que requiere hospitalización es frecuente; quizá estos agentes son los segundos, después de los rotavirus, en causar una enfermedad diarreica que requiere hospitalización.

Gastroenteritis causadas por parásitos

Infección por Giardia lamblia

La infección por *Giardia lamblia* es la enfermedad por protozoarios más común en Estados Unidos. Los microorganismos infectan el intestino delgado proximal y las vías biliares, y existe en trofozoítos y forma quística; esta última suele ser más común de aislar a partir de las heces y es la forma infecciosa.

El microorganismo se adquiere a través de la vía fecaloral, por transmisión de persona a persona o por la ingestión de agua o alimentos contaminados. Los brotes causados por fuentes de agua contaminada y los de guarderías están documentados. La infección asintomática es común y 20% de los niños en guarderías quizá albergue el microorganismo sin signos de infección.

El espectro clínico de la giardiasis sintomática es amplio; quizá haya síntomas gastrointestinales agudos con diarrea y dolor abdominal, y también se ha descrito una enfermedad subaguda o crónica manifestada con dolor abdominal crónico, pérdida de peso o retraso del crecimiento, malabsorción y distensión abdominal. La eosinofilia en sangre periférica es rara. Los niños con inmunodeficiencias son más susceptibles a la infección y tienen un índice más alto de diarrea crónica e infección recurrente. *Los niños con hipogammaglobulinemia y los que están infectados con el virus de inmunodeficiencia humana (HIV, human immunodeficiency virus) son más susceptibles*, aunque los niños con deficiencia de inmunoglobulina A o de células T y fibrosis quística también se hallan en un riesgo más alto de infección crónica y recurrente.

El diagnóstico se realiza al corroborar la presencia de trofozoítos o quistes en las heces con un examen microscópico directo o mediante un ensayo de inmunofluorescencia o un inmunoensayo enzimático. La sensibilidad del examen de frotis directo de tres muestras fecales es de alrededor de 95%, mientras que la sensibilidad del ensayo inmunofluorescente o del inmunoensayo enzimático es de 70 a 80%. Una prueba del hilo de aspirados duodenales disponible en el comercio es más sensible que las pruebas con muestras fecales y en ocasiones se requiere biopsia duodenal para efectuar el diagnóstico.

El metronidazol es el fármaco de elección para el tratamiento de la giardiasis. La nitazoxanida, el tinidazol, la furazolidona y el albendazol también son tratamientos efectivos contra la giardiasis. La infección recurre en 10 a 20% de los pacientes; la mayoría responde al segundo curso de tratamiento. Los pacientes inmunocomprometidos quizá requieran cursos repetidos o prolongados. El tratamiento de los individuos asintomáticos no se recomienda.

Los niños que asisten a las guarderías y se diagnostican con infección por *G. lamblia* deben permanecer en casa hasta que sean asintomáticos. *No se recomienda la exclusión de los portadores ni el cultivo de especímenes de individuos asintomáticos.*

Infección por Cryptosporidium

Las especies de *Cryptosporidium* son protozoarios que causan enfermedad diarreica en los huéspedes sanos y con inmunocompromiso. El intestino delgado proximal suele ser el que se ve afectado, pero en pacientes con HIV llega a comprometerse todo el intestino. La transmisión del microorganismo es por diseminación de una persona a otra, ingestión de agua contaminada o el contacto cercano con el ganado de las granjas. Los brotes comunitarios a gran escala han sido derivados por suministros de agua y piscinas contaminados, en tanto que los brotes más pequeños se han originado en guarderías infantiles. Los grupos de alto riesgo son los niños que se atienden en las guarderías, los granjeros y manipuladores de animales, viajeros a países extranjeros e individuos con inmunodeficiencias de células T. Los niños de entre 6 a 24 meses parecen hallarse en mayor riesgo de infección.

En niños sanos, la criptosporidiosis puede terminar en infección asintomática o diarrea autolimitada, no sanguinolenta, acuosa, junto con vómito, dolor abdominal y fiebre. En individuos inmunodeficientes, como aquéllos con HIV, en ocasiones se desarrolla diarrea que no remite y es profusa, y que causa malabsorción, pérdida de peso y desnutrición, además de infección diseminada y colangitis.

Los oocitos se detectan en las heces por medio de una tinción resistente al ácido modificada después de obtener la concentración apropiada de muestras de heces. Los ensayos de detección de antígenos disponibles en el comercio también sirven para identificar oocitos.

La suspensión oral de nitazoxanida cuenta con autorización para usarse en el tratamiento de la diarrea causada por criptosporidiosis en niños de 12 meses y mayores, aunque las infecciones en los niños normales suelen resolverse sin tratamiento.

Amebiasis

Con frecuencia, *Entamoeba histolytica* causa infección intestinal en el mundo en desarrollo. La amebiasis es la tercera infección parasitaria más común causante de muerte después del paludismo y la esquistosomiasis. El microorganismo se ingiere durante su etapa quística, y el trofozoíto causa enfermedad invasiva en el colon.

Los quistes se transmiten con más frecuencia a través de la vía fecal-oral. El microorganismo se encuentra más en los países en desarrollo y áreas con escasa sanidad, donde hasta 50% de la población está infectada. Los portadores asintomáticos de quistes son comunes.

La infección asintomática es más común; alrededor de 10% de la población del mundo está infectada. La infección invasiva propicia disentería amebiana o amebiasis extraintestinal.

La disentería amebiana se presenta como una diarrea inflamatoria grave, sanguinolenta, que se relaciona con dolor abdominal acentuado y fiebre y, con menos frecuencia, distensión abdominal y deshidratación. La intususcepción, perforación y estenosis son algunas complicaciones comunes. El *absceso hepático* es la manifestación extraintestinal más común de amebiasis, dado que se produce en 1 a 7% de los niños con enfermedad invasiva, se presenta con fiebre alta, distensión abdominal, irritabilidad, taquipnea y hepatomegalia. El dolor en el cuadrante superior derecho es menos común en niños que en adultos. La rotura de un absceso en el abdomen o en el tórax tiene una tasa de mortalidad alta.

La identificación de los quistes o trofozoítos amebianos en muestras de heces es diagnóstica, aunque quizá sea necesario obtener varias muestras fecales. Los ensayos serológicos suelen ser útiles en pacientes con compromiso hepático. Estudios radiográficos como la ecografía o la tomografía computarizada son de ayuda en la identificación de un absceso hepático.

El tratamiento de la amebiasis depende de la extensión del compromiso. Los individuos asintomáticos que excretan el microorganismo deben tratarse con un fármaco intraluminal como yodoquinol, paromomicina o diloxanida. Los pacientes con enfermedad diarreica, disentería o enfermedad extraintestinal deben tratarse con metronidazol seguido por un fármaco intraluminal.

INFECCIONES DE LA PIEL, TEJIDOS BLANDOS, HUESOS Y ARTICULACIONES

Infecciones de la piel y tejidos blandos

Las infecciones más comunes de la piel y los tejidos blandos en lactantes y niños, junto con su etiología microbiana, se listan en la **tabla 50-3**.

Los estreptococos hemolíticos β del grupo A y *Staphylococcus aureus* son los microorganismos causantes de la mayoría de las infecciones de la piel y se relacionan con manifestaciones sistémicas significativas y secuelas serias.

Las complicaciones de las infecciones en la piel por los estreptococos hemolíticos β del grupo A son fascitis necrosante, escarlatina, síndrome de choque tóxico y glomeru-

TABLA 50-3

ETIOLOGÍA BACTERIANA DE LAS INFECCIONES COMUNES DE LA PIEL Y LOS TEJIDOS BLANDOS

Infección	Agente etiológico
Impétigo	Estreptococos del grupo A
	Staphylococcus aureus
Impétigo bulloso	*Staphylococcus aureus*
Erisipela	Estreptococos del grupo A
Celulitis periorbitaria y bucal	*Haemophilus influenzae* tipo b (antes de la vacuna de *H. influenzae* tipo b)
	Staphylococcus aureus
	Streptococcus pneumoniae
Mordeduras humanas	Anaerobios (especies de *Eikenella*)
	Estreptococos orales, *S. aureus*
Ectima gangrenoso	*Pseudomonas aeruginosa*
Quemaduras	*Staphylococcus aureus*
	Pseudomonas aeruginosa
	Enterobacterias
Heridas contaminadas con agua	*Pseudomonas aeruginosa*
	Especies de *Aeromonas*
Heridas quirúrgicas	*Staphylococcus aureus*
	Estafilococos coagulasa negativos
Fascitis necrosante	Estreptococos del grupo A
	Anaerobios
	Staphylococcus aureus

lonefritis. La fiebre escarlatina y el síndrome de choque tóxico secundarios a la infección por *S. aureus* están bien identificados.

Las cepas de *S. aureus* resistentes a la meticilina "relacionadas con la comunidad" (CA-MRSA, *community-associated strains of methicillin-resistant* S. aureus) son microorganismos patógenos importantes que causan infecciones de la piel y los tejidos blandos en huéspedes por otra parte sanos. Desde el punto de vista epidemiológico, estas cepas se diferencian de las cepas de MRSA relacionadas con el cuidado de la salud, que causan infecciones en individuos que tienen factores de riesgo relacionados con la hospitalización. Las infecciones causadas por CA-MRSA incluyen abscesos de la piel locales (furúnculos) e infecciones invasivas de la piel y los tejidos blandos locales. Sin embargo, tales cepas se han implicado en muchos otros procesos infecciosos, como las infecciones de huesos y articulaciones, neumonías graves y complicadas, y sepsis. A diferencia de MRSA relacionadas con el cuidado de la salud, CA-MRSA permanece susceptible a muchos antibióticos no lactámicos β, como trimetoprim-sulfametoxazol, clindamicina y tetraciclinas. No obstante, estas cepas llegan a exhibir resistencia inducible a la clindamicina, lo que suele tener repercusiones terapéuticas. En el laboratorio es factible realizar pruebas a cepas de resistencia inducible a la clindamicina, en particular la prueba de difusión doble en disco (D-test), la cual debe tomarse en cuenta si la cepa muestra resistencia *in vitro* a la eritromicina y susceptibilidad a la clindamicina.

Los principios importantes para el tratamiento de las infecciones por CA-MRSA son los siguientes:

- Realizar un esfuerzo mayor para obtener una muestra para cultivo.

- Drenar las colecciones purulentas.
- Proporcionar un cuidado minucioso a la herida.
- Realizar planes para la revaloración de las heridas después del tratamiento inicial.
- Estar familiarizado con las tendencias locales de susceptibilidad.

El drenaje de las colecciones purulentas y el seguimiento cuidadoso de las infecciones de la piel y los tejidos blandos causadas por cepas de CA-MRSA parece ser más importante que la elección del agente antimicrobiano. Pese a ello, la selección de un fármaco apropiado debe considerar la prevalencia de estas cepas en una comunidad, sitio de infección, gravedad de la infección y resultados de las pruebas *in vitro*. En las infecciones graves, la vancomicina debe usarse de forma empírica cuando se sospechen estas cepas, hasta que estén disponibles los resultados de las pruebas de susceptibilidad. Para las infecciones menos graves de la piel y los tejidos blandos y cuando el tratamiento ambulatorio se justifique, los fármacos orales apropiados son clindamicina o trimetoprim-sulfametoxazol.

La celulitis periorbitaria (preseptal) (**Fig. 50-1**) quizá sea secundaria a un traumatismo o diseminación hematógena de un microorganismo o represente una extensión directa desde los senos paranasales. El agente bacteriano asociado se relaciona con el mecanismo por el cual se adquirió la afección. *Staphylococcus aureus* y los estreptococos del grupo A son los agentes más probables después de un traumatismo. En la era previa a la vacuna HIB, *Haemophilus influenzae* tipo b (HIB) fue el agente participante más común en la diseminación hematógena, pero ahora ese lugar lo ocupan los neumococos. Éstos también son los agentes más probables cuando se produce celulitis periorbitaria como complicación de una sinusitis paranasal.

La celulitis orbitaria (postseptal) por lo general se desarrolla como consecuencia de una sinusitis etmoidal. Las manifestaciones clínicas en ocasiones son idénticas a las de la celulitis periorbitaria, pero el hallazgo de *proptosis* y *oftalmoplejía* sugiere un proceso orbitario y no uno periorbitario. Los estudios de imagen (por lo regular, tomografía computarizada) se indican siempre que surja la posibilidad de un proceso orbitario que pueda revelar un absceso sub-

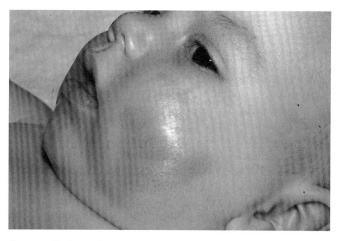

Figura 50-2 Celulitis bucal en un lactante con el esquema de vacunación completo. Se aisló *Streptococcus pneumoniae* de la sangre de este niño. (*Véase* encarte a color).

perióstico. A menudo, los microorganismos patógenos que causan sinusitis de manera habitual (*Streptococcus pneumoniae, H. influenzae, Moraxella catarrhalis*) están implicados en la celulitis orbitaria, pero los microorganismos que causan sinusitis crónica, como *S. aureus* y los anaerobios, también deben tomarse en cuenta.

La celulitis bucal (**Fig. 50-2**) suele ser consecuencia de una diseminación hematógena. HIB fue el microorganismo implicado más a menudo y por lo general tiene un aspecto característico gris azulado, pero los neumococos son los agentes etiológicos más probables en la era posvacuna HIB.

Osteomielitis

La osteomielitis puede desarrollarse debido a diseminación hematógena, inoculación directa durante un traumatismo o cirugía, o invasión local. Las características clínicas y la microbiología varían de acuerdo con la vía de adquisición.

En lactantes y niños, la diseminación hematógena es la más común. Las características clínicas incluyen fiebre, limitación del movimiento en el área afectada, tumefacción localizada, eritema e hipersensibilidad puntual. Los recién nacidos quizá muestren seudoparálisis; es posible que se afecten múltiples huesos y la artritis séptica suele ser una característica agregada debido a que la unión epifisaria-metafisaria está dentro de la cápsula articular.

La etiología microbiana de la osteomielitis hematógena aguda se resume en la **tabla 50-4**. *Staphylococcus aureus* es la causa más común de osteomielitis aguda en lactantes y niños. HIB, antes una causa importante de infecciones óseas y articulares en niños menores de dos años, es rara en la actualidad. En niños con enfermedad de células falciformes, *Salmonella* es la causa más común de osteomielitis. *Serratia* y *Aspergillus* suelen ser los agentes etiológicos en pacientes con enfermedad granulomatosa crónica.

Las características de laboratorio de la osteomielitis aguda incluyen cultivos de sangre positivos en alrededor de 50% de los casos y velocidad de eritrosedimentación elevada, lo cual es útil para evaluar la respuesta al tratamiento. Los aspirados óseos directos antes de los antibióticos identifican con más frecuencia al agente patógeno y están indicados si

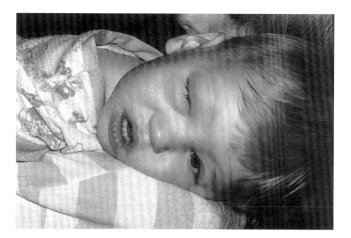

Figura 50-1 Celulitis periorbitaria caracterizada por hinchazón y eritema del párpado derecho. (*Véase* encarte a color).

TABLA 50-4
ETIOLOGÍA MICROBIANA DE LA OSTEOMIELITIS AGUDA

Neonatos	Lactantes	Niños mayores
Estreptococos del grupo B	*Staphylococcus aureus*	*Staphylococcus aureus*
Staphylococcus aureus	Estreptococos del grupo A	Estreptococos del grupo A
Escherichia coli	*Streptococcus pneumoniae*	Especies de *Salmonella* (niños con hemoglobinopatías)
Especies de *Candida*	*Haemophilus influenzae* tipo b	*Pseudomonas aeruginosa* (niños con osteocondritis por heridas punzantes)

hay un absceso o si el tratamiento médico falla en controlar la infección. En el diagnóstico de osteomielitis, los estudios radiográficos de ayuda son los siguientes:

■ Radiografías del área afectada revelan elevación perióstica o destrucción ósea *10 a 14 días después de la infección.*

■ La imagen por resonancia magnética, un estudio muy sensible y específico, es la mejor modalidad de imagen para detectar abscesos subperiósticos y diferenciar una infección ósea de una de tejido blando. Es de gran utilidad en la osteomielitis vertebral y pélvica.

■ La gammagrafía ósea con ^{99m}Tc permite mejorar las imágenes de resonancia magnética y debe considerarse si se sospechan múltiples focos de infección. La gammagrafía ósea ofrece datos menos específicos e incrementa la exposición a la radiación comparada con las imágenes de resonancia magnética.

El tratamiento antimicrobiano intravenoso está indicado, cuando menos al inicio, en la osteomielitis hematógena aguda. En lactantes que superaron el periodo neonatal y en niños mayores, es posible completar el curso con un tratamiento oral en tanto el paciente haya mostrado una respuesta clínica completa, si el microorganismo fue recuperado o reconocido y se sabe que es susceptible a un fármaco con buena penetración ósea, si el paciente tolera los antibióticos orales y se considera que los padres son confiables. La duración total del tratamiento suele ser de 4 a 8 semanas. La utilidad de los títulos bactericidas séricos es controversial. La intervención quirúrgica suele ser de ayuda y quizá se le requiera para drenar el material purulento subperióstico.

Con más frecuencia, la *osteomielitis por heridas por punción* se origina después de que penetra un objeto extraño, por lo general, a través de la suela de una zapatilla, en la planta del pie. Se desarrolla celulitis en 10 a 15% de los casos, y evoluciona a osteocondritis en 10 a 20% de ellos. Los niños de 8 a 13 años de edad parecen estar en mayor riesgo y se presentan con dolor, eritema e hipersensibilidad local en el sitio de la herida; por lo general no hay fiebre. En estas circunstancias, el agente microbiano más común es *Pseudomonas aeruginosa.* El manejo debe incluir desbridamiento quirúrgico del hueso y el cartílago necrótico Después, un curso de 14 días de tratamiento antiseudomona es eficaz para erradicar la infección.

Artritis séptica

Las manifestaciones clínicas de la artritis séptica son fiebre, incapacidad para caminar, y cojera o dolor al intentar mover la articulación infectada. La menor movilidad de la articulación, el eritema y la hinchazón son comunes. Las grandes articulaciones son las más afectadas. Los neonatos quizá tengan pocos signos de enfermedad sistémica y con la osteomielitis acompañante se vean afectadas múltiples articulaciones.

La etiología microbiana de la artritis séptica es similar a la de la osteomielitis. *Neisseria gonorrhoeae* es una causa importante de artritis séptica en los adolescentes. En casos de infección por *N. gonorrhoeae* se ha observado un *síndrome de tenosinovitis-dermatitis* en el cual llegan a afectarse articulaciones más pequeñas, como muñeca, mano y dedos; de manera alternativa, quizá ocurra *artritis supurativa*, en la cual suele haber artritis monoarticular de una articulación grande como la rodilla.

En 30 a 40% de los casos de artritis séptica, los cultivos de sangre son positivos para bacterias y los aspirados articulares suelen ser de ayuda en la diferenciación de las causas infecciosas de artritis de las reumáticas.

El tratamiento de la artritis séptica incluye terapia antimicrobiana específica y apropiada por cuando menos tres semanas y la posibilidad de una intervención quirúrgica. La artritis séptica de la articulación de la cadera es una urgencia ortopédica que requiere drenaje quirúrgico. Éste también está indicado en infecciones articulares que no responden al tratamiento médico y en la mayoría de los casos neonatales de artritis séptica.

En el recién nacido, la infección del fémur puede expandirse con celeridad hacia la articulación, lo que requiere la consideración de este diagnóstico temprano para su tratamiento adecuado.

INFECCIONES DEL SISTEMA NERVIOSO CENTRAL

Meningitis bacteriana después del periodo neonatal

Pese a la declinación acentuada en la incidencia de HIB y a la incidencia más baja de enfermedad neumocócica invasiva desde la introducción de las vacunas conjugadas de HIB y neumocócica, respectivamente, la meningitis bacteriana permanece como una infección importante en lactantes y niños.

Epidemiología y etiología

Neisseria meningitidis y *S. pneumoniae* son los agentes bacterianos que más causan sepsis y meningitis en niños mayores de tres meses. La meningitis por *Neisseria meningitidis* surge con o sin evidencia de sepsis. El término *meningococemia* alude al síndrome clínico en el cual está presente el choque séptico con o sin meningitis. Quizá se desarrolle un compromiso hemodinámico rápido acompañado por alteraciones de la coagulación y púrpura, pese a un tratamiento temprano y apropiado. Las tasas de mortalidad y morbilidad que acompañan a la meningococemia son significativas. La meningitis por *Neisseria meningitidis* sin sepsis responde pronto al tratamiento antimicrobiano y tiene un buen pronóstico. *Los niños que tienen deficiencias terminales del complemento están en riesgo de infecciones recurrentes y graves por Neisseria. Por consiguiente, los niños con enfermedad meningocócica deben someterse a detección para reconocer esta deficiencia.*

El riesgo de que contactos en el hogar de niños con meningitis por *N. meningitidis* desarrollen la enfermedad es mucho mayor (1 000 veces) que el riesgo general de la comunidad. Adultos y cuidadores de niños sirven como fuente importante de infección para niños pequeños. El riesgo de enfermedad por HIB invasiva se incrementa entre los contactos del hogar donde los menores de cuatro años no están inmunizados y quizá también entre los empleados de las guarderías. La meningitis neumocócica ocurre de manera esporádica.

Manifestaciones clínicas

En el momento de la presentación, las características de la meningitis varían de acuerdo con la edad del niño afectado. Los lactantes quizá muestren solo fiebre e irritabilidad. Las cefaleas, rigidez de nuca y fotofobia son más comunes en niños mayores. Los signos neurológicos focales y las anomalías de los nervios craneales también se ven en ocasiones. Las convulsiones ocurren en cerca de 30% de los niños con meningitis. *Las convulsiones que tienen lugar en el momento de la presentación o dentro de los primeros tres días del diagnóstico, carecen de significancia pronóstica.* Si se presentan después del cuarto día de tratamiento, suelen vincularse con complicaciones significativas de la meningitis, como infarto o empiema subdural.

Diagnóstico

Los cultivos de sangre son positivos en casi 90% de los casos de meningitis neumocócica o meningocócica. La punción lumbar es la prueba diagnóstica más importante (**tabla 50-5**). En el líquido cefalorraquídeo (CSF, *cerebrospinal fluid*)

son típicos los resultados que muestran más de 1 000 leucocitos/mm³ con predominio de neutrófilos, nivel bajo de glucosa (<40 mg/dL) y nivel alto de proteínas (>100 mg/dL). La tinción de Gram es positiva en 80% de los casos, y el cultivo de CSF sirve como el estándar de oro para la identificación del microorganismo, siempre que el paciente no haya recibido tratamiento previo con antibióticos.

Tratamiento

El tratamiento inicial de los casos demostrados o sospechosos de meningitis bacteriana debe incluir antibióticos que penetren el CSF y sean efectivos contra meningococos y neumococos, como las cepas de neumococos resistentes a la penicilina y la cefalosporina. *Al inicio se recomienda la combinación de ceftriaxona o cefotaxima con vancomicina.* Una vez que el microorganismo ha sido aislado y se conoce su susceptibilidad quizá se decida ajustar el régimen. Cabe suspender la vancomicina si se aíslan meningococos o se encuentra una cepa susceptible de neumococos. La utilización de corticosteroides en el tratamiento de la meningitis causada por *N. meningitidis* o *S. pneumoniae* es controversial.

Pronóstico y complicaciones

La tasa de mortalidad general de la meningitis neumocócica es de 10 a 15%, y de 3 a 5% para la meningitis meningocócica. Las secuelas a largo plazo se presentan en 30% de los pacientes con meningitis neumocócica y en 10% de aquéllos con meningitis meningocócica. La pérdida sensorineural de la audición es la secuela más común. El síndrome de secreción inapropiada de hormona antidiurética (SIADH, *syndrome of inappropriate secretion of antidiuretic hormone*) se produce con frecuencia durante el curso de meningitis bacteriana, pero es más probable que la deshidratación se observe en el momento de la presentación y debe tratarse. Los derrames subdurales suelen ser benignos y se ven con más frecuencia en la meningitis neumocócica que en la meningocócica; es factible también que se propicie empiema subdural, infarto y convulsiones persistentes.

TABLA 50-5

HALLAZGOS TÍPICOS EN EL LÍQUIDO CEFALORRAQUÍDEO DE LAS MENINGITIS DE DIFERENTES CAUSAS

	Etiología				
	Infección bacteriana	Infección bacteriana parcialmente tratada	Tuberculosis (véase también capítulo 51)	Infección viral	Absceso cerebral
Células (núm./mm³)	20–5 000	20–5 000	<1 000	<1 000	<500
Diferencial	Predominio de neutrófilos	Neutrófilos	Linfocitos	Al principio neutrófilos; pueden persistir o cambiar a linfocitos	Neutrófilos o linfocitos
Glucosa	Baja	Baja	Baja	Normal	Normal
Proteínas	Alta (>80 mg/dL)	Alta (>80 mg/dL)	Alta	Levemente elevada	Alta
Tinción de Gram	Positiva en 90%	Puede ser negativa	Negativa	Negativa	Negativa
Cultivos bacterianos	Positivos	Puede ser negativa	Negativo	Negativo	Negativo

Estos datos del CSF representan una orientación general más que valores absolutos.

CSF, líquido cefalorraquídeo (*cerebrospinal fluid*).

Prevención

■ Se recomienda profilaxis antimicrobiana para todos los contactos del hogar, guarderías, jardín de niños, y de cualquiera que haya tenido una exposición íntima con un caso índice de enfermedad meningocócica invasiva. En general, no se indica profilaxis para los contactos de la escuela y el hospital que no se expusieron a las secreciones orales del caso índice.

■ En la enfermedad por HIB invasiva, la profilaxis está indicada para los hogares con al menos un contacto menor de cuatro años *que no esté inmunizado o haya recibido inmunización incompleta*. La profilaxis también se recomienda para los contactos de las guarderías y de los centros infantiles cuando se produjeron dos o más casos en los últimos 60 días y hay niños sin inmunizar o con inmunización incompleta.

■ La rifampina es el agente profiláctico de elección en la mayoría de los niños. Los pacientes con enfermedad meningocócica o por HIB invasiva tratados con ceftriaxona o cefotaxima *no* necesitan recibir profilaxis con rifampina, ya que estos fármacos son efectivos para eliminar la colonización.

■ No se recomienda la profilaxis de los contactos de pacientes con meningitis neumocócica.

Meningitis aséptica

La meningitis aséptica es causada por una amplia variedad de virus, bacterias, hongos, micoplasmas y parásitos, y también es una característica de enfermedades sistémicas como el síndrome de Behçet y el síndrome de Kawasaki. Los virus son los agentes causantes de meningitis aséptica más comunes.

Los *enterovirus* representan la mayoría de los casos de meningitis viral. Durante el verano, en climas templados, estos virus causan con frecuencia enfermedad con síntomas meníngeos leves, autolimitados. Fiebre, cefalea, fotofobia, vómito, dolor abdominal y signos meníngeos. También se presenta exantema, ya sea macular, maculopapular, petequial, vesicular o urticariano. Cuando es petequial, la diferenciación de una enfermedad meningocócica se vuelve importante. El examen del CSF en un paciente con meningitis enteroviral revela una pleocitosis de 100 a 1 000 células, un nivel normal o ligeramente elevado de proteína y un nivel de glucosa normal. Se observa predominio de neutrófilos al principio de la infección, lo que en ocasiones persiste, pero por lo general los neutrófilos son reemplazados por linfocitos en el transcurso de la enfermedad. Otros virus causantes de meningitis son el virus de Epstein-Barr (EBV, *Epstein-Barr virus*), adenovirus, arbovirus, virus del herpes simple 2 (HSV-2, *herpes simplex virus 2*), virus de la coriomeningitis linfocítica y virus del Nilo occidental. El EBV y los virus respiratorios llegan a originar meningitis en niños pequeños sin las otras manifestaciones clásicas de la mononucleosis infecciosa o síntomas respiratorios. Los arbovirus, transmitidos por mosquitos, con más frecuencia causan encefalitis aguda que meningitis. El HSV-2 llega a causar meningitis y muestra preferencia por los adolescentes con infección por herpes genital primario. La coriomeningitis linfocítica se relaciona con la exposición a roedores. El virus del Nilo occidental, transmitido por mosquitos, causa una enfermedad febril inespecífica que a veces incluye meningoencefalitis.

El diagnóstico de meningitis enteroviral se confirma mediante el reconocimiento del virus en el CSF y lo sugiere su aislamiento en el recto o la nasofaringe. La reacción en cadena de la polimerasa es más sensible y rápida que los métodos diagnósticos iniciales. La serología se realiza con frecuencia en los pacientes convalecientes o en quienes presentan títulos agudos para confirmar la etiología viral. Con frecuencia no es posible identificar agentes etiológicos en niños con una presunta meningitis viral.

Encefalitis

La encefalitis difiere de la meningitis en que el parénquima cerebral se afecta en forma directa. Los microorganismos quizá invadan el cerebro de manera directa o el compromiso represente un proceso de mediación inmunológica que se produce después de una infección. Las características clínicas suelen incluir un estado mental alterado, convulsiones, hemiparesia, defectos de pares craneales, ataxia, signos motores focales y trastornos del comportamiento. La rigidez de la nuca no es tan pronunciada como en la meningitis. El término *meningoencefalitis* se usa cuando la distinción no es clara.

Los agentes virales representan la mayoría de los casos de encefalitis. Los que se encuentran con más frecuencia son los siguientes:

■ Enterovirus (la causa más común, predilección estacional).
■ Virus del herpes simple 1 (HSV-1, *herpes simplex virus 1*) (la causa más común de enfermedad esporádica).
■ Arbovirus (transmitidos por mosquitos).
■ HSV-2 (causa de infección en neonatos).
■ EBV.
■ Virus respiratorios.
■ Virus de varicela-zoster.
■ Virus del Nilo occidental.

Las bacterias que causan encefalitis son *Bartonella henselae* (enfermedad por rasguño de gato), *Bordetella pertussis*, *Borrelia burgdorferi*, y espiroquetas. Los hongos, micoplasmas, riquetsias, amebas y parásitos (*Plasmodium, Toxoplasma*) también causan encefalitis.

Las pruebas utilizadas para diagnosticar encefalitis incluyen tomografía computarizada, resonancia magnética y electroencefalografía. *Con estos estudios, en un niño con convulsiones, compromiso focal de los lóbulos temporales, síntomas neurológicos focales, o estado mental alterado deben hacer crecer la sospecha de encefalitis por HSV-1.* En la encefalitis viral, los datos del CSF son similares a los de la meningitis viral. Una pleocitosis linfocítica, *nivel de proteínas significativamente elevado*, y nivel de glucosa normal en *líquido cefalorraquídeo hemorrágico* son datos distintivos de la encefalitis por HSV-1. La prueba con la reacción en cadena de la polimerasa del CSF para HSV-1 es significativamente más sensible que el cultivo viral, y es específica para el virus.

El tratamiento de elección para los niños con encefalitis por HSV-1 confirmada o sospechada es el aciclovir administrado por vía intravenosa.

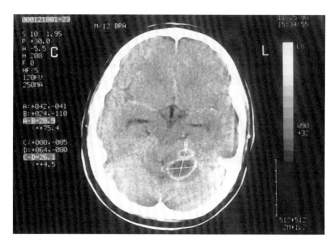

Figura 50-3 Tomograma computarizado de un niño con un absceso en el hemisferio cerebeloso izquierdo causado por extensión directa de una infección en el oído medio y en la apófisis mastoides.

Absceso cerebral

En lactantes y niños, los abscesos cerebrales son:

■ Causados por la diseminación directa de estructuras adyacentes como la mastoides, senos paranasales y órbita (**Fig. 50-3**).
■ Relacionados con una cardiopatía congénita (suele ser cianótica).
■ Causados por diseminación hematógena.
■ Una complicación de meningitis (en recién nacidos).

Las manifestaciones clínicas principales son fiebre, irritabilidad, vómito, malestar y signos neurológicos focales. El CSF casi siempre es estéril, con pleocitosis neutrófila entre leve y moderada, nivel de proteína elevado, nivel de glucosa normal y presión de abertura elevada, pero por lo general, cuando se sospecha de absceso cerebral, la punción lumbar se evita.

Los abscesos cerebrales suelen ser *polimicrobianos*. Los estreptococos viridans, incluidos los microorganismos del grupo *Streptococcus milleri*, estreptococos anaerobios y aerobios gramnegativos, son las causas más comunes. Los microorganismos gramnegativos, en especial las especies de *Citrobacter*, son causas bien conocidas de abscesos cerebrales en *neonatos*.

Los estudios de imagen del cerebro, como la CT y la MR, son diagnósticos.

La necesidad de una intervención quirúrgica es controversial. Deben instituirse antibióticos de amplio espectro como la combinación de una cefalosporina de tercera generación (ceftriaxona o cefotaxima) con metronidazol.

NEUMONÍA

La neumonía es consecuencia de la invasión del pulmón por una amplia diversidad de agentes infecciosos. La neumonía en niños se clasifica de acuerdo con la etiología (viral, bacteriana o atípica), distribución anatómica (lobular o intersticial), grupo de edad afectado o la gravedad clínica de la infección.

Es más probable que los lactantes que tienen apariencia enferma, con presentación aguda e infiltrado lobular en la radiografía de tórax, tengan neumonía bacteriana. Los niños que tienen una buena apariencia y un curso indolente con infiltrados intersticiales o en parches es más probable que tengan neumonía viral o neumonía causada por un microorganismo atípico. Los lactantes y niños que tienen inmunocompromiso son susceptibles a una amplia variedad de bacterias comunes, virus y microorganismos atípicos, y también son susceptibles a causas mucho menos comunes de neumonía como *Pneumocystis jiroveci* (antes *carinii*) y otros agentes micóticos.

Neumonía bacteriana

Excepto en el recién nacido, en quien los estreptococos del grupo B son la causa más común de neumonía bacteriana, *S. pneumoniae* es la causa más extendida de neumonía bacteriana en lactantes y niños. HIB, antes una causa importante de neumonía bacteriana en los lactantes, ahora es raro. *S. aureus*, incluidas las cepas por CA-MRSA, es una causa importante de neumonía bacteriana grave. *Streptococcus pyogenes* es una causa ocasional de neumonía bacteriana grave.

Streptococcus pneumoniae

El neumococo representa más de 90% de los casos de neumonía bacteriana de la niñez. Con frecuencia, la infección secundaria por *S. pneumoniae* sigue a una infección de vías respiratorias altas de causa viral. A menudo, los lactantes muestran un aspecto enfermo, con fiebre alta, taquipnea, respiración ruidosa, aleteo nasal y taquicardia. Los niños mayores y los adolescentes suelen presentar escalofrío seguido de fiebre alta de manera repentina; después hay insuficiencia respiratoria, intranquilidad, tos y delirio. En ocasiones los niños con compromiso del lóbulo inferior se quejan de dolor abdominal. Los datos de la exploración física tal vez son intrascendentes, sobre todo en lactantes pequeños, en tanto que en los niños mayores la evidencia específica de consolidación es más aparente. Las características de laboratorio consistentes con una neumonía neumocócica son una cuenta de leucocitos elevada y rara vez una cuenta baja. La consolidación lobular (**Fig. 50-4**) es el dato radiográfico más común, aunque en los lactantes pequeños también se observa un patrón difuso. Los derrames paraneumónicos y el empiema (**Fig. 50-5**) son complicaciones bien conocidas de la neumonía neumocócica. Los neumococos también se relacionan con neumonía necrosante. Las penicilinas y cefalosporinas permanecen activas contra la mayoría de las cepas de *S. pneumoniae*. En la actualidad, la ampicilina se recomienda para el tratamiento de pacientes hospitalizados de neumonía adquirida en la comunidad, sin complicaciones, en niños sanos.

Staphylococcus aureus

La neumonía estafilocócica es una infección progresiva que pone en riesgo la vida y puede complicar una neumonía viral, en especial después de infección por influenza. La neumonía estafilocócica se vincula con alta incidencia de neumonía cavitaria necrosante (**Fig. 50-6**), derrames paraneumónicos y empiema (**Fig. 50-7**). Los lactantes más pequeños parecen

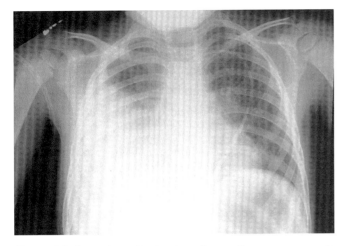

Figura 50-4 Radiografía de tórax de un niño que se presentó con fiebre alta e insuficiencia respiratoria en la que se observa consolidación multilobular. Se obtuvo *Streptococcus pneumoniae* en el cultivo de sangre periférica.

más susceptibles que los niños mayores y las características clínicas quizá sean similares a las de la neumonía neumocócica; por lo regular, la radiografía de tórax no revela el compromiso lobular o multilobular. *Los neumatoceles y los pioneumotórax son comunes en casos de neumonía estafilocócica.*

Neumonía viral

Los agentes virales son causantes de la mayoría de los casos de neumonía en lactantes y niños preescolares. La incidencia pico de neumonía viral se produce entre niños de 2 y 3 años. En general, la neumonía viral se acompaña de características clínicas menos graves y fiebre de grado más bajo, aunque también se ha observado infección muy grave e insuficiencia respiratoria, incluso en niños sanos. Los agentes etiológicos son los siguientes:

- Virus sincitial respiratorio.
- Adenovirus.

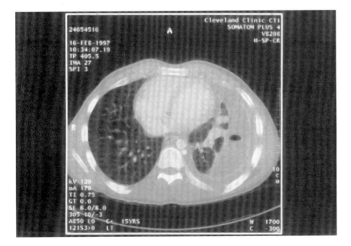

Figura 50-5 Tomografía computarizada en la que se muestra un gran empiema paraneumónico izquierdo en un niño con neumonía neumocócica. Note los múltiples niveles hidroaéreos dentro de una colección llena de líquido

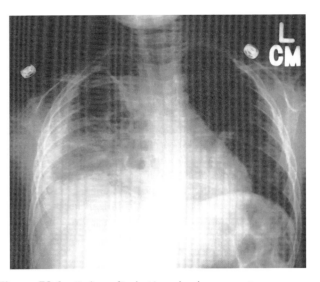

Figura 50-6 Radiografía de tórax donde se muestra una consolidación derecha, derrame pleural y lesiones cavitarias sugestivas de neumonía necrosante. El cultivo de sangre del niño desarrolló *Streptococcus pneumoniae*, pero este aspecto radiográfico también es consistente con una neumonía por *Staphylococcus aureus*.

- Virus de la influenza.
- Virus parainfluenza.

Las características de presentación son tos, fiebre, estertores y síntomas respiratorios altos. La radiografía de tórax suele revelar parches e infiltrados perihiliares difusos con hiperinflación. El tratamiento es de apoyo en la mayoría de los casos. En lactantes en riesgo alto y enfermedad grave cabe considerar el uso de ribavirina para la infección por

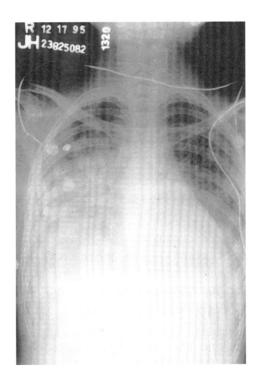

Figura 50-7 Radiografía de tórax de un niño en el que se observa una consolidación lobular con derrame pleural. El cultivo del líquido pleural desarrolló *Staphylococcus aureus* y un panel viral respiratorio reveló influenza.

el virus sincitial respiratorio; su beneficio es controversial y limitado.

Para el tratamiento de las infecciones por influenza, hay dos tipos de medicamentos antivirales. Los inhibidores de la neuraminidasa como oseltamivir y zanamivir, que suelen ser activos contra la influenza A y B. Los adamantanos como la amantadina y la rimantadina suelen ser activos contra la influenza A pero no contra la influenza B. Es importante advertir que la susceptibilidad a estos antivirales de la cepa de influenza circulante varía cada año y representa un desafío respecto a la selección de los antivirales para el tratamiento de las infecciones por influenza. Los Centers for Disease Control and Prevention actualizan las recomendaciones para el tratamiento de la influenza. En general, para este tipo de infecciones, los medicamentos antivirales deben considerarse en casos como:

■ Niños en mayor riesgo de infección por influenza grave o complicada.
■ Niños sanos con enfermedad moderada a grave.
■ Niños con un entorno especial, familia o situaciones sociales, para quienes la enfermedad en curso podría ser perjudicial.

Neumonía por *Mycoplasma*

La causa más común de neumonía en niños en edad escolar es Mycoplasma pneumoniae, *y la incidencia pico se produce entre los 10 a 15 años.* Antes de los 3 a 4 años, la infección parece ser rara. Aunque el curso de la infección por *Mycoplasma* varía mucho, el inicio clínico es gradual y se caracteriza por tos, la cual quizá continúe durante 1 a 2 semanas antes de que se desarrollen otros síntomas y dolor de garganta; la mayoría de los casos se resuelve de manera espontánea en 3 a 4 semanas. Por lo general, los datos radiográficos son más graves de lo que indica el aspecto saludable general del niño o el adolescente; los infiltrados intersticiales en ambos lóbulos inferiores son los más comunes. Los infiltrados lobulares, la adenopatía hiliar y los derrames pleurales quizá estén presentes durante el curso de la enfermedad. Otras manifestaciones de la infección por *Mycoplasma*, como la faringitis, exantema (eritema multiforme), artralgias o artritis y hemólisis tal vez aparezcan junto con la neumonía y permitan sospechar el diagnóstico. El diagnóstico definitivo se confirma con pruebas serológicas específicas. Las pruebas con reacción en cadena de la polimerasa parecen ser más sensibles y específicas que las serológicas. El tratamiento antimicrobiano de la neumonía por *Mycoplasma* con eritromicina o azitromicina acorta un poco la duración de la enfermedad.

Infección por *Chlamydophila* (antes *Chlamydia*) *pneumoniae*

Chlamydia pneumoniae se reconoce cada vez más como causa de neumonía en niños. Cerca de 50% de los adultos tiene anticuerpos contra este microorganismo. La faringitis previa, ronquera, tos productiva y broncoespasmo, parecen ser

comunes en la infección por *C. pneumoniae*. Las pruebas serológicas disponibles comercialmente enfrentan muchas dificultades, y no se recomiendan de rutina.

Para su tratamiento se prefiere un macrólido como la eritromicina, azitromicina o claritromicina.

Neumonía por *Pneumocystis jiroveci* (antes *carinii*)

Pneumocystis jiroveci, un hongo ubicuo, causa neumonía grave, que pone en riesgo la vida en los pacientes con inmunocompromiso. La mayoría de los casos ocurre en lactantes y niños, en aquéllos con infección por el HIV o neoplasia; la neumonía por *Pneumocystis jiroveci* es una de las enfermedades más comunes que definen al síndrome de inmunodeficiencia adquirida (sida) en los lactantes infectados con el HIV. Los lactantes infectados con HIV presentan insuficiencia respiratoria, tos, fiebre baja y cianosis entre los 3 y 6 meses. La hipoxemia ocurre a cualquier edad. La radiografía de tórax revela diferentes patrones; los infiltrados perihiliares e intersticiales bilaterales son los más comunes (**Fig. 50-8**). Con frecuencia, el diagnóstico definitivo se hace al demostrar el microorganismo en los lavados broncoalveolares o en los especímenes de biopsia pulmonar. En altas dosis, el trimetoprim-sulfametoxazol es el fármaco de elección para el tratamiento de la neumonía por *Pneumocystis jiroveci*. Los corticosteroides también han mostrado ser benéficos en los pacientes infectados por el HIV con neumonía de moderada a grave por *Pneumocystis jiroveci*.

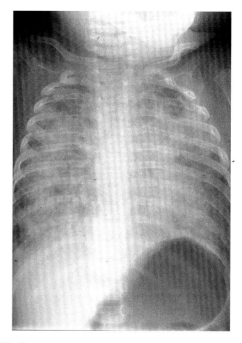

Figura 50-8   Radiografía de tórax en la que se observan infiltrados intersticiales y nodulares difusos, bilaterales y graves en un lactante de seis meses que se presentó con fiebre e insuficiencia respiratoria grave. Del líquido de lavado broncoalveolar se recuperó *Pneumocystis jiroveci (carinii)* y además las pruebas revelaron infección por el virus de inmunodeficiencia humana.

EJERCICIOS DE REVISIÓN

PREGUNTAS

1. Una niña de tres años se presenta con el antecedente de dos días de dolor abdominal tipo cólico y diarrea acuosa; desarrolló convulsión generalizada breve y fue hospitalizada. Durante las siguientes 24 horas la diarrea se volvió profusa y sanguinolenta. El agente causal *más* probable de la gastroenteritis de la niña es:

a) *Escherichia coli* O157:H7.
b) *Campylobacter jejuni*.
c) Especies de *Salmonella*.
d) *Shigella sonnei*.

Respuesta

La respuesta es d). Las convulsiones son una manifestación extraintestinal común de la infección por *Shigella*. Son breves, generalizadas y autolimitadas; se desarrollan entre 10 a 45% de los niños hospitalizados con infección por *Shigella*. Ocurren antes del inicio de la diarrea y quizá sean el motivo de consulta de la shigelosis. La causa subyacente de las convulsiones no es clara. Las convulsiones febriles simples o las anomalías electrolíticas explican algunas, pero no la mayoría de las convulsiones. Otros datos neurológicos ocasionales en niños con shigelosis incluyen cefaleas, confusión y alucinaciones.

2. Un niño de dos años previamente sano se presenta con fiebre de grado bajo durante dos días, cólicos abdominales y diarrea profusa. El cultivo fecal revela *Salmonella enteritidis*. La opción terapéutica *más* apropiada para este niño es:

a) Cuidado de apoyo.
b) Una dosis de ceftriaxona por vía intramuscular o intravenosa.
c) Amoxicilina oral durante cinco días.
d) Clindamicina oral durante cinco días.
e) Trimetoprim-sulfametoxazol oral durante cinco días.

Respuesta

La respuesta es a). En este niño la gastroenteritis por *Salmonella* es autolimitada y no se recomienda el tratamiento antimicrobiano, ya que no alteraría el curso clínico y podría prolongar el estado de portador del microorganismo. El tratamiento antimicrobiano para la gastroenteritis por *Salmonella* debe considerarse en lactantes menores de tres meses, en individuos inmunocomprometidos, niños con hemoglobinopatías y en aquéllos con disfunción gastrointestinal.

3. Una niña de cinco años desarrolló diarrea sanguinolenta grave después de asistir a una fiesta en el pueblo. Durante los días siguientes se ve pálida y su volumen urinario se reduce. El agente que tiene *más* probabilidad de ser el causante de la enfermedad es:

a) *Campylobacter jejuni*.
b) *Entamoeba histolytica*.
c) *E. coli* enterotoxígena (ETEC).
d) *Escherichia coli* O157:H7.
e) *Giardia lamblia*.

Respuesta

La respuesta es d). Después de una diarrea sanguinolenta, la palidez y volumen urinario disminuido preocupan por la probabilidad de síndrome urémico hemolítico (HUS, *hemolytic uremic syndrome*), el cual incluye anemia hemolítica, trombocitopenia e insuficiencia renal aguda. Aunque muchos microorganismos predisponen a HUS, *E. coli* O157:H7 es el microorganismo que más se relaciona con el desarrollo de este síndrome.

4. Un niño de cinco años presenta fiebre, dolor abdominal tipo cólico y diarrea sanguinolenta. El día previo al inicio de los síntomas, él asistió a un paseo en el campo, donde ingirió pollo mal cocido. De los siguientes microorganismos, el que tiene *más probabilidad* de causar los síntomas del niño es:

a) *Campylobacter jejuni*.
b) *Shigella sonnei*.
c) *Yersinia enterocolitica*.
d) *Giardia lamblia*.

Respuesta

La respuesta es a). En Estados Unidos, las infecciones bacterianas por *Campylobacter* y *Salmonella* son las que más se transmiten por los alimentos. Las aves de corral mal cocidas, los productos lácteos sin pasteurizar y el agua sin tratar son los principales vehículos de transmisión de *C. jejuni*. La fiebre, dolor abdominal tipo cólico y diarrea sanguinolenta pueden ser causadas por cualquiera de los agentes listados en las preguntas, con excepción de *G. lamblia*, la cual origina diarrea acuosa, no sanguinolenta, que en ocasiones es crónica y se manifiesta por dolor abdominal y malabsorción. Por tanto, el antecedente de factores epidemiológicos es importante para establecer la causa de las infecciones. La transmisión de *S. sonnei* de una persona a otra es más frecuente que la transmisión por alimentos. Los productos del cerdo mal cocidos son un importante vehículo de transmisión de *Y. enterocolitica*.

5. El agente etiológico que *más* a menudo causa osteomielitis aguda en un niño de dos años es:

a) Estreptococos del grupo A.
b) HIB.
c) *Streptococcus pneumoniae*.
d) *Staphylococcus aureus*.
e) *Pseudomonas aeruginosa*.

Respuesta

La respuesta es d). *Staphylococcus aureus* es la causa más común de osteomielitis hematógena aguda en niños de cualquier edad, excepto en el periodo neonatal, cuando los estreptococos del grupo B también son agentes significativos. Los estreptococos del grupo A y *S. pneumoniae* son causas raras de osteomielitis aguda. La infección por HIB, incluso antes de la vacuna contra este microorganismo, era menos común que la infección por *S. aureus*, aun en lactantes menores de dos años. *Pseudomonas aeruginosa* causa osteocondritis en heridas punzantes. Es más común en niños mayores, en quienes quizá se desarrolle celulitis y osteocondritis después de una herida punzante con un zapato.

Caso para las preguntas 6 y 7

En un niño de nueve meses que asiste a guardería se desarrollan fiebre alta, letargia, languidez, convulsión tónico-clónica generalizada de 5 minutos de duración. El análisis del CSF revela:

- 10 000 leucocitos con 90% de neutrófilos y 10% de linfocitos.
- 130 mg/dL de proteínas.
- 5 mg/dL de glucosa.

6. El agente etiológico *más* probable es:
   a) HSV-1.
   b) *Streptococcus pneumoniae*.
   c) *Mycobacterium tuberculosis*.
   d) *Escherichia coli*.
   e) *Cryptococcus neoformans*.

Respuesta

La respuesta es b). El niño tiene meningitis bacteriana, dado el número de leucocitos con predominio de neutrófilos, nivel elevado de proteínas y nivel bajo de glucosa en el CSF. Después del periodo neonatal, las causas de esta enfermedad son *S. pneumoniae* y *N. meningitidis*. *Escherichia coli* es una causa muy rara de meningitis después del periodo neonatal; *M. tuberculosis*, *C. neoformans* y HSV-1 no causan estas modificaciones del CSF.

7. El cultivo del CSF revela *N. meningitidis*. ¿Cuál enunciado es *verdadero*?
   a) La vacuna meningocócica debe administrarse a todos los contactos de la guardería.
   b) Una convulsión al inicio de los síntomas del niño sugiere un mal pronóstico.
   c) El pronóstico general de un niño con meningitis meningocócica es mejor que para un niño que tiene meningococemia sin meningitis.
   d) La profilaxis con rifampina debe darse a los contactos familiares del niño, pero no a los de la guardería.

Respuesta

La respuesta es c). La meningococemia es una complicación aguda de la bacteriemia meningocócica que pone en peligro la vida. Casi siempre se manifiesta por fiebre, exantema petequial purpúrico de progresión rápida e inestabilidad hemodinámica; la *ausencia* de meningitis es un signo pronóstico desalentador porque indica sepsis fulminante. Por lo general, los niños con meningitis meningocócica tienen buen pronóstico. La profilaxis de rutina con vacuna meningocócica a los contactos no está indicada, pero se ha usado para controlar brotes de infecciones por los serotipos incluidos en la vacuna. La profilaxis con rifampina está indicada para los contactos del hogar, guarderías y jardines de niños de los casos índice. La aparición de convulsiones como presentación inicial de la meningitis bacteriana es frecuente y *no* es de importancia pronóstica. Las convulsiones que se producen durante el tratamiento de meningitis bacteriana indican una complicación del tipo de un absceso cerebral, infarto cerebral o empiema subdural.

8. Un niño de nueve años se presenta con dolor de garganta, tos seca y fiebre durante 10 días; muestra buen aspecto y tiene una temperatura de 39.2 °C, frecuencia respiratoria de 28 respiraciones/minuto, y estertores diseminados en ambos lados. Una radiografía de tórax revela infiltrados intersticiales basilares bilaterales. El agente *más* probable de la enfermedad de este niño es:
   a) *Mycobacterium tuberculosis*.
   b) *Mycoplasma pneumoniae*.

   c) *Streptococcus pneumoniae*.
   d) Estreptococos del grupo A.

Respuesta

La respuesta es b). *Mycoplasma pneumoniae* es la causa más común de neumonía en niños de edad escolar, entre quienes representa hasta 20% de los casos. Muchas, si no es que la mayoría de las infecciones, son asintomáticas o cursan con síntomas leves. La característica clínica va de leve a grave. Un curso subagudo con tos seca y faringitis es común. Aunque los datos radiográficos varían ampliamente, los infiltrados intersticiales basilares bilaterales son un hallazgo frecuente, y el aspecto radiográfico del infiltrado con frecuencia es peor que la apariencia del niño.

9. Un lactante de seis meses desarrolla meningitis bacteriana. En el CSF se desarrolla *H. influenzae* tipo b. El niño es tratado 14 días con ceftriaxona por vía intravenosa. En el hogar hay un hermano de dos años, sano, con inmunización completa, y los dos padres sanos. Ni el lactante ni el hermano asisten a guardería. ¿Cuál es el enunciado *verdadero* respecto a la profilaxis antibiótica para este lactante y sus contactos?
   a) La profilaxis con rifampina debe administrarse a los padres y al hermano de dos años.
   b) El lactante debe recibir profilaxis con rifampina al completar el curso de ceftriaxona.
   c) La profilaxis con rifampina debe suministrarse solo al hermano de dos años.
   d) En el cuadro descrito, no se requiere antibióticos.

Respuesta

La respuesta es d). Los contactos menores de cuatro años sin inmunizar o con inmunización incompleta, tienen mayor riesgo de enfermedad por HIB invasiva cuando estén en contacto cercano con un niño que padece una enfermedad por ese tipo de microorganismo. Por tanto, se recomienda la profilaxis en los hogares con cuando menos un contacto menor de cuatro años que no esté inmunizado o lo esté parcialmente. La profilaxis también se recomienda en:

- Los hogares con un niño menor de 12 meses que no recibió la serie de HIB primaria
- Los hogares con un contacto de niño con inmunocompromiso, independientemente del estado de inmunización contra el HIB
- Los contactos de las guarderías y los jardines de infantes cuando se identifican dos o más casos de enfermedad por HIB invasiva en los últimos 60 días y hay niños sin inmunizar o con inmunización parcial

Para el caso índice no se requiere profilaxis cuando ha sido tratado con ceftriaxona o cefotaxima, ya que estos antibióticos son efectivos para eliminar la colonización.

10. Un niño sano de dos años desarrolla diarrea acuosa durante varios días, tiene *Salmonella enteritidis* en sus heces. Asiste a una guardería. No hay antecedentes de ningún viaje. La vía *más probable* para adquirir esta infección es:
   a) Contacto en el hogar.
   b) Ingestión de heces contaminadas.
   c) Contacto en la guardería.
   d) Contacto con una piscina infectada.
   e) Contacto con un gatito infectado.

Respuesta

La respuesta es b). La ingestión de alimentos y agua contaminados es la vía más común de transmisión de las infecciones por *Salmonella*. Aunque la diseminación de persona a persona de la infección por *Salmonella* no tifoidea también acontece, es una vía menos común de transmisión. El contacto con lagartos y lagartijas también es una importante vía de diseminación.

11. Un niño de 18 meses que estaba sano es llevado a consulta médica al servicio de urgencias debido a que tiene fiebre, irritabilidad y rechaza caminar desde hace 10 días. A la exploración física su temperatura es de 38.9 °C y se muestra irritable. Su cadera derecha se mantiene flexionada, girada hacia afuera, en posición de abdución. No permite que se haga ningún movimiento con su cadera derecha. Los análisis de un aspirado articular realizado en su cadera izquierda revelan 80 000 leucocitos/mm³ con 90% de polimorfonucleares. La tinción de Gram del aspirado del líquido articular revela muchas células polimorfonucleares pero ningún microorganismo. La prueba que tiene *más* probabilidad de establecer el diagnóstico en este paciente es:

- **a)** Proteína C reactiva.
- **b)** Cultivo sanguíneo.
- **c)** Cultivo de aspirado articular.
- **d)** Anticuerpos antinucleares (ANA, *antinuclear antybodies*) y factor reumatoide.
- **e)** Título de antiestreptolisina O (ASO, *antistreptolisin O*).

Respuesta

La respuesta es c). El niño tiene artritis séptica de la cadera derecha. Los cultivos del aspirado articular son positivos en cerca de 60% de los casos. La utilidad de un cultivo sanguíneo es de 40 a 50%. Es muy probable que la proteína C esté elevada, pero ello no basta para hacer el diagnóstico. Tanto los ANA como el factor reumatoide y el título de ASO no son de ayuda en el diagnóstico de la artritis séptica.

LECTURAS RECOMENDADAS

American Academy of Pediatrics. Children in out-of-home child care. In: Kimberlin DW, Brady MT, Jackson MA, et al., eds. *Red Book®: 2015 Report of the Committee on Infectious Diseases*. 30th ed. Elk Grove Village, IL: American Academy of Pediatrics, 2015:132–151.

American Academy of Pediatrics. *Haemophilus influenzae* infections. In: Kimberlin DW, Brady MT, Jackson MA, et al., eds. *Red Book®: 2015 Report of the Committee on Infectious Diseases*. 30th ed. Elk Grove Village, IL: American Academy of Pediatrics, 2015:368–376.

American Academy of Pediatrics. Meningococcal infections. In: Kimberlin DW, Brady MT, Jackson MA, et al., eds. *Red Book®: 2015 Report of the Committee on Infectious Diseases*. 30th ed. Elk Grove Village, IL: American Academy of Pediatrics, 2015:547–558.

American Academy of Pediatrics. *Shigella* infections. In: Kimberlin DW, Brady MT, Jackson MA, et al., eds. *Red Book®: 2015 Report of the Committee on Infectious Diseases*. 30th ed. Elk Grove Village, IL: American Academy of Pediatrics, 2015:706–709.

Bass ES, Pappano DA, Humiston SG. Rotavirus. *Pediatr Rev* 2007;28:183–191.

Burnett MW, Bass JW, Cook BA. Etiology of osteomyelitis complicating sickle cell disease. *Pediatrics* 1998;101:296–297.

Conrad DA. Acute hematogenous osteomyelitis. *Pediatr Rev* 2010;31:464–471.

Durbin WJ, Stille C. Pneumonia. *Pediatr Rev* 2008;29:147–160.

Falchek SJ. Encephalitis in the pediatric population. *Pediatr Rev* 2012;33:122–133.

Gereige RS, Laufer PM. Pneumonia. *Pediatr Rev* 2013;34:438–456.

Hauser A, Fogarasi S. Periorbital and orbital cellulitis. *Pediatr Rev* 2010;31:242–249.

Jacobs RF, Adelman L, Sack CM, et al. Management of Pseudomonas osteochondritis complicating puncture wounds of the foot. *Pediatrics* 1982;69:432–435.

Jackson M, Newland JG. Staphylococcal infections in the era of MRSA. *Pediatr Rev* 2011;32:522–532.

Kalyoussef S, Goldman D. Giardiasis and cryptosporidiosis. *Pediatr Rev* 2010;31:81–82.

Kaplan SL. Osteomyelitis in children. *Infect Dis Clin North Am* 2005;19:787–797.

Lewis P, Glaser CA. Encephalitis. *Pediatr Rev* 2005;26:353–363.

Negrini B, Kelleher KF, Wald ER. Cerebrospinal fluid findings in aseptic versus bacterial meningitis. *Pediatrics* 2000;105:316–319.

Patra KP. Focus on diagnosis: the D-test. *Pediatr Rev* 2011;32:293–295.

Payne DC, Vinjé J, Szilagyi PG, et al. Norovirus and medically attended gastroenteritis in U.S. children. *N Engl J Med.* 2013;368(12):1121–1130, doi:10.1056/NEJMsa1206589.

Safdar N, Said A, Gangnon RE, et al. Risk of hemolytic uremic syndrome after antibiotic treatment of *Escherichia coli* O157:H7 enteritis: a meta-analysis. *JAMA* 2002;288:996–1001.

Swanson D. Meningitis. *Pediatr Rev* 2015;36(12)514–526.

Wong CS, Lelacic S, Habeeb RL, et al. The risk of the hemolytic-uremic syndrome after antibiotic treatment of *Escherichia coli* O157:H7 infections. *N Engl J Med* 2000;342:1930–1936.

Capítulo 51

Enfermedades infecciosas, parte II

Camille Sabella

Este capítulo trata sobre infecciones virales, micosis e infecciones micobacterianas específicas.

INFECCIONES VIRALES

Infección humana por parvovirus

El parvovirus humano (HPV, *human parvovirus*) es un virus de DNA pequeño que se reproduce en los precursores de los eritrocitos humanos.

La infección primaria se presenta comúnmente en niños en edad escolar (5 a 15 años) a finales del invierno y la primavera. Entre 50 a 90% de los adultos es seropositivo e inmune a la infección. Se transmite al respirar el virus del ambiente y rara vez por transfusión de sangre procedente de un individuo con una infección aguda; también ocurre la transmisión vertical durante el embarazo. La tasa del ataque secundario es de alrededor de 50% por contacto en el hogar y 20 a 30% por exposición en la escuela.

La mayor parte de las infecciones por HPV es asintomática. *La forma más identificable es el eritema infeccioso (mejilla abofeteada o quinta enfermedad)* (**Fig. 1-22**). Se caracteriza por un exantema eritematoso intenso en las mejillas y leves signos sistémicos que surgen una semana después de un pródromo ligero de fiebre, dolor de cabeza y mialgias. Asimismo, podría haber un exantema maculopapular sistémico en encaje, que podría causar prurito en el tronco y las extremidades (**Fig. 1-23**). Con frecuencia el exantema es evanescente durante varias semanas y cambia al variar la temperatura y la exposición a la luz solar.

El surgimiento del exantema como eritema infeccioso significa que hay una respuesta inmunitaria ante la infección. *Por tanto, los niños que padecen exantema no contagian la enfermedad, por lo que no hay impedimento para que asistan a la escuela o a las guarderías.*

Otras manifestaciones de la infección por el HPV son:

- Artritis.
- Crisis aplásica momentánea en niños con anemia hemolítica.

- Infección crónica de la médula ósea en individuos inmunodeficientes.
- Hidropesía fetal.
- Síndrome papulopurpúrico en guante y calcetín.

La crisis aplásica momentánea se presenta en personas que dependen de la producción rápida de eritrocitos y cuya concentración de hemoglobina es baja, como en el caso de quienes padecen anemia hemolítica relacionada con anemia de células falciformes. Por lo general, la crisis aplásica dura de 7 a 10 días; los niños podrían requerir transfusiones de eritrocitos para evitar o tratar la insuficiencia cardiaca congestiva. Los niños con crisis aplásica son muy contagiosos, por lo que se los coloca en aislamiento por gotitas al hospitalizarlos.

La insuficiencia crónica de la médula ósea surge en el niño inmunodeficiente, origina anemia grave, y a veces trombocitopenia y neutropenia. La terapia con inmunoglobulina intravenosa suele ser efectiva.

El *síndrome papulopurúrico en guante y calcetín* es un exantema atípico que se presenta durante la infección por parvovirus B19. Entre sus características están exantema papulopurúrico doloroso con prurito y petequias, el cual se observa en las extremidades distales en forma simétrica; el exantema en ocasiones surge junto con fiebre y lesiones alrededor de la boca. Tales manifestaciones son evidentes durante el periodo de viremia y son contagiosas.

La hidropesía fetal es una consecuencia de la infección de la madre durante el embarazo. El riesgo de muerte del feto relacionado con la infección materna por parvovirus B19 es de 2 a 6%, y al parecer es más alto cuando la infección de la madre se presenta en la primera mitad del embarazo.

Infecciones por herpesvirus humano 6 y 7

El herpesvirus humano 6 (HHV-6, *human herpesvirus 6*) es un herpesvirus ubicuo que causa el exantema súbito (roséola). Al igual que todos los herpesvirus, el HHV-6 ocasiona una infección primaria y luego entra en periodo de latencia. El HHV-6 se distribuye en todo el mundo y no es estacional; la infección primaria se presenta a menudo en niños de entre 6 meses y 2 años de edad. Casi todos los niños son seropositivos ante este virus a los dos años. Se supone que se transmite por dispersión salival asintomática.

La *roséola clásica* surge en alrededor de 20% de los niños infectados con HHV-6. Se caracteriza por fiebre alta durante 3 a 7 días, que suele relacionarse con toxicidad, seguida por un exantema eritematoso maculopapular. Además, el HHV-6 es una causa muy común de *enfermedad febril sin exantema* o signos localizados en niños de 6 a 18 meses. Casi 20% de todas las consultas en la sala de urgencias por fiebre se atribuye a infección por HHV-6. Entre otras características clínicas de esta infección destacan:

- Adenopatía cervical y occipital.
- Síntomas respiratorios y otitis media.
- Síntomas gastrointestinales.
- Abombamiento de la fontanela.
- Convulsiones febriles.

Se supone que las *convulsiones por fiebre* las padecen cerca de 15% de los niños que sufren infección primaria por HHV-6. La reactivación del virus en personas inmunocomprometidas se ha relacionado con ciertas manifestaciones clínicas, como fiebre, exantema, hepatitis, neumonía y encefalitis.

Al parecer, la infección por HHV-7 se presenta en una etapa posterior a la de la infección por HHV-6, y 85% de los adultos es seropositivo ante el virus. Se supone que la mayor parte de las infecciones primarias por HHV-7 es asintomática, pero se desconoce la diversidad completa de las manifestaciones del HHV-7. Se cree que el HHV-7 causa enfermedad febril, roséola típica y fiebre relacionada con convulsiones.

Infección por virus de la inmunodeficiencia humana en niños

Transmisión perinatal

La mayor parte de los casos de infección por virus de la inmunodeficiencia humana (HIV, *human immunodeficiency virus*) en niños se debe a transmisión perinatal. La tasa global de transmisión de una madre infectada a su hijo si no reciben tratamiento con terapia antirretroviral varía de 14 a 27% en los países desarrollados. La transmisión se presenta:

- En el útero (30% de los casos).
- En el momento del parto (70% de los casos).
- Posparto (muy raro).

La transmisión en el útero se relaciona con inicio temprano de la enfermedad en el lactante y supervivencia menor. Los lactantes infectados en el útero tienen cultivo sanguíneo positivo al HIV o evidencia de DNA del HIV en la prueba de la reacción en cadena de la polimerasa (PCR, *polymerase chain reaction*) en la primera semana de vida. Una gran carga viral y una cuenta baja de linfocitos CD4+ en la madre son factores de riesgo para la transmisión en el útero; la infección primaria durante el embarazo representa el riesgo más alto.

La mayor parte de los casos de infección se debe a la transmisión en el periparto. El curso clínico de estos lactantes es muy variable. No hay evidencias de HIV en el cultivo de sangre ni en las pruebas de PCR en los primeros siete días de vida. Entre los factores de riesgo para la transmisión en el periparto están la enfermedad avanzada en la madre (elevada carga viral, cuenta baja de linfocitos CD4+), rotura prolongada de membranas, complicaciones obstétricas y gemelos primogénitos.

La vía principal de transmisión posparto es la alimentación al pecho, sobre todo por madres con seroconversión aguda. La lactancia se mantiene como el método de alimentación recomendado en los países en vías de desarrollo, pero no en Estados Unidos si la madre está infectada, porque hay opciones seguras sin el riesgo de transmisión.

La *transmisión perinatal del HIV llega a reducirse a dos terceras partes* cuando la mujer embarazada se trata con zidovudina por vía oral e inicia el tratamiento en el segundo trimestre del embarazo y zidovudina intravenosa durante el parto, y el lactante recibe tratamiento con zidovudina por vía oral durante las primeras seis semanas. La tasa de transmisión disminuye más cuando las madres reciben un tratamiento más agresivo con sustancias antirretrovirales durante el embarazo. En las mujeres bajo tratamiento con zidovudina, el parto por cesárea antes de que se rompan las membranas disminuye el riesgo de la transmisión perinatal (2%), si se compara con las mujeres tratadas con zidovudina que tienen parto vaginal (7%). No obstante, en madres que presentan baja carga viral de HIV (<1 000/mL), se desconocen los beneficios adicionales del parto por cesárea, y podría no tener más valor que el riesgo añadido de un parto quirúrgico para la mujer infectada. En Estados Unidos, los criterios actuales recomiendan parto por cesárea antes del trabajo de parto y antes de que se rompan las membranas en el caso de mujeres infectadas con HIV y cuya carga viral sea mayor de 1 000 copias/mL cerca del momento del parto.

Diagnóstico

Es difícil diagnosticar una infección por HIV en lactantes porque los anticuerpos de la madre perduran hasta los 24 meses de edad, por tanto, las pruebas que revelan anticuerpos de HIV son *inútiles. La detección de DNA de HIV mediante PCR es la prueba más confiable para efectuar el diagnóstico.* Un 95% de los lactantes infectados tendrá DNA de HIV positivo para cuando tenga un mes de edad. En infectados de 1 a 36 meses de edad, la sensibilidad y especificidad del estudio de PCR de DNA de HIV-1 son cercanas a 95 y 97%, respectivamente. Los ensayos para el RNA de HIV-1 (carga viral) se utilizan para diagnosticar la infección por HIV-1, pero dichos estudios no son tan sensibles como los de la PCR de DNA.

Las pruebas diagnósticas para determinar la presencia de DNA o RNA de HIV se recomiendan de los 14 a los 21 días del nacimiento y, si son negativas, se repiten entre el mes y 2 meses de edad, y entre los 4 y 6 meses. En el caso de lactantes menores de 18 meses que no se alimentan al seno materno con resultados negativos de las pruebas virológicas de HIV-1, la probable exclusión de una infección por HIV-1 se basa en:

- Dos pruebas negativas de DNA o RNA de HIV-1, ambas practicadas a las dos semanas de edad o más, y una de las cuales se obtuvo a las cuatro semanas de edad o más, o bien,

■ Una prueba negativa de DNA o RNA de HIV-1 obtenida a las ocho semanas de edad o más, o bien,

■ Una prueba negativa de anticuerpo contra el HIV-1 efectuada a los seis meses de edad o más, y

■ Ninguna otra evidencia de laboratorio o clínica de infección por el HIV-1.

La exclusión definitiva del HIV-1 en lactantes que no se alimentan al pecho se basa en:

■ Por lo menos dos pruebas negativas de DNA o RNA de HIV-1, las cuales se realizaron, la primera, al mes o más de edad, y la otra a los cuatro meses o más, o bien,

■ Por lo menos dos pruebas negativas de anticuerpos contra el HIV-1 realizadas a los seis meses de edad o más, y

■ Ninguna otra evidencia de laboratorio o clínica de infección por el HIV-1.

Las pruebas de anticuerpos, como el inmunoensayo enzimático y el *Western blot*, son confiables en niños más grandes (mayores de 24 meses), a menos que padezcan desnutrición grave o hipogammaglobulinemia, y sean incapaces de producir una respuesta de anticuerpos. Deben efectuarse dos pruebas para confirmar el diagnóstico. No se recomienda aplicar otras modalidades de diagnóstico de la infección por HIV en lactantes y niños mayores, como cultivo y detección del antígeno p24.

Características clínicas

Las características de la infección por HIV son:

■ Retraso del crecimiento.
■ Infecciones bacterianas invasivas recurrentes.
■ Linfadenopatía crónica.
■ Parotiditis.
■ Diarrea frecuente.
■ Candidiasis bucal.
■ Hepatoesplenomegalia.
■ Infecciones oportunistas.
■ Enfermedad del sistema nervioso central (CNS, *central nervous system*), incluyendo retraso del desarrollo.
■ Neumonitis linfoide intersticial.

Entre las infecciones oportunistas habituales en los niños infectados por el HIV están:

■ Neumonía por *Pneumocystis* (PCP, *Pneumocystis pneumonia*).
■ Candidiasis de las vías respiratorias bajas o del esófago.
■ Diarrea crónica secundaria a criptosporidiosis o isosporiasis.
■ Enfermedad y retinitis por citomegalovirus.
■ Infecciones graves por los virus del herpes simple y varicela-zóster.
■ Micosis invasivas.
■ Infecciones micobacterianas.

Una de las infecciones oportunistas graves más extendida es la PCP entre los lactantes y niños infectados por el HIV. Por lo general, surge entre los 3 y 6 meses de vida, y podría ser la manifestación inicial de la infección. En estos lactantes es común una presentación aguda, en la cual la taquipnea y la desaturación de oxígeno causan insuficiencia respiratoria. La mortalidad por la infección de PCP en lactantes infectados con el HIV es alta a pesar del tratamiento específico. El fármaco de elección en lactantes y niños mayores es trimetoprim/sulfametoxazol.

Cuidados generales del niño infectado con HIV

Se debe permitir y alentar que los niños con infección por HIV asistan a la escuela. No se requiere que el médico y la familia revelen el diagnóstico a la escuela o a los maestros, a menos que tenga problemas de conducta como morder. Todas las escuelas deben establecer procedimientos rutinarios de control de infecciones para manipular la exposición a sangre o a líquidos que contengan sangre, sin que importe su origen. Las escuelas deben avisar a todos los padres cuando haya enfermedades contagiosas como varicela o sarampión.

La mayor parte de las vacunas infantiles obligatorias se debe administrar a los niños infectados con HIV a la edad apropiada. La vacuna contra sarampión-paperas-rubéola se administra a los 12 meses de edad, a menos que el niño padezca inmunosupresión grave, definida como bajo porcentaje (<15%) de linfocitos CD4+. La segunda dosis se aplica cuatro semanas después de la primera dosis sin esperar hasta que ingrese a la escuela. Se debe tomar en cuenta la vacuna contra la varicela en el caso del niño infectado con HIV que es asintomático o que manifiesta síntomas leves y cuyo porcentaje de linfocitos CD4+ es normal.

Prevención de infecciones oportunistas

Se recomienda la profilaxis contra la PCP con trimetoprim/sulfametoxazol en todos los lactantes en quienes se haya demostrado infección por HIV o se sospeche que la padecen:

■ La profilaxis debe iniciar a las 4 o 6 semanas de edad en el caso de lactantes expuestos al HIV mientras no se excluya el diagnóstico. Los lactantes expuestos al HIV en forma perinatal pero en quienes la infección ha sido presunta o definitivamente descartada (con base en los criterios mencionados) no necesitan someterse a profilaxis.

■ Los niños de 1 a 5 años infectados con HIV deben continuar la profilaxis para la PCP, a menos que la cuenta y el porcentaje de linfocitos CD4+ sea mayor de 500 células/µL y de 15%, respectivamente.

■ Los niños de cinco años o mayores infectados por HIV deben continuar con profilaxis contra la PCP, salvo que la cuenta y el porcentaje de linfocitos CD4+ sea mayor de 200 células/µL y mayor de 15%, respectivamente.

Se aplica profilaxis contra la tuberculosis (TB) a personas infectadas por el HIV cuyos resultados de la prueba cutánea con tuberculina son positivos y carecen de evidencia de la enfermedad activa. La inmunoglobulina de la varicela-zóster (o inmunoglobulina intravenosa) se debe administrar al niño infectado por el HIV que está expuesto a la varicela, e inmunoglobulina para quienes están expuestos al sarampión, sin importar el estado de la inmunización.

Terapia antirretroviral

Se recomienda para la mayor parte de los niños infectados por HIV, dependiendo de la edad del niño y de la combinación de criterios virológicos, clínicos e inmunológicos. Debe consultarse con un experto en infección pediátrica por HIV-1. En general, el tratamiento se indica a niños asintomáticos en quienes hay evidencia de inmunosupresión o son menores de 12 meses. El tratamiento debe constar de por lo menos tres fármacos antirretrovirales, el cual es más efectivo que la monoterapia. Siempre que sea posible, parte del régimen ha de ser un inhibidor de la proteasa o un inhibidor no nucleósido de la transcriptasa inversa (además de dos inhibidores nucleósidos de la transcriptasa inversa). La meta del tratamiento es reducir la carga viral en la sangre a concentraciones indetectables.

MICOSIS

Infecciones causadas por hongos dimorfos patógenos

Los hongos *Histoplasma*, *Blastomyces* y *Coccidioides* causan micosis localizadas y diseminadas en huéspedes normales o con inmunocompromiso, pero lo más frecuente es que ocasionen una infección asintomática. *Sporothrix schenckii* causa dermatosis o enfermedad linfocutánea, por lo general sin signos sistémicos ni síntomas. La frecuencia y distribución, así como las principales características clínicas de los hongos dimorfos patógenos, se resumen en la **tabla 51-1**.

La infección por *Histoplasma capsulatum* es endémica en los valles de los ríos Ohio, Mississippi y Missouri. *H. capsulatum* se encuentra en cuevas, áticos, edificios viejos y en refugios para animales. No hay contagio de persona a persona o de animal a persona.

Noventa y cinco por ciento de las infecciones es asintomático. La infección sintomática se podría manifestar por neumopatía, dermatosis o enfermedad diseminada. La mayor parte de la neumopatía es leve y breve y se presenta con adenopatía hiliar y masa mediastínica. Quizá se presente una enfermedad más grave que podría incluir eritema nodular, hepatoesplenomegalia y artritis migratoria. La enfermedad

diseminada es aguda, subaguda o crónica y con más frecuencia afecta hígado, bazo, ganglios linfáticos, glándulas suprarrenales y médula ósea. El 80% de los casos de enfermedad diseminada se presenta en huéspedes inmunosuprimidos, sobre todo en pacientes con neoplasias e infección por HIV. Una forma aguda de histoplasmosis, muy común en lactantes, se manifiesta como infección abrumadora con fiebre alta, hepatoesplenomegalia, linfadenopatía, neumonía y pancitopenia.

El diagnóstico se establece mediante estudios histológicos que demuestran el microorganismo o cultivos a partir de sangre periférica, aspirados de médula ósea o líquido de lavados broncoalveolares. A menudo se aplican técnicas de inmunodifusión y serológicas de fijación del complemento para hacer el diagnóstico. La detección del antígeno galactomanano de *H. capsulatum* en muestras de orina es una prueba diagnóstica rápida de gran ayuda. Esta prueba es la más sensible en el caso de neumopatías agudas e infecciones diseminadas, y es útil para vigilar la respuesta al tratamiento e identificar recaídas de la infección.

El tratamiento antimicótico se recomienda en caso de:

- Enfermos graves después de exposiciones intensas.
- Pacientes inmunocomprometidos con infección aguda.
- Lactantes con histoplasmosis progresiva diseminada.

La anfotericina B es todavía el fármaco que se utiliza con más frecuencia como terapia inicial, aunque el itraconazol se administra en casos de enfermedad de leve a moderada, cuando se justifica la terapia antimicótica.

En el suelo del suroeste de Estados Unidos (Nuevo México, Arizona y el valle central de California) se encuentra *Coccidioides immitis*; donde la infección es endémica. A menudo, el microorganismo se adquiere por inhalación. No hay contagio de una persona a otra.

El 60% de las infecciones es asintomático. La mayor parte de las infecciones sintomáticas se manifiesta como neumopatía o enfermedad diseminada. La neumopatía varía de una enfermedad leve similar a la gripe a neumonía grave que, por lo general, se presenta con fiebre, tos y dolor en el

TABLA 51-1
EPIDEMIOLOGÍA Y CARACTERÍSTICAS CLÍNICAS DE LOS HONGOS DIMORFOS PATÓGENOS

Microorganismo	Epidemiología	Características clínicas de la infección sintomática
H. capsulatum	Valles de los ríos Ohio y Mississippi Excrementos de murciélagos o aves y cuevas	Neumopatía aguda similar a influenza Adenopatía hiliar y masa mediastínica Enfermedad diseminada en lactantes: fiebre, hepatoesplenomegalia, adenopatía y pancitopenia
Blastomyces dermatitidis	Estados del sureste y del centro Raro en niños	Neumonía aguda Afectaciones cutáneas y óseas Las formas crónicas son comunes
C. immitis	Suroeste de Estados Unidos	Neumonía aguda Enfermedad diseminada con meningitis Afectaciones cutáneas y óseas Reacciones de hipersensibilidad (eritema nodular, artralgias/artritis)
S. schenckii	Valles de los ríos Missouri y Mississippi Rosales, arbustos del género *Berberis*, pastos Enfermedad de jardineros y granjeros	Dermatosis y enfermedad linfocutánea Pápula en el lugar de la inoculación Úlceras y nódulos a lo largo de lesiones satélite en el trayecto de los vasos linfáticos

pecho. En casi la mitad de los niños infectados hay desde muy temprano un exantema cutáneo maculopapular temporal. Durante el curso de la infección podría haber reacciones de hipersensibilidad, sobre todo eritema nodular, artritis y artralgias. En las radiografías, los infiltrados pulmonares con adenopatía perihiliar y los derrames pleurales son hallazgos comunes. Es factible que ocurra una enfermedad diseminada pocas semanas o meses después de la infección inicial. El riesgo de enfermedad diseminada es bastante más alto en lactantes, personas de Filipinas, estadounidenses de origen africano, latinos e individuos inmunocomprometidos. La meningitis es la característica más importante y se relaciona con morbilidad y mortalidad altas. La meningitis por *Coccidioides* es aguda o insidiosa y podría tener la apariencia de meningitis tuberculosa. El examen del líquido cefalorraquídeo revela pleocitosis mononuclear con niveles reducidos de glucosa y concentraciones altas de proteínas.

Por lo general, el diagnóstico se apoya en los estudios serológicos de sangre y líquido cefalorraquídeo, así como en estudios histopatológicos de sitios infectados con líquidos corporales.

La terapia antimicótica se reserva para individuos que padecen infecciones pulmonares graves y diseminadas, o bien, para aquéllos que están en grave riesgo de enfermedad diseminada. La anfotericina B es el fármaco de elección en el caso de infecciones graves que no afectan el CNS. Si hay infecciones del CNS, se recomienda el fluconazol y también se utiliza como terapia supresora porque la meningitis recurrente no es rara.

Infecciones micóticas oportunistas

Las especies de *Candida* son microorganismos dimorfos de levaduras que habitualmente colonizan la boca, el tubo digestivo y las vías genitourinarias. Su capacidad para causar enfermedad depende del estado de salud del huésped para enfrentarse con ellas. Estos microorganismos son causantes comunes de infecciones intrahospitalarias, en especial en:

- Neonatos prematuros.
- Niños con tumores malignos, en quienes se han colocado catéteres venosos centrales, o en individuos en ambas situaciones.
- Pacientes que han recibido órganos por trasplante.
- Personas con síndromes de inmunodeficiencia.

Las manifestaciones de la infección son locales, diseminadas, o ambas. Las manifestaciones comunes de infección con especies de *Candida* y los tratamientos óptimos se resumen en la **tabla 51-2**.

Cryptococcus neoformans es una levadura encapsulada que se reproduce por gemación y se encuentra en hábitats de aves, sobre todo en palomares. Casi de manera exclusiva, esta levadura ocasiona enfermedad en pacientes inmunocomprometidos. La manifestación más común de la infección en niños es meningitis subaguda o crónica; son frecuentes los dolores de cabeza, cambios del estado mental, vómito y signos meníngeos. El examen del líquido cefalorraquídeo revela pleocitosis linfocítica con una concentración incrementada

TABLA 51-2

MANIFESTACIONES COMUNES Y TRATAMIENTO RECOMENDADO PARA LAS INFECCIONES POR *CANDIDA*

Manifestación	Tratamientos optativos
Candidiasis bucal en el huésped inmunocompetente	Suspensión de nistatina por vía oral
Candidiasis bucofaríngea en el huésped inmunocomprometido	Fluconazol, o
	Suspensión de nistatina por vía oral, o Itraconazol
Esofagitis	Fluconazol, o Itraconazol
Candidiasis vulvovaginal	Clotrimazol y miconazol tópicos
	Fluconazol e itraconazol (para enfermos refractarios o recurrentes)
Candidiasis mucocutánea crónica	Fluconazol o itraconazol
Candidiasis invasiva	Retirar cualquier catéter infectado, ya sea venoso central, peritoneal o una sonda urinaria
	Elegir anfotericina B, azoles o equinocandinas, según la edad del paciente, microorganismo específico aislado y lugar de la infección

de proteínas, concentración baja de glucosa y presiones de abertura elevadas. Es factible que el examen con tinta china exhiba la cápsula del microorganismo y contribuya a su diagnóstico. Desde el punto de vista diagnóstico, la aglutinación de partículas de látex en muestras de suero y líquido cefalorraquídeo es más sensible y específica. El diagnóstico definitivo se establece al aislar al microorganismo de la sangre o del líquido cefalorraquídeo. Se administra una combinación de anfotericina B y flucitosina para tratar la meningitis criptocócica.

Las especies de *Aspergillus* están en el aire, suelo, agua y vegetación en descomposición. Causan reacciones de hipersensibilidad tanto la enfermedad no invasiva como la invasiva. Se manifiesta *aspergilosis broncopulmonar alérgica* en niños atópicos con antecedentes de asma y fibrosis quística. Son característicos sibilancias, infiltrados pulmonares, eosinofilia, concentraciones elevadas de inmunoglobulina E (IgE) y anticuerpos de IgG contra *Aspergillus fumigatus*, así como altas concentraciones de IgE.

Entre los factores predisponentes a *aspergilosis invasiva* están:

- Uso de corticosteroides.
- Neutropenia.
- Quimioterapia citotóxica.
- Rechazo agudo a un órgano.

La aspergilosis pulmonar invasiva es una infección aguda que pone en peligro la vida, se caracteriza por invasión de vasos sanguíneos, infartos, necrosis y diseminación hematógena a cerebro, corazón, hígado y otros órganos. Otras manifestaciones de la infección invasiva por *Aspergillus* son sinusitis, infección ocular y endocarditis.

Las mucormicosis son un grupo de infecciones micóticas oportunistas en las que se presenta invasión de los vasos, necrosis tisular y trombosis. Los microorganismos se aíslan con facilidad del suelo y por lo regular se encuentran en la fruta y el moho del pan. La infección se limita a niños con factores de riesgo, como diabetes mal controlada con acidosis, tumores, neutropenia, uremia y quemaduras. La mucormicosis rinocerebral es la forma habitual entre los niños y se manifiesta con dolor, inflamación de la cara y sensibilidad, proptosis y estado mental alterado. En particular, la mucormicosis rinocerebral se observa en niños con cetoacidosis diabética y se relaciona con una tasa alta de mortalidad. Es común la afectación de los nervios craneales y la trombosis de los senos cavernosos. El tratamiento consiste en la exéresis quirúrgica del tejido afectado, corrección de las anormalidades metabólicas y administración de anfotericina B.

ENFERMEDADES MICOBACTERIANAS PEDIÁTRICAS

Tuberculosis

Epidemiología

Mycobacterium tuberculosis, un bacilo acidorresistente, es el causante de la TB. Si bien es rara en Estados Unidos, la TB causa una infección devastadora, en especial en lactantes y niños pequeños. Personas extranjeras e indigentes, residentes de instituciones correccionales, inmigrantes de primera generación procedentes de países de alto riesgo e individuos que viven en zonas urbanas de bajos ingresos son los que padecen las tasas más altas de infección. El microorganismo se transmite cuando se inhalan gotitas expelidas por un adulto o por un adolescente que ya haya pasado la pubertad y que padecen tuberculosis pulmonar cavitaria. Por lo regular, los niños con TB pulmonar *no* contagian la enfermedad porque la carga de microorganismos es pequeña, no padecen la enfermedad cavitaria y la tos es mínima o inexistente. Por tanto, por cada niño con diagnóstico de TB se tiene que buscar en forma apremiante un contacto adulto contagioso.

Un resultado positivo para una prueba cutánea con tuberculina, lo que suele suceder entre 2 y 12 semanas después de la infección inicial, indica probable *infección*. Una persona con resultado positivo de la prueba cutánea con tuberculina y que carece de manifestaciones físicas de la enfermedad y cuyos hallazgos en la radiografía de tórax son normales, tiene una *infección tuberculosa latente*. La TB se define como la presencia de manifestaciones pulmonares o extrapulmonares de *M. tuberculosis* en una persona infectada.

Manifestaciones clínicas

La mayoría de los niños infectados es asintomática. El intervalo entre infección y enfermedad va de varias semanas hasta años. *Los lactantes y adolescentes que ya pasaron la pubertad pero acaban de exponerse a adultos infecciosos están en mayor riesgo de desarrollar la enfermedad*, así como los que han tenido una conversión de tuberculina reciente y las personas inmunodeficientes o quienes reciben un tratamiento inmunosupresor.

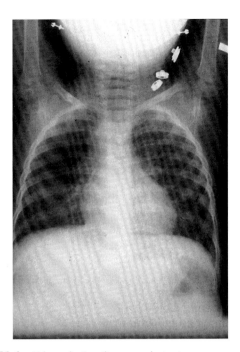

Figura 51-1 Tuberculosis miliar en un lactante.

En los niños, la enfermedad temprana (1 a 6 meses después de la infección) se presenta con linfadenopatía y manifestaciones pulmonares o extrapulmonares. Los ganglios linfáticos hiliares, mediastínicos, cervicales y supraclaviculares podrían estar afectados. Los hallazgos pulmonares son afectación lobular o segmentaria, derrame pleural o enfermedad miliar (**Fig. 51-1**). La enfermedad extrapulmonar se expresa como TB miliar y meningitis. La enfermedad tardía (meses o años después de la infección) representa la reactivación de la infección latente y podría afectar el oído medio, mastoides, huesos, articulaciones y piel.

Son comunes la meningitis y la TB miliar en lactantes y niños pequeños. En general, la *meningitis tuberculosa* se caracteriza por un inicio gradual durante 2 a 3 semanas. Al principio ocurre fiebre, falta de fuerzas e irritabilidad, rigidez de la nuca, signos de presión intracraneal incrementada, parálisis de nervios craneales (sobre todo de los nervios III, VI y VII) y convulsiones. Sin tratamiento, hay progresión neurológica hasta alterar la conciencia y la postura. Los hallazgos comunes en el CSF son:

- Leucocitos, 50 a 500/mm³ (predominio de neutrófilos al principio y de linfocitos después).
- Hipoglucorraquia.
- Concentración elevada de proteínas.

Diagnóstico

La prueba cutánea con tuberculina se utiliza para detectar infección TB en personas asintomáticas. La prueba cutánea intradérmica de Mantoux con la unidad de tuberculina 5 es la *única* recomendada y debe ser aplicada e interpretada por profesionales capacitados. La American Academy of Pediatrics (AAP) recomienda que *solo se efectúe en forma regular en lactantes, niños pequeños y adolescentes con factores con alto riesgo de padecer TB*, como los siguientes:

- Niños infectados con HIV o que viven con una persona infectada con este virus; prueba anual.
- Adolescentes encarcelados, prueba anual.

Se debe aplicar la prueba cutánea con tuberculina a los niños en alto riesgo de padecer TB:

- Niños que tienen contacto con personas en quienes se ha confirmado TB o se sospecha que ésta es activa.
- Niños con características radiográficas o clínicas de TB.
- Inmigrantes procedentes de regiones endémicas.
- Niños que regresan de zonas endémicas.

Las dimensiones de la induración que produce la prueba cutánea, además de los factores epidemiológicos y clínicos específicos del paciente sometido a la prueba, determinan cómo se interpreta el resultado:

- *Se considera que una induración de 15 mm o mayor es un resultado positivo de la prueba en niños de cuatro años o mayores que no tienen factores de riesgo para TB.*
- Se considera que una induración de 10 mm o más grande es un resultado positivo de la prueba en niños menores de cuatro años o que padecen alguna enfermedad crónica, o en quienes se considera que la exposición a TB se ha de incrementar. Entre estos niños están los nacidos en zonas de alta prevalencia o que viajarán a dichas zonas, o quienes conviven con adultos con alto riesgo de TB.
- Se considera que una induración de 5 mm o mayor es un resultado positivo de la prueba en niños que:
  - Tienen estrecho contacto con personas que han padecido TB o se sospecha que la padecen.
  - Hay evidencia clínica o radiográfica de TB.
  - Están inmunocomprometidos (incluso quienes padecen infección por HIV).

Debido a que alrededor de 10% de los niños saludables con cultivo confirmado de TB no reaccionan a la prueba cutánea con tuberculina, un resultado negativo nunca indica que no se padece TB. *La administración previa de la vacuna de Calmette-Guérin (BCG, bacillus Calmette-Guérin) no es una contraindicación para realizar la prueba cutánea.* La interpretación de los resultados de la prueba cutánea en niños a los que antes se les administró la vacuna BCG debe ser la misma que en los niños que no la recibieron. Con el paso del tiempo, después de aplicar la vacuna BCG, las reacciones positivas a la prueba cutánea disminuyen, a menos que haya producido una infección de TB, ya que la vacuna no previene la infección, sino que solo modifica la evolución.

Es preciso valorar a los niños que dieron positivo a la prueba cutánea con tuberculina mediante una exploración física completa y una radiografía de tórax. Los niños que lucen bien, cuyos hallazgos en la exploración física son normales y los datos en la radiografía de tórax son negativos, tienen *tuberculosis latente.* En quienes se sospecha enfermedad tuberculosa por sus características clínicas o radiográficas es necesario efectuar los cultivos y frotis convenientes en las fuentes sospechosas de infección. Los aspirados gástricos tomados por la mañana son la mejor oportunidad de recuperar microorganismos de *M. tuberculosis* en los niños pequeños con TB pulmonar o en los que se sospeche la

enfermedad. Cuando la situación clínica lo justifique, se debe cultivar derrame pleural, esputo y líquido cefalorraquídeo para detectar *M. tuberculosis.*

Los ensayos de liberación de interferón gamma (IGRA, *interferon-gamma release assays*), los cuales miden la producción de interferón gamma de los linfocitos T en respuesta a la estimulación con antígenos específicos de *M. tuberculosis*, están disponibles y ayudan a diagnosticar TB. Al igual que las pruebas cutáneas con tuberculina, no distinguen entre infección latente y enfermedad. En general, estas pruebas son tan sensibles como las pruebas cutáneas con tuberculina, pero son más específicas porque los antígenos que se encuentran no se hallan en la vacuna BCG u otras micobacterias no tuberculosas. La experiencia con estas pruebas es menos extensa en niños que en adultos y es escasa en niños <5 años. Los IGRA se pueden usar en lugar de la prueba cutánea con tuberculina para confirmar enfermos con TB o casos de TB latente en niños inmunocompetentes de cinco años o mayores. Debido a la gran especificidad de los IGRA y la falta de reacción cruzada con la vacuna BCG, son útiles en niños que ya fueron vacunados con BCG.

Profilaxis y tratamiento

Los niños en los que se detecta infección de TB latente y que nunca recibieron un tratamiento anti-TB, deben someterse a profilaxis con isoniacida durante nueve meses (12 meses si están coinfectados con HIV). De esta manera, se evita que se llegue a la enfermedad.

El tratamiento de la TB se debe basar en el conocimiento de los patrones de resistencia del microorganismo en la zona geográfica donde se presenta la infección. En general, al principio se utilizan 3 o 4 medicaciones anti-TB para tratar la enfermedad. Cuando se sospeche resistencia, se administran cuatro fármacos. Los más frecuentes en el tratamiento de la TB son isoniacida, rifampina, piracinamida, etambutol y estreptomicina. El etambutol se utiliza menos en lactantes y niños pequeños porque causa neuritis óptica reversible, la vigilancia de esta requiere pruebas mensuales de agudeza visual, campos visuales y de diferenciación de los colores rojo y verde, lo cual es difícil, o imposible, en los niños pequeños. Los efectos secundarios de los anti-TB que se administran de manera habitual se proporcionan en la **tabla 51-3.**

Infección por micobacterias no tuberculosas

La característica clínica más común de la infección micobacteriana no tuberculosa es la *linfadenitis cervical* en niños sanos. El complejo *Mycobacterium avium* y *Mycobacterium scrofulaceum* está constituido por las especies que más a menudo provocan linfadenitis. Estas infecciones se observan con frecuencia en los niños que comienzan a caminar y se caracterizan por una presentación subaguda o crónica. Es característico el inicio insidioso de adenitis cervical indolora, firme y unilateral. A diferencia de la TB, estas infecciones son usuales en niños que viven en zonas rurales y carecen de factores de riesgo de TB. A menudo, la prueba cutánea con tuberculina revela reacciones menores de 10 mm. El tratamiento para estas infecciones consiste en la *exéresis total del ganglio linfático.*

TABLA 51-3

EFECTOS SECUNDARIOS E INTERACCIONES FARMACOLÓGICAS DE LAS SUSTANCIAS ANTITUBERCULOSAS QUE SE ADMINISTRAN CON FRECUENCIA

Fármaco	Efectos secundarios/interacciones farmacológicas
Isoniacida	Hepatitis (rara en niños)
	Neuritis periférica (por la inhibición del metabolismo de la piridoxina)
	Mayores concentraciones de fenitoína en suero
Rifampina	Coloración anaranjada de líquidos corporales
	Reacción parecida a influenza
	Hepatitis (sobre todo en combinación con isoniacida)
	Concentraciones bajas en suero de ciclosporina, digoxina y teofilina
Piracinamida	Hiperuricemia
	Hepatotoxicidad
Estreptomicina	Toxicidad vestibular y auditiva
	Toxicidad renal
Etambutol	Neuritis óptica
	Toxicidad gastrointestinal

La infección diseminada de micobacterias no tuberculosas se observa casi exclusivamente en personas con inmunocompromiso. Los individuos con inmunidad mediada por células alterada, como los que padecen infección por HIV, están en mayor riesgo. Los microorganismos del complejo de *M. avium* son las micobacterias no tuberculosas que se aíslan con más frecuencia en estos pacientes. Entre las características de la infección diseminada están fiebre, pérdida de peso, diarrea y sudores nocturnos. La infección diseminada ocasionada por el complejo de *M. avium* requiere tratamiento con diversos fármacos.

EJERCICIOS DE REVISIÓN

PREGUNTAS

1. Una lactante de 10 meses con el antecedente de fiebre de hasta 39.5 °C desde hace tres días es llevada a una consulta médica. La niña es juguetona y los hallazgos de la exploración física no arrojan ningún dato trascendente, excepto por la fiebre. No hay contactos enfermos en su hogar y todavía no asiste a una guardería. El virus que es *más* probable sea el causante de la fiebre de la niña es:

a) Parvovirus B19.
b) HHV-6.
c) Virus del herpes simple.
d) Virus de Epstein-Barr (EBV).
e) Citomegalovirus.

Respuesta
La respuesta es b). El HHV-6 es la causa más probable. Aunque el HHV-6 es el causante del exantema súbito (roséola), también es una causa muy común de fiebre en lactantes sin que haya exantema. En un estudio realizado en Rochester, NY, se aisló HHV-6 en 14% de los lactantes con

fiebre menores de dos años que fueron llevados al servicio de urgencias. El parvovirus es raro en lactantes pequeños y, por lo general, no produce fiebre alta. El virus del herpes simple es una causa excepcional de fiebre de origen poco claro. En lactantes y niños, el EBV y el citomegalovirus podrían causar una enfermedad febril sin otros hallazgos, pero desde el punto de vista estadístico, son menos comunes que el HHV-6.

2. Una maestra de 30 años busca asesoría técnica en un consultorio médico. Tiene 10 semanas de embarazo y en su escuela se produjo un brote de *eritema infeccioso*, con algunos casos en su salón de clases. ¿Cuál sería el *mejor* consejo para esta maestra?

a) Explicarle que el riesgo es bajo para el feto.
b) Recomendar una ecografía para investigar si hay hidropesía fetal al inicio del tercer trimestre.
c) Acudir a un servicio obstétrico para casos de alto riego a fin de que le tomen una serie de ultrasonogramas y que se prepare para recibir transfusiones *in utero*.
d) Tomar unos días libres mientras concluye el brote.

Respuesta
La respuesta es a). La infección por el HPV origina el eritema infeccioso, que también se denomina *mejilla abofeteada* debido al exantema característico que produce. Los niños en edad escolar corren un gran riesgo de infectarse con este microorganismo. El HPV también se relaciona con el desarrollo de hidropesía fetal no inmunitaria cuando infecta a las mujeres embarazadas. No obstante, el riesgo de hidropesía fetal es bajo dado que más de 50% de las mujeres es seropositivo al HPV antes del embarazo, la tasa de contagio a contactos susceptibles es de 30 a 50%, y el riesgo estimado de pérdida fetal es de 2 a 6% una vez que se adquiere la infección. Los niños con eritema infeccioso no transmiten la enfermedad al momento en que aparece el exantema, y la infección asintomática es muy común. Por todas estas razones, no se recomienda que las mujeres embarazadas dejen de asistir a un lugar de trabajo donde el HPV prevalece.

3. Una lactante de seis meses es llevada por su madre, que padece una infección por HIV, a una consulta médica; la niña ha tenido tres días de síntomas infecciosos en las vías respiratorias altas y tos. El día de hoy presenta fiebre alta, y al examinarla se observa que tiene una taquipnea leve, pero no manifiesta otros hallazgos focales. En una radiografía de tórax se aprecia un infiltrado fino y difuso. Las medidas convenientes podrían incluir todas las siguientes, *excepto*:

a) Obtener una muestra de exudado nasofaríngeo y realizar una prueba de reacción en cadena de la polimerasa en tiempo real para investigar si hay virus sincitial respiratorio, adenovirus, virus parainfluenza y virus de influenza.
b) Obtener un hemocultivo de la lactante e iniciar tratamiento con ceftriaxona.
c) Administrar altas dosis de trimetoprim-sulfametoxazol intravenoso a la lactante.
d) Enviar una muestra del suero de la lactante para prueba de anticuerpos contra el HIV.

Respuesta
La respuesta es d). En el caso de una lactante de seis meses, hija de madre infectada por HIV y que presenta fiebre y neu-

monitis difusa, es cierto que la PCP se debe incluir en el diagnóstico diferencial, y debido a la gravedad potencial y mortalidad de esta infección se recomienda la terapia empírica de trimetoprim-sulfametoxazol en altas dosis. Los virus sincitial respiratorio, de influenza, parainfluenza y adenovirus, suelen causar fiebre y neumonitis aguda en personas saludables e inmunocomprometidas. Es importante incluir la neumonía bacteriana en el diagnóstico diferencial de cualquier lactante enfermo de neumonía. Además, estos lactantes se infectan a menudo con bacterias como *Streptococcus pneumoniae* y *Haemophilus influenzae*. Por consiguiente, se justifica el tratamiento con ceftriaxona después de obtener las muestras para los hemocultivos convenientes. Las pruebas serológicas de anticuerpos contra el HIV no son apropiadas en esta lactante cuya madre está infectada por el HIV, porque estarán presentes los anticuerpos maternos transferidos por la placenta. El diagnóstico de la infección por HIV en la niña se logra mediante estudios para detectar el ácido nucleico viral (PCR DNA).

4. Un niño de tres años tiene los ganglios linfáticos inflamados en la cadena cervical anterior izquierda desde hace varias semanas. Ha tenido fiebre baja y ningún otro dato de enfermedad notable. Vive en una zona suburbana, no asiste a ninguna guardería y se desconoce si ha estado expuesto a alguien con TB. La induración de la prueba cutánea con tuberculina mide 9 mm y la radiografía de tórax es normal. La *mejor* terapia para este niño es:

a) Curso de isoniacida, rifampina y piracinamida.
b) Biopsia de la masa ganglionar para cultivo.
c) Curso de claritromicina y rifampina.
d) Extirpación del ganglio linfático.

Respuesta
La respuesta es d). El diagnóstico más probable de este niño es linfadenitis por micobacterias no tuberculosas, ya que padece linfadenitis cervical subaguda; la induración de la prueba con el derivado proteínico purificado mide 9 mm, la radiografía de tórax es negativa para linfadenitis y carece de factores de riesgo de TB. Cuando hay adenitis causada por micobacterias no tuberculosas, la mejor decisión es la exéresis total del ganglio. A veces, la biopsia del ganglio linfático es complicada por la formación de un conducto fistuloso, por lo que no se recomienda. Por lo general, el tratamiento médico con terapia antituberculosa no es efectivo; si bien muchas especies de micobacterias no tuberculosas son susceptibles *in vitro* a la claritromicina y la rifampina, el uso clínico de estos fármacos es limitado para este problema.

5. Una niña filipina de tres años, procedente de Arizona, presenta dolor de cabeza, confusión que se incrementa y fiebre desde hace tres semanas. Su historia clínica anterior no tiene nada destacable. El examen del líquido cefalorraquídeo revela 52 linfocitos/mm³, concentración de proteínas de 90 mg/dL y concentración de glucosa de 35 mg/dL. El microorganismo causal *más* probable de este cuadro clínico es:

a) *C. immitis.*
b) *H. capsulatum.*
c) *S. schenckii.*
d) *C. neoformans.*

Respuesta
La respuesta es a). Los hallazgos en el líquido cefalorraquídeo revelan meningitis linfocítica, la cual puede ser de origen micótico o tuberculoso. Las pistas epidemiológicas para el diagnóstico incluyen lo siguiente: esta niña proviene de Arizona, donde la infección por *C. immitis* es endémica; por ser filipina, su riesgo de enfermedad diseminada por *C. immitis* aumenta en forma notable, y hasta antes de esto ella era saludable. *C. neoformans* causa un cuadro clínico similar, pero la infección con este microorganismo es casi exclusiva de personas inmunocomprometidas.

6. ¿Cuál de las siguientes aseveraciones es *verdadera* en relación con la infección por *Histoplasma capsulatum*?

a) El hongo es endémico de la costa sureste de Estados Unidos.
b) La enfermedad diseminada aguda que se manifiesta por fiebre alta, hepatoesplenomegalia y pancitopenia es una característica de la infección en lactantes.
c) El 50% de los individuos es asintomático.
d) Las técnicas serológicas rara vez son útiles para establecer el diagnóstico.

Respuesta
La respuesta es b). A menudo, los lactantes con histoplasmosis diseminada padecen fiebre, hepatoesplenomegalia y pancitopenia. Aunque es rara, es importante considerarla. Las especies de *Histoplasma* son endémicas de la región del valle del río Ohio del medio oeste de Estados Unidos. La mayor parte de los individuos infectados es asintomática. La prueba serológica es útil para establecer el diagnóstico, pero también la prueba del antígeno en orina.

7. Después de que la prueba cutánea con tuberculina (TST, *tuberculin skin test*) reveló una induración de 12 mm, un médico recibe a un niño de siete años para su primera consulta. Fue adoptado en el sureste de Asia luego de nacer y desde entonces vive con una familia que lo acogió temporalmente; hasta donde se sabe, el niño nunca se sometió a estudios ni tratamiento por tuberculosis. En la actualidad el niño es asintomático y la exploración física es normal. De las opciones siguientes, el paso más conveniente para valorarlo es:

a) Ninguna investigación o tratamiento.
b) Radiografías de tórax.
c) Curso de nueve meses de isoniacida.
d) Repetir la TST en tres meses.

Respuesta
La respuesta es b. La TST de este niño es positiva (debido a una induración mayor de 10 mm en un paciente con factores de riesgo de tuberculosis). El paso siguiente es obtener

una radiografía de tórax para diferenciar la TB latente de la tuberculosis activa. Si la radiografía es normal, es conveniente tratar la TB latente con isoniacida. No se recomienda repetir la TST.

LECTURAS RECOMENDADAS

American Academy of Pediatrics. Human immunodeficiency virus infection. In: Kimberlin DW, Brady MT, Jackson MA, et al., eds. *Red Book®: 2015 Report of the Committee on Infectious Diseases*. Elk Grove Village, IL: American Academy of Pediatrics, 2015:453–476.

American Academy of Pediatrics. Tuberculosis. In: Kimberlin DW, Brady MT, Jackson MA, et al., eds. *Red Book®: 2015 Report of the Committee on Infectious Diseases*. Elk Grove Village, IL: American Academy of Pediatrics, 2015:805–831.

American Academy of Pediatrics. Targeted tuberculin skin testing and treatment of latent tuberculosis infection in children and adolescents. *Pediatrics* 2004;114:S1175–S1201.

Connor EM, Sperling RS, Gelber R, et al. Reduction of maternal-infant transmission of human immunodeficiency virus type 1 with zidovudine treatment. *N Engl J Med* 1994;331:1173–1180.

Cruz AT, Starke JR. Pediatric tuberculosis. *Pediatr Rev* 2010;31:13–26.

European Collaborative Study. Mother-to-child transmission of HIV infection in the era of highly active antiretroviral therapy. *Clin Infect Dis* 2005;40:458–465.

Hall CB, Long CE, Schnabel KC. Human herpesvirus 6 infection in children. *N Engl J Med* 1994;331:432–438.

Loeffler AM. Treatment options for nontuberculous mycobacterial adenitis in children. *Pediatr Infect Dis J* 2004;23:957–958.

Montenegro BL, Arnold JC. North American dimorphic fungal infections in children. *Pediatr Rev* 2010;31:e40–e48.

Simpkins EP, Siberry GK, Hutton N. Thinking about HIV infection. *Pediatr Rev* 2009:337–349.

Starke JR; and American Academy of Pediatrics, Committee on Infectious Diseases. Clinical report: Interferon-γ release assays for diagnosis of tuberculosis infection and disease in children. *Pediatrics* 2014;134(6):e1763–e1773.

Young NS, Brown KE. Parvovirus B19. *N Engl J Med* 2004;350:586–597.

Zerr DM, Meier AS, Selke SS, et al. A population-based study of primary human herpesvirus 6 infection. *N Engl J Med* 2005;352:768–776.

Capítulo 52

Enfermedades infecciosas, parte III

Camille Sabella

En este capítulo se analizan las infecciones transmitidas por garrapatas, zoonóticas y parasitarias.

INFECCIONES TRANSMITIDAS POR GARRAPATAS Y ZOONÓTICAS

Fiebre manchada de las Montañas Rocosas

La fiebre manchada de las Montañas Rocosas (RMSF, *Rocky Mountain spotted fever*), causada por *Rickettsia rickettsii*, es la enfermedad por riquetsias más frecuente en Estados Unidos; es más común en el sudeste y las regiones centrales del sur de ese país. Las garrapatas, animales silvestres y perros sirven como reservorios de la infección y el modo más usual de transmisión es la mordedura de garrapata. Un 75% de los casos ocurre en niños menores de 15 años y la enfermedad es más común en primavera y verano.

R. rickettsii causa una vasculitis cuya manifestación clínica es fiebre, cefalea, exantema, mialgia y cambios en el estado mental. *El exantema es maculopapular o petequial, y por lo general comienza desde la periferia en la muñeca y el tobillo, y se extiende de manera centrípeta.* Por lo común, las palmas de las manos y plantas de los pies resultan afectadas. La leucopenia, trombocitopenia, anemia, concentraciones altas de aminotransferasas y bilirrubina e hiponatremia son hallazgos comunes de laboratorio.

El estándar de oro para el diagnóstico son las pruebas serológicas con anticuerpo fluorescente indirecto, aunque la prueba temprana durante la presentación podría ser negativa. Un aumento de cuatro veces o mayor en la IgG específica de antígeno entre los sueros agudo y convaleciente obtenidos con 2 a 6 semanas de diferencia confirma el diagnóstico. Los ensayos con la reacción en cadena de la polimerasa (PCR, *polymerase chain reaction*) para detectar DNA del microorganismo en la muestra de sangre o de biopsia y de tejido están disponibles para el diagnóstico agudo. Sin embargo, las pruebas negativas no descartan la infección aguda.

El diagnóstico diferencial de la RMSF incluye:

- Meningococemia.
- Erliquiosis.

- Sarampión atípico.
- Infección enteroviral.
- Púrpura de Henoch-Schönlein.
- Leptospirosis.
- Mononucleosis.

Debido a que el diagnóstico por lo general no se confirma sino hasta la segunda semana de la enfermedad, se requiere un alto índice de sospecha y tratamiento presuntivo. El establecimiento del tratamiento antimicrobiano dentro de los seis días iniciales de la enfermedad se relaciona con una baja mortalidad. *La doxiciclina es el tratamiento de elección para niños de cualquier edad;* aunque por lo general las tetraciclinas están contraindicadas en menores de ocho años, la doxiciclina se recomienda para el tratamiento de la RMSF, sin importar la edad, dada su eficacia, el perfil bajo de efectos adversos incluso en niños jóvenes, y la falta de antimicrobianos optativos eficaces. En ocasiones hay morbilidad y mortalidad graves por insuficiencia cardiaca, colapso vascular e insuficiencia renal, y se relacionan con un diagnóstico demorado.

Erliquiosis y anaplasmosis

La erliquiosis monocítica humana es causada por *Ehrlichia chaffeensis*; la anaplasmosis granulocítica humana (antes *erliquiosis granulocítica humana*) es causada por *Anaplasma* (antes *Ehrlichia*) *phagocytophilum*; otra forma de erliquiosis que ataca de preferencia a los granulocitos se atribuye a *Ehrlichia ewingii*.

Las tres formas se transmiten mediante mordedura de garrapata; el ciervo de cola blanca y el ratón de patas blancas son los portadores conocidos. Las infecciones por *E. chaffeensis* y *E. ewingii* ocurren sobre todo en las regiones centrales del sudeste y el sur de Estados Unidos; la mayoría de casos de anaplasmosis granulocítica humana en esa nación ha tenido lugar en Connecticut, Nueva York, Wisconsin, Minnesota y norte de California. Las infecciones se producen en primavera y verano, y al parecer los adultos corren mayor riesgo, aunque la infección con *E. chaffeensis* es común en niños. Los individuos inmunocomprometidos tienen mayor riesgo de infección grave.

Las características clínicas de las infecciones humanas por *Ehrlichia* y *Anaplasma* son similares y también muy parecidas a las características clínicas de la RMSF. El exantema es menos común en la erliquiosis, mientras que la anemia, leucopenia y trombocitopenia son más comunes en la erliquiosis que en la RMSF.

El diagnóstico de infección se confirma con títulos serológicos agudos y convalecientes o mediante la prueba de PCR en sangre entera. Con características clínicas compatibles, se considera que la identificación de inclusiones intraleucocíticas (mórula) en monocitos o granulocitos sanguíneos periféricos (**Fig. 52-1**) sirve de apoyo para el diagnóstico.

En niños de cualquier edad, el fármaco de elección para el tratamiento de la erliquiosis y la anaplasmosis es la doxiciclina.

Tularemia

El agente causal de la tularemia es *Francisella tularensis*, un cocobacilo gramnegativo pequeño. Los conejos, liebres y garrapatas son portadores importantes de la infección. El mecanismo más importante de transmisión es la mordedura de la garrapata; sin embargo, la transmisión puede resultar del contacto directo con animales infectados, aerosolización del microorganismo, ingestión de agua o carne contaminadas. Entre los meses de abril y octubre la infección más frecuente del territorio estadounidense se observa en Arkansas, Missouri, Tennessee y Texas.

La forma más común de infección es la ulceroglandular y se caracteriza por fiebre, linfadenopatía regional y lesiones cutáneas, por lo regular una úlcera o pápula en el sitio de inoculación. Podrían presentarse faringitis, mialgias, vómito y hepatoesplenomegalia. Quizá ocurran otras formas de la enfermedad (glandular, neumónica, oculoglandular, bucofaríngea, intestinal), en función con la puerta de entrada del microorganismo.

Junto con el cuadro clínico característico, el antecedente de exposición al microorganismo (*mordedura de garrapata, contacto cercano con conejos*) debe conducir al examinador a sospechar tularemia. El diagnóstico se establece a través de pruebas serológicas.

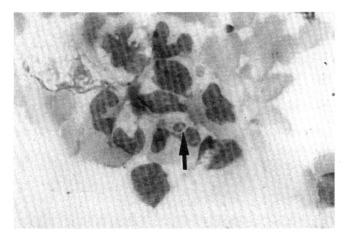

Figura 52-1 Frotis sanguíneo periférico que muestra una inclusión intraleucocítica (*flecha*) (mórula) característica de la infección por *Ehrlichia*. (*Véase* encarte a color).

Para el tratamiento de la tularemia se recomienda estreptomicina, gentamicina o amikacina.

Leptospirosis

Los microorganismos *Leptospira* son espiroquetas halladas en muchos mamíferos silvestres y domésticos, como perros, ratas y aves de corral, que podrían despojarse del microorganismo de modo asintomático durante años. La transmisión a humanos resulta del contacto con agua y suelo infectados con el microorganismo o del contacto directo con animales infectados. *Estanques de granjas contaminados y mataderos* son sitios en los que ocurre la transmisión.

La más común es la infección subclínica, pero la enfermedad clínica se manifiesta en forma anictérica (más leve) o ictérica (grave). Un 90% de los casos es de enfermedad anictérica y se presenta con un inicio repentino de fiebre, cefalea, mialgia y sufusión subconjuntival; a menudo, le sigue una segunda fase de la enfermedad de mediación inmunitaria, que se caracteriza por fiebre, exantema, uveítis y meningitis. En la primera fase de la enfermedad, el microorganismo se recupera de la sangre y el líquido cefalorraquídeo y, en la segunda fase, de la orina. La leptospirosis ictérica, también conocida como *síndrome de Weil*, se desarrolla en 10% de los casos y se caracteriza por una enfermedad grave con insuficiencia hepática y renal, hemorragia y miocarditis.

Se requieren técnicas de laboratorio especiales para recuperar el microorganismo y para confirmar el diagnóstico se utilizan ensayos serológicos.

La mayoría de casos es autolimitada. Los pacientes con enfermedad grave que requieren hospitalización deben tratarse con penicilina intravenosa, aunque también resulta efectiva la terapia parenteral con cefotaxima, ceftriaxona o doxiciclina. La amoxicilina y la doxiciclina (para niños de ocho años de edad y mayores) son tratamientos opcionales para pacientes con la forma leve de la enfermedad.

Enfermedad de Lyme

Borrelia burgdorferi, otra espiroqueta, es el microorganismo causal de la enfermedad de Lyme. Las garrapatas infectadas sirven como vectores de transmisión; los ratones de patas blancas, pájaros, lagartijas y ciervos son portadores. En Estados Unidos, la mayoría de los casos de enfermedad de Lyme han tenido lugar en los Estados del noreste, la parte alta del medio oeste (Minnesota y Wisconsin) y el norte de California, y ocurren entre abril y octubre.

Las manifestaciones clínicas se clasifican en:

- *Enfermedad localizada temprana*, ocurre en 3 días a 4 semanas después de una mordedura de garrapata.
- *Enfermedad diseminada temprana*, se desarrolla 4 a 8 semanas después de la infección.
- *Enfermedad tardía*, se manifiesta dos meses a varios años después de la infección.

En la *enfermedad localizada temprana*, se desarrolla un eritema migratorio (**Figs. 52-2** y **52-3**) en el sitio de la mordedura. El eritema migratorio comienza como una pápula eritematosa que se expande para convertirse en una lesión

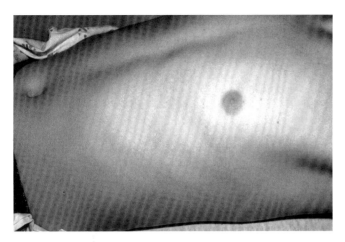

Figura 52-2   Eritema migratorio en un adolescente con enfermedad de Lyme. Observe la lesión anular con aclaramiento central, característico del exantema. (*Véase* encarte a color).

anular que mide 3 a 15 cm, a menudo con aclaramiento central pero a veces con un centro vesicular; también es posible que se presenten múltiples lesiones pequeñas. La biopsia de la lesión con medios de cultivo especiales, aunque no siempre disponibles, a menudo revela al microorganismo. La lesión suele confundirse con tiña, una mordedura de araña o un eccema numular. En esta etapa es común que haya síntomas inespecíficos, como fiebre, malestar general y artralgias. Los anticuerpos contra *B. burgdorferi* no se observan en esta etapa de la infección y permanecen así en personas que reciben tratamiento simultáneo. Aunque la mayoría de los pacientes no tratados se recupera por completo sin enfermedad posterior, las manifestaciones tardías surgen en alrededor de 20% de los casos no tratados.

Las características de la *enfermedad diseminada temprana* son:

- Lesiones circulares múltiples.
- Enfermedad parecida a la gripe.
- Neuritis (parálisis del séptimo par craneal).

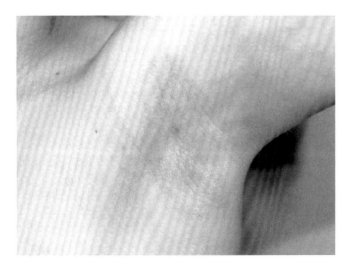

Figura 52-3   Lesión anular de eritema migratorio en la axila de un niño de 12 años que se presentó con fiebre y exantema después de acampar en el este de Pensilvania. Observe la pequeña vesícula en el centro de la lesión. (*Véase* encarte a color).

- Meningitis aséptica.
- Carditis.

La *meningitis* se presenta en un pequeño porcentaje de personas no tratadas y se manifiesta como cefalea, fotofobia y rigidez del cuello. El líquido cefalorraquídeo (CSF, *cerebrospinal fluid*) es aséptico, con pleocitosis linfocítica, nivel proteínico algo elevado y concentración normal de glucosa. El diagnóstico se confirma al demostrar la producción intratecal de anticuerpos específicos. La *parálisis del séptimo par craneal* es más común que la meningitis y es autolimitada. El tratamiento no altera el curso de la neuritis, pero evita las complicaciones tardías de la infección. La *carditis* es excepcional en los niños y se produce en menos de 5% de las personas infectadas; su manifestación suele ser un bloqueo cardiaco transitorio alternante.

La *artritis* de Lyme es por mucho la manifestación más frecuente de la *enfermedad tardía*. Una característica de la artritis de Lyme es la afectación de la rodilla en más de 90% de los casos y es ya sea monoarticular o pauciarticular. La evolución es crónica o intermitente; rara vez se observan encefalopatía y polineuropatías.

Al inicio de la infección, el diagnóstico clínico se hace con base en el aspecto característico del exantema en un paciente de un área donde la enfermedad de Lyme es endémica. Las pruebas serológicas de rutina *no* están indicadas en niños con síntomas característicos de enfermedad localizada temprana. Para diagnosticar etapas posteriores de la enfermedad de Lyme son útiles las pruebas serológicas cuando están presentes las características apropiadas; esto debe realizarse con un inmunoensayo enzimático y *confirmarse* mediante pruebas de inmunotransferencia *Western*. Los laboratorios deben utilizarse solo cuando se consideran pruebas serológicas Los estudios serológicos no se recomiendan para niños con síntomas inespecíficos cuya probabilidad de tener la enfermedad de Lyme es baja debido a que estas pruebas suelen ser inespecíficas.

En la **tabla 52-1** se resumen las recomendaciones terapéuticas para niños con enfermedad de Lyme. El resultado es excelente cuando los niños se tratan de acuerdo con estas recomendaciones; están contraindicados los cursos prolongados (más allá de los periodos que se especifican en la tabla 52-1) o cursos repetidos de terapia antimicrobiana para la enfermedad de Lyme.

Después de una mordedura de garrapata, la quimioprofilaxis consiste en una sola dosis de doxiciclina en individuos de ocho años de edad y mayores que han sido mordidos por una garrapata de ciervo en un área de hiperendemicidad, que han hallado a la garrapata de ciervo plena, en particular si la tuvieron adherida durante 72 horas o más, y si es factible iniciar la profilaxis dentro de las 72 horas siguientes al retiro de la garrapata. La quimioprofilaxis no se recomienda en menores de ocho años debido a que la amoxicilina no cuenta con estudios suficientes para esta indicación y la doxiciclina no es aplicable en niños menores de ocho años.

Fiebre por mordedura de rata

La fiebre por mordedura de rata es causada por *Streptobacillus moniliformis* (más común en Estados Unidos) o *Spirillum*

TABLA 52-1

TRATAMIENTO DE LA ENFERMEDAD DE LYME EN NIÑOS

Etapa de la enfermedad	Tratamientos recomendados
Enfermedad localizada temprana	
≥8 años	Doxiciclina, 4 mg/kg por día, vía oral, divididos en dos dosis (máximo 200 mg/d) durante 14 días
<8 años o intolerante a la doxiciclina	Amoxicilina, 50 mg/kg por día, vía oral, divididos en 3 dosis (máximo 1.5 g/d) durante 14 días, o Cefuroxima, 30 mg/kg por día en dos dosis divididas (máximo 1 000 mg/d o 1 g/d) durante 14 días
Enfermedad diseminada temprana y enfermedad tardía	
Eritema migratorio múltiple	Se usa el régimen oral de la enfermedad localizada temprana durante 14 días
Meningitis	Ceftriaxona o medicamentos optativos de cefotaxima o penicilina: dosificar como para la artritis recurrente (*abajo*), durante 14 días (límite de 10 a 21 días), o Doxiciclina, 4 a 8 mg/kg/día, vía oral, divididos en dos dosis (máxima 100 a 200 mg) durante 14 d (límite de 14 a 21 días)
Parálisis facial aislada	Régimen oral igual que para la enfermedad localizada temprana durante 14 días (límite de 14 a 21 días)
Carditis	Régimen oral para la enfermedad temprana si es asintomática o el paciente no está hospitalizado, durante 14 días (intervalo de 14 a 21 días), o Régimen parenteral inicial para los pacientes hospitalizados, dosis para artritis recurrente, durante 14 días (límite de 14 a 21 d); la terapia oral puede sustituirse para completar el curso de 14 a 21 días
Artritis	El régimen oral de la enfermedad localizada, durante 28 días
Artritis recurrente	Régimen oral como para el primer episodio de artritis durante 28 días, o Régimen parenteral preferido: Ceftriaxona sódica, 50 a 75 mg/kg, IV, una vez al día (máximo 2 g/d) durante 14 días (límite de 14 a 28 días), régimen parenteral optativo: Penicilina, 200 000-400 000 U/kg por día, IV, administrada en dosis divididas cada 4 h (máximo 18 a 24 millones de U/d) durante 14 días (límite de 14 a 28 días), o Cefotaxima, 150 a 200 mg/kg por día, IV, divididos en 3 o 4 dosis (máximo 6 g/d) durante 14 días (límite de 14-28 días)
Encefalitis u otra enfermedad neuro-lógica tardía	Ceftriaxona o medicamentos optativos de cefotaxima o penicilina: dosis para artritis recurrente, durante 14 días (límite de 14 a 28 días)

IV, intravenosa.

minus (más frecuente en Asia), que vive en las vías respiratorias altas de los roedores. Las ratas son la fuente de infección más común, pero otros roedores, como los ratones, ardillas y gerbos son otra clase de portadores.

Entre los síntomas de la fiebre por mordedura de rata están el inicio súbito de fiebre, mialgias, emesis y cefalea. Asimismo, es común el exantema maculopapular o petequial en las extremidades (**Fig. 52-4**); el sitio de la morde-

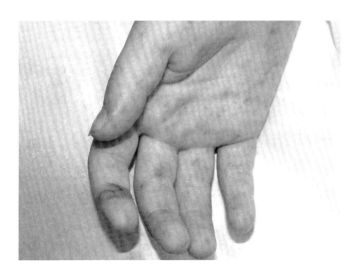

Figura 52-4   Exantema petequial en una niña de nueve años que manifestó fiebre por mordedura de rata domesticada. El sitio de la mordedura es evidente en su dedo índice. (*Véase* encarte a color).

dura cicatriza rápido y ya no se observa en la presentación. Alrededor de 50% de los pacientes manifiesta poliartritis migratoria, mientras que rara vez se presenta neumonía, endocarditis y meningitis; sin un tratamiento específico, los síntomas reaparecen durante varias semanas. El diagnóstico requiere sospecha clínica. La recuperación de *S. moniliformis* de la sangre exige medios de cultivo enriquecidos e incubación prolongada hasta durante tres semanas.

El tratamiento con penicilina G durante 7 a 10 días es recomendable y para quienes son alérgicos a este medicamento es factible emplear doxiciclina o estreptomicina. En caso de endocarditis, se sugiere tratamiento durante cuatro semanas con penicilina G intravenosa en dosis altas.

Peste

El agente causal de la peste es *Yersinia pestis*, un cocobacilo gramnegativo. Las formas de presentación de la peste son bubónica (más común), septicémica o neumónica. Las presentaciones menos frecuentes son la meníngea, ocular, faríngea o gastrointestinal. En todas hay fiebre y malestar general; por lo regular, los bubones (hinchazón dolorosa de los ganglios linfáticos) se desarrollan en las regiones inguinal, axilar y cervical. Las regiones occidentales de Estados Unidos donde las infecciones ocurren con mayor frecuencia son Nuevo México, Arizona, California y Colorado durante el verano, después de inviernos leves y primaveras húmedas.

Y. pestis se disemina desde los roedores mediante pulgas a través de sus mordeduras o ante el contacto directo con animales infectados. La peste neumónica resulta de la inhalación de gotitas infectadas y expulsadas por otra persona. El diagnóstico de la peste se confirma mediante el aislamiento de *Y. pestis* de la sangre, aspirado de bubones u otra muestra. En algunos laboratorios de salud pública se cuenta con el diagnóstico rápido mediante la prueba de PCR. La prueba serológica suele ser confirmatoria, con aumento de cuatro veces en el título de anticuerpos cuatro semanas a varios meses después de la infección.

En niños, la estreptomicina es el tratamiento de elección, con la gentamicina como opción; para niños de ocho años de edad o mayores la doxiciclina es otra opción. Quizá sea necesario efectuar drenaje quirúrgico de los bubones.

INFECCIONES PARASITARIAS

Protozoarios

En el capítulo 50 se describen infecciones importantes por protozoarios, que incluyen giardiasis, *Entamoeba histolytica* y *Cryptosporidium*. En el capítulo 22 se analizan las infecciones por *Toxoplasma*. En el capítulo 46 se presenta una explicación de la infección por *Trichomonas*.

Paludismo (infecciones por *Plasmodium*)

Las cuatro especies importantes que causan infecciones humanas son *Plasmodium falciparum*, *Plasmodium vivax*, *Plasmodium ovale* y *Plasmodium malariae*. En Malasia, de acuerdo con informes, existe otra especie, *Plasmodium knowlesi*. El paludismo es endémico en áreas tropicales del mundo y se adquiere por la picadura de la hembra del mosquito *Anopheles*. La mayor parte de los casos de paludismo notificados en Estados Unidos se adquiere en áreas del mundo donde el paludismo es endémico; entre los viajeros al África subsahariana el riesgo de adquirir paludismo es más alto pero es intermedio para los viajeros al subcontinente indio y bajo en la mayor parte del sudeste de Asia y Latinoamérica.

Las manifestaciones clínicas clásicas del paludismo son paroxismos de fiebre alta, escalofríos, cefalea, rigidez, náusea, vómito, diarrea, dolor abdominal, malestar general, mialgias y artralgias. Secundarias a la hemólisis, también suelen evidenciarse palidez e ictericia. La anemia hemolítica normocrómica secundaria a hemólisis, trombocitopenia e hipoglucemia son anomalías de laboratorio comunes.

Las características de la infección por *P. falciparum* son una enfermedad inespecífica parecida a la influenza, curso letal (quizá rápido) y resistencia a los fármacos. La infección con esta especie se relaciona con:

- Hiperparasitemia (>5%).
- Paludismo cerebral (estado mental alterado, convulsiones).
- Anemia grave secundaria a hemólisis.
- Insuficiencia respiratoria.
- Insuficiencia renal.
- Acidosis metabólica.
- Hipoglucemia.
- Colapso vascular y choque.

La infección por *P. vivax* y *P. ovale* se caracteriza por:

- Anemia.
- Hiperesplenismo.
- Recaída.

Con estas especies, la recaída después de la infección es secundaria a una etapa hepática latente y podría ocurrir muchos años después de la infección primaria.

La infección por *P. malariae* se relaciona con parasitemia asintomática crónica y síndrome nefrótico.

El diagnóstico definitivo de paludismo depende de la identificación de parásitos en frotis de sangre teñidos. Debe realizarse el frotis *grueso* para hallar parásitos que podrían ser pocos, mientras que para identificar las especies específicas que causan la infección y estimar el grado de parasitemia se debe realizar un frotis *delgado*. Existe la detección de antígeno de diagnóstico rápido, pero debe usarse junto con el examen microscópico debido a que una prueba negativa no excluye parasitemia de nivel bajo. La identificación de la especie específica que causa la infección es determinante para guiar el tratamiento.

La terapia antipalúdica debe tomar en cuenta la gravedad de la infección, la probabilidad de infecciones resistentes a la cloroquina y las especies infectantes. Una parasitemia mayor de 5% de los eritrocitos o signos de afectación de órganos terminales definen a un paludismo grave. Los pacientes que muestren signos de paludismo grave deben tratarse en una unidad de cuidados intensivos y con un esquema antipalúdico parenteral. En el sitio web de los CDC se hallan las normas para el tratamiento del paludismo (www.cdc.gov/malaria/resources/pdf/treatmenttable.pdf).

Las personas que realizan viajes a regiones en donde el paludismo es endémico deben recibir quimioprofilaxis apropiada, la cual se determina por el riesgo del viajero de adquirir la enfermedad y el riesgo de exposición a infecciones resistentes a la cloroquina. Quienes viajan a áreas en las que no se tienen informes de paludismo resistente a la cloroquina, deben recibir tratamiento preventivo con este fármaco, el cual es bien tolerado y cuyos efectos adversos principales son malestar gastrointestinal, cefalea, mareo y visión borrosa. Para quienes se trasladan a sitios con reportes de cepas resistentes a la cloroquina, debe usarse profilaxis con atovacuona/proguanilo o mefloquina. Esta última está contraindicada en pacientes con depresión o antecedentes depresivos; personas con trastornos de ansiedad, psicosis y otros trastornos psiquiátricos mayores, e individuos con antecedentes de anomalías de la conducción cardiaca.

Babesiosis

Babesia microti son protozoarios intraeritrocíticos diseminados por garrapatas. Aunque casi todas las infecciones son asintomáticas, los casos sintomáticos incluyen fiebre, malestar general, mialgias, artralgias y cefalea. También se observan esplenomegalia, hepatomegalia e inyección conjuntival. La trombocitopenia es común. Los síntomas y la enfermedad grave son más probables en *pacientes asplénicos e inmunocomprometidos*.

Ixodes scapularis, la misma garrapata que transmite los agentes de la enfermedad de Lyme y la anaplasmosis transmite también *B. microti* del ciervo de patas blancas a los humanos. Casi todas las infecciones se producen desde finales de la primavera hasta otoño. Las tinciones de frotis sanguíneos grueso y delgado identifican los microorganismos. Debe considerarse la infección concurrente con *B. burgdorferi* (enfermedad de Lyme) y *A. phagocytophilum*.

La babesiosis se trata con una combinación de antimicrobianos que incluya clindamicina más quinina oral o atovacuona más azitromicina. Frente a una enfermedad grave o niveles altos de parasitemia (≥10% de células sanguíneas), una opción es recurrir al intercambio de transfusiones sanguíneas.

Nematodos intestinales (áscaris)

Infecciones por Ascaris lumbricoides

La infección helmíntica más frecuente en humanos es la ascariasis. En Estados Unidos la infección ocurre en individuos que provienen o regresan de países tropicales, en niños adoptados de otros países y en el sudeste de ese país. Es importante conocer el ciclo de vida, ya que las manifestaciones clínicas se atribuyen a la migración de las lombrices y larvas adultas. El ciclo vital comienza con la ingestión de huevecillos infectantes del suelo. Las larvas incuban en el intestino delgado, invaden la mucosa y se transportan al hígado y los pulmones. Luego, las larvas ascienden por la tráquea, se degluten y migran al intestino delgado, en donde maduran a lombrices adultas y ponen huevecillos infecciosos.

Durante la fase migratoria larval es posible que cause *neumonitis*, que se caracteriza por tos, disnea, sibilancias y hemoptisis leve (síndrome de Löffler). También suele observarse fiebre, eosinofilia periférica y un infiltrado pulmonar, en particular con infecciones moderadas a graves. Las complicaciones de una gran carga parasitaria en el intestino delgado incluyen dolor epigástrico y malestar abdominal. Quizá haya *obstrucción intestinal aguda* con perforación, en tanto que la migración llega a ser complicada por clangitis, hepatitis y pancreatitis. A veces, la infección crónica se vincula con *desnutrición*.

El diagnóstico se establece al hallar huevecillos característicos en el examen microscópico de las heces. En el tratamiento de individuos sintomáticos y asintomáticos se recomienda albendazol, mebendazol o ivermectina.

Infecciones por anquilostoma (Necator americanus)

En el hemisferio occidental, la especie más frecuente de anquilostoma es *N. americanus*. Aunque la mayoría de las infecciones reportadas en Estados Unidos procede de ciudades en desarrollo, la adquisición ocurre en el sur de ese país. En el mundo en vías de desarrollo la infección por anquilostoma es la causa principal de *anemia por deficiencia de hierro*.

Los huevecillos de anquilostoma se depositan en heces húmedas y progresan a larvas infecciosas que penetran la piel de los humanos para iniciar la infección. Ingresan a la circulación y migran a la circulación pulmonar y, por último, son deglutidas y arrastradas al intestino delgado. Allí, las lombrices adultas se adhieren a la mucosa y comienzan a alimentarse. Después que las lombrices adultas se aparean, los huevecillos se depositan en la luz intestinal y se encuentran en las heces.

Las manifestaciones clínicas de la infección por anquilostoma son:

- Dermatitis pruriginosa intensa en el sitio de entrada del anquilostoma.
- *Anemia microcítica hipocrómica* que se manifiesta por palidez, disnea de esfuerzo y edema.
- Retraso del crecimiento físico y del desarrollo neurológico secundario a la infección crónica.

El diagnóstico se hace al demostrar la presencia de huevecillos de anquilostoma en el examen microscópico de las heces.

Las opciones terapéuticas para las infecciones por anquilostoma son albendazol, mebendazol y pamoato de pirantel.

Trichuris trichiura (tricocéfalo)

El tricocéfalo tiene distribución mundial y en Estados Unidos se halla en las áreas rurales del sudeste. Los huevecillos fertilizados se ingieren y sus larvas penetran las células de la mucosa del ciego o colon. Se cree que la respuesta inflamatoria del huésped desempeña una función importante en la patogenia de esta infección.

Aunque la mayoría de las infecciones es asintomática, entre las principales entidades clínicas relacionadas con infecciones por tricocéfalo están las siguientes:

- *Síndrome disentérico*, caracterizado por diarrea sanguinolenta aguda con moco. *Trichuris*, a diferencia de *Ascaris* y anquilostoma, se relaciona con diarrea.
- Colitis crónica, que imita la enfermedad inflamatoria del intestino y causa retraso del desarrollo físico.
- *Prolapso rectal*, resulta de la infección crónica con infestación intensa.

El diagnóstico se hace al reconocer huevecillos de *Trichuris* en el examen directo de las heces.

El tratamiento habitual de las infecciones por tricocéfalo se realiza con albendazol, mebendazol e ivermectina.

Enterobius vermicularis (oxiuros)

Las infecciones por *Enterobius* son comunes en niños y hay tasas altas de transmisión entre quienes atienden a niños y asistentes escolares, de manera que suele infectarse toda la familia. Los huevecillos se transmiten por la vía fecal-oral, y esto podría ocurrir vía manos contaminadas o fómites. Al ingerir los huevecillos de oxiuro, incuban y maduran en el ciego. Las lombrices adultas viven en el colon y por la noche migran hacia la piel perianal para depositar sus huevecillos; la mayor parte de estos permanece en la piel, pero algunos contaminan los dedos y las superficies del entorno.

Las principales manifestaciones clínicas son prurito anal y prurito vulvar, lo que causa comezón intensa y excoriación del área, además de propiciar superinfección bacteriana.

Con frecuencia, el diagnóstico se hace a través de la detección visual de las lombrices adultas en la región perianal (el mejor análisis se hace 2 a 3 horas después de que el niño se durmió) o con cinta transparente en la región perianal para recolectar y visualizar los huevecillos que podrían estar presentes. La cinta se aplica a un portaobjetos y se examina al microscopio; esto debe hacerse cuando el paciente despierta. El examen de las heces en busca de huevecillos y parásitos no es revelador, dado el pequeño número de huevecillos presentes en éstas. La eosinofilia es inusual con la infección por oxiuros.

El tratamiento de la infección se realiza con mebendazol, albendazol y pamoato de pirantel, cuya administración es en una sola dosis y se repite a las dos semanas.

Nematodos tisulares

Trichinella spiralis

La infección con este parásito ocurre sobre todo a través de la ingestión de *carne de puerco cruda o mal cocida*, carne de caballo y carnívoros silvestres. En Estados Unidos casi todas las infecciones surgen de comer cerdo crudo o mal cocido. Después de la ingestión de las larvas infectantes, el estómago las libera hacia el intestino delgado, donde maduran. Después de aparearse, las larvas recién nacidas pasan a la circulación sistémica y entran en las células del músculo estriado (fase tisular).

Una a dos semanas después de la ingestión de la carne infectada quizá ocurra gastroenteritis. Las características típicas de la fase tisular, que tiene lugar 2 a 8 semanas después de la ingestión, incluyen fiebre, mialgias, edema periorbitario bilateral y hemorragias conjuntival y sublingual. La invasión del músculo cardiaco propicia miocarditis. Para realizar el diagnóstico son útiles los datos de la ingestión de carne mal cocida y enfermedad en otros que comieron la misma carne. Las características de laboratorio incluyen recuento total de leucocitos un poco alto y eosinofilia cercana a 70%. También se comprueban concentraciones séricas altas de creatina y deshidrogenasa de lactato.

Los antecedentes dietéticos y las características clínicas y de laboratorio ofrecen las pistas para el diagnóstico. Dos semanas después de la infección la biopsia del músculo esquelético muestra las características larvas encapsuladas. Las pruebas serológicas aguda y convaleciente también son útiles para confirmar el diagnóstico.

Para el tratamiento de infecciones por *Trichinella* se recomienda mebendazol o albendazol junto con un corticoesteroide.

Larva migratoria visceral

En Estados Unidos, la lombriz intestinal del perro, *Toxocara canis*, y con menos frecuencia la lombriz intestinal del gato, *Toxocara cati*, causan la mayoría de los casos de larva migratoria visceral.

La ingestión de huevos fecundados de estas especies ocurre en niños menores de cinco años, quienes juegan en cajas de arena y patios contaminados con heces de perro y gato (pica). Después de la ingestión, las larvas incuban en el intestino delgado, penetran la pared intestinal y migran por el cuerpo donde invaden órganos. Se cree que la larva migratoria visceral representa una reacción de hipersensibilidad a larvas muertas y moribundas.

Las manifestaciones clínicas incluyen:

- Fiebre.
- Hepatoesplenomegalia.
- Malestar general.
- Síntomas de las vías respiratorias bajas (broncoespasmo similar al asma).
- Eosinofilia periférica importante.
- Leucocitosis.
- Hipergammaglobulinemia.

También se han reportado neumonía, encefalitis y miocarditis. La invasión ocular en la forma de endoftalmitis o granulomas retinianos (larva migratoria ocular), al parecer es un síndrome clínico distinto, sin manifestaciones sistémicas.

La prueba serológica (inmunoensayo enzimático) se usa para confirmar el diagnóstico. *Hipereosinofilia, hipergammaglobulinemia* y un título de isohemaglutinina elevado para los antígenos de los grupos sanguíneos A y B proporcionan una prueba presuntiva de la infección.

En el tratamiento de la enfermedad por larva migratoria visceral se recomienda albendazol y mebendazol, los cuales podrían no ser efectivos para la larva migratoria ocular. Para esta última es posible que se requiera intervención quirúrgica o corticosteroides.

Infecciones por tenias

Cisticercosis

La cisticercosis humana es causada por la ingestión de huevecillos de la larva (*Cysticercus cellulosae*) del cisticerco del puerco (*Taenia solium*), ya sea por autoinfección o contacto fecal u oral con una persona que hospeda al cisticerco adulto. Los humanos son el huésped definitivo. En Estados Unidos la mayoría de casos proviene de Latinoamérica o Asia. Después de la ingestión del cisticerco, su metacestodo migra del intestino y tiene una marcada proclividad hacia el sistema nervioso central.

Las manifestaciones más comunes y graves de cisticercosis resultan de la presencia de quistes en el cerebro (*neurocisticercosis*). En lactantes y niños, las manifestaciones más frecuentes son las convulsiones, que son consecuencia de lesiones parenquimatosas solitarias o múltiples rodeadas de edema e inflamación.

El diagnóstico de la neurocisticercosis se hace mediante la demostración de lesiones del sistema nervioso central en estudios de tomografía computarizada o resonancia magnética. Es útil el diagnóstico serológico de muestras de suero y CSF.

Los fármacos usados para el tratamiento de la neurocisticercosis son albendazol y praziquantel. Se recomienda el tratamiento para la cisticercosis múltiple o que no mejora, a menudo con la coadministración de corticosteroides.

EJERCICIOS DE REVISIÓN

PREGUNTAS

1. Un niño de 12 años manifiesta fiebre, cefalea, mialgias graves y un exantema oscuro en manos y brazos durante un periodo de cinco días después de su regreso de un campamento en Carolina del Norte. En la exploración física, el termómetro marca 39 °C y se constata meningismo y un exantema petequial en sus extremidades superiores en ambos lados. Los hallazgos de laboratorio revelan un recuento de leucocitos de 3 000/mm³, recuento de plaquetas de 90 000/mm³ y concentración de sodio sérico de 129 mEq/L. ¿Qué opción es *verdadera* en relación con el diagnóstico más probable de este niño?

- **a)** La prueba serológica realizada al comienzo del curso de la enfermedad tiene pocas probabilidades de demostrar pruebas de esta infección.
- **b)** El tratamiento con ceftriaxona es eficaz.
- **c)** Se requiere examen de la médula ósea para revelar la causa.
- **d)** La terapia de apoyo sin antibióticos es el pilar principal del control.
- **e)** Es probable que la transmisión de esta infección tuvo lugar de una persona a otra.

Respuesta

La respuesta es a). Las manifestaciones más probables de la RMSF, causada por *R. rickettsii*, son fiebre, mialgias, meningismo y exantema petequial que se desarrolla en cinco días en un niño que afirma haber viajado al sudeste de Estados Unidos. El diagnóstico diferencial debe tomar en cuenta la posibilidad de meningococemia, una infección aguda que pone en riesgo la vida. La evolución en este paciente es más coherente con el diagnóstico de RMSF; la meningococemia tiene más probabilidades de avanzar que la RMSF en un periodo de 12 a 24 horas. Los resultados de la prueba serológica realizada de manera oportuna en el curso de la enfermedad tienen probabilidades de ser negativos en pacientes con RMSF; suelen no volverse positivos hasta la segunda semana, por tanto, el tratamiento debe aplicarse con base en un alto índice de sospecha. El resultado depende del pronto establecimiento de la terapia antimicrobiana (dentro de los primeros seis días de la enfermedad). El fármaco de elección para niños de todas las edades es doxiciclina. Cabe añadir ceftriaxona si se sospecha el diagnóstico de meningococemia, pero este antibiótico no es efectivo contra *R. rickettsii*. Una mordedura de garrapata es el modo de transmisión más común.

Preguntas 2 a 7

Relacione cada una de las características clínicas con la infección parasitaria *más* probable.

2. Prolapso rectal y disentería.
- **a)** *N. americanus.*
- **b)** *T. canis.*
- **c)** *T. trichiura.*
- **d)** *T. spiralis.*
- **e)** *A. lumbricoides.*
- **f)** *T. solium.*

3. Anemia por deficiencia de hierro.
- **a)** *N. americanus.*
- **b)** *T. canis.*
- **c)** *T. trichiura.*
- **d)** *T. spiralis.*
- **e)** *A. lumbricoides.*
- **f)** *T. solium.*

4. Sibilancia, eosinofilia e hipergammaglobulinemia.
- **a)** *N. americanus.*
- **b)** *T. canis.*
- **c)** *T. trichiura.*
- **d)** *T. spiralis.*
- **e)** *A. lumbricoides.*
- **f)** *T. solium.*

5. Obstrucción intestinal aguda.
- **a)** *N. americanus.*
- **b)** *T. canis.*
- **c)** *T. trichiura.*
- **d)** *T. spiralis.*
- **e)** *A. lumbricoides.*
- **f)** *T. solium.*

6. Fiebre, mialgias, edema periorbitario, hemorragias de la conjuntiva y subungueales.
- **a)** *N. americanus.*
- **b)** *T. canis.*
- **c)** *T. trichiura.*
- **d)** *T. spiralis.*
- **e)** *A. lumbricoides.*
- **f)** *T. solium.*

7. Convulsiones.
- **a)** *N. americanus.*
- **b)** *T. canis.*
- **c)** *T. trichiura.*
- **d)** *T. spiralis.*
- **e)** *A. lumbricoides.*
- **f)** *T. solium.*

Respuestas a las preguntas 2 a 7

2. La respuesta es c). Es más probable que el prolapso rectal y la disentería ocurran con el tricocéfalo (*T. trichiura*).

3. La respuesta es a). Las infecciones por anquilostoma (*N. americanus*) aún son una causa principal de anemia por deficiencia de hierro en todo el mundo.

4. La respuesta es b). Las sibilancias, eosinofilia e hipergammaglobulinemia son características de la larva migratoria visceral, que resulta de *T. canis*.

5. La respuesta es e). La obstrucción intestinal aguda puede suscitarse como consecuencia de una infestación grave por *A. lumbricoides*.

6. La respuesta es d). Las características son más coherentes con la fase tisular de la triquinosis, causada por *T. spiralis*.

7. La respuesta es f). Las convulsiones son la manifestación más común de la cisticercosis de lactantes y niños, y resulta de la respuesta inflamatoria a las larvas (*C. cellulosae*) del cisticerco del puerco (*T. solium*).

8. Durante un viaje para acampar en las Montañas Rocosas, un adolescente de 15 años informa que se lastimó la pierna. Durante el resto del viaje, el grupo acampó en tiendas, hizo largos recorridos, estableció senderos y cruzó varios ríos y estanques de granjas. Ahora presenta fiebre, cefalea, conjuntivitis no purulenta y mialgias; al parecer tiene ictericia. El diagnóstico *más* probable es:

a) Meningococemia.
b) Leptospirosis.
c) Enfermedad de Lyme.
d) Babesiosis.
e) Larva migratoria visceral.

Respuesta

La respuesta es b). Los síntomas presentados, que incluyen fiebre, mialgia, cefalea y conjuntivitis no purulenta, en el entorno de exposición a agua y suelo contaminados, son más coherentes con leptospirosis. El síndrome de Weil, una manifestación grave de leptospirosis, incluye ictericia y disfunción renal. También es posible que ocurran arritmias cardiacas y neumonitis hemorrágica.

9. Una niña de siete años hasta entonces sana que retornó de la parte rural de Arkansas, donde visitó a sus parientes, presenta fiebre alta, mialgias, faringitis y ganglios inflamados en la mitad derecha de su cuello. A la exploración física se observa una pápula pequeña del lado derecho del cuello con linfadenopatía regional muy sensible al contacto justo abajo de la pápula. En el cultivo sanguíneo crece un cocobacilo pequeño gramnegativo. ¿Cuál es la vía *más* probable de transmisión de este microorganismo?

a) Inhalación de aerosol.
b) Exposición directa a un animal.
c) Mordedura de garrapata.
d) Agua contaminada.

Respuesta

La respuesta es c). La inhalación de aerosoles, ingestión de agua contaminada y exposición directa a animales transmite *F. tularensis*, pero las mordeduras de garrapatas son la forma más común de transmisión. El diagnóstico depende de cómo fue la exposición, presentación clínica y serología.

10. Cinco días después de ser mordido por un ratón domesticado, un niño de siete años presenta inicio repentino de fiebre, escalofríos, exantema maculopapular en las extremidades, dolor muscular y vómito. Se sospecha de fiebre por mordedura de rata. Es *muy probable* que en el cultivo sanguíneo se observe:

a) *Pasteurella multocida.*
b) Estreptococo del grupo A.
c) *S. moniliformis.*
d) *Eikenella corrodens.*

Respuesta

La respuesta es c). *S. moniliformis* es la causa más común de fiebre por mordedura de rata en Estados Unidos. El microorganismo causal en Asia es *S. minus*.

11. ¿Cuál de las siguientes afirmaciones es una característica de la larva migratoria visceral?

a) Más común en el grupo de edad de los adolescentes.
b) Eosinofilia periférica.
c) Hipogammaglobulinemia.
d) Leucopenia.

Respuesta

La respuesta es b). La larva migratoria visceral, causada por *Toxocara canis*, es muy común en los niños que empiezan a caminar. Por lo general, se presenta eosinofilia, así como leucocitosis e hipergammaglobulinemia.

12. ¿Cuál es la manifestación más común de enfermedad de Lyme *tardía*?

a) Artritis.
b) Carditis.
c) Eritema migratorio.
d) Meningitis.

Respuesta

La respuesta es a). La artritis es la manifestación más común de la enfermedad de Lyme tardía. El eritema migratorio es el síntoma principal de la enfermedad localizada temprana, mientras que la carditis y la meningitis son manifestaciones de la enfermedad diseminada temprana.

LECTURAS RECOMENDADAS

American Academy of Pediatrics. *Ehrlichia*, Anaplasma and related infections. In: Kimberlin DW, Brady MT, Jackson MA, et al., eds. *Red Book®: 2015 Report of the Committee on Infectious Diseases*. Elk Grove Village, IL: American Academy of Pediatrics, 2015:329–333.

American Academy of Pediatrics. Tapeworm diseases. In: Kimberlin DW, Brady MT, Jackson MA, et al., eds. *Red Book®: 2015 Report of the Committee on Infectious Diseases*. Elk Grove Village, IL: American Academy of Pediatrics, 2015:768–770.

American Academy of Pediatrics. Lyme disease. In: Kimberlin DW, Brady MT, Jackson MA, et al., eds. *Red Book®: 2015 Report of the Committee on Infectious Diseases*. Elk Grove Village, IL: American Academy of Pediatrics, 2015:516–525.

Buckingham SC, Marshall GS, Schutze GE, et al. Tick-borne infections in children study group. Clinical and laboratory features, hospital course, and outcome of Rocky Mountain spotted fever in children. *J Pediatr* 2007;150(2):180–184.

Centers for Disease Control and Prevention. Diagnosis and management of tickborne rickettsial diseases: Rocky Mountain spotted fever, ehrlichiosis, and anaplasmosis—U.S.: a practical guide for physicians and other health-care and public health professionals. *MMWR Recomm Rep* 2006;55(No.RR-4).

Griffith KS, Lewis LS, Mali S, et al. Treatment of malaria in the United States: a systematic review. *JAMA* 2007;297:2264–2277.

Lantos PM, Brinkerhoff RJ, Wormser GP, et al. Empiric antibiotic treatment of erythema migrans-like skin lesions as a function of geography: a clinical and cost effectiveness modeling study. *Vector Borne Zoonotic Dis* 2013;13(12):877–883.

Razzaq S, Schutze GE. Rocky Mountain spotted fever: a physician's challenge. *Pediatr Rev* 2005;26:125–130.

Woods CR. Rocky Mountain spotted fever in children. *Pediatr Clin North Am* 2013;60(2):455–470.

Wormser GP, Dattwyler RJ, Shapiro ED, et al. The clinical assessment, treatment, and prevention of Lyme disease, human granulocytic anaplasmosis, and babesiosis: clinical practice guidelines by the Infectious Diseases Society of America. *Clin Infect Dis* 2006;43(9):1089–1134.

Capítulo 53

SIMULACIÓN DEL EXAMEN DE CERTIFICACIÓN: Enfermedades infecciosas

Camille Sabella

PREGUNTAS

1. Dos días antes del nacimiento de un niño a término, la madre de 20 años manifiesta varicela. ¿Cuál es el tratamiento *más* conveniente?

a) Administrar aciclovir por vía intravenosa al recién nacido.

b) Administrar tanto aciclovir como inmunoglobulina contra varicela-zóster al recién nacido.

c) Administrar Ig contra varicela-zóster al recién nacido.

d) Administrar Ig contra varicela-zóster tanto a la madre como al recién nacido.

e) Administrar Ig contra varicela-zóster al recién nacido si se manifiesta varicela.

Respuesta

La respuesta es c). Se administra Ig contra varicela-zóster para prevenir o modificar el curso de la varicela a individuos *susceptibles* en riesgo de infección de varicela grave. Entre ellos están los neonatos de madres en quienes la varicela se manifiesta entre cinco días antes y dos días después del parto. Los neonatos nacidos en este intervalo tienen un alto riesgo de padecer una infección grave porque adquieren el virus a través de la placenta, sin el beneficio del anticuerpo protector de la madre. Entre los individuos candidatos a recibir Ig contra varicela-zóster cuando tienen una exposición considerable están:

- Individuos susceptibles con inmunocompromiso.
- Recién nacidos prematuros hospitalizados ($\geq$28 semanas de gestación) de cuyas madres no se tienen antecedentes confiables de varicela ni evidencia serológica de protección contra la varicela.
- Lactantes prematuros hospitalizados que nacieron con menos de 28 semanas de gestación o que pesan 1 000 g o menos al nacer.
- Mujeres embarazadas susceptibles.

Para que sea efectiva, la Ig contra varicela-zóster se debe administrar tan pronto como sea posible después de la exposición o tras menos de 96 horas. Carece de efecto en el tratamiento de la enfermedad ya establecida. Si no se dispone de Ig contra varicela-zóster es factible usar Ig por vía intravenosa.

El aciclovir es un antiviral que se utiliza para tratar la varicela en pacientes inmunocomprometidos y, en ocasiones, en personas saludables en quienes el riesgo de complicaciones por la varicela podría ser alto. Es posible usar el aciclovir como profilaxis posexposición para pacientes inmunocomprometidos cuando no se cuenta con Ig contra varicela-zóster o Ig, o bien, cuando ya transcurrieron más de 96 horas desde la exposición, aunque la información relacionada con la efectividad de esta práctica es escasa.

Preguntas 2 a 6

De la lista de virus, escoger el que tiene *más* probabilidad de ser el causante de cada uno de los escenarios clínicos.

2. Un individuo de 13 años en quien se manifiesta exantema confluente durante un tratamiento involuntario con ampicilina.

a) Parvovirus B-19.

b) Sarampión.

c) Virus de Epstein-Barr (EBV, *Epstein-Barr virus*).

d) Virus de la rubéola.

e) Herpesvirus humano 6.

3. Un niño en edad escolar con exantema reticular en encaje en las extremidades.

a) Parvovirus B-19.

b) Sarampión.

c) Virus de Epstein-Barr (EBV).

d) Virus de la rubéola.

e) Herpesvirus humano 6.

4. Un adolescente con exantema maculopapular leve que inició en el rostro y se palpa adenopatía posauricular y posoccipital dolorosa.

a) Parvovirus B-19.
b) Sarampión.
c) Virus de Epstein-Barr (EBV).
d) Virus de la rubéola.
e) Herpesvirus humano 6.

5. Un lactante con exantema maculopapular después de 3 a 5 días de fiebre alta.

a) Parvovirus B-19.
b) Sarampión.
c) Virus de Epstein-Barr (EBV).
d) Virus de la rubéola.
e) Herpesvirus humano 6.

6. Un niño con tos similar al crup, fiebre alta y exantema maculopapular confluente.

a) Parvovirus B-19.
b) Sarampión.
c) Virus de Epstein-Barr (EBV).
d) Virus de la rubéola.
e) Herpesvirus humano 6.

Respuestas

2. La respuesta es c). Un exantema se manifiesta en alrededor de 80 a 90% de los individuos con mononucleosis infecciosa causada por EBV o citomegalovirus (CMV) a los que se les trató de manera involuntaria con ampicilina. La razón se desconoce.

3. La respuesta es a). El parvovirus B-19 es la causa del eritema infeccioso, también conocido como *mejilla abofeteada quinta enfermedad*. En las mejillas surge un exantema eritematoso grave (**Fig. 1-22**) junto con una erupción sistémica en encaje en el tronco y las extremidades (**Fig. 1-23**). La erupción causa prurito y con frecuencia es efímera.

4. La respuesta es d). La rubéola, sobre todo una enfermedad de adolescentes y adultos jóvenes en la etapa posterior a la administración de vacunas, suele causar infección asintomática. Las características clásicas, cuando se presenta, son exantema leve, a menudo de puntos minúsculos que surgen en el rostro y se extienden al tronco. Se dice que la adenopatía posauricular y posoccipital dolorosa es la principal característica de la rubéola.

5. La respuesta es e). La roséola clásica se caracteriza por un cuadro de 3 a 5 días con fiebre alta, a menudo relacionada con toxicidad, seguida por defervescencia y aparición de un exantema maculopapular. El herpesvirus humano 6 es el causante de la roséola; también es una causa común de enfermedad febril sin exantema en lactantes y niños más grandes.

6. La respuesta es b). El sarampión se caracteriza por un pródromo que se manifiesta por fiebre, tos, coriza, conjuntivitis y manchas de Koplik, la característica patognomónica del sarampión. Al pródromo le sigue un exantema junto con fiebre alta. Los síntomas respiratorios del sarampión, sobre todo la tos, son notables. El exantema característico empieza en el cuello, cabeza y rostro, y se extiende al tronco y las extremidades; a medida que el exantema se extiende, se vuelve confluente.

7. ¿Con cuál de los siguientes enunciados se relaciona *Mycoplasma pneumoniae*?

a) Laringotraqueítis.
b) Eritema multiforme.
c) Faringitis.
d) Neumonía.
e) Todas las anteriores.

Respuestas

La respuesta es e). *M. pneumoniae* se relaciona con diversas manifestaciones clínicas. La más importante es la neumonía atípica en niños en edad escolar y adolescentes. *En efecto, M. pneumoniae es la causa más común de neumonía en niños en edad escolar.* La faringitis como hallazgo aislado es rara, pero es común junto con neumonía; este microorganismo causa alrededor de 2 a 4% de los casos de crup. *M. pneumoniae* y el virus del herpes simple son los principales agentes infecciosos del eritema multiforme/síndrome de Stevens-Johnson. Además, *M. pneumoniae* está vinculado con timpanitis vesicular y otitis media, anemia hemolítica y síntomas digestivos comunes. Entre otras, las manifestaciones neurológicas de la infección por este microorganismo son meningitis aséptica, encefalitis, síndrome de Guillain-Barré y mielitis transversa.

8. Llevan a la consulta a un lactante de cinco semanas de edad que presenta taquipnea y tos seca desde hace cinco días. La madre observó que el lactante tenía drenaje en ambos ojos dos semanas antes del inicio de los síntomas. La exploración física evidencia a un lactante sin fiebre, de buena apariencia, con leve taquipnea y estertores bilaterales. En la radiografía de tórax, se aprecian pulmones hiperexpandidos con infiltrados intersticiales bilaterales. El microorganismo causal *más* probable es:

a) Estreptococos del grupo B.
b) *Chlamydia trachomatis*.
c) *Staphylococcus aureus*.
d) *Staphylococcus pneumoniae*.
e) *Chlamydophila* (antes *Chlamydia*) *pneumoniae*.

Respuesta

La respuesta es b). Se detecta neumonía en 10 a 20% de los lactantes hijos de mujeres con infección por *C. trachomatis*. Por lo general, la enfermedad se presenta en lactantes de entre 3 y 12 semanas de edad, y 30 a 50% de ellos tiene antecedentes de conjuntivitis. El inicio clínico es insidioso, con tos persistente, taquipnea y estertores como signos clínicos comunes. La característica es que no causa fiebre y es común la eosinofilia periférica. En la radiografía de tórax se observa hiperinflación e infiltrados intersticiales. Los lactantes con neumonía por *Chlamydia* se deben tratar con azitromicina (5 días) o eritromicina (14 días).

C. pneumoniae no causa neumonía en lactantes pequeños. La enfermedad inicial surge durante la edad escolar y se vincula con una infección asintomática, faringitis y neumonía atípica. Es muy común que la neumonía causada por estreptococos del grupo B se acompañe por una enfermedad neonatal de inicio temprano y es poco común en la enfermedad neonatal de inicio tardío. En lactantes pequeños, *S. pneumoniae* y *S. aureus* causan neumonía febril grave que se relaciona con inicio agudo, toxicidad e infiltrados focales.

9. Un niño de un año, antes saludable, tiene seis días de fiebre e inflamación del lado derecho del cuello. A la exploración física se observa un ganglio linfático eritematoso, doloroso, de 4 × 4 cm, fluctuante, en el ángulo de la mandíbula. El microorganismo causal *más* probable de la adenitis es:

a) Estreptococos del grupo B.
b) Complejo de *Mycobacterium avium*.
c) *Bartonella henselae*.
d) *S. aureus*.
e) *Mycobacterium tuberculosis*.

Respuesta

La respuesta es d). Este niño sufre una adenitis cervical aguda piógena, causada por *S. aureus* o microorganismos anaerobios, en la mayor parte de los casos. Por lo general, la adenitis es unilateral y se presenta en niños de 1 y 4 años. Es difícil distinguir las infecciones por *S. aureus* de las causadas por *S. pyogenes*, pero en general la adenitis por estafilococo es más indolente, aunque es más probable que se vuelva supurativa (**Fig. 53-1**) y de 35 a 40% de las infecciones por *S. aureus* son supurativas y requieren drenaje quirúrgico. La adenitis micobacteriana se manifiesta como linfadenitis subaguda o crónica y rara vez se relaciona con fluctuación. *B. henselae* es la causa de la adenitis por rasguño de gato, cuya presentación característica es aguda. Los estreptococos del grupo B causan el síndrome de adenitis-celulitis casi exclusivamente en neonatos.

Preguntas 10 y 11

Un niño de siete años tiene cuatro semanas con un ganglio linfático submandibular crecido, algo doloroso. En la exploración física se observa atóxico y no tiene fiebre, pero presenta un ganglio linfático submandibular sin fluctuación, algo doloroso, de 4 × 4 cm.

10. En este momento, el tratamiento debería incluir:

a) Incisión y drenaje del ganglio linfático.
b) Resección del ganglio linfático.
c) Biometría hemática completa y radiografía de tórax.

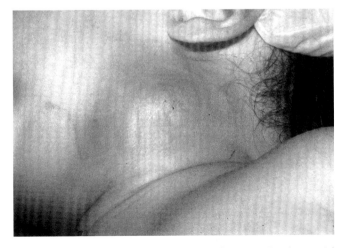

Figura 53-1 Adenitis supurativa en un lactante. En el material purulento drenado de este lactante se cultivó *S. aureus*. (*Véase* el encarte a color).

d) Aplicación de la prueba cutánea de tuberculina de segunda potencia (250-TU [*tuberculin unit*]).

Respuesta

La respuesta es c). Este niño padece linfadenopatía subaguda. Entre las causas posibles están:

- Enfermedad por rasguño de gato.
- Infección con *M. tuberculosis*.
- Infección micobacteriana no tuberculosa.
- Actinomicosis.
- Toxoplasmosis.
- Tumor.

Según las causas dadas, una biometría hemática completa y una radiografía de tórax son razonables dado que en el diagnóstico diferencial se incluyeron un tumor y tuberculosis. Si el ganglio es fluctuante, se recomienda la incisión y drenaje del ganglio linfático. La resección del ganglio es conveniente si el diagnóstico de una infección micobacteriana no tuberculosa es probable y se desecharon otras causas. Nunca se debe realizar una prueba cutánea de tuberculina de segunda potencia con el fin de evaluar la exposición anterior a una micobacteria tuberculosa o no tuberculosa; se debe aplicar una prueba cutánea estándar 5-TU. Antes de emprender cualquier procedimiento invasivo, la atención adecuada consiste en elaborar un interrogatorio minucioso para determinar si hubo exposición a la tuberculosis y a gatos, y aplicar la prueba de tuberculina 5-TU.

El interrogatorio revela que la familia acaba de adquirir un gatito con el que el niño tiene estrecho contacto. El paciente no tiene antecedentes de exposición a tuberculosis y el resultado de una prueba cutánea con tuberculina 5-TU es negativo. En una exploración más minuciosa, el médico observa una pápula en el rostro del niño, medial al ganglio linfático agrandado.

11. En este momento, la atención conveniente incluiría:

a) Resección total del ganglio linfático.
b) Incisión y drenaje del ganglio linfático.
c) Ninguna intervención activa.
d) Tratamiento con cefalexina oral.
e) Tratamiento con clindamicina intravenosa.

Respuesta

La respuesta es c). Lo más probable es que este niño tenga adenitis por rasguño de gato. Un 90% de los pacientes menciona alguna exposición a gatos y 75% tiene antecedentes de mordedura o rasguño. *B. henselae* es el microorganismo que causa la enfermedad por rasguño de gato y la confirmación de la infección se documenta con una prueba serológica. Por lo general, la linfadenopatía regional dolorosa subaguda afecta la axila y el rostro, y es el hallazgo clínico más común. En 60% de los enfermos se detecta una mácula o pápula en el sitio de la inoculación (**Fig. 53-2**). Los síntomas sistémicos como fiebre se observan en menos de 35% de los casos. Entre las manifestaciones clínicas atípicas de la enfermedad por rasguño de gato están las siguientes:

- El síndrome de Parinaud oculoganglionar, que comprende:

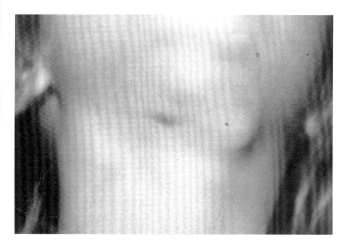

Figura 53-2   Niño con adenitis por rasguño de gato. Note la lesión papular, que representa el lugar de la mordedura o del rasguño de un gato. (*Véase* el encarte a color).

■ Granuloma en la conjuntiva (**Fig.** 53-3).
■ Adenopatía preauricular (**Fig.** 53-4).
■ Encefalitis y encefalopatía.
■ Neurorretinitis.
■ Hepatoesplenopatía.

El curso característico de la adenitis por rasguño de gato es benigno y de resolución espontánea, por tanto, no se recomienda la terapia antimicrobiana en la mayor parte de los casos. La azitromicina por lo regular disminuye la duración de los síntomas, agudos o graves, en los pacientes. Es común administrar tratamiento antimicrobiano cuando la enfermedad es grave y atípica, como una encefalitis, aunque ningún estudio controlado ha valorado la eficacia de dicho enfoque.

Preguntas 12 y 13

Una niña de seis años con síndrome nefrótico sufre dolor abdominal y fiebre. En estos momentos toma 30 mg/día de prednisona. No tiene diarrea ni vómito. Su dolor abdominal empeoró a lo largo del día y ahora es intenso. A la exploración física se comprueba que su temperatura es de 38.4 °C,

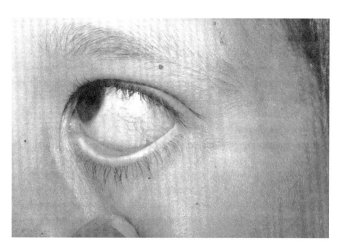

Figura 53-3   Granuloma de la conjuntiva en el síndrome oculoganglionar de Parinaud, una manifestación de la enfermedad por rasguño de gato. (*Véase* el encarte a color).

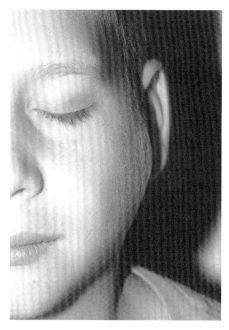

Figura 53-4   Granuloma de la conjuntiva en el síndrome oculoganglionar de Parinaud, una manifestación de la enfermedad por rasguño de gato. (*Véase* el encarte a color).

pulso de 140/min, frecuencia respiratoria de 40/min y presión arterial de 90/60 mm Hg. Se ve que está enferma e intranquila. Su abdomen está distendido, con defensa y rigidez. No se oyen ruidos intestinales.

Los estudios de laboratorio revelan:

■ Cuenta de leucocitos = 14 000/mm³.
■ Hemoglobina = 9.0 g/dL.
■ Cuenta de plaquetas = normal.
■ Sodio sérico = 130 mmol/L.
■ Nitrógeno ureico en sangre = 23 mg/dL.
■ Creatinina = 0.8 mg/dL.

12. El diagnóstico *más* probable es:
   a) Apendicitis aguda.
   b) Gastroenteritis bacteriana.
   c) Peritonitis espontánea.
   d) Neumonía bacteriana.
   e) Intususcepción.

Respuesta

La respuesta es c). Los antecedentes y las características clínicas corresponden más a una peritonitis espontánea primaria. Esta enfermedad es rara en niños *saludables*; se presenta en niños con ascitis subyacente como consecuencia de un síndrome nefrótico, hepatopatía o afecciones reumáticas. Los niños que reciben tratamiento con corticosteroides, los cuales pueden ocultar las características de la peritonitis, son los que están en mayor riesgo. Por lo general, los microorganismos llegan hasta el peritoneo por diseminación hematógena. El procedimiento de elección es la paracentesis para confirmar el diagnóstico. Las características que apuntan a un diagnóstico de peritonitis primaria son gran cantidad de células polimorfonucleares (>250/μL), concentración de proteínas de más de 1 g/dL, concentración de glucosa menor de 50 mg/dL y presencia de microorganismos grampositivos con la tinción de Gram.

13. La paracentesis confirma la peritonitis bacteriana espontánea. El antibiótico más conveniente para esta niña es:

- **a)** Ampicilina.
- **b)** Gentamicina y metronidazol.
- **c)** Nafcilina.
- **d)** Ceftriaxona.
- **e)** Clindamicina.

Respuesta

La respuesta es d). Las causas más comunes de peritonitis primaria son *Escherichia coli* y *S. pneumoniae*. Otros microorganismos menos frecuentes son los estreptococos del grupo A y *Klebsiella pneumoniae*. Por lo general, los anaerobios *no* se aíslan del líquido peritoneal del paciente con peritonitis primaria, pero están presentes en la peritonitis secundaria. Así que el régimen antimicrobiano debe constar de antibióticos contra neumococos y otros estreptococos además de atacar a los aerobios gramnegativos. Como un gran porcentaje de microorganismos de *E. coli* produce lactamasas β, la monoterapia con ampicilina es inadecuada como tratamiento inicial. Los aminoglucósidos proporcionan buena protección contra aerobios gramnegativos, pero no contra neumococos. No se requiere metronidazol como terapia inicial porque los aerobios no son microorganismos comunes en la peritonitis primaria. La nafcilina y clindamicina carecen de actividad contra microorganismos gramnegativos. La ceftriaxona tiene excelente actividad contra aerobios gramnegativos y *S. pneumoniae*, y debe ser suficiente hasta en el caso de cepas de neumococos resistentes a la penicilina.

14. ¿Cuál de los siguientes enunciados es verdadero en relación con el tratamiento de la otitis media aguda (AOM, *acute otitis media*) en lactantes y niños mayores?

- **a)** La amoxicilina muestra mejor actividad que cualquier otro lactámico β por vía oral para tratar cepas de *S. pneumoniae* que no son susceptibles.
- **b)** La clindamicina es una buena elección para el tratamiento empírico inicial.
- **c)** Se recomiendan altas dosis de amoxicilina para vencer la resistencia causada por los microorganismos que producen lactamasa β.
- **d)** La ventaja de la combinación amoxicilina-clavulanato respecto a la amoxicilina es la actividad mejorada contra cepas de *S. pneumoniae* que no son susceptibles.
- **e)** Los antibióticos macrólidos, como azitromicina y claritromicina, se consideran fármacos de primera línea.

Respuesta

La respuesta es a). En casos de AOM, la terapia antimicrobiana adecuada debe tomar en cuenta los microorganismos patógenos involucrados y sus patrones de resistencia. Las tres causas más comunes de AOM son *S. pneumoniae*, *Haemophilus influenzae* inclasificable y *Moraxella catarrhalis*.

H. influenzae y *M. catarrhalis* inducen lactamasa β como su mecanismo de resistencia, el cual no se supera pese a la dosificación creciente del antibiótico lactámico β. En cambio, la resistencia de los neumococos está mediada por la alteración de las proteínas fijadoras de penicilina, el cual es un proceso gradual que no se vence con el incremento de la dosis de antibióticos lactámicos β. Con base en la actividad *in vitro* y las concentraciones factibles en el oído medio, la amoxicilina es la más efectiva de las lactamasas β por vía oral para tratar las cepas de *S. pneumoniae* que no son susceptibles. Al añadir clavulanato a la amoxicilina, hay un inhibidor más de la lactamasa β para contrarrestar los efectos de las lactamasas β que producen *H. influenzae* y *M. catarrhalis*, pero no hay actividad añadida contra *S. pneumoniae*. La clindamicina actúa contra *S. pneumoniae* (por lo que se utiliza contra las infecciones neumocócicas resistentes) pero no contra *H. influenzae* ni *M. catarrhalis*, en consecuencia, no se recomienda como terapia empírica inicial. No se deben administrar antibióticos macrólidos como tratamiento de primera línea en caso de AOM dados los crecientes índices de resistencia contra estos fármacos, que son hasta de 30% en casos de cepas de *S. pneumoniae*. Dichos fármacos se deben administrar de manera alternativa en pacientes que padecen alergias graves a los antibióticos lactámicos β.

15. Una lactante de un mes de nacida presenta desde hace una semana síntomas en las vías respiratorias altas, tos, y episodios recurrentes de arcadas y vómito después de toser. Después de hacerle varias preguntas, la madre informa al médico que la bebé se torna azul durante los accesos de tos y de arcadas. A la exploración física, los hallazgos son normales, excepto por una hemorragia conjuntival. La biometría hemática completa muestra una cuenta leucocítica de 38 000/mm³, con 85% de linfocitos pequeños y cuenta plaquetaria de 670 000/mm³. ¿Cuál es la causa más probable de los síntomas de la lactante?

- **a)** Neumonía por estreptococos del grupo B.
- **b)** Fibrosis quística.
- **c)** Infección por *Bordetella pertussis*.
- **d)** Infección por EBV.
- **e)** Infección por CMV.

Respuesta

La respuesta es c). La infección por *B. pertussis* en lactantes recién nacidos se relaciona con muchas de las características en este caso de estudio. En los neonatos con tos ferina a veces no es evidente la tos paroxística clásica, y no se presenta la etapa de catarro, o es breve. A menudo, estos lactantes tienen dificultades al alimentarse, y sufren episodios recurrentes de arcadas, apnea, bradicardia y cianosis. Después de los episodios de tos y arcadas sigue la apnea o quizá sea espontánea durante el curso de la enfermedad. En todas las edades es muy común el vómito después de toser. En los estudios de laboratorio, las características de la tos ferina son leucocitosis con linfocitosis absoluta, el grado de la cual iguala a la gravedad de la enfermedad. La linfocitosis consiste en linfocitos T y B pequeños (**Fig. 53-5**) y no en los linfocitos atípicos de la mononucleosis infecciosa; es común detectar trombocitosis en niños con tos ferina. El diagnóstico diferencial de esta enfermedad incluye:

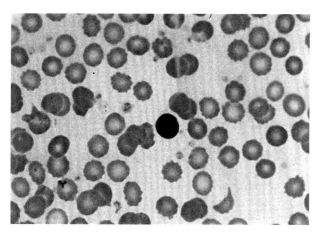

Figura 53-5 Frotis de sangre de un niño con infección por *B. pertussis*. La linfocitosis de la tos ferina se caracteriza por linfocitos pequeños normales, y la de la mononucleosis infecciosa de origen viral por linfocitos atípicos grandes. (*Véase* encarte a color).

a) Infección por adenovirus.
b) Infección por *Bordetella parapertussis*.
c) Bronquiolitis viral.
d) Fibrosis quística.
e) Neumonía de origen bacteriano.

16. Un niño de 12 años se presenta a la consulta con antecedente de dos semanas de fiebre, dolor de garganta, linfadenopatía anterior y posterior y esplenomegalia. El médico sospecha que padece mononucleosis infecciosa. ¿Cuál de las siguientes aseveraciones es *verdadera* respecto a la mononucleosis infecciosa?

a) La presencia de linfocitos atípicos es específica del EBV y no se observa con otras causas de mononucleosis infecciosa, como el CMV.
b) La mononucleosis positiva a heterófilos se presenta con una infección por el EBV, pero no con una infección por CMV.
c) Los niños mayores y los adolescentes suelen ser más asintomáticos que los pequeños.
d) La presencia de anticuerpos contra el antígeno nuclear de Epstein-Barr indica infección aguda.

Respuesta
La respuesta es b). Se producen anticuerpos heterófilos en la infección por el EBV, pero no en los síndromes de mononucleosis infecciosa por otras causas, como el CMV o *Toxoplasma*, y en la infección por el virus de inmunodeficiencia humana. Las pruebas rápidas de anticuerpos heterófilos (pruebas monospot en portaobjetos) son muy sensibles y específicas respecto a la infección por el EBV en niños más grandes. No obstante, a veces no hay anticuerpos en los niños pequeños con infección por EBV, por lo que el diagnóstico requeriría estudios serológicos específicos para EBV. La linfocitosis absoluta con linfocitosis atípica es inespecífica en el caso de infección por EBV; se observa en la mononucleosis infecciosa por otras causas. Los niños menores de dos años son asintomáticos. Al contrario de los adolescentes, los niños manifiestan con más frecuencia síntomas inespecíficos, como fiebre, exantema, dolor abdominal y síntomas en las vías respiratorias

altas. Los más grandes y los adolescentes muestran síntomas más característicos, similares a los de mononucleosis. Los anticuerpos contra el antígeno nuclear del EBV se producen cuatro semanas después de la infección aguda, son indicios de infección anterior y persisten de por vida. Los anticuerpos de inmunoglobulina M (IgM) contra el antígeno de la cápside viral se producen muy pronto en el curso de la infección, son indicios de infección aguda y duran de semanas a meses. Los anticuerpos de IgG contra el antígeno de la cápside viral se producen en el momento de la infección aguda y persisten toda la vida. Los anticuerpos contra el antígeno precoz se producen en forma aguda, desaparecen y reaparecen en forma espontánea.

17. ¿Cuál afirmación es *verdadera* respecto a las complicaciones de la mononucleosis infecciosa?

a) Hay trombocitopenia grave en casi 50% de los pacientes.
b) La parálisis de nervios craneales y encefalitis son las complicaciones neurológicas más frecuentes.
c) En el caso de pacientes con complicaciones neurológicas y hematológicas se recomiendan corticosteroides.
d) Una hepatitis clínicamente evidente es clara en la mayor parte de los pacientes.

Respuesta
La respuesta es b). La parálisis de nervios faciales y la encefalitis son las complicaciones neurológicas más comunes de la mononucleosis infecciosa. Entre otras, están el síndrome de Guillain-Barré y la mielitis transversa. Se detecta trombocitopenia *leve* hasta en 50% de los pacientes con mononucleosis infecciosa. También se constata anemia hemolítica autoinmunitaria leve y granulocitopenia. No obstante que la hepatitis subclínica leve integra el cuadro clínico de la mononucleosis infecciosa, la hepatitis grave y la insuficiencia hepática son raras y se detectan en pacientes con alteraciones linfoproliferativas ligadas a X. La administración de corticosteroides en pacientes con mononucleosis infecciosa solo se recomienda en casos de obstrucción grave de las vías respiratorias secundaria a hipertrofia tonsilar.

18. ¿De dónde es *más* probable que se recupere el microorganismo causal de la infección del lactante de la **figura 53-6**?

a) Nasofaringe.
b) Sangre.
c) Orina.
d) Lesión cutánea.
e) Líquido cefalorraquídeo (CSF, *cerebrospinal fluid*).

Respuesta
La respuesta es a). Este lactante padece el síndrome de la piel escaldada estafilocócica (SSSS, *staphylococcal scalded skin syndrome*), un proceso mediado por toxinas causado por *toxinas* exfoliativas circulantes de *S. aureus*. El microorganismo se recupera de las lesiones sanguíneas o de las lesiones bullosas muy rara vez, porque la causante de la epidermólisis es la toxina que elabora el microorganismo. Se le encuentra con más frecuencia en la nasofaringe, conjuntiva u ombligo, o en el lugar del traumatismo o proce-

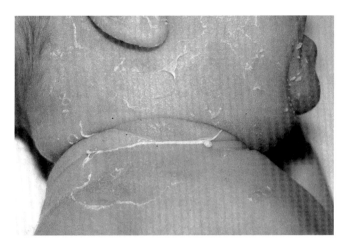

Figura 53-6 Exantema del lactante de la pregunta 18. *Vea* detalles en la explicación de la pregunta 18. (*Véase* encarte a color).

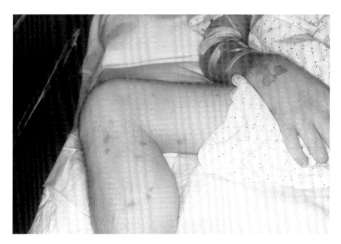

Figura 53-7 Exantema petequial que no desaparece con la presión en el niño de la pregunta 19. Revise detalles en la explicación de la pregunta 19. (*Véase* encarte a color).

dimiento quirúrgico previo, como la circuncisión. El SSSS es muy frecuente en lactantes y niños menores de cinco años. Los primeros signos de la infección son malestar general, fiebre y piel sensible, después aparece eritema difuso, apariencia arrugada de la piel, eritema peribucal y ampollas flácidas; son comunes el edema facial y las costras peribucales. Unos 5 o 6 días después de iniciado el eritema hay descamación cutánea debido a exfoliación de la capa granulosa de la piel. El *signo de Nikolsky* es la separación de la epidermis al jalarla y levantarla con suavidad. Que no haya lengua en fresa en el SSSS ayuda a diferenciar esta afección de las infecciones cutáneas sistémicas causadas por los estreptococos del grupo A. Por lo general, los lactantes con SSSS se ven bien, excepto por la irritabilidad que les ocasiona la hipersensibilidad en la piel. Se recomienda el tratamiento con antibióticos sistémicos antiestafilocócicos.

19. Un niño de 12 años procedente de la región del Medio Oeste de Estados Unidos, es llevado al servicio de urgencias porque desde hace seis horas tiene fiebre y exantema, el cual apareció en las cuatro horas pasadas, según informa su madre. No alude haber realizado viajes. Durante la exploración, se le mide la temperatura, que es de 39.0°C, y muestra un exantema petequial en ambas extremidades que se ilustra en la **figura 53-7**. ¿Cuál antibiótico es el más adecuado para iniciar el tratamiento en este niño?

a) Nafcilina.
b) Clindamicina.
c) Doxiciclina.
d) Cefotaxima.
e) Ningún antibiótico porque es probable que la causa de esta enfermedad sea de origen viral.

Respuesta
La respuesta es d). Este niño tiene fiebre y exantema petequial, lo cual podría ser causado por una diversidad de virus, bacterias y rickettsias, además de afecciones que no son infecciosas. Aunque los virus (sobre todo los enterovirus) son la causa principal de fiebre y exantema petequial en los niños, las infecciones de origen bacteriano que se

presentan de esta manera se relacionan con el desarrollo rápido de choque séptico. En especial, es el caso de la infección causada por *Neisseria meningitidis*, la cual representa alrededor de 10% de los enfermos de fiebre y exantema petequial en niños. Debido a la naturaleza aguda y peligrosa de la meningococemia, es imperativo el inicio rápido de un tratamiento con antibióticos sistémicos y la administración intensa de líquidos en toda enfermedad febril pediátrica que se relacione con exantema petequial mientras no se descarte una infección bacteriana. La cefotaxima o la ceftriaxona proporcionan una amplia cobertura contra causas sépticas de origen bacteriano, como meningococos, neumococos y *H. influenzae* tipo b.

Entre los *factores pronósticos débiles* en los niños que presentan fiebre y exantema petequial que padecen meningococemia están:

■ Hipotensión.
■ Formación de lesiones petequiales en menos de 12 horas desde la presentación.
■ Cuenta periférica de leucocitos de 10 000/mm^3 o menos.
■ No hay meningitis.

Que no haya meningitis significa un proceso fulminante de choque séptico, lo que se relaciona con una tasa de mortalidad alta; en tanto que los niños con meningitis meningocócica sin evidencia de choque tienen un buen pronóstico global.

Puesto que las infecciones por rickettsias causan exantema petequial, cuando se considera que estas infecciones están basadas en factores epidemiológicos y en los hallazgos clínicos, el régimen se completa con doxiciclina (*véase* capítulo 52).

20. El microorganismo con *más* probabilidad de causar neumonía y exantema en el paciente de la **figura 53-8** es:

a) *M. pneumoniae*.
b) Virus del sarampión.
c) EBV.
d) *C. pneumoniae*.
e) *S. pneumoniae*.

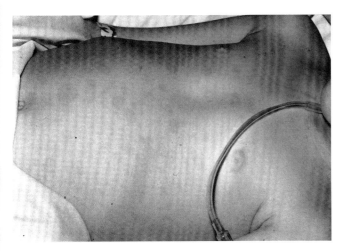

Figura 53-8 Exantema del paciente de la pregunta 20. *Vea* detalles en la explicación de la pregunta 20. (*Véase* encarte a color).

Respuesta

La respuesta es a). Este exantema consta de lesiones cutáneas papuliformes con áreas centrales más claras que se corresponden más con un eritema multiforme (**Fig. 53-9**). Como el nombre lo indica, las manifestaciones cutáneas del eritema multiforme son variables y van de lesiones maculares a urticaria o lesiones vesiculobullosas. La lesión puede ser en diana, vesicular, purpúrica o necrótica. El eritema multiforme se relaciona con una amplia diversidad de enfermedades, que van desde solo afectación de la piel (eritema multiforme menor) a una forma sistémica grave en la cual las membranas mucosas se afectan junto con la piel (eritema multiforme mayor o síndrome de Stevens-Johnson). Desde el punto de vista etiológico, el eritema multiforme se clasifica como sigue:

- Inducido por fármacos.
- Idiopático.
- Infeccioso o posinfeccioso.

Los antimicrobianos y anticonvulsivos son los que más se relacionan con el eritema multiforme inducido por fármacos.

Se han relacionado virus, bacterias y hongos, pero las principales causas infecciosas del eritema multiforme son *M. pneumoniae* y el virus del herpes simple.

21. De los siguientes microorganismos, ¿cuál es el que se relaciona de forma más estrecha con las lesiones que se muestran en la **figura 53-10**?

- **a)** Infección por *Pseudomonas aeruginosa*.
- **b)** Enfermedad de Kawasaki.
- **c)** Enfermedad de Lyme.
- **d)** Enfermedad intestinal inflamatoria.
- **e)** Infección por el parvovirus B-19.

Respuesta

La respuesta es d). Estas lesiones eritematosas/violáceas, induradas, dolorosas, son la característica principal del *eritema nodoso*, una reacción inflamatoria a una variedad de causas y afecciones. Como característica, las lesiones se localizan en las espinillas, con distribución simétrica

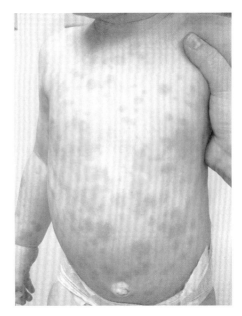

Figura 53-9 Exantema multiforme eritematoso en un niño. Note las lesiones tipo pápulas con centros claros. (*Véase* encarte a color).

frecuente, pero también se observan en las extremidades superiores y en otras zonas de las extremidades inferiores. Está involucrada una amplia variedad de infecciones, factores y enfermedades sistémicas desencadenantes. Se supone que las infecciones estreptocócicas son el factor precipitante más común, pero hay otras infecciones relacionadas, como tuberculosis, infecciones micóticas como histoplasmosis y coccidioidomicosis, yersiniosis, leptospirosis y tularemia. Algunas enfermedades sistémicas, en especial la enfermedad inflamatoria intestinal, sarcoidosis, lupus eritematoso sistémico y síndrome de Behçet, se manifiestan como eritema nodoso. También se relacionan fármacos como las sulfonamidas. La enfermedad de Lyme se vincula más con el *eritema migratorio*. Las infecciones por *P. aeruginosa* se relacionan con *ectima gangrenoso*. La infección por el parvovirus B-19 y el síndrome de Kawasaki no guardan relación con el eritema nodoso.

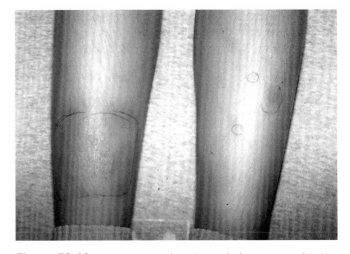

Figura 53-10 Lesiones en el paciente de la pregunta 21. *Vea* detalles en la explicación de la pregunta 21. (*Véase* encarte a color).

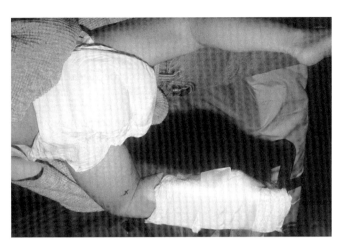

Figura 53-11 Infección del paciente de la pregunta 22. *Vea* detalles en la explicación de la pregunta 22. (*Véase* encarte a color).

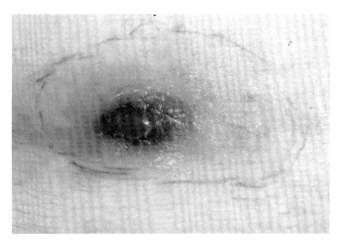

Figura 53-12 Lesiones cutáneas del paciente de la pregunta 23. *Vea* detalles en la explicación de la pregunta 23. (*Véase* encarte a color).

22. De los siguientes microorganismos, la bacteria que con *más* probabilidad complica la infección que se ilustra en la **figura 53-11** es:

   a) *S. pyogenes.*
   b) *H. influenza* tipo b.
   c) *S. pneumoniae.*
   d) *Staphylococcus epidermidis.*

Respuesta
La respuesta es a). La superinfección de origen bacteriano es la complicación más común de la varicela en niños antes saludables. Los estreptococos del grupo A (*S. pyogenes*) y *S. aureus* son los microorganismos más comunes que complican la varicela. En general, los estreptococos del grupo A, en comparación con *S. aureus*, causan una infección más aguda que avanza con mayor rapidez y se relaciona con la formación de fascitis necrosante, miositis y abscesos subcutáneos. Según los resultados del cultivo, se deben administrar fármacos antimicrobianos sistémicos activos contra estreptococos del grupo A y *S. aureus*; se requieren la incisión y el drenaje para tratar las colecciones piógenas. Además de las ya mencionadas, son raras otras complicaciones de la varicela en niños saludables pero incluyen ataxia cerebelosa, encefalitis, síndrome de Reye, neumonía, hepatitis y miocarditis.

23. Una niña de 14 años sometida a quimioterapia a causa de una leucemia mielocítica aguda tiene fiebre, neutropenia y una lesión cutánea (**Fig. 53-12**). El microorganismo que *más* probabilidad tiene de causar esta lesión es:

   a) *Listeria monocytogenes.*
   b) *S. aureus.*
   c) *S. pyogenes.*
   d) *P. aeruginosa.*

Respuesta
La respuesta es d). Los antecedentes de la paciente y el aspecto de la lesión corresponden más con el diagnóstico de *ectima gangrenoso*, el cual casi siempre es una úlcera necrótica, redonda, con escaras grises o negras. La lesión representa la invasión del microorganismo a las pequeñas arterias o venas. *En un paciente inmunocomprometido,*

esta lesión significa por lo regular sepsis por P. aeruginosa. En niños con cáncer, la bacteriemia por *Pseudomonas* se acompaña por celulitis o ectima gangrenoso. Por lo general, el microorganismo se recupera de la sangre y de la lesión. Con menor frecuencia, el ectima gangrenoso se relaciona con una infección causada por otros microorganismos gramnegativos, así como por *S. aureus*, *Candida* y *Aspergillus*.

24. El diagnóstico *más* probable para el niño que aparece en la **figura 53-13** es:

   a) Fiebre escarlatina estreptocócica.
   b) Impétigo bulloso.
   c) Fascitis necrosante.
   d) Infección por el virus del herpes simple 2.

Respuesta
La respuesta es b). Esta infección cutánea localizada corresponde más al impétigo bulloso, una infección en lactantes y niños más grandes. Casi siempre, el impétigo se inicia en la zona perineal, en especial en neonatos y lactantes. Las lesiones se podrían hallar en las extremida-

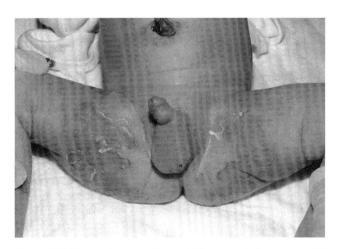

Figura 53-13 Lesiones cutáneas del lactante de la pregunta 24. *Vea* detalles en la explicación de la pregunta 24. (*Véase* encarte a color).

des en niños más grandes. Las bullas están llenas de un líquido de transparente a amarillento y se rompen con facilidad. Al contrario de las lesiones del SSSS, estas suelen ser localizadas y rara vez se extienden en los recién nacidos. Por lo común no se observa signo de Nikolsky; en el impétigo bulloso no hay separación intradérmica de la piel adyacente. Las manifestaciones sistémicas son raras. *Al igual que el SSSS, el único microorganismo causal del impétigo bulloso es* S. aureus; *sin embargo, en este caso es fácil recuperar al microorganismo del líquido que forma las bullas, lo que no sucede en el SSSS.* Las lesiones localizadas se tratan con mupirocina tópica, aunque una afectación más amplia suele requerir un tratamiento antiestafilocócico sistémico.

25. Cinco días después de ser mordido por un ratón de campo, un niño de siete años presenta un inicio repentino de fiebre, escalofrío, exantema maculopapular en las extremidades, dolor muscular y vómito. El médico sospecha fiebre por mordedura de rata. Probablemente, el cultivo en sangre provocará el desarrollo de:

a) *Pasteurella multocida.*
b) Estreptococo del grupo A.
c) *Streptobacillus moniliformis.*
d) *Eikenella corrodens.*

Respuesta

La respuesta es c). La fiebre por mordedura de rata es una enfermedad zoonótica que se contagia casi siempre por mordedura de ratas y ratones. También se transmite al ingerir alimentos o productos lácteos contaminados o por contacto directo con un animal infectado. En Estados Unidos, el microorganismo que más se relaciona con la fiebre por mordedura de rata es *S. moniliformis. Spirillum minus* también es una causa de fiebre por mordedura de rata, pero es más común en Asia. Entre las manifestaciones clínicas están:

- Periodo de incubación de 3 a 21 días.
- Inicio repentino de fiebre y escalofríos.
- Exantema en las extremidades, ya sea maculopapular o petequial (**Fig. 52-4**).
- Síntomas inespecíficos, como dolor muscular, vómito, dolor de cabeza y adenopatía.
- Poliartritis migratoria no supurativa posterior a dichos síntomas en 50% de los pacientes.

S. moniliformis es un microorganismo difícil, pero se recupera de sangre, líquido sinovial o material procedente del lugar de la mordedura. *S. minus* se detecta mediante microscopia de campo oscuro en preparados en frotis de sangre o exudados de la lesión. La penicilina es el fármaco de elección para tratar la fiebre por mordedura de rata causada por cualesquiera de estos microorganismos.

26. En una niña de cinco años con enfermedad de células falciformes se produce un cuadro de osteomielitis. El microorganismo *más* probable de haber causado osteomielitis en esta niña es:

a) *S. pneumoniae.*
b) *S. aureus.*
c) *Bacteroides fragilis.*
d) Especies de *Salmonella.*
e) *S. pyogenes.*

Respuesta

La respuesta es d). Los pacientes con enfermedad de células falciformes están en riesgo de infección por microorganismos encapsulados. Tres de las infecciones más frecuentes que se presentan en estos pacientes son sepsis, neumonía y osteomielitis. La causa más frecuente de sepsis y de neumonía en estos pacientes es *S. pneumoniae,* y de osteomielitis es *Salmonella. S. aureus,* la causa más común de osteomielitis hematógena en niños saludables, es la segunda causa más importante en pacientes con enfermedad de células falciformes. Antes de 1982, *Salmonella* era siete veces más común que *S. aureus* en causar osteomielitis en estos pacientes. Pero, a partir de ese año, las infecciones por *Salmonella* son ligeramente provocadas más por *S. aureus.* En total, la proporción de casos de osteomielitis causados por *Salmonella* en comparación con *S. aureus* es de 2.2:1.

27. Un niño de tres años con enfermedad de células falciformes ingresa al hospital con fiebre alta, taquipnea y retracciones subcostales. En la radiografía de tórax se observa un infiltrado en el lóbulo izquierdo inferior. El microorganismo con mayor probabilidad de causar este hallazgo es:

a) *L. monocytogenes.*
b) *C. pneumoniae.*
c) Especies de *Salmonella.*
d) *Pneumocystis jiroveci (carinii).*
e) *S. pneumoniae.*

Respuesta

La respuesta es e). Los niños que padecen enfermedad de células falciformes tienen asplenia funcional y alto riesgo de infección por microorganismos encapsulados. En los niños con enfermedad de células falciformes es común observar sepsis, meningitis, neumonía y osteomielitis. *S. pneumoniae* es la causa más frecuente de sepsis y neumonía en estos pacientes. *Salmonella* es la causa más común de osteomielitis. *L. monocytogenes* no es un microorganismo encapsulado y por lo general no causa infecciones en pacientes con enfermedad de células falciformes. *C. pneumoniae* es una fuente rara de neumonía en niños pequeños. *P. jiroveci (carinii)* no ocasiona neumonía en pacientes con enfermedad de células falciformes.

Preguntas 28 a 30

Seleccione a qué enfermedad corresponden los hallazgos clínicos mencionados:

28. Artritis migratoria, eritema marginado y corea.

a) Fiebre escarlatina.
b) Fiebre reumática.
c) a y b.
d) Ni a ni b.

29. Manifestación mediada por toxinas de infección estreptocócica del grupo A.

a) Fiebre escarlatina.
b) Fiebre reumática.
c) a y b.
d) Ni a ni b.

30. Lengua en fresa y piel de lija.

a) Fiebre escarlatina.

b) Fiebre reumática.

c) a y b.

d) Ni a ni b.

Respuestas

28. **La respuesta es b).**

29. **La respuesta es a).**

30. **La respuesta es a).**

Artritis migratoria, eritema marginado (**Fig. 70-2**) y corea son tres de los cinco criterios *principales* de fiebre reumática según Jones. Los otros dos son carditis y nódulos subcutáneos. Aunque la patogenia exacta de la fiebre reumática todavía no se define, se supone que es una respuesta inmunitaria anormal ante estreptococos del grupo A y no una respuesta mediada por toxinas. La fiebre reumática es una complicación no supurativa de la infección de las vías respiratorias altas por estreptococos del grupo A; no complica las infecciones cutáneas por estreptococos del grupo A. En contraste, la otra complicación no supurativa de la infección por estreptococos del grupo A, la glomerulonefritis, sigue a la faringitis estreptocócica o a una infección cutánea. La fiebre escarlatina es causada por una de las tres toxinas pirógenas de los estreptococos del grupo A; podría acompañar a la faringitis estreptocócica o seguir a una infección cutánea por estreptococos del grupo A. El exantema de la escarlatina es eritematoso, puntiforme o papular con textura de lija; es generalizado, pero más intenso en las axilas y la región perineal. Las áreas hiperpigmentadas suelen ser evidentes en los pliegues de la fosa antecubital (líneas de Pastia). Es común el rostro sonrojado y la palidez peribucal. Con frecuencia, la escarlatina cursa con una lengua en fresa y ello sirve para distinguir la escarlatina estreptocócica de la infección cutánea estafilocócica.

Preguntas 31 a 37

Relacione los siguientes antimicrobianos con el efecto secundario más probable de la lista siguiente:

31. Rifampina.

a) Neuritis óptica.

b) Nefritis intersticial.

c) Neuritis periférica.

d) Hiperuricemia.

e) Lodo biliar.

f) Anemia aplásica.

g) Tinción de lentes de contacto.

32. Isoniacida.

a) Neuritis óptica.

b) Nefritis intersticial.

c) Neuritis periférica.

d) Hiperuricemia.

e) Lodo biliar.

f) Anemia aplásica.

g) Tinción de lentes de contacto.

33. Piracinamida.

a) Neuritis óptica.

b) Nefritis intersticial.

c) Neuritis periférica.

d) Hiperuricemia.

e) Lodo biliar.

f) Anemia aplásica.

g) Tinción de lentes de contacto.

34. Etambutol.

a) Neuritis óptica

b) Nefritis intersticial.

c) Neuritis periférica.

d) Hiperuricemia.

e) Lodo biliar.

f) Anemia aplásica.

g) Tinción de lentes de contacto.

35. Meticilina.

a) Neuritis óptica.

b) Nefritis intersticial.

c) Neuritis periférica.

d) Hiperuricemia.

e) Lodo biliar.

f) Anemia aplásica.

g) Tinción de lentes de contacto.

36. Ceftriaxona.

a) Neuritis óptica.

b) Nefritis intersticial.

c) Neuritis periférica.

d) Hiperuricemia.

e) Lodo biliar.

f) Anemia aplásica.

g) Tinción de lentes de contacto.

37. Cloranfenicol.

a) Neuritis óptica.

b) Nefritis intersticial.

c) Neuritis periférica.

d) Hiperuricemia.

e) Lodo biliar.

f) Anemia aplásica.

g) Tinción de lentes de contacto.

Respuestas

31. **La respuesta es g).** La rifampina causa diversos efectos secundarios, como náusea, síntomas similares a la gripe, hepatitis, coloración naranja de las secreciones corporales, tinción de las lentes de contacto e interferencia con los anticonceptivos orales.

32. **La respuesta es c).** La isoniacida causa neuritis periférica y convulsiones relacionadas con la inhibición del metabolismo de la piridoxina. También se le relaciona con hepatitis y un leve aumento en los valores de las pruebas séricas del funcionamiento hepático. Estos efectos secundarios son raros en niños.

33. **La respuesta es d).** La piracinamida causa artralgias secundarias a la inhibición de la excreción del ácido úrico y hepatitis. Estos efectos adversos son raros en niños.

34. **La respuesta es a).** Además de las enfermedades gastrointestinales, el etambutol produce neuritis óptica reversible, que suele ser causa de alteración en la agudeza visual, campos visuales o para distinguir entre rojo y verde. Puesto que se requiere la cooperación del paciente para

hacer pruebas a fin de detectar estas anomalías, el etambutol no es adecuado en el caso de niños pequeños, aunque a veces se requiere una evaluación de riesgo-beneficio.

35. La respuesta es b). Se sabe que la meticilina causa nefritis intersticial, lo que es menos probable con otras penicilinas antiestafilocócicas. La nefritis se manifiesta con fiebre, exantema, menor volumen de orina, aumento de la concentración de creatinina sérica y eosinofilia urinaria o periférica. El proceso es reversible.

36. La respuesta es e). La ceftriaxona se excreta en gran medida en la vía biliar y se sabe que ocasiona formación de lodo biliar. Al parecer, carece de significado clínico.

37. La respuesta es f). El cloranfenicol es bien conocido por su tendencia a ocasionar dos formas de anemia aplásica. La forma más común es reversible y depende de la dosis. La forma más rara es una reacción idiosincrática y es irreversible.

38. Un lactante masculino de nueve meses presenta fiebre alta, irritabilidad y poca ingesta desde hace 24 horas. A la exploración física, su aspecto es tóxico y la fontanela anterior sobresale. El examen del CSF obtenido por punción lumbar revela una cuenta leucocítica de 2 100/mm³, con 98% de células polimorfonucleares, una concentración de proteínas de 200 mg/dL y de glucosa de 10 mg/dL. La tinción de Gram revela diplococos grampositivos. De los siguientes tratamientos, el régimen antimicrobiano inicial *más* conveniente para este niño sería la administración de:

a) Vancomicina.
b) Ceftriaxona.
c) Ampicilina y ceftriaxona.
d) Vancomicina y cefotaxima.
e) Ampicilina.

Respuesta

La respuesta es d). Este niño padece meningitis de origen bacteriano, según lo prueba su historia clínica y los resultados del examen del CSF. Con base en la tinción de Gram, el microorganismo causal más probable es *S. pneumoniae*, aunque no debe descartarse del todo la posibilidad de *N. meningitidis* si el único criterio diagnóstico es la tinción de Gram; por tanto, en el caso de la meningitis de origen bacteriano en este contexto, se necesita un tratamiento empírico que cubra contra ambos microorganismos. *N. meningitidis* es susceptible a los antibióticos lactámicos β; en consecuencia, la ampicilina o una cefalosporina de tercera generación, como la ceftriaxona o cefotaxima, serían efectivas. La vancomicina carece de actividad contra los meningococos. Las cepas de *S. pneumoniae* no susceptibles a la penicilina son ahora dominantes y totalizan casi 40% de las cepas en Estados Unidos. Además, alrededor de 10 a 15% de las cepas de *S. pneumoniae* son total o medianamente resistentes a ceftriaxona o cefotaxima. Aunque los antibióticos lactámicos β, cuando se administran en dosis adecuadas, conservan su efectividad en el tratamiento contra infecciones no meníngeas causadas por cepas no susceptibles a la penicilina, es posible que las concentraciones convenientes para tratar la meningitis no se alcancen. Por consiguiente, en el caso de los niños, el tratamiento inicial contra la meningitis

causada por *S. pneumoniae* tiene que incluir vancomicina, además de una cefalosporina de tercera generación como la ceftriaxona o cefotaxima, mientras no se conozcan los resultados de la prueba de susceptibilidad. Si se observa que el microorganismo es susceptible a ceftriaxona/cefotaxima, la vancomicina se suspende. Si los neumococos no son susceptibles a la penicilina y a ceftriaxona/cefotaxima, no queda claro el régimen ideal, aunque muchos expertos todavía utilizan de forma invariable vancomicina y ceftriaxona/cefotaxima, dada la penetración errática de la vancomicina en el CSF y la vasta experiencia en la administración de ceftriaxona/cefotaxima. Fármacos como la meropenema, rifampina y cloranfenicol también merecen considerarse en estos cuadros clínicos difíciles.

39. Un lactante de ocho semanas tiene antecedentes de tos seca y congestión nasal desde hace dos días. La exploración física revela un lactante de buen aspecto, sin fiebre, frecuencia respiratoria de 50/min. Tiene leves retracciones subcostales, y a la auscultación se detectan ronquidos y estertores bilaterales. En la radiografía de tórax (CXR, *chest radiograph*) se observa hiperinflación y marcas intersticiales difusas. De las causas siguientes, la *menos* probable de ocasionar este cuadro clínico en el lactante es:

a) Virus sincitial respiratorio (RSV, *respiratory syncytial virus*).
b) *C. trachomatis.*
c) CMV.
d) Estreptococos del grupo B.
e) *Ureaplasma urealyticum.*

Respuesta

La respuesta es d). La pregunta trata sobre el *síndrome de neumonía afebril*, que se manifiesta en lactantes entre 4 y 12 semanas. Como característica, los lactantes están afebriles y tienen buen aspecto. Con frecuencia, presentan una leve insuficiencia respiratoria, tos y congestión. A la auscultación, a menudo se perciben estertores y ronquidos. En la radiografía de tórax, los hallazgos son inespecíficos; podría haber hiperinflación e infiltrados difusos. El diagnóstico diferencial del *síndrome de neumonía afebril* incluye:

- Infección por *C. trachomatis* (25%).
- Infección por *U. urealyticum* (20%).
- Infección por CMV (20%).
- Infección por *P. jiroveci (carinii)* (20%).
- Infección por virus, como RSV y adenovirus.

Algunas de las claves importantes para decidir que la infección es por *C. trachomatis* son el antecedente de conjuntivitis en el lactante o el de infección por *Chlamydia* en la madre. Es importante hacer notar que, por lo general, son lactantes saludables sin ninguna evidencia de inmunosupresión. Por tanto, las infecciones por CMV y *P. jiroveci* son benignas y remiten de manera espontánea.

40. Se presenta tos productiva, fiebre alta e insuficiencia respiratoria en un niño de dos años hasta entonces sano dos días después de síntomas leves de resfriado. El niño luce enfermo, su temperatura es de 39.5°C y la frecuencia respiratoria es de 60/min. Los ruidos respiratorios son bajos en la base izquierda y eleva las alas de la nariz. En la CXR se observa un gran infiltrado en el lóbulo inferior izquierdo. El *mejor* curso de acción es la administración intravenosa de:

a) Cefotaxima.
b) Eritromicina.
c) Cefoxitina.
d) Ceftazidima.
e) Nafcilina.

Respuesta

La respuesta es a). Este niño padece insuficiencia respiratoria de moderada a grave y neumonía lobular, por ello es más probable un proceso bacteriano que uno viral. Un proceso atípico, como el observado con *M. pneumoniae*, es improbable dada la edad del niño, lo agudo del inicio y la gravedad de la enfermedad. El microorganismo etiológico más probable en este caso es *S. pneumoniae*, la causa más común de neumonía de origen bacteriano en lactantes y niños más grandes. Entre otras bacterias están *S. aureus* y *H. influenzae*. Las cefalosporinas de tercera generación, a saber, cefotaxima y ceftriaxona, son muy activas contra neumococos, incluidas las cepas más resistentes a la penicilina. Estos antibióticos también muestran efectividad clínica en casos de neumonía causados por cepas de neumococos resistentes a ellos debido a las altas concentraciones séricas que llegan a alcanzarse, lo cual supera la resistencia *in vitro*. A veces, la eritromicina y la nafcilina actúan contra cepas de neumococos, pero tienen menor actividad que la cefotaxima y la ceftriaxona, y su acción es deficiente contra cepas resistentes a la penicilina. La acción de la ceftazidima y la cefoxitina es deficiente contra los neumococos.

Dada la creciente incidencia de neumonía causada por cepas de *S. aureus* resistentes a la meticilina vinculadas con la comunidad, el tratamiento empírico contra este microorganismo se justifica en algunas zonas, pero podría depender de la prevalencia local y patrones de susceptibilidad de dichas infecciones. La adición de vancomicina o clindamicina brindaría una cobertura empírica conveniente en el caso de infecciones en lactantes y niños cuyo aspecto es de enfermos.

41. Un niño de 12 años se queja de dolor en el cuadrante inferior derecho y tiene fiebre. Se sospecha que tiene una apendicitis y se le somete a una apendicectomía. En el momento de la intervención se encuentra adenitis mesentérica, y los estudios patológicos indican un apéndice normal. El microorganismo patógeno *más* probable de generar un cuadro clínico similar a la apendicitis aguda es:

a) *Vibrio cholerae*.
b) *Clostridium difficile*.
c) CMV.
d) *Yersinia enterocolitica*.

Respuesta

La respuesta es d). Una causa de diarrea aguda en niños y adolescentes es *Y. enterocolitica*; estos microorganismos son conocidos por producir adenitis mesentérica con intensa supuración, cuya manifestación clínica es dolor abdominal intenso y sensibilidad a la palpación en el cuadrante inferior derecho, lo que simula una apendicitis aguda.

42. ¿Cuál de los siguientes microorganismos tiene *menos* probabilidad de que se transmita en una guardería?

a) *Shigella sonnei*.
b) Especies de *Salmonella*.
c) *Giardia lamblia*.
d) Rotavirus.
e) Virus de la hepatitis A.

Respuesta

La respuesta es b). Los microorganismos patógenos entéricos que se contagian con más frecuencia de una persona a otra son causas importantes de brotes epidémicos en las guarderías (**tabla 53-1**). Las especies de *Salmonella* y *Campylobacter* con más probabilidad de adquirirse al consumir alimentos o estar cerca de animales (reptiles) son las que se transmiten con menos frecuencia en las guarderías. Muchos de los microorganismos se propagan directamente de persona a persona, o de manera indirecta al tocar cualquier objeto o por las personas que manipulan los alimentos.

43. Una adolescente de 16 años sufre fiebre y dolor e inflamación bilateral de los tobillos. A la exploración física se detecta artritis bilateral en los tobillos, pústulas en las extremidades distales y lesiones necróticas en las palmas de las manos y plantas de los pies. El estudio diagnóstico que más probabilidades tiene de establecer el diagnóstico en la paciente es:

a) Hemocultivo.
b) Aspiración de la articulación del tobillo.
c) Cultivo cervical.
d) Cultivo de las pústulas.
e) Título de antiestreptolisina O.

Respuesta

La respuesta es c). Esta adolescente se presenta con artritis séptica de los tobillos junto con pústulas en las extremidades distales y lesiones necróticas en las palmas de las manos y plantas de los pies (**Fig. 53-14**), signos característicos de una infección gonocócica diseminada; por lo común, las mujeres son las afectadas, y los síntomas inician 1 a 4 semanas después de la infección. Entre las manifestaciones más comunes están:

TABLA 53-1

MICROORGANISMOS ENTÉRICOS TRANSMITIDOS COMÚNMENTE EN GUARDERÍAS

Bacterias	Virus	Parásitos
Especies de *Shigella*	Rotavirus	*G. lamblia*
E. coli O157:H7	Virus de la hepatitis A	*Cryptosporidium parvum*
	Adenovirus entéricos	
	Astrovirus	

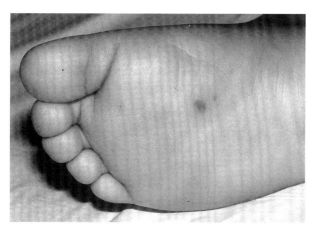

Figura 53-14   Lesiones necróticas en la planta del pie de una adolescente con infección gonocócica diseminada. (*Véase* encarte a color).

- Artritis.
- Tenosinovitis.
- Dermatitis.
- Endocarditis (raro).
- Osteomielitis (raro).
- Meningitis (raro).

La artritis de la infección gonocócica diseminada es monoarticular o poliarticular. Afecta las articulaciones de las muñecas, manos y dedos (síndrome de tenosinovitis-dermatitis) o las articulaciones mayores, como rodillas y tobillos (síndrome de artritis supurativa); en cierto grado, estos dos síndromes se traslapan. Por lo general, las lesiones cutáneas empiezan como máculas leves dolorosas que avanzan a pústulas o petequias y se vuelven necróticas. En las extremidades es factible localizar pústulas necróticas sobre una base eritematosa, incluso en las palmas de las manos y plantas de los pies.

Los cultivos cervicales de pacientes con infección gonocócica diseminada dan positivo para *Neisseria gonorrhoeae* en 80 a 90% de los casos. En cambio, el microorganismo es positivo en los hemocultivos en 30 a 40% de los casos, en tanto que los cultivos del líquido sinovial y de las lesiones cutáneas rara vez son positivos.

44. ¿Cuál de las siguientes aseveraciones es cierta respecto a las vacunas meningocócicas?

- **a)** Se recomiendan en forma rutinaria para todos los lactantes en Estados Unidos.
- **b)** Son vacunas de virus vivos atenuados.
- **c)** La vacuna tetravalente puede administrarse a los niños que tuvieron asplenia en la infancia.
- **d)** Las vacunas reemplazan a la quimioprofilaxis con rifampina posterior a la exposición.
- **e)** Se prefieren las vacunas de polisacáridos a las de conjugados.

Respuesta

La respuesta es c). En la actualidad, hay tres vacunas meningocócicas de conjugados disponibles en Estados Unidos (*véase* el capítulo 2) que protegen contra los serotipos A, C, Y y W-135. Son vacunas de conjugados de polisacárido-proteína y no vacunas de virus vivos. Ya

está disponible otra vacuna contra el grupo B que acaba de aprobarse. La tetravalente meningocócica conjugada se recomienda para:

- Todos los niños y adolescentes de 11 a 12 años de edad, o a los 15 años en el caso de los que no se vacunaron antes.
- Estudiantes universitarios que planean compartir dormitorios.
- Individuos que padecen asplenia anatómica y funcional, que se inició a los dos meses de edad (la vacuna meningocócica B está aprobada para niños de 10 años y mayores).
- Individuos con deficiencias terminales de complemento y properdina.
- Niños y adolescentes infectados con el virus de inmunodeficiencia humana.
- Viajeros a zonas donde la enfermedad por meningococos es endémica.
- Reclutas militares.

Además, la vacuna meningocócica se administra para controlar brotes de enfermedad por meningococos cuando la cepa causal del brote es uno de los serotipos contenidos en la vacuna.

Como las vacunas meningocócicas no ofrecen protección inmediata, no es posible administrar en reemplazo de la quimioprofilaxis con rifampina posterior a la exposición en niños que mantienen un contacto estrecho con individuos que padecen una infección meningocócica invasiva.

45. ¿Cuál de las siguientes afirmaciones es *verdadera* respecto a la laringotraqueítis viral?

- **a)** La causa más común es el RSV.
- **b)** Los niños de 3 a 6 años son los que tienen mayor riesgo de laringotraqueítis viral.
- **c)** La adrenalina racémica beneficia a niños con síntomas leves o moderados.
- **d)** El tratamiento con corticosteroides está contraindicado para la laringotraqueítis viral.

Respuesta

La respuesta es c). Los virus de la parainfluenza son los causantes de la mayor parte de los casos de crup viral. El RSV, adenovirus, virus de la influenza y virus del sarampión, son los causantes del resto de los casos. Los niños entre 6 meses y 2 años de edad se encuentran en mayor riesgo de contraer la laringotraqueítis viral, y la epiglotitis se presenta entre los 3 a 7 años. La adrenalina racémica en aerosol ofrece alivio momentáneo si el crup va de leve a moderado. Es posible que se requieran tratamientos repetidos con adrenalina racémica y los niños deben mantenerse en observación ante la posibilidad de un estridor recurrente 2 o 3 horas después de la administración de la adrenalina. Al parecer, los corticosteroides benefician a niños con crup moderado a grave.

46. De los siguientes animales, el *más* probable de ser portador de rabia es:

- **a)** Mofeta o zorrillo.
- **b)** Ardilla.

c) Conejo.

d) Rata.

Respuesta

La respuesta es a). Se considera que entre los animales portadores de rabia, a menos que la zona geográfica se reconozca como libre de la enfermedad, están los zorrillos o mofetas, murciélagos, mapaches, zorros y otros carnívoros. La mayor parte de los roedores, como ardillas, cricetos, ratas y cobayos, casi nunca tiene rabia, cabe considerar la posibilidad de que perros, gatos y hurones la padezcan; si alguno de estos animales es sospechoso, debe estar bajo observación durante 10 días para detectar signos de la enfermedad. Si el animal es portador o sospechoso, se recomienda la profilaxis. La decisión de realizar profilaxis después de una exposición por mordedura de un animal se debe tomar junto con funcionarios de salud pública. En el capítulo 2 se proporcionan recomendaciones detalladas en relación con la profilaxis luego de la exposición a la rabia.

47. En relación con los estudios serológicos para la hepatitis B, ¿en cuál de las siguientes situaciones un paciente daría positivo a anticuerpos contra el antígeno de superficie de la hepatitis B (anti-HBs)?

a) Infección por virus de la hepatitis B (HBV, *hepatitis B virus*) aguda.

b) Estado de portador de HBV.

c) Infección crónica de HBV.

d) Después de la vacunación.

Respuesta

La respuesta es d). El *antígeno de superficie de la hepatitis B* representa infección por el HBV aguda o crónica.

El *antígeno de la hepatitis B* de aparición temprana no se encuentra en portadores saludables; indica infección activa por el HBV, correlaciona con la reproducción del HBV y evalúa la contagiosidad de un paciente. El DNA del HBV es indicio de que existe replicación del DNA. El *anti-HBs* indica infección previa de hepatitis B, exposición o vacunación (es decir, recuperación clínica a partir de la infección por HBV, inmunidad, o ambas); no está presente en la infección activa crónica ni en el estado de portador.

El anticuerpo contra el antígeno nuclear de la hepatitis B (anti-HBc) indica infección activa por el HBV, aguda (IgM) o crónica.

48. ¿Cuál de las siguientes afirmaciones es *verdadera* respecto a la causa de AOM en lactantes y niños más grandes?

a) Rara vez se encuentran virus patógenos en el oído medio de niños con AOM.

b) No se encuentra una causa en alrededor de 50% de los casos, incluso cuando se busca en forma activa.

c) La posibilidad de que la AOM remita de manera espontánea es menos probable cuando la causa *S. pneumoniae* que cuando la causa *H. influenzae*.

d) El porcentaje de aislados de *H. influenzae* que produce lactamasa β es mayor que el de los aislados de *M. catarrhalis*.

Respuesta

La respuesta es c). *S. pneumoniae, H. influenzae* y *M. catarrhalis* son todavía las principales bacterias que se aíslan de los niños con AOM. En tiempos recientes, *H. influenzae* se volvió una causa relativamente más común y ahora es probable que sobrepase a *S. pneumoniae* como la principal bacteria causal de AOM. De los tres microorganismos, la infección con menor probabilidad de remitir de manera espontánea (15 a 20% de casos) es la de *S. pneumoniae*, en tanto que las infecciones por *H. influenzae* y *M. catarrhalis* remiten en 50 a 80% de los casos, respectivamente. Se identifica un microorganismo en 80% de los casos de AOM, y virus como el RSV, parainfluenza, influenza y adenovirus se encuentran como copatógenos de las bacterias patógenas. Alrededor de 40 a 50% de las cepas de *H. influenzae* produce lactamasa β, y prácticamente la producen todas las cepas de *M. catarrhalis*.

49. ¿Cuál de las siguientes afirmaciones es *verdadera* respecto a las complicaciones agudas de la infección por el RSV?

a) La apnea es una complicación rara de la enfermedad por el RSV.

b) La infección grave de origen bacteriano rara vez complica la enfermedad por el RSV.

c) La enfermedad de las vías respiratorias bajas y la insuficiencia respiratoria son más comunes en la reinfección que con la infección primaria.

d) Los niños inmunocomprometidos tienen bajo riesgo de enfermedad grave por el RSV.

Respuesta

La respuesta es b). A través de numerosos estudios, se ha documentado que la infección bacteriana secundaria grave rara vez complica la enfermedad por el RSV. No obstante, la apnea no es una característica clínica rara de la infección por el RSV, sobre todo en lactantes muy pequeños y pretérmino. El riesgo de padecer enfermedad de las vías respiratorias inferiores e insuficiencia respiratoria es mucho mayor durante una infección primaria que en una infección recurrente. Si bien es común padecer repetidas infecciones por el RSV a lo largo de la vida, por lo general la infección es más leve y afecta las vías respiratorias altas en el caso de las infecciones ulteriores. Entre los niños que tienen alto riesgo de padecer una enfermedad por el RSV grave o complicada están:

- Lactantes pretérmino y niños con neumopatía crónica.
- Individuos con cardiopatías congénitas (en especial, enfermedad cianótica con repercusión hemodinámica).
- Individuos inmunocomprometidos.

50. Un niño de siete años con antecedentes de hidrocefalia congénita tiene una derivación ventrículo-peritoneal y presenta letargo, cefalea y fiebre baja. Al examinar el CSF de la derivación se encuentra un líquido turbio. Tres semanas antes de este cuadro se sometió a una revisión electiva de la derivación ventrículo-peritoneal. El médico sospecha que tiene una infección bacteriana por dicha derivación. El microorganismo con *más* probabilidad de causar esta infección en el niño es:

a) Estafilococo coagulasa negativo.

b) *S. pneumoniae.*

c) *N. meningitidis.*
d) *E. coli.*
e) *P. aeruginosa.*

Respuesta

La respuesta es a). Los estafilococos coagulasa negativos son la causa más común de infecciones en la derivación ventrículo-peritoneal. Otra flora de la piel, como *Propionibacterium acnes*, especies de *Bacillus* y *S. aureus*, también causa estas infecciones. Las bacterias gramnegativas provocan alrededor de 20% de estas infecciones. En ocasiones se encuentran aislados micóticos como especies de *Candida*. Las manifestaciones clínicas de las infecciones ventrículo-peritoneales son variables, y van desde una falta total de síntomas sistémicos a signos graves de aumento de la presión intracraneal, fiebre alta y meningismo. Los síntomas abdominales podrían predominar, sobre todo si hay obstrucción distal. El tratamiento consiste en la combinación de antibióticos sistémicos y el retiro temporal del catéter de la derivación.

Preguntas 51 a 56

Relacionar los siguientes escenarios clínicos con los fármacos *más* probables de bioterrorismo.

51. Insuficiencia respiratoria seguida de choque; mediastino ensanchado.

  a) Peste bubónica (*Yersinia pestis*).
  b) Carbunco por inhalación.
  c) Carbunco cutáneo.
  d) Botulismo.
  e) Viruela.
  f) Tularemia.

52. Parálisis flácida.

  a) Peste bubónica (*Yersinia pestis*).
  b) Carbunco por inhalación.
  c) Carbunco cutáneo.
  d) Botulismo.
  e) Viruela.
  f) Tularemia.

53. Linfadenopatía dolorosa regional.

  a) Peste bubónica (*Yersinia pestis*).
  b) Carbunco por inhalación.
  c) Carbunco cutáneo.
  d) Botulismo.
  e) Viruela.
  f) Tularemia.

54. Exantema vesicular.

  a) Peste bubónica (*Yersinia pestis*).
  b) Carbunco por inhalación.
  c) Carbunco cutáneo.
  d) Botulismo.
  e) Viruela.
  f) Tularemia.

55. Ulceración papular dolorosa y linfadenopatía regional cervical.

  a) Peste bubónica (*Yersinia pestis*).
  b) Carbunco por inhalación.

  c) Carbunco cutáneo.
  d) Botulismo.
  e) Viruela.
  f) Tularemia.

56. Ulceración dolorosa; mancha negra.

  a) Peste bubónica (*Yersinia pestis*).
  b) Carbunco por inhalación.
  c) Carbunco cutáneo.
  d) Botulismo.
  e) Viruela.
  f) Tularemia.

Respuestas

51. La respuesta es b). Las manifestaciones de carbunco por inhalación son un pródromo de fiebre, sudoración, tos, progresión a disnea, hipoxia y choque fulminante, entre otras, lo cual se relaciona con linfadenitis mediastínica hemorrágica. El *mediastino* ensanchado es el hallazgo clásico en la radiografía de tórax.

52. La respuesta es d). El botulismo, causado por *Clostridium botulinum*, se caracteriza por parálisis flácida, descendente, simétrica, aguda. Siempre hay compromiso de los nervios craneales en esta afección. Las tres formas de la infección que ocurren de manera natural son botulismo por consumir conservas mal envasadas, por herida y botulismo infantil.

53. La respuesta es a). La linfadenopatía dolorosa es la característica principal de la peste bubónica, causada por *Y. pestis.* Entre las manifestaciones de la forma de esta infección que ocurre de forma natural están inicio agudo de fiebre y linfadenopatía regional dolorosa con inflamación. Es importante destacar que se presentan otras formas de esta infección (peste neumónica, forma septicémica, forma meníngea, forma faríngea) y que lo más probable es que la presentación de la peste relacionada con el bioterrorismo sea la forma neumónica. Dicha forma se caracteriza por tos, fiebre, disnea y hemoptisis.

54. La respuesta es e). Entre las manifestaciones de viruela están un pródromo de fiebre alta, malestar general, cefalea y dolor abdominal seguido por lesiones en la boca y en la faringe, así como por el exantema vesicular característico, el cual se inicia en el rostro y avanza hacia las extremidades, e incluye lesiones en las palmas de las manos y las plantas de los pies.

55. La respuesta es f). La tularemia, causada por *F. tularensis*, presenta varias formas, como la ulceroganglionar (más común), caracterizada por una lesión papular dolorosa en el sitio de entrada, con linfadenopatía regional dolorosa concomitante. Otras formas son síndrome ganglionar (linfadenopatía regional sin úlcera), síndrome oculoganglionar, síndrome bucofaríngeo y síndrome tifoideo (fiebre, hepatoesplenomegalia).

56. La respuesta es c). El carbunco cutáneo se caracteriza por una pápula o vesícula pruritógena que crece y forma una escara negra central indolora, a menudo rodeada por edema y linfadenopatía regional.

57. Un niño de seis años, hasta entonces sano, tiene tos, dolor de garganta leve y fiebre baja desde hace dos semanas.

A la exploración física, muestra un aspecto atóxico, frecuencia respiratoria normal y saturación de oxígeno normal. Al auscultar los pulmones se oye un estertor ronco difuso bilateral. La biometría hemática completa revela una cuenta leucocítica de 6.8, con 40% de neutrófilos y 50% de linfocitos. En la CXR se pueden ver infiltrados difusos bilaterales. El microorganismo causante de esta enfermedad es:

a) *S. pneumoniae.*
b) *S. pyogenes* (grupo A).
c) EBV.
d) *P. jiroveci.*
e) *M. pneumoniae.*

Respuesta
La respuesta es e). *M. pneumoniae* es la causa más común de neumonía adquirida en la comunidad entre los niños en edad escolar. La presentación subaguda con tos persistente, buen aspecto, hallazgos difusos en el examen de los pulmones, cuenta leucocítica normal y hallazgos bilaterales en la CXR corresponden a la infección causada por este microorganismo. Por lo general, *S. pneumoniae* y *S. pyogenes* determinan una presentación aguda, con un paciente de mal aspecto y con infiltrados focales, en tanto que *P. jiroveci* no provoca neumonía en un niño de seis años sano. Sin otros indicios, el EBV no es una causa frecuente de neumonía.

Preguntas 58 a 61
Elegir el microorganismo patógeno más probable para el escenario clínico.

58. Un niño de cuatro años que manifiesta síndrome de Reye:

a) *S. pneumoniae.*
b) *S. pyogenes.*
c) *Citrobacter koseri.*
d) Influenza.

59. Una niña de siete años con síndrome nefrótico que sufre peritonitis espontánea:

a) *S. pneumoniae.*
b) *S. pyogenes.*
c) *Citrobacter koseri.*
d) Influenza.

60. Un neonato con meningitis y múltiples abscesos en el cerebro:

a) *S. pneumoniae.*
b) *S. pyogenes.*
c) *Citrobacter koseri.*
d) Influenza.

61. Un niño de 10 años que presenta orina de color té, edema, hipertensión y oliguria:

a) *S. pneumoniae.*
b) *S. pyogenes.*
c) *Citrobacter koseri.*
d) Influenza.

Respuestas
58. La respuesta es d). El síndrome de Reye se relaciona con influenza y varicela, y se presenta en niños que siguen un tratamiento con ácido acetilsalicílico.

59. La respuesta es a). *S. pneumoniae* y *E. coli* son las causas más comunes de peritonitis bacteriana espontánea, la cual se manifiesta casi siempre en personas que tienen ascitis secundaria a un síndrome nefrótico o insuficiencia hepática.

60. La respuesta es c). *C. koseri* es una causa importante, aunque rara, de meningitis del neonato. Este microorganismo posee una alta propensión a ocasionar abscesos cerebrales en recién nacidos que tienen meningitis por esta bacteria.

61. La respuesta es b). La glomerulonefritis postestreptocócica, la cual se presenta después de una infección faríngea o cutánea, es una complicación no supurativa de la infección por *S. pyogenes.*

62. Un niño de 16 meses de edad, hasta entonces sano, padece fiebre alta relacionada con irritabilidad desde hace cinco días. La exploración no es focal, excepto por un exantema puntiforme en el tronco. Tres semanas antes del inicio de la fiebre, el niño y su familia viajaron a la India. En el hemocultivo se observa un bacilo gramnegativo. De los siguientes microorganismos, la causa más probable es:

a) *S. sonnei.*
b) *Aeromonas hydrophila.*
c) *Salmonella typhi.*
d) *Kingella kingae.*
e) *Pseudomonas aeruginosa.*

Respuesta
La respuesta es c). *S. typhi* es el microorganismo más probable, ya que es una causa de enfermedad febril inespecífica en lactantes y niños más grandes. El antecedente del viaje a una zona donde este microorganismo es endémico y el exantema rojo puntiforme en el tronco son pistas para establecer el diagnóstico. Es importante recordar que una enfermedad febril no focal es una presentación común y podría no estar acompañada de síntomas gastrointestinales. Por lo regular, los otros bacilos gramnegativos no causan enfermedad febril inespecífica en lactantes y niños sanos inmunológicamente.

63. Un niño de cinco años con leucemia linfoblástica aguda ingresa al hospital con fiebre. Tiene neutropenia. La exploración física no revela un origen, y sus signos vitales son normales excepto por la fiebre. El mejor curso de terapia empírica antimicrobiana para este niño es:

a) Ceftriaxona.
b) Ampicilina y cefotaxima.
c) Piperacilina-tazobactama.
d) Vancomicina y ceftazidima.

Respuesta
La respuesta es c). Este niño tiene fiebre y neutropenia, pero no se ve un foco de infección en la exploración física, ni signos de sepsis. El tratamiento debe tomar en cuenta microorganismos gramnegativos, como *P. aeruginosa*. En este caso no se recomienda la vancomicina dada la falta de infección, sospechada o demostrada, por *S. aureus*; no hay signos de sepsis, falta evidencia de infección cutánea, así como de una infección en un catéter central. La ampicilina, cefotaxima y ceftriaxona no tienen una cobertura

confiable de los gramnegativos y no se administran en pacientes con neutropenia. La piperacilina-tazobactam proporciona amplia cobertura contra microorganismos gramnegativos como *P. aeruginosa*, y es un buen fármaco para pacientes con fiebre y neutropenia.

LECTURAS RECOMENDADAS

Alter SJ. Pneumococcal infections. *Pediatr Rev* 2009;30:155–164.

American Academy of Pediatrics. Varicella-zóster infections. In: Kimberlin DW, Brady MT, Jackson MA, et al., eds. *Red Book®: 2015 Report of the Committee on Infectious Diseases*. Elk Grove Village, IL: American Academy of Pediatrics, 2015:846–860.

American Academy of Pediatrics. Children in out-of-home child care. In: Kimberlin DW, Brady MT, Jackson MA, et al., eds. *Red Book®: 2015 Report of the Committee on Infectious Diseases*. Elk Grove Village, IL: American Academy of Pediatrics, 2015:132–151.

Balbi HJ. Chloramphenicol: a review. *Pediatr Rev* 2004;25:284–288.

Bray er AF, Humiston SG. Invasive meningococcal disease in child-hood. *Pediatr Rev* 2011;32:152–161.

Caldararo S. Measles. *Pediatr Rev* 2007;28:352–354.

Casey JR, Pichichero ME. Changes in frequency and pathogens causing acute otitis media in 1995–2003. *Pediatr Infect Dis J* 2004; 23:824–828.

Florin TA, Zaoutis TE, Zaoutis LB. Beyond cat scratch disease: wide-ning spectrum of Bartonella henselae infection. *Pediatrics* 2008; 121:e1413–e1425.

Friedman AM. Evaluation and management of lymphadenopathy in children. *Pediatr Rev* 2008;29:53–59.

Hammerschlag MR. *Chlamydia trachomatis* and *Chlamydia pneumoniae* infections in children and adolescents. *Pediatr Rev* 2004;25:43–51.

Harrison CJ, Bratcher D. Cephalosporins: a review. *Pediatr Rev* 2008; 29:264–273.

Jenson HB. Epstein-Barr virus. *Pediatr Rev* 2011;32:375–384.

Langlois DM, Andreae M. Group A streptococcal infections. *Pediatr Rev* 2011;32:432–430.

Sabella C, Goldfarb J. Principles of selection and use of antimicrobial agents. *Sem Pediatr Infect Dis* 1999;10:3–13.

Seigel RM, Bien JP. Acute otitis media in children: a continuing story. *Pediatr Rev* 2004;25:187–193.

Stagno S, Brasfield DM, Brown MB, et al. Infant pneumonitis associated with cytomegalovirus, Chlamydia, Pneumocystis, and Ureaplasma: a prospective study. *Pediatrics* 1981;68:322–329.

Capítulo 54

Enfermedades reumáticas

Andrew S. Zeft

ARTRITIS IDIOPÁTICA JUVENIL Y OTRAS ARTRITIS CRÓNICAS DE LA INFANCIA

Epidemiología y etiología

La *artritis idiopática juvenil* (JIA, *juvenile idiopathic arthritis*) describe una enfermedad de artritis crónica de causa desconocida en niños menores de 16 años, e incluye varios subgrupos **(tabla 54-1)**. Es la enfermedad reumática crónica más frecuente en los niños, con una incidencia calculada de 1:10 000 por año y prevalencia de 1:1 500. El sexo y la edad de inicio difieren para cada subtipo; rara vez se presenta antes de los 6 meses de edad. En el método de clasificación de los tipos de artritis de causa desconocida en los niños se incluye la denominación de JIA, que en la actualidad los reumatólogos pediátricos usan más que la de artritis reumatoide juvenil (JRA, *juvenile rheumatoid arthritis*) y tiene mayor validez científica. Sin embargo, en las preguntas del examen de certificación de reumatología quizá aún aparezca JRA..

Las causas de JIA aún se desconocen; pese a ello, se han identificado relaciones genéticas. Varios genes de antígenos leucocíticos humanos (HLA, *human leukocyte antigen*) se han vinculado con la JIA oligoarticular y la uveítis en mujeres jóvenes con anticuerpos antinucleares (ANA, *antinuclear antibody*) positivos. El HLA-DR4 se relaciona con la JIA poliarticular, sobre todo en pacientes con positividad para el factor reumatoide (RF, *rheumatoid factor*) y para anticuerpos antipéptido citrulinado cíclico (CCP, *cyclic citrullinated peptide*). También se han encontrado anticuerpos y reactividad inmunitaria celular contra el colágeno de tipo II en niños con JIA. Si bien se han señalado varios agentes infecciosos como desencadenantes, ninguno se ha implicado de manera consistente en la JIA. Los polimorfismos de los genes relacionados con macrófagos, así como la actividad de los linfocitos T y B, tienen relación con mayor riesgo de presentar JIA o una evolución clínica más grave.

Histopatología

La JIA es una enfermedad autoinmunitaria que afecta a los tejidos sinoviales de las articulaciones. La exploración de la membrana sinovial muestra hipertrofia vellosa e hiperplasia del revestimiento sinovial que da lugar a mayor secreción del líquido articular; se observan edema, hiperemia, hiperplasia endotelial vascular e infiltración por linfocitos. El proceso inflamatorio, conocido como paño sinovial (*pannus*), quizá dé como resultado la erosión y destrucción del cartílago articular y el hueso. Los *nódulos reumatoides* son consecuencia de la vasculitis de los pequeños vasos sanguíneos, con una zona central de necrosis y granulación. El exantema de la JIA de inicio sistémico (so-JIA, *systemic-onset JIA*) es producto de la infiltración por neutrófilos y la perivasculitis. En pacientes con so-JIA, también es factible observar infiltrados inflamatorios en el hígado y en tejidos como el pericardio, la pleura y el peritoneo. El número de leucocitos, en particular polimorfonucleares, en el líquido articular, varía de una inflamación leve (5 000/mm^3) a la purulenta (>100 000/mm^3). En pacientes con JIA, la intensidad de la leucocitosis sinovial no se relaciona con el cuadro clínico o la evolución.

Cuadro clínico

La JIA se clasifica en subgrupos de acuerdo con el patrón de inicio: oligoarticular (persistente, extendido) poliarticular seropositiva y seronegativa, psoriásica de inicio sistémico, relacionada con entesitis y otras. Las manifestaciones clínicas varían entre los subgrupos.

La *artritis* de la JIA se define por lo siguiente:

- Inicia antes de los 16 años.
- Presencia de artritis, definida como edema articular y derrame **(Fig. 54-1)**, o la presencia de dos de los siguientes datos en las articulaciones (incluso sin edema), hipersensibilidad de la línea articular, dolor con el movimiento pasivo y limitación del movimiento.
- Duración de la artritis de al menos seis semanas.
- Exclusión de otras causas de artritis.

Otros síntomas incluyen dolor y, en especial, rigidez matutina o rigidez después de una siesta o de la posición sentada por tiempo prolongado. Los niños en ocasiones cojean o se rehúsan a utilizar las extremidades afectadas, a menudo no se quejan y presentan solo una cojera o la regresión en sus destrezas motoras gruesas y finas. También

TABLA 54-1

TABLA 54-1

CARACTERÍSTICAS DE LOS SUBGRUPOS DE ARTRITIS CRÓNICA INFANTIL (SIN INCLUIR LA ARTRITIS PSORIÁSICA)

	JIA poliarticular		JIA oligoarticular	JIA de inicio sistémico	Relacionada con entesitis[a]
	RF–	RF+			
Frecuencia relativa	25-30%	5-10%	40-50%	10-20%	Desconocida
Edad de inicio	En la infancia (modalidad de 2-5 años)	En la adolescencia	Niñez temprana (modalidad de 1-4 años)	A cualquier edad	Niñez tardía (>8 años)
Sexo (femenino/masculino)	3:1	3:1	5:1	1:1	1:7
Número de articulaciones afectadas en los primeros 6 meses	5 o más	5 o más	4 o menos	Variable	Variable
Uveítis	5-10%	Rara	25-35%	Rara	15-25%[b]
RF	No	Sí	No	No	No
Positividad de ANA	40-50%	40-50%	50–75%	<10%	<10% (HLA-B27 ~90%)
Pronóstico	De bueno a moderado	Malo	Excelente (bueno a moderado si se torna poliarticular, como en alrededor de 33% de los casos, o si se acompaña de uveítis grave)	Bueno (oligoarticular) a malo (poliarticular)	Moderado

[a] Antes llamada espondiloartropatía.
[b] Uveítis grave.
ANA, anticuerpos antinucleares; JRA, artritis reumatoide juvenil; RF, factor reumatoide.

se presenta anorexia, disminución del peso y retraso del crecimiento, en particular en la enfermedad sistémica o de inicio poliarticular. Otras manifestaciones extraarticulares, en especial en pacientes con JIA oligoarticular o poliarticular, incluyen la uveítis crónica. Las manifestaciones extraarticulares de so-JIA abarcan exantema, linfadenopatía, hepatoesplenomegalia y serositis (pleuritis, pericarditis).

Artritis idiopática juvenil oligoarticular

La JIA con inicio oligoarticular contribuye con 40 a 50% de los casos. En la mayoría de los pacientes con JIA oligoarticular, el inicio se verifica en la infancia temprana. Por lo general, los niños son llevados al médico cuando tienen entre

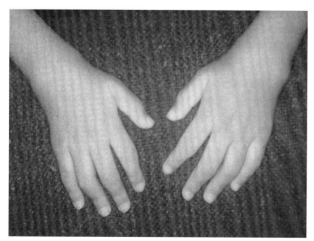

Figura 54-1 JIA poliarticular en un niño pequeño con edema en las articulaciones interfalángicas proximales, las metacarpofalángicas y la muñeca, con contracturas en flexión de los dedos. (*Véase* encarte a color).

1 y 4 años; las niñas se afectan más que los niños. Se dañan cuatro o menos articulaciones en los primeros seis meses de la enfermedad, y casi la mitad de estos niños sufre artritis monoarticular, que predomina en la rodilla. El patrón más frecuente es el daño asimétrico de las articulaciones grandes de las extremidades inferiores; por lo regular, rodillas y tobillos. *La afectación de la cadera al inicio de la JIA oligoarticular es rara.* Aunque las articulaciones están inflamadas y con aumento de la temperatura, los niños padecen poco dolor y su función es buena. Si hay articulaciones activas adicionales después de los 6 meses de edad, lo que aumenta la cifra total de articulaciones a cinco, entonces la JIA oligoarticular se denomina extendida (contra persistente). Hasta 50% de los casos de JIA oligoarticular evoluciona, lo que conlleva a un peor resultado.

En un tercio de los casos ocurre uveítis anterior crónica asintomática. *Las niñas entre 1 y 3 años con ANA positivos tienen mayor riesgo de sufrir uveítis.* La uveítis crónica conlleva alteración visual significativa hasta en 30% de los pacientes; por ello, es indispensable la prevención del daño ocular permanente. Otras complicaciones incluyen cataratas, glaucoma y queratopatía en banda. Por tanto, debe hacerse una *exploración oftalmológica con lámpara de hendidura* a todos los pacientes con JIA de acuerdo con los esquemas recomendados por la American Academy of Pediatrics y el American College of Rheumatology (ACR). Las niñas pequeñas con JIA oligoarticular y ANA positivos necesitan una exploración oftalmológica cada 3 a 4 meses durante los primeros 4 años de su enfermedad y, después, en forma semestral.

Las complicaciones locales de la JIA oligoarticular incluyen *contracturas en flexión, atrofia muscular* y *discrepancia en la longitud de los miembros inferiores.* En los niños más pequeños, la extremidad afectada suele ser más larga que la sana y en mayores de 9 años la artritis suele ocasionar cierre prematuro del disco de crecimiento y una extremidad más corta. A menudo, el resultado de la uveítis y la aparición de complicaciones (glaucoma, cataratas, defectos visuales) son las determinantes del pronóstico a largo plazo de la JIA oligoarticular.

Artritis idiopática juvenil poliarticular

En casi 35% de los casos de JIA, la artritis va precedida por manifestaciones sistémicas hasta durante seis meses. De manera característica, la artritis es simétrica y afecta tanto a articulaciones grandes como pequeñas; es frecuente su presencia en cadera, hombros y la articulación temporomandibular. También se afecta la columna cervical, con riesgo de subluxación atlantoaxil. Muchos niños de este subgrupo presentan manifestaciones constitucionales, como fiebre leve, malestar general, anemia de la enfermedad crónica y disminución de peso o retraso del crecimiento.

Hay dos tipos de JIA de inicio poliarticular, el más frecuente es RF negativo, en la infancia temprana (2 a 5 años), afecta articulaciones grandes antes que a las pequeñas y a las niñas más que a los niños. Suele haber una buena respuesta al tratamiento con resultados funcionales satisfactorios, aunque en la mayoría el proceso persiste hasta la edad adulta. Alrededor de 10% de estos niños desarrolla uveítis crónica.

Solo 5 a 10% de los niños con JIA de inicio poliarticular es RF positivo; muchos también presentan anticuerpos contra la proteína citrulinada cíclica. El patrón de esta forma de la enfermedad simula la artritis reumatoide de inicio en el adulto; en ocasiones hay *nódulos reumatoides*. Las niñas, en particular las adolescentes, se afectan más que los niños. La enfermedad progresa con rapidez, con erosiones articulares a menudo manifiestas en 6 a 12 meses a partir del inicio de los síntomas. Por lo general, los pacientes con HLA-DR4 tienen peor pronóstico y deben tratarse de manera intensiva en etapas tempranas del padecimiento. Es raro el *síndrome de Felty, de artritis poliarticular* con esplenomegalia y leucopenia.

Artritis idiopática juvenil de inicio sistémico

La JIA de inicio sistémico se presenta en 10 a 20% de los pacientes con JIA a cualquier edad; se trata del único tipo de JIA sin predilección de género definida. La artritis de la so-JIA es oligoarticular o poliarticular y afecta articulaciones grandes y pequeñas. A menudo, los niños con la forma poliarticular presentan manifestaciones intensas con mala evolución.

La artritis suele ir precedida por manifestaciones sistémicas hasta durante seis meses. Por tanto, los niños se llevan a consulta médica con *fiebre de origen desconocido* y se someten a valoraciones extensas, en especial en cuanto a infección y cáncer (leucemia, neuroblastoma), antes de excluir otros diagnósticos. *Las fiebres* son intermitentes, por lo general se presentan en la noche o con dos picos diarios (temprano en la mañana y en la tarde). El *exantema* macular de la so-JIA es transitorio, se presenta más a menudo durante periodos febriles y tiene un color *rosa salmón*. Con frecuencia, el exantema es estimulado por traumatismos locales menores (*fenó-*

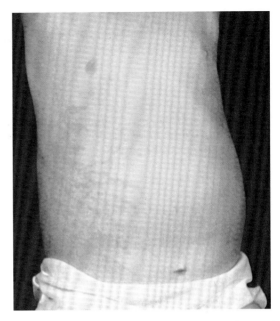

Figura 54-2 Exantema macular rosa salmón de la JIA de inicio sistémico. Puede ser provocado por rascarse (fenómeno de Koebner) y es más evidente durante los periodos febriles. (*Véase encarte a color*).

meno de Koebner) o se presenta después de un baño caliente (**Fig. 54-2**). Más de dos tercios de los niños desarrolla *linfadenopatía* y *hepatoesplenomegalia;* hay *pleuritis* o *pericarditis* en 20 a 35% de los pacientes y rara vez la pericarditis es grave. No hay pruebas de laboratorio específicas para diagnosticar so-JIA. Los resultados de los análisis de laboratorio reflejan un estado inflamatorio, con incremento notorio y frecuente de la velocidad de eritrosedimentación y de la proteína C reactiva. Los valores sanguíneos característicos incluyen aumento de la cifra de leucocitos con desviación a la izquierda, anemia y trombocitosis. La concentración de ferritina suele estar muy aumentada. En general, los marcadores serológicos (ANA y RF) están ausentes; pocas veces se observa uveítis en este tipo de JIA.

Artritis relacionada con entesitis (espondiloartropatía)

Esta clase de artritis suele presentarse en niños (>80%) mayores de 8 años con artritis asimétrica dolorosa de las extremidades pélvicas (rodilla, tobillo, articulaciones del tarso y caderas) y entesitis con artritis o entesitis y más de dos de los siguientes: hipersensibilidad sacroiliaca, dolor inflamatorio de la columna vertebral, HLA-B27, antecedente familiar positivo de uveítis con dolor, espondiloartropatía, enfermedad inflamatoria intestinal o uveítis anterior relacionada con dolor, eritema y fotofobia. La entesitis describe la inflamación en el punto de inserción de los tendones al hueso. Con frecuencia, las entesis que se afectan son las del calcáneo, rodilla y regiones trocantéreas; existe una relación con HLA-B27 en muchos casos. Un gran número de estos niños presenta *sacroilitis* o satisface los criterios diagnósticos de *espondilitis anquilosante* en la adolescencia o la edad adulta. A menudo, existen antecedentes familiares sólidos; estos niños por lo general presentan uveítis unilateral *aguda* que, a diferencia de la uveítis de la JIA, se vincula con *dolor*, *eritema* y *fotofobia*. Los pacientes de JIA con el subtipo de artritis relacionada con entesitis se asemejan bastante a aquellos con artritis reactiva postinfecciosa (*véase* la sección sobre artritis reactiva).

Artritis psoriásica

Entre 15 a 20% de los adultos con psoriasis presenta artritis y se informa dolor articular aislado en más de 40%. Aunque rara, la artritis psoriásica también se observa en los niños; es otro subtipo de JIA que contribuye con 5 a 10% de los casos. Es posible que haya psoriasis simultánea con artritis, preceder a esta última por muchos años o presentarse años después de su inicio. Los niños que cumplen los criterios de JIA para la artritis psoriásica han sufrido la inflamación articular durante más de seis semanas y tienen un *antecedente familiar de psoriasis* en un pariente de primer grado, más *anomalías de las uñas* (fóveas u onicólisis) o *tenosinovitis* cerca de las articulaciones pequeñas, a menudo con el patrón de *dactilitis* (dedo *en salchicha*). Los niños con artritis psoriásica pueden presentar los patrones oligoarticular, poliarticular o de espondiloartropatía.

Diagnóstico

El diagnóstico de JIA se basa en los datos clínicos y la exclusión de otras causas de artritis. No se dispone de pruebas diagnósticas de laboratorio específicas de JIA, aunque la mayoría de los pacientes con la forma oligoarticular (50 a 75%) y muchos con JIA poliarticular (40 a 50%) presentan ANA positivos. La velocidad de eritrosedimentación y la concentración de proteína C reactiva quizá estén elevadas durante la fase activa de la enfermedad, pero los reactivos de la fase aguda normales no descartan JIA. Entre 5 a 10% de los niños con JIA presenta RF positivo o anticuerpos contra CCP positivos. En la etapa temprana de la enfermedad, las radiografías de las articulaciones afectadas quizá muestren edema de tejidos blandos, osteoporosis regional y desmineralización. Son signos posteriores el sobrecrecimiento óseo, la estenosis del espacio articular, erosiones, subluxaciones, anquilosis o destrucción de las articulaciones. En casos cuestionables, las imágenes por resonancia magnética (MRI, *magnetic resonance imaging)* con refuerzo de gadolinio son útiles para el diagnóstico de sinovitis y en la detección temprana del daño articular.

Tratamiento

Las metas del tratamiento de la JIA son disminuir el proceso inflamatorio, de modo que se lleve al mínimo el malestar y el daño articular, mejore la función y disminuya la discapacidad a largo plazo. Los antiinflamatorios no esteroides (NSAID, *nonsteroidal anti-inflammatory drugs*) modifican de manera primordial el dolor y la rigidez, pero no alteran en forma significativa el proceso patológico. Por consiguiente, los antirreumáticos que modifican la enfermedad, como el metotrexato, se usan desde la etapa temprana en la evolución de la enfermedad, en especial la JIA poliarticular. Las inyecciones intraarticulares de corticosteroides de acción prolongada se usan a menudo en la JIA oligoarticular y previenen las contracturas en flexión, las discrepancias en longitud de las extremidades y las erosiones en la articulación temporomandibular. Los corticosteroides sistémicos se reservan para aquellos pacientes con enfermedad poliarticu-

lar activa, con manifestaciones sistémicas de so-JIA, o como medicamento de enlace hasta que sean eficaces los fármacos de modificación. *Los modificadores de la respuesta biológica* actúan sobre moléculas específicas del proceso inflamatorio y suelen ser eficaces para tratar la artritis. El etanercep, un receptor soluble del factor de necrosis tumoral, se aprobó para el tratamiento de la JIA poliarticular que no responde al metotrexato o en casos en los que se detectó una enfermedad articular erosiva por medios radiológicos. El adalimumab, un anticuerpo de necrosis tumoral humanizado, también se aprobó para usarse en la JIA poliarticular. El infliximab, un anticuerpo contra el factor de necrosis tumoral de base murina quizá sea eficaz en aquellos pacientes con uveítis que no responden al metotrexato. El abatacept, un inhibidor o estimulante de linfocitos T, también cuenta con aprobación para el tratamiento de la artritis poliarticular. Los medicamentos biológicos contra la interleucina 1 suelen ser eficaces, en particular para tratar pacientes con manifestaciones sistémicas activas de so-JIA. Se aprobó el canakinumab, un inhibidor de la IL-1 de acción más prolongada para tratar la so-JIA. El tocilizumab, contra la interleucina 6, también se aprobó para el tratamiento de la so-JIA y la JIA poliarticular, y constituye una segunda línea de tratamiento biológico de esta última.

Es importante la fisioterapia y la terapia ocupacional para mantener el ángulo de movimiento y la función articulares. Los médicos de otras especialidades participan en el tratamiento de la JIA, como los oftalmólogos, ortodoncistas y ortopedistas. Con el tratamiento médico moderno se requieren menos intervenciones ortopédicas, en particular las operaciones para restitución de articulaciones.

Pronóstico

El pronóstico varía con el subtipo de JIA. Estudios recientes muestran que muchos niños con JIA oligoarticular y una evolución prolongada, JIA poliarticular y JIA sistémica continuarán con la enfermedad activa cuando sean adultos. Los niños que presentan so-JIA con fiebre persistente, cifras de plaquetas elevadas y una evolución poliarticular, así como aquellos con JIA con RF positivo, tendrán el peor de los pronósticos, con erosiones articulares graves y discapacidad, en especial cuando no se trata con un esquema terapéutico más intensivo. El porcentaje de pacientes que entra en remisión a largo plazo continúa en cambio conforme se acerca el viraje al tratamiento con los medicamentos biológicos de aprobación más reciente por la Food and Drug Administratrion (FDA).

ARTRITIS REACTIVA

La artritis reactiva es inespecífica, relacionada con infecciones intestinales y genitales particulares. En la infancia temprana, la mayoría de los casos se presenta después de una gastroenteritis, por lo general por especies de *Shigella, Salmonella, Campylobacter* o *Yersinia*. Los adolescentes con actividad sexual llegan a desarrollar artritis postinfecciones urogenitales causadas por especies de *Chlamydia* o *Neisseria gonorrhoeae*. La tríada de *artritis, conjuntivitis* y *uretritis* postinfecciosa ahora se denomina *artritis reactiva* (el nombre previo de *síndrome de Reiter* se discontinuó por las actividades nazis de ese médico). La mayoría de los niños con artritis reactiva tiene positividad de HLA-B27. La fiebre reumática o la artritis reactiva postestreptocócica se consideran otras formas de artritis reactiva.

Por lo general, la artritis reactiva es una oligoartritis asimétrica que afecta en forma preponderante las extremidades inferiores. Aunque la mayoría de los niños experimenta una crisis aislada de monoartritis, la evolución clínica y la gravedad del padecimiento varían. Los síntomas suelen durar varias semanas; si lo hicieran por más de seis, cumplirían con los criterios de duración de la JIA. Después, algunos pacientes desarrollan artritis relacionada con entesitis; la enfermedad entra en remisión o tal vez recurran crisis de actividad durante años. En muchos casos, la artritis reactiva es autolimitante y los NSAID permiten tratarla con eficacia, pero otras veces se requieren ciclos de esteroides bucales para disminuir la actividad de la enfermedad inflamatoria.

LUPUS ERITEMATOSO SISTÉMICO

El lupus eritematoso sistémico (SLE, *systemic lupus erythematosus*) se define como una enfermedad episódica, multisistémica, autoinmunitaria, que se caracteriza por inflamación extensa y autoanticuerpos, en especial ANA. No obstante, la presencia de ANA es insuficiente para el diagnóstico de SLE. De hecho, el desarrollo completo de la enfermedad quizá vaya precedido por varios años de afección de solo unos cuantos órganos, aparatos o sistemas.

Etiología y epidemiología

En la actualidad, se desconoce la etiología del SLE, con excepción de los casos inducidos por fármacos. Aquellos que se relacionan con más frecuencia son los siguientes:

- Minociclina.
- Anticonvulsivos.
- Hidralacina.
- Isoniacida.
- Procainamida.
- α-metildopa.

En Estados Unidos, la incidencia de SLE en niños menores de 15 años es de 0.5 a 0.6 casos/100 000 por año. Alrededor de 15 a 20% de los casos de SLE surge antes de los 20 años. Los datos de prevalencia sugieren que entre 5 000 y 10 000 niños sufren SLE en Estados Unidos. El inicio ocurre a cualquier edad, pero es muy raro antes de los 5 años y se hace más frecuente durante la adolescencia. En Estados Unidos, la relación entre mujeres y hombres es de 4 a 5:1 en los mayores de 10 años (no hay predilección de género en los más pequeños). El SLE es prevalente en todo el mundo; los cálculos sugieren que, en las mujeres, las asiáticas tienen la máxima incidencia, seguidas por afrocaribeñas, latinas y blancas; sin embargo, en Estados Unidos la prevalencia es máxima en las mujeres afroestadounidenses.

Fisiopatología

La investigación sugiere que varios factores, incluida la desregulación inmunitaria, influencias hormonales, infecciones y predisposición genética, participan en el desarrollo de la enfermedad. Los estudios de gemelos sugieren aumento de concordancia en los gemelos monocigotos contra los dicigotos. Además, el riesgo de desarrollar SLE u otras alteraciones del tejido conectivo es de 10 a 20 veces mayor en los hermanos no gemelos de un paciente con SLE que en la población general. Se han implicado varios haplotipos de HLA, genes de inmunorregulación y deficiencias del complemento para el aumento de la susceptibilidad al SLE. La prevalencia más sólida (80%) y la forma más grave de la enfermedad se encontraron en pacientes con deficiencia del complejo C1 o de moléculas C4. Los factores ambientales, como radiación B ultravioleta (exposición al sol), infecciones virales, fármacos y sustancias químicas también contribuyen al desarrollo de SLE.

Cuadro clínico

El cuadro clínico de SLE puede ser insidioso, de progresión rápida o de cualquier forma intermedia. Debido a que en este padecimiento se afectan muchos órganos, aparatos y sistemas, la regla es la afectación de múltiples órganos más que la excepción. Son frecuentes los síntomas constitucionales como fiebre, anorexia, pérdida de peso y malestar general al inicio de la enfermedad y durante la crisis. La mayoría de los pacientes acude con exantemas, artralgias o mialgias. Otros cuadros clínicos de SLE incluyen trombocitopenia inmunitaria (ITP, *immune thrombocytopenia*) con ANA positivos, hipertensión o síndrome nefrótico, convulsiones y psicosis, u otros síndromes neurológicos inusuales.

El *exantema* se presenta entre un tercio y la mitad de los niños al inicio de la enfermedad y durante las crisis. Un tipo de exantema, descrito como *alas de mariposa*, es simétrico sobre el puente de la nariz, ambos carrillos (*malar*) y, a veces, la frente, sin afectar las regiones nasolabiales. A menudo, el exantema es fotosensible. Debe señalarse que, en esta localización, el exantema llega a presentarse en otros síndromes y no es específico de SLE. Otras manifestaciones cutáneas de SLE incluyen:

- Púrpura vasculítica y petequias (a menudo en las manos).
- Eritema periungular.
- Alopecia.
- Lesiones discoides.
- Ulceraciones.
- Ulceraciones de mucosas.
- Fenómeno de Raynaud.

En niños con SLE son frecuentes las *artritis* y artralgias (hasta en 75% de los casos). Las articulaciones pequeñas, en particular las de las manos, así como codos, hombros, muñecas, rodillas y tobillos, suelen afectarse. La artritis es una enfermedad leve y, rara vez, causa deformidad permanente. Los pacientes con SLE están en riesgo de necrosis avascular ósea, en especial cuando se tratan con corticosteroides durante un periodo prolongado.

La afectación *renal* es frecuente y tal vez se presente en casi todos los niños con SLE; la evidencia clínica es obvia en al menos 75% de los casos. Las manifestaciones más comunes son hematuria microscópica (80%), seguida por proteinuria (55%) e hipertensión (40%). Por lo general, se produce enfermedad renal grave en los dos años que siguen al inicio del SLE, aunque en ocasiones se presenta mucho después. La enfermedad renal, principal causa de morbilidad y mortalidad en estos pacientes, es más frecuente y grave en los niños con SLE que en los adultos.

Ocurre afectación *neurológica* en la mayoría de los pacientes, a menudo en etapas tardías de la enfermedad. Al inicio, cerca de 50% tiene algún dato de afección del sistema nervioso central (CNS, *central nervous system*). En estos pacientes se observan con mayor frecuencia dificultad académica progresiva, problemas sociales y depresión. Menos a menudo hay convulsiones, psicosis, accidente vascular cerebral y corea; se cree que estos dos últimos se relacionan con los anticuerpos antifosfolípidos. Otras manifestaciones incluyen cefalea progresiva, meningitis aséptica y mielitis transversa. En todos los casos de síntomas neurológicos nuevos es necesario descartar causas *infecciosas* y *metabólicas*. La afección del CNS es la segunda causa relacionada con la morbilidad y mortalidad en los pacientes con SLE.

La *enfermedad pulmonar* también es frecuente, ya que se presenta hasta en 75% de los pacientes. Sus manifestaciones incluyen afección subclínica (60%), derrame pleural y pleuritis, neumonitis (síndrome del *pulmón encogido*), infección y hemorragia pulmonar (mortal si no se trata con urgencia).

Hay afección *cardiaca* en casi 30% de los casos, con frecuencia como pericarditis. La miocarditis, infarto del miocardio y valvulitis (lesión clásica de endocarditis de Libman-Sacks) son menos frecuentes. La pericarditis en ocasiones es silente en el terreno clínico, pero por lo general se presenta con dolor de tórax que empeora al adoptar el decúbito dorsal. En etapas avanzadas de la enfermedad, muchos pacientes presentan *ateroesclerosis acelerada* por múltiples causas, entre otras, cifras anormales de lípidos plasmáticos y los efectos adversos del tratamiento con esteroides. Hoy, la ateroesclerosis es la principal causa de mortalidad y morbilidad *tardías* en el SLE.

Las manifestaciones *hematológicas* incluyen anemia hemolítica, anemia de la enfermedad crónica, trombocitopenia y leucopenia (en especial, linfopenia). La anemia hemolítica suele ser positiva para la prueba de Coombs directa. Además, algunos pacientes presentan anticuerpos antifosfolípidos, que se vinculan con un tiempo de coagulación prolongado, trombocitopenia y accidente vascular cerebral, y cuando se presenta trombosis en múltiples lechos vasculares se denomina *síndrome antifosfolípidos*. A menudo, la vasculopatía de pequeños vasos sanguíneos se manifiesta por el fenómeno de Raynaud (cambios secuenciales de color blanco, azul y rojo en las partes distales de las extremidades, por lo general en respuesta a la exposición al clima frío). La crisis lúpica, el inicio súbito de una enfermedad sistémica abrumadora, es resultado de la vasculitis aguda y la trombosis, y llega a ser mortal (rara vez).

Además, el SLE llega a afectar a todos los otros sistemas corporales, incluidos aparato digestivo (hepatitis, pancreatitis), ojos (vasculitis retiniana), tejidos linfáticos y glándula tiroides.

Nefritis del lupus eritematoso sistémico: correlación clínica y patológica

Las alteraciones patológicas renales del SLE son importantes para el tratamiento y la evolución. En la Organización Mundial de la Salud se definieron seis clases con base en los datos patológicos. La clase I se define como *normal o con cambio mínimo* por microscopia electrónica. La clase II es la de *nefritis mesangial*, que se encuentra en 10 a 20% de los pacientes, que quizá presenten proteinuria y hematuria, junto con disminuciones mínimas del complemento sérico, pero, por lo general, no avanza hasta la insuficiencia renal. La clase III, *glomerulonefritis proliferativa segmentaria focal*, se presenta en un número similar de pacientes, pero es más grave que la *nefritis mesangial*. La proteinuria, hematuria, hipertensión y elevación mínima de la creatinina suelen vincularse con esta lesión renal, sin embargo, la nefropatía progresiva parece rara cuando se afecta un número escaso de glomérulos (<25%). La clase IV, *glomerulonefritis proliferativa difusa*, es la forma de manifestación más grave. En todos los casos se observan proteinuria y hematuria, y el síndrome nefrótico y la insuficiencia renal se presentan en 60%. Estos pacientes *tienen cifras bajas de complemento y elevadas de anticuerpos contra DNA dicatenario* (anti-dsDNA). Suele requerirse el tratamiento intensivo (ciclofosfamida o micofenolato de mofetilo) para detener el avance a la nefropatía de etapa terminal. Incluso con tratamiento es factible que ocurra una declinación tardía en la función renal. La clase V, *glomerulonefritis membranosa*, se desarrolla en 10 a 20% de los pacientes, que quizá acudan con cifras bajas de complemento o niveles elevados de anti-dsDNA. Los pacientes suelen sufrir el síndrome nefrótico; un tercio presenta hipertensión. La función renal se puede conservar durante periodos prolongados, con remisiones en solo 30%; pese a ello, en casos de síndrome nefrótico grave, se justifica el tratamiento inmunosupresor. La clase VI, *esclerosis glomerular*, representa una lesión de etapa terminal; por lo general, no responde al tratamiento y disminuye la función renal.

En muchos pacientes (hasta 35%), las lesiones renales evolucionan de un tipo al siguiente, lo que suele suceder cuando el padecimiento es prolongado.

Diagnóstico

En los niños, el diagnóstico de SLE es similar al de adultos. Deben estar presentes cuatro o más de los criterios de clasificación de la ACR revisados en 1997 en forma simultánea o seriada durante la evolución del padecimiento. Dichos criterios incluyen los siguientes:

- Exantema malar.
- Exantema discoide.
- Fotosensibilidad.
- Úlceras bucales.
- Artritis.
- Pericarditis/pleuritis.
- Anomalías hematológicas (anemia, leucopenia).
- Nefritis.
- Convulsiones/psicosis.
- Cifras elevadas de ANA.
- Otros datos inmunológicos, que incluyen positividad para anticuerpos antifosfolípidos, anticuerpos anti-sdDNA o contra antígenos nucleares extraíbles (ENA, *extractable nuclear antigens*), como Sm, SS-A/Ro, SS-B/La, RNP (*ribonucleoprotein*).

Los ANA están presentes casi siempre en los niños con SLE. *A menudo presentan anticuerpos contra el dsDNA, sobre todo en la nefropatía activa, y casi son patognomónicos de SLE.* Se observan anticuerpos anti-Ro (SS-A) y anti-La (SS-B) en el lupus neonatal, pero también en el síndrome de Sjögren. Los pacientes con estos anticuerpos están en el máximo riesgo de reacciones de fotosensibilidad. Los anticuerpos anti-Sm son específicos de SLE y llegan a tener relación con la afección del CNS, como los anticuerpos ribosómicos. Los anticuerpos antirribonucleoproteínas (anti-RNP), cuando están presentes en títulos altos y en ausencia de otros anticuerpos ENA, son diagnósticos de enfermedad mixta del tejido conectivo. Los anticuerpos antihistonas se observan en casi todos los pacientes con lupus inducido por fármacos. Los anticuerpos anticromatina también se encuentran con frecuencia en los pacientes con SLE. Muchos, también presentan anticuerpos contra antígenos tiroideos. Si bien los títulos contra el dsDNA pueden correlacionarse con la actividad de la enfermedad en un subgrupo de pacientes, los de otros autoanticuerpos no son útiles para seguir la evolución de la enfermedad.

Es importante cuantificar la cifra de complemento en los pacientes con sospecha de SLE. *En la mayoría con enfermedad activa renal, del CNS y pulmonar, el complemento hemolítico total (CH_{50}) presenta valores bajos. Además, las cifras de los componentes 3 y 4 del complemento (C3 y C4) también suelen disminuir, aunque C3 suele alterarse menos que C4 o CH_{50}.* Las cifras congénitas bajas de complemento C4 (polimorfismo de gen *nulo*) son una causa predisponente para la aparición de SLE.

Muchos pacientes con SLE presentan anticuerpos antifosfolípidos, como contra la cardiolipina o la glucoproteína β_2, que llegan a interferir con el proceso normal de coagulación y causar trombosis, accidente vascular cerebral, trombocitopenia, corea, *livedo reticularis* y abortos espontáneos recurrentes. En ocasiones, el RF está presente en niños con SLE (10 a 30%), pero no es específico y surge la posibilidad de que se superponga con otras enfermedades reumatológicas como la artritis poliarticular, compatible con la artritis reumatoide.

El análisis de orina es importante para dilucidar la presencia de enfermedad renal. La hematuria y los cilindros eritrocíticos (que se observan mejor en un frotis fresco) son los datos más importantes de la glomerulonefritis. La proteinuria es el dato más frecuente y suele persistir durante periodos prolongados, incluso ante remisiones del padecimiento. Un dato nuevo de proteinuria mayor de 500 mg/día es índice de enfermedad renal activa y necesita valoración adicional. Los pacientes quizá presenten el síndrome nefrótico y pierdan una gran cantidad de moléculas de proteínas, como inmunoglobulina M (IgM) e IgG. La presencia o resolución de estos datos del análisis de orina se emplean para determinar el tratamiento y vigilar la evolución de la enfermedad.

Tratamiento

El diagnóstico temprano y el tratamiento intensivo son indispensables para detener el avance de la enfermedad. Pese a ello, debido a que se presenta más en los adolescentes, los efectos secundarios de los esteroides se deben vigilar, como la alteración del aspecto y los problemas de ajuste, que se expresan en la depresión.

A menudo se usan *NSAID* para tratar las manifestaciones musculoesqueléticas, artritis/mialgias y pleuritis/pericarditis. En el tratamiento del SLE debería evitarse el ibuprofeno porque se ha relacionado con la aparición de meningitis aséptica.

Los *glucocorticoides* son los fármacos ideales para el tratamiento de la mayoría de pacientes con SLE. La dosis de esteroides depende de la gravedad de la enfermedad. Quizá los pacientes con enfermedad de moderada a grave requieran tratamiento con dosis iniciales altas de glucocorticoides para controlar la enfermedad. Una vez que se controlan los aspectos agudos de la enfermedad, la dosis se disminuye poco a poco hasta alcanzar la dosis de mantenimiento. Se vigilan en forma estrecha la respuesta clínica, los índices hematológicos, los anticuerpos anti-dsDNA, las cifras de C3 y C4 y los datos del análisis de orina para asegurar una respuesta farmacológica adecuada. Si las dosis altas de esteroides no provocan una respuesta adecuada, no se pueden retirar o sus efectos secundarios son muy acentuados, se toman en cuenta los múltiples tratamientos adyuvantes que se describen en los párrafos siguientes.

Los *antipalúdicos* como la hidroxicloroquina, se usan como agentes adyuvantes para la afección de la piel y las articulaciones; en ocasiones permiten disminuir la dosis de corticosteroides. Los antipalúdicos (en especial hidroxicloroquina) se emplean en casi todos los pacientes con SLE porque en algunos estudios se encontró que son de beneficio para prevenir las crisis graves e incluso la mortalidad. También propician la disminución del colesterol (un detalle importante para los pacientes que utilizan esteroides) e inhiben la agregación plaquetaria. Es importante vigilar por si ocurre un efecto adverso raro como la toxicidad ocular (sobre todo en presencia de insuficiencia renal); se recomienda realizar exploraciones oftalmológicas cada 12 meses.

Se ha usado *azatioprina* como agente de segunda línea, además de glucocorticoides. En los pacientes cuya enfermedad no logra controlarse con dosis altas de esteroides solos, se ha demostrado que permite disminuir la dosis de glucocorticoides.

La *ciclofosfamida* se administra para el tratamiento de la afección de órganos, aparatos y sistemas críticos, como la nefritis lúpica grave (clases III o IV notorias), daño neurológico grave o pulmonar, en especial con hemorragia alveolar. Se usa junto con los corticosteroides, en especial en esquemas pulsátiles intravenosos. Esta combinación parece disminuir el avance de la nefropatía. Sin embargo, la toxicidad de la ciclofosfamida es significativa e incluye cistitis hemorrágica, infección, insuficiencia gonadal y enfermedades malignas secundarias.

Los estudios muestran que el *micofenolato de mofetilo* es tan eficaz como la ciclofosfamida para el tratamiento de la nefritis lúpica, con mejores características de toxicidad. No obstante, se necesitan estudios pediátricos incluyendo a pacientes con un seguimiento a más largo plazo para validar estos datos. El micofenolato de mofetilo se usa cada vez más como agente de segunda línea, además de los glucocorticoides.

Otros fármacos, como metotrexato, ciclosporina y rituximab (un anticuerpo de linfocitos B maduros contra CD20), están en investigación dada su participación potencial en el tratamiento del SLE. El rituximab, el anticuerpo de linfocitos B dirigidos contra el CD20, tiene participación en los pacientes de SLE con citopenia autoinmunitaria (anemia hemolítica y trombocitopenia autoinmunitarias) persistente y otros difíciles de tratar. Hace poco se aprobó el belimumab (anti-Blys) para usarse en adultos con SLE, pero su indicación clínica es bastante estrecha para pacientes con dependencia de esteroides y sin afectación crítica de órgano terminal. Otros preparados *biológicos* dirigidos a procesos inmunitarios o inflamatorios específicos del SLE están en diversas etapas de desarrollo e investigación. El tratamiento de sostén es crucial. La protección contra el sol, la prevención y terapéutica de la osteoporosis, la hipertensión, hipercolesterolemia, detección temprana y tratamiento de infecciones y las inmunizaciones adecuadas son decisivas para prevenir crisis de la enfermedad, mortalidad, morbilidad relacionada con actividad, y para atender las complicaciones.

Pronóstico

En los niños con SLE, los resultados han mejorado de modo significativo, con una disminución notoria de la mortalidad. La tasa de supervivencia a 10 años es de casi 90%. Varios factores han causado impacto en el pronóstico, entre los cuales están el diagnóstico más temprano de SLE, el tratamiento intensivo (ciclofosfamida o micofenolato de mofetilo) de la nefropatía y un mejor tratamiento de sostén. Pese a ello, todavía existe una morbilidad considerable relacionada con el daño que ocasiona la actividad del padecimiento (renal, del CNS), o el tratamiento (infección, ateroesclerosis, osteoporosis, necrosis aséptica ósea, cataratas, infecundidad). Los malos resultados son atribuibles al incumplimiento, infecciones (la septicemia es hoy la principal causa global de muerte, sustituyendo a la insuficiencia renal), complicaciones neurológicas y enfermedad renal grave (en particular, glomerulonefritis proliferativa difusa). La enfermedad ateroesclerótica cardiovascular que se presenta en la edad adulta temprana en un gran número de pacientes, constituye una importante preocupación y es motivo de investigación en los años recientes.

Lupus neonatal

Se cree que los neonatos adquieren el SLE por la recepción pasiva de autoanticuerpos anti-Ro (SS-A) y anti-La (SS-B) transferidos desde la circulación materna. *Se produce lupus neonatal en casi 5% de los recién nacidos de madres afectadas por el SLE, o que eran portadoras de estos anticuerpos sin síntomas de la enfermedad.* Sin embargo, debido a que el síndrome no aparece en todos los neonatos de madres con estos anticuerpos, es posible que también participen otros factores indeterminados.

En la mayoría de los lactantes, el lupus neonatal es un síndrome leve, constituido por un exantema transitorio que aparece después de la exposición al sol o exposición significativa a la luz (p. ej., fototerapia por hiperbilirrubinemia). El exantema suele localizarse en el cuero cabelludo y las regiones periorbitarias. Además, algunos lactantes (1 a 2%) nacidos de madres con SLE manifiestan *bloqueo cardiaco completo, enfermedad de la cual el SLE es su causa más frecuente.* A

menudo, el padecimiento se diagnostica dentro del útero por el hallazgo de bradicardia (o hidropesía, cuando es más grave). Los lactantes suelen tolerar bien el bloqueo si la frecuencia cardiaca es mayor de 60 latidos/minuto hasta el parto, cuando se tornan sintomáticos. Además del bloqueo completo, otras anomalías cardiacas incluyen bloqueo de segundo grado, bloqueo de rama derecha del haz de His, prolongación del intervalo QT y varios defectos estructurales, como coartación de la aorta, tetralogía de Fallot, comunicación interauricular y comunicación interventricular. También llegan a observarse trombocitopenia y anomalías de las enzimas hepáticas.

En el periodo prenatal, el tratamiento consta de corticosteroides, que rara vez revierten un bloqueo cardiaco incompleto y también disminuyen la incidencia de hidropesía fetal relacionada con un gasto cardiaco deficiente. A los neonatos con bloqueo cardiaco congénito se les coloca un marcapasos cardiaco para asegurar un ritmo y un gasto cardiaco estables. El exantema, causado por anticuerpos maternos, es transitorio y suele desaparecer en seis meses. No se requiere tratamiento para las manifestaciones extracardiacas del lupus neonatal. En estos niños, se cree que la posibilidad de desarrollo de una alteración del tejido conectivo no excede a la de los no afectados por madres con SLE.

PÚRPURA DE HENOCH-SCHÖNLEIN

Etiología y epidemiología

La púrpura de Henoch-Schönlein (HSP, *Henoch-Schönlein purpura*), también conocida como *púrpura anafiláctica,* es la alteración vasculítica más frecuente en los niños. Afecta múltiples órganos, aparatos y sistemas, como la piel, aparato digestivo, articulaciones y riñones **(tabla 54-2)**. Aunque se desconoce su causa real, se cree que la HSP es una respuesta inmunitaria mediada por IgA a muchos agentes infecciosos, en especial *estreptococos hemolíticos β del grupo A.* Al menos 50% de los niños con HSP *presenta infección de vías respiratorias altas precedente.* Aquellos con deficiencia de C2 o fiebre mediterránea familiar corren el riesgo de desarrollar crisis recurrentes de HSP.

La HSP se presenta más en el invierno o a principios de la primavera. La relación hombres:mujeres es cercana a 1.5:1. Informes recientes indican una incidencia anual de 22 casos/100 000; 75% de los niños con HSP es menor de 10 años, y la incidencia máxima ocurre entre los 4 y 7 años.

TABLA 54-2

MANIFESTACIONES CLÍNICAS DE LA PÚRPURA DE HENOCH-SCHÖNLEIN

Púrpura
Artralgia/artritis/periartritis
Dolor abdominal
Hemorragia GI
Afección renal
Edema subcutáneo
Encefalopatía
Orquitis

GI, gastrointestinal.

Fisiopatología

Después de un suceso desencadenante, se atrapan complejos inmunitarios que se depositan en las paredes de los vasos sanguíneos, lo que inicia la activación local del complemento y la adhesión de neutrófilos y macrófagos a las células endoteliales. A continuación, se liberan y dañan las paredes de los vasos sanguíneos enzimas, leucotrienos, óxido nítrico y moléculas de enzimas reactivas. La biopsia de las lesiones cutáneas revela *vasculitis leucocitoclástica con depósitos de IgA*. Se observa inflamación similar de los pequeños vasos en articulaciones, tubo digestivo y riñones. En los pacientes que presentan nefritis, la imagen patológica es similar a la de la nefropatía por IgA (es decir, *glomerulonefritis mesangial proliferativa* con depósito de IgA, C3, fibrina y fibrinógeno, en la biopsia renal).

Cuadro clínico

Aunque todos los pacientes con HSP acaban por desarrollar exantema, es el síntoma de presentación en solo 50% de los casos. Al inicio, el exantema quizá parezca urticariforme o maculopapular y después progresa a *púrpura con petequias palpables* características, por lo general en las *regiones glúteas y las extremidades inferiores* (**Fig. 54-3**) o los puntos de presión.

En más de dos tercios de los niños se presentan molestias abdominales causadas por la inflamación del tubo digestivo, afección que precede al exantema en 15 a 35% de los casos. A menudo, los pacientes se quejan de *dolor abdominal cólico*, quizá presenten vómito y heces positivas al grupo hem sanguinolentas; estos niños están en riesgo de presentar intususcepción (1 a 5%). Es importante señalar que en la HSP la *intususcepción* suele ser *ileoileal más que ileocecal*, la forma que se encuentra en los niños más pequeños.

Alrededor de 50 a 80% de los niños experimenta *artritis, periartritis y artralgias*. La artritis es un síntoma de presentación en 25% de los casos. Las articulaciones grandes, incluyendo rodillas y tobillos, se afectan con más frecuencia, y la crisis suele ser autolimitante, con duración de varios días.

Ocurre *nefritis* en 20 a 35% de los casos. Las manifestaciones van de hematuria microscópica a glomerulonefritis

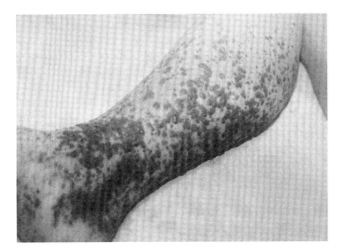

Figura 54-3 Exantema petequial y púrpura palpable de la HSP. (*Véase* encarte a color).

de progresión rápida, e incluyen nefritis o síndrome nefrótico. Hay mayor riesgo de enfermedad renal en los niños que se presentan después de los 7 años o que tienen lesiones purpúricas persistentes, síntomas abdominales intensos con hemorragia GI (gastrointestinal) o baja actividad del factor XIII. Tiende a presentarse nefropatía típica en los primeros tres meses que siguen al inicio de la enfermedad. De 1 a 3% de aquellos con afección renal llegan hasta la insuficiencia.

Otros síntomas incluyen fiebre baja, malestar general, edema sin fóvea y cefalea; también dolor, edema e hipersensibilidad escrotales (orquitis).

Diagnóstico

En particular, el diagnóstico de HSP se basa en los datos del interrogatorio y la exploración física. Ningún estudio de laboratorio es diagnóstico de HSP, por lo general se observa velocidad de eritrosedimentación elevada y leucocitosis. Las cifras de IgA sérica también se elevan en 50% de los pacientes; por lo general, la cifra de plaquetas es normal, al igual que los resultados de los estudios de coagulación. El análisis de orina muestra eritrocitos, cilindros o proteínas. El suero suele ser negativo a ANA, RF o anticuerpos anticitoplásmicos neutrófilos. Aunque innecesaria, por lo regular la biopsia en sacabocados de las lesiones cutáneas muestra vasculitis leucocitoclástica con depósitos de IgA y C3. La ecografía suele ser útil para el diagnóstico de intususcepción y orquitis.

Tratamiento

El propósito del tratamiento de la HSP es dar apoyo eficiente. Los médicos deben asegurar hidratación y nutrición adecuadas. Los niños también se deben vigilar respecto a complicaciones potenciales, que incluyen afección renal e intususcepción. Se harán análisis de orina repetidos en todos los niños con HSP durante al menos seis meses después del diagnóstico.

El uso de esteroides para tratar la HSP es controvertido. *En los niños que experimentan dolor abdominal o hemorragia GI, los corticosteroides disminuyen la intensidad y duración de los síntomas.* No hay datos definitivos de que éstos disminuyan la tasa de intususcepción o de nefropatía. Los esteroides también son benéficos para disminuir el edema intenso, en especial del escroto. No obstante, una vez iniciados, los corticosteroides deben disminuirse de manera paulatina y progresiva durante varias semanas por el riesgo de rebote si se procede muy rápido. Para signos y síntomas crónicos o crónicos recurrentes de HSP quizá sea eficaz la dapsona para disminuir o evitar las crisis de actividad.

Pese a ello, la nefropatía grave se trata con uno de los diversos esquemas experimentales de inmunosupresión.

Pronóstico

La mayoría de los niños con HSP tiene *excelente pronóstico*. Aunque la duración promedio de la enfermedad es de cuatro semanas, hay casos de recurrencia crónica que se prolongan durante años. Los pacientes quizá experimenten varios "brotes" durante la evolución de la enfermedad; los "brotes" subsiguientes suelen ser más leves que las iniciales y el síndrome recurre en 40% de los niños.

En la HSP, la morbilidad temprana es causada sobre todo por la afección GI. La morbilidad tardía es causada por la afección renal. Los pacientes de mayor edad, aquellos con síndrome nefrótico temprano o quienes presentan un porcentaje significativo de medias lunas en la biopsia renal tienen el peor pronóstico nefrológico. De aquellos pacientes en quienes se desarrolla el síndrome nefrítico o el síndrome nefrótico, casi 40% presenta alteración renal a largo plazo, con 1 a 3% de estos niños que progresa a la insuficiencia renal de etapa final. La HSP es una de las principales causas de la insuficiencia renal crónica adquirida en los niños (10%).

La tasa de mortalidad por HSP es menor de 1%.

DERMATOMIOSITIS

La *dermatomiositis juvenil* (JDM, *juvenile dermatomyositis*) se define como una enfermedad multisistémica que se caracteriza por la inflamación aguda y crónica de la piel, el tubo digestivo y el músculo estriado como consecuencia de una vasculopatía de los vasos sanguíneos pequeños (**tabla 54-3**).

Etiología y epidemiología

La etiología de la JDM se desconoce. Se han sugerido varios posibles mecanismos patogénicos, entre los que intervienen los inmunitarios. Se han reunido pruebas de que ciertos polimorfismos genéticos, anomalías de la inmunidad mediada por células y agentes infecciosos se relacionan con la aparición de JDM. Sin embargo, dichos estudios distan de ser concluyentes. Los pacientes con inmunodeficiencias, en especial las relacionadas con linfocitos B o inmunodeficiencia variable común, están en mayor riesgo de sufrir una forma de JDM vinculada con infección por ecovirus.

Se calcula que la incidencia de JDM en los niños se sitúa en 0.5 casos/100 000 por año; la enfermedad ocurre más a menudo en niñas que en niños, con una proporción calculada

TABLA 54-3

MANIFESTACIONES CLÍNICAS DE LA DERMATOMIOSITIS JUVENIL

Fatiga fácil
Debilidad muscular proximal progresiva
Exantema clásico
Calcinosis (tardía)
Fiebre
Dolor o hipersensibilidad muscular
Linfadenopatía
Artralgias/artritis
Hapatoesplenomegalia
Exantema inespecífico
Fenómeno de Raynaud
Disnea
Disfagia
Dolor abdominal

de 2:1. El inicio más frecuente es entre los 4 y 10 años, con una media de 7, aunque una incidencia bimodal incluye un segundo punto máximo en la adolescencia. La distribución geográfica de la enfermedad es amplia. En Estados Unidos, está más extendida en individuos de raza blanca que en latinos o afroestadounidenses.

Patología

Se observa una *vasculopatía* (¡no vasculitis!) que afecta arteriolas, vénulas y capilares en músculos, piel y aparato digestivo. Las fibras musculares suelen ser atróficas o necróticas, con signos de regeneración de la fibra. Se observan fibras de diversos tamaños y aumento de depósitos de grasa. Estos datos no tienen una presencia uniforme en el músculo (lesiones *intermitentes*) y es posible pasarlos por alto cuando se practica una biopsia "ciega". Los cambios cutáneos incluyen atrofia o hiperplasia de la epidermis, con infiltrados celulares. El tubo digestivo se afecta por vasculopatía y ulceración o perforación. En la enfermedad avanzada se encuentran depósitos de calcio en la piel, aponeurosis y músculos.

Cuadro clínico

A menudo, la JDM es una enfermedad difícil de detectar y diagnosticar. Aunque se han descrito manifestaciones cutáneas *clásicas*, tal vez no estén presentes en el momento de consultar al médico. Al inicio, la JDM se presenta con signos y síntomas constitucionales de fiebre escasa, fatiga, anorexia, pérdida de peso y malestar general, que suelen ir seguidos por el inicio de un exantema y el desarrollo gradual de una debilidad objetiva. Casi un tercio de los pacientes sufre debilidad de inicio agudo, en tanto algunos presentan rabdomiólisis desde el principio.

Hay *exantema* en más de 75% de los pacientes. Las tres manifestaciones cutáneas más frecuentes son:

- Exantema en heliotropo.
- Pápulas de Gottron (**Fig. 54-4**).
- Eritema y telangiectasias periungulares.

El exantema en heliotropo es una erupción rojoviolácea sobre los párpados superiores, por lo común acompañada de edema. Con frecuencia, se observa exantema malar similar al que caracteriza al lupus eritematoso sistémico. Las pápulas de Gottron corresponden a cambios simétricos sobre la cara dorsal de los dedos, más a menudo en las articulaciones interfalángicas proximales. Menos a menudo se afectan rodillas, codos, superficies extensoras de los brazos, piernas y todo el tronco. Las lesiones suelen ser placas rosadas brillosas o de escamas rojas y a menudo simulan los cambios de la psoriasis; ambas erupciones se agravan por la exposición al sol. *Las pápulas de Gottron se consideran la manifestación más específica de la JDM.* Los cambios en los lechos ungulares, como eritema subungular, telangiectasias y otras anomalías se observan en 50% o más de los niños. Los pacientes con la forma grave de la enfermedad presentarán úlceras. El fenómeno de Raynaud es frecuente, con anomalías capilares periungulares típicas que son más fáciles de observar con

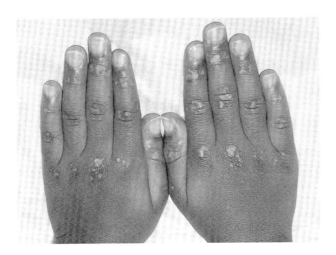

Figura 54-4 Nódulos de Gottron en las superficies extensoras, patognomónicos de JDM. (*Véase* encarte a color).

la ayuda de un otoscopio o con un equipo de microscopia capilar.

La *debilidad muscular* es sobre todo proximal y simétrica. Suele ser de inicio insidioso y empeora en forma gradual con el tiempo. Las dificultades funcionales son frecuentes, como subir escaleras, levantarse desde la posición prona, peinarse el cabello o levantar objetos pesados. Es común encontrar el *signo de Gower*, con niños que tienen que "escalar" su propio cuerpo para llegar a la posición de pie. Los pacientes muy afectados quizá exhiban dificultades para deglutir y hablar, babeo y tal vez aspiración, muchos (30 a 80%) presentan dolor y edema musculares; un 30% desarrolla artritis, por lo general, no erosiva. Es factible que se vea afectado el miocardio, con desarrollo de miocarditis y anomalías de la conducción. Tal vez los pacientes lleguen a presentar una enfermedad pulmonar restrictiva. Un mayor riesgo de aspiración, tal vez con factores relacionados, contribuye al surgimiento de enfermedad pulmonar intersticial.

La *calcinosis* suele tener un inicio más tardío y quizá se relacione con la gravedad de la enfermedad y con el retraso en el diagnóstico y tratamiento; se presenta en alrededor de 40% de los pacientes. Es posible que haya calcinosis en forma de placas o nódulos superficiales que no interfieren con la función pero pueden romperse a través de la piel, como depósitos musculares profundos que quizá afecten el movimiento cerca de la articulación o como lesiones en los planos mioaponeuróticos que limitan el movimiento y se tornan dolorosos. Tales depósitos calcificados llegan a resolverse de manera gradual en el transcurso del tiempo.

Con menor frecuencia ocurre vasculopatía sintomática del tubo digestivo que implica un pronóstico más desalentador. Los pacientes afectados quizá presenten dolor abdominal y están en riesgo de perforación y hemorragia del tubo digestivo. En la JDM, la afección gastrointestinal causa la mortalidad más temprana.

Diagnóstico

El diagnóstico de JDM se realiza con base en los datos clínicos, pero en pacientes sin el exantema característico, ciertos datos de laboratorio, la electromiografía y los hallazgos histopatológicos brindan pruebas adicionales. Las concentraciones de enzimas musculares, como la creatina cinasa (CK, *creatine kinase*), deshidrogenasa láctica (LDH, *lactate dehydrogenase*), la aldolasa, aminotransferasa de aspartato (AST, *aspartate aminotransferase*) y la aminotransferasa de alanina (ALT, *alanine aminotransferase*) quizá estén elevadas. La mayoría de los pacientes (90% o más) presenta cifras anormales de al menos una de las enzimas, aunque quizá muestre cifras normales de otras. Es posible que las enzimas sean completamente normales en cuanto a concentración, en especial en etapas avanzadas de la evolución del padecimiento, en parte por la atrofia muscular amplia. Se usan series esofagogastroduodenales para valorar el mecanismo de la deglución, el peristaltismo esofágico y la presencia de reflujo gastroesofágico. Se utiliza radiografía de tórax, tomografía computarizada y las pruebas de función pulmonar para valorar la presencia de afectaciones.

Los resultados de los estudios de autoanticuerpos son variables y, por lo general, inespecíficos para la JDM. Hay ANA en cerca de 60% de los pacientes, en tanto que el RF suele estar ausente. Hay anticuerpos específicos relacionados con la miositis. Por ejemplo, Jo-1 guarda relación con la enfermedad pulmonar intersticial, Pm-Scl con la superpuesta de miositis-esclerodermia y Mi-2 con un patrón específico de exantema, eritema malar y pápulas de Gottron. Las cifras aumentadas de marcadores inflamatorios, como la velocidad de eritrosedimentación y la proteína C reactiva, cuando están presentes, muestran correlación con el grado de inflamación clínica y son útiles para diferenciar la JDM de las causas no inflamatorias de enfermedades musculares. No obstante, muchos pacientes con JDM no presentan cifras aumentadas de marcadores inflamatorios. La electromiografía quizá muestre cambios característicos de miopatía, que incluyen ondas agudas, con disminución de la amplitud y fibrilaciones. Es importante señalar que estos cambios son inespecíficos de la JDM y que la electromiografía quizá luzca normal en algunos niños con el padecimiento activo. *La biopsia muscular ayuda a establecer el diagnóstico de JDM.* Se prefiere la biopsia abierta y la muestra debe tomarse de un grupo muscular afectado y que no haya sido estudiado por electromiografía. El uso de la MRI para detectar edema muscular en imágenes T2 mediante la variante de la secuencia de inversión-recuperación son útiles para identificar una localización para la biopsia muscular y seguir la evolución de la enfermedad y la respuesta al tratamiento. En gran medida, la MRI ha sustituido a la electromiografía para la valoración diagnóstica de la JDM.

Tratamiento

Se inicia con corticosteroides (por lo general, prednisona) metotrexato para los niños con JDM. Es variable la dosis exacta y el método preferido para administrar prednisona, así como el uso de medicamentos supresores inmunitarios para conservar a los esteroides como adyuvantes. Al inicio los pacientes se tratan con prednisona a dosis altas (intravenosa los primeros días). La vigilancia de los signos sistémicos de enfermedad, las cuantificaciones de la fortaleza muscular, las mediciones seriadas de las enzimas musculares y, en ocasiones, los estudios de imagen (MRI) se emplean para valorar la respuesta al tratamiento. La respuesta clínica a la prednisona es variable, la fiebre suele resolverse en 1 a 2 días. Las enzimas musculares disminuyen en 1 a 2 semanas y es posible que se necesiten varios meses antes de restablecerse la fuerza muscular. Es probable que los pacientes con dosis altas o ciclos prolongados de corticosteroides experimenten efectos secundarios, que incluyen osteopenia, necrosis aséptica, supresión del crecimiento y, rara vez, miopatía por esteroides. El metotrexato sirve como medicamento de ahorro de esteroides en etapas tempranas de la terapéutica. La hidroxicloroquina se utiliza como adyuvante en el tratamiento de las manifestaciones cutáneas de JDM. Las inmunoglobulinas intravenosas suelen ser eficaces como recursos para ahorrar esteroides y también se usan para las manifestaciones cutáneas resistentes de la enfermedad. La ciclofosfamida se utiliza para la enfermedad crítica muscular y GI, y su variante pulmonar intersticial. La ciclosporina y el tacrolimus son eficaces en algunos pacientes. No se han encontrado tratamientos con eficacia estadística para la calcinosis y suelen usarse bifosfonatos orales con resultados anecdóticos. Es necesario el cuidado meticuloso de la piel para tratar a los pacientes con úlceras y calcinosis. La alimentación por sonda nasogástrica, alimentos más espesos y la aspiración bucal se requieren para pacientes con dificultades de la deglución y aspiración. En las etapas tempranas de la enfermedad quizá sean necesario oxígeno y otras medidas de apoyo respiratorio. La actividad física extenuante debería evitarse durante los periodos activos de la enfermedad muscular.

Pronóstico

La evolución de la JDM quizá sea variable y la respuesta al tratamiento es impredecible. En 30 a 40% de los pacientes se manifiesta como crisis única que responde bien al tratamiento y nunca recurre (monofásica); en 10 a 30%, la enfermedad tiene un curso polifásico, con buen resultado final; 30 a 50% tiene una evolución crónica. Muchos de estos últimos desarrollan calcinosis y otras discapacidades relacionadas con el daño por la enfermedad o el tratamiento. El diagnóstico temprano y el tratamiento adecuado influyen de manera determinante en la evolución total; los pacientes en quienes se retrasa la institución del tratamiento tienen mayor incidencia de calcinosis grave y limitación funcional. En la era previa a los esteroides, la mortalidad de la JDM se acercó a 40%; sin embargo, hoy es menor de 10% y sus causas son infección, perforación intestinal e insuficiencia respiratoria. Los pacientes que desarrollan ulceraciones cutáneas tempranas y vasculitis del tubo digestivo tienen mal pronóstico.

AGRADECIMIENTO

Philip J. Hashkes escribió las ediciones previas de este capítulo y el Dr. Steven J. Spalding las revisó. En esta edición fue revisado por el Dr. Andrew S. Zeft.

EJERCICIOS DE REVISIÓN

PREGUNTAS

1. Una joven de 15 años acude a consulta con hipertensión, proteinuria y hematuria microscópica. A la exploración física, el médico observa un exantema en el puente de la nariz y la parte superior de los pómulos. Sus antecedentes familiares son positivos para enfermedades autoinmunitarias, incluyendo el lupus eritematoso sistémico en una tía materna. El médico sospecha que presenta glomerulonefritis secundaria a SLE. De las siguientes pruebas de laboratorio ¿cuál resultado respaldaría *al máximo* la presunción diagnóstica del médico?

a) Elevación de la velocidad de eritrosedimentación.
b) RF positivo.
c) Cifras bajas de C3, C4.
d) Aumento de la cifra plaquetaria.
e) Anticuerpos positivos contra el DNA unicatenario.

Respuesta

La respuesta es c). La nefritis secundaria al lupus eritematoso se presenta con hematuria microscópica y, algunas veces, también con hipertensión y proteinuria. La mayoría de los pacientes con lupus eritematoso sistémico presenta afección renal en algún punto de la evolución y el tipo histológico en ocasiones se correlaciona con un resultado eventual. En muchos pacientes, un tipo de afección renal evoluciona a otro. Aquellos con nefropatía suelen presentar disminución de CH_{50} además de cifras bajas de C3 y C4, y la presencia de anticuerpos anti-dsDNA. La velocidad de eritrosedimentación quizá esté elevada y tal vez se encuentre RF, pero estos datos son inespecíficos del lupus eritematoso sistémico. Los ANA casi siempre están presentes y la cifra de plaquetas está disminuida. Los anticuerpos anti-dsDNA, pero no contra el DNA unicatenario, son específicos del SLE.

2. Una mujer con diagnóstico previo de SLE acaba de tener un recién nacido a término. Sus cuidados prenatales fueron excelentes y no se observaron problemas fetales durante la gestación. El dato *más* frecuente a la exploración de su recién nacido es:

a) Bloqueo cardiaco completo.
b) Exantema de cara y cuero cabelludo, que parece fotosensible.
c) Hematuria.
d) Esplenomegalia.
e) Sin datos patológicos.

Respuesta

La respuesta es e). La mayoría de los recién nacidos de madres con SLE *no* presenta lupus neonatal. El bloqueo *cardiaco* completo es el dato más frecuente en el lupus neonatal. Se encuentra un exantema fotosensible transitorio en la mayor parte de los neonatos *con* lupus eritematoso sistémico. Por lo general, el exantema se presenta después de la exposición significativa a la luz, a menudo durante la fototerapia para la hiperbilirrubinemia. Puesto que el exantema se considera relacionado con la transferencia de anticuerpos IgG maternos (SS-A y SS-B), es autolimitado y casi siempre se resuelve para los 6 a 8 meses. El bloqueo auriculoventricular (AV) completo suele detectarse en el segundo trimestre del embarazo. Por consiguiente, los lactantes que tuvieron una excelente atención prenatal sin detección de problemas fetales no mostrarán el bloqueo AV, que es permanente y requiere la instalación de un marcapasos. Otras manifestaciones del lupus eritematoso neonatal incluyen trombocitopenia transitoria y anomalías de las enzimas hepáticas.

3. Un niño de 5 años presenta fiebre persistente de cuatro semanas de duración. Las temperaturas son elevadas (39 a 40 °C) y se presentan todas las noches. Exhibe un exantema eritematoso maculopapular que se vuelve más marcado durante los periodos febriles. También presentó edema y dolor de rodillas y tobillos en la última semana. Se palpan los bordes hepático y esplénico. Los estudios de laboratorio revelan una cifra de leucocitos de 20 000/mm³, un nivel de hemoglobina de 9.0 g/dL y una cuenta de plaquetas de 650 000/mm³. ¿Cuál enunciado es *válido*?

a) Es posible que el paciente resulte positivo al RF.
b) La pericarditis es una complicación.
c) Es probable que en el cultivo de heces se encuentren especies de *Yersinia*.
d) La exploración ocular con lámpara de hendidura, por lo general, revelará uveítis.
e) Es posible que el paciente tenga ANA positivos.

Respuesta

La respuesta es b). Si bien el niño aún no padece artritis tras una enfermedad que ya se prolonga seis semanas, sus síntomas son compatibles con una JIA de inicio sistémico. Ocurre pericarditis hasta en 50% de los niños con JIA de inicio sistémico. En la mayor parte de los casos la pericarditis es leve. Los pacientes con JIA de inicio sistémico tienen más probabilidad de RF y ANA negativos. La gastroenteritis infecciosa causada por especies de *Yersinia* se relaciona con artritis reactiva. Rara vez se observa uveítis en la JIA de inicio sistémico, a diferencia de la JIA oligoarticular.

4. Un niño de 5 años ha presentado fiebre baja, dolor abdominal, vómito y diarrea en los últimos cinco días. Ahora le apareció un exantema palpable, que no se blanquea, en sus extremidades inferiores. Presentó síntomas de una infección de vías respiratorias altas hace una semana. El diagnóstico *más* probable es:

a) Enfermedad de Kawasaki.
b) JRA.
c) HSP.
d) Meningococcemia.
e) ITP.

Respuesta

La respuesta es c). Hasta 15% de los niños con HSP presenta dolor abdominal (e incluso disentería) antes del exantema. El exantema característico de la HSP aparece sobre todo en extremidades inferiores o en zonas declive, y consta de púrpura o petequias palpables. Muchos niños con HSP tuvieron infección de vías respiratorias altas o faringitis por estreptococos semanas previas. El exantema que acaba de describirse no es el típico de la JIA. La enfermedad de Kawasaki incluye fiebre alta, conjuntivitis, cambios de membranas mucosas, linfadenopatía cervical y edema de las extremidades. La púrpura de la ITP no suele ser palpable y presenta diferente distribución, aunque también podría ser secundaria a una infección viral.

5. Las siguientes manifestaciones se vinculan con el padecimiento explicado en la pregunta 4, *excepto*:

a) Nefritis.
b) Edema testicular.
c) Intususcepción.
d) Edema periarticular.
e) Aneurisma coronario.

Respuesta

La respuesta es e). Con frecuencia se presenta nefritis, edema testicular y artritis (con periartritis por edema) en los niños con HSP. Entre aquellos con HSP, 75% experimenta alguna afección GI y se presenta intususcepción en 1 a 5%. Los niños con enfermedad de Kawasaki corren el riesgo de desarrollar aneurismas coronarios.

6. Una niña de 7 años es llevada por su madre al médico porque no corre ni juega como lo hacía. Al interrogatorio, la madre declara que ya no juega más a pegar etiquetas con sus amigas y que parece que tiene problemas para subir escaleras en su casa. Además, ha dejado de comer bien y se queja de cansancio todo el tiempo. La exploración física revela que, para levantarse de una posición sentada en el piso, debe "subir" su cuerpo con los brazos. Tiene un exantema eritematoso sobre los párpados y piel escamosa roja en los nudillos. ¿Cuál opción es la que con *más* probabilidad proporcionará el diagnóstico?

a) Velocidad de eritrosedimentación.
b) ANA.
c) Cifras de CK.
d) RM de cerebro y columna vertebral.
e) Disminución de las cifras de complemento.

Respuesta

La respuesta es c). Esta niña tiene muchas manifestaciones compatibles con JDM, como fatiga, escaso apetito y debilidad muscular proximal. Además, presenta exantema en heliotropo y pápulas de Gottron sobre los nudillos. El aumento de la cifra de CK proporciona un diagnóstico probable. Otras enzimas musculares que podrían estar elevadas incluyen AST, ALT, LDH y aldolasa; el RF suele ser negativo. Con frecuencia se encuentran ANA en los pacientes con JDM, pero no es específico de la enfermedad. La disminución de las cifras de complemento es característica del SLE. Una MRI de cerebro y columna vertebral sería una mala opción diagnóstica para un menor con estos síntomas y signos. Una MRI muscular de las zonas proximales (pelvis/LE proximal) sería una prueba muy útil para detectar edema muscular y encontrar un sitio que posiblemente resulte positivo en la biopsia muscular. Otras opciones de diagnóstico incluyen electromiografía, aunque no suele ser necesaria en un cuadro clínico, como el de la paciente.

Caso para las preguntas 7 a 9

Una niña de 3 años es llevada al médico con el antecedente de siete semanas de cojera, al parecer indolora. Camina con marcha antiálgica y no presenta fiebre ni síntomas sistémicos. A la exploración física, se reconoce un edema de la rodilla izquierda. No hay factores de riesgo para la enfermedad de Lyme ni para la enfermedad inflamatoria intestinal. El abuelo de la paciente presenta psoriasis.

7. ¿Cuál es el diagnóstico más probable de la paciente?
- **a)** Artritis idiopática juvenil relacionada con entesitis.
- **b)** Artritis juvenil psoriásica.
- **c)** Artritis juvenil idiopática poliarticular.
- **d)** Artritis juvenil idiopática oligoarticular.

Respuesta

La respuesta es d). La artritis idiopática juvenil oligoarticular (JIA) es la forma más frecuente de JIA que se presenta en casi la mitad de los casos. Los pacientes son llevados a consulta cuando están en edad de caminar, presentan más de cinco articulaciones con artritis activa durante más de seis semanas de duración y suelen mostrarse tranquilos, solo con una marcha antiálgica/claudicante, que por lo general empeora por las mañanas. Los marcadores de inflamación (velocidad de eritrosedimentación y proteína C reactiva) quizá estén elevados; sin embargo, es probable que haya articulaciones adicionales con artritis. En tal caso, después de seis meses, si hay un total mayor de cuatro articulaciones afectadas, la subcategoría de JIA del paciente sería entonces de artritis oligoarticular ampliada (en vez de oligoarticular persistente).

8. De las siguientes pruebas de laboratorio, la más importante en su estudio porque ayudará a guiar la mejor valoración es la detección de:
- **a)** RF.
- **b)** CCP.
- **c)** ANA.
- **d)** Proteína C reactiva.

Respuesta

La respuesta es c). Si bien los resultados falsos positivos no son raros en los niños, tal vez desencadenados por una enfermedad infecciosa, una prueba positiva de ANA en quien tenga un diagnóstico reciente de JIA oligoarticular implica mayor riesgo de presentar o desarrollar uveítis anterior. En la JIA oligoarticular, la iritis anterior es asintomática casi siempre; por tanto, es importante una prueba de detección cuidadosa por oftalmología. En las series de informes, la iritis anterior se señala hasta en 20% de los pacientes de JIA oligoarticular con ANA positivos, pero también llega a estar presente en aquellos con ANA negativos.

9. ¿Cuál es el tratamiento inicial más apropiado para esta paciente?
- **a)** NSAID.
- **b)** Corticosteroides orales.
- **c)** Inyección intraarticular de esteroides.
- **d)** Metotrexato.

Respuesta

La respuesta es c). Si bien se administran NSAID con frecuencia a estos pacientes y pueden mejorar sus síntomas, el esquema terapéutico aceptado para el paciente con JIA oligoarticular es la inyección intraarticular de esteroides. No obstante que al inicio la aspiración mejora los síntomas y el aspecto, no se entiende que modifique la evolución. Cerca de la mitad de los pacientes con JIA oligoarticular responde a la inyección intraarticular de esteroides, en tanto que otros requerirán inyecciones repetidas o incluso medicamentos biológicos para lograr la eficacia. La presencia de inflamación intraocular también guía la necesidad o el grado de regulación inmunitaria sistémica terapéutica en pacientes con el fenotipo oligoarticular de la JIA.

LECTURAS RECOMENDADAS

Ballinger S. Henoch-Schönlein purpura. *Curr Opin Rheumatol* 2003;15:591–594.

Benselar SM, Silverman ED. Systemic lupus erythematosus. *Pediatr Clin North Am* 2005;52:443–467.

Cassidy JT, Laxer RM. Systemic lupus erythematosus. In: Cassidy JT, Petty RE, Laxer RM, et al., eds. *Textbook of pediatric rheumatology.* Philadelphia, PA: Elsevier Saunders, 2005:342–391.

Cassidy JT, Lindsley CB. Juvenile dermatomyositis. In: Cassidy JT, Petty RE, Laxer RM, et al., eds. *Textbook of pediatric rheumatology.* Philadelphia, PA: Elsevier Saunders, 2005:407–441.

Cassidy JT, Petty RE. Chronic arthritis. In: Cassidy JT, Petty RE, Laxer RM, et al., eds. *Textbook of pediatric rheumatology.* Philadelphia, PA: Elsevier Saunders, 2005:184–341.

Cassidy JT, Petty RE. Leukocytoclastic vasculitis. In: Cassidy JT, Petty RE, Laxer RM, et al., eds. *Textbook of pediatric rheumatology.* Philadelphia, PA: Elsevier Saunders, 2005:496–511.

Compeyrot-Lacassagne S, Feldman BM. Inflammatory myopathies in children. *Pediatr Clin North Am* 2005;52:493–520.

Goldmuntz EA, White PH. Juvenile idiopathic arthritis: a review of the pediatrician. *Pediatr Rev* 2006;27:e24–e32.

Gottlieb BS, Ilowite NT. Systemic lupus erythematosus in children and adolescents. *Pediatr Rev* 2006;27:323–330.

Hashkes PJ, Laxer RM. Medical treatment of juvenile idiopathic arthritis. *JAMA* 2005;294:1671–1684.

John J, Chandran L. Arthritis in children and adolescents. *Pediatr Rev* 2011;32:470–480.

Pachman LM. Juvenile dermatomyositis: a clinical overview. *Pediatr Rev* 1990;12:117–125.

Ravelli A, Martini A. Juvenile idiopathic arthritis. *Lancet* 2007;369:767–778.

Schneider R, Passo MH. Juvenile rheumatoid arthritis. *Rheum Dis Clin North Am* 2002;28:503–530.

Capítulo 55

SIMULACIÓN DEL EXAMEN DE CERTIFICACIÓN: Reumatología pediátrica

Andrew S. Zeft

PREGUNTAS

1. Usted atiende a un niño caucásico de 3 años de edad con fiebre y que acaba de mudarse a esa ciudad. Al revisar su historia clínica observa que en los últimos seis meses el paciente ha padecido fiebre aproximadamente cada cuatro semanas. La madre informa que en ese periodo el niño ha tenido aumentos de temperatura cada 26 a 27 días, "como reloj" y que los episodios febriles se han acompañado de dolor de garganta, ganglios inflamados y dolor abdominal. Las fiebres persistieron de 4 a 5 días, se mantuvieron entre 38.8 y 39.5 °C y cedieron parcialmente con acetaminofeno e ibuprofeno. Entre los episodios febriles, el niño luce sano. A la exploración física se observa que sus parámetros de crecimiento son normales; al momento de la consulta tiene fiebre de 39.6 °C y aspecto enfermo. Se aprecian eritema bucofaríngeo, amígdalas hipertróficas, úlceras en la parte posterior de la faringe, linfadenopatía cervical anterior e hipersensibilidad abdominal a la palpación. ¿Cuál es el resultado de laboratorio más probable en este caso?

a) Mutación en el gen del receptor para el factor de necrosis tumoral de la superfamilia 1A.

b) Velocidad de eritrosedimentación (ESR, *erythrocyte sedimentation rate*) y proteína C reactiva (CRP, *C-reactive protein*) altas.

c) Alta concentración de ferritina.

d) Mutación del gen de la cinasa de mevalonato.

e) Mutación del gen de la fiebre mediterránea.

Respuesta

La respuesta es b). El síndrome de fiebres periódicas, estomatitis aftosa, faringitis y adenopatía, o PFAPA (*periodic fever, aphthous stomatitis, pharyngitis and adenopathy*) causa fiebre recurrente en niños con relativa frecuencia; sin embargo, se desconoce su verdadera prevalencia. Aún no se determina su causa, pero este síndrome ocasiona episodios febriles estereotipados que duran 4 o 5 días y se repiten a intervalos regulares de más o menos 4 a 5 semanas. La fiebre se acompaña de dolor abdominal hasta en 60% de los pacientes. Los niños que sufren este síndrome

se mantienen sanos entre los episodios febriles y tienen crecimiento y desarrollo normales. En el curso de los ataques, es característico que se incrementen los marcadores de inflamación, como ESR y CRP, pero en los intervalos entre episodios recuperan sus valores normales. Algunos niños siguen enfermos entre las exacerbaciones, crecen o se desarrollan (o ambas cosas) de manera atípica o sufren persistencia de altos niveles de los marcadores de inflamación; en tales casos, es más probable que la causa de las fiebres recurrentes sea de mayor gravedad. En general, el pronóstico es bueno para los niños con síndrome PFAPA, en casi 40% se produce la remisión espontánea o disminuyen la frecuencia e intensidad de los ataques en 2 a 5 años después del inicio de los síntomas.

2. ¿Cuál de las siguientes opciones terapéuticas es la más eficaz para tratar el problema del paciente de la pregunta 1?

a) Adenoamigdalectomía.

b) 1 mg/kg de prednisona vía oral, al inicio de los síntomas.

c) 10 mg/kg de cimetidina vía oral, cuatro veces al día.

d) 5 mg/kg de infliximab, cada 4 semanas.

e) 15 mg/m^2 de metotrexato, por vía subcutánea, una vez por semana.

Respuesta

La respuesta es a). Hay muchas opciones terapéuticas para tratar el síndrome PFAPA. Se ha demostrado que, en más de 90% de los casos de este síndrome, una sola dosis oral de prednisona o prednisolona (0.5 a 2 mg/kg) suprime los ataques si se administra al primer signo de fiebre. Sin embargo, de 20 a 50% de los pacientes que toman prednisona para tratar sus ataques sufre aumentos en la frecuencia e intensidad de los episodios. También se han utilizado cimetidina y colchicina para prevenir los ataques de este síndrome, con buenos resultados en un tercio de los pacientes; se deben administrar dichos medicamentos diario, pues la omisión de una sola dosis provoca un episodio. La adenoamigdalectomía ha ganado aceptación en el tratamiento de este padecimiento. A la fecha, cerca de 100 pacientes con síndrome PFAPA se han sometido a esta intervención, según informa la bibliografía, y se ha conseguido la remisión total durante los 12 meses siguientes en casi 100% de los casos, sin reporte de consecuencias adversas. No se han empleado infliximab ni metotrexato para tratar el síndrome PFAPA.

3. Se valora a una adolescente de 16 años de edad por fatiga. En los últimos cuatro meses ha padecido dolor muscular y articular intermitente, además de cefaleas crónicas diarias. El dolor la despierta y con frecuencia se siente cansada al levantarse de la cama. Ha faltado a la escuela durante dos semanas y todos los días duerme una siesta de 3 horas. Los resultados de la exploración física son normales, excepto por la hipersensibilidad sobre los músculos trapecios, segundas costillas, tuberosidades mediales de las tibias y glúteos medianos. ¿Cuál de los siguientes tratamientos es el que con mayor probabilidad dará mejoría duradera a esta paciente?

a) 50 mg de pregabalina (Lyrica®) tres veces al día.
b) Enviarla con un especialista en medicina del dolor.
c) Fisioterapia con tratamiento cognitivo de la conducta.
d) Prednisona por vía oral: 1 mg/kg al día, por cinco días y, luego, reducción progresiva de la dosis durante dos semanas.
e) 10 mg/kg de naproxeno por vía oral, dos veces al día.

Respuesta
La respuesta es c). El síndrome de fibromialgia juvenil (jFMS, *juvenile fibromyalgia syndrome*) es un padecimiento cada vez más frecuente. Los pacientes con jFMS se quejan de alguna combinación de los siguientes seis síntomas: fatiga, sueño irregular y no reparador, cefaleas crónicas, molestias gastrointestinales inespecíficas, dolor musculoesquelético disperso arriba y debajo de la cintura, angustia crónica y tensión. Además de tales molestias somáticas, estos pacientes sufren hipersensibilidad en puntos dolorosos característicos de los músculos esqueléticos durante la exploración física. En fechas recientes han salido al mercado varios medicamentos para el tratamiento de la fibromialgia en adultos, como la pregabalina y la duloxetina; al momento de publicar este texto no se han efectuado estudios prospectivos para evaluar la seguridad o eficacia de estos productos en el tratamiento del jFMS. Los especialistas en este síndrome recomiendan un plan terapéutico multidisciplinario con fisioterapia intensiva, tratamiento cognitivo de la conducta y mejoramiento de la higiene para dormir. También suele ser benéfica la amitriptilina (<75 mg) como coadyuvante combinada con un plan de atención multidisciplinario. Se cuenta con pocos estudios longitudinales de pacientes con jFMS, de modo que no es posible dar un pronóstico preciso. Pese a ello, al participar en el plan terapéutico multidisciplinario y completarlo, por lo regular el paciente logra una recuperación continua de la función, aunque el dolor quizá persista por años.

4. Una adolescente de 15 años llega al consultorio para valoración por fatiga, fiebre de bajo grado, cefalea, dolor abdominal después de comer y dolor en el brazo izquierdo al hacer ejercicio. En la exploración física se observa que tiene obesidad y una ligera hipertensión (132/89 mm Hg), pero la enfermera también nota una diferencia de 15 mm Hg entre las presiones sistólicas de los brazos; por lo demás, se obtienen resultados normales. ¿Cuál será el primer paso más adecuado para la valoración?

a) Angiografía de la aorta y grandes vasos por resonancia magnética.
b) Enviarla a fisioterapia.
c) Enviarla a neurología.
d) Iniciar un curso de amitriptilina, 25 mg vía oral antes de que se vaya a dormir.
e) Iniciar un curso de enalaprilo, 10 mg al día.

Respuesta
La respuesta es a). Los signos y síntomas de la paciente son indicativos de vasculitis, específicamente de arteritis de Takayasu (TA, *Takayasu arteritis*), padecimiento que es una vasculitis de un gran vaso que causa cambios estenóticos y, rara vez, aneurismáticos en la aorta y sus ramas. Por lo regular, la TA afecta a la aorta torácica y sus ramas, pero en pacientes pediátricos es más frecuente que el mal se extienda a las aortas abdominal y renal. Los niños con TA en ocasiones muestran síntomas constitucionales, como fatiga y malestar general o hipertensión. Además, es menos probable que los pacientes pediátricos, comparados con los adultos, sufran molestias de carotidinia (dolor a lo largo de las arterias carótidas) o claudicación. En criterios de clasificación de TA pediátrica recién propuestos, se requiere demostrar anomalías angiográficas en la aorta y sus ramas primarias por medio de resonancia magnética, tomografía computarizada o angiografía convencional y al menos uno de los siguientes signos:

- Hipertensión.
- Disminución de pulsos arteriales periféricos, claudicación de extremidades o ambas cosas.
- Diferencias de presión arterial mayores de 10 mm Hg.
- Soplos sobre la aorta o sus principales ramas (o ambas cosas).

Es característico que estos niños tengan valores elevados de reactantes de fase aguda (ESR, CRP, alta concentración de plaquetas, anemia) en las pruebas de laboratorio. Lo fundamental en el tratamiento de los niños con TA es administrar altas dosis de prednisona, con reducción posológica gradual a lo largo de varios meses. En alrededor de 50% de estos enfermos, el tratamiento con prednisona permite lograr un buen control de la enfermedad. Cuando no sea posible suspender la medicación, hay que iniciar la administración de un inmunosupresor ahorrador de esteroides, como metotrexato o ciclofosfamida.

5. Se atiende a una niña caucásica de 8 años que presenta exantema. Su madre notó que tiene una banda lineal de color violeta en el muslo izquierdo, la cual ha crecido y se ha vuelto "más gruesa" en el transcurso de varios meses. A la exploración física se observa una placa con bordes violáceos de 11 × 3 cm que se extiende de la ingle a la rodilla por la cara medial del muslo izquierdo. ¿Cuál es el pronóstico probable?

a) Hay 80% de probabilidad de que tenga una enfermedad pulmonar intersticial.
b) Muchos niños con este cuadro sufren el fenómeno de Raynaud (RP, *Raynaud phenomenon*).
c) Más de 20% de los niños tiene manifestaciones extracutáneas.
d) El exantema disminuirá y desaparecerá por completo.
e) Alrededor de 10% de los pacientes desarrolla hipertensión pulmonar.

Respuesta

La respuesta es c). La esclerodermia lineal (LS, *linear scleroderma*) es un padecimiento autoinmunitario que causa engrosamiento e inflamación de la piel y los tejidos subyacentes; es la forma más frecuente de esclerodermia localizada en la niñez. Se desconoce la etiología precisa de la LS, pero hay indicios de que se trata de una fibrogenia desordenada. Afecta más a niñas que a niños y por lo general las lesiones de la LS aparecen en las extremidades y se extienden en sentido proximal o distal. Cuando la lesión atraviesa una articulación propicia artritis y, por último, inmovilidad articular en ese sitio; también es posible que la lesión se extienda a tejidos más profundos, incluso músculos y, rara vez, huesos. Más de 20% de los pacientes pediátricos con esclerodermia localizada tienen manifestaciones extracutáneas, como artritis, síntomas neurológicos u otras enfermedades autoinmunitarias. Es muy raro que las esclerodermias localizadas, como LS y morfea circunscrita, se relacionen con esclerosis sistémica, en la que es frecuente observar RP, hipertensión pulmonar y enfermedad pulmonar intersticial. Las pruebas de laboratorio muestran valores altos de reactantes de fase aguda, eosinofilia y anticuerpos antinucleares positivos (ANA, *antinuclear antibody*) en cerca de 50% de los pacientes. El tratamiento de la LS incluye esteroides tópicos y por vía sistémica, además de metotrexato. Cuando no se tratan, estas lesiones llegan a provocar cambios estéticos significativos y discapacidad funcional.

6. Usted atiende a una joven caucásica de 16 años en una consulta anual de rutina. Hasta hace poco, la atendió un médico que acaba de jubilarse. Al revisar el expediente el médico observa que fue tratada cuatro veces por infecciones urinarias con cultivos negativos. La exploración física muestra que la presión arterial de la paciente está un poco elevada (139/88 mm Hg). Al revisar la mucosa nasal observa que está muy edematosa y es friable. Los pulmones están limpios y en el análisis general de orina se halló sangre 2+, proteína 2+ y esterasa leucocítica 1+. ¿Cuál de los siguientes resultados es más probable en las pruebas de laboratorio de esta paciente?

a) Anticuerpos citoplásmicos contra neutrófilos (ANCA, *antineutrophil cytoplasmic antibody*) (+), patrón citoplásmico, antimieloperoxidasa (+).

b) ANCA (+), patrón citoplásmico, antiproteinasa 3 (+).

c) ANCA (+), patrón perinuclear, antimieloperoxidasa (+).

d) ANA (+), anti-DNA de doble cadena (+).

e) ANA (+), anticuerpos anti-Smith (+).

Respuesta

La respuesta es b). La granulomatosis de Wegener (WG, *Wegener granulomatosis*) es una vasculitis necrosante de vasos sanguíneos medianos y pequeños; por lo general, afecta más a las mujeres que a los hombres y los pacientes pediátricos casi siempre desarrollan síntomas en su segundo decenio de vida. Desde el punto de vista clínico, los niños quizá muestren la tríada clásica de:

- Sinusitis.
- Hemoptisis.
- Glomerulonefritis que se manifiesta como hematuria.

Además, con frecuencia hay síntomas constitucionales como fatiga, pérdida de peso corporal y fiebre. Se considera que la WG es uno de los síndromes renopulmonares, junto con el síndrome de Goodpasture, poliangitis microscópica (MPA, *microscopic poliangiitis*) y lupus eritematoso sistémico (SLE, *systemic lupus erythematosus*). La formación de ANCA es muy específica tanto de la WG como de la MPA, pero es posible diferenciar entre ellos por sus patrones de inmunofluorescencia y por su especificidad antigénica. Cerca de 80% de los pacientes pediátricos con WG tiene un patrón de tinción citoplásmica y anticuerpos IgG, antiproteinasa 3, mientras que casi 90% de los que padecen MPA tienen ANCA con patrón de tinción perinuclear por inmunofluorescencia y anticuerpos IgG específicos para la enzima mieloperoxidasa.

7. ¿Cuál de los siguientes resultados de laboratorio indica enfermedad reumática como causa del fenómeno de Raynaud?

a) Prueba de ANA positiva y fatiga.

b) Prueba de ANA positiva y dolor articular con la actividad.

c) Prueba de ANA positiva y capilares anormales en pliegues ungulares.

d) Prueba de ANA positiva y antecedentes familiares de lupus.

e) Prueba de ANA positiva e hipermovilidad.

Respuesta

La respuesta es c). El RP se caracteriza por cambios episódicos en el color de los dedos debido a vasoespasmos intermitentes de las arterias digitales, que son causados por vasculopatía, hiperreactividad vascular o ambas. Es característico que estos cambios de color sean trifásicos: primero se forma una zona de color blanco en la punta del dedo, la cual termina de manera abrupta en una de las articulaciones digitales; luego, el color cambia con lentitud al azul y por último al rojo, a medida que se restaura la circulación. Sin embargo, en la mayoría de los niños con RP, los cambios de color solo son monofásicos o bifásicos. Los factores que activan el RP son frío, estrés y ejercicio, es más frecuente en mujeres que en varones y por lo general inicia en el segundo decenio de la vida. Los pacientes pediátricos quizá padezcan RP primario, que no se relaciona con enfermedad autoinmunitaria; por lo regular, quienes sufren RP primario son mujeres adolescentes con bajo índice de masa corporal. Además, en una publicación reciente se documentó mayor incidencia en niños con déficit de atención tratados con estimulantes. Por el contrario, es frecuente que los pacientes pediátricos que sufren RP relacionado con enfermedad reumática (típicamente SLE, enfermedad mixta del tejido conjuntivo, dermatomiositis juvenil o esclerosis sistémica juvenil) tengan ANA y anomalías en los capilares de sus lechos ungulares, incluso con desprendimiento o tortuosidad de los vasos.

8. Se valora a un adolescente afroestadounidense de 15 años que sufre disnea. El paciente también informa que su visión se ha vuelto "borrosa" en fechas recientes y que tiene "abultamientos [nódulos] rojos y dolorosos" en las espinillas. A la exploración física, se notan precipitados corneales, hipersensibilidad, nódulos eritematosos en las espinillas y estertores suaves bilaterales en los campos pulmonares inferiores. Las pruebas de función pulmonar efectuadas en el consultorio indican que la capacidad vital forzada (FVC, *forced vital capacity*) y el volumen espiratorio forzado en 1 segundo (FEV₁, *forced expiratory volume*) del paciente son 60% de lo esperado y la radiografía de tórax demuestra una linfadenopatía hiliar. ¿Cuál de las siguientes pruebas tendrá la mayor especificidad?

a) Enzima convertidora de angiotensina (ACE, *angiotensin-converting enzyme*).
b) Anticuerpos antinucleares.
c) Anticuerpo citoplásmico contra neutrófilos.
d) Pruebas de enfermedad intestinal inflamatoria, serie 7.
e) Biopsia de ganglios linfáticos para demostrar granulomas no caseosos.

Respuesta

La respuesta es e). La sarcoidosis es un raro padecimiento granulomatoso sistémico que afecta a cualquier órgano o sistema. En Estados Unidos, los afroestadounidenses tienen tres veces más probabilidades de desarrollar sarcoidosis que la población blanca. Es frecuente que los niños afectados tengan síntomas constitucionales, además de respiratorios, como tos, dolor de pecho y disnea. También son comunes los exantemas —como eritema nodoso— y molestias musculoesqueléticas —como artritis poliarticular. Algunos niños con sarcoide también padecen uveítis posterior, anomalías en el sistema nervioso central o nefritis. La concentración de ACE producida por granulomas sarcoides llega a estar aumentada hasta en 60% de los niños con sarcoidosis, sin embargo, hay muchos resultados falsos negativos, sobre todo en afroestadounidenses. En las radiografías simples de la mayoría de los niños con sarcoidosis se aprecia una linfadenopatía hiliar, y en la tomografía o en las pruebas de función pulmonar también es posible observar signos de enfermedad pulmonar intersticial. Además, la adenopatía periférica es un signo muy frecuente en niños con sarcoidosis. En la biopsia se observan los clásicos granulomas no caseosos característicos de la sarcoidosis. No obstante, es factible observar un cuadro patológico similar en diversos padecimientos, de modo que no debe pasarse por alto una valoración completa de otras etiologías, en particular de infecciones.

9. Se recibe a un niño de raza blanca de 8 años para valorarlo por fiebre recurrente. Durante los últimos nueve meses, este paciente padeció hipertermia cada 5 a 6 semanas, acompañada de intenso dolor abdominal en los últimos 3 días. Varios de sus familiares, oriundos de Italia, padecieron síntomas similares y fallecieron por insuficiencia renal. ¿Cuál de los siguientes medicamentos le ayudaría a prevenir la fiebre y permitiría mejorar el pronóstico para este niño?

a) Prednisona por vía oral diaria.
b) Colchicina por vía oral diaria.
c) Ácido acetilsalicílico por vía oral diario.
d) Etanercept por vía subcutánea una vez por semana.
e) Infliximab por vía intravenosa una vez al mes.

Respuesta

La respuesta es b). Aunque rara hoy en día, en Estados Unidos la fiebre mediterránea familiar (FMF, *familial Mediterranean fever*) es una de las causas más comunes de fiebre recurrente a nivel mundial. Por lo general, es posible rastrear la herencia de los enfermos de FMF hasta países de la costa del mar Mediterráneo. Hasta 20% de los

pacientes con FMF tuvo su primera exacerbación de síntomas antes de los 10 años y 80% a los 20. Por lo general, se trata de episodios breves que duran de 2 a 3 días y se caracterizan por fiebre, dolor abdominal y artritis con una frecuencia de hasta 8 a 12 veces por año. Las mutaciones en el gen de la fiebre mediterránea (MEFV, *mutations in the Mediterranean fever*) generan una forma disfuncional de la proteína pirina, que cumple una función primordial en el control de la producción de interleucina 1, una potente citocina proinflamatoria. Esa disfuncionalidad de la pirina permite el desarrollo de una inflamación persistente que propicia amiloidosis e insuficiencia renal. Se ha demostrado que la administración diaria de colchicina reduce de manera acentuada la frecuencia y gravedad de los episodios febriles hasta en 90% de las personas con FMF, así como el riesgo de amiloidosis de 37 a 5%.

10. Una adolescente de 15 años acude a consulta. Desde hace pocos días padece artritis poliarticular, con exantema urticante, petequias dispersas y fatiga. La joven se había mantenido sana hasta ese momento, excepto porque tomaba minociclina contra el acné. ¿Cuál de las siguientes líneas conceptuales es la más adecuada para la valoración de esta paciente?

a) Diagnosticar reacción alérgica y prescribir antihistamínicos.
b) Diagnosticar artritis idiopática juvenil (JIA, *juvenile idiopathic arthritis*) poliarticular pues el cuadro clínico incluye más
   de cinco articulaciones con artritis activa.
c) Considerar el diagnóstico de SLE, pero contemplar la posibilidad de SLE farmacoinducido o vasculitis inducida por pANCA (*perinuclear antinuclear cytoplasmic antibody*) + minociclina.
d) Diagnosticar meningococcemia.

Respuesta

La respuesta es c). Es común que el acné se trate con minociclina, pero este fármaco puede activar una reacción tipo lupus u otra caracterizada por un patrón perinuclear de anticuerpos citoplásmicos antinucleares (pANCA). Por lo general, estos pacientes tienen manifestaciones de vasculitis lúpica. Con la interrupción del régimen con minociclina y, en muchos casos, un tratamiento con esteroides se resuelven los síntomas del paciente, quien no tendrá manifestaciones de enfermedad crónica. Algunos de estos enfermos son positivos a antihistona, pero alrededor de la mitad de los que padecen SLE también tiene anticuerpos antihistona.

11. Un niño de 4 años presenta el tercer dedo del pie muy tumefacto ("dedo de salchicha"); también sufre dolor e inflamación en los puntos de inserción del tendón de Aquiles (en el calcáneo) y sus síntomas ya duran siete semanas. El paciente es negativo a HLA B27 y su padre padece psoriasis; además, en el transcurso del año pasado se le formaron fositas en las uñas que se engrosaron. ¿Cuál es el diagnóstico más apropiado para el niño?

a) JIA poliarticular.
b) Artritis psoriásica juvenil.
c) Enfermedad intestinal inflamatoria.
d) Artritis de inicio sistémico.

Respuesta

La respuesta es b). Según la definición de JIA basada en los criterios de la International League Against Rheumatism

(ILAR), este paciente tiene artritis psoriásica juvenil. El antecedente de dactilitis (hinchazón de los dedos) en un familiar de primer grado y las fositas en las uñas confirman este diagnóstico. También se observan características de artritis relacionada con entesitis. Los pacientes con artritis por una espondiloartropatía axil (sacroiliaca) subyacente quizá tengan enfermedad intestinal inflamatoria, aunque esto no siempre sucede. Este niño sufre artritis poliarticular, pero tiene otros signos que lo sitúan de manera más específica en un cuadro de JIA poliarticular. El caso no satisface los criterios diagnósticos para JIA de inicio sistémico.

LECTURAS RECOMENDADAS

Akikusa JD, Schneider R, Harvey EA, et al. Clinical features and outcome of pediatric Wegener's granulomatosis. *Arthritis Rheum* 2007;57(5):837–844.

Anthony KK, Schanberg LE. Pediatric pain syndromes and management of pain in children and adolescents with rheumatic disease. *Rheum Dis Clin North Am* 2007;33(3):625–660.

Goldman W, Seltzer R, Reuman P. Association between treatment with central nervous system stimulants and Raynaud's syndrome in children: a retrospective case–control study of rheumatology patients. *Arthritis Rheum* 2008;58(2):563–566.

Goldsmith DP. Periodic fever syndromes. *Pediatr Rev* 2009;30:e34–e41.

Hoffmann AL, Milman N, Byg KE. Childhood sarcoidosis in Denmark 1979–1994: incidence, clinical features and laboratory results at presentation in 48 children. *Acta Paediatr* 2004;93(1):30–36.

Licameli G, Jeffrey J, Luz J, et al. Effect of adenotonsillectomy in PFAPA syndrome. *Arch Otolaryngol Head Neck Surg* 2008;134(2):136–140.

Miller ML, Pachman LM. Vasculitis syndromes. In: Behrman RE, Kliegman RM, Jenson HB, eds. *Nelson textbook of pediatrics*, 18th ed. Philadelphia, PA: Saunders, 2007.

Nigrovic PA, Fuhlbrigge RC, Sundel RP. Raynaud's phenomenon in children: a retrospective review of 123 patients. *Pediatrics* 2003;111(4 pt 1):715–721.

Ozen S, Ruperto N, Dillon MJ, et al. EULAR/PReS endorsed consensus criteria for the classification of childhood vasculitides. *Ann Rheum Dis* 2006;65(7):936–941.

Padeh S, Berkun Y. Auto-inflammatory fever syndromes. *Rheum Dis Clin North Am* 2007;33(3):585–623.

Renko M, Salo E, Putto-Laurila A, et al. A randomized, controlled trial of tonsillectomy in periodic fever, aphthous stomatitis, pharyngitis, and adenitis syndrome. *J Pediatr* 2007;151(3):289–292.

Tasher D, Somekh E, Dalal I. PFAPA syndrome: new clinical aspects disclosed. *Arch Dis Child* 2006;91(12):981–984.

Thomas KT, Feder HM Jr, Lawton AR, et al. Periodic fever syndrome in children. *J Pediatr* 1999;135(1):15–21.

Zulian F. Systemic sclerosis and localized scleroderma in childhood. *Rheum Dis Clin North Am* 2008;34(1):239–255.

Capítulo 56

Anemia

L . Kate Gowans

La *anemia* es una reducción de la masa total de eritrocitos o de la concentración de hemoglobina en sangre. Las unidades empleadas para medir la anemia son la cuenta de eritrocitos y el hematócrito; este último es la fracción de volumen de una muestra de sangre entera ocupada por los eritrocitos y se expresa como porcentaje. La concentración de hemoglobina es la cantidad de este pigmento eritrocítico en la sangre entera y se expresa en gramos por 100 mL (dL) de sangre entera; su valor es una medida directa y, por tanto, es más confiable que el hematócrito, que es un valor calculado. El cuadro clínico general es importante para la investigación de las causas de la anemia. Con base en los métodos aplicados para determinar el espectro normal de la concentración de hemoglobina y el hematócrito, cabe esperar que 2.5% de la población sana tenga valores relativamente bajos de hemoglobina y hematócrito, lo que podría malinterpretarse como anemia. Por otra parte, ambas medidas quizá sean normales en niños con algún padecimiento cardiaco o pulmonar; aun así, son menores de lo que se requiere para dar la oxigenación adecuada a los tejidos corporales y, en consecuencia, se presenta una *anemia funcional*.

En general, entre un paciente pediátrico y otro hay considerables variaciones en las concentraciones de hemoglobina y hematócrito. Por consiguiente, cuando se valora la anemia en menores de edad, es importante aplicar normas ajustadas por género y edad.

VARIACIÓN DEPENDIENTE DE LA EDAD

La eritropoyesis se activa durante la vida intrauterina y la concentración de hemoglobina en un recién nacido a término (medida en la sangre del cordón umbilical) es de casi 16.6 g/dL; el nivel mínimo aceptable es de 13.8 g/dL (**tabla 56-1**). El volumen corpuscular medio (MCV, *mean corpuscular volume*) eritrocítico también se incrementa en el neonato, de modo que valores menores de 96 μ^3 son signo de microcitosis. El recién nacido se expone a mayor cantidad de oxígeno, lo que ocasiona menor producción de eritrocitos en los primeros días de vida, hasta llegar a un mínimo en la segunda semana; después aumenta a valores más altos,

hasta alrededor de los tres meses de edad. Con esta variación en la eritropoyesis, la concentración de hemoglobina y el hematócrito llegan a un nadir (el punto más bajo) entre las 6 y 9 semanas de edad (el valor mínimo es de 9 g/dL en el recién nacido a término), lo que se conoce como *anemia fisiológica de la lactancia*. La concentración de eritropoyetina se corresponde con dichos valores y en los nacidos a término alcanza su mínimo a la edad de un mes y su máximo a los dos meses de vida. En los recién nacidos prematuros la anemia quizá sea más pronunciada porque tienen reservas de hierro insuficientes y la vida de sus eritrocitos es breve. La vida media de los eritrocitos de recién nacidos a término es de 23 días, mientras en los prematuros es de 17 días y en los adultos llega hasta 35 días. En consecuencia, en los prematuros la anemia suele aparecer a menor edad y durar más que en los nacidos a término.

Los neonatos con anomalías heredadas en la membrana de los eritrocitos, como esferocitosis hereditaria, quizá experimenten anemia exagerada en el periodo neonatal debido a la disminución de la eritropoyesis y, a la vez, la mayor destrucción esplénica de eritrocitos que tiene lugar después del nacimiento.

La concentración de hemoglobina aumenta de manera gradual durante la lactancia y la niñez (**tabla 56-2**). Al iniciar la pubertad, las diferencias de género en la concentración de hemoglobina se vuelven apreciables; en los hombres es mayor en 1 a 1.5 g/dL. Los niños afroestadounidenses quizá tengan concentraciones de hemoglobina 0.5 mg/dL menores que la de niños de ascendencia asiática o caucásicos.

CLASIFICACIÓN DE LAS ANEMIAS

Las anemias se clasifican por:

- Morfología. La anemia es microcítica, normocítica o macrocítica. El MCV medido en el laboratorio es el indicador morfológico más confiable.
- Fisiología. La anemia es causada por producción disminuida, incrementos en la pérdida o destrucción de eritrocitos, o ambas cosas. El marcador fisiológico más confiable es la cuenta de reticulocitos.

TABLA 56-1
VALORES EN SANGRE DEL CORDÓN UMBILICAL

	Media	±2 SD
Hemoglobina	16 g/dL	13.8-20.0 g/dL
Volumen corpuscular medio	106 μ³	96-116 μ³
Reticulocitos	4%	3-7%

Nota: Valores recopilados de diversas fuentes.

SD, desviación estándar.

Al proceder con la investigación para determinar la causa de la anemia, es importante considerar ambos sistemas de clasificación a la vez (**tablas 56-3 y 56-4**).

INTERROGATORIO Y EXPLORACIÓN FÍSICA

Un interrogatorio y una exploración física completos son cruciales para investigar la anemia (**tabla 56-5**).

Interrogatorio

La edad y género del paciente, junto con la duración de sus síntomas y de la anemia que sufre, son datos útiles para dilucidar la etiología de la enfermedad (**tabla 56-6**). En el neonato, las causas habituales de anemia son la hemólisis y pérdidas de sangre. La deficiencia nutricional primaria de hierro es más frecuente en las etapas iniciales de la edad preescolar y en adolescentes femeninas. En el periodo neonatal rara vez se observan manifestaciones clínicas de las hemoglobinopatías más frecuentes. Tales expresiones de la anemia (**tablas 56-7 y 56-8**) dependen de la edad del paciente y la duración del padecimiento e incluyen letargo, taquicardia y palidez. Muchos lactantes anémicos están irritables y comen poco, pero los que padecen anemia crónica quizá estén bien compensados y no sufran molestias significativas. La descompensación cardiovascular se relaciona con la agudeza y gravedad de la anemia; cuando ésta empeora, se producen cambios neurológicos.

TABLA 56-2
VALORES DE HEMOGLOBINA INDICADORES DE ANEMIA EN DISTINTOS GRUPOS DE EDAD

	Edad	Hb (g/dL)
Lactancia	2-3 meses	9.0 (a término)
	3-6 meses	8.5 (bajo peso al nacer)
	6-12 meses	9.5
		10.0
Niñez	12-24 meses	10.5
	>24 meses	11.5
Adolescencia	>13 años	12.0 (mujeres)
		13.5 (hombres)

TABLA 56-3
CLASIFICACIÓN MORFOLÓGICA DE LAS ANEMIAS

Normocítica (normocrómica): MCV normal
Anemia aplásica (hipoplásica)
Anemia secundaria a infiltración de la médula ósea (p. ej., leucemia, neuroblastoma)
Anemias secundarias
Hipotiroidismo
Enfermedad renal
Enfermedad crónica
Eritroblastopenia transitoria de la niñez
Microcítica (hipocrómica): MCV y MHC disminuidos
Anemia por deficiencia de hierro
Síndromes de talasemia
Anemia sideroblástica
Congénita
Adquirida
Intoxicación por plomo
Intoxicación por isoniazida
Anemia por enfermedad crónica (anemia por inflamación)
Anemias raras
Carencia congénita de transferrina
Deficiencia de cobre
Síndrome de hematoma linfoide (enfermedad de Castleman)
Hemoglobina E
Macrocítica: MCV incrementado
Nutricional (primaria o secundaria): deficiencia de ácido fólico o vitamina B_{12}
Síndromes de malabsorción
Anemia perniciosa juvenil
Tratamiento con fenitoína
Deficiencia de transcobalamina II
Malabsorción congénita de ácido fólico
Malabsorción congénita de vitamina B_{12}
Síndrome de asa ciega
Resección quirúrgica
Hipotiroidismo
Síndrome de Down
Farmacoinducida (quimioterapia)
Anemias diseritropoyéticas congénitas
Enfermedades primarias de la médula ósea
Enfermedades mieloproliferativas
Anemia aplásica (congénita o adquirida)
Anemia de Diamond-Blackfan
Síndrome de Pearson

MCV, volumen corpuscular medio; MCH, hemoglobina corpuscular media.

El interrogatorio permite hallar indicios importantes que indican episodios hemolíticos significativos, como cambios en el color de la orina, escleróticas amarillentas e ictericia.

Es fundamental llevar un registro de las pérdidas de sangre, el cual debe incluir lo siguiente:

- Pérdidas digestivas de sangre, que se manifiestan como cambio en el color de la materia fecal o sangre en las heces.
- Pérdidas de sangre por la vagina. Algunas adolescentes tienen descargas menstruales excesivas que quizá no perciban como anormales; por tanto, es necesario obtener información de sus antecedentes menstruales, como duración de los periodos y tipo de flujo, así como número y saturación de los tampones o de apósitos femeninos usados.
- Hemorragias nasales excesivas.

TABLA 56-4

CLASIFICACIÓN POR FUNCIONES (FISIOPATOLÓGICA)

Producción inadecuada (disminución de reticulocitos)
Hipoplasia eritroide (disminución de precursores de eritrocitos en la médula ósea)
Anemia aplásica (hipoplásica)
Congénita
Anemia de Fanconi y sus variantes
Adquirida
Poshepatitis
Idiopática
Hemoglobinuria paroxística nocturna
Aplasia de eritrocitos (hipoplasia)
Congénita
Anemia de Diamond-Blackfan
Adquirida
Eritroblastopenia transitoria infantil
Infección por parvovirus B-19
Infiltración tumoral
Leucemia
Neuroblastoma
Hiperplasia eritroide (aumento de precursores de eritrocitos en la médula ósea)
Deficiencia de hierro
Deficiencia de vitamina B_{12}
Deficiencia de ácido fólico
Anemias sideroblásticas
Síndromes de talasemia
Anemias diseritropoyéticas
Mayor destrucción o pérdida (aumento de reticulocitos)
Anemia por pérdida de sangre
Aguda (normocítica)
Crónica (microcítica)
Hemólisis
Defecto extacorpuscular

Aloinmunitaria
Autoinmunitaria
Hiperesplenismo
Anemia hemolítica microangiopática
Síndromes de coagulación intravascular diseminada
Síndrome urémico hemolítico
Púrpura trombótica trombocitopénica
Anemia hemolítica macroangiopática (cardiaca)
Defecto intracorpuscular
Membranopatía
Esferocitosis
Eliptocitosis
Estomatocitosis
Piropoiquilocitosis
Transporte de cationes
Hemoglobinuria paroxística nocturna
Enzimopatía
Vía productora de energía (glucolítica)
Deficiencia de cinasa de piruvato
Vía antioxidante (redox)
Deficiencia de deshidrogenasa de glucosa-6-fosfato
Hemoglobinopatía
Hemoglobinopatías
Enfermedad de células falciformes (talasemia SS, SC, S/b
Síndromes de talasemia
Hemoglobinas inestables
Producción disminuida y destrucción incrementada (eritropoyesis ineficaz)
Deficiencia de vitamina B_{12}
Talasemia mayor
Deficiencia de ácido fólico
Anemias diseritropoyéticas congénitas

TABLA 56-5

PISTAS PARA DIAGNOSTICAR ANEMIA

Característica histórica	Indica
Consumo excesivo de leche	Deficiencia de hierro
Pagofagia	Deficiencia de hierro
Pica	Deficiencia de hierro
Ictericia neonatal	Hemólisis
Esplenectomía/colecistectomía	Hemólisis
Cirugía abdominal (resección del íleon)	Deficiencia de vitamina B_{12}
Característica en exploración física[a]	
Ictericia	Hemólisis
Esplenomegalia	Hemólisis
Hiperplasia maxilar	Hemólisis
Prominencia de la frente	Hemólisis
Coiloniquia (uñas de cuchara)	Deficiencia de hierro
Glositis	Deficiencia de vitamina B_{12}
Hepatoesplenomegalia	Enfermedades por infiltración de la médula ósea

[a] *Véanse* **tablas 56-1, 56-2** y **56-7**.

TABLA 56-6

CAUSAS HABITUALES DE ANEMIA EN DISTINTOS GRUPOS DE EDAD

Grupos de edad	Causas frecuentes
Periodo prenatal	Hemólisis
	Pérdidas de sangre
Lactancia temprana	Hemólisis
	Pérdidas de sangre (intolerancia a la proteína de la leche de vaca)
	Anemia de Diamond-Blackfan
Lactancia tardía/niñez	Deficiencia de hierro
	Anemia secundaria (infiltración en médula ósea, pérdidas de sangre)
	Eritroblastopenia transitoria de la niñez
	Anemia de Diamond-Blackfan
Adolescencia	Deficiencia de hierro
	Anemia secundaria (infiltración en médula ósea, pérdidas de sangre [enfermedad intestinal inflamatoria])
	Anemia por actividad deportiva

TABLA 56-7

MANIFESTACIONES CLÍNICAS GENERALES DE ANEMIA

Grado de anemia	Piel/mucosas	Sistema cardiovascular	Sistema nervioso central
Leve	Normal	Sin cambios	Sin cambios
Moderada	Palidez	Taquicardia/soplos	Cefaleas
Grave	Palidez marcada	Taquicardia/soplos	Desmayos
		Insuficiencia cardiaca	Síncope/convulsiones

También es necesario revisar los datos de duración, etiología y resolución de los episodios anémicos anteriores, así como los tratamientos que se aplicaron contra la anemia. Los datos de los hemogramas completos anteriores sirven para comparar. En pediatría, un error de diagnóstico frecuente es cuando se trata con suplementos de hierro a pacientes que tienen un rasgo genético de talasemia, ya que ésta causa anemia microcítica. Además, para tener una historia clínica y quirúrgica completas, es imperativo realizar una minuciosa revisión de síntomas para dilucidar si la causa de la anemia es alguna infección crónica subyacente o una enfermedad inflamatoria.

Se debe efectuar un interrogatorio cuidadoso sobre el nacimiento y la evolución neonatal, que incluya tipo sanguíneo del lactante y de su madre, para verificar si hay antecedentes de incompatibilidad ABO o Rh. También es preciso saber si hubo exsanguinotransfusión, transfusión intrauterina o antecedentes de anemia en el periodo neonatal. La edad gestacional es un dato significativo porque los recién nacidos prematuros sufren deficiencia de hierro, que causa anemia. La ictericia o la necesidad de fototerapia suelen ser signo de anemia hemolítica hereditaria.

Los estudios diagnósticos de la anemia deben incluir antecedentes familiares de ictericia, cálculos biliares o esplenomegalia. Son significativos los antecedentes de familiares a los que se haya practicado colecistectomías o esplenectomías, sobre todo a una edad temprana, lo que además permite identificar a otros integrantes con anemia hemolítica hereditaria. Si solo los hombres de la familia hubieran sufrido episodios hemolíticos, serían signo de algún padecimiento ligado a X, como la deficiencia de deshidrogenasa de glucosa-6-fosfato (G6PD, *glucose-6-phosphate dehydrogenase*). El dato de cuál es el grupo racial o étnico del menor es información útil para orientar el diagnóstico hacia hemoglobinopatías y enzimopatías; por ejemplo, los síndromes de talasemia son más frecuentes en descendientes de personas originarias del mediterráneo y sureste de Asia, en tanto las hemoglobinas S y C afectan sobre todo a la población afroestadounidense.

Deben tomarse en cuenta los antecedentes de viajes a zonas de infecciones endémicas (p. ej., paludismo, hepatitis o tuberculosis) y es necesario investigar las posibles causas infecciosas de la anemia. No es raro que se detecte anemia leve en cuadros de infección.

Es preciso investigar la exposición a medicamentos y toxinas ambientales, incluso el consumo de agua de pozo, que contiene nitratos y nitritos. Es necesario descubrir si hay antecedentes de hemólisis inducida por oxidantes. También debe buscarse información sobre consumo de medicamentos homeopáticos o de herbolaria, ya que algunos contienen plomo o toxinas. Además, al valorar a un niño con anemia microcítica, se formulan preguntas específicas acerca del entorno ambiental, la vivienda y la exposición a pinturas y materiales de cocina para descubrir una posible exposición al plomo.

Es crucial obtener una historia dietética completa para estimar su contenido en plomo. Se debe documentar la clase de dieta, el tipo de fórmula (si es fortificada con hierro) y la edad del niño cuando se le detectó o se le retiró el biberón. También se debe determinar la cantidad y tipo de leche que toma el lactante, ya que, *en preescolares, el consumo de más de 900 mL/día de leche de vaca se relaciona con deficiencia de hierro*. La ingestión de leche de cabra se relaciona con deficiencia de folato. Las preguntas específicas sobre si el niño padece pica sirven para efectuar el diagnóstico de intoxicación por plomo, deficiencia de hierro o ambas.

La historia detallada del desarrollo del niño es importante pues con la pérdida de metas o el retraso del desarrollo en lactantes con anemia megaloblástica es posible omitir anomalías en el metabolismo de la cobalamina.

Exploración física

- Piel: la palidez con lechos capilares visibles a través de mucosas (como conjuntivas, palmas de las manos y lechos ungulares), por lo general indica anemia grave. Se debe valorar hipopigmentación e hiperpigmentación (como la que se ve en pacientes con anemia de Fanconi). La ictericia quizá sea signo de hemólisis o, en ocasiones, de eritropoyesis ineficaz.
- Uñas: la coiloniquia (uñas en cuchara) se relaciona con deficiencia de hierro.
- Ojos: se busca palidez e ictericia. La hiperbilirrubinemia leve no es distinguible en la exploración física. Es posible que la microoftalmía se relacione con el síndrome de Fanconi.

TABLA 56-8

MANIFESTACIONES CLÍNICAS DE ALGUNOS TIPOS DE ANEMIA

Tipo de anemia	Signo clínico
Pérdidas de sangre	Sitio(s) hemorrágico(s)
	Sangre en heces
Hemólisis/diseritropoyesis	Esplenomegalia
	Ictericia
	Hiperplasia frontal o maxilar
Hipoproliferativa	*Véase* **tabla 56-9**

TABLA 56-9
SÍNDROMES CONGÉNITOS DE HIPOPLASIA DE LA MÉDULA ÓSEA

Tipo de anemia	Piel/mucosas	Otros
Anemia de Fanconi	Piel hiperpig-mentada/hipopigmentada	Anomalías en pulgares o radio (hueso)
		Estatura baja
		Riñón en herradura
		Microftalmía
Anemia de Diamond-Blackfan	Palidez	Facies de Cathie (*véase* el texto)
		Anomalías en pulgares
		Estatura baja
Disqueratosis congénita	Distrofia ungular Lesiones en piel y mucosas	Fracturas patológicas
Síndrome de Pearson	Palidez	Acidemia láctica
		Disfunción pancreática
		Retraso del crecimiento

- Boca: en pacientes con deficiencia de hierro se observan mucosa bucal pálida y papilas linguales erosionadas.
- Facies: la prominencia de la frente y la hiperplasia maxilar suelen relacionarse con hemólisis crónica e hiperplasia reactiva de la médula ósea (hemoglobinopatías). La facies de Cathie (nariz respingada, labio superior grueso, ojos separados con expresión inteligente) se relaciona con anemia hipoplásica (de Diamond-Blackfan) (**tabla 56-9**).
- Corazón: se deben buscar soplos o ruidos cardiacos anormales.
- Manos: las anomalías en los pulgares se relacionan con anemia de Fanconi o con anemia de Diamond-Blackfan (**tabla 56-9**).
- Esqueleto: radios (huesos de los antebrazos) anómalos y estatura baja se relacionan con anemia de Fanconi.
- Abdomen: la esplenomegalia quizá sea un signo de un proceso hemolítico.

VALORACIÓN DE LABORATORIO

La valoración en el laboratorio incluye hemograma completo (CBC, *complete blood count*) con índice de eritrocitos, cuenta de reticulocitos y revisión de frotis de sangre periférica (**tabla 56-10**).

Los principales aspectos de los componentes individuales del CBC en la valoración de la anemia son los siguientes:

- Cuenta de leucocitos: si es baja, hay que considerar factores como fármacos, virus o leucemia que suprimen la capacidad de la médula ósea para producir elementos hematopoyéticos; la cuenta de reticulocitos es útil en estas circunstancias. Si el nivel de leucocitos es elevado, los leucocitos con morfología normal son más indicativos de estrés o infección, en tanto que los anómalos quizá sean signo de leucemia.

TABLA 56-10
VALORACIÓN DE LA ANEMIA EN EL LABORATORIO

Prueba de laboratorio	Motivo del estudio
Frotis de sangre periférica	Clasificación morfológica (también valora cuentas de leucocitos y plaquetas)
Hemoglobina (Hb)[a] Hematócrito (Hct) Cuenta de eritrocitos	Documenta y cuantifica la anemia
Índices de eritrocitos	Confirma la clasificación morfológica
MCV (Hct/eritrocitos) MCH (Hb/eritrocitos) MCHC (Hb/Hct) Amplitud de distribución de eritrocitos	
Cuenta de reticulocitos[b,c]	Clasificación fisiopatológica (actividad de la médula ósea)
Cuenta de plaquetas	Enfermedades de la médula ósea Otros padecimientos relacionados
Cuenta de leucocitos	Enfermedades de la médula ósea Infecciones Enfermedad sistémica

[a] Casi todos los contadores de células sanguíneas cuantifican eritrocitos, Hb y MCV; además calculan Hct, MCH, MCHC y RDW.

[b] Puede ser "corregida por el cociente entre el nivel del hematócrito del paciente entre el hematócrito normal" o la cuenta absoluta de reticulocitos se calcula a partir de los eritrocitos.

[c] La serie Technicon H_3 de contadores de células sanguíneas da una medida del contenido de hemoglobina de los reticulocitos, que tal vez sea el primer parámetro que se altera en la eritropoyesis por deficiencia de hierro.

- Cuenta de eritrocitos: cuando es normal o alta, con MCV bajo, es compatible con talasemia, en tanto las cuentas bajas de eritrocitos se relacionan con anemia por deficiencia de hierro.
- Hemoglobina: esta es la medida más confiable de anemia, ya que es un valor medido de manera directa (a diferencia del hematócrito, que se calcula).
- Hematócrito: las pruebas con muestras de sangre obtenidas por punción en el talón de un neonato con mala circulación quizá den un valor falso alto del hematócrito. Este valor en ocasiones es bajo por sobrehidratación o dilución con líquidos administrados por vía intravenosa, aunque a veces resulta elevado debido a deshidratación.
- Volumen corpuscular medio (MCV): es un valor confiable porque tiene las menores posibilidades de variar en periodos cortos. Los valores normales del MCV cambian con la edad, pero en los neonatos por lo general son altos. Además, el MCV de los reticulocitos es mayor que el de los eritrocitos maduros, de modo que pacientes con grados significativos de reticulocitosis quizá tengan MCV elevado con eritrocitos normocíticos. Un MCV alto sin reticulocitosis ni deficiencia de folato o de vitamina B_{12} en ocasiones es signo de una enfermedad primaria en la médula ósea, como anemia aplásica o mielodisplasia (preleucemia).

■ Hemoglobina corpuscular media (MCH, *mean corpuscular hemoglobin*): un valor bajo de MCH resulta de suma utilidad para el diagnóstico de anemia por deficiencia de hierro.

■ Concentración globular media de la hemoglobina (MCHC, *mean corpuscular hemoglobin concentration*): es un valor calculado (hemoglobina/hematócrito [Hb/Hct]) que refleja la concentración de hemoglobina en los eritrocitos; por lo regular, este valor está *reducido en caso de anemia por deficiencia de hierro* y está incrementado cuando hay pérdida de líquido intracelular (deshidratación o pérdida de una parte de la membrana celular). Es de suma utilidad para el diagnóstico de *esferocitosis hereditaria, con la que aumenta el MCHC*, ya que el eritrocito reduce su área superficial en un intento por contener toda la hemoglobina que le sea posible.

■ Amplitud de la distribución de los eritrocitos (RDW, *red blood cell distribution width*): es una medida cuantitativa de la anisocitosis o grado de variación del diámetro de los eritrocitos. *La RDW es de particular utilidad para diferenciar entre deficiencia de hierro y talasemia en pacientes pediátricos con anemia microcítica. Por lo general, los niños con deficiencia de hierro tienen una RDW elevada, mientras aquellos que padecen talasemia tienen eritrocitos de diámetro homogéneo y, por tanto, RDW normal.*

■ Cuenta de plaquetas y volumen plaquetario medio: con frecuencia, las cuentas bajas de plaquetas indican algún proceso que suprime la producción de plaquetas en la médula ósea o un proceso inmunitario que ocasiona la descomposición tanto de eritrocitos como de plaquetas. El volumen plaquetario medio puede aumentar por plaquetas recién producidas, que son más grandes, como sucede en casos de trombocitopenia inmunitaria.

■ Cuenta de reticulocitos: estos son los eritrocitos más jóvenes en la circulación; se cuantifica por tinción con colorantes vitales y los resultados se presentan como porcentajes. A los pocos meses de vida, el porcentaje medio de reticulocitos es igual que en los adultos, es decir, de 1 a 1.5%. La cuenta de reticulocitos es un indicador de la eritropoyesis en la médula ósea. La anemia con cuenta elevada de reticulocitos es signo de reacción de la médula ósea a hemólisis o pérdida aguda de sangre. Por otra parte, la anemia con cuenta baja de reticulocitos indica una reacción subóptima de la médula ósea y es signo de posible aplasia medular, infiltración de células cancerosas, depresión causada por infección o por agentes tóxicos, deficiencia nutricional grave o producción subóptima de eritropoyetina. Es importante recordar que la cuenta de reticulocitos varía en el transcurso del periodo de vigilancia. Un ejemplo de lo anterior es el incremento que se observa en dicha cuenta después de un tratamiento exitoso de la deficiencia de hierro; otro ejemplo es el de pacientes con eritroblastopenia infantil transitoria (TEC, *transient erythroblastopenia of childhood*), que se diagnostica cuando la cuenta de reticulocitos empieza a incrementarse después de un periodo prolongado de reticulocitopenia. Si en un cuadro de anemia no hay reticulocitos o su cuenta es baja y si con otras pruebas auxiliares no se ha logrado determinar el origen de la anemia, un examen de

la médula ósea resulta diagnóstico. Cuando un cuadro de anemia no incluye reticulocitosis es signo de:

■ TEC.
■ Síndrome de Diamond-Blackfan.
■ Infección por parvovirus B-19.

■ Frotis de sangre: la revisión de frotis de sangre periférica es una parte esencial de la valoración de la anemia. El tamaño de un eritrocito normal es casi igual al de un linfocito pequeño; por consiguiente, es posible hacer una estimación visual de su tamaño (MCV). El eritrocito normal y maduro es un disco bicóncavo con un halo central. *Una palidez central acentuada es signo de células hipocrómicas, que casi siempre se observan en casos de deficiencia de hierro y talasemia. Por lo regular, no se observa esa palidez central en esferocitos ni en reticulocitos.* El frotis de sangre periférica es decisivo para determinar si hay eritrocitos fragmentados, que podrían ser signo de un proceso microangiopático. Los eritrocitos nucleados circulantes son indicativos de un recambio rápido en la médula ósea y se observan cuando hay procesos hemolíticos. El frotis de sangre periférica también es esencial en la valoración de una enfermedad maligna (leucemia).

A veces, la interpretación de los parámetros de los eritrocitos se complica por el hecho de que coexisten distintas etiologías de la anemia. Por ejemplo, un paciente con leucemia y pérdida de sangre secundaria a trombocitopenia quizá también muestre reticulocitosis, incluso en casos de leucemia con reemplazo medular parcial. Otro ejemplo lo constituyen las deficiencias de hierro y folato concomitantes, que pueden generar MCV normal.

Otros estudios que resultan de gran ayuda para diferenciar las causas de anemia microcítica hipocrómica son: concentración de hierro en suero, capacidad total de fijación de hierro (TIBC, *total iron-binding capacity*) y concentración de ferritina sérica. Es característico que los niños con anemia por deficiencia de hierro causada por factores dietéticos o hemorragia tengan los siguientes valores:

■ Baja concentración de hierro en suero (límites normales de 22-184 μg/dL).
■ Altos valores de TIBC (límites normales de 100-400 μg/dL).
■ Baja concentración de ferritina (límites normales de 7-140 ng/mL, en niños mayores de seis meses).

Los pacientes pediátricos con anemia microcítica hipocrómica causada por enfermedad o inflamación crónicas tienen reservas de hierro, pero carecen de la capacidad para transportarlas a los eritroblastos. En consecuencia, estos niños tienen:

■ Baja concentración de hierro sérico.
■ Bajos valores de TIBC.
■ Alta concentración de ferritina.

En estudios de laboratorio, otra fuente de datos disponible es la prueba de detección de una hemoglobinopatía en la sangre del cordón; esta prueba facilita el diagnóstico temprano de la anemia de células falciformes y determina otras variantes de la hemoglobina; además, es de gran utilidad

TABLA 56-11

OTRAS PRUEBAS PARA LA VALORACIÓN DE LA ANEMIA

Prueba de laboratorio	Motivo del estudio
Sangre oculta en heces	Probables pérdidas de sangre gastrointestinal
Análisis general de orina	Hemoglobinuria, hematuria
Bilirrubina	Probable hemólisis
Ferritina	Valorar reservas de hierro
Hierro sérico, TIBC	Valorar deficiencia de hierro
Eritrocitos libres	Valorar eritropoyesis con deficiencia de hierro
Protoporfirina ligada a cinc	Valoración de protoporfirina
Análisis de receptores de transferrina	Valorar la deficiencia de hierro

cuando se considera una posible talasemia α, ya que también permite detectar hemoglobina de Bart en el neonato y quizá sea diagnóstica de talasemia α. La **tabla 56-11** presenta una lista de estudios útiles en cuadros clínicos específicos.

Un importante principio en la valoración de anemia consiste en que la eritropoyesis es un proceso dinámico, de modo que una sola determinación de laboratorio no es tan precisa como una serie de valores de laboratorio secuenciales. Este concepto se ilustra con los *ensayos terapéuticos* para medición de hierro en niños con una probable deficiencia nutricional primaria de hierro. Dichos ensayos están indicados en casos de anemia microcítica hipocrómica con RDW elevada y antecedentes dietéticos indicativos de una deficiencia de hierro. La reacción al tratamiento con hierro es un incremento inicial en la cuenta de reticulocitos, seguido de aumento en la concentración de hemoglobina y normalización de los índices de eritrocitos. Los cambios secuenciales no solo describen la reacción al tratamiento con hierro, sino que también confirman el diagnóstico preliminar.

EJERCICIOS DE REVISIÓN

PREGUNTAS

1. Un niño de cuatro años es de estatura baja, carece de pulgares, tiene microftalmía y riñón en herradura. Los análisis de laboratorio indican los siguientes valores:

- Hemoglobina = 7.0 g/dL.
- Cuenta de reticulocitos = 0.3%.
- Cuenta de leucocitos = 2 000/mm³.
- Cuenta de plaquetas = 37 000/mm³.

El diagnóstico *más* probable es:
- **a)** Anemia por deficiencia de hierro.
- **b)** Anemia de Fanconi.
- **c)** Anemia de Diamond-Blackfan.
- **d)** Disqueratosis congénita.
- **e)** Ninguno de los anteriores.

Respuesta

La respuesta es b). La anemia de Fanconi es una enfermedad congénita en la reparación del DNA y conlleva las anomalías indicadas en la pregunta. También se relaciona con pancitopenia, que en muchos casos no se manifiesta al nacimiento ni en la lactancia, sino que se desarrolla más tarde en la niñez. Quienes la padecen tienen mayor riesgo de desarrollar cáncer. La combinación de malformaciones congénitas, estatura baja y pancitopenia es indicativa de anemia de Fanconi. La anemia por deficiencia de hierro no se relaciona con pancitopenia y la de Diamond-Blackfan en ocasiones conlleva anomalías congénitas (en particular, irregularidades en el desarrollo de los pulgares). Se caracteriza por ser una anemia aislada, aunque es posible que más tarde se desarrolle neutropenia. La disqueratosis congénita es un padecimiento muy raro relacionado con pancitopenia que, de manera característica, se desarrolla en la segunda década de vida (entre los 10 y 20 años de edad); incluye uñas distróficas, lesiones premalignas en la boca y otras características.

2. Un paciente que estaba sano desarrolla anorexia gradualmente y se vuelve menos dinámico. Los resultados de sus análisis de laboratorio son:

- Hemoglobina = 5.1 g/dL.
- Cuenta de reticulocitos = <0.1%.
- Cuenta de leucocitos = 4 500/mm³.
- Cuenta de plaquetas = 440 000/mm³.
- MCV = 80 μ³.

El diagnóstico *más* probable es:
- **a)** Anemia por deficiencia de hierro.
- **b)** Leucemia.
- **c)** TEC.
- **d)** Anemia de Diamond-Blackfan.
- **e)** Ninguno de los anteriores.

Respuesta

La respuesta es c). Con deficiencia de hierro (anemia microcítica hipocrómica), el MCV esperado para la concentración de hemoglobina sería menor que el que se indica en la pregunta. En caso de leucemia, que se caracteriza por afectar todas las líneas celulares de la médula ósea, la cuenta de plaquetas no estaría en niveles tan altos cuando la concentración de hemoglobina es de 5.1 g/dL; sería muy raro que un paciente leucémico se presentara con anemia aislada y síntomas atribuibles solo a la anemia. En la enfermedad de Diamond-Blackfan, como en la TEC, la anemia aislada se relaciona con cuenta baja de reticulocitos, sin embargo, en la anemia de Diamond-Blackfan el MCV es alto y en la TEC es normal. En casi todos los niños con anemia de Diamond-Blackfan la enfermedad se manifiesta en los primeros seis meses de vida y, en la mayoría de los casos, hacia el año. En la edad preescolar, el inicio gradual y progresivo de anemia normocítica con reticulocitopenia es indicativo de TEC.

Preguntas 3 a 5

Con anemia por deficiencia de hierro se aprecian las siguientes alteraciones:

3. El MCV está disminuido.
- **a)** Verdadero.
- **b)** Falso.

Respuesta

La respuesta es a). La anemia por deficiencia de hierro es microcítica y se caracteriza por eritrocitos pequeños; por ende, el MCV es bajo.

4. La RDW está incrementada.
   a) Verdadero.
   b) Falso.

Respuesta

La respuesta es a). La anemia por deficiencia de hierro se caracteriza por variación del tamaño de las células (anisocitosis). Ante la deficiencia de hierro, los primeros cambios en los eritrocitos se manifiestan como aumento en la RDW. En algunos informes de laboratorio este dato se presenta como *coeficiente de variación del MCV.*

5. La cuenta de eritrocitos está incrementada.
   a) Verdadero.
   b) Falso.

Respuesta

La respuesta es b). En la anemia por deficiencia de hierro es característico que la cuenta de eritrocitos esté disminuida, aunque hay excepciones. Esto constituye la base del índice de Mentzer (MCV/eritrocitos). Por lo general, en pacientes con talasemia menor la cuenta de eritrocitos es normal o está incrementada.

6. Una niña de dos años padeció ictericia neonatal y se le puede palpar la punta del bazo; sus resultados de laboratorio son:

- Hemoglobina = 10.0 g/dL.
- Cuenta de reticulocitos = 5.6%.
- Cuenta de leucocitos = 6 000/mm^3.
- Cuenta de plaquetas = 320 000/mm^3.
- MCHC = 37 g/dL.
- MCH = 28 pg.
- MCV = 82 µ^3.
- RDW = 19.

¿Cuál de las siguientes acciones es de ayuda para el diagnóstico?
   a) Revisión de frotis de sangre periférica.
   b) Antecedentes familiares detallados.
   c) Revisión de frotis de sangre periférica de los padres.
   d) Todo lo anterior.

Respuesta

La respuesta es d). Se describe un cuadro clínico de hemólisis:

- Ictericia neonatal.
- Esplenomegalia.
- Anemia con reticulosis.

La RDW aumenta, tal vez a causa de la reticulocitosis. La MCHC se eleva de manera notable; este dato indica células densas y se observa en casos de esferocitosis o de síndrome de células falciformes. Un examen minucioso de un frotis de sangre periférica confirma los esferocitos. Quizá los antecedentes familiares resulten esclarecedores porque la esferocitosis hereditaria se transmite como rasgo autosómico dominante. Es probable que algunos familiares se hayan sometido a esplenectomía o colecistectomía (por cálculos biliares de bilirrubina). Los esferocitos en frotis de sangre

periférica de los progenitores son indicativos de un patrón familiar. Es preferible realizar las pruebas con eosina-5'-maleimida, en vez de la prueba de fragilidad osmótica, ya que proporcionan mayor especificidad diagnóstica; se ordenan con mayor frecuencia en el ámbito de la subespecialidad.

7. Los siguientes datos son característicos de la TEC, *excepto*:
   a) Baja concentración de hemoglobina.
   b) Cuenta baja de reticulocitos.
   c) MCV incrementado.
   d) Resolución espontánea.
   e) Neutropenia leve, en algunos casos.

Respuesta

La respuesta es c). El MCV incrementado es una característica, sencilla pero significativa, de la anemia de Diamond-Blackfan. La TEC se distingue por anemia con reticulocitopenia que se resuelve de manera espontánea. En algunos casos, se observa neutropenia leve (en particular, cuando la TEC fue precedida por una infección viral). El MCV es normal en la TEC, pero en la anemia de Diamond-Blackfan (que es congénita y no se resuelve de manera espontánea) está aumentado. (A veces, el MCV aumenta en la fase de recuperación de TEC).

8. Un aumento de 10.0 a 12.5 g/dL en la concentración de hemoglobina después del tratamiento con hierro elemental de 6 mg/kg por día indica anemia por deficiencia de hierro.
   a) Verdadero.
   b) Falso.

Respuesta

La respuesta es a). Un aumento en la concentración de hemoglobina relacionado con ensayos terapéuticos con hierro es diagnóstico de deficiencia de hierro; los pacientes con anemia por deficiencia de este elemento son los únicos que reaccionan a tal tratamiento. La limitante de estos ensayos es que no ayudan a explicar la causa de la deficiencia de hierro.

9. En un niño de ocho años la anemia por deficiencia de hierro indica deficiencia de hierro en la dieta.
   a) Verdadero.
   b) Falso.

Respuesta

La respuesta es b). La deficiencia primaria de hierro en la dieta muestra una frecuencia máxima en los periodos de crecimiento rápido: lactancia y adolescencia (sobre todo en niñas que ya menstrúan). Cuando se identifica deficiencia de hierro en escolares impúberes, es necesario considerar otras causas, pues es probable que sufran hemorragias intestinales.

10. La infección por parvovirus B-19 es una de las principales causas de anemia hemolítica adquirida.
   a) Verdadero.
   b) Falso.

Respuesta

La respuesta es b). La infección por parvovirus B-19 se relaciona con anemia neonatal, como complicación de infecciones intrauterinas. En niños, una anemia hemolítica crónica subyacente, como la de células falciformes o la esferocitosis, puede ocasionar un episodio aplásico relacionado con disminuciones marcadas en la concentración de hemoglobina y la cuenta de reticulocitos. Aunque más duradero, se produce un proceso similar en algunos pacientes pediátricos con tratamiento inmunosupresor crónico después de recibir el trasplante de un órgano sólido. La infección por parvovirus B-19 no se relaciona con TEC ni con anemia hemolítica adquirida.

11. La valoración de anemia siempre debe incluir la cuenta de reticulocitos.

    a) Verdadero.

    b) Falso.

Respuesta

La respuesta es a). La cuenta de reticulocitos abre una "ventana" a la médula ósea. Mide la eficacia de la actividad medular y es útil para el diagnóstico diferencial de anemia. Por lo general, no se requiere examen de médula ósea para valorar una anemia relacionada con reticulocitosis. Es posible confirmar un diagnóstico de anemia con solo medir la concentración de hemoglobina, el hematócrito o una cuenta de eritrocitos. Para valorar de manera adecuada la causa de la anemia, es necesaria la cuenta de reticulocitos; también se recomienda incluirla como parte de los ensayos terapéuticos con hierro.

12. ¿Cuál diagnóstico es incompatible con resultados positivos en una prueba de antiglobulina directa (de Coombs)?

    a) Incompatibilidad ABO en un neonato.

    b) Deficiencia de deshidrogenasa de glucosa-6-fosfato (G6PD).

    c) Incompatibilidad Rh en un neonato.

    d) Anemia hemolítica autoinmunitaria.

Respuesta

La respuesta es b). La prueba de antiglobulina directa (prueba de Coombs) se aplica para detectar si hay anticuerpos en la membrana del eritrocito (aloanticuerpos, como en los casos de incompatibilidad ABO o Rh, donde los anticuerpos son maternos, o autoanticuerpos, como en el caso de la anemia hemolítica). La deficiencia de glucosa-6-fosfato causa anemia hemolítica hereditaria, clasificada como enzimopatía, no como hemólisis mediada por anticuerpos.

LECTURAS RECOMENDADAS

Chirnomas SD, Kupfer GM. The inherited bone marrow failure syndromes. *Pediatr Clin North Am* 2013;60(6):1291–1310.

De Alarcon P, Werner E, Christensen RD. *Neonatal hematology: pathogenesis, diagnosis, and management of hematologic problems*, 2nd ed. New York: Cambridge University Press, 2013.

Isbister JP, Pittiglio DH. *Clinical hematology: a problem-oriented approach.* Baltimore, MD: Williams & Wilkins, 1988.

Orkin SH, Nathan DG, Ginsburg D, et al. *Nathan and Oski's hematology and oncology of infancy and childhood*, 8th ed. Philadelphia, PA: Saunders, 2015.

Capítulo 57

Hemoglobinopatías

Aron Flagg

La hemoglobina (Hb) es una proteína tetramérica compleja, compuesta de cuatro cadenas polipeptídicas (globina) con grupos prostéticos hem que enlazan oxígeno. Las Hb normales en el eritrocito son Hb A, Hb A$_2$ y Hb F. La Hb A (la principal Hb normal en adultos) se compone de dos cadenas de globina α y dos β. La Hb A$_2$ se conforma de dos cadenas de globina α y dos δ. La Hb F está constituida de dos cadenas de globina α y dos γ (**tabla 57-1**). Las cadenas α son codificadas por genes ubicados en dos lugares separados del cromosoma 16. Las cadenas β, δ y γ son codificadas por genes localizados en el cromosoma 11. La distribución de Hb A, Hb A$_2$ y Hb F cambia desde el nacimiento hasta cerca del año de edad, cuando se activan genes diferentes. Hay otras cadenas de globina que son activas solo durante el desarrollo embrionario y fetal, las cuales dan como resultado Hb distintas que no se observan después del nacimiento.

Las mutaciones en los genes de hemoglobina a menudo originan defectos *cualitativos*; es decir, cadenas de globina anormales y después moléculas de Hb anormales, o defectos *cuantitativos*, esto es, síntesis reducida de cadenas de globina normal y luego cantidades menores de Hb normal. Los defectos cualitativos incluyen la enfermedad de células falciformes y otras Hb inestables. Los defectos cuantitativos se llaman *talasemias*.

Las Hb en los eritrocitos de un individuo pueden caracterizarse por electroforesis (ELP, *electrophoresis*) y cromatografía líquida de alta resolución.

TALASEMIA

Etiología

Las talasemias son un grupo diverso de enfermedades genéticas sanguíneas que resultan de defectos cuantitativos en la producción de una o más cadenas de globina. Todas se caracterizan por una producción ausente o reducida de Hb normal, que provoca anemia hipocrómica microcítica de gravedad variable. Las formas más frecuentes son la talasemia α y β.

Su distribución corresponde a áreas en donde la infección por *Plasmodium falciparum* es habitual. La talasemia α es común en el sudeste de Asia, Malasia y el sur de China. La talasemia β es usual en las áreas que rodean el mar Mediterráneo, África y el sudeste de Asia. Las talasemias son las enfermedades genéticas más extendidas en todo el mundo.

Fisiopatología y presentación

Las mutaciones o deleciones grandes en uno o más genes que codifican cadenas de globina deterioran la producción de la molécula de globina correspondiente y originan una relación anormal entre cadenas de globina α y no α. La relación anormal da como resultado exceso de cadenas de globina (sin su par), tales cadenas en exceso forman tetrámeros que suelen dañar la membrana del eritrocito en la médula ósea, provocando eritropoyesis ineficaz, o bien, formando moléculas de Hb inestables que son oxidadas con facilidad en los eritrocitos periféricos, causando hemólisis (**tabla 57-1**).

Los pacientes con talasemia manifiestan anemia microcítica de gravedad variable. Comparadas con la anemia por deficiencia de hierro (IDA, *iron deficiency anemia*), las talasemias quizá se presenten con microcitosis grave, pero solo anemia leve. Además, el recuento de eritrocitos suele ser normal o alto, mientras que en la IDA el recuento de eritrocitos se reduce de manera proporcional con la Hb y el hematócrito (Hct).

Los pacientes con talasemia grave en ocasiones manifiestan anomalías esqueléticas como abombamiento frontal por expansión de la médula ósea, así como cardiomegalia resultante de la hipoxia tisular crónica. También tienen mayor absorción intestinal de hierro, por tanto, se observa una sobrecarga de hierro en ausencia de transfusiones frecuentes.

Para evaluar la talasemia de un paciente deben considerarse las siguientes pruebas: hemograma completo (CBC, *complete blood count*) con todos los índices de eritrocitos; estudios de hierro que incluyan hierro sérico, capacidad total de unión de hierro (TIBC, *total iron-binding capacity*) y ferritina (para descartar deficiencia de hierro) y ELP de la Hb. Es importante revisar los estudios de detección del recién nacido. Si existe alta sospecha de talasemia α debido a etnicidad o antecedentes familiares, se efectúan estudios de deleción o mutación génica de talasemia α.

Talasemia α

Fisiopatología

Cuatro genes codifican la producción de cadenas de globina α. La talasemia α tiene que ver con deleciones grandes dentro de 1 a 4 de estos genes que causan proteínas de globina α muy truncadas o ausentes. Como resultado, la talasemia α representa un espectro de enfermedades en función del nú-

TABLA 57-1
HEMOGLOBINAS NORMALES Y TALASEMIA

		Hb	Nombre	Comentario
α_2	β_2	A	Adulta	La mayor parte de la hemoglobina se produce después del primer año de edad
α_2	γ_2	F	Fetal	La mayor parte de la hemoglobina está presente en el nacimiento, disminuye en los primeros años, cuando se activan los genes β. Después de 1 año de edad, lo normal es 1 a 3%
α_2	δ_2	A_2		Hemoglobina adulta alterna, normal <3%, incrementada en la talasemia β
α_4				Forma de tetrámero anormal en la talasemia β. Precipitados en precursores de eritrocitos dan como resultado hematopoyesis ineficaz
	γ_4		Barts	Hemoglobina anormal vista durante el reconocimiento del recién nacido en la talasemia α
	β_4		H	Hemoglobina anormal vista en la talasemia α, particularmente en la enfermedad H. Cada vez más insoluble con la edad. Precipitados en eritrocitos periféricos

mero de genes perdidos. En las talasemias α, las cadenas β en exceso forman tetrámeros (β4) llamados Hb H. Estos tetrámeros no transportan oxígeno de modo apropiado y se vuelven cada vez más insolubles con la edad y, como resultado, se desnaturalizan dentro de los eritrocitos periféricos. Esto causa daño a la membrana eritrocítica provocando hemólisis en el bazo. La hemólisis aumenta con la edad del eritrocito, la enfermedad y el estrés oxidativo.

En el recién nacido, en lugar de exceso de cadenas β hay exceso de cadenas γ, que forman tetrámeros que se ven como Hb de Barts (γ₄) elevada en los estudios de detección del recién nacido.

Presentaciones clínicas y tratamiento
Portador silencioso
Si un individuo ha experimentado la deleción de solo uno de los genes alfa mientras permanecen tres de estos genes funcionales, se le denomina portador silencioso (aa/-a). El paciente no tiene problemas detectables desde el punto de vista clínico y su hematología es normal, quizá se observe una pequeña cantidad (<5%) de Hb de Barts (γ₄) en el reconocimiento del recién nacido. La afección es común en el sudeste de Asia. Un 25% de los afroestadounidenses también son portadores silenciosos.

Rasgo de talasemia α (menor)
Si en un individuo hay dos deleciones de genes α y permanecen dos genes α funcionales, se dice que tiene rasgo de talasemia α/menor (aa/-- o a-/a-). La afección produce anemia hipocrómica microcítica leve, que con frecuencia se confunde con IDA. Se deben realizar estudios para descartar la deficiencia de hierro. No se manifiesta ningún problema clínico adicional, no se requiere tratamiento ni restitución de hierro. En los estudios de detección del recién nacido, se descubre una cantidad moderada de Hb de Barts. En asiáticos, la mutación cis es frecuente, es decir, los dos genes α se detectan en la misma copia del cromosoma 16 (aa/--). La progenie de individuos afectados está en riesgo de sufrir talasemia mayor, que por lo común es letal para el feto. La mutación *trans*, esto es, la deleción de dos genes α de diferentes copias del cromosoma 16 (a-/a-), es más común en individuos de ascendencia africana. La progenie de estos individuos no está en riesgo de talasemia α mayor.

Enfermedad de hemoglobina H
Si un individuo tiene tres genes α suprimidos y permanece un gen α funcional, se dice que tiene enfermedad de Hb H (a-/--). Esta enfermedad se caracteriza por una anemia hipocrómica microcítica moderada (Hb 7-10 g/dL). En el estudio de detección del recién nacido se detecta una cantidad alta de Hb de Barts. Las manifestaciones clínicas son variables e incluyen hemólisis crónica con ictericia, colelitiasis, ulceración cutánea, cambios esqueléticos moderados, hepatoesplenomegalia, retraso del crecimiento y exacerbaciones hemolíticas. Los individuos con enfermedad de Hb H quizá requieran apoyo de transfusión ocasional.

Hemoglobina H/Constant Spring
La Hb H/Constant Spring (αα^CS^/--) es una forma más grave de enfermedad de Hb H y es resultado de una mutación no delecional que produce una cadena de globina a más larga de lo normal, lo que origina una Hb inestable y hemólisis incrementada. Los pacientes con Hb H/Constant Spring tienen un fenotipo de talasemia α más grave que los pacientes con enfermedad de Hb H, con un nivel estable de Hb de 5 a 8 g/dL. Es mayor su necesidad de recibir transfusión en comparación con quienes tienen Hb H, además de que en ocasiones tienen esplenomegalia moderada a masiva y requieren esplenectomía. Debido a la hemólisis incrementada quizá necesiten también colecistectomía por cálculos de bilirrubina sintomáticos.

Talasemia α mayor
La pérdida de los cuatro genes alfa (--/--) ocasiona hidropesía fetal, que por lo común es *mortal* en el útero. El feto experimenta hipoxia significativa con insuficiencia cardiaca y edema pulmonar, es posible que sobreviva con transfusiones intrauterinas. Si el feto está vivo al momento de nacer se detecta Hb de Barts en el estudio de detección del recién nacido. También se han observado las formas embrionarias de Hb (p. ej., Hb Portland, ζ₂γ₂). La afección se manifiesta como anemia grave y microcitosis marcada, hipocromía y anisopoiquilocitosis. Las características clínicas son hepatoesplenomegalia masiva, anasarca y derrames pleurales y pericárdicos. Las transfusiones de apoyo y trasplante de médula ósea son las únicas opciones terapéuticas si el niño sobrevive a la vida extrauterina.

Talasemia β

Fisiopatología

Dos genes controlan la producción de globina β. A diferencia de las talasemias α, donde hay deleción de genes de globina α, en las talasemias β las mutaciones en áreas reguladoras del gen de la globina β producen globina β reducida (β$^+$) o ausente (β^0). Como resultado, hay gran variedad de fenotipos.

Una disminución en la cantidad producida de cadenas de globina β resulta en exceso de cadenas α. Estas cadenas desapareadas forman tetrámeros (α$_4$), los cuales son muy insolubles y hacen precipitar a los precursores de eritrocitos en la médula ósea. La consecuencia de lo anterior es una hematopoyesis ineficaz. Aquellos eritrocitos que no ingresan en la sangre periférica son hemolizados en el bazo. La gravedad de la talasemia depende de la cantidad de cadenas α no pareadas y ésta, a su vez, de la cantidad de cadenas de globina β producidas por los genes defectuosos. Mientras menos sean las cadenas β, más grave es la enfermedad.

El diagnóstico de talasemia β se hace por lo común mediante ELP. Debido a que hay cadenas α no pareadas, se forma más Hb A$_2$ (α$_2$δ$_2$) y en un menor grado más Hb F (α$_2$γ$_2$). Así, en las talasemias β, el porcentaje de Hb A en la ELP es menor que el normal, con porcentajes más altos de Hb A$_2$ (>3.5%).

Los siguientes genotipos son posibles: ββ$^+$, ββ^0, β$^+$β$^+$, β$^+$β^0, β^{0}β^0, donde β representa un gen normal que codifica la cadena de globina β; β$^+$ (léase "beta más") un gen que codifica la cadena de globina β con una mutación que resulta en la producción de menos cadenas β, y β^0 (léase "beta nula" o "beta cero") un gen que codifica la cadena de globina β con una mutación que da como resultado la producción de ninguna cadena β. Se identifican tres fenotipos primarios: menor, intermedio y mayor.

Presentaciones clínicas y tratamiento

Talasemia β menor

Se afecta un gen β. Por lo común, desde el punto de vista clínico, la afección es benigna, con una anemia hipocrómica microcítica y reticulocitosis leves. Es más leve en afroestadounidenses, contrario a lo que sucede a los individuos de áreas mediterráneas. El frotis sanguíneo muestra células en diana, eliptocitos y punteado basófilo, es posible confundir la talasemia β menor con la IDA. El diagnóstico se establece mediante la demostración de cantidades incrementadas de Hb A$_2$ (alrededor de dos veces lo normal) en la ELP de Hb, con hierro sérico y depósitos de hierro normales. No se requiere tratamiento.

Talasemia β intermedia

Se afectan dos genes β de manera incompleta, por tanto, la producción de globina β se reduce más que en la talasemia β menor, pero no falla por completo, como en la talasemia β mayor. Esta última es una afección clínica descriptiva, no una entidad patológica o genética. La presentación clínica es variable y se expresa como una anemia hipocrómica microcítica moderada (Hb 7 a 10 g/dL), con esplenomegalia moderada; es posible observar anomalías óseas. Otras características posibles son pubertad retardada, cardiomegalia, osteoporosis, artritis y fracturas patológicas. El paciente quizá requiera transfusiones periódicas de eritrocitos; sin embargo, si se necesitan transfusiones regulares, se considera que tiene talasemia β mayor.

Talasemia β mayor

Se afectan dos genes β, de manera que se producen pocas cadenas de globina β o ninguna. La presentación clínica consiste en anemia hipocrómica microcítica grave (Hb <6 g/dL), con eritropoyesis ineficaz, hemólisis, hepatoesplenomegalia y malformaciones óseas. Algunas complicaciones son palidez, ictericia, osteoporosis, colelitiasis, cardiomegalia y disfunción cardiaca, endocrina e inmunitaria. El frotis sanguíneo muestra células en diana, células fragmentadas y eritrocitos nucleados. La ELP de la Hb muestra un incremento de Hb A$_2$, Hb F y nada de Hb A. Los pacientes sin tratamiento mueren en la primera década. El tratamiento de transfusión crónica quizá permita extender significativamente la supervivencia a costa de una sobrecarga de hierro grave y sus secuelas; por otra parte, el trasplante de médula ósea es curativo.

HEMOGLOBINOPATÍAS VARIABLES

Cualquier Hb con una mutación es una Hb variable. A nivel mundial, existen muchas Hb distintas. Algunas, como la Hb E, son significativas porque se heredan junto con el rasgo de talasemia para producir una enfermedad clínica que necesita tratamiento. Las mutaciones suelen dar como resultado la formación de hemoglobinas inestables, como en la anemia hemolítica por cuerpos de Heinz, hemoglobinas con afinidad anormal hacia el oxígeno, como la Hb M, o hemoglobinas con anomalías estructurales silenciosas desde el punto de vista clínico.

ENFERMEDAD DE CÉLULAS FALCIFORMES

Etiología

Las enfermedades de células falciformes (drepanocitemias) son alteraciones genéticas en que el individuo tiene por lo menos una copia del gen que codifica las cadenas β afectadas por la mutación de células falciformes. La mutación en éstas es puntual y da como resultado una sustitución en el codón 6 que produce una cadena β diferente desde el punto de vista cualitativo. Dos cadenas α y dos β falciformes (β^S) forman la Hb S (α$_2$ + β$^S_2$ → Hb S).

Hay cinco enfermedades con diversos grados de gravedad clínica relacionadas con los genes de la cadena β con la mutación falciforme (β^S). En la **tabla 57-2** se presenta un resumen de éstas. El *rasgo de célula falciforme* es una enfermedad donde los individuos afectados tienen una copia normal del gen de la cadena β y una con la mutación falciforme (ββ^S); por lo general no hay afectación en ellos. En *el padecimiento de Hb SS* los individuos afectados son homocigotos para el gen de la cadena β con la mutación falciforme (genotipo: β^{S}β^S). Hay dos afecciones que se relacionan con

TABLA 57-2
RESUMEN DE ENFERMEDADES FALCIFORMES IMPORTANTES DESDE EL PUNTO DE VISTA CLÍNICO

Genotipo	Nombre	Fenotipo	Hb (g/dL)	MCV	Comentario
$\beta\beta^S$	Rasgo	Importancia clínica mínima	Normal	Normal	Hb A >Hb S
$\beta^S\beta^S$	Enfermedad de SS	Moderado a muy grave	6-8	Normal o incrementado	Ninguna Hb A, Hb A_2 normal
$\beta^S\beta^C$	Enfermedad de SC	Leve a moderado	9-11	Normal (o reducido)	Ninguna Hb A, Hb A_2 normal, problemas oculares y óseos
$\beta^S\beta^+$	S-β-tal más	Leve a moderado	9-11	Reducido (o normal)	A variable, S >A, Hb A_2 y Hb F altas
$\beta^S\beta^0$	S-β-tal nula	Moderado a muy grave (similar a SS)	6-8	Reducido (o normal)	Ninguna Hb A, Hb A_2 y Hb F altas
$\beta^C\beta^C$		Leve a ninguno	11-13	Normal	Anemia leve Esplenomegalia moderada Pueden formarse cálculos biliares

MCV, volumen corpuscular medio.

una combinación de enfermedad de células falciformes y talasemia β. En estos padecimientos una copia del gen de la cadena β contiene la mutación de células falciformes, mientras que la otra contiene un defecto cualitativo que da como resultado cadenas β normales pero reducidas (o ausentes) de ese gen. Tales enfermedades son *Hb S/talasemia β más* (genotipo: $\beta^S\beta^+$), donde existen algunas Hb A normales producidas además de la Hb S y la enfermedad Hb S/talasemia β nula (genotipo: $\beta^S\beta^0$), en la que no hay Hb A normal. Por último, la enfermedad de *Hb SC* es una afección donde los individuos afectados tienen una copia con la mutación falciforme del gen de la cadena β y una con mutación puntual que afecta también al codón 6 y se relaciona con la enfermedad de Hb C (genotipo: $\beta^S\beta^C$).

Las manifestaciones clínicas de estas alteraciones son muy variables. Mientras mayor sea el porcentaje de S, mayor la gravedad clínica de la enfermedad. Así, la enfermedad de Hb SS y la de Hb Sβ⁰ tienden a ser las más graves desde el punto de vista clínico, y las enfermedades por Hb SC y Hb Sβ⁺ tienden a ser menos severas.

La Hb S es frecuente en la población de áreas expuestas al paludismo *falciparum*, entre otras, la costa occidental y centro de África, India, Arabia Saudita y el Mediterráneo.

La Hb C se presenta con más frecuencia en individuos con ascendencia de África occidental.

Fisiopatología

La mutación puntual en la célula falciforme da como consecuencia una mancha hidrófoba en la parte exterior de la proteína de la globina β, la cual determina que las moléculas adyacentes se adhieran entre sí. Este fenómeno drepanocítico ocurre solo en las células desoxigenadas. Como resultado, los eritrocitos que contienen Hb S alternan entre un estado polimerizado y uno no polimerizado; esto causa rigidez de la membrana del eritrocito, adherencia incrementada del eritrocito al endotelio vascular, oclusión venosa y un lapso de vida del eritrocito que se reduce entre 10 a 20 días. La fiebre, deshidratación, temperatura fría, hipoxia y acidosis facilitan la drepanocitosis de los eritrocitos.

La mutación puntual en la enfermedad de Hb C no origina polimerización de los eritrocitos. En cambio, causa una forma de Hb tóxica para la membrana del eritrocito y con

ello pérdida celular persistente de K^+ y deshidratación celular; por tal razón, se produce mayor viscosidad sanguínea que conduce a oclusión vascular.

Las enfermedades drepanocíticas son padecimientos multisistémicos progresivos crónicos. Los problemas clínicos relacionados con la drepanocitosis son consecuencia de la hipoxia o la acidosis causadas por la isquemia tisular secundaria a la oclusión vascular irreversible que provocan los eritrocitos drepanocíticos. Las manifestaciones clínicas incluyen anemia hemolítica, mayor frecuencia y gravedad de ciertas infecciones, asplenia funcional, accidentes cerebrovasculares (silenciosos y manifiestos), infarto tisular, así como episodios recurrentes de dolor. Se observan muchas otras complicaciones relacionadas con sistemas orgánicos.

Presentaciones clínicas y tratamientos

La drepanocitosis es una afección crónica en la que suceden episodios agudos de gravedad variable de modo intermitente. El diagnóstico oportuno de las enfermedades por células falciformes se logra con los estudios de detección de los recién nacidos. La intervención médica temprana (en particular, profilaxis con penicilina) y la educación que ofrecen las clínicas de especialidades secundarias han reducido la morbilidad y mortalidad en individuos con enfermedades drepanocíticas (**tabla 57-3**). El mantenimiento de la salud, con énfasis en la educación de las familias, profilaxis de la infección, respuesta rápida a cualquier fiebre y guía anticipatoria, han aumentado de modo significativo la expectativa de vida en estos pacientes (**tabla 57-4**).

Las consecuencias clínicas de la drepanocitosis se agrupan en tres categorías:

- Episodios vasculares oclusivos.
- Incidentes hemolíticos.
- Casos infecciosos.

Crisis de oclusión vascular

La crisis de oclusión vascular ocurre cuando la capacidad de deformación deficiente de los eritrocitos, la mayor viscosidad y la adherencia de los eritrocitos falciformes a las células endoteliales causan isquemia o infarto. La crisis de oclusión vascular se conoce también como *crisis de dolor*. Afecta por lo

TABLA 57-3
PATRONES DE HEMOGLOBINA EN LAS PRUEBAS DE DETECCIÓN DE RECIÉN NACIDOS

Patrón de hemoglobina en las pruebas de detección del recién nacido	Interpretación	Acción recomendada
FAS		ELP de Hb a los 9 a 12 meses
	Rasgo de Hb S	
FS	Enfermedad de células falciformes homocigotas o rasgo de Hb S con otras variables (p. ej., Hb S/talasemia β)	ELP de Hb más CBC en la visita inicial, repetir la ELP de Hb a los 9 a 12 meses, más CBC
FSC o FSD	Enfermedad drepanocítica con posibilidades de ser grave	ELP de Hb más CBC en la visita inicial, repetir la ELP de Hb a los 9 a 12 meses, más CBC
FAE	Rasgo de Hb E	ELP de Hb a los 9 a 12 meses, más CBC
FA de Barts	Talasemia α	ELP de Hb a los 9 a 12 meses, más CBC
FE	Hb E homocigota o Hb E/talasemia b	ELP de Hb a los 9 meses, más CBC a los 4 a 6 meses. Los estudios familiares son de utilidad

A, hemoglobina adulta normal; C, variante de hemoglobina C; CBC, hemograma completo; D, variante de hemoglobina D; E, variante de hemoglobina E; ELP, electroforesis; F, hemoglobina fetal normal; Hb, hemoglobina; S, variante de hemoglobina falciforme.

TABLA 57-4
MANTENIMIENTO DEL CUIDADO DE LA SALUD

Inmunizaciones al niño sano	Las inmunizaciones infantiles rutinarias requeridas Vacuna neumocócica 13-valente conjugada: cuatro dosis antes de los 2 años de edad, seguidas de la vacuna neumocócica polisacárida 23-valente a los 2 y 5 años de edad y vacuna de influenza anual
Evaluación inicial	Exploración física, CBC con índices de eritrocitos Recuento de reticulocitos ELP de Hb confirmatoria Asesoría genética Guía anticipatoria respecto a fiebre, hidratación, dolor y secuestro esplénico agudo (demostrar y enseñar a los padres cómo palpar el bazo) Penicilina profiláctica desde el primer mes a los 5 años de edad Iniciar el ácido fólico a los 6 meses (optativo)
Recién nacido a 2 años	Cada 2 a 3 meses durante la exploración física CBC, recuento de reticulocitos en cada visita G6PD a los 6 meses ELP de Hb confirmatoria a los 9 a 12 meses Guía anticipatoria Químicas sanguíneas a los 12 meses, según se requiera Estudios de hierro y plomo
2-6 años	Cada 6 meses, durante la exploración física, si está sano desde el punto de vista clínico CBC, recuento de reticulocitos en cada visita Químicas sanguíneas cada año, según se requiera Ecografía TCD cada 6 meses a un año Examen de oftalmología anual Análisis anual de orina ECHO/ECG en 3 a 5 años Guía anticipatoria
6-18 años	Cada 6 meses durante la exploración física, si está sano desde el punto de vista clínico CBC, recuento de reticulocitos en cada visita Químicas sanguíneas cada año, PRN Ecografía TCD cada 6 meses Examen de oftalmología anual Análisis anual de orina ECHO/ECG cada 3 a 5 años Pruebas de función pulmonar a la edad de 10 años, PRN o con antecedentes de síndrome torácico agudo Radiografía de cadera/hombro a la edad de 10 a 14 años Guía anticipatoria

CBC, hemograma completo; ECHO/ECG, ecocardiografía/electrocardiografía; ELP, electroforesis; G6PD, deshidrogenasa de glucosa-6-fosfato; Hb, hemoglobina; PRN, según se requiera; TCD, ecografía Doppler transcraneal.

común al tejido óseo, pulmonar, hepático, esplénico, cerebral y eréctil del pene.

El infarto óseo o la isquemia de los tejidos periarticulares es la forma más común de crisis de dolor agudo por la oclusión vascular. El dolor suele ser difuso; suelen presentarse sensibilidad localizada, hinchazón y ángulo de movimiento limitado, también hay enrojecimiento y calor, pero no son significativas, aunque por lo regular se manifiestan fiebres de grado bajo. La gravedad y frecuencia de las crisis de dolor aumentan con la edad. A menudo, la *dactilitis* (*síndrome de manos y pies*) es la primera crisis de dolor que sufre el individuo. Es más común en niños menores de dos años y afecta los metacarpos, metatarsos y falanges de una o más extremidades. Con frecuencia, también se afectan por crisis de dolor los huesos largos, columna vertebral, clavículas, costillas y esternón cuando los niños se vuelven mayores. El tratamiento es de apoyo, con hidratación intensa, analgésicos narcóticos y agentes antiinflamatorios no esteroideos; el oxígeno es de poco valor y de hecho podría exacerbar la anemia. La infección debe investigarse y tratarse.

Accidentes cerebrovasculares

Dos complicaciones mayores del sistema nervioso central (CNS, *central nervous system*) ocasionadas por las enferme-

dades de células falciformes, son la oclusión de los grandes vasos y los aneurismas de los vasos pequeños.

El accidente cerebrovascular ocurre hasta en 15% de los pacientes con Hb SS y, de acuerdo con los informes, la mortalidad es de 15 a 20%. Es la segunda causa principal de muerte en pacientes con Hb SS. El riesgo de accidente cerebrovascular es cuatro veces más alto en pacientes con enfermedad de Hb SS comparados con quienes tienen enfermedad de Hb SC.

En general, en personas con enfermedades de células falciformes, el accidente cerebrovascular es consecuencia de la oclusión de los grandes vasos arteriales, es decir, arterias carótida interna, cerebral media, cerebral anterior y basilar. Puesto que la drepanocitosis ocurre en sangre desoxigenada, la fisiopatología es poco clara; sin embargo, la alta velocidad circulatoria en los vasos (medida mediante Doppler transcraneal [TCD, *transcranial Doppler*]) se relaciona con mayor riesgo de accidente cerebrovascular.

En individuos con drepanocitosis, la edad mediana del accidente cerebrovascular es de cinco años. La presentación suele incluir convulsiones, paresia, afasia u otras deficiencias neurológicas. El tratamiento conlleva la reducción rápida de la concentración de Hb S a menos de 30%, lo que es una indicación absoluta para la exanguinotransfusión o eritrocitaféresis. El índice de recurrencia es muy alto (50 a 70%) y, por consiguiente, se requiere reducción crónica de la Hb S del individuo mediante transfusiones crónicas, exanguinotransfusión crónica o eritrocitaféresis. La recuperación varía. Los efectos de largo plazo son 1) desarrollo intelectual afectado y discapacidad de aprendizaje, 2) subperfusión de áreas neovascularizadas que causa moyamoya con riesgo posterior de rotura, y 3) desarrollo de aneurisma en la circulación contralateral que con frecuencia es letal.

Incluso en ausencia de cualquier antecedente de accidente cerebrovascular o prueba clínica, 30% de los pacientes con enfermedad de Hb SS tiene evidencia de infartos silenciosos en la imagen de resonancia magnética (MRI, *magnetic resonance*). Los individuos con enfermedad de células falciformes deben realizarse una ecografía TCD cada seis meses, o por lo menos una vez al año, a partir de los dos años. Pacientes con velocidades altas deben considerarse para tratamiento con hidroxiurea o transfusiones crónicas (exanguinotransfusión) para disminuir el riesgo de un accidente cerebrovascular.

Síndrome torácico agudo

Los pacientes presentan dolor torácico, taquipnea, insuficiencia respiratoria, tos, fiebre, leucocitosis, infiltrados unilateral y bilateral y quizá hipoxemia. Llega a observarse sensibilidad ósea en las costillas, esternón o columna vertebral. La tos con sangre o purulenta es poco frecuente. La mayor incidencia de síndrome torácico agudo ocurre en pacientes con Hb fetal baja, Hb de estado estable alta (viscosidad sanguínea incrementada) y recuentos altos de leucocitos en los meses de invierno, cuando aumenta la frecuencia de infecciones respiratorias. El síndrome torácico agudo suele presentarse después de la crisis de dolor vascular oclusivo, que es consecuencia de infartos en los huesos largos que crean émbolos de grasa pulmonar. El nivel de Hb a menudo disminuye significativamente desde el inicio en la presentación. El estado respiratorio puede deteriorarse con rapidez debido a que tanto la hipoxia como la acidosis promueven la drepanocitosis.

Las causas de síndrome torácico agudo son infección, infarto óseo y la formación de émbolos de grasa secundarios a la necrosis de la médula ósea. La tasa de letalidad es de 10 a 20% y, según los informes, el síndrome torácico agudo es la causa principal de muerte en pacientes con enfermedad de Hb SS mayores de 10 años; representa la complicación más común de la anestesia. Episodios repetidos propician enfermedad pulmonar restrictiva crónica, hipertensión pulmonar y *cor pulmonale*. Es crucial identificarlo de manera oportuna. El tratamiento incluye:

- Corrección de la hipoxemia con oxígeno.
- Administración de antibióticos y analgésicos.
- Transfusión (simple o de recambio).
- Espirometría incentiva para evitar la hipoventilación.

Dar prioridad a la administración de transfusiones de eritrocitos para disminuir con rapidez la Hb S. Los líquidos intravenosos no deben exceder la velocidad de mantenimiento. Es necesario que los pacientes que se deterioran rápido reciban transfusión de recambio o eritrocitaféresis, pues es posible que progresen a insuficiencia respiratoria y requieran intubación traqueal y apoyo ventilatorio. Un estudio multicéntrico del síndrome torácico agudo que realizaron los National Institutes of Health incluyó 538 pacientes con 671 episodios de síndrome torácico agudo. El análisis de la muestra de lavado bronquioalveolar de estos pacientes reveló lo siguiente:

- 30%: negativo para infección viral, bacteriana y micótica.
- 16%: positivo para macrófagos cargados de lípidos (émbolos de grasa pulmonar).
- 54%: positivo para infección (*Chlamydia* 13%; *Mycoplasma* 12%; virus 12%; *Staphylococci, Streptococci* y *Haemophilus* 8%).

El tratamiento empírico con antibióticos intravenosos debe incluir una cefalosporina de tercera generación, como ceftriaxona o cefotaxima, *y* un macrólido.

Priapismo

El priapismo es una erección dolorosa y persistente secundaria a drepanocitosis en el cuerpo cavernoso que causa oclusión vascular, obstruyendo el drenaje venoso del pene. Se observa con más frecuencia en adolescentes y adultos, pero es probable que se presente también en niños, aunque hay escasez de informes. La incidencia es de 42% y la mediana es de 21 años; casi 50% de los afectados experimenta disfunción sexual.

El tratamiento incluye hidratación intensa, analgesia, transfusión (si la erección persiste durante más de 2 horas) e intervención quirúrgica (aspiración e irrigación corporal, derivaciones safeno-corporales) si las medidas médicas fracasan después de 4 a 6 horas. Los episodios recurrentes de priapismo dan como resultado fibrosis e impotencia, aun cuando se proporcione el tratamiento adecuado.

Crisis hematológica

Por lo general, la anemia hemolítica se tolera pero causa cálculos biliares prematuros. La anemia llega a poner en riesgo la vida, en particular en los primeros años. Los pacientes quizá requieran apoyo transfusional, sobre todo en el entorno de virus que suprimen la médula, como el *parvorirus B-19*. Además de la transfusión, los individuos con drepanocitemia probablemente necesiten transfusión crónica para disminuir el porcentaje de Hb S y aminorar efectos de la enfermedad. Un 30% de los pacientes que experimenta transfusión crónica se vuelve aloinmunizado a antígenos eritrocíticos menores, que son poco comunes en la población afroestadounidense. Es importante el cuidado para determinar el fenotipo correcto del eritrocito extendido en todos los pacientes con anemia drepanocítica y realizar la prueba de compatibilidad cruzada de modo apropiado para evitar formación de anticuerpos.

Aunque el uso de transfusiones de recambio y eritrocitaféresis, a diferencia de las transfusiones simples, quizá disminuya el grado de sobrecarga de hierro, en niños de tres años y mayores debe administrarse el tratamiento de quelación de hierro cuando la concentración de ferritina sérica es mayor de 1 000 ng/mL (aunque la ferritina sola no es una medida confiable de carga de hierro corporal total). En la actualidad, la *deferoxamina* es el agente quelante estándar, aunque cada vez se usa más el agente oral deferasirox.

Crisis de secuestro esplénico

El secuestro esplénico es la acumulación aguda de sangre dentro del bazo, con caída precipitada en el nivel de Hb, recuento de plaquetas, o ambos, hipovolemia y colapso cardiovascular. En pacientes con padecimientos de Hb SS, la mayoría de los episodios iniciales ocurre entre los tres meses y cinco años, con riesgo mayor a los seis meses y dos años. En pacientes con enfermedad de Hb SC, el secuestro esplénico ocurre a una edad posterior. La edad media de los pacientes con enfermedad de Hb SC es de nueve años. Los signos y síntomas son debilidad, letargo, palidez, disnea, taquipnea, taquicardia, distensión y dolor abdominal del lado izquierdo, emesis y choque. La tasa de recurrencia para el primer episodio es de 12% y para el segundo de 20%, y es más común en pacientes con enfermedad de Hb SS.

La prioridad en el tratamiento es restaurar el volumen sanguíneo circulante efectivo y disminuir lo más posible la drepanocitemia, esto se realiza con una transfusión urgente de eritrocitos, cuidando de no transfundir en exceso, porque cuando el episodio se resuelve, el bazo libera los eritrocitos atrapados y autotransfunde al paciente. La tasa de mortalidad se reduce al enseñar a los padres a palpar el bazo y reconocer los signos de anemia progresiva aguda; es necesario considerar la esplenectomía. La transfusión crónica retarda e incluso evita la recurrencia en algunos pacientes. También se produce la crisis de secuestro hepático, que se presenta con agrandamiento del hígado, sensibilidad hepática, hiperbilirrubinemia, anemia progresiva y reticulocitosis. Se debe tener cuidado de no transfundir de más a estos pacientes debido a que experimentan autotransfusión cuando la crisis se resuelve.

Crisis aplásica

La crisis aplásica es la supresión temporal (durante la infección viral o bacteriana) de la producción muy incrementada de reticulocitos en la médula. Da como resultado un descenso rápido en el nivel de Hb en pocos días. En pacientes con drepanocitosis, la supervivencia de los eritrocitos es muy reducida y, por consiguiente, la producción de eritrocitos debe elevarse para mantener el nivel de Hb en estado estable. *El parvovirus B-19 tiene predilección por los precursores de eritrocitos en la médula.* Los síntomas de anemia grave con una cifra de Hb reducida y poca o ninguna reticulocitosis compensadora son diagnósticos. La recuperación espontánea se acompaña de un recuento de eritrocitos nucleados periféricos elevado y notable, seguido de una reticulocitosis marcada. El tratamiento consiste en apoyo transfusional, según sea necesario.

Crisis infecciosa

El bazo funciona como un órgano donde tiene lugar la fagocitosis y producción de anticuerpos y opsonina. Está predispuesto a infartos por una vasta microcirculación y un medio hipóxico. Con un comienzo alrededor de los seis meses de edad, los episodios repetidos de congestión esplénica e infarto producen un bazo fibrótico inoperante. El autoinfarto del bazo es completo en la mayoría de pacientes con enfermedad de Hb SS a los cinco años. Los pacientes con disfunción esplénica tienen mayor riesgo de infección, en particular por microorganismos encapsulados, que incluyen *Streptococcus pneumoniae, Haemophilus influenzae, Klebsiella* y *Salmonella.* El riesgo de infección es mayor en los niños.

Los pacientes con enfermedad de células falciformes que tienen fiebre requieren atención médica pronta. Los cultivos sanguíneos y antibióticos parenterales empíricos son necesarios para evitar una septicemia que llega a ser mortal; sin embargo, no todos los pacientes febriles con drepanocitosis requieren hospitalización. La penicilina profiláctica reduce de manera importante la mortalidad infantil temprana en estos pacientes (aunque la resistencia a los antibióticos resulta problemática). En la infancia, las inmunizaciones de rutina y la vacuna neumocócica deben administrarse a todos los pacientes con enfermedad de células falciformes.

Complicaciones crónicas de la enfermedad de células falciformes

El daño isquémico persistente que se deriva de la oclusión vascular abierta u oculta secundaria a la drepanocitosis intravascular propicia disfunción orgánica crónica y problemas médicos posteriores, incluyendo lo siguiente:

- Enfermedad pulmonar restrictiva con baja capacidad vital y pulmonar total reducida.
- Complicaciones del CNS que ocurren en 25% de los pacientes, déficits cognitivos vistos en éstos con o sin daño neurológico abierto, quizá secundario a accidente cerebrovascular silencioso.
- Hipertrofia ventricular izquierda, cardiomegalia, hemosiderosis miocárdica, soplo cardiaco, hipertensión pulmonar y *cor pulmonale.*
- Infarto de la médula renal, hipostenuria, hematuria y síndrome nefrótico, las anomalías renales comunes.
- Trombosis, infarto y necrosis ósea, principalmente en centros de osificación epifisaria de los huesos largos.
- Desprendimiento de retina; desgarros, orificios y hemorragias vítreas, que son complicaciones comunes en pacientes con enfermedad de Hb SC, ocurren debido a la oclusión vascular arteriolar retiniana, que causa infarto y neovascularización (retinopatía proliferativa); el desprendimiento de la retina obedece a la tracción mecánica que genera el agrandamiento de membranas retinianas fibrovasculares, que ocurre a los 20 meses de edad, pero con mayor frecuencia entre los 15 a 30 años.
- La colelitiasis que resulta de la hemólisis crónica aparece aproximadamente a los 2 o 4 años de edad, 30% de los pacientes manifiesta colelitiasis a los 18 años de edad y a consecuencia del tratamiento con ceftriaxona en ocasiones aparece lodo vesicular.

- Desarrollo comprometido (estatura y peso).
- Pubertad retardada.
- Infecundidad incrementada en mujeres.

Las *transfusiones crónicas de eritrocitos* y la administración de *hidroxiurea* son los métodos que más se utilizan para influir en el fenómeno de la drepanocitosis y disminuir las posibles complicaciones a largo plazo de la enfermedad de células falciformes. La hidroxiurea incrementa la Hb fetal en la mayoría de los pacientes. La Hb fetal incrementada proporciona un efecto protector contra la drepanocitosis. En la mayoría de los pacientes reduce crisis de dolor vascular oclusivo en 50%. La hidroxiurea se indica en niños con enfermedad de células falciformes tan pequeños como de nueve meses, sin importar la carga de complicaciones. El *trasplante de médula* ósea es curativo y debe detener el desarrollo de daño posterior. Esta medida se considera más en pacientes de alto riesgo, pero se emplea cada vez con mayor frecuencia debido a que se reducen las toxicidades y se amplía la disponibilidad de donadores. Los trasplantes no mieloablativos en ocasiones crean quimeras de médula ósea mixta, con lo cual se crea un paciente con rasgo de células falciformes.

Pronóstico

La supervivencia se afecta por factores ambientales, sociales y económicos, como sigue:

- El índice de mortalidad es de alrededor de 3%.
- La incidencia máxima de muerte es entre los 6 meses y 3 años.
- El incremento gradual de mortalidad comienza en la adolescencia tardía.
- Supervivencia de 85% de pacientes con enfermedad de Hb SS después de los 20 años.
- Edad mediana de muerte para varones afectados: 42 años para pacientes con enfermedad de Hb SS y 60 para aquellos con Hb SC.
- Edad mediana de muerte para mujeres: 48 años para personas con enfermedad de Hb SS y 68 para Hb SC.

Enfermedad de hemoglobina C

La enfermedad de Hb C es resultado de mutaciones puntuales homocigotas en el gen de la globina β. El rasgo de Hb C es benigno. La enfermedad de Hb C (homocigota) es rara, con un fenotipo leve. Por lo general, los individuos tienen un grado menor de anemia hemolítica, con esplenomegalia leve a moderada.

AGRADECIMIENTO

En la edición anterior (cuarta), Margaret Thompson fue la autora de este capítulo.

EJERCICIOS DE REVISIÓN

PREGUNTAS

1. Para cada elemento numerado, seleccionar la respuesta más conveniente.

Todos los siguientes son síndromes drepanocíticos, *excepto*:
- **a)** Hb SC.
- **b)** Hb SD.
- **c)** Hb AS.
- **d)** Hb S/talasemia β.
- **e)** Hb SO Arab.

Respuesta

La respuesta es c). Existen muchas variables estructurales de Hb, la mayoría carece de trascendencia clínica; sin embargo, pocas se relacionan con síntomas clínicos mayores. Hb C es una Hb anormal en que la lisina reemplaza al ácido glutámico en la posición 6 de la cadena β. La Hb C es menos soluble que la Hb A. Cuando se aparea con Hb S, por lo general en una relación 1:1, el eritrocito se deshidrata y se vuelve más rígido debido a las concentraciones intracelulares más altas de Hb. Como consecuencia, se acelera la tasa de polimerización de Hb S.

La Hb D resulta de una sustitución en la posición 121 de la cadena β; la más común es la de glutamina por ácido glutámico en la Hb D Punjab. La Hb D se copolimeriza con la Hb S para causar un síndrome clínico similar al relacionado con la Hb SS.

La Hb O Arab es otra variante de la cadena β relacionada con la posición 121, un punto de contacto con la Hb S. La Hb O Arab se copolimeriza también con la Hb S para producir una afección clínica similar a la Hb SS. Los síndromes de Hb S/talasemia β son de gravedad variable, y esto depende de la gravedad del componente de la talasemia. Las talasemias β+, en las que la Hb A está presente en el eritrocito, se relacionan con una enfermedad clínica más leve que en el caso de la Hb S/talasemia β0, en la que la Hb A no está presente en el eritrocito.

La Hb AS es rasgo de células falciformes. El eritrocito contiene Hb A y Hb S, pero la Hb A es siempre el componente más frecuente. En las proporciones halladas en el rasgo de células falciformes, la Hb A y la Hb S no se polimerizan en condiciones fisiológicas.

2. En los estudios de detección de un lactante se identifica Hb F y Hb S, el diagnóstico puede ser:
- **a)** Enfermedad de células falciformes homocigotas.
- **b)** Enfermedad de células falciformes homocigotas con persistencia de Hb F.
- **c)** Célula falciforme/talasemia β.
- **d)** Cualquiera de las anteriores.
- **e)** Ninguna de las anteriores.

Respuesta

La respuesta es d). La Hb experimenta importantes cambios durante el crecimiento y desarrollo fetal y temprano del lactante. En la semana 10 de gestación, la Hb F es la Hb principal en el eritrocito del feto. La producción de Hb F disminuye a medida que se aproxima el parto, y comienza la producción de Hb A. En el nacimiento, los eritrocitos del neonato contienen 70 a 90% de Hb F, con la Hb A que constituye el resto. Durante los primeros seis meses del lactante, las concentraciones de Hb F continúan disminuyendo y aumentan las de Hb A; por lo general, la concentración de Hb F en los adultos sanos no excede de 2%. En pacientes con Hb SS, el patrón electroforético de la Hb en las pruebas de detección del recién nacido es de Hb F y Hb S. Los patrones de ELP de los pacientes con Hb S/talasemia β son idénticos a los de los pacientes con Hb SS.

3. El seguimiento apropiado del lactante descrito en la pregunta 2 incluye lo siguiente, *excepto*:
   a) Profilaxis con penicilina.
   b) Transfusión de eritrocitos.
   c) Inmunizaciones de niño sano.
   d) Guía anticipatoria para la familia respecto a fiebre, dolor e hidratación.
   e) Plan para administrar la vacuna neumocócica.

Respuesta
La respuesta es b). Las transfusiones de eritrocitos son una parte integral del tratamiento de pacientes con enfermedad de células falciformes. Las transfusiones son agudas o crónicas, simples o de intercambio, pese a ello, las indicaciones para transfusiones de eritrocitos son específicas. En general, se usan para incrementar la capacidad de transporte de oxígeno o mejorar el flujo sanguíneo microvascular en un intento por evitar o tratar episodios vasculares relacionados con células falciformes. Las indicaciones específicas para transfusiones de eritrocitos incluyen infarto del CNS, síndrome torácico agudo, crisis de secuestro, crisis aplásica e insuficiencia cardiaca o de varios órganos. Las transfusiones también se administran antes de una operación. Las transfusiones de eritrocitos se utilizan en el infarto del CNS, síndrome torácico recurrente, crisis de dolor vascular oclusivo debilitante, insuficiencia orgánica crónica y priapismo recurrente. Todos los lactantes con Hb SS y Hb S/talasemia β⁰ requieren profilaxis con penicilina que ha de comenzar a los 2 a 3 meses y continuar hasta los cinco años, como mínimo. Los pacientes con enfermedades drepanocíticas deben recibir todas las inmunizaciones de niño sano, que incluyen la vacuna neumocócica conjugada. La vacuna contra 23 tipos de neumococos debe administrarse a pacientes con enfermedad de células falciformes a los 2 y 5 años. Algunos hematólogos también administran esta vacunación a la edad de 10 a 12 años, junto con la vacuna meningocócica. Se debe proporcionar información educativa adecuada en formato verbal y escrito. El intercambio de información debe incluir una explicación de la genética y fisiopatología de la enfermedad de células falciformes, la importancia de las visitas rutinarias, la exigencia de profilaxis con antibióticos y la necesidad de buscar atención médica expedita en casos específicos.

4. Un niño de 12 meses de edad con enfermedad de Hb SS es llevado al servicio de urgencias con una temperatura de 39.5°C. El paciente se encuentra irritable cuando despierta, tiene anorexia moderada y parece enfermo. Los siguientes son pasos apropiados en el tratamiento de este lactante, *excepto*:
   a) Cultivos sanguíneos.
   b) CBC con recuento de reticulocitos.
   c) Bolo de líquido intravenoso.
   d) Antibióticos parenterales empíricos (p. ej., ceftriaxona).
   e) Seguimiento en el hospital en 24 horas.
   f) Admisión al hospital para evaluación continua y tratamiento.

Respuesta
La respuesta es e). La sepsis bacteriana es la causa principal de muerte en niños menores de tres años con enfermedad de células falciformes (drepanocitemia). La tasa de mortalidad de casi 20% de los pacientes de este grupo etario con sepsis bacteriana subraya la importancia de la evaluación y tratamiento oportunos de los niños jóvenes con drepanocitemia. A menudo, la fiebre indica bacteriemia y, en niños jóvenes con enfermedad de células falciformes, las temperaturas mayores de 39 °C suelen deberse a una sepsis. Otros hallazgos físicos en pacientes con drepanocitemia se relacionan también con un alto riesgo de septicemia. Éstos incluyen hipotensión, hipoperfusión orgánica, dolor intenso, irritabilidad, recuento de leucocitos menor de 5 000/mm³ o mayor de 30 000/mm³, y edad menor de un año. Cualquier niño con fiebre y drepanocitemia requiere una evaluación rápida que incluya exploración física, cultivos de sangre y estudios de laboratorio, reanimación con líquidos intravenosos y la administración inmediata de antibióticos de amplio espectro. Es factible que se requiera radiografía de tórax, cultivo de orina y de faringe y punción lumbar de acuerdo con los hallazgos de la exploración física del niño. En este caso, la admisión al hospital para tratamiento continuo es apropiada dada la edad del niño y los hallazgos físicos.

5. Una niña de 10 años de edad con enfermedad de Hb SS es llevada a una clínica pues desde hace tres días experimenta dolor creciente en la espalda y la pierna. La paciente ha tomado acetaminofen con oxicodona en casa una o dos veces al día. Los pasos apropiados para el tratamiento incluyen lo siguiente, *excepto*:
   a) Admisión al hospital.
   b) Líquidos intravenosos con mantenimiento de 1.5 veces.
   c) Medicación antiinflamatoria.
   d) Narcóticos intravenosos, programados de manera regular o a través de un dispositivo analgésico controlado por el paciente.
   e) Narcóticos intravenosos según se requiera.

Respuesta
La respuesta es e). Se cree que los episodios dolorosos ocurren cuando la isquemia tisular se debe a una reducción en el flujo sanguíneo. Se desarrolla hipoxia tisular y se exacerba la drepanocitosis, que además origina isquemia y dolor más intenso. Por lo regular, los episodios dolorosos duran alrededor de una semana, pero la frecuencia y gravedad de las crisis dolorosas varía. En general, el tratamiento de una crisis de dolor vascular oclusivo se basa en tres componentes. Primero, verificar y tratar los hechos precipitantes; segundo, proporcionar hidratación adecuada; tercero, brindar alivio rápido y eficaz del dolor. Esta paciente intentó la terapia ambulatoria y fracasó, ahora el dolor aumentó. Está indicada la hospitalización, con vigilancia y evaluación estrechas, también debe iniciarse la hidratación intravenosa para corregir el desequilibrio de líquidos y analgésicos intravenosos administrados de acuerdo con un programa fijo, con intervalos de dosificación apropiados o a través de un

dispositivo analgésico controlado por el paciente para proporcionar dominio del dolor rápido y efectivo. Los antiinflamatorios no esteroideos son adyuvantes eficaces en el tratamiento de las crisis dolorosas.

6. En el reconocimiento de un recién nacido se detectó Hb de Barts. Todos los enunciados siguientes son verdaderos, *excepto*:

a) El lactante puede tener un rasgo de talasemia α.
b) El lactante puede ser portador silencioso de talasemia α.
c) El lactante puede tener microcitosis y anemia.
d) El lactante puede tener talasemia β.
e) La hematología del lactante puede ser normal.

Respuesta

La respuesta es d). La Hb de Barts es un tetrámero de cadenas de globina γ (γ_4) que se forma debido a un exceso de dichas globinas, que es consecuencia de una disminución en la síntesis de globina α. La síntesis de cadenas de globina γ es inadecuada en una talasemia. La talasemia α es difícil de diagnosticar porque no se presentan elevaciones características en la Hb A_2 o la Hb F. Cuatro genes α participan en la producción de esta globina. La talasemia α de portador silencioso se caracteriza por la pérdida de un gen α. La concentración de Hb de Barts es baja en el reconocimiento del recién nacido. En la talasemia α de portador silencioso no se desarrolla ninguna manifestación hematológica. El rasgo de talasemia α se caracteriza por la pérdida de dos de estos genes. La característica clínica del rasgo de talasemia es la microcitosis y la anemia hipocrómica leves. La Hb de Barts (>15 a 20%) también se observa en la talasemia con tres deleciones de genes α y en la talasemia con cuatro deleciones de genes α, si el recién nacido sobrevive. La talasemia β es una falla en la síntesis adecuada de globinas β y se caracteriza por niveles incrementados de Hb A_2 ($\alpha_2\delta_2$) y Hb F ($\alpha_2\gamma_2$).

7. Las transfusiones crónicas de eritrocitos para el tratamiento de la talasemia se relacionan con:

a) Cirrosis.
b) Insuficiencia cardiaca congestiva.
c) Arritmias cardiacas.
d) Diabetes mellitus.
e) Todas las anteriores.

Respuesta

La respuesta es e). Los pacientes con talasemia mayor necesitan transfusiones de eritrocitos programadas de manera regular para mantener casi normales las concentraciones de Hb. Las transfusiones se administran en un intento por evitar la anemia crónica y la hipoxemia y suprimir la hematopoyesis extramedular en tanto tienen lugar el crecimiento y desarrollo normales; sin embargo, la administración repetida de transfusiones de eritrocitos no es un procedimiento exento de complicaciones importantes. Éstas incluyen aloinmunización, hiperviscosidad, transmisión de agentes infecciosos y sobrecarga de hierro. La capacidad del cuerpo para excretar hierro es limitada. La sobrecarga de hierro se realiza cuando se incrementa la ingesta de hierro en el tiempo, ya sea por transfusiones crónicas de eritrocitos o por una absorción incrementada de hierro en el tubo digestivo, las cuales tienen verificativo en la talasemia. La transfusión evita barreras intestinales y, a menos que la concentración de Hb de un paciente con talasemia se mantenga casi normal, se aumenta la absorción digestiva de hierro. La sobrecarga de hierro causa problemas cardiacos, hepáticos y endocrinos que originan morbilidad y mortalidad prematuras. Las complicaciones cardiacas incluyen arritmias, pericarditis e insuficiencia cardiaca. Con el tiempo, se manifiesta enfermedad hepática, que incluye cirrosis. El retraso del crecimiento, aparición tardía de la pubertad, hipotiroidismo, hipoparatiroidismo y diabetes mellitus son también complicaciones usuales.

8. Un niño de siete años necesita atención médica a causa de una anemia microcítica que no mejora a pesar de la suplementación con hierro. El paciente ingiere una dieta diversa y es asintomático. La hemoglobina es de 10.8 mg/dL con MCV de 62 fL. El tratamiento adecuado incluye lo siguiente, *excepto*:

a) Medición de hierro sérico, ferritina y capacidad total de unión de hierro.
b) Electroforesis de hemoglobina.
c) Secuenciación de genes de globina α.
d) Administrar vía intravenosa una infusión de hierro.
e) Obtener más detalles sobre los antecedentes familiares y la región de origen.

Respuesta

La respuesta es d). Por lo general, las talasemias menores se confunden con anemia por deficiencia de hierro, principalmente cuando las concentraciones de hemoglobina aislada se usan como pruebas de detección. Determinar el MCV y los eritrocitos revela el patrón característico de la anemia leve con cifras altas de eritrocitos y MCV muy bajo. Los pasos adecuados se enfocarán a obtener más antecedentes familiares e información demográfica que pueda sugerir talasemia, evaluar los depósitos de hierro y realizar la electroforesis de hemoglobina o la secuenciación de genes para confirmar el diagnóstico. No sería indicado administrar hierro parenteral.

9. Las pruebas de detección del recién nacido para drepanocitos redujeron de manera drástica la mortalidad temprana por enfermedad de células falciformes al:

a) Facilitar el inicio de la administración de hidroxiurea a las dos semanas de edad.
b) Introducir un suplemento de ácido fólico para evitar la anemia grave.
c) Reducir las tasas de infección a través de profilaxis con penicilina.
d) Identificar pacientes para trasplante oportuno de médula ósea.
e) Proporcionar oxígeno en casa para impedir la drepanocitemia.

Respuesta

La respuesta es c). El reconocimiento del recién nacido para detectar enfermedad de células falciformes es obligatorio en Estados Unidos, sobre todo porque la necesidad de realizar la profilaxis oportuna con antibióticos para evitar la sepsis que no se anticipaba en estos niños. Es poco probable que el ácido fólico produzca beneficios al inicio de la vida, cuando las concentraciones de Hb S son bajas. La hidroxiurea está indicada para empezarse a los nueve meses. El trasplante de médula ósea aún no se usa de manera rutinaria y no se emplea en la infancia. En niños asintomáticos con enfermedad de células falciformes no se justifica la terapia crónica con oxígeno.

10. En la enfermedad de células falciformes, las posibles complicaciones de transfusiones de eritrocitos incluyen lo siguiente, *excepto*:

- **a)** Infección por *Streptococcus pneumoniae*.
- **b)** Hemólisis tardía a pesar del apareamiento de fenotipo expandido.
- **c)** Fiebre.
- **d)** Aloinmunización contra antígenos menores de los eritrocitos.
- **e)** Hiperviscosidad.

Respuesta

La respuesta es a). A pesar de su uso habitual en la enfermedad de células falciformes, las transfusiones de eritrocitos se enlazan con varias complicaciones posibles. Las reacciones febriles no hemolíticas a la transfusión son las más comunes, a pesar de ser benignas, dando lugar a la evaluación y tratamiento frecuente ante una posible infección. La contaminación bacteriana de los eritrocitos, principalmente por neumococos, es muy rara. Los pacientes con drepanocitemia quizá manifiesten reacciones retardadas hemolíticas a las transfusiones, independientes de la aloinmunización a los eritrocitos. Los pacientes con drepanocitemia deben someterse a la compatibilidad de antígenos menores de eritrocitos para evitar el desarrollo de aloanticuerpos, que suelen limitar en gran medida la disponibilidad de donadores compatibles. La transfusión a un nivel de hemoglobina normal, particularmente en el entorno de un secuestro esplénico, propicia hiperviscosidad y empeoramiento de la oclusión vascular. La sobrecarga transfusional de hierro es una consecuencia de las transfusiones repetidas de eritrocitos (por lo común, >100 mL/kg acumulados).

LECTURAS RECOMENDADAS

American Academy of Pediatrics. Health supervision for children with sickle cell disease. Section on Hematology/Oncology and Committee on Genetics. *Pediatrics* 2002;109:526–535.

Crabtee EA, Mariscalco MM, Iniguez SF, et al. Improving care for children with sickle cell disease/acute chest syndrome. *Pediatrics* 2011;127:e480–e488.

Driscoll MC. Sickle cell disease. *Pediatr Rev* 2007;28:259–268.

Gill J. Inherited hematologic and oncologic syndromes. *Pediatr Rev* 2011; 32:401–404.

Kavanaugh PL, Sprinz PG, Vinci SR, et al. Management of children with sickle cell disease: a comprehensive review of the literature. *Pediatrics* 2011;128:e1552–e1574.

National Heart, Lung, and Blood Institute. Disease and conditions index. *Sickle cell anemia: who is at risk?* Bethesda, MD: US Department of Health and Human Services, National Institutes of Health, National Heart, Lung, and Blood Institute; 2009. Available from: http://www.nhlbi.nih.gov/health/dci/Diseases/Sca/SCA_WhoIsAtRisk.html

Vichinsky EP, Macklin EA, Waye JS, et al. Changes in the epidemiology of thalassemia in North America: a new minority disease. *Pediatrics* 2005;116:e818–e882.

Capítulo 58

Signos clínicos y factores para el pronóstico en cánceres pediátricos comunes

Aron Flagg

El cáncer es raro como diagnóstico pediátrico. Cuando se comparan con la población adulta, los niños y adolescentes diagnosticados con cáncer representan solo una pequeña proporción (1% o menos). En Estados Unidos, cada año se diagnostican alrededor de 10 000 nuevos casos en menores de 15 años, en comparación con 1 600 000 adultos. Los pediatras ven solo de 1 a 3 casos en toda su vida profesional.

El objetivo de este capítulo es revisar las presentaciones clínicas de los cánceres comunes entre los niños para tratar de entender las características del pronóstico de cada tipo al momento del diagnóstico.

La distribución de los diagnósticos es diferente en el grupo de 0 a 14 años en comparación con el de 15 a 19 años. La distribución aproximada (%) de diagnósticos de cáncer en estos grupos se proporciona en la **tabla 58-1**.

SIGNOS Y SÍNTOMAS CLÍNICOS COMUNES DE CÁNCER EN NIÑOS

Linfadenopatía

La adenopatía persistente en los niños es común. Cuando menos 70% de los pacientes pediátricos menores de siete años presenta una adenopatía cervical anterior, posterior, o ambas.

El tamaño y la localización son importantes al valorar un niño con linfadenopatía. Se considera que los ganglios linfáticos han aumentado de tamaño si el diámetro es mayor de 10 mm; la excepción es que si los ganglios epitrocleares miden más de 5 mm se considera que se han agrandado. Los ganglios inguinales no son anormales a menos que midan más de 15 mm. En la mayoría de los niños es posible palpar los ganglios cervicales, axilares e inguinales, y son pequeños.

La adenopatía auricular posterior, epitroclear y supraclavicular justifica más investigación. Por lo general, un diámetro mayor de 15 a 20 mm es un indicio de una adenopatía cervical patológica. El agrandamiento de los ganglios linfáticos a dimensiones patológicas, seguido por una disminución a un tamaño no patológico o hasta imperceptible es característico de una adenopatía reactiva. Sin embargo, si los mismos ganglios aumentan o disminuyen de tamaño con el paso del tiempo, sobre todo en una zona patológica (p. ej., supraclavicular), se debe emprender una investigación para verificar si hay cáncer u otra causa no maligna que lo explique. En menos de 2 a 3 semanas, la mayor parte de los ganglios no cancerosos debe recuperar sus dimensiones normales.

Una infección es la causa más común de adenopatía cervical aguda. Si hay adenitis cervical localizada con inflamación moderada y fiebre, se inicia la atención empírica con antibióticos por vía oral. En la terapéutica se incluye cobertura tanto antiestafilocócica como antiestreptocócica, así como contra anaerobios si se sospecha un origen dental. Cuando un niño es insensible al tratamiento con antibióticos de siete días, o bien, tiene un ganglio fluctuante o mayor de 2 cm, se requiere una investigación más extensa. Ésta consta de radiografía de tórax, hemograma completo, estudios metabólicos (deshidrogenasa láctica [LDH, *lactate dehydrogenase*], ácido úrico, fósforo, calcio y otros electrolitos, nitrógeno de la urea en sangre, creatinina, bilirrubina y enzimas hepáticas), medición de la velocidad de eritrosedimentación y una prueba de tuberculosis. Se debe hacer una evaluación serológica de infección según lo indiquen los hallazgos del interrogatorio y la exploración física. Entre los ejemplos se encuentran citomegalovirus (CMV), virus Epstein-Barr (EBV, *Epstein-Barr viurs*), virus de inmunodeficiencia adquirida (HIV, *human immunodeficiency virus*), *Bartonella henselae*, *Francisella tularensis*, *Toxoplasma gondii* o *Histoplasma*

TABLA 58-1
DISTRIBUCIÓN (%) DE CÁNCERES PEDIÁTRICOS

Tipo	Edad (años)	
	0-14	15-19
Leucemia	30	10
Tumores del sistema nervioso central	22	10
Linfoma	10	25
Neuroblastoma	8	0
Sarcoma del tejido blando	7	7
Tumor de Wilms	6	0
Osteosarcoma/sarcoma de Ewing óseo	5	7
Tumor de células germinales	3	12
Retinoblastoma	3	0
Hepatoblastoma	1	0
Cáncer de tiroides	1	7
Melanoma	1	8

capsulatum. Se indican biopsia y aspiración de la médula ósea si las cuentas de células hemáticas son anormales o si se detecta una masa mediastínica o hepatoesplenomegalia.

En la linfadenopatía crónica de la cabeza y el cuello, las enfermedades malignas se toman en consideración; por lo común, los ganglios linfáticos con cáncer son *firmes, elásticos y sólidos.* Por lo general *son indoloros* y con el tiempo aumentan de tamaño.

Los cánceres siguientes se relacionan *con adenopatía generalizada:*

- Leucemia linfocítica aguda (ALL, *acute lymphocytic leukemia*).
- Leucemia mieloide aguda (AML, *acute myeloid leukemia*).
- Linfoma (no Hodgkin y Hodgkin).
- Neuroblastoma.

Los pacientes con estas afecciones tienen otra evidencia de enfermedad sistémica, como fiebre, sudores nocturnos, dolor óseo, artralgias, equimosis fáciles, petequias y cambios en la sangre periférica. Es posible detectar una masa mediastínica (*véase* sección siguiente) en la ALL (casi siempre ALL de células T) y los linfomas (de Hodgkin y no de Hodgkin).

Se indica una biopsia de ganglios linfáticos en cualesquiera de los siguientes casos:

- Ganglios agrandados o ganglios que siguen aumentados de tamaño después de 2 semanas.
- Ganglios que no se agrandan pero que no disminuyen de tamaño después de 5 o 6 semanas, o no vuelven a su tamaño normal después de 10 o 12 semanas.
- Relación con fiebre inexplicada, pérdida de peso, masa mediastínica o hepatoesplenomegalia.
- Ganglios linfáticos con agrandamientos patológicos en lugares menos comunes (p. ej., supraclavicular, epitroclear y auricular posterior).

Masa mediastínica

En el tórax, se ubica una cantidad importante de tumores malignos y benignos. El mediastino es el lugar de la mayor parte de las masas intratorácicas en los niños. La ubicación de la masa en una de las tres zonas anatómicas del mediastino es una clave para el diagnóstico (**tabla 58-2**).

Los pacientes con tumores mediastínicos son asintomáticos, pero con un interrogatorio minucioso se detecta que más de la mitad no ha informado síntomas como tos, disnea, ortopnea o estridor causado por el contacto entre las estructuras adyacentes, como las vías respiratorias o la vena cava superior. En ocasiones el paciente se presenta con síndrome mediastínico superior, cuyo síntoma más común es la dificultad para respirar o disnea, que se manifiesta cuando el paciente está en decúbito supino. Debe considerarse como una *urgencia médica,* por lo que de inmediato es preciso emprender un estudio en el hospital.

Con frecuencia, una masa que se descubre en una radiografía de tórax de rutina indica tomografía computarizada (CT, *computed tomography*) como la siguiente maniobra para el diagnóstico. *Es importante hacer notar que los niños con una masa mediastínica que origina ortopnea o un calibre de la tráquea que se reduce a la mitad de lo normal no toleran sedación o anestesia general en el caso de estudios de imagen o intervenciones quirúrgicas.* Se debe consultar y reunir a los especialistas en anestesia pediátrica, oncología y cirugía para planear una evaluación segura, lo cual requiere exploraciones y biopsias sin sedación. A veces es útil elevar la cabecera de la cama o colocar al paciente en decúbito prono para aliviar la presión vascular o de las vías respiratorias.

En los niños, el diagnóstico histológico preliminar más común de tumores mediastínicos es el "tumor de células pequeñas, redondas y azules", el cual incluye los siguientes: linfoma, leucemia linfoblástica, neuroblastoma, rabdomiosarcoma, o tumor neuroectodérmico primitivo (PNET [*primitive neuroectodermal tumor*]/familia del sarcoma de Ewing [EWS, *Ewing sarcoma*]). *Mientras no se demuestre lo contrario, una masa mediastínica anterior es leucemia (por lo general, ALL de células T) o linfoma (de Hodgkin y no Hodgkin); y una masa mediastínica posterior es un tumor neurógeno como un neuroblastoma o un PNET.* Si hay una masa mediastínica posterior, también se debe obtener un estudio de imagen por resonancia magnética (MRI, *magnetic resonance imaging*) de la

TABLA 58-2
CAUSAS DE LAS MASAS MEDIASTÍNICAS EN NIÑOS SEGÚN SU LOCALIZACIÓN

Mediastino anterior	Mediastino medio	Mediastino posterior
Enfermedad de Hodgkin	Angiomas	Neuroblastoma
Linfoma no Hodgkin	Quistes pericárdicos	Otros tumores neurógenos
ALL (por lo general, células T)	Lesiones de ganglios linfáticos	Quistes broncógenos
Quistes broncógenos	Quistes broncógenos	Quistes enterógenos
Tumores de la tiroides	Teratomas	Meningocele torácico
Lipomas	Lesiones esofágicas	Sarcoma de Ewing
Aneurismas	Hernia (agujero de Morgagni)	Linfoma
		Rabdomiosarcoma

columna dorsal para investigar si se extiende dentro del conducto raquídeo y comprime la médula espinal.

Cefalea

El dolor de cabeza es uno de los síntomas que más se observan en la práctica pediátrica. Si bien muy pocos dolores de cabeza se relacionan con un tumor intracraneal, es importante considerar este diagnóstico cuando un paciente padece cefaleas recurrentes.

Los tumores cerebrales son los tumores sólidos que se encuentran con más frecuencia en los niños. En un principio, el diagnóstico se sospecha con base en un complejo de síntomas que depende del lugar y tamaño del tumor. Como la mayor parte de los tumores cerebrales está situado de tal manera que interfiere con la circulación del líquido cefalorraquídeo, la presión intracraneal alta (ICP, *intracranial pressure*) es común. Los primeros síntomas suelen ser imprecisos en cuanto a localización, es posible que haya lesiones supratentoriales con signos de ICP alta (dolor y vómito), déficits neurológicos focales o convulsiones, o todos juntos; a veces, la circunferencia de la cabeza de los lactantes está agrandada. Las lesiones infratentoriales tienden a manifestarse con ataxia u otras afecciones en la marcha, signos de ICP alta si hay compresión del acueducto de Silvio, o anomalías de los nervios craneales, o todo lo anterior si se afecta el tallo cerebral. Con frecuencia, los tumores raquídeos se manifiestan por dolor de espalda o signos de compresión de la médula espinal (debilidad de las extremidades y pérdida de la función de la vejiga, del intestino, o de ambos).

Se indica una CT (o una MRI) del cerebro en pacientes que tienen lo siguiente:

- Cefalea temprano por la mañana o que despierta al paciente.
- Cefalea relacionada con vómito y desaparece con éste, y antecedentes que no sugieren migraña.
- Cefalea relacionada con hallazgos neurológicos anormales (en 95% de los pacientes con tumor cerebral se encuentran anomalías en un examen minucioso).
- Papiledema, agudeza visual disminuida, o pérdida de la visión.
- Estatura baja o desaceleración del crecimiento lineal que no se atribuye a otras causas.
- Agrandamiento de la circunferencia de la cabeza que cruza percentiles.
- Diabetes insípida.
- Neurofibromatosis.
- Antecedentes de radiación craneal.
- Cefaleas en un niño menor de tres años.

Dolor óseo

La mayor parte del dolor relacionado con cáncer es consecuencia de la afectación de huesos, nervios o vísceras huecas. Los cánceres de la infancia rara vez se presentan con dolor, excepto en el caso del cáncer óseo y la leucemia. El diagnóstico diferencial incluye cáncer, si el dolor despierta al niño, la función está comprometida y no hay traumatismo, ninguna causa del dolor es evidente en menos de dos semanas o hay una masa. El dolor relacionado con cáncer óseo (EWS

y osteosarcoma) tiende a ser intermitente al principio y más intenso con el paso del tiempo. Tanto en el EWS como en el osteosarcoma es posible que el tiempo entre el inicio de los síntomas y el diagnóstico se prolongue de 6 a 12 meses.

En el caso de la leucemia aguda, son frecuentes el dolor óseo, la cojera o el rechazo a cargar objetos pesados (niños pequeños). Esto es más común en la ALL que en la AML. Los pacientes que están en observación para comprobar si padecen artritis a veces requieren un examen de la médula ósea para descartar leucemia aguda, pues es factible que la artritis leucémica sea confundida con diversas enfermedades reumáticas.

El dolor óseo también suele ser un síntoma de niños con neuroblastomas. Algunos que tienen cuenta de células sanguíneas anormal, dolor óseo y están en estudio ante la posibilidad de que padezcan leucemia, es factible que tengan un neuroblastoma en etapa IV. Si es probable la presencia de neuroblastoma deben practicarse estudios de imagen del abdomen (p. ej., ecografía o CT) en busca de identificar un tumor suprarrenal. Si se demuestra tumor abdominal, *la calcificación de éste apunta a neuroblastoma*. La investigación de la etapa incluye la recolección de orina para determinar la presencia de los metabolitos de la catecolamina ácido vanililmandélico (VMA, *vanillylmandelic acid*) y ácido homovanílico (HVA, *homovanillic acid*), metayodobencilguanidina (MIBG, *metaiodobenzylguanidine*), o exploración PET (tomografía por emisión de positrones) y examen de la médula ósea.

Además, los niños quizá tengan lesiones metastásicas en los huesos por otros tipos de tumores, como rabdomiosarcoma, linfoma, carcinoma hepatocelular, y rara vez tumores cerebrales como meduloblastoma, entre otros.

Si un niño padece dolor persistente óseo o de extremidades, se debe obtener una placa simple y considerar MRI, en especial si el dolor se relaciona con inflamación, masa o movimiento limitado. Si se observa lesión destructiva o el periostio está afectado, se recomienda más estudio. Los pacientes que presentan dolor óseo persistente junto con fiebre deben valorarse en busca de alguna infección (osteomielitis) además de cáncer (con frecuencia EWS). *Es esencial que, antes de realizar la biopsia de un tumor sospechado, se consulte con oncología pediátrica y un cirujano ortopedista experimentado en cáncer óseo de niños.*

Cáncer abdominal

Una masa abdominal palpable es el signo que más se presenta en el caso de un tumor sólido maligno, aunque lo más probable es que sea benigno o un seudotumor (p. ej., heces, aorta abdominal, vejiga distendida y riñones hidronefróticos). La edad es importante cuando se considera el diagnóstico diferencial (**tabla 58-3**).

Cuando se hace el interrogatorio y se lleva a cabo la exploración física, se debe buscar la presencia de adenopatía generalizada, palidez, equimosis, petequias, caquexia, síntomas digestivos, síntomas genitourinarios (GU, *genitourinary*), ictericia, dolor de pecho, disnea, dolor de hombros y dolor al palpar la masa.

La ecografía abdominal es el estudio radiológico que más se practica a fin de caracterizar una masa abdominal. Tam-

TABLA 58-3

TUMORES QUE SE PRESENTAN COMO MASAS ABDOMINALES SEGÚN EL GRUPO DE EDAD

Grupo de edad	Tumor
Recién nacido	Neuroblastoma (tumor sólido más frecuente en lactantes)
	Nefroma mesoblástico
	Hepatoblastoma
	Tumor de Wilms
	Tumor de testículo del saco vitelino
1-11 años	Neuroblastoma
	Tumor de Wilms
	Hepatoblastoma (por lo general, 0-3 años de edad)
	Hepatoma (más de 3 años de edad)
	Rabdomiosarcoma
	Leucemia/linfoma (afectación del hígado/bazo)
12-19 años	Linfoma
	Carcinoma hepatocelular
	Sarcoma del tejido blando
	Disgerminoma

bién se recomienda la exploración mediante CT del pecho, abdomen y pelvis. Si hay una masa renal, se recomienda la ecografía de la vena cava inferior y del corazón para buscar un trombo tumoral que se extiende hacia el interior de la vena cava inferior y tal vez dentro del corazón. Si hay probabilidades de que haya neuroblastoma, es necesaria una exploración MIBG porque las células catecolaminérgicas captan este compuesto marcado con radiactividad y se encuentran en la mayor parte de los neuroblastomas. En casos de neuroblastoma y PNET paravertebral, se ha de realizar una MRI de la columna para investigar si hay extensión del tumor hacia dentro del conducto raquídeo.

Pancitopenia

Con frecuencia, la anemia, leucopenia o trombocitopenia se presentan solas como signos de leucemia aguda, aunque en ocasiones confluyen las tres. La pancitopenia es sobre todo una consecuencia del reemplazo de la médula ósea por células cancerígenas. Asimismo, la anemia se relaciona con el cáncer por otras razones. La anemia de la enfermedad crónica o la anemia hemolítica surge como una manifestación paraneoplásica de los linfomas (anemia hemolítica autoinmunitaria). Excepto cuando la médula ósea está afectada, rara vez la leucopenia es una manifestación de tumores malignos extramedulares. Lo mismo se cumple con la trombocitopenia, excepto en el caso de la rara relación de púrpura trombocitopénica autoinmunitaria con linfoma de Hodgkin o de trombocitopenia con coagulación intravascular diseminada (DIC, *disseminated intravascular coagulation*), lo cual a veces ocurre en tumores con diseminación amplia como la AML, rabdomiosarcoma o neuroblastoma. Cualquier otro tumor que afecte la médula ósea también genera pancitopenia o depresión de cualesquiera de las líneas celulares. Los tumores sólidos pediátricos que a menudo afectan la médula ósea son el neuroblastoma, linfoma, rabdomiosarcoma, EWS y casi nunca el retinoblastoma.

Leucocitosis

En la leucemia aguda es habitual una cuenta alta de leucocitos. Una cuenta de leucocitos periféricos mayor de 100 000/μL es casi siempre una manifestación de leucemia. En niños con septicemia se observan reacciones leucemoides con cuentas de leucocitos mayores de 50 000/μL. Dichas reacciones se observan en la linfocitosis infecciosa, sarampión, varicela, tos ferina e infecciones por adenovirus y citomegalovirus. Se han informado sobrerreacciones leucemoides mieloides, con cuentas de células mayores de 100 000/μL en lactantes prematuros cuyas madres tomaron costicosteroides durante el embarazo.

Casi 10% de los neonatos con síndrome de Down sufre mielopoyesis anormal en forma momentánea (TAM, *transient abnormal myelopoiesis*), que se caracteriza por cuenta alta de leucocitos, hemocitoblastos en sangre periférica y anemia relacionada, trombocitopenia y hepatoesplenomegalia. Por lo regular, se resuelve de manera espontánea en días o semanas después del inicio, aunque algunos niños muy enfermos (compromiso respiratorio causado por organomegalia masiva) requieren tratamiento corto de quimioterapia. Estos lactantes necesitan un seguimiento estrecho porque de 20 a 30% llega a padecer leucemia a la edad de tres años (edad media: 16 meses). En un niño con síndrome de Down, el tipo más común de leucemia después de la TAM es la leucemia megacarioblástica aguda. En lactantes sin características fenotípicas de síndrome de Down, a veces se presenta TAM, a pesar de que los hemocitoblastos de estos pacientes quizá muestren trisomía 21, lo cual apunta a un estado de mosaicismo hematopoyético. En los hemocitoblastos procedentes de pacientes con síndrome de Down que tienen TAM, así como en quienes padecen leucemia, se encuentran mutaciones somáticas adquiridas de GATA-1 (un factor de transcripción que controla la megacariopoyesis).

En infecciones parasitarias, sobre todo de larvas viscerales migratorias, se ve leucocitosis secundaria a eosinofilia exagerada con cuenta de leucocitos entre 20 000 y 100 000/μL. Entre otras causas de eosinofilia se encuentran el síndrome hipereosinófilo (HES, *hypereosinophilic syndrome*), periarteritis nodosa y reacciones alérgicas o de hipersensibilidad. Las causas malignas de eosinofilia son varias leucemias agudas/crónicas y el linfoma de Hodgkin (20% de los pacientes). También se observa eosinofilia en la sarcoidosis. La cuenta de eosinófilos absoluta se utiliza para cuantificar la eosinofilia. Muchas enfermedades están relacionadas con eosinofilia moderada (1 500-5 000 células/μL) o grave (>5 000 células/μL). Los pacientes con eosinofilia sostenida en sangre quizá sufran daño orgánico, en especial cardiaco, como se observa en el HES. Es necesario vigilar muy de cerca a estos pacientes para buscar evidencia de cardiopatía. Se detecta eosinofilia en muchos pacientes con síndromes de inmunodeficiencia primaria, en particular el síndrome de hiper-IgE (Job) y el síndrome de Wiskott-Aldrich. La eosinofilia quizá esté presente en el síndrome de trombocitopenia con radios ausentes (TAR, *thrombocytopenia with absent radii*) y el síndrome de Omenn (una forma de inmunodeficiencia combinada grave [SCID, *severe combined immunodeficiency*]). Los pacientes con síndrome de Wiskott-Aldrich tienen mayor riesgo de leucemia o de linfoma.

Hemorragia

Es un signo inicial poco frecuente de cáncer en niños. Cuando se presenta se relaciona con trombocitopenia secundaria a la afectación primaria de la médula ósea por leucemia o una enfermedad infiltrativa de la médula ósea (p. ej., linfoma, rabdomiosarcoma). Representa un proceso de consumo sistémico de DIC secundario a leucemia. En la leucemia aguda de reciente diagnóstico, la hemorragia también se relaciona con la administración de fármacos antiinflamatorios no esteroideos, como ibuprofeno. La administración de ácido acetilsalicílico en el tratamiento del dolor óseo induce hemorragia. Altas dosis de antibióticos como penicilina y ticarcilina causan hemorragia; esta hemorragia inducida por antiinflamatorios no esteroideos, ácido acetilsalicílico y penicilina, es causada por disfunción plaquetaria. También se observan anomalías de la coagulación en tumores diseminados. Pocas veces producen signos o síntomas, a menos que se desarrolle DIC o afectación considerable de la médula ósea que origine trombocitopenia. *La DIC es una característica notable de la leucemia promielocítica aguda* (APL, *acute promyelocytic leukemia*), definida por una translocación entre APL y receptor alfa del ácido retinoico (RARA, *retinoic acid receptor α*). Este subtipo importante de AML se distingue porque en la mayor parte de los casos se logra la cura si se aplica un régimen sin quimioterapia de ácido retinoico y arsénico. La DIC se presenta en cualquier tipo de leucemia que se manifieste con hiperleucocitosis (leucocitos >100 000). Además, la DIC también es una característica de los síndromes sépticos. Estas infecciones son las de presentación en pacientes con neutropenia grave e inmunocomprometidos con leucemia aguda y linfomas sin diagnosticar.

RESUMEN DE LOS SIGNOS DE PRESENTACIÓN Y CARACTERÍSTICAS DEL PRONÓSTICO DE CÁNCERES INDIVIDUALES

Tumores cerebrales

En conjunto, los tumores cerebrales son la segunda forma más frecuente de cáncer y los tumores sólidos más comunes que se ven en los niños.

Signos presentes

Las características comunes con que se manifiestan los tumores cerebrales en niños son cefaleas recurrentes por la mañana que se acompañan de vómito, problemas de coordinación, ataxia, cabeza inclinada y problemas visuales. Los pacientes con neurofibromatosis corren el riesgo de padecer tumores del sistema nervioso central (CNS, *central nervous system*) y periférico.

Características pronósticas

Los tumores cerebrales primarios son un grupo diverso de enfermedades que se clasifican según los estudios histológicos, en tanto que la ubicación del tumor y el grado de diseminación son factores importantes que determinan el tratamiento y el pronóstico. Para el diagnóstico del tumor son esenciales el análisis inmunohistoquímico, los hallazgos citogenéticos y genéticos moleculares, así como las medidas de la actividad mitótica (todos los elementos del *grado*) junto con la *etapa* (nivel de diseminación). Estas evaluaciones determinan el pronóstico y tratamiento consecuente.

En los niños, casi 70% de los tumores cerebrales es infratentorial, y tres cuartas partes se localizan en el cerebelo o cuarto ventrículo. Entre los tumores infratentoriales comunes (fosa posterior) están los siguientes:

- Astrocitoma cerebeloso (por lo general, pilocítico [grado bajo], pero en ocasiones es invasivo o de alto grado).
- Meduloblastoma, el tumor cerebral maligno que más se ve entre los niños.
- Ependimoma.
- Glioma del tallo cerebral (a menudo inseguro, en caso de biopsia; es de alto o bajo grado).

Los astrocitomas pilocíticos del cerebelo y los meduloblastomas de los primeros estadios (M0) tienen el mejor pronóstico. El único tratamiento del astrocitoma pilocítico es la intervención quirúrgica. El meduloblastoma de los primeros estadios tiene una cura de 75% mediante intervención quirúrgica, quimioterapia y radiación. Los estudios clínicos actuales evalúan la radiación reducida en un intento por disminuir las secuelas neurocognoscitivas crónicas.

Los tumores supratentoriales se presentan en la región de la silla turca o sobre ésta u otras zonas del cerebro. Los tumores selares y supraselares representan alrededor de 20% de los tumores cerebrales de la infancia, entre los cuales están los siguientes:

- Craneofaringioma.
- Glioma (astrocitoma) diencefálico (quiasmático, hipotalámico o talámico) de varios grados.
- Germinoma.

El pronóstico de estos tumores depende del grado histológico y la ubicación.

Leucemias y linfomas

Cuando leucemia o linfoma se vuelven parte de cualquier diagnóstico diferencial en un niño, se debe obtener una radiografía de tórax posteroanterior y lateral. En ocasiones está presente una masa mediastínica y se debe valorar la permeabilidad de las vías respiratorias antes de que estos pacientes sean sedados.

Leucemias

El cáncer infantil más extendido es la ALL. El índice de curación de la ALL infantil es de alrededor de 85%. En promedio, la AML es más difícil de tratar, y el índice de curación es de casi 60 a 70%. La genética específica del cáncer y la respuesta temprana a la quimioterapia tienen una gran influencia en el pronóstico de ambas enfermedades.

Signos y síntomas presentes

Entre las características que más se manifiestan están:

- Pancitopenia.
- Anemia selectiva, trombocitopenia o leucopenia.

- Leucocitosis.
- Linfadenopatía generalizada.
- Hepatoesplenomegalia.
- Fiebre de origen desconocido.
- Dolor óseo.
- Artralgias.
- Petequias.
- Hematomas fáciles.
- Hemorragias (la forma APL de la AML guarda estrecha relación con la DIC).
- Palidez y fatiga.

Características del pronóstico de la leucemia linfocítica aguda

En el caso de los niños con ALL, la cuenta inicial de leucocitos y la edad son las dos variables más importantes para el pronóstico. Los pacientes con ALL (pronóstico >90%) con "riesgo estándar" tienen entre 1 y 10 años de edad y una cuenta de leucocitos menor de 50 000/μL en el diagnóstico. Los pacientes con ALL (pronóstico de 80 a 85%) con "riesgo alto" tienen 10 años de edad o más, con cualquier cuenta de leucocitos, o bien, son niños de cualquier edad con cuenta inicial de leucocitos mayor de 50 000/μL. Los niños menores de un año y aquellos con determinadas características moleculares o citogenéticas tienen un pronóstico muy malo, y algunos se clasifican ahora como de "muy alto riesgo" (**tabla 58-4**).

El inmunofenotipo de la célula leucémica es importante desde el punto de vista pronóstico; este factor de predicción evoluciona al cambiar de terapéutica.

- Pre-B ALL (linfoblastos inmaduros de células B): mejor pronóstico.
- Células B (linfoblastos maduros de células B, célula de Burkitt): peor pronóstico.
- ALL de células T: pronóstico de intermedio a malo.

Las anomalías citogenéticas y la cantidad de cromosomas también tienen significado en el pronóstico. Los pacientes con hiperploidía (aumento total en la cantidad de cromosomas) tienen un pronóstico favorable, en tanto que los pacientes con hipoploidía tienen mal pronóstico. Aquellos que tienen un número cercano al haploide son los de peor pronóstico. Ciertas translocaciones cromosómicas,

TABLA 58-4

CARACTERÍSTICAS DE LA LEUCEMIA LINFOCÍTICA AGUDA PARA UN MAL PRONÓSTICO

La edad de inicio es <1 año o >10 años

Al momento del diagnóstico, la cuenta de leucocitos es >50 000/μL

Afectación del sistema nervioso central

Inmunofenotipo de células T

Presencia del cromosoma Philadelphia (translocación 9;22)

Presencia del reordenamiento de 11q23 (gen de la leucemia de linaje mixto)

Presencia de hipoploidía citogenética extrema (<44 cromosomas)

Fracaso de la quimioterapia de inducción o enfermedad residual mínima persistente

como t(8;14) (leucemia de Burkitt) y t(9;22) (cromosoma Philadelphia), se relacionan con un pronóstico muy malo. Otros se relacionan con un excelente resultado (p. ej., translocación de t(12;21) [ETV6-RUNX1] y trisomías combinadas de los cromosomas 4 y 10).

En adolescentes mayores (15-19 años de edad), los resultados de los tratamientos contra el cáncer son peores que en el caso de los adolescentes de 14 años y menores. Aunque lo anterior es válido en múltiples cánceres infantiles, la diferencia es más espectacular en la ALL, donde los resultados son 25 a 30% peores a los 15 a 19 años. Se encuentra en investigación la razón de esta diferencia y, al parecer, obedece en parte a los mejores resultados si los adolescentes se atienden según regímenes pediátricos (intensidad de los fármacos y frecuencia mayores).

Factores pronósticos en la leucemia mieloide aguda y la leucemia crónica

En la AML, la supervivencia a largo plazo es inferior a la que se consigue con la ALL y con un alto costo de toxicidad debida a la carga extrema de mielosupresión, infección, mucositis y transfusión. En la terapéutica para niños con características de alto riesgo se recurre en forma temprana a la quimioterapia mieloablativa o intensiva reducida, seguida de trasplante de células hematopoyéticas.

La APL goza del mejor pronóstico, con la posibilidad de lograr la cura incluso sin la quimioterapia característica mediante la administración de ácido retinoico y arsénico. Entre otras características genéticas de riesgo favorable están t(8;21), t(16;16) e inv(16). Los niños con síndrome de Down tienen una supervivencia total muy superior a la de los niños sin ese síndrome con AML, y en el examen óseo casi siempre se encuentra leucemia megacarioblástica (FAB M7).

Es rara la leucemia mieloide crónica en la infancia. Los pacientes se presentan con leucocitosis grave, grados variables de anemia y trombocitopenia, así como esplenomegalia. Siempre vinculada a un mal pronóstico, en tiempos recientes la supervivencia mejoró de manera notable debido al tratamiento supresor indefinido con inhibidores de la tirosina cinasa (TKI) como el imatinib. Los adultos con AML tienen ahora un lapso de vida normal o casi normal. La leucemia mielomonocítica juvenil (JMML, *juvenile myelomonocytic leukemia*) es un cáncer agresivo de lactantes y niños pequeños. El riesgo de JMML aumenta en los niños con síndrome de Noonan o neurofibromatosis tipo 1; con frecuencia, los pacientes muestran esplenomegalia masiva y hemoglobina F alta. Se requiere quimioterapia mieloablativa para la curación.

Linfoma no Hodgkin

El linfoma no Hodgkin (NHL, *non-Hodgkin lymphoma*) ocupa el tercer lugar entre los cánceres más frecuentes de la infancia, ya que representa cerca de 6% de los cánceres en individuos menores de 20 años. Si bien no se aprecia un pico marcado en la edad, el NHL se presenta más en la segunda década de la vida, y es raro en niños menores de tres años. El NHL es el cáncer más frecuente en niños con síndrome de inmunodeficiencia adquirida (sida).

Los estudios histopatológicos del NHL infantil se agrupan en tres amplias categorías:

- Linfoblástico.
- Células pequeñas no hendidas (Burkitt y no Burkitt).
- Células grandes.

El tipo linfoblástico es sobre todo un linfoma de células T y representa 30% de los casos de NHL infantil. La mayor parte de los pacientes con este tipo histopatológico tiene una masa mediastínica anterior y presenta el síndrome de lisis tumoral, o síndrome de la vena cava superior/mediastínico superior. El tipo de linfoma de células pequeñas no hendidas representa 40 a 50% de los casos de NHL infantil. La mayor parte de estos tumores es intraabdominal. Entre otros sitios de afectación están el tejido linfoide del anillo de Waldeyer, los senos paranasales, hueso, ganglios linfáticos periféricos, médula ósea, CNS y testículos. Los linfomas de células grandes son un grupo heterogéneo de tumores que constituyen 20 a 25% de los casos de NHL infantil.

Signos y síntomas

- Linfadenopatía (focal o difusa).
- Fiebre.
- Pérdida de peso.
- Dolor óseo (un pequeño porcentaje tiene afectación primaria del hueso cortical; algunos padecen dolor óseo y fiebre secundarios a la afectación de la médula ósea y su transformación leucémica).
- Pancitopenia o depresión selectiva de células de la sangre secundarias a afectación de la médula ósea.
- Cefalea y vómito secundarios a afectación del CNS.
- Tos, disnea, neumonía y disfagia secundarias a afectación mediastínica anterior.
- Síndrome de la vena cava superior (común en el linfoma de células T o linfoblástico).
- Masa abdominal, signos de obstrucción intestinal (característicos del linfoma de Burkitt o de células B), por lo común con afectación ileocecal.
- Los pacientes con linfoma en etapa avanzada a la presentación, en especial NHL con índice alto de células proliferativas (linfoma de Burkitt o linfoma de células T), quizá tengan signos y síntomas de insuficiencia renal debido al síndrome de lisis tumoral (*potasio, fósforo y ácido úrico altos; calcio bajo*).

Características pronósticas

El factor más importante para el pronóstico, dado el tratamiento óptimo, es la propagación de la enfermedad al momento del diagnóstico según lo determinado por la estadificación previa al tratamiento. Más de 80% de los niños con NHL sobrevive cinco años con los protocolos de quimioterapia actuales. Los pacientes con un tumor único extraabdominal o extratorácico, y los que tienen tumores intraabdominales susceptibles de una resección total, tienen un pronóstico excelente (supervivencia de 5 años >90% sin importar la histología). Los pacientes con enfermedad intratorácica extensa y con enfermedad de médula ósea o del CNS tienen un pronóstico más desalentador.

Linfoma de Hodgkin
Signos y síntomas de presentación

La presentación más común del linfoma de Hodgkin es el agrandamiento indoloro de los ganglios linfáticos, con más frecuencia en las cadenas cervicales o supraclaviculares. Por lo regular, el inicio es subagudo y prolongado, en tanto que en el NHL es rápido. Casi 30% de los pacientes con enfermedad de Hodgkin presenta síntomas sistémicos al momento del diagnóstico, entre los cuales están los siguientes:

- Fiebre.
- Prurito.
- Pérdida de peso.
- Sudores nocturnos.

De manera específica, los síntomas "B" del linfoma de Hodgkin, los cuales auguran empeoramiento del pronóstico, son fiebre (38°C durante tres días consecutivos), sudores nocturnos y pérdida de peso inexplicable (10% o más del peso corporal en los seis meses anteriores). Dos terceras partes de pacientes tienen una masa mediastínica anterior, por tanto, padecen tos, disnea u ortopnea, pero con frecuencia son asintomáticos. Entre los hallazgos de laboratorio hay una velocidad de eritrosedimentación alta, ferritina elevada y eosinofilia.

En el linfoma de Hodgkin, la zona primaria de afectación es *arriba del diafragma*, y la enfermedad avanza a cualquier cadena de ganglios linfáticos por arriba o por abajo del diafragma. En ocasiones los pacientes presentan enfermedad de etapa IV que afecta hueso, médula ósea, pulmones o hígado. Aunque la edad pico para el linfoma de Hodgkin es durante la adolescencia, este cáncer se ha diagnosticado en niños de apenas tres años de edad. También es importante señalar que, aunque de manera esporádica, la manifestación de la enfermedad primaria quizá esté abajo del diafragma (p. ej., ganglios inguinales).

Características pronósticas

El pronóstico se basa en la etapa y los estudios histopatológicos. La tasa de supervivencia a cinco años es de casi 75% en el caso de los pacientes con enfermedad en la etapa IV, en tanto los pacientes con enfermedad en la etapa I tienen una tasa de supervivencia de 95%. En general, los tipos predominante en linfocitos y esclerosante nodular tienen los mejores pronósticos. El tipo de células mixtas tiene un pronóstico intermedio y el tipo de linfocitos agotados tiene el peor pronóstico, aunque con la terapéutica actual es bueno. Los estudios clínicos actuales tratan de encontrar un equilibrio entre quimioterapia y radiación que disminuya la incidencia significativa de segundos tumores, fibrosis pulmonar y miocardiopatía tardía detectados en supervivientes de largo plazo.

Neuroblastoma

El término *neuroblastoma* se usa con frecuencia para referirse a una diversidad de tumores neuroblásticos (entre los que se incluyen neuroblastomas, ganglioneuroblastomas y ganglioneuromas), que surgen de las células primitivas del ganglio simpático. Los neuroblastomas, los cuales representan 97% de los tumores neuroblásticos, son clínicamente heterogéneos, y varían en ubicación, aspecto histopatológico y características biológicas.

Signos y síntomas de presentación

Los tumores primarios que afectan la médula suprarrenal se presentan con una masa o dolor abdominal. La masa es firme, irregular e insensible; son comunes anorexia, vómito y cambios en los hábitos intestinales. Los signos y síntomas de neuroblastoma que se presentan fuera de la glándula suprarrenal correlacionan con el sitio afectado.

- Ganglios cervicales: síndrome de Horner y heterocromía.
- Tórax: disfagia, disnea, infecciones y tos crónica.
- Pelvis: dificultad para defecar u orinar.
- Paravertebral: dolor de espalda, paraplejía y retención fecal y urinaria.

Entre los signos y síntomas de metástasis se encuentran:

- Pancitopenia (médula ósea).
- Dolor en los huesos largos, equimosis periorbitaria y proptosis (hueso).
- Hepatomegalia (hígado).
- Disnea (pulmón).
- Linfadenopatía supraclavicular izquierda, cervical e inguinal.
- Múltiples nódulos azulados subcutáneos (piel).

Signos y síntomas de síndromes paraneoplásicos, como los siguientes:

- Hipertensión (distensión de la arteria renal): efecto de la angiotensina.
- Rubor, hipertensión: efecto de la catecolamina.
- Diarrea acuosa, distensión abdominal: efecto de péptido vasoactivo intestinal.
- Síndrome opsoclono-mioclono: sacudidas mioclónicas, movimientos oculares caóticos, conjugados y sacudidas (opsoclono).
- Ataxia cerebelosa progresiva: también una característica del síndrome opsoclono-mioclono.

El neuroblastoma es el tumor maligno más común en la infancia, ya que representa más de la mitad de los cánceres en el periodo neonatal. Es el tumor sólido más frecuente en la infancia fuera del CNS.

Características pronósticas

Entre los indicios de *mal* pronóstico están los siguientes:

- Enfermedad en etapa III o IV.
- Excepción: etapa IVS, categoría especial reservada para lactantes menores de un año con metástasis que se limitan al hígado, piel y médula ósea. Se excluyen aquellos con metástasis al hueso cortical. La supervivencia total para la etapa IVS es de 85%. El nuevo International Risk Group Staging System (INRGSS) modificó la definición de IVS (llamado *Ms*) para incluir a los pacientes de hasta 18 meses de edad y a quienes tienen diseminación regional del tumor primario. A menudo se observa la regresión espontánea de estos tumores con tratamiento mínimo o ninguno.

- Mayores de un año. Según los datos del programa NCI SEER, la supervivencia total a cinco años es de 83, 55 y 40% para niños menores de un año, 1 a 4 años y 5 a 9 años, respectivamente. La información de los estudios clínicos más recientes apunta a que los pacientes de hasta 18 meses con enfermedad en etapa IV y características biológicas favorables (ninguna amplificación del oncogén N-myc y clasificación histológica de Shimada favorable) demostraron una supervivencia de seis años de 86%.
- Clasificación del riesgo patológico. Los tumores se clasifican como Shimada favorable o desfavorable con base en el grado de diferenciación de los neuroblastos, contenido del estroma de Schwann, frecuencia de división celular (índice de mitosis-cariorrexis) y edad al momento del diagnóstico. Una clasificación Shimada alta es desfavorable.
- Citogenética y genética molecular. Pese a que no se ha identificado ninguna alteración genética ni cromosómica patognomónica, ciertas características moleculares y citogenéticas correlacionan con mal pronóstico. Una amplificación N-myc alta (también llamada *oncogén MYCN*) o alteraciones en el contenido total de DNA del tumor (índice de DNA o ploidía), las cuales se supone que resultan de una disfunción mitótica, se relacionan con peor pronóstico, y con frecuencia se detectan en tumores en etapa IV. Los tumores con un contenido de DNA mayor (hiperploidía con un índice de DNA >1) se relacionan con una etapa más baja, mejor respuesta a la terapéutica inicial y mejor pronóstico global que los tumores diploides. También se ha informado acerca de ganancia o pérdida de ciertos cromosomas. La pérdida de heterocigosidad (LOH, *loss of heterozygosity*) del cromosoma 1p se relaciona con pronóstico más pobre; la ganancia de 17q (trisomía 17q) se presenta en la mitad de los neuroblastomas y se relaciona con un fenotipo muy agresivo.

Tumor de Wilms

Signos y síntomas de presentación

Entre las principales características que se observan en el tumor de Wilms están las siguientes:

- *Masa abdominal asintomática*, por lo regular unilateral, en un niño con buen aspecto.
- Dolor abdominal, anorexia, vómito, desfallecimiento o una combinación de lo anterior (la tercera parte de los pacientes). Quizá el dolor se relacione con hemorragia subcapsular.
- Hematuria (causada por hemorragia en las vías urinarias).
- Hipertensión (causada por distorsión de la vasculatura renal, presente en 25% de los pacientes).
- Anemia (causada por hemorragia intratumoral).

Aunque la mayor parte de los tumores de Wilms no presenta una anomalía genética identificable, al parecer, algunos son resultado de cambios en uno o más de varios genes; por consiguiente, hay síndromes relacionados con mayor riesgo de manifestar tumor de Wilms. Mutaciones específicas de la línea germinal en uno de estos genes (*WT-1*) tienen que ver con el raro síndrome de Denys-Drash (seudohermafroditismo, glomerulopatía, insuficiencia renal y 95%

de probabilidades de sufrir tumor de Wilms). Un gen que causa aniridia está próximo al gen *WT-1* en el cromosoma 11p13, y las deleciones que abarcan a los genes *WT-1* y de la aniridia explica la relación entre aniridia y tumor de Wilms. El síndrome WAGR (W de tumor de Wilms, A de aniridia, G de anomalías del aparato genital, de las vías urinarias o de ambos, R de retraso mental) también se relaciona con la mutación de *WT-1*.

Al parecer, un segundo gen del tumor de Wilms (*WT-2*) se localiza en el *locus* o cerca del *locus* del gen de Beckwith-Wiedemann en el cromosoma 11p15. *Los niños con síndrome de Beckwith-Wiedemann* (macroglosia, *hemihipertrofia*, visceromegalia, leve microcefalia, onfalocele, nevo flámeo facial, pliegue característico del lóbulo de la oreja y displasia de la médula renal) *tienen mayor riesgo (5% de incidencia) de sufrir tumor de Wilms* (y hepatoblastoma y carcinoma suprarreno-cortical), y se les debe hacer un estudio ecográfico *cada tres meses mientras sean menores de siete años. Se debe obtener una ecografía renal de los pacientes con aniridia o hemihipertrofia cada tres meses mientras sean menores de seis años.*

A pesar de la cantidad de genes que, al parecer, tienen que ver en la formación del tumor de Wilms, es raro el tumor de Wilms hereditario (ya sea tumores bilaterales o antecedentes familiares de la neoplasia), con 4 a 5% de pacientes que tiene tumores bilaterales y 1 a 2% con antecedentes familiares de tumor de Wilms. El riesgo de padecer este tumor entre los hijos de individuos que han tenido tumores unilaterales (es decir, esporádicos) es más bien bajo (>2%).

Características pronósticas

El tumor de Wilms es una enfermedad curable en la mayor parte de los niños afectados. Más de 90% de los pacientes sobrevive cuatro años después del diagnóstico. El pronóstico se relaciona con:

- Etapa de la enfermedad.
- Características histopatológicas. El factor más importante para un mal pronóstico es la histología tumoral anaplásica difusa, que se define por la presencia de figuras mitóticas polipoides multipolares y un marcado agrandamiento nuclear con hipercromía. La anaplasia difusa se detecta en solo 10 a 14% de pacientes, pero los que tienen tumores anaplásicos difusos representan más de 60% de los decesos.
- Edad del paciente. Los niños menores de dos años siempre han tenido mejor pronóstico; no obstante, con intervenciones terapéuticas mejoradas, se ha reducido el efecto de la edad como un factor de riesgo.
- Dimensiones del tumor (un peso del tumor <250 g tiene mejor pronóstico).
- Marcadores tumorales. La investigación actual apunta a que, al parecer, varios marcadores predicen el resultado. El más prometedor es LOH en los cromosomas 16q y 1p. En un estudio reciente del National Wilms Tumor Study Group (NWTSG) con 232 pacientes, quienes tenían LOH específico del tumor en 16q manifestaron un índice de recaída 3.3 veces mayor y una tasa de mortalidad 12 veces superior a la de los pacientes sin este marcador. En un estudio más reciente con el mismo grupo, el LOH específico del tumor en 16q y 1p se vinculó de modo inde-

pendiente con un riesgo mayor de recaída y muerte en un subconjunto de pacientes con histología favorable (no anaplásica). Para el caso de las etapas I y II con histología favorable, el actual tratamiento del NWTS valora la presencia de LOH específico de tumor en 16q y 1p en los especímenes de reciente diagnóstico. Estos pacientes cuyos tumores exhiben LOH de 16q y 1p reciben un tercer agente de quimioterapia en su tratamiento; aquellos con histología favorable en los estadios III y IV ya cuentan con este tercer fármaco en sus planes del tratamiento. Para finalizar, un aumento en la cantidad de copias de genes (aneuploidía) en las células tumorales es otro marcador biológico que parece relacionarse con mal pronóstico.

Rabdomiosarcoma

Es un tumor maligno del tejido blando que se origina en el músculo estriado y afecta cualquier músculo esquelético del cuerpo.

Signos y síntomas de presentación

La presentación clínica más común es una masa agrandada, indolora, o bien, síntomas relacionados con obstrucción/ trasplante de órganos.

Entre los sitios más comunes en afectarse están los siguientes:

- Cabeza, cuello u órbitas (35%).
- Extremidades (24%).
- Tubo digestivo (18%).
- Tronco (11%).

En la cabeza, es muy común que se afecten los senos, con potencial extensión del tumor hacia dentro de la región parameníngea y cerebro. El tumor se presenta en el oído medio y zona mastoidea, con el mismo potencial de propagación hacia el CNS. Otros lugares menos comunes son región intratorácica, tubo digestivo (incluidos hígado y vía biliar) y regiones perianal y anal.

Al parecer, la mayor parte de los casos de rabdomiosarcoma es esporádica, pero la enfermedad se ha relacionado con síndromes familiares, como la neurofibromatosis, el síndrome de Li-Fraumeni (LFS, *Li-Fraumeni syndrome*), síndrome de Beckwith-Wiedemann y el síndrome de Costello. El LFS se caracteriza por miembros de familias afectadas con predisposición a una diversidad de cánceres resultantes de la inactivación del gen *p-53* inhibidor de tumores. Mediante estudios, se ha demostrado una clara relación con la inactivación de *p-53* y el rabdomiosarcoma en niños menores de tres años. El síndrome de Beckwith-Wiedemann consiste en aumento excesivo del tamaño del feto el cual se relaciona con mayor incidencia de tumores sólidos en la infancia, como rabdomiosarcoma, tumor de Wilms, hepatoblastoma y carcinoma suprarrenocortical. En el síndrome de Costello, o síndrome faciocutaneoesquelético (FCS, *faciocutaneoskeletal*), hay una predisposición a padecer tumores, incluido el rabdomiosarcoma.

Características pronósticas

El pronóstico se basa en la etapa, grado de la resección quirúrgica y estudios de histopatología. El tratamiento consiste en una combinación de quimioterapia e intervención quirúrgica, radiación, o ambas, y entonces *se hace necesaria la referencia multidisciplinaria y la valoración* iniciales. Los pacientes con tumores más pequeños (<5 cm) tienen mejor supervivencia que los que tienen tumores más grandes. Quienes tienen metástasis en el momento del diagnóstico tienen un pronóstico muy malo, con menos de 30% de pacientes que logran una supervivencia de cinco años. En el caso del rabdomiosarcoma, el tipo histopatológico alveolar (por lo común en las extremidades) se relaciona con peor resultado, mientras el tipo embrionario tiene mejor pronóstico. El tipo alveolar se asocia con una translocación que se relaciona con el gen *FOXO-1*. El sarcoma botrioide vaginal tiene el mejor pronóstico. Si bien el rabdomiosarcoma es un tumor muy agresivo, los protocolos actuales de quimioterapia intensiva, junto con radiación e intervención quirúrgica, han mejorado la supervivencia total en todos los pacientes.

Cánceres óseos

Signos de presentación

El dolor óseo, en general localizado en una zona, es el signo de presentación más común de cáncer óseo. Los antecedentes del dolor quizá abarquen de 3 a 6 meses e incluso más. El paciente quizá muestre una masa de tejido blando en la zona. Los sitios más comunes son el fémur distal y la tibia proximal, a los que les siguen con menor frecuencia el húmero proximal y el fémur medio y proximal; por lo regular, el cáncer óseo es un osteosarcoma o un EWS. Es uno de los "tumores pequeños, de células redondas, azules", una clasificación que también comprende al neuroblastoma, linfoma, leucemia y rabdomiosarcoma.

Características pronósticas del osteosarcoma

El sitio del tumor es un factor importante para el pronóstico en la enfermedad localizada. En los niños, los tumores distales se relacionan con un pronóstico más favorable, en tanto los tumores primarios del esqueleto axil tienen un mal pronóstico. Los tumores del húmero proximal son de mal pronóstico.

La resecabilidad del tumor es una característica importante para el pronóstico porque el osteosarcoma es relativamente resistente a la radioterapia. Los pacientes con tumores primarios de mandíbula, cresta iliaca, pubis y escápula tienen una buena tasa de supervivencia con un procedimiento quirúrgico agresivo y tratamiento intensivo multimodal. Después de la quimioterapia inicial y en el momento de la resección definitiva, también la cantidad de necrosis en el tumor (expresada como porcentaje), que se determina por medios histológicos, también constituye un indicador pronóstico; lo deseable es que sea mayor de 90%.

El estadio (grado de diseminación) se mantiene como el factor pronóstico más importante. Un 20% de los pacientes tiene *enfermedad pulmonar metastásica* en el momento del diagnóstico. En la era de la quimioterapia coadyuvante (previa a la intervención quirúrgica) en el tratamiento de primera línea del osteosarcoma, la supervivencia de los pacientes con enfermedad que no presenta metástasis clínica es de 70%; la perspectiva de los niños con enfermedad metastásica todavía es mala, ya que la supervivencia total es menor de 30%.

Características pronósticas del sarcoma de Ewing

El lugar del tumor primario y la existencia de metástasis son las características pronósticas más importantes. Al parecer, la presencia o ausencia de metástasis al momento del diagnóstico es muy importante. Los pacientes con metástasis en pulmón y hueso tienen peores resultados que los que solo tienen metástasis ósea; en cuanto a la enfermedad metastásica localizada en un solo lugar, la malignidad ósea aislada es peor que la de pulmón. Los pacientes con tumores primarios axiales (es decir, pelvis, costillas, escápula, cráneo, clavícula y esternón) tienden a tener peor pronóstico que los que presentan lesiones en las extremidades. También se relacionan con el pronóstico las dimensiones del tumor primario y la respuesta histológica a la quimioterapia inicial. Fiebre, anemia y LDH alta en suero al momento del diagnóstico correlacionan con mayor volumen de la enfermedad y peor pronóstico. El análisis genético molecular del EWS de la última década muestra que a quienes tienen una fusión tipo 1 de la translocación de EWS-FLI1 les va mejor que a quienes tienen los tipos menos usuales de transcripción de la fusión. Esta transcripción de la fusión tipo 1 en la cual el exón 7 del EWS se fusiona con el exón 6 del FLI1 está presente en 60% de los enfermos, en comparación con otros tipos de fusión. Se relaciona con una reducción del triple en el riesgo de manifestar metástasis en comparación con las transcripciones que no son de tipo 1. Se ha informado de cuando menos 18 diferentes posibilidades de que los genes de la familia de tumores del EWS se fusionen. Los estudios biológicos y genéticos moleculares y su pronóstico están en curso en los estudios clínicos actuales y futuros.

Retinoblastoma

Signos de presentación

La *leucocoria* de uno o ambos ojos, llamada "reflejo del ojo de gato", es el signo de presentación más frecuente en más de la mitad de los niños con retinoblastoma. La leucocoria se manifiesta cuando el tumor es lo suficientemente grande o ha causado un desprendimiento completo de retina, lo cual determina la formación de una masa retrolenticular visible a través de la pupila. El estrabismo es el siguiente signo en frecuencia (25%). Se produce cuando el tumor surge en la mácula, lo que causa pérdida de la visión central y del reflejo de fusión tal que el ojo puede desviarse, lo que origina esotropía o exotropía. La pérdida de la visión no es un síntoma porque los niños pequeños no son conscientes de su visión unilateral disminuida. Los tumores intraoculares no son dolorosos a menos que esté presente un glaucoma secundario o una inflamación. Los casos de retinoblastoma de reciente diagnóstico son bilaterales 20 a 30% de las veces. La edad media de inicio es a los dos años, pero por lo común los casos bilaterales hereditarios se detectan antes del año de edad. La enfermedad bilateral es multifocal, con varios tumores en cada ojo.

Características pronósticas

Los niños que padecen retinoblastoma tienen un pronóstico excelente, con tasas de supervivencia a cinco años mayores de 90%. El pronóstico se basa en la etapa y la terapéutica. Si el tumor es unilateral a la presentación y no se extiende en el nervio óptico más allá de la placa cribiforme, el líquido cefalorraquídeo y la médula ósea no se afectan (es raro que la médula ósea se afecte), y el niño menor de dos años tiene pronóstico excelente. Los pacientes con enfermedad bilateral empeoran debido a *la alta incidencia de una segunda neoplasia maligna (a menudo, un osteosarcoma). Los sarcomas de tejido blando y los melanomas malignos son comunes en estos pacientes, independientemente de si se les administra radiación como parte de su tratamiento.* Esa es la razón de por qué se debe evitar la radiación siempre que sea posible. La incidencia de segundos tumores en estos pacientes aumenta con la edad, de manera que a los 50 años existe 50% de probabilidad de padecer un nuevo cáncer. Los niños con mutaciones RB-1 tienen un riesgo considerable de sufrir un segundo tumor.

Se debe obtener una MRI del cerebro de pacientes con afectación bilateral con el fin de valorar la glándula epífisis. Algunos pacientes con retinoblastoma bilateral presentan un PNET de la glándula epífisis al momento del diagnóstico (*retinoblastoma trilateral*). Esto implica peor pronóstico.

¿De qué manera el tratamiento afecta el pronóstico de pacientes con retinoblastoma? Desde principios de la década de 1990, el tratamiento de quimiorreducción en lugar de la radiación con haz externo (EBRT, *external beam radiation therapy*) se volvió la norma de atención. En la mayor parte de los casos, la administración de vincristina, etopósido (VP-16) y carboplatino disminuye las dimensiones de estos tumores de manera notable y da oportunidad al oftalmólogo de aplicar tratamientos locales (fotocoagulación con láser, crioterapia o braquiterapia). No utilizar la EBRT reduce el riesgo de otro tumor, que a veces surge en las zonas radiadas.

Cáncer hepático

Este tipo de cáncer es raro en los niños. Los tipos más importantes son el hepatoblastoma y carcinoma hepatocelular. El hepatoblastoma se encuentra en niños muy pequeños; cerca de 70% se diagnostica a los dos años, y 90% a los cinco años. *El hepatoblastoma se relaciona con el síndrome de Beckwith-Wiedemann y la poliposis adenomatosa familiar; se observa con mayor frecuencia en niños con antecedente de bajo peso al nacer (<1 000 g).*

El carcinoma hepatocelular se detecta sobre todo entre los 12 a 15 años, aunque se ha observado en niños desde el nacimiento hasta los cuatro años de edad. Se relaciona con *hepatitis crónica B o una infección por hepatitis C,* sobre todo en niños con infección adquirida en la etapa perinatal.

Signos de presentación

La mayor parte de los tumores hepáticos son masas abdominales indoloras susceptibles de palpar por el médico familiar o el que realiza la exploración. En etapas avanzadas, los síntomas más destacados son náusea, vómito, anorexia, pérdida de peso o dolor abdominal. A veces, el hepatoblastoma se relaciona con anemia y trombocitosis. Un niño con hemangioepitelioma quizá muestre signos y síntomas compatibles con insuficiencia cardiaca congestiva.

Características pronósticas

La tasa de supervivencia total de los niños con hepatoblastoma es de 75%; y 25% para aquellos que tienen carcinoma hepatocelular. Si el tumor se reseca por completo y no hay metástasis, la tasa de supervivencia es alta. Si un hepatoblastoma se reseca por completo, surgen metástasis en pulmón, y éstas se extirpan por completo, los enfermos tienen un pronóstico excelente.

En la mayor parte de los pacientes con estos tumores se observan *concentraciones altas de fetoproteína α,* que de manera habitual reflejan la actividad de la enfermedad. Si cuando se diagnostica el hepatoblastoma no se demuestra fetoproteína α, constituye un signo de mal pronóstico que se relaciona con una variante histológica de células anaplásicas pequeñas poco sensibles a la terapéutica.

Efectos secundarios de la quimioterapia

La quimioterapia ocasiona efectos adversos comunes o raros y agudos o crónicos. Muchas sustancias causan náusea y mielosupresión. Enseguida se presenta una lista de los efectos adversos más frecuentes y exclusivos de algunos de los quimioterapéuticos que más se utilizan:

- Sustancias alcalinas (ciclofosfamida, ifosfamida): disminuyen la fertilidad.
- Antraciclinas: miocardiopatía.
- Asparaginasa: pancreatitis, coagulación anormal, reacción anafiláctica.
- Bleomicina: fibrosis pulmonar.
- Cisplatino: ototoxicidad, toxicidad renal.
- Ciclofosfamida: cistitis hemorrágica, síndrome de secreción inapropiada de hormona antidiurética.
- Etopósido: leucemia secundaria (AML).
- Ifosfamida: acidosis de Fanconi tubular renal, cistitis hemorrágica.
- Vincristina/vinblastina: neurotoxicidad (neuropatía periférica, estreñimiento).

EJERCICIOS DE REVISIÓN

PREGUNTAS

1. ¿En cuál de los tumores siguientes el dolor óseo es un problema habitual?
   a) Leucemia aguda, hepatoblastoma y EWS.
   b) Osteosarcoma, retinoblastoma y leucemia aguda.
   c) Tumor de Wilms, leucemia aguda y neuroblastoma.
   d) Osteosarcoma, leucemia aguda y EWS.
   e) Leucemia aguda, neuroblastoma y osteosarcoma.

Respuesta
La respuesta es d). El dolor óseo es un síntoma universal en las lesiones primarias destructivas del hueso. Este síntoma es la razón por la que pacientes con osteosarcoma y sarcoma de Ewing óseo primario (no Ewing extraóseo), o PNET óseo primario acuden tras una valoración médica. Por lo común, una simple radiografía revela una lesión destructiva del hueso con elevación periosteal o sin ella. Si los resultados de la radiografía son cuestionables y el paciente padece dolor persistente, un estudio de MRI confirma la existencia de la lesión. El dolor óseo y las artralgias son síntomas comunes en la leucemia aguda. Tal vez la expansión intramedular de los huesos secundaria a la proliferación de las células leucé-

micas en la médula ósea cause el dolor óseo. Las artralgias (artritis leucémica) representan dolor referido e inflamatorio. Por lo regular, el neuroblastoma en estadio IV causa dolor en la médula ósea y dolor óseo lítico, y clínicamente se asemeja a la leucemia aguda. El hepatoblastoma, retinoblastoma y tumor de Wilms rara vez se presentan con enfermedad metastásica ósea. Por sus características comunes de presentación (masas abdominales en el hepatoblastoma y el tumor de Wilms, leucocoria en el retinoblastoma), estos tumores se diagnostican pronto y la posibilidad de encontrar metástasis óseas es improbable.

2. ¿Cuáles son los dos indicadores pronóstico más importantes en niños a quienes se diagnostica leucemia linfoblástica aguda?
   a) Edad e inmunofenotipo.
   b) Género y cuenta de leucocitos.
   c) Cuenta de plaquetas e inmunofenotipo.
   d) Inmunofenotipo y cuenta de leucocitos.
   e) Edad y cuenta de leucocitos.
   f) Raza y nivel de hemoglobina.

Respuesta
La respuesta es e). La cuenta inicial de leucocitos es tal vez el factor pronóstico más significativo en la ALL. Los pacientes con una cuenta de leucocitos inicial mayor de 50 000/µL tienen peor pronóstico (~20% de los niños con ALL). Por lo regular, esto refleja un índice proliferativo más alto de linfoblastos. Asimismo, representa mayor carga tumoral al momento del diagnóstico, lo cual casi siempre se manifiesta por la presencia de hepatoesplenomegalia y linfadenopatía en cualquier forma de ALL e implica pronóstico peor. La edad también es un factor importante para el pronóstico. Al momento del diagnóstico, los niños menores de 1 año y mayores de 10 tienen un pronóstico más desalentador que los niños del "riesgo estándar" (1 a 9 años). Los niños menores de un año son los de peor pronóstico. Las niñas se comportan mejor que los niños (~10% de ventaja), aunque el género masculino ya no se considera un indicador adverso en el pronóstico. Otros factores, como un inmunofenotipo adverso (células T, células B maduras) y características moleculares y citogenéticas desfavorables de leucemia se relacionan de manera regular con una cuenta alta de leucocitos y entrañan un pronóstico menos favorable. Al momento del diagnóstico, una concentración baja de hemoglobina refleja casi siempre una enfermedad primaria de la médula ósea y no el síndrome de linfoma-leucemia, este último con pronóstico más malo. La cuenta de plaquetas inicial y el grupo poblacional son factores insignificantes. Una cuenta de plaquetas inicial mayor de 100 000/µL quizá represente un proceso temprano y primario de médula ósea o la transformación leucémica de un linfoma.

3. Durante la exploración física de un recién nacido se descubre una masa abdominal. El diagnóstico más probable es que el tumor sea un:
   a) Linfoma.
   b) Tumor de Wilms.
   c) Hepatoblastoma.
   d) Neuroblastoma.
   e) Retinoblastoma.
   f) Ninguno de los anteriores.

Respuesta
La respuesta es d). El neuroblastoma es el tumor más común en la infancia, y representa más de 50% de los cánceres del recién nacido. El linfoma es improbable en un paciente de esta edad. Aunque un hepatoblastoma o el tumor de Wilms en ocasiones se presenta con una masa abdominal, es inusual que se observen en el recién nacido. Si bien es posible pero improbable en un recién nacido, el retinoblastoma no se presenta con una masa abdominal.

4. Una radiografía de tórax revela una masa mediastínica posterior. El diagnóstico más probable es:
   a) Enfermedad de Hodgkin.
   b) Rabdomiosarcoma.
   c) Neuroblastoma.
   d) Sarcoma de tejido blando no rabdomiosarcoma.
   e) Linfoma linfocítico.

Respuesta
La respuesta es c). Los tumores neurógenos comprenden 20% de todos los tumores mediastínicos. Las masas mediastínicas posteriores son tumores neurógenos, mientras no se demuestre lo contrario. Por lo regular, son neuroblastomas de todos los grados de madurez (neuroblastoma, ganglioneuroblastoma, ganglioneuroma o combinaciones de los tres). En el mediastino posterior, también se ha observado tumor neuroectodérmico primitivo (variante de Ewing), que es también un sitio para neurofibromas.

El mediastino posterior es una ubicación posible pero mucho menos probable para linfomas y sarcomas que no son del tipo de Ewing. De manera habitual, los linfomas se localizan más en el mediastino anterior y es más probable que sean del tipo de Hodgkin. Además, en el diagnóstico diferencial se incluyen entidades benignas como quistes broncógenos, enterógenos y meningoceles.

5. En un examen rutinario para revisar la salud de una niña de apariencia saludable de dos años de edad, se detecta leucocoria. ¿Qué médicos deben participar en este caso?
   a) Urólogo.
   b) Ginecólogo.
   c) Oncólogo y nefrólogo.
   d) Dermatólogo.
   e) Psiquiatra.
   f) Oftalmólogo y oncólogo.
   g) En este momento, ninguno; convendría observar a la paciente.

Respuesta
La respuesta es f). La leucocoria, también conocida como "reflejo del ojo de gato", es un reflejo de apariencia blanca de una gran masa retrolenticular. Se presenta cuando el retinoblastoma es grande o provocó un desprendimiento de retina total. La masa es visible a través de la pupila. La leucocoria es el signo de presentación más común del retinoblastoma. Debe pedirse la interconsulta con un oftalmólogo y un oncólogo.

Caso para las preguntas 6 y 7
Un adolescente llega a la consulta con el antecedente de pérdida de peso de 10 kg en tres meses, fiebre intermitente y sudores nocturnos.

6. ¿Cuál de las siguientes características clínicas se espera encontrar en la exploración física y la valoración?

a) Petequias y articulaciones dolorosas con grave limitación del movimiento.

b) Masa abdominal en el cuadrante inferior derecho; equimosis en extremidades, espalda y tronco.

c) Síndrome de Horner y ataxia cerebelosa.

d) Una gran masa dolorosa en la rodilla derecha y ruidos respiratorios disminuidos en la base del pulmón derecho.

e) Hepatoesplenomegalia notable y leucocoria.

f) Linfadenopatía difusa y masa mediastínica anterior grande.

Respuesta
La respuesta es f).

7. El diagnóstico *más* probable de la pregunta 6 es:

a) Linfoma de Hodgkin.

b) Neuroblastoma.

c) Rabdomiosarcoma.

d) Carcinoma hepatocelular.

e) Linfoma de Burkitt.

Respuesta
La respuesta es a). Pérdida de peso, sudores nocturnos y fiebre, son las manifestaciones sistémicas más comunes del linfoma de Hodgkin, en el que se asigna "A" o "B" a la etapa. Los pacientes "A" no tienen los signos y síntomas "B", y los pacientes con síntomas "B" tienen manifestaciones sistémicas de la enfermedad. (Se padece prurito, pero se eliminó de la lista "B" de síntomas). Otros NHL y leucemias se presentan con fiebre y pérdida de peso; un linfoma de Burkitt con síntomas constitucionales es menos probable.

8. Una niña de cuatro años hasta entonces sana se queja de cefalea y tiene vómito antes de ir al preescolar. Después de que los padres le notan una marcha inestable y temblor, la llevan al pediatra. Los estudios de MRI del cerebro muestran un tumor grande y creciente que ocupa el cuarto ventrículo. El diagnóstico más probable es:

a) Glioblastoma multiforme.

b) Glioma del nervio óptico.

c) Meduloblastoma.

d) Oligodendroglioma.

e) Retinoblastoma.

Respuesta
La respuesta es c). El meduloblastoma es el tumor cerebral maligno más común de la infancia, muestra reforzamiento con el medio de contraste en la MRI y se localiza abajo de la tienda del cerebelo, como se describe. Los síntomas se deben a la presión intracraneal incrementada y la disfunción cerebelosa. El glioblastoma multiforme y el oligodendroglioma son menos comunes y se localizan casi siempre encima de la tienda. Por lo general, los gliomas del nervio óptico son tumores gliales de bajo grado que causan alteraciones visua-

les unilaterales y, a menudo, se ven en la neurofibromatosis tipo 1. Las mutaciones de la línea germinal de RB-1 propician un retinoblastoma "trilateral", que incluye enfermedad ocular bilateral junto con un componente intracraneal que se localiza en la glándula epífisis.

9. Se comienza a administrar quimioterapia con diversos fármacos a un niño de 13 años que padece linfoma de Burkitt con amplias metástasis. ¿Qué NO se debe administrar al paciente?

a) Hidratación vigorosa para incrementar el volumen urinario.

b) Potasio adicional en los líquidos IV debido a la baja ingesta por vía oral.

c) Alopurinol.

d) Antagonistas H_2 de la histamina mientras recibe altas dosis de costicosteroides.

e) Trimetoprim/sulfametoxazol dos días a la semana.

Respuesta
La respuesta es b). El linfoma de Burkitt es el linfoma que se disemina con mayor rapidez y que más alto riesgo de síndrome de lisis tumoral tiene al iniciar la quimioterapia. Entre las medidas de apoyo están líquidos de mantenimiento 2× a 3×, alopurinol (un inhibidor de la xantinooxidasa que inhibe la producción endógena de ácido úrico), atención de las alteraciones electrolíticas y diálisis ocasional. La administración de potasio exógeno se debe evitar debido a una posible hiperpotasemia que ponga en peligro la vida. Es importante efectuar bloqueo de ácido gástrico en pacientes que reciben altas dosis de costicosteroides. El TMP/SMX se administra en forma rutinaria para prevenir la neumonía por *Pneumocystis*.

10. En una niña de dos años surgen tumores renales bilaterales, lo más probable es que tenga antecedentes de:

a) Hipotonía, retraso en el desarrollo y defectos del canal auriculoventricular.

b) Manchas café con leche y pecas en las axilas.

c) Telangiectasia y empeoramiento del equilibrio y la coordinación.

d) Antecedentes de radiación a los ojos.

e) Macroglosia, pliegue en la oreja e hipoglucemia neonatal previa.

Respuesta
La respuesta es e). Las características de la paciente son representativas del síndrome de Beckwith-Wiedemann, un síndrome de crecimiento excesivo con altos índices de tumor de Wilms y hepatoblastoma. La paciente *a* quizá tiene síndrome de Down, el cual predispone a leucemias agudas. La paciente *b* tiene fibromatosis, lo cual no se relaciona con tumores renales. La paciente *c* sugiere ataxia telangiectasia, una enfermedad de inmunodeficiencia combinada con una incidencia creciente de linfoma. Probablemente, la paciente *d* tiene mutación de la línea germinal en RB-1 y está en riesgo de padecer osteosarcoma pero no tumores renales.

LECTURAS RECOMENDADAS

Bisogno G, Compostella A, Ferrari A, et al. Rhabdomyosarcoma in adolescents: a report from the AIEOP Soft Tissue Sarcoma Committee. *Cancer* 2012;118:821–827.

Blaney SM, Hass-Kogan D, Poussaint TY, et al. Gliomas, ependymomas, and other nonembryonal tumors of the central nervous system. In: Pizzo P, Poplack D, eds. *Principles and practice of pediatric oncology*, 6th ed. Philadelphia, PA: Lippincott Williams & Wilkins; 2011:7171.

Borowitz MJ, Devidas M, Hunger SP, et al. Clinical significance of minimal residual disease in childhood acute lymphoblastic leukemia and its relationship to other prognostic factors: a Children's Oncology Group study. *Blood* 2008;111:5477.

Brodeur GM, Hogarty MD, Mosse YP, et al. Neuroblastoma. In: Pizzo PA, Poplack DG, eds. *Principles and practice of pediatric oncology.* Philadelphia, PA: Lippincott Williams & Wilkins; 2011: 886.

Dome J, Coppes M. Recent advances in Wilms tumor genetics. *Curr Opin Pediatr* 2002;14:5–11.

Fernandez C, Geller JI, Ehrlich PF, et al. Renal tumors. In: Pizzo P, Poplack D, eds. *Principles and practice of pediatric oncology*, 6th ed. St. Louis, MO: Lippincott Williams & Wilkins; 2011:861.

Foltz LM, Song KW, Connors JM. Hodgkin's lymphoma in adolescents. *J Clin Oncol* 2006;24:2520.

Gamis A. Acute myeloid leukemia and Down syndrome evolution of modern therapy: state of the art review. *Pediatr Blood Cancer* 2005;44:13–20.

Golden CB, Feusner JH. Malignant abdominal masses in children: quick guide to evaluation and diagnosis. *Pediatr Clin North Am* 2002;49:1369–1392.

Gorlick R, Bielack S, et al. Osteosarcoma: biology, diagnosis, treatment and remaining challenges. In: Pizzo PA, Poplack DG, eds. *Principles and practice of pediatric oncology*, 6th ed. Philadelphia, PA: Lippincott Williams and Wilkins; 2011:1015.

Gurney JG, Bondy ML. Epidemiology of childhood cancer. In: Pizzo PA, Poplack DG, eds. *Principles and practice of pediatric oncology*, 5th ed. Philadelphia, PA: Lippincott; 2006:1–13.

Harrison CJ. Cytogenetics of paediatric and adolescent acute lymphoblastic leukemia. *Br J Haematol* 2009;144:147.

Hayes-Jordan A, Andrassy R. Rhabdomyosarcoma in children. *Curr Opin Pediatr* 2009;21(3):373–378.

Hosalkar HS, Dormans JP. Limb sparing surgery for pediatric musculoskeletal tumors. *Pediatr Blood Cancer* 2004;42:295–310.

Hudson MM, Donaldson SS. Hodgkin's disease. In: Pizzo PA, Poplack DG, eds. *Principles and practice of pediatric oncology*, 5th ed. Philadelphia, PA: Lippincott; 2006:695.

Kalapurakal JA, Dome JS, Perlman EJ, et al. Management of Wilms tumour: current practice and future goals. *Lancet Oncol* 2004;5: 37–46.

Katzenstein HM, Krailo MD, Malogolowkin MH, et al. Fibrolamellar hepatocellular carcinoma in children and adolescents. *Cancer* 2003;15:2006–2012.

Kennedy JG, Frelinhuysen P, Hoang BH. Ewing sarcoma: current concepts in diagnosis and treatment. *Curr Opin Pediatr* 2003;151:53–57.

Kleinerman RQA, Tucker MA, Tarone RE, et al. Risk of new cancers after radiotherapy in long-term survivors of retinoblastoma: an extended follow-up. *J Clin Oncol* 2005;23:2272–2279.

Malogolowkin MH, Quinn JJ, Steuber CP, et al. Clinical assessment and differential diagnosis of the child with suspected cancer. In: Pizzo PA, Poplack DG, eds. *Principles and practice of pediatric oncology*, 5th ed. Philadelphia, PA: Lippincott; 2006:145–159.

Meyer WH, Spunt SL. Soft tissue sarcomas of childhood. *Cancer Treat Rev* 2004;30:269–280.

Negloa JP, Robison LL, Stovall M, et al. New primary neoplasms of the central nervous system in survivors of childhood cancer: a report from the Childhood Cancer Survivor Study. *J Natl Cancer Inst* 2006;98:1528.

Oberlin O, Rey A, Lyden E, et al. Prognostic factors in metastatic rhabdomyosarcoma: results from pooled analysis from United States and European cooperative groups. *J Clin Oncol* 2008;26:2384–2389.

Park JR, Eggert A, Caron H. Update on Pediatric Oncology and Hematology Neuroblastoma: biology, prognosis, and treatment. *Hematol Oncol Clin North Am* 2010;24(1):65–86.

Pizzo PA, Poplack DG. *Principles and practice of pediatric oncology*, 6th ed. Philadelphia, PA: Lippincott Williams & Wilkins; 2010.

Punyko JA, Mertens AC, Baker KS, et al. Long-term survival probabilities for childhood rhabdomyosarcoma. *Cancer* 2005;103:1475–1483.

Rodriguez-Galindo C, Wilson MW, Haik BG, et al. Treatment of intraocular retinoblastoma with vincristine and carboplatin. *J Clin Oncol* 2003;21:2019–2025.

Schnater JM, Kohler SE, Lamers WH, et al. Where do we stand with hepatoblastoma? *Cancer* 2003;98:668–678.

Schultz KR, Pullen DJ, Sather HN, et al. Risk and response-based classification of childhood B-precursor acute lymphoblastic leukemia: a combined analysis of prognostic markers from the Pediatric Oncology Group (POG) and Children's Cancer Group (CCG). *Blood* 2007;109:926.

Shields CL, Shields JA. Retinoblastoma management: advances in enucleation, intravenous chemoreduction, and intra-arterial chemotherapy. *Curr Opin Ophthalmol* 2010;21:203.

Smith MA, Seibel NL, Altekruse SF, et al. Outcomes for children and adolescents with cancer: challenges for the twenty-first century. *J Clin Oncol* 2010;28:2625.

Stiller CA. Epidemiology and genetics of childhood cancer. *Oncogene* 2004;23:6429–6444.

Velez MC. Lymphomas. *Pediatr Rev* 2003;24:380–386.

Wilne S, Collier J, Kennedy C, et al. Presentation of childhood CNS tumors: a systematic review and meta-analysis. *Lancet Oncol* 2007;8:685.

Wilne SH, Ferris RC, Nathwani A, et al. The presenting features of brain tumors: a review of 200 cases. *Arch Dis Child* 2006;91:502.

Yu AL, Gilman AL, Ozkaynak MF, et al. Anti-GD2 antibody with GM-CSF, interleukin-2, and isotretinoin for neuroblastoma. *N Engl J Med* 2010;363:1324.

Capítulo 59

Enfermedades hemorrágicas

L. Kate Gowans

Respecto a una enfermedad hemorrágica, la evaluación de un niño o un adolescente se apoya en valorar si la hemorragia o el hematoma es normal o está dentro de lo normal. Es común que los pequeños tengan hematomas en las superficies extensoras, y que los niños mayores sufran varios episodios de epistaxis. De igual manera, con frecuencia la menarca adquiere interés por el sangrado irregular de cantidades variables, lo que causa que tanto padres como pacientes visiten al pediatra para hacer una evaluación. Como en todas las evaluaciones, los antecedentes personales, familiares, la exploración física y el uso juicioso de una cantidad limitada de exámenes de laboratorio clave son suficientes para diagnosticar la mayor parte de las enfermedades hemorrágicas pediátricas.

Este capítulo trata sobre las anomalías pediátricas usuales en los tres componentes del sistema de la coagulación:

- Alteraciones plaquetarias.
- Coagulopatías.
- Trombofilia.

La descripción de las anomalías plaquetarias incluye tanto defectos cuantitativos como funcionales. Como en el caso de muchas enfermedades pediátricas, hay defectos congénitos que por lo regular se presentan temprano en la infancia y defectos adquiridos a cualquier edad. La mayor parte de los pacientes que tienen anomalías en los componentes del plasma padece enfermedad de von Willebrand (vWD) o hemofilia. Para finalizar, se tratan en forma sucinta las enfermedades hereditarias que causan trombofilia, una propensión anormal a la formación de coágulos.

CASCADA NORMAL DE LA COAGULACIÓN Y PRUEBAS DE LABORATORIO PARA DETECCIÓN

Es útil revisar de forma breve el proceso de la coagulación y su relación con las pruebas de coagulación que se solicitan con más frecuencia (**Fig. 59-1**). Los factores de la coagulación son enzimas que existen en forma inactiva en el plasma. Luego de la descomposición enzimática de una parte de la molécula, hay un cambio en su conformación que activa su función proteolítica. A continuación, los factores de la coagulación activados interactúan con el sustrato que le sigue en la secuencia normal, y de ese modo se configura una cascada que amplifica la respuesta y por último genera un tapón de fibrina. Es importante destacar que, por lo regular, la coagulación tiene lugar en una superficie de fosfolípidos con carga negativa, que proporcionan las plaquetas o la membrana plasmática endotelial.

Cuando un vaso sanguíneo se daña, la superficie endotelial se rompe, lo que provoca que se activen las dos ramas del sistema de la coagulación. Primero, las plaquetas se exponen al colágeno subendotelial, lo que activa las glucoproteínas superficiales y el factor de von Willebrand (vWF). Segundo, en el espacio subendotelial, el factor tisular (TF, *tissue factor*) se pone en contacto con las pequeñas cantidades del factor VII plasmático que existe en forma activada (llamado *VIIa*). Las plaquetas activadas se congregan hasta formar un obstáculo físico. Además, las plaquetas se desgranulan y liberan sustancias que causan vasoconstricción y estabilizan el flujo sanguíneo. La exposición de factor VIIa al TF sobre una superficie de fosfolípidos origina la descomposición y activación del factor X (llamado *Xa*). El factor Xa, factor VIIa, el calcio y los fosfolípidos se combinan para formar el complejo protrombinasa. *El paso más importante es la conversión de la protrombina (factor II) en trombina.* Ésta actúa sobre el fibrinógeno, que es una proteína plasmática abundante, para generar monómeros de fibrina. Después, el factor XIII determina que estos monómeros de fibrina se entrecrucen para generar un coágulo estable.

El tiempo de protrombina (PT, *prothrombin time*) se produce al agregar TF recombinante (un complejo de fosfolípidos y calcio) a plasma anticoagulado (con citrato). El TF reacciona con la pequeña cantidad de factor VIIa existente y da inicio a la vía "extrínseca". Se denomina así porque se apoya en el TF, el cual es extrínseco respecto a la vasculatura. *El PT depende de los factores II (protrombina), V, VII, X y del fibrinógeno.* Varios de estos factores (II, VII, IX y X) dependen de la vitamina K, y el PT se utiliza con frecuencia para vigilar la terapéutica con warfarina. El índice normalizado interna-

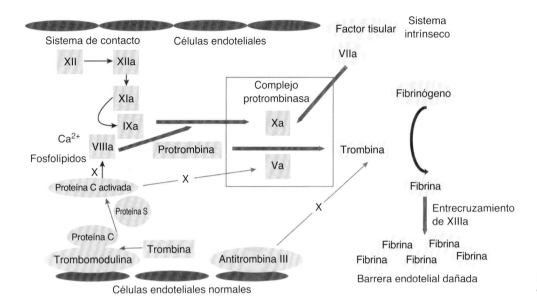

Figura 59-1 Componentes del sistema de la coagulación.

cional (INR, *international normalized ratio*) es un PT ajustado que se ideó para compensar la variabilidad de los diferentes lotes de reactivos para inhibir la warfarina, y representa el PT del paciente/PT de control. El INR muestra mucho menos variabilidad entre laboratorios con el paciente que sigue untratamiento con warfarina.

El tiempo parcial de tromboplastina activada (aPTT, *activated partial thromboplastin time*) se obtiene al añadir fosfolípidos, calcio y partículas de una sustancia al plasma citratado. Esto sirve para activar la vía "intrínseca" porque todos los factores son intrínsecos respecto al plasma. El primer paso de la cascada requiere la interacción entre la superficie de fosfolípidos y los factores de "contacto", como los siguientes: factor XII, cininógeno de alto peso molecular (HMWK, *high molecular weight kininogen*), precalicreína y factor XI. Los factores iniciadores escinden entonces al factor IX, que de ese modo se activa (factor IXa). La superficie de fosfolípidos también sirve como una plataforma sobre la cual se combinan los factores IXa y VIII para activar al factor X. Luego, el factor X activado (Xa) se combina con el factor Va para generar el complejo de la protrombinasa, como se describe en el texto anterior.

Inhibición por retroalimentación de la cascada de la coagulación

Por lo regular, la formación del coágulo sanguíneo se limita a la cercanía del daño endotelial mediante un sistema antitrombótico complejo que equilibra la cascada de la coagulación. Cuando se genera trombina, ésta se une a la trombomodulina y junto con la proteína S activan a la proteína C mediante un mecanismo enzimático. La proteína C activada inactiva los factores VIIIa y Va. Hay un segundo sistema que se mantiene en un estado de alta actividad. Consiste en la proteína antitrombina III, la cual se enlaza al sulfato de heparina sobre la superficie del endotelio intacto. La antitrombina III degrada a los factores Xa y a la trombina cuando fluyen por una zona de endotelio intacto. Esto evita que el coágulo se extienda más allá de la zona con endotelio dañado. Debe hacerse notar que las proteínas C y S también dependen de la vitamina K.

ENFERMEDADES PLAQUETARIAS

El primer paso en la evaluación de una trombocitopenia exige saber si la cuenta de plaquetas es anormal. Hay un amplio margen de lo normal, que va desde 150 000 a los 450 000 mm³, pero ninguna variación dependiente de la edad cuando la cifra es normal. La cuenta de plaquetas determina la gravedad de la alteración: una cuenta de plaquetas mayor de 50 000/mm³ es una trombocitopenia leve, con riesgo mínimo de hemorragia en ausencia de un traumatismo grave o una intervención quirúrgica mayor. Una cuenta plaquetaria de 20 000 a 50 000/mm³ es moderadamente grave e implica el riesgo de hemorragia ante un traumatismo menor. Una cuenta de plaquetas menor de 20 000/mm³ se considera una trombocitopenia grave y entraña un riesgo mayor de hemorragia espontánea, sobre todo con cifras por abajo de 10 000/mm³. Un bazo crecido secuestra plaquetas, pero no determina que la cuenta de plaquetas llegue a menos de 50 000/mm³. El paso siguiente es investigar si hay una producción reducida o una destrucción creciente de plaquetas. El tiempo de supervivencia normal de las plaquetas es cercano a los siete días. De manera similar a los eritrocitos en la anemia, las plaquetas recién generadas tienen un volumen incrementado (volumen medio de la plaqueta [MPV, *mean platelet volume*]) y mRNA residual. Algunos laboratorios proporcionan la cuenta de "plaquetas reticuladas", que si es baja significa un defecto de producción, y si es alta, destrucción.

Púrpura trombocitopénica inmunitaria

La púrpura trombocitopénica inmunitaria (ITP, *immune thrombocytopenic purpura*) es causada por anticuerpos que se unen a las plaquetas, con depuración posterior del sistema reticuloendotelial en el bazo y a veces también en el hígado. En los niños, la incidencia máxima se presenta entre los 2 y 5 años de edad. El inicio clínico es agudo, pero con frecuencia hay un pródromo viral subclínico de 1 a 3 semanas antes del inicio de la evidencia clínica. El interrogatorio es notable por la falta de una tendencia previa a las hemorragias o a los hematomas. Entre los signos clínicos están hematomas en sitios que no son las superficies extensoras y petequias (lesiones cutáneas rojo púrpura, brillantes, indoloras, que no desaparecen con la presión, de 1 a 3 mm). En ocasiones hay petequias en las membranas mucosas (púrpura húmeda). *La hepatoesplenomegalia, una linfadenopatía, o ambas, no se relacionan con la ITP, y si están presentes se deben hacer pruebas adicionales para buscar leucemia.* Es posible que haya hematuria microscópica junto con la ITP. Los estudios de laboratorio deben incluir lo siguiente:

- Hemograma completo (CBC, *complete blood count*) con diferencial.
- Cuenta de plaquetas reticuladas (si es posible).
- Tipo y clasificación.
- Prueba de Coombs.
- Examen de un frotis de sangre periférica para verificar que no haya destrucción microangiopática, para descartar síndrome urémico hemolítico y púrpura trombocitopénica trombótica.

No se realiza de rutina una aspiración de la médula ósea, a menos que los hallazgos físicos particulares o de laboratorio hagan sospechar leucemia o anemia aplásica.

Curso clínico y tratamiento de la púrpura trombocitopénica inmunitaria

Por lo regular, es una afección que remite sola, con 90% de los casos que se resuelven en menos de seis meses. El objetivo de la terapéutica no es alcanzar una cuenta normal de plaquetas, sino lograr una cuenta con la que sea menos probable la hemorragia que pone en peligro la vida (muy arriba de 10 000/mm^3); aunque es rara (<1%), la hemorragia intracraneal (ICH, *intracranial hemorrhage*) es la complicación más temida de la ITP. Las transfusiones de plaquetas no se recomiendan porque casi siempre los anticuerpos se dirigen contra antígenos comunes. No obstante, las transfusiones de plaquetas y la esplenectomía se realizan en casos de hemorragias que amenazan la vida. Hay una variabilidad notable entre los pediatras hematólogos respecto al enfoque de la terapéutica contra la ITP, pero en general están de acuerdo en que los pacientes con cuenta plaquetaria menor de 10 000 mm^3 o de 20 000 mm^3 y hemorragia activa, deben recibir tratamiento. Los pacientes con cuenta plaquetaria por abajo de 10 000 mm^3 se hospitalizan para que reciban un tratamiento inicial y se les vigile en forma estrecha para observar su estado neurológico.

Los pacientes que son Rh negativos o Rh positivos son tratables con inmunoglobulina intravenosa (IVIG, *intravenous immune globulin*); la dosis recomendada es de 800 mg/kg en una aplicación. En ocasiones, es necesario repetir la IVIG o administrarla a dosis más altas (1 g/kg en una o dos aplicaciones), lo que depende de la respuesta. La mayoría de los pacientes responde a la IVIG y la respuesta en ocasiones persiste. Entre los efectos secundarios de la IVIG están náusea, vómito y cefalea (a veces a causa de meningitis aséptica), lo que dificulta la valoración de la ICH.

Los pacientes con ITP Rh positivos se tratan mediante globulina anti-Rh (WinRho, 50 a 75 µg/kg por vía IV en una sola dosis). Al igual que con la IVIG, la tasa de respuesta es buena, aunque algunos requieren repetición de la dosis. La globulina anti-Rh se une a los eritrocitos y satura los sitios de unión en el sistema reticuloendotelial, y de esa forma disminuye la eliminación de plaquetas. Es necesario prever una caída en la concentración de hemoglobina de 1 a 2 g/dL porque la sustancia induce hemólisis. Aunque WinRho es atractiva debido a su tiempo de infusión tan corto y perfil de efectos secundarios más atenuado que con la IVIG, en años recientes su uso se redujo debido a que hay peligro de hemólisis y lesión renal aguda.

Se debe administrar Anti-Rh con precaución si la concentración de hemoglobina de referencia es menor de 8 g/dL.

Para finalizar, a menudo se administran esteroides como tratamiento de primera línea en el caso de la ITP; es raro encontrar un paciente insensible a los esteroides, por lo menos en cierto grado. Esta terapéutica es conveniente, y a veces solo está limitada por la tolerancia del paciente a los efectos secundarios. Hay muchas estrategias para la dosificación, como la de altas dosis de metilprednisolona de 30 mg/kg por día durante tres días o 2 mg/kg por día de prednisona durante dos semanas y luego un periodo de disminución progresiva lenta.

Púrpura trombocitopénica inmunitaria crónica

La ITP crónica se define como una ITP que dura más de 6 a 12 meses. Hay una preponderancia de 3:1 de mujeres a hombres; la paciente representativa es una adolescente. A veces los lactantes se vuelven un desafío para tratarlos de una ITP persistente. La ITP crónica podría ser un precursor de más autoinmunidad global y, según el contexto, un paciente con ITP crónica debe pasar por pruebas de detección en busca de enfermedades autoinmunitarias como el lupus u otra afección del tejido conectivo. Si la ITP crónica dura varios años, un enfoque común es una detección anual para investigar si hay autoinmunidad. La administración intermitente, a menudo con dexametasona (40 mg/m^2/día × 4 días, según se requiera), e IVIG o WinRho intermitentes son tratamientos usuales para el paciente con ITP crónica, quien con frecuencia recibe tratamiento para mejorar la calidad de vida más que para evitar una hemorragia espontánea que amenace su vida. Con el surgimiento de los agonistas de la trombopoyetina (eltrombopag, romiplostim) hay otra opción terapéutica para los enfermos de ITP crónica. Hasta ahora, solo el eltrombopag está aprobado por la FDA para la administración a menores de 18 años. Se usa rituximab (un anticuerpo monoclonal anti-CD20) en los casos de ITP crónica, pero causa inmunosupresión e hipogammaglobulinemia debido al agotamiento de los linfocitos B maduros. Por último, la esplenectomía es efectiva en 75 a 80% de los casos; no siempre es efectiva debido a la destrucción hepática de plaquetas.

Trombocitopenia neonatal

Es frecuente entre los recién nacidos "enfermos" y lactantes pretérmino, y a veces es secundaria a asfixia al nacer, aspiración de meconio, insuficiencia respiratoria, enterocolitis necrosante o infección.

El síndrome de *Kasabach-Merritt* es la trombocitopenia que se presenta a partir del atrapamiento y consumo de plaquetas por parte de un gran hemangioma. Si en un lactante se detecta trombocitopenia y además tiene un hemangioma cutáneo o cavernoso visible, se recomienda una ecografía del hígado para investigar si presenta un gran hemangioma, el cual podría haber consumido las plaquetas faltantes.

Los anticuerpos maternos de inmunoglobulina G (IgG) se dirigen contra el antígeno Pla1 (heredado del padre) de las plaquetas del lactante y causan *trombocitopenia aloinmunitaria*. Estos anticuerpos atraviesan la placenta y destruyen las plaquetas fetales. Alrededor de 1% de las mujeres expresa una variante del antígeno Pla1, lo que ocasiona que reconozcan el alelo común (99% de los humanos) como un antígeno extraño. La incidencia es 1 a 2 por 5 000 recién nacidos, de modo que no todas las mujeres Pla1 negativas producen una respuesta de trascendencia clínica. Este padecimiento en ocasiones aparece durante el primer embarazo, pero la gravedad de la enfermedad aumenta en los siguientes lactantes afectados. La ICH —que llega a presentarse antes del nacimiento—, es la complicación más importante a evitar en esta enfermedad. Lo ideal es que el tratamiento inicial del lactante incluya transfusión de plaquetas maternas lavadas, ya que tendrán supervivencia normal. Es probable que las plaquetas de un donador aleatorio expresen el antígeno Pla1 y tengan supervivencia breve. Como no se cuenta con los recursos necesarios para obtener plaquetas de la nueva madre, el tratamiento más común consiste en 1 g/kg de IVIG; podría ser necesario repetir la dosis. Por lo general, la cuenta de plaquetas se normaliza en 1 a 2 semanas cuando el anticuerpo materno es adsorbido. Es necesario referir a estos niños al servicio de hematología para facilitar las pruebas de los padres respecto a los antígenos plaquetarios antes de buscar nuevos embarazos.

La trombocitopenia neonatal también se detecta en el contexto de *ITP materna*. En este caso, a menos que haya hemorragia que amenace la vida, se evita la transfusión de plaquetas (procedente de la madre o de cualquier donador), ya que resultarán destruidas. La terapéutica consiste en administrar IVIG, como se mencionó antes. El umbral del tratamiento de un lactante con trombocitopenia debe ser más bajo que el de niños de mayor edad. Por lo general, los umbrales del tratamiento que se utilizan son menores de 30 000/mm^3 en un lactante a término o menores de 50 000/mm^3 en un lactante prematuro.

Enfermedades plaquetarias cuantitativas congénitas (raras)

Las siguientes son afecciones raras:

- Trombocitopenia con radios ausentes (TAR, *thrombocytopenia-absent radii*). Este síndrome se presenta con manifestaciones hemorrágicas en el nacimiento, con trombocitopenia y aplasia radial.
- Trombocitopenia congénita amegacariocítica.
- Infiltración medular, como la leucemia congénita, mielofibrosis y osteopetrosis.
- La anemia de Fanconi es un padecimiento autosómico recesivo que lleva a la pancitopenia progresiva, que por lo regular se manifiesta entre los 5 y 10 años de edad.

Enfermedades plaquetarias cualitativas congénitas (raras)

El *síndrome de Bernard-Soulier* es una afección autosómica recesiva causada por la ausencia de glucoproteína Ib/IX/V, que es el receptor del vWF. Aunque la cuenta de plaquetas es normal o en ocasiones un poco baja, hay plaquetas muy grandes. La presentación clínica incluye hematomas fáciles y hemorragias intensas ante un traumatismo o intervención quirúrgica. Algunas mujeres adolescentes con este padecimiento lo presentan en la menarca. Puesto que afecta al receptor del antígeno del vWF, el tratamiento suele ser similar al de la vWD.

La *trombastenia de Glanzmann* es una enfermedad autosómica recesiva causada por la ausencia de la glucoproteína IIb y IIIa, que es el receptor de fibrinógeno. La cuenta de plaquetas es normal. Entre las manifestaciones clínicas están hematoma y hemorragia, y el tratamiento consiste en la transfusión de plaquetas en los episodios hemorrágicos. Las plaquetas profilácticas no se administran debido al riesgo de aloinmunización. Se debe evitar la anemia de cualquier tipo, de modo que, si se produce un episodio hemorrágico, no habrá necesidad adicional de transfundir eritrocitos.

El *síndrome de Wiskott-Aldrich* es una enfermedad recesiva ligada a X causada por un defecto en una proteína (proteína del síndrome de Wiskott-Aldrich [WASP, *Wiskott-Aldrich syndrome protein*]) que se relaciona con la reorganización citoesquelética. La cuenta plaquetaria es baja, y las plaquetas son muy pequeñas y defectuosas. Entre otras manifestaciones están la inmunodeficiencia grave y el eccema. La cura definitiva es posible con un trasplante de médula ósea.

Enfermedades plaquetarias relacionadas con fármacos

La *trombocitopenia inducida por heparina* es una afección rara entre los pacientes pediátricos en comparación con los adultos. Se produce cuando los anticuerpos que dependen de la heparina se unen al factor 4 de las plaquetas, lo que ocasiona su adherencia y eliminación de la circulación. En pediatría, una situación habitual de esta entidad es la de un paciente con una cardiopatía congénita que se expone repetidas veces a la heparina debido a procedimientos quirúrgicos y derivaciones vasculares frecuentes.

El ácido acetilsalicílico inhibe la función de las enzimas de la ciclooxigenasa dentro de la plaqueta, lo que disminuye de manera irreversible la síntesis de prostaglandinas e inhibe la agregabilidad plaquetaria durante el lapso de vida de las plaquetas (7 a 10 días).

La indometacina inhibe de forma reversible (12 a 24 horas) la agregabilidad plaquetaria.

ENFERMEDADES DE LOS FACTORES PLASMÁTICOS

Hemofilias A y B

La hemofilia es una enfermedad genética que resulta de una deficiencia en las concentraciones circulantes de los factores plasmáticos VIII y IX. Si hay deficiencia de estos factores se produce una hemorragia que resulta de la formación retardada de un coágulo anormalmente friable. La hemofilia A (hemofilia clásica) es una deficiencia del factor VIII que afecta a 1 de cada 5 000 hombres, y representa 85% de los casos de hemofilia. La hemofilia B (enfermedad de Christmas) es una deficiencia del factor IX que se presenta en 1 de cada 50 000 hombres y representa 15% de los casos de hemofilia. Estos padecimientos siguen un patrón de herencia ligado al X (los genes están en la rama larga del cromosoma X), aunque *la tercera parte de los enfermos corresponde a casos nuevos que se presentan sin antecedentes familiares.* La mutación más común, que se encuentra en 45% de los casos, es causada por la inversión de un gen, la cual sirve de base para la detección genética. Una deficiencia grave se define por la presencia de menos de 1% del nivel de actividad del factor normal, una deficiencia moderada se define por la presencia de 1 a 5% del nivel de actividad del factor normal y una deficiencia leve se define por la presencia de más de 5% del nivel de actividad del factor normal.

Presentación clínica de la hemofilia

Las manifestaciones de las hemofilias A y B son similares porque los factores VIII y IX activan al factor X. Los pacientes con deficiencia grave padecen episodios frecuentes de hemorragias espontáneas en las articulaciones y espacios de tejidos profundos tras un traumatismo mínimo o desconocido. Los pacientes con deficiencia moderada tienen hemorragias ocasionales en los espacios articulares; aquellos con la enfermedad leve quizá pasen años sin conocer el diagnóstico en tanto no sufran un traumatismo considerable o una intervención quirúrgica. Alrededor de 30% de los hombres afectados presenta hemorragia profusa después de la circuncisión. La presentación más característica se observa después de los 6 a 12 meses de edad, cuando el niño se desplaza más, momento en el cual se vuelven evidentes el hematoma fácil, hemorragia por la boca, hemartrosis y hemorragia intramuscular.

Tratamiento contra la hemofilia

En el caso de hemofilia A de leve a moderada se utiliza acetato de desmopresina (DDAVP, *desmopressin acetate*) (0.3 µg/kg); ocasiona liberación del factor VIII desde los sitios de almacenamiento y aumento momentáneo en la concentración del factor. *Sin embargo, el pilar terapéutico fundamental es la administración del factor recombinante (no derivado del plasma).* Una unidad por kilogramo de actividad incrementa las concentraciones plasmáticas en 2 U/kg de factor VIII o 1 U/kg de factor IX. Por ejemplo, para obtener una sustitución de 100% de factor VIII en un niño de 10 kg, se deben dar 500 U (50 unidades/kg × 10 kg). Para hacer lo mismo con el factor IX, se deben dar 1 000 U (100 unidades/kg × 10 kg).

La hemorragia se atiende según el lugar y la gravedad. En general, en el caso de episodios hemorrágicos menores, la recomendación es alcanzar y conservar las concentraciones de los factores en 50 a 60%. En el caso de hemorragias graves o en zonas de alto riesgo, como la intracraneal, parafaríngea, en el músculo psoas o intraabdominal, el objetivo es alcanzar y mantener concentraciones de 100% del factor faltante.

La norma actual consiste en utilizar los dispositivos de acceso vascular implantados para el tratamiento en el hogar de los casos de episodios hemorrágicos menores. En los pacientes con hemartrosis recurrente se recomienda la administración profiláctica del factor varias veces a la semana para evitar el daño permanente de las articulaciones; también se recomienda en los pacientes graves antes de que sufran hemorragias articulares y daño subsecuente. Se utilizan cursos integrales sobre la hemofilia para tratar las cuestiones ortopédicas, sociales y hematológicas.

Enfermedad de von Willebrand (vWD)

Afecta de 0.5 a 1% de la población de hombres y mujeres por igual; en su forma leve es más prevaleciente. Esta enfermedad tiene un patrón de herencia autosómico dominante con penetración variable. Hay muchas mutaciones diferentes que originan una gravedad muy variable; no obstante, dentro de una familia, el grado de gravedad tiende a ser similar. Hematomas fáciles, hemorragia posoperatoria, epistaxis y menorragia son las características de presentación habituales; la hemartrosis no es común.

El vWF es una glucoproteína que se une a glucoproteínas de la superficie plaquetaria, lo cual estimula la adherencia plaquetaria y su acumulación en el lugar de la lesión en la pared del vaso. Este factor también es un portador del factor VIII y es decisivo para su estabilización en la circulación.

La vWD se clasifica en tres tipos. La enfermedad tipo I es la más frecuente, implica 70 a 80% de los casos y representa una deficiencia cuantitativa de vWF. Los individuos que la padecen tienen síntomas de hemorragia leve. El tipo 2A (10% de vWD) es una deficiencia cualitativa del vWF, lo que origina una adherencia defectuosa de las plaquetas. En la enfermedad tipo 2B (4% de vWD) hay una afinidad incrementada de los enlaces del vWF a las plaquetas con función plaquetaria incrementada. En ocasiones, también hay trombocitopenia vinculada con esta forma. En la enfermedad tipo 3 hay ausencia total o una cantidad mínima de vWF. A diferencia de los otros tipos de vWD, este tipo se hereda según un patrón autosómico recesivo. La enfermedad clínica tipo 3 es similar a la hemofilia A porque el vWF es la proteína portadora del factor VIII.

Por lo general, los pacientes con vWF tienen:

- PT normal.
- Pruebas de detección de la función plaquetaria anormales.
- Tiempo de tromboplastina parcial prolongado (PTT).

Mediante el análisis de la actividad del vWF (por medio del estudio del cofactor de ristocetina) y el análisis multimérico se determina la presencia de vWD y los subtipos específicos. Hacer el diagnóstico de laboratorio de vWD es muy difícil, sobre todo en los niños pequeños, porque se asustan durante una flebotomía. El antígeno del vWF es un reactante rápido de fase aguda y también varía durante el ciclo menstrual; por tanto, si hay una fuerte sospecha de esta entidad, es necesario repetir las pruebas.

Tratamiento de la enfermedad de von Willebrand

El vWF se almacena en las plaquetas y células endoteliales. Administrada por vía intravenosa o intranasal, la DDAVP abre estos depósitos y de esa forma aumenta la concentración de vWF y de factor VIII. Por lo regular, hay buena respuesta a la terapéutica con desmopresina en la vWD tipo 1, en tanto que en la vWD tipo 2A la respuesta es variable. La desmopresina podría estar contraindicada en la vWD tipo 2B debido a que exacerba la trombocitopenia. La enfermedad tipo 3 es insensible a la desmopresina y, por lo general, estos pacientes requieren profilaxis con un producto del factor VIII derivado del plasma que tiene vWF. Como el tratamiento varía en estos pacientes, es decisivo determinar qué tipo de enfermedad tienen. Durante una intervención quirúrgica, los pacientes con vWD que están en riesgo de hemorragia se tratan con un concentrado purificado de factor VIII-vWF derivado del plasma. Es importante recordar que los productos del factor VIII producidos con DNA recombinante (como los administrados a los enfermos de hemofilia) no contienen la proteína vWF.

Coagulación intravascular diseminada

Este padecimiento (DIC, *disseminated intravascular coagulation*) es un diagnóstico clínico que implica peligro de vida, y entre otros signos incluye los siguientes:

■ Hemorragia/rezumamiento leve de sangre.
■ Trombosis.
■ Disfunción orgánica progresiva.

La DIC se origina en un proceso subyacente, el cual ocasiona destrucción tisular y liberación de TF. La activación posterior del factor VII por el TF causa un *consumo de plaquetas* y de factores de la coagulación. Entre los hallazgos de laboratorio están los siguientes:

■ Valores altos de PT/INR.
■ Valores altos de aPTT.
■ Productos de degradación de la fibrina positivos (FDP, *fibrin degradation products*).
■ Cuenta de plaquetas reducida.
■ Fibrinógeno reducido.

La causa más común de DIC es una infección bacteriana o viral; otras causas son un *cuasi* ahogamiento, traumatismo, lesiones por aplastamiento, lesiones del sistema nervioso central, quemaduras, reacción hemolítica por transfusión, lesiones por isquemia-reperfusión y mordeduras de serpientes.

Para el tratamiento de la DIC se requiere lo siguiente:

■ Atender la causa subyacente (es decir, drenar los abscesos, resecar el tejido necrosado, tratar la bacteriemia).
■ Apoyar la perfusión y corregir la acidosis
■ Infundir plasma fresco congelado (FFP, *fresh frozen plasma*) para restituir los factores consumidos (mejorar PT/aPTT a menos de 1.5 veces lo normal), infundir crioprecipitados para reponer el fibrinógeno a más de 100 mg/dL, e infundir plaquetas hasta alcanzar un valor de cuando menos 50 000/mm³.

Deficiencias de otros factores

La *deficiencia de factor XI*, también conocida como hemofilia C, se detecta en 1 de cada 100 000 personas, con una incidencia alta de hasta 8% entre la población de judíos askenazis. Es una enfermedad autosómica recesiva. Entre los síntomas están epistaxis; hemorragia después de una extracción dental, intervención quirúrgica o traumatismo; menorragia o hemorragia posparto; la hemorragia en articulaciones y músculos es rara. La concentración del factor no correlaciona con la hemorragia clínica. Los valores de laboratorio revelan un aPTT prolongado, PT normal y actividad baja del factor XI.

Lo llamativo de la *deficiencia del factor XII* es que causa un aPTT prolongado (algunas veces acentuado), pero no se relaciona con riesgo clínico de hemorragia; ocurre en algunos pacientes en quienes tarda en cicatrizar una herida. De hecho, en las formas graves, la deficiencia de este factor en realidad es un riesgo de trombosis. Es autosómica recesiva, y la mayor parte de las veces se descubre de manera fortuita cuando se obtiene el PT/aPTT del paciente en un examen de detección para un procedimiento quirúrgico.

La *deficiencia de factor XIII (factor estabilizador de la fibrina)* es muy rara: 1 de cada 5 000 000 personas, pero tiene una presentación clínica clásica que todos los pediatras deben conocer. La hemorragia del ombligo ocurre hasta en 80% de los pacientes, y el PT/aPTT es normal. Establecer el diagnóstico es esencial porque, sin un tratamiento adecuado, una tercera parte de los pacientes podría sufrir una ICH.

La deficiencia de factor relacionada con una hepatopatía avanzada muestra un PT prolongado y prolongación variable del aPTT. A menudo, los hepatólogos utilizan las concentraciones del factor V como un indicio de la función hepática sintética. Los factores que dependen de la vitamina K son el II, VII, IX y X (así como las proteínas C y S) y se agotan en pacientes con hepatopatía crónica o avanzada. En caso de hemorragia sintomática el tratamiento consiste en la restitución del plasma.

Púrpura vascular

La *púrpura fulminante*, que se manifiesta con trombosis generalizada y necrosis de la piel, es causada por el desarrollo de autoanticuerpos contra la proteína C. A veces, este padecimiento se presenta junto con infecciones, como varicela, rubéola congénita, meningococemia y otras infecciones de origen bacteriano, o bien, después de ellas.

En la púrpura de Henoch-Schönlein, las lesiones de las células endoteliales por vasculitis causan la liberación de vWF y trombosis, con disfunción simultánea del endotelio renal. En esta enfermedad, los marcadores de hemorragia de laboratorio, como cuenta de plaquetas, PT y PTT, son normales.

TROMBOFILIA

A la susceptibilidad genética o adquirida a la trombosis se le denomina trombofilia. En los pacientes pediátricos, la mayor parte de todas las trombosis, pero no todas, está en el lado venoso de la circulación.

Entre las alteraciones genéticas predisponentes que causan trombofilia están las siguientes:

■ Factor V de Leiden: confiere resistencia a la proteína C activada, un anticoagulante natural.

- Mutación de la protrombina (G20210A): se le relaciona con protrombina plasmática aumentada.
- Deficiencia de anticoagulantes naturales como la proteína C, proteína S o antitrombina III.

Lo que más se observa en la población pediátrica y adolescente es una susceptibilidad adquirida a la trombosis, con un componente genético o sin él. Entre los factores de riesgo para padecer trombosis están los siguientes:

- Inflamación aguda/crónica.
- Catéter venoso central.
- Uso de esteroides.
- Uso de anticonceptivos por vía oral.
- Obesidad.
- Inmovilización prolongada.
- Terapia con asparaginasa (se administra en el tratamiento de la leucemia linfoblástica).
- Fuerte deshidratación con eritrocitosis relativa.

Las pruebas de laboratorio para determinar los estados de hipercoagulabilidad se deben reservar para el contexto del paciente ambulatorio; los resultados rara vez influyen en el tratamiento médico agudo, y algunos resultados están muy alterados, lo que depende de las dimensiones del trombo (un fenómeno de consumo). Según la situación clínica, las pruebas quizá incluyan un índice de resistencia de la proteína C activada (indica mutación del factor V Leiden si es anormal), mutación de la protrombina 20210A, actividad de la proteína C, proteína S y antitrombina, así como un panel de anticuerpos antifosfolípidos en el contexto clínico adecuado. El tratamiento de estos padecimientos depende de la situación clínica total, sin olvidar factores como ubicación del trombo (venoso [con embolismo pulmonar o sin él)] o arterial), valores de laboratorio, datos genéticos y antecedentes familiares.

EJERCICIOS DE REVISIÓN

PREGUNTAS

1. Mientras bañaban a una niña de tres años, descubrieron que tenía varios hematomas en su espalda. A la mañana siguiente, presentaba numerosos puntos rojos diminutos en el tronco y el abdomen. Una exploración física pone al descubierto múltiples petequias en la piel y varias en el velo del paladar, pero por lo demás la niña tiene buen aspecto. El diagnóstico *más* probable es:
  a) Leucemia linfoblástica aguda.
  b) Traumatismo intencional.
  c) Coagulación intravascular diseminada.
  d) Púrpura trombocitopénica inmunitaria.
  e) Ingestión de salicilato.

Respuesta
La respuesta es d). El inicio agudo y la exploración física normal no apuntan a una ALL. El hematoma secundario a un traumatismo intencional se presenta casi siempre en patrones lineales o sobre superficies no extensoras y no como petequias, y no hay petequias en el velo del paladar.

La DIC se relaciona con enfermedad aguda pero grave, y la ingestión de salicilato tiene otros síntomas de intoxicación.

2. Llaman al médico a los cuneros para valorar a un varón recién nacido a término, producto de un embarazo sin complicaciones, en una mujer saludable G3P2. A la exploración física, se observa un hematoma múltiple y petequias en el rostro. La cuenta de plaquetas es de 8K, la Hb de 13 g/dL y la cuenta de leucocitos de 12 K, con diferencial normal. El CBC de la madre es normal. ¿Cuál es la causa más probable de la trombocitopenia?
  a) ITP materna.
  b) Síndrome de TAR.
  c) Trombocitopenia neonatal aloinmunitaria.
  d) Hemofilia A.
  e) Trombastenia de Glanzmann.

Respuesta
La respuesta es c). Este escenario describe un caso de trombocitopenia neonatal aloinmunitaria en la cual la respuesta inmunitaria se dirige contra un antígeno plaquetario presente en las plaquetas del niño. La cuenta de plaquetas de la madre sería baja si fuera ITP materna. La TAR tiene anomalías físicas en los antebrazos. En la hemofilia no hay cuenta baja de plaquetas, y esta cuenta es normal en la trombastenia de Glanzmann, que es una alteración de la función plaquetaria.

3. Un niño de 15 meses hasta ahora saludable y que ya había caminado durante cuatro meses empezó a cojear después de aprender a bajarse de la cama. Se rehúsa a sostener un peso. En la exploración física el lactante luce irritable, sin fiebre, que solo tiene la rodilla izquierda inflamada y caliente. ¿Cuál opción *no* se ajusta con un presunto diagnóstico de hemofilia A?
  a) Sería de esperar que su madre tuviera hematomas y menorragias graves.
  b) Su PT/INR es normal.
  c) Su cuenta de plaquetas es normal.
  d) El PTT es de 70 segundos y se corrige al valor normal después de mezclar en una proporción de 1:1 con plasma de control.

Respuesta
La respuesta es a). Este escenario muestra a un lactante con hemofilia. La madre sería una portadora, pero por lo general no tiene hemorragias (la mayor parte de los portadores son asintomáticos). El PT no depende de la actividad del factor VIII, por tanto, no se prolonga. Asimismo, la cuenta de plaquetas es normal en la hemofilia A. El PTT es prolongado cuando hay concentraciones muy bajas de factor VIII o IX, pero la reposición para tener 50% de las concentraciones normales mediante la mezcla 1:1 con plasma normal es suficiente para corregir el PTT.

4. Una niña de 11 años tiene anemia (Hb 7.5 mg/dL) y menorragia al iniciar la menstruación. Tiene antecedentes de hematoma fácil y epistaxis frecuente. Su padre y tío paterno tienen antecedentes de hematoma fácil y epistaxis frecuente. La cuenta de plaquetas de la niña y el INR son normales, pero el PTT es prolongado y el factor VIII tiene un valor equivalente a 40% de lo normal. ¿Cuál enunciado es un comentario correcto?

a) Es portadora de hemofilia y tiene 50% de probabilidad de tener hijos afectados.

b) La menorragia es común, y debe volver a consulta si persiste más de seis meses.

c) El médico sospecha que tiene vWD y necesita obtener más pruebas para determinar el tipo.

d) Su hermana más pequeña tiene 1:4 probabilidades de padecer los mismos síntomas.

Respuesta

La respuesta es c). La presentación con hematoma y menorragia apunta a vWD; la mayor parte de los portadores de hemofilia no tiene tendencia a hemorragias. La herencia de una tendencia a sufrir hemorragias a través del linaje paterno también es consistente con vWD, que es un modo de herencia autosómico dominante. Es importante determinar el tipo principal de vWD porque el tratamiento con desmopresina está contraindicado en un tipo de vWD (tipo 2B).

5. Un joven de 15 años con inicio agudo de fiebre de 40.5 °C, hipotensión, cefalea intensa y meningismo muestra que el sitio de su catéter intravenoso rezuma y tiene coloración oscura en su pie derecho, el cual se siente frío al tacto. ¿Cuál opción apoya el diagnóstico de DIC?

a) Valores altos de PT y aPTT.

b) Cuenta de plaquetas baja.

c) Valores altos de FDP y dímero D.

d) Cultivo positivo de meningococo en sangre.

e) Todas las anteriores.

Respuesta

La respuesta es e). Este cuadro describe una DIC por supuesta meningococemia. La DIC es un diagnóstico clínico y se relaciona con consumo de los factores de coagulación y plaquetas y trombólisis que produce dímero D.

6. Una niña de seis años tiene dolor abdominal y hepatoesplenomegalia tres días después de una gastroenteritis viral y un episodio grave de deshidratación. En la ecografía abdominal se aprecia un trombo en la vena porta con flujo mínimo. Entre los factores que predisponen al trombo, ¿cuál se podría incluir?

a) Heterocigosidad de la proteína C.

b) Heterocigosidad del factor V de Leiden.

c) Mutación del gen de la protrombina.

d) Deshidratación.

e) Todas las anteriores.

Respuesta

La respuesta es e). Esta paciente tiene trombofilia. Las tres mutaciones de las proteínas de la coagulación que están en la lista contribuyen a aumentar el riesgo de trombosis venosa. La deshidratación es un factor predisponente independiente adquirido.

LECTURAS RECOMENDADAS

Blanchette V, Bolton-Maggs P. Childhood ITP diagnosis and management. *Hematol Oncol Clinics North Am* 2010;24(1):249–273.

Consolini DM. Thrombocytopenia in infants and children. *Pediatr Rev* 2011;32:135–151.

Journeycake J. Childhood immune thrombocytopenia: role of rituximab, recombinant thrombopoietin, and other new therapeutics. *Am Soc Hematol Educ Book* 2012;1:444–449.

Kitchens CS, Alving BM, Kessler CM, eds. *Consultative hemostasis and thrombosis*, 2nd ed. Philadelphia, PA: WB Saunders, 2007.

Manco-Johnson MJ, Abshire TC, Shapirio AD, et al. Prophylaxis versus episodic treatment to prevent joint disease in boys with severe hemophilia. *N Engl J Med* 2007;357(6):535–544.

Monagle P, Chan AK, Goldenberg NA, et al. Antithrombotic therapy in neonates and children: antithrombotic therapy and prevention of thrombosis, 9th ed: American College of Chest Physicians Evidence-Based Clinical Practice Guidelines. *Chest* 2012;141(2 Suppl):737S–801S.

Neunert CE, Grace RF. Thrombopoietin-receptor agonists in children with immune thrombocytopenia. *Lancet* 2015;386:1606–1609.

Neunert C, Lim W, Crowther M, et al. The American Society of Hematology 2011 evidence-based practice guideline for immune thrombocytopenia. *Blood* 2011;117:4190–4207.

Nichols WL, Hultin MB, O'Brien S, et al. *2012 Clinical practice guideline on the evaluation and management of von Willebrand disease (vWD) (adaptado de The Diagnosis, Evaluation, and Management of von Willebrand Disease. National Heart, Lung, and Blood Institute, Dec 2007).* Disponible en www.nhlbi.nih.gov/guidelines/vwd, www.hematology.org/policy/resources/guidelines

Orkin SH, Nathan DG, Ginsburg D, et al. *Nathan and Oski's hematology and oncology of infancy and childhood*, 8th ed. Philadelphia, PA: Saunders, 2015.

Patel VL, et al. Outcomes 5 years after response to rituximab therapy in children and adults with immune thrombocytopenia. *Blood* 2012;119:5989–5995.

Psaila B, Petrovic A, Page L, et al. Intracranial hemorrhage (ICH) in children with immune thrombocytopenia (ITP): study of 40 cases. *Blood* 2009;114:4777–4783.

Wali YA, Al Lamki Z, Shah W, et al. Pulsed high-dose dexamethasone therapy in children with chronic idiopathic thrombocytopenic purpura. *Pediatr Hematol Oncol* 2002;19(5):329–335.

Capítulo 60

SIMULACIÓN DEL EXAMEN DE CERTIFICACIÓN: Hematología-oncología

L. Kate Gowans

PREGUNTAS

1. ¿Cuál de las siguientes características del neuroblastoma *no* es pronóstica de supervivencia?

a) Edad del paciente.
b) Histopatología (*Shimada*).
c) Copias de N-*myc*.
d) Calcificaciones en la CT (*computed tomography*).
e) Etapa de la enfermedad.

Respuesta

La respuesta es d). Como en otras neoplasias de la infancia, en el neuroblastoma, el pronóstico guarda una relación directa con el grado de enfermedad al momento de la presentación. En la enfermedad temprana (etapa I o II) la carga tumoral es mucho más pequeña que en la etapa III o IV y el paciente es más susceptible a recibir tratamiento con quimioterapia y ablación quirúrgica. La biología del neuroblastoma es poco usual, ya que si se diagnostica en una etapa temprana se cura solo con cirugía o cirugía más 2 a 4 meses de quimioterapia. La diferencia es grande si se compara con la enfermedad en una etapa avanzada, que requiere cirugía, quimioterapia intensa, trasplante de células madre autólogo, radioterapia y quizá terapia biológica. *Una característica exclusiva del neuroblastoma es que su pronóstico depende de la edad. Niños menores de 18 meses tienen un pronóstico mejor en cualquier etapa que quienes sobrepasan esa edad.* Este hallazgo se relaciona con pérdida temporal de la capacidad de los lactantes mayores de diferenciar el tejido embrionario. En una serie de autopsias realizadas en fetos de cuatro meses, alrededor de 32% de las glándulas suprarrenales tuvo células de neuroblastoma. En la mayoría de los casos, estos tejidos se diferencian o maduran a medida que el feto llega a término. La histopatología (favorable contra desfavorable) y el número de copias del oncogén N-*myc* son variables del pronóstico que se usan para diseñar la terapéutica, pero el resultado correlaciona de modo más estricto con la edad y la etapa. El género, presencia de ataxia y las concentraciones de catecolaminas en orina de 24 horas, no son predictores significativos del pronóstico, ya que los pacientes que se presentan con ataxia suelen padecer una enfermedad en etapa temprana al momento del diagnóstico.

El neuroblastoma es un ejemplo excelente de cáncer de la infancia con un tratamiento dirigido por el riesgo o estratificado con base en la biología celular y los factores de riesgo presentes al diagnóstico. La supervivencia a largo plazo varía de más de 95% a menos de 25%.

Aunque durante la exploración de CT las calcificaciones quizá ayuden a diferenciar al neuroblastoma del tumor de Wilms mediante un estudio de imagen, su presencia o ausencia en un tumor es irrelevante para el pronóstico.

2. ¿En cuál de los siguientes tumores es *más* probable alcanzar el control de la enfermedad a largo plazo con los tratamientos disponibles en la actualidad?

a) Neuroblastoma de etapa IV en un niño de 3 años de edad.
b) Neuroblastoma de etapa IV en un niño de 2 años de edad.
c) Linfoma de Hodgkin de etapa IV, tipo esclerosante nodular en un paciente de 15 años de edad.
d) Osteosarcoma de etapa IV.

Respuesta

La respuesta es c). La enfermedad de etapa IV (metástasis de las vísceras, como los pulmones) es un mal pronóstico en la mayoría de las neoplasias de la infancia. Sin embargo, el tratamiento del linfoma de Hodgkin ha sido muy exitoso desde la introducción del método MOPP (mostaza nitrogenada, vincristina, procarbacina y prednisona) y ABVD (adriamicina, bleomicina, vinblastina y dacarbazina) en las décadas de 1960 y 1970. Este es también un tumor muy sensible a la radiación. El uso prudente de la radioterapia y la quimioterapia ha dado como resultado una supervivencia sin complicaciones que excede de 80% en pacientes con linfoma de Hodgkin en etapa IV. La terapéutica de este padecimiento evoluciona con rapidez, a medida que se intenta disminuir la intensidad de la quimioterapia y eliminar la radioterapia en los pacientes con respuesta completa temprana a la quimioterapia. Esto pretende disminuir la incidencia de efectos tardíos y segundas neoplasias en estos supervivientes. Todas las otras neoplasias etapa IV mencionadas tienen una probabilidad mucho más baja de curación.

3. ¿En cuál de los siguientes grupos de neoplasias de la infancia la linfadenopatía generalizada es un signo de presentación común?

   a) Neuroblastoma, leucemia linfoblástica aguda y rabdomiosarcoma.
   b) Osteosarcoma, sarcoma de Ewing y tumor de Wilms.
   c) Leucemia linfoblástica aguda, neuroblastoma y linfoma no Hodgkin.
   d) Leucemia aguda no linfoblástica, neuroblastoma y hepatoblastoma.
   e) Leucemia aguda, tumor de Wilms y retinoblastoma.

Respuesta

La respuesta es c). Por lo general, el tumor de Wilms, hepatoblastoma, retinoblastoma y los sarcomas reciben atención médica temprana en su evolución debido a sus características. El tumor de Wilms y el hepatoblastoma se manifiestan con una masa abdominal. El retinoblastoma se muestra con leucocoria y otros problemas visuales como estrabismo. El sarcoma de Ewing y el osteosarcoma provocan dolor óseo progresivo o masa palpable, en tanto que el rabdomiosarcoma a menudo es una masa palpable; tales tumores suelen relacionarse con adenopatía periférica en la enfermedad progresiva de etapa tardía y enfermedad metastásica. A menudo, el neuroblastoma ocurre en etapas tempranas, pero cuando la presentación surge en la etapa IV, el paciente quizá exhiba una linfadenopatía extensa y la presentación suele ser muy similar a la de la leucemia aguda (es decir, linfadenopatía generalizada, dolor óseo, hepatoesplenomegalia, petequias, fiebre, equimosis). Todas las formas de linfoma son susceptibles de presentarse con linfadenopatía significativa.

4. Un niño afroestadounidense de cuatro años toma trimetoprim/sulfametoxazol para una sinusitis aguda. Manifiesta fatiga, orina oscura y palidez. El diagnóstico *más* probable es:

   a) Esferocitosis hereditaria (HS, *hereditary spherocytosis*).
   b) Deficiencia de glucosa-6-fosfato deshidrogenasa.
   c) Hepatitis A.
   d) Anemia hemolítica autoinmunitaria.

Respuesta

La respuesta es b). Los síntomas de este niño concuerdan con un proceso hemolítico. De las opciones mencionadas que causan anemia hemolítica, la deficiencia de glucosa-6-fosfato deshidrogenasa es la más compatible con la presentación clínica de este paciente. La deficiencia de glucosa-6-fosfato deshidrogenasa es una alteración ligada a X que se caracteriza por anemia hemolítica; la incidencia de este padecimiento es frecuente en afroestadounidenses, italianos, griegos e individuos de ascendencia del Medio Oriente. En personas con deficiencia de glucosa-6-fosfato deshidrogenasa, los inductores más probables de hemólisis incluyen lo siguiente:

- Habas.
- Sulfonamidas.
- Trimetoprim.
- Nitrofurantoína.
- Cloranfenicol.
- Primaquina.
- Cloroquina.
- Quinacrina.
- Naftaleno.

La HS es más probable en pacientes caucásicos, y la hemólisis tiende a no relacionarse con fármacos, sino más bien con enfermedades virales. De la misma manera, la anemia hemolítica autoinmunitaria se manifiesta de forma espontánea o después de una enfermedad viral.

5. Durante un periodo de tres días se forman petequias sobre el tronco y las extremidades de un paciente de cinco años hasta entonces sano. Los padres afirman que la semana anterior le aparecieron hematomas con facilidad. El paciente no ha tenido fiebre. Un hemograma completo revela los siguientes valores: recuento de leucocitos, 10 500/mm³ con 75% de neutrófilos y 20% de linfocitos; hemoglobina (Hgb), 13 g/dL; volumen corpuscular medio (MCV, *mean corpuscular volume*), 87 μ³ y recuento de plaquetas, 10 000/mm³. El diagnóstico *más* probable es:

   a) Púrpura de Henoch-Schönlein.
   b) Púrpura trombocitopénica inmunitaria (ITP, *immune thrombocytopenic purpura*).
   c) Meningococcemia.
   d) Fiebre manchada de las Montañas Rocosas.
   e) Leucemia linfoblástica aguda.

Respuesta

La respuesta es b). Este niño se presenta con trombocitopenia grave aislada, pero sin fiebre ni otras manifestaciones clínicas, por tanto, la ITP es la más probable. Esto ocurre después de una infección viral (70% de los casos) y se caracteriza por deficiencia de plaquetas circulantes a pesar de que existen cantidades adecuadas de megacariocitos en la médula ósea. Es probable que se presente por un proceso de mediación inmunitaria, por tanto, el sistema inmunitario del paciente confunde a un antígeno plaquetario como extraño. Por lo regular, el cuadro clínico es de inicio agudo 1 a 4 semanas después de una enfermedad viral. Son habituales el exantema petequial generalizado y la equimosis excesiva, y la hemorragia en las membranas mucosas suele ser marcada. En general, los niños parecen sanos, sin linfadenopatías o hepatoesplenomegalia que sugieran neoplasia; la esplenomegalia leve no excluye a la ITP como diagnóstico. La regla es trombocitopenia aislada (a menudo acentuada, entre 5 000 y 50 000/mm³), con una cuenta leucocitaria y concentración de Hgb normales. El examen de médula ósea, aunque innecesario para el diagnóstico, revela series granulocíticas y eritrocitaria normales, con cantidades normales o incrementadas de megacariocitos. El pronóstico es excelente; 80 a 90% de los pacientes se recupera en semanas a meses, con o sin tratamiento. Si la ITP dura más de 6 a 12 semanas recibe el nombre de ITP crónica y es difícil de tratar.

6. En una niña de tres años se descubrió una concentración de Hgb de 9.8 g/dL cuando se presentó en la clínica hace tres meses; el MCV fue de 68 μ^3, la amplitud de distribución de eritrocitos (RDW, *red blood cell distribution width*) de 11%, y los eritrocitos 5.1 trillones/L. Se le recetó sulfato ferroso (hierro elemental, 6 mg/kg por día). En la visita de regreso, ocho semanas después, el recuento de reticulocitos fue de 1.8% y los otros índices permanecieron sin cambio; el frotis periférico fue normal excepto porque se observan eritrocitos hipocrómicos pequeños. Esos datos concuerdan con:

- **a)** Rasgo de talasemia.
- **b)** Rasgo de células falciformes.
- **c)** Enfermedad de células falciformes.
- **d)** Deficiencia de folato.

Respuesta

La respuesta es a). Esta niña tiene anemia microcítica con RDW normal y número de eritrocitos normal a alto. A pesar del tratamiento con hierro, el recuento de reticulocitos es bajo, y el frotis periférico muestra eritrocitos hipocrómicos, pequeños. Estos hallazgos caracterizan más al rasgo de talasemia. Las causas de anemia microcítica, homogénea (MCV bajo, RDW normal) son la talasemia (rasgo o enfermedad) y anemia de alguna enfermedad crónica. La enfermedad de células falciformes causa anemia heterogénea normocítica (RDW incrementado a consecuencia de los reticulocitos). Las deficiencias de folato y vitamina B_{12} causan anemia macrocítica y son frecuentes en niños de países desarrollados. El incumplimiento del tratamiento de hierro siempre debe considerarse. Los valores del hierro sérico son útiles para distinguir entre talasemia y deficiencia de hierro, aunque en ocasiones coexisten. El índice de Mentzer (MCV/eritrocitos) también es útil: menos de 11 sugiere talasemia; más de 11 indica deficiencia de hierro.

7. Se desarrolla ictericia en una niña caucásica previamente sana de siete años. La exploración física revela esplenomegalia. Un hemograma completo muestra los siguientes valores: leucocitos 7 400/mm³, plaquetas 235 000/mm³, Hgb 9 g/dL, MCV 85 μ^3 y recuento de reticulocitos 6%. El diagnóstico *más* probable es:

- **a)** Leucemia linfoblástica aguda.
- **b)** Deficiencia de piruvato cinasa.
- **c)** Deficiencia de glucosa-6-fosfato deshidrogenasa.
- **d)** Esferocitosis hereditaria (HS).

Respuesta

La respuesta es d). La ictericia y esplenomegalia, junto con la anemia normocítica y reticulocitosis, son características de anemia hemolítica. En una niña caucásica de siete años de edad previamente sana, la HS se transmite como una alteración autosómica dominante, pero la tasa de nuevas mutaciones es alta. Es la anomalía congénita más común de la membrana del eritrocito. En niños, la enfermedad hemolítica es bastante variable (Hgb basal de 9 a 11 g/dL); llega a manifestarse al inicio de la vida con hemólisis grave o en etapas posteriores. La ictericia neonatal prolongada es un hallazgo común, y la esplenomegalia y cálculos biliares son características clínicas frecuentes. Los esferocitos (a menudo microesferocitos) y reticulocitos en

el frotis sanguíneo causan incremento en la concentración media de la hemoglobina corpuscular y del RDW, y los hallazgos de esplenomegalia, reticulocitosis y esferocitosis son diagnósticos. Para el dictamen definitivo, la prueba de fragilidad osmótica ha sido reemplazada por la citometría de flujo para unión de la eosina-5′-maleimida (EMA, *eosin-5′-maleimide*) en la superficie del eritrocito. Esta prueba tiene mayor sensibilidad y especificidad. La EMA se une a las proteínas de la membrana plasmática de los eritrocitos, sobre todo a la proteína banda 3. En pacientes con HS, la fluorescencia media de eritrocitos teñidos con EMA es menor cuando se compara con los eritrocitos control debido a la cantidad reducida de proteínas objetivo. Si es necesaria debido a episodios recurrentes de hemólisis grave, la esplenectomía elimina casi toda la hemólisis relacionada con esta enfermedad.

8. ¿Cuál de los siguientes conjuntos de resultados de laboratorio concuerda con el síndrome de lisis tumoral?

- **a)** ↑ K, ↑ PO_4, ↑ Ca, ↑ ácido úrico.
- **b)** ↓ K, ↑ PO_4, ↓ Ca, ↑ ácido úrico.
- **c)** ↑ K, ↑ PO_4, ↓ Ca, ↓ ácido úrico.
- **d)** ↑ K, ↑ PO_4, ↓ Ca, ↑ ácido úrico.
- **e)** Ninguno de los anteriores.

Respuesta

La respuesta es d). El síndrome de lisis tumoral es una alteración metabólica causada por el recambio rápido de células neoplásicas, lo cual sucede de manera espontánea o como resultado del inicio de tratamiento con quimioterapia. A medida que se libera el contenido intracelular las clásicas anomalías de laboratorio resultantes son *concentraciones altas de potasio, fósforo, ácido úrico y concentración baja de calcio*. La función renal suele deteriorarse con rapidez y es necesaria la diálisis si los electrolitos no se controlan en forma agresiva. El tratamiento comprende vigilancia frecuente de los valores de laboratorio, hidratación intravenosa agresiva que no incluye potasio y alopurinol (inhibidor de la xantina oxidasa), el cual disminuye la producción de ácido úrico. Si la hiperuricemia es extrema es factible utilizar rasburicasa, una urato oxidasa recombinante que degrada con rapidez el ácido úrico. El calcio se debe reponer a la brevedad y es factible tomar diversas medidas para disminuir una concentración de potasio en aumento (furosemida, glucosa más insulina, aglutinantes de potasio, albuterol). Es preciso notificar a un nefrólogo y a un intensivista pediátrico si hay alto riesgo de síndrome de lisis tumoral. El *linfoma de Burkitt* es el diagnóstico pediátrico más relacionado con esta *urgencia oncológica*. Las leucemias agudas que se presentan con carga tumoral alta (recuento alto de leucocitos, con o sin organomegalia masiva) también implican un riesgo. Los tumores sólidos no conllevan riesgo importante de síndrome de lisis tumoral.

9. Un niño de cuatro años se presenta a consulta con el antecedente de tres días con fiebre de entre 38.3 a 38.8 °C, ingesta oral disminuida y quejas de dolor abdominal. En la exploración física se encuentra una adenopatía cervical generalizada, algunas equimosis y la punta del bazo palpable. ¿Cuál es el diagnóstico *menos* probable?

a) Mononucleosis infecciosa.
b) Púrpura trombocitopénica inmunitaria.
c) Faringitis estreptocócica.
d) Leucemia linfoblástica aguda.

Respuesta

La respuesta es c). La faringitis estreptocócica quizá sea la causa de fiebre, ingesta oral reducida, dolor abdominal y adenopatía, siempre y cuando no exista organomegalia palpable. La fiebre, adenopatía y organomegalia palpable hacen sospechar mononucleosis infecciosa o leucemia aguda. La equimosis indica una posible ITP y la esplenomegalia leve no excluye este diagnóstico. La fiebre y adenopatía hacen a la ITP menos probable.

10. En el paciente anterior, los exámenes de laboratorio revelan 1 200/mm³ de leucocitos, con 8% de neutrófilos, Hgb 7.9 g/dL con MCV normal y plaquetas 76 000/mm³. La prueba de mononucleosis es negativa. El diagnóstico *más* probable es:

a) Anemia aplásica.
b) Púrpura trombocitopénica inmunitaria.
c) Mononucleosis infecciosa.
d) Leucemia linfoblástica aguda.

Respuesta

La respuesta es d). Este paciente que se presentó con fiebre y malestar general tiene pancitopenia con un porcentaje muy bajo y anormal de neutrófilos circulantes. Dichos datos indican un proceso de infiltración en la médula, y el diagnóstico de leucemia linfoblástica aguda, debe estar en primer lugar en una lista de posibilidades. Si bien el hemograma completo de este paciente quizá concuerde con la anemia aplásica, esta enfermedad (un síndrome de insuficiencia de la médula ósea) se presenta por lo regular con macrocitosis; no se acompaña de adenopatía ni organomegalia, que en las leucemias agudas ocurre debido al proceso infiltrativo. La ITP no es el diagnóstico correcto porque el recuento de leucocitos y la Hgb son anormales. La infección por virus de Epstein-Barr podría causar pancitopenia y los datos que arrojó la exploración física. Para establecer el diagnóstico sería necesario un examen de la médula ósea.

11. La hemihipertrofia y la aniridia se relacionan con:

a) Neuroblastoma.
b) Retinoblastoma.
c) Linfoma de Hodgkin.
d) Tumor de Wilms.
e) Ninguna de las anteriores.

Respuesta

La respuesta es d). Al parecer, el tumor de Wilms es producto de las mutaciones en uno o varios genes. Las mutaciones de la línea germinal específica de la banda 13 del brazo corto del cromosoma 11 (11p13) causan aniridia. Las deleciones que abarcan al gen tumoral 1 de Wilms (*WT1*) en el cromosoma 11p13 explican la relación entre aniridia y tumor de Wilms; esa combinación, junto con anomalías genitourinarias y retraso mental es una entidad bien descrita conocida como síndrome WAGR, (*W*, tumor de Wilms; *A*, aniridia; *G*, anomalías de las vías genitouri-

narias, *R*, retraso mental). La hemihipertrofia se relaciona también con el tumor de Wilms, como un hallazgo aislado o en conjunto con el síndrome de Beckwith-Wiedemann (macroglosia, talla grande, visceromegalia, onfalocele, nevo facial *flammeus* [mancha de vino tinto], surco característico del lóbulo de la oreja [*véase* **Fig. 20-4**] y displasia medular renal). El *locus* de este gen es en el cromosoma 11p15. Los pacientes con alguno de estos denominados síndromes de predisposición deben someterse a una ecografía abdominal cada tres meses hasta que cumplan siete años.

12. ¿Con cuál de las siguientes neoplasias infantiles se relaciona el síndrome de Beckwith-Wiedemann?

a) Tumor de Wilms y hepatoblastoma.
b) Retinoblastoma y sarcoma de Ewing.
c) Linfoma de Hodgkin y tumores suprarrenales.
d) Leucemia aguda y osteosarcoma.
e) a y c.

Respuesta

La respuesta es a). Los niños con síndrome de Beckwith-Wiedemann están en mayor riesgo de desarrollar un tumor de Wilms, hepatoblastoma y carcinoma cortical suprarrenal. Además de la vigilancia regular con ultrasonido ya descrita, en estos pacientes deben revisarse las cifras de fetoproteína α cada tres meses hasta los tres años.

13. En la revisión de un niño de 23 meses se encuentra ataxia cerebelosa progresiva de dos semanas. El resultado de la resonancia magnética (MRI, *magnetic resonance imaging*) cerebral es normal. ¿Qué otro tipo de neoplasia debe buscarse?

a) Hepatoblastoma.
b) Linfoma de Burkitt.
c) Linfoma de Hodgkin.
d) Tumor neuroectodérmico primitivo (sarcoma de Ewing) de la médula espinal.
e) Neuroblastoma.

Respuesta

La respuesta es e). La ataxia que no se relaciona con tumor cerebeloso o enfermedad neurológica primaria quizá sea causada por un neuroblastoma. Debido a que la ataxia ocurre al comienzo de la enfermedad y de inmediato se lleva al paciente para que reciba atención médica, el pronóstico es excelente en pacientes con tumores de etapa I y II. En general, los tumores son muy pequeños y quizá se requiera una exploración meticulosa con metayodobencilguanidina para localizarlos. Es probable que la ataxia sea resultado de una reacción inmunitaria contra los antígenos del neuroblastoma. Los anticuerpos antineuroblastoma reaccionan con el tejido cerebeloso y causan ataxia.

14. Como signo de presentación, ¿en cuál de los siguientes tumores pediátricos se ve la proptosis con mayor frecuencia?

a) Linfoma de Hodgkin.
b) Retinoblastoma.
c) Sarcoma de Ewing.
d) Rabdomiosarcoma.
e) Leucemia linfoblástica aguda de células T.
f) Tumor neuroectodérmico primitivo.

Respuesta

La respuesta es d). El rabdomiosarcoma (en su afectación del músculo ocular) quizá se presente con proptosis e hinchazón facial medial o lateral a la órbita. El neuroblastoma de etapa IV puede presentarse con proptosis relacionada con infiltración retrobulbar y orbitaria del tumor; estos son niños que se presentan con la apariencia clásica de "ojo de mapache", pero por lo común sin proptosis. El retinoblastoma es una masa intraocular, retrolenticular que suele detectarse a tiempo como para que no se produzca la distorsión anatómica externa de la órbita. Es rara la afectación primaria o metastásica de la órbita y de los huesos retroorbitarios con linfoma de Hodgkin, el sarcoma de Ewing, el tumor neuroectodérmico primitivo o la leucemia linfoblástica aguda.

15. ¿Cuál de los siguientes tumores causa dificultad de coordinación?

   a) Osteosarcoma.
   b) Linfoma de Hodgkin.
   c) Afectación primaria del hueso temporal con sarcoma de Ewing.
   d) Leucemia con infiltración al sistema nervioso central (CNS, *central nervous system*) al diagnóstico.
   e) Tumor encefálico supratentorial.
   f) Tumor encefálico infratentorial.

Respuesta

La respuesta es f). Los tumores encefálicos son tumores sólidos que se diagnostican con mayor frecuencia en los niños. El más común es el astrocitoma (solo requiere cirugía), seguido del meduloblastoma (cirugía, radiación, quimioterapia intensa). Regularmente, el diagnóstico de un tumor del encéfalo se sospecha desde el principio por la cefalea y vómito matutinos progresivos. Debido a que muchos tumores encefálicos pediátricos son infratentoriales, interfieren con el flujo normal del líquido cefalorraquídeo; la hidrocefalia obstructiva resultante incrementa la presión intracraneal y causa cefalea y vómito. Los tumores tienden a afectar el cuarto ventrículo/fosa posterior e infiltrar el cerebelo, lo cual causa ataxia y dificultades en la coordinación. Un 95% de los pacientes que se presentan con tumor encefálico tienen resultados anormales en el examen neurológico. En adolescentes mayores aumentan la probabilidad de tumores supratentoriales con cefalea, signos neurológicos focales o convulsiones. En general, como síntoma de presentación de un tumor del CNS, las convulsiones en un niño son excepcionales. El osteosarcoma y el sarcoma de Ewing tienen poca posibilidad de mostrar signos neurológicos, incluso si el cráneo se afecta. En general, la leucemia aguda relacionada con el CNS es un hallazgo incidental con la punción lumbar diagnóstica. La mayoría de pacientes con leucemia e infiltración al CNS es asintomática o presenta parálisis de un nervio craneal aislada.

16. Un adolescente de 15 años de edad tiene insuficiencia respiratoria al acostarse. Cuando se sienta no tiene problemas para respirar. ¿Qué esperaría hallar en su exploración física?

   a) Estertores en ambas bases pulmonares.
   b) Sibilancias inspiratorias y espiratorias difusas.
   c) Bocio grande.
   d) Adenopatía cervical y supraclavicular inferior.
   e) Pulmones limpios a la auscultación, sin ninguna adenopatía detectable.
   f) Tos similar a la de laringotraqueobronquitis, con estridor inspiratorio.

Respuesta

La respuesta es d). El síntoma de este paciente sugiere compresión de las vías respiratorias cuando se acuesta. Normalmente, estas personas tienen adenopatía cervical y supraclavicular inferior relacionada con una masa mediastínica que comprime un bronquio principal. La radiografía de tórax revela una masa mediastínica (anterosuperior). La tomografía computarizada de tórax revela compresión de las vías respiratorias. Esto debe tratarse como urgencia médica. Antes de la anestesia, debe realizarse una evaluación cuidadosa. Si la vía respiratoria está comprometida, es necesaria la biopsia de un ganglio linfático palpable bajo anestesia local, y lo más probable es que proporcione el diagnóstico.

17. El paciente descrito en la pregunta anterior tiene *más* probabilidades de padecer:

   a) Linfoma de Hodgkin.
   b) Leucemia linfoblástica aguda, inmunofenotipo pre-B.
   c) Metástasis de tumor de Wilms.
   d) Metástasis de neuroblastoma.
   e) Sarcoidosis.

Respuesta

La respuesta es a). En un adolescente con masa mediastínica anterosuperior que causa compresión de las vías respiratorias, el diagnóstico más probable es linfoma de Hodgkin. El linfoma no Hodgkin y la leucemia linfoblástica aguda (el inmunofenotipo suele ser de células T) pueden presentarse del mismo modo y causar una situación clínica que quizás ponga en riesgo la vida. El tumor de Wilms a menudo se extiende a los ganglios mediastínicos, en enfermedad de etapa IV o tardía, pero se diagnostica en niños de 2 a 6 años. La mayoría de los niños con tumor de Wilms que manifiesta enfermedad de etapa IV y afectación pulmonar tiene metástasis parenquimatosas pulmonares asintomáticas, no enfermedad mediastínica. El neuroblastoma extraabdominal se presenta en el mediastino posterior y sería inusual en un paciente de esta edad. Aunque el neuroblastoma es el tumor sólido pediátrico más común fuera del CNS, pocas veces se diagnostica en niños mayores. La sarcoidosis a menudo afecta los ganglios mediastínicos y la presentación puede ser similar a la del linfoma de Hodgkin; sin embargo, esto es inusual y, por tanto, no figura como primario en la lista de diagnósticos diferenciales.

18. Un niño afroestadounidense de 10 años ingresa al hospital con dolor de pierna bilateral sin fiebre. Su Hgb es de 8.1 g/dL con MCV reducido, bilirrubina 2.6 mg/dL y recuento de reticulocitos de 8.4%. ¿Cuál de las opciones siguientes *no es posible* en su frotis sanguíneo?

a) Células en diana.
b) Cuerpos de Howell-Jolly.
c) Esferocitos.
d) Células falciformes.
e) Microcitos.

Respuesta

La respuesta es c). Probablemente el paciente tenga anemia de células falciformes y haya experimentado un episodio vasooclusivo. Por lo regular, las células en diana se ven en pacientes que tienen Hgb S, C, D, E o talasemia. Los cuerpos de Howell-Jolly son un indicador de disfunción esplénica y se observan en frotis de pacientes con drepanocitosis a una edad que supera la edad escolar inicial, ya que presentan el bazo autoinfartado. Con base en la información de que el MCV de este paciente es reducido, se esperaría ver algunos microcitos, que son eritrocitos de forma normal pero pequeños (el MCV reducido también se observa con las células falciformes). Los esferocitos no son una característica representativa de un frotis de un paciente con drepanocitosis.

19. ¿Cuál tratamiento sería *menos* importante en la terapéutica hospitalaria del paciente anterior?

a) Antiinflamatorios.
b) Antibióticos.
c) Analgesia narcótica.
d) Transfusión de paquetes globulares.
e) Líquidos intravenosos.

Respuesta

La respuesta es b). Este paciente fue admitido por un episodio vasooclusivo. La atención incluye hidratación intravenosa, revertir la drepanocitosis causada por deshidratación en el eritrocito, analgesia agresiva (morfina es el fármaco de elección), antiinflamatorios como ketorolaco y quizá transfusión de glóbulos rojos, lo cual depende de la Hgb del paciente comparada con su valor inicial y qué tan marcada es la reticulocitosis. Es difícil controlar estas situaciones sin por lo menos una transfusión debido a que la hidratación intravenosa diluye de manera natural el valor de Hgb del paciente. En estos pacientes es necesario emplear una bomba de analgesia controlada por el paciente para analgesia continua. Su calificación del dolor debe evaluarse con frecuencia, además de los signos vitales, con atención estrecha del estado respiratorio. (El uso excesivo de narcóticos causa depresión respiratoria y el exceso de líquidos intravenosos propicia insuficiencia respiratoria y quizá síndrome torácico agudo en un paciente que ya tiene dolor torácico, tos o infiltrados en la radiografía de tórax). El paciente debe permanecer en el hospital hasta que el dolor sea controlado con analgésicos orales. Aunque algunas personas admitidas con dolor están febriles y requieren cultivo sanguíneo y antibióticos intravenosos, este paciente no tiene fiebre, por consiguiente, los antibióticos están excluidos.

20. Un niño de dos años, apariencia sana, bien nutrido, asintomático, es llevado a consulta con una masa abdominal grande, la cual se confirma mediante una ecografía y se sospecha que surge del riñón derecho. ¿Cuál estudio radiográfico *no* está indicado?

a) Exploración por CT del tórax, abdomen y pelvis.
b) MRI de la columna torácica, lumbar y sacra.
c) Ecografía de la vena cava inferior y el corazón.
d) Radiografía de tórax.

Respuesta

La respuesta es b). En un niño de dos años que presenta una masa abdominal, pero está sano, bien nutrido y juguetón (no irritable), sin dolor óseo, fiebre ni otros problemas clínicos, el diagnóstico más probable es un tumor de Wilms. En general, los niños con neuroblastoma que presentan masas abdominales grandes tienen una enfermedad significativa con metástasis en médula ósea y huesos y, por lo regular, aparentan estar muy enfermos, con irritabilidad y dolor. Las excepciones son los lactantes con enfermedad de etapa IV-S, que solo tienen masas abdominales y enfermedad en el hígado, piel y médula ósea (no en el hueso cortical), por tanto, no padecen dolor óseo. La exploración por CT es el estudio de imagen de elección para la evaluación posterior de una masa abdominal que se detectó mediante ecografía. La ecografía de vena cava inferior y corazón permite descartar la extensión de un tumor de Wilms a estas zonas. La radiografía de tórax basal se usa para evaluar una enfermedad metastásica visible. Si se sospechara una masa pararraquídea, el medio de obtención de imágenes sería la MRI.

21. Una niña de cinco años con neurofibromatosis es valorada por dificultades visuales progresivas y cefaleas. ¿Para cuál de los siguientes tumores debe ser evaluada?

a) Retinoblastoma.
b) Rabdomiosarcoma orbitario.
c) Glioma óptico.
d) Meduloblastoma.

Respuesta

La respuesta es c). Los pacientes con neurofibromatosis 1 tienen mayor riesgo de presentar tumores periféricos y del CNS. Un paciente con neurofibromatosis 1 que tiene problemas visuales con o sin cefaleas y vómito, debe ser evaluado por un glioma que afecta el nervio o el quiasma óptico. Estos tumores gliales de grado bajo causan problemas visuales e hipotalámicos significativos conforme crecen. Debido a que suelen ser de crecimiento lento, solo muestran sensibilidad variable a la quimioterapia tradicional. Esta clase de pacientes está en alto riesgo de manifestar tumores del VIII par craneal (neuromas acústicos). Por lo común, presentan acúfenos, sordera nerviosa, pérdida del reflejo corneal, vértigo, ataxia y signos de presión intracraneal incrementada.

22. Un paciente ha sido diagnosticado con ITP. ¿Cuál es el tratamiento habitual?

a) Corticosteroides.
b) Esplenectomía.
c) Inmunoglobulina anti-D.
d) Inmunoglobulina intravenosa (IVIG, *intravenous immune globulin*).
e) Todo lo anterior.
f) a, c y d.

Respuesta

La respuesta es f). La terapéutica de primera línea para la ITP de reciente inicio es la IVIG en cualquier paciente o inmunoglobulina anti-D (WinRho) en un paciente Rh positivo. La globulina anti-D (WinRho) causa anemia hemolítica leve, lo que intenta "distraer" al bazo para que ignore el paso de plaquetas recubiertas de anticuerpos. Se tienen datos de hemólisis excesiva con o sin lesión renal aguda y, por tal motivo, el uso de inmunoglobulina anti-D ha disminuido en años recientes. La IVIG satura los receptores Fc dentro del bazo, de modo que hay pocos receptores disponibles para capturar plaquetas recubiertas de anticuerpos. Los corticosteroides son un tratamiento confiable para la ITP aguda y crónica; sin embargo, los efectos secundarios suelen ser limitantes. Los esteroides disminuyen la producción de anticuerpos y desorganizan la expresión de los receptores esplénicos Fc. La esplenectomía se reserva para pacientes con ITP crónica refractaria y es eficaz en 80% de las veces. Se presume que los pacientes que no responden a la esplenectomía destruyen sus plaquetas en el sistema reticuloendotelial del hígado y el pulmón. Antes de considerar la esplenectomía es preciso una prueba con rituximab (anti-CD20). Cinco años después del tratamiento con este fármaco, de 20 a 25% de los pacientes mantiene un recuento de plaquetas aceptable. Los tratamientos más novedosos incluyen agonistas de los receptores de trombopoyetina, que en fechas recientes han mostrado resultados prometedores en los ensayos pediátricos de fase 2 y 3.

Preguntas 23 a 28

Para cada una de las toxicidades enumeradas en el texto siguiente, relacionar el agente quimioterapéutico con *más* probabilidades de producir el efecto adverso.

23. Pancreatitis.
  a) Cisplatino.
  b) Vincristina.
  c) Bleomicina.
  d) Asparaginasa.
  e) Ciclofosfamida.
  f) Doxorrubicina.

Respuesta

La respuesta es d). La asparaginasa es un quimioterapéutico que inhibe la síntesis de proteínas. Sus efectos secundarios principales incluyen reacciones alérgicas, anafilaxia y pancreatitis. La alergia se controla con formulaciones alternas del fármaco; si no se detecta pronto y se trata de manera agresiva, la pancreatitis causada por asparaginasa puede ser mortal. Cabe esperar también coagulopatía (fibrinógeno y proteína C reducidos) y estos pacientes están en riesgo de trombosis aguda.

24. Cardiomiopatía.
  a) Cisplatino.
  b) Vincristina.
  c) Bleomicina.
  d) Asparaginasa.
  e) Ciclofosfamida.
  f) Doxorrubicina.

Respuesta

La respuesta es f). El daño miocárdico es una secuela tardía del tratamiento con los antracíclicos, que incluyen doxorrubicina (adriamicina) y daunorrubicina (daunomicina). Estos fármacos pueden causar cardiomiopatía grave en función de la dosis, la cual ocurre en un tercio de los pacientes tratados con dosis más altas. En éstos, los primeros cambios en la función y el ritmo cardiaco son detectables con la ecocardiografía en serie y el electrocardiograma. La investigación reciente ha mostrado que la toxicidad cardiaca comienza antes de lo que alguna vez se pensó.

25. Cistitis hemorrágica.
  a) Cisplatino.
  b) Vincristina.
  c) Bleomicina.
  d) Asparaginasa.
  e) Ciclofosfamida.
  f) Doxorrubicina.

Respuesta

La respuesta es e). La ciclofosfamida es un quimioterapéutico alquilante; sus principales efectos secundarios incluyen mielosupresión, ulceración de las mucosas y cistitis hemorrágica. Ésta también puede causar infertilidad posterior. Con esta quimioterapia se administra un uroprotector (mesna).

26. Neurotoxicidad.
  a) Cisplatino.
  b) Vincristina.
  c) Bleomicina.
  d) Asparaginasa.
  e) Ciclofosfamida.
  f) Doxorrubicina.

Respuesta

La respuesta es b). Vincristina y vinblastina son inhibidores de los microtúbulos, ambos quimioterapéuticos neurotóxicos. El estreñimiento, parálisis nerviosa craneal, pérdida de reflejos tendinosos profundos y pie péndulo son manifestaciones de tal toxicidad. En general, los efectos secundarios son reversibles cuando se interrumpe el tratamiento. La vincristina es letal si se administra por error por vía intratecal. La vinblastina es el más mielosupresor de los dos fármacos.

27. Fibrosis pulmonar.
  a) Cisplatino.
  b) Vincristina.
  c) Bleomicina.
  d) Asparaginasa.
  e) Ciclofosfamida.
  f) Doxorrubicina.

Respuesta

La respuesta es c). La bleomicina puede causar fibrosis pulmonar irreversible relacionada con la dosis. Los pacientes que reciben este fármaco (linfoma de Hodgkin, tumores de células germinales) se someten a exámenes y seguimiento con pruebas de función pulmonar formales.

28. Ototoxicidad.

   a) Cisplatino.
   b) Vincristina.
   c) Bleomicina.
   d) Asparaginasa.
   e) Ciclofosfamida.
   f) Doxorrubicina.

Respuesta

La respuesta es a). El cisplatino es un alquilante. Un efecto adverso a largo plazo, que puede relacionarse con la dosis y ser irreversible, es la pérdida auditiva de alta frecuencia. El fármaco también causa supresión de la médula ósea y toxicidad tubular renal con pérdida de electrolitos, en particular potasio, fósforo y magnesio.

LECTURAS RECOMENDADAS

Blanchette V, Bolton-Maggs P. Childhood ITP diagnosis and management. *Hematol Oncol Clinics North Am* 2010;24(1):249–273.

Consolini DM. Thrombocytopenia in infants and children. *Pediatr Rev* 2011;32:135–151.

Crabtee EA, Mariscalco MM, Iniguez SF, et al. Improving care for children with sickle cell disease/acute chest syndrome. *Pediatrics* 2011;127:e480–e488.

Driscoll MC. Sickle cell disease. *Pediatr Rev* 2007;28:259–268.

Gill J. Inherited hematologic and oncologic syndromes. *Pediatr Rev* 2011;32:401–404.

Howard SC, Jones DP, Pui C. The tumor lysis syndrome. *NEJM* 2011;364:1844–1854.

Hutter JJ. Childhood leukemia. *Pediatr Rev* 2010;31:234–241.

Journeycake, J. Childhood immune thrombocytopenia: role of rituximab, recombinant thrombopoietin, and other new therapeutics. *Hematology Am Soc Hematol Educ Program* 2012;2012:444–449.

Kavanagh PL, Sprinz PG, Vinci SR, et al. Management of children with sickle cell disease: a comprehensive review of the literature. *Pediatrics* 2011;128:e1552–e1574.

Neunert CE, Grace RF. Thrombopoietin-receptor agonists in children with immune thrombocytopenia. *Lancet* 2015;386:1606–1609.

Orkin SH, Nathan DG, Ginsburg D, et al. *Nathan and Oski's hematology and oncology of infancy and childhood*, 8th ed. Philadelphia, PA: Saunders, 2015.

Patel VL, et al. Outcomes 5 years after response to rituximab therapy in children and adults with immune thrombocytopenia. *Blood* 2012;119:5989–5995.

Pizzo PA, Poplack DG, eds. *Principles and practice of pediatric oncology*, 6th ed. Philadelphia, PA: Lippincott Williams & Wilkins, 2011.

Segel GB, Hirsh MG, Feig SA. Managing anemia in pediatric office practice. *Pediatr Rev* 2002;23:75–84.

Capítulo 61

Ingestiones e intoxicaciones

Elumalai Appachi

En los pacientes pediátricos el tratamiento de las intoxicaciones se basa en una comprensión de las medidas de apoyo básicas requeridas para la mayoría de las ingestiones. La epidemiología de las ingestiones pediátricas es diferente de las de adultos. Debido a que gran parte de éstas son accidentales y carecen de testigos, es importante desarrollar la habilidad de tratar las ingestiones de sustancias desconocidas antes de tener resultados de pruebas específicas.

EPIDEMIOLOGÍA

La epidemiología de las intoxicaciones pediátricas en Estados Unidos se calcula con base en las llamadas telefónicas efectuadas a los centros de toxicología. La American Association of Poison Control Centers informó de 1.5 millones de exposiciones tóxicas de niños y adolescentes en 2013. Es probable que la incidencia conocida subestime la realidad debido a que muchos casos no se reportan. La información recabada revela que:

- Un 85% de las intoxicaciones pediátricas se relaciona con niños menores de cinco años.
- Niños menores de tres años comprenden 35.5% de las exposiciones y los menores de seis años representan casi la mitad de todas las exposiciones (48.0%).
- La mayoría de éstas no son intencionales y se relacionan con productos domésticos comunes (cosméticos, productos de cuidado personal, sustancias de limpieza) y medicamentos de venta sin receta.
- Las exposiciones deliberadas se notificaron con mayor frecuencia que las no intencionales en pacientes de 13 a 19 años.
- La tasa de mortalidad de los niños por ingestión es muy baja.

Las ingestiones en adolescentes se parecen a las de adultos:

- La mayoría es intencional y tiene que ver con *intento de suicidio* o *experimentación con drogas*.

- Debido a que son intencionales, se relacionan con drogas ilícitas, la tasa de complicaciones graves es mayor y la de *mortalidad relacionada es 15 veces mayor que la de niños más pequeños.*

En orden decreciente, las sustancias ingeridas con más frecuencia por los niños pequeños incluyen las siguientes:

- Cosméticos/productos de higiene.
- Productos de limpieza.
- Analgésicos.
- Cuerpos extraños/objetos diversos.
- Preparaciones tópicas.
- Medicamentos contra la tos y resfriado.
- Plantas.
- Plaguicidas.
- Vitaminas.
- Hidrocarburos.

Datos de los centros de toxicología de 2013 revelan que las exposiciones tóxicas letales ocurrieron en solo 0.19% de los niños y 100 decesos pediátricos. Las principales sustancias que ocasionaron muertes fueron analgésicos, antidepresivos, cardiovasculares, estimulantes y drogas callejeras.

Las exposiciones a plantas representan hasta 10% de las llamadas a los centros de toxicología. La mayoría no implica más que síntomas mínimos, sin embargo, debido al gran número de estas exposiciones es factible que desencadenen muertes. Por tanto, es útil saber qué tipos de exposiciones causan morbilidad y mortalidad graves; éstas incluyen lo siguiente:

- Estramonio: una planta que los adolescentes ingieren con frecuencia por sus propiedades alucinógenas.
- Cicuta.
- Filodendro.

- Hierba carmín.
- Acebo.
- Semillas de ricino.
- Hojas y semillas de varios árboles frutales que liberan cianuro.

FUNCIÓN DEL INTERROGATORIO Y LA EXPLORACIÓN FÍSICA

El interrogatorio y la exploración física son fundamentales en el tratamiento apropiado de un niño que se presenta después de haber ingerido una sustancia desconocida. A pesar de los avances en la tecnología es crucial tener un conocimiento básico de las características de presentación de las principales categorías de intoxicaciones para el control apropiado, ya que las decisiones terapéuticas se toman antes de que estén listos los resultados de laboratorio. La mayoría de las ingestiones pediátricas no son intencionales y, en muchos casos, la toxina es una sustancia desconocida, por tanto, se vuelve necesario realizar un interrogatorio exhaustivo a los padres. Después de la estabilización inicial del paciente, es preciso hacer el interrogatorio normal, en el cual se pregunta qué sustancia fue ingerida, cuánto, cuándo, por qué y bajo qué circunstancias; quizá sea útil la ubicación del sitio de la ingestión. Por ejemplo, las sustancias ingeridas en la cocina podrían ser diferentes de las del baño. A menudo es útil pedir a los padres o al cuidador que lleve la sustancia, algunos productos de limpieza y domésticos contienen diversas toxinas conocidas y la revisión de la etiqueta podría ser útil. En casos de ingestión de productos desconocidos, los padres quizá ayuden identificando una lista de posibles toxinas y medicamentos en el hogar, a menudo una revisión de actividades de las últimas 24 horas da pistas de cuándo tuvo lugar la ingestión e información para determinar la gravedad de la exposición y si se requiere un tratamiento agresivo. El interrogatorio es el factor más importante para identificar ingestiones desconocidas hasta en 90% de los casos. Es poco confiable la información que proporciona un adolescente que ha ingerido una sustancia de manera intencional. Es normal que se oculte el uso de drogas ilícitas. A menudo, los antecedentes familiares de uso de drogas en un hijo mayor o el padre propician ingestiones sin intención en niños pequeños.

En adolescentes, el interrogatorio no siempre identifica la sustancia, debido a que la ingestión casi siempre es intencional y sin testigos. En estos casos, es decisiva la exploración física con signos vitales y conocimiento de los *síndromes tóxicos* porque el tratamiento suele ponerse en práctica antes de que se conozcan los resultados de cualquier prueba de laboratorio. Algunas de las anomalías de los signos vitales vistas con ciertas ingestiones son las siguientes:

- Hipotermia (opiáceos, sedantes y alcohol).
- Hipertermia (salicilatos, anticolinérgicos y anfetamina).
- Taquicardia (simpaticomiméticos, antidepresivos tricíclicos [TCA, *tricyclic antidepressants*] y antihistamínicos), bradicardia (bloqueador β, bloqueador de los canales del calcio y clonidina).
- Taquipnea (salicilatos, paraquat, acidosis metabólica o edema pulmonar por toxinas).

- Apnea.
- Bradipnea (sedantes).
- Hipotensión profunda (bloqueadores β, TCA y bloqueadores de los canales del calcio).
- Hipertensión (característica presente en ingestiones de cocaína y anticolinérgicos).

La dilatación de la pupila permite suponer que se han ingerido algunas sustancias. La miosis es causada por opiáceos, organofosforados, colinérgicos y fenotiacinas. Es importante recordar que en un niño inconsciente con miosis debe considerarse hemorragia pontina junto con ingestiones de fármacos. La midriasis es causada por toxicidad de simpaticomiméticos y anticolinérgicos.

Los toxíndromes permiten identificar la toxina ingerida o la clase de sustancia activa ingerida en más de 80% de casos de ingestión de toxinas desconocidas. En la **tabla 61-1** se resumen los toxíndromes hallados con mayor frecuencia.

Hay que realizar un examen cuidadoso de la piel en busca de resequedad, diaforesis, exantemas, ampollas gran-

TABLA 61-1
TOXÍNDROMES FRECUENTES

Categoría de la toxina (ejemplo)	Manifestaciones
Anticolinérgicos (antihistamínicos, fenotiacinas, TCA, antiespasmódicos)	Agitación Alucinaciones Pupilas dilatadas Enrojecimiento Piel seca Fiebre
Simpaticomiméticos (anfetaminas, cocaína)	Sudoración Temblor Hiperactividad Arritmias Pupilas dilatadas
Organofosforados (plaguicidas)	Sialorrea Lagrimeo Micción involuntaria Diaforesis Miosis Congestión pulmonar
Alucinógenos (fenciclidina, dietilamida del ácido lisérgico)	Alucinaciones visuales Distorsiones sensoriales Despersonalización
TCA (imipramina)	Coma Convulsiones Arritmias cardiacas (QRS ancho)
Salicilatos	Vómito Hiperpnea Fiebre
Fenotiacinas (antipsicóticos, antieméticos)	Torsión de la cabeza y el cuello Crisis oculógira Ataxia
Opiáceos (narcóticos como morfina y heroína)	Insuficiencia respiratoria Miosis Coma
Inhibidores selectivos de la recaptación de serotonina	Hiperreflexia Mioclono Hipertermia Inestabilidad autónoma

TABLA 61-2

OLORES CARACTERÍSTICOS QUE PODRÍAN SERVIR DE PISTA PARA UNA INGESTIÓN DESCONOCIDA

Olor	Sustancia/toxina
Ajo	Arsénico
	Organofosforados
Bola de naftalina	Alcanfor
Huevo podrido	Ácido sulfhídrico
Pirola	Salicilato de metilo
Almendra amarga	Cianuro
Acetona	Salicilatos
	Alcohol isopropílico

des y marcas de aguja. Durante la exploración física, ciertas sustancias son identificadas con rapidez por los olores característicos **(tabla 61-2)** o los hallazgos específicos del examen **(tabla 61-3)**. Los exámenes físicos frecuentes proporcionan información fundamental acerca del desarrollo de la intoxicación y la necesidad de intervenciones más agresivas.

FUNCIÓN DE LAS PRUEBAS DE LABORATORIO

Las pruebas de laboratorio de detección son útiles en el tratamiento de las ingestiones debido a su acceso fácil y tiempos de respuesta breves. El objetivo es identificar los efectos metabólicos de la toxina, sin embargo, pocos son específicos.

En la mayoría de los casos, es fácil calcular una *diferencia aniónica* de los valores electrolíticos en el marco de una urgencia. La diferencia aniónica se calcula con la siguiente fórmula:

- Sodio sérico – (cloro sérico + bicarbonato sérico).

Los valores normales son menores de 16. Una diferencia aniónica elevada representa una acumulación de ácidos orgánicos, como lactato y formato, que neutralizan bicarbonato. No obstante, una diferencia aniónica normal no descarta la presencia de ácidos orgánicos.

La ingestión de las sustancias que se mencionan a continuación causa una diferencia aniónica elevada:

- Alcoholes (metanol, etanol).
- Isoniacida, hierro e ibuprofeno.

TABLA 61-3

HALLAZGOS GENERALES DE LA EXPLORACIÓN FÍSICA QUE CONTRIBUYEN A DETECTAR UNA SUSTANCIA TÓXICA DESCONOCIDA

Dato de la exploración física	Sustancia/toxina
Trayectos de agujas	Abuso de drogas, en particular con narcóticos
Cianosis gris	Sustancias que causan metahemoglobinemia
Sangre achocolatada	Sustancias que causan metahemoglobinemia
Mucosas rojo cereza	Monóxido de carbono

- Tolueno.
- Metanol.
- Paraldehído.
- Etilenglicol.
- Salicilatos.

Uremia, cetoacidosis diabética y acidosis láctica causan también una diferencia aniónica elevada.

También es fácil calcular una *diferencia osmolar* a partir de los valores de laboratorio de los electrolitos y la función renal. Una diferencia osmolar indica toxinas de bajo peso molecular, aunque la ausencia de una diferencia osmolar no descarta la presencia de estas toxinas. Para calcular una diferencia osmolar se utiliza la siguiente fórmula:

- Osmolalidad calculada = ([2 × sodio] + [glucosa/18] + [nitrógeno ureico en sangre/2.8]).

Si la osmolalidad calculada con esta fórmula es menor que la sérica medida (del laboratorio), hay una diferencia osmolar.

Entre las sustancias que podrían causar una diferencia osmolar están las siguientes:

- Metanol.
- Etanol.
- Diuréticos y manitol.
- Alcohol isopropílico.
- Etilenglicol.

Las mediciones de gases en sangre arterial son útiles en ingestiones significativas, ya que proporcionan información rápida acerca del estado acidobásico, así como de la oxigenación y ventilación. Los gases en sangre arterial con oximetría para medir hemoglobina y carboxihemoglobina son invaluables en el diagnóstico de la intoxicación con cianuro debido a que la oximetría de pulso podría no revelar la disminución grave de la oxihemoglobina. El análisis de orina suele indicar la presencia de mioglobina por una rabdomiólisis, y los cristales oxalato de calcio, la ingestión de etilenglicol.

OTRAS PRUEBAS

Un electrocardiograma es útil en el tratamiento de las intoxicaciones, en particular en pacientes con resultados anormales en la vigilancia cardiaca. La bradicardia concuerda con la ingestión de:

- Narcóticos.
- Bloqueadores β.
- Clonidina.
- Bloqueadores de los canales del calcio.

Entre las sustancias que prolongan el intervalo QT o el QRS están:

- Anticolinérgicos (TCA y fenotiacina, carbamacepina).
- Litio.
- Organofosforados.
- Etilenglicol.

Pocas veces las radiografías son útiles en la evaluación de las intoxicaciones, solo algunas sustancias son radiodensas o se ingieren en cantidades lo bastante significativas como para ser visibles en las radiografías de abdomen. Las sustancias que son evidentes en las radiografías son hidrato de cloral, metales pesados, yodo, fenotiacinas y tabletas con capa entérica. Casi nunca se aprecian las multivitaminas con hierro.

El examen toxicológico tiene una función en el control de las ingestiones graves, sin embargo, es importante entender qué tratamiento debe instituirse antes de conocer los resultados del examen. Existen varios tipos de pruebas y es importante conocer los tipos de pruebas disponibles a nivel local y los fármacos que son detectados con ellas. Los antibióticos, diuréticos, etilenglicol, litio, hidrocarburos aromáticos y cianuro son ejemplos de sustancias que podrían pasar inadvertidas en los exámenes toxicológicos normales. La American Association of Clinical Chemists supervisa de manera periódica las pruebas de competencia a los laboratorios que realizan exámenes toxicológicos. En promedio se obtienen resultados falsos negativos en 10 a 30% de los casos, mientras que los resultados falsos positivos se obtienen hasta en 10% de los casos.

La utilidad clínica de los exámenes toxicológicos es limitada por el hecho de que:

- Con frecuencia, las decisiones se toman antes de conocer los resultados.
- Hay pocos antídotos o intervenciones específicas.
- La morbilidad es baja si se ponen en práctica medidas de descontaminación estándar.
- A menudo, la sustancia activa o su clase es obvia en la presentación.

En ciertas circunstancias, los exámenes toxicológicos son útiles o necesarios. Estos incluyen, pero no se limitan, a:

- Sobredosis en las que se requiere una determinación cuantitativa para predecir la gravedad y el resultado.
- Síntomas significativos ante una causa poco clara.
- Situaciones en las que la prueba de intoxicación es de importancia médica legal.
- Sospecha de síndrome de Munchausen por poder.

Algunas veces se indican mediciones de las concentraciones séricas de las toxinas y no son útiles, excepto en los casos de ingestión de *paracetamol, salicilatos, etanol, hierro* y *litio.*

TRATAMIENTO

La terapéutica de las ingestiones se basa en el tratamiento de apoyo básico. El tratamiento incluye:

- Reanimación y estabilización.
- Evitar más absorción del fármaco.
- Descontaminación del tubo digestivo (GI).

- Acelerar la eliminación de sustancias ya absorbidas.
- Tratamiento específico (antídotos) en ingestiones graves o que ponen en riesgo la vida.

La reanimación y estabilización implican los principios básicos de atender las vías respiratorias, respiración y circulación.

Descontaminación gastrointestinal

La descontaminación gástrica agresiva que incluye el vaciado estomacal, administración de sustancias absortivas y catarsis han sido el pilar de la terapéutica en niños envenenados. No obstante, pruebas recientes indican que la descontaminación gástrica agresiva con estas técnicas no es de gran utilidad y faltan estudios controlados para ayudar a determinar qué pacientes podrían beneficiarse de la descontaminación gastrointestinal (GI).

El *jarabe de ipecacuana*, un emético, ya no se recomienda debido al inicio impredecible de la acción y duración de la emesis, además de sus limitaciones. Por lo general, el lavado gástrico se usa para vaciar el estómago y podría ser benéfico cuando se aplica dentro de la primera hora después de la ingestión; sin embargo, las posibles complicaciones incluyen aspiración, estimulación vagal, arritmias cardiacas y perforación GI. El uso rutinario del vaciado gástrico debe considerarse solo para pacientes que se presentan dentro de la primera hora desde la ingestión de sustancias con posibilidad de poner en riesgo la vida.

El carbón activado se ha usado mucho como un descontaminante debido a su gran área superficial absortiva. Al igual que el lavado gástrico, debe administrarse dentro de la primera hora de la ingestión para que sea efectivo; cabe considerar su aplicación. En casos de grandes sobredosis y fármacos con absorción retardada, como las preparaciones de liberación sostenida, el lavado gástrico puede considerarse después de la primera hora. En la intoxicación con algunos fármacos que se excretan a través de la circulación enterohepática (fenobarbital, teofilinas y carbamacepina) es posible utilizar dosis múltiples de carbón activado.

La administración de purgantes no se recomienda, mientras que el concepto de irrigación intestinal total ha cobrado fuerza en años recientes. La irrigación intestinal total podría ser útil para ingestiones graves. Este procedimiento laborioso y tardado implica la administración de un volumen muy grande de una solución electrolítica en el estómago para irrigar el intestino. La irrigación intestinal total podría disminuir la biodisponibilidad de sustancias ingeridas más rápido y totalmente que el carbón activado. La solución electrolítica se administra hasta que el efluente rectal es transparente, sin embargo, no hay pruebas claras sobre los beneficios de su uso en pacientes con intoxicación aguda. Esta técnica se *recomienda para ingestiones graves relacionadas con hierro, litio* y *sustancias de liberación sostenida;* también es útil para ingestiones de otros metales pesados, sales de plomo y de cinc, y podría ser benéfica en pacientes que ingirieron metales pesados, tabletas con capa entérica y paquetes de drogas ilegales.

Las siguientes son *contraindicaciones* para el uso de estrategias de descontaminación gástrica:

- Ingestión de sustancia alcalina o hidrocarburo.
- Antecedentes de lesión esofágica.
- Es probable que la ingestión solo cause síntomas leves y no se garantiza prevenir el riesgo de aspiración.
- Compromiso de las vías respiratorias.
- Ingestión de metales pesados (excepto la irrigación intestinal total, que no es una contraindicación).
- Pacientes con sospecha de obstrucción intestinal, hemorragia GI y perforación GI.
- El tiempo desde la ingestión excede 1 hora.

Los métodos para acelerar la eliminación de sustancias se reservan para las ingestiones más graves. Estos métodos incluyen:

- Diuresis forzada, con o sin alteración del pH.
- Diálisis.
- Hemoperfusión.

La diuresis alcalina está contraindicada en pacientes con edema cerebral o pulmonar y en aquellos con insuficiencia renal.

Antídotos

La administración de antídotos debe considerarse cuando se dispone de un antídoto específico, el paciente tuvo una ingestión significativa y los posibles riesgos de usar el antídoto se compensan con los beneficios de su uso. Los antídotos rara vez se usan para ingestiones pediátricas.

Aunque el índice de control de toxinas enumera más de 300 antídotos específicos para ingestiones, solo cerca de 15% de éstos se usa con cierta regularidad. La naloxona, administrada para tratar ingestiones de narcóticos, es el antídoto que se utiliza con mayor frecuencia. En la **tabla 61-4** se enumeran otros antídotos importantes. Aun cuando están disponibles para una ingestión específica, los antídotos deben usarse como adyuvantes y no son un reemplazo de la atención de apoyo meticulosa.

TABLA 61-4
ANTÍDOTOS PARA INGESTIONES PEDIÁTRICAS

Antídoto	Toxina
Atropina	Organofosforados
Deferoxamina	Hierro
Etanol	Metanol
	Etilenglicol
Oxígeno	Monóxido de carbono
Azul de metileno	Sustancias que causan metahemoglobinemia
N-Acetilcisteína	Paracetamol
Naloxona	Narcóticos
Fisostigmina	Anticolinérgicos
Glucagon	Bloqueadores β
Bicarbonato de sodio	Antidepresivos tricíclicos

INGESTIONES ESPECÍFICAS

Paracetamol

El paracetamol está presente en muchas medicaciones de venta sin receta, solo o en combinación con otras sustancias. Con frecuencia, los lactantes ingieren paracetamol en grandes cantidades debido a su buen sabor, y los adolescentes lo ingieren en intentos de suicidio. En todas las sobredosis intencionales debe sospecharse como causa principal de insuficiencia hepática fulminante.

Las manifestaciones clínicas por lo regular ocurren en fases. Los pacientes son asintomáticos o se quejan de náusea y vómito en las primeras 24 horas que siguen a la ingestión. Los síntomas GI desaparecen durante las siguientes 24 horas. La insuficiencia hepática se presenta a las 72 horas, si se ingirió una cantidad tóxica, de acuerdo con la cantidad ingerida, concentraciones altas de las transaminasas se tornan evidentes 24 horas después de la ingestión.

Se considera que la dosis tóxica mínima es mayor de 140 mg/kg. La toxicidad hepática se predice de acuerdo con las cifras de paracetamol sérico graficadas en un nomograma de Rumack. Una cifra de paracetamol sérico obtenida en un tiempo específico después de la ingestión (por lo general 4 a 12 horas más tarde) que cae arriba de la línea del nomograma se relaciona con toxicidad hepática. El nomograma del paracetamol es inútil para la ingestión crónica o aguda superpuesta a la ingestión crónica.

El tratamiento de las ingestiones menores consiste solo en la atención de apoyo. En casos graves, se debe administrar un antídoto específico, *N-acetilcisteína*. Esta sustancia es eficaz para disminuir la toxicidad hepática, si se administra dentro de las 24 horas siguientes a la ingestión. Si la gravedad no está clara, o no es posible determinar la concentración de paracetamol, se debe administrar *N-acetilcisteína* mientras se espera más información.

Anticolinérgicos

Los anticolinérgicos se incluyen en remedios para el resfriado de venta sin receta. Algunos ejemplos son los antihistamínicos, fenotiacinas, TCA y antiespasmódicos.

Una herramienta para recordar las manifestaciones clínicas es la frase "loco como una cabra, seco como un hueso, rojo como un betabel, ciego como un murciélago y caliente como una liebre". Hay síntomas centrales (confusión, pérdida de la memoria, agitación, alucinaciones y convulsiones) y periféricas (taquicardia, fiebre, hipertensión, boca seca, retención urinaria).

El tratamiento comienza con la atención de apoyo, como se describió en el texto previo. En pacientes con síntomas significativos, el tratamiento con fisostigmina, un inhibidor de la colinesterasa, contrarresta los síntomas centrales y periféricos.

Salicilatos

Los salicilatos están disponibles como fármacos simples (ácido acetilsalicílico) o combinados con otros productos. En la sobredosis de paracetamol es factible utilizar un nomograma (de Done) para predecir el grado de toxicidad con base en el nivel sérico en un tiempo específico después de la ingestión. Este nomograma es exacto solo en ingestiones agudas. La toxicidad ocurre con cifras mayores de 30 mg/dL.

Las manifestaciones clínicas son variables e incluyen fiebre, náusea, vómito, coagulopatía, hiperpnea, acúfenos, convulsiones y coma. Con las ingestiones graves ocurre depresión respiratoria, coma, hepatoxicidad e insuficiencia renal.

Los resultados de laboratorio son acidosis metabólica, alcalosis respiratoria, hipopotasemia, hipocalcemia, hiperglucemia o hipoglucemia, e hipernatremia o hiponatremia.

El tratamiento consiste en medidas de apoyo meticulosas, como la deshidratación, tratar la acidosis y administrar vitamina K para la coagulopatía, otra posibilidad es la diuresis alcalina. En casos graves es necesaria la hemodiálisis.

Hierro

En general, la ingesta de hierro se presenta en lactantes. La gravedad se relaciona con la cantidad ingerida, y el hierro elemental y la concentración requerida para causar toxicidad es mayor de 40 mg/kg. Las manifestaciones clínicas ocurren en etapas. La etapa inicial consta de irritación gástrica, se manifiesta como náusea, vómito, dolor abdominal y diarrea sanguinolenta. A esta etapa le sigue un periodo de 6 a 12 horas, donde los síntomas desaparecen; sin embargo, la resolución suele ser temporal, y el paciente avanza al choque, sobreviene hiperglucemia, acidosis metabólica, diátesis hemorrágica y coma. Si el niño sobrevive a esta etapa, la fase final es de toxicidad hepática con ictericia, hipoglucemia, cicatrización y estenosis intestinal.

El apoyo y la descontaminación GI son los pilares de la terapéutica. La terapia de quelación con deferoxamina se reserva para pacientes sintomáticos y aquellos con concentraciones séricas de hierro mayores de 350 mg/dL.

Antidepresivos tricíclicos

Con frecuencia, los adolescentes que intentan suicidarse ingieren TCA, estos fármacos producen efectos anticolinérgicos centrales y periféricos, como ya se mencionó. Interfieren con la recaptación de aminas biológicas y mejoran la estimulación adrenérgica, bloquean los canales del sodio en los miocitos cardiacos y causan inhibición del complejo de canales del ácido gammaaminobutírico. Los signos de toxicidad incluyen el toxíndrome anticolinérgico.

Las manifestaciones clínicas de la ingestión incluyen somnolencia y letargo que avanza a coma. Los efectos miocárdicos importantes son depresión miocárdica similar a la de la quinidina, taquiarritmias, bloqueo cardiaco de segundo y tercer grados, y un complejo QRS prolongado. También se observan efectos anticolinérgicos periféricos, como visión borrosa y mucosas secas.

El tratamiento consiste en dar atención de apoyo, observación de las vías respiratorias y administración repetida de carbón activado para reducir la circulación enterohepática. Es recomendable alcalinizar la orina, ya sea con hiperventilación o mediante bicarbonato. Incluso es factible administrar bicarbonato de sodio si el pH es normal y como medicamento de primera línea para las arritmias ventriculares inducidas por TCA. En pacientes con hipotensión, quizá sea necesario administrar noradrenalina y adrenalina para incrementar la presión arterial y la perfusión. Para el control de las convulsiones se recomiendan las benzodiacepinas, la fenitoína está contraindicada.

Opiáceos

Los adolescentes acostumbran consumir opiáceos, aunque los lactantes llegan a ingerirlos de manera accidental.

Las manifestaciones clínicas se reconocen con facilidad mediante el toxíndrome de miosis, depresión respiratoria y coma. También son probables las convulsiones.

La atención de apoyo es vital. La naloxona es un antagonista específico del receptor de opiáceos, en un inicio se administra una dosis de 0.01 mg/kg y se repite hasta 10 veces si es necesario. Es importante recordar que la vida media de la naxolona es menor que la mayor parte de los opiáceos, por tanto, podrían ser necesarias dosis repetidas o una infusión continua.

Los síntomas clínicos de los pacientes que ingieren barbitúricos son similares a los de aquellos que ingieren opiáceos. Si ocurre una ingestión de barbitúricos desconocidos, la falta de respuesta a la naloxona es diagnóstica.

Inhibidores selectivos de la recaptación de serotonina

Los inhibidores selectivos de la recaptación de serotonina se usan ahora para tratar la depresión, ansiedad y el pensamiento obsesivo. En general, estos inhibidores se toleran bien y las sobredosis dan como resultado complicaciones menos graves que con otras sobredosis de antidepresivos, sin embargo, en combinación con otros fármacos (como los inhibidores de la monoaminooxidasa o la hierba de San Juan) su ingestión llega a ser mortal.

Rara vez estos fármacos producen el *síndrome de la serotonina*, que es causado por la sobreestimulación de los receptores de serotonina centrales y periféricos. En casos leves, las manifestaciones clínicas incluyen náusea, vómito y diaforesis. Ingestiones más graves podrían causar hiperreflexia, hipertermia, mioclono, rigidez muscular e inestabilidad autónoma. El diagnóstico se hace de forma clínica. En la mayoría de los casos la sintomatología es leve y solo requiere apoyo rutinario. Si se presenta hipertermia y rigidez deben instituirse medidas de enfriamiento; en casos graves se emplean benzodiacepinas y ciproheptadina. La *ciproheptadina es un antihistamínico antagonista de los receptores de serotonina*. Casi nunca se requiere intubación en el tratamiento de este síndrome.

EJERCICIOS DE REVISIÓN

PREGUNTAS

1. Se lleva a un lactante al servicio de urgencias después de que ingirió un fármaco desconocido. Las manifestaciones clínicas incluyen vómito, hiperpnea y fiebre. ¿Cuál es una opción *verdadera*?

a) Este niño presenta alcalosis metabólica.
b) Puede originarse hemorragia.
c) Con esta ingestión son comunes las enfermedades metabólicas.
d) Existe un antídoto específico para esta ingestión.

Respuesta

La respuesta es b). El vómito, la hiperpnea y la fiebre son características de la intoxicación por salicilato. Las enfermedades metabólicas se presentan después de la ingestión de salicilato, e incluyen acidosis metabólica, hipoglucemia e hiponatremia. Podría suscitarse una hemorragia a consecuencia de la hipotrombinemia y disfunción de las plaquetas, y requerirse la administración de vitamina K.

2. La agitación, alucinación, midriasis, piel seca y fiebre son rasgos característicos de la ingestión de ¿cuál de los siguientes grupos de sustancias?

a) Anticolinérgicos.
b) Simpaticomiméticos.
c) Organofosforados.
d) Opiáceos.

Respuesta

La respuesta es a). El toxíndrome de agitación, alucinaciones, midriasis, piel seca y fiebre indica intoxicación por anticolinérgicos. Los toxíndromes de los cuatro fármacos listados en las opciones se encuentran en la **tabla 61-1**.

3. Una adolescente de 15 años es llevada al servicio de urgencias en coma. Sus pupilas están contraídas y se observa depresión respiratoria grave. ¿Cuál sustancia es *probable* que ingirió a la luz de los resultados descritos?

a) Cocaína.
b) Fenciclidina.
c) Heroína.
d) Antidepresivos tricíclicos.

Respuesta

La respuesta es c). La tríada de coma, depresión respiratoria y miosis es característica de la ingestión de opiáceos. La heroína y la morfina son ejemplos de opiáceos. La ingestión de barbitúricos suele presentarse de modo similar y la administración de naxolona distingue entre intoxicación por opiáceos y barbitúricos.

4. Un adolescente de 17 años se presenta con sudoración profusa y agitación. Tiene las pupilas dilatadas y taquicardia. ¿A cuál de las siguientes sustancias se deben estos síntomas?

a) Cocaína.
b) Toracina.
c) Heroína.
d) Fenciclidina.

Respuesta

La respuesta es a). Las manifestaciones clínicas de las ingestiones simpaticomiméticas incluyen sudoración, temblor, hiperactividad y arritmias, en particular taquicardia.

5. ¿Cuál es una característica de la toxicidad de los organofosforados?

a) Miosis.
b) Membranas mucosas secas.
c) Hiperpirexia.
d) Retención urinaria.

Respuesta

La respuesta es a). La miosis es una característica de la toxicidad por organofosforados. Otros síntomas son sialorrea, lagrimeo, micción y defecación involuntarias, y edema pulmonar.

6. ¿Cuál es una característica del síndrome de serotonina que resulta de una ingestión grave de inhibidores selectivos de recaptación de serotonina?

a) Hiporreflexia.
b) Rigidez.
c) Hipotermia.
d) Hipotonía.

Respuesta

La respuesta es b). Las características del síndrome de serotonina son hiperreflexia, hipertermia, rigidez, mioclono e inestabilidad autónoma. Estas características son propias de las ingestiones graves de los inhibidores selectivos de la recaptación de serotonina.

7. En el servicio de urgencias se presenta una adolescente de 19 años con agitación grave. Los signos vitales incluyen frecuencia cardiaca de 150/min, presión arterial de 180/100 mmHg y una temperatura de 38 °C. Durante la exploración física, la paciente manifiesta encefalopatía y está desorientada, enseguida desarrolla una convulsión generalizada. Se sospecha una sobredosis de cocaína. ¿Cuál es el tratamiento *más* apropiado?

a) Diacepam intravenoso.
b) Haloperidol intramuscular.
c) Nifedipina sublingual.
d) Infusión intravenosa de nitroprusiato.
e) Fenitoína intravenosa.

Respuesta

La respuesta es a). Una sobredosis aguda de cocaína conlleva varias complicaciones que ponen en riesgo la vida; éstas se relacionan con los sistemas neurológico, cardiovascular y pulmonar, por ello requieren vigilancia cuidadosa del paciente y tratamiento de apoyo. Las convulsiones se controlan mejor con una benzodiacepina (p. ej., diacepam o loracepam), lo que va seguido de fenitoína o fenobarbital si el paciente no responde. La hipertensión inducida por cocaína se relaciona con poca morbilidad y mortalidad, suele ser de corta duración y es posible que le siga hipotensión significativa. La infusión de nitroprusiato de acción corta en lugar de nifedipina se reserva para quienes experimentan urgencia hipertensiva sin pruebas de lesión de órgano terminal. El haloperidol es útil en el tratamiento de pacientes con síntomas de psicosis.

8. Una joven de 15 años llega al servicio de urgencias con convulsiones de reciente inicio. Hasta entonces, parecía sana y se encontraba bajo tratamiento por depresión con un psicoterapeuta. A la exploración física, se encuentra obnubilada, con pupilas dilatadas y sin signos neurológicos. La temperatura es de 38°C, el pulso de 140/min y la saturación de O_2 de 98%. El electrocardiograma (ECG) muestra taquicardia sinusal, QRS ancho y múltiples extrasístoles ventriculares. Se sospecha sobredosis de antidepresivo tricíclico. El paso *más* correcto para el tratamiento es:

a) Medir el nivel sérico de TCA.
b) Administrar bicarbonato de sodio intravenoso.
c) Administrar labetalol intravenoso.
d) Administrar fenitoína intravenosa.

Respuesta

La respuesta es b). Probablemente la paciente tenga una sobredosis de antidepresivo tricíclico. Requiere tratamiento de apoyo dinámico que incluya protección de las vías respiratorias y vigilancia estrecha con ECG. Si hay ensancha-miento del complejo QRS o se prolonga su duración, el bicarbonato de sodio es el pilar del tratamiento para revertir los efectos cardiotóxicos de los TCA. Se administra un bolo inicial de 1 a 2 mEq/kg de bicarbonato de sodio y después otra dosis, si es necesario. No permitir que el pH exceda de 7.55. Es inútil medir las concentraciones del fármaco en el tratamiento inmediato del paciente. Las otras medicaciones listadas no se indican.

LECTURAS RECOMENDADAS

Alander SW, Dowd MD, Bratton SL, et al. Pediatric acetaminophen overdose: risk factors associated with hepatocellular injury. *Arch Pediatr Adolesc Med* 2000;154:346–350.

Carter K, Neuspiel DR. Toxic plants. *Pediatr Rev* 2010;31:174–175.

Henretig F, Shannon M. Toxicological emergencies. In: Fleisher GR, Ludwig S, eds. *Textbook of pediatric emergency medicine*. Baltimore, MD: Williams & Wilkins, 1993.

Judy K. Unintentional injuries in pediatrics. *Pediatr Rev* 2011;32: 431–439.

McGuigan ME. Poisoning potpourri. *Pediatr Rev* 2001;22:295–301.

Syed T, Cruz M. In brief: barbiturate overdosage. *Pediatr Rev* 2006;27:e81–e82.

Watson WA, Litovitz TL, Rodgers GC Jr, et al. 2002 Annual report of the American Association of Poison Control Centers Toxic Exposure Surveillance System. *Am J Emerg Med* 2003;21:353.

Woolf AD. Poisoning and the critically ill child. In: Rogers MC, ed. *Textbook of pediatric intensive care*. Baltimore, MD: Williams & Wilkins, 1996.

Capítulo 62

Urgencias musculoesqueléticas

Martin G. Hellman

Todo pediatra, al ser un médico de primer contacto, debe tener conocimientos básicos de las lesiones musculoesqueléticas y las fracturas en los niños. De todas las lesiones de la infancia, 10 a 15% son musculoesqueléticas. Para todo pediatra es importante tener una comprensión de la naturaleza única de las fracturas pediátricas y su atención aguda, así como reconocer las fracturas secundarias a un posible maltrato infantil.

ASPECTOS FISIOLÓGICOS DESTACADOS DE LOS HUESOS INFANTILES

Hay varios puntos clave en relación con la anatomía de los huesos de los niños.

La placa de crecimiento (fisis) es susceptible de lesión a causa de su relativa debilidad. La fisis, localizada en el extremo de los huesos largos, está bajo fuerzas compresivas y es radiolúcida. Los ligamentos en las articulaciones son más fuertes que la fisis hasta que se cierra en la pubertad, por tanto, los esguinces verdaderos son raros o inexistentes. Una apófisis es una prominencia ósea a la que se unen músculos y tendones. Se une al hueso mediante una fisis radiolúcida que está sometida a fuerzas de tracción.

Vasos penetrantes desde la cápsula articular abastecen de sangre a la epífisis, mientras que la metáfisis y la diáfisis del hueso reciben sangre de vasos nutricios y periósticos. El riego sanguíneo fisario depende de vasos epifisarios, metafisarios y pericondriales. Las fracturas del área de crecimiento pueden causar compromiso vascular y problemas de desarrollo posteriores. El periostio de los huesos de los niños es más denso, fuerte y vascularizado, pero menos unido que el de los huesos de adultos. Debido a estas propiedades, el callo óseo se forma con mayor rapidez en los niños y limita el grado de desplazamiento secundario a las fracturas.

Desde el punto de vista biomecánico los huesos de los niños son distintos de los huesos de los adultos; estas diferencias tienen un impacto directo en las lesiones. El hueso es menos denso y más poroso, en particular la metáfisis, que es el área donde la estructura ósea cambia con más rapidez; por esta razón los huesos de los niños se adaptan mejor al vendaje que los de los adultos. Debido a que los huesos de los niños son menos densos, son poco resistentes a las fuerzas de compresión y tensión. Algunos de los rasgos exclusivos de las fracturas infantiles se atribuyen a estas características.

EVALUACIÓN DEL PACIENTE

Una regla básica en pediatría es prestar atención a los padres cuando dicen que su hijo "no actúa de manera correcta", esto se comprueba en la evaluación de un niño lesionado. De manera óptima, un testigo confiable o el paciente quizá aclaren el mecanismo de la lesión. Es importante observar si se aplicaron fuerzas longitudinales o rotacionales a los huesos, así como tener en mente las metas normales del desarrollo infantil cuando se evalúa la naturaleza de un accidente y la posibilidad de un traumatismo no accidental.

Deben observarse los movimientos y posición de las extremidades de un lactante mientras permanece sentado en el regazo del cuidador. El médico debe examinar primero la extremidad sana y luego otras áreas de la extremidad afectada, esto calmará los temores del niño antes de que se examine el sitio de la probable lesión. El examinador debe prestar atención a un incremento en el llanto o gritos de un niño pequeño cuando se palpa el sitio de la fractura. Los niños que aún no van a la escuela o los niños mayores hacen una mueca de dolor y levantan sus hombros cuando se localiza el sitio exacto de la fractura.

Las radiografías adecuadas (rayos X) son de gran importancia para hacer el diagnóstico. Es obligatorio un mínimo de dos proyecciones perpendiculares, pero con frecuencia son útiles las proyecciones oblicuas. A menudo, la proyección radiográfica lateral es la mejor para detectar fracturas de torsión sutiles y lesiones de la placa de crecimiento. Siempre que sea posible, el médico debe obtener proyecciones específicas del área sensible para que las fracturas sutiles sean más evidentes cuando el haz de rayos X se dirija de forma directa al área en cuestión.

Por lo regular, las proyecciones de comparación de rutina son innecesarias, sin embargo, en ocasiones son útiles en la evaluación de un codo con sus seis centros de osificación o si está en duda el estado de la fisis. Las gammagrafías óseas rara vez son necesarias para aclarar las fracturas en niños, pero ayudan a detectar fracturas ocultas.

TIPOS DE FRACTURAS ESPECÍFICAS EN NIÑOS

En los huesos de los niños ocurren cinco tipos de fracturas:

- Rodete.
- Deformación plástica o arqueamiento.
- Fractura en tallo verde.
- Completa.
- En la placa de crecimiento.

Cada tipo muestra rasgos únicos relacionados con la anatomía y fisiología del hueso en crecimiento.

Fracturas en rodete

Las fracturas en rodete se conocen también como *fracturas en toro*, en referencia a la prominencia que rodea la base de una columna arquitectónica. Ocurren en la metáfisis, en donde el hueso es más poroso, y cuando las fuerzas compresivas se dirigen en el plano longitudinal. La exploración física revela la ausencia de hinchazón o equimosis en el sitio de la fractura, la palpación directa del lugar permite demostrar hipersensibilidad. La radiografía muestra una protuberancia de la corteza o una angulación aguda del borde cortical que se ve mejor en la proyección lateral. El médico debe recordar siempre que los huesos largos se ensanchan de manera uniforme y cualquier angulación aguda repentina puede indicar una fractura por torsión; estas fracturas son estables y no se desplazan de forma pronunciada. La inmovilización de corto plazo es sobre todo para aliviar el dolor mientras la fractura sana.

Fracturas en arco o arqueadas

Las fracturas en arco ocurren cuando la tensión longitudinal causa una falla microscópica en la compresión sobre el lado cóncavo de un hueso con tensión en el lado convexo. Si la fractura en el lado de tensión no continúa, se desarrolla una deformación plástica cuando las fuerzas decrecen. No ocurre una fractura verdadera de la corteza y no hay hemorragia. La inflamación puede ser limitada y no se ve equimosis o formación de callo. Las radiografías de comparación en ocasiones son la única forma de confirmar o refutar el diagnóstico, en donde la proyección lateral es otra vez la más informativa. En las fracturas en arco, los huesos afectados con mayor frecuencia son el cúbito y el peroné, pero tales fracturas también llegan a observarse en el radio y rara vez en la tibia. La reducción a veces es necesaria en niños de más de cuatro años.

Fracturas en tallo verde

Ocurre cuando el lado óseo que recibe la tensión falla y se produce la fractura. El lado comprimido se dobla y la frac-

tura no atraviesa todo el hueso. Quizá se requiera finalizar la fractura y corregir cualquier angulación en función del grado de angulación, su distancia desde la fisis y la edad del niño.

Fracturas completas

Las fracturas por ambos lados de un hueso ocurren en niños del mismo modo que en los adultos. La conminución es rara en los niños debido a la porosidad de sus huesos y al periostio en cierta medida fuerte. Las fracturas en espiral causadas por fuerzas rotacionales pertenecen a esta categoría. Aunque en ocasiones son accidentales, esta clase de fracturas a menudo son resultado de maltrato infantil, en particular en el húmero de un niño no mayor de 15 meses.

Fracturas de la placa de crecimiento

Debido a que alrededor de 15% de las fracturas pediátricas se produce en la placa de crecimiento, deben tenerse en cuenta siempre que se observa dolor e inflamación en la articulación. Las áreas de crecimiento son más débiles que los ligamentos antes de la pubertad, por lo que los esguinces en niños son muy raros. Las lesiones de la placa de crecimiento se clasifican de varias maneras, pero la clasificación descrita por Salter y Harris es la más aceptada; todas las clases pueden ser desplazadas o no.

- Una fractura de tipo I **(Fig. 62-1)** se relaciona con la fisis. El dolor local y la inflamación en la fisis resultan del desgarro o tensiones por avulsión. Los resultados radiográficos quizá sean normales o es evidente el ensanchamiento fisario. Las imágenes con tensión suelen resaltar el ensanchamiento fisario. Algunos autores consideran que las

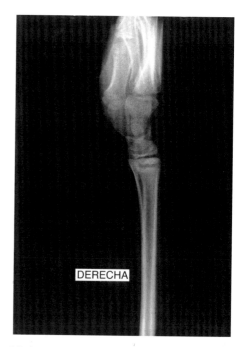

Figura 62-1 La proyección lateral de la muñeca derecha demuestra una lesión de la placa de crecimiento. Observe que la fisis no es uniforme en todo lo ancho; es más ancha en la cara dorsal y más estrecha en la cara ventral. Este patrón representa una fractura de Salter-Harris tipo I.

fracturas tipo I son en realidad fracturas tipo II sin evidencia de astillamiento metafisario.

■ Las fracturas tipo II son el tipo más común (cerca de 80%) de fractura de la placa de crecimiento. La fractura se extiende por la fisis y hacia la metáfisis porosa.

■ Una fractura tipo III se relaciona con la fisis y se extiende hacia la epífisis.

■ Las fracturas tipo IV son muy raras debido a que se extienden por la epífisis y la metáfisis.

■ En un principio, la fractura tipo V se describió como lesión por aplastamiento de la fisis, pero ahora la mayoría de los autores rechaza su existencia.

Fracturas de avulsión

Las fracturas de avulsión, aunque no son características de los niños, ocurren cuando un tendón o músculo unido tira de un fragmento hacia fuera de un hueso. Un sitio común es la base de las falanges de los dedos o la cresta pélvica; se aprecian mejor en la proyección radiográfica lateral.

ENTIDADES CLÍNICAS COMUNES

Fracturas de la clavícula

Las fracturas de la clavícula ocurren cuando un niño cae sobre la cara lateral del hombro y la fuerza se transmite hacia el extremo medial del hueso. Las fracturas en tallo verde predominan en el tercio medio de la clavícula, aunque las fracturas llegan a suscitarse en el extremo distal. La mejor manera de tratarlas es tomando medidas de seguridad y comodidad. En niños mayores una opción es usar cabestrillos con el fin de evitar que el brazo dolorido cuelgue; también se indican hielo local y analgésicos orales. Los vendajes en forma de ocho son inútiles y propician daño en el área axilar. En el primer mes de vida, algunos neonatos quizá presenten un callo cicatrizante de la clavícula tras un parto difícil con distocia de hombros. La confirmación radiográfica es necesaria solo para apaciguar los temores de los padres.

Codo de niñera

El codo de niñera o, para mayor exactitud, la *luxación* o *desgarro del ligamento anular de la cabeza radial*, es una lesión común en niños de entre 4 meses y 8 años de edad; la incidencia pico es entre los 15 y 30 meses. No ocurre luxación o subluxación del codo; los cartílagos articulares permanecen en proximidad directa. Esta lesión se produce más en niñas que en niños y es más frecuente en el brazo izquierdo que en el derecho. Aunque existen relatos muy diversos, un "tirón" es evidente en todos los casos.

Por lo regular, el niño deja de emplear la extremidad afectada y, algunas veces, sostiene la muñeca para evitar la supinación. A la exploración física no se observa hinchazón o equimosis en el codo y la palpación directa de los tres sitios que más se fracturan en la extremidad superior (mitad de la clavícula, húmero distal y radio distal) no provoca una respuesta dolorosa. El niño rechaza incluso la supinación mínima del brazo.

Cuando los hallazgos del interrogatorio y la exploración física coinciden con el diagnóstico de codo de niñera, el médico debe sentirse satisfecho al resolver el problema *sin* guía radiográfica. Primero debe advertirse sobre la situación al padre e informarle que durante el procedimiento quizá se escuche un pequeño chasquido o clic. Hay diferentes técnicas, pero la forma más fácil de reducir la fractura es al sostener el brazo del niño de modo que el pulgar apunte hacia arriba y luego hiperpronar con rapidez el brazo hasta que el dedo apunte hacia abajo. El examinador debe sentir un clic cuando el ligamento anular regresa a su lugar; también es posible que se escuche un chasquido. Un método optativo es la supinación completa del brazo y luego su flexión completa. Quizá el niño tarde unos momentos en usar el brazo de manera normal, pero provocar el reflejo de paracaídas normal del niño demuestra que recuperó el funcionamiento adecuado. Se debe advertir al padre de la posible recurrencia y recomendarle que, al caminar, sostenga el antebrazo del niño en vez de la mano.

Fracturas del codo

Por lo general, las fracturas del codo ocurren cuando un niño cae sobre el brazo extendido mientras se hiperextiende el codo, pero también son consecuencia de una lesión por flexión. El área supracondílea es la que se afecta con más frecuencia. El dolor localizado y la inflamación son muy evidentes; es importante la presencia o ausencia del signo de la almohadilla de grasa en la radiografía lateral. De manera habitual, la almohadilla de grasa anterior debe abrazar el borde humeral, y la almohadilla de grasa posterior debe ser invisible. El desplazamiento de cualquiera de las dos indica un derrame sanguíneo hacia la articulación, indicativo de una fractura (**Fig. 62-2**). A fin de distinguir los seis centros de osificación del codo quizá sea necesario tomar radiografías comparativas. La diáfisis radial siempre debe estar en

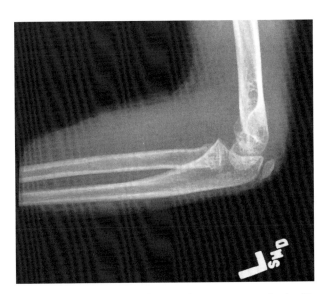

Figura 62-2 Cara lateral de un codo que muestra almohadillas de grasa anormales, lo que significa derrame intraarticular por una fractura. La almohadilla anterior es empujada hacia arriba y al frente desde el borde del húmero. Observe que la cabeza radial presenta una irregularidad, lo que indica una fractura en ese sitio.

línea con el epicóndilo. Una fractura del tercio proximal o medial del cúbito con luxación del radio se denomina *fractura de Monteggia.*

El médico siempre debe estar consciente de posibles síndromes compartimentales con las fracturas supracondíleas y recordar las cinco letras P de las palabras en inglés *pain, pallor, pulselessness, paresthesia, paralysis* (dolor, palidez, ausencia de pulsos, parestesia, parálisis). La consulta ortopédica urgente es obligatoria con cualquiera de estos hallazgos iniciales. La mayoría de las fracturas del codo en las que no hay desplazamiento o es mínimo son susceptibles a ferulizarse con un molde posterior o "pinzas para azúcar" y dar de alta al paciente con el seguimiento y las instrucciones apropiados. Las fracturas de la cabeza radial, en particular las que se comban, se observan de manera ocasional.

Fracturas de la muñeca

Las fracturas en rodete y la de Salter tipo II predominan en el radio distal. Los esguinces son raros antes de la pubertad porque hasta entonces los ligamentos son más fuertes que la porosa metáfisis y la fisis es débil en cierta medida. Las fracturas carpales son raras en preadolescentes, pero el médico clínico debe estar prevenido ante la posibilidad de fracturas naviculares una vez que la fisis comienza a cerrar. Las férulas palmares de la muñeca son, por lo general, suficientes para aliviar la incomodidad, pero si la supinación o pronación causan dolor, la inmovilización debe incluir el codo.

Fracturas de la mano

El médico debe estar consciente de la seudoepífisis normal que se ve en ocasiones en la porción distal del metacarpo del dedo pulgar y no confundirla con una fractura. Esta es una indentación normal donde se agranda la osificación metafisaria. En general, las vistas lateral y oblicua de los dedos y la mano son las más útiles para identificar las pequeñas fracturas en rodete o las avulsiones. Cuando se entablillan los dedos o la mano, debe mantenerse la posición funcional.

Fracturas pélvicas

Las fracturas del anillo pélvico son raras en niños, excepto en víctimas de un traumatismo múltiple. En los adolescentes es posible observar fracturas avulsivas de las espinas iliacas, por lo regular en los que participan en disciplinas como el baloncesto, salto de obstáculos y carreras de velocidad. El tratamiento consiste en el reposo en cama, muletas y analgésicos.

Fracturas del fémur y la tibia

Una fractura en espiral o del niño que empieza a andar por lo general ocurre entre las edades de 10 meses y 6 años debido a una fuerza de torsión rotatoria. El grado de la fractura se ve mejor en la proyección lateral. El médico debe considerar siempre la posibilidad de un traumatismo no accidental si el interrogatorio lo sugiere. Los canales de la arteria nutricia de la diáfisis llegan a confundirse con fracturas. A fin de diferenciar entre los dos, el médico debe palpar el área en busca de sensibilidad y notar la configuración,

transparencia uniforme y ubicación del hallazgo radiográfico. Una vista comparativa que demuestra hallazgos similares despeja cualquier duda.

Pequeños astillamientos metafisarios en los extremos de los huesos largos, en particular en la rodilla, quizá indiquen una torsión violenta y rápida de la pierna como una forma de traumatismo no accidental. A menudo, estas fracturas se denominan *fracturas de esquina* o *en asa de cubeta.*

Problemas de rodilla

Antes de la adolescencia, las fracturas de la epífisis y la fisis son mucho más comunes que las lesiones de los ligamentos. Las fracturas rotulianas son poco comunes porque los golpes directos provocados por caídas dan como resultado contusiones simples. Las rótulas bipartitas son más frecuentes en hombres y las proyecciones comparativas ayudan a distinguirlas de las fracturas. Las luxaciones rotulianas se observan con mayor frecuencia en mujeres adolescentes y casi siempre se desplazan en forma aguda hacia afuera. Para recolocarlas es preciso flexionar la cadera y extender la rodilla mientras se aplica presión medial a la rótula. Una fractura osteocondral del cóndilo femoral lateral o el polo medial de la rótula quizá sea consecuencia de una luxación.

La condromalacia rotuliana y el síndrome de dolor femororrotuliano son más comunes en las mujeres. El dolor crónico resulta del daño al cartílago articular y empeora después del reposo y la flexión repentina. Los ejercicios para fortalecer los cuádriceps reducen la tensión y el dolor.

Fracturas del tobillo

El dolor localizado y la hinchazón sobre la fisis peronea distal significan lesión de la placa de crecimiento y no un esguince hasta que en la adolescencia cierra la fisis. Debe entablillarse con un molde posterior y establecerse el seguimiento. El hueso trígono es el tubérculo lateral normal del astrágalo, del que algunas veces está separado, de modo que aparenta ser una fractura.

Fracturas del pie

La quinta apófisis metatarsiana corre paralela al plano longitudinal del hueso. Las fracturas que suceden en ésta por la torsión violenta del pie aparecen oblicuas o perpendiculares al eje largo del metatarso. Por lo regular es suficiente el tratamiento con un zapato de suela dura, aunque quizá sea necesario emplear un yeso corto de pierna con andador. Las fracturas en rodete se producen en la primera base metatarsiana después de una caída y se presentan con dolor localizado en el dorso del pie. Las fracturas calcáneas son raras porque se necesitan fuerzas desproporcionadas para fracturar un hueso tan duro. Una seudoepífisis análoga a la del dedo pulgar se observa a menudo en el dedo gordo del pie.

FERULIZACIÓN Y TRATAMIENTO

El sitio de una lesión o fractura debe colocarse siempre en una férula que incluya la articulación de arriba y de abajo del área en cuestión. Las férulas anteroposteriores (AP) o los moldes posteriores sirven bien para este propósito. El médico debe estar siempre alerta ante la posibilidad de síndromes compartimentales frente a cualquier fractura aguda supracondílea, del tercio medial del antebrazo o de la tibia. Cualquier incremento del dolor o cambio en el estado vascular de una extremidad después de enyesarla o ferulizarla quizá sea indicativo de un síndrome compartimental. En este caso, de inmediato deben ponerse en práctica medidas apropiadas para disminuir la presión. Un niño menor de 9 o 10 años de edad tal vez se sienta inseguro con las muletas, a menos que se cuente con instrucciones especializadas.

TRAUMATISMO MUSCULOESQUELÉTICO NO ACCIDENTAL

Según estimaciones, 10 a 70% de los niños víctimas de maltrato sufre algún tipo de traumatismo esquelético. La mitad de estos casos ocurre en niños menores de dos años, y un tercio sucede en lactantes menores de un año. Existen diversos patrones de fractura, como:

- Fracturas de esquina o en asa de cubeta en los extremos de los huesos largos.
- Fracturas de costillas.
- Fracturas diafisarias en espiral inexplicables, en particular en el húmero.
- Sitios de fracturas múltiples concurrentes.
- Fracturas del cráneo.

El médico debe considerar un estudio esquelético siempre que se sospeche un traumatismo no accidental, en particular en niños menores de cinco años. Como prueba de fracturas pasadas en ocasiones se aprecia la formación inesperada de nuevo hueso perióstico.

EJERCICIOS DE REVISIÓN

PREGUNTAS

1. ¿Cuál de las siguientes *no* es una fractura pediátrica característica y se ve con mayor frecuencia en adultos?
   a) Fractura en rodete de la muñeca.
   b) Fractura en espiral de la tibia.
   c) Fractura curva del cúbito.
   d) Fractura conminuta del radio.
   e) Fractura en tallo verde de la clavícula.

Respuesta

La respuesta es d). Las fracturas conminutas son raras en los niños.

2. ¿Cuál es el tipo *más* común de lesión de la placa de crecimiento?
   a) Salter tipo I.
   b) Salter tipo II.
   c) Salter tipo III.
   d) Salter tipo IV.
   e) Salter tipo V.

Respuesta

La respuesta es b). Las fracturas de Salter tipo II representan 80% de las lesiones de la placa de crecimiento.

3. Mientras jugaba, una niña de dos años de edad rodó cuesta abajo, se levantó llorando y sin usar el brazo izquierdo. No se observa hinchazón alguna. ¿Qué procede?
   a) Pedir una radiografía de toda la extremidad superior.
   b) Solicitar una radiografía del codo.
   c) Supinación completa del brazo y flexión.
   d) Supinación completa del brazo y extensión.
   e) Supinación completa del brazo.

Respuesta

La respuesta es c). Una forma de reducir un codo de niñera es mediante la supinación completa del brazo y luego flexionarlo. Un método más fácil es solo hiperpronar el brazo.

4. Todas las opciones siguientes acerca de las fracturas en rodete son verdaderas, *excepto*:
   a) Ocurren cuando se aplican fuerzas longitudinales.
   b) Son más comunes en la diáfisis de un hueso.
   c) Son fracturas estables.
   d) Se ven mejor en la proyección lateral.
   e) A menudo se diagnostican cuando un hueso forma un ángulo agudo repentino.

Respuesta

La respuesta es b). Por lo regular, las fracturas en rodete se ven en la metáfisis de los huesos.

5. Una fractura cubital aislada con una cabeza radial desplazada es una:
   a) Fractura de Galeazzi.
   b) Fractura de Monteggia.
   c) Fractura biplana.
   d) Fractura de Colles.
   e) Fractura de Smith.

Respuesta

La respuesta es b). Es una descripción de una fractura de Monteggia.

6. Una seudoepífisis puede verse en:
   a) El dedo gordo del pie.
   b) El radio distal de un recién nacido.
   c) El cúbito distal de un recién nacido.
   d) El dedo meñique del pie de un niño pequeño.
   e) La falange proximal del dedo pulgar.

Respuesta

La respuesta es a). Una seudoepífisis se ve en el dedo gordo del pie y en el metacarpo del dedo pulgar.

7. Un niño de seis meses de edad es hospitalizado por una rodilla hinchada. De acuerdo con su padre, cayó al piso al rodar de la cama; no tiene otras lesiones además de la rodilla inflamada. A la exploración física se encuentra que es un niño bien desarrollado y nutrido, aseado y sin estrés. El niño no tiene fiebre y su pulso es de 110/min, frecuencia respiratoria 28/min y buen estado de perfusión. Es juguetón, pero deja de jugar cuando se le mueve su pierna izquierda; los demás resultados la exploración son normales. La rodilla izquierda está inflamada en comparación con la derecha, pero no se observa equimosis, eritema ni se percibe su temperatura aumentada. En la radiografía de la rodilla izquierda se observa un pequeño astillamiento metafisario en la cara medial del fémur distal. El tratamiento apropiado incluye todo lo siguiente, *excepto*:

a) Notificar a los servicios de protección infantil.
b) Inmovilizar la pierna desde la rodilla hasta el muslo.
c) Obtener una consulta ortopédica.
d) Realizar una gammagrafía ósea.

Respuesta

La respuesta es d). Un molde posterior desde el tobillo hasta la cadera mantendría inmóvil la articulación hasta que se realice una evaluación; este tipo de fractura de esquina no es causado por un golpe o caída directo. Es el resultado de fuerzas de cizallamiento violentas aplicadas a la extremidad inferior por un adulto. Debe notificarse a los servicios de protección.

8. Una niña de seis años de edad juega en un columpio y, cuando se baja, su pie se atasca en el lodo, tuerce de forma repentina su tobillo, cae y ya no consigue caminar. Los servicios de urgencias se la llevan para evaluación. La exploración física revela a una niña agradable y cooperadora hasta que se le explora el tobillo derecho. Su presión sanguínea es de 100/66 mm Hg; el pulso de 92/min y la frecuencia respiratoria de 24/min; además, está afebril. Todos los resultados de la exploración física, excepto el del tobillo derecho, son normales. La exploración del tobillo muestra inflamación sobre el extremo distal de la cara lateral del peroné. La paciente tiene más sensibilidad 1 cm por arriba del borde distal del peroné, no en la parte anterior o posterior. Comienza a llorar cuando se palpa ese lugar de modo directo. La radiografía revela inflamación considerable del tejido blando sobre el extremo distal de la cara lateral del peroné, sin que se observe fractura. ¿Cuál de las siguientes opciones es *verdadera* en relación con este caso?

a) La falta de una fractura evidente en la radiografía no excluye la posibilidad de lesión de la placa de crecimiento.
b) Es muy probable que la niña tenga un esguince de tobillo.
c) Debe descartarse osteomielitis.

Respuesta

La respuesta es a). La exploración física demuestra dolor preciso e inflamación en la fisis del peroné distal y no sobre el ligamento taloperoneo anterior o posterior. La falta de una fractura evidente en la radiografía no descarta la posibilidad de una lesión de la placa de crecimiento, así que la paciente debe ser ferulizada y tratada por una posible fractura. La osteomielitis no es una consideración, dados los resultados del interrogatorio y la exploración física.

9. ¿Cuál de las siguientes fracturas induce a pensar que se trata de un traumatismo que no fue accidental?

a) Fractura diafisaria en espiral en un niño de 10 meses de edad.
b) Fractura de esquina astillada de la tibia proximal en un niño de 9 meses de edad.
c) Fractura de costilla posterior en un niño de 11 meses de edad que cayó dentro de la cuna.
d) Ninguna de las anteriores.
e) Todas las anteriores.

Respuesta

La respuesta es e). Las fracturas diafisarias en espiral siempre deben considerarse consecuencia de un traumatismo que no fue accidental. Las fracturas de costilla son muy raras en los niños, a menos que resulten de golpes directos de un adulto. Las fuerzas de torsión graves repetidas en la pierna de un lactante causan fracturas en asa de cubeta en los extremos de los huesos largos. Así que todas las opciones son correctas.

10. ¿En qué proyección radiográfica se observan mejor las fracturas sutiles en rodete de la muñeca y las fracturas avulsivas pequeñas de un dedo?

a) Oblicua.
b) Proyección anteroposterior (AP).
c) Proyección lateral.
d) Tomografía.
e) Exploración ósea.

Respuesta

La respuesta es c). A menudo es posible identificar una fractura en rodete al observar una angulación aguda y repentina de la corteza en la proyección lateral. Las avulsiones pequeñas de las áreas de crecimiento quizá estén oscurecidas en las proyecciones AP y oblicuas, y se ven mejor en la proyección lateral específica.

11. ¿Cuál de estas declaraciones acerca de los huesos pediátricos es *falsa*?

a) Las arterias nutricias de la tibia o el fémur aparecen como zonas transparentes en la diáfisis.
b) En el codo pediátrico, hay cinco centros de osificación.
c) Las rótulas bipartitas son más comunes en los hombres y las luxaciones rotulianas son más comunes en las mujeres.
d) El tubérculo lateral normal del astrágalo, el hueso trígono, puede asemejarse a una fractura.
e) En un lactante, las fracturas diafisarias en espiral e inexplicables se relacionan con un traumatismo que no es accidental.

Respuesta

La respuesta es b). En realidad hay seis centros de osificación en el codo. El resto de los enunciados son verdaderos.

12. Un niño de cinco años sufre una fractura desplazada del tercio medio del radio y el cúbito. Las fracturas se reducen bajo sedación y luego se enyesan con inmovilización completa del brazo. Se da de alta al niño, pero ocho horas después despierta llorando de dolor. Debe recomendar a los padres:

a) Levantar el brazo con almohadas para que esté a un nivel por arriba del pecho.
b) Darle una dosis extra de narcótico líquido con paracetamol.
c) Pasarlo por alto, a menos que el malestar persista otras 6 u 8 horas.
d) Pedir que un colega ortopedista evalúe al niño.
e) Ninguna de las anteriores.

Respuesta

La respuesta es d). El cuadro clínico aparenta ser un síndrome compartimental porque el yeso quedó demasiado ajustado y requiere atención inmediata.

13. ¿Cuál de estos enunciados es *verdadero* acerca de las fracturas pediátricas?

a) El tipo más común de fractura de la placa de crecimiento se relaciona con la epífisis.
b) Por lo general las fracturas arqueadas se observan en las costillas.
c) Las fracturas en tallo verde ocurren solo en las extremidades superiores.
d) Por lo regular, las fracturas de la espina iliaca se producen en atletas.
e) Las fracturas del quinto metatarsiano se ven paralelas al plano del hueso.

Respuesta

La respuesta es d). Las fracturas pediátricas suelen verse como resultado de una lesión deportiva. El tipo más común de lesión de la placa de crecimiento tiene que ver con la metáfisis. Las fracturas arqueadas ocurren en el cúbito y el peroné, no en las costillas. Las fracturas en tallo verde son más comunes en las extremidades superiores, pero también pueden ocurrir en la pierna. Las fracturas del quinto metatarsiano son oblicuas o perpendiculares al plano del hueso.

LECTURAS RECOMENDADAS

Benjamin HJ, Hang BT. Common acute upper extremity injuries in sports. *Clin Pediatr Emerg Med* 2007;8:15.

Carson S, Woolridge DP, Colletti J, et al. Pediatric upper extremity injuries. *Pediatr Clin North Am* 2006;53:41.

Chacon D, Kissoon N, Brown T, et al. Use of comparison radiographs in the diagnosis of traumatic injuries of the elbow. *Ann Emerg Med* 1992;21:895–898.

Christian CW, Committee on Child Abuse and Neglect, American Academy of Pediatrics. The evaluation of suspected child physical abuse. *Pediatrics* 2015;135:e1337.

Cramer K. Orthopedic aspects of child abuse. *Pediatr Clin North Am* 1996; 43:1035–1050.

de Putter CE, van Beeck EF, Looman CW, et al. Trends in wrist fractures in children and adolescents, 1997–2009. *J Hand Surg Am* 2011;36: 1810.

Green NE, Swiontkowski MF. *Skeletal trauma in children*, Vol. 3. Philadelphia, PA: Saunders, 1994.

Hilton SW, Edwards DK, Hilton JW. *Practical pediatric radiology*. Philadelphia, PA: Saunders, 1984.

Jackman KV. Acute pediatric orthopedic conditions. *Pediatr Ann* 1994; 23:240–249.

MacEwen GD, Kasser JR, Heinrich SD. *Pediatric fractures*. Baltimore, MD: Williams & Wilkins, 1993.

Rang MR. *Children's fractures*, 2nd ed. Philadelphia, PA: Lippincott, 1983.

Rockwood CA, Wilkins KE, King RE. *Fractures in children*. Philadelphia, PA: Lippincott, 1984.

Strait R, Siegel RM, Shapiro RA. Humeral fractures without obvious etiologies in children less than 3 years of age: when is it abuse?. *Pediatrics* 1995;96:667–671.

Thomas S, Rosenfield NS, Leventhal JM, et al. Long bone fractures in young children: distinguishing accidental injuries from child abuse. *Pediatrics* 1991;88:471–476.

Capítulo 63

Traumatología pediátrica

Michele Walsh

En los niños el tratamiento de los traumatismos es exclusivo del campo de la medicina pediátrica de urgencia. Se trata de un tópico importante por la vasta cifra de niños que buscan atención médica por un suceso lesivo. El traumatismo es la causa más frecuente de morbilidad y mortalidad en los niños, hay más de 500 000 ingresos a servicios de traumatología pediátrica en Estados Unidos y los traumatismos constituyen la causa principal de muerte en menores de un año. Ha habido muchos avances en el tratamiento del paciente traumatizado y en la prevención de los traumatismos en el último decenio; sin embargo, a pesar de los avances, ocurren más de 20 000 muertes al año por traumatismos pediátricos.

EPIDEMIOLOGÍA

Los traumatismos contusos son los mecanismos en 80 a 90% de los casos pediátricos. Si bien el número de niños heridos por fuerzas penetrantes es menor, la tasa de mortalidad en este caso, que correspondería a las causadas por armas de fuego y blancas, es mucho mayor. El cociente de lesiones contusas con respecto a las penetrantes se ha modificado en el último decenio, con un crecimiento lento aunque constante de estas últimas, sobre todo en las zonas urbanas. La facilidad para obtener armas de fuego y la prevalencia de la violencia por pandillerismo son dos factores que contribuyen a los recientes cambios.

La edad y el desarrollo del niño son factores importantes en la determinación de los patrones de lesión. En lactantes que aún no caminan el maltrato es la principal causa de traumatismo. Las crecientes destrezas motoras gruesas y la curiosidad por el mundo circundante de los niños en edad de caminar hacen de las caídas la causa más frecuente de lesión en ese grupo de edad. Las lesiones de peatones y los accidentes de bicicleta son la principal causa de los traumatismos en los niños de edad escolar. Los adolescentes tienen una independencia creciente en el mundo, pero no siempre buen juicio, lo que hace que los traumatismos en vehículos motorizados sean la causa más frecuente de traumatismo en este grupo de edad (con o sin alcohol implicado).

VALORACIÓN INICIAL Y REANIMACIÓN DEL PACIENTE TRAUMATIZADO

El tratamiento de los traumatismos es un proceso muy sistemático. Inicia con una encuesta primaria y la reanimación inicial simultánea. La exploración primaria es referida con la mnemotecnia de las siglas ABCDE y consta de los siguientes pasos:

- Control de la vía **a**érea con estabilización de la columna cervical.
- Respiración y ventilación (del inglés **b***reathing*).
- **C**irculación y control de la hemorragia.
- **D**iscapacidad (exploración neurológica).
- **E**xposición.

La valoración inicia con la revisión de la vía aérea y continúa de acuerdo con la lista ya señalada. Si hay alteraciones graves de los sistemas corporales en niños, debe darse reanimación antes de proceder con el siguiente paso. Por ejemplo, en el paciente con estridor y dificultad respiratoria, es necesario restablecer la permeabilidad de la vía respiratoria antes de atender una herida sangrante. Una vez estabilizado debe efectuarse una revisión secundaria dirigida a la evaluación detallada de cada zona corporal desde la cabeza a los pies. La exploración secundaria ayuda a encontrar lesiones más sutiles que tal vez no ponen en riesgo la vida pero que quizá aumenten la morbilidad potencial.

TRAUMATISMO CRANEOENCEFÁLICO

En los niños el traumatismo craneoencefálico es la principal causa de morbilidad y mortalidad, dada su mayor susceptibilidad a las lesiones de la cabeza que los adultos, pues los menores tienen un occipucio relativamente grande en comparación con su cuerpo, una musculatura más débil del cuello y un desarrollo cognitivo inmaduro. Las caídas son la causa más frecuente de lesiones de la cabeza en los niños, seguidas por los accidentes en vehículos motorizados, los de bicicleta y las agresiones. El 80% de los niños que muere por traumatismos presenta lesiones craneoencefálicas significativas.

Las lesiones craneoencefálicas se clasifican en primarias o secundarias. Las primeras son las que ocurren en el momento del impacto, muy rara vez con influencia de las intervenciones médicas iniciales; este tipo de lesión incluye fracturas de cráneo y hemorragias intracraneales. La lesión cerebral secundaria ocurre después del momento del impacto y alude al daño y la muerte neuronales resultantes de hipoxia, isquemia y distorsión mecánica; un ejemplo de lesión secundaria es el edema cerebral difuso con herniación después de una lesión axónica difusa. El propósito del tratamiento de los pacientes con lesión cefálica es brindar intervenciones que limiten el daño cerebral secundario.

La vía final común de las lesiones traumáticas cerebrales secundarias es el aumento de la presión intracraneal (ICP, *intracranial pressure*), la disminución de la presión de perfusión cerebral (CPP, *cerebral perfusion pressure)* o ambas. La CPP depende de dos factores: la ICP y la presión arterial media (MAP, *mean arterial pressure*). La ecuación CPP = MAP – ICP ilustra la relación. El propósito es mantener la CPP dentro de los límites normales, para lograrlo es preciso conservar una MAP adecuada y limitar las elevaciones de ICP.

El volumen intracraneal es fijo y tiene tres componentes: líquido cefalorraquídeo (CSF, *cerebrospinal fluid*) y volúmenes sanguíneo y encefálico. Los cambios en un componente modifican en forma directa a los otros dos. Una vez que se excede la distensibilidad intracraneal, cualquier pequeño cambio en un componente repercute en grandes aumentos de la ICP. Los síntomas tempranos de aumento de la ICP incluyen los siguientes:

- Cefalea.
- Vómito.
- Alteración del estado mental.
- Postura anormal.

El tratamiento de la ICP alta incluye lo siguiente:

- Intubación.
- Hiperventilación leve.
- Sedación.
- Bloqueo neuromuscular.
- Manitol.
- Solución salina hipertónica.

En la valoración de un niño con traumatismo cefálico es preciso decidir acerca de potenciales estudios con radiografías. Una opción es obtener placas de cráneo que ayuden a determinar si hay alguna anomalía ósea, pero sin mostrar la existencia de una lesión intracraneal, por ello, una radiografía de cráneo negativa no descarta una lesión intracraneal. La disponibilidad de la tomografía computarizada (CT, *computed tomography*) aumentó de manera significativa en los últimos decenios y la convirtió en el estudio ideal dada su facilidad de acceso y rapidez de obtención. No obstante, la decisión de solicitar una CT no siempre es clara. El médico debe sopesar los riesgos de la exposición potencial a la radiación y la necesidad potencial de sedación cuando se considera realizarla. En la valoración de un traumatismo craneoencefálico, las indicaciones *absolutas* para una CT de la cabeza son las siguientes:

- Lesión penetrante de la cabeza.
- Déficits neurológicos focales.
- Convulsiones postraumáticas.
- Lesión facial extensa.
- Signos de fractura de la base del cráneo.

En el tratamiento de un niño traumatizado las indicaciones *relativas* para solicitar una CT de la cabeza incluyen las siguientes:

- Antecedente de cambio del grado de alerta.
- Intoxicación por alcohol o drogas.
- Sospecha de maltrato infantil.
- Antecedentes poco confiables o inadecuados.
- Edad menor de dos años.
- Amnesia posconmoción.
- Cefalea intensa.

Los estudios de resonancia magnética (MRI, *magnetic resonance imaging*) no son útiles en la valoración inicial de un paciente con una lesión cefálica.

Fracturas de cráneo

Hay varios tipos de fracturas de cráneo infantiles, como la lineal, la deprimida y la basal.

- Las fracturas de cráneo *lineales* constituyen el tipo más frecuente en los niños. Cuando están aisladas, sin hemorragia intracraneal, suelen incluir síntomas mínimos, excepto el edema focal del cuero cabelludo. El tratamiento incluye cuidados sintomáticos con CT de seguimiento o radiografías de cráneo para determinar su resolución.
- Por lo general, las fracturas de cráneo *deprimidas* se presentan después de golpes con gran fuerza en una pequeña zona (p. ej., martillo), que causan el desprendimiento de un fragmento óseo bajo la tabla interna del cráneo y a menudo están vinculadas a daño cerebral. El tratamiento incluye una valoración neuroquirúrgica con posible elevación del fragmento óseo.
- Las fracturas del cráneo *basales* son aquellas que se extienden por toda la base del cráneo y se caracterizan por hematomas periorbitarios, periauriculares, rinorrea de CSF y hemotímpano, otorrea y parálisis de nervios craneales. El tratamiento incluye una valoración neuroquirúrgica forzosa. El 95% de las fracturas de la base del cráneo se resuelve con reposo en cama y elevación de la cabecera. Las complicaciones de las fracturas de la base del cráneo incluyen meningitis, fístulas de CSF y parálisis del nervio facial.

Hemorragias intracraneales

Después de un traumatismo craneoencefálico es factible que ocurran varios tipos de hemorragias intracraneales, que son:

- Hematoma intracerebral.
- Hematoma subdural.
- Hematoma epidural.

Cada una de estas lesiones tiene el potencial de producir un daño cerebral significativo y requiere una interconsulta obligatoria con neurocirugía.

Las *hemorragias intracerebrales* o contusiones cerebrales son hematomas de la corteza cerebral. Se presentan por el movimiento del encéfalo dentro del cráneo. Ocurre una lesión de *golpe* en el sitio del impacto, en tanto se presenta una de *contragolpe* en el lado opuesto. Las contusiones cerebrales se caracterizan por edema focal del parénquima y pequeñas zonas de hemorragia en el tejido cerebral que en ocasiones se vinculan con otras lesiones intracraneales.

Los *hematomas subdurales* son secundarios al desgarro de venas comunicantes y llevan a la acumulación de sangre entre la duramadre y la aracnoides. Los hematomas subdurales se presentan más a menudo en lactantes y niños pequeños, en comparación con los de mayor edad y adultos. Los mecanismos más frecuentes que causan hematomas subdurales son las fuerzas de aceleración y desaceleración rápidas, como sucede en el síndrome de impacto por sacudida. A menudo, los niños se presentan con signos de aumento de la ICP. Los lactantes con fontanelas abiertas quizá presenten síntomas diferidos. Con la TC se obtiene una imagen densa en semiluna creciente que comprime el cerebro. Las tasas de mortalidad van de 10 a 20% y las secuelas neurológicas son frecuentes.

Los *hematomas epidurales* se presentan por el desgarro de una arteria meníngea, por lo general la media. *El cuadro clínico clásico es el de un niño que sufre una lesión craneoencefálica seguida por un intervalo de lucidez y después su deterioro gradual.* En los niños el mecanismo más frecuente es una caída sobre una superficie dura desde una altura o un accidente en algún vehículo motorizado. La mayoría de los hematomas epidurales se relaciona con una fractura de cráneo. En la CT se observa una densidad con forma de lente, quizá haya desvío de los ventrículos a través de la línea media con herniación potencial del encéfalo ante grandes hemorragias. El pronóstico de un resultado neurológico favorable es bueno si se logra una intervención neuroquirúrgica rápida.

TRAUMATISMOS DEL TÓRAX

Las caídas, los accidentes en vehículos motorizados y los deportes constituyen las razones más frecuentes de traumatismos torácicos en niños. Son menos frecuentes los traumatismos penetrantes, aunque muestran un aumento gradual en los adolescentes. En los niños, el traumatismo de tórax es mucho menos frecuente que el de la cabeza, pero constituye la segunda causa de mortalidad por traumatismos. A menudo su presencia implica el potencial traumatismo grave de múltiples aparatos y sistemas. Los niños están en mayor riesgo de sufrir lesiones cardiotorácicas significativas por contar con una pared torácica muy distensible. En comparación con lo que ocurre con los adultos, las estructuras óseas se distienden mucho más y soportan grados de fuerza mucho mayores antes de romperse. Dicha generación de fuerzas quizá ocasione daño intratorácico sin signos de traumatismo externo. Debido a la mayor distensibilidad del tórax, las fracturas costales no son prevalentes en los niños. La presencia de fracturas costales es un factor de riesgo de lesiones más graves. Los síntomas iniciales de los traumatismos intratorácicos son taquipnea e hipoxia. Otros síntomas incluyen dolor torácico, respiración ruidosa, dificultad o insuficiencia respiratoria y esputo sanguinolento.

Las *contusiones pulmonares* son las lesiones intratorácicas más frecuentes en los niños y son causadas por fuerzas no penetrantes del tórax. A menudo no hay signos externos, solo pequeñas zonas de hemorragia en el parénquima pulmonar. Los síntomas quizá incluyan dolor torácico o dificultad respiratoria; algunos niños solo presentan síntomas leves. La radiografía de tórax muestra densidades en parche en la zona de la contusión. El tratamiento suele ser sintomático, a menos que haya dificultad respiratoria significativa. Los pacientes con contusiones pulmonares deben hospitalizarse para una observación más minuciosa.

El *neumotórax simple* es la segunda causa más frecuente de lesión intratorácica en los niños. Se acumula aire en la cavidad pleural a causa de lesión de tejido pulmonar, la penetración del tórax o la rotura del árbol traqueobronquial. Los pacientes quizá se quejen de dificultad respiratoria o dolor de tórax. El diagnóstico es radiográfico y el tratamiento consiste en la colocación de una sonda torácica, oxígeno suplementario e ingreso hospitalario.

Las *contusiones miocárdicas* son causadas por fuerzas no penetrantes del tórax y son raras en los niños. A menudo los pacientes se quejan de dolor torácico e hipersensibilidad localizada en la pared del tórax y con frecuencia, hay taquicardia a la exploración. Los estudios diagnósticos incluyen un electrocardiograma (ECG) y un ecocardiograma. Hay controversia en cuanto al uso de la cuantificación de enzimas cardiacas para el diagnóstico de una contusión del corazón. Las arritmias son una complicación. La *conmoción cardiaca* es un fenómeno raro que se presenta después de un golpe fuerte y directo en el tórax. El impacto causa fibrilación ventricular y pone en riesgo la vida de inmediato, por lo que requiere desfibrilación.

TRAUMATISMO ABDOMINAL

Las contusiones son la causa más frecuente de lesión abdominal; caídas, deportes y accidentes en vehículos motorizados son los mecanismos usuales. Los niños tienen más riesgo de lesiones intraabdominales porque sus órganos están más expuestos y presentan menos grasa que los cubra. En los niños con un traumatismo abdominal potencial, los signos y síntomas incluyen dolor e hipersensibilidad, distensión, contusiones de la pared abdominal y vómito. El bazo y el hígado son los órganos intraabdominales que más se lesionan.

El bazo es el órgano intraabdominal que suele resultar más lesionado después de una contusión en el abdomen. El paciente quizá acuda con *dolor en el cuadrante superior izquierdo del abdomen o el hombro izquierdo;* debido a la pérdida potencial de sangre también hay hipotensión y taquicardia. El diagnóstico se hace por CT. La mayoría de las lesiones esplénicas son pequeñas laceraciones o hematomas subcapsulares y casi todas estas lesiones se tratan con recursos médicos como la reanimación con volumen.

El hígado es el segundo órgano que más se lesiona después de un traumatismo abdominal. Si hay síntomas de hipersensibilidad en el cuadrante superior derecho del abdomen deben sospecharse lesiones hepáticas. También es posible que haya hipotensión y taquicardia, por el volumen potencial de pérdida sanguínea. El diagnóstico se hace por CT abdominal y con frecuencia, las enzimas hepáticas se encuentran elevadas. En los niños la mayor parte de las laceraciones hepáticas se trata con recursos médicos, como observación y reanimación con soluciones. La hemorragia tardía es más frecuente en las lesiones hepáticas que en las esplénicas.

LESIONES OCULARES

Las lesiones oculares son comunes en niños y revisten importancia por su potencial de pérdida visual. El traumatismo ocular es la principal causa de ceguera monoocular en los niños. Las razones más frecuentes de las lesiones oculares son traumatismos contusos del ojo, traumatismos penetrantes y exposición a sustancias químicas. Después de una lesión ocular las manifestaciones comunes son dolor, fotofobia, diplopía y pérdida de la visión de un ojo. Es importante consignar el uso de lentes de contacto o correctivos, cualquier antecedente de enfermedad sistémica y el uso de medicamentos. La exploración ocular debe incluir valoración de la agudeza visual, la función de los músculos extraoculares, las reacciones de la pupila y una exploración externa de los párpados, así como una oftalmoscopia directa. Las lesiones oculares que se presentan con más frecuencia y requieren valoración son las corneales, la iritis postraumática y el hifema.

Las *lesiones corneales* son muy frecuentes en todos los grupos de edad. Las accidentales provocadas por el propio paciente (p. ej., con los dedos) son tan frecuentes como las secundarias a sustancias químicas, las causadas por lentes de contacto y los cuerpos extraños. Los síntomas incluyen dolor, fotofobia, lagrimeo excesivo y la sensación de cuerpo extraño, a la exploración quizá haya blefaroespasmo y un ojo rojo. A fin de facilitar la evaluación se justifica el uso de un anestésico tópico y el diagnóstico se realiza por la captación del colorante fluoresceína en la zona de la abrasión. El tratamiento incluye cicloplejicos para aliviar el espasmo ciliar. De manera profiláctica cabe utilizar antibióticos tópicos para prevenir infecciones; el uso de esteroides tópicos está contraindicado. Es motivo de controversia el uso de parches oculares pues alteran la visión binocular y favorecen el desarrollo de infecciones; no hay evidencia de que las lesiones corneales sanen más rápido con el uso de un parche. Se recomienda el seguimiento estrecho por oftalmología para asegurar la curación. Si hay alguna duda acerca de la inclusión de un cuerpo extraño, el estudio ideal es la CT y se recomienda la interconsulta a oftalmología.

La *iritis postraumática* suele presentarse de 1 a 2 días después de un traumatismo no penetrante del ojo, con espasmo ciliar resultante. El paciente quizá se queje de fotofobia, dolor y lagrimeo excesivo. A la exploración, se comprueban miosis, blefaroespasmo notorio y dolor con la acomodación; una exploración con lámpara de hendidura revela un humor acuoso turbio y la presencia de células en la cámara anterior. El tratamiento consta de cicloplejicos para relajar el músculo ciliar y analgésicos. Se recomienda el seguimiento por oftalmología porque una de las complicaciones potenciales es el glaucoma agudo.

Un *hifema* es la extravasación de sangre en capas de la cámara anterior del ojo, entre la córnea y el iris, lesión que por lo general produce un traumatismo contuso o penetrante del globo ocular, con hemorragia subsecuente de los vasos que irrigan la cámara anterior. El glaucoma postraumático es una complicación potencial por el drenaje alterado de la sangre de la cámara anterior, con aumento resultante de la presión intraocular. Los pacientes también están en riesgo potencial de volver a sangrar hacia la cámara anterior de 3 a 5 días después de la lesión inicial. Los pacientes con hemoglobinopatías enfrentan un riesgo mucho mayor de sufrir una nueva hemorragia. El tratamiento del hifema incluye reposo en cama con elevación de la cabecera. Deben evitarse los analgésicos no esteroides y el ácido acetilsalicílico. Debido al alto riesgo de complicaciones es imprescindible la interconsulta a oftalmología.

QUEMADURAS

Cada año, hay más de 100 000 niños lesionados por quemaduras en Estados Unidos, la mayoría son por escaldadura, flama o electricidad. Hay diferentes patrones de lesión con base en el grupo de edad. La quemadura más frecuente en niños pequeños y preescolares es la de escaldadura por líquidos calientes; también es común el contacto directo con objetos calientes, como un calentador de ambiente. Otra circunstancia desafortunada es que los niños pequeños también sufren lesiones por quemadura como otra forma de maltrato, cuando quien los cuida los quema para castigarlos, en tanto que los niños en edad escolar y los adolescentes sufren más quemaduras relacionadas con flamas. En los niños de edad escolar estas lesiones suelen presentarse después de jugar con cerillos o encendedores. Las conductas de riesgo, como los fuegos artificiales luminosos o el fuego con líquidos inflamables, causan quemaduras en muchos adolescentes. Los incendios caseros también contribuyen con un porcentaje de las quemaduras infantiles a pesar del uso creciente de alarmas de humo.

Las quemaduras se clasifican de acuerdo con su profundidad. Un sistema de clasificación muy utilizado divide las quemaduras en primero, segundo, tercero y cuarto grados. Han surgido nuevos sistemas de clasificación para caracterizar de manera más precisa la profundidad de la quemadura. Cada vez son más frecuentes las denominaciones de quemaduras superficiales, superficiales de grosor completo o parcial, y profundas de grosor completo (subdérmicas) para la descripción.

Las *quemaduras superficiales*, antes llamadas de primer grado, son aquellas que se limitan a la capa externa de la epidermis; son eritematosas y dolorosas por la exposición de las terminaciones nerviosas superficiales. No presentan ampollas y por lo general sanan en una semana sin dejar cicatriz. El tratamiento incluye analgésicos orales y humectantes tópicos.

Las *quemaduras superficiales de grosor parcial*, antes llamadas de segundo grado, se extienden a través de la epidermis hasta la parte más superficial de la dermis; son eritematosas, húmedas y dolorosas por el daño y la exposición de terminaciones nerviosas. Presentan formación de ampollas. El tratamiento incluye desbridación de cualquier material necrótico suelto. Hay controversia en cuanto a si deben destecharse las ampollas intactas, muchos expertos las dejan sin modificar y las usan como apósito biológico, a menos que haya interferencia con la movilidad articular. Antibióticos tópicos, apósitos y analgésicos orales son también parte del plan terapéutico. Es frecuente la cicatrización y se recomienda un seguimiento estrecho para asegurar una curación apropiada.

Las *quemaduras profundas de grosor parcial*, antes llamadas de tercer grado, se extienden a través de la epidermis hacia las capas más profundas de la dermis. Afectan glándulas sudoríparas, folículos pilosos y otras estructuras anexas por la profundidad de la quemadura, por lo que tienen un aspecto pálido y seco. A menudo, estas quemaduras no son dolorosas debido al daño y la destrucción de las terminaciones nerviosas. Es frecuente la cicatrización. El plan de tratamiento incluye la desbridación de los tejidos desvitalizados, antibióticos tópicos y un potencial injerto cutáneo. Debe buscarse la asesoría de un especialista en quemaduras.

Las *quemaduras subdérmicas o de grosor completo*, antes consideradas de cuarto grado, se extienden a través de la epidermis y la dermis, con afectación de las capas subdérmicas más profundas, como músculos y huesos. La quemadura puede ser blanca, amarilla, parda o negra con formación de escara. No hay ampollas evidentes y el dolor es mínimo. El tratamiento quizá requiera meses, debe realizarse en un centro especializado e implica el injerto cutáneo; siempre hay cicatrización.

El tratamiento de un paciente con quemadura se inicia con la valoración del ABC y la provisión de soluciones intravenosas, según sea necesario. Los pacientes con quemaduras extensas pierden grandes cantidades de líquidos por desvío a un tercer espacio y extravasación capilar. Después de la estabilización, es necesario valorar el grado y la profundidad de las quemaduras. Cuando se calcula el porcentaje de la superficie corporal (BSA, *body surface area*) quemado se excluyen aquellas quemaduras que afectan solo a la epidermis (primer grado). Hay varios métodos para calcular qué porcentaje de la BSA fue afectado, debe considerarse que algunos métodos son menos precisos en los niños pequeños por la diferencia en las características corporales entre ellos y los adultos (p. ej., la regla de los 9). Después de determinar el grado de la quemadura debe irrigarse con solución salina estéril, retirar el tejido desvitalizado y aplicar antibióticos tópicos (sulfadiacina de plata o bacitracina), así como cubrirla con un apósito estéril. De ser necesario, la profilaxis contra el tétanos debe actualizarse en ese momento. Los antibióticos por vía oral no son parte del tratamiento inicial.

Las indicaciones para el tratamiento en un centro regional especializado en quemaduras incluyen las siguientes:

■ Quemaduras acompañadas de lesiones respiratorias y traumatismos mayores.
■ Quemaduras químicas o eléctricas importantes.
■ Quemaduras de grosor parcial (>20% de la BSA).
■ Quemaduras de grosor completo (>2% de la BSA).
■ Cualquier quemadura de grosor completo de la cara, las manos, los pies o el perineo.

Siempre se debe tener en mente el potencial de quemaduras por maltrato. Son ejemplos de quemaduras por esa causa las siguientes:

■ Quemaduras por contacto en patrones reconocibles, como la de guante–calcetín en pies y manos.
■ Quemaduras de las nalgas o el perineo de los niños pequeños.
■ Las quemaduras compatibles con un objeto (p. ej., plancha caliente) y las circulares por cigarrillos.

EJERCICIOS DE REVISIÓN

PREGUNTAS

1. Un niño de cinco años se lesiona en un accidente con su bicicleta, sin testigos. No usaba casco en el momento del evento y no se sabe si tuvo pérdida de conciencia. Un vecino lo observó tirado en el piso, pero poco después de caer empezó a moverse y se fue a casa caminando lentamente. No se quejó de cefalea o vómito. La madre observó un aumento de volumen en un lado de la cabeza, por lo que llamó a una ambulancia cuatro horas después del suceso al encontrarlo sin respuesta en su recámara; al momento del arribo al servicio de urgencias su frecuencia cardiaca era de 100/min, con presión arterial de 140/90 mm Hg y frecuencia respiratoria de 10/minuto. No hubo respuesta ante el roce del esternón y tenía un hematoma en la región temporal izquierda. Su pupila izquierda medía 6 mm, carecía de reacción, en tanto que la derecha medía 3 mm con una reacción lenta e indolente. La causa más frecuente de estos datos clínicos es:

a) Contusión del parénquima.
b) Hematoma subdural.
c) Fractura de la base del cráneo.
d) Hematoma epidural.
e) Conmoción.

Respuesta

La correcta es d). Es un cuadro clínico clásico del hematoma epidural, en el que hay un periodo de lucidez después del traumatismo, seguido por un cambio significativo del estado mental.

2. Un niño de tres años es llevado a consulta después de caerse y golpearse la frente con un mueble de la casa, con llanto inmediato; no presentó vómito. De acuerdo con su madre parece más tranquilo de lo usual pero se durmió durante el trayecto en el automóvil. A la exploración se encuentra activo y presenta un hematoma de 2 cm sobre la mitad de la frente. Logra ejecutar tareas simples y el resto de la exploración no arroja más datos. El siguiente paso en el plan de atención terapéutica es:

a) Obtener radiografías de cráneo.
b) Dar de alta a casa con instrucciones.
c) Ingresar al hospital para observación.
d) Hacer una MRI del cerebro.
e) Obtener una CT de la cabeza.

Respuesta

La correcta es b). Dado que no presentó pérdida del estado de conciencia tiene un estado mental normal sin signos focales, no es necesario efectuar estudios de imagen del cerebro. El niño debe irse a casa con instrucciones de regresar si presenta desorientación o alguna conducta inusual y tendencia al sueño, incapacidad para caminar después de estar dormido, cefalea creciente, actividad convulsiva o vómito en más de dos ocasiones.

3. Un niño de 11 años acude con dolor abdominal después de recibir un golpe jugando fútbol americano cerca de casa; sus signos vitales son normales. A la exploración presenta hipersensibilidad en los cuadrantes superior e inferior izquierdos del abdomen; también manifiesta que le duele el hombro izquierdo. La causa más probable de estos síntomas es:

a) Lesión pancreática.
b) Hematoma duodenal.
c) Contusión renal.
d) Rotura de la vejiga.
e) Laceración esplénica.

Respuesta
La correcta es e). Los síntomas de dolor en el cuadrante superior del abdomen y el hombro izquierdos son los más característicos de una lesión esplénica después de un traumatismo contuso.

4. Una niña de 14 meses de edad es llevada al servicio de urgencias después de sostener la taza de café de su madre y derramarse el contenido una hora atrás. A la exploración presenta edema, eritema y ampollas que cubren la parte derecha del cuello y la superior del tórax, con extensión hacia el abdomen. La quemadura es muy sensible a la palpación. El plan de tratamiento apropiado debería incluir los siguientes, *excepto:*

a) Envío a un centro de quemaduras con servicio de cirugía plástica.
b) Antibióticos sistémicos.
c) Desbridación de las lesiones abiertas.
d) Antibióticos tópicos.
e) Aplicación de apósitos estériles.

Respuesta
La correcta es b). Todas las acciones están indicadas, excepto los antibióticos sistémicos. El tratamiento inmediato de las quemaduras debe incluir estabilización ABC, obtención de un acceso intravenoso e inicio de la reanimación con soluciones, según sea necesario. También son importantes la valoración de la extensión y profundidad de la lesión, que debería irrigarse con solución salina estéril, el retiro de los tejidos desvitalizados, y aplicación de antibióticos tópicos a las quemaduras de grosor parcial y de apósitos estériles. Debe actualizarse la profilaxis antitetánica según se requiera. Los antibióticos sistémicos no son parte del tratamiento inicial de las quemaduras.

LECTURAS RECOMENDADAS

Baren JM, Rothrock SG, Brennan JA, et al., eds. *Pediatric emergency medicine*, 1st ed. Philadelphia, PA: Saunders, 2008.
Bord SP, Linden J. Trauma to the globe and orbit. *Emerg Med Clin North Am* 2008;26(1):97–123.
Enrione MA. Current concepts in the acute management of severe pediatric head trauma. *Clin Pediatr Emerg Med* 2001;2:28–40.
Greenes D. Neurotrauma. In: Fleisher GR, Ludwig S, Henretig FM, eds. *Textbook of pediatric emergency medicine*, 7th ed. Philadelphia, PA: Lippincott Williams & Wilkins, 2015.
Mlcak R, Cortiella J, Desai HH, et al. Emergency management of pediatric burn victims. *Pediatr Emerg Care* 1998;14(1):51–54.
Wegner S, Coletti JE, Van Wie D. Pediatric blunt abdominal trauma. *Pediatr Clin North Am* 2006;53(2):243–256.

Capítulo 64

SIMULACIÓN DEL EXAMEN DE CERTIFICACIÓN:
Cuidados intensivos en pediatría

Kshama Daphtary

En este capítulo se utiliza un formato de simulación del Examen de certificación para revisar el tema de cuidados intensivos y urgencias en pediatría.

Caso 1

Llega al servicio de urgencias un niño de ocho años de edad con choque hipovolémico. Después de múltiples intentos, la enfermera no logra establecer un acceso intravenoso.

1. ¿Cuál de las siguientes acciones es la más adecuada para continuar?
- **a)** Acudir al servicio de cuidados intensivos para lograr acceso venoso central.
- **b)** Tratar de canular la vena mediana del antebrazo, la cefálica o la safena mayor.
- **c)** Acceder a la arteria radial.
- **d)** Instalar un acceso intraóseo.
- **e)** Acudir al servicio de cirugía pediátrica para practicar una incisión venosa.

Respuesta
La respuesta es d). Un componente crucial de la reanimación implica establecer un acceso a la circulación; la primera opción debe ser la vena más grande a la que sea posible acceder sin interrumpir la reanimación. Debe limitarse el tiempo que se destinará a establecer un acceso venoso periférico. Es factible utilizar un acceso intraóseo (IO, *intraosseus*) incluso en pacientes mayores de seis años. Todos los medicamentos que se administran por vía intravenosa también pueden darse por la ruta IO, incluso adrenalina, adenosina, líquidos y productos sanguíneos. Colocar un catéter venoso central exige que el médico esté capacitado para ello y el procedimiento consume mucho tiempo.

Caso 2

Atiende a una paciente de 17 años de edad con antecedente de un día con fiebre, malestar y náusea; tiene temperatura de 39 °C, pulso de 134/min, frecuencia respiratoria de 28/min, presión arterial de 90/56 mm Hg y saturación de oxígeno de 98% con el aire ambiental. La paciente está obnubilada, tiene las extremidades frías, pulsos periféricos débiles y tiempo de llenado capilar de cuatro segundos; no tiene un foco febril. Hay exantema petequial en tronco y extremidades, el cual progresa con rapidez.

2. ¿Cuál será la antibioticoterapia más adecuada para esta paciente?
- **a)** Ceftriaxona y vancomicina.
- **b)** Ceftriaxona.
- **c)** Ciprofloxacina y trimetoprima-sulfametoxazol.
- **d)** Doxiciclina.
- **e)** Ceftazidima y tobramicina.

Respuesta
La respuesta es a). Las enfermedades meningocócicas en ocasiones presentan un cuadro parecido al de sepsis causada por bacterias gramnegativas, *Streptococcus pneumoniae*, *Staphylococcus aureus*, estreptococos del grupo A, fiebre manchada de las Montañas Rocosas, erliquiosis o tifus epidémico. Tales infecciones se caracterizan por un exantema maculopapilar delgado, con petequias acentuadas y púrpura. Debe iniciarse de inmediato un tratamiento empírico con antibióticos contra posibles infecciones meningocócicas invasivas; lo más conveniente es emplear antibióticos lactámicos β y debe agregarse la administración empírica de vancomicina ante la posible infección por *S. pneumoniae* resistente a la penicilina y a las cefalosporinas.

3. ¿Cuál de los pacientes que se mencionan a continuación está en riesgo de sufrir hipertermia maligna al administrarle anestesia general?
- **a)** Una adolescente de 15 años que recibe baclofeno por una miopatía identificada como enfermedad de corpúsculos centrales.
- **b)** Un joven de 14 años tratado con risperidona por esquizofrenia.
- **c)** Una lactante de seis meses de edad con parálisis cerebral y retraso del vaciamiento gástrico tratada con metoclopramida.
- **d)** Una joven de 16 años de edad con distonía, a quien se le acaba de suspender un tratamiento con levodopa.
- **e)** Un adolescente de 13 años de edad con cuadriplejía y que tiene una bomba de baclofeno.

Respuesta

La respuesta es a). Se presenta hipertermia maligna en pacientes con enfermedad de corpúsculos centrales y otras miopatías, distrofias musculares y escoliosis; se desarrolla como un síndrome aislado. Por lo regular, es un rasgo autosómico dominante heredado (el gen causal está en el *locus* 19q13.1) que la anestesia general precipita. Se caracteriza por fiebre súbita y muy alta, rigidez muscular, acidosis metabólica y respiratoria, y rabdomiólisis. El mejor tratamiento es con dantroleno sódico.

El síndrome neuroléptico maligno es una reacción que en ocasiones es fatal y puede ser precipitada por antipsicóticos y bloqueadores de la dopamina. Se manifiesta por fiebre, rigidez muscular, inestabilidad autónoma y delirios.

Caso 3

Llega al servicio de urgencias un niño de cinco años de edad que al atravesar la calle fue atropellado por un automóvil. En el lugar del accidente sufrió una breve pérdida del conocimiento; ya en el servicio de urgencias, está alerta, interactúa y se queja de cefalea. Mientras se espera a que le tomen una tomografía computarizada (CT, *computed tomography*), el niño deja de reaccionar, su respiración se vuelve irregular y las pupilas se diferencian entre sí; la izquierda mide 6 mm y no reacciona a la luz, en tanto que la derecha es de 2 mm.

4. ¿Cuál de los siguientes problemas es el que tiene más probabilidad de detectarse en la CT cerebral de este paciente?

 a) Hernia transtentorial.
 b) Hernia transcalvaria.
 c) Hernia de amígdala cerebelosa.
 d) Lesión axónica difusa.
 e) Hidrocefalia obstructiva.

Respuesta

La respuesta es a). La disfunción y la muerte de las neuronas por traumatismo cerebral son resultado de la propia lesión, del aumento de presión intracraneal por una hemorragia cerebral interna, de hidrocefalia o edema cerebral, de lesión hipoxicoisquémica o de complicaciones (p. ej., infecciosas). Las características clínicas son cefalea, vómito, letargo, disminución de la conciencia y convulsiones. El cuadro clínico clásico de la hemorragia epidural incluye un intervalo de lucidez entre el momento de la lesión y el acelerado deterioro neurológico relacionado con la rápida expansión del hematoma.

La tienda del cerebelo y la hoz del cerebro dividen la cavidad craneal. Las hernias cerebrales son desplazamientos del cerebro hacia una región o, a través de ésta, hacia otro compartimiento del cráneo, debido al efecto de masa de una hemorragia intracraneal, tumores, abscesos u otras lesiones. En las hernias transtentoriales, un efecto de masa supratentorial fuerza hacia abajo las estructuras cerebrales hacia la cisura (fisura) tentorial. La parálisis oculomotora es ocasionada por compresión contra el borde tentorial, lo que causa fijación y dilatación de la pupila ipsolateral; la lesión de los haces piramidales propicia hemiparesia contralateral. El fenómeno de Kernohan (escotadura de Kernohan) es la compresión del pedúnculo cerebral contralateral contra el borde del tentorio, lo que causa hemiparesia ipsolateral. La hernia uncal es un subgrupo de hernias por desplazamiento de la parte medial del lóbulo temporal, de su ubicación central hacia la fosa posterior, a través de la cisura tentorial. La hernia subfalcial es el desplazamiento del cíngulo (circunvolución del cuerpo calloso) de un hemisferio al otro, por debajo de la hoz del cerebro; esta hernia llega a comprimir las arterias pericallosas y ocasionar un infarto en su distribución. La presión sobre la fosa posterior, desde arriba o desde adentro, provoca que el puente comprima el *clivus* y desplace las amígdalas cerebelosas hacia el agujero magno (hernia de amígdalas cerebelosas); esto causa rigidez en el cuello e inclinación de la cabeza. La compresión sobre el puente y el bulbo raquídeo origina lesiones en centros vitales para la respiración y la función cardiaca, lo que ocasiona paro cardiorrespiratorio.

5. ¿Cuál de las siguientes afecciones es un componente esencial para definir la muerte por criterios neurológicos?

 a) Causa reversible o irreversible de coma.
 b) Inexistencia de reflejos del tallo cerebral.
 c) Inexistencia de esfuerzo respiratorio como reacción a un estímulo adecuado, por lo general, $Pco_2 \geq 40$ mm Hg.
 d) Electroencefalograma (EEG) válido.
 e) Estudio del flujo cerebral por medicina nuclear.

Respuesta

La respuesta es b). El establecimiento de muerte por criterios neurológicos (muerte cerebral, en el lenguaje popular) es un diagnóstico clínico que se basa en la inexistencia de la función neurológica, sin reflejos del tallo cerebral y con apnea, debido a una causa de coma conocida e irreversible. Aunque el diagnóstico se confirma por medio de pruebas auxiliares, como EEG y estudios de la circulación sanguínea cerebral, la base estándar para establecerlo es la repetición de exámenes clínicos; se requieren dos exámenes clínicos, separados por un periodo de observación. Es necesario descartar las causas de coma reversibles. La hipotensión, hipotermia y alteraciones metabólicas deben tratarse y corregirse, pero antes de la valoración es preciso suspender los medicamentos que podrían interferir. Es un requisito que no existan reflejos del tallo cerebral. La apnea es la falta de esfuerzo respiratorio como reacción a estímulos adecuados. Se considera suficiente una $Paco_2 \geq 60$ mm Hg y que supere a la basal en 20 mm Hg cuando no haya esfuerzo respiratorio. Cuando no es posible realizar con seguridad algunas partes del examen, si algunos de los resultados son inciertos, si se detectan efectos de algún medicamento o se debe reducir el periodo de observación, la opción es recurrir a pruebas auxiliares.

Caso 4

Se atiende a una niña de seis meses de edad que ha pasado dos días con diarrea, vómito y volumen urinario reducido. La paciente sufre deshidratación grave y los resultados de los estudios de laboratorio son: Na sérico, 134 mEq/L; K, 5 mEq/L; Cl, 100 mEq/L; CO_2, 14 mEq/L; nitrógeno ureico en sangre, 44 mg/dL; Cr, 1.6 mg/dL; Na en orina, 16 mEq/L, y Cr en orina, 100 mg/dL.

6. ¿Cuál es el diagnóstico más probable?

 a) Azotemia prerrenal.
 b) Azotemia renal.
 c) Azotemia posrenal.
 d) Síndrome de secreción inadecuada de hormona antidiurética (SIADH, *syndrome of inappropriate antidiuretic hormone secretion*).
 e) Insuficiencia suprarrenal.

Respuesta

La respuesta es a). La lesión aguda de riñón (AKI, *acute kidney injury*), antes llamada insuficiencia renal aguda, es un síndrome clínico por deterioro súbito de la función renal, por lo que el riñón pierde su capacidad para retener líquidos y mantener la homeostasis de los electrolitos. Por convención, las AKI se clasifican en tres categorías: prerrenal, intrínseca y posrenal. La AKI prerrenal, o azotemia prerrenal, se caracteriza por disminución efectiva del volumen de sangre circulante, que ocasiona perfusión renal insuficiente y disminución de la tasa de filtración glomerular. La AKI intrínseca incluye diversos padecimientos que se caracterizan por lesiones en el parénquima renal con hipoperfusión sostenida e isquemia. La AKI posrenal incluye distintas enfermedades que se caracterizan por obstrucción de la vía urinaria. Los análisis e índices de orina ayudan a diferenciar la AKI prerrenal de la intrínseca; la primera de éstas es más probable cuando la orina del paciente tiene alta densidad específica (> 1.020), alto nivel de osmolalidad (UOsm > 500 mOsm/kg), baja concentración de sodio en orina (UNa < 20 mEq/L) y fracción de sodio excretada menor de 1% (< 2.5% en neonatos). La AKI intrínseca es más probable en pacientes cuya orina tiene densidad específica menor de 1.010, bajo nivel de osmolalidad (UOsm < 350 mOsm/kg), alta concentración de sodio en orina (UNa > 40 mEq/L) y fracción de sodio excretada mayor de 2% (> 10% en neonatos).

Caso 5

Llega a consulta un lactante de 10 meses de edad previamente sano, pero que desde hace cinco días sufre fiebre leve, tiene poca ingesta de alimentos y ya hace dos días que presenta vómitos y está agitado. Los padres afirman que los ciclos de sueño del niño han cambiado y que ahora permanece despierto por la noche y duerme de día. A la exploración física se aprecia que los signos vitales son normales, excepto por la alta frecuencia respiratoria. Las escleróticas están ictéricas, sus ruidos cardiacos son normales y sus respiraciones profundas, aunque no forzadas. A la auscultación se perciben pulmones limpios y se palpa el hígado a 2 cm por debajo del reborde costal. El paciente está somnoliento, tiene buena tonicidad y mueve todas sus extremidades. Los estudios de laboratorio indican glucemia de 45 mg/dL, concentraciones de alanina aminotransaminasa de 112 mg/dL, de bilirrubina total de 8 mg/dL e índice internacional normalizado (INR, *International Normalized Ratio*) de 3.

7. ¿Cuál de las siguientes acciones será la más adecuada después que se estabilice al paciente?

a) Tratarlo como paciente ambulatorio.
b) Mantenerlo 23 horas en observación.
c) Internarlo en el servicio de cuidados generales del hospital local.
d) Internarlo en la unidad de cuidados intensivos (ICU, *intensive care unity*) del hospital local.
e) Transferirlo a un hospital donde se realice trasplante de hígado.

Respuesta

La respuesta es e). La insuficiencia hepática aguda es un síndrome clínico causado por necrosis masiva o disfunción grave de los hepatocitos. La definición incluye lesión hepática bioquímica aguda (< 8 semanas de duración), inexistencia de enfermedad hepática crónica y coagulopatía hepática (tiempo de protrombina > 15 segundos o INR

> 1.5 que no se corrige con vitamina K en pacientes con encefalopatía hepática, o bien, tiempo de protrombina > 20 segundos o INR > 2, sin importar si hay encefalopatía). Se trata de un padecimiento relativamente raro que en ocasiones resulta fatal y resultado de distintas etiologías, como infecciones, intoxicaciones, enfermedades metabólicas, enfermedades infiltrativas, hepatitis autoinmunitaria y, a veces, enfermedades no diagnosticadas; sus características clínicas más frecuentes son ictericia progresiva, hedor hepático, fiebre, anorexia, vómito y dolor abdominal. La reducción rápida del tamaño del hígado, sin mejoría clínica, es signo de mal pronóstico. La primera manifestación de encefalopatía hepática es el trastorno del sueño y en lactantes se observa irritabilidad y mala alimentación; niños mayores quizá presenten asterixis. En etapas posteriores el paciente tal vez se muestre somnoliento, confundido, combativo o sin reacciones. Primero aumentan las respiraciones, pero luego es posible que se desarrolle insuficiencia respiratoria. El tratamiento de la insuficiencia hepática aguda debe centrarse en el manejo de las complicaciones y la prevención, con meticulosas medidas de sostén y pronta consideración de un trasplante de hígado. La decisión y programación del trasplante son decisiones cruciales y lo más conveniente es que las tomen en un centro de trasplantes. Los lactantes y niños con insuficiencia hepática aguda deben ser estabilizados pronto y transferidos de inmediato a una institución capaz de practicar trasplante de hígado, si es necesario, y de tratarlos en una unidad de cuidados intensivos.

Caso 6

Se atiende a una adolescente de 15 años de edad que en los últimos seis meses ha padecido fatiga, malestar general, anorexia y vómito; su peso corporal disminuyó. A la exploración física se observa que tiene hipotensión ortostática e hiperpigmentación generalizada. Los estudios de laboratorio indican las siguientes concentraciones séricas: Na, 128 mEq/L; K, 5 mEq/L; Cl, 98 mEq/L, y HCO_3, 18 mEq/L, con nitrógeno ureico en sangre de 24 mg/dL y glucemia de 54 mg/dL.

8. ¿Cuál de los siguientes es el diagnóstico más probable?

a) SIADH.
b) Consumo crónico de diuréticos.
c) Insuficiencia suprarrenal.
d) Insuficiencia renal crónica.
e) Trastornos de la alimentación.

Respuesta

La respuesta es c). La deficiencia de cortisol ocasiona reducción del gasto cardiaco y el tono vascular, lo que causa hipotensión ortostática. La deficiencia de aldosterona reduce la resorción de sodio en la nefrona distal, lo que causa hipovolemia, hiponatremia e hiperpotasemia. Por su parte, la deficiencia de cortisol produce la retroalimentación negativa del hipotálamo y la glándula hipófisis que estimula la secreción de ACTH y otros péptidos, que son la causa de la hiperpigmentación.

Los pacientes con SIADH son euvolémicos. El consumo crónico de diuréticos causa hipopotasemia, alcalosis metabólica, pérdida de volumen circulante e incremento del U_{Na} y el U_{Cl}. Algunas personas con trastornos de la alimentación se purgan por medio del vómito (bulimia) o con el uso excesivo de laxantes y, por lo general, sufren hipopotasemia. La hiperpigmentación generalizada y la hipoglucemia no son manifestaciones características de insuficiencia renal crónica.

9. ¿De qué calibre debe ser la sonda endotraqueal para intubación traqueal de un niño de cuatro años de edad?

    a) 5.5 mm, sin manguito.
    b) 4.5 mm, sin manguito.
    c) 5.0 mm, sin manguito.
    d) 5.0 mm, con manguito.
    e) 5.5 mm, con manguito.

Respuesta

La respuesta es c). Es factible usar sondas con o sin manguito, por lo general, la sonda con manguito seleccionada es más o menos 0.5 mm menor que la sonda sin manguito.

- En neonatos nacidos a término se requiere una sonda endotraqueal de 3.5 mm sin manguito o una de 3.0 con manguito.
- En lactantes es posible utilizar una sonda de 4.0 mm sin manguito o una de 3.5 mm con manguito.
- En niños mayores de dos años la opción es aplicar las siguientes fórmulas para determinar el calibre adecuado de la sonda endotraqueal:
  - Sonda sin manguito = (edad/4) + 4.
  - Sonda con manguito = (edad/4) + 3 o (edad/4) + 3.5.

O utilice como base el grosor del dedo meñique del paciente para calcular el calibre de la sonda endotraqueal.

Estas fórmulas permiten calcular la profundidad de la inserción:

- Calibre de la sonda × 3.
- Para niños mayores de 2 años: profundidad = (edad/2) + 12.

Caso 7

Debe valorar a un lactante de cuatro meses de edad, quien padece bronquiolitis y está intubado y con ventilación mecánica porque sufre una hipoxia que empeora. Usted nota que el paciente está acostado en la cama con el cuello flexionado y parece disneico; tiene secreciones orales copiosas, intercambio gaseoso muy deficiente en el pulmón izquierdo, pero adecuado en el pulmón derecho, con matidez a la palpación en el hemitórax izquierdo.

10. ¿Cuál es la causa más probable de la hipoxia?

    a) Neumotórax en el pulmón derecho.
    b) Atelectasia del pulmón derecho.
    c) Neumotórax en el pulmón izquierdo.
    d) Atelectasia del pulmón izquierdo.
    e) Intubación esofágica.

Respuesta

La respuesta es d). Este caso ilustra probables complicaciones de la intubación traqueal. Las inmediatas son hipoxia, hipotensión, bradicardia, laringoespasmo, paro cardiaco, broncoaspiración, intubación esofágica, lesión dental y laceración de la faringe; las tardías son estenosis subglótica, parálisis de las cuerdas vocales y otras lesiones laringotraqueales. Algunas otras complicaciones surgen en cualquier momento, entre ellas, desconexión de la sonda endotraqueal que ocasione extubación accidental, intubación esofágica, intubación bronquial (por lo general en el bronquio principal derecho), así como fugas de aire, atelectasia, infección y bloqueo de la sonda endotraqueal.

En este caso, es probable que se haya despegado la cinta adhesiva que aseguraba la sonda endotraqueal contra las copiosas secreciones orales que ocasionaron su descolocación. Debido a la flexión del cuello, la tráquea se acorta y, con ello, determina que la sonda endotraqueal se desplace en sentido caudal, con posible desplazamiento de la sonda para establecer una intubación endobronquial. Lo más probable es que la sonda se inserte en el bronquio principal derecho, que tiene una orientación más vertical, y al hacerlo reduzca la ventilación del pulmón izquierdo que, en tal caso, llega a colapsar. El deficiente intercambio gaseoso en el pulmón izquierdo es signo de consolidación, atelectasia o neumotórax. La matidez a la percusión indica atelectasia en lugar de neumotórax (que produce percusión timpánica).

Caso 8

Un paciente sufrió choque séptico; se le intubó y administró ventilación mecánica, pero su oxigenación empeora. En la radiografía de tórax, se observa que desarrolló nuevos infiltrados bilaterales que indican edema pulmonar.

11. La acción que resultará más adecuada para continuar es:

    a) Administrarle furosemida.
    b) Incrementar la presión positiva al final de la espiración (PEEP, *positive end-expiratory pressure*).
    c) Aumentar la frecuencia respiratoria.
    d) Iniciar tratamiento con metilprednisolona.
    e) Aumentar el periodo inspiratorio.

Respuesta

La respuesta es b). El edema pulmonar se desarrolla cuando el líquido de los vasos sanguíneos se desplaza a los espacios intersticiales y, a veces, a los alveolos; el problema se inicia por un desequilibrio de las fuerzas de Starling o por lesión en la membrana capilar alveolar. El edema pulmonar es cardiogénico o extracardiogénico. El síndrome de dificultad respiratoria aguda (ARDS, *acute respiratory distress syndrome*) es una lesión pulmonar aguda, difusa e inflamatoria que hace aumentar la permeabilidad vascular y pulmonar, con aumento de peso de los pulmones y pérdida de tejido pulmonar ventilado. Se desarrolla menos de una semana después de una lesión clínica conocida o de la aparición de síntomas respiratorios nuevos o que empeoran. Una insuficiencia cardiaca o la sobrecarga de líquidos no permiten explicar del todo la insuficiencia respiratoria. Los signos clínicos más importantes son hipoxemia y opacidades bilaterales en las radiografías, acompañadas de flujo venoso incrementado, mayor espacio muerto fisiológico y menor distensibilidad pulmonar. La etiología del ARDS incluye lesión pulmonar directa por neumonía, broncoaspiración, contusión pulmonar, casi ahogamiento, inhalación lesiva y embolia grasa; también lo causan lesiones pulmonares indirectas por sepsis, traumatismo grave, transfusión sanguínea, pancreatitis o abuso de drogas.

La función de la PEEP consiste en evitar el colapso alveolar y mantener la inflación durante todo el ciclo respiratorio aumentando por tanto la capacidad residual funcional y mejorando la adaptabilidad pulmonar para reducir los cortocircuitos intrapulmonares y mejorar la oxigenación; también reduce la poscarga en el ventrículo izquierdo y resulta benéfica en caso de edema pulmonar cardiogénico (aplicada con prudencia, también llega a reducir la precarga).

Caso 9 (preguntas 12 y 13)

Se rescató a un niño de dos años de edad que estaba en el fondo de la piscina en el patio trasero de su casa. La madre afirma que lo perdió de vista por no más de cinco minutos. Lo rescataron unas personas que pasaban por ahí y le dieron reanimación cardiopulmonar (CPR, *cardiopulmonary resuscitation*). La CPR se continuó durante el traslado al servicio de urgencias. El niño se estabilizó y fue internado en la ICU.

12. ¿Cuál de los siguientes factores es el principal determinante del resultado en un niño con lesión por inmersión?

a) La eficacia de las labores de reanimación en el lugar de los hechos.

b) El ahogamiento en agua dulce, en comparación con el que sucede en agua salada.

c) El ahogamiento en agua, en comparación con el que sucede fuera del agua.

d) El volumen de líquido aspirado.

e) La frecuencia electrocardiográfica (ECG) inicial.

Respuesta

La respuesta es a). El pronóstico del ahogamiento por inmersión se relaciona con lo extenso de la lesión cerebral, depende del estado neurológico después de la reanimación; dicho pronóstico es malo si el suceso no tuvo testigos, pasa mucho tiempo para iniciar la reanimación, se necesita CPR y desfibrilación externa (ED, *external defibrillator*) en el lugar de los hechos, se prolonga un estado de coma, es mayor el tiempo que la víctima estuvo sumergida, tiene alta concentración de ácido láctico, la glucemia está elevada, tiene baja calificación en la escala del coma de Glasgow, la víctima sufre apnea y bradicardia o su reacción pupilar está disminuida al momento de hospitalizarla.

13. Al ingresar en la ICU, se necesitó sedar a un niño para intubarlo y administrarle ventilación mecánica. Alrededor de 72 horas después del ingreso, la sedación requerida fue mínima. En las últimas seis horas no se le administraron sedantes, pero no abre los ojos de manera espontánea, no hace movimientos oculares y tiene un mínimo de retracciones al estimularlo con dolor. Su frecuencia cardiaca ha disminuido de más o menos 130/min hasta cerca de 50/min, y su presión arterial (BP, *blood pressure*) aumentó a 130/90 mm Hg. Respira de manera espontánea, pero con un patrón irregular. Sus pupilas son iguales entre sí y apenas reaccionan a la luz.

¿Cuál es la razón más probable del cambio en su estado neurológico?

a) Desarrollo de edema cerebral.

b) Lesión en la médula espinal.

c) Hematoma epidural.

d) Sedación excesiva.

e) Infección en el sistema nervioso central.

Respuesta

La respuesta es a). El paciente sufrió una inmersión sin testigos, por lo que necesitó CPR en el lugar de los hechos y en el servicio de urgencias. Es probable que sufriese una lesión hipoxicoisquémica que ocasionó el desarrollo de edema cerebral. La hipertensión, la bradicardia y la respiración irregular (tríada de Cushing) son signos ominosos de presión intracraneal elevada, que es indicativa de edema cerebral.

Caso 10

Se recibe a un lactante de cinco meses que ha pasado dos semanas con dificultades para alimentarse y diaforesis; ade-

más, no ha logrado aumentar de peso. A la exploración física, se observa que tiene una temperatura de 37°C, frecuencia cardiaca de 180/min, frecuencia respiratoria de 56/min, presión arterial de 88/50 mm Hg y saturación de oxígeno medida por oximetría de pulso (SpO_2) de 92%. Está aletargado y tiene manos y pies fríos. Los ruidos cardiacos son normales y no se perciben soplos, se escuchan crepitaciones bilaterales en la base de los pulmones. El hígado es palpable a 4 cm debajo del reborde costal a lo largo de 8 cm.

14. ¿Cuál de los siguientes es el diagnóstico más probable?

a) Insuficiencia cardiaca.

b) Sepsis.

c) Bronquiolitis.

d) Hiperplasia suprarrenal congénita.

e) Síndrome nefrótico.

Respuesta

La respuesta es a). Según sea la reserva cardiaca, las manifestaciones de insuficiencia cardiaca aparecen durante el reposo o con la actividad. Los lactantes tienen dificultades para alimentarse, poco aumento de peso, taquipnea, transpiración excesiva, irritabilidad y respiración forzada. Las sibilancias quizá sean más notables que los estertores y confundirse con una bronquiolitis. También es probable que haya hepatomegalia, cardiomegalia, taquicardia y ritmo de galope; en lactantes, se dificulta distinguir la distensión de la vena yugular debido a que el cuello es muy corto. Con menor frecuencia, se observa edema en piernas y pies.

Caso 11

Llega al consultorio una lactante de cuatro meses de edad con dificultad para alimentarse y disnea que se inició unas 12 horas antes. A la exploración física, se determina una temperatura de 35.8°C, frecuencia cardiaca de 170/min, frecuencia respiratoria de 62/min, presión arterial de 62/38 mm Hg y SpO_2 de 78%; se la ve pálida, de color grisáceo, con extremidades frías y pulso débil, además de tener disnea. La niña emite quejidos y no se retrae al colocar un acceso intravenoso. Se obtienen 5 mililitros de orina por medio de una sonda. No se detectan soplos, pero sí hay extensas crepitaciones y estertores; además, se le comprueba una hepatomegalia.

15. ¿La administración de cuál de los siguientes fármacos es lo más necesario para continuar?

a) Digoxina.

b) Milrinona.

c) Adrenalina.

d) Prostaglandina E1.

e) Dobutamina.

Respuesta

La respuesta es d). Es posible que cuando llegue por primera vez al servicio de urgencias, un lactante con cardiopatía congénita estructural esté en choque y tenga insuficiencia cardiaca congestiva, cianosis o una combinación de ellos. Las lesiones obstructivas del lado izquierdo del corazón (como síndrome del hemicardio izquierdo o coartación aórtica) se manifiestan como choque cuando el conducto arterioso se cierra y disminuye el aporte de sangre a la circulación sistémica. El choque a veces es el signo inicial del retorno venoso pulmonar total anómalo por obstrucción. Es característico ver signos de flujo sanguíneo deficiente, como letargo, manchas en las extremidades, taquicardia y taquipnea; también hay signos similares en casos de sepsis y otros padecimientos extracardiacos (p. ej., crisis por pérdida de sal en la hiperplasia renal congénita). Además, el choque es posible manifestación de taquicardia supraventricular o bloqueo cardiaco completo que se descompensó.

En esta paciente se observan signos compatibles con insuficiencia cardiaca congestiva y choque. Aunque es posible que se requieran inotrópicos y vasopresores, lo esencial es administrar prostaglandina E1 a los neonatos inestables con probable cardiopatía congénita dependiente del conducto arterioso, para mantener la permeabilidad de este conducto y conservar el aporte sanguíneo a las circulaciones sistémica y pulmonar.

Caso 12

Se atiende a una niña de 14 años de edad que padece lupus y sufre un dolor agudo en el pecho; este dolor aumenta con la inspiración y disminuye cuando se sienta erguida o está en posición prona. No está febril y tiene frecuencia cardiaca de 124/min, frecuencia respiratoria de 26/min, BP de 82/70 mm Hg y SpO_2 de 96%. La paciente tiene distendidas las venas del cuello y en el ECG se hallan anomalías inespecíficas en el segmento ST, así como un QRS ancho y de bajo voltaje.

16. ¿Cuál de los siguientes es el diagnóstico más probable?
- **a)** Derrame pleural.
- **b)** Derrame pericárdico.
- **c)** Neumotórax.
- **d)** Embolia pulmonar.
- **e)** Infarto miocárdico.

Respuesta

La respuesta es b). El taponamiento cardiaco es una compresión del corazón, lenta o rápida, que pone en riesgo la vida y es causada por acumulación de líquido, pus, sangre, coágulos o gas en el pericardio. La primera anomalía es una compresión lenta o rápida de todas las cámaras cardiacas, a consecuencia del aumento progresivo de la presión intrapericárdica. El flujo hacia el corazón se limita a medida que las cámaras reducen su tamaño y disminuye la distensibilidad diastólica del miocardio. Las manifestaciones de este padecimiento son taquipnea, taquicardia, presión del pulso estrecha, distensión de la vena yugular, pulso paradójico, roces pericárdicos, ruidos cardiacos atenuados, inmovilidad precordial, hipotensión, manos y pies fríos. El ECG resulta anormal e inespecífico. Con un derrame pericárdico, en las radiografías se observa la clásica deformación "en matraz de Erlenmeyer". La ecocardiografía es sensible y cuando hay taponamiento cardiaco muestra compresión y colapso de la aurícula o el ventrículo derechos (o de ambos).

Caso 13

Un niño de seis años de edad viajaba sin cinturón de seguridad en el asiento trasero de un automóvil que chocó de frente contra otro; sufre taquicardia, taquipnea e hipoxia; tiene movimiento paradójico en la pared torácica, que se deprime con la inspiración. La tráquea está en la línea media

y el intercambio gaseoso está disminuido en el lado derecho. En la radiografía de tórax, se observan múltiples fracturas bilaterales en las costillas y opacidades gaseosas en el lado derecho.

17. ¿Cuál de las siguientes acciones será la más adecuada?
- **a)** Intubación traqueal y administración de PEEP.
- **b)** Inserción de una sonda de toracostomía de grueso calibre.
- **c)** Aspiración con aguja, seguida de la colocación de una sonda de toracostomía.
- **d)** Intubación traqueal, seguida de toracotomía.
- **e)** Intubación traqueal y vendaje del tórax.

Respuesta

La respuesta es a). El tórax inestable se caracteriza por fractura de dos o más costillas en dos o más sitios. Se produce un movimiento paradójico de la pared torácica, que se deprime con la inspiración y se expande hacia afuera con la exhalación (**Figs. 64-1 y 64-2**). Las fracturas costales no requieren tratamiento. La lesión principal es la contusión pulmonar; 90% de las víctimas sufre lesiones concomitantes y tres de cada cuatro requieren una sonda de toracostomía por hemoneumotórax. Se debe aplicar ventilación mecánica con PEEP adecuada para estabilizar el segmento anómalo; esta medida no debe mantenerse hasta que disminuyan los movimientos paradójicos, sino que la desinstalación procederá cuando el intercambio gaseoso sea el adecuado.

Este paciente presenta un tórax inestable con contusión pulmonar, sin hemotórax ni neumotórax. Padece hipoxia y disnea. No está indicada la toracocentesis ni la inserción de una sonda torácica; tampoco necesita una toracotomía

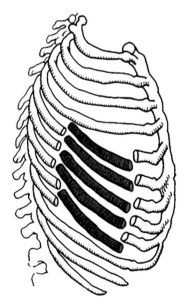

Costillas fracturadas

Figura 64-1 Dibujo de cinco costillas, cada una con dos fracturas en dos sitios distintos, que causan pérdida de la estabilidad torácica y los consecuentes movimientos paradójicos o una pared torácica inestable. (Reproducido de Bruzoni M, Krummel T. Disorders of the respiratory tract caused by trauma. En: Wilmott RW, Bush A, Boat TF, *et al.*, eds. *Kendig & Chernick's disorders of the respiratory tract in children*, 8th ed. p. 1037, Fig. 75-1, Copyright © 2012, con autorización de Elsevier).

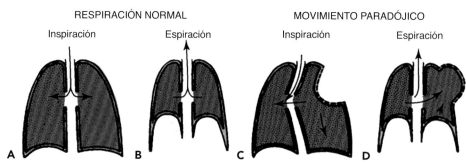

RESPIRACIÓN NORMAL   MOVIMIENTO PARADÓJICO
Inspiración   Espiración   Inspiración   Espiración

A   B   C   D

Figura 64-2   A-D: esquema de los movimientos de un tórax normal, comparados con los de un tórax inestable, durante las fases del ciclo respiratorio. (Reproducido de Bruzoni M, Krummel T. Disorders of the respiratory tract caused by trauma. En: Wilmott RW, Bush A, Boat TF, *et al.*, eds. *Kendig & Chernick's disorders of the respiratory tract in children*, 8th ed. p. 1037, Fig. 75-2, Copyright © 2012, con autorización de Elsevier).

ni es recomendable vendar el tórax. El tratamiento debe incluir anestesia, administración de oxígeno y ventilación con presión positiva.

Caso 14

Una señora trae a su hijo de seis meses de edad porque notó que el niño tenía sacudidas anormales de las extremidades, acompañadas por desviación de los ojos. Los movimientos cesaron con una dosis de lorazepam. A la exploración física, usted observa hematomas y un líquido cenagoso detrás de la oreja derecha. El tímpano está intacto, pero se ve amoratado, la fontanela anterior está tensa. El niño tiene hematomas nuevos y antiguos en el cuerpo. No se halla algo significativo en la revisión de los sistemas cardiovascular y respiratorio, abdomen, sistema genitourinario y sistema musculoesquelético. Usted ordena una CT del encéfalo.

18. ¿Qué otro examen debe considerarse?

   a) Examen de la retina.
   b) Audiometría.
   c) Perfil de coagulación.
   d) Perfil de drogas ingeridas.
   e) Pruebas de osteogénesis imperfecta.

Respuesta
La respuesta es a). Los niños son propensos a sufrir fracturas basilares, que por lo general afectan al hueso temporal. Las fracturas de este hueso se manifiestan como equimosis posauricular (signo de Battle), hemotímpano, pérdida de la audición, parálisis facial, otorrea o rinorrea de líquido cefalorraquídeo, vértigo, acúfenos, náusea y vómito. Debe considerarse la posibilidad de traumatismo craneoencefálico por maltrato infantil; estas lesiones quizá sean ocasionadas por un golpe directo, asfixia o sacudimiento. A veces no son claros los signos externos, incluso en caso de traumatismo intracraneal grave. En niños que aún no hablan se debe inquirir con cuidado si muestran letargo, vómito, estado neurológico alterado o convulsiones. Las hemorragias en la retina son un importante marcador y es preciso que un oftalmólogo pediátrico realice un examen indirecto con dilatación pupilar.

Caso 15

Llega al consultorio un adolescente, traído por un servicio médico de urgencias por un accidente en un vehículo motorizado; se le intubó en el lugar de los hechos porque tenía angustia y dificultad para respirar. Su temperatura es de 36 °C; se le colocó una mascarilla de ventilación a frecuencia de 16/min; tiene frecuencia cardiaca de 55/min, presión arterial de 80/36 mm Hg y SpO_2 de 99%. El joven está consciente, pero no logra mover las extremidades; sus músculos están flácidos y carece de reflejos; presenta hematomas en cara, pecho y espalda. No se observan hemorragias externas ni deformidades apreciables en las extremidades; el abdomen no está distendido y la presión arterial no mejora después de administrarle 2 L de cristaloides.

19. ¿Cuál de las siguientes acciones es la más adecuada para continuar el tratamiento?

   a) Administración de coloides.
   b) Transfusión de paquete eritrocítico.
   c) Iniciar administración de noradrenalina.
   d) Iniciar administración de dobutamina.
   e) Preparar pericardiocentesis.

Respuesta
La respuesta es c). En niños, los problemas de la médula espinal más frecuentes después del nacimiento son: lesiones al nacer, lesiones de la médula espinal sin anomalías radiográficas (SCIWORA, *spinnal cord injury without radiological abnormality*) y subluxación atlantoaxil. En caso de SCIWORA, las radiografías no muestran ninguna fractura, luxación o desalineación en pacientes con signos o síntomas neurológicos que, después de sufrir un traumatismo, son atribuibles a la médula espinal. Con las imágenes de resonancia magnética, se amplía el espectro de médulas normales a roturas medulares completas, junto con pruebas de lesiones en ligamentos y discos. Este paciente tiene signos de "choque espinal", con flacidez, sin movimientos espontáneos ni reflejos tendinosos profundos, pero con signos de choque neurogénico (hipotensión, bradicardia y disfunción neurológica); este último es un choque distributivo en el que la lesión de la médula espinal interrumpe el flujo simpático, lo que da lugar a un tono vagal sin oposición. El diagnóstico es por exclusión. Se trata con líquidos, aunque muchas veces la hipotensión es refractaria a la reanimación con líquidos, de modo que se requiere fenilefrina o noradrenalina.

Caso 16

Un niño de 10 años de edad fue rescatado de un incendio en su casa; está consciente pero confundido. Su voz es ronca y cuando se suena la nariz se observa una descarga nasal negruzca; su SpO_2 es de 90% en el aire ambiental. Se observan quemaduras de segundo grado en cara, torso y extremidades superiores, que cubren en total un 20% de superficie corporal.

20. ¿Cuál de los siguientes tratamientos es el indicado?

a) Corticosteroides.

b) Antibióticos de amplio espectro.

c) Intubación endotraqueal.

d) Restricción de líquidos.

e) Evitar el oxígeno suplementario y la limpieza agresiva de las vías respiratorias.

Respuesta

La respuesta es c). En un paciente confinado a un espacio cerrado (la casa) donde hubo una explosión, o que tiene disminuido su nivel de conciencia, o que tiene signos de depósitos de carbón en la bucofaringe o la nariz, los pelos faciales quemados y esputo carbonáceo, se deben sospechar lesiones por inhalación. Las lesiones de las vías respiratorias por inhalación quizá sean causadas por calor directo (el problema es mayor en quemaduras por vapor), asfixia aguda, intoxicación con monóxido de carbono y humos tóxicos, incluso cianuros de plásticos combustibles. Tales lesiones progresan con rapidez a obstrucción, hipoxia y muerte, de modo que se necesita una oportuna intubación traqueal. Las complicaciones pulmonares de las quemaduras y la inhalación se clasifican en tres síndromes, que tienen distintas manifestaciones y patrones temporales: complicaciones tempranas, como la intoxicación con monóxido de carbono, obstrucción de vías respiratorias y edema pulmonar; por lo general las manifestaciones clínicas del ARDS aparecen más tarde, a las 24 o 48 horas; entre las complicaciones tardías (en días o semanas) se cuentan neumonía y embolia pulmonar. El tratamiento inicial se centra en establecer y mantener vías respiratorias permeables por medio de intubación pronta y temprana, así como ventilación y oxigenación adecuadas. Para administrar oxígeno (al 100%), se debe esperar hasta haber descartado el riesgo de intoxicación por monóxido de carbono.

LECTURAS RECOMENDADAS

Brierley J, Carcillo JA, Choong K, et al. Clinical practice parameters for hemodynamic support of pediatric and neonatal septic shock: 2007 update from the American College of Critical Care Medicine. *Crit Care Med* 2009;37:666.

Fuhrman B, Zimmerman J. *Pediatric critical care*. Philadelphia, PA: Elsevier, 2011.

Goldstein B, Giroir B, Randolph A; International Consensus Conference on Pediatric Sepsis. International pediatric sepsis consensus conference: definitions for sepsis and organ dysfunction in pediatrics. *Pediatr Crit Care Med* 2005;6:2.

Kadish H. Thoracic trauma. In: Fleisher GR, Ludwig S, Henretig FM, eds. *Textbook of pediatric emergency medicine*, 5th ed. Philadelphia, PA: Lippincott Williams & Wilkins, 2006:1433.

Kleinman ME, Chameides L, Schexnayder SM, et al. Part 14: pediatric advanced life support: 2010 American Heart Association Guidelines for Cardiopulmonary Resuscitation and Emergency Cardiovascular Care. *Circulation* 2010;122:S876.

Kliegman R, Stanton B, St. Geme J, et al. *Nelson textbook of pediatrics*. Philadelphia, PA: Elsevier. 2015.

Capítulo 65

SIMULACIÓN DEL EXAMEN DE CERTIFICACIÓN:
Problemas frecuentes en la cirugía pediátrica

S. Julie-Ann Lloyd y Federico G. Seifarth

El propósito principal de este capítulo es centrar la atención en los problemas quirúrgicos pediátricos frecuentes que muy probablemente el especialista encontrará en su práctica clínica. Los casos elegidos como ejemplos de cada problema representan escenarios comunes tanto en el ejercicio comunitario como en el hospitalario y abarcan tópicos que es muy probable que se incluyan en el examen de certificación de la especialidad correspondiente. Cada descripción provee respuestas tal como han sido resueltas por un número significativo de cirujanos pediátricos. En este capítulo, se utiliza un formato semejante al del examen de certificación de la especialidad.

PREGUNTAS

Caso 1

Un niño de cuatro años presenta edema escrotal derecho agudo, que notaron sus padres porque se encontraba molesto. La exploración física revela un eritema escrotal leve, unilateral, edema inguinoescrotal y malestar significativo. La exploración abdominal no aporta datos patológicos.

1. ¿Cuál de las siguientes es la causa *más probable* del edema doloroso inguinoescrotal agudo de este niño?

    a) Una hernia encarcelada.
    b) Un hidrocele agudo.
    c) Una torsión testicular.
    d) La torsión de la hidátide sésil de Morgagni.
    e) Una linfadenitis inguinal.

Respuesta

La respuesta es a). Ocurren hernias inguinales en casi 1 a 5% de la población, con un cociente predominante de 7:1 entre hombres y mujeres. No hay proclividad de algún

grupo étnico. El proceso es resultado del cierre incompleto de la túnica vaginal del testículo, que es una bolsa peritoneal embrionaria cuya obliteración se produce, por lo general, dentro del útero. Si tal túnica se mantiene permeable después del nacimiento, no se suele cerrar de manera espontánea y el cuadro clínico de presentación depende del tamaño del defecto al nacer. Hay una mayor incidencia de persistencia de la túnica vaginal del testículo en lactantes prematuros, que a menudo son llevados al médico con hernias inguinales bilaterales. Las hernias del lado derecho son más frecuentes en una proporción del doble. Hay un aumento continuo del tamaño del defecto con la actividad regular. Una vez que alcanza un tamaño lo suficientemente grande para permitir el paso del líquido peritoneal o de las vísceras abdominales, se hace evidente una protrusión inguinal o escrotal. El tratamiento recomendado es la intervención quirúrgica electiva (abierta o por laparoscopia) y el abordaje no quirúrgico solo da lugar a la persistencia de la hernia que, por lo general, empeora conforme avanza la edad y aumenta el riesgo de encarcelación. La prematurez también predispone al lactante a la encarcelación; es más probable que las mujeres la experimenten con afección del ovario o un componente deslizado que incluye a la trompa de Falopio.

En el caso de un hidrocele aislado (lleno de líquido), se debe determinar si la cavidad escrotal llena de líquido está comunicada con la abdominal. En un hidrocele no comunicante, la túnica vaginal del testículo se cierra, lo que atrapa el líquido en el conducto inguinal o el escroto. Si bien este tipo de hidrocele está presente al nacer y con un tamaño estable, suele resolverse de manera gradual y por lo general desaparece a los 12 meses. Si el hidrocele persiste después de esa edad, debe tratarse como una hernia inguinal, por reparación quirúrgica. Un hidrocele comunicante fluctúa en tamaño, a menudo con respecto a la hora del día (grande por la tarde, pequeño en la mañana) y con las actividades que aumentan la presión intraabdominal, como el llanto y el pujo durante las evacuaciones intestinales. Estos datos indican que la túnica vaginal del testículo se mantiene abierta y que el hidrocele es equivalente a una hernia inguinal que requiere reparación.

Para los pacientes con una presión abdominal muy alta en el momento basal, incluidos aquellos con derivaciones ventriculoperitoneales, ascitis o catéteres de diálisis peritoneal, a menudo el defecto aumenta de tamaño en forma progresiva y si se repara conlleva una mayor incidencia de recurrencias. Este riesgo mayor de recurrencias también es válido para la reparación de la hernia en un lactante prematuro, aunque menos de 1% recidiva.

Si hay encarcelación o crisis recurrentes de dolor inguinal o escrotal localizado, el paciente debe someterse a la reducción urgente, seguida por la reparación del defecto, para evitar una lesión intestinal o una afección testicular.

Caso 2

2. El tratamiento más apropiado de un defecto umbilical en un niño de cuatro años es:

- **a)** Expectante.
- **b)** Reparación urgente, de inmediato.
- **c)** Pedirle que regrese en un año.
- **d)** Reparación electiva
- **e)** Colocar una moneda grande con cinta en el ombligo.

Respuesta

La respuesta es d). Ocurren hernias umbilicales en casi 7 a 8% de la población, con un cociente equivalente de hombres:mujeres. La incidencia varía con la edad, la presencia de enfermedades comórbidas y la raza, con una preponderancia notoria en la población afroestadounidense. El defecto es producto del cierre incompleto del anillo umbilical, proceso que de manera habitual se produce poco antes del nacimiento. Los niños en quienes el anillo umbilical no se cierra por completo presentan una protrusión umbilical. La protrusión umbilical visible y a veces una gran cantidad de piel que se proyecta al exterior (probóscide) no son representativos del tamaño del defecto aponeurótico. En casi 80% de estos niños el defecto se cierra de manera espontánea a los 3 a 4 años y hasta entonces cabe simplemente observar. Las maniobras de manipulación del defecto, como reducir a diario, usar un parche compresivo y colocar una moneda para constricción o un tipo de braguero, no facilitan el cierre espontáneo; el defecto en ocasiones se cierra. Si el defecto sigue abierto para el momento que el niño alcanza la edad preescolar, la recomendación es efectuar su cierre electivo. La preocupación principal con el tratamiento no quirúrgico es la encarcelación. Además —en especial durante los años procreativos— cuando las mujeres pujan aumenta el volumen de la protrusión y el dolor.

Al margen de su edad, los pacientes que experimentan una encarcelación o crisis recurrentes de dolor abdominal periumbilical localizado secundario al defecto deben ser objeto de reparación. Los defectos gigantes (>4 cm)

no se cierran en forma espontánea y a menudo muestran algún signo de aumento de las dimensiones conforme avanza la edad del niño. En los defectos grandes suele ocurrir rotura de la piel por irritación constante de la delgada piel umbilical, en cuyo caso se requiere la reparación temprana. Es factible postergar la reparación electiva de grandes defectos no complicados hasta los 18 a 24 meses, ya que antes se relaciona con un mayor número de recurrencias. Es poco probable la encarcelación de las hernias umbilicales gigantes que, por otra parte, son fáciles de reducir.

Caso 3

Un niño de nueve años acaba de regresar de vacaciones en Florida, con un cuadro clínico de emesis que se ha tornado biliosa y que ya se extiende a los ocho días de duración. Presenta una temperatura de 38.5°C, dolor abdominal agudo y distensión abdominal, con 48 horas de urgencia defecatoria y diarrea acuosa. Su cifra de leucocitos es de 3.5/mm^3 con 35% de neutrófilos segmentados y 15% de bandas. El análisis de orina es positivo para leucocitos y negativo para la esterasa leucocitaria. La exploración física muestra hipersensibilidad abdominal difusa y deshidratación. Una radiografía abdominal revela la presencia difusa de gas, con asas intestinales dilatadas, compatible con un íleo, en contraposición con una obstrucción parcial del intestino delgado.

3. De las siguientes, la causa más probable de los síntomas abdominales en este niño es:

- **a)** Gastroenteritis.
- **b)** Parasitosis.
- **c)** Enfermedad inflamatoria intestinal.
- **d)** Apendicitis (aguda o perforada).
- **e)** Rotación anómala.

Respuesta

La respuesta es d). Casi 7% de la población presenta apendicitis en algún momento de la vida. Si bien la incidencia máxima se produce entre los 14 y 20 años, 50% de los menores de siete años presenta un apéndice perforado en el momento de acudir al médico.

El diagnóstico suele hacerse con una combinación de antecedentes y exploración física. En los pacientes de mayor edad la exploración abdominal señala un proceso con hipersensibilidad del cuadrante inferior derecho abdominal. Los pacientes menores quizá muestren síntomas atípicos y con frecuencia una progresión muy rápida de la enfermedad, con perforación en 24 a 48 horas desde el inicio de los síntomas obvios. No se sabe si esta disparidad en la intensidad del proceso es representativa de la gravedad o de la dificultad de comunicación con los pacientes pequeños, que tal vez no logren expresar preocupación hasta que se sienten muy enfermos. En estos casos, los médicos confían en la hipersensibilidad abdominal, en especial en el cuadrante inferior derecho, y la combinación de leucocitosis y aumento de la proteína C reactiva (CRP, *C-reactive protein*), como pautas para el diagnóstico.

El grado de compresión por ecografía sirve como el estándar dorado para descartar alteraciones patológicas del ovario en una mujer, modalidad que también se usa para detectar las afectaciones apendiculares, pero la consistencia y experiencia del radiólogo pediatra determinan su confiabilidad en el diagnóstico. De manera alternativa, la tomografía computarizada con medio de contraste oral, rectal o intravenoso (IV) tiene más de 95% de sensibilidad para el diagnóstico de apendicitis en todos los grupos de edad. Un apéndice dilatado (> 6 mm) con bandas de grasa circundantes y reforzamiento de su pared hace el diagnóstico.

Una vez que la apendicitis se confirma, se administran soluciones intravenosas de antibióticos de amplio espectro y se realiza la apendicectomía por vía laparoscópica. La perforación y la contaminación intraabdominal significativas, con peritonitis notoria, rara vez requieren una laparotomía exploradora. Es posible tratar un flemón o absceso localizado de manera conservadora con antibióticos y, si está indicado, drenaje percutáneo. De 8 a 12 semanas después del tratamiento exitoso de la infección intraabdominal, los pacientes regresan para una apendicectomía de intervalo. Algunos estudios sugieren que la apendicectomía de intervalo es innecesaria; esto es, una vez que se alcanza el tratamiento adecuado con medidas conservadoras, el riesgo de recurrencia de la apendicitis no es mayor que en la población general.

Con la autorización de los padres, el autor recomienda y realiza la apendicectomía de intervalo en todos los pacientes.

4. Los síntomas clásicos de la apendicitis son los siguientes:
- **a)** Anorexia.
- **b)** Fiebre.
- **c)** Leucocitosis.
- **d)** Hipersensibilidad del cuadrante inferior derecho abdominal.
- **e)** b), c) y d).

Respuesta

La correcta es e). La tríada clásica de la apendicitis es de hipersensibilidad en el cuadrante inferior derecho, fiebre y leucocitosis. Sin embargo, de todos los pacientes con apendicitis, solo 30% presenta esta tríada. La mayoría de los pacientes, en especial los más pequeños, no experimenta los síntomas típicos.

Caso 4

Una niña de dos años es llevada a consulta por una ingestión deficiente por vía oral y sueño excesivo. Hace poco presentó una infección respiratoria alta, que sucedió dos semanas antes. Dos días antes tuvo una noche de "golosinas y travesuras" y a la mañana siguiente comenzó con dolor abdominal intermitente intenso, con una duración de 5 a 20 minutos en cada crisis, pero sin fiebre demostrada. Hubo un episodio de emesis no biliar en la mañana de inicio del cuadro clínico. La exploración muestra a una niña afebril con un abdomen sin datos patológicos, pero parece letárgica. La radiografía abdominal revela un patrón de gases inespecífico. La cifra de leucocitos es de $9.5/mm^3$ y el análisis de orina resultó negativo.

5. De las siguientes, la causa más frecuente de estos síntomas en una niña de dos años es:
- **a)** Gastroenteritis.
- **b)** Intoxicación alimentaria.
- **c)** Invaginación.
- **d)** Apendicitis.
- **e)** Rotación anómala.

Respuesta

La respuesta es c). Con frecuencia un interrogatorio cuidadoso permite hacer el diagnóstico de invaginación. El dolor abdominal de tipo cólico intermitente debería hacer surgir la sospecha de invaginación, enfermedad que se presenta con una incidencia de 1 a 4 casos por cada 1 000 nacidos vivos y una edad de frecuencia máxima de 6 a 18 meses. En el tipo más frecuente, la "invaginación ileocólica", el asunto sobresaliente implica por lo general el aumento de volumen de los ganglios linfáticos mesentéricos; este fenómeno apunta a un pródromo subclínico o clínico reciente de una enfermedad viral. Asimismo, un pólipo, un divertículo de Meckel o un tumor constituyen diagnósticos alternativos, pero son mucho menos frecuentes. En el cuadro clínico inicial quizá haya dolor abdominal cólico debilitante e intermitente con periodos de normalidad, a pesar de un abdomen que no arroja datos patológicos a la exploración y con radiografías sin alteración notoria, sin embargo, las exploraciones y las radiografías negativas no descartan la invaginación. Otros hallazgos clásicos son los de heces en jalea de grosella o una masa en el cuadrante superior derecho pero, en general, estos datos se observan cuando la invaginación ha estado en proceso durante un periodo prolongado. Ocurre letargo en casi 10% de los casos.

Muchos pacientes son objeto de una ecografía de detección, que muestra con elevada precisión un signo objetivo y confirma el diagnóstico. Una ecografía negativa se trata de manera expectante. Empero, cuando resulta positiva, el paciente es objeto de un enema con medio de contraste (líquido o de aire), que es tanto diagnóstico como terapéutico. Hoy en día, el aire se usa con más frecuencia que el material radiopaco por su menor riesgo de contaminación intraabdominal significativa en caso de perforación. El uso de enemas salinos bajo guía ecográfica ha ganado popularidad para reducir la invaginación, en tanto también disminuye al mínimo la exposición del niño a la radiación.

Estos métodos conllevan de 85 a 95% de éxito. Los intentos fallidos requieren intervención quirúrgica y reducción laparoscópica o manual abierta de la invaginación, por aplicación de presión suave distal para liberar la porción invaginada del intestino. Un pequeño porcentaje de pacientes en los que este tipo de reducción fracasa requiere resección de íleon y ciego con anastomosis primaria como tratamiento definitivo. La resección también se llega a practicar en casos de recurrencias múltiples. Después de una reducción exitosa se asume que el dolor abdominal refleja una recurrencia, que se presenta en hasta 15% de los pacientes que no se sometieron a una intervención quirúrgica.

Caso 5

Un lactante masculino de cinco semanas es llevado al médico con el antecedente de siete días de emesis creciente que, de manera inicial, se describió como "de escupitajo", pero se convirtió en la forma "en proyectil" y está constituida solo por leche. A la exploración física, se encuentra letárgico, con depresión de las fontanelas y una exploración abdominal que no muestra datos patológicos.

6. El diagnóstico más probable en este lactante de cinco semanas es:

a) Gastroenteritis.
b) Deshidratación.
c) Estenosis pilórica.
d) a) y b).
e) b) y c).

Respuesta

La respuesta es e). La estenosis pilórica por hipertrofia es una urgencia médica, no quirúrgica. Quizá conduzca a vómito persistente, deshidratación y anomalías electrolíticas. El cuadro clínico usual es de un paciente con alcalosis metabólica hipoclorémica, con hipopotasemia por consumo y aciduria paradójica en etapas tardías. Esta anomalía electrolítica es producto de la emesis significativa, con pérdida de iones hidrógeno y, después, potasio. El paciente en ocasiones se torna muy deshidratado. Los túbulos renales conservan el sodio y el agua mediante un intercambiador de sodio-potasio, de modo que sea posible mantener el estado de hidratación intravascular. Una vez que el potasio se agota se requieren otros cationes para el intercambio con el sodio. De esta manera, el cuerpo pierde iones hidrógeno y de ese modo sacrifica el pH por el volumen. A pesar de un estado ya alcalótico, el cuerpo excreta ácido en la orina y causa una aciduria paradójica.

La presencia de un cloro muy bajo y un bicarbonato elevado aumenta el potencial de depresión del impulso respiratorio. Para aquellos lactantes con alcalosis grave la apnea quizá sea evidente al inicio del cuadro clínico. Otro efecto secundario potencial de estas anomalías electrolíticas es una alteración significativa del impulso respiratorio después de concluir la reparación quirúrgica bajo anestesia general. En consecuencia, la corrección de la deshidratación y las anomalías electrolíticas deben atenderse y tratarse antes de la intervención quirúrgica. Durante el estudio inicial se tienen en consideración diagnósticos alternativos, como gastroenteritis, invaginación y rotación anómala intestinales, así como reflujo gastroesofágico. La ecografía es el estándar ideal para efectuar el diagnóstico. Este examen muestra la presencia de un píloro engrosado, así como estenosis de su luz (>4 mm de grosor y >16 mm de longitud) y la ausencia de vaciamiento de líquidos desde el estómago.

Una vez realizado el diagnóstico y el paciente recibió la reanimación adecuada, con corrección de los electrolitos, se practica una piloromiotomía quirúrgica ya sea por laparoscopia o a través de una pequeña incisión periumbilical con una técnica abierta. Una vez que la piloromiotomía concluye, en el transoperatorio debe tenerse cuidado de que no haya perforación de la mucosa del píloro. Es posible iniciar la alimentación de inmediato en el posoperatorio, con avance hasta las tomas regulares en las siguientes 18 a 24 horas.

Caso 6

Un lactante masculino de 18 meses es llevado al médico con el antecedente de ocho horas de irritabilidad creciente y emesis, que al inicio solo contenía leche. La emesis se tornó verde, de acuerdo con lo que refiere la madre. La exploración muestra un niño letárgico con distensión abdominal leve, sin masas palpables.

7. El siguiente paso más conveniente para el tratamiento de este niño de la primera infancia con emesis y letargo es:

a) Solución de electrolitos y alta a casa.
b) Ingreso para observación.
c) Exploración quirúrgica inmediata.
d) Serie esofagogastroduodenal y enema de bario.
e) Tomografía computarizada abdominal.

Respuesta

La respuesta es d). Dada la edad del niño, su mal estado general y sus antecedentes, la preocupación inmediata es de un vólvulo del intestino medio. Note que, en la descripción de este caso, el dato más importante es que *la emesis biliosa constituye una urgencia quirúrgica hasta que se demuestre lo contrario.* El antecedente de emesis biliar hace surgir la preocupación por una rotación anómala previa, que lleve a un vólvulo de intestino medio y en potencia a una lesión isquémica intestinal grave. Este diagnóstico, que pone en riesgo la vida, debe descartarse de inmediato. La rotación anómala se describe mejor como la ausencia o rotación incompleta del intestino medio (del ligamento de Treitz a la mitad del colon transverso). Entre las 5 a 10 semanas de gestación, el intestino emigra a través del anillo umbilical y se elonga dentro del saco vitelino. El intestino medio regresa al abdomen para las semanas 10 a 11 y presenta una rotación contrarreloj de 270° con fijación al retroperitoneo, de modo que la unión ileocecal yace dentro del cuadrante inferior derecho, y la unión duodenal en el cuadrante superior izquierdo. Esta fijación amplia impide los vólvulos del intestino delgado sobre su principal fuente de riego sanguíneo, la arteria mesentérica superior. Si el intestino no presenta rotación completa y fijación normal, el pedículo resultante probablemente sea estrecho y permita que aparezca un vólvulo del intestino medio. Además, las bandas de Ladd, que también suelen reabsorberse con la fijación del intestino al retroperitoneo, persisten y causan obstrucción, en especial a nivel del duodeno. El diagnóstico suele ser difícil de lograr; a menudo las radiografías simples no son útiles o se limitan a mostrar signos de obstrucción intestinal. El diagnóstico se efectúa con una serie esofagogastroduodenal que exhibe la posición aberrante del ligamento de Treitz a la derecha de la línea media, en una región baja del abdomen. A menudo, en un lactante de estas dimensiones es pertinente llevar a cabo una "serie esofagogastroduodenal limitada" en la que se utiliza un pequeño volumen de medio de contraste para confirmar la posición del ligamento. La interpretación de las placas requiere un radiólogo pediatra experimentado. Si el estudio resulta normal, acto seguido, se evacua el medio de contraste del paciente por una sonda nasogástrica (NG) y se realiza un enema de bario para valorar la etiología del vómito y la obstrucción.

Dado el inicio agudo de los síntomas y la preocupación por un vólvulo, hay necesidad urgente de una exploración quirúrgica y es crítica la intervención temprana para evitar una potencial pérdida catastrófica de una porción del intestino medio o su totalidad por lesión isquémica secundaria al vólvulo.

Caso 7

Una recién nacida de 2 400 g y 34 semanas de edad gestacional es enviada por asfixia al nacer, que se resolvió desde entonces. Su calificación de Apgar fue de 6 y 10 a los 5 y 10 minutos, respectivamente. Ahora se encuentra con aumento de secreciones y asfixia, así como regurgitaciones de leche y dificultad para el paso de una sonda NG. Está afebril, con una cifra de 15.5 leucocitos/mm³, la cifra de bilirrubina total es de 4.5 mg/dL y la exploración física no aporta datos patológicos. La radiografía muestra una atelectasia inferior derecha y un patrón normal de gases intestinales.

8. El diagnóstico más probable es:
   a) Intolerancia a la leche.
   b) Enfermedad por reflujo gastroesofágico.
   c) Atresia esofágica (EA, *esophageal atresia*).
   d) EA/fístula traqueoesofágica (TEF, *tracheoesophageal fistula*).
   e) Prematurez.

Respuesta

La respuesta es d). La incidencia de EA/TEF es cercana a 1 en 3 000 nacidos vivos. El cuadro clínico depende del tipo de EA o TEF presente. Con frecuencia, las embarazadas presentan polihidramnios y es muy probable que la ecografía prenatal muestre la ausencia de burbuja gástrica, índice potencial de la presencia de EA pura. También llegan a identificarse otras anomalías, con más frecuencia defectos cardiacos, como la constelación de anomalías llamada síndrome VACTERL, constituida por alteraciones **v**ertebrales, **a**nales/rectales, **c**ardiopatía congénita, fístula **t**raque**o**es**ó**fagica, anomalías **r**enales y de las extremidades (*limbs*).

El tipo más frecuente de EA/TEF es la EA proximal, con una fístula distal del esófago a la tráquea **(Fig. 65-1)**, conjunto que contribuye con casi 87% de los casos. El siguiente tipo más frecuente, una EA pura, no incluye fístula **(Fig. 65-2)**, en tanto el tercero con frecuencia se considera una fístula "de tipo H", donde el esófago se continúa con la tráquea a través de una fístula primaria entre ambos. Las dos menos frecuentes son 1) una fístula proximal con una bolsa ciega distal y 2) dos fístulas, una proximal y otra distal, que contribuyen con menos de 1% de los casos.

Las manifestaciones clínicas son secundarias a la imposibilidad de expulsar las secreciones. Los lactantes quizá se atraganten con los alimentos y por lo general no se logra introducir la sonda nasogástrica. En la radiografía es posible delinear la parte superior del esófago y la bolsa con aire o el ensortijado de la sonda NG. No se requieren estudios adicionales; de hecho, debido al riesgo de aspiración está contraindicado colocar una sonda esofagogastroduodenal. Si hay una fístula distal, las placas muestran gas intestinal y tal vez distensión del abdomen, en especial si el paciente se intuba, ya que la

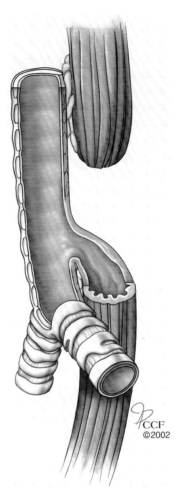

Figura 65-1 Ilustración esquemática del tipo más frecuente de fístula traqueoesofágica, donde la porción distal del esófago se conecta con la tráquea por una fístula y el esófago termina en forma ciega en su parte proximal.

ventilación con presión positiva permite el escape del aire ventilado a través de la vía de menor resistencia (la TEF), que comunica con el estómago. Según el tamaño de la TEF, la ventilación forzada precipita la necesidad de la intervención quirúrgica urgente, con descompresión gástrica y ligadura de la fístula. Es indispensable el uso de la broncoscopia para valorar la fístula, ya que suele mostrar su localización. Siempre debe hacerse una búsqueda de las posibles anomalías acompañantes, como serían las del síndrome VACTERL. En la mayoría de los casos el principal tratamiento es la reparación, lo que depende del estado del paciente, en especial de su edad gestacional, dimensiones, estado respiratorio y otras enfermedades comórbidas. Si existe alguna duda en cuanto a la capacidad del paciente de tolerar la intervención quirúrgica y de obtener un resultado satisfactorio con la reparación primaria completa, resulta conveniente programar una reparación por etapas. La ligadura inicial de la fístula (cuando está presente) y la colocación de una sonda de gastrostomía para la alimentación son seguidas por el tratamiento de los padecimientos subyacentes adicionales. La reparación de la EA o la fístula quizá deban postergarse hasta que existan condiciones más propicias.

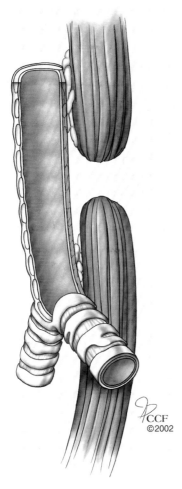

Figura 65-2 Ilustración esquemática del segundo tipo más frecuente de atresia esofágica, el que carece de fístula.

Caso 8

Una recién nacida de un día muestra intolerancia a los alimentos y emesis, que se ha tornado biliosa. Expulsó meconio después de nacer. A la exploración física, se encuentra letárgica, pero sin distensión del abdomen, que se encuentra blando y con sensibilidad normal. Cursa afebril, su cifra de leucocitos es de 12.5/mm³ y la radiografía revela una doble burbuja de gas, con un abdomen sin presencia de gas en otros sitios.

9. El diagnóstico más probable es:
   a) Atresia esofágica.
   b) Atresia duodenal.
   c) Atresia ileal.
   d) Rotación anómala.
   e) Ninguna de las anteriores.

Respuesta
La respuesta es b). En el recién nacido, el cuadro clínico de la atresia duodenal suele ser de emesis biliosa, lo que significa una obstrucción intestinal alta congénita. De acuerdo con la localización de la obstrucción duodenal en relación con el ámpula de Vater, algunos pacientes presentan emesis no biliosa. Cerca de la quinta semana de la vida intrauterina, la luz del duodeno se oblitera

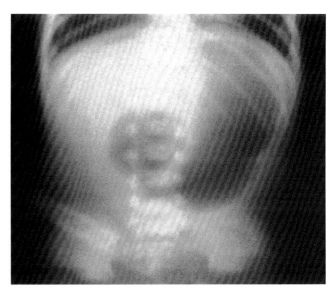

Figura 65-3 Radiografía abdominal que ilustra la doble burbuja característica de la atresia duodenal.

por proliferación del epitelio: la falta de recanalización da como resultado atresia. Se desconoce la causa; sin embargo, en el momento de la reparación quirúrgica, a veces se encuentra el páncreas o una vena porta anteriores. El diagnóstico se realiza en la etapa prenatal por los datos ecográficos de polihidramnios, así como por la imagen de "doble burbuja" del estómago y la porción superior del intestino dilatado, pero sin presencia significativa de gas en la porción distal del intestino. Esa entidad clínica también se diagnostica después del nacimiento por la detección del signo radiográfico clásico de la "doble burbuja" de gas en la placa simple de abdomen **(Fig. 65-3)**. En 30% de los casos hay anomalías vinculadas con frecuencia máxima defectos cardiacos, trisomía 21 o ambos. La atresia duodenal debe diferenciarse de la rotación anómala con vólvulo agudo del intestino medio, la cual requiere cirugía de urgencia. El tratamiento de la atresia duodenal es por reparación primaria directa, que necesita una anastomosis de derivación si se encuentra un páncreas anular o una vena porta anterior, ya que estas estructuras no deben incidirse para aliviar la obstrucción. El método preferido es una duodenoduodenostomía en rombo. La reparación se tolera bien y los pacientes comienzan a alimentarse de 1 a 3 semanas después de la operación, con avance progresivo y sin secuelas a largo plazo.

10. El siguiente paso más conveniente en el tratamiento de esta paciente lactante es:
   a) Colocación de una sonda NG.
   b) Edema baritado.
   c) Ecografía abdominal.
   d) Serie esofagogastroduodenal.
   e) Intento de realimentación.

Respuesta
La respuesta es d). Aunque el interrogatorio sugiere con más fuerza atresia duodenal, la ausencia del diagnóstico prenatal de una doble burbuja justifica una valora-

ción para descartar una rotación anómala con vólvulo agudo. Es poco probable que la recién nacida presente una atresia ileal, que podría determinar la presencia de múltiples asas intestinales llenas de gas. Dado el inicio agudo de los síntomas sin más antecedentes, está indicada una serie esofagogastroduodenal. Con excepción de la rotación anómala, una exploración quirúrgica urgente es innecesaria. La descompresión nasogástrica con reanimación se emplea de inmediato, se determina la etiología, y después se realiza el tratamiento definitivo.

Caso 9

Un neonato de una semana ha tenido dificultad para las evacuaciones intestinales desde el nacimiento a pesar de la expulsión de meconio a las 24 horas de vida. Ha presentado irritabilidad creciente, emesis y distensión abdominal, con fiebre vinculada. A la exploración física, se encuentra un niño somnoliento con distensión abdominal intensa e hipersensibilidad difusa. La cifra de leucocitos es de $22.5/mm^3$ con 70% de neutrófilos segmentados y 20% de bandas.

11. El diagnóstico más probable es:
    a) Rotación anómala.
    b) Atresia intestinal.
    c) Enfermedad de Hirschsprung.
    d) Estreñimiento.
    e) b) y d).
    f) c) y d).

Respuesta

La respuesta es f). Los recién nacidos con enfermedad de Hirschsprung en el periodo neonatal a menudo presentan obstrucción intestinal y posible toxicidad sistémica; en ocasiones también muestran emesis biliar. Cabe mencionar que un pequeño porcentaje de pacientes no se diagnostica en el periodo neonatal y alcanza la edad de caminar; un porcentaje mucho menor escapa al diagnóstico hasta la etapa preescolar, momento en que los síntomas quizá se limiten a un estreñimiento crónico y significativo, y se requiere un índice de sospecha mayor para hacer el diagnóstico.

Por lo general, los pacientes con enfermedad de Hirschsprung presentan distensión abdominal significativa. El enema de bario muestra estenosis considerable del recto, con un índice rectosigmoideo que indica que el colon sigmoide es la zona más dilatada del intestino, por el contrario, en lactantes normales, el recto se distiende hasta su diámetro máximo. En una radiografía abdominal practicada 24 horas después es posible mostrar retención del medio de contraste. En 80% de los casos la enfermedad se presenta en la región rectosigmoidea; un menor porcentaje de pacientes muestra enfermedad de Hirschsprung de un segmento más largo, que involucra longitudes variables del colon. Menos de 5% de los pacientes sufre una enfermedad de Hirschsprung de todo el colon y menos de 1% presenta en realidad una aganglionosis intestinal total que se extiende hasta el intestino delgado.

Desde el punto de vista histológico, la enfermedad de Hirschsprung se manifiesta por ausencia de células ganglionares en los plexos de Meissner y Auerbach. La presencia de células ganglionares es constante desde la cavidad bucal al ano, o hasta el nivel del intestino aganglionar, que se extiende entre la primera ausencia de células ganglionares y el recto distal. La ausencia de células ganglionares da como resultado la carencia de inervación parasimpática, necesaria para la relajación intestinal como parte del peristaltismo. Estas zonas de contracción constante dan como resultado una obstrucción intestinal funcional. Además, hay proliferación de troncos nerviosos que se observan en los especímenes histológicos del intestino aganglionar. El diagnóstico de la enfermedad de Hirschsprung se hace mediante una biopsia rectal por aspiración, la cual es posible realizar junto a la cama durante el periodo neonatal. Otra opción es realizar una biopsia de todo el grosor de la pared intestinal bajo anestesia general en los pacientes mayores. Las biopsias deben tomarse a 2 cm del margen anal; más allá de este nivel en general no hay células ganglionares en enfermos ni testigos normales. Las muestras que se toman demasiado arriba del margen anal tal vez pasen por alto un segmento corto de la enfermedad de Hirschsprung. Como ayuda en el diagnóstico cabe hacer tinciones para la acetilcolinesterasa que muestran mayor proliferación de los troncos nerviosos. Además, la ausencia de expresión de la calretinina en la tinción inmunohistoquímica indica una aganglionosis compatible con la enfermedad de Hirschsprung.

El tratamiento pretende la resección del segmento aganglionar. No obstante, si el paciente se encuentra en condiciones tóxicas y se requiere una cirugía urgente, se procede a practicar una colostomía en ese momento. En el transoperatorio, se toman biopsias seriadas del extremo distal al proximal para determinar el nivel en que están presentes las células ganglionares en cortes por congelación. A dicho nivel, se practica la colostomía (colostomía al nivel).

12. El tratamiento apropiado de este lactante debería incluir:
    a) Electrolitos por vía oral y alta a su casa bajo tratamiento con metronidazol por vía bucal.
    b) Ingreso al hospital para hidratación IV, antibióticos y enemas con solución salina.
    c) Exploración quirúrgica inmediata.
    d) Enema baritado.
    e) b) y d).

Respuesta

La respuesta es e). El cuadro clínico de este paciente corresponde a una enfermedad de Hirschsprung. El cuadro clínico, incluido su aspecto tóxico, es muy poco probable que sea producto del estreñimiento. Por tanto, en caso de sospecha de enfermedad de Hirschsprung, se requieren hidratación IV, antibióticos y enemas con solución salina para aliviar la obstrucción fecal, la distensión del colon y la toxicidad sistémica que acompaña a la obstrucción. Durante la valoración de la enfermedad de Hirschsprung se hace un enema de bario, aunque es factible retrasarlo hasta que el paciente se estabilice y se confirme la resolución de la colitis. En el paciente que no está intoxicado es factible realizar enemas baritados sin preparación intestinal (es decir, sin enema previo) para obtener mayor precisión. A pesar de la sospecha por el cuadro clínico y los datos del enema baritado, el diagnóstico debe confirmarse por biopsia rectal.

Una vez que la presencia de la enfermedad se ha establecido, la determinación de cómo proceder se basa en el estado clínico del paciente. En los pacientes intoxicados con una obstrucción significativa que no se alivia con los enemas es preciso efectuar colostomía a nivel de la lesión. En contraste, a quienes toleran enemas y evacuan el colon sin crisis de colitis es posible tratarlos en el periodo neonatal con una colectomía simple con descenso primario en una etapa, la cual se realiza por laparoscopia o en forma abierta.

Caso 10

Una recién nacida de una hora presenta protrusión de la pared abdominal que incluye hígado, intestino delgado y estómago. Hay antecedente de líquido amniótico con tinción meconial, pero la calificación de APGAR fue de 7 y 9 a los 5 y 10 minutos, respectivamente, y a la exploración su color es rosado y presenta un soplo sistólico, así como un gran defecto abdominal cubierto.

13. Un plan terapéutico apropiado para esta paciente debería incluir:

   a) Soluciones y antibióticos IV.
   b) Descompresión gástrica.
   c) Ecocardiografía.
   d) Ecografía renal.
   e) Todos los anteriores.

Respuesta

La respuesta es e). Los defectos de la pared abdominal (tabla 65-1) se describieron desde el siglo XV. Los dos tipos más frecuentes son la *gastrosquisis* y el *onfalocele*. Los onfaloceles conllevan el riesgo de anomalías cromosómicas y congénitas. El defecto de la pared abdominal impide el retorno apropiado del intestino fetal desde el saco vitelino o la fijación completa del intestino al peritoneo. A menudo, estos defectos se diagnostican dentro del útero por ecografía, que tiene 75% de sensibilidad para el onfalocele, con diagnóstico alrededor de las 18 ± 6 semanas de gestación. De manera similar, la ecografía prenatal tiene 85% de sensibilidad para detectar gastrosquisis, observada por primera vez a las 20 ± 7 semanas de gestación. La abundancia del líquido amniótico (polihidramnios) y la cifra de fetoproteína α sérica sugieren el diagnóstico. Además, en las madres afectadas, la acetilcolinesterasa suele estar 4 a 10 veces por arriba de lo normal durante el segundo trimestre. El pronóstico global tiende a ser bastante bueno,

en especial ante los defectos más pequeños, además hay múltiples modalidades terapéuticas según su gravedad.

La embriología del *onfalocele* es de una falla del desarrollo, la migración y el cierre de los cuatro pliegues embrionarios (dos laterales, uno craneal y uno caudal) en la línea media, a nivel del centro del abdomen o el epigastrio. Se ven afectados 1 a 2 de 5 000 nacidos vivos. *El onfalocele llega a vincularse con otros defectos de la línea media, como los cardiacos, pericárdicos, diafragmáticos, urinarios, genitales y anales/rectales.* El defecto de la pared abdominal suele tener más de 4 cm de diámetro y está cubierto por un saco, a menos que se haya roto dentro del útero o durante el parto, e involucra al ombligo. A menudo, el intestino medio, el hígado y con frecuencia las gónadas o el bazo quedan atrapados dentro del defecto. Los músculos rectos abdominales quizá también presenten inserción anormal.

La embriología de la gastrosquisis quizá implique el fracaso del celoma umbilical en su desarrollo, o el debilitamiento de la pared abdominal por la resorción anormal de la arteria umbilical derecha y los vasos de la pared abdominal, que causa una rotura lateral de la pared abdominal a la derecha del ombligo. Por lo general, los defectos son menores de 4 cm de diámetro, sin saco, lo que da como resultado la formación de una cubierta intestinal gruesa y fibrosa por reacción al líquido amniótico irritante. La gastrosquisis a menudo se vincula con prematurez e insuficiencia respiratoria; si bien esta enfermedad no se relaciona con muchos defectos, es posible observar atresia del intestino medio, que se presenta en 2 a 3 por 5 000 nacidos vivos.

Un tercer defecto, la llamada *hernia del cordón umbilical*, suele ser menor de 4 cm de diámetro, contiene un saco íntegro y a menudo está epitelizado al nacer. Las anomalías vinculadas con esta entidad patológica son raras y, una vez más, su evolución suele ser bastante buena.

A pesar de la amplia discusión acerca de la forma más conveniente para el nacimiento de un neonato con defectos de la pared abdominal (vaginal o cesárea electiva), los datos no respaldan de manera convincente el beneficio a largo plazo de alguna de ellas. Al margen de esto, la reparación inmediata conduce a un mejor resultado a corto plazo pues evita la congestión de las vísceras abdominales, que a menudo retrasan la reparación. El tratamiento inicial implica la descompresión gástrica, protección del intestino expuesto, regulación térmica, reanimación inmediata y continua con soluciones, así como antibióticos profilácticos; a menudo estos pacientes requieren respaldo

TABLA 65-1
CARACTERÍSTICAS DE LOS DIVERSOS TIPOS DE DEFECTOS DE LA PARED ABDOMINAL

Tipo	Sitio	Presencia de un saco	Contenido del defecto	Anomalías vinculadas	Evolución
Onfalocele	Ombligo	Sí	Hígado, intestino, gónadas, bazo	Cromosómicas, cardiacas, defectos de la línea media	Bastante buena
Gastrosquisis	A la derecha del ombligo	No	Intestino	Prematurez, insuficiencia respiratoria, atresia del intestino medio	Buena
Hernia del cordón umbilical	Ombligo	Sí/no	Intestino	Raras	Buena

ventilatorio. Los lactantes con onfalocele y gastrosquisis y un soplo adicional se valoran por ecocardiografía; además, conviene realizar evaluación ecográfica abdominal para valorar los riñones y radiografía de tórax a fin de descartar hipoplasia pulmonar.

Se prefiere la reparación primaria por cierre, en tanto la presión intraabdominal medida con una sonda gástrica o vesical no exceda de 20 mm Hg. Si la presión está elevada cabe recurrir a un parche para el cierre; de manera alternativa, la colocación de un silo permite el cierre posterior. La reparación por etapas con un silo hace uso de un dispositivo con resorte que se coloca junto a la cama, o uno suturado a mano en la aponeurosis, que requiere valoración diaria y reducciones seriadas conforme se resuelve el edema. En cualquier caso, el cierre suele efectuarse a los 5 a 7 días de la colocación del silo, antes de que ocurra infección y la sepsis consecuente.

El tratamiento posoperatorio de la reparación primaria o por etapas depende de la valoración de la presión intraabdominal y de la perfusión adecuada del intestino medio. La reanimación continua con soluciones conlleva el riesgo de edema pulmonar y quizá requiera respaldo ventilatorio continuo; en este punto, evitar la isquemia intestinal es prioritario frente al estado respiratorio. Para estos pacientes, se recomienda el uso de sedación en lugar de parálisis con el fin de disminuir la formación del tercer espacio relacionado con las parálisis constantes. A menudo estos pacientes tienen un íleo prolongado y requieren respaldo nutritivo parenteral a través de un catéter venoso central hasta que retorne la función gastrointestinal, que es muy variable, pero que guarda una relación relativa con el grado de edema intestinal, cubierta inflamatoria y la cantidad de vísceras que requieren reducción. Es posible que transcurran de 3 a 4 semanas para el retorno de la función intestinal.

Caso 11

Un lactante pretérmino de 14 días, nacido a las 30 semanas de edad gestacional, se presenta al médico con distensión abdominal, emesis no biliosa y un resultado positivo de sangre oculta en heces. Antes, el niño había tolerado la alimentación con leche. La exploración física revela un abdomen distendido y timpánico, sin defensa. Sin embargo, el paciente presenta disnea y, de acuerdo con sus padres, su interacción y participación en juegos disminuyó. La cifra de plaquetas es de 90 000 y la de leucocitos de 3 500.

14. ¿Cuál de las siguientes alternativas debería incluir el tratamiento apropiado de este paciente?

   a) Soluciones IV y antibióticos.
   b) Descompresión nasogástrica.
   c) Exploración quirúrgica.
   d) Lavados rectales.
   e) a) y b).
   f) a), b) y d).

Respuesta

La respuesta es e). La enterocolitis necrosante (NEC, *necrotizing enterocolitis*) es la principal causa de mortalidad en la unidad de cuidados intensivos (ICU, *intensive care unit*) neonatal, y suele presentarse en 1 a 3 lactantes por 1 000 nacidos vivos, con mayor incidencia (10-12%) en aquellos

de muy bajo peso al nacer (VLBW, *very low birth weight*, <1 500 g). Aunque la fisiopatología no está bien definida, se cree que la causa es multifactorial, relacionada con la prematurez, translocación bacteriana y una respuesta inmunitaria inapropiada de un tubo digestivo inmaduro. La introducción temprana de alimentos lácteos quizá también esté implicada. Los niños afectados se estratifican de acuerdo con la clasificación modificada de Bell, basada en criterios radiográficos y clínicos clave: 1) sospecha de NEC, anomalías de signos vitales que incluyen inestabilidad de la temperatura, apnea y bradicardia, alimentación deficiente y alto volumen residual, distensión abdominal leve y sangre oculta en heces; 2) NEC establecida, heces muy sanguinolentas, asas intestinales muy dilatadas, neumatosis intestinal y presencia de gas en la vena porta, evidentes en las imágenes **(Fig. 65-4)**; 3) NEC avanzada con sepsis, insuficiencia de múltiples órganos, aparatos y sistemas, oliguria y coagulopatía, y, en los casos más graves, neumoperitoneo por perforación intestinal. Las paredes intestinales engrosadas y los niveles hidroaéreos quizá sean notorios en la radiografía simple, en tanto los análisis de laboratorio revelan acidosis, leucopenia y elevación de la CRP. La trombocitopenia, a menudo debida a la agregación plaquetaria mediada por endotoxinas, es un factor de mal pronóstico.

El tratamiento implica la descompresión rápida por sonda nasogástrica, reanimación con soluciones intravenosas y reposo intestinal. Se toman muestras para cultivo y se inician antibióticos de amplio espectro, incluidos aquellos contra los anaerobios. La exploración quirúrgica abdominal se justifica si hay preocupación con respecto a una perforación intestinal en el momento en que se acude al médico. En todos los demás pacientes, se usan radiografías y estudios abdominales seriados para guiar el tratamiento adicional. La mejoría clínica descarta la intervención quirúrgica. Sin embargo, un niño que se torna inestable y muestra empeoramiento de los signos radiográficos a pesar del tratamiento médico requiere cirugía, con posible exéresis del intestino necrótico y la creación

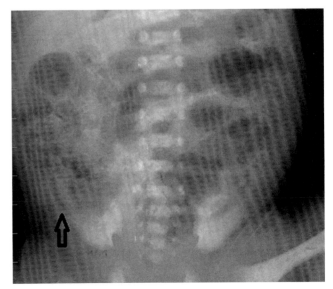

Figura 65-4   NEC de etapa II en un lactante pretérmino que muestra aire dentro de la pared intestinal, es decir, *neumatosis intestinal (flecha).*

de un estoma. Los lactantes con VLBW que no toleran una laparotomía se someten a drenaje peritoneal. Otras indicaciones relativas de la intervención quirúrgica incluyen signos ecográficos de perfusión intestinal disminuida, presencia de gas en la vena porta o asas intestinales dilatadas fijas en las radiografías.

LECTURAS RECOMENDADAS

Adams SD, Stanton MP. Malrotation and intestinal atresias. *Early Hum Dev* 2014;90(12):921–925.

Albanese CT, Sylvester KG. Pediatric surgery. In: Doherty GM, ed. *Current surgical diagnosis and treatment,* 13th ed. New York: McGraw-Hill, 2010.

Carroll AG, et al. Comparative effectiveness of imaging modalities for the diagnosis of intestinal obstruction in neonates and infants: a critically appraised topic. *Acad Radiol* 2016;23(5):559–568.

Charles T, Penninga L, Reurings JC, et al. Intussusception in children: a clinical review. *Acta Chir Belg* 2015;115(5):327–333.

Chen C, Botelho C, Cooper A, et al. Current practice patterns in the treatment of perforated appendicitis in children. *J Am Coll Surg* 2003;196(2):212–221.

Choi D, Park H, Lee YR, et al. The most useful findings for diagnosing acute appendicitis on contrast-enhanced helical CT. Acta Radiol 2003;44(6):574–582.

Coran A, Adzick NS, Krummel T, et al. *Pediatric surgery,* 7th ed. Philadelphia, PA: Elsevier, 2012.

Daneman A, Navarro O. Intussusception. Part 1: a review of diagnostic approaches. *Pediatr Radiol* 2003;33(2):79–85.

David AL, Tan A, Curry J. Gastroschisis: sonographic diagnosis, associations, management and outcome. *Prenat Diagn* 2008;28(7):633–644.

Dominiguez KM, Moss RL. Necrotizing enterocolitis. *Clin Perinatol* 2012;39(2):387–401.

Eaton S, Rees CM, Hall NJ. Current research in necrotizing enterocolitis. *Early Hum Dev* 2016;97:33–39.

Frykman PK, Short SS. Hirschsprung-associated enterocolitis: prevention and therapy. *Semin Pediatr Surg* 2012;21(4):328–335.

Gamba P, Midrio P. Abdominal wall defects: prenatal diagnosis, newborn management, and long-term outcomes. *Semin Pediatr Surg* 2014;23(5):283–290.

Hagendoorn J, Vieira-Travassos D, van der Zee D. Laparoscopic treatment of intestinal malrotation in neonates and infants: retrospective study. *Surg Endosc* 2011;25(1):217–220.

Islam S. Advances in surgery for abdominal wall defects: gastroschisis and omphalocele. *Clin Perinatol* 2012;39(2):375–386.

Kaiser AD, Applegate KE, Ladd AP. Current success in the treatment of intussusception in children. *Surgery* 2007;142(4):469–477.

Keckler SJ et al. Contemporary practice patterns in the surgical management of Hirschsprung's disease. *J Pediatr Surg* 2009;44(12):1257–1260.

Kelly KB, Ponsky TA. Pediatric abdominal wall defects. *Surg Clin North Am* 2013;93(5):1255–1267.

Kluth D, Jaeschke-Melli S, Fiegel H. The embryology of gut rotation. *Semin Pediatr Surg* 2003;12(4):275–279.

Lao OB, Fitzgibbons RJ Jr, Cusick RA. Pediatric inguinal hernias, hydroceles, and undescended testicles. *Surg Clin North Am* 2012;92(3):487–504.

Lau ST, Lee Y-H, Caty MG. Current management of hernias and hydroceles. *Semin Pediatr Surg* 2007;16(1):50–57.

Markar SR, Blackburn S, Cobb R, et al. Laparoscopic versus open appendectomy for complicated and uncomplicated appendicitis in children. *J Gastrointest Surg* 2012;16(10):1993–2004.

Nadler EP, Gaines BA; Therapeutic Agents Committee of the Surgical Infection Society. The Surgical Infection Society guidelines on antimicrobial therapy for children with appendicitis. *Surg Infect* 2008;9(1):75–83.

Navarro OM, Daneman A, Chae A. Intussusception: the use of delayed, repeated reduction attempts and the management of intussusceptions due to pathologic lead points in pediatric patients. *AJR Am J Roentgenol* 2004;182(5):1169–1176.

O'Neill JA Jr, Grosfeld J, Fonkalsrud E, et al. *Principles of pediatric surgery,* 2nd ed. Philadelphia, PA: Mosby, 2003.

Palmer LS. Hernias and hydroceles. *Pediatr Rev* 2013;34(10):457–464.

Pandya S, Heiss K. Pyloric stenosis in pediatric surgery: an evidence based review. *Surg Clin North Am* 2012;92(3):527–539.

Petrosyan M, et al. Esophageal atresia/tracheoesophageal fistula in very low-birth-weight neonates: improved outcomes with staged repair. *J Pediatr Surg* 2009;44(12):2278–2281.

Samuel M. Pediatric appendicitis score. *J Pediatr Surg* 2002;37:877–881.

Segel SY, Marder SJ, Parry S, et al. Fetal abdominal wall defects and mode of delivery: a systematic review. *Obstet Gynecol* 2001;98(5):867–873.

Shawis R, Antao B. Prenatal bowel dilatation and the subsequent postnatal management. *Early Hum Dev* 2006;82(5):297–303.

Shaw-Smith C. Oesophageal atresia, tracheo-oesophageal fistula, and the VACTERL association: review of genetics and epidemiology. *J Med Genet* 2006;43(7):545–554.

Simillis C, Symeonides P, Shorthouse AJ, et al. A meta-analysis comparing conservative treatment versus acute appendectomy for complicated appendicitis (abscess or phlegmon). *Surgery* 2010;147(6):818–829.

Sizemore AW, Rabbani KZ, Ladd A, et al. Diagnostic performance of the upper gastrointestinal series in the evaluation of children with clinically suspected malrotation. *Pediatr Radiol* 2008;38(5):518–528.

Snyder CL. Current management of umbilical abnormalities and related anomalies. *Semin Pediatr Surg* 2007;16(1):41–49.

Spitz L. Esophageal atresia: lessons I have learned in a 40-year experience. *J Pediatr Surg* 2006;41(10):1635–1640.

Szylberg L, Marszałek A. Diagnosis of Hirschsprung's disease with particular emphasis on histopathology. A systematic review of current literature. *Prz Gastroenterol* 2014;9(5):264–269.

Wetherill C, Sutcliffe J. Hirschsprung disease and anorectal malformation. *Early Hum Dev* 2014;90(12):927–932.

Capítulo 66

Ortopedia para pediatras

Thomas E. Kuivila

Las dolencias, enfermedades y afecciones ortopédicas son padecimientos que el pediatra atiende con frecuencia, igual que otros médicos de atención primaria que tratan a niños. El objetivo del presente capítulo es ayudar al profesional a familiarizarse con las alteraciones ortopédicas más frecuentes y con algunas menos comunes en neonatos, preescolares, niños y adolescentes.

Las anomalías ortopédicas congénitas se clasifican en las siguientes categorías:

- Estructurales.
- Del desarrollo.
- Causadas por moldeo intrauterino.
- Causadas por traumatismo.

Es característico que los problemas estructurales por anomalías del desarrollo intrauterino sean causados por accidentes, productos teratógenos o anomalías genéticas; tales irregularidades se manifiestan durante el primer trimestre del embarazo. Muchas de las alteraciones de esta categoría se relacionan con irregularidades viscerales, casi siempre del corazón o el aparato genitourinario, debido a la proximidad temporal a las etapas relacionadas con su desarrollo. Suelen suceder que las llamadas anomalías del desarrollo (*interrupción fetal*) se manifiesten en etapas más avanzadas del embarazo y se les considera como interrupción del desarrollo antes de que sea completado; son padecimientos que llegan a afectar al esqueleto axil o al esqueleto apendicular. Cuando una anomalía tiene ubicación lateral, no es raro que se manifieste como bilateral. Las anomalías por atrapamiento o moldeo son resultado de fuerzas intrauterinas y, por tanto, más frecuentes en casos de "atrapamiento estrecho". Las condiciones que influyen para este fenómeno son útero primigrávido, embarazo múltiple, oligohidramnios y algunas anomalías uterinas, como fibrosis significativa y útero bicorne.

ANOMALÍAS EN EL CUELLO

La anomalía que más se observa durante el nacimiento es la *tortícolis muscular congénita*, causada por una contractura del esternocleidomastoideo. Este músculo se inserta en la apófisis mastoides y sus cabezas se originan en el esternón y la clavícula; cuando está tenso o contraído, la cabeza del niño se inclina hacia el lado afectado y gira hacia el lado contrario. Dicho padecimiento es más frecuente después de un trabajo de parto prolongado, en primogénitos y en niños de alto peso al nacer; se relaciona con otras anomalías de atrapamiento, en particular con displasia del desarrollo de la cadera y metatarso aducto.

Se cree que la tortícolis es causada por atrapamiento intrauterino prolongado en la posición antes mencionada o, tal vez, por un episodio isquémico en el músculo esternocleidomastoideo durante un trabajo de parto extenso.

El tratamiento por lo general se centra en la contractura; si ésta no se ha resuelto hacia los 12 meses de edad, es probable que esté indicada su resolución quirúrgica. A largo plazo las contracturas persistentes del esternocleidomastoideo propician asimetría craneal y problemas de la vista.

El *síndrome de Klippel-Feil* es una sinostosis congénita de las vértebras cervicales; en la radiografía, se ven los cuerpos vertebrales fusionados. Esta alteración reduce la movilidad de las vértebras que no están fusionadas y ocasiona mayor tensión sobre ellas. Es posible que después se desarrollen inestabilidad cervical duradera y cambios degenerativos. Este problema estructural se manifiesta en el primer trimestre del embarazo, de modo que en muchos casos conlleva anomalías de aparato genitourinario, sistema cardiopulmonar y sistema nervioso central. Con frecuencia, la sinostosis congénita ocasiona cuello corto y línea del pelo baja en la nuca.

La *deformidad de Sprengel* es un descenso incompleto de la escápula. De manera característica, es un padecimiento unilateral y, cuando es grave, se necesita una intervención quirúrgica para descender más la posición del hueso en el dorso. A veces, se presenta un hueso omovertebral, es decir, una banda ósea o cartilaginosa que se origina en el ángulo superomedial de la escápula y se inserta en las apófisis espinosas.

La *disostosis cleidocraneal* es la falta de ambas clavículas, lo que propicia inestabilidad de los hombros, aunque por lo general sus manifestaciones ortopédicas no son significativas.

La *seudoartrosis congénita de la clavícula* es un padecimiento en el que hay un área de tejido fibroso interpuesto en la diáfisis de la clavícula derecha; es típico observar una prominencia en esta diáfisis desde el primer año de vida del lactante. Aún no se tiene clara la etiología de la alteración, pero se cree que es debido a las estructuras vasculares subyacentes en el lado derecho. El único caso informado de seudoartrosis congénita en el lado izquierdo se relacionó con transposición de vísceras.

La *fractura de clavícula* es la anomalía más frecuente en este hueso, al nacimiento o en cualquier otra edad de la niñez. De manera característica estas fracturas se producen en el momento del parto por una distocia de hombros y, de manera paradójica, resultan benéficas. En lactantes de alto peso al nacer, la distocia de hombros tensa el plexo braquial y causa problemas debilitantes para toda la vida; por lo general, una fractura de clavícula permite que el hombro atraviese el canal del parto sin tensar los nervios braquiales. Estas fracturas congénitas cicatrizan pronto y no dejan secuelas a largo plazo.

ENFERMEDADES DE LA EXTREMIDAD SUPERIOR

La *sinostosis radiocubital* es un padecimiento congénito en que radio y cúbito están unidos por un puente de tejido fibroso denso o, con mayor frecuencia, un puente óseo en el codo. Este problema impide la pronación y la supinación; cuando es unilateral no se requiere tratamiento, ya que se desarrolla suficiente compensación; si es bilateral y las manos están en posición anómala, está indicada la cirugía para colocar la mano dominante en ligera pronación y la mano no dominante en supinación leve.

En el antebrazo, otro problema nada raro es la *luxación congénita de la cabeza radial*. Esta alteración limita la pronación y la supinación en la extremidad superior, aunque en menor grado que la sinostosis radiocubital; muchas veces se descubre de manera accidental en una radiografía tomada para valorar algún traumatismo en la extremidad superior. Es posible confundir este padecimiento con una lesión aguda, pero la cabeza radial muestra signos clásicos de luxación de largo tiempo, incluso con una deformación característica. Las luxaciones congénitas de la cabeza radial deben dejarse sin tratamiento porque los intentos por reducir la anomalía se acompañan de múltiples complicaciones.

Una anomalía de las manos es la formación incompleta de los dedos, con deficiencias transversales o longitudinales. Los *dedos duplicados* no son poco frecuentes y a menudo se manifiestan como pulgar "doble" o como un sexto dedo. Estos dedos supernumerarios se extirpan para mejorar el aspecto estético y la función. La *sindactilia* es la fusión congénita de dedos y es ya sea sencilla o compleja, completa o incompleta; esto último se refiere a la longitud del segmento digital unido al dedo vecino, en tanto que la *sencillez* o *complejidad* se refieren al aspecto radiográfico y a si los huesos están fusionados o no.

ANOMALÍAS DE TORSIÓN Y ANGULARES EN LA EXTREMIDAD INFERIOR

Uno de los motivos más frecuentes de las remisiones a cirugía pediátrica es el síndrome de mala alineación de la extremidad inferior. Para saber qué es lo normal y qué lo anormal, es necesario conocer la etiología y la evolución natural de la alineación de las extremidades inferiores.

La mala alineación quizá se origine en la persistencia de una postura intrauterina o sea parte de una secuencia natural de desarrollo. Los niños en ocasiones muestran deformidades en pies, tibias o fémures; en su mayoría, estos padecimientos son benignos y se resuelven de manera espontánea (sin tratamiento), pero en algunos casos es preciso realizar manipulación, yeso o utilizar un aparato ortopédico y, a veces, cirugía.

En la **tabla 66-1** se presentan definiciones importantes al respecto.

Torsión tibial interna

La torsión de la tibia (o rotación medial de la tibia en relación con el eje de la rodilla) por lo general es resultado de una mala postura intrauterina y con frecuencia coexiste con metatarso aducto. Por lo regular, en el útero los pies del feto están girados en sentido interno; esta posición ocasiona una rotación interna o medial de las tibias. Casi siempre este

TABLA 66-1

DEFINICIONES IMPORTANTES

Rodilla vara: en lenguaje común, piernas arqueadas o "en paréntesis"

Rodilla valga: en lenguaje común, piernas zambas o "en X"

Hiperextensión de rodilla: también conocida como *genu recurvatum*

Versión: rotación normal en varios huesos largos en relación con el plano del eje de movimiento articular

Anteroversión femoral: ángulo entre los ejes transcondíleo (de la rodilla) y transcervical (del cuello femoral). La anteroversión femoral normal es de 10 a 15 grados (es decir que el ángulo entre los dos ejes es de 10 a 15 grados). Si el eje transcondíleo está alineado con el plano coronal, el eje transcervical estará inclinado hacia *adelante* de dicho plano

Versión tibial: ángulo entre el eje de la rodilla y el eje transmaleolar. La torsión tibial normal es de 5 a 10 grados de rotación lateral o externa

Torsión: del latín *torsio*, "torcer". Los valores de rotación patológica son los que tienen dos desviaciones estándar de la media

Deformidad rotacional simple: la que afecta en un solo nivel

Deformidad rotacional compleja: la que afecta en dos niveles, que pueden compensarse o reforzarse mutuamente

Ángulo de progresión del pie: ángulo que forma el eje longitudinal del pie con la línea de avance en la marcha. Por definición, el ángulo es negativo para pie varo y positivo para pie valgo

Pie varo: desviación medial del pie ("hacia adentro"), en relación con la línea de avance en posición erguida o en la marcha

Pie valgo: desviación lateral del pie ("hacia afuera"), en relación con la línea de avance en posición erguida o en la marcha

Ángulo muslo-pie: el que forman el eje longitudinal del pie y el fémur, con flexión de la rodilla a 90 grados

Ángulo tibiofemoral: el que forman el eje longitudinal de la tibia y el fémur, en una vista frontal, y con la rodilla en extensión total problema se nota cuando el niño empieza a caminar y los padres lo llevan para valoración médica, preocupados por la desviación medial de los pies y caídas frecuentes.

La evolución natural de esta alteración lleva a la resolución espontánea en 95% de los casos; por lo general, 12 a 18 meses después de que el niño empezó a caminar; las tibias giran a la posición normal final de 10 a 15 grados de rotación externa, en relación con el eje de la rodilla.

En el pasado, se utilizaron numerosos dispositivos ortopédicos y ortesis con la intención de acelerar la resolución. Faltan estudios de calidad que documenten la utilidad de estas medidas, pero la mayoría de los ortopedistas pediátricos prescriben dispositivos como la barra de Denis Browne, aunque por lo general solo lo hacen bajo una gran presión de los progenitores; cuando se coloca de manera adecuada, dicha barra no causa daño, pero no se tiene certeza de si en realidad influye en la evolución natural del problema. El proceso de rotación no se resuelve de manera espontánea antes de los cuatro años de edad; por consiguiente, si para entonces persiste una rotación tibial interna significativa, se debe considerar una osteotomía para resolver el problema.

Anteroversión femoral

La *anteroversión femoral* consiste en que el plano del cuello femoral tiene rotación anterior al plano de la rodilla. En el adulto, la anteroversión normal es de 10 a 15 grados, en tanto que, al nacimiento, la anteroversión de la cadera es de 30 a 45 grados, en promedio. No es común observar rotación femoral medial a causa de la anteroversión femoral en las primeras etapas de la vida (los primeros dos años), ya que los rotadores cortos externos de la cadera (músculos piriforme, gemelo superior y obturadores) son de poca longitud y se alargan con lentitud durante 1 o 2 años. Luego de alcanzar su longitud normal, es posible que la rotación interna de la extremidad inferior aumente y, en consecuencia, se pueda apreciar persistencia de la anteroversión femoral. Por lo general la cadera se mantiene en cierta posición, más o menos a la mitad entre los dos extremos de la rotación (interna y externa). En casos de anteroversión femoral significativa, la cadera adquiere una rotación interna, para situarse a la mitad, entre los límites de la rotación interna y la externa.

Rodilla vara y rodilla valga

La mayoría de los casos de rodilla vara y rodilla valga en niños son de naturaleza fisiológica, no patológica. Al nacer, casi todos los niños tienen rodilla vara (piernas arqueadas o "en paréntesis") de más o menos 15 grados; por lo común, este ángulo disminuye de manera gradual y a la edad de 18 a 24 meses, en promedio, las piernas son rectas. Las extremidades inferiores progresan a valgo (piernas zambas o "en X") hasta llegar a un nadir de 10 a 15 grados de valgo a los 3 o 4 años de edad. A partir de ese momento se desarrolla un cambio paulatino hacia el valor promedio en los adultos que, por lo general, se alcanza entre los 7 y los 9 años de edad (5 a 7 grados de valgo en los hombres y 7 a 9 grados en las mujeres). Como es obvio, los valores que no exceden una desviación estándar se consideran clínicamente normales. Es posible que los niños y las niñas que se salen de estos límites experimenten algún padecimiento subyacente.

Para estos casos, los principios terapéuticos generales son los siguientes:

- No se debe pronosticar el resultado final; en 95% de los casos hay mejoría, pero muchas veces es imposible identificar el 5% de los pacientes que no mejorarán.
- Se deben registrar los valores basales y los medidos en exámenes posteriores a intervalos de 3 a 6 meses.
- No utilizar plantillas en el calzado ni ciertos corsés u ortesis por la noche ya que son caros y su utilidad carece de respaldo científico.
- Tranquilizar y dar confianza a la familia, lo cual es imprescindible. La mayoría de los pacientes mejora y rara vez se requiere cirugía, aunque la intervención quirúrgica permite corregir las deformidades que no mejoran por sí solas.

A continuación se presenta un resumen de las características de entidades específicas causantes de rodilla vara y rodilla valga:

Piernas arqueadas fisiológicas
- Arqueamiento lateral: del nacimiento a la edad de un año, confinado a la tibia, no requiere tratamiento.
- Arqueamiento fisiológico: a la edad de 1 a 2 años, en tibia y fémur; no requiere tratamiento.
- No se necesitan aparatos ortopédicos.

Piernas en X fisiológicas
- Desviación máxima: a los 3 o 4 años de edad.
- Más pronunciada en niñas y niños obesos.
- Documentar la progresión por la distancia intermaleolar (límite superior, 10 cm).
- Resolución espontánea en la mayoría de los casos.
- Osteotomía/hemiepifisiodesis si la deformidad persiste.

Tibia vara (enfermedad de Blount)
- Crecimiento desordenado de la fisis medial proximal y la metáfisis.
- Secundaria a osteocondrosis causada por presión mecánica.
- Con frecuencia se acompaña de torsión tibial medial.
- Mayor incidencia en niños afroestadounidenses u obesos.
- Tiene dos patrones clínicos (tabla 66-2).
- Radiografía.
  - Deformidad localizada a nivel de la tibia proximal, lesión metafisaria medial.
  - Desplazamiento lateral de la tibia, en relación con el fémur.

TABLA 66-2
DOS PATRONES CLÍNICOS DE TIBIA VARA

Edad	1 a 3 años	6 a 18 años
Bilateral	Sí	No
Simétrica	Sí	Variable
Puente fisario	No	A veces
Anisomelia	Leve	Significativa
Resolución	A veces	No
Tratamiento	Corsé en edad temprana; osteotomía si es progresiva	Resección de puente fisario más osteotomía

■ Tratamiento.
   ■ Dispositivo ortopédico largo en la pierna (se empieza con un dispositivo para la noche).
   ■ Osteotomía (antes de los cuatro años de edad, si es posible).
   ■ Osteotomía/resección de barra fisaria.

Raquitismo

Véase también el capítulo 18.

■ El varo de rodilla suele ser una manifestación clínica de raquitismo resistente a la vitamina D.
■ Se debe considerar raquitismo en niños:
   ■ Con deformidad en varo progresiva.
   ■ Con antecedentes familiares de la enfermedad.
   ■ Que se hallan por debajo del quinto percentil de estatura por edad.
■ El diagnóstico se confirma por bajos niveles de calcio y fósforo, con alto nivel de fosfatasa alcalina.
■ Se requieren placas en proyección anteroposterior (AP) de longitud total de las piernas porque la deformación es *generalizada*.
■ Tratamiento:
   ■ Optimizar el tratamiento médico.
   ■ Es controvertible la utilidad de los dispositivos ortopédicos.
   ■ Se difiere el tratamiento quirúrgico hasta que termine la etapa de crecimiento.

Artritis crónica juvenil

■ Deformidad en valgo, crecimiento excesivo secundario a sinovitis crónica.
■ Discrepancia en la longitud de las piernas, que se corrige con muestreo fisario unilateral.

ESCOLIOSIS

La terapéutica de la escoliosis idiopática progresa con notable rapidez. En años recientes, aumentaron poco los conocimientos sobre la etiología de esta enfermedad, pero los detalles de su tratamiento variaron mucho.

Etiología

La etiología de la escoliosis idiopática se desconoce, pero se han documentado anomalías de la función vestibular en muchos pacientes que la sufren, aunque no se ha dilucidado la forma en que tales anomalías causan o influyen en la escoliosis; de igual modo, se han registrado cambios en la sensibilidad a las vibraciones (una función de la médula espinal posterior), lo que quizá sea otro factor de la escoliosis idiopática. Un descubrimiento relacionado con esta idea es que las capacidades propioceptivas son menos agudas en algunos pacientes con esta enfermedad. Una de las fuerzas impulsoras del desarrollo de sistemas de instrumentos para corregir la rotación se basa en el supuesto de que la escoliosis, sobre todo en la región torácica de la columna, inicia como lordosis apical (o lordosis relativa); se ha postulado que esta última causa inestabilidad raquídea rotativa y que se forma una curvatura a su alrededor. A la fecha se ignora cómo y por qué ocurre tal situación, pero es posible que las disfunciones del sistema nervioso ya mencionadas constituyan un factor; sin embargo, es claro que la desrotación y traslación correctivas de la curva escoliótica generan notable mejoría en el alineamiento, *tanto* en el plano coronal *como* en el sagital.

El único factor etiológico bien establecido es la naturaleza genética del padecimiento. Ruth Wynn-Davies sugirió un patrón de herencia multifactorial basado en la prevalencia de esta alteración en parientes de primero, segundo y tercer grados. Según Cowell, lo más probable es que se trate de un rasgo dominante ligado al sexo, con expresión variable y penetrancia incompleta.

Evolución natural

En el análisis de las opciones terapéuticas, es importante que se comprenda la evolución natural de la escoliosis idiopática, en particular la alternativa de la observación del paciente y su familia. Numerosos estudios excelentes han resultado útiles para dilucidar la evolución natural de este padecimiento. Lonstein y Carlson recabaron copiosa información de 727 pacientes que presentaban curvaturas de 5 a 29 grados, a quienes observaron hasta la madurez o la progresión del mal. En general, 23% de este grupo sufrió progresión y *solo* 18% necesitó tratamiento. En quienes tuvieron desviaciones que requirieron tratamiento, la progresión fue de 0.8 grados al mes, mientras que aquellos cuya progresión fue de 0.3 grados por mes no necesitaron una intervención terapéutica. El riesgo de progresión es máximo en enfermos con curvaturas relativamente grandes, observadas en edad temprana y en jóvenes con esqueleto inmaduro (**tabla 66-3**).

Observación

La mayoría de las curvaturas no progresa al grado de necesitar cirugía u ortesis. Alrededor de 2 a 3% de la población de 16 años de edad tiene una curvatura mayor de 10 grados, pero solo en 0.1 a 0.3% de ellos la desviación es mayor de 30 grados. La observación es la mejor alternativa terapéutica para jóvenes con esqueleto inmaduro y desviaciones menores de 25 grados; también es pertinente mantener en observación a personas maduras con menos de 40 grados de curvatura.

TABLA 66-3

RELACIÓN ENTRE INCIDENCIA DE PROGRESIÓN DE LA ESCOLIOSIS, GRADO DE CURVATURA Y EDAD DEL PACIENTE EN LA PRIMERA REVISIÓN

Edad en la primera revisión (en años)	Porcentajes de curvaturas que progresaron	
	Curvaturas de 5 a 19 grados (%)	Curvaturas de 20 a 29 grados (%)
<10	45	100
11-12	23	61
13-14	8	37
≥15	4	18

Con información de Lonstein JE, Carlson MC. Prediction of curve progression in untreated idiopathic scoliosis during growth. *J Bone Joint Surg Am* 1984;66A:1061-1071, con autorización de Wolters Kluwer Health, Inc.

Tratamiento con corsé

Estos dispositivos progresaron mucho desde la creación del corsé de Milwaukee, el primero que resultó eficaz para modificar la evolución natural de la progresión de curvaturas. Este dispositivo es, y con toda seguridad conservará ese valor, el modelo estándar con el que se comparan y evalúan otros sistemas de dispositivos y protocolos. Sin embargo, en la mayoría de los casos, la ortesis toracolumbosacra (TLSO, *thoracic lumbar sacral orthosis*) sustituyó al corsé de Milwaukee, ya que es de menor tamaño, se coloca debajo de los brazos y, como se ha comprobado, es eficaz para evitar la progresión de la curvatura. La cooperación del paciente es un factor que siempre ejerce una notable influencia en los dispositivos ortopédicos. Resulta difícil encontrar una persona, por no decir un adolescente, que participe de lleno en un tratamiento que le genera una apariencia "distinta" a la normal. Por este motivo, los pacientes y su familia han aceptado el uso de un dispositivo por periodos más breves, aunque su eficacia sea un poco menor. Hoy, la mayoría de los cirujanos ortopedistas permite a sus pacientes tratados con TLSO que se los quiten durante 6 a 8 horas diarias.

Se ha demostrado que el concepto de usar dispositivos ortopédicos por la noche es muy prometedor y mucho mejor tolerado que el de los dispositivos tradicionales de uso diurno. La primera de dichas innovaciones fue el corsé de inclinación de Charleston®; su mayor utilidad es en casos de curvatura torácica única y resulta un poco menos eficaz para controlar curvaturas lumbares primarias; su eficacia es incluso menor en el tratamiento de desviaciones mayores de doble curva. En la actualidad, es de mucho mejor aceptación el dispositivo Providence®. El concepto básico del uso de corsés por la noche es que el dispositivo fija la postura del paciente con desviación casi máxima, contraria a la curvatura; es decir, el corsé mantiene al enfermo en esa posición durante las horas de sueño y no se requiere ningún otro dispositivo.

Tratamiento quirúrgico

La fusión raquídea posterior es todavía la intervención quirúrgica más utilizada para tratar la escoliosis idiopática; en general, está indicada para curvaturas mayores de 40 grados en adolescentes con esqueleto inmaduro y mayores de 50 grados en jóvenes con esqueleto maduro.

Una regla básica es practicar la liberación anterior y luego la fusión raquídea posterior, en casos de curvaturas rígidas mayores de 60 grados y en todas las curvaturas mayores de 80 grados. Cada vez se utiliza más la técnica de liberación toracoscópica con resección de costilla, junto con la fusión raquídea posterior, que suele mejorar la corrección de la curvatura y el aspecto estético.

En curvaturas toracolumbares o lumbares con componentes torácicos menores de 35 grados es adecuada una fusión raquídea anterior limitada. En comparación con los sistemas de Dwyer y Zielke del decenio pasado, los actuales dispositivos de varillas con rosca son mucho mejores para corregir la escoliosis y restaurar el equilibrio lordótico. La ventaja de la fusión limitada es que se preservan los segmentos móviles, con lo que es factible lograr una corrección superior.

ENFERMEDADES FRECUENTES DE LA CADERA

Displasia del desarrollo de la cadera

Hoy el término *displasia del desarrollo de la cadera* ha sustituido al de *luxación congénita de la cadera* porque es más preciso y refleja el hecho de que no todas las displasias de cadera son congénitas. Sin embargo, *la mayoría de los casos de inestabilidad de cadera se detecta al nacimiento.*

Al nacer, la incidencia de luxación franca de cadera es de 1 por 1 000 nacidos vivos. La afección es más frecuente en niñas que en niños, en proporción de 4.5:1. La incidencia de inestabilidad leve de cadera (es decir, cadera propensa a sufrir luxación o subluxación) es de 1 por 100 nacidos vivos.

En niños con presentación de nalgas, la incidencia de inestabilidad franca de cadera es de casi 1 por cada 5.

Lo mejor para diagnosticar displasia del desarrollo de cadera muy pronto es hacerlo en la sala de neonatos o en los primeros días de vida. Es forzoso realizar una exploración física minuciosa al lactante, para lo cual el niño debe estar en calma, relajado, sin llorar ni combativo durante el examen. El *signo de Ortolani* es patognomónico de luxación de cadera, aunque si no se observa, no indica por necesidad que la cadera esté en posición normal. Un signo de Ortolani positivo es la reducción de una displasia de cadera. La cadera del niño se abduce y eleva con cuidado para lograr la reducción. Al practicar la maniobra de Ortolani, se escucha un chasquido ("clunk") cuando la cabeza femoral vuelve a entrar en el acetábulo. La *prueba de Barlow* es una maniobra inductora que consiste en ejercer ligera presión de adelante hacia atrás para empujar una cadera propensa a la subluxación o a la luxación parcial o completa que la desplace fuera del acetábulo. Por lo general, en niños mayores de tres meses, no es fácil reducir las luxaciones de cadera; después de esa edad lo más frecuente es encontrar abducción asimétrica. Otros signos físicos de importancia son asimetría significativa de los pliegues grasos en la cara posterior del muslo y resultado positivo en la prueba de Galeazzi o la de Allis.

En niños menores de seis años, el tratamiento clásico de este padecimiento es con arnés de Pavlik; este dispositivo mantiene a las caderas en flexión e impide su aducción completa. Cuando la reducción de la displasia de cadera se mantiene, las estructuras capsulares se estrechan y en 95% de los casos proporcionan estabilidad normal a la articulación. Si el protocolo con arnés de Pavlik no resulta eficaz, se necesitan otros tratamientos.

Con la reducción completa de la cadera a edad temprana, se tienen excelentes probabilidades de que a los dos años de edad (y por tanto en la edad adulta) sea del todo normal.

Enfermedad de Legg-Calvé-Perthes

Es una alteración de la cadera en crecimiento. La mayoría de las veces se detecta en niños de 4 a 8 años de edad (el espectro es de 2 a 12 años de edad). Afecta de 2 a 5 de cada 10 000 niños en crecimiento, con un cociente hombres/mujeres de 4:1; es bilateral en 10 a 15% de los casos, pero es raro que afecte ambas caderas a la vez. No se han encontrado pruebas de ningún factor hereditario.

En la práctica, se ve que el niño padece claudicación de inicio gradual en el glúteo mediano, la cual se caracteriza por ser intermitente. Con frecuencia hay dolor leve que se irradia a la cara anterior del muslo o la rodilla. En niños con padecimiento de cadera, el dolor referido a la cara antero-medial de la rodilla es característico y se debe a la distribución cutánea distal de la rama anterior del nervio obturador, que también inerva la cápsula de la cadera. Es característico que la rotación medial de la cadera sea limitada y que haya atrofia muscular leve.

Al principio, los signos radiográficos son normales, pero después aumenta la densidad de la epífisis en la cabeza femoral, seguida de resorción ósea y la consecuente reosificación; no se sabe con certeza cuál es la causa de esto, pero se cree que se relaciona con el grado de afección vascular en la cabeza femoral. El nivel de compromiso vascular determina qué tan afectada estará la cabeza del fémur. El pronóstico es mejor cuando la afección no abarca toda la cabeza femoral. De manera característica, en general, el pronóstico también es mejor en los pacientes de menor edad que en los niños mayores y mejor en niños que en niñas.

El diagnóstico diferencial de la enfermedad de Legg-Calvé-Perthes incluye:

- Sinovitis tóxica.
- Enfermedad de células falciformes.
- Hipotiroidismo.
- Necrosis avascular idiopática.
- Enfermedad de Gaucher.
- Hemofilia.
- Artritis reumatoide juvenil.
- Linfoma.
- Neoplasia.

En la enfermedad de Perthes verdadera, el aporte de sangre a la cabeza femoral se recupera y reaparece el tejido óseo resorbido; es importante contener la cadera durante la evolución de la enfermedad para que la cabeza femoral conserve la mayor redondez posible. El tratamiento para caderas bien contenidas es de observación; con frecuencia, cuando no se tiene buena contención en una posición neutral, se trata con dispositivos abductores o con osteotomía femoral o pélvica.

La incidencia de osteoartritis de cadera es mayor en personas que padecieron enfermedad de Perthes infantil.

Desplazamiento epifisario de la cabeza femoral

La epífisis de la cabeza femoral se desliza por dehiscencia de la placa de crecimiento de la cabeza del fémur. Se ha notado una relación de este problema con disfunción tiroidea, pero se cree que estos desplazamientos tienen un factor mecánico significativo.

La cabeza del fémur permanece dentro del acetábulo y el cuello femoral proximal migra en sentido anterolateral. La gravedad del deslizamiento depende del grado de migración del cuello con respecto a la cabeza femoral.

Lo mismo que en otras alteraciones infantiles de cadera, el examinador debe considerar un alto índice de probabilidad de que se trate de este problema, ya que muchos casos de deslizamiento temprano se manifiestan como dolor de rodilla causado por un mecanismo de dolor referido. Es característico que la rotación interna se halle limitada y que el niño cojee al caminar. En raros casos, el niño no es capaz de sostener su peso sobre la cadera, cuando el desplazamiento es muy inestable.

El desplazamiento epifisario de la cabeza femoral se trata con cirugía. El tratamiento estándar actual consiste en colocar un solo tornillo desde el cuello del fémur hasta la cabeza femoral que atraviesa la placa de crecimiento para lograr estabilidad; cuando el deslizamiento causa demasiada inestabilidad, muchas veces, la fijación se hace con dos tornillos. Esta fijación con tornillos interrumpe la función de la placa de crecimiento, pero en general no causa demasiada discrepancia del crecimiento ya que, de manera característica, el padecimiento se manifiesta en adolescentes que están cerca de concluir su crecimiento esquelético.

Las principales complicaciones del desplazamiento epifisario de la cabeza femoral son *necrosis avascular* de la cabeza del fémur y una alteración conocida como *condrólisis*.

ENFERMEDADES DEL PIE

Metatarso aducto

El metatarso aducto **(tabla 66-4)** (por lo regular también llamado *metatarso varo*) es resultado de una postura intrauterina en la que la parte media del pie ("mesopié") sufre una desviación medial porque la pared uterina moldea el borde lateral del pie. Por tanto, se considera que el metatarso aducto es un fenómeno de moldeo y se relaciona con:

- Alto peso al nacer.
- Parto de primogénito.
- Parto múltiple.
- Otros padecimientos de compresión fetal, como oligo-hidramnios.

En 10 a 15% de los casos se ha notado que este problema se relaciona con displasia del desarrollo de la cadera. En consecuencia, en niños con metatarso aducto se requiere una exploración física muy cuidadosa de la cadera.

TABLA 66-4
CARACTERÍSTICAS DEL METATARSO ADUCTO

Datos demográficos
    1 en 1 000 nacidos vivos
    Cociente mujeres/hombres 1:1
    56% de casos bilaterales
    10 a 15% de incidencia de displasia de cadera; revisar en
        busca de luxación congénita de cadera
    Moldeo intrauterino o desequilibrio muscular
Evolución natural
    El pronóstico depende de la gravedad y la rigidez
    90% está casi normal a los 7 años de edad
Tratamiento
    No quirúrgico
        Escayola por 1 a 2 meses a la edad de 1 a 2 meses
        Con el yeso, los resultados mejoran de manera significativa,
            cuando se coloca a una edad <8 meses
    Si es flexible
        Leve o moderado
            Antes de la edad de 6 meses, observación con o sin
                tensión pasiva
            Si no hay mejoría a los 6 meses, prótesis de yeso en serie
        Grave, prótesis de yeso en serie
    Si es rígido, prótesis de yeso en serie

El metatarso aducto se clasifica de varias maneras. Cabe mencionar que un sistema de clasificación útil debe basarse no tanto en el aspecto del pie sino en el grado de rigidez; así, el metatarso aducto leve es aquel que puede corregirse en forma pasiva a una posición más allá de la neutral; si la aducción es moderada, es posible corregirla a la posición neutral y la aducción es grave cuando solo es factible corregirla hasta una posición cercana a la neutral.

En casi todos los niños (90%) con metatarso aducto el padecimiento se resuelve de manera espontánea, sin tratamiento. Cabe notar que no se ha encontrado correlación alguna entre el grado de rigidez inicial y la probabilidad de la resolución espontánea; pese a ello, en Estados Unidos la mayoría de los niños con metatarso aducto grave (rígido) son tratados con una serie de escayolas durante cierto tiempo. El proceso de enyesados seriales inicia con la manipulación cuidadosa del pie y continúa con la colocación de una férula inmovilizante durante un breve periodo; después se repiten la manipulación y la colocación de la férula. Es necesario comentar que la férula no corrige el problema sino que mantiene el grado de corrección logrado por la manipulación cuidadosa. Con frecuencia, en el tratamiento del metatarso aducto se utiliza calzado correctivo invertido o recto, aunque en estudios excelentes se ha demostrado que este procedimiento carece de eficacia. Los zapatos de corrección invertidos casi siempre se utilizan después de un periodo con ferulización o cuando no se logra corregir el pie a la posición neutral justa. Cuando el pie logra corregirse de manera pasiva más allá de la posición neutral, no se requiere ningún otro tratamiento.

Pie equinovaro

A diferencia del metatarso aducto (que es la persistencia de una postura intrauterina), el talipes equinovaro estructural, o pie equinovaro, es una verdadera deformidad congénita que afecta a todos los huesos del pie. Este padecimiento se detecta en alrededor de 1 de cada 1 000 nacidos vivos (la incidencia es mayor en mortinatos). El 65% de los casos corresponde a niños (cociente hombres/mujeres de 2.5:1) y en 30 a 40% de los casos el problema es bilateral.

La incidencia más alta de pie equinovaro se observa en niños con ascendencia polinesia (6.8/1 000), mientras que en los afroestadounidenses es de 3.5/1 000 y en caucásicos es de 1.2/1 000; la menor incidencia se observa en descendientes de asiáticos (0.57/1 000). Muchas enfermedades genéticas incluyen el pie equinovaro como una parte de su gama de problemas; entre estas enfermedades se cuentan las siguientes:

- Autosómica dominante.
  - Síndrome craneocarpotarsiano.
- Autosómicas recesivas.
  - Síndrome de Larsen.
  - Enanismo diastrófico.
- Ligada a X.
  - Síndrome de Pierre Robin.
- Anomalías cromosómicas.
  - Translocación de los cromosomas 6 y 11.
- Neuromusculares.
  - Mayor incidencia en mielodisplasia, poliomielitis, distrofia muscular y médula espinal fija.

Con frecuencia, los padecimientos del pie se complican con otros problemas; 15% de los pacientes padece otras anomalías congénitas y, en casos de astrágalo vertical, la displasia neurológica/congénita del desarrollo de la cadera es frecuente.

En neonatos, el pie equinovaro se trata con la escayola de Ponseti. Ha disminuido mucho la aceptación de la liberación extensa de tejido blando para el tratamiento de pie equinovaro congénito, ya que la escayola de Ponseti da resultados superiores en la corrección del problema y mejora la flexibilidad a largo plazo, aunque es posible que se requieran procedimientos menores en tejido blando. El tratamiento de los huesos se reserva para niños mayores y adolescentes.

SÍNDROMES DE USO EXCESIVO

Tal vez un nombre más correcto para estos síndromes sea el de lesiones crónicas por uso excesivo. En el decenio pasado aumentó cada vez más la frecuencia de estos problemas en la población pediátrica y adolescente, lo que obedece a múltiples razones. Algunas lesiones son resultado de una mala condición física; otras son causadas por desatender los ejercicios de calentamiento y estiramiento muscular antes de una actividad deportiva; algunas más se relacionan con el incremento en la intensidad de la actividad; otras se deben a la falta de entrenamiento cruzado y, por último, hay algunas causadas por un esfuerzo excesivo. Las consideraciones filosóficas acerca de la participación en deportes y la intervención de progenitores y entrenadores rebasa las perspectivas de este capítulo, de modo que el texto se centra en los padecimientos, su fisiopatología y su tratamiento.

Osteocondrosis inflamatorias

Este grupo de padecimientos alude sobre todo a la inflamación de una interfaz tenoapofisaria (el punto donde se inserta el tendón). En esta categoría el más común es la *enfermedad de Osgood-Schlatter*, una inflamación a la altura de la tuberosidad tibial debido a esfuerzos repetidos en esa unión. La tensión es causada por cada contracción del cuádriceps y es más frecuente en los atletas que saltan y participan en carreras de velocidad. La tracción por largos periodos sobre la tuberosidad tibial propicia su crecimiento por formación de nuevo hueso. Es posible que en realidad se forme un osículo dentro del tendón infrarrotuliano y que, en raras ocasiones, ocurra avulsión de la tuberosidad tibial. Se trata de un padecimiento benigno que remite por sí solo, se alivia con la maduración y desaparece con la madurez esquelética. Si la tuberosidad tibial es prominente en la adolescencia persistirá toda la vida, pero la prominencia en sí rara vez causa algún problema funcional. El tratamiento de este problema se centra en aliviar el esfuerzo ejercido sobre la tuberosidad tibial por medio de una tensión adecuada del cuádriceps o una modificación de la actividad (o ambas cosas). Además, se ha comprobado que son benéficas las acciones antiinflamatorias locales, como la aplicación de hielo o la administración oral de medicamentos antiinflamatorios de uso autorizado en niños. En pacientes con síntomas pertinaces, resulta imperativa una modificación significativa de la actividad. En raros casos se requiere inmovilización por corto plazo para reducir las molestias. Con adolescentes aprensivos conviene dar una explicación completa del padecimiento e imbuirles confianza de que el problema se resolverá por sí solo.

El resultado de la enfermedad de Osgood-Schlatter en el calcáneo es la *apofisitis grave del calcáneo*. Si esto ocurre el dolor no se localiza dentro del tendón de Aquiles ni en la fascia plantar, sino en la inserción del tendón de Aquiles sobre la cara posterior del calcáneo. Es característico que la compresión medial o lateral sobre el calcáneo cause dolor a estos pacientes. El tratamiento es similar al de la enfermedad de Osgood-Schlatter, porque el estiramiento del tendón de Aquiles, la aplicación de hielo y los medicamentos antiinflamatorios dan buenos resultados. Además, el uso de un tacón de silicona u otro tacón blando sirve como coadyuvante de los demás dispositivos terapéuticos.

Epicondilitis lateral y medial

La epicondilitis lateral (codo de tenista) y la epicondilitis medial (codo de ligas menores) son fenómenos frecuentes por sobrecarga del codo. De manera característica, estos son padecimientos dominantes en la extremidad superior y, lo mismo que otros síndromes inflamatorios, se resuelven muy bien con reposo, aplicación de hielo y antiinflamatorios. A veces, el codo de ligas menores tiene manifestaciones radiográficas como el sobrecrecimiento del epicóndilo medial. Dicho crecimiento excesivo es consecuencia de los repetidos esfuerzos en valgo que se hacen durante los lanzamientos. El origen del flexor común del antebrazo es su inserción en el epicóndilo medial y el extremo distal del húmero a través de la fisis, de modo que es posible que ocurra elongación y expansión del epicóndilo medial, con distracción a través de la fisis. El desarrollo del codo de ligas menores y la osteocondritis del epicóndilo (*véase* más adelante) son motivo para limitar los lanzamientos del atleta en crecimiento *y* el número de lanzamientos intensos o a distancia (o ambas cosas) diarios que ejecuta el atleta. Las fuerzas distractoras sobre el lado medial del codo que ocasionan la epicondilitis medial son causa de esfuerzos compresivos a través de la cara lateral del codo (articulación radiocapitelar), que tiene consecuencias negativas mayores a largo plazo. A veces, estas fuerzas de compresión ocasionan lesiones en la superficie articular (osteocondritis disecante) y generan discapacidad para toda la vida. Cuando el médico que atiende atletas que lanzan una pelota (en béisbol y *softbol*) recibe a alguien que se queja de dolor en el codo, debe centrarse tanto en la cara medial como en la lateral de tal articulación. Las imágenes radiográficas y de resonancia magnética del codo son útiles para valorar la articulación radiocapitelar.

Tendinitis

Antes, este padecimiento afectaba sobre todo a los adultos; sin embargo ahora, por las razones antes mencionadas, su frecuencia se incrementa cada vez más en la población adolescente. La tendinitis es la inflamación de la sustancia propia del tendón o de la capa sinovial que lo envuelve (o de ambas). En sí, los tendones no son elásticos, pero el estiramiento del grupo muscular que los acompaña sirve para reducir la tensión y el esfuerzo tendinosos. Pese a ello, el tratamiento más útil contra la tendinitis consiste en reposo y aplicación de hielo. También ayudan los antiinflamatorios no esteroideos, pero no deben utilizarse como sustitutos del plan de reposo. En ocasiones, con tendinitis persistente, se requiere inmovilización con férula o escayola para un alivio sintomático eficaz.

Lesiones ligamentarias

Las que se producen en torno a la rodilla son de las lesiones ligamentarias más frecuentes en niños y atletas adolescentes. Por lo general, el ligamento lateral interno (MCL, *medial collateral ligament*) sufre torcedura o desgarro a causa de una posición en valgo o esfuerzo rotacional en la rodilla con el pie apoyado en el suelo. Las lesiones del ligamento cruzado anterior (ACL, *anterior cruciate ligament*) llegan a producirse en combinación con las del MCL o ser aisladas. El mecanismo característico de las lesiones del ACL es de tipo rotacional. *Cuando el MCL y el ACL sufren deterioro traumático simultáneo, es muy probable que los acompañe una lesión medial de menisco (la terrible tríada de O'Donoghue), por lo que se debe investigar el caso de manera minuciosa.* Si es probable que un paciente sufra lesión de ligamento o menisco (o ambas), debe ser remitido a un especialista en medicina del deporte para que le dé un tratamiento definitivo, que quizá incluya reparación del menisco y del ACL. Según la edad del paciente al momento de sufrir una rotura del ACL, quizá la cirugía definitiva —si está indicada— se deba posponer hasta más avanzada la adolescencia. En contra del dogma que antes gozaba de amplia aceptación, es factible practicar una reconstrucción intraarticular del ACL en pacientes con placas de crecimiento tibial y femoral abiertas sin que conlleve resultados adversos. La avulsión del ACL de la tuberosidad tibial es una lesión mucho más frecuente en atletas en crecimiento que en adultos. Con estas lesiones, se requiere un tratamiento expedito para lograr la curación óptima. Si el fragmento tiene buena reducción con la rodilla en extensión es adecuado un tratamiento conservador (con ferulización). En cambio, si la avulsión no se reduce de manera espontánea se requiere la intervención quirúrgica para reducir el fragmento óseo y, con ello, restablecer la inserción anatómica del ACL.

El esguince (desgarro de ligamento) más frecuente en la población con el esqueleto maduro es el del ligamento peroneoastragalino anterior del tobillo. Las lesiones de este ligamento son raras en los niños de menor edad porque su enlace débil es la fisis (placa de crecimiento) distal del peroné. Cuando la fisis inicia su maduración, el ligamento se convierte en el enlace débil y es más probable que las lesiones por inversión del tobillo ocasionen esguince del ligamento peroneoastragalino anterior, en vez de ocasionar una fractura de Salter-Harris I en la parte distal del peroné. Al examinar a un paciente con una lesión ligamentaria en el tobillo, es importante valorar toda la circunferencia del complejo ligamentario, en las caras medial, lateral, anterior y posterior. La radiografía del tobillo (en proyecciones AP, lateral y de mortaja) es el estándar del cuidado para el tratamiento de las lesiones del tobillo; con estas lesiones, se requieren de 4 a 6 semanas de protección para lograr la curación completa. Durante la fase de curación nuevas lesiones en el ligamento propician su laxitud crónica, así como problemas tendinosos relacionados con la inestabilidad articular. Es característico que las lesiones leves a moderadas se resuelvan con férulas de plástico mediolaterales, removibles y bien acojinadas. Con esguinces de tobillo más graves es posible que se necesite inmovilización total con una prótesis de yeso durante un periodo corto, seguida de una ferulización mediolateral y, después, rehabilitación. En el tratamiento de las lesiones del tobillo es imprescindible destacar la importancia de una rehabilitación formal que incluya amplitud de movimientos, propiocepción y fortalecimiento.

EJERCICIOS DE REVISIÓN

PREGUNTAS

1. ¿Cuál es el mayor factor de riesgo de displasia del desarrollo de la cadera?
   a) Género masculino.
   b) Alto peso al nacer.
   c) Presentación de nalgas.
   d) Cesárea.

Respuesta
La respuesta es c).

2. Cuando hay escoliosis de más de 20 grados en esqueletos inmaduros:
   a) Se debe vigilar.
   b) Se requiere el uso de un corsé.
   c) No puede progresar.
   d) Siempre progresa.
   e) Por lo general, se requiere cirugía.

Respuesta
La respuesta es a).

3. La función *más* importante del calzado es:
   a) Proporcionar estabilidad al tobillo.
   b) Crear un arco para prevenir *pie plano*.
   c) Proteger el pie.
   d) Crear una tendencia en la moda.

Respuesta
La respuesta es c).

4. El metatarso aducto se relaciona con:
   a) Atrapamiento estrecho/alto peso al nacer.
   b) Displasia del desarrollo de la cadera.
   c) Torsión tibial incrementada.
   d) Todo lo anterior.

Respuesta
La respuesta es d).

5. Una madre lleva a consulta a su hijo de 3 años de edad porque le preocupa que el niño tiene rodillas en valgo (piernas en X). La señora dice que el niño tuvo las piernas arqueadas hasta que cumplió un año; después se le enderezaron y ahora las tiene zambas. ¿Qué debe decirle el médico? ¿Cómo habría que informarle si las rodillas valgas tuvieran una asimetría significativa?

Respuesta
Al nacer, la mayoría de los niños tiene piernas arqueadas en más o menos 15 grados, lo cual se corrige hacia los 18 meses de edad; luego progresa a valgo moderado, para después recuperar una posición de valgo leve. Se le debe informar que las piernas en X simétricas son normales a la edad de su hijo. Si la deformidad es asimétrica, es indispensable tomar radiografías.

6. Llega a consulta un niño obeso de 14 años de edad para valoración de dolor leve y difuso en la rodilla. ¿Qué más, además de la rodilla, debe revisarse en la exploración física?

Respuesta
Este es el cuadro clásico del desplazamiento epifisario de la cabeza femoral. Es necesario realizar una exploración minuciosa de la cadera, con búsqueda de asimetría. También es imperativo ordenar radiografías de la cadera, en proyecciones AP y lateral.

7. En los adolescentes, los traumatismos significativos de rodilla pueden causar lesiones en:
   a) El ACL.
   b) El MCL.
   c) Los meniscos.
   d) Todas las anteriores y otras.

Respuesta
La respuesta es d).

8. ¿A cuáles de los siguientes factores es atribuible el desarrollo de lesiones deportivas por sobrecarga?
   a) Mala condición física.
   b) Entrenamiento inadecuado.
   c) Ejercicios de calentamiento insuficientes.
   d) Fanatismo de los progenitores.
   e) Todos los anteriores.

Respuesta
La respuesta es e).

9. ¿Cuál de las siguientes afirmaciones sobre la enfermedad de Legg-Calvé-Perthes es cierta?
   a) Su prevalencia es mayor en niños de 4 a 8 años de edad.
   b) Es más frecuente en mujeres.
   c) En la mayoría de los casos es bilateral.
   d) En la mayoría de los casos es hereditaria.

Respuesta
La respuesta es a). Su frecuencia es mayor en hombres (4:1) y es bilateral en 10 a 15% de los casos. No se han encontrado pruebas de que haya un factor hereditario.

LECTURAS RECOMENDADAS

Bohl DD, Telles CJ, Golinvaux NS, et al. Effectiveness of Providence nighttime bracing in patients with adolescent idiopathic scoliosis. *Orthopedics* 2014;37(12):e1085–e1090.

Cowell HR, Hall JN, MacEwen GD. Genetic aspects of idiopathic scoliosis. *Clin Orthop* 1972;86:121–131.

Danielsson AJ. Natural history of adolescent idiopathic scoliosis: a tool for guidance in decision of surgery of curves above 50°. *J Child Orthop* 2013;7(1):37–41.

Duthie RB, Houghton GR. Constitutional aspects of the osteochondroses. *Clin Orthop* 1981;158:19–27.

Georgiadis AG, Zaltz I. Slipped capital femoral epiphysis: how to evaluate with a review and update of treatment. *Pediatr Clin North Am* 2014;61(6):1119–1135.

Guille JT, Pizzutillo PD, MacEwan GD. Developmental dysplasia of the hip from birth to six months. *J Am Acad Orthop Surg* 2000;8(4):232–242.

Herring JA. Legg-Calvé-Perthes disease: a review of current knowledge. In: Barr JS Jr, ed. *American Academy of Orthopaedic Surgeons instructional course lectures, XXXVIII*. Park Ridge, IL: American Academy of Orthopaedic Surgeons, 1989:309–315.

Herring JA, ed. *Tachdjian's pediatric orthopaedics*, 4th ed. Philadelphia, PA: Saunders, 2008.

Kobayashi K, Burton KJ, Rodner C, et al. Lateral compression injuries in the pediatric elbow: Panner's disease and osteochondritis dissecans of the capitellum. *J Am Acad Orthop Surg* 2004;12(4): 246–254.

Lonstein JE, Carlson JM. The prediction of curve progression in untreated idiopathic scoliosis during growth. *J Bone Joint Surg Am* 1984;66A:1061–1071.

Pritchett JW, Perdue KD. Mechanical factors in slipped capital femoral epiphysis. *J Pediatr Orthop* 1988;8:385–388.

Riddick M, Price C. Time modified brace-wear, an effective alternative treatment regimen. *Presented at the 19th annual meeting of the Scoliosis Research Society Orlando, FL,* September 1984.

Sætersdal C, Fevang JM, Bjørlykke JA, et al. Ponseti method compared to previous treatment of clubfoot in Norway. A multicenter study of 205 children followed for 8–11 years. *J Child Orthop* 2016;10(5):445–452.

Skaggs DL, Tolo VT. Legg-Calvé-Perthes disease. *J Am Acad Orthop Surg* 1996;4(1):9–16.

Staheli LT. Torsional deformity. *Pediatr Clin North Am* 1986;33(6): 1373–1383.

Teitz CC, Hu SS, Arendt EA. The female athlete: evaluation and treatment of sports-related problems. *J Am Acad Orthop Surg* 1997;5(2): 87–96.

Vitale MG, Skaggs DL. Developmental dysplasia of the hip from six months to four years of age. *J Am Acad Orthop Surg* 2001;9(6):401–411.

Capítulo 67

SIMULACIÓN DEL EXAMEN DE CERTIFICACIÓN:
Medicina del deporte

Scott A. Francy

PREGUNTAS

1. Una jugadora de fútbol *soccer* de 12 años de edad acude al consultorio de usted quejándose de dolor en la parte anterior de la rodilla. Parece que la molestia es más intensa con la actividad, en especial al saltar y patear una pelota. La paciente no recuerda haber sufrido un traumatismo o lesión. En la deambulación normal no experimenta dolor ni inestabilidad. La causa *más* probable de los síntomas es:

a) Distensión del ligamento cruzado anterior.
b) Luxación de la rótula.
c) Desgarro de la parte distal del cuádriceps.
d) Enfermedad de Osgood-Schlatter.
e) Dolor de espinillas (síndrome de estrés de la tibia medial).

Respuesta

La respuesta es d). La *enfermedad de Osgood-Schlatter o apofisitis del tubérculo tibial,* es la causa más probable del dolor de la paciente; esta enfermedad ocurre más comúnmente entre los 10 y 15 años de edad. El examen por lo general es positivo para hinchazón, prominencia e hipersensibilidad del tubérculo; quizá haya síntomas durante 6 a 24 meses. El tratamiento consta de intentar identificar errores de entrenamiento, disminuir la frecuencia y la intensidad del ejercicio; hacer ejercicios de estiramiento de los tendones de la corva y del cuádriceps y aplicar hielo después de la actividad. El dolor de espinillas no ocurre en la rodilla.

2. En el gimnasio donde entrena varios individuos han animado a un luchador de 16 años de edad a que tome esteroides anabólicos y está considerándolo pues espera obtener una beca universitaria. Accede a internet en un intento por obtener información sobre los efectos secundarios negativos potenciales. Todos los mencionados a continuación son efectos secundarios potenciales conocidos de los esteroides anabólicos, *excepto:*

a) Atrofia testicular.
b) Cierre epifisario tardío.
c) Conducta agresiva.
d) Presión arterial alta.
e) Enzimas hepáticas altas.

Respuesta

La respuesta es b). Los efectos adversos potenciales de los esteroides anabólicos son:

- Musculoesqueléticos: cierre temprano de las epífisis e incremento del riesgo de lesiones musculares/tendinosas.
- Psicológicos: inestabilidad emocional, agresión, depresión y alteración de la libido.
- Dermatológicos: aumento del acné y calvicie con patrón masculino.
- Cardiovasculares: presión arterial alta e incremento del colesterol de lipoproteína de baja densidad.
- Hepáticos: concentraciones altas de enzimas hepáticas y de bilirrubina.
- Genitourinarios: atrofia testicular, hipertrofia del clítoris y oligospermia.

3. Un jugador de baloncesto de 18 años de edad se lesiona una rodilla durante un juego. Recuerda que alguien cayó sobre el lado externo de su rodilla en el momento en que él giraba sobre su pie que estaba plantado en el suelo. El examen de la rodilla 18 horas después de la lesión muestra un derrame grande. El diagnóstico *más* probable es:

a) Rotura del tendón rotuliano.
b) Lesión del ligamento cruzado anterior.
c) Quiste poplíteo (de Baker) roto.
d) Síndrome de dolor patelofemoral.

Respuesta

La respuesta es b). Dados el mecanismo de la lesión y la aparición de un derrame grande, la mejor respuesta es una lesión intrasustancia del ligamento cruzado anterior. Esta lesión ocurre después de que el esqueleto madura. Antes de la madurez del esqueleto, el mismo mecanismo puede dar lugar a una fractura por avulsión de la eminencia tibial.

El derrame articular durante las primeras 24 horas es un resultado de hemartrosis; este mismo mecanismo de lesión puede dar lugar a desgarro del ligamento colateral medial. El tratamiento inicial comprende reposo, aplicación de hielo, compresión y elevación. Más a menudo, se necesita estabilización quirúrgica del ligamento.

4. Un jugador de baloncesto de 17 años de edad (estatura en el percentil 50) será atendido en julio para un examen médico previo a la participación en deportes. La presión arterial es de 140/88 mm Hg y esa presión arterial alta se confirma en visitas subsiguientes. Usted comenta la hipertensión con el paciente. Todo lo mencionado a continuación es correcto *excepto:*

   a) El paciente debe adoptar hábitos de estilo de vida saludables, como evitar esteroides anabólicos, abuso de drogas e ingestión alta de sodio.
   b) Debido a su potencial para aumentar la frecuencia cardiaca, debe evitar deportes como el fútbol americano y el baloncesto, y elegir un deporte más sedentario, como el levantamiento de pesas.
   c) Es necesario que se le mida la presión arterial regularmente, cada 1 a 2 meses.
   d) Si coexiste enfermedad cardiovascular, el tipo y la gravedad de esta enfermedad debe tener repercusiones sobre la decisión de usted respecto a la participación en deportes.

Respuesta

La respuesta es b). La presión arterial del paciente cae dentro de la categoría de "hipertensión importante" para su edad. De acuerdo con la American Academy of Pediatrics (AAP), "la presencia de hipertensión importante en ausencia de daño de órgano blanco o cardiopatía concomitante no debe limitar la elegibilidad de una persona para actividades atléticas competitivas". La AAP declara que: "las personas con hipertensión esencial (inexplicable) importante deben evitar el levantamiento de pesas, tanto el de potencia como el culturismo y el entrenamiento para aumentar la fuerza. Las personas con hipertensión secundaria (hipertensión causada por una enfermedad previamente identificada) o hipertensión esencial grave necesitan evaluación".

5. Respecto a las conmociones cerebrales, ¿cuál de las afirmaciones siguientes es falsa?

   a) Casi ninguno de los episodios de conmoción cerebral en atletas jóvenes se reporta.
   b) Las conmociones cerebrales múltiples pueden dar lugar a daño cerebral acumulativo.
   c) Debe haber pérdida del conocimiento para emitir un diagnóstico de conmoción cerebral.
   d) La observación estrecha del atleta tiene importancia crucial después de una lesión encefálica.

Respuesta

La respuesta es c). La conmoción cerebral es un proceso fisiopatológico complejo que afecta el cerebro, inducido por fuerzas biomecánicas traumáticas. Los signos y síntomas quizá incluyan alteraciones del conocimiento, confusión, amnesia, deterioro visual y auditivo, irritabilidad y cambios del estado de ánimo, dificultad con el equilibrio, cefalea, letargo, insomnio, alteración de la memoria, náuseas y vómitos. La pérdida del conocimiento *no* es un requisito para hacer el diagnóstico de conmoción cerebral. El fútbol americano, el fútbol *soccer* y el *lacrosse* tienen las tasas más altas de conmoción cerebral en deportes que se practican en la escuela secundaria. Las pautas para el regreso a la actividad deben incluir cierto grado de reposo físico y cognitivo; debe haber una progresión secuencial,

funcional, de actividad creciente a medida que los síntomas desaparecen. Los síntomas no deben recurrir con el esfuerzo. En algunos pacientes quizá se requieran pruebas neuropsicológicas. El síndrome posconmoción cerebral comprende síntomas residuales por una conmoción cerebral, entre ellos cefalea, mareo, irritabilidad y dificultad para concentrarse; estos síntomas se han observado después de cualquier conmoción cerebral, independientemente de la gravedad.

6. Un niño de 6 años de edad es atendido en la clínica donde usted labora; tiene un antecedente de dolor intermitente en la parte anterior del muslo, que duró un mes, seguido meses más tarde por cojera en empeoramiento sin dolor, de dos meses de evolución. Usted solicita proyecciones anteroposterior (AP) y en posición de ancas de rana, de las caderas; su diagnóstico es enfermedad de Legg-Calvé-Perthes (LCPD, *Legg-Calvé-Perthes disease*). ¿Cuál de las afirmaciones siguientes es falsa respecto a la LCPD?

   a) Es más común en varones.
   b) La abducción y la rotación interna por lo general están limitadas.
   c) Es más común después de los 10 años de edad.
   d) Generalmente es unilateral.

Respuesta

La respuesta es c). La LCPD es osteonecrosis, o necrosis avascular, idiopática, de la epífisis de la cabeza femoral. La causa es desconocida.

Es más común en niños de 3 a 12 años de edad. Afecta a varones más que a mujeres y es unilateral en alrededor de 80 a 90% de los pacientes. Los niños quizá se presenten con dolor y cojera leve o intermitente. La cojera llega a hacerse "indolora" con el tiempo. La exploración física revela pérdida de la abducción y de la rotación interna. Los factores de pronóstico favorable son inicio antes de los seis años de edad, duración corta de la enfermedad y afección de menos de 50% de la epífisis. Los objetivos del tratamiento son mantener el rango de movimiento y la contención acetabular de la cabeza femoral durante la recuperación. El tratamiento quizá incluya observación cuidadosa, aparatos ortopédicos e intervención quirúrgica.

7. Un varón de 13 años de edad con obesidad leve se queja de cojera y dolor de muslo de tres semanas de evolución. El paciente no recuerda algún traumatismo definido, pero recuerda una infección de las vías respiratorias superiores hace unas ocho semanas. El examen resulta positivo para un decremento leve de la rotación interna de la cadera. El diagnóstico *más probable* es:

   a) Sinovitis transitoria de la cadera.
   b) Distensión de los tendones de la corva.
   c) Espondilólisis con dolor de muslo referido.
   d) Deslizamiento de la epífisis de la cabeza femoral (SCFE, *slipped capital femoral epiphysis*).

Respuesta

La respuesta es d). La SCFE es un padecimiento común de la cadera en atletas. Se desconoce la causa, aunque factores mecánicos y endocrinos probablemente están implicados. Esta enfermedad comúnmente afecta a adolescentes que son obesos y que tienen retraso de la maduración del esqueleto (concentración baja de hormonas sexuales) o que son altos y delgados, y que han tenido un brote de crecimiento reciente (concentración alta de hormona de crecimiento). La SCFE por lo general ocurre entre los 11 y los 15 años de edad y su incidencia es más alta en niños varones, afroamericanos y obesos; se observa afección bilateral en 25% de los casos, aunque quizá no se presente al mismo tiempo. La presentación de SCFE comprende dolor y rango de movimiento (en especial rotación interna) limitado; un 25% de los pacientes tendrá solo dolor de muslo o de rodilla y no dolor de cadera. La radiografía de la cadera muestra que la epífisis está parcialmente desplazada desde el fémur ("en helado cayendo del cono"). El grado de deslizamiento se clasifica como leve (<33%), moderado (34 a 50%) o grave (>50%) y la SCFE se cataloga como estable o inestable —la SCFE estable es el tipo más común—; por lo general la fisis es amplia y después ocurre deslizamiento gradual. La SCFE inestable en ocasiones va precedida por síntomas leves y el deslizamiento tiene lugar de manera repentina. El tratamiento está dirigido a prevenir deslizamiento adicional y minimizar complicaciones al insertar tornillos en la cabeza del fémur. Las complicaciones posibles son necrosis avascular y degeneración del cartílago articular. La sinovitis transitoria por lo general ocurre en niños más jóvenes, aparece 1 a 2 semanas después de una infección viral y los síntomas habitualmente duran menos de tres semanas.

8. ¿Cuál de las que siguen es falsa respecto a las gafas protectoras para atletas jóvenes?

a) Es necesario animar a todos los jóvenes involucrados en deportes organizados a que usen protección ocular apropiada.

b) Los lentes de contacto no ofrecen protección ocular adecuada.

c) Los atletas que solo tienen un ojo funcional son autorizados a participar en deportes si un profesional les ha adaptado gafas protectoras recomendadas.

d) El esquí, el buceo, la lucha y el ciclismo se consideran deportes de bajo riesgo para lesión ocular.

Respuesta

La respuesta es c). Los atletas que solo tienen un ojo funcional no deben participar en boxeo ni en artes marciales de contacto completo, incluso si se dispone de protección ocular. Los deportes de alto riesgo son pistola BB/*paintball*, baloncesto, béisbol, críquet, *lacrosse*, *hockey* sobre césped, *squash*, ráquetbol, esgrima, boxeo y artes marciales de contacto completo. Los deportes de riesgo moderado son tenis, bádminton, vóleibol, waterpolo, fútbol, golf y pesca.

9. Los síntomas que siguen por lo general son congruentes con agotamiento por calor, excepto:

a) Hipotensión.

b) Náuseas/vómitos.

c) Sudoración profusa.

d) Temperatura corporal central entre 38.33 y 40°C.

Respuesta

La respuesta es a). La hipotensión no es un síntoma de agotamiento por calor. Los niños tienen menos toleran-

cia al ejercicio que los adultos cuando la temperatura del aire es mayor que la temperatura corporal. La enfermedad por calor se origina por una incapacidad para mantener la temperatura corporal normal debido a producción excesiva de calor o transferencia disminuida de calor hacia el ambiente. Hay una diferencia entre fiebre y golpe de calor: la fiebre es una respuesta normal, una respuesta controlada del control de la temperatura de los centros termorreguladores en el hipotálamo y el tallo encefálico. Se recibe un estímulo pirógeno y la temperatura central aumenta hasta un nuevo valor establecido que es regulado por mecanismos normales. Durante la enfermedad por calor, los mecanismos de transferencia de calor normales se agotan y el control termorregulador central es ineficaz.

El agotamiento por calor es un deterioro mental y físico transitorio caracterizado por:

- Aumento de la temperatura corporal central —temperatura central de 38 a 40°C—. Deshidratación leve con alteraciones del sodio o sin ellas.
- Por lo general aparece después de periodos de ejercicio extenuante o de exposición a temperaturas ambientales altas.
- Los síntomas comprenden deshidratación leve, molestia intensa, sudoración profusa, cefalea, confusión, sed, náuseas, vómitos, y ausencia de síntomas neurológicos graves.

10. De acuerdo con el American Academy of Pediatrics Clinical Report on Medical Conditions Affecting Sports Participation, no debe permitirse la participación en deportes a un paciente ¿con cuál de las enfermedades que siguen?

a) Atleta con fiebre.

b) Atleta con diabetes mellitus.

c) Atleta con hepatitis C.

d) Atleta con cardiopatía congénita.

e) Atleta con infección por virus de inmunodeficiencia adquirida (HIV, *human immunodeficiency virus*).

Respuesta

La respuesta es a). La fiebre, que es una temperatura corporal central alta, quizá sea indicativa de un estado patológico (infección o enfermedad); tales afecciones a menudo se manifiestan con incremento del metabolismo y la frecuencia cardiaca en reposo. La presencia de fiebre durante el ejercicio en ocasiones da lugar a mayor almacenamiento de calor, decremento de la tolerancia al calor, riesgo aumentado de enfermedad por calor, esfuerzo cardiopulmonar aumentado, reducción de la capacidad máxima para hacer ejercicio e incremento del riesgo de hipotensión. Los niños con diabetes mellitus no tienen restricción para participar en todos los deportes si tienen atención a factores como dieta, concentración de glucosa en sangre, hidratación y terapia con insulina; la glucosa en sangre se debe vigilar antes, durante y después del ejercicio. Los atletas con infección por virus de la hepatitis C pueden participar en deportes según lo permita el estado de salud del atleta, debido al riesgo de transmisión mínimo a otras personas. Todos los atletas deben recibir inmunización contra hepatitis B. Las lesiones en la piel se deben cubrir de manera apropiada y es necesario observar precauciones universales. La mayoría de los atletas con formas leves de cardiopatía congénita (definidas por la 36th Bethesda Conference) está en posibilidad de tener una participación plena; se recomienda consultar con un cardiólogo antes de iniciar la participación deportiva de los atletas con antecedente de cardiopatía congénita. Debido a que solo hay un riesgo mínimo para otras personas, los atletas con infección por HIV no tienen impedimento para participar en todos los deportes según lo permita su estado de salud (en especial si la carga de virus es indetectable o muy baja). Ciertos deportes, como la lucha o el boxeo, implican un riesgo más alto de transmisión viral; si la carga viral es detectable, debe solicitarse a los atletas que eviten este tipo de deportes de alto grado de contacto.

Las lesiones en la piel se deben cubrir de manera apropiada, y han de observarse precauciones universales.

11. Un jugador de baloncesto de 12 años de edad que ha estado teniendo molestias en una rodilla y cojera durante una semana después de "saltar para atrapar una pelota y torcerme la rodilla" acude a su consultorio. En una radiografía de la rodilla con proyección en túnel, usted nota una pequeña zona radiolúcida redonda en el cóndilo femoral medial. El diagnóstico más probable es:

a) Condromalacia.
b) Fractura de Salter-Harris III del cóndilo femoral medial.
c) Enfermedad de Sinding-Larsen-Johansson.
d) Osteocondritis disecante (OCD, *osteochondritis dissecans*).

Respuesta

La respuesta es d). La OCD ocurre cuando un área de hueso adyacente al cartílago articular se torna avascular y finalmente se separa del hueso subyacente. Se desconoce la causa exacta, pero es posible que incluya traumatismo por huesos adyacentes. Quizá haya un derrame articular leve y es posible que se observen síntomas de un fragmento suelto (bloqueo o chasquido). El paciente por lo general tiene hipersensibilidad de la superficie articular (si es accesible al examinador). En niños de más corta edad, el cartílago articular suprayacente por lo general permanece intacto. Ocurre revascularización y el hueso sana de manera espontánea. El riesgo de fractura articular y separación final del fragmento óseo aumenta con la edad.

Las lesiones osteocondrales en los estudios de imágenes —radiografías—, cuando son detectables, aparecen como zonas radiolúcidas en la epífisis articular. Los niños de 11 años de edad o menos por lo general solo requieren observación, quizá necesiten inmovilización con un yeso o una órtesis. En adolescentes de mayor edad tal vez esté indicada la intervención quirúrgica artroscópica para escisión del cuerpo suelto, recolocación y fijación interna, o perforación de una lesión intacta para promover la revascularización y la cicatrización. En la articulación de la rodilla, el cóndilo femoral medial es el sitio más comúnmente afectado.

12. Una jugadora de *softbol* de 11 años de edad está recibiendo atención en su consultorio después de que "se torció el tobillo hacia adentro" durante un juego el día anterior. Se queja de dolor en la parte lateral del tobillo, especial-

mente al caminar. Su entrenador le dijo que es un esguince, y quiere que ella participe en el juego de campeonato el día siguiente. Después del examen, usted decide obtener una radiografía, porque la niña tiene hipersensibilidad en un punto sobre la parte distal del peroné. En la clasificación de fracturas de Salter-Harris, ¿qué clase se caracteriza por una fractura que se extiende a lo largo de la fisis y hacia la metáfisis?

a) Salter I.
b) Salter II.
c) Salter III.
d) Salter IV.

Respuesta

La respuesta es a). Una fractura de *Salter I* comprende una separación a través de la fisis. Una fractura tipo I es una fractura transversal a través de la zona hipertrófica de la fisis. La amplitud de la fisis está aumentada. La alteración del crecimiento es poco común.

En la pregunta anterior la niña tiene hipersensibilidad de punto en la placa epifisaria, que es sugestiva de una fractura tipo I. Una fractura de *Salter II* ocurre a través de una porción de la fisis, pero se extiende a través de la metáfisis (hacia la diáfisis del hueso). Una fractura tipo II es una fractura a través de la fisis y la metáfisis; estas lesiones rara vez dan lugar a limitaciones funcionales.

El tipo II es el tipo más común de fractura de Salter-Harris. Las fracturas de Salter I y II tienen potencial bajo de paro del crecimiento. Una fractura de Salter III es a través de una porción de la fisis que se extiende a través de la epífisis y hacia la articulación.

Este tipo de fractura muestra propensión a discapacidad crónica porque al cruzar la fisis, la fractura se extiende hacia la superficie articular del hueso.

Las fracturas tipo III rara vez dan lugar a deformidad importante; por ende, tienen un pronóstico relativamente favorable. El tratamiento para esta fractura a menudo es quirúrgico. Una fractura de *Salter IV* es a través de la metáfisis, la fisis y la epífisis.

De modo similar a una fractura tipo III, una fractura tipo IV es una fractura intraarticular, así que es posible que dé lugar a discapacidad crónica. Al interferir con la capa de crecimiento de las células de cartílago, estas fracturas propician fusión focal prematura del hueso afectado, por tanto, estas lesiones favorecen deformidad de la articulación. Una fractura de *Salter V* es una lesión por aplastamiento de la fisis. Una lesión tipo V es una lesión por compresión o por aplastamiento de la placa epifisaria, sin fractura epifisaria o metafisaria asociada; esta fractura se asocia con alteraciones del crecimiento en la fisis. Las fracturas de Salter III, IV y V tienen un potencial alto de paro del crecimiento. Respecto al escenario clínico en la pregunta, es importante recordar que la paciente todavía no ha alcanzado madurez del esqueleto. Un mecanismo de lesión del tobillo por inversión produce lesión en la parte lateral del tobillo. Los ligamentos afectados más a menudo son los ligamentos talofibulares anterior y posterior, así como los ligamentos calcaneofibulares. Una fractura de la fisis peroneal (Salter-Harris tipo I) es una lesión muy común en un paciente que sufre una lesión por inversión, aún tiene abiertas las placas de crecimiento y tiene dolor a la palpación de la parte distal del peroné en el área de la fisis. La fisis peroneal distal por lo general se cierra hacia los 13 años de edad en niñas y hacia los 15 años en niños. Con las fracturas tipo I, las radiografías iniciales sugieren separación de la fisis, pero esta separación quizá no sea manifiesta; sin embargo, hay hinchazón de tejido blando y el examen debe excluir un dato radiográfico negativo. Cuando la presencia de una fractura tipo I es una consideración diagnóstica, es más seguro colocar una férula o un yeso en la extremidad afectada.

13. Un varón de 16 años de edad que participa en el equipo de fútbol americano de la escuela secundaria a la que acude, se presenta con un antecedente de fiebre, dolor de garganta, ganglios linfáticos del cuello aumentados de tamaño y dolor en el cuadrante superior izquierdo del abdomen. Ha estado fatigado durante dos semanas. La exploración física revela faringitis exudativa bilateral, linfadenopatía cervical posterior bilateral y esplenomegalia. Los anticuerpos heterófilos resultan positivos. Usted recomienda al paciente que no participe en deportes debido a esta enfermedad. De las que siguen, la complicación más importante de esta enfermedad en relación con la participación en deportes es:

a) Anemia hemolítica.
b) Trombocitopenia.
c) Obstrucción amigdalina.
d) Rotura del bazo.

Respuesta

La respuesta es d). Si bien es poco común, la rotura del bazo es un riesgo en la participación en deportes por parte de adolescentes con mononucleosis infecciosa aguda. Si bien la obstrucción amigdalina, la trombocitopenia y la anemia hemolítica son complicaciones de la mononucleosis infecciosa, no se relacionan con la participación en deportes.

14. Para el joven descrito en la pregunta 13, ¿cuál de los que siguen se requerirá antes de que pueda volver a la participación plena en deportes (fútbol americano)?

a) Resolución completa de los síntomas.
b) Ecografía del abdomen que muestre bazo de tamaño normal.
c) Intervalo de 12 semanas desde el inicio de los síntomas.
d) Resolución del estado de positividad para anticuerpos heterófilos.

Respuesta

La respuesta es a). Si bien a menudo se cita un periodo de 4 a 6 semanas desde el inicio de los síntomas hasta el regreso a la participación plena, se requiere resolución completa de los síntomas (que a menudo ocurre durante este periodo de 4 a 6 semanas). No hay datos que fundamenten que una ecografía del bazo que muestre tamaño normal de dicho órgano sea útil para permitir a los adolescentes volver a la participación plena. Un resultado positivo para anticuerpos heterófilos quizá persista durante meses y no predice riesgo de rotura del bazo.

LECTURAS RECOMENDADAS

Atanda A, Reddy D. Injuries and chronic conditions of the knee in young athletes. *Pediatr Rev* 2009;30:419–430.

Demorest RA, Washington RL. Athletic participation by children and adolescents who have systemic hypertension. *Pediatrics* 2010;125:1287–1294.

Halstead ME, Walter KD. Sport-related concussion in children and adolescents. *Pediatrics* 2010;126:597–615.

Harris S, Anderson SJ. *Care of the young athlete.* Elk Grove Village, IL: American Academy of Pediatrics, 2010.

Jardine DS. Heat illness and heatstroke. *Pediatr Rev* 2007;28:249–258.

Koch J. Performance-enhancing substances and their use among adolescent athletes. *Pediatr Rev* 2002;23:310–317.

Rice SG. Medical conditions affecting sports participation. *Pediatrics* 2008;121:841–848.

Capítulo 68

Urología para el pediatra

Jonathan H. Ross

HIDRONEFROSIS EN EL RECIÉN NACIDO

Etiología y epidemiología

Antes del uso sistemático de la ecografía prenatal, la mayoría de los recién nacidos con hidronefrosis se presentaba con una masa abdominal o urosepsis. De hecho, *la causa más común de una masa abdominal en el recién nacido es un riñón displásico poliquístico y una segunda causa cercana es una obstrucción en la unión ureteropélvica*. Sin embargo, la mayor parte de los casos de hidronefrosis en la actualidad se detecta durante el periodo prenatal y la hidronefrosis es una de las anomalías fetales más comunes, afecta a entre 1 y 4.5% de los embarazos.

Diagnóstico

El aspecto ecográfico de los riñones cambia durante la gestación. La producción de orina empieza aproximadamente a las 12 semanas de gestación. La vejiga urinaria y los riñones son visibles por vez primera a las 14 a 16 semanas. Hacia las 16 semanas la orina contribuye significativamente al volumen del líquido amniótico y la producción de orina aumenta. Debido a estos cambios del flujo de orina y al crecimiento renal, la importancia de la pielectasia *in utero* depende de su grado en relación con la edad gestacional. La ecografía prenatal también permite detectar algunos casos de displasia renal.

Pese a las mejoras que ha habido en la tecnología y la técnica, es imposible fiarse de la ecografía prenatal para un diagnóstico definitivo. La precisión de la ecografía prenatal depende del operador y por lo general es más fácil determinar la presencia de una anormalidad que establecer un diagnóstico específico. Afortunadamente, la necesidad de fiarse de los datos en la ecografía prenatal es muy limitada pues rara vez está indicada intervención prenatal.

Dado que con la ecografía prenatal es imposible hacer un diagnóstico específico y fiable, la evaluación posnatal es crucial y es guiada por el espectro de anomalías que se observan en pacientes con hidronefrosis prenatal. Muchos riñones resultan ser normales después del nacimiento. La frecuencia de este dato depende de la gravedad de la hidronefrosis prenatal. Para recién nacidos con hidronefrosis persistente durante el periodo posnatal el diagnóstico diferencial incluye:

- Obstrucción de la unión ureteropélvica (la causa más común).
- Megauréter obstruido.
- Duplicación con una porción de polo superior obstruida (secundaria a ureterocele o uréter ectópico).
- Válvulas uretrales posteriores.
- Síndrome de abdomen en ciruela pasa.
- Reflujo vesicoureteral (quizá sea la causa primaria de hidronefrosis o asociarse con cualesquiera de los anteriores).

Tratamiento

La ecografía por lo general se efectúa durante los primeros días de vida para detectar cualesquiera lesiones que requieran intervención expedita, entre ellas se cuentan obstrucción bilateral grave o válvulas uretrales posteriores. En pacientes con hidronefrosis prenatal puramente unilateral, la ecografía inicial puede diferirse. En los lactantes con hidronefrosis prenatal quizá convenga instituir profilaxis con antibióticos en el momento del nacimiento; una opción es usar amoxicilina durante el primer mes y trimetoprim-sulfametoxazol o nitrofurantoína a partir de entonces. Los antibióticos deben continuar administrándose en tanto no se defina la naturaleza de la lesión. Debe obtenerse una segunda ecografía en algún momento durante el primer mes; este estudio de seguimiento es importante, incluso si los datos en la ecografía neonatal son normales. La producción de orina quizá sea muy baja durante los primeros días de vida y resulte insuficiente para causar dilatación del tracto urinario en posición proximal a una obstrucción importante. La ecografía cuidadosa permite detectar de manera fiable la presencia de obstrucción y su nivel. También debe detectar anomalías de duplicación, en particular si el grado de pielectasia difiere en las dos porciones. Generalmente se obtiene un cistouretrograma miccional (VCUG, *voiding cystourethrogram*) para excluir reflujo vesicoureteral. En pacientes con hidronefrosis leve y riesgo bajo de infección de las vías urinarias (UTI, *urinary tract infection*) (p. ej., niños circuncidados), el VCUG se difiere al menos hasta que la hidronefrosis se torne más importante u ocurra una UTI; el manejo adicional depende del diagnóstico específico.

Obstrucción de la unión ureteropélvica

En la evaluación del primer mes, en la mayoría de los pacientes se encuentra una obstrucción de la unión ureteropélvica. El siguiente paso en el manejo es una gammagrafía de flujo renal con diurético, con MAG-3 (^{99m}Tc-mercaptoacetiltriglicerina) a fin de determinar el grado de obstrucción y la función relativa del riñón obstruido. La gammagrafía de flujo renal también permite distinguir un riñón poliquístico, que no funciona y aparece como una región fotopélvica en la gammagrafía. Los riñones no obstruidos o dudosos deben vigilarse con ecografía frecuente durante el primer año de vida (aproximadamente cada tres meses). En muchos casos la hidronefrosis se resuelve, pero si persiste debe obtenerse otra gammagrafía renal con diurético al año de edad; si la hidronefrosis aumenta durante el periodo de observación debe repetirse la gammagrafía renal antes de un año.

El manejo apropiado de la inequívoca obstrucción del riñón (definido por depuración notoriamente prolongada en la gammagrafía renal con diurético) es controvertido. Si la gammagrafía renal revela decremento de la función ipsolateral por lo general se recomienda intervención quirúrgica. Si hay función renal ipsolateral normal pese a la obstrucción quizá deba emprenderse observación estrecha o manejo quirúrgico.

Megauréter

El megauréter es la segunda causa más común de hidronefrosis prenatal. La evaluación generalmente consta de una ecografía renal/vesical, y cistouretrografía miccional. Los datos ecográficos característicos son los de hidroureteronefrosis; el hidrouréter por lo general es más impresionante que la distensión intrarrenal. No debe haber reflujo en el VCUG, aunque en ocasiones se observa reflujo tenue hacia un uréter obstruido. El uso de renografía con diurético no se encuentra establecido en la evaluación del lavado desde uréteres dilatados, aunque las imágenes análogas deben evaluarse para una impresión subjetiva del grado de obstrucción. La gammagrafía renal ofrece una medición cuantitativa de la función renal relativa. Muchos casos de megauréter se resuelven de manera espontánea. Es preciso emprender intervención quirúrgica si la hidronefrosis progresa, la función renal se deteriora o aparecen síntomas como dolor o UTI.

Hidronefrosis del polo superior en un sistema duplicado

La dilatación del polo superior en un sistema duplicado por lo general es secundaria a un uréter ectópico o ureterocele. La distensión del polo inferior quizá sea una consecuencia de obstrucción secundaria por un ureterocele del polo superior o de reflujo vesicoureteral hacia la porción del polo inferior. Estas lesiones suelen caracterizarse bien por medio de una combinación de ecografía, gammagrafía renal y cistouretrografía miccional. En casos difíciles, un urograma con resonancia magnética o una cistoscopia permite aclarar los aspectos anatómicos. Por lo general está indicada intervención quirúrgica, cuyo tipo depende de los aspectos anatómicos específicos del individuo.

Válvulas uretrales posteriores

Las válvulas uretrales posteriores son una causa poco común de hidronefrosis antenatal, y representan una de las pocas entidades para las cuales en ocasiones está indicada intervención prenatal. El diagnóstico debe considerarse en cualquier recién nacido varón con hidronefrosis bilateral y/o pared engrosada de la vejiga. En todos esos pacientes debe realizarse ecografía posnatal y cistouretrografía miccional durante los primeros días de vida. Las válvulas en un lactante a término se tratan con ablación primaria de la válvula. En un recién nacido pretérmino o enfermo una opción es efectuar vesicostomía, con postergación de la ablación de la válvula hasta etapas más avanzadas de la vida. Si la función renal permanece inadecuada, con hidronefrosis persistente después de ablación de válvula o vesicostomía exitosa, se considera derivación más alta mediante ureterostomía o pielostomía cutánea.

Riñón displásico poliquístico

Un riñón poliquístico es un riñón que no funciona, y que está compuesto de quistes de tamaño variable y estroma displásico. Las opciones para el manejo de un riñón displásico poliquístico son: extirparlo, darle seguimiento o pasarlo por alto. La escisión quirúrgica es apoyada por reportes de hipertensión y enfermedad maligna (tanto tumor de Wilms como carcinoma de células renales) en pacientes con riñones poliquísticos. El número de casos reportados es pequeño y el número total de riñones poliquísticos, aunque se desconoce, sin duda es grande. Por consiguiente, el riesgo para cualquier paciente dado probablemente es en extremo bajo y no justifica el riesgo que plantea la escisión quirúrgica, en realidad, los riñones poliquísticos deben vigilarse con ecografía y vigilancia de la presión arterial periódicas. Es obvio que cualquier paciente que presente hipertensión o una masa renal debe ser objeto de nefrectomía.

TESTÍCULO NO DESCENDIDO

Etiología y epidemiología

El testículo no descendido es una de las anomalías genitourinarias congénitas más comunes. La incidencia de testículo no descendido es de 3% en recién nacidos a término. Muchos testículos no descendidos descienden de manera espontánea durante los primeros meses de vida y la incidencia al año de edad es de 0.8%. Los niños con testículos no descendidos tienen riesgo aumentado de cáncer testicular después de la pubertad y los testículos no producen espermatozoides si se dejan en una localización no descendida. Cuando el descenso de un testículo a través de la vía normal se suspende, se dice que el testículo es no descendido. En contraste, el más raro testículo ectópico se ha desviado desde la vía de descenso normal. Las ubicaciones posibles de testículos no descendidos son:

- Abdomen.
- Canal inguinal (más común).

- Bolsa inguinal superficial.
- Tubérculo púbico.
- Escroto alto.

Los testículos ectópicos pueden encontrarse en el:

- Canal femoral.
- Perineo.
- Espacio prepúbico.
- Escroto contralateral.

Diagnóstico

Dado que casi todos los testículos no descendidos están situados en el canal inguinal, es factible evaluarlos durante la exploración física. Los testículos no palpables plantean un problema más desafiante y requieren una evaluación más extensa. Cuando un niño se presenta con un testículo no descendido, como con cualquier anomalía congénita, es importante realizar un interrogatorio exhaustivo sobre el embarazo y la lactancia. También es necesario preguntar a los padres si alguna vez palparon el testículo. ¿El testículo no descendido se notó en el momento del nacimiento? Esto es en particular importante en niños de mayor edad, que podrían tener un testículo retráctil. Una ubicación normal previa de un testículo que se notó durante la exploración física, sea por el médico de atención primaria o por los padres, sugiere testículo retráctil. Es obvio que cualquier intervención quirúrgica inguinal previa es importante como una posible causa de ascenso o atrofia testicular secundario. Si bien las hernias clínicas son poco comunes en niños con un testículo no descendido, la mayoría tiene un proceso *vaginalis* permeable y es importante interrogar acerca de un antecedente de hernia.

La exploración física de un niño con un testículo no descendido es una parte crucial de la evaluación, debe efectuarse la exploración física general para evaluar el riesgo quirúrgico. Es necesario buscar anomalías como hipospadias, retraso mental y otras anomalías del sistema nervioso central, que a veces se asocian con testículo no descendido. Es esencial que el niño esté relajado y a una temperatura adecuada durante el examen; un cuarto frío o un niño nervioso exagerará un testículo retráctil. Antes de tocar al niño deben examinarse visualmente los genitales y la región inguinal. Dado que el primer tacto quizá estimule un reflejo cremasteriano, la mejor oportunidad para ver el testículo en el escroto es en la inspección inicial. Un testículo no descendido verdadero a menudo se asocia con desarrollo inadecuado del hemiescroto ipsolateral. Colocar al niño en la posición de ancas de rana y oprimir suavemente desde el canal inguinal hacia el escroto a menudo hace descender un testículo retráctil alto. Si el testículo en cuestión puede hacerse descender de esta manera y permanece en el hemiescroto sin tensión, el diagnóstico es testículo retráctil. La aplicación de un poco de jabón líquido en la mano con la que se efectúa la exploración reduce la fricción y mejora la sensibilidad para detectar un testículo inguinal. La conversación continua apropiada para la edad con el paciente durante el examen ayuda a mantener al niño relajado y mejora la probabilidad de detectar un testículo palpable. Los sitios ectópicos también deben palparse si no se palpa el testículo en la región inguinal o en el escroto.

La exploración física permite distinguir entre un testículo no palpable, un testículo no descendido palpable y uno retráctil. En casos dudosos, la repetición del examen en una fecha posterior a menudo aclara el diagnóstico. Se ha utilizado estimulación hormonal, más comúnmente con gonadotropina coriónica humana (HCG, *human chorionic gonadotropin*) para distinguir entre un testículo retráctil y uno no descendido verdadero, así como para tratar testículos no descendidos. No obstante, evaluaciones críticas recientes de la literatura médica sugieren que la hormonoterapia tiene poco uso práctico en una u otra situación. Casi todos los testículos retráctiles finalmente adoptan una posición escrotal normal, sin embargo, en ocasiones un testículo retráctil ascenderá con el crecimiento. Por tanto, los niños con un testículo significativamente retráctil deben ser objeto de exámenes genitales anuales.

En el caso de un testículo no descendido palpable, no se necesita evaluación adicional a menos que existan otras anomalías genitales. La anomalía genital más importante es el hipospadias, que ocurre en 5 a 10% de los niños con un testículo no descendido. El hipospadias en asociación con incluso un testículo no descendido suscita la posibilidad de una alteración del desarrollo sexual (DSD, *disorder of sexual development*). Los pacientes con un testículo no descendido unilateral e hipospadias quizá tengan disgenesia gonadal mixta, en cuyo caso suele haber un cariotipo mosaico de 45,XO/46,XY. En consecuencia, los pacientes con testículo no descendido e hipospadias deben ser objeto de cariotipificación. Si ambos testículos están no descendidos, en particular si no son palpables, debe considerarse hiperplasia suprarrenal congénita (CAH, *congenital adrenal hyperplasia*) en una mujer u otras formas menos comunes de DSD. La posibilidad de una mujer con CAH debe considerarse definitivamente en un recién nacido aparentemente varón con testículos impalpables bilaterales e hipospadias, porque es la causa más común de genitales ambiguos. Los pasos iniciales en la evaluación son cariotipificación y cuantificación de la concentración sérica de 17-hidroxiprogesterona, las cuales excluyen las dos causas más comunes de genitales ambiguos: CAH y disgenesia gonadal mixta. Si el niño tiene un cariotipo masculino normal deben considerarse las causas más raras de genitales ambiguos, como el hermafroditismo verdadero y la DSD 46,XY.

En un niño con testículos impalpables bilaterales surge la pregunta respecto a si los testículos son intraabdominales o faltan. La anorquia bilateral se diagnostica con estudios bioquímicos. Los pacientes con concentración alta de gonadotropina y falta de aumento significativo de testosterona con una prueba de estimulación con HCG, carecen de testículos y no requieren exploración radiográfica o quirúrgica. Pacientes ocasionales que no muestran respuesta a la HCG, pero que tienen concentración sérica normal de gonadotropina, en realidad tendrán testículos presentes. En consecuencia, tiene sentido iniciar la evaluación con una medición de las gonadotropinas séricas. Si son normales, se requiere exploración quirúrgica. Si las gonadotropinas están altas, se confirma anorquia mediante una prueba de estimulación con HCG; esta última prueba debe evitarse en un recién nacido al verificar la concentración sérica de testosterona, que en circunstancias normales está alta durante las primeras semanas de vida. Si se detecta concentración importante, debe haber al menos un testículo presente y no se requiere una prueba de estimulación con HCG.

Cuando un niño tiene un testículo impalpable unilateral, es obvio que una prueba de estimulación con HCG carece de valor. Para esos niños y en niños con testículos no palpables bilaterales y gonadotropinas o prueba de estimulación con HCG normales, está indicada más evaluación. Se dispone de varias pruebas radiográficas para identificar un testículo intraabdominal. Se han usado ecografía, tomografía computarizada e imágenes de resonancia magnética (MRI, *magnetic resonance imaging*). La exactitud general de estas pruebas en la localización de un testículo no descendido es de 80 a 90%; casi todos los testículos en series reportadas son inguinales y tendrían que haberse palpado en una exploración física bien efectuada. La exactitud de estos estudios de imágenes para localizar un testículo intraabdominal es de menos de 25%. La venografía gonadal es más exacta y permite localizar o confirmar la ausencia de un testículo intraabdominal en 75% de los casos. No obstante, esta modalidad requiere sedación acentuada o anestesia en niños, y es invasiva y técnicamente difícil de efectuar en pacientes menores de seis años.

Dado que las pruebas fácilmente disponibles son insensibles para detectar un testículo intraabdominal, son poco beneficiosas. En los pocos casos en los cuales en un estudio radiográfico se identifica un testículo intraabdominal, se requiere una operación para hacer descender el testículo. Sin embargo, el fracaso de cualquiera de estas pruebas para identificar un testículo no significa que el testículo falte; la tasa de resultados negativos falsos de cada prueba es importante. Por ende, un resultado negativo en un estudio también exige una operación para localizar un testículo intraabdominal o probar su falta en definitiva. Puesto que los resultados de las pruebas radiográficas no alteran el manejo, son poco valiosas. Una posible excepción es el niño cuyo hábito corporal dificulta la exploración física de la región inguinal. Si la ecografía permite identificar un testículo inguinal en un niño con esas características es factible evitar la práctica de una laparoscopia en ese niño.

Tratamiento

El tratamiento estándar de un testículo no descendido palpable es una orquidopexia. El tratamiento debe emprenderse hacia los 6 a 12 meses de edad a fin de maximizar el potencial de producción de espermatozoides. La orquidopexia también coloca el testículo en una ubicación palpable para detección de tumor y disminuye 50% el riesgo de formación de tumor. Un testículo impalpable plantea un desafío mayor. En alrededor de 50% de los niños con un testículo impalpable unilateral, el testículo derecho falta en ese lado. Debido a la incapacidad de los estudios radiográficos para identificar de manera fiable un testículo intraabdominal, se requiere una operación a fin de determinar la presencia de un testículo impalpable o su falta. Antes de una incisión quirúrgica formal es preciso efectuar laparoscopia. Si se identifica un testículo intraabdominal se procede a orquidopexia por vía laparoscópica; si hay vasos con extremo ciego en

el abdomen debe terminarse el procedimiento; en caso de que los vasos entren en el canal inguinal debe emprenderse exploración inguinal; cuando es identificado un remanente testicular debe extirparse; si hay un testículo viable debe practicarse una orquidopexia.

INFLAMACIÓN ESCROTAL AGUDA

El diagnóstico diferencial de la inflamación escrotal aguda en niños comprende:

■ Torsión testicular (torsión del cordón espermático).
■ Torsión del apéndice testicular.
■ Epididimoorquitis.
■ Hernia/hidrocele.
■ Tumor testicular.

Las últimas dos afecciones por lo general no se presentan de manera aguda, aunque en ocasiones esto sí ocurre. Los datos sugestivos de torsión testicular son un testículo en extremo hipersensible, con localización alta, falta del reflejo cremasteriano y un cordón que es grueso o difícil de distinguir. Si bien estos datos son característicos o sugestivos de torsión testicular, su falta no excluye la posibilidad. Siempre debe efectuarse un examen general de orina, porque la presencia de piuria es muy sugestiva de epididimoorquitis.

TORSIÓN TESTICULAR

Diagnóstico

A menudo se emplea ecografía Doppler con flujo en color para ayudar en el diagnóstico de torsión testicular. La ecografía Doppler demuestra falta de flujo sanguíneo hacia el testículo en casos de torsión testicular. Debido a que los vasos intratesticulares son de pequeño calibre, la detección fiable quizá sea difícil y ocurrirán resultados positivos y negativos falsos ocasionales, particularmente en niños prepúberes.

Tratamiento

La exploración quirúrgica es la manera definitiva de diagnosticar torsión testicular. Dado que el tiempo es esencial, está indicada exploración inmediata en cualquier paciente en quien se sospeche torsión testicular. La mayor parte de los testículos explorados en el transcurso de 6 horas luego del inicio de los síntomas se salvan, no así los que se exploran después de 24 horas. En el momento de la intervención quirúrgica, se destuerce el testículo y se efectúa orquidopexia u orquiectomía dependiendo de su viabilidad. La orquidopexia escrotal también se efectúa en el testículo contralateral porque la incidencia de torsión contralateral metácrona es importante.

La torsión testicular también ocurre durante el periodo neonatal y debe considerarse en un recién nacido que tenga una masa escrotal dura. Si bien el mecanismo en neonatos es diferente del que se observa en niños de mayor edad debe obtenerse evaluación urológica urgente. Hay controversia respecto a si debe emprenderse exploración quirúrgica para estos pacientes.

TORSIÓN DEL APÉNDICE TESTICULAR

La torsión del apéndice testicular también se presenta como un escroto agudo. El apéndice testicular es un fragmento pequeño, no funcional, de tejido fijo al polo superior del testículo, y representa el remanente embrionario del conducto paramesonéfrico. A menudo está fijo mediante un tallo estrecho y es propenso a torsión. La torsión del apéndice testicular tiende a aparecer en niños prepúberes, que se presentan con dolor e inflamación crecientes durante uno a tres días; el dolor por lo general no es tan notorio como en la torsión testicular. A menudo, la torsión de apéndice testicular se diagnostica durante la exploración física. Un apéndice testicular torcido tiene un tinte azulado cuando se observa a través de la piel del escroto, y la observación de un "punto azul" en el polo superior del testículo confirma el diagnóstico. En ausencia de un punto azul y otros datos que sugieran torsión del cordón espermático, aún es posible hacer el diagnóstico si la hipersensibilidad escrotal se aísla a un nódulo duro en el polo superior del testículo. No obstante, hacia el momento en que se presentan estos pacientes, la respuesta inflamatoria a veces se ha diseminado en todo el hemiescroto y se ha formado un hidrocele reactivo, de modo que el diagnóstico es difícil. La ecografía Doppler es útil para excluir torsión testicular al demostrar flujo sanguíneo normal hacia el testículo, pero ocasionalmente el diagnóstico solo se realiza por medio de exploración quirúrgica. Cuando se diagnostica en clínica, la torsión de apéndice testicular se trata con antiinflamatorios no esteroideos y el dolor por lo general se resuelve en el transcurso de 7 a 10 días.

EPIDIDIMOORQUITIS

La epididimoorquitis suele ser una infección bacteriana en adolescentes, causada por flora entérica o por microorganismos de transmisión sexual. Antes de la pubertad, la inflamación es bacteriana o química. Si hay síntomas durante la micción o piuria, el diagnóstico presuntivo es epididimoorquitis. La ecografía Doppler confirma buen flujo sanguíneo, lo cual excluye torsión testicular en los casos dudosos. La torsión del apéndice testicular en ocasiones se diagnostica de modo erróneo como epididimoorquitis en la ecografía. El tratamiento por lo general consta de antibióticos contra microorganismos entéricos, aunque en jóvenes que tengan actividad sexual se debe buscar y tratar un agente patógeno de transmisión sexual.

HIDROCELE Y HERNIA

Los hidroceles y las hernias suelen presentarse como una masa escrotal aguda. Los hidroceles son no hipersensibles y se transiluminan; un testículo normal debe ser palpable. En casos dudosos la ecografía es diagnóstica. Casi todos los hidroceles en lactantes se resuelven hacia el primer año de edad. Los hidroceles persistentes se deben reparar para prevenir la formación de una hernia. Las hernias no se transiluminan y por lo general son palpables hasta el anillo inguinal, es factible que haya intestino palpable en el canal inguinal. De nuevo, la ecografía es útil en casos dudosos. Las hernias deben corregirse cuando se diagnostican.

TUMOR TESTICULAR

Los tumores testiculares por lo general se presentan como una masa escrotal, por lo regular son indoloros y subagudos, sin embargo, en ocasiones hay dolor en casos de una hemorragia hacia el tumor. Esto se debe sospechar cuando ocurre inflamación aguda del escroto luego de traumatismo al parecer menor.

PROBLEMAS DEL PENE

En niños no circuncidados llega a aparecer fimosis, balanopostitis o parafimosis. La *fimosis* es una formación progresiva de tejido cicatrizal en el prepucio, que por lo general se origina por inflamación recurrente. La adherencia normal del prepucio al glande y la incapacidad normal para retraer el prepucio en niños de corta edad no deben confundirse con fimosis patológica. La evolución del espacio potencial entre el glande y el prepucio es un fenómeno vinculado con el desarrollo que ocurre lentamente después del nacimiento. Si bien el prepucio rara vez es retraíble en recién nacidos, lo es hacia el año de edad en 50% de los niños y hacia los cinco años de edad en al menos 90%. Casi todos los prepucios se hacen retraíbles durante la pubertad. Por ende, la "fimosis" no es un estado patológico en niños de corta edad, a menos que se asocie con formación de tejido cicatrizal, balanitis o, rara vez, retención urinaria. El fracaso de los médicos y de los padres para apreciar este proceso normal ha llevado a un diagnóstico excesivo de fimosis. La fimosis verdadera se trata con esteroide en crema o quirúrgicamente mediante circuncisión o prepuciotomía (incisión de la cicatriz).

Balanopostitis se refiere a inflamación del prepucio y el glande. La mayor parte de los casos se resuelve de manera espontánea, aunque en casos más graves una opción es usar esteroide en crema por vía tópica o antibióticos por vía tópica o enteral.

La *parafimosis* ocurre cuando el prepucio está retraído y no regresa a su posición sobre el glande. Como resultado aparece edema del glande con tensión subsiguiente del prepucio. Surge un círculo vicioso que en ocasiones debe corregirse por medios quirúrgicos. El problema a menudo es iatrogénico y suele confundirse con balanitis.

Muchos problemas del pene se evitan en niños no circuncidados si los padres reciben educación apropiada sobre el cuidado del pene no circuncidado. El pene se debe lavar como cualquier otra parte del cuerpo y el prepucio no se debe retraer de manera que ocurra dolor o sangrado del prepucio. La retracción enérgica puede dar lugar a fimosis secundaria. La queratina que se acumula bajo el prepucio es inocua y no tiene que eliminarse desde debajo del prepucio no retraíble. En niños de mayor edad el prepucio se retrae con facilidad y es factible lavar a diario todo el glande y la piel del prepucio.

La complicación más común de la circuncisión es la meatitis, que suele dar lugar a *estenosis del meato*. Muchos niños tienen un meato uretral pequeño, aunque esto no representa un meato estenótico. La estenosis del meato solo debe diagnosticarse si el meato muestra formación obvia de tejido cicatrizal o si el chorro urinario observado es delgado o se desvía. La estenosis del meato se trata fácilmente con una meatotomía en el consultorio después de la aplicación de crema anestésica por vía tópica. Alrededor de 50% de los niños circuncidados presentará *adherencias del pene*, en las cuales la piel de la parte distal del pene se adhiere al glande. Estas adherencias casi siempre se resolverán de manera espontánea hacia los 5 o 6 años de edad, y no requieren intervención. La separación enérgica de las adherencias es dolorosa y, en la mayor parte de los casos, las adherencias recurrirán. El material de color blanco o amarillo que se acumula bajo las adherencias es queratina descamada, es normal, y no requiere intervención porque la queratina saldrá al exterior y ayudará a separar la adherencia. En la rara situación en que las adherencias causan síntomas (p. ej., con inflamación recurrente), se tratan con esteroide en crema por vía tópica. Con menor frecuencia, los niños se presentarán con un *puente cutáneo en el pene* entre la circuncisión y el borde del glande; éstos se distinguen de las adherencias por la ausencia de un plano de división visible y la afección de la línea de circuncisión en contraposición con la piel distal a la circuncisión (como se observa en casi todas las adherencias). Los puentes cutáneos necesitan dividirse y esto por lo general se realiza en el consultorio usando crema anestésica por vía tópica.

El *hipospadias* es una afección en la cual el meato uretral está situado en el lado inferior (vientre) del pene. En la mayoría de los pacientes, el prepucio es incompleto en posición ventral, aunque no en aproximadamente 5% de los casos. La mayoría de los pacientes con hipospadias también tiene *curvatura ventral del pene*. La curvatura del pene también llega a ocurrir sin hipospadias. *El hipospadias y la curvatura del pene son contraindicaciones para la circuncisión neonatal y deben repararse a los 6 a 12 meses de edad.*

INCONTINENCIA URINARIA DIURNA DURANTE LA NIÑEZ

Presentación y fisiopatología

La causa más frecuente de incontinencia en niños es una vejiga hiperactiva (OAB, *overactive bladder*); esos niños se presentan con incontinencia imperiosa y conducta de adopción de la posición en cuclillas o "movimientos que indican que quiere orinar". La mayoría no ha controlado la micción desde que se le entrenó para el uso del inodoro, aunque con cierta frecuencia se observa un periodo de control de la micción durante varios meses después de dicho entrenamiento. La OAB representa un estado normal en el desarrollo del control de la vejiga. En lactantes, ocurre una contracción de la vejiga coordinada normal con el llenado de la vejiga. Una vez que reciben entrenamiento para el uso del inodoro, la mayoría de los niños inicialmente evita la pérdida involuntaria de orina al activar el esfínter externo cuando el llenado de la vejiga inicia de manera refleja una contracción de ésta. La mayoría de los niños progresa con rapidez a inhibición central directa de las contracciones de la vejiga con el llenado hasta que tienen una oportunidad apropiada para

orinar. Un retraso de la capacidad para inhibir las contracciones de la vejiga centralmente lleva a los síntomas característicos de OAB; éstos se resuelven de manera espontánea pero en algunos niños persisten muchos años. Otra causa común de incontinencia es la micción disfuncional, en la cual los niños no relajan los músculos del piso pélvico al orinar. Esto da pie a vaciamiento incompleto y OAB secundaria a la obstrucción funcional.

Diagnóstico

Los niños de corta edad con OAB característica no requieren una evaluación radiográfica. Los niños con síntomas graves o cualquier niño con síntomas que no estén mejorando debe ser objeto de ecografía de los riñones y la vejiga. En cualquier niño con evidencia de engrosamiento de la pared de la vejiga o hidronefrosis se obtiene un VCUG (para excluir reflujo, vejiga neurogénica, y válvulas uretrales posteriores). El estudio urodinámico no invasivo, con flujo de orina y electromiograma permite distinguir entre OAB y micción disfuncional y otras anormalidades menos comunes de la micción.

Tratamiento

Las indicaciones para tratar micción anormal son UTI o reflujo vesicoureteral asociado. En ausencia de estas indicaciones, se inicia tratamiento si el problema está causando suficiente estrés psicosocial como para que los padres o el niño deseen terapia. Las medidas conservadoras comprenden micción a horarios específicos, y tratamiento de cualquier estreñimiento que pueda estar presente, porque el estreñimiento es una causa común de micción anormal en niños. Si las medidas conservadoras fracasan, el manejo médico de OAB inicia con cloruro de oxibutinina, 0.5 mg/kg por día dividido en 2 a 3 dosis. Es necesario advertir a los padres acerca de los posibles efectos secundarios de boca seca, rubor facial, intolerancia al calor, visión borrosa y estreñimiento. Es posible que ocurran menos efectos secundarios con fármacos anticolinérgicos más específicos para la vejiga, como la tolterodina, que se encuentran disponibles para niños capaces de deglutir tabletas. En pacientes con UTI recurrentes asociadas también es factible instituir profilaxis con antibióticos, con trimetoprim-sulfametoxazol, 0.25 a 0.5 mL/kg, vía oral una vez al día, o nitrofurantoína, 1 a 2 mg/kg una vez al día. La terapia médica se suspende cada 6 a 12 meses para determinar si aún se requiere. Los niños con micción disfuncional se atienden con terapia de biorretroalimentación; este método trata la disfunción subyacente del esfínter al volver a entrenar al niño para que relaje los músculos del piso pélvico durante la micción.

ENURESIS NOCTURNA

Diagnóstico

La mayoría de los niños con pérdida involuntaria de orina durante el sueño tiene enuresis nocturna primaria. Estos son niños que nunca han controlado la vejiga desde el nacimiento (aunque con cierta frecuencia se observa un intervalo de control de la micción de varios meses después del entrenamiento en el uso del inodoro). El diagnóstico se efectúa en ausencia de cualesquier síntomas diurnos o antecedente de UTI. Los datos de la exploración física y del examen general de orina tendrían que ser normales y un antecedente familiar apoya el diagnóstico. En niños de mayor edad quizá convenga efectuar ecografía renal y vesical, pero esto suele ser innecesario.

Tratamiento

Casi todos los casos de enuresis nocturna se resuelven de manera espontánea en algún momento antes de la adultez. No se necesita tratamiento a menos que el problema genere angustia para el niño. No se recomienda tratamiento en menores de seis años. Las opciones de tratamiento incluyen:

- Alarma de enuresis (pérdida involuntaria de la orina durante el sueño).
- Desmopresina.
- Imipramina.

El tratamiento más seguro, eficaz y económico es la alarma de enuresis. Empero, puesto que transcurrirán varias semanas antes de que se obtengan resultados, el niño y la familia deben estar comprometidos para usar la alarma. Los medicamentos se reservan para quienes no muestran respuesta a una alarma. Hay dos tratamientos médicos que se usan ampliamente. El acetato de desmopresina por vía oral es una forma de terapia cara, pero relativamente segura. El tratamiento debe titularse a la respuesta desde una hasta tres tabletas de 0.2 mg a la hora de acostarse, hasta que se determine la dosis más baja eficaz. El tratamiento debe suspenderse cada seis meses para ver si aún se requiere. Se han reportado casos raros de convulsiones y muertes debidas a hiponatremia. Para evitar este riesgo, los niños que están tomando desmopresina no deben beber una cantidad importante de líquido durante 1 a 2 horas antes de tomar el medicamento y deben evitar tomar el medicamento cuando estén enfermos. Los niños que no muestran respuesta a la desmopresina quizá respondan a la combinación de desmopresina y oxibutinina, 5 o 10 mg, al acostarse (aunque la oxibutinina sola es ineficaz para tratar enuresis nocturna monosintomática primaria). La imipramina es un tratamiento médico más antiguo que es eficaz en algunos pacientes. El tratamiento se inicia en una dosis de 25 mg por la noche antes de acostarse, misma que es posible aumentar a 50 mg y en niños de mayor edad, a 75 mg, según sea necesario, y transcurrirán varias semanas antes de que se alcance un efecto óptimo. Es factible que ocurran efectos secundarios anticolinérgicos, patrones del sueño alterados y cambios conductuales. Es necesario advertir a los padres acerca del riesgo de muerte accidental por sobredosis en pacientes o en hermanos más jóvenes. Cuando se suspende, el medicamento se debe disminuir de manera lenta y progresiva con el tiempo.

VARICOCELE

El varicocele es una dilatación varicosa de las venas testiculares en el escroto. Se reconoce en clínica como una "bolsa de gusanos", por lo general en el hemiescroto izquierdo. Los varicoceles se asocian con esterilidad en varones adultos. Alrededor de 15% de los adolescentes y de los adultos tiene un varicocele; solo 20% de ellos es estéril. Dado que los adolescentes no han tenido una oportunidad de probar su fecundidad, y rara vez dan una muestra de semen fiable, es problemático seleccionar cuál varicocele corregir. La indicación más común para considerar intervención preventiva es la hipotrofia testicular ipsolateral, que ocurre en alrededor de 50% de los adolescentes con varicocele. De manera alternativa, podría obtenerse un análisis del semen a los 17 o 18 años de edad y solo emprender intervención si el análisis del semen resulta anormal. La corrección se efectúa con intervención quirúrgica ambulatoria o con embolización transvenosa mediante radiología intervencionista.

EJERCICIOS DE REVISIÓN

PREGUNTAS

Caso 1
Durante el periodo prenatal, se notó que un recién nacido varón a término tenía hidronefrosis unilateral.

1. ¿Cuál es el diagnóstico *más* probable?
   a) Obstrucción de la unión ureteropélvica.
   b) Megauréter obstruido.
   c) Uréter ectópico.
   d) Ureterocele.
   e) Válvulas uretrales posteriores.

Respuesta
La respuesta es a). La obstrucción de la unión ureteropélvica es la causa más común de hidronefrosis detectada durante el periodo prenatal.

2. Si la vejiga también está engrosada, ¿cuál es el paso siguiente?
   a) Ecografía de seguimiento en 2 a 4 semanas.
   b) VCUG tan pronto como sea posible.
   c) VCUG en 2 a 4 semanas.
   d) Gammagrafía de flujo renal.
   e) Pielografía intravenosa.

Respuesta
La respuesta es b). Con una vejiga engrosada, es necesario estar preocupado respecto a la posibilidad de válvulas uretrales posteriores. Con cierta frecuencia estos pacientes tienen hidronefrosis unilateral; de este modo, la ausencia de hidronefrosis contralateral no excluye la posibilidad de obstrucción de la salida de la vejiga. Las válvulas deben tratarse durante los primeros días de vida, de modo que tan pronto como sea posible debe obtenerse un VCUG para evaluar la vejiga y la uretra.

Caso 2
Un recién nacido del sexo masculino tiene un hipospadias a la mitad del tallo del pene, y un testículo derecho impalpable. La gónada izquierda está en el escroto.

3. ¿Cuál de las que siguen *no* es una consideración diagnóstica?
   a) Hipospadias coincidental y testículo intraabdominal no descendido.
   b) Hipospadias y falta del testículo derecho.
   c) Una niña con CAH.
   d) Disgenesia gonadal mixta.
   e) Hermafroditismo verdadero.

Respuesta

La respuesta es c). Cualquier paciente con hipospadias y un testículo no descendido debe evaluarse para una DSD. La causa más común de genitales ambiguos es CAH en una niña. No obstante, esos pacientes tienen ovarios; por ende, ambas gónadas serían impalpables. Una gónada escrotal casi siempre es un testículo, de modo que este paciente no es una niña con CAH. La gónada impalpable podría ser una gónada en cintilla, lo que refleja un diagnóstico de disgenesia gonadal mixta (que se define como la presencia de un testículo en un lado y una gónada en cintilla en el otro), o mucho menos probablemente un ovario u ovotestis si el paciente tiene hermafroditismo verdadero (que se define como la presencia de tejido tanto testicular como ovárico). Si bien la DSD es posible en este paciente, el escenario más probable es simplemente hipospadias y un testículo faltante o intraabdominal.

4. La manera definitiva de distinguir entre estas posibilidades es:

- **a)** Cariotipificación.
- **b)** Laparoscopia.
- **c)** Cuantificación de la concentración de 17-hidroxiprogesterona.
- **d)** Prueba de estimulación con HCG.
- **e)** MRI.

Respuesta

La respuesta es b). La laparoscopia permite una identificación definitiva de la gónada impalpable, que es necesaria para hacer un diagnóstico. Un cariotipo sería muy útil porque la mayoría de los pacientes con disgenesia gonadal mixta tiene un cariotipo mosaico 46,XY/45,XO, y la mayoría de los hermafroditas verdaderos tiene un cariotipo 46,XX o 46,XX/46,XY. Sin embargo, en ocasiones, los pacientes con una u otra afección tienen un cariotipo 46,XY, y la única manera segura de hacer el diagnóstico es identificar la gónada impalpable. Se mide la concentración de 17-hidroxiprogesterona para confirmar el diagnóstico de deficiencia de 21α-hidroxilasa (la forma más común de CAH), que no es una posibilidad en este paciente. La estimulación con HCG se usa para determinar si hay tejido testicular. Este paciente tiene un testículo en un lado, de modo que el resultado de la prueba será normal independientemente de las características de la otra gónada. Finalmente, la MRI permite identificar la localización de algunas gónadas impalpables, pero no las caracteriza y no visualiza algunas gónadas que están presentes. Dado que el paciente requerirá laparoscopia en cualquier caso, la MRI no es útil.

5. Si se excluye DSD y se confirma un testículo no descendido, ¿a qué edad deben efectuarse la orquidopexia y la reparación de hipospadias?

- **a)** 3 meses.
- **b)** 6 a 12 meses.
- **c)** 2 años.
- **d)** 5 años.
- **e)** Pubertad.

Respuesta

La respuesta es b). La edad apropiada para una orquidopexia es a los 6 a 12 meses. Muchos testículos no descendidos descienden durante el primer año de vida, casi todos hacia los seis meses de edad. Empero, evidencia circunstancial sugiere que la función testicular es mejor si una orquidopexia se realiza a una edad tan joven como sea posible. Por consiguiente, una vez que el niño tenga 6 a 12 meses de edad (momento en el cual los testículos no descenderán espontáneamente), debe efectuarse una orquidopexia. La reparación de hipospadias también debe emprenderse a los 6 a 12 meses de edad. Esperar más allá de esa edad no ofrece ventajas y, en circunstancias ideales, todas las intervenciones quirúrgicas genitales deben completarse hacia los 18 a 24 meses de edad, cuando la conciencia genital del niño introduce temas psicosociales cada vez más problemáticos respecto a la intervención quirúrgica genital. Dado que algunos pacientes requieren una segunda operación para corregir complicaciones seis meses después de la reparación inicial, la intervención quirúrgica original se debe completar hacia el año de edad.

Caso 3

Un niño de ocho años de edad presenta inflamación escrotal aguda de tres días de evolución. No tiene problemas de micción asociados, y califica el dolor como de 6 en una escala de 10. La exploración física revela un hidrocele reactivo en el lado derecho, con eritema e hipersensibilidad asociados. Debido al hidrocele no es posible evaluar el testículo en sí.

6. Con base en el interrogatorio, el diagnóstico más probable es:

- **a)** Torsión testicular.
- **b)** Torsión del apéndice testicular.
- **c)** Epididimoorquitis.
- **d)** Hidrocele comunicante.
- **e)** Tumor testicular.

Respuesta

La respuesta es b). El interrogatorio es característico de torsión del apéndice testicular. El niño es prepúber y el dolor es moderado, y ha estado presente durante un par de días. La torsión testicular por lo general ocurre en niños púberes, y el dolor es más intenso, de modo que la presentación es más expedita. No obstante, los factores del interrogatorio no son definitivos. Los niños prepúberes ciertamente llegan a sufrir torsión testicular y la magnitud del dolor varía, es poco probable que este paciente tenga epididimoorquitis dada la ausencia de síntomas durante la micción y la edad del paciente. Los hidroceles comunicantes y los tumores testiculares rara vez se presentan con dolor agudo. La inflamación aguda dentro del escroto secundaria a torsión testicular, torsión del apéndice testicular o infección, en ocasiones da lugar a un hidrocele *reactivo*, como se observa en este paciente.

7. La ecografía Doppler revela buen flujo a los testículos, con una masa edematosa en el polo superior del testículo derecho, separada del testículo. Usted recomienda:

- **a)** Ecografía de seguimiento en una a dos semanas.
- **b)** Exploración quirúrgica.
- **c)** Fármacos antiinflamatorios no esteroideos según sea necesario.
- **d)** Antibióticos.

Respuesta

La respuesta es c). El flujo normal en la ecografía Doppler, combinado con el interrogatorio, en esencia elimina torsión testicular como una consideración importante. Por ende, no se necesita exploración quirúrgica. La estructura edematosa probablemente es un apéndice testicular torcido, que confirma el diagnóstico sospechado con base en el interrogatorio del paciente. La torsión del apéndice testicular es un padecimiento autolimitado; el dolor se resuelve de manera espontánea en el transcurso de 1 a 2 semanas. Los antiinflamatorios no esteroideos son un tratamiento adecuado del dolor mientras dura. No se necesita ecografía de seguimiento, aunque es apropiado realizar una exploración física un mes después a fin de asegurarse de que todo se ha normalizado.

Caso 4

Un niño circuncidado de un año de edad es llevado al consultorio por sus padres debido a preocupación en cuanto al aspecto de la circuncisión. En la exploración física se observa que la piel distal a la línea de circuncisión está adherida al glande.

8. El diagnóstico más probable es:
   a) Puente cutáneo en el pene.
   b) Adherencias del pene.
   c) Pene oculto.
   d) Circuncisión incompleta.

Respuesta

La respuesta es b). Las adherencias del pene ocurren en alrededor de 50% de los niños después de circuncisión neonatal. Los puentes cutáneos en el pene son menos comunes, y por lo general afectan la línea de circuncisión más que la piel distal a dicha línea. Un pene oculto es aquel que se retrae hacia la grasa prepúbica y en ocasiones se asocia con adherencias. Las adherencias del pene ocurren en niños bien circuncidados, así como en aquellos con una circuncisión incompleta.

9. Usted nota una masa de color blanco bajo la piel adherente. Lo más probable es que esta masa represente un (o una):
   a) Tumor benigno del pene.
   b) Acumulación de queratina.
   c) Divertículo uretral.
   d) Quiste de inclusión epitelial en el pene.

Respuesta

La respuesta es b). Por lo general se acumula queratina bajo las adherencias penianas (las llamadas *perlas de queratina*) y, por sí mismas, no requieren terapia. Los tumores del pene y los divertículos uretrales son en extremo raros. Los quistes de inclusión en el pene, si bien son relativamente comunes, por lo general ocurren en planos profundos respecto a la línea de circuncisión, o en el rafe mediano.

10. El paciente por lo demás está asintomático. El mejor manejo para las adherencias es:
   a) Revisión de la circuncisión.
   b) Separación de las adherencias en el consultorio.
   c) Esteroide en crema.
   d) Restablecimiento de la confianza (intervención nula).

Respuesta

La respuesta es d). Las adherencias en el pene se separarán por sí solas, casi siempre hacia los cinco años de edad. La separación en el consultorio es dolorosa y casi todas las adherencias recurrirán después de la manipulación. El esteroide en crema suele llevar a separación de las adherencias y es apropiado si causan síntomas, pero casi siempre es innecesario.

11. El paciente regresa a los siete años de edad porque el pene aún tiene aspecto anormal. Usted observa que, si bien casi todas las adherencias se han resuelto, hay un área que aún está "pegada" al glande. No hay un plano de división manifiesto y parece afectar la línea de la circuncisión. Concluye que el paciente tiene un puente cutáneo en el pene. El meato uretral también parece pequeño. ¿Qué pregunta debe hacer usted a los padres, que confirmará el diagnóstico de estenosis del meato?
   a) ¿El paciente se queja de dolor con la micción?
   b) ¿Ha tenido sangre en la orina?
   c) ¿Tiene desviación del chorro urinario hacia arriba?
   d) ¿El paciente ha tenido una UTI?

Respuesta

La respuesta es c). Si bien los niños con estenosis del meato quizá tengan disuria, hematuria o un antecedente de UTI, la mayoría no lo presentan, sin embargo, casi todos los niños con estenosis del meato muestran desviación del chorro urinario.

12. Los padres reportan que el paciente tiene un chorro urinario estrecho y desviado. El mejor tratamiento para este niño es:
   a) Esteroide en crema en el puente cutáneo y meatotomía en el consultorio.
   b) Esteroide en crema en el meato y división del puente cutáneo en el consultorio.
   c) Esteroide en crema en el meato y en el puente cutáneo.
   d) Meatotomía y división del puente cutáneo en el consultorio.
   e) Restablecimiento de la confianza (terapia nula).

Respuesta

La respuesta es d). Los esteroides en crema es eficaz para adherencias del pene y meatitis, no así para puentes cutáneos en el pene ni para estenosis del meato. No habrá resolución espontánea de puentes cutáneos en el pene ni de la estenosis del meato. El paciente debe ser objeto de una meatotomía y división del puente cutáneo. En la mayoría de los niños esto se efectúa en el consultorio, aunque para puentes cutáneos extensos o niños que muestran ansiedad extrema, los procedimientos se realizan con anestesia general.

Caso 5

Un niño de 14 años de edad es atendido por una masa en la parte izquierda del escroto; no tiene dolor ni otras molestias asociadas. La exploración física revela estadio 4 de Tanner. Ambos testículos se encuentran en el escroto. Cuando está de pie, hay una masa irregular en el escroto izquierdo, separada del testículo, que se siente como una "bolsa de gusanos".

13. El diagnóstico más probable es:
   a) Varicocele.
   b) Quiste del epidídimo.
   c) Rabdomiosarcoma paratesticular.
   d) Hidrocele comunicante/hernia.

Respuesta

La respuesta es a). Los varicoceles por lo general se presentan en adolescentes del sexo masculino, como una masa escrotal en "bolsa de gusanos", casi siempre en el lado izquierdo. Los quistes del epidídimo son masas redondas y lisas, por lo general por arriba del testículo, que se transiluminan. Los rabdomiosarcomas paratesticulares son tumores firmes o duros de crecimiento rápido. Los hidroceles comunicantes y las hernias por lo general son masas lisas y blandas que se extienden en dirección ascendente por el cordón, y a veces se reducen de regreso hacia el abdomen.

14. ¿Cuál de los procedimientos que siguen es la parte menos importante de la exploración física para este paciente?
   a) Palpación del abdomen.
   b) Caracterización de la consistencia testicular (firme *vs.* blanda).
   c) Examen del varicocele con el paciente en posición supina.
   d) Medición de los testículos.

Respuesta

La respuesta es b). Casi todos los varicoceles son primarios. Es importante asegurarse de que el varicocele no sea secundario a una masa retroperitoneal o trombosis de la vena renal (a la cual drenan las venas testiculares). Por tanto, es necesario palpar para buscar una masa abdominal, y confirmar que el varicocele se comprime cuando el paciente se encuentra en posición supina. Si el varicocele permanece ingurgitado cuando el paciente se encuentra en dicha posición, deben obtenerse estudios de imágenes del abdomen (ecografía o tomografía computarizada). El tamaño relativo de los testículos es importante en la toma de decisiones terapéuticas, como se aborda en la pregunta 16. La consistencia testicular no es un criterio establecido para decisiones en cuanto al manejo.

15. Usted dice a los padres que el varicocele es importante por cuanto puede afectar:
   a) La fecundidad futura del paciente.
   b) La progresión del desarrollo sexual del paciente.
   c) La libido conforme envejece.
   d) Todas las anteriores.

Respuesta

La respuesta es a). Alrededor de 20% de los varones con un varicocele tendrá problemas para producir un embarazo, debido a parámetros anormales del semen. Un varicocele no tiene efecto probado sobre el desarrollo o la función sexual.

16. El paciente no tiene masa abdominal y el varicocele se comprime cuando se encuentra en posición supina. El testículo izquierdo mide 17 mL, y el derecho, 18 mL. El manejo más común para este paciente sería:
   a) Corrección del varicocele mediante una operación en la cual se ligan las venas testiculares.
   b) Corrección del varicocele mediante embolización con catéter de las venas testiculares.
   c) Análisis de semen y terapia adicional fundamentada en el resultado de ese estudio.
   d) Observación.

Respuesta

La respuesta es d). La indicación primaria para considerar intervención para un varicocele en un adolescente es una discrepancia de tamaño significativa y consistente entre los dos testículos; el izquierdo ha de ser al menos 20% más pequeño que el derecho. En pacientes que satisfacen los criterios para intervención, el varicocele se corrige mediante intervención quirúrgica o embolización. La intervención quirúrgica tiene una tasa de éxito más alta, pero la embolización por lo general se efectúa con sedación y anestesia local, y el periodo de recuperación es más rápido. En adultos, el análisis del semen se emplea para guiar la terapia, pero esto rara vez se obtiene en adolescentes. Dado que este paciente no satisface los criterios para intervención, en general se le recomendaría que volviera en un año para otro examen.

Caso 6

Un varón de nueve años de edad presenta enuresis nocturna primaria todas las noches, que no ha mostrado respuesta a disminución de la ingestión de líquido. También tiene necesidad imperiosa de orinar y polaquiuria diurnas, con episodios de incontinencia aproximadamente tres veces a la semana. La exploración física y el examen general de orina resultan normales.

17. Respecto a los síntomas diurnos del paciente, ¿cuál es la mejor estrategia de tratamiento inicial?
   a) Oxibutinina, 5 mg/kg dividida tres veces al día.
   b) Tratar cualquier estreñimiento subyacente y hacer que el paciente orine cada 3 horas.
   c) Biorretroalimentación.
   d) Extractos de arándano y probióticos.
   e) Imipramina, 25 mg, cada noche.

Respuesta

La respuesta es b). Si bien la oxibutinina y la biorretroalimentación son tratamientos razonables para ciertas formas de disfunción de la micción, muchos pacientes responderán al tratamiento de cualquier estreñimiento subyacente y a un programa de micción a horarios específicos. La oxibutinina suele exacerbar de manera paradójica cualquier estreñimiento subyacente, lo cual empeora el cuadro, de modo que es importante tratar primero el estreñimiento. La biorretroalimentación es costosa y debe reservarse para pacientes en los cuales la pérdida involuntaria de orina durante el sueño persiste pese a un programa de micción a horario definido, y tratamiento de cualquier estreñimiento. El extracto de arándano y los probióticos quizá estén implicados en pacientes con UTI, pero no se emplean para problemas de la micción. La imipramina rara vez se usa para enuresis diurna y nunca sería un tratamiento de primera línea.

18. La enuresis diurna muestra muy buena respuesta a la terapia inicial, pero el paciente aún tiene pérdida involuntaria de orina cada noche. ¿Cuál de las que siguen *no* es una terapia de primera línea razonable para la enuresis?
   a) Desmopresina, 0.2 mg, al acostarse.
   b) Una alarma de enuresis.
   c) Imipramina, 25 mg, al acostarse.
   d) Observación.
   e) Combinación de desmopresina y una alarma de enuresis.

Respuesta

La respuesta es e). Se ha mostrado que la desmopresina y una alarma de enuresis (por separado o en combinación) son tratamientos eficaces para la enuresis nocturna primaria. La imipramina también es eficaz, pero solo en una minoría de los pacientes, y tiene un perfil de efectos secundarios más grave. Por ende, la imipramina solo se usa en casos graves que no muestran respuesta a otras medidas. La observación también es razonable si la enuresis no perturba al niño, porque se resolverá de manera espontánea en la mayoría de los pacientes (a una tasa de aproximadamente 20% por año).

19. La familia elige terapia con desmopresina. ¿Cuál es la instrucción más importante que necesitan para evitar complicaciones por la terapia?

   a) Limitar los líquidos durante 90 minutos antes de que el niño tome el medicamento a la hora de acostarse.

   b) Evitar la exposición a la luz solar debido al riesgo de sensibilidad a ella.

   c) Ejercer observación cuidadosa por si apareciera estreñimiento.

   d) Estar al pendiente respecto a la aparición de exantema cutáneo o urticaria, y suspender el medicamento si ocurre.

   e) El paciente no debe tomar el medicamento si tiene glaucoma de ángulo estrecho.

Respuesta

La respuesta es a). La complicación más preocupante de la terapia con desmopresina es la hiponatremia. Esto es en extremo raro si los líquidos se restringen de manera apropiada. La sensibilidad a la luz solar es un efecto secundario común del trimetoprim-sulfametoxazol. Ni el estreñimiento

ni las reacciones alérgicas son comunes con la desmopresina. Los pacientes con glaucoma de ángulo estrecho deben evitar la oxibutinina, aunque sí pueden tomar desmopresina.

LECTURAS RECOMENDADAS

Kass EJ, Stone KT, Cacciarelli AA, et al. Do all children with an acute scrotum require exploration? *J Urol* 1993;150:667–669.

Lee PA, Coughlin MT. Fertility after bilateral cryptorchidism: evaluation by paternity, hormone, and semen data. *Horm Res* 2001;55:28–32.

Liu DB, Armstrong WR, Maizels M. Hydronephrosis: prenatal and postnatal evaluation and management. *Clin Perinatol* 2014;41:661–78.

Loening-Baucke V. Urinary incontinence and urinary tract infection and their resolution with treatment of chronic constipation of childhood. *Pediatrics* 1997;100:228–232.

Monda JM, Husmann DA. Primary nocturnal enuresis: a comparison among observation, imipramine, desmopressin acetate, and bed-wetting alarm systems. *J Urol* 1995;154:745–748.

Ponsky L, Ross JH, Knipper N, et al. Penile adhesions following neonatal circumcision. *J Urol* 2000;164:495–496.

Robinson S, Hampton LJ, Koo HP, et al. Treatment strategy for the adolescent varicocele. *Urol Clin North Am* 2010;37:269–278.

Van Batavia J, Combs AJ, Hyun G, et al. Simplifying the diagnosis of 4 common voiding conditions using uroflow/electromyography, electromyography lag time and voiding history. *J Urol* 2011;186:1721–1726.

Wood H, Elder JS. Cryptorchidism and testicular cancer: separating fact from fiction. *J Urol* 2009;181:452–461.

Capítulo 69

Perspectiva general de oftalmología

Elias I. Traboulsi

El pediatra desempeña un papel esencial en la detección de anormalidades visuales y oculares en niños. La investigación cuidadosa de la visión por asistentes capacitados y minuciosos, así como el examen de las pupilas, la alineación ocular, el reflejo de luz roja y la cabeza del nervio óptico por el pediatra, permiten identificar estados patológicos como malformaciones importantes, estrabismo, cataratas y otras causas de pupila blanca. Entonces lo adecuado es remitir al niño con el oftalmólogo pediatra para evaluación y manejo. El pediatra por lo general es capaz de manejar diversos problemas oculares comunes y solo se necesita consultar al especialista si no se resuelven. Estos problemas incluyen obstrucción del conducto nasolagrimal, conjuntivitis y chalazión. La diferenciación entre conjuntivitis alérgica y viral o bacteriana permite instituir terapia apropiada. En la breve perspectiva general que sigue, se comentan los tipos de estrabismo básicos, así como las características clínicas, el diagnóstico diferencial y el manejo de algunas enfermedades oftálmicas comunes y menos comunes que los pediatras encuentran en la práctica clínica.

ESTRABISMO Y AMBLIOPÍA

La mala alineación ocular en un lactante o un niño quizá sea sospechada por los padres u observada en el consultorio del pediatra. El *seudoestrabismo* es la falsa impresión de mala alineación ocular como resultado de prominencia de los pliegues epicánticos o de variaciones de la alineación de la órbita en un niño de corta edad. El seudoestrabismo quizá estimule esotropía (desviación de un ojo hacia adentro) o, menos a menudo, exotropía (desviación de un ojo hacia afuera). *Los reflejos lumínicos corneales simétricos y centrados en ambos ojos, y los patrones de fijación normales por lo general bastan para excluir estrabismo verdadero.* Los pliegues epicánticos por lo general se hacen menos prominentes conforme el niño crece y los huesos nasales que forman el puente nasal crecen hacia adelante, con lo cual tiran de la piel y la alejan del globo y descubren una mayor parte de la esclerótica nasal. Un antecedente familiar de estrabismo debe suscitar la sospecha de estrabismo verdadero, en cuyo caso siempre es indispensable una valoración oftalmológica detallada.

La *ambliopía* es la pérdida de la visión causada no por una lesión orgánica de la vía ocular o visual, sino más bien por falta de uso de un ojo, o uso predominante del otro. El mecanismo de pérdida de la visión tiene su origen en el sistema cortical visual; se trata de un proceso reversible en niños de más corta edad, por lo general de menos de 7 a 9 años de edad, pero en ocasiones incluso en niños de mayor edad. Además de restituir buena alineación ocular y visión binocular, un objetivo importante del tratamiento del estrabismo es la prevención o reversión de ambliopía. La terapia de la ambliopía consta de restricción del uso del ojo con el que el niño ve mejor, para permitir la estimulación de los centros visuales centrales del ojo desviado. Esto podría efectuarse al usar un parche, un filtro opaco, o al hacer borrosa la visión cercana en el ojo que ve mejor por medio de cicloplejia con gotas de atropina. En varios estudios recientes se ha validado la eficacia de la restricción del uso con atropina en el tratamiento de ambliopía. La atropina en gotas por lo general no se usa en niños de muy corta edad, porque propicia problemas sistémicos en los bebés, como rubor, estreñimiento y fiebre, o dar lugar a ambliopía en el ojo que ve mejor debido a la visión borrosa constante que producen. Mientras más corta edad tiene el niño, más rápida es la respuesta a periodos más cortos de terapia de oclusión. En niños de mayor edad se requieren periodos más prolongados de colocación de parche o de restricción del uso con atropina. El límite superior de edad a la cual la ambliopía es reversible es el tema de cierto debate; quizá sea de aproximadamente 10 años; sin embargo, algunos niños de mayor edad se benefician a partir de un periodo de prueba de restricción del uso.

La *esotropía congénita o infantil* se diagnostica durante los primeros seis meses de vida. El ángulo de desviación ocular por lo general es grande y el error de refracción es mínimo. Las enfermedades asociadas comprenden músculos oblicuos inferiores que sobreactúan y desviaciones verticales disociadas, ambos llegan a manifestarse en etapas más avanzadas de la niñez a pesar de terapia quirúrgica y buena alineación ocular iniciales. En circunstancias ideales, para alcanzar cierto grado de visión binocular central la intervención quirúrgica debe efectuarse antes del primer año de edad, de preferencia alrededor de los seis meses. A menudo se recaba un antecedente familiar de esta enfermedad que probablemente es autosómica recesiva con frecuencia de gen alta.

La *esotropía acomodativa* es uno de los tipos de estrabismo más comunes y se hace evidente durante los primeros años de vida (Fig. 69-1). Es la consecuencia de esfuerzos de acomodación hechos en respuesta a un grado relativamente grande de hipermetropía. La convergencia disregulada lleva a mala alineación ocular y al favorecimiento de un ojo, con aparición rápida de ambliopía. Los pacientes deben ser remitidos con prontitud. La terapia consta del uso de gafas correctoras e intervención quirúrgica para cualquier desviación residual.

La *exotropía intermitente* es una desviación hacia afuera intermitente de uno u otro ojo, que al principio se torna evidente cuando el niño afectado está cansado o enfermo. La frecuencia de la desviación quizá aumente con el tiempo y la exotropía suele hacerse constante. Los pacientes con exotropía a menudo entornan los ojos cuando están expuestos a la luz del sol. El tratamiento consta de la corrección de cualquier error de refracción y seguimiento estrecho; por lo general no hay ambliopía asociada a menos que la exotropía sea constante. Está indicada intervención quirúrgica si la fusión binocular se trastorna y la desviación ocular se controla mal, y está presente más de 50% del tiempo.

El *síndrome de Möbius* se caracteriza por parálisis unilateral o bilateral del sexto y séptimo nervios craneales. Los niños afectados por lo general presentan esotropía y rostro inexpresivo. Los bebés con esta afección tienen dificultad con el amamantamiento y para succionar el biberón. Las anomalías asociadas comprenden la anomalía de Poland (falta del músculo pectoral y defectos radiales) y defectos de extremidad terminal.

Las parálisis de músculos extraoculares en niños dan lugar a estrabismo incomitante (diferente magnitud de la desviación en diferentes direcciones de la mirada); la desviación más acentuada se observa en el campo de acción del músculo afectado. Los niños con parálisis adquiridas quizá no verbalicen una queja de diplopía, pero es posible que entornen los ojos, cubran un ojo con una mano o adopten una postura compensadora de la cabeza a fin de evitar diplopía.

Las *parálisis del tercer nervio craneal* se originan más a menudo por traumatismo o por aumento de la presión intracraneal, ya sea completas o incompletas. Otras causas son inflamación, procesos infecciosos y parainfecciosos, lesiones vasculares, tumores y enfermedad degenerativa y desmielinizante que afecta

el tercer nervio craneal. La diabetes no es una causa de parálisis del tercer nervio craneal en niños. Los defectos neurológicos asociados son buenos indicios respecto a la ubicación de la lesión que está causando la parálisis del nervio.

Al igual que las del tercer nervio, las *parálisis del cuarto nervio craneal* quizá se originen por traumatismo o tumor, pero casi todas son idiopáticas y están presentes al momento del nacimiento, de ahí el término "parálisis congénita del cuarto nervio craneal". Al examinar fotografías antiguas se revela la inclinación característica de la cabeza hacia el lado opuesto y proporciona un buen indicio de la naturaleza crónica y benigna de las parálisis congénitas del cuarto nervio craneal. Está indicada intervención quirúrgica para aliviar tortícolis, que suele llevar a dolor crónico de cuello y posiblemente problemas de espalda. La tortícolis a veces se atribuye falsamente a un músculo esternocleidomastoideo tenso.

Las *parálisis del sexto nervio craneal* quizá indiquen enfermedad neurológica, pero muchas son transitorias y benignas, y aparecen después de infecciones virales. Una parálisis del sexto nervio craneal tal vez se origine por presión intracraneal aumentada que se produce por hidrocefalia, tumor, hemorragia intracraneal o edema cerebral. Quizá se origine por traumatismo, enfermedades inflamatorias como la meningitis y enfermedades degenerativas o desmielinizantes. La "parálisis benigna del sexto nervio craneal en niños" aparece 1 a 3 semanas después de una enfermedad febril y por lo general desaparece en el transcurso de seis meses. El niño con parálisis de cualquier nervio craneal o con múltiples parálisis de nervios craneales, debe ser objeto de una evaluación neurológica completa, incluso tomografía computarizada o imágenes de resonancia magnética de la cabeza. Es necesario obtener un antecedente de enfermedad viral reciente y el niño debe recibir cuidado por parte de un oftalmólogo y un neurólogo. La aparición aguda de esotropía no acomodativa y debilidad de uno de los músculos rectos laterales, o de ambos, indica la presencia de una malformación de Chiari.

Nistagmo se refiere a oscilaciones rítmicas de los ojos, que ocurren de manera independiente de los movimientos normales. En el nistagmo pendular la velocidad del movimiento es igual en ambas direcciones, en contraste, el nistagmo en sacudidas tiene componentes lento y rápido. Las diferentes clases de nistagmo se denominan de acuerdo con la dirección de la refijación en el nistagmo (p. ej., en el nistagmo en sacudidas con golpe hacia la derecha, el componente de refijación rápido es hacia la derecha). En el nistagmo conjugado las oscilaciones binoculares están en fase, mientras que el nistagmo desconjugado o disociado puede ser monocular o binocular, con un componente lento que está fuera de fase. El nistagmo latente solo es evidente si hay interrupción de la visión binocular, como la oclusión de un ojo. El nistagmo infantil está presente al momento del nacimiento y es posible que se le asocie con movimientos y posiciones anormales de la cabeza; por lo general hay disminución de la agudeza visual. El albinismo probablemente es la causa más común de nistagmo durante la niñez. El albinismo oculocutáneo tirosinasa-positivo quizá sea difícil de diagnosticar, excepto con la lámpara de hendidura. La retroiluminación revela transiluminación del iris en pacientes con todos los tipos de albinismo. Además, los pacientes con albinismo muestran hipoplasia foveal y decusación anormal de fibras del nervio óptico. Hay muchas causas de nistagmo sensorial (originado por visión inadecuada), relacionadas en su mayor parte con anormalidades oculares estructurales, como aniridia o cataratas, que llevan a visión inadecuada. La enfermedad del

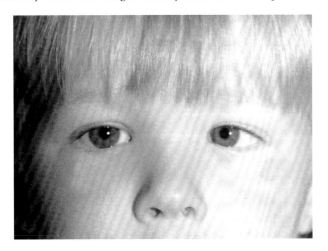

Figura 69-1   Niño con esotropía izquierda. Note la ubicación del reflejo lumínico corneal en el borde temporal de la pupila. El niño también tiene un puente nasal ancho, lo cual acentúa el aspecto de esotropía.

sistema nervioso central suele llevar a nistagmo por interferencia con los centros que controlan el movimiento de los ojos. El nistagmo puede ser familiar y más comúnmente se hereda de una manera ligada a X.

OBSTRUCCIÓN DEL CONDUCTO NASOLAGRIMAL

La mayor parte de los casos de obstrucción del drenaje lagrimal en niños está vinculada con el desarrollo incompleto de las estructuras en el sistema; otros se originan por infección, traumatismo o disfunción de los párpados. La obstrucción del conducto nasolagrimal, más comúnmente causada por fracaso de la absorción y abertura del extremo membranoso distal del conducto nasolagrimal, ocurre en alrededor de 5% de los lactantes y es bilateral en hasta un tercio de los casos. La obstrucción del conducto nasolagrimal suele originarse por bloqueo en otro sitio del sistema lagrimal o por falta de los puntos o canalículos, lo cual interfiere con el drenaje normal de lágrimas. Rara vez, la obstrucción lagrimal ocurre como parte de los síndromes de hendidura facial y el síndrome de Goldenhar.

Los lactantes con obstrucción lagrimal se presentan con un aspecto con "ojos húmedos", lagrimeo persistente o intermitente, y diversos grados de secreción mucopurulenta sobre el área del canto medial y los párpados. La presión sobre el área del saco lagrimal exprime material blancuzco desde los puntos lagrimales debido a bloqueo del extremo distal del sistema. Es posible que haya dacriocistitis superpuesta y que se formen dacriocistoceles o fístulas.

La mayor parte de las obstrucciones (90%) se resuelven de manera espontánea hacia los 12 a 18 meses de edad y el tratamiento indicado casi siempre es la higiene del párpado sola. Otra opción es intentar durante un periodo breve compresiones con la yema de un dedo sobre el área del saco lagrimal, con masaje dirigido centralmente mientras se bloquea el extremo superior del sistema lagrimal; esta maniobra aumenta la presión dentro del sistema y posiblemente hace que la membrana distal se rompa hacia la nariz. Debe evitarse la antibioticoterapia a largo plazo. Algunos oftalmólogos pediátricos prefieren el sondeo temprano después de un periodo breve de manejo conservador durante 2 a 4 semanas; esto da por resultado permeabilidad temprana del sistema y evita infecciones potenciales e irritación y molestia continua. El sondeo se efectúa en el quirófano, con el paciente bajo anestesia inhalada. La intervención quirúrgica es exitosa en más de 90% de los casos; si fracasa, es factible repetirla con intubación del sistema lagrimal con o sin silicona. Las endoprótesis de silicona se dejan colocadas durante tres a seis meses. Rara vez, cuando el sondeo y la intubación con silicona fracasan para mantener un sistema permeable, se efectúa una dacriocistorrinostomía, un procedimiento que proporciona drenaje directo de lágrimas desde el saco lagrimal hacia la nariz. La dacriocistitis debe tratarse con antibióticos por vía sistémica y quizá solo se resuelva después de sondeo nasolagrimal.

El diagnóstico diferencial de lagrimeo en el lactante incluye al glaucoma congénito, el cual se diferencia de la obstrucción del conducto nasolagrimal por la presencia de una córnea agrandada y opaca, sensibilidad a la luz y presión intraocular alta en el glaucoma congénito.

LEUCOCORIA (PUPILA BLANCA): DIAGNÓSTICO DIFERENCIAL DE RETINOBLASTOMA

El diagnóstico diferencial de un reflejo pupilar blanco (o de hecho un reflejo lumínico pupilar anormal) en un lactante es el diagnóstico diferencial del retinoblastoma. La leucocoria, o pupila blanca **(Fig. 69-2)**, es un reflejo blanco o dorado en el área pupilar normalmente negra. El reflejo, que se observa bajo ciertas condiciones de iluminación ambiental o solo en ciertas direcciones de la mirada, en teoría depende de la opacificación o tumefacción de cualquier estructura detrás del iris (p. ej., cristalino, humor vítreo, retina, coroides). La causa exacta del reflejo blanco se debe determinar tan pronto como sea posible, de modo que se inicie tratamiento de la enfermedad subyacente.

El retinoblastoma ocurre en 1 de cada 13 000 nacidos vivos. Un 40% de los casos es hereditario, 5% es familiar y el resto es esporádico, de modo que no se transmitirá a la siguiente generación. El *Rb* es un oncogén supresor recesivo situado en el cromosoma 13q14. Para que aparezcan tumores, debe haber mutación en ambas copias del gen. *En 25 a 30% de los pacientes aparecen segundos tumores (que no son retinoblastoma) hasta 30 o 40 años más tarde.* Son más comunes los *osteosarcomas* (casi todos) y los *melanomas malignos cutáneos* (7% de los segundos tumores). Se logra curación en más de 98% de los casos si el tumor es diagnosticado y tratado en etapas tempranas con enucleación, quimioterapia, radioterapia, láser, crioterapia o una combinación de ellos.

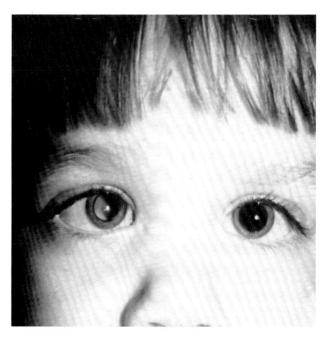

Figura 69-2 Reflejo lumínico anormal desde el ojo derecho de un niño con retinoblastoma. La pupila puede ser blanca (leucocoria) o el reflejo dorado o amarillo.

Los pacientes con retinoblastoma se presentan con un reflejo blanco o dorado desde la pupila, a menudo notado por los padres cuando el niño mira hacia un lado. Los padres a menudo manifiestan que los ojos se ven raros o son poco comunes, o que el reflejo de luz en fotografías es anormal. Los niños muestran estrabismo o, rara vez, conjuntivitis o hifema que no se resuelve.

El diagnóstico diferencial de retinoblastoma comprende:

- Cataratas congénitas.
- Retinopatía de la prematuridad con desprendimiento de retina.
- Toxocariasis.
- Fibras nerviosas mielinizadas.
- Coloboma.
- Hemorragia intraocular secundaria a abuso infantil.
- Humor vítreo primario hiperplásico persistente (ojo pequeño, catarata, alteración de los procesos ciliares y retina periférica hacia una membrana retrolenticular).
- Enfermedad de Coats (malformación vascular con escape de suero y líquidos bajo la retina).

CONJUNTIVITIS

Se reconocen tres categorías principales de conjuntivitis: infecciosa, alérgica, y traumática o química (**tabla 69-1**). Las enfermedades oculares que deben diferenciarse de la conjuntivitis simples son iritis (esto es, inflamación del iris, una forma de uveítis anterior), glaucoma agudo, abrasiones corneales traumáticas y ulceración corneal infecciosa.

En la *conjuntivitis bacteriana* la hiperemia conjuntival es notoria y se observa una secreción purulenta moderada a copiosa. El paciente por lo general tiene dolor y una sensación de cuerpo extraño en el ojo. La visión, los reflejos pupilares, la presión intraocular y la transparencia de la córnea son normales. La blefaritis estafilocócica, infección crónica o inflamación en los márgenes del párpado, son un dato asociado común. Deben obtenerse cultivos e iniciar antibióticos en gotas o ungüento oculares en ambos ojos. Los antibióticos de amplio espectro son útiles para acortar hasta cierto grado la evolución de la enfermedad, pero la conjuntivitis bacteriana por lo general disminuye en el transcurso de 4 a 5 días, independientemente del tratamiento.

La *conjuntivitis viral* suele llevar a secreción purulenta leve, pero los datos notorios son lagrimeo e inflamación del párpado, con o sin linfadenopatía preauricular. Si hay afección de la córnea ocurren fotofobia y blefaroespasmo con párpados apretados, por lo general en respuesta a la luz. Los adenovirus son agentes causales comunes. La conjuntivitis herpética primaria no se reconoce fácilmente a menos que se acompañe de lesiones herpéticas en los párpados. El tratamiento de la conjuntivitis viral (excepto la causada por virus del herpes simple 1) es sintomático; quizá se decida administrar esteroide de baja potencia en gotas si la inflamación y la hinchazón son acentuadas; también es útil aplicar compresas frías y lubricantes.

El dato característico de la *conjuntivitis alérgica* es el escozor, por lo general hay una secreción mucoide con hebras. La conjuntivitis alérgica es ya sea estacional o asociada con fiebre del heno y suele haber un antecedente de padecimientos alérgicos. Las gotas descongestionantes, vasoconstrictoras y

TABLA 69-1
CARACTERÍSTICAS QUE DIFERENCIAN LOS TIPOS DE CONJUNTIVITIS

Viral	Bacteriana	Alérgica	Por *Chlamydia*
Adenovirus	*Staphylococcus aureus*	Alérgica	*Chlamydia trachomatis*
Virus del herpes simple	*Streptococcus pneumoniae*	Atópica	
Virus del herpes zóster	*Haemophilus influenzae*	Vernal	
	Neisseria gonorrhoeae		
Signos y síntomas			
Asimétrica	Simétrica	Escozor	Conjuntivitis folicular crónica
Linfadenopatía preauricular	Secreción purulenta	Lagrimeo	Unilateral o bilateral
Lágrimas transparentes		Secreción con hebras	Secreción mucopurulenta
Folículos conjuntivales		Alergias sistémicas asociadas	Tinción de Giemsa
Hemorragias		Papilas (gigantes en la conjuntivitis primaveral)	Inmunofluorescencia
Irritación corneal		Estacional	PCR/sonda de DNA
Tratamiento			
Compresas frías	Cultivo si es grave o no está mostrando respuesta al tratamiento	Se evita la exposición si se conoce el alérgeno	Eritromicina, 50 mg/kg/día en cuatro dosis
Ketorolaco	Antibióticos tópicos en ambos ojos	Compresas frías	Eritromicina en ungüento por vía tópica
No se usan esteroides	No se usan esteroides	Lubricantes	
Dura 2 a 3 semanas	Dura hasta una semana	Vasoconstrictores/antihistamínicos tópicos	
Cuarentena	Si es grave o recalcitrante, se considera antibioticoterapia sistémica dependiendo de los resultados de la tinción de Gram	Cromolín sódico al 4%	
		Ketorolaco	
		Levocabastina	
		Lodoxamida	

PCR, reacción en cadena de la polimerasa (*polimerase chain reaction*); Rx, tratamiento.

de potencia leve por lo general bastan para disminuir los síntomas en casos leves; en casos más graves quizá se requieran esteroides de potencia leve en gotas. En la conjuntivitis vernal, que es una enfermedad ocular alérgica estacional y más bien acentuada, caracterizada por papilas conjuntivales palpebrales grandes e infiltrados perilimbares, diversas gotas estabilizadoras de los mastocitos logran disminuir las tasas de recurrencia y acortar la evolución de la enfermedad si se les administra frecuentemente y de manera profiláctica. Hay varios fármacos para el tratamiento de alergia ocular e incluyen los antihistamínicos clorhidrato de olopatadina (Patanol®) y levocabastina (Livostin®) y el estabilizador de mastocitos, lodoxamida (Alomide®).

El ejemplo clásico de una *conjuntivitis química* es la inducida por la profilaxis con nitrato de plata o un procedimiento de Credé en recién nacidos. Cualquier sustancia química que llegue a la superficie ocular es potencialmente tóxica; las más graves de las conjuntivitis químicas son las causadas por álcalis. Muchos detergentes caseros comunes son álcalis fuertes capaces de causar lesiones oculares graves si entran en contacto con el ojo. Es necesario consultar a un oftalmólogo de inmediato si se sospecha quemadura ocular por álcalis, entretanto deben instilarse gotas de anestésico tópico e irrigar copiosamente el ojo durante tanto tiempo como sea posible con al menos 2 L de solución salina normal o hasta que una prueba con papel tornasol revele un pH normal. Cualesquier restos o cuerpos extraños se deben eliminar por lavado de los fondos de saco conjuntivales. Debido a que la mayor parte del daño ocular ocurre en el transcurso de los primeros minutos luego de la exposición, la irrigación debe llevarse a cabo de inmediato. El oftalmólogo trata al paciente por los problemas en la superficie ocular, la córnea y los párpados que se originan por estas lesiones en potencia graves.

OFTALMÍA NEONATAL

La conjuntivitis es la enfermedad ocular neonatal más común; ocurre en 1.6 a 12% de los recién nacidos. El uso sistemático de profilaxis con antibiótico ha alterado la causa y la incidencia de la conjuntivitis neonatal. La eritromicina (al 0.5%) y la tetraciclina (al 1%), en ungüento, se consideran igual de eficaces para prevenir infección ocular por gonorrea. La eficacia de la eritromicina y la tetraciclina en ungüento para prevenir oftalmía por *Chlamydia* es menos clara. La tinción con anticuerpos monoclonales inmunofluorescentes directos ha resultado útil en el diagnóstico de conjuntivitis neonatal por *Chlamydia*. De 100 recién nacidos con conjuntivitis inscritos en un estudio, se encontró que 43 tenían enfermedad por *Chlamydia*. Se han reportado tasas de hasta 73%. Además de *Chlamydia trachomatis* y *Neisseria gonorrhoeae*, otros agentes causales de la oftalmía neonatal son *Staphylococcus aureus*, *Haemophilus influenzae* no tipificable, *Streptococcus pneumoniae*, microorganismos aerobios gramnegativos, *Moraxella catarrhalis*; estreptococos *viridans*, y virus del herpes simple.

El aspecto externo del ojo por lo general es el mismo independientemente del agente causal. Además de inflamación de los párpados y de las conjuntivas, se observa una secreción profusa y a veces sanguinolenta, en especial si se forman seudomembranas conjuntivales. *La cronología de la infección en relación con el nacimiento es útil, aunque no diagnóstica, para determinar el agente causal.* La conjuntivitis química y la conjuntivitis mecánica ocurren durante el primer día de vida, y se originan por el traumatismo y la manipulación propios del nacimiento, o por la profilaxis con nitrato de plata misma, si se utiliza. La conjuntivitis gonocócica, que se adquiere en el canal del parto, por lo general se manifiesta entre los días 2 y 4. El resto de los microorganismos causa conjuntivitis a diversos intervalos después del nacimiento.

Un lactante con sospecha de conjuntivitis debe colocarse en aislamiento estricto de contacto. Deben obtenerse muestras de raspado conjuntival para tinciones de Gram y Giemsa, y para tinción con anticuerpos monoclonales inmunofluorescentes directos para *Chlamydia*. Es necesario efectuar cultivos para aerobios, anaerobios y *Chlamydia*. La terapia se inicia con base en los resultados de la tinción, en espera de los resultados definitivos del cultivo.

Los pacientes con sospecha de enfermedad por *Chlamydia* deben recibir eritromicina por vía oral (50 mg/kg/día en cuatro dosis divididas) durante 14 días. Si se sospecha conjuntivitis gonocócica, o se confirma, el lactante debe quedar hospitalizado y se le debe tratar con una dosis de ceftriaxona (25 a 50 mg/kg por vía intravenosa o intramuscular, sin exceder 125 mg) y lavado de los ojos con solución salina; siempre debe efectuarse una búsqueda de infección gonocócica diseminada. Los padres y sus parejas sexuales deben recibir tratamiento para infección por *Chlamydia* y gonocócica de la manera habitual. Los bacilos gramnegativos hacen necesario tratamiento con una aplicación de sulfato de gentamicina en ungüento oftálmico cuatro veces al día durante una semana. Si se encuentran cocos grampositivos o células inflamatorias sin microorganismos, debe aplicarse eritromicina en ungüento oftálmico cuatro veces al día durante una semana. La conjuntivitis por *Pseudomonas* es particularmente agresiva y suele complicarse por ulceración corneal y ceguera; se adquiere más a menudo en el hospital y debe sospecharse en lactantes que están recibiendo ventilación mecánica con otros focos de infección por *Pseudomonas*.

CATARATAS PEDIÁTRICAS

Las cataratas son opacidades del cristalino y se categorizan de acuerdo con la causa en:

- Hereditarias.
- Asociadas con anormalidades cromosómicas.
- Secundarias a infección intrauterina.
- Asociadas con enfermedades metabólicas.
- Inducidas por fármacos.
- Inducidas por traumatismo.
- Asociadas con padecimientos oculares.

Las *cataratas hereditarias* no se asocian con otras enfermedades y se transmiten más a menudo de una manera autosómica dominante. Se han identificado más de 20 genes que causan cataratas hereditarias.

Los *defectos cromosómicos*, como los de las trisomías 13, 18 y 21, y síndrome de Turner, suelen asociarse con cataratas.

La *infección intrauterina* por diversos agentes propicia la formación de cataratas. La infección por virus de la rubéola se asocia más estrechamente con la aparición de cataratas, pero también se han asociado toxoplasma, citomegalovirus y virus del herpes simple.

En el lactante o niño con cataratas deben excluirse padecimientos metabólicos, en especial galactosemia y xantomatosis cerebrotendinosa. La galactosemia infantil "clásica" se produce por una deficiencia de galactosa-1-fosfato uridil transferasa y por lo general se asocia con manifestaciones sistémicas. La deficiencia de galactocinasa también propicia la formación de cataratas; las cataratas a menudo son la única manifestación de este tipo de galactosemia y llegan a presentarse en etapas más avanzadas de la vida.

La *terapia con corticosteroide a largo plazo* y otras *ingestiones de fármacos*, además de *traumatismo* ocular, propician la formación de cataratas.

Por último, las cataratas se *asocian con enfermedades oculares*, más notablemente uveítis crónica, desprendimiento de retina, retinopatía de la prematuridad, aniridia y microftalmía.

La evaluación del lactante o niño con cataratas incluye examen oftalmológico completo a fin de excluir enfermedad ocular asociada y evaluar el estado visual. Es necesario realizar ecografía ocular en ojos con cristalino por completo opaco. Un antecedente familiar de cataratas congénitas en un padre o en un abuelo sugiere cataratas aisladas dominantes. Es necesario examinar a ambos padres con una lámpara de hendidura después de dilatación pupilar para buscar opacidades subclínicas en el cristalino. La presencia de opacidades en el cristalino en un padre establece el diagnóstico de cataratas hereditarias.

Las cataratas completas bilaterales se deben extraer en etapas tempranas, y el pronóstico visual generalmente es bueno en ausencia de otra enfermedad ocular. En el caso de cataratas congénitas unilaterales, por lo general se efectúa intervención quirúrgica en etapas tan tempranas como algunas semanas de edad a fin de evitar ambliopía sensorial grave; poco después de la intervención quirúrgica de cataratas se adaptan lentes de contacto al lactante. En el caso de una catarata unilateral, el ojo normal se parcha durante un número de horas creciente cada día hasta la mitad de la niñez para tratar ambliopía. Se necesitan refracciones y cambios de la potencia de las lentes de contacto, frecuentes y los padres deben estar conscientes de la importancia de la perseverancia para que se obtengan buenos resultados visuales. El manejo conservador de cataratas parciales incluye el uso de midriáticos si la opacidad es central, y la colocación de parche en el ojo no afectado para el tratamiento de ambliopía y para su prevención. Durante los últimos años, las lentes intraoculares se han usado cada vez más para la corrección óptica de afaquia en niños de todas las edades. La experiencia actual con estos dispositivos indica seguridad aceptable.

ECTOPIA DEL CRISTALINO

La ectopia del cristalino se refiere al desplazamiento del cristalino desde su ubicación centrada detrás del iris. Quizá sea el resultado de traumatismo, defectos del desarrollo y enfermedad ocular, o se asocie con síndromes hereditarios sistémicos. El *síndrome de Marfan* y la *homocistinuria* son dos enfermedades sistémicas importantes asociadas con ectopia del cristalino. La ectopia del cristalino, conocida como ecto-

pia dominante simple del cristalino, aparece en un 60% de los pacientes con síndrome de Marfan y a veces es la única manifestación de la fibrilinopatía. En la mayor parte de los casos de síndrome de Marfan, el cristalino está desplazado en dirección *superior* y temporal, mientras que en la homocistinuria, el cristalino está desplazado en dirección *inferior*. La sospecha de subluxación del cristalino debe dar pie a estudio extenso para buscar síndrome de Marfan y homocistinuria.

EJERCICIOS DE REVISIÓN

PREGUNTAS

1. La obstrucción del conducto nasolagrimal se diferencia del glaucoma congénito por:
- **a)** La presencia de lagrimeo en la obstrucción del conducto nasolagrimal pero no en glaucoma.
- **b)** Aparición de obstrucción del conducto nasolagrimal en lactantes de menor edad y glaucoma en los de mayor edad.
- **c)** Opacidad y agrandamiento de la córnea en el glaucoma congénito, no así en la obstrucción del conducto nasolagrimal.
- **d)** Modo de herencia.

Respuesta

La respuesta es c).

2. El diagnóstico diferencial de un reflejo pupilar blanco incluye los que siguen, *excepto*:
- **a)** Retinoblastoma.
- **b)** Toxocariasis.
- **c)** Catarata congénita.
- **d)** Glioma del nervio óptico.
- **e)** Retinopatía de la prematuridad.

Respuesta

La respuesta es d).

3. Los indicios para el diagnóstico de conjuntivitis alérgica incluyen la presencia de escozor y lagrimeo, y la ausencia de una secreción mucopurulenta.
- **a)** Verdadero.
- **b)** Falso.

Respuesta

La respuesta es a).

4. El uso de esteroides tópicos está indicado en pacientes con conjuntivitis alérgica y viral leve y moderadamente grave.
- **a)** Verdadero.
- **b)** Falso.

Respuesta

La respuesta es b).

5. El primer paso en la evaluación de niños con cataratas es examinar a los padres para buscar opacidades del cristalino.
- **a)** Verdadero.
- **b)** Falso.

Respuesta

La respuesta es a).

6. ¿Cuál afirmación es verdadera respecto al manejo de lactantes con oftalmía neonatal gonocócica?

   a) La penicilina G acuosa por vía intravenosa es el mejor tratamiento.

   b) Es innecesario efectuar una búsqueda de infección gonocócica diseminada.

   c) Una dosis de ceftriaxona por vía intravenosa o intramuscular es una terapia eficaz.

   d) La terapia preferida es la ceftriaxona, administrada por vía intravenosa durante 10 días.

Respuesta

La respuesta es c).

7. El mejor tratamiento de un recién nacido con conjuntivitis por *Chlamydia* debe incluir:

   a) Eritromicina por vía oral durante 14 días.

   b) Eritromicina en gotas/ungüento por vía tópica.

   c) Azitromicina por vía oral durante cinco días.

   d) Una dosis de azitromicina por vía oral.

Respuesta

La respuesta es a). Se recomienda eritromicina por vía oral durante 14 días para neonatos con conjuntivitis por *Chlamydia*. Su aplicación trata con eficacia las alteraciones oculares, y elimina el transporte del microorganismo desde la nasofaringe, lo que suprime el riesgo de neumonía por *Chlamydia*.

LECTURAS RECOMENDADAS

Chou R, Dana T, Bougatsos C. Screening for visual impairment in children ages 1–5 years: update for the USPSTF. *Pediatrics* 2011;127(2): e442–e479.

Committee on Practice and Ambulatory Medicine, Section on Ophthalmology; American Association of Certified Orthoptists; American Association for Pediatric Ophthalmology and Strabismus; American Academy of Ophthalmology. Policy statement. Eye examination in infants, children, and young adults by pediatricians. *Pediatrics* 2003;111:902–907.

Donahue SP, Ruben JB. US Preventive Services Task Force vision screening recommendations. *Pediatrics* 2011;127:569–570.

Edelman E, Belfort R, Fu E, et al. Genetics of retinoblastoma. In: Traboulsi EI, ed. *Genetic diseases of the eye*, 2nd ed. New York: Oxford University Press, 2012.

Khan AO. Conditions that can be mistaken for congenital glaucoma. *Ophthalmic Genet* 2011;32:129–137.

Kiss S, Leiderman YI, Mukai S. Diagnosis, classification, and treatment of retinoblastoma. *Int Ophthalmol Clin* 2008;48:135–147.

Li T, Shotton K. Conventional occlusion versus pharmacologic penalization for amblyopia. *Cochrane Database Syst Rev* 2009;(4): CD006460.

McLaughlin C, Levin AV. The red reflex. *Pediatr Emerg Care* 2006;22: 137–140.

Mueller JB, McStay CM. Ocular infection and inflammation. *Emerg Med Clin North Am* 2008;26:57–72.

Reddy MA, Francis PJ, Berry V, et al. Molecular genetic basis of inherited cataract and associated phenotypes. *Surv Ophthalmol* 2004;49: 300–315.

Wright W, Farzavandi S. *Pediatric ophthalmology for primary care*, 3rd ed. Elk Grove Village, IL: American Academy of Pediatrics, 2008.

.

Capítulo 70

SIMULACIÓN DEL EXAMEN DE CERTIFICACIÓN: Temas diversos

Elumalai Appachi

PREGUNTAS

1. Un lactante de nueve meses de edad presenta fiebre, irritabilidad y exantema petequial de una semana de evolución. Tiene un antecedente de múltiples infecciones de los oídos, y presenta drenaje por el oído derecho. Hay seborrea en el cuero cabelludo y el examen del abdomen revela hepatoesplenomegalia; se obtiene una radiografía del cráneo (**Fig. 70-1**). La radiografía del tórax muestra múltiples infiltrados pulmonares. ¿Cuál de los incisos que siguen es *verdadero* respecto a la enfermedad de este lactante?

   a) Está indicado un periodo breve de metilprednisolona junto con antibióticos por vía intravenosa (IV).
   b) Una gammagrafía ósea será diagnóstica.
   c) El exantema siempre se origina por trombocitopenia.
   d) La concentración sérica de sodio quizá esté alta.
   e) El pronóstico es excelente con terapia apropiada.

Respuesta
La respuesta es d). La histiocitosis de las células de Langerhans es un padecimiento multisistémico con una presentación variable. El esqueleto es el sitio más comúnmente afectado; a menudo se observan lesiones osteolíticas en el cráneo (**Fig. 70-1**). La infección crónica de los oídos, con drenaje, es una característica frecuente y se asocia con destrucción de las apófisis mastoides. La afección de la piel llega a manifestarse como dermatitis seborreica del cuero cabelludo o de la zona del pañal, o como un exantema petequial, incluso en ausencia de trombocitopenia. También es común la linfadenopatía localizada o generalizada, con hepatoesplenomegalia. Los lactantes con enfermedad pulmonar e infiltrados múltiples se presentan con dificultad respiratoria e insuficiencia respiratoria progresiva. La disfunción hipotalámica e hipofisaria propicia retraso del crecimiento y diabetes insípida, la cual en ocasiones se presenta como irritabilidad, deshidratación e hipernatremia. Las manifestaciones sistémicas son fiebre, pérdida de peso, irritabilidad y falta de crecimiento y desarrollo. Para establecer el diagnóstico y planear la terapia se necesitan estudio del esqueleto, biopsia de tejido, radiografía de tórax, cuantificación de la concentración sérica de sodio y de la osmolalidad urinaria, y una evaluación detallada de todos los sistemas. La afección de múltiples sistemas requiere quimioterapia sistémica. El pronóstico en lactantes con enfermedad multisistémica es malo.

2. Una niña de ocho años de edad previamente sana presenta fiebre y artralgias de dos semanas de evolución y un exantema de tres días de evolución (**Fig. 70-2**). Hace una semana tuvo hipersensibilidad e inflamación de la rodilla derecha, que han disminuido, pero ahora presenta inflamación e hipersensibilidad acentuada en el tobillo izquierdo. La exploración física revela inflamación notoria del tobillo izquierdo y un soplo sistólico. ¿Qué prueba adicional será más útil para el diagnóstico?

   a) Hemocultivo.
   b) Biometría hemática completa.
   c) Radiografía de tórax.
   d) Radiografía simple del tobillo.
   e) Anticuerpo antiestreptolisina O sérico.

Respuesta
La respuesta es e). La fiebre reumática aguda es difícil de diagnosticar, dado que ninguna prueba única o signo clínico único confirma el diagnóstico. Los criterios de Jones son útiles para hacer el diagnóstico. La presencia de eritema marginado (**Fig. 70-2**), una lesión que se caracteriza por un aspecto serpiginoso y blanqueamiento en la parte media, es uno de los criterios mayores para el diagnóstico de fiebre reumática. A menudo ocurre en pacientes con carditis. Los otros criterios mayores son carditis, poliartritis migratoria, corea y nódulos subcutáneos. Los criterios menores son fiebre, artralgia, reactantes de fase aguda (velocidad de sedimentación, proteína C reactiva) altos y un intervalo PR prolongado en el electrocardiograma. La presencia de dos criterios mayores o de un criterio mayor y dos menores *con evidencia de infección estreptocócica* sugiere fuertemente fiebre reumática. Sin embargo, cuando un niño se presenta con corea o carditis inexplicable, debe considerarse el diagnóstico de fiebre reumática, incluso si no se satisfacen los criterios. Todos los pacientes con fiebre reumática aguda deben recibir tratamiento para infección por estreptococos del grupo A.

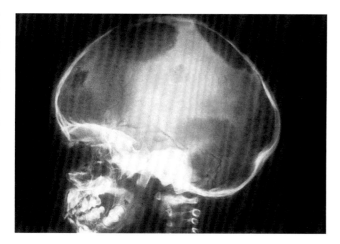

Figura 70-1   Radiografía del cráneo del paciente descrito en la pregunta 1. Considere los detalles en la explicación de la pregunta 1.

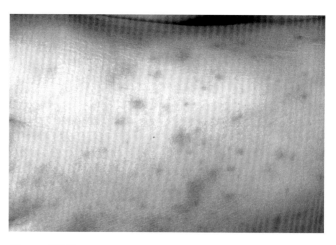

Figura 70-3   Exantema en el paciente descrito en la pregunta 3. Considere los detalles en la explicación de la pregunta 3. (*Véase* el encarte en color).

3. Un niño de 11 años de edad presenta fiebre, artralgia y el exantema que se muestra en la **figura 70-3**. También tiene dolor abdominal e inflamación del escroto. Hace una semana tuvo una infección estreptocócica de la garganta, tratada con antibióticos por vía oral. ¿Cuál de las que siguen es *verdadera* respecto a la enfermedad del paciente?

a) Tiene glomerulonefritis posestreptocócica.
b) Es probable que el recuento plaquetario sea normal.
c) Se debe efectuar una punción lumbar y administrar antibióticos de amplio espectro.
d) El niño tiene enfermedad de Kawasaki.
e) El aspirado de médula ósea será diagnóstico.

Respuesta

La respuesta es b). La púrpura de Henoch-Schönlein es la causa más común de púrpura no trombocitopénica en niños y se desconoce la causa. El dolor abdominal por lo general es secundario a vasculitis del tracto gastrointestinal e imita el abdomen agudo. En ocasiones hay intususcepción. El edema y la hipersensibilidad del escroto suelen imitar torsión aguda de un testículo. En 25 a 50% de los pacientes hay afección renal, en forma de hematuria. La

terapia con esteroides IV por lo general se reserva para complicaciones intestinales y del sistema nervioso central que ponen en peligro la vida. El diagnóstico se basa en los datos clínicos; no se necesitan análisis de laboratorio sistemáticos y tampoco está indicada aspiración de la médula ósea.

4. Una adolescente de 14 años de edad (**Fig. 70-4**) presenta disnea de esfuerzo y palpitaciones. El examen revela un soplo cardiaco. ¿Cuál de las afirmaciones que siguen es verdadera respecto a su diagnóstico y manejo?

a) La paciente tiene 50% de probabilidad de tener un descendiente con una enfermedad similar.
b) El examen ocular con lámpara de hendidura quizá revele anillo de Kayser-Fleischer.
c) La paciente requiere profilaxis de endocarditis para procedimientos dentales.
d) Está indicada terapia con inhibidores de la enzima convertidora de angiotensina (ACE, *angiotensin-converting enzyme*).
e) Una prueba de nitroprusiato de cianuro en orina es diagnóstica.

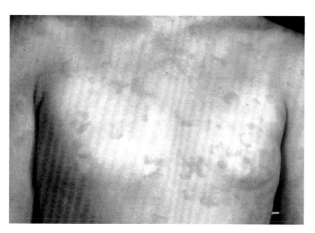

Figura 70-2   Exantema en el paciente presentado en la pregunta 2. Considere los detalles en la explicación de la pregunta 2. (*Véase* el encarte en color).

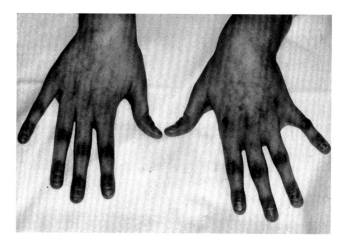

Figura 70-4   Manos del paciente descrito en la pregunta 4. Considere los detalles en la explicación de la pregunta 4.

Respuesta

La respuesta es a). El síndrome de Marfan se hereda en un patrón autosómico dominante, pero cerca de 30% de los casos depende de mutaciones nuevas. Dado que la herencia es autosómica dominante, la probabilidad de que un descendiente esté afectado es de 50%. El examen con lámpara de hendidura quizá revele luxación del cristalino e iridodonesis. El anillo de Kayser-Fleischer está presente en niños con enfermedad de Wilson. La morbilidad por lo general se origina por defectos cardiovasculares, entre ellos dilatación de la raíz aórtica y prolapso de la válvula mitral. La profilaxis de endocarditis no está indicada para prolapso de válvula mitral. Una opción es usar propranolol o atenolol con fines terapéuticos para reducir la morbilidad cardiovascular; tampoco están indicados inhibidores de la ACE. Quizá convenga efectuar la prueba con nitroprusiato de cianuro o la cuantificación de aminoácidos específicos para diferenciar entre síndrome de Marfan y homocistinuria, aunque cabe recordar que no es diagnóstica de síndrome de Marfan.

5. Un lactante de 13 meses de edad es llevado a la sala de urgencias con una historia de seis días de fiebre alta, conjuntivitis no purulenta bilateral, fisuras en los labios, exantema maculopapular, inflamación articular e irritabilidad, de seis días de evolución. Recibió la vacuna contra sarampión-parotiditis-rubéola hace cuatro días. El paso *más* apropiado a continuación es:

a) Tranquilizar a los padres al decirles que los síntomas de la lactante son una reacción a la vacuna.
b) Administrar penicilina IV.
c) Administrar metilprednisolona en dosis altas.
d) Efectuar una biopsia cutánea.
e) Obtener un ecocardiograma.

Respuesta

La respuesta es e). La enfermedad de Kawasaki es una vasculitis febril aguda. Las complicaciones más temidas de este síndrome son la dilatación y los aneurismas de arteria coronaria, y ocurren en alrededor de 20% de los individuos no tratados. La enfermedad de Kawasaki se diagnostica en forma clínica con base en criterios diagnósticos. Las reacciones adversas a la vacuna contra el sarampión-parotiditis-rubéola en forma de fiebre y exantema clásicamente aparecen 10 a 14 días después de la vacunación. En la actualidad, los pacientes con sospecha de síndrome de Kawasaki no reciben terapia con corticosteroides inicialmente. Dado el cuadro clínico, el siguiente paso lógico es obtener un ecocardiograma para examinar las arterias coronarias y la función del miocardio.

6. Una lactante de 12 meses de edad es admitida por enteritis crónica, falta de crecimiento y desarrollo, y lesiones eccematosas en las áreas perioral y perianal **(Fig. 70-5)**. ¿Cuál de los incisos siguientes es *verdadero* respecto a la enfermedad de la paciente?

a) Están indicados tratamiento con cinc en dosis altas y vigilancia estrecha de la concentración de cinc.
b) La lactante quizá tenga una concentración sérica alta de fosfatasa alcalina.
c) Está indicada terapia con aciclovir.

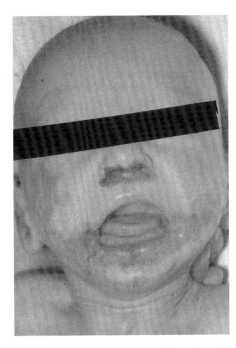

Figura 70-5 Lesiones eccematosas del paciente descrito en la pregunta 6. Considere los detalles en la explicación de la pregunta 6.

d) Debe introducirse lentamente una dieta libre de gluten.
e) La enfermedad puede heredarse con un patrón autosómico dominante.

Respuesta

La respuesta es a). La acrodermatitis enteropática se hereda en un patrón autosómico recesivo, y los síntomas se originan por deficiencia de cinc secundaria a malabsorción. Los lactantes afectados por lo general muestran manifestaciones cutáneas en forma de lesiones vesiculoampollares, secas, eccematosas **(Fig. 70-5)** distribuidas sobre las áreas perioral, acral y perianal. La enteritis crónica y la falta de crecimiento y desarrollo son otras manifestaciones en lactantes afectados. Es posible observar características clínicas similares en lactantes con deficiencia de cinc secundaria, en especial los que reciben nutrición parenteral prolongada sin suplementación de cinc. Los datos diagnósticos son concentración baja de cinc y de fosfatasa alcalina en el suero.

7. Una estudiante de secundaria de 16 años de edad presenta dolor abdominal, vómitos y pérdida del apetito de una semana de evolución. En el examen se observan ictericia de las escleróticas y deshidratación leve. El estudio de la sangre revela los valores siguientes:

- Hemoglobina = 6 g/dL.
- Hematocrito = 21 mL/dL.
- Recuento leucocitario = 12 000/mm^3.
- Plaquetas = 260 000/mm^3.
- Reticulocitos = 12%.

El perfil hepático muestra enzimas hepáticas altas. El examen general de orina indica glucosuria, aminoaciduria y fosfaturia. El siguiente paso *más* apropiado es:

a) Informarle que tiene hepatitis infecciosa y hacer arreglos para una visita de seguimiento en dos semanas.

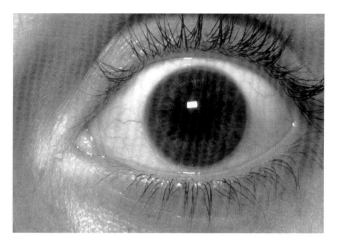

Figura 70-6 Un paciente con enfermedad de Wilson. Note los anillos de Kayser-Fleischer, que indican una acumulación de cobre en la córnea. (*Véase* el encarte en color).

b) Proceder a hospitalización para terapia con *N*-acetilcisteína.
c) Solicitar una ecografía abdominal urgente.
d) Efectuar un examen de los ojos con lámpara de hendidura.
e) Realizar una aspiración y biopsia de médula ósea.

Respuesta

La respuesta es d). La enfermedad de Wilson es una enfermedad autosómica recesiva con metabolismo anormal del cobre. La afección de múltiples sistemas incluye lesión hepática, cambios degenerativos en el cerebro, acidosis tubular renal y anemia hemolítica. La acumulación de cobre en las córneas causa un dato patognomónico llamado anillos de Kayser-Fleischer **(Fig. 70-6)**, que son detectables en el examen ocular con lámpara de hendidura. La mejor prueba de detección es la medición de la concentración sérica de ceruloplasmina, que está baja en pacientes con enfermedad de Wilson.

8. Un niño de cinco años de edad **(Fig. 70-7)** es llevado para un examen médico previo al ingreso al jardín de niños. La madre está preocupada porque el niño juega poco y se cansa fácilmente. El interrogatorio adicional revela que el niño caminó por vez primera a los 22 meses de edad. ¿Cuál afirmación es verdadera respecto a la enfermedad del paciente?

a) Este niño presentará deterioro intelectual grave.
b) La probabilidad de que su hijo padecerá la misma enfermedad es de 50%.
c) La concentración sérica de creatinina cinasa es normal en algunos pacientes.
d) La madre siempre es la portadora de la enfermedad.
e) Están indicados más estudios, incluso una biopsia muscular.

Respuesta

La respuesta es e). La distrofia muscular de Duchenne es una alteración recesiva ligada a X; por ende, el padre no transmite el gen defectuoso a su hijo. Las habilidades motoras gruesas quizá estén retrasadas o normales

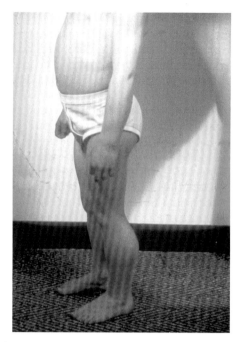

Figura 70-7 Niño descrito en la pregunta 8. Considere los detalles en la explicación de la pregunta 8.

durante la lactancia. Todos los pacientes tienen algo de deterioro intelectual y la miocardiopatía que da por resultado insuficiencia cardiaca es una característica constante. Alrededor de 30% de los casos depende de mutaciones nuevas y la madre no es portadora. El aumento acentuado de la concentración sérica de creatina cinasa, un patrón miopático en la electromiografía y datos característicos en el espécimen de biopsia muscular ayudan a establecer el diagnóstico.

9. Un niño de 12 años de edad que recientemente inmigró a Estados Unidos proveniente de Europa oriental, presenta fiebres intermitentes y un exantema doloroso en las espinillas, de un mes de evolución. También perdió 8 kg de peso el mes pasado. ¿Cuál de los siguientes se debe obtener/efectuar como parte del estudio inicial?

a) Evaluación de cardiología para fiebre reumática.
b) Examen general de orina para buscar glucosuria.
c) Prueba cutánea de tuberculina/ensayo de liberación de interferón γ.
d) Panel de alergia.
e) Estudios gastrointestinales con medio de contraste para buscar enfermedad inflamatoria intestinal.

Respuesta

La respuesta es c). El eritema nodoso se asocia con múltiples enfermedades infecciosas e inflamatorias y se considera una reacción de hipersensibilidad. Los nódulos por lo general son rojos, brillantes e hipersensibles **(Fig. 53-10)**. La causa infecciosa más común a excluir en un inmigrante es la tuberculosis. El diagnóstico diferencial comprende diabetes y enfermedad inflamatoria intestinal, pero en este paciente la causa más probable es la tuberculosis.

10. Una joven de 16 años de edad es atendida en la clínica por fiebre, cefalea y un exantema facial malar eritematoso;

se cansa fácilmente y tiene artralgia. El manejo *más* apropiado en este punto sería:

a) Prescribirle hidrocortisona local para el exantema.
b) Solicitar estudios de sangre para anticuerpos antinucleares.
c) Hacer arreglos para tomografía computarizada (CT, *computed tomography*) craneal.
d) Iniciar aciclovir por vía intravenosa.
e) Iniciar terapia con tetraciclina por vía oral.

Respuesta

La respuesta es b). El lupus eritematoso sistémico es una enfermedad reumática que afecta múltiples órganos y sistemas, entre ellos el sistema nervioso central, los riñones, las células sanguíneas y el sistema musculoesquelético. La enfermedad afecta más a menudo a niñas y mujeres, y es raro que empiece antes de los ocho años de edad. Un exantema malar ("en alas de mariposa") fotosensible es un dato característico de lupus. Los anticuerpos antinucleares a menudo son una investigación de detección, mientras que la concentración de anticuerpos anti-DNA bicatenario es más específica para lupus. El exantema facial no requiere tratamiento con aciclovir, tetraciclina o hidrocortisona. La CT del cerebro está indicada en presencia de cambios neurológicos focales.

11. Una niña de 12 años de edad es atendida por acné resistente a tratamiento. Ha recibido múltiples terapias por vía tópica sin obtener beneficio y el interrogatorio adicional revela que tiene un hermano con una enfermedad convulsiva. En la exploración física se observa una placa hipopigmentada en el tronco. El plan de acción *más* apropiado para esta niña sería:

a) Tratarla con tetraciclina por vía oral.
b) Remitirla con un dermatólogo.
c) Obtener una ecografía renal.
d) Solicitar cariotipificación.
e) Tratarla con anticonvulsivos.

Respuesta

La respuesta es c). La esclerosis tuberosa afecta muchos órganos, entre ellos el cerebro, los riñones, el corazón, los huesos y la piel. Se hereda como un rasgo autosómico dominante y es una enfermedad heterogénea con diversas presentaciones. Las manchas en hoja de fresno y las placas hipopigmentadas **(Fig. 35-5)** son manifestaciones cutáneas comunes de la esclerosis tuberosa y proporcionan indicios respecto al diagnóstico. Los hamartomas o la enfermedad poliquística de los riñones propician insuficiencia renal. Los niños en quienes aparece nefropatía poliquística antes de los 10 años de edad deben ser evaluados para esclerosis tuberosa. El adenoma sebáceo **(Fig. 35-6)** de la cara suele semejar acné y a veces es la única manifestación de la enfermedad. Los espasmos infantiles con un patrón hipsarrítmico en la electroencefalografía son comunes durante la lactancia; aparece epilepsia mioclónica a una edad posterior.

12. Una niña de 11 años de edad es atendida por fiebre, dolor de garganta y el exantema que se presenta en la **figura 70-8**. Recibió un trasplante cardiaco hace dos años por una miocardiopatía grave. ¿Cuál de las declaraciones siguientes es *verdadera* respecto al diagnóstico de la paciente?

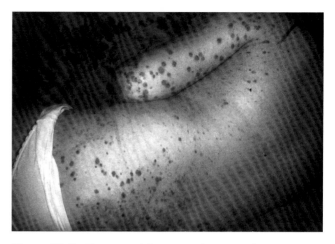

Figura 70-8 Exantema del paciente descrito en la pregunta 12. Considere los detalles en la explicación de la pregunta 12. (*Véase* el encarte en color).

a) Está indicado tratamiento con aciclovir por vía intravenosa.
b) Los contactos domésticos de la niña deben recibir profilaxis con rifampicina.
c) Es necesario obtener un electrocardiograma y título de antiestreptolisina O.
d) Está indicada terapia con aspirina e inmunoglobulina en dosis altas.
e) Se administra metilprednisolona en dosis altas por vía intravenosa.

Respuesta

La respuesta es a). La varicela progresiva o hemorrágica es una complicación grave y temida de infección por el virus de la varicela-zóster. El dolor abdominal de gran intensidad, las vesículas hemorrágicas y los signos de choque son datos comunes al principio. Esta enfermedad es más prevalente en niños con una deficiencia de la inmunidad mediada por células o con una enfermedad maligna; las embarazadas y los recién nacidos también tienen riesgo. Las manifestaciones sistémicas son neumonía, hepatitis, encefalitis y coagulación intravascular diseminada. El manejo consta de cuidado de sostén meticuloso, junto con la administración de aciclovir IV. La niña en la pregunta no tiene sepsis meningocócica, por ende, no está indicada profilaxis con rifampicina. La terapia con aspirina está contraindicada en pacientes con varicela. La metilprednisolona no está indicada.

13. Los padres de un niño de cinco años de edad están preocupados respecto a la cefalea del niño, que no parece ceder con acetaminofén. El niño tiene deficiencia de hormona de crecimiento, y recibe terapia a diario con dicha hormona. El programa de inmunización del niño está completo y recibe suplementos de vitaminas con regularidad. El examen resulta en esencia normal excepto por papiledema bilateral. ¿Cuál de las opciones siguientes es verdadera respecto a la enfermedad del niño?

a) La enfermedad quizá se origine por hipervitaminosis C.
b) La terapia con hormona de crecimiento está contraindicada ahora.
c) Quizá se requieran punciones lumbares repetidas.
d) La terapia con acetazolamida está contraindicada.

Respuesta

La respuesta es c). En el seudotumor cerebral, la presión intracraneal está aumentada, pero los datos del líquido cefalorraquídeo y las características anatómicas del cerebro son normales. Las causas comunes son:

- Terapia prolongada con corticosteroide.
- Terapia con hormona de crecimiento.
- Hipervitaminosis o hipovitaminosis A.
- Obesidad.
- Hipoadrenalismo.
- Hipoparatiroidismo.
- Medicamentos, como anticonceptivos orales y tetraciclina.

El manejo se centra en la causa subyacente. Si bien esta es una enfermedad benigna y autolimitada, los síntomas prolongados quizá causen atrofia óptica y alteraciones visuales. Es posible que deban practicarse punciones lumbares repetidas para disminuir la presión intracraneal. Debe efectuarse una punción lumbar inicial para determinar la presión de apertura después de que la CT o la resonancia magnética craneal ha excluido un problema estructural. La acetazolamida, un inhibidor de la anhidrasa carbónica, y los corticosteroides, han sido útiles en el manejo de seudotumor cerebral.

14. Un niño de cuatro años de edad ha presentado fiebre durante cuatro días; hace dos días fue evaluado en una sala de urgencias comunitaria, fue diagnosticado con otitis media y se le prescribió trimetoprim/sulfametoxazol. El día de hoy el niño presentó un exantema generalizado. La exploración física reveló extremidades frías y estado mental alterado. El paso inicial *más* importante en el manejo debe ser:

a) Efectuar una CT urgente de la cabeza.
b) Obtener acceso IV rápido, y administrar un bolo de líquido.
c) Administrar esteroides IV.
d) Efectuar una punción lumbar para excluir meningitis.
e) Administrar vancomicina por vía intravenosa.

Respuesta

La respuesta es b). El exantema del síndrome de Stevens-Johnson por lo general inicialmente consta de máculas eritematosas, que cambian con rapidez a vesículas, ampollas y áreas de denudación. Hay afección de las mucosas en la orofaringe, los ojos, el tracto gastrointestinal y la región anogenital. El dolor secundario a ulceración de mucosa llega a ser muy intenso y la afección de múltiples sistemas se manifiesta como neumonitis, carditis, hepatitis, enterocolitis, poliartritis y necrosis tubular aguda. Las ampollas y las ulceraciones de mucosas, diseminadas, propician pérdida extensa de líquido que lleva a choque hipovolémico, como en el caso descrito. El manejo de la enfermedad general es de sostén y sintomático.

15. Un lactante de ocho meses de edad es atendido por diarrea, distensión abdominal, prolapso rectal y aumento insuficiente de peso, de tres semanas de evolución. El antecedente personal patológico importante es hospitalización por neumonía estafilocócica a los tres meses de edad. El siguiente plan de acción *más* apropiado es:

a) Obtener una evaluación quirúrgica urgente.
b) Medir las concentraciones séricas de inmunoglobulinas.
c) Medir anticuerpos antigliadina séricos.
d) Cambiar la fórmula de leche a una fórmula basada en soya (soja).
e) Efectuar una prueba de cloruro en el sudor.

Respuesta

La respuesta es e). El prolapso rectal es una característica clínica común en lactantes con fibrosis quística; por lo general se origina por malnutrición, diarrea crónica y tos persistente. Todo lactante con prolapso rectal debe ser investigado respecto a fibrosis quística. Casi siempre es posible devolver a su posición normal manualmente el recto prolapsado y rara vez es necesario realizar intervención quirúrgica. El prolapso rectal se resuelve con la mejoría general del estado nutricional y una reducción de la esteatorrea después de suplementación de enzimas pancreáticas.

16. Un niño de cinco años de edad tiene malestar general, fiebre, cefalea, náuseas y vómitos de 24 h de evolución. Hace una hora apareció un exantema purpúrico. Ahora el niño está letárgico, confundido y se muestra combativo. Su pulso es de 160 latidos/minuto y la presión arterial es de 70/40 mm Hg; se obtuvieron muestras para análisis de sangre y se colocó una venoclisis. El plan de acción *más* apropiado es:

a) Efectuar una punción lumbar.
b) Obtener CT urgente del cerebro.
c) Administrar un bolo de solución salina normal.
d) Cuantificar la concentración sanguínea de amoniaco.
e) Administrar infusión de dopamina.

Respuesta

La respuesta es c). La meningitis meningocócica es una enfermedad grave y en potencia mortal. El microorganismo causal es *Neisseria meningitidis*, un diplococo gramnegativo. La enfermedad meningocócica diseminada se asocia con una respuesta inflamatoria aguda grave; la hemorragia y la coagulación intravascular en múltiples órganos propician necrosis de tejido. El espectro de la enfermedad varía desde bacteriemia oculta (rara) hasta sepsis manifiesta. La septicemia meningocócica quizá ocurra sin meningitis y se origina por diseminación hematógena difundida. El choque séptico se caracteriza por coagulación intravascular diseminada, hipotensión, acidosis, hemorragia suprarrenal, insuficiencia renal, coma y deterioro general rápido que conduce a la muerte. Un sensorio alterado es un signo de choque y de perfusión cerebral inadecuada. El exantema de la enfermedad meningocócica es ya sea maculopapular o purpúrico, o quizá sea equimosis manifiesta. Dado que la enfermedad suele ser rápidamente progresiva, el manejo se basa en la sospecha clínica y debe iniciarse terapia sin retraso. El choque y la hipotensión deben tratarse con múltiples bolos de líquido y, si es necesario, con apoyo inotrópico. Esperar los resultados de la CT y efectuar una punción lumbar en un paciente inestable con choque son innecesarios e inapropiados. Junto con la reanimación con líquido deben administrarse antibióticos IV tan pronto como sea posible. Una vez que se ha identificado el microorganismo el mejor antibiótico es la penicilina, pero inicialmente debe usarse cefotaxima o ceftriaxona para tratar infección por otros microorganismos patógenos potenciales.

17. Se solicita a usted que atienda a un preescolar de tres años de edad por infecciones del oído y sinusitis recurrentes. El paciente se está recuperando de un brote reciente de neumonía bacteriana y el examen revela vasos sanguíneos prominentes en las conjuntivas. La madre informa a usted que durante la semana pasada el niño tuvo inestabilidad al estar de pie. La afirmación *verdadera* respecto a esta enfermedad es:

a) Las concentraciones séricas de inmunoglobulinas serán normales.

b) Es apropiado tranquilizar a la madre al decirle que todo esto es "una parte del crecimiento".

c) Una prueba de cloruro en sudor será diagnóstica.

d) Los estudios de imágenes del cerebro resultarán normales.

e) El niño tiene riesgo aumentado de presentar tumores malignos.

Respuesta

La respuesta es e). Las características más comunes de la ataxia-telangiectasia son:

- Ataxia cerebelosa progresiva.
- Telangiectasia oculocutánea.
- Inmunodeficiencia humoral y celular que causa enfermedad sinopulmonar crónica.
- Incidencia alta de enfermedades malignas.

La ataxia es progresiva y el niño queda confinado a silla de ruedas hacia los 10 a 12 años de edad. La telangiectasia aparece alrededor de los 3 a 6 años de edad. La disfunción neurológica progresiva es común y aparece a una edad posterior. No hay inmunoglobulina A y la concentración de inmunoglobulina E es muy baja; suele haber hipoplasia del timo en asociación con una función defectuosa de los linfocitos. Las células son excesivamente sensibles a la radiación ionizante y ocurre desintegración cromosómica. El defecto genético se encuentra en el brazo largo del cromosoma 11. Cualquier niño con enfermedad sinopulmonar recurrente debe evaluarse respecto a fibrosis quística; aunque no será diagnóstica para el niño presentado en el caso clínico.

18. Un niño de dos años de edad tiene una masa en el abdomen, que fue notada por la madre mientras lo estaba bañando. Tiene hemihipertrofia y aniridia. ¿Cuál de las afirmaciones siguientes es *verdadera* respecto al diagnóstico de este niño?

a) Está indicado un laxante o un enema.

b) La hipertensión es muy rara.

c) Los hermanos tienen un riesgo aumentado de una enfermedad similar.

d) Rara vez se necesita manejo quirúrgico.

e) El paciente puede presentar pubertad precoz.

Respuesta

La respuesta es c). El tumor de Wilms es la enfermedad maligna renal más común que se observa durante la niñez. Se asocia con anomalías congénitas, como malformaciones genitourinarias, hemihipertrofia y aniridia esporádica. Las deleciones del cromosoma 11 se han asociado con tumor de Wilms. El síntoma de presentación más común es una masa en el abdomen, generalmente notada por un padre al bañar al niño. Hay hipertensión en alrededor de 60% de los casos de tumor de Wilms y se origina por isquemia renal. Debe sospecharse tumor de Wilms en cualquier niño con una masa abdominal. La ultrasonografía o la CT del abdomen definirá el tumor. Para el momento en que se hace el diagnóstico, ha ocurrido metástasis pulmonar en alrededor de 15% de los pacientes. El mejor tratamiento es la extirpación quirúrgica del tumor, incluso en presencia de metástasis pulmonares. La intervención quirúrgica va seguida por radioterapia o quimioterapia para tratar el tumor residual. Los hermanos tienen aumento del riesgo de aparición del tumor en comparación con la población general. La pubertad precoz no es un síntoma de tumor de Wilms.

19. Un niño de 10 años de edad con enfermedad de células falciformes presenta dolor abdominal agudo, fiebre, letargo y extremidades frías; se agita fácilmente y no coopera. ¿Cuál de las siguientes es *verdadera* respecto al diagnóstico del paciente y su manejo inicial?

a) Se hacen arreglos para exanguinotransfusión de eritrocitos.

b) Se administra un bolo de líquido isotónico IV y se mantiene hidratación IV.

c) Los síntomas se originan por secuestro esplénico agudo.

d) Se administra penicilina G IV.

e) Se administra una benzodiazepina IV.

Respuesta

La respuesta es b). La función esplénica alterada y la deficiencia de opsoninas predisponen a los pacientes con enfermedad de células falciformes a infecciones, como peritonitis, meningitis y sepsis. Los microorganismos encapsulados, como neumococos y *Haemophilus influenzae* y *Salmonella*, son causas comunes de infección en esta población de pacientes. La sobrecarga de hierro causa cardiomegalia/miocardiopatía y lesión parenquimatosa del hígado y el bazo. El deterioro progresivo de la función renal originado por fibrosis glomerular y tubular difusas da lugar a hipostenuria en niños menores de cinco años. La deficiencia de cinc es prevalente y contribuye al crecimiento y la maduración inadecuados. El secuestro esplénico es poco común después de los cinco años de edad. El paciente está presentando choque circulatorio con estado mental alterado; el manejo inmediato incluye bolo de líquido.

20. Un lactante mayor de dos años de edad presenta falta de crecimiento y desarrollo, diarrea, irritabilidad y distensión abdominal. ¿Cuál de los siguientes es *verdadero* respecto a la enfermedad celiaca?

a) Una prueba de cloruro en sudor es diagnóstica.
b) Se necesita un periodo de tratamiento prolongado con metronidazol.
c) Los niños con esta entidad requieren una dieta libre de gluten hasta el brote de crecimiento de la adolescencia.
d) Hay riesgo aumentado de aparición de linfoma intestinal.
e) La mayoría de los niños con esta enfermedad presenta pubertad precoz.

Respuesta

La respuesta es d). La enteropatía sensible al gluten se manifiesta entre los 6 meses y los 2 años de edad, el padecimiento se origina por exposición prolongada al gluten, que está presente en el trigo, el centeno y la cebada, no así en la avena. La respuesta inmunitaria al gluten da lugar a atrofia de las vellosidades (vellosidades planas y cortas) e hiperplasia de las criptas, lo cual da por resultado malabsorción y falta de crecimiento y desarrollo. Los niños con enfermedad celiaca tienen retraso del crecimiento, diarrea, vómitos y emaciación muscular. Asimismo, a menudo son dependientes, irritables, infelices y difíciles de consolar. La medición de anticuerpos antiendomisiales IgA séricos (sensibilidad y especificidad de casi 100%) y de anticuerpos contra antígeno transglutaminasa tisular, ayuda a hacer el diagnóstico. La biopsia inicial del intestino delgado probablemente aún se necesita pese a las investigaciones inmunológicas disponibles. La sensibilidad al gluten es una afección de por vida y el tratamiento requiere una dieta libre de gluten estricta vitalicia. La enteropatía de larga evolución por poco apego a la dieta predispone a linfomas intestinales.

21. Un lactante de dos semanas de edad es atendido en la sala de urgencias por vómitos, letargo, hipotonía e ictericia. La exploración física revela un lactante ictérico con hepatomegalia y respiraciones rápidas. Se emprende una evaluación completa de sepsis y la tinción de Gram del líquido cefalorraquídeo revela bacilos gramnegativos y en el cultivo se aísla *Escherichia coli*. De las opciones siguientes, el estudio más apropiado para confirmar la enfermedad subyacente en este lactante es:

a) Concentración eritrocitaria de galactosa-1-fosfato.
b) Concentraciones de complemento.
c) Inmunoglobulinas séricas.
d) Ácidos grasos de cadena muy larga plasmáticos.
e) Amoniaco sérico.

Respuesta

La respuesta es a). La galactosemia sobreviene por deficiencia de tres enzimas que dan por resultado tres fenotipos. El deterioro del metabolismo de la galactosa causado por función anormal del hígado también da lugar a concentración aumentada de galactosa. La deficiencia de galactosa-1-fosfato uridiltransferasa (GALT, *galactose-1-phosphate uridyltransferase*), la enzima que convierte la galactosa-1-fosfato (galactosa-1-P) en uridina difosfato galactosa, es la forma más común y grave de galactosemia.

La galactosemia es una enfermedad autosómica recesiva y la galactosemia clásica causada por deficiencia completa de GALT es el tipo más común y grave. El diagnóstico y tratamiento tempranos por lo general previenen o resuelven los signos y síntomas tempranos, como disfunción hepática, susceptibilidad a infecciones, falta de crecimiento y desarrollo, y cataratas. No obstante, pese a manejo de la dieta, en la mayoría de los adolescentes y adultos que padecen esta enfermedad ocurren problemas neuropsicológicos y ováricos.

La galactosemia clásica por lo general se manifiesta durante los primeros días posteriores al nacimiento, y después del inicio de alimentaciones fundadas en leche materna o de fórmula basada en leche de vaca. Los signos y síntomas específicos ocurren con diferentes frecuencias. Los datos más comunes son ictericia (70%), vómitos (40%), hepatomegalia (40%), falta de crecimiento y desarrollo (25%), alimentación inadecuada (20%), letargo (15%), diarrea (10%) y sepsis por gramnegativos (10%). Entre los lactantes con sepsis, el microorganismo más común es *Escherichia coli* (76%). Los datos menos frecuentes son coagulopatía, ascitis y crisis convulsivas. En la exploración física los lactantes por lo general tienen ictericia, con hepatomegalia, letargo e hipotonía; pueden tener edema y ascitis, una fontanela llena, encefalopatía y equimosis o sangrado excesivo. La concentración aumentada de galactosa-1-P eritrocitaria es un dato característico de la galactosemia clásica.

22. Una niña de dos años de edad no habla. Se sentó por sí sola a los seis meses y caminó a los 12 meses, pero ahora muestra una postura de pie con base amplia, ya no camina, no ase juguetes ni los manipula. Los datos son peso y talla en el percentil 50; circunferencia de la cabeza por debajo del percentil 5, sin incremento durante los últimos nueve meses; fondos de ojo normales, y ausencia de organomegalia.

El diagnóstico *más* probable es:

a) Adrenoleucodistrofia.
b) Parálisis cerebral.
c) Gangliosidosis GM2 (enfermedad de Tay-Sachs).
d) Síndrome de Rett.
e) Hipotiroidismo.

Respuesta

La respuesta es d). La niña descrita en el caso clínico muestra regresión del desarrollo y microcefalia. El síndrome de Rett es una enfermedad del desarrollo neurológico que ocurre de modo casi exclusivo en mujeres. Las mujeres afectadas, después de un periodo de desarrollo inicialmente normal, presentan pérdida del habla y del uso de las manos para propósitos determinados, movimientos estereotípicos de las manos y anormalidades de la marcha. Otros datos son microcefalia adquirida, crisis convulsivas, anormalidades autistas y alteraciones de la respiración. El síndrome de Rett casi siempre es esporádico (>99%) y se debe más a menudo a mutaciones *de novo* en el gen *MECP2* ubicado en el cromosoma X y estas mutaciones son casi exclusivamente de origen paterno. Los criterios diagnósticos para síndrome de Rett son pérdida parcial o completa de habilidades adquiridas de las manos para propósitos determinados, pérdida parcial o completa del lenguaje hablado adquirido, anormalidades de la marcha, habilidad alterada (dispraxia) o falta de habilidad, y movimientos estereotípicos de las manos, como retorcimiento/apretamiento de las manos, palmadas/golpecitos, afección del habla y automatismos de lavado/frote. No se dispone de terapia específica para la enfermedad. El manejo se dirige a las afecciones asociadas. Debe proporcionarse un método multidisciplinario que comprenda terapias física, ocupacional y de la comunicación.

23. En un neonato a término, nacido por parto vaginal normal, se encontró cianosis; se le intubó con prontitud y fue transferido a la unidad de cuidado intensivo neonatal. En el examen, el pulso es de 180/minuto, la presión arterial es de 50/25 mm Hg, y la saturación de oxígeno preductal (mano derecha) es de 80%. La configuración del ventilador comprende FiO_2 de 100% y presión inspiratoria máxima (PIP, *peak inspiratory pressure*) 20/presión positiva al final de la espiración (PEEP, *positive end expiratory pressure*) 4 y la frecuencia del ventilador se ajustó en 40/minuto. La radiografía del tórax muestra congestión pulmonar bilateral y corazón de tamaño normal. Gases arteriales: pH, 7.20; PO_2, 38; PCO_2, 50 y déficit de base, –8. El examen cardiaco revela actividad aumentada del ventrículo derecho y pulsos iguales en los brazos y las piernas; se solicita un ecocardiograma.

De los que siguen, la razón *más* probable de la enfermedad de este lactante es:

a) Neumonía por estreptococos del grupo B.
b) Arco aórtico interrumpido.
c) Drenaje venoso pulmonar anómalo total.
d) Tronco arterioso.
e) Tetralogía de Fallot.

Respuesta

La respuesta es c). Las lesiones cardiacas cianóticas explican alrededor de 15% de los casos de cardiopatía congénita (CHD, *congenital heart disease*). El reconocimiento temprano, la estabilización urgente y el transporte a un centro de cuidado cardiológico donde se cuente con personal experimentado en el manejo de CHD cianótica, son factores importantes para mejorar el resultado de estos lactantes. Las causas cardiacas de cianosis en un neonato se clasifican con base en el flujo sanguíneo pulmonar (disminuido o aumentado) e insuficiencia cardiaca asociada. La tetralogía de Fallot, la atresia pulmonar, la atresia tricuspídea y la anomalía de Epstein causan decremento del flujo pulmonar. El drenaje venoso pulmonar anómalo total y la transposición de las grandes arterias causan un incremento del flujo sanguíneo pulmonar. Aquellos lactantes con lesiones del lado izquierdo obstructivas, como el síndrome del corazón izquierdo hipoplásico, arco aórtico interrumpido, estenosis aórtica crítica y coartación, se presentan con insuficiencia cardiaca y cianosis graves. El lactante descrito en el caso clínico tiene drenaje venoso pulmonar anómalo total, y necesita intervención quirúrgica cardiaca urgente para corregir la anormalidad.

LECTURAS RECOMENDADAS

American Academy of Pediatrics. Evidence-based management of sickle cell disease: expert panel report, 2014. *Pediatrics* 2014;134:e1775.

American Academy of Pediatrics Committee on Genetics. Health supervision for children with Marfan syndrome. *Pediatrics* 2013; 132:e1059–e1072.

Friedman AD. Wilms tumor. *Pediatr Rev* 2013;34(7):328–330.

Gerber MA, Baltimore RS, Eaton CB, et al. Prevention of rheumatic fever and diagnosis and treatment of acute streptococcal pharyngitis. A scientific statement from the American Heart Association, Rheumatic Fever, Endocarditis, and Kawasaki Disease Committee, Council on Cardiovascular Disease in the Young, and the Quality of Care and Outcomes Research Interdisciplinary Working Group and endorsed by the American Academy of Pediatrics. Circulation 2009;119(11):1541–1551.

Newburger JW, Takahashi M, Gerber MA, et al. Diagnosis, treatment and long-term management of Kawasaki disease: a statement for health professionals from the Committee on Rheumatic Fever, Endocarditis and Kawasaki Disease, Council on Cardiovascular Disease in the Young, American Heart Association. *Circulation* 2004;110(17):2747–2771.

Shulman ST, Bisno AL, Clegg HW, et al. Clinical practice guideline for the diagnosis and management of group a streptococcal pharyngitis: 2012 update by the Infectious Diseases Society of America. *Clin Infect Dis* 2012;55(10):e86–e102.

Son MF, Newberger JW. Kawasaki disease. *Pediatr Rev* 2013;34:151–162.

Swanson D. Meningitis. *Pediatr Rev* 2015;36:514–526.

Capítulo 71

SIMULACIÓN DEL EXAMEN DE CERTIFICACIÓN:
Temas diversos II

Elumalai Appachi

PREGUNTAS

1. Un lactante varón de cuatro semanas de edad presenta fiebre e irritabilidad de tres días de evolución. En la exploración física el lactante yace inmóvil, tiene un exantema eritematoso, ampollas y exfoliación de la piel. Hay eritema perioral, además de que se observan costras y fisuras alrededor de la boca, los ojos y la nariz (**Fig. 71-1**). ¿Cuál de las afirmaciones siguientes es *verdadera* respecto al diagnóstico y manejo de esta enfermedad?

a) Casi siempre se adquiere *in utero*.
b) Por lo general se asocia con faringitis, conjuntivitis o impétigo.
c) Se requiere restricción de líquido para evitar la formación de ampollas.
d) Las lesiones cutáneas cicatrizarán y dejarán un patrón tipo espiral pigmentado.
e) La ampicilina es el mejor antibiótico.

Respuesta
La respuesta es b). El síndrome estafilocócico de la piel escaldada es una complicación mediada por toxinas de la infección por *Staphylococcus aureus* y se caracteriza por impétigo ampollar, exantema eritematoso escarlatiniforme generalizado y manifestaciones sistémicas. Hay hipersensibilidad extrema de la piel y el lactante afectado apenas se mueve porque el movimiento agrava el dolor. La conjuntivitis, la faringitis y la neumonía son datos asociados comunes. La enfermedad es más común en lactantes y niños de corta edad y los focos de infección son la nasofaringe, el ombligo, el tracto urinario, abrasión superficial y, rara vez, la sangre. Las ampollas intactas contienen líquido estéril (porque está mediada por toxinas), pero deben obtenerse cultivos de sangre y de todos los sitios donde se sospeche infección localizada. La separación de la epidermis en el sitio de presión sobre la piel (signo de Nikolsky) es común y, a veces, se desprenden fácilmente áreas grandes de la epidermis. Se recomiendan terapias sistémicas con penicilinas semisintéticas resistentes a penicilinasa. La recuperación es rápida y la curación ocurre sin formación de tejido cicatrizal.

2. Este lactante a término es hijo de una primigrávida de 24 años de edad. Durante la exploración física posnatal sistemática usted nota esta anormalidad (**Fig. 71-2**). ¿Cuál de las afirmaciones siguientes es *verdadera* respecto a esta enfermedad?

a) Debe efectuarse análisis cromosómico en el lactante y los padres.
b) El lactante quizá presente alteraciones convulsivas resistentes a tratamiento.
c) El riesgo de recurrencia de esta enfermedad en hijos producto de embarazos futuros es de 50%.
d) Está justificado realizar una tomografía computarizada del cerebro.
e) En esta enfermedad comúnmente se encuentra anormalidad de la hormona del crecimiento.

Respuesta
La respuesta es a). La fotografía muestra manchas de Brushfield (iris con manchas), que son una de las características de presentación del síndrome de Down (trisomía 21). Otras características comunes son hipotonía, retraso mental y del crecimiento, malformaciones cardiacas, anomalías del intestino medio y anormalidades tiroideas. La incidencia del síndrome de Down o trisomía 21 es de 1/600 a 1/800 nacidos vivos. Alrededor de 4 a 5% de los niños con síndrome de Down tiene una translocación que afecta el cromosoma 21. Uno de los padres es portador de una translocación en alrededor de 50% de los casos, así que es importante efectuar análisis cromosómico en el niño y los padres. El riesgo de recurrencia de esta enfermedad en hijos producto de embarazos futuros es de mucho menos de 50%. No hay riesgo aumentado de crisis convulsiva y tampoco está indicada una tomografía cerebral.

3. Los padres de este recién nacido están preocupados acerca de la marca de nacimiento (**Fig. 71-3**). ¿Cuál de las afirmaciones siguientes es *verdadera* acerca de este recién nacido y su enfermedad?

a) La marca de nacimiento desaparecerá lentamente con la edad.
b) Casi siempre ocurre hidrocefalia obstructiva.
c) El lactante tiene riesgo de presentar crisis convulsivas.
d) La mayoría de los pacientes presenta trombocitopenia.
e) Hay riesgo aumentado de que esta enfermedad recurra en hijos producto de embarazos futuros.

Respuesta
La respuesta es c). El síndrome de Sturge-Weber es una enfermedad esporádica que se caracteriza por mancha en

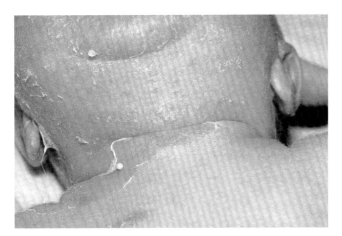

Figura 71-1 El lactante descrito en la pregunta 1. Considere los detalles en la explicación de la pregunta 1. (*Véase* el encarte a color).

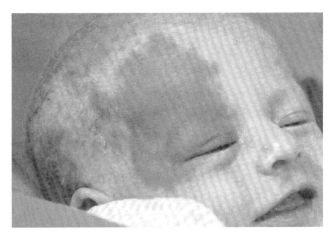

Figura 71-3 La "marca de nacimiento" del recién nacido descrito en la pregunta 3. Considere los detalles en la explicación de la pregunta 3. (*Véase* el encarte a color).

vino de Oporto facial, convulsiones, hemiparesia y retraso mental moderado a acentuado. La mancha en vino de Oporto tiene que diferenciarse de la placa salmón, una enfermedad benigna. Las manchas en vino de Oporto no muestran regresión. El nevo facial por lo general es unilateral y tiende a afectar la parte superior de la cara, pero en ocasiones afecta toda la mitad superior del cuerpo. Las manifestaciones oculares son buftalmos y glaucoma del ojo en el lado de la mancha en vino de Oporto. Durante la lactancia aparecen convulsiones tonicoclónicas (en ocasiones resistentes al tratamiento) y hay retraso mental en más de 50% de los pacientes. La radiografía de cráneo muestra una calcificación en "patrón en vías de tren" característico, y una tomografía computarizada (CT, *computed tomography*) del cerebro muestra atrofia ipsolateral. Se ha mostrado que la hemisferectomía o la lobectomía funcional controla las crisis convulsivas y posterga la aparición de retraso mental. La terapia más eficaz para la mancha en vino de Oporto es el láser de colorante pulsado bombeado por lámpara de destellos. La trombocitopenia no es una característica del síndrome y dado que es una enfermedad esporádica, no hay incremento del riesgo de recurrencia de esta enfermedad en hijos producto de embarazos futuros.

4. La exploración física de un recién nacido revela este dato físico **(Fig. 71-4)**. ¿Cuál de los incisos siguientes es *verdadero* respecto a esta enfermedad?

a) La mayoría de los pacientes tendrá anomalías cardiacas asociadas.
b) Puede presentar convulsiones.
c) La cariotipificación será diagnóstica.
d) No hay riesgo de recurrencia de esta enfermedad en hijos producto de embarazos futuros.
e) El recién nacido quizá tenga predisposición aumentada a enfermedades malignas.

Respuesta

La respuesta es e). La anemia de Fanconi es una enfermedad autosómica recesiva que se caracteriza por anormalidades físicas, entre ellas estatura corta, manchas café con leche, y anormalidades en las manos y los brazos. Las anormalidades en la extremidad superior comprenden falta de pulgar y de radio. Aparece pancitopenia porque la médula ósea por lo general es aplásica. Un pequeño porcentaje de los pacientes tiene anormalidades de órganos internos asociadas, entre ellas defectos cardiacos. Los niños con este padecimiento tienen riesgo aumentado de presentar leucemia y otras enfermedades malignas. Se requieren estudios de roturas cromosómicas porque éstas suelen ocurrir; los padres necesitan consejo genético para embarazos futuros.

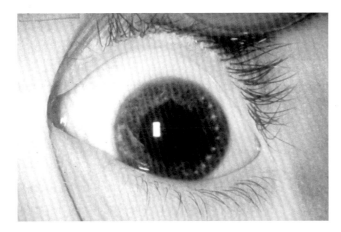

Figura 71-2 El lactante descrito en la pregunta 2. Considere los detalles en la explicación de la pregunta 2. (*Véase* el encarte a color).

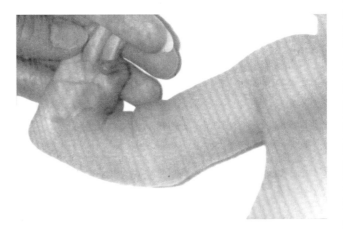

Figura 71-4 El dato físico del recién nacido descrito en la pregunta 4. Considere los detalles en la explicación de la pregunta 4.

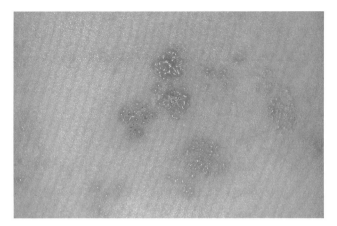

Figura 71-5   El exantema del recién nacido descrito en la pregunta 5. Considere los detalles en la explicación de la pregunta 5. (*Véase* el encarte a color).

5. Un recién nacido de cinco días de edad es llevado a la sala de urgencias por alimentación inadecuada, fiebre, irritabilidad y letargo; se nota un exantema en el tronco (**Fig. 71-5**). Es un neonato a término que nació por parto vaginal normal. Se le ha alimentado con biberón y estaba evolucionando bien hasta el día de hoy. ¿Cuál de las aseveraciones siguientes es *cierta* respecto al diagnóstico y manejo de este paciente?

    a) Está indicado tratamiento con aciclovir por vía intravenosa.

    b) El diagnóstico definitivo sólo se efectúa con examen del líquido cefalorraquídeo.

    c) El pronóstico es excelente, incluso con infección diseminada.

    d) Se requiere una biopsia de la lesión de la piel para hacer un diagnóstico.

Respuesta

La respuesta es a). La infección perinatal por virus del herpes ocurre de manera predominante durante el parto, y la mayor parte de los casos se origina por virus del herpes simple tipo 2. Los síntomas se manifiestan durante el primer mes de vida, con infección localizada de la piel, los ojos y la boca, enfermedad diseminada o encefalitis. Hay lesiones cutáneas vesiculares en la mayoría de los pacientes, pero quizá estén ausentes en recién nacidos que se presentan con infección diseminada o encefalitis. Las lesiones suelen encontrarse en el sitio de vigilancia fetal. Los síntomas de afección del sistema nervioso central son letargo, alimentación inadecuada y convulsiones. El EEG es útil para hacer el diagnóstico de encefalitis por herpes. Debe sospecharse infección sistémica por herpes en cualquier recién nacido enfermo que tenga sepsis con resultados negativos en cultivos para bacterias o que no muestre respuesta a los antibióticos. El cuadro clínico característico y el aislamiento del virus hacen el diagnóstico. El uso de análisis del líquido cefalorraquídeo con reacción en cadena de polimerasa para el aislamiento del virus es pertinente en ausencia de lesiones cutáneas. El tratamiento con aciclovir por vía intravenosa debe empezarse de inmediato en el momento en que el diagnóstico se sospeche en clínica. El pronóstico para las formas de la infección diseminada y en el sistema nervioso central es ominoso.

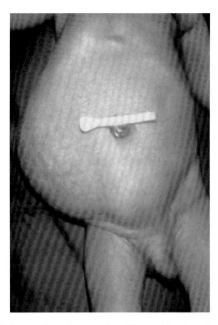

Figura 71-6   El dato físico del recién nacido descrito en la pregunta 6. Considere los detalles en la explicación de la pregunta 6.

6. La exploración física posnatal sistemática de un recién nacido reveló el dato físico que se muestra en la **figura 71-6**. ¿Cuál de los incisos siguientes es *verdadero* respecto a esta enfermedad?

    a) Es menos común en lactantes varones.

    b) El paciente requiere investigación para anormalidades renales.

    c) Se necesita biopsia rectal para confirmar el diagnóstico.

    d) La mayoría de los lactantes con esta enfermedad tiene una anomalía cardiaca asociada.

    e) Se requiere un estudio gastrointestinal superior urgente con medio de contraste.

Respuesta

La respuesta es b). El síndrome de abdomen en ciruela pasa ocurre predominantemente en lactantes varones (95%). El síndrome comprende deficiencia característica de la musculatura de la pared abdominal, testículos no descendidos, y anormalidades del tracto urinario. El oligohidramnios y la hipoplasia pulmonar son comunes. Hay anomalías cardiacas en 10% de los lactantes, mientras que más de 50% presenta anormalidades musculoesqueléticas. Las infecciones de las vías urinarias son frecuentes y todos los pacientes con esta enfermedad requieren profilaxis con antibióticos. Las anormalidades renales comprenden riñones displásicos, reflujo vesicoureteral con uréteres dilatados y uretra anormal. El pronóstico depende de la gravedad de la hipoplasia pulmonar y de la displasia de los riñones.

7. Los padres de un recién nacido a término, de dos días de edad, saludable, están preocupados respecto a un exantema (**Fig. 71-7**) que apareció en el transcurso de las últimas 24 horas. ¿Cuál de los incisos siguientes es *verdadero* respecto a este lactante?

    a) Debe comenzarse de inmediato terapia con aciclovir por vía parenteral.

    b) El lactante tiene riesgo de presentar crisis convulsivas más adelante durante su vida.

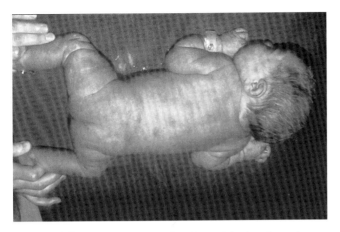

Figura 71-7 El exantema en el recién nacido descrito en la pregunta 7. Considere los detalles en la explicación de la pregunta 7. (*Véase* el encarte a color).

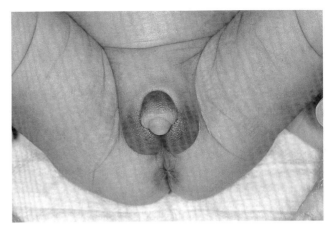

Figura 71-8 El dato físico del recién nacido descrito en la pregunta 8. Considere los detalles en la explicación de la pregunta 8.

c) En el cultivo del líquido proveniente de la pústula es posible aislar especies de *Staphylococcus*.

d) El examen al microscopio del líquido de este exantema revela muchas células polimorfonucleares.

e) Se debe asegurar a los padres que ésta es una enfermedad benigna y no requiere tratamiento alguno.

Respuesta

La respuesta es e). El eritema tóxico **(Fig. 1-1)** es una erupción cutánea benigna que ocurre comúnmente en recién nacidos a término. La lesión característica tiene una pápula o pústula de 1 a 2 mm, con eritema circundante. La erupción es generalizada, pero no afecta las palmas ni las plantas. La erupción suele ocurrir durante el segundo día de vida y por lo general aparecen nuevas oleadas de lesiones durante algunos días más. Es una enfermedad autolimitada que se resuelve de manera espontánea. El líquido en la pústula contiene muchos eosinófilos con resultados negativos en el cultivo para bacterias; la causa de esto es desconocida. Esta enfermedad debe diferenciarse del herpes simple y de la infección por bacterias o por *Candida*, así como de la melanosis pustular neonatal transitoria.

8. Los padres de este recién nacido están preocupados respecto al dato que se muestra en la **figura 71-8**. El *mejor* plan de manejo para este neonato es:

a) Obtener análisis cromosómico para cariotipificación.

b) Iniciar terapia con hidrocortisona.

c) Obtener una ecografía del abdomen a fin de excluir anormalidades renales.

d) Iniciar terapia con testosterona local.

e) Tranquilizar a los padres respecto a que no hay riesgo de recurrencia de esta enfermedad en hijos producto de embarazos futuros.

Respuesta

La respuesta es a). La presencia de genitales ambiguos en un recién nacido plantea gran dificultad en el asesoramiento a los padres. Primero, por lo general, debe efectuarse análisis cromosómico a fin de verificar el sexo de un niño en particular. La ecografía abdominal suele ser útil para identificar el útero. El lactante en el caso clínico necesita más estudio para hiperplasia suprarrenal congénita o

hermafroditismo y la terapia adicional se basa en el diagnóstico endocrinológico final. El riesgo de recurrencia de esta enfermedad en hijos producto de embarazos futuros depende del diagnóstico y no es posible tranquilizar a los padres respecto a que no habrá riesgo futuro.

9. Un neonato de dos días de edad alimentado al seno materno presenta vómitos biliosos y letargo, sin distensión abdominal. El manejo inicial apropiado de este recién nacido debe incluir:

a) Cambiar las alimentaciones a una fórmula elemental.

b) Obtener un cariotipo.

c) Administrar un bolo de líquido para mejorar el volumen intravascular.

d) Consultar a un cirujano pediátrico para laparotomía inmediata.

e) Obtener una ecografía del abdomen a fin de excluir estenosis pilórica hipertrófica infantil.

Respuesta

La respuesta es c). La obstrucción duodenal se presenta con vómitos biliosos sin distensión abdominal, generalmente durante el primer día de vida. La atresia duodenal también se asocia con síndrome de Down, malrotación, cardiopatía congénita y atresia esofágica. El dato radiográfico es conocido como "aspecto de doble burbuja" **(Fig. 65-3)**, que se origina por el duodeno proximal y el estómago lleno de gas. El diagnóstico prenatal de atresia duodenal se basa en la ecografía fetal. El tratamiento inicial consta de descompresión nasogástrica del estómago y reemplazo de líquido por vía intravenosa. El periodo de estabilización va seguido por reparación quirúrgica. La estenosis pilórica hipertrófica no está presente a esta edad y por lo general se manifiesta por vómitos no biliosos, falta de crecimiento y desarrollo, y un lactante hambriento.

10. Un recién nacido de tres días de edad presenta distensión abdominal, retraso de la expulsión de meconio y vómitos. La madre del lactante tiene diabetes gestacional. ¿Cuál de las declaraciones siguientes es *verdadera* respecto al íleo meconial?

a) La exploración física puede mostrar características de trisomía 21.

b) Los resultados negativos en la prueba de cloruro en el sudor no excluyen fibrosis quística (CF, *cystic fibrosis*) durante el periodo neonatal.

c) La peritonitis meconial es una complicación rara del íleo meconial.

d) El pronóstico general es excelente.

e) La intervención quirúrgica es el mejor tratamiento en todos los casos.

Respuesta

La respuesta es b). El íleo meconial comúnmente se asocia con el diagnóstico de CF. En clínica, el lactante presenta obstrucción intestinal. El meconio es pegajoso en ausencia de enzimas pancreáticas y se adhiere a la pared intestinal. La prueba de cloruro en el sudor suele resultar negativa durante el periodo neonatal y no excluye el diagnóstico de CF; se necesitan pruebas genéticas para confirmar el diagnóstico de CF. El íleo meconial no se asocia específicamente con síndrome de Down. El tratamiento con enema de Gastrografin® por lo general es exitoso; si fracasa o hay evidencia de peritonitis, se opta por intervención quirúrgica. La peritonitis meconial es una complicación común del íleo meconial. El pronóstico general depende de la gravedad de la CF.

11. Se encuentra que un recién nacido a término de cuatro horas de edad tiene taquipnea, palidez y perfusión periférica inadecuada. Nació mediante parto vaginal normal sin problemas prenatales manifiestos. La biometría hemática completa muestra hemoglobina de 8 g/dL, hematócrito de 25% y plaquetas de 240/mm³. El grupo sanguíneo de la madre es O Rh positivo. El primer y *mejor* plan de acción es:

a) Transfundir con urgencia al lactante 10 a 15 mL/kg de sangre O Rh negativa.

b) Administrar al lactante de inmediato terapia con eritropoyetina.

c) Colocar al lactante en oxígeno al 100%, y observarlo en la sala de cunas.

d) Administrar globulina Rh (RhoGAM) a la madre.

e) Hacer arreglos para una exanguinotransfusión para el lactante .

Respuesta

La respuesta es a). La hemorragia transplacentaria probablemente es una afección común que pasa inadvertida hasta que es grave. La pérdida aguda de sangre se presenta como palidez, asociada con choque circulatorio, dificultad respiratoria y perfusión inadecuada. Es factible demostrarla mediante la prueba de Kleihauer-Betke, que prueba la presencia de hemoglobina fetal y de eritrocitos fetales en la sangre materna. El lactante en el caso clínico debe recibir primero una transfusión aguda de sangre.

12. Un lactante de un mes de edad es atendido en la clínica ambulatoria para una visita sistemática. La madre manifiesta que el niño no se alimenta bien y que el aumento de peso es insatisfactorio. Informa que el hermano del lactante de cinco años de edad tuvo un historial similar a esta edad. En el interrogatorio adicional, la madre revela que el hermano tiene retraso del desarrollo. En la exploración física, el lactante tiene facies dismórfica que incluye hipoplasia maxilar y falta de surco nasolabial (*filtrum*). ¿Cuál de las afirmaciones siguientes es *verdadera* respecto a la enfermedad del lactante?

a) Rara vez se asocia con cardiopatía congénita.

b) El lactante tiene riesgo mínimo de retraso del desarrollo.

c) No hay riesgo de recurrencia de esta enfermedad en hijos producto de embarazos futuros.

d) Se expresan componentes mayores/menores de esta enfermedad en 1 a 2/1 000 nacidos vivos.

e) Están indicados estudios cromosómicos para hacer el diagnóstico.

Respuesta

La respuesta es d). El consumo de alcohol durante el embarazo ha quedado implicado en la causa de anomalías fetales. Se ha descrito un patrón clínico específico, que incluye una facies característica, llamado síndrome de alcoholismo fetal. Se expresan componentes mayores y menores de la afección en 1 o 2/1 000 nacidos vivos. Las características del síndrome son retraso del crecimiento intrauterino, anormalidades faciales (p. ej., fisuras palpebrales cortas, hipoplasia maxilar, labio superior delgado), defectos cardiacos congénitos (p. ej., defectos septales), y retrasos del desarrollo y mental. El síndrome de alcoholismo fetal es una causa común de retraso mental. La descendencia de embarazos futuros tiene riesgo si el consumo de alcohol continúa durante el siguiente embarazo. El manejo de estos lactantes es de sostén y el pronóstico es malo en presencia de un síndrome completo.

13. Un recién nacido de siete días de edad presenta ictericia y exantema. El lactante fue pequeño para la edad gestacional en el momento del nacimiento y no ha aumentado de peso. En la exploración física el lactante luce irritable y muestra hipertonía, y el reflejo rojo falta. ¿Cuál de las opciones siguientes es *verdadera* respecto al síndrome de rubéola congénita?

a) Debe obtenerse una ecografía renal.

b) Puede haber adquirido la infección durante el parto.

c) El diagnóstico se confirma al aislar el virus a partir de las heces.

d) Quizá sea difícil de diferenciar de la infección congénita por citomegalovirus.

e) El pronóstico es bueno con tratamiento médico.

Respuesta

La respuesta es d). El virus de la rubéola adquirido durante el primer trimestre del embarazo causa síndrome de rubéola congénita en el feto. Si la madre adquiere la infección antes de la semana 11 del embarazo, ocurren defectos congénitos en alrededor de 90% de los lactantes. Estos por lo general no quedan afectados si la rubéola se contrae durante el tercer trimestre, o 26 a 40 semanas después de la concepción. La incidencia del síndrome de rubéola congénita está disminuyendo y se ha establecido como objetivo para eliminación mediante la implementación rigurosa de vacunación. Las manifestaciones son retraso del crecimiento intrauterino, cataratas, microftalmía, defectos cardiacos congénitos (p. ej., conducto arterioso permeable, estenosis de la arteria pulmonar), sordera neurosensorial, meningoencefalitis, anemia y trombocitopenia. Es común la aparición de retraso motor y mental grave. El diagnóstico se establece al demostrar inmunoglobulina M específica para rubéola o al cultivar el virus de la rubéola a partir de la nasofaringe o la orina de un lactante afectado que presenta datos clínicos clásicos. El pronóstico para lactantes con síndrome de rubéola congénita es muy ominoso dada la probabilidad de deterioro neurológico. Los datos clínicos de la infección congénita por citomegalovirus son peso bajo al nacer, microcefalia, crisis convulsivas, exantema petequial similar al exantema en "pastel de arándano" del síndrome de rubéola congénita y hepatoesplenomegalia moderada con ictericia. Los lactantes presentan complicaciones en el transcurso de los primeros años de vida, que quizá incluyan pérdida de la audición, deterioro de la visión y grados variables de retraso mental.

14. Un lactante de tres semanas de edad es llevado al consultorio del médico con letargo y alimentación disminuida. La madre reporta que el lactante ha estado estreñido, y que le ha estado dando miel Karo® según le recomendó uno de sus vecinos. Los resultados de laboratorio revelan: hematócrito 34, leucocitos 18 por mm³, plaquetas 160 por mm³, alanina aminotransferasa (ALT, *alanine aminotransferase*) 100, aspartato aminotransferasa (AST, *aspartate aminotransferase*) 130, bilirrubina 16, tiempo de protrombina (PT, *prothrombin time*) 86, índice internacional normalizado (INR, *international normalized ratio*) 8 y amonio 120. El manejo apropiado de este paciente debe incluir: ¿cuál de los procedimientos que siguen?

a) Medición de la concentración de azúcar en la sangre.
b) Cambio de la fórmula a una basada en soya (soja).
c) Remitir al paciente con un gastroenterólogo para estudio adicional.
d) Obtener hemocultivos y dar tratamiento con antibióticos de amplio espectro.
e) Tranquilizar a los padres comentando con ellos que es necesario repetir los estudios de laboratorio pues es factible obtener un resultado falso.

Respuesta

La respuesta es a). El lactante en el caso clínico probablemente tiene intolerancia hereditaria a la fructosa, con evidencia de insuficiencia hepática. Los lactantes con insuficiencia hepática por lo general tienen hipoglucemia, y la intervención más apropiada para este paciente es verificar la glucemia, seguido por inicio de infusión de dextrosa. La intolerancia hereditaria a la fructosa es una enfermedad recesiva causada por una deficiencia de fructosa-1-fosfato aldolasa, isoenzima b, que cataliza la división de la fructosa-1-fosfato para formar dihidroxiacetona fosfato y D-gliceraldehído. Se cree que la hipoglucemia después de la ingestión de fructosa depende de acumulación de fructosa-1-fosfato, e inicia lesión hepática grave cuando el paciente queda expuesto a fructosa. Las manifestaciones clínicas semejan las de la galactosemia, y los lactantes se presentan en insuficiencia hepática e hipoglucemia. El tratamiento comprende manejo activo de la insuficiencia hepática, y eliminación de todas las fuentes de sacarosa, fructosa y sorbitol de la dieta.

15. Un lactante de un mes de edad es presentado a la clínica por alimentación inadecuada, letargo y control inadecuado de la cabeza. La exploración física revela que el lactante tiene hipotonía, lengua grande, hepatomegalia y pulsos periféricos débiles. La radiografía de tórax se muestra en la **figura 71-9**. Con base en los datos, el diagnóstico inicial *más* apropiado es:

a) Síndrome del corazón izquierdo hipoplásico.
b) Enfermedad de Pompe.
c) Bloqueo cardiaco congénito.
d) Síndrome de Zellweger.
e) Síndrome de Beckwith-Wiedemann.

Respuesta

La respuesta es b). El lactante tiene cardiomegalia masiva e insuficiencia cardiaca. En presencia de hipotonía, lengua grande y hepatomegalia, la posibilidad de enfermedad de Pompe es muy alta, y el lactante tiene que remitirse a un centro donde pueda iniciarse estudio adicional y terapia de reemplazo de enzima con maltasa ácida humana recombinante. El síndrome de Zellweger es un padecimiento peroxisomal que se caracteriza por hígado agrandado; facies característica (frente alta, desarrollo insuficiente de los arcos superciliares, y ojos ampliamente separados [hipertelorismo]), así como anormalidades neurológicas, como deterioro cognitivo y convulsiones. Los lactantes con síndrome de Zellweger también carecen de tono muscular, a veces al grado de no poder moverse, y quizá sean incapaces de succionar o deglutir. La cardiomegalia no es una característica.

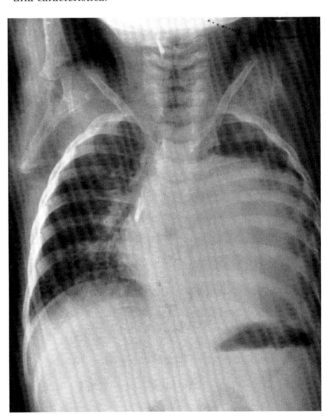

Figura 71-9 Radiografía de tórax del lactante descrito en la pregunta 15. Considere los detalles en la explicación de la pregunta 15.

16. Un niño de cuatro años de edad fue llevado a consulta porque fue difícil despertarlo esta mañana. Los padres no recuerdan traumatismo y no hay medicamentos en el hogar que pudieran haber causado esto, tampoco hay alcohol en el hogar. La exploración revela que el niño no se está moviendo ni despierta con estimulación. Usted nota algo de inflamación difusa sobre la región parietal derecha y palpa una línea de fractura del hueso parietal. La pupila izquierda mide 8 mm y la derecha, 3 mm. No se nota equimosis y el resto de la exploración resulta negativo. ¿Cuál es el diagnóstico clínico *más* probable?

a) Ingestión de tóxico.
b) Traumatismo encefálico benigno.
c) Convulsión focal izquierda.
d) Presión intracraneal (ICP, *intracranial pressure*) aumentada con hernia inminente.

Respuesta

La respuesta es d). La presencia de cambios del estado mental hace que este escenario sea más congruente con traumatismo encefálico no benigno. La CT demostró que este niño tuvo una fractura craneal en el parietal izquierdo, con un hematoma epidural en expansión. Casi todas las fracturas de cráneo lineales simples en niños no son urgencias quirúrgicas y no requieren tratamiento, sin embargo, en este caso, el paciente tuvo un hematoma epidural con incremento de la ICP y hernia uncal inminente. Los hematomas epidurales a menudo aparecen como consecuencia de desgarro de la arteria meníngea media subyacente, y la fractura de cráneo palpable sobre la trayectoria de esta arteria proporciona un indicio respecto al diagnóstico. El inicio nuevo de una pupila dilatada unilateral indica que el *uncus* del lóbulo temporal está siendo desplazado en dirección medial.

Las ingestiones de tóxico regularmente generan signos neurológicos simétricos, no localizantes. Ninguno de los datos de la historia clínica sugiere el inicio de un padecimiento convulsivo.

Los signos y síntomas clínicos de ICP aumentada en lactantes y niños son:

- Estado mental alterado.
- Vómitos.
- Parálisis de los nervios craneales III y VI.
- Signos vitales alterados (presión arterial aumentada, bradicardia o taquicardia, respiraciones disminuidas o irregulares).
- Papiledema.
- Fontanela llena (lactantes).
- Suturas separadas (lactantes).
- Postura de descerebración o de decorticación.

No hay un tratamiento único para ICP aumentada.

Las medidas de sostén son reanimación respiratoria y circulatoria, elevación de la cabeza a 30 grados, control de las convulsiones y de la fiebre, y mantenimiento de un volumen sanguíneo adecuado. El manejo médico de aumento agudo de la ICP incluye:

- Protección de las vías respiratorias usando estrategias protectoras de la ICP (sedación completa, lidocaína y parálisis).
- Hiperventilación controlada (breve).

- Manitol y furosemida.
- Solución salina hipertónica (solución salina al 3%) y control de la osmolalidad sérica.
- Vigilancia de la ICP.
- Hipotermia leve a moderada.
- Dexametasona.
- Coma por barbitúricos inducido.
- Glicerol.

Caso para las preguntas 17 a 19

17. Un niño de 18 meses de edad ha tenido diarrea acuosa profusa de dos días de evolución. Su ingestión ha sido inadecuada y ha presentado fiebre leve; también produce cantidades pequeñas de orina oscura. Los padres reportan que es difícil despertar al niño. Los ojos parecen hundidos y no hay signos de localización.

¿Cuál estado acidobásico *más* probablemente tiene el niño?

a) Acidosis metabólica.
b) Alcalosis metabólica.
c) Alcalosis respiratoria.
d) Alcalosis metabólica y acidosis respiratoria mixtas.

Respuesta

La respuesta es a). La acidosis metabólica es el problema acidobásico más común en urgencias pediátricas, se produce por una pérdida de iones de bicarbonato o por una ganancia de iones de hidrógeno. Este lactante tiene hipovolemia y ha perdido grandes cantidades de bicarbonato en las heces. La perfusión tisular inadecuada y la pérdida de base hacen que la acidosis metabólica sea el estado acidobásico más probable. La hipovolemia es la causa más común de choque en lactantes y niños. Las causas de choque hipovolémico son hemorragia gastrointestinal, hemorragia traumática, pérdidas de líquido y electrolitos por pérdidas gastrointestinales, así como enfermedades endocrinas, como la cetoacidosis diabética.

Si se verifican los electrolitos, lo más probable es que este niño tenga una acidosis con hiato aniónico normal (el cual para un niño <2 años es de 16 ± 4). Una concentración de bicarbonato de menos de 12 se ha correlacionado con la necesidad de hospitalización.

18. Cuando se obtienen valores de laboratorio, el nitrógeno ureico sanguíneo (BUN, *blood urea nitrogen*) es de 35 mg/dL y la concentración de creatinina es de 1.0 mg/dL. ¿Qué diagnóstico se conforma *mejor* a estos valores de laboratorio en esta situación?

a) Azotemia prerrenal.
b) Púrpura de Henoch-Schönlein.
c) Síndrome hemolítico-urémico.
d) Necrosis tubular aguda.

Respuesta

La respuesta es a). La azotemia y la oliguria suelen originarse por causas renales, prerrenales o posrenales. Las causas prerrenales de azotemia son gasto cardiaco disminuido (como en el choque cardiogénico) y volumen intravascular disminuido (como en la hemorragia, la deshidratación y situaciones de "desplazamiento de líquido hacia el tercer espacio"). La azotemia prerrenal y la hipovolemia hacen que los riñones preserven el volumen plasmático. Una proporción entre BUN y creatinina de más de 20 sugiere un estado prerrenal. Si se tratan con prontitud, las causas prerrenales y posrenales por lo general son reversibles. Sin tratamiento, este niño podría progresar a necrosis tubular aguda.

La púrpura de Henoch-Schönlein es un proceso vasculítico mediado por el depósito de inmunocomplejos que contienen inmunoglobulina A (IgA, *immunoglobulin A*), que por lo general se presenta con la tríada clásica de exantema purpúrico, dolor abdominal de tipo cólico y síntomas articulares. El niño generalmente tiene mayor edad que el que se presenta; la distribución por edad más común es de los 3 a los 10 años. Suele haber un antecedente de una infección respiratoria superior. La presentación clínica del niño en la pregunta no se ajusta a este diagnóstico.

El síndrome hemolítico-urémico es un síndrome de uremia hemolítica microangiopática, trombocitopenia e insuficiencia renal aguda que por lo general ocurre en menores de tres años. La forma característica de la enfermedad sigue a una infección diarreica por *Escherichia coli* productora de toxinas; esta enfermedad es más común durante los meses de verano. Se ha asociado con contacto con animales que portan la bacteria productora de toxinas.

19. Usted determina que el niño en el caso 2 requiere reanimación con volumen. ¿Cuál es el *mejor* líquido para prescribirle?

a) 20 mL/kg de dextrosa al 5% en agua con solución lactada de Ringer (D5W/LR).
b) 10 mL/kg de albúmina al 5%.
c) 10 mL/kg de cloruro de sodio al 0.9% (solución salina normal [NS, *normal saline*]).
d) 20 mL/kg de cloruro de sodio al 0.9% (solución salina normal [NS]).

Respuesta

La respuesta es d). Los cristaloides isotónicos son los mejores líquidos para reanimación con volumen. La dosis correcta para la mayoría de los niños es de 20 mL/kg administrados con tanta rapidez como sea posible. El uso de D5W/LR dará lugar a hiperglucemia. La solución LR sola es un líquido aceptable para reanimación. La albúmina al 5% es un líquido para reanimación aceptable pero costoso. Volúmenes suficientes de cristaloides isotónicos, titulados hasta la suficiencia de la perfusión, se encuentran fácilmente disponibles y son igual de eficaces que los líquidos para reanimación. A menos que haya un antecedente de cardiopatía o una sugerencia en la historia clínica de posible enfermedad cardiaca, la dosis inicial de líquido debe ser de 20 mL/kg, administrados con tanta rapidez como sea posible (<15 a 20 minutos).

Caso para las preguntas 20 y 21

Una niña de cinco años de edad corrió hacia el arroyo vehicular y fue atropellada por un camión; está consciente y bien orientada, pero se queja de dolor abdominal. El abdomen está tenso e hipersensible. Los signos vitales revelan un pulso de 160/minuto, frecuencia respiratoria de 25/minuto, presión arterial de 140/90 mm Hg y saturación de oxígeno de 98%. Durante la trayectoria a la sala de urgencias, se le administran dos bolos, cada uno de 20 mL/kg de NS al 0.9%.

20. ¿Cuál es la razón *más* probable de la hipertensión de la paciente?

a) Reanimación excesiva (administración excesiva de líquido).
b) Avulsión traumática de un riñón.
c) Resistencia vascular sistémica aumentada.
d) ICP aumentada.

Respuesta

La respuesta es c). La causa más probable es resistencia vascular sistémica aumentada. El sistema nervioso simpático es activado rápidamente en respuesta a traumatismo y pérdida de sangre. Ayuda a mantener el riego de órganos vitales. Incluso si la pérdida de sangre no es excesiva, el dolor aumentará de manera similar el tono simpático y causará presiones arteriales más altas.

Es muy poco probable que 40 mL/kg de NS constituirían reanimación excesiva con líquido en este escenario. La avulsión traumática del riñón es posible, pero no es una causa tan probable de hipertensión. La ICP aumentada no es probable en una paciente que está alerta y orientada.

21. ¿Cuál es el *mejor* acceso vascular para reanimación rápida con volumen en esta paciente?

a) Catéter intravenoso (IV) periférico calibre 20.
b) Catéter venoso central de doble luz, 4F, de 15 cm.
c) Aguja intraósea.
d) Catéter IV periférico calibre 24.

Respuesta

La respuesta es a). Un catéter IV de calibre más grande, y más corto, permite acceso vascular rápido y reanimación rápida; por consiguiente, un catéter IV calibre 20 es preferible a un catéter venoso central 4F de 15 cm. La longitud del catéter aumenta de manera notoria la resistencia al flujo y disminuye la rapidez de la reanimación. Una aguja intraósea por lo general se utiliza en pacientes pediátricos con colapso circulatorio o paro cardiaco, y podría usarse si es imposible insertar un catéter periférico.

Caso para las preguntas 22 a 24

Un niño de cuatro años de edad fue objeto de apendicectomía. Recibió una infusión de morfina a 100 μg/kg por hora. Al hacer su ronda, la enfermera a cargo encontró que el paciente apenas estaba respirando. El ritmo cardiaco es bradicardia sinusal (40 latidos/minuto).

22. ¿Cuál es el fármaco *más* importante para tratar a este niño?

a) Naloxona.
b) Atropina.
c) Epinefrina.
d) Ninguno de los anteriores.

Respuesta

La respuesta es a). Los datos de coma, depresión respiratoria y pupilas puntiformes sugieren intoxicación por opiáceo. La depresión respiratoria inducida por la infusión de morfina probablemente ha causado hipoxia. La causa más común de paro cardiaco en niños es la insuficiencia respiratoria. Debido a la frecuencia cardiaca lenta, este niño debe recibir compresiones del tórax, asimismo, necesita oxígeno y ventilación con presión positiva. La apertura de las vías respiratorias y el suministro de respiraciones de rescate aumenta la frecuencia cardiaca. La administración de naloxona quizá logre revertir la situación y evitar la necesidad de intubación endotraqueal. La epinefrina es el primer fármaco a usar para bradicardia que no muestra respuesta a las medidas de apoyo vital básico (compresiones del tórax, abertura de las vías respiratorias y respiración de rescate).

La naloxona bloquea la acción de narcóticos. Es rápidamente eficaz, tiene una vida media muy breve y genera muy pocos efectos secundarios. La administración de naloxona quizá logre revertir la depresión respiratoria y evitar la necesidad de intubación endotraqueal. Es probable que se necesiten dosis repetidas o una infusión continua de naloxona para mantener el impulso respiratorio del paciente.

23. ¿Qué tamaño de tubo endotraqueal elegiría para este niño?

a) Mismo tamaño que su pulgar.
b) Tubo 5-0 sin manguito.
c) Tubo 4-0 sin manguito.
d) Tubo 4-0 con manguito.

Respuesta

La respuesta es b). El tamaño apropiado del tubo se estima por medio de:

■ El tamaño del dedo meñique del paciente.
■ La fórmula (16 + edad en años)/4.

Si bien estos son dos métodos para estimar el tamaño del tubo endotraqueal, también es importante tener disponibles los tubos de tamaño más grande y más pequeño que le siguen. Los tubos endotraqueales sin manguito regularmente se usan para niños de menos de siete a ocho años de edad. Los tubos endotraqueales con manguito se usan en situaciones como neumonía grave o síndrome de dificultad respiratoria del adulto, donde se espera muy mala adaptabilidad pulmonar.

24. ¿Cómo "funciona" principalmente la epinefrina en un paro?

a) Disminuye la resistencia vascular sistémica.
b) Mejora el riego coronario.
c) Aumenta la contractilidad.
d) "Hace arrancar con un empujón" el corazón.

Respuesta

La respuesta es b). El efecto *primario* de la epinefrina se debe a sus propiedades adrenérgicas α de vasoconstricción periférica y al incremento resultante de la resistencia vascular sistémica. Esto hace que el riego coronario diastólico mejore. Otros importantes efectos son los adrenérgicos β que incluyen contractilidad y frecuencia cardiaca aumentadas.

Caso para las preguntas 25 a 27

Una niña de 12 años de edad tiene asma grave conocida, se presenta con un episodio de sibilancias. La frecuencia respiratoria es de 40/minuto. Hay retracciones intercostales y

supraesternales. La paciente da respuestas de una palabra y responde casi todas las preguntas con gestos de asentimiento o negación con la cabeza. Se encuentran sibilancias bilaterales difusas.

25. ¿Cuál resultado de los gases arteriales es *más* tranquilizante?

a) pH 7.45; P_{CO_2} 35; P_{O_2} 60.
b) pH 7.4; P_{CO_2} 40; P_{O_2} 60.
c) pH 7.35; P_{CO_2} 45; P_{O_2} 60.

Respuesta

La respuesta es a). Durante la fase temprana de dificultad respiratoria con obstrucción e hipoxemia, el niño asmático por lo general muestra respuesta con hiperventilación y un decremento resultante de la P_{CO_2}. Los asmáticos estables tienen reserva metabólica evidenciada por una alcalosis respiratoria. Por consiguiente, los gases arteriales revelarán una P_{CO_2} baja y un pH alcalótico. Un pH "normal" o acidótico en un asmático angustiado despierta preocupación, porque indica retención de CO_2 e insuficiencia respiratoria inminente. Este paciente requiere terapia enérgica, examen de seguimiento y repetición del análisis de los gases arteriales.

26. Muchos asmáticos tienen hipovolemia. ¿Cuál de las opciones que siguen *no* contribuye a este problema?

a) Ingestión inadecuada.
b) Pérdidas insensibles aumentadas.
c) Síndrome de secreción inapropiada de hormona antidiurética (SIADH, *syndrome of inappropriate antidiuretic hormone*).

Respuesta

La respuesta es c). Los individuos con asma quizá estén demasiado angustiados como para beber y experimenten vómitos postusivos. Su frecuencia respiratoria rápida aumenta las pérdidas insensibles de agua. Si bien es posible que ocurra SIADH en pacientes con asma que tienen hipoxemia profunda, esto daría por resultado retención y sobrecarga de líquido más que hipovolemia.

27. ¿Cuál de las que siguen es una indicación absoluta para intubación endotraqueal en pacientes con asma?

a) Saturaciones de oxígeno de 85%, con oxígeno a 10 L/minuto por medio de una mascarilla unidireccional.
b) Estado mental deprimido.
c) Sibilancias graves.
d) Acidosis respiratoria en los gases arteriales.

Respuesta

La respuesta es b). Todos estos datos despiertan preocupación y demandan manejo médico muy enérgico. Dado que el fenómeno de atrapamiento de gas y escape de aire es un problema importante en asmáticos que reciben ventilación mecánica, se hace todo lo posible por evitar la intubación. Un cambio del estado mental con incapacidad para proteger las vías respiratorias es la única indicación absoluta para intubación en esta población.

Caso para las preguntas 28 a 31

Un niño de 15 años de edad participa en carreras de ciclismo de montaña. Tiene un accidente en una pendiente cuesta abajo y se queja de dolor torácico intenso. Se le transporta a la sala de urgencias. Usted escucha ruidos cardiacos apagados. Los signos vitales son:

- Pulso = 150/minuto.
- Frecuencia respiratoria = 18/minuto.
- Presión arterial = 90/60 mm Hg.
- Las saturaciones de oxígeno son de 100% en aire ambiente.

28. ¿Cuál cree usted que es el diagnóstico *más* probable?
- **a)** Infarto de miocardio.
- **b)** Fractura del esternón.
- **c)** Contusión pulmonar.
- **d)** Taponamiento cardiaco.

Respuesta

La respuesta es d). Los ruidos cardiacos apagados y el pulso paradójico son características del taponamiento pericárdico. Esto ocurre cuando la cantidad de líquido pericárdico alcanza un volumen que compromete la función cardiaca. El infarto de miocardio es muy poco probable. Una fractura de esternón no debe dar lugar a ruidos cardiacos apagados. Las características de la contusión pulmonar por lesión no penetrante del tórax son dificultad respiratoria e hipoxia.

Otras lesiones que dan como resultado traumatismo no penetrante del tórax son:

- Neumotórax abierto.
- Tórax inestable (originado por múltiples fracturas costales).
- Hemotórax (originado por lesiones del arco aórtico y vasos sistémicos).
- Neumotórax a tensión.
- Rotura traqueobronquial.
- Contusión miocárdica.
- Perforación esofágica.

29. ¿Cuál dato *no* cabe esperar en la exploración física?
- **a)** Hepatomegalia.
- **b)** Pulsos anormalmente saltones.
- **c)** Distensión venosa yugular.
- **d)** Pulso paradójico.

Respuesta

La respuesta es b). El taponamiento cardiaco comprime las aurículas, interfiere con el llenado cardiaco al disminuir el retorno venoso al corazón, y limita el gasto cardiaco. Si la disfunción cardiaca inducida por el taponamiento ha estado presente durante un periodo suficiente, quizá haya hepatomegalia; por tanto, los datos de la exploración física comprenden ruidos cardiacos apagados, taquicardia, distensión venosa en el cuello, hepatomegalia y pulso paradójico aumentado. El taponamiento da lugar a pulsos débiles más que saltones.

El pulso paradójico se origina por el decremento leve normal de la presión arterial sistólica durante la inspiración. Con el taponamiento cardiaco, este fenómeno normal es exagerado; un pulso paradójico >20 mm Hg es un indicador fiable de taponamiento cardiaco.

30. ¿Cuál estudio diagnóstico está indicado primero en este paciente?
- **a)** Un electrocardiograma (ECG) de 12 derivaciones.
- **b)** CT espiral del tórax y el abdomen.
- **c)** Ecocardiograma al lado de la cama.
- **d)** Radiografía simple del tórax.

Respuesta

La respuesta es c). Dada la disponibilidad amplia de unidades de ecocardiografía, la prueba más útil sería un ecocardiograma urgente al lado de la cama. Este paciente no debe ser enviado desde la sala de urgencias o la unidad de cuidado intensivo. Tiene hipotensión importante y la presencia de ruidos cardiacos apagados y el pulso paradójico alto hacen del taponamiento cardiaco una posibilidad real. El paciente tiene riesgo importante de colapso circulatorio y quizá necesite intervención urgente. Una radiografía simple del tórax tal vez muestre una silueta cardiaca agrandada en presencia de taponamiento cardiaco. Un ECG quizá muestre voltajes disminuidos.

31. Cuando se está efectuando el ecocardiograma, el paciente tiene presión arterial en disminución (50/30 mm Hg) y se queja de aturdimiento. ¿Qué debe hacer usted a continuación?
- **a)** Pericardiocentesis.
- **b)** Bolo de líquido.
- **c)** Intubación.

Respuesta

La respuesta es b). La compresión auricular causada por taponamiento cardiaco suele revertirse temporalmente con un bolo de líquido de 20 mL/kg, lo que permite que la pericardiocentesis se efectúe en un paciente más estable. Si es factible efectuar pericardiocentesis, la respuesta clínica por lo general es muy rápida. La atención al ABC del apoyo vital avanzado debe mantenerse mientras la reanimación con líquido está en proceso. Es necesario reunir más equipo y personal para posibles intervenciones adicionales.

32. ¿Cuál de los estudios que siguen sería *mejor* para determinar la prevalencia de una enfermedad?
- **a)** Cohorte.
- **b)** Transversal.
- **c)** De casos y testigos.
- **d)** Estudio controlado aleatorizado.

Respuesta

La respuesta es b). Un estudio transversal ayuda a determinar la prevalencia de exposición, enfermedad y/o resultado. Un estudio de casos y testigos permite identificar mejores factores que se asocian con la aparición de enfermedad o con el resultado. Un estudio de cohorte es un estudio longitudinal de individuos que comparten una exposición o enfermedad particular para evaluar factores relacionados con la aparición de un resultado de interés entre los individuos con el tiempo. Un estudio controlado aleatorizado es un estudio prospectivo para evaluar el tratamiento o la intervención usando asignación aleatoria de sujetos a un grupo de tratamiento o testigo.

33. Un lactante de tres días de edad que nació en su hogar presenta drenaje purulento copioso de ambos ojos. La tinción de Gram del drenaje purulento muestra diplococos gramnegativos intracelulares. Tras hospitalizar al lactante se efectúa una evaluación de infección diseminada. El fármaco empírico más apropiado para el tratamiento de esta infección es:

a) Eritromicina por vía tópica.

b) Eritromicina por vía oral.

c) Penicilina por vía intravenosa.

d) Cefotaxima por vía intravenosa.

Respuesta

La respuesta es d). Este lactante tiene oftalmía neonatal probablemente causada por *Neisseria gonorrhoeae*, dados el inicio rápido, la falta de profilaxis, el drenaje profuso y los datos de la tinción de Gram. Está indicada terapia sistémica con cefotaxima o ceftriaxona.

LECTURAS RECOMENDADAS

American Academy of Pediatrics Committee on Fetus and New-born. Hospital discharge of the high-risk neonate. *Pediatrics* 2008;122(5): 1119–1126.

Comkornruecha M. Gonococcal infections. *Pediatr Rev* 2013;34(5): 228–234.

Jackson MA, Newland JG. Staphylococcal infections in the era of MRSA. *Pediatr Rev* 2011;32(12):522–532.

McCann-Crosby B. Ambiguous genitalia: evaluation and management in the newborn. *NeoReviews* 2016;17(3):e144–e153.

Poudel A, Afshan S, Dixit M. Congenital anomalies of the kidney and urinary tract. *NeoReviews* 2016;17(1):e18–e27.

Raben N, Plotz P, Byrne BJ. Acid alpha-glucosidase deficiency (glycogenosis type II, Pompe disease). *Curr Mol Med* 2002;2(2):145.

Warren JB, Phillipi CA. Care of the well newborn. *Pediatr Rev* 2012; 33(1):4–18.

Capítulo 72

SIMULACIÓN DEL EXAMEN DE CERTIFICACIÓN: Temas diversos III

Robert J. Cunningham III y Camille Sabella

PREGUNTAS

1. Aparece dificultad respiratoria en un lactante a término de 10 horas de edad. La exploración física revela taquipnea, ruidos respiratorios disminuidos en el hemitórax izquierdo, y abdomen escafoide. El diagnóstico *más* probable es:

a) Sepsis.
b) Taquipnea transitoria del recién nacido.
c) Neumotórax.
d) Hernia diafragmática congénita.
e) Aspiración de meconio.

Respuesta
La respuesta es d). Los datos de un abdomen escafoide y ruidos respiratorios disminuidos en el tórax de un recién nacido son característicos de la hernia diafragmática congénita. Un defecto posterolateral (tipo Bochdalek) es más común y 75 a 85% de los defectos ocurre en el lado izquierdo; 5% es bilateral. La radiografía de tórax es diagnóstica, aunque es posible efectuar el diagnóstico durante el periodo prenatal con ecografía. La hernia diafragmática congénita se asocia con una tasa de mortalidad de 40 a 50%; las complicaciones a largo plazo, como retrasos del crecimiento y desarrollo, reflujo gastroesofágico, tórax excavado y escoliosis, son comunes.

2. Aparece vómito bilioso en un lactante de un día de edad (**Fig. 72-1**). La afección de este lactante se asocia de manera *más* estrecha con:

a) Fibrosis quística.
b) Síndrome de Turner.
c) Trisomía 21.
d) Síndrome de DiGeorge.
e) Anomalías vertebrales.

Respuesta
La respuesta es c). Los vómitos biliosos y el aspecto de una "doble burbuja" (*véase* **Fig. 72-1**) en un recién nacido son característicos de la atresia duodenal, que explica 25 a 40% de los casos de atresia intestinal. Cincuenta por ciento de los lactantes con atresia duodenal es prematuro y las anomalías asociadas comprenden:

Vómito bilioso sin distensión abdominal, polihidramnios materno y dato de "doble burbuja" en la radiografía del abdomen son datos comunes.

- Trisomía 21 (20 a 30%).
- Malrotación (20%).
- Atresia esofágica (10 a 20%).

3. Un niño de seis meses de edad es llevado a consulta de rutina de niño sano. Al explorar al lactante usted nota pupila blanca en el ojo izquierdo. El lactante nació a las 33 semanas de gestación, con peso de 2 000 g. La causa *menos* probable de pupila blanca en este lactante es:

a) Catarata congénita.
b) Glaucoma.
c) Retinoblastoma.
d) Retinopatía de la prematuridad.

Respuesta
La respuesta es d). El diagnóstico diferencial de la leucocoria comprende todas las opciones listadas en esta pregunta. Si bien la retinopatía de la prematuridad es una causa de leucocoria, ocurre en lactantes que nacen antes de las 33 semanas de gestación, con un peso al nacer de menos de 1 500 g. Por consiguiente, es *menos* probable que la leucocoria del lactante descrito en la pregunta se asocie con retinopatía de la prematuridad.

Caso para las preguntas 4 y 5

Una niña que ahora tiene cinco años de edad fue llevada a su pediatra a los seis meses de edad por masas en el abdomen. A los 18 meses de edad, la paciente tuvo convulsiones cinco días después de recibir la vacunación de refuerzo contra difteria-tétanos-tos ferina. Tiene retraso grave del desarrollo. En la **figura 72-2** se muestra la ecografía renal de la niña.

4. El diagnóstico *más* probable es:

a) Nefropatía poliquística infantil.
b) Nefropatía poliquística del adulto.
c) Esclerosis tuberosa.
d) Nefropatía poliquística.

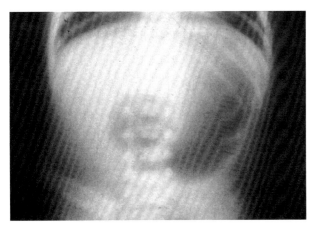

Figura 72-1   Radiografía del abdomen del paciente descrito en la pregunta 2. Consulte los detalles en la explicación de la pregunta 2.

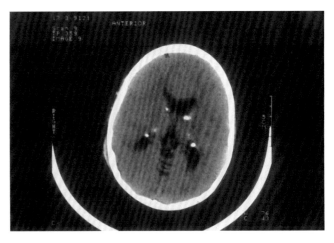

Figura 72-3   Calcificaciones subependimarias en un paciente con esclerosis tuberosa.

Respuesta

La respuesta es c). El diagnóstico más probable es esclerosis tuberosa, que por lo general se hereda de una manera autosómica dominante. La esclerosis tuberosa se caracteriza por un padecimiento convulsivo, lesiones cutáneas patognomónicas (lesiones en hoja de fresno y manchas hipopigmentadas; *véase* **Fig. 35-5**), tuberosidades calcificadas en el cerebro, rabdomiomas del corazón y hamartomas o enfermedad poliquística en los riñones. Las manifestaciones clínicas varían ampliamente de un paciente a otro. La incidencia de esclerosis tuberosa es alta en lactantes que se presentan con espasmos infantiles.

5. ¿Cuál es el *mejor* estudio para confirmar su diagnóstico?
   a) Examen general de orina.
   b) Ecografía del hígado.
   c) Tomografía computarizada (CT, *computed tomography*) del cerebro.
   d) Angiografía cerebral.

Respuesta

La respuesta es c). Las tuberosidades en el cerebro son diagnósticos de esclerosis tuberosa. Regularmente se

encuentran en la región subependimaria, y muestran calcificación (**Fig. 72-3**). Las tuberosidades quizá no queden de manifiesto sino hasta que un paciente con esclerosis tuberosa tiene 3 a 4 años de edad.

6. Un niño de tres años de edad es remitido con usted, con un antecedente de cefaleas cada vez más intensas. La exploración física revela lesiones cutáneas (**Fig. 72-4**). El padre del niño tiene lesiones similares en el tronco y un tumor "formado de varias masas" en la base de la muñeca. La presión arterial del niño es de 150/110 mmHg. La causa *más* probable de la hipertensión de este niño es:
   a) Coartación de la aorta.
   b) Síndrome de Conn.
   c) Estenosis de la arteria renal.
   d) Nefropatía poliquística.

Respuesta

La respuesta es c). La presencia de lesiones "café con leche" (**Fig. 72-4**) y el antecedente familiar de lesiones similares son congruentes con un diagnóstico de neurofibromatosis. Los pacientes con neurofibromatosis tienen una incidencia aumentada de:

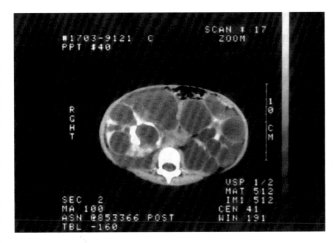

Figura 72-2   Ecografía renal de la paciente descrita en las preguntas 4 y 5.

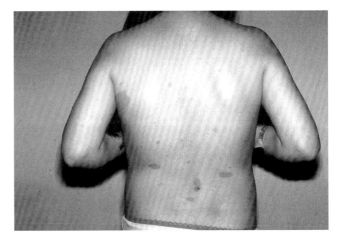

Figura 72-4   Lesiones cutáneas en el paciente descrito en la pregunta 6. Consulte los detalles en la explicación de la pregunta 6. (*Véase* encarte a color).

- Estenosis de la arteria renal.
- Feocromocitoma.
- Gliomas ópticos.
- Neurofibromas.

En los pacientes con neurofibromatosis, la estenosis de la arteria renal es común en niños, mientras que el feocromocitoma lo es en adultos.

7. Una madre preocupada lleva a sus dos hijos al consultorio de usted. Tienen 5 y 7 años de edad. La madre está preocupada porque acaba de iniciarse diálisis en el hermano de su padre y tiene nefropatía poliquística de inicio en el adulto. El padre de la madre fue evaluado y la ecografía renal resultó normal. ¿Cuál de los estudios que siguen debe efectuarse para eliminar la preocupación de la madre?

- **a)** Ecografía renal.
- **b)** Pielografía intravenosa.
- **c)** CT del abdomen con medio de contraste.
- **d)** Estudios de función hepática y ecografía hepática.
- **e)** Ninguna de las anteriores.

Respuesta

La respuesta es e). La nefropatía poliquística de inicio en el adulto se transmite con un patrón autosómico dominante; por consiguiente, si el padre de la madre no tiene la enfermedad, la madre no tiene riesgo y sus hijos no estarán afectados. Los pacientes con nefropatía poliquística de tipo del adulto (autosómica dominante) por lo general empiezan a tener síntomas de los 40 a 60 años de edad, aunque los quistes quizá estén presentes en etapas tempranas de la vida. Alrededor de 12% de los pacientes tiene aneurismas saculares asociados.

8. Se le solicita a usted que atienda a una embarazada para asesoramiento prenatal, porque se ha notado que el feto tiene riñones grandes, ambos con muchos quistes grandes. La madre desea saber si su hijo tiene nefropatía poliquística, y de ser así, qué problemas podría tener el lactante. ¿Cuál o cuáles de las afirmaciones siguientes son *verdaderas*?

- **a)** Lo más probable es que el lactante nazca con insuficiencia renal y requerirá diálisis de inmediato.
- **b)** Es probable que haya dificultad respiratoria grave durante el periodo de recién nacido temprano.
- **c)** El riesgo de que los hermanos estén afectados es de 50%.
- **d)** En niños de mayor edad con nefropatía poliquística infantil quizá aparezcan signos de fibrosis hepática.

Respuestas

Las respuestas son b) y d). El tipo infantil de nefropatía poliquística se transmite de una manera *autosómica recesiva*. En consecuencia, el riesgo de que hijos subsiguientes tengan la enfermedad es de 25%. Las manifestaciones clínicas aparecen en etapas tempranas de la lactancia; *la enfermedad suele asociarse con pulmones hipoplásicos, de modo que es probable que haya dificultad respiratoria durante el periodo de recién nacido.* La enfermedad también se asocia con fibrosis hepática congénita.

9. Una niña de 13 años de edad con esclerosis tuberosa y retraso mental, institucionalizada, es llevada al consultorio de usted con hinchazón de ambas muñecas, que parecen dolorosas al tacto. No hay eritema o fiebre. Las radiografías muestran ampliación de las placas epifisarias y "aspecto deshilachado". ¿Qué factor del interrogatorio es importante?

- **a)** Antecedente de alergia a la leche.
- **b)** Antecedente familiar de osteoporosis.
- **c)** Padecimiento convulsivo controlado con fenitoína.
- **d)** Antecedente de cese de la administración de polivitamínicos tres meses antes.
- **e)** Antecedente de una fractura de costilla.

Respuesta

La respuesta es c). Este es un resumen de uno de los primeros casos de raquitismo inducido por anticonvulsivos. La niña fue institucionalizada y la radiografía reveló raquitismo. Los datos radiográficos de raquitismo son epífisis ampliadas, cóncavas y con aspecto deshilachado (**Fig. 72-5**; *véase* **Fig. 18-2**). Si bien la niña vivía en Estados Unidos y su ingestión de leche era normal, su exposición a la luz solar era limitada. Se le había estado tratando tanto con fenitoína como con fenobarbital, y estos fármacos estimulan los sistemas enzimáticos del hígado que aceleran la destrucción del 1,25-dihidroxicolecalciferol. La terapia anticonvulsiva es una causa rara pero importante de raquitismo.

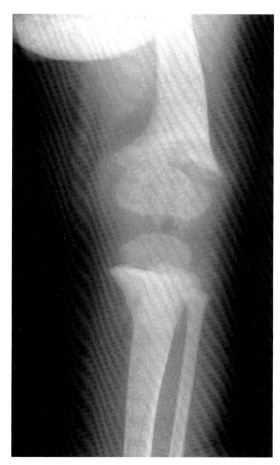

Figura 72-5 Radiografía de la rodilla de un paciente con raquitismo por deficiencia de vitamina D. Note la epífisis del fémur ampliada y con aspecto deshilachado.

10. Se solicita a usted que efectúe una evaluación preoperatoria para un paciente en quien va a practicarse intervención quirúrgica para corregir ptosis. El paciente previamente fue objeto de una orquidopexia, está por debajo del quinto percentil para la estatura, y tiene un cuello alado. La exploración física revela un soplo mesosistólico que se ausculta sobre todo el tórax y es más pronunciado sobre ambos lados de la espalda. Usted concluye que el niño tiene:

- **a)** Síndrome de Holt-Oram.
- **b)** Enfermedad de Menkes.
- **c)** Síndrome de Russell-Silver.
- **d)** Síndrome de Noonan.

Respuesta

La respuesta es d). Este niño probablemente tiene síndrome de Noonan, una alteración por lo general esporádica en el cual el cariotipo es normal. Las anomalías propias del síndrome de Noonan también ocurren en niñas con síndrome de Turner. Las más comunes son:

- Estatura corta.
- Cuello alado.
- Tórax excavado o en carina.
- Cardiopatía congénita.
- Facies característica (hipertelorismo, epicanto, ptosis, micrognatia.
- Retraso mental moderado (25% de los casos). Los defectos cardiacos más comunes son estenosis de la válvula pulmonar y defecto del tabique interauricular.

El síndrome del Russell-Silver **(Fig. 72-6)** se caracteriza por:

- Estatura corta que queda de manifiesto incluso antes del nacimiento.
- Cara pequeña, triangular.
- Asimetría de las extremidades.

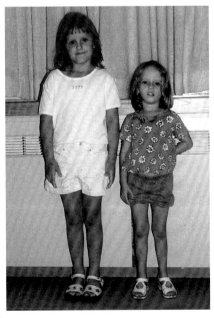

Figura 72-6   La niña de la derecha tiene síndrome de Russell-Silver. Está fotografiada junto a su hermana gemela normal. Note la estatura corta y la cara triangular pequeña de la gemela afectada, y la asimetría de sus extremidades inferiores.

- Dedo meñique pequeño y curvo en dirección medial
- Fontanela grande y persistente.

El síndrome de Holt-Oram se caracteriza por anormalidades tanto esqueléticas como cardiovasculares. La anormalidad común del esqueleto es un defecto de la extremidad superior (falta de pulgar, sindactilia o falta de radio). La afección a menudo es asimétrica, que abarca solo un lado, pero en ocasiones es bilateral. Los defectos cardiacos más comúnmente asociados son defecto del tabique interauricular tipo *ostium secundum* y defecto del tabique interventricular.

La enfermedad de Menkes es un defecto recesivo ligado a X, del metabolismo del cobre. Las concentraciones tanto de ceruloplasmina como de cobre han estado bajas en todos los pacientes estudiados. La enfermedad se caracteriza por un déficit neurológico profundo que se hace evidente hacia el mes o los dos meses de vida, y el proceso es degenerativo. La muerte por lo general ocurre hacia los tres años de edad. La característica poco común de esta enfermedad es el *pelo ensortijado.* El pelo es escaso y ligeramente pigmentado, y cuando se observa con una lupa quedan de manifiesto giros y rompimiento parcial.

11. Una niña de 13 años de edad es atendida para un examen médico de rutina después de haberse mudado a Estados Unidos desde Egipto. Ha tenido tres episodios de hinchazón en la parte media anterior del cuello, asociados con enrojecimiento e hipersensibilidad extrema. Los síntomas se han resuelto con antibioticoterapia. Durante la exploración, se nota una masa móvil pequeña justo por arriba del hueso hioides en la línea media del cuello; la palpación de la masa revela que es "fluctuante" y se mueve hacia arriba y hacia abajo cuando la paciente saca la lengua y la retrae. El diagnóstico *más* probable de esta masa es:

- **a)** Quiste de la hendidura branquial.
- **b)** Carcinoma folicular de la tiroides.
- **c)** Linfoma temprano.
- **d)** Quiste del conducto tirogloso.

Respuesta

La respuesta es d). Los quistes del conducto tirogloso son defectos situados en la línea media del cuello o cerca de ella, se extienden a la base de la lengua y en ocasiones contienen tejido tiroideo aberrante. Los quistes de la hendidura branquial son de origen lateral y pueden abrirse a la superficie de la piel o drenar hacia la faringe. Posiblemente queden infectados de manera secundaria y requieran terapia antimicrobiana. El carcinoma de la tiroides y el linfoma son muy poco probables dada esta historia de caso.

12. El State Health Department notifica al consultorio de usted que una prueba de detección en un recién nacido ha revelado una concentración baja de tiroxina (T_4) en un lactante que ahora tiene siete días de edad. El *mejor* curso de acción es:

- **a)** Repetir las mediciones de las concentraciones de T_4, hormona estimulante de la tiroides (TSH, *thyroid-stimulating hormone*) y T_4 libre.
- **b)** Obtener una gammagrafía tiroidea.
- **c)** Empezar de inmediato terapia de reemplazo de hormona tiroidea.

d) Obtener una radiografía de cráneo para evaluar las suturas.

e) Las respuestas a y b son correctas.

f) Las respuestas a y c son correctas.

g) Las respuestas a, b y c son correctas.

Respuesta

La respuesta es f). Es necesario confirmar el resultado de la prueba de detección. Por ende, se deben medir las concentraciones de T_4, TSH y T_4 libre del lactante. Una vez que se disponga de los resultados, debe empezarse terapia con levotiroxina sin retraso. La terapia se suspende si las pruebas confirmadoras resultan negativas. Una gammagrafía tiroidea solo debe efectuarse si se confirma el diagnóstico de hipotiroidismo. Las suturas abiertas prolongadas son un signo de hipotiroidismo congénito, pero este signo carece de utilidad diagnóstica.

13. Si los estudios de laboratorio que se mencionan en la pregunta precedente confirman el diagnóstico de hipotiroidismo, ¿cuál de los estudios que siguen *más* probablemente revelará la causa?

a) Captación de triyodotironina (T_3) por resina.

b) Gammagrafía tiroidea.

c) CT del cuello.

d) Cuantificación de la globulina transportadora de hormona tiroidea.

Respuesta

La respuesta es b). Alrededor de 60% de los pacientes con hipotiroidismo congénito tiene tejido tiroideo ectópico y otro 30% es atirótico. La medición de la captación de T_3 por resina no ayuda a determinar la causa del hipotiroidismo. En 10% de los pacientes hay defectos metabólicos, que se determinan con estudios de captación de ^{131}I. Una deficiencia de globulina transportadora de hormona tiroidea no representa hipotiroidismo congénito verdadero, sino más bien la falta de una proteína transportadora. En estas circunstancias los estudios mostrarían un decremento de la concentración de T_4 total, pero concentraciones normales de T_4 libre y de TSH.

14. Un joven de 17 años de edad es remitido a usted para evaluación de un soplo cardiaco que se notó en su examen médico para el ingreso a la universidad. Ha anotado disminución de la resistencia física cuando juega baloncesto. La exploración física revela un joven musculoso, con cianosis perioral leve y lechos ungueales azulados. Se ausculta un soplo holosistólico grado 2/6, y la presión arterial es de 130/80 mmHg. El diagnóstico *más* probable es:

a) Tetralogía de Fallot.

b) Defecto del tabique interauricular.

c) Defecto del tabique interventricular.

d) Tronco arterioso.

e) Síndrome de Wolff-Parkinson-White.

Respuesta

La respuesta es a). La tetralogía de Fallot es el defecto cardiaco congénito más común que se presenta en etapas más avanzadas de la vida con cianosis. La estenosis pulmonar es relativa y, junto con el defecto del tabique interventricular, finalmente se tornan lo bastante graves como para causar cortocircuito de derecha a izquierda.

15. Una niña de tres años de edad es remitida por infección cutánea recurrente, cuatro episodios de neumonía cavitaria y muchos episodios de linfadenitis. El diagnóstico *más* probable es:

a) Inmunodeficiencia combinada grave.

b) Enfermedad granulomatosa crónica.

c) Hipogammaglobulinemia ligada a X.

d) Deficiencia de adenosina desaminasa.

Respuesta

La respuesta es b). La inmunodeficiencia combinada grave y la deficiencia de adenosina desaminasa se presentan en etapas tempranas de la vida, con infecciones virales y bacterianas abrumadoras. Los pacientes con hipogammaglobulinemia ligada a X están propensos a una amplia variedad de infecciones bacterianas, con mayor frecuencia del oído y pulmonares, como las sinopulmonares. La combinación de neumonía cavitaria, infecciones de la piel y linfadenitis es más congruente con una alteración de la función de los neutrófilos, como la enfermedad granulomatosa crónica.

16. Una niña de 13 años de edad presenta hinchazón de los párpados y de los pies de dos semanas de evolución. La exploración física revela una presión arterial de 130/100 mmHg. Hay edema pretibial leve. El examen general de orina muestra proteína 2+ y hemoglobina 2+, y el examen al microscopio revela dos cilindros eritrocitarios por campo de alto poder. Los valores del estudio de la sangre son:

- Creatinina sérica = 1.0 mg/dL.
- Nitrógeno ureico sanguíneo = 29 mg/dL.
- C3 (complemento) = 35 mg/dL (normal, 70 a 150).
- Hemoglobina = 11.2 g/dL.

Las causas posibles comprenden todas las que siguen, *excepto:*

a) Lupus eritematoso sistémico.

b) Glomerulonefritis posestreptocócica aguda.

c) Glomerulonefritis membranoproliferativa.

d) Nefropatía por inmunoglobulina A.

Respuesta

La respuesta es d). La glomerulonefritis con una concentración *baja* de C3 casi siempre indica lupus eritematoso sistémico, glomerulonefritis posestreptocócica aguda o glomerulonefritis membranoproliferativa. El lupus eritematoso sistémico y la glomerulonefritis membranoproliferativa se observan aumentadas con frecuencia en adolescentes del sexo femenino.

17. Un niño de ocho años de edad es atendido en la sala de urgencias después de un accidente en vehículo motorizado. No tenía abrochado el cinturón de seguridad, y estaba en el asiento delantero del pasajero cuando el automóvil fue golpeado por otro vehículo en la puerta delantera del pasajero. La exploración física revela palidez, angustia moderada y respiraciones rápidas y superficiales. La presión arterial es de 130/80 mmHg; se observan una herida en el brazo derecho y partículas de vidrio incrustadas en la mejilla derecha. La radiografía de tórax revela tres costillas fracturadas en el lado derecho, y ausencia de neumotórax. El examen general de orina muestra sangre 3+ y proteína nula, y el examen al microscopio muestra muchos eritrocitos pero no cilindros. El estudio *más* apropiado para obtener a continuación es:

a) Ecografía renal.
b) Radiografía simple de abdomen (riñones, uréter y vejiga).
c) Pielografía intravenosa.
d) CT del abdomen.

Respuesta

La respuesta es d). La hematuria significa traumatismo grave. La principal preocupación no es el riñón sino los otros órganos intraabdominales, en especial el hígado y el bazo. El traumatismo está del lado derecho, lo que aumenta la preocupación en cuanto a lesión hepática.

18. Un lactante de seis meses de edad es atendido en la sala de urgencias por inicio repentino de temblores, vómitos y poca capacidad de respuesta. Hasta hace poco tiempo se le alimentó exclusivamente al seno materno; ahora se le está alimentando con biberón y acaba de empezar a tomar jugo de frutas. La glucemia en el momento de la admisión a la sala de urgencias es de 22 mg/dL. La auscultación del abdomen no revela datos notorios. El diagnóstico *más* probable es:

a) Galactosemia.
b) Intolerancia hereditaria a la fructosa.
c) Nesidioblastosis.
d) Enfermedad por almacenamiento de glucógeno tipo 1.

Respuesta

La respuesta es b). Aparece hipoglucemia en pacientes con intolerancia hereditaria a la fructosa en respuesta a la ingestión de fructosa (o de sacarosa); este niño acaba de empezar a tomar jugo de frutas, que a menudo están enriquecidos con sacarosa. Otras características de este padecimiento son:

■ Falta de crecimiento y desarrollo.
■ Hepatomegalia (con la ingestión a largo plazo).
■ Aminoaciduria.

La galactosemia se manifestaría a una edad más temprana porque la leche materna contiene galactosa. La enfermedad por almacenamiento de glucógeno tipo I también se manifestaría a una fecha más temprana, probablemente en asociación con hepatomegalia. La nesidioblastosis, también conocida como *hipoglucemia hiperinsulinémica neonatal*, generalmente se manifiesta poco después del nacimiento, con hipoglucemia grave; la enfermedad rara vez aparece después de los tres meses de edad; de origina por una anormalidad de las células de los islotes y un desequilibrio entre las células que producen insulina (células β) y las que producen somatostatina.

Caso para las preguntas 19 a 22

Personal del laboratorio estatal le llama un viernes por la tarde para informarle del resultado positivo de un estudio de detección de galactosemia en un lactante. El lactante ahora tiene ocho días de edad y se le ha alimentado con fórmula desde el nacimiento.

19. De las opciones que siguen, ¿qué dato físico es *menos* probable observar en este lactante?

a) Hepatomegalia.
b) Cataratas.
c) Letargo.
d) Hipotonía.
e) Cardiomegalia.

Respuesta

La respuesta es e). La cardiomegalia normalmente no es un dato de galactosemia, mientras que los otros datos físicos se asocian con este padecimiento.

20. ¿Cuál de los análisis de laboratorio que siguen sería *más* útil para hacer el diagnóstico?

a) Cuantificación de la glucosa en sangre.
b) Cuantificación de las enzimas hepáticas.
c) Tiempo de protrombina y tiempo parcial de tromboplastina.
d) Examen general de orina.
e) Examen de orina para buscar sustancias reductoras.

Respuesta

La respuesta es e). La presencia de sustancias reductoras sería congruente con el diagnóstico de galactosemia.

21. ¿Cuál de las fórmulas que siguen sería *mejor* para este niño?

a) Enfamil®.
b) Isomil®.
c) SMA®.
d) Similac®.
e) Leche materna.

Respuesta

La respuesta es b). El Isomil® es una fórmula basada en soya, en la cual la fuente de azúcar es la sacarosa, no la lactosa (que es glucosa y galactosa). Esto no se recomienda para tratamiento a largo plazo.

22. Si no se trata a este niño, el resultado *más* probable a largo plazo será:

a) Retraso mental.
b) Muerte por insuficiencia hepática.
c) Enfermedad convulsiva.
d) Muerte por sepsis por *Escherichia coli*.

Respuesta

La respuesta es d). Los lactantes con galactosemia son susceptibles a infecciones frecuentes por *E. coli*. Estas incluyen sepsis y meningitis.

23. ¿Cuál afirmación de las que siguen es *incorrecta* respecto al síndrome de Waardenburg?

a) Se hereda con un patrón autosómico dominante.
b) La raíz nasal suele ser ancha.
c) Los pacientes tienen un copete blanco.
d) Ocurre pérdida de la audición neurosensorial en 20% de los pacientes.
e) La incidencia de retraso mental es de 50%.

Respuesta

La respuesta es e). El síndrome de Waardenburg se caracteriza por desplazamiento lateral de los cantos mediales, albinismo parcial y sordera congénita. Se encuentra una raíz nasal ancha en alrededor de 80% de los pacientes, sordera congénita en 20%, y un copete blanco en aproximadamente 20%. La enfermedad se hereda de una manera autosómica dominante. El retraso mental generalmente no es una característica.

24. Un lactante de 14 meses de edad fue atendido en la sala de urgencias por dolor abdominal de gran intensidad, y se le administró un enema Fleet®. Esto se repitió porque no se obtuvo resultado con el primer enema. Treinta minutos después del segundo enema, el lactante tuvo una convulsión de gran mal. La causa *más* probable de la convulsión fue:

a) Hipoglucemia.
b) Hipertensión.
c) Hipocalcemia.
d) Hipofosfatemia.
e) Agotamiento de piridoxina.

Respuesta

La respuesta es c). Este niño probablemente tiene hipocalcemia secundaria a sobrecarga aguda de fosfato. El enema Fleet® contenía fosfato, que se absorbió. La disminución resultante de la concentración sérica de calcio fue la causa de la convulsión. Los enemas de fosfato deben administrarse con gran cuidado a lactantes y niños de corta edad, si es que se les administran.

25. Durante la exploración física de un recién nacido del sexo masculino, usted nota que el lado derecho es más grande que el izquierdo. Hay afección del brazo, la pierna y el tronco. Este recién nacido tiene riesgo aumentado de todas las alteraciones que siguen, *excepto:*

a) Tumor de Wilms.
b) Hepatoblastoma.
c) Carcinoma suprarrenal.
d) Leucemia linfocítica aguda.
e) Adenoma suprarrenal.

Respuesta

La respuesta es d). La hemihipertrofia no se asocia con un riesgo aumentado de leucemia linfocítica aguda, sino de tumores suprarrenales, tumor de Wilms y hepatoblastoma.

26. Un niño de 16 meses de edad que había estado caminando desde los 12 meses de edad, es llevado a usted porque su marcha no está mejorando. Más bien, tiene menos estabilidad que la que tenía a los 13 meses de edad. Usted nota que los ojos están inyectados de sangre; los padres señalan que eso es constante y parece estar empeorando. Este lactante tiene un padecimiento que se caracteriza por todos los datos siguientes, *excepto:*

a) Susceptibilidad a infecciones sinopulmonares.
b) Incidencia aumentada de linfoma.
c) Hipoplasia del timo.
d) Ictericia progresiva.
e) Concentraciones disminuidas de inmunoglobulina A e inmunoglobulina E.

Respuesta

La respuesta es d). La ataxia-telangiectasia es un padecimiento autosómico recesivo. Un mecanismo defectuoso de reparación del DNA lleva a ataxia cerebelosa progresiva y la formación de múltiples telangiectasias, que son más obvias en las escleróticas. Los individuos con esta enfermedad tienen una deficiencia de inmunoglobulinas A y E, y un grado variable de deficiencia de células T. Muchos pacientes sufren problemas sinopulmonares recurrentes y bronquiectasias; también tienen riesgo de aparición de neoplasias, más comúnmente enfermedades malignas linforreticulares. La hipoplasia del timo, en ocasiones grave, a veces es una característica de este padecimiento y contribuye a las deficiencias de células T. La ictericia progresiva no es una característica de la ataxia-telangiectasia, aunque hay anormalidades hepáticas y la concentración de α-fetoproteína quizá esté aumentada.

27. Se nota que un recién nacido prematuro, nacido a las 35 semanas de gestación, tiene macrosomía, lengua grande y hematocrito inicial de 67%; su peso al nacer es de 4.9 kg. Este neonato tendrá todos los datos mencionados a continuación, *excepto:*

a) Glándulas suprarrenales muy grandes en la CT o en las imágenes de resonancia magnética.
b) Tendencia a presentar hipoglucemia.
c) Probabilidad aumentada de la aparición de tumor de Wilms.
d) Una esperanza de vida de 20 a 25 años.

Respuesta

La respuesta es d). Este lactante tiene síndrome de Beckwith-Wiedemann. Esos lactantes a menudo son prematuros y macrosómicos, y tienen macroglosia; la citomegalia de la corteza suprarrenal es un dato constante. La incidencia de tumor de Wilms está aumentada (6.5%), especialmente en los lactantes que también tienen hemihipertrofia. Los onfaloceles son relativamente comunes en estos lactantes. Los niños afectados que sobreviven a la lactancia por lo general están sanos. La hipoglucemia durante la lactancia se debe reconocer y tratar de manera enérgica.

28. Un joven de 16 años de edad previamente sano se presenta con linfadenopatía cervical. La exploración física revela un joven de aspecto sano, con un ganglio linfático cervical posterior, de 2 cm, y uno supraclavicular, de 5 cm; ambos ganglios se encuentran en el lado izquierdo, y son firmes y no hipersensibles. El diagnóstico *más* probable es:

a) Enfermedad de Hodgkin
b) Infección por complejo de *Mycobacterium avium*.
c) Enfermedad por arañazo de gato.
d) Linfadenitis reactiva.

Respuesta

La respuesta es a). El dato de ganglios linfáticos firmes y no hipersensibles, en especial en el área supraclavicular, despierta una preocupación respecto a enfermedad maligna. La edad del paciente, y el hecho de que parece sano, son congruentes con la presentación de linfoma de Hodgkin. La infección por complejo de *M. avium* y otras infecciones por micobacterias además de tuberculosis quizá se presenten con adenopatía cervical firme y no hipersensible, pero se observa más comúnmente en niños de 1 a 4 años de edad. La adenitis de la enfermedad por arañazo de gato y la adenitis reactiva por lo general son hipersensibles y rara vez afectan las áreas supraclaviculares.

29. Un joven de 14 años de edad es llevado a la sala de urgencias después de haber sido arrollado por un automóvil mientras andaba en bicicleta. No llevaba puesto un casco en el momento del impacto. Los datos físicos comprenden secreción sanguinolenta por el oído medio derecho, y un área de equimosis en el área posauricular derecha. De los incisos mencionados a continuación el diagnóstico *más* probable es:

   a) Fractura de la base del cráneo.
   b) Hemorragia subaracnoidea.
   c) Hematoma epidural.
   d) Conmoción cerebral.

Respuesta

La respuesta es a). Los datos de drenaje sanguinolento por el oído, o hemotímpano, junto con equimosis del área mastoidea (signo de Battle) son más congruentes con una *fractura de la base del cráneo,* que afecta el hueso temporal. Otras manifestaciones de fracturas de la base del cráneo, que quizá afecten los huesos frontal, etmoides, esfenoides u occipital, son:

   ■ Equimosis periorbitaria (ojos de mapache).
   ■ Rinorrea u otorrea de líquido cefalorraquídeo.
   ■ Pérdida unilateral de la audición.
   ■ Afección de nervio craneal (VII y VIII).

Las fracturas de la base del cráneo son difíciles de detectar en radiografías. Los hematomas epidurales por lo general se producen por rotura de la arteria meníngea media, que da lugar a pérdida inicial del conocimiento, seguida por un intervalo lúcido y deterioro neurológico subsiguiente. La hemorragia subaracnoidea se manifiesta con cefalea de gran intensidad y fotofobia. La CT de la cabeza es útil para diagnosticar estas entidades.

30. El joven descrito en la pregunta 29 evoluciona bien, excepto por otorrea persistente de líquido transparente. Varios días más tarde aparecen rigidez de nuca, cefalea y fiebre. La punción lumbar revela 1 250 leucocitos/mm³, 90% de los cuales son neutrófilos. La concentración de proteína en el líquido cefalorraquídeo es de 90 mg/dL, y la concentración de glucosa es de 10 mg/dL. De los que siguen, el microorganismo que *más* probablemente está causando la meningitis en este joven es:

   a) *Staphylococcus aureus.*
   b) *Neisseria meningitidis.*
   c) *Streptococcus pneumoniae.*
   d) *Eikenella corrodens.*
   e) *Moraxella catarrhalis.*

Respuesta

La respuesta es c). Este joven ha presentado un escape de líquido cefalorraquídeo, que es una complicación bien conocida de la fractura de la base del cráneo. Las principales manifestaciones de los escapes de líquido cefalorraquídeo son la otorrea y rinorrea de dicho líquido. El

microorganismo más probablemente asociado con esos escapes es *S. pneumoniae,* que suele ser un habitante normal de la nasofaringe. *Haemophilus influenzae* no tipificable es otra causa de meningitis en esta situación clínica. Los microorganismos entran a las meninges desde la nasofaringe debido a la alteración anatómica en la base del cráneo.

Caso para las preguntas 31 y 32

Una niña de 13 años de edad presenta cefaleas de intensidad creciente de dos meses de evolución. Las cefaleas son frontales y pulsátiles, y la han despertado del sueño tres veces durante la semana pasada. La exploración física revela una presión arterial de 110/70 mmHg, hiperreflexia sin datos focales y hepatomegalia leve (13 cm).

31. ¿Cuál de los incisos que siguen es un indicio respecto a la causa de las cefaleas?

   a) La niña estuvo involucrada en un accidente automovilístico hace cuatro meses, después de lo cual se le practicó CT del cerebro. Los datos fueron normales.
   b) Ha crecido 10 cm en siete meses.
   c) Los maestros han notado que la niña se distrae con mucha facilidad.
   d) La niña se hizo vegetariana hace seis meses y empezó a tomar suplementos vitamínicos.
   e) Toma tetraciclina una vez al día.

Respuesta

La respuesta es d).

32. Debe ponerse atención particular a su ingestión de:

   a) Vitamina A.
   b) Vitamina C.
   c) Vitamina D.
   d) Vitamina E.
   e) Vitamina K.

Respuesta

La respuesta es a). Esta niña probablemente tiene toxicidad por vitamina A, dado que la vitamina A es una vitamina liposoluble, las sobredosis pueden causar toxicidad importante. Los signos de *toxicidad* por vitamina A son:

   ■ Cefalea.
   ■ Seudotumor cerebral.
   ■ Sequedad de las mucosas.
   ■ Hepatomegalia.

Los signos de *deficiencia* de vitamina A son:

   ■ Visión nocturna inadecuada.
   ■ Xerosis conjuntival (sequedad de las conjuntivas).
   ■ Queratomalacia (opacidad de la córnea).
   ■ Formación de placas secas, de color gris plateado en la conjuntiva bulbar (manchas de Bitot).
   ■ Apatía.
   ■ Anemia.
   ■ Retraso mental y del crecimiento físico.
   ■ Hiperqueratosis folicular.

33. ¿Cuál de las que siguen es una indicación para inmunoterapia para profilaxis de picadura de abeja?

a) Colapso cardiovascular.
b) Reacción local grande.
c) Urticaria generalizada.
d) Hinchazón de articulaciones.
e) Todas las anteriores.

Respuesta

La respuesta es a). Las indicaciones para inmunoterapia son síntomas sistémicos de anafilaxia, entre ellos colapso cardiovascular y dificultad respiratoria.

34. Una niña de seis años de edad es remitida por su maestra escolar. La niña a menudo pierde la concentración durante periodos de 10 a 15 segundos, y después reanuda su actividad previa. La frecuencia de estos episodios está aumentando, y es posible que tenga 12 a 15 cada hora. Los datos de la exploración física, el crecimiento y el desarrollo son normales. Lo *más* probable es que la paciente:

a) Mejorará con terapia con metilfenidato.
b) Requerirá terapia conductual con retroalimentación.
c) Tendrá un patrón de espiga y onda de 3/segundo en el electroencefalograma.
d) Responderá a la terapia con fenitoína.

Respuesta

La respuesta es c). Los episodios son más congruentes con convulsiones de pequeño mal, que se caracterizan por un cese repentino de la actividad motora o del habla, y una cara inexpresiva. Esas convulsiones son más prevalentes en niñas que en niños, nunca se asocian con un aura, rara vez persisten más de 30 segundos y no se relacionan con un estado posictal. Las convulsiones quizá sean inducidas por hiperventilación y el patrón electroencefalográfico característico es 1 de 3 espigas/segundo, y descarga de onda generalizada. La fenitoína es ineficaz para convulsiones de pequeño mal; *los medicamentos eficaces son etosuximida y valproato de sodio.*

Preguntas 35 a 39

Haga coincidir los estados de deficiencia de las vitaminas que siguen con el síntoma:

35. Vitamina A.

a) Falta de crecimiento, concentraciones séricas bajas de calcio y fosfato.
b) Sangrado del tracto gastrointestinal en un lactante de un día de edad.
c) Ojos secos.
d) Sangrado en las articulaciones y las mucosas.
e) Anemia en un lactante prematuro.

36. Vitamina C.

a) Falta de crecimiento, concentraciones séricas bajas de calcio y fosfato.

b) Sangrado del tracto gastrointestinal en un lactante de un día de edad.
c) Ojos secos.
d) Sangrado en las articulaciones y las mucosas.
e) Anemia en un lactante prematuro.

37. Vitamina D.

a) Falta de crecimiento, concentraciones séricas bajas de calcio y fosfato.
b) Sangrado del tracto gastrointestinal en un lactante de un día de edad.
c) Ojos secos.
d) Sangrado en las articulaciones y las mucosas.
e) Anemia en un lactante prematuro

38. Vitamina E.

a) Falta de crecimiento, concentraciones séricas bajas de calcio y fosfato.
b) Sangrado del tracto gastrointestinal en un lactante de un día de edad.
c) Ojos secos.
d) Sangrado en las articulaciones y las mucosas.
e) Anemia en un lactante prematuro.

39. Vitamina K.

a) Falta de crecimiento, concentraciones séricas bajas de calcio y fosfato.
b) Sangrado del tracto gastrointestinal en un lactante de un día de edad.
c) Ojos secos.
d) Sangrado en las articulaciones y las mucosas
e) Anemia en un lactante prematuro

Respuestas

35. La respuesta es c). La deficiencia de vitamina A se asocia con ojos secos y visión nocturna inadecuada.
36. La respuesta es d). La deficiencia de vitamina C se asocia con sangrado en las articulaciones y las mucosas.
37. La respuesta es a). La deficiencia de vitamina D da lugar a falta de crecimiento y concentraciones séricas bajas de calcio y fosfato.
38. La respuesta es e). Los recién nacidos prematuros quizá muestren concentración baja de vitamina E y una anemia hemolítica que es posible corregir mediante la administración de vitamina E.
39. La respuesta es b). La deficiencia de vitamina K da lugar a una diátesis hemorrágica en recién nacidos.

Preguntas 40 a 43

Haga coincidir el estado de toxicidad de las vitaminas que siguen con la descripción clínica:

40. Hipervitaminosis A crónica.

a) Cálculos renales.
b) Anorexia, prurito y aumento inadecuado de peso.
c) Seudotumor cerebral.
d) Nefrocalcinosis.

41. Toxicidad por vitamina D.

a) Cálculos renales.
b) Anorexia, prurito y aumento inadecuado de peso.
c) Seudotumor cerebral.
d) Nefrocalcinosis.

42. Toxicidad por vitamina C.

a) Cálculos renales.
b) Anorexia, prurito y aumento inadecuado de peso.
c) Seudotumor cerebral.
d) Nefrocalcinosis.

43. Toxicidad aguda por vitamina A.

a) Cálculos renales.
b) Anorexia, prurito y aumento inadecuado de peso.
c) Seudotumor cerebral.
d) Nefrocalcinosis.

Respuestas

40. La respuesta es b). La hipervitaminosis A *crónica* aparece con la ingestión de dosis excesivas durante semanas y meses. Se manifiesta por anorexia, prurito y aumento inadecuado de peso. Otros datos son:

- Irritabilidad aumentada.
- Formación de fisuras en los ángulos de la boca.
- Presión intracraneal aumentada.
- Hepatomegalia.

41. La respuesta es d). La toxicidad por vitamina D propicia hipercalcemia e hipercalciuria, que llevan a nefrocalcinosis. Otras manifestaciones de toxicidad por vitamina D son:

- Hipotonía.
- Anorexia.
- Irritabilidad.
- Estreñimiento.
- Polidipsia.
- Poliuria.

42. La respuesta es a). La toxicidad por vitamina C propicia hiperoxaluria secundaria, que se asocia con la formación de cálculos renales.

43. La respuesta es c). La toxicidad aguda por vitamina A conduce a náuseas, vómitos, somnolencia y presión intracraneal aumentada. También se ha observado seudotumor cerebral, que se caracteriza por evidencia de presión intracraneal aumentada.

44. Una niña de tres años de edad volvió de unas vacaciones y encontró en su maleta un frasco de vitaminas Flintstones® con hierro. Ingirió el contenido restante del frasco, que la madre encontró algunas horas más tarde (el contenido del frasco llegaba a la mitad). ¿Cuál de los que siguen *es* probable que aparezca?

a) Temblores y posibles convulsiones.
b) Ictericia.
c) Diarrea.
d) Hematuria.
e) Cefalea.

Respuesta

La respuesta es c). La toxicidad aguda por hierro da lugar a síntomas gastrointestinales, causados por los efectos irritantes locales del hierro sobre el tracto gastrointestinal. Se han observado náuseas, vómitos, diarrea, dolor abdominal, hematemesis y diarrea sanguinolenta. También es posible que ocurra hipoglucemia y acidosis metabólica 12 a 24 horas después de la ingestión de hierro. Es factible que aparezca necrosis hepática grave 2 a 4 días después de la intoxicación por hierro. Lo que evitó una sobredosis grave en esta niña fue el hecho de que ingirió vitaminas con hierro para niños, no medicamento con hierro para adultos. Por esta razón, la ingestión de vitaminas prenatales con hierro llega a poner en peligro la vida y llevar a todas las consecuencias listadas en esta pregunta.

45. Se encuentra que un joven de 18 años de edad con un diagnóstico reciente de fibrosis quística tiene falta de reflejos tendinosos profundos, signo de Romberg, temblores leves, e incapacidad para dirigir la mirada hacia arriba. Lo *más* probable es que el paciente tenga:

a) Deficiencia de cinc.
b) Deficiencia de vitamina B.
c) Deficiencia de vitamina C.
d) Deficiencia de vitamina E.
e) Deficiencia de hierro.

Respuesta

La respuesta es d). Los pacientes con fibrosis quística no absorben vitaminas liposolubles, entre las que se cuentan las vitaminas A, D, E y K. Es posible que aparezca un síndrome neurológico degenerativo en pacientes con malabsorción y deficiencia de vitamina E.

46. Un niño de tres años de edad es atendido porque está apático e irritable. Alrededor de seis meses antes, los dedos de las manos y los pies se tornaron rosados. Ahora las manos, los pies y la nariz son de color rosado, y el niño se queja de dolor y escozor en las manos y los pies. Vive en la granja de su abuelo en el área rural de Mississippi. Lo *más* probable es que este niño tenga ¿cuál de las alteraciones que siguen?

a) Deficiencia de ácido linoleico.
b) Intoxicación por plomo.
c) Deficiencia de cinc.
d) Intoxicación por mercurio.
e) Deficiencia de cobre.

Respuesta

La respuesta es d). El niño tiene intoxicación por mercurio o acrodinia. Este estado de deficiencia fue común durante las décadas de 1940 y 1950, pero es raro en la actualidad porque se ha eliminado el mercurio de casi todos los productos caseros. Los datos cutáneos, los síntomas neurológicos y las manos y los pies dolorosos son característicos.

47. Se encuentra que un recién nacido tiene hipocalcemia después de una convulsión generalizada. El estudio revela que el niño tiene un tronco arterioso y falta de timo. ¿Cuál de las afirmaciones que siguen es *verdadera* respecto a este niño?

a) Durante la corrección quirúrgica de la cardiopatía de este niño solo deben usarse para transfusión sanguínea eritrocitos aglomerados irradiados.

b) La hipocalcemia probablemente depende de anomalías renales.

c) El problema actual son infecciones por microorganismos encapsulados.

d) Se desconoce la causa de la enfermedad de este niño.

Respuesta

La respuesta es a). Este niño tiene síndrome de DiGeorge, una enfermedad hereditaria que se produce por microdeleciones en el cromosoma 22. Las manifestaciones son hipoplasia o aplasia del timo y de las glándulas paratiroides secundaria a dismorfogénesis de la tercera y cuarta bolsas faríngeas. La hipocalcemia sobreviene por disfunción de las glándulas paratiroides. La función anormal de las células T es un resultado de falta o hipoplasia del timo y predispone a los lactantes a infecciones por microorganismos controlados por células T funcionantes, como *Candida* y *Pneumocystis*.

También es posible que haya una facies anormal, caracterizada por surco nasolabial (*filtrum*) corto, hipertelorismo, hipoplasia mandibular y pabellones auriculares con implantación baja y muescas. Las anomalías truncales son las lesiones cardiacas congénitas más comunes asociadas con este padecimiento.

Estos lactantes solo pueden recibir productos de la sangre irradiados en tanto se esclarece su estado inmunitario, a fin de evitar enfermedad de injerto contra huésped grave y mortal.

48. ¿Cuál afirmación de las que siguen es *verdadera* respecto a los lactantes de madres diabéticas?

a) La mayoría de estos lactantes son pequeños para la edad gestacional.

b) La tasa de mortalidad neonatal de estos lactantes es similar a la de lactantes de madres no diabéticas, de edad gestacional y peso al nacer similares.

c) Casi todos estos lactantes presentan hipoglucemia asintomática.

d) Tienen una incidencia aumentada de anomalías congénitas.

Respuesta

La respuesta es d). Los lactantes de madres diabéticas tienen un riesgo significativamente aumentado de anomalías congénitas, entre ellas:

- Agenesia lumbosacra.
- Malformaciones cardiacas.
  - Defecto del tabique interventricular.
  - Defecto del tabique interauricular.
  - Transposición de los grandes vasos.
  - Tronco arterioso.
  - Coartación de la aorta.
  - Doble salida del ventrículo derecho.
- Defectos del tubo neural.
- Anomalías renales.
- Atresia duodenal o anorrectal.
- Síndrome de colon izquierdo pequeño.
- Holoprosencefalia.

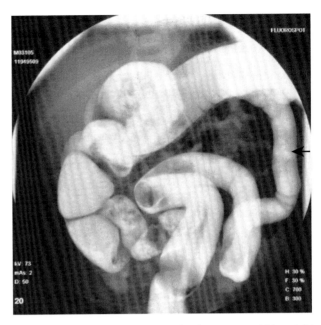

Figura 72-7   Un estudio con medio de contraste hidrosoluble del colon en un lactante de una madre diabética, que presentó distensión abdominal. Note que el lado izquierdo del colon es de menor calibre que la parte más proximal del intestino grueso (*flecha negra*).

Estos lactantes quizá presenten síndrome de colon izquierdo pequeño (**Fig. 72-7**), causado por un retraso transitorio del desarrollo del lado izquierdo del colon; los lactantes con este retraso de la maduración se presentan en clínica con distensión abdominal.

Debido a la hiperglucemia e hiperinsulinemia fetales, la mayoría de los lactantes de madres diabéticas son grandes para la edad gestacional. La tasa de mortalidad neonatal de estos lactantes es significativamente mayor que la de lactantes de madres no diabéticas. Ocurre hipoglucemia en 25 a 50% de estos lactantes, aunque solo un pequeño porcentaje de estos se hace sintomático.

49. ¿Cuál de los estados o enfermedades que siguen *no* es una indicación para terapia con hormona del crecimiento?

a) Insuficiencia renal crónica.

b) Lactante pequeño para la edad gestacional.

c) Fibrosis quística.

d) Emaciación por sida.

Respuesta

La respuesta es c). La terapia con hormona del crecimiento en la actualidad no está indicada para pacientes con fibrosis quística. La terapia con hormona del crecimiento está aprobada por la Food and Drug Administration (FDA) para las indicaciones que siguen:

- Deficiencia de hormona del crecimiento.
- Insuficiencia renal crónica.
- Emaciación por sida.
- Lactante pequeño para la edad gestacional.
- Estatura 2.25 SD por debajo de la media (<1 percentil).
- Síndrome de intestino corto.
- Defecto SHOX.

- Síndrome de Turner.
- Síndrome de Noonan.
- Síndrome de Prader-Willi.

50. Una niña de seis años de edad es presentada en el consultorio de usted por un exantema y fiebre leve. El exantema empezó en la cara hace dos días, acompañado de fiebre leve y actividad disminuida. Ayer, la niña se quejó de cefalea y dolor de estómago leves; no tiene otros síntomas. La exploración física revela que la niña parece estar bien y no está angustiada. Tiene fiebre leve de 38.3 °C en el consultorio. Se observa un exantema eritematoso en ambas mejillas y un exantema tipo encaje en las extremidades superiores. ¿Cuál de los que siguen es *verdadero* respecto a esta enfermedad?

   a) Un enantema a menudo presente es patognomónico de esta enfermedad.
   b) Casi todas las infecciones producidas por el virus que causa esta enfermedad son asintomáticas.
   c) Los niños son más contagiosos en el momento de la aparición del exantema.
   d) Hacia los dos años de edad, la mayoría de los niños queda infectada por el virus que causa esta enfermedad.
   e) Se recomiendan pruebas serológicas sistemáticas para hacer el diagnóstico de esta enfermedad.

Respuesta

La respuesta es b). Este niño tiene eritema infeccioso, también llamado quinta enfermedad, o "enfermedad de las mejillas abofeteadas". Este virus causa más comúnmente infección en niños en edad escolar y la infección casi siempre es asintomática. La infección sintomática se caracteriza por el exantema intensamente eritematoso clásico en las mejillas, signos sistémicos leves de enfermedad, y un exantema maculopapular tipo encaje en el tronco y las extremidades (*véanse* **Figs.** 1-21 y 1-22). Un enantema no se ha descrito como una manifestación de esta enfermedad; es importante recordar que la aparición del exantema significa una respuesta inmunitaria a este virus y los niños con el exantema no son contagiosos. El diagnóstico es clínico y no se recomiendan pruebas serológicas sistemáticas.

51. Un niño de tres años de edad que es un receptor de trasplante cardiaco está recibiendo tratamiento con ganciclovir para neumonía causada por citomegalovirus (CMV). ¿Cuál de los que siguen es el efecto adverso más probable de esta terapia?

   a) Anemia.
   b) Trombocitopenia.
   c) Neutropenia.
   d) Disfunción renal.
   e) Exantema.

Respuesta

La respuesta es c). El ganciclovir es un fármaco antiviral que tiene actividad contra CMV y otros virus del herpes. Se usa en el tratamiento de infección por CMV en huéspedes que tienen alteraciones inmunitarias. Aunque por lo general suprime la médula ósea, la neutropenia es el efecto adverso más común asociado con su uso.

52. Un lactante de tres meses de edad previamente sano presenta estreñimiento, alimentación inadecuada, pérdida de la expresión facial y movimientos disminuidos de las extremidades, de una semana de evolución. La exploración física revela un lactante afebril y alerta, que tiene llanto débil, poco movimiento espontáneo, tono inadecuado, falta del reflejo nauseoso, ptosis, movimientos extraoculares reducidos, y reflejos tendinosos profundos disminuidos. De las intervenciones terapéuticas que siguen, la más apropiada para este lactante es:

   a) Penicilina.
   b) Solumedrol.
   c) Inmunoglobulina botulínica.
   d) Gentamicina.
   e) Plasmaféresis.

Respuesta

La respuesta es c). El lactante en el caso clínico tiene botulismo infantil. Además de cuidado de sostén meticuloso, la antitoxina derivada de humano, en forma de inmunoglobulina botulínica administrada por vía intravenosa (BabyBIG®), está autorizada para el tratamiento de botulismo infantil, y se ha mostrado que disminuye de manera significativa los días tanto de ventilación mecánica, como de estancia en la unidad de cuidado intensivo, y de hospitalización general. La terapia antimicrobiana, los corticosteroides y la plasmaféresis no están indicados en el manejo de botulismo infantil.

53. Una niña de ocho años de edad es llevada a consulta por su madre porque es incapaz de "llevarse bien con sus amigos en la escuela". También señala que ha estado teniendo dificultades para subir escalones en el hogar y en la escuela, no ha estado comiendo bien y, en general, está más fatigada. En la exploración física se nota un exantema eritematoso sobre los párpados, y piel roja y descamada en los nudillos. También muestra gran dificultad para levantarse desde una posición sentada sobre el piso y tiene que "trepar" por su cuerpo para lograrlo. La evaluación de laboratorio revela una concentración significativamente alta de creatina cinasa. De las opciones que siguen, el mejor manejo inicial de esta niña incluiría:

   a) Inmunoglobulina, por vía intravenosa.
   b) Penicilina.
   c) Prednisona.
   d) Tacrolimus.

Respuesta

La respuesta es c). Esta paciente tiene dermatomiositis juvenil con base en el interrogatorio, el exantema heliotropo, pápulas de Gottron y creatina cinasa alta, hallazgos clásicos. El tratamiento inicial debe incluir prednisona y posiblemente metotrexato. La inmunoglobulina y el tacrolimus son terapias potenciales de aplicación más tardía en la evolución del manejo. Vea más detalles en el capítulo 54.

Preguntas 54 a 58

Haga coincidir el antídoto que se lista a continuación (a-e) con cada una de las ingestiones de toxina que siguen.

   54. Hierro.
   55. Acetaminofén.

56. Metanol.

57. Narcóticos.

58. Envenenamiento por organofosfato.

a) Etanol.

b) *N*-acetilcisteína.

c) Atropina.

d) Deferoxamina.

e) Naloxona.

Respuestas

54. La respuesta es d).

55. La respuesta es b).

56. La respuesta es a).

57. La respuesta es e).

58. La respuesta es c).

59. Un varón de 17 años de edad se presenta con una úlcera indolora en el pene. También tiene linfadenopatía inguinal bilateral indolora. De los que siguen, el agente que *más* probablemente está causando estos datos es:

a) Infección por virus del herpes simple.

b) *Haemophilus ducreyi.*

c) *Chlamydia trachomatis.*

d) *Treponema pallidum.*

Respuesta

La respuesta es d). La sífilis tiene más probabilidades de causar úlceras y linfadenopatía inguinal indoloras. Tanto el virus del herpes simple como *H. ducreyi* causan úlceras dolorosas y linfadenopatía, mientras que *C. trachomatis* generalmente no causa úlceras genitales.

LECTURAS RECOMENDADAS

American Academy of Pediatrics. Sections on Breastfeeding and Committee on Nutrition. Prevention of rickets and vitamin D deficiency in infants, children, and adolescents. *Pediatrics* 2008; 122:1142–1152.

Boxer LA. Neutrophil abnormalities. *Pediatr Rev* 2003;24:52–62.

Centers for Disease Control and Prevention. Sexually Transmitted Diseases Treatment Guidelines, 2015. *MMWR* 2015;64(3):1–137.

Haller JA. Blunt trauma to the abdomen. *Pediatr Rev* 1996;17:29–31.

Joiner TA, Foster C, Shope T. The many faces of vitamin D deficiency rickets. *Pediatr Rev* 2000;21:296–302.

Misra M, Pacaud D, Petryk A, et al.; Drug and Therapeutics Committee of the Lawson Wilkins Pediatric Endocrine Society. Vitamin D deficiency in children and its management: review of current knowledge and recommendations. *Pediatrics* 2008;122:398–417.

Notarangelo LD. Primary immunodeficiencies. *J Allergy Clin Immunol* 2010;125(2 suppl 2):S182–S194.

Índice

NOTA: Los números de página en **negritas** indican cuadro, los números de página en *cursiva* indican figura.

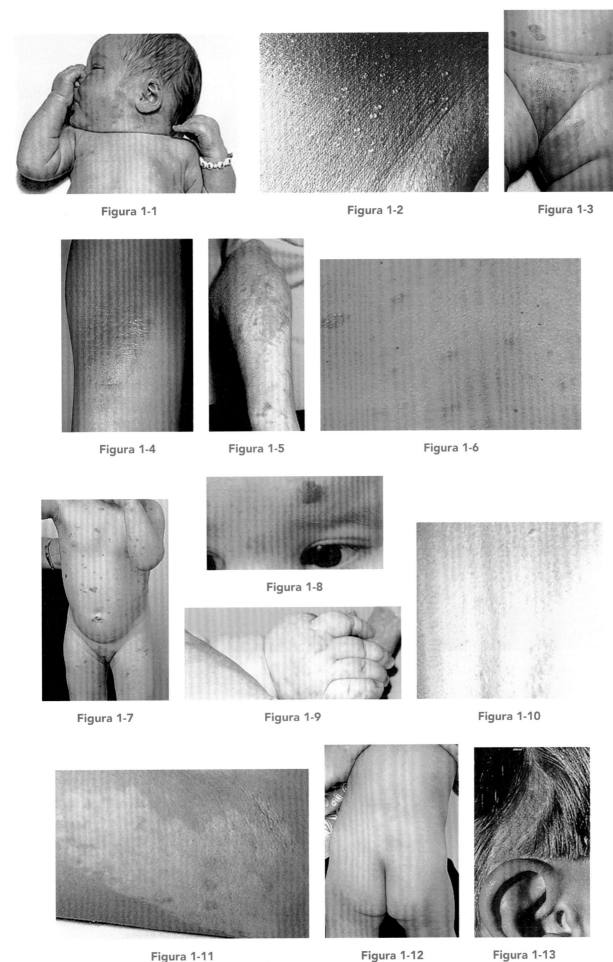

Figura 1-1

Figura 1-2

Figura 1-3

Figura 1-4

Figura 1-5

Figura 1-6

Figura 1-7

Figura 1-8

Figura 1-9

Figura 1-10

Figura 1-11

Figura 1-12

Figura 1-13

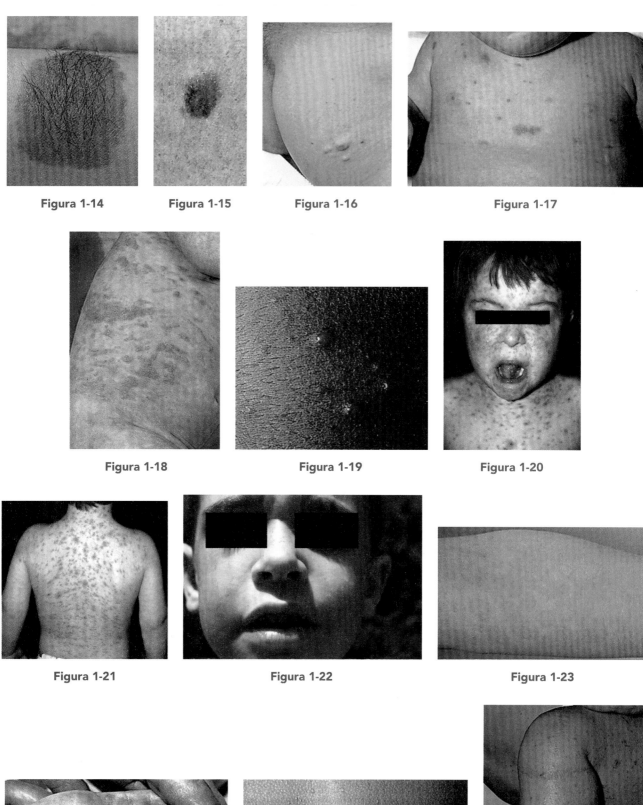

Figura 1-14

Figura 1-15

Figura 1-16

Figura 1-17

Figura 1-18

Figura 1-19

Figura 1-20

Figura 1-21

Figura 1-22

Figura 1-23

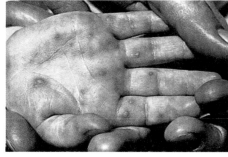

Figura 1-24

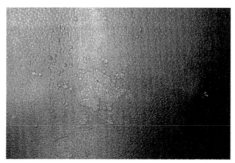

Figura 1-25

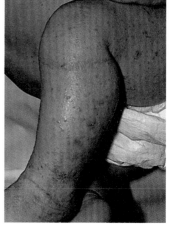

Figura 1-26

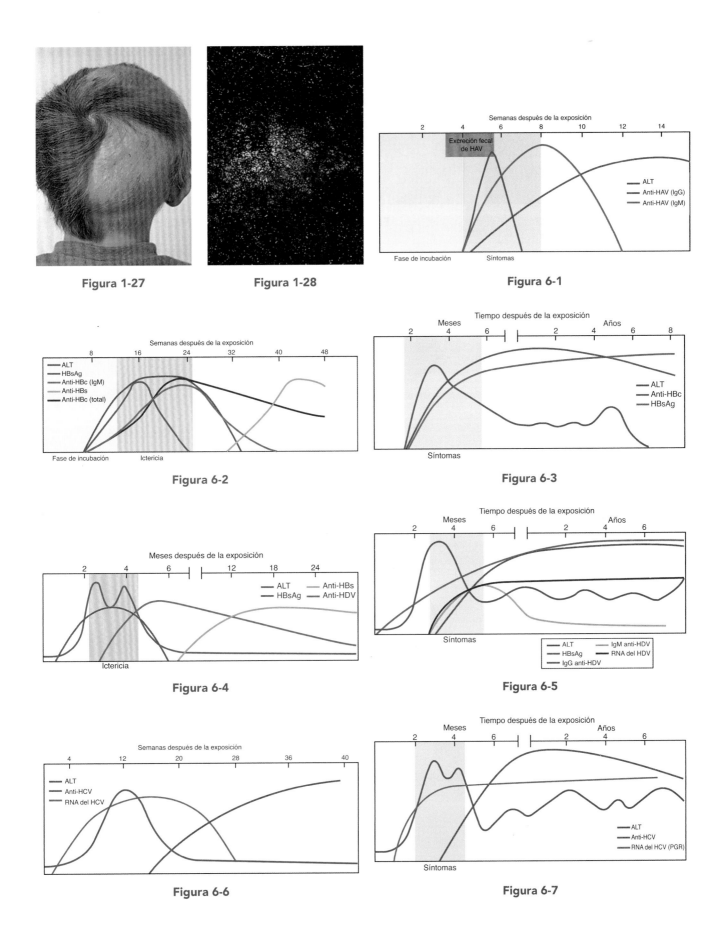

Figura 1-27

Figura 1-28

Figura 6-1

Figura 6-2

Figura 6-3

Figura 6-4

Figura 6-5

Figura 6-6

Figura 6-7

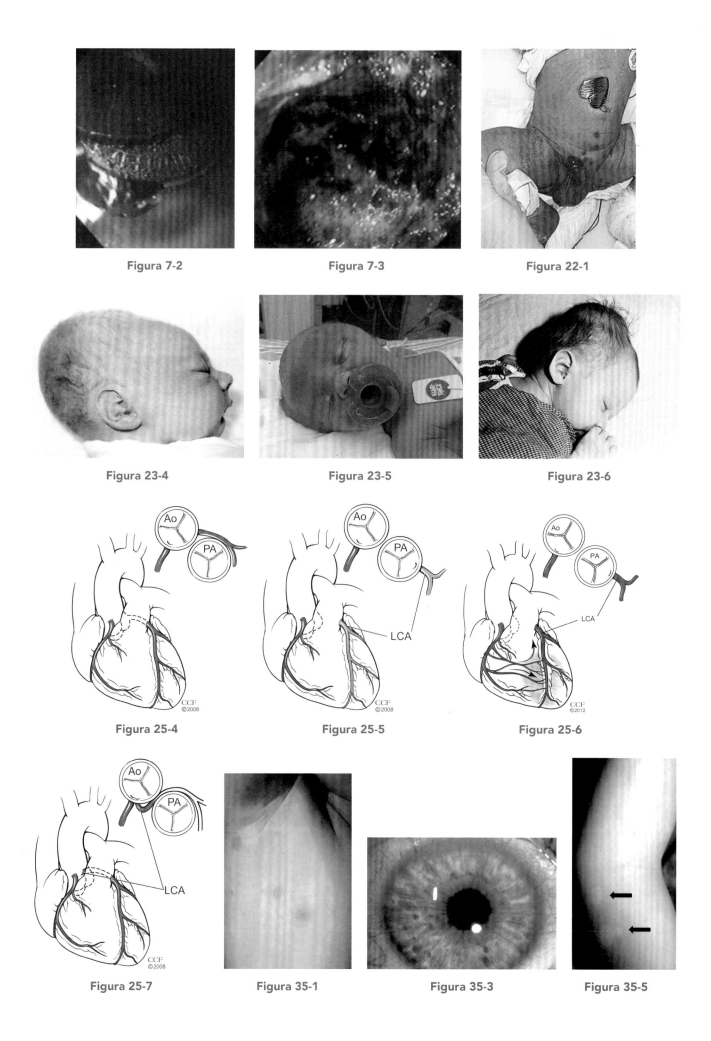

Figura 7-2

Figura 7-3

Figura 22-1

Figura 23-4

Figura 23-5

Figura 23-6

Figura 25-4

Figura 25-5

Figura 25-6

Figura 25-7

Figura 35-1

Figura 35-3

Figura 35-5

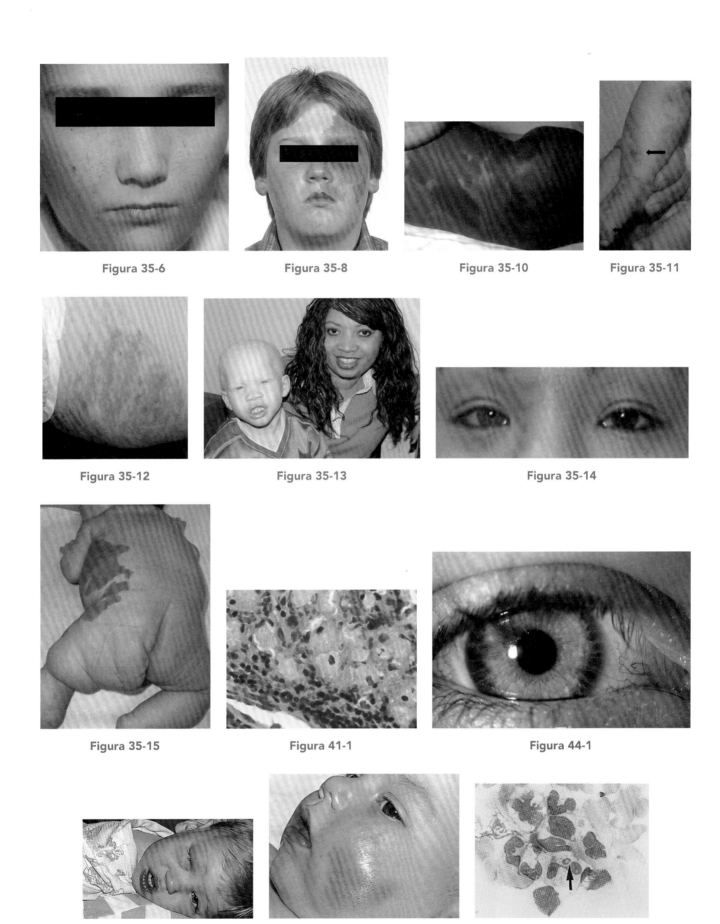

Figura 35-6

Figura 35-8

Figura 35-10

Figura 35-11

Figura 35-12

Figura 35-13

Figura 35-14

Figura 35-15

Figura 41-1

Figura 44-1

Figura 50-1

Figura 50-2

Figura 52-1

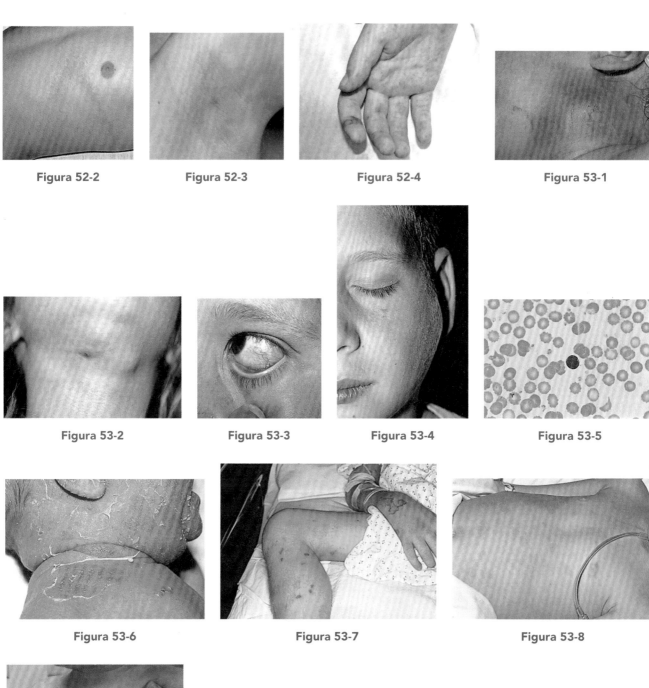

Figura 52-2

Figura 52-3

Figura 52-4

Figura 53-1

Figura 53-2

Figura 53-3

Figura 53-4

Figura 53-5

Figura 53-6

Figura 53-7

Figura 53-8

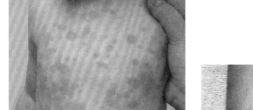

Figura 53-9

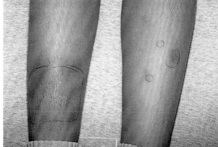

Figura 53-10

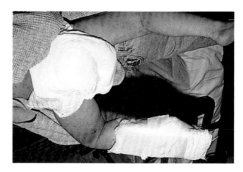

Figura 53-11

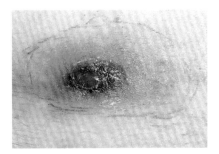

Figura 53-12

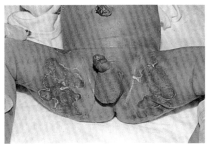

Figura 53-13

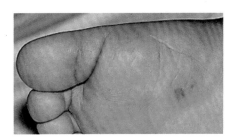

Figura 53-14

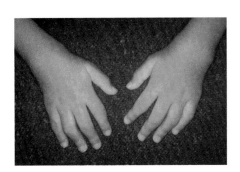

Figura 54-1

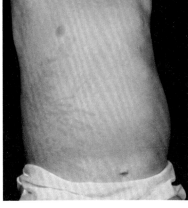

Figura 54-2

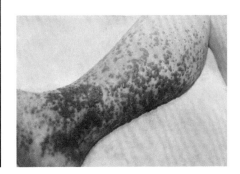

Figura 54-3

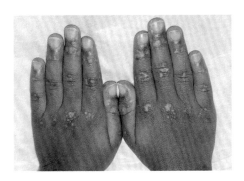

Figura 54-4

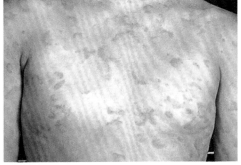

Figura 70-2

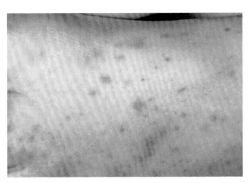

Figura 70-3

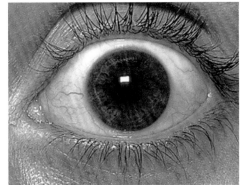

Figura 70-6

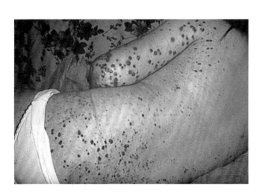

Figura 70-8

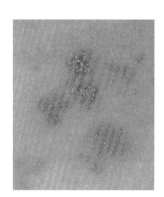

Figura 71-1

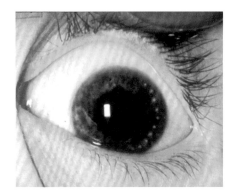

Figura 71-2

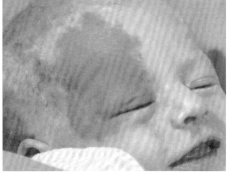

Figura 71-3

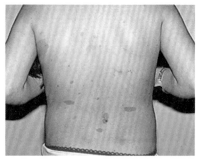

Figura 71-5

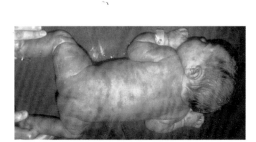

Figura 71-7

Figura 72-4